STATISTIQUE

MÉDICO-CHIRURGICALE

DE LA

CAMPAGNE D'ITALIE EN 1859 ET 1860

PARIS. — IMPRIMERIE DE COSSE ET J. DUMAINE, RUE CHRISTINE, 2

STATISTIQUE

MÉDICO-CHIRURGICALE

DE LA

CAMPAGNE D'ITALIE EN 1859 ET 1860

SERVICE DES AMBULANCES

ET DES HOPITAUX MILITAIRES ET CIVILS

PAR

LE Dr J.-C. CHENU

MÉDECIN PRINCIPAL D'ARMÉE

EN RETRAITE

OFFICIER DE LA LÉGION D'HONNEUR

TOME DEUXIÈME

PARIS

LIBRAIRIE MILITAIRE DE J. DUMAINE, ÉDITEUR DE L'EMPEREUR

RUE ET PASSAGE DAUPHINE, 30

L. HACHETTE ET Cie
BOULEVARD SAINT-GERMAIN, 77

VICTOR MASSON ET FILS
PLACE DE L'ÉCOLE-DE-MÉDECINE, 17

1869

ERRATA

Page 77, Brescia, hôpital San Lucca, 9 morts, *lisez :* 11 morts.

— 115, Gênes, hôpital divisionnaire sarde, M. Nicolis, médecin en chef.

— 215, ligne 24, Guen, *lisez :* Leguen.

— 215, — 38, Momeda, *lisez :* Momeja.

— 238, — 5, Pontecurone, 5ᵉ colonne, *effacez le total* 51.

— 278, — 5, BELGIOSO, *lisez :* BELGIOJOSO.

— 280, Milan,

Entrés.	Sortis.	Morts.		Entrés.	Sortis.	Morts.
28,946	27,997	946	*lisez :*	29,255	28,273	982

— 282, Totaux généraux.

Entrés.	Sortis.	Morts.		Entrés.	Sortis.	Morts.
167,853	163,176	4,677	*lisez :*	168,162	163,452	4,697

Il y a, sur les totaux généraux : entrés, sortis et morts, une différence de 13 hommes ; nous ne serions arrivé à une balance exacte de nos chiffres sans une interprétation que nous n'avons pas voulu nous permettre.

— 283, ligne 4, hôpitaux, entrés, 167,833, *lisez :* 167,853.

SERVICE ET SITUATIONS MENSUELLES

DES

HOPITAUX DE L'ARMÉE FRANÇAISE EN ITALIE

PAR ORDRE ALPHABÉTIQUE DES VILLES OU VILLAGES.

SERVICE ET SITUATIONS MENSUELLES

DES

HOPITAUX DE L'ARMÉE FRANÇAISE EN ITALIE.

Pendant la campagne d'Italie, trois cent trois établissements hospitaliers ont reçu les blessés et malades français et autrichiens prisonniers, sans parler des maisons particulières qui se sont spontanément ouvertes à l'arrivée des convois de blessés. Tous les hospices du Piémont et de la Lombardie n'auraient pu suffire aux besoins impérieux du moment : aussi a-t-il fallu occuper les séminaires, les colléges, les églises, les monastères, les couvents et les casernes, en un mot, transformer tous ces établissements en hôpitaux. A part quelques difficultés inévitables, et dues aux circonstances qui plaçaient l'armée piémontaise dans la même situation que la nôtre, cette transformation s'est faite aussi rapidement que possible, grâce à l'initiative des Italiens, des dames italiennes, et surtout grâce à celle des médecins du pays qui, notons-le bien, ont la direction médicale et administrative des hôpitaux.

Le soldat blessé ou malade est si peu exigeant, si résigné, qu'il semblerait très-facile d'organiser des locaux pour le recevoir. Il n'en est rien : la tâche est au contraire très-difficile, car l'oubli de certaines lois hygiéniques, quand cette organisation n'est pas l'œuvre du médecin, compromet les existences les moins menacées, et même l'existence des médecins et des infirmiers, comme nous l'avons vu en Crimée et à Constantinople.

Au début, les hôpitaux piémontais, suffisamment pourvus de matériel et de personnel médical pour des besoins ordinaires, ont d'abord reçu les premiers malades et blessés, mais ils furent bientôt encombrés, et c'est alors que commencèrent les difficultés. En effet, on aurait pu procéder à l'établissement de quelques hôpitaux, entre Gênes et Alexandrie, bases d'opérations, même avant de savoir quelle direction prendrait l'armée (1). Le matériel était prêt; mais le personnel médical français, déjà insuffisant pour les ambulances, aurait complétement fait défaut à ces hôpitaux. « Comment aurait-on distrait de nos ambulances actives, la plupart réduites au tiers ou au quart de leur effectif normal, un nombre quelconque d'aides-majors qui manquent déjà à nos hôpitaux de France, et dont ceux-là surtout apprécient douloureusement l'absence qui, au jour du combat, implorent un pansement pour prix du sang généreusement versé ! »

En présence de ces difficultés, il fallut se résigner à confier nos soldats aux soins des médecins italiens, qui firent preuve du plus grand zèle, il est vrai, mais qui, pour la plupart, ne parlent pas notre langue et professent des doctrines médicales complétement opposées aux nôtres, et en contradiction flagrante avec celles que l'expérience des dernières guerres, et surtout des guerres d'Afrique, a fait adopter par tous nos médecins sans exception.

C'était, et ce sera toujours une situation déplorable, comme nous le dirons bientôt, de voir le soldat malade séparé du médecin militaire qu'il connaît, qu'il a vu partout avec lui, au régiment, dans les camps, devant l'ennemi. Nous dirons aussi quelle influence cette situation a pu avoir sur le traitement des malades et sur la mortalité.

Etait-il possible de faire autrement? Là est toute la question. Oui, si l'effectif médical était entretenu en temps de paix, de manière à pourvoir aux besoins si pressants de la guerre. Non, puisque cet effectif présentait un trop grand nombre de vacances, et qu'il ne fallait pas « dédaigner des installations toutes préparées pour se lancer dans les efforts surhumains, et probablement stériles, d'une organisation dont le moindre tort aurait été certainement d'aboutir trop tard. »

Tous les grands hôpitaux ouverts à l'armée pendant la guerre ont présenté les mêmes inconvénients, comme le constate la correspondance produite dans notre premier volume; les rapports adressés au médecin en chef sont aussi unanimes à ce sujet; il nous suffira donc d'en citer un, pour avoir une idée complète de l'organisation du service hospitalier en Piémont comme en Lombardie, pendant la campagne. Ce rapport est celui du docteur Maupin, médecin principal, et chef du service de santé du grand hôpital français de San Benigno, à Gênes (Voir page 8).

Mais, avant, nous devons dire que, dans quelques localités, les établissements

(1) Le rapport officiel, rédigé au dépôt de la guerre par ordre du Ministre, dit, pages 31 à 36, qu'on pouvait organiser en quinze jours vingt hôpitaux de 500 malades chacun. Les approvisionnements représentaient 914 caisses d'instruments de chirurgie, 10,000 pansements par jour pendant 367 jours, en y comprenant une première réserve, et, en prévision des besoins ultérieurs, on avait expédié (fin d'avril et commencement de mai) une réserve en linge à pansements représentant plus de 2,800,000 pansements. (Voir ce que nous avons dit des approvisionnements, t. 1er, pages 627 à 629.)

qui ont reçu nos blessés et nos malades, présentent des différences qu'il est important d'établir. Nous résumerons aussi les dépenses qu'entraîne l'organisation d'un hôpital en campagne. Il y a eu : 1° les hôpitaux *sardes* ou *italiens*, où le service intérieur était confié aux médecins civils du pays, ces médecins étant directeurs médicaux et administrateurs ; 2° les hôpitaux *mixtes*, où un médecin français exerçait une part de surveillance dans l'exécution du service ; 3° enfin, quelques *hôpitaux français*, où le service principal était fait par les médecins militaires français avec des aides civils, et l'administration de notre armée dans des bâtiments cédés temporairement par les autorités locales. Ces derniers hôpitaux n'ont fonctionné qu'à Alexandrie, Gênes et Turin, où se trouvaient aussi des hôpitaux *sardes* et des hôpitaux *mixtes*.

Les dépenses d'un établissement hospitalier se décomposent ainsi :

1° Dépenses à la charge du service des hôpitaux, budget de la guerre ;

2° Dépenses à charge de remboursement par les parties intéressées, budget de la marine, des administrations civiles diverses, des États représentant les prisonniers.

Ces dépenses se distinguent encore en :

1° Dépenses applicables au prix de la journée ;

2° Dépenses non applicables au prix de la journée ou dépenses d'installation détaillées plus loin, et auxquelles il faut ajouter, pour les ambulances ou les hôpitaux, la paille ou le foin pour couchage, la chaux, le badigeonnage des locaux, les voitures pour le transport des blessés aux hôpitaux, le transport du matériel, les appointements des guides ou des interprètes, etc., etc.

Prenons pour exemple de ces détails l'hôpital de San Benigno, pour le 2e trimestre 1859, afin de mieux faire comprendre les moyens de contrôle et la régularité des services hospitaliers.

DÉPENSES à la charge du SERVICE DES HÔPITAUX.	ENTRÉS par		SORTIS par		MORTS.	RESTANTS.	NOMBRE DE JOURNÉES de traitement.				TOTAL DES JOURNÉES.		
—	billet.	évacuation.	billet.	évacuation.			Fiévreux.	Blessés.	Vénériens.	Galeux.	Officiers.	Sous-offic.	Troupe.
Garde impériale....	183	129	201	59	3	49	1,849	1,307	746	33	151	98	3,656
Troupes de ligne....	1,200	1,539	1,674	316	57	692	22,824	12,806	2,625	70	846	900	36,579
Infirmiers, ouvriers d'administration.....	58	46	62	21	2	19	610	122	469	10	»	56	845
Corps étrangers de l'Algérie.........	18	53	43	7	1	20	318	473	48	»	65	7	807
Total à reporter. .	1,459	1,767	1,980	403	63	780	25,604	14,708	3,558	113	1,062	1,061	41,857
	3,226		3,226				43,980				43,980		

DÉPENSES à charge DE REMBOURSEMENT.	ENTRÉS par		SORTIS par		MORTS.	RESTANTS.	NOMBRE DE JOURNÉES de traitement.				TOTAL DES JOURNÉES.		
	billet.	évacuation.	billet.	évacuation.			Fiévreux.	Blessés.	Vénériens.	Galeux.	Officiers.	Sous-offic.	Troupe.
Marine impériale. . . .	3	»	2	»	»	1	42	»	»	»	»	4	38
Employés des administrations civiles. . . .	2	»	2	»	»	»	5	9	»	»	11	»	»
Prisonniers de guerre. .	»	584	»	454	5	125	143	1,709	»	»	74	»	1,781
	5	584	4	454	5	126	190	1,718	»	»	85	4	1,819
	589		589				1,908				1,908		
Report. . . .	1,459	1,767	1,980	403	63	780	25,601	14,708	3,558	113	1,062	1,061	41,857
TOTAUX GÉNÉRAUX.	1,464	2,351	1,984	857	68	906	25,791	16,426	3,558	113	1,147	1,065	43,676
	3,815		3,815				45,888				45,888		

Dépenses applicables au prix de la journée.

Objets de pansements et médicaments.	3,399 f. 21 c.		41,252 fr. 37 c.
Sépultures. . . . Bières à 5 fr. . . . . ; Suaires à 1 fr. . . . . ; Frais ecclésiastiques à 3 fr. ou 3 fr. 25. . ; Ouvertures de fosses à 1 fr. 25. . . . . ; Transport au cimetière à 1 fr. 25. . . .	1,061	50	
Alimentation.	29,297	24	
Chauffage et éclairage.	4,303	18	
Blanchissage.	1,786	86	
Entretien, réparation du matériel, propreté.	754	67	
Frais de bureau.	649	71	

Dépenses non applicables au prix de la journée.

Effets et objets à l'usage spécial des malades.	1,659	35	8,105	89
Accessoires à la médecine, à la chirurgie, à la pharmacie.	660	50		
Objets spéciaux à la pharmacie.	125	50		
Mobilier de la chapelle.	40	60		
Objets, ustensiles en cuivre et zinc.	593	40		
Objets en fer-blanc, fer noir, fer étamé.	1,950	47		
Objets en bois, osier, carton.	3,021	75		
Mesures de capacité pour distribution.	54	32		
Fourniture et pose de carreaux.	63	00	132	50
Réparations de serrures, espagnolettes, etc.	69	50		
Journées d'ouvrières pour linge à pansements et divers travaux.	158	00		
Confection de matelas et traversins.	623	75		
985 journées d'infirmiers civils.	1,003	20		
A reporter.	1,784	95	49,490	76

Report.	1,784 f. 95 c.	49,490 fr. 76 c.
28 journées d'infirmiers auxiliaires à 0 fr. 25 c.	7 80	
Pose et scellement d'une armature de cloche à distribution.	7 00	
Inscriptions diverses des locaux.	38 15	
Étiquettes en carton pour les salles.	8 40	
Fournitures de bureau pour le dépôt des infirmiers de Gênes.	156 35	
Repassage d'instruments..	7 80	2,316 20
Réparations de tables, etc., prêtées par le génie sarde. .	22 00	
Réparations et soudures d'ustensiles divers.	7 75	
Étamage et réparations d'ustensiles de cuivre prêtés par le génie sarde.	64 00	
Reliure de registres divers, 7	42 00	
Impression de billets de salle, d'entrée, de sortie, de mouvements journaliers, de relevés des prescriptions, de feuilles de cahiers de visite..	170 00	
TOTAL.		51,806 96

Le prix moyen de la journée, défalcation faite des dépenses non applicables à ce prix, est de : 2 fr. 15 cent. pour les officiers,
1 — 33 — pour les sous-officiers et soldats.

A ces dépenses spécifiées, il faut ajouter encore à l'ensemble certains frais généraux :

Les achats de laine pour les lits; de planches pour les baraques;

L'aménagement et la réparation des bâtiments consacrés aux hôpitaux;

La transformation de matelas larges et donnés par les habitants, en matelas à petits lits;

Les achats de faïence, vaisselle, verres, pots de toutes sortes;

La location de voitures pour le transport des malades évacués d'un hôpital sur un autre;

L'achat de lanternes, paniers à distribution, balances, etc.

Indemnités à la communauté des sœurs de Saint-Vincent de Paul, pour frais de voyage et de première mise, environ 15,000 fr.

Indemnités aux sœurs pour soins donnés aux militaires, environ 9,000 fr.;

Indemnités aux missionnaires envoyés ou stationnés en Italie;

Primes de gestion aux comptables des hôpitaux ou ambulances, environ 20,000 fr.

Dépenses remboursables à une autre ministère, telles que :

Au ministère de la marine, pour frais de journées des prisonniers de guerre;

A l'hôpital maritime de Saint-Mandrier, à Toulon, 11,340 journées, à 2 fr. 35 c., 26,649 fr.

Au même ministère, pour frais de journées des militaires de l'armée de terre, admis au même hôpital : 1,386 journées d'officiers à 3 fr. 60 c., et 36,869 journées de sous-officiers et soldats à 2 fr. 35 c.; 91,631 fr. 75 c.

Enfin, honoraires à payer aux médecins civils de tout ordre, requis pour les services hospitaliers, à raison de 100 à 200 francs par mois, suivant la position ou le grade universitaire.

Rapport du Dr Maupin, médecin principal, médecin en chef de l'hôpital San Benigno, à Gênes.

Le 8 mai 1859 s'ouvre, à Gênes, un premier hôpital militaire français (San Benigno). C'est par Gênes que le gros de notre armée aborde en Piémont; c'est principalement par Gênes que viendront les approvisionnements de toute nature et les renforts. Ce sera sur Gênes aussi que les blessés et malades seront dirigés. Par sa position, ainsi que par le développement et la bonne disposition de ses bâtiments, San Benigno ne sera donc pas seulement l'un de nos hôpitaux militaires les plus occupés en Italie : il sera, de plus, le trait d'union principal entre ces derniers et ceux du midi de la France. — Vienne plus tard l'occupation : San Benigno, seul encore, survivra aux autres hôpitaux militaires français créés après lui à Gênes.

En quoi consiste donc cet hôpital improvisé? Quels éléments de fonctionnement y trouve-t-on d'abord? Quels autres y sont successivement introduits? Autant de questions dont l'intérêt est doublé, en campagne, par les exigences et les difficultés exceptionnelles du service de santé.

Près du phare de Gênes, à l'un des points par lesquels aboutit à la mer la ceinture montagneuse à laquelle cette ville est adossée, est une masse rocheuse dite San Benigno, du nom d'un ancien couvent qui y fut établi.

Les ruines du monastère et la crête du rocher découronné par la mine ont tout récemment fait place à deux casernes piémontaises, dont une encore inachevée, et destinées à loger une brigade d'infanterie. Disposées en étage, et séparées l'une de l'autre par une rampe, les deux casernes sont construites sur le même plan. Une aile centrale, qui court du nord au sud, et fait face au port, et, à chaque extrémité de celle-ci, une petite aile en retour, encadrent une cour allongée, spacieuse et ouverte à l'ouest.

La caserne inférieure seule et le pavillon des officiers vont constituer le nouvel hôpital. Il suffira de changer, avec le nom, l'inscription sarde de divers compartiments du casernement pour obtenir, sans beaucoup d'efforts, une transformation des plus satisfaisantes. Des latrines se trouvent à tous les étages. Là où des malades vont s'accumuler et se renouveler sans cesse, la question des lieux d'aisances est des plus importantes, et il en sera traité au chapitre *Hygiène de l'armée*.

Tout est installé grandement et avec intelligence; les bureaux du comptable, le magasin, le vestiaire, la dépense et la cuisine avec leurs accessoires, la pharmacie avec son laboratoire, sa tisanerie et son dépôt de médicaments, trouvent facilement et heureusement leur place. La métamorphose est des plus convenables pour un temps de guerre, surtout lorsque la modeste literie sarde, notre unique ressource des premiers jours, sera remplacée par notre mobilier d'hôpital.

Les infirmiers auront leur cuisine, ainsi qu'un dortoir.

La salle de danse et celle d'escrime fourniront l'amphithéâtre et la salle des morts; celle-ci adossée à la petite chapelle de la caserne.

Il n'est pas jusqu'à une salle de bains qui ne trouve place au rez-de-chaussée; ici, toutefois, l'espace et, partant, le nombre des baignoires ne sont plus en rapport avec le mouvement présumé des malades; d'autre part, l'eau mise à la disposition de l'hôpital doit être ménagée. Cette eau, pour n'y plus revenir, est un mélange d'eau de citerne et d'eau de la Scrivia, mélange de qualité médiocre, et, qui pis est pour la saison, médiocrement frais.

La prison militaire de la caserne, également sise au rez-de-chaussée, est transformée provisoirement en dépôts de sacs et d'effets des malades. Ici encore, l'espace est insuffisant, et les irrégularités dans le service, qui de temps à autre vont surgir de ce côté, nous prouveront, une fois de plus, combien les moindres détails importent, en campagne surtout, à l'action générale d'un hôpital.

Peu de casernements se prêteraient, cependant, aussi bien au rôle auquel San Benigno est appelé tout à coup. Peu d'hôpitaux, ainsi improvisés, pourraient, dès les premiers jours, fonctionner aussi régulièrement. C'est donc une véritable trouvaille qu'une caserne dont le rôle peut ainsi être avantageusement interverti du jour au lendemain.

Les quatre étages de l'aile principale du casernement sont distribués assez favorablement. Du côté de la cour, sur un corridor intérieur spacieux, bien éclairé et bien aéré, s'ouvrent 16 chambrées, divisées en quatre sections, chaque section pouvant donner abri à 80 hommes. Élevées et cintrées supérieurement, ces chambrées, plus longues que larges, ont deux ouvertures opposées : du côté de l'est, une croisée qui a presque toute la hauteur de la chambrée, et, sur le corridor intérieur, une porte non clôturée, surmontée d'une imposte également libre. La température, à Gênes, ne descend jamais assez pour qu'on ait songé à mettre des clôtures à ces impostes; l'aération des chambrées bénéficie ainsi de la masse d'air du corridor qui les précède. Je passe sous silence les avantages que le service tire de ces corridors, et qui ne se lient plus aussi directement à l'hygiène de l'établissement. En haut, le long de chaque mur de refend des chambrées, des ventilateurs verticaux les mettent en communication avec le toit du casernement. San Benigno, sur son rocher, est accessible au moindre courant d'air, et il suffit de se promener un instant sur son toit pour être convaincu de l'utilité de ces ventilateurs, car l'odorat y est désagréablement impressionné.

Les logements particuliers des sergents-majors, des fourriers et des hommes mariés, logements qui sont généralement intercalés entre les chambrées de soldats, vont servir, en quelque sorte, de base d'opération à chaque division de malades ; c'est là que logera l'infirmier-major, qu'il aura ses approvisionnements de rechange ou d'attente et les appareils à pansements de ses salles. C'est là encore que pourront s'effectuer, faute de mieux, les quelques séquestrations les plus indispensables de malades.

Quel sera le nombre des malades à admettre à San Benigno, et comment seront-ils répartis ?

En campagne, à des locaux aussi convenables, le but qu'on se propose est, généralement, de faire produire le plus possible. L'administration trouve bien quelques avantages à cela; mais il n'en est plus de même du service et des malades en particulier; le danger des gros hôpitaux n'est plus contesté; il est proclamé au début de chaque campagne ; et, cependant, presque toujours une vérité de cette importance se trouve noyée dans ce qu'on appelle les entraînements de la guerre.

Des masses d'hommes vont se heurter, et tout fait présager un choc meurtrier. D'autre part, l'été commence, et, les chaleurs venant s'ajouter aux péripéties de la vie du soldat, on a en perspective un chiffre presque fatalement gros de blessés et des fiévreux. Il en est de la santé générale d'une armée en campagne comme des éventualités du combat ; on ne la règle pas à l'avance ; l'imprévu a un rôle toujours important; de là la nécessité d'assurer à l'armée en marche des ressources hospitalières aussi nombreuses que convenables.

Il est d'autant plus sage d'en agir ainsi que, dans un premier ordre d'idées, dont le but est aisément pressenti, mais que les événements vont bientôt modifier du tout au tout, la situation qui suit est faite aux premiers malades de l'armée d'Italie : « Les évacuations sur France ne devront pas aller au delà des mutilés ou des hommes dont la santé aura subi une altération, sinon irremédiable, du moins ne pouvant se réparer qu'avec beaucoup de temps. Les malades, en dehors de ces catégories, attendront leur guérison, soit à l'hôpital même, soit dans les *dépôts spéciaux de convalescents*, si ce n'est encore aux petits dépôts des corps en Italie. » C'était dire qu'à peu d'exceptions près et bien déterminées, les malades de tout genre seraient conservés en Italie ; c'était aussi faire pressentir qu'il serait beaucoup exigé des hôpitaux ; et personne de nous ne pouvait se faire illusion sur la valeur réelle des mesures à l'aide desquelles on se promettait d'alléger ou de compléter l'action des établissements hospitaliers.

Il n'est pas contesté que l'immense majorité des maladies du soldat en campagne répond moins à des troubles fonctionnels locaux qu'à une perturbation d'ensemble, conséquence obligée de toutes les causes de malaise et de détérioration auxquelles le combattant est exposé. Or, aussi longtemps que l'innervation, que l'hématose, plus ou moins profondément rémuées ou perverties, seront en souffrance, les formes maladives, nées de cet état de choses, auront toutes chances de se produire, de s'aggraver ou de se compliquer. Que peuvent donc sérieusement donner, en pareil cas, des dépôts de convalescents établis à proximité de l'armée, dans l'espoir que celle-ci retrouvera au plus vite ceux que les maladies en auront éloignés? Comment! cinq ou six semaines à peine de vie surmenée et de privations, au moins relatives, suffisent souvent pour briser les constitutions d'un grand nombre d'hommes, et l'on veut qu'une secousse aussi profonde de l'économie, de quelque façon qu'elle se révèle au médecin, soit bien réparée en moins de temps qu'elle n'en a mis à se produire! Cela n'est pas possible; soyons-en bien convaincus : le tort le plus réel et le plus grave des dépôts de convalescents placés ainsi à proximité de l'armée, sera toujours, non pas tant de ne point offrir aux hommes tout ce qui peut sérieusement concourir à leur rétablissement définitif, que de marchander à ceux-ci le temps dont ils ont besoin pour se refaire. On a de la peine à se persuader que les maladies qui dérivent de la vie des camps, témoignent ordinairement, même dans les formes les plus simples en apparence, d'une atteinte portée à tout l'organisme, et, à un moment donné, on résiste difficilement à l'idée d'utiliser la généralité des convalescents, ou soit-disant tels qu'on trouve à sa portée. Le médecin seul reste convaincu qu'il y a plus d'avantages à prévenir les maladies, et que les dépôts de convalescents, tels du moins que nous les avons vus fonctionner en Italie, doivent aboutir le plus souvent au retour du malade à l'hôpital. Nous aborderons cette question en son lieu et place : ne nous occupons en ce moment que du service hospitalier.

L'hôpital de San Benigno inférieur est à peine installé qu'on songe à faire du casernement supérieur soit un hôpital séparé, soit une annexe du premier hôpital. On est en quête de ressources hospitalières. Mais grouper ainsi près de 3,000 malades sur le même point, c'est faire une part trop belle aux épidémies qui peuvent survenir : aussi faisons-nous tous nos efforts pour faire renoncer à cette malencontreuse idée. On lui substitue celle d'un dépôt de convalescents, laquelle, à son tour, est oubliée après les journées de Montebello, de Magenta et de Solférino, pour être reprise et mise définitivement en pratique en septembre. Jusque-là on se préoccupe plus particulièrement des blessés que la continuité de la lutte jette par poussées sur Gênes.

Ainsi, San Benigno, suivant toutes les probabilités, devant être l'hôpital le plus imposé de Gênes, il importe, dès le principe, d'aviser à ce qui pourra le mieux assurer et maintenir sa salubrité.

Chaque chambrée de l'aile centrale était occupée par vingt lits piémontais : on n'y placera que 14 malades. Plus tard même, quand viendront les chaleurs, ce chiffre sera réduit à 12 dans les chambrées de blessés. Dans les deux ailes en retour, mêmes bases pour la détermination du nombre des lits; c'est-à-dire à chaque malade autant d'espace et d'air que de raison. Laisser en place, dans celle de ces deux ailes qui fait face à la mer, les portes de communication des chambrées entre elles ou avec le corridor central, c'est donner au malade le moyen de s'empoisonner dans son compartiment. Sur nos instances, ces portes sont donc supprimées, et, à quelques jours de là, une mesure, diversement appréciée d'abord, se trouve justifiée par l'incident qui suit.

Le pavillon des officiers piémontais est affecté à nos officiers malades, dirigés sur Gênes. Ce pavillon est placé entre le port et l'hôpital; il a cinq étages. Chaque étage est coupé, dans sa longueur, par un corridor central à droite et à gauche duquel sont des chambres moyennement grandes, n'ayant qu'une croisée qui fait face à la porte d'entrée. Le rez-de-chaussée et le 5e étage ne doivent recevoir de malades que dans le cas d'absolue nécessité. On met deux lits dans la généralité des chambres des trois autres étages; celles réservées aux officiers supérieurs seules n'ont qu'un lit. Les premiers officiers blessés nous viennent de Montebello; il fait bien chaud déjà, et nous recommandons de laisser ouvertes les portes des chambres occupées. Il n'en est rien fait. Dans les premiers jours de juin, la pourriture d'hôpital apparaît tout à coup sur cinq blessures en voie de cicatrisation. Le fait est d'autant plus surprenant qu'il s'agit d'officiers blessés et entourés de soins particuliers, et qu'à la même date, parmi les 400 blessés en traitement à l'hôpital même, cette complication, des plus rares, y est contestée, tant elle est encore mal accusée. Je fais enlever immédiatement toutes les portes des chambres d'officiers. Ce procédé, contre lequel ils se récrient, rend d'abord le service plus facile, et met fin incontinent à cette première apparition de la pourriture d'hôpital. Nous la retrouverons bien encore plus tard dans ce même service d'officiers, mais de loin en loin, et toujours apportée des hôpitaux et hospices du Piémont et de la Lombardie.

Dès les premiers jours, l'administration a jeté son dévolu sur les corridors de l'aile centrale de San Benigno, pour le cas où le nombre des malades viendrait tout à coup à augmenter démesurément. C'est, dans son appréciation, une ressource éventuelle de 180 à 200 lits à ajouter au chiffre primitivement arrêté de 1340, non compris les 120 lits du pavillon des officiers. On revient de temps à autre à cette mauvaise idée, dont l'application, par bonheur, fut toujours ajournée. Je dirai plus loin à l'aide de quel moyen. A la rigueur, deux lits ajoutés à ceux que contenait déjà chaque chambrée n'eussent, très-probablement, pas altéré, d'une manière sensible, la bonne situation faite aux malades ; mais de là à l'occupation des corridors, la différence est capitale. Ces corridors ne sont pas seulement, en effet, une facilité pour le service, circonstance inappréciable dans un va-et-vient continuel de malades ; ils sont encore un abri contre la chaleur, un lieu de promenade pour les hommes qui ne peuvent pas descendre dans la cour, et, de plus surtout, ils prolongent en réalité les salles de malades, doublant ainsi l'espace et la quantité d'air dont peut disposer chaque individu. L'occupation des corridors, au contraire, gêne tous les services; elle établit entre ces corridors et les chambrées un échange mutuel d'infection. Elle ajoute enfin 200 malades au chiffre déjà si gros de l'hôpital. Or, pour conjurer cette occupation, il était un moyen dont l'Orient nous avait donné le secret et indiqué les avantages. Les évacuations sur France, contre lesquelles on s'était d'abord roidi en Italie, étaient devenues, après la journée de Solférino en particulier, une nécessité impérieuse. Cette fois, du moins, 24 heures au plus séparent Gênes de la France, et les blessures sont, pour la plupart, exemptes des complications graves de celles de l'armée d'Orient. Poussée avec une vigueur inouïe, la campagne a été bien lourde, sans doute, pour les hommes, mais elle a peu duré, et elle n'a pas altéré leur constitution, ni aussi généralement, ni aussi profondément que nous l'avons vu en Orient. Le transport des malades sur France ne présente donc plus les mêmes inconvénients qu'à l'époque de la guerre précédente. Pour échapper à l'encombrement, comme le médecin en chef de l'armée ne cesse de le demander à l'Empereur et de le recommander à tous les médecins, il va suffire de préparer à l'avance et d'effectuer les évacuations sur France dans des rapports tels que, sans que l'évacué ait à souffrir d'un nouveau déplacement et d'une traversée de 24 heures, les apports journaliers du Piémont et de la Lombardie ne nous prennent jamais au dépourvu ; que l'administration, éclairée par le médecin, sache toujours où mettre et où prendre tout à la fois ; qu'en un mot, même dans les moments les plus difficiles, les *corridors soient toujours inoccupés*. De cette manière de faire, il est vrai, résulte pour l'administration un surcroît d'occupations et pour le médecin un surcroît de responsabilité et de fatigue ; mais, la suractivité de chacun se proportionnant aux besoins du moment, la besogne est menée à bonne fin, dans ce sens surtout que les intérêts des évacués sur France étant sauvegardés aussi bien que possible, San Benigno conserve jusqu'à la fin ses bonnes conditions hygiéniques des premiers jours. Nous en trouvons la preuve dans le tableau qui suit, et qui résume ce qui s'y est passé du 8 mai au 1er novembre 1859 :

	Entrés.	Sortis par billet.	Évacués.	Morts.	Restant au 1er novembre.
Blessés.	5,621	1,398	4,168	31	24
Fiévreux. . . .	7,470	3,611	3,384	148	327
Vénériens.. . .	1,291	372	869	»	50
Galeux.	57	56	»	»	1
Total. . . .	14,439	5,437	8,421	179	402

Il faut avoir assisté à l'arrivée presque toujours inattendue de 5 ou 600 blessés ou malades en même temps dans un hôpital en campagne ; avoir été témoin des efforts de tous afin d'assurer au plus vite à chaque malade un lit, une boisson, un premier soin, pour comprendre que, lorsque cette sorte d'invasion fait suite à une journée des plus laborieuses, et qu'elle se répète à intervalle rapproché, quelques irrégularités, voire même des oublis, puissent se glisser à travers le service. Le point important est d'en bien assurer l'exécution dans ses détails essentiels. Quand un hôpital, dont on a tant exigé pendant quatre mois, échappe néanmoins à l'infection et à la contagion ; quand sa mortalité reste médiocre, ne sont-ce pas là, après tout, des résultats dont on puisse se féliciter? Une grande part du succès revient, sans doute, à la salubrité de l'établissement; mais, pour lui conserver jusqu'à la fin cette salubrité, il a fallu le vouloir, le bien vouloir et une ténacité de chaque jour.

En quelques mois, San Benigno a inscrit sur le contrôle de son personnel 142 médecins militaires et civils qui ont successivement concouru au service.

1° Médecins de l'armée	principal	1	24
	majors	9	
	aides-majors	14	
2° Sous-aides auxiliaires venus de France		75	118
3° Médecins traitants civils		10	
4° Élèves civils requis		33	

Il est bon, toutefois, de s'entendre sur ce qu'il y a eu de réel et de fictif dans la coopération de tant de personnes à la même œuvre. Nous serons ainsi amené à l'appréciation d'un système du service médical des hôpitaux en campagne, système dont j'ai subi moi-même l'épreuve, et qui n'a pas mes sympathies.

En temps de guerre, le médecin militaire est partagé entre le champ de bataille et l'hôpital. L'ambulance dégrossit aussi vite, et du mieux qu'elle peut, la besogne de l'hôpital; elle s'en remet à ce dernier de ce que les circonstances, le temps ou les moyens d'action ne lui ont pas permis de faire ou de mieux faire. L'hôpital, à son tour, remanie et complète, ou s'efforce de mener à bien la besogne de l'ambulance; on pourrait ajouter celle des médecins des régiments. La mission de l'ambulance est donc, en général, une mission du moment, comme la lutte à laquelle elle répond. Celle de l'hôpital, au contraire, qui n'est ni moins dévouée, ni, surtout, moins périlleuse, n'a point de durée déterminée. Elle commence avec la campagne, grandit avec celle-ci, et elle n'est accomplie que quand le dernier malade de l'armée a disparu de nos hôpitaux. Par cela même que l'hôpital est constamment en action, qu'aux premiers secours du champ de bataille, aux soins hâtifs et souvent incomplets de l'ambulance, il substitue le traitement régulier, il a besoin, pour bien faire ce service, d'un personnel médical suffisant et exercé, de médecins militaires, les uns façonnés de longue main à la pratique de la médecine du soldat, les autres préparés à seconder, comme il faut, le médecin traitant. Quelles ont été les ressources médico-chirurgicales à San Benigno ?

Un médecin principal, un médecin-major et deux aides-majors, voilà, tout d'abord, le personnel médical d'un hôpital appelé à recevoir de 14 à 1,510 malades, qui se renouvelleront à courte échéance. L'insuffisance de ce personnel est prévue, ainsi qu'un expédient pour y remédier. Des médecins civils, des élèves de la localité viendront, au fur et à mesure des besoins, se grouper autour de ce noyau de médecins de l'armée. Le premier individu venu non occupé nous donnera l'infirmier qui, lui aussi, nous manquera dans les premiers temps. On semble s'être dit ceci : « Le médecin militaire appartient, avant tout, au soldat qui combat; il est donc « spécialement l'homme des régiments et des ambulances. Une fois ceux-ci pourvus « relativement aux ressources, le personnel médical hospitalier de l'armée ne suffira certainement pas à la bonne et solide organisation d'un assez grand nombre « d'hôpitaux pour faire face aux besoins de la campagne. Les hospices civils, les « couvents même vont, indubitablement, sur notre route, s'ouvrir d'eux-mêmes à « nos malades. Le dévouement des médecins du pays nous est assuré à l'avance, « et pour que, dans les détails, la nouveauté de la situation ne soit pour ceux-ci « un sujet d'hésitation ou d'embarras, un médecin militaire leur prêtera son concours; en même temps qu'il initiera ses confrères ou collaborateurs, sous quel- « que titre ou vêtement qu'il les trouve, à ce qui pourrait, éventuellement, être « exigé d'eux au point de vue administratif, il donnera à qui de droit ses appréciations sur l'ensemble du service dans les divers établissements qui vont ressortir à sa surveillance. Sa responsabilité, toutefois, n'ira pas au delà; là où son « expérience trouvera l'occasion de conseiller, elle ne s'imposera pas; sa mission, « inspectorat bâtard, se résumera pour ainsi dire dans un contrôle qui ne sera « jamais une gêne pour les établissements civils dans lesquels nos soldats seront « éparpillés, et ces établissements conserveront, administrativement et médicalement parlant, leur liberté d'allures. »

Dans les hôpitaux à fonctionnement mixte, les choses se passeront un peu différemment. Un médecin de l'armée aura la direction du service de santé, et un officier comptable sera chargé des détails administratifs. Pour suppléer à l'insuffisance ou à l'absence presque absolue des médecins militaires, on puisera dans les ressources de la localité. Ces hôpitaux, à fonctionnement mixte, se trouveront plus particulièrement sur les derrières de l'armée, là où les malades, venus des différents points où la lutte se continue, vont se concentrer et attendre soit leur guérison, soit leur évacuation sur France. C'est donc à Alexandrie, à Turin, et surtout à Gênes, que doivent se révéler les *avantages* d'un système dont le premier essai est fait à San Benigno. A cet effet, au médecin en chef est adjoint, à titre de médecins traitants, un certain nombre de médecins civils; quelques-uns ont un nom à Gênes; tous apportent à leur collaboration de l'entrain, du dévouement; mais indépendamment de ce que ceux-là mêmes qui ont pratiqué dans les hospices civils n'ont pas l'idée d'un mouvement de malades, tel que celui dont ils vont avoir à faire l'épreuve, les blessures par armes à feu, qui doivent être leurs premières et plus émouvantes préoccupations, seront également une nouveauté pour eux ; car ce qui est vrai pour la pratique médicale en général, ne l'est pas moins pour la chirurgie de guerre. Dans les déterminations vitales et immédiates auxquelles celle-ci est souvent amenée, dans une foule de cas où le danger, pour n'être pas aussi pressant, n'est pas moins réel, ce n'est qu'avec l'habitude du service qu'on peut arriver à mieux faire la part de la prudence et de la nécessité. La chirurgie d'armée a ses principes qui se déduisent des circonstances particulières où elle intervient généralement, et des causes non moins exceptionnelles qui déterminent son action. Sa spécialité n'a pas d'autre sens, et, dans ce qui la constitue, cette spécialité ne s'apprend bien qu'avec l'habitude du champ de bataille, des ambulances et des hôpitaux qui viennent à leur suite. Or, cette habitude manque à nos nouveaux collaborateurs ; ils sont généralement étrangers à la grande chirurgie et aux opérations, et ils ne parlent pas et ne comprennent que difficilement notre langue.

D'autre part, la campagne se prolongeant, aux maladies sporadiques qui en marquent d'habitude le début, succéderont celles autrement généralisées qui vont résulter de la vie des camps, et de nouvelles surprises attendent notre personnel d'emprunt. En médecine, les théories pour lesquelles notre enthousiasme s'est beaucoup refroidi, depuis déjà longtemps, ont conservé presque tout leur empire chez nos voisins. L'irritation y prime toujours les idées et le traitement. Or, pour arriver à rapprocher de la nôtre une pratique qui ne nous paraît plus justifiée aujourd'hui, surtout à l'endroit du soldat en campagne, il faudra du temps et quelques efforts. Enfin, il est, dans le service des hôpitaux, tel qu'il s'exécute même en campagne, des détails qui ont besoin d'apprentissage. Tant que dure le coup de feu, on semble vous dispenser de ces détails, mais il n'en est plus de même le lendemain. Ainsi, notre alimentation, bien simple en apparence dans son uniformité, est assise sur une économie tellement minutieuse et découpée, qu'il faut un peu de temps pour se faire à ses combinaisons. Nos prescriptions pharmaceutiques ont aussi leurs règles et leurs chaînes. De là donc le besoin d'initier les médecins nouveaux venus aux traditions fondamentales du service et à ses principaux détails, les uns déterminés à l'avance, les autres pouvant surgir chaque jour des événements de guerre ; et, sur pas mal de points, de convertir à la nôtre la pratique du plus grand nombre de nos collaborateurs improvisés dans le traitement du soldat blessé ou fiévreux. De là, pour nous résumer, un surcroît de préoccupations, quand déjà celles-ci nous étreignent de tous les côtés, et une perte toujours grosse de temps, quand le temps lui-même suffit à peine à la besogne.

Les premiers médecins civils mis à notre disposition sont à peine faits à notre manière de comprendre le service et ses règles, qu'ils sont répartis, comme suffisamment initiés, dans de nouveaux hôpitaux plus récemment créés à Gênes. Ils sont remplacés à San Benigno par d'autres confrères qu'il faudra encore façonner comme les premiers. Ces oscillations dans le personnel des médecins traitants, comme il n'est pas nécessaire de le dire, ne sont pas sans influence sur la bonne exécution et la promptitude du service.

C'est à la fin d'août seulement que, par suite de la dissolution des ambulances, après la cessation des hostilités, le service de toutes les divisions de malades de San Benigno a pu être remis successivement au personnel médical de l'armée.

Comme nous l'avons dit, le personnel médical d'exécution se composa uniquement, d'abord, de deux aides-majors, qui, à un mois de là, seront promus médecins-majors. A chacun d'eux, tout naturellement, est confié le service des divisions de malades créées après celle du médecin principal et du major de 1re classe. On a donc recours aux aides de la localité. Or, voici venir comme tels, à côté de quelques docteurs de fraîche date, encore sans clientèle ou à peu près, des élèves de toutes années, mieux intentionnés que capables, en masse, presque tous neufs aux pansements, le plus grand nombre d'entre eux, en outre, comprenant ou parlant peu notre langue ! On les forme tant bien que mal, mais le plus vite possible, à la tenue des cahiers de visite et à la confection des relevés, préliminaires indispensables au fonctionnement régulier de la pharmacie et de la dépense, et on les entraîne surtout aux pansements. En temps de guerre, les pansements et les opérations absorbent du matin au soir le chirurgien d'hôpital ; la somme des efforts de son intelligence, la somme de ses préoccupations morales est au moins égale à celle de son collègue, plus particulièrement chargé du service médical ; il a, de plus, la fatigue souvent excessive des pansements et des opérations. Or, en ce qui a trait aux sous-aides civils, il y a à faire une éducation dans laquelle l'application de la main au blessé ne peut plus être seulement de l'automatisme, pour qu'elle nous profite autrement que la coopération grossière de l'infirmier panseur, il y a à faire, dis-je, une éducation qui ne s'improvise pas. Obliger ainsi, en campagne, un chef de service déjà si occupé à surveiller ses aides pas à pas, malade à malade, c'est alourdir sa tâche, sans compensation réelle. Il s'use à la besogne, et il n'arrive à rien de bien satisfaisant.

Telle a été, néanmoins, d'abord à San Benigno, la situation de la médecine d'exécution. Plus tard, des infirmiers-majors venus de Paris, et formés à la tenue des cahiers, nous ont économisé un peu de temps et quelques mains ; notre pénurie, au fond, n'était pas moins réelle.

A peine les premiers aides requis à Gênes commencent-ils à comprendre ce qu'on exige d'eux, qu'ils sont, pour la plupart, comme les médecins traitants, et à cause même de cette sorte d'initiation, répartis dans d'autres hôpitaux, et remplacés à San Benigno par des requis nouveaux, ayant la même origine qu'eux, et auxquels il faut encore, au moment le plus difficile cette fois, apprendre quelque chose du métier.

Vers le milieu de juin, apparaissent, à San Benigno, les premiers sous-aides requis en France..... On n'a pas eu la main heureuse!.... Ainsi que la plupart de ceux qui viendront après eux, ils feront, à notre hôpital, un stage d'une durée variable, mais presque toujours très-courte. On y ébauchera tant bien que mal les plus neufs (c'est la grande majorité). On y refera de nouveau ceux qui, après avoir tâté de la médecine dans les écoles secondaires ou dans les facultés de médecine, ont abordé d'autres professions, ou se sont jetés dans les différentes armes de l'armée (et ils ne sont pas rares); en définitive, ceux qui, sous la dénomination de sous-aides requis, étaient employés dans nos hôpitaux militaires de France, au moment de la campagne d'Italie, sont très-peu nombreux.

Jusqu'au traité de Villafranca, San Benigno ne conserve des sous-aides requis qui lui sont adressés, qu'un nombre égal à celui des requis dans la localité et qu'on licencie.

La paix, une fois signée, la plus grande partie de ces requis est réexpédiée sur France, soit comme inutiles au service, soit comme médiocrement capables et peu dignes. Quelques-uns, et des meilleurs en général, sollicitent, à leur tour et à divers titres, leur rentrée en France. Au fur et à mesure que l'armée se réduit aux proportions qu'elle doit conserver comme armée d'occupation, que les hôpitaux de la Lombardie se dépeuplent de blessés et de fiévreux , le nombre des sous-aides, en Italie, se réduit pareillement. Une dernière épuration assure, enfin, à San Benigno le personnel subalterne avec lequel il doit fonctionner pendant tout le temps de l'occupation.

Voilà donc un service d'hôpital destiné à un rôle important, qui n'a que le canevas d'un personnel médical à lui et ne vit d'abord que d'emprunts ! Il emprunte sur place la plus grande partie de ses médecins traitants ; en utilisant leur expérience, il la sollicite vers la sienne dans leurs désaccords trop tranchés. Il emprunte tous ses médecins d'exécution, et il lui faut pas mal d'efforts pour arriver à tirer profit de la somme variable d'instruction, d'aptitude et de bon vouloir qu'ils lui apportent. Les tiraillements inséparables d'un tel état de choses se continuent aussi longtemps que des médecins de toute provenance, étrangers à l'armée, se succèdent à San Benigno. Le service ne s'y assied bien qu'en septembre.

En campagne, suppléer, dans nos hôpitaux militaires, à l'insuffisance du personnel médical de l'armée par des médecins civils pris sur les lieux ou venus de tous points, est, assurément, la combinaison la plus simple après celle, toutefois, qui consiste à livrer tout bonnement blessés et fièvreux aux hospices civils et aux couvents qu'on trouve sous la main; mais ce n'est pas, évidemment aussi, la combinaison la plus favorable aux malades. Je le dis avec la conviction de ce que vaut aujourd'hui la médecine militaire, il est regrettable qu'une vérité qu'un chirurgien des plus éminents et, en même temps, le plus pratique du corps dans ces derniers temps, Bégin, s'inspirant de tout notre passé, a si bien mise en relief dans ses *Études sur le service de santé militaire en France;* il est regrettable, dis-je, que cette vérité s'oublie avec le temps, et que, surpris par les événements, il faille encore, par intervalle, revenir à des essais bien et dûment jugés. Ce n'est pas sans émotion que je me rappelle, à propos de la dernière campagne, ces traitements inqualifiables dont tant de témoignages me sont passés sous les yeux, et qui, pour la plupart, ont abouti à des déformations ou à des impuissances d'organes d'autant plus fâcheuses que, dans pas mal de cas à notre avis, elles pouvaient être, ou conjurées, ou adoucies, et qu'en résumé le peu d'expérience ou d'habileté du praticien devra s'escompter en malaise et en douleurs pour le malade, en sacrifices comme pensions pour le Trésor.

Qu'importe donc au service de nos hôpitaux en campagne et du médecin qui en a la responsabilité réelle, un chiffre plus ou moins gros de collaborateurs improvisés, s'il ne peut, d'emblée, s'appuyer sur eux, et, à plus forte raison, si, au moment le plus tiraillé de la campagne, il est obligé de faire constamment de la surveillance dans les plus minces détails, et de consacrer une grande partie de son temps à une laborieuse initiation?

A la manière dont les guerres se conduisent aujourd'hui, le médecin des hôpitaux est, incontestablement, celui des médecins de l'armée dont les services sont comptés à l'avance pour le temps le plus long. Or, dans sa responsabilité de tous les instants, quand il est chef de service, ce que ce médecin a besoin de trouver immédiatement dans ses adjoints, ce n'est pas une instruction à étendre ou à compléter, mais à utiliser telle qu'il la trouve ; ce n'est pas une aptitude à tâter, mais à appliquer de suite; ce ne sont pas des doigts à déroidir, mais une main préalablement assouplie à la chirurgie à mettre à la besogne. C'est dans ces conditions seulement, c'est-à-dire avec une collaboration toute prête et effective qu'il obtiendra de bons résultats dans les moments les plus difficiles. Croire que, quand on se bat sur une terre étrangère, fût-elle amie, il soit bien facile d'arriver là avec le concours des médecins du pays occupé, est, à mon avis, se faire illusion. Formé à la hâte et de toutes pièces, le personnel hospitalier d'occasion est, en général, étranger aux accidents de guerre, à la vie du soldat, aux affections qui découlent de celle-ci, et qui, elles aussi, ont jusqu'à un certain point leur individualité d'origine et de formes. S'agit-il des médecins traitants? Une partie d'entre eux sera plus ou moins occupée déjà par la clientèle civile ; on n'en disposera donc pas à son gré, ni surtout comme le voudrait le service et ses imprévus. Le plus souvent (c'est quelques faits à la main que je m'exprime ainsi), le choix se fera parmi des praticiens honorables, sans doute, mais plus ou moins modestement placés dans l'opinion publique. Or, à cet endroit, il est une réflexion dont je ne puis me défendre. — Un docteur de l'une de nos trois facultés, pour être admis *seulement comme élève militaire* au Val-de-Grâce, subit une première épreuve sérieuse qui ne réussit pas toujours, et, dans ce cas, il est refusé impitoyablement, tout docteur qu'il est. Celui qui est admis après ce concours est spécialement exercé, pendant une année de stage, à la pratique de la médecine et de la chirurgie et à la pratique des opérations; après cette année d'école d'application, il est soumis à de nouvelles épreuves plus sérieuses encore puisque des élimitations ont lieu chaque année..... Promu aide-major, il donne un certain nombre d'années au service des corps de troupes ou des hôpitaux (et là, au besoin, il agit sous sa propre responsabilité), puis il devient médecin-major. Dans cette nouvelle position, veut-il être définitivement attaché aux hôpitaux comme médecin traitant? Il subit, pour la troisième fois, des épreuves *spéciales*, telles que, parfois, le nombre des éliminations, honorables sans aucun doute à cause du mérite des concurrents, est presque égal à celui des admissions. Ainsi donc on impose à ceux de nous qui veulent devenir médecins traitants des hôpitaux, même en temps de paix, une série préalable d'épreuves qui s'échelonnent entre 10, 15 et 20 ans de service; on exige d'eux le plus possible de garanties..... Vienne la guerre, c'est-à-dire le moment où la besogne rude, difficile, demande le plus d'entente de la matière, et l'on n'hésite pas à confier nos malades à des médecins qu'on ne connaît pas, dont les uns sont restés toute leur vie étrangers même au train train journalier des hospices; dont les autres, pour avoir pratiqué dans les établissements civils, n'ont opéré là que sur des mouvements réduits et bien réguliers de malades; à des médecins enfin qui, pour la plupart, dans le cours de leur carrière, et au point de vue de la chirurgie en particulier, n'ont trouvé que de loin en loin l'occasion de faire ce qui, du premier coup, va être leur travail de tous les jours et de tous les instants! C'est à ne pas le croire!..... J'ai vu, j'ai pu juger, et je n'hésite pas à dire que ce qui peut s'obtenir parfois en France, surtout dans les grandes villes, quand le personnel médical des hôpitaux militaires y devient insuffisant, ne se trouve plus à l'étranger, au milieu surtout des péripéties de la guerre. Généraliser un système de fonctionnement hospitalier, qui peut réussir en France parce qu'il n'y est appliqué qu'avec réserve, et qu'il n'en est fait usage que dans les conditions d'un service ordinaire, défini et réglé à l'avance, c'est se créer beaucoup d'embarras; c'est enlever au service les garanties dont il a plus besoin que jamais.

Quant aux aides pris sur les lieux pour le service de nos hôpitaux temporaires, il y a tout lieu de croire que la masse sera aussi médiocrement instruite que médiocrement expérimentée. Dès lors, éducation à faire ou à continuer; temps à perdre; concours équivoque..... J'ai hâte de dire que, si la situation nouvelle faite brusquement aux aides pris à Gênes a pu les étonner pour la plupart, ils nous ont, du moins, apporté bon vouloir, déférence et tenue. — Produit inimaginable de je ne sais quelles épreuves, les requis venus de France ont été, au contraire, à part de très-rares exceptions, soit un embarras pour le service, soit une préoccupation de tous les instants pour la discipline. Espérons que cette dernière leçon ne sera pas perdue, et qu'au lieu de s'exposer, en se laissant acculer de nouveau par les événements, à subir toutes les médiocrités, toutes les nullités ou indignités que les calculs les plus divers jetteraient infailliblement encore parmi nous, on tiendra toujours pour les cas de guerre, et pour les hôpitaux aussi bien que pour les ambulances, un personnel suffisant d'aides instruits, capables, dégrossis à la vie militaire, façonnés à la discipline, et, avant tout, dévoués à leur profession. Avec ceux-là, du moins, quoi qu'il advienne, le service est assuré, surtout en pays ennemi; tandis que, si ce service doit être fait, dans ce dernier cas, avec le seul agencement de moyens dont il vient d'être question, il n'a plus d'autres garanties que celles du hasard !...

Il est, dans l'ordre d'idées qui précède, une dernière considération qui a bien son prix. Le soldat qui, en temps de guerre, a moins encore le choix de son médecin qu'en temps de paix, ne fait pas le même accueil, n'accorde pas la même confiance à tous ceux auxquels le hasard le livre. Dans la dernière campagne d'Italie en particulier, il n'est personne de nous qui n'ait remarqué chaque jour l'air tout à la fois étonné et satisfait de nos malades, lorsque ceux-ci, venus des couvents ou des hospices d'Italie, se retrouvaient tout à coup en présence d'un uniforme qu'ils ont appris à apprécier et à estimer. C'est qu'ils savent que celui qui le porte a été initié de bonne heure à la vie du soldat, à l'intérieur comme devant l'ennemi; qu'il a voyagé, campé ou bivouaqué avec eux et qu'il a, en maintes circonstances, souffert de leurs fatigues, de leurs privations, de leurs misères et subi les mêmes dangers qu'eux. Le soldat le retrouve partout, sur le champ de bataille, à l'ambulance, à l'hôpital; il sait, par lui-même ou par son voisin, ce qu'il y a d'expérience et, surtout, de dévouement en lui..... Vienne de nouveau le combat, il compte sur lui, et il se jette bravement en avant. Blessé, il espère plus que jamais en lui, et il ne marchandera jamais le sacrifice qui lui sera demandé. Ce médecin, pour tout dire, est né sous le même ciel que lui, il parle sa langue et il a sa foi.

Je n'ai nul goût pour les utopies ou les essais risqués, surtout quand déjà l'expérience les infirme à l'avance, et j'abrite les appréciations qui précèdent derrière cette vérité méconnue : « Le service de santé, plus que tous les autres corps de « l'armée, a besoin, en temps de paix, de conserver des ressources suffisantes en « personnel pour la guerre. » BÉGIN.

Dès le premier jour, les infirmiers militaires, eux aussi, sont en nombre insuffisant à San Benigno. On a recours à des infirmiers auxiliaires pris dans tous les coins de Gênes. Il est même question un instant de les attacher définitivement à l'hôpital, et de généraliser la mesure pour les autres hôpitaux à ouvrir. Le moindre tort de cette nouvelle espèce d'infirmiers est aussi de ne pas comprendre et de ne point parler notre langue. En dépit des recommandations et des certificats dont ils sont tous pourvus, ils n'apportent au service qu'inaptitude et indiscipline, que paresse et improbité. Les exceptions sont rares : aussi, dès que les hôpitaux de l'Algérie et de la France nous viennent en aide, se hâte-t-on de s'en débarrasser.

Il y a 30 ans que l'infirmier civil a disparu de nos hôpitaux militaires. A quoi bon, dès lors, revenir sur une mesure surabondamment justifiée? Celui de nous qui a vu à l'œuvre l'un où l'autre mode de recrutement des infirmiers d'hôpital ne peut que s'étonner de ces velléités incessantes de retour vers un passé condamné sur pièces décisives. Il ne croira jamais qu'avec des étrangers de toute provenance et de tout métier, quand ils en ont un, libres d'eux-mêmes, accoutumés, en général, à tout autre chose qu'au travail, on puisse improviser des infirmiers tels que nous les comprenons. En France, avec notre discipline militaire, ceux-là mêmes qu'une vocation moins douteuse que celle qui naît de la conscription amène volontairement à nous, ne nous deviennent utiles qu'avec le temps et après apprentissage. Aussi, pour le dire en passant, il est regrettable que souvent, dans nos hôpitaux, des soldats infirmiers, qu'on suppose n'être pas les moins intelligents, paraissent à peine un instant dans nos salles, pour être appliqués, exclusivement ou à peu près, à des détails qui, sans doute, ont leur utilité, mais qui, pour le médecin du moins, répondent moins bien au but en vue duquel l'infirmier est plus spécialement créé. Les bureaux les absorbent, et cependant l'on sait que le matériel est moins précieux que la vie des hommes.

C'est en campagne, surtout, que se révèle l'utilité de la véritable éducation à donner à l'infirmier militaire. Et, pour ne parler que de nos hôpitaux temporaires, ne sait-on pas parfaitement que ce n'est pas du premier coup que, pour faire passer le blessé du véhicule qui l'apporte dans les salles de malades, l'infirmier lui épargnera toute secousse, toute douleur inutiles; du premier coup qu'il aidera convenablement le médecin à bien asseoir le blessé dans son lit, à placer comme il faut le membre lésé; qu'il rendra le pansement plus facile et plus prompt en en disposant à l'avance les principales pièces, en les présentant en temps utile et comme il faut au chirurgien, parfois même en suppléant, dans certains détails, à l'absence momentanée d'un aide?..... En cela, comme en beaucoup d'autres choses de son métier, ce n'est qu'un concours de pure routine et grossier, me dira-t-on. Soit; mais encore ce concours ne sera-t-il acquis qu'autant qu'au préalable l'infirmier aura été initié, dans nos hôpitaux ordinaires, à ce qui peut être exigé de lui en campagne. C'est à ce point que, la besogne le prend-elle à l'improviste à l'armée (et je ne pose pas là une exception), ce ne sera, d'abord, qu'hésitations et malentendus, que tiraillements, perte de temps, et ennuis, jusqu'à ce que, par une sorte d'entraînement, on soit parvenu à obtenir presque violemment de l'infirmier ce à quoi il eût mieux valu le préparer, et le bien préparer ailleurs, quand on avait le temps, et que c'était devoir. Le bon infirmier ne s'improvise pas, et, surtout, il ne se fait pas avec le premier venu de la place publique.

Pour conclure, c'est pendant les quatre mois les plus laborieux de la campagne que le *service de santé* est fait, à San Benigno, avec un personnel constitué de toutes pièces, en partie recruté sur place, en partie colligé à la hâte en France, presque tous étrangers à la médecine du soldat, un certain nombre étranger à la médecine en général. Composé de bons et de mauvais éléments, ce personnel est, de plus, fort mobile.

Plus de 14,000 malades ont été, pendant ce temps, admis à San Benigno. Les uns, comme après la bataille de Montebello, n'ont eu encore, en quelque sorte, que les soins rapides de l'ambulance. Les autres (c'est le plus grand nombre) nous sont venus des hospices et des couvents de la Lombardie dans des conditions variables de traitement et de situation. D'autres, enfin, à peu près guéris, ont attendu à San Benigno leur évacuation sur France, évacuation que des besoins, toujours nouveaux, nous faisaient également toujours activer.

J'ai indiqué sommairement les résultats obtenus. Ils sont bien différents de ceux qu'avait donnés la campagne de Crimée. C'est que, à ne considérer que l'hôpital, les conditions hygiéniques de celui dans lequel nous opérions étaient, de prime abord, des meilleures, et qu'elles se sont maintenues telles, ou à peu près, jusqu'à la fin. Je ne doute pas que si le mouvement des malades fût resté quelques mois de plus ce qu'il a été en juillet et août, et que, surtout, les blessés eussent continué à abonder, nos salles ne se fussent empoisonnées. La pourriture d'hôpital en particulier, qui n'était déjà plus aussi bénigne, tendait à se généraliser et à devenir ainsi l'un des faits les plus graves de la situation. On n'accumule jamais impunément des malades, et notamment des blessés pendant un long temps dans les mêmes lieux.

Aussi bien, la guerre se prolongeant, étais-je formellement décidé à demander que le chiffre des lits, à San Benigno, fût abaissé à 1,000. En campagne, c'est déjà beaucoup trop qu'un hôpital de 1,000 lits, quand le personnel des malades doit s'y renouveler sans fin !

Dr MAUPIN, médecin principal.

Comme pour les mouvements des ambulances, nous adopterons l'emploi des chiffres romains et des chiffres italiques; les premiers pour indiquer les situations numériques, dont les totaux additionnés donneront le nombre réel des entrées, des sorties, des morts et des journées de traitement; les seconds pour les questions de détail, les observations particulières et les nombres déjà compris dans les situations numériques des hôpitaux. Nous avons cru devoir établir cette distinction pour prévenir un double emploi de la part du lecteur.

SERVICE ET SITUATIONS MENSUELLES

DES HOPITAUX DE L'ARMÉE FRANÇAISE EN ITALIE

PAR ORDRE ALPHABÉTIQUE DES VILLES OU VILLAGES.

VILLES OU VILLAGES OU DES HÔPITAUX ONT REÇU les blessés et malades. — Dates de l'ouverture et de la fermeture.	RES-TANTS.	ENTRÉS par billet.	ENTRÉS par évacuation.	SORTIS par billet.	SORTIS par évacuation.	MORTS.	NOMBRE des journées de traitement.	OBSERVATIONS.
1. ABBIATEGRASSO.								
5 juin à septembre.	»	34	»	34	»	»	86	
2. ACQUI.								Hôpital divisionnaire sarde.
26 juin 1859. . . .	»	»	155	11	»	»	464	Dont 3 officiers.
juillet.	144	»	2	126	»	2	2,335	Dont 2 officiers.
août, 9.	18	»	»	18	»	»	92	
			157	155		2	2,891	
3. ACQUI (*suite*).								Hôpital civil.
29 juin 1859. . . .	»	»	36	»	»	»	72	
juillet.	36	»	»	22	»	»	778	
août.	14	»	8	15	»	»	206	
septembre, 30. .	7	»	»	7	»	»	114	
			44	44			1,170	
4. ALBENGA.								Rivière de Gênes.
12 août.	»	8	»	4	»	»	70	
20 septembre. . . .	4	1	»	5	»	»	43	
1er avril 1860. . . .	»	4	»	2	»	»	49	
mai.	2	5	»	4	»	»	45	
juin, 4.	3	3	»	5	»	1	20	
		21		20		1	227	
5. ALBINO.								Près Bergame.
28 juin.	»	»	5	»	»	»	14	
juillet.	5	»	»	»	3	1	113	
août.	1	»	»	»	1	»	2	
			5		4	1	129	

6, 7, 8, 9, 10, 11 et 12. ALEXANDRIE.

Le ville d'Alexandrie, située au confluent du Tanaro et de la Bormida, protégée par une citadelle, de nombreux ouvrages avancés et par un système d'écluses qui permettent d'inonder en peu de temps ses abords, se trouve à peu près à égale distance de Turin, de Gênes et de Milan, cités avec lesquelles elle est reliée par des voies ferrées, qui s'étendent aux grandes villes du Piémont et de la Lombardie. Avec ces conditions, Alexandrie devenait un centre sûr et important pour recevoir les blessés et les malades de l'armée.

Les ressources hospitalières de la place consisent en :

Un hôpital de 100 lits pour une population de 24,000 habitants ;

Un hôpital militaire de 400 lits pour les troupes piémontaises.

Ces établissements suffisant à peine aux exigences des pauvres et à celles de la garnison piémontaise, on transforma en hôpitaux temporaires :

Le collége national, qui comptait 600 lits, que par prudence on réduisit à	400
Le séminaire, qui comptait 300 lits, que par le même motif on réduisit à	250
Le couvent de Sainte-Marthe, qui comptait 250 lits, qu'on réduisit à. . .	180
Le couvent de Sainte-Claire, qui comptait 120 lits, qu'on réduisit à. . .	110
De plus, le couvent de Saint-Étienne (San Stefano), qui servait de caserne aux Piémontais, fut mis à notre disposition et l'on y put placer 750 lits.	750
Le départ des troupes piémontaises, pour rejoindre l'armée en marche, permit à l'autorité sarde de mettre encore à la disposition de l'armée française 100 lits de l'hôpital militaire divisionnaire ; elle s'en réserva 300. . . .	100
Ces dispositions donnaient au service hospitalier français un nombre de lits.	1,790

Le 18 mai, M. Cazalas, médecin principal, fut nommé médecin en chef des hôpitaux d'Alexandrie et prit la direction du service médical français de la place.

L'ennemi étant à peu de distance d'Alexandrie et prêt, avec des forces considérables, à nous disputer ses positions, M. Cazalas, éclairé par l'expérience, prévoit une affluence de malades et de blessés bien supérieure aux ressources dont on pouvait disposer : aussi, après avoir constaté qu'aucun autre établissement appropriable au service hospitalier n'existait dans la ville, il porta ses vues au dehors. Asti et Acqui, deux petites villes charmantes, à 30 kilomètres environ en arrière d'Alexandrie et de la ligne du Pô, et reliées au chef-lieu par des chemins de fer, offraient de quoi loger et traiter, dans d'excellentes conditions d'hygiène, 1,360 malades, 1,200 à Asti et 160 à Acqui.

« C'était déjà, dans la circonscription médicale d'Alexandrie, de l'espace assuré pour 3,150 malades ; mais ce n'était pas encore assez pour les besoins présumés du service. Aussi le général comte Roguet, commandant supérieur d'Alexandrie, donna-t-il l'ordre d'installer, le plus promptement possible, sur un terrain, à côté de la gare du chemin de fer, des tentes pour 1,500 malades, moins pour servir d'hôpital permanent que pour abriter pendant un ou deux jours les hommes indisposés, légèrement blessés ou convalescents et susceptibles d'être dirigés de suite et sans danger sur les hôpitaux de seconde ligne. Ces tentes furent dressées en quelques jours, et le génie fit exécuter autour de ce petit camp les travaux d'assainissement jugés indispensables.

« Nos prévisions ne s'arrêtèrent pas à ces préparatifs; il fut décidé qu'on établirait dans les ouvrages de la place, des baraques en bois pour recevoir 2,000 hommes, ce qui devait porter à 6,250 les places à donner à nos malades; mais ce dernier projet ne fut pas mis à exécution, parce que la victoire de Magenta transporta tout à coup le théâtre de la guerre entre l'Adda et le Mincio. Les tentes elles-mêmes sont restées inoccupées jusqu'à la fin de la campagne.

« C'est le 2 mai que les premiers malades français sont entrés à l'hôpital divisionnaire sarde, et le 4 mai au collége national, qui devint une de ses succursales.

« Le nombre des malades dans ces établissements, au séminaire, à Sainte-Marthe et à Sainte-Claire, s'élevait :

Le 10 mai à 506.

Le 21 » à 1,366 après le premier convoi de blessés de Montebello.

Le 31 » il était entré dans le mois 3,284 hommes.

« Jusqu'au 20 mai, pas de combats : aussi ne compte-t-on que des fiévreux, quelques vénériens, un petit nombre de galeux et des écloppés ou blessés ordinaires.

« A la même date on ne comptait encore que 4 décès, dont 1 à la suite d'hydrophobie par morsure de chat. La victime est un fourrier du 15e bataillon de chasseurs à pied, le nommé Morel (Jean-Pierre). L'autopsie de ce sous-officier a été faite 28 heures après la mort et a donné lieu aux observations suivantes : légère injection sanguine des membranes du cerveau; ramollissement rouge limité de la partie supérieure de la moelle dorsale et ramollissement blanc limité de la moelle lombaire.

« A partir du 21 mai, les malades arrivent jour et nuit en grand nombre; les hôpitaux sardes se remplissent et s'encombrent, et, pour satisfaire, dans les limites possibles, aux exigences de la situation, 2,021 malades ou blessés, pris parmi les moins gravement affectés, sont évacués du 23 au 31 sur Gênes, où des hôpitaux français étaient déjà organisés sur une vaste échelle.

« Ce n'est que le 29 mai que l'hôpital militaire français de Saint-Etienne (San Stefano) commença à recevoir quelques blessés; mais le 10 juin seulement, il fut possible d'y organiser un commencement de service régulier.

« Malgré son importance médicale et le nombre considérable de malades et de blessés, la place d'Alexandrie est restée, faute de personnel, sans médecins français attachés au service des hôpitaux jusqu'au 18 mai; je suis resté seul médecin français du 18 au 28 mai; avec deux aides, du 29 mai au 19 juin; avec quatre aides, du 10 au 24 juin; et ce n'est que dans le courant du mois de juillet, le 4 et le 16, que nous avons pu réunir à Alexandrie un personnel médical en rapport avec l'importance du service.

« Le personnel médical militaire sarde, à peine assez nombreux au début de la campagne, ne suffisait déjà plus après le combat de Montebello. M. le baron Larrey, médecin en chef de l'armée, visita successivement, dans les hôpitaux d'Alexandrie, tous les blessés gravement frappés, et tous les médecins français attachés aux ambulances, encore présents dans la place, se joignirent aux chirurgiens sardes pour les aider de leurs conseils et de leurs mains dans la pratique des pansements et des opérations.

« Jusqu'au 26, grâce à la bonne confraternité et à l'action simultanée des médecins des deux armées, tous les blessés purent être convenablement pansés; mais, le 27, tous les médecins français des ambulances, et le 29, 11 chirurgiens piémontais, pris en général parmi les plus capables, quittèrent la place pour marcher à la suite des troupes. De sorte que sans l'activité et le dévouement tout exceptionnel de deux de nos aides-majors, MM. Mauduit et Driard, qui, chaque jour, après le service, long et fatigant, de la place et de l'hôpital Saint-Etienne, passaient le reste de la journée dans les hôpitaux sardes, où le personnel chirurgical manquait presque absolument, nos blessés seraient restés privés des soins les plus indispensables à leur rétablissement.

« La cavalerie de la garde arriva le 31 à Alexandrie. Des médecins de son ambulance nous prêtèrent spontanément aussi leur concours; mais à la suite de leur départ, quatre jours après, les mêmes difficultés se reproduisirent. »

Cazalas, médecin en chef des hôpitaux d'Alexandrie.

6, 7, 8, 9. ALEXANDRIE. — *Hôpital divisionnaire sarde et succursales (Collége national, Séminaire, Sainte-Marthe et Sainte-Claire).*

(Ce dernier établissement seulement jusqu'au 12 juin 1859.)

PERSONNEL MÉDICAL.

MM. Cazalas, médecin principal, médecin en chef des hôpitaux de la place,
Arella, médecin militaire italien, médecin en chef des hôpitaux sardes,
Cortèse, *idem* chef du service médico-chirurgical,
Restelli, *idem* chirurgien en chef de Sainte-Marthe,
Inzani, *idem* chirurgien adjoint.

	RESTANTS.	ENTRÉS par billet.	ENTRÉS par évacuation.	SORTIS par billet.	SORTIS par évacuation.	MORTS.	JOURNÉES de traitement.	OBSERVATIONS.
2 Mai.	»	3,211	»	»	2,019	42	18,800	88 offic. 1 mort.
Juin.	1,150	385	»	»	1,147	119	13,093	5 *id.* 1 *id.*
Juillet.	269	9	»	47	143	18	2,760	Du 12 juin au 18 octobre, l'hôpital Sainte-Claire est devenu hôpital français et se trouve compris dans le mouvement de San Stefano; le 19 octobre, devenu hôpital mixte, le même établissement a son mouvement à part.
Août.	70	129	»	36	155	3	1,482	
Septembre.	5	»	»	4	»	1	132	
Octobre.	»	2	»	»	2	»	4	
Novembre.	»	5	»	»	»	»	150	
Décembre.	5	87	»	61	»	3	2,561	
1er trimestre 1860.	28	86	»	109	»	5	2,290	
		3,914	»	257	3,466	191	41,272	

Noms, grades et dates de l'arrivée successive des médecins français et des sous-aides requis.

	MM.
Du 18 au 28 mai.	Cazalas, médecin en chef.
Du 28 mai au 19 juin.	Driard, Mauduit, médecins aides-majors détachés des ambulances.
19 juin.	Raynaud, interne des hôpitaux de Paris.
23 *idem*.	Linquette, médecin aide-major.
25 *idem*.	Castano, médecin principal.
28 *idem*.	Folie-Desjardins, médecin aide-major.
4 juillet.	Abram, médecin sous-aide requis.
idem.	Danove, *idem*.
idem.	Graugnard, *idem*.
idem.	Lihou. *idem*.
16 *idem*.	Aubin, *idem*.
idem.	Calovoulos, *idem*.
idem.	Dacquet, *idem*.
idem.	Deschamps, *idem*.
idem.	Gouzy, *idem*.
idem.	Lafont, *idem*.

	MM.
16 juillet....	Malabard, médecin sous-aide requis.
idem.....	Martel, *idem*.
idem.....	Minder, *idem*.
idem.....	Pintaux, *idem*.
idem.....	Rouillard, *idem*.
idem.....	Savoye, *idem*.
idem.....	Sergeant, *idem*.
16 juillet....	Touret, médecin sous-aide requis.
idem.....	Walkaens, *idem*.
18 *idem*.....	Fontez, médecin aide-major.
20 *idem*.....	Vernay, *idem*.
21 *idem*.....	Chabrely, *idem*.
idem.....	Imbert, *idem*.
27 août.....	Boudier, médecin-major.

10. — ALEXANDRIE (*Suite*). — Hôpital militaire français San Stefano.

OUVERT le 29 mai à octobre.	RESTANTS.	ENTRÉS par billet.	ENTRÉS par évacuation.	SORTIS par billet.	SORTIS par évacuation.	MORTS.	JOURNÉES de traitement.	OBSERVATIONS.
FRANÇAIS.								
Garde impériale.....	»	64	435	62	428	9	3,238	*14,848 journées pour les blessés.
Troupes de ligne....	»	1,262	6,081	1,411	5,891	41	39,613	29,814 journées pour les fiévreux.
Gendarmerie......	»	3	5	5	3	»	140	1,074 journées pour les vénériens.
Infirmiers ouvriers...	»	86	52	86	51	1	2,178	18 journées pour les galeux.
Corps étrangers.....	»	8	103	16	95	»	573	
Ouvriers civils.....	»	»	2	»	2	»	4	
Maison de l'Empereur.	»	1	»	1	»	»	8	
	»	1,424	6,678	1,581	6,470	51		
		8,102		8,102			45,754*	

Même mouvement par mois.

	RESTANTS.	ENTRÉS par billet.	ENTRÉS par évacuation.	SORTIS par billet.	SORTIS par évacuation.	MORTS.	JOURNÉES de traitement.	OBSERVATIONS.
29 Mai 1859......	»	73	»	»	»	2	»	
Juin........	71	96	859	190	522	11	»	
Juillet.......	303	335	1,756	479	1,164	14	»	
Août........	737	669	2,966	361	3,705	13	»	
Septembre.....	293	177	1,095	466	1,009	8	»	
Octobre......	82	74	2	85	70	3	»	
		1,424	6,678	1,581	6,470	51		
		8,102		8,102			»	

Service de la Pharmacie. — M. Maublanc, pharmacien-major.

Consommation pharmaceutique.

	f.	c.
Thé, camomille, tilleul	14	70
Racines de guimauve	4	50
— de réglisse	128	10
Extrait de réglisse	20	89
— de serpentaire de Virginie	0	21
Gaïac	0	30
Espèces amères et pectorales	9	12
Écorces d'oranges amères	0	80
— de quinquina gris et jaune	95	05
Séné	0	39
Rhubarbe	0	36
Café bourbon	18	85
Citrons	40	20
Gomme du Sénégal	506	40
Amandes douces	4	80
Amadou	1	00
Manne	0	60
Aloès	0	72
Copahu	27	65
Huile d'arachides	1	54
— de ricin	0	28
— d'amandes douces	1	97
— de térébenthine	1	15
Amidon	3	50
Dextrine	0	20
Sangsues	123	45
Acides tartrique et citrique	86	05
Sulfate d'alumine et de potasse	0	22
Kermès	1	67
Émétique	0	53
Eau de Seltz artificielle	28	00
Chloroforme	12	10
Éther	5	03
Chlorure de chaux	20	90
Eau distillée	0	99
Sulfate de magnésie	4	34
Bichlorure de mercure	0	05
Nitrate de potasse	1	82
Ammoniaque liquide	1	75
Calomel	0	72
Bitartrate de potasse	0	30
Carbonate de potasse	4	80
Oléomargarate de potasse	15	05
Iodure de potassium	12	40
Sulfate de quinine	623	75
A reporter	1,758	10
Report	1,758	10
Borate de soude	0	28
Sulfate de soude	2	46
Carbonate de soude	1	20
Bicarbonate de soude	0	08
Acétate d'ammoniaque	0	15
Acoolés aromatiques	167	94
Emplâtre-vésicatoire	6	78
— mercuriel	6	00
Onguent basilicum	5	76
— épispastique	6	00
— styrax	1	50
Éponges	17	07
Huile camphrée	54	73
— volatile de menthe	0	47
Eaux de fleurs d'orangers et de roses	20	30
Essence de citrons	41	40
Mellite de roses rouges	20	80
Mellite simple	54	00
Pommade antipsorique	5	28
— d'iodure de potassium	18	48
— de peuplier	11	20
— mercurielle	53	10
Extrait de belladone	0	90
— d'opium	1	53
— de quinquina gris	37	00
— de ratanhia	8	18
Eau mercurielle	3	36
Hémostatique de Monsel	0	39
Farine de lin	320	80
— de moutarde	110	88
Ipéca	36	67
Poivre cubèbe	5	50
Sirop simple	2,857	89
Vin d'opium	4	80
Vin de quinquina	316	80
Sulfate de cuivre	0	37
Sulfate de fer	9	54
Sous-carbonate de fer	0	22
Acétate de morphine	3	10
Sulfate de zinc	0	06
Acétate de plomb	11	15
Alcool	9	06
Nitrate d'argent	17	26
Cérat	98	70
Collodion	3	20
A reporter	6,110	44

Report	6,110 f.	44 c.
Pilules de sulfate de quinine	18	00
Magnésie décarbonatée	0	50
Potasse caustique	0	17
Sirop de nerprun	0	34
Sparadrap	68	64
Percaline agglutinative	0	80
Calicot	22	40
Tartrate de fer et de potasse	0	40
Lait	283	95
Riz	14	70
A reporter	6,520	34

Report	6,520 f.	34 c.
Orge	0	54
Œufs	1	74
Axonge	5	96
Vinaigre	27	79
Vin rouge	207	90
Sel marin	0	20
Glace	29	00
Vessies de porc	2	40
Fioles, bouchons	102	95
Total	6,898	82

Maublanc, pharmacien comptable.

Nota. — Les groupes de médicaments ne sont pas disposés réglementairement; nous avons réuni plusieurs objets de consommation pour diminuer la longueur des colonnes, mais l'état de dépense est exact.

Service administratif. — M. Petitmengin, comptable.

Infirmiers. — Infirmiers-majors, 9; infirmiers titulaires ou auxiliaires, 46.

Dépenses générales.

Objets de pansements	4,921 f.	15 c.	52,466 fr. 34 c.
Médicaments	6,898	82	
Sépultures	592	50	
Alimentation	33,051	92	
Chauffage, éclairage	2,953	68	
Blanchissage	1,121	10	
Entretien	2,261	56	
Frais de bureau	665	81	

La dépense étant de 52,466 fr. 34 c. pour 45,754 journées de traitement et 11,268 journées d'infirmiers, etc., le prix de la journée est de 2 fr. 54 c. pour les officiers et de 1 fr. 90 c. pour la troupe.

Le comptable a payé en outre une somme de 54,510 fr. 48 c. pour achat de mobilier, appropriation de locaux, salle de bains, baignoires, confection de matelas et traversins, 1,513 journées d'infirmiers auxiliaires, 494 journées d'employés civils à divers prix.

11. — ALEXANDRIE (*Suite*). — HÔPITAL MIXTE SANTA CHIARA (SAINTE-CLAIRE).

83 blessés ou malades entrés jusqu'au 12 juin sont compris dans le mouvement général, page 29.	RESTANTS.	ENTRÉS		SORTIS		MORTS.	JOURNÉES de traitement.	OBSERVATIONS.
		par billet.	par évacuation.	par billet.	par évacuation.			
19 Octobre.	»	40	56	57	»	1	678	1 officier.
Novembre.	38	79	15	79	1	3	1,306	La mortalité proportionnellement plus forte, dans cet hôpital, s'explique par le fait que cet établissement a reçu à la suppression de l'hôpital San Stefano, les malades non transportables à Gênes par évacuation.
Décembre.	49	55	5	53	1	2	998	
Janvier..	53	54	5	77	»	2	1,106	
Février..	33	58	»	28	5	4	1,172	
Mars..	54	36	»	67	4	1	1,322	
Avril..	18	67	2	27	45	2	1,124	
Mai.	13	30	»	14	28	1	454	
Total des entrés, 502.		419	83	402	84	16	8,160	

Les hôpitaux d'Alexandrie ont reçu 12,518 malades ou blessés, sur lesquels 258 sont morts.

Moyenne de la durée du séjour dans les hôpitaux français, sardes et mixtes d'Alexandrie.

Français. . . 6 jours. | Sardes. . . 11 jours. | Mixtes. . . 16 jours.

Les moyennes semblables, prises sur tous les hôpitaux de l'armée, présentent une différence de 58 jours sur 100 à l'avantage des hôpitaux français sur les hôpitaux italiens, et la mortalité présente des différences bien plus considérables encore.

La durée du séjour à l'hôpital mixte, beaucoup plus forte que celle dans les hôpitaux français et sardes, s'explique par la rareté des évacuations de cet hôpital sur ceux de Gênes, du 19 octobre 1859 au mois de mai 1860.

Les statistiques comparatives des résultats obtenus dans les hôpitaux italiens, français et mixtes pendant la campagne, soulèvent une question importante : à savoir quel système offrait le plus d'avantages, au double point de vue des malades et du Trésor?

En France déjà, dans les villes dépourvues d'hôpitaux militaires, les malades de l'armée sont traités dans les hospices civils et par les médecins ordinaires de ces établissements, et l'on sait que partout où ce système est adopté, quels que soient d'ailleurs le mérite et le dévouement personnels des médecins traitants, le premier inconvénient qu'on signale est un séjour très-prolongé des malades à l'hôpital.

Placé, en Italie, dans les conditions les plus heureuses pour l'examen de cette question, M. Cazalas a dirigé une partie de ses recherches vers ce point, et il pense que les résultats qu'il consigne dans les tableaux qui suivent présentent assez d'intérêt pour fixer l'attention.

État mensuel comparatif des blessés et malades français et autrichiens, traités et morts dans les hôpitaux d'Alexandrie, avec indication des services des médecins français, des médecins italiens et des services mixtes du 2 mai 1859 au 31 mai 1860.

	HOPITAUX DES MÉDECINS.									OBSERVATIONS.
	FRANÇAIS			ITALIENS			MIXTES.			
	Entrés.	Morts.	Mortalité p. 100.	Entrés.	Morts.	Mortalité p. 100.	Entrés.	Morts.	Mortalité p. 100.	
2 Mai 1859. . .	73	2		3,211	43		»	»		
Juin.	953	11		385	126		»	»		
Juillet.	2,128	14		9	19		»	»		
Août.	3,596	13		129	2		»	»		
Septembre. . .	1,278	8		»	1		»	»		
Octobre. . . .	74	3		2	»		96	1		
Novembre. . .	»	»		5	»		94	3		
Décembre. . .	»	»		87	»		60	2		
Janvier 1860.	»	»		»	»		59	2		
Février. . . .	»	»		86	»		58	4		
Mars.	»	»		»	»		36	1		
Avril.	»	»		»	»		69	2		
Mai.	»	»		»	»		30	1		
	8,102	51	0,63	3,914*	191	4,57	502	16	3,18	* Dont 342 Autrichiens.

Même état par genre de maladies.

	Entrés.	Morts.	Mortalité p. 100.	Entrés.	Morts.	Mortalité p. 100.	Entrés.	Morts.	Mortalité p. 100.	OBSERVATIONS.
Blessés.	2,236	15	0,67	1,429*	110	7,69	68	3	4,41	* Dont 342 Autrichiens.
Fiévreux. . . .	5,524	36	0,65	2.253	81	3,59	303	13	4,29	
Vénériens. . . .	332	»		193	»		126	»		
Galeux.	10	»		39	»		5	»		
	8,102	51	0,63	3,914	191	4,87	502	16	3,18	

Le 5 juin, arrivée de 5 fiévreux mourants et évacués de l'hôpital de Tortone.

Pour donner une idée du traitement que leur ont fait subir les médecins italiens, il suffira de dire que :

2 ont été saignés 8 fois et ont eu 5 applications de sangsues.
1 id. 6 id. 2 id.
1 id. 5 id. 4 id.
1 n'a pu donner aucun renseignement.

CAZALAS, médecin en chef des hôpitaux d'Alexandrie.

Même état comparatif des résultats du service de santé dans les hôpitaux français et italiens d'Alexandrie; blessés et malades.

SIÉGE DES BLESSURES.	SERVICE des MÉDECINS FRANÇAIS.		SERVICE des MÉDECINS ITALIENS.		SERVICE MIXTE.	
	Entrés.	Morts.	Entrés.	Morts.	Entrés.	Morts.
COUPS DE FEU :						
à la tête	149	2	29	4		
au cou	14	»	9	2		
au tronc	198	5	76	13		
aux membres supérieurs	634	1	131	9		
aux membres inférieurs	731	7	203	49		
	1,726	15	448	77		
PLAIES PAR ARMES BLANCHES :						
à la tête	1	»	8	1		
au cou	»	»	1	»		
au tronc	4	»	15	»		
aux membres supérieurs	»	»	14	»		
aux membres inférieurs	»	»	18	1	68	3
	5	»	56	2		
AMPUTATIONS : (*)						
Désarticulation de l'épaule	1	»	»	»		
Amputation du bras	68	»	7	3		
Résection de l'humérus	3	»	»	»		
Amputation de l'avant-bras	37	»	»	»		
Idem de la cuisse	14	»	37	22		
Idem de la jambe	66	»	14	5		
Idem du pied	3	»	»	»		
	192	»	58	30		
BLESSURES de guerre légères ou blessures indépendantes du feu de l'ennemi	313	»	867	1		
TOTAL DES BLESSÉS	2,236	15	1,429	110	68	3
MALADIES :						
Fiévreux	5,524	36	2,253	81	303	13
Vénériens	332	»	193	»	126	»
Galeux	10	»	39	»	5	»
TOTAL DES MALADES	5,866	36	2,485	81		
TOTAUX GÉNÉRAUX	8,102	51	3,914	191	502	16

(*) L'hôpital français de San Stefano n'a été ouvert que le 29 mai, tandis que les hôpitaux italiens ont reçu les blessés et les amputés du combat de Montebello. Dans tous, il a été fait un assez bon nombre d'amputations, mais l'hôpital français a reçu, comme évacués des autres hôpitaux de la Lombardie, beaucoup d'amputés en voie de guérison, pour être évacués sur Gênes et sur France, ce qui explique la mortalité considérable dans les hôpitaux italiens et l'absence complète de morts à la suite d'amputations à l'hôpital français de San Stefano.

État des fractures comminutives des membres par armes à feu, avec les résultats obtenus dans les hôpitaux (service des médecins italiens) d'Alexandrie, d'après le rapport de M. Restelli.

SIÉGE DES FRACTURES comminutives.	NATIONALITÉS.	NOMBRE.	CHIRURGIE CONSERVATRICE.			CHIRURGIE ÉLIMINATRICE.			PARTIES AMPUTÉES.
			Membres conservés.	Évacués.	Morts.	Amputés.	Évacués.	Morts.	
BRAS	Français	5	2	1	1	3	2	1	Bras.
	Autrichiens	4	2	1	1	2	1	1	
COUDE	Français	5	3	2	1	2	1	1	Bras.
	Autrichiens	5	5	4	1	»	»	»	
CUISSE	Français	13	9	3	6	4	2	2	Cuisse.
	Autrichiens	15	8	3	5	7	3	4	
GENOU	Français	10	7	5	2	3	1	2	
	Autrichiens	16	3	3	»	13	5	8	
JAMBE	Français	3	»	»	»	3	1	2	
	Autrichiens	7	»	»	»	7	3	4	
JAMBE	Français	11	6	4	2	5	5	»	Jambe.
	Autrichiens	12	3	1	2	9	4	5	
		106	48	27	21	58	28	30	

			Évacués ou en traitement.	Morts.
TOTAL des amputations de cuisse	Français	10	4	6
	Autrichiens	27	11	16

Nous verrons aux résultats généraux ce qu'il faut ajouter au chiffre de la mortalité.

Officiers français blessés au combat de Montebello et reçus dans les hôpitaux d'Alexandrie.

[Nous donnons les états qui suivent pour les hôpitaux d'Alexandrie seulement; nous pourrions les produire pour tous les autres hôpitaux, mais notre rapport deviendrait trop volumineux. Il nous suffit de démontrer une fois pour toutes sur quelles bases reposent nos recherches statistiques. — Une grande partie de ces blessés se retrouvera dans les hôpitaux sur lesquels ils ont été évacués.]

AUDOUARD, Ferdinand, lieutenant au 84e de ligne. — Coup de feu à la main gauche; entré le 22 mai, sorti le 30 juillet.

BELLE, Claude-Nicolas, lieutenant au 84e de ligne. — Coup de feu au bras droit; entré le 21 mai, sorti le 15 juillet.

BOUCHERON, François, lieutenant au 84e de ligne. — Coup de feu à la jambe gauche; entré le 22 mai, sorti le 25 juillet.

Chaverot, Eugène, capitaine au 2e hussards. — Coup de feu à l'avant-bras gauche ; entré le 25 mai, sorti le 10 juin.

Chevrand, Benoit, sous-lieutenant au 17e bataillon de chasseurs. — Coup de feu à la cuisse droite ; entré le 21 mai, évacué sur Gênes le 26 juin.

Chrétien, Jean-Baptiste, lieutenant au 17e bataillon de chasseurs. — Coup de feu à la cuisse gauche ; entré le 21 mai, évacué sur Gênes le 31 mai.

Damville, Eugène, lieutenant au 74e de ligne. — Coup de feu à la poitrine et fracture du bras droit ; entré le 21 mai, évacué.

Dreville, Pierre, lieutenant au 74e de ligne. — Coup de feu à la région lombaire droite ; entré le 23 mai, évacué sur Gênes le 21 juin.

Durand, Adolphe, lieutenant au 98e de ligne. — Plaie pénétrante de la poitrine ; entré le 26 mai, mort le 7 juin.

Greys, Pierre-Frédéric, sous-lieutenant au 74e de ligne. — Coup de feu au bras gauche ; entré le 22 mai, sorti le 15 juillet.

Isabey, Alphonse, sous-lieutenant au 1er chasseurs d'Afrique. — Contusion grave à la jambe, chute de cheval ; entré le 23 mai, sorti le 21 juin.

Joly, Jean-Araze, capitaine au 98e de ligne. — Coups de feu à la région pubienne gauche et à la région inguinale ; entré le 22 mai, évacué, à San Stefano, le 25 juin. — Amputé de la main gauche depuis dix ans ; cet officier a été blessé le 20 mai en s'emparant, à la baïonnette, avec 50 de ses hommes, d'une ferme où il s'est maintenu jusqu'à l'arrivée de son bataillon.

Lacretelle, Nicolas-Eugène, chef de bataillon au 84e de ligne. — Coup de feu à la cuisse gauche, lésion de l'artère fémorale ; entré le 26 mai, mort le 28 mai. — Hémorrhagie foudroyante.

Lalène-Laprade (de), sous-lieutenant au 84e de ligne. — Coup de feu à la cuisse droite ; entré le 21 mai, évacué sur Gênes le 21 juin.

Laran, Jean, lieutenant au 84e de ligne. — Coup de feu à la cuisse droite ; entré le 22 mai, sorti le...?

Laurence, Charles, sous-lieutenant au 74e de ligne. — Plaies contuses aux deux genoux, coup de feu ; évacué.

Laussu, Ferdinand, lieutenant au 91e de ligne. — Coup de feu à la cuisse gauche ; entré le 22 mai, sorti le...?

Lespart (Guyot de), colonel au 74e de ligne. — Coup de feu à la main droite ; entré le 22 mai, sorti le 27 juillet.

Lhoir, Désiré-Louis, capitaine au 74e de ligne. — Coup de feu à la jambe droite ; entré le 21 mai, évacué le... ?

Loos, Jean-Baptiste, capitaine au 1er escadron du train. — Contusion grave au membre inférieur droit ; entré le 28 mai, sorti le 4 juillet.

Maurette, Adolphe, lieutenant au 98e de ligne. — Plaie contuse à la tête, coup de feu ; entré le 21 mai, évacué sur Gênes le 31 mai.

Ménagé, Guillaume, sous-lieutenant au 84e de ligne. — Coup de feu à l'épaule gauche ; entré le 21 mai, sorti le 15 juillet.

Migat, Junius, capitaine au 74e de ligne. — Coups de feu (trois) aux deux cuisses, fracture du fémur droit ; entré le 24 mai, sorti le... ?

Rogues (Jean-Laurent), capitaine au 84e de ligne. — Coup de feu à la région lombaire ; entré le 26 mai, sorti le 25 juillet.

Saint-Germain (de), lieutenant au 8e d'artillerie. — Coup de feu à la cuisse droite ; entré le 21 mai, sorti le 21 juin.

Salles, Pierre, lieutenant au 84e de ligne. — Coup de feu à la cuisse gauche ; entré le 21 mai, sorti le 27 juillet.

SALZE, Fél.-Bast.-Ant., sous-lieutenant au 84e de ligne. — Plaie contuse à la cuisse gauche; entré le 29 mai, sorti le 15 juillet.

TURLIN, Jean, lieutenant au 74e de ligne. — Coup de feu à l'épaule gauche ; entré le 25 mai, sorti le 8 juillet.

Les sous-officiers et soldats français, au nombre de 206, se trouvant, pour la plupart, dans les états nominatifs des blessures, nous nous abstenons de les indiquer ici.

L'état qui suit et que nous croyons devoir insérer dans notre travail pour témoigner de la sollicitude du corps médical pour les blessés, sans distinction de nationalité, et dans l'intérêt même de ces blessés, et comme renseignements, ne comprend que les Autrichiens venus de Montebello surtout, et quelques-uns évacués de Novare aux hôpitaux d'Alexandrie pour être rendus à diverses époques, sans que nous puissions les suivre au delà de la date de leur évacuation, et par conséquent sans que nous puissions donner les résultats définitifs de leur traitement. Nous ne connaissons pas le nombre des blessés relevés par les ambulances de l'armée autrichienne. Dans ce nombre 312, il y a 8 officiers, dont un seul amputé de la jambe à Voghera. Nous comptons quelques blessés, sur lesquels nous n'avons que des renseignements incomplets, les notes de M. le docteur Restelli, directeur de l'hôpital de Sainte-Marthe, n'indiquant pas toujours la nature de la blessure et se bornant à ce mot : blessé.

Nous trouvons 220 blessés par balle, point par boulet, 7 par biscaïen, 54 par armes blanches, dont 7 par coup de sabre; beaucoup ont deux ou plusieurs coups de baïonnette. Un de ces blessés a trois coups de sabre; un des officiers blessés a reçu onze coups de baïonnette sur diverses parties du corps, un autre en a reçu quatre et sept soldats en ont reçu deux; nous ne comptons pas les blessures, mais seulement les blessés.

Il est possible que quelques-uns de ces blessés ou de ces amputés soient morts après leur retour en Autriche.

État des officiers autrichiens blessés reçus aux ambulances françaises et évacués sur les hôpitaux d'Alexandrie.

[Nous n'osons répondre de l'exactitude des noms pour les officiers, sous-officiers et soldats autrichiens, n'ayant aucun moyen de contrôle.]

HOLLUB, Rodolphe, lieutenant, 89e. — Plaie en séton d'une épaule à l'autre, sous la peau du dos. — Coup de feu à Montebello. — Entré, le 22 mai, aux hôpitaux d'Alexandrie, Sainte-Marthe ; évacué le 23 juillet.

HUTTER, Joseph, capitaine, 49e. — Fracture comminutive de la jambe gauche, coup de feu à Montebello. — Amputé de la jambe à Voghera. — Entré, le 21 mai, aux hôpitaux d'Alexandrie, Sainte-Marthe; évacué le 22 juillet.

PAUER, Joseph, sous-lieutenant. — Plaie en séton au bras gauche, coup de feu à Magenta. — Entré, le 11 juin, aux hôpitaux d'Alexandrie, Sainte-Marthe ; évacué le 23 juillet.

PETZI, Charles, capitaine, 12e hussards. — Plaie déchirée à la partie supérieure et postérieure droite du cou, coup de feu à Montebello. — Extraction de la balle à Voghera. — Entré, le 21 mai, aux hôpitaux d'Alexandrie, Sainte-Marthe ; évacué le 18 juin.

SCHEER, Oscar, sous-lieutenant. — Onze coups de baïonnette sur diverses parties du corps, blessures peu graves à Magenta. — Entré le 11 juin aux hôpitaux d'Alexandrie, Sainte-Marthe ; évacué le 10 juillet.

SPIELBERGER DE SPILLEVAL, Édouard, lieutenant-colonel. — Plaie à la main gauche avec fracture de l'annulaire et plaie au poignet droit avec fracture du carpe, coups de feu à Montebello. — Entré, le 26 mai, aux hôpitaux d'Alexandrie, Sainte-Marthe; évacué le 26 juillet.

THECWALT, Ferdinand, lieutenant. — Deux coups de baïonnette aux flancs, à Magenta. — Entré, le 11 juin, aux hôpitaux d'Alexandrie, Sainte-Marthe ; évacué le 18 juin.

UNGELTER (baron), sous-lieutenant. — Plaie en séton à la cuisse gauche, partie moyenne, coup de feu à Magenta. — Entré, le 11 juin, aux hôpitaux d'Alexandrie, Sainte-Marthe; évacué le 23 juillet.

État des sous-officiers et soldats autrichiens reçus aux ambulances françaises et évacués sur les hôpitaux d'Alexandrie.

ABLENER, Georges, 59e. — Coup de feu à la cuisse droite. — Montebello. — Entré, 24 mai ; évacué, 7 juin, sur Gênes.

ANDRUZ, André, 3e. — Coup de feu (pénétrant) à la poitrine. — Montebello. — Entré, 24 mai ; mort, 6 juin.

ARTMANN, Pierre, 9e. — Coup de feu au mollet droit. — Montebello. — Entré, 26 mai ; évacué, 13 juin, sur Gênes.

ASSONGER, Joseph, 14e. — Coup de baïonnette au front. — Venant de Novare. — Entré, 10 juin ; évacué, 13 juin, sur Gênes.

AUKERT, Antoine, ? — Coup de feu à la jambe droite. — Montebello. — Entré, 24 mai; évacué, 3 juin, sur Gênes.

AXEDA, Pierre, chasseur. — Coup de feu traversant le cou, de gauche à droite. — Venant de Novare. — Entré, le 10 juin. Le 11, hémorrhagie consécutive considérable, ligature de la carotide droite; le 12, seconde hémorrhagie à gauche; mort le 12.

BACHEL, Victor, 1er. — Coup de baïonnette à la main droite. — Venant de Novare. — Entré, 10 juin ; évacué, 13 juin, sur Gênes.

BADIAN, Isaac, 9e. — Forte contusion au thorax, balle à fin de course. — Venant de Novare. — Entré, 10 juin ; évacué, 13 juin, sur Gênes.

BAIER, François, 1er. — Coup de feu à la tempe droite. — Venant de Novare. — Entré, 10 juin ; évacué, 13 juin, sur Gênes.

BALLOCK, Etienne, 39e. — Coup de feu, de la fesse gauche à l'aine. — Montebello. — Entré, 25 mai ; mort, 6 juin.

BANIEGTON, Michel, chasseur, 1er. — Coup de feu, ? — Montebello. — Entré, 24 mai ; évacué, 30 mai, sur Gênes.

BAREZ, Adolphe, 1er. — Contusion au cou, ? — Venant de Novare. — Entré, 10 juin ; évacué, 13 juin, sur Gênes.

BAYER, François, ? — Coup de feu à la jambe droite. — Montebello. — Entré, 26 mai ; mort, 23 juin. Hémorrhagie.

BECRONY, Joseph, chasseur, 2e. — Coup de feu à l'épaule gauche. — Venant de Novare. — Entré, 10 juin ; évacué, 21 juin, sur Gênes.

BENYÀ, Jean, 31e. — Fracture comminutive du fémur gauche, coup de feu. — Montebello. — Entré, 24 mai. ?

BERENIK, Jean, Marie-Louise. — Coup de feu à la cuisse droite. — Montebello. — Entré, 26 mai; évacué, 13 juin, sur Gênes.

Birgfelner, François, 49e. — Fracture comminutive de la jambe gauche, coup de feu. —Montebello. — Entré, 24 mai. — Résection du tibia (12 centimètres). ?

Blaka, Joseph, chasseur, 2e. — Coup de feu au bras gauche. — Venant de Novare. — Entré, 10 juin ; évacué, 21 juin, sur Gênes.

Bocurka, Jean, 49e. — Fracture du col du fémur, coup de feu. — Montebello. — Entré, 25 mai; mort, 4 septembre. — Infection purulente.

Bogdan, ? 3e. — Coup de feu (pénétrant) à la poitrine. — Montebello. — Entré, 26 mai; mort, 27 mai.

Borbé, Joseph, 39e. — Plaie contuse à la cuisse droite, coup de feu. — Montebello. — Entré, 24 mai ; évacué, 7 juin, sur Gênes.

Boridan, Ambert, 39e. — Coup de feu à la cuisse gauche, fracture. — Montebello. — Entré, 26 mai ; évacué, 16 octobre, sur Brescia.

Bohem, Mathias, 14e. — Coup de feu à l'avant-bras droit. — Venant de Novare. — Entré, 10 juin ; évacué, 13 juin, sur Gênes.

Bordax, Jean, 59e. — Coup de feu au cou. — Montebello. — Entré, 21 mai; mort, 28 mai.

Botchi, Jean, 49e. — Fracture comminutive des deux os de la jambe gauche. — Montebello. — Entré, le 22 mai; amputé de la jambe, à Sainte-Marthe, le 1er juin ; mort, le 3 août.

Breaz, Pierre, 46e. — Coup de feu à la main gauche ; amputation des dernières phalanges de l'indicateur. — Venant de Novare — Entré, 10 juin ; évacué, 13 juin, sur Gênes.

Breconsari, Zacharie, 31e. — Coup de feu à la cuisse gauche. — Montebello. — Entré, 22 mai; évacué, 7 juin, sur Gênes.

Bresser, Antoine, 9e. — Coup de baïonnette à la fesse droite. — Venant de Novare. — Entré, 10 juin; évacué, 13 juin, sur Gênes.

Bresson, Etienne, 31e. — Coup de feu à la jambe droite. — Montebello. — Entré, 25 mai; évacué, 3 juin, sur Gênes.

Brocasca, Joseph, ? — Coup de baïonnette au bras gauche. — Montebello. — Entré, 26 mai; évacué, 26 juin, sur Gênes.

Bucheker, Jean, 59e. — Coup de feu au coude droit. — Venant de Novare. — Entré, 10 juin; évacué, 13 juin, sur Gênes.

Burgera, Joseph, ? — Coup de feu au pied droit. — Montebello. — Entré, 26 mai; évacué, 26 juin, sur Gênes.

Busz, François, 46e. — Coup de sabre à la main droite. — Venant de Novare. — Entré, 10 juin ; évacué, 13 juin, sur Gênes.

Callot, Jean, 49e. — Coup de feu (pénétrant) au genou gauche. — Montebello. — Entré, 24 mai; amputé de la cuisse à l'hôpital divisionnaire; mort, le 7 juin.

Caloc, François, 59e. — Plaie pénétrante de poitrine, coup de feu. — Montebello. — Entré, le 24 mai; mort, 8 juin.

Caralet, Joseph, Culoz. — Coup de feu, mitraille, à la main droite. — Montebello. — Entré, 27 mai ; évacué, 3 juin, sur Gênes.

Catni, François, 14e. — Coup de feu au bras droit. — Montebello. — Entré, 26 mai ; évacué, 13 juin, sur Gênes.

Cechling, Nicolas, 27e. — Coup de feu à la main droite. — Venant de Novare. — Entré, 10 juin ; évacué, 13 juin, sur Gênes.

Chalun, Michel, chasseur. — Coup de feu à la jambe. — Montebello. — Entré, 25 mai ; évacué, 4 juin, sur Gênes.

Chardy, Alexandre, 39e. — Coup de feu à la cuisse gauche. — Montebello. — Entré, 26 mai ; évacué, 30 mai, sur Gênes.

Charok, Joseph, 3e. — Coup de feu, blessure légère. — Montebello. — Entré, 26 mai ; évacué, 30 mai, sur Gênes.

Chertis, Jean, 21e. — Coup de feu à la cuisse gauche. — Montebello. — Entré, 21 mai ; évacué, 30 mai, sur Gênes.

Cherveck, Jean, 49e. — Coup de feu aux deux bras et coup de baïonnette à la cuisse. — Montebello. — Entré, 25 mai; évacué, 7 juin, sur Gênes.

Chimel, Joseph, 3e. — Coup de feu au bras droit, fracture comminutive. — Montebello. — Amputé du bras à Voghera. — Entré, 22 mai; mort, 6 juin.

Chlinschlez, Jean, chasseur, 1er. — Coup de baïonnette à la cuisse droite. — Montebello. — Entré, 26 mai; évacué, 13 juin, sur Gênes.

Coak, Schmitt, ? —Coup de feu à l'épaule, fracture de l'omoplate. — Montebello. — Entré, 26 mai; évacué, 13 juin, sur Gênes.

Coch, Joseph, chasseur. — Coup de feu à la jambe droite. — Montebello. — Entré, 26 mai. — Amputé de la jambe le 7 juin; mort, 27 juin.

Cohet, Antoine, ? — Coup de feu à la cuisse gauche. — Montebello. — Entré, 26 mai; évacué, 21 juin, sur Gênes.

Conei, Emmanuel, 1er. — Coup de feû au pied droit, et coups de baïonnette au cou et au bras gauche. — Venant de Novare. —Entré, 10 juin; évacué, 26 juillet, sur Milan.

Corver, Georges, 59e. — Coup de feu (pénétrant) au genou gauche. — Montebello. — Entré, 25 mai; mort, 15 juin.

Courmelis, Joseph, inf., ? — Coup de baïonnette à la fesse gauche. — Montebello.— Entré, 27 mai; évacué, 3 juin, sur Gênes.

Cros, Joseph, 3e. — Coup de feu à la tête (non pénétrant). — Montebello. — Entré, 25 mai; évacué, 7 juin, sur Gênes.

Cuchantzen, Claude, ? — Coup de feu au pied gauche. — Montebello. — Entré, 26 mai; évacué, 26 juin, sur Gênes.

Czermaski, Joseph-Jager. — Coup de feu aux lombes.—Montebello. — Entré, 25 mai; évacué, 21 juin, sur Gênes.

Czerwenka, Jean, 40e.— Fracture de la jambe droite, coup de feu. —Montebello. — Entré, 24 mai, amputé de la jambe au Collége national; évacué, 23 août, sur Milan.

Czerwinski, Clément, caporal, chasseurs. — Coup de feu à la fesse gauche. — Venant de Novare. — Entré, 10 juin; évacué, 13 juin, sur Gênes.

Datter, François, 14e. — Coup de feu à la cuisse. — Venant de Novare. — Entré, 10 juin; évacué, 21 juin, sur Gênes.

Dengel, Jean, 31e. — Coup de feu à la poitrine. — Montebello. — Entré, 24 mai; évacué, 3 juin, sur Gênes.

Dolah, Joseph, 3e. — Coup de feu à la fesse gauche. — Montebello. — Entré, 24 mai; évacué, 3 juin, sur Gênes.

Dolhowanitz, Georges, 31e. — Coup de feu à la cuisse gauche, plaie pénétrante de l'articulation coxo-fémorale. — Montebello. — Entré, 3 mai; mort, 12 juin.

Dottinard, Laurent, sergent, 49e. — Coup de feu à la poitrine. — Montebello. — Entré, 25 mai; mort, 7 juin.

Drugos, Mario, 40e. — Coup de feu au genou droit. — Montebello. — Entré, 26 mai; mort, 13 juin.

Duira, Schoner, 40e. — Fracture de la mâchoire inférieure et coup de feu à l'épaule droite. — Montebello. — Entré, 24 mai; mort, 11 juin.

Ebner, Joseph, chasseur. — Blessure légère. — Montebello. — Entré, 23 mai; évacué, 30 mai, sur Gênes.

Ebner, Aloïsio, sergent, 49e. — Coup de feu sous l'œil droit. — Montebello. — Entré, 27 mai; évacué, 31 mai, sur Gênes.

Eder, Ignace, 49e. —Blessure légère. — Montebello. — Entré, 26 mai; évacué, 30 mai, sur Gênes.

Ehrard, François, chasseur, 3e. — Fracture du genou droit, mitraille. — Montebello. — Amputé de la cuisse à l'ambulance. — Entré, 24 mai; mort, 23 août.

ELÉANT, Honoré, 14e. — Contusion à l'épaule droite par balle ricochée. — Venant de Novare. — Entré, 10 juin; évacué, 13 juin, sur Gênes.

ELVETKY, Jean, 39e. — Coup de feu à la région poplitée gauche. — Montebello. — Entré, 24 mai; mort, 3 juin.

FAUL, Théod., chasseur, 23e. — Coup de baïonnette au cou. — Venant de Novare. — Entré, 10 juin; évacué, 13 juin, sur Gênes.

FAULMAER, François, 54e. — Coup de feu à l'avant-bras droit. — Montebello. — Entré, 26 mai; évacué, 13 juin, sur Gênes.

FEDINAK, Joseph, 40e. — Coup de feu à la jambe droite. — Montebello. — Entré, 26 mai; évacué, 21 juin, sur Gênes.

FELBER, Jacques, 40e. — Coup de feu au genou droit. — Montebello. — Amputé de la cuisse à Voghera. — Entré, le 21 mai; mort, 16 juin. — Infection purulente.

FERASO, Gaëtan, 45e. — Coup de feu à l'épaule droite. — Venant de Novare. — Entré, 10 juin; évacué, 13 juin, sur Gênes.

FINCSKI, Ménard, 39e. — Plaie pénétrante de poitrine, coup de feu. — Montebello. — Entré, 25 mai; évacué, 16 octobre, sur Brescia.

FLAWEWISK, Victor, chasseur, 3e. — Coup de feu à la cuisse gauche. — Montebello. — Entré, 26 mai; évacué, 3 juin, sur Gênes.

FOR, Michel, 39e. — Coup de feu (pénétrant) au genou gauche. — Montebello. — Amputé de la cuisse à Voghera. — Entré, 21 mai; évacué, 23 août, sur Milan.

FORCHER, Michel, 49e. — Fracture comminutive du fémur, coup de feu. — Montebello. — Entré, 24 mai, amputé de la cuisse gauche; mort, 6 juillet.

FORKER, Michel, 49e. — Fracture comminutive du fémur gauche, coup de feu. — Montebello. — Entré, 24 mai; amputé au Collége, le 6 juillet; mort, le 6 octobre.

FRANZ, Charles, 1er. — Coup de feu au bras droit. — Montebello. — Entré, 26 mai; évacué, 13 juin, sur Gênes.

FRANZ, Mathias, 3e. — Coup de feu au pied. — Montebello. — Entré, 24 mai; évacué, 3 juin, sur Gênes.

FRANZ, Jean, 14e. — Affaibli, sans blessure. — Venant de Novare. — Entré, 10 juin; évacué, 13 juin, sur Gênes.

FRANZ, Christophe, chasseur, 3e. — Plaie déchirée à la nuque, mitraille. — Montebello. — Entré, 21 mai; évacué, 30 mai, sur Gênes.

FUSL, François, 49e. — Coup de feu d'une fesse à l'autre, et à la jambe droite. — Montebello. — Entré, 24 mai; évacué, 26 juillet, sur Milan.

GABIER, Simon, 9e. — Coup de baïonnette à la région lombaire. — Venant de Novare. — Entré, 10 juin; évacué, 21 juin, sur Gênes.

GEIL, Michel, 14e. — Coups de baïonnette au flanc droit et au dos. — Venant de Novare. — Entré, 10 juin; évacué, 13 juin, sur Gênes.

GENRY, Valentin, 39e. — Coup de feu au coude droit, Montebello. — Entré, 21 mai; mort le 12 juin, hémorrhagie.

GHERAZ, François, 1er. — Coup de feu au cou et à la bouche, Montebello. — Entré, 16 mai; évacué, 20 juin, sur Gênes.

GITKOUVITZ, Georges, 49e. — Coup de feu au genou gauche, plaie pénétrante, Montebello. — Entré, 24 mai; amputé de la cuisse le 3 juin, à Sainte-Marthe; mort le 14 juin.

GIZDEN, Henri, 9e. — Coups de feu aux deux mains. — Venant de Novare. — Entré, 10 juin; évacué, 13 juin, sur Gênes.

GOLDMANN, Georges, 49e. — Coup de feu (pénétrant) au genou droit, Montebello. — Amputé de la cuisse à Voghera. — Entré, 24 mai; mort, 23 août.

GRENGENY, Isidore, 45e. — Coup de baïonnette au bras gauche. — Venant de Novare. — Entré, 10 juin; évacué, 13 juin, sur Gênes.

GRILL, Sébastien, 27e.—Coup de feu à l'avant-bras gauche, Palestro.—Evacué de ? . —Entré, 10 juin ; évacué, 26 juillet, sur Milan.

GRUBAR, Michel, ? .—Fracture comminutive de la cuisse droite, coup de feu, Montebello.—Entré, 21 mai ; évacué, ?

GRUBER, Jean, chasseur, 3e.—Coup de feu au flanc gauche, Montebello.—Entré, 21 mai; mort, 28 mai.

GRUBERGER, Joseph, 49e.—Coup de feu au bras droit, fracture du col de l'humérus, Montebello.—Entré, 25 mai ; mort, 17 juin.—Infection purulente.

GRUBINGER, Jean, 39e.—Coup de feu au bras droit, Montebello.—Entré, 24 mai; évacué, 21 juin, sur Gênes.

GRUPSFER, François, ? .—Coup de feu au pied gauche, Montebello.—Entré, 26 mai ; évacué, 21 juin, sur Gênes.

GRUST, Elie, ? .—Coup de baïonnette à l'aisselle gauche, Montebello.—Entré, 26 mai; évacué, 23 août, sur Milan.

GRYWA, Jean, 40e.—Coup de feu, blessure légère, Montebello.—Entré, 26 mai ; évacué, 30 mai, sur Gênes.

HAAR, Michel, 58e.—Coup de feu à l'épaule gauche.—Venant de Novare.—Entré, 10 juin ; évacué, 13 juin, sur Gênes.

HABOSATER, Joseph, chasseur, 2e.— Coup de baïonnette au dos.—Venant de Novare.—Entré, 10 juin ; évacué, 13 juin, sur Gênes.

HACH, Charles, chasseur, 1er. — Coup de baïonnette à la région lombaire gauche.— Venant de Novare.—Entré, 10 juin ; évacué, 13 juin, sur Gênes.

HACHINAGER, Joseph, 59e.—Coup de feu à la cuisse gauche, Montebello.—Entré, 24 mai; évacué, 30 mai, sur Gênes.

HADERKA, Léopold, sergent, 54e.—Trois coups de baïonnette au dos et à la poitrine.—Venant de Novare. — Entré, 10 juin ; évacué, 13 juin, sur Gênes.

HAGNER, Victor, chasseur, 1er. — Coups de baïonnette à la région lombaire droite, au côté droit de la poitrine, à la cuisse gauche et à la fesse, même côté.—Venant de Novare.—Entré, 10 juin; évacué, 13 juin, sur Gênes.

HAROCL, François, chasseur, 13e. — Deux coups de baïonnette, l'un à la fesse gauche, l'autre au bras droit.—Venant de Novare.—Entré, 10 juin ; évacué, 13 juin, sur Gênes.

HECHTEL, Léopold, 14e.— Coup de feu à la tête, fracture, dépression.—Venant de Novare.—Entré, 10 juin ; évacué, 21 juin, sur Gênes.

HEITMANCH, François, chasseur, 13e.— Coup de baïonnette à la fesse droite.—Venant de Novare.—Entré, 10 juin ; évacué, 13 juin, sur Gênes.

HEKAVIT, Etienne, ? .— Coup de feu à la mâchoire, Montebello.— Entré, 26 mai; évacué, 21 juin, sur Gênes.

HERMAN, Dambak, 31e.—Coup de feu, ? , Montebello.—Entré, 24 mai; évacué, 27 mai, sur Gênes.

HETMAYER, Joseph, 59e.— Coup de feu à la jambe droite, près du genou, Montebello.—Entré, 26 mai ; amputé de la cuisse le 31 août, à Sainte-Marthe ? .

HINETCHEC, Ignace, ? .— Coup de feu au pied gauche, Montebello.— Entré, 26 mai ; évacué, 21 juin, sur Gênes.

HOKEUTZER, Léopold, 39e.— Plaie pénétrante de poitrine, coup de feu, Montebello.—Entré, 21 mai ; évacué, 16 octobre, sur Brescia.

HOKOSCH, Joseph, 3e.— Fracture comminutive de la jambe droite, coup de feu, Montebello.—Entré, 23 mai ; amputé de la cuisse au Collége ; mort le 23 juin.

HOKUR, Etienne, 39e.— Coup de feu au pied, Montebello.— Entré, 24 mai ; évacué, 30 mai, sur Gênes.

HOMONERCZYK, Pierre, 49e.—Coup de feu, blessure légère, Montebello.—Entré, 26 mai ; évacué, 30 mai, sur Gênes.

HONGAR, Paul, 41e.—Blessure légère, Montebello.—Entré, 23 mai; évacué, 30 mai, sur Gênes.

HOSCHAR, Dionis, 46e.— Coup de feu au bras gauche.—Venant de Novare.— Entré, 10 juin; évacué, 13 juin, sur Gênes.

HUBICA, François, 1er.— Coup de feu à la cuisse gauche.—Venant de Novare.— Entré, 10 juin; évacué, 13 juin, sur Gênes.

HURBA, Elias, 9e.—Coup de feu à l'avant-bras droit.—Venant de Novare.—Entré, 10 juin; évacué, 13 juin, sur Gênes.

HUSAK, Stephan, 58e.—Deux coups de baïonnette à la fesse gauche.—Venant de Novare. Entré, 10 juin; évacué, 13 juin, sur Gênes.

HUSSANY, Charles, 12e.—Affaibli, sans blessure.—Venant de Novare.—Entré, 10 juin; évacué, 13 juin, sur Gênes.

ICHIKITZ, Dominique, ? .—Coup de feu au pied gauche, Montebello.—Entré, 26 mai; évacué, 21 juin, sur Gênes.

IDUNIEZ, Jean, chasseur.— Coup de feu, blessure légère, Montebello.— Entré, 26 mai; évacué, 30 mai, sur Gênes.

ILAMD, Philippe, 49e.—Coup de feu à l'épaule droite, Montebello.—Entré, 24 mai; évacué, 3 juin, sur Gênes.

ILMH, Jean, ? .—Coup de feu à la cuisse gauche, Montebello.—Entré, 26 mai; évacué, 26 juillet, sur Milan.

ILNATOG, Lucas, 9e.—Coup de feu à la mâchoire inférieure.—Venant de Novare.—Entré, 10 juin; évacué, 13 juin, sur Gênes.

INKELPECK, Pierre, chasseur, 10e.—Coup de baïonnette au ventre, Montebello. — Entré, 26 mai; évacué, 13 juin, sur Gênes.

IVASCHUG, Jean, 9e.—Coup de feu à l'épaule droite.—Venant de Novare.—Entré, 10 juin; évacué, 13 juin, sur Gênes.

JAKEL, Joseph, 1er.—Coup de feu à la cuisse droite.—Venant de Novare.—Entré, 10 juin; évacué, 13 juin, sur Gênes.

JAIVURIK, Joseph, chasseur, 13e.—Coup de baïonnette au bras gauche.—Venant de Novare.—Entré, 10 juin; évacué, 13 juin, sur Gênes.

JARRA, Thomas, 14e. — Affaibli, sans blessure. — Venant de Novare. — Entré, 10 juin; évacué, 13 juin, sur Gênes.

JECH, Paul, 1er. — Malade affaibli, non blessé. — Venant de Novare. — Entré, 10 juin; évacué, 13 juin, sur Gênes.

JOGORASSI, Alexandre, inf. Culoz. — Coup de feu à la tête (front), Montebello. — Entré, 22 mai; évacué, 7 juin, sur Gênes.

JOLY, Mathias, 1er. — Coup de baïonnette au bras gauche. — Venant de Novare. — Entré, 10 juin; évacué, 13 juin, sur Gênes.

JUDIG, Joseph, 46e. — Coup de feu à la jambe droite. — Venant de Novare. — Entré, 10 juin; évacué, 13 juin, sur Gênes.

JUTRINGER, Léopold, chasseur, 3e. — Coup de feu à la cuisse, Montebello. — Entré, 25 mai; mort, 6 juin.

KALINER, Jean, 1er. — Coup de sabre à la tête, fracture de l'occipital. — Venant de Novare. — Entré, 10 juin; évacué, 13 juin, sur Gênes.

KAFKO, François, 59e. — Fracture comminutive du fémur gauche, coup de feu, Montebello. — Entré, 24 mai; mort, le 29 juin.

KATZ, Joseph, caporal, 40e. — Fracture du genou droit, coup de feu, Montebello. — Amputé de la cuisse à l'ambulance.—Entré, le 24 mai; mort, le 19 juin.—Infection purulente.

KEINICH, Joseph, chasseur, 13e. — Deux coups de baïonnette, l'un à la poitrine et l'autre à la fesse gauche. — Venant de Novare. — Entré, 10 juin; évacué, 13 juin, sur Gênes.

Keller, Adolphe, 36e. — Coup de feu à la main gauche; fracture des 2e et 3e métacarpiens, Montebello. — Entré, 22 mai; évacué, 7 juin, sur Gênes.

Kelner, Michel, chasseur, 3e. — Fracture comminutive du fémur droit, coup de feu, Montebello.—Entré, 24 mai ; amputé au séminaire le 15 ; mort le 19. — Hémorrhagie.

Kemmer, Ignace, chasseur, 3e. — Coup de feu à la main gauche, fracture d'un métacarpien, coup de feu à la fesse droite, plaie pénétrante de la vessie, Montebello. — Entré, 22 mai; évacué, 26 juillet, sur Milan.

Kemp, Jean, chasseur, 3e. — Fracture du pied gauche, coup de feu, Montebello. — Entré, 21 mai; évacué, 13 juin, sur Gênes.

Kerecak, Emeric, 39e. — Plaie déchirée à la partie interne de la cuisse droite, Montebello. — Entré, 24 mai; évacué, 7 juin, sur Gênes.

Kimzeryk, André, 39e. — Coup de feu à l'avant-bras droit, Montebello. — Entré, 26 mai; évacué, 30 mai, sur Gênes.

Kisky, Jean, 46e. — Coup de feu au bras droit et à l'avant-bras. — Venant de Novare. — Entré, 10 juin; évacué, 13 juin, sur Gênes.

Kisz, Gabriel, 31e. — Coup de feu, blessure légère, Montebello. — Entré, 26 mai; évacué, 30 mai, sur Gênes.

Kock, Joseph, chasseur. — Coup de feu à la jambe droite, Montebello. — Entré, 26 mai ; amputé de la cuisse droite au collége national ; mort, 27 juin.

Kolifayer, Georges, 3e.— Coup de feu (pénétrant) à la poitrine, Montebello.— Entré, 26 mai; mort, 31 mai.

Kopthobl, François, chasseur, 2e. — Coup de baïonnette à la tête et coup de sabre à la main gauche. — Venant de Novare. — Entré, 10 juin ; évacué, 13 juin, sur Gênes.

Korenzack, Jean, 5e. — Affaibli, sans blessure. — Venant de Novare. — Entré, 10 juin; évacué, 13 juin, sur Gênes.

Kotosik, Jean, 1er. — Coup de feu au dos. — Venant de Novare. — Entré, 10 juin; évacué, 13 juin, sur Gênes.

Kourdas, Jean, 39e. — Coup de feu à la main droite, Montebello. — Entré, 24 mai; évacué, 12 juin, sur Gênes.

Kowaski, André, 31e.— Coup de feu à la jambe droite, Montebello. — Entré, 26 mai; amputé de la jambe le 7 juin ; mort, 12 juin.

Kratky, Jacques, 14e. — Deux coups de baïonnette au bas-ventre et à la fesse gauche. — Venant de Novare. — Entré, 10 juin; évacué, 13 juin, sur Gênes.

Lachner, (?), 49e. — Coup de feu au dos (pénétrant), Montebello. — Entré, 26 mai; mort, 27 mai.

Ladicz, Venceslas, 2e. — Fracture comminutive de la jambe gauche, coup de feu, Montebello. — Entré, 24 mai; amputé de la cuisse gauche au collége national; mort, le 22 juin, infection purulente.

Laibach, Michel, 59e. — Coup de feu au bras droit, Montebello. — Entré, 21 mai; amputé du bras; mort, 31 mai.

Lavaseck, Isidore, (?).—Coup de feu à la jambe, Montebello. — Entré, 24 mai; évacué, 30 mai, sur Gênes.

Lazorko, André, 9e. — Coup de feu à la jambe gauche, et plaie déchirée à l'oreille droite, mitraille. — Venant de Novare. — Entré, 10 juin; évacué, 21 juin, sur Gênes.

Linierder, Joseph, 49e. — Coup de feu ? Montebello. — Entré, 24 mai; évacué, 30 mai, sur Gênes.

Losmann, Charles, (?).—Coup de feu au pied droit, Montebello. — Entré, 26 mai; évacué, 26 juillet, sur Gênes.

Luduvig, (?), 49e.— Coup de feu à la cuisse gauche, Montebello. — Entré, 21 mai; évacué, 7 juin, sur Gênes.

Luz, Ferdinand, 1er. — Coup de feu à l'épaule droite. — Venant de Novare. — Entré, 10 juin; évacué, 21 juin, sur Gênes.

Lüsewick, Jérémie, 9e. — Coup de feu à la main gauche. — Venant de Novare. — Entré, 10 juin; évacué, 13 juin, sur Gênes.

Majer, Mathias, Jager. — Fracture comminutive du fémur droit, Montebello. — Entré, 24 mai; amputé de la cuisse; mort, 12 juillet.

Majer, Eustache, 59e. — Coup de feu à la région anale, lésion du sacrum, Montebello. Entré, 24 mai; extraction de la balle au périnée; évacué, 26 juillet, sur Milan.

Majesky, Ludovic, 9e. — Coup de baïonnette au côté droit de la poitrine. — Venant de Novare. — Entré, 10 juin; évacué, 13 juin, sur Gênes.

Maroberszik, Thomas, 3e. — Coup de feu à l'aine droite, Montebello. — Entré, 24 mai; évacué, 3 juin, sur Gênes.

Maseonnac, Nicolas, 21e. — Coup de feu à la jambe droite, Montebello. — Entré, 21 mai; évacué, 30 mai, sur Gênes.

Meer, Joseph, chasseur. — Blessure légère, Montebello. — Entré, 23 mai; évacué, 30 mai, sur Gênes.

Merioald, Joseph, 49e. — Coup de feu à la jambe gauche, Montebello. — Entré, 22 mai; évacué, 30 mai, sur Gênes.

Mervalt, François, 49e. — Coup de baïonnette à la fesse gauche, Montebello. — Entré, 25 mai; évacué, 7 juin, sur Gênes.

Michael, Augustin, 31e. — Deux coups de feu à la tête et à la jambe droite, Montebello. — Entré, 24 mai; évacué, 26 juillet, sur Milan.

Michalu, Thomas, 3e. — Coup de feu au genou droit, Montebello. — Entré, 23 mai; amputé de la cuisse à Sainte-Marthe; évacué, 16 octobre, sur Brescia.

Micka, Joseph, 31e. — Coup de feu à la jambe, Montebello. — Entré, 24 mai; évacué, 30 mai, sur Gênes.

Mierca, Alexis, 1er. — Coups de baïonnette à la poitrine et à l'aine gauche. — Venant de Novare. — Entré, 10 juin; évacué, 13 juin, sur Gênes.

Missio, Jean, 9e. — Coup de feu au cou. — Venant de Novare. — Entré, 10 juin; évacué, 13 juin, sur Gênes.

Mitabik, Michel, 49e. — Coup de feu au genou gauche, Montebello. — Amputé de la cuisse à Voghera. — Entré, 26 mai; évacué, 18 novembre, sur Milan.

Montian, Georges, 31e. — Fracture du coude droit, coup de feu, Montebello. — Entré, 21 mai; évacué, 7 juin, sur Gênes.

Morkan, Simon, 46e. — Coup de feu à la main droite. — Venant de Novare. — Entré, 10 juin; évacué, 26 juillet, sur Milan.

Nagg, Joseph, Jager (?) — Coups de baïonnette au bras droit, à la poitrine et au flanc gauche. — Venant de Novare. — Entré, 10 juin; évacué, 13 juin, sur Gênes.

Narticok, Paul, (?). — Coup de feu à la fesse droite, Montebello. — Entré, 26 mai; évacué, 13 juin, sur Gênes.

Neezas, François, 54e. — Plaie déchirée au cou, fracture du maxillaire inférieur, la balle sort à la joue gauche. — Venant de Novare. — Entré, 10 juin; évacué, 26 juillet, sur Milan.

Neslinger, Jean, chasseur, 3e. — Fracture de la jambe droite, coup de feu, Montebello. — Entré, 24 mai; amputé de la jambe droite à Sainte-Marthe; infection purulente; mort, le 26 juin.

Nestl, Etienne, 27e. — Plaie déchirée à l'épaule gauche, mitraille. — Venant de Novare. — Entré, 10 juin; évacué, 13 juin, sur Gênes.

Nienezih, André, 40e. — Coup de feu à la fesse gauche, Montebello. — Entré, 22 mai; évacué, 26 juillet, sur Milan.

NOWAYZIEZ, Victor, (?) 1er.—Plaie pénétrante de poitrine, coup de feu, Montebello.—Balle non extraite. — Entré, 21 mai ; mort, le 22 mai.

OBERIST, François, chasseur. — Coup de feu à la partie postérieure de la cuisse gauche et coup de baïonnette à la cuisse droite. — Venant de Novare. — Entré, 10 juin ; évacué, 21 juin, sur Gênes.

OCCIONI, François, chasseur, 3e. — Coup de feu à la fesse droite, Montebello. — Entré, 25 mai ; mort, 16 juin.

OFFLENSER, Léopold, caporal, 49e. — Coup de feu (pénétrant), au genou droit, Montebello. — Entré, 25 mai ; amputé de la cuisse à l'hôpital divisionnaire ; mort le 13 juin.

ONOFRIO, Jean, 9e. — Coup de feu au dos, Montebello. — Entré, 10 juin ; évacué, 21 juin, sur Gênes.

ONOFRY, Michel, 39e. — Coup de feu à la jambe, Montebello. — Entré, 24 mai ; évacué, 30 mai, sur Gênes.

ORTENTOL, Augustin, 45e. — Coup de feu à la jambe gauche, Montebello. — Entré, 21 mai ; évacué, 26 juillet, sur Milan.

PANDROK, Jean, chasseur, 3e. — Fracture comminutive de la cuisse gauche ; coup de feu, Montebello ; amputé de la cuisse à Voghera. — Entré, 25 mai ; évacué, (?)

PANTOSKI, Georges, 40e. — Coup de feu à la tête, non pénétrant, Montebello. — Entré, 22 mai ; évacué, 7 juin, sur Gênes.

PARTEKA, Vinceslas, 9e.—Affaibli, sans blessures.—Venant de Novare.—Entré, 10 juin ; évacué, 13 juin, sur Gênes.

PATWISER, Jean, Rosbak. — Fracture comminutive de la cuisse droite, Montebello. — Amputé de la cuisse à Voghera. — Entré, 25 mai ; évacué, 16 octobre, sur Brescia.

PAVER, Pecas, 3e. — Coup de feu à la cuisse droite, Montebello. — Amputé de la cuisse. — Entré, 25 mai ; mort, 27 mai.

PAVESOOCK, Sobieski, Rosbak. — Coup de feu à la fesse gauche, Montebello. — Entré, 22 mai ; évacué, 13 juin, sur Gênes.

PEEHLER, Jean, 21e. — Quatre coups de sabre : l'un à la face, deux aux mains et un au dos.—Venant de Novare. — Entré, 10 juin ; évacué, 13 juin, sur Gênes.

PERNDL, François, 14e. — Coup de baïonnette au dos.—Venant de Novare. — Entré, 10 juin ; évacué, 13 juin, sur Gênes.

PLUMEL, Jean, 34e. — Affaibli, sans blessure. — Venant de Novare. — Entré, 10 juin ; évacué, 13 juin, sur Gênes.

PLUSCH, François, 59e. — Fracture comminutive du fémur ; coup de feu, Montebello. — Entré, 26 mai ; mort, 27 juin ; infection purulente.

POBLITER, Joseph, 1er. — Coup de baïonnette à la fesse gauche.—Venant de Novare.— Entré, 10 juin ; évacué, 13 juin, sur Gênes.

POLIKOFKI, Martin, Rosbak, 40e. — Fracture comminutive de la jambe gauche, Montebello. — Entré, 26 mai ; amputé de la jambe, au Collége national ; mort, 9 juin.

POPOVITZ, Jean, 1er.—Plaie contuse au pied, coup de feu, ricochet.—Venant de Novare. — Entré, 10 juin ; évacué, 13 juin, sur Gênes.

POTUCZEK, François, 3e. — Fracture du genou gauche, coup de feu, Montebello. — Amputé de la cuisse à l'ambulance. — Entré, 25 mai ; mort le 18 novembre.

PRENHOTTER, François, 14e. — Coup de feu à la tête et coup de baïonnette au bras gauche.—Venant de Novare.—Entré, 10 juin ; évacué, 13 juin, sur Gênes.

PRIBULA, Georges, 40e. — Fracture comminutive de la jambe gauche, mitraille, Montebello. — Entré, 23 mai ; amputé de la cuisse, au Collége ; évacué, 23 août, sur Milan.

PRUGER, Martin, 1er. — Fracture de l'omoplate, coup de crosse, et deux coups de baïonnette à la cuisse droite.—Venant de Novare. — Entré, 10 juin ; évacué, 13 juin, sur Gênes.

PSERZ, Jacob, 40e. — Coup de feu à la cuisse droite, Montebello. — Entré, 24 mai; évacué, 3 juin, sur Gênes.

PURDURSCHEK, Michel, chasseur, 3e. — Coup de feu au poignet droit, Montebello. — Entré, 26 mai; évacué, 23 août, sur Milan.

RADET, Jean, 60e.—Coup de feu au coude droit, fracture.—Venant de Novare.—Entré, 10 juin; évacué, 21 juin, sur Gênes.

RANDA, Jean, 49e. — Coup de feu? Montebello. — Entré, 24 juin; évacué, 30 mai, sur Gênes.

RAUSS, Simon, 39e. — Coup de feu à la main, Montebello. — Entré, 23 mai; évacué, 7 juin, sur Gênes.

RAYNAK, Georges, 40e. — Coup de feu à la poitrine, Montebello. — Entré, 24 mai; mort, 5 juin.

REDECZAI, Mathias, (?).—Coups de feu à la main droite, à la joue gauche et à la cuisse gauche, Montebello. — Entré, 24 mai; amputé de l'avant-bras à Sainte-Marthe; évacué, 26 juillet, sur Milan.

REICHER, Abram, 58e. — Affaibli, sans blessure; venant de Novare. — Entré, 10 juin; évacué, 13 juin, sur Gênes.

REIN, Ferdinand, 59e. — Plaie contuse à la tête, coup de feu, Montebello. — Entré, 22 mai; évacué, 26 juillet, sur Milan.

RENDARSEN, Georges, 39e. — Coup de feu? Montebello. — Entré, 24 mai; évacué, 30 mai, sur Gênes.

RIGHEL, Jean, 25e. — Coup de feu à la jambe droite, fracture comminutive, Montebello.—Amputé de la cuisse à l'ambulance.—Entré, 25 mai; évacué, 16 octobre, sur Brescia.

RIGS, François, 40e. — Blessure légère, Montebello. — Entré, 23 mai; évacué, 30 mai, sur Gênes.

RISKA, George, 1er.—Coup de feu au bras droit.—Venant de Novare.—Entré, 10 juin; évacué, 21 juin, sur Gênes.

ROGO, Jean, 37e. — Affaibli, sans blessure. — Venant de Novare.—Entré, 10 juin; évacué, 13 juin, sur Gênes.

ROMAN, Pierre, 40e. — Fracture comminutive du fémur droit, coup de feu, Montebello. — Entré, 26 mai; mort, 15 juillet.

ROSCOCH, Jean, 40e. — Coups de feu au genou gauche, à la main droite et au cou, Montebello. — Amputé de la cuisse à Voghera. — Entré, 22 mai; opération de laryngo-trachéotomie; mort, le 28 juillet.

ROSZAK, George, 46e. — Contusion au coude droit, par balle morte.—Venant de Novare. —Entré, 10 juin; évacué, 13 juin, sur Gênes.

RUPP, Jacques, 49e. — Coup de feu à la jambe droite, fracture comminutive, Montebello. — Entré, 25 mai; amputé de la jambe; évacué, 23 août, sur Milan.

RRUTZ, Venceslas, 39e. — Coup de feu à la main gauche, fracture du métacarpe, Montebello. — Entré, 22 mai; évacué, 7 juin, sur Gênes.

SADLER, François, chasseur, 21e.—Coup de feu à la fesse droite.—Venant de Novare.—Entré, 10 juin; évacué, 13 juin, sur Gênes.

SALADAY, Ferdinand, 9e. — Coup de feu à la main droite.—Venant de Novare.—Entré, 13 juin; évacué, 13 juin, sur Gênes.

SARECH, André, 1er. — Coup de feu à la jambe gauche, Montebello. — Entré, 26 mai; évacué, 13 juin, sur Gênes.

SCHEBARA, Joseph. (?) — Coup de feu à la jambe gauche, Montebello.—Entré, 26 mai; évacué, 26 juillet, sur Gênes.

SCHLEMTS, Albert, 40e. — Coup de feu au mollet gauche, ricochet de balle, Montebello. — Entré, 24 mai; évacué, 7 juin, sur Gênes.

SCHERCHUG, Natale, (?) — Coup de feu à la cuisse gauche, Montebello. — Entré, 26 mai; évacué, 21 juin, sur Gênes.

SCHISBAUER, Jean, chasseur, 15e. — Coup de feu au côté droit de la poitrine. —Venant de Novare.—Entré, 10 juin ; évacué, 21 juin, sur Gênes.

SCHOEKA, Jean, (?) — Coup de feu à la cuisse gauche, Montebello. — Entré, 26 mai; évacué, 21 juin, sur Gênes.

SCHROTT, François, 49e. — Coup de feu traversant les deux bras, Montebello. — Entré, 26 mai ; mort, le 28 juin.

SCHUTER, Jean, 1er. — Coup de feu à l'avant-bras droit.—Venant de Novare.—Entré, 10 juin; évacué, 13 juin, sur Gênes.

SEDLECKI, Antoine, chasseur, 13e. — Coup de baïonnette au bras gauche.—Venant de Novare. — Entré, 10 juin; évacué, 13 juin, sur Gênes.

SEIBOLOWIEZ, Antoine, 40e. — Coup de feu à la tête; coup de sabre à la région pariétale gauche; plaie pénétrante; Montebello. — Entré, 22 mai; mort, 6 juin.

SEIKORSKI, Pierre, 40e. — Coups de feu à l'œil et à la jambe gauche; Montebello. — Entré, 26 mai; mort, 13 juin.

SEIMAN, Jean, Rosbak.—Coup de feu à la jambe gauche; Montebello.—Entré, 25 mai; évacué, 7 juin, sur Gênes.

SERCIG, Joseph, 46e.—Coup de sabre à la main droite.—Venant de Novarre.—Entré, 10 juin; évacué, 13 juin, sur Gênes.

SICFERT, Jules, caporal, chasseur. — Affaibli, sans blessure. — Venant de Novare. — Entré, 10 juin; évacué, 13 juin, sur Gênes.

SIDESKY, Constantin, 3e. — Coups de feu à l'oreille gauche et à la nuque, Montebello. — Entré, 24 mai ; évacué, 13 juin, sur Gênes.

SIEMAN, Pierre, 3e. — Blessure légère ; Montebello. — Entré, 23 mai ; évacué, 13 mai, sur Gênes.

SILINAR, Charles, (?) Gruber.—Coup de feu d'une épaule à l'autre, face dorsale.—Venant de Novare. — Entré, 10 juin ; évacué, 13 juin, sur Gênes.

SINEINGER, Pierre, (?). — Coup de feu à la jambe droite ; fracture comminutive ; Montebello. — Entré, 26 mai ; amputé de la cuisse le 30 août à Sainte-Marthe; évacué, 16 octobre, sur Brescia.

SIROSAUDER, 46e. — Contusion au dos. — Venant de Novare. — Entré, 10 juin ; évacué, 13 juin, sur Gênes.

SIZERBINSKY, François, 9e.—Coup de feu au poignet droit.—Venant de Novare.—Entré, 10 juin ; évacué, 13 juin, sur Gênes.

SPOLSKY, Jean, 3e. — Blessure légère ; Montebello. — Entré, 23 mai ; évacué, 30 mai, sur Gênes.

SPUNDER, Jean, 3e. — Coup de feu à la fesse gauche ; fracture du sacrum ; pénétration de la balle dans le bassin ; Montebello. — Entré, 24 mai ; mort, 14 juin.

SOVA, Joseph, 40e. — Fracture de l'humérus ; coup de feu ; Montebello. — Entré, 24 mai ; mort, 3 juin.

STADNIKY, Henri, Rosbak. — Coup de feu à la cuisse droite ; Montebello. — Entré, 24 mai ; évacué, 30 mai, sur Gênes.

STAMINGER, Jean, chasseur, 10e. — Affaibli, sans blessure.—Venant de Novare.—Entré, 10 juin ; évacué, 13 juin, sur Gênes.

STEFAN, Luc, (?).—Coup de feu au bras gauche ; Montebello.—Entré, 26 mai ; évacué, 21 juin, sur Gênes.

STEINER, Paul, chasseur, 3e. — Coup de feu au genou droit ; Montebello. — Entré, 24 mai, après amputation de la cuisse à l'ambulance ; infection purulente ; mort le 7 juin.

STIEGER, Georges, Jager. — Coup de feu traversant les deux cuisses ; Montebello. — Entré, 24 mai ; évacué, 26 juillet, sur Milan.

STOGER, Michel, 14°. — Coup de baïonnette au dos. — Venant de Novare. — Entré, 10 juin; évacué, 13 juin, sur Gênes.

STOUR, Jean, 31°. — Coup de feu à la jambe gauche. — Venant de Novare. — Entré, 10 juin; évacué, 21 juin, sur Gênes.

STRASKA, André, 49°. — Coup de feu à l'épaule droite; Montebello. — Entré, 25 mai; évacué, 3 juin, sur Gênes.

SZANDOR, Pierre, 31°. — Coup de feu à la jambe droite; Montebello. — Entré, 24 mai; évacué, 30 mai, sur Gênes.

SZOARA, Jean, 40°. — Coup de feu à l'articulation coxo-fémorale; Montebello. — Entré, 27 mai; mort, 12 juin.

SZYSTORSKY, Michel, 40°. — Coups de feu à l'avant-bras droit et aux reins; Montebello. —Entré, 24 mai; évacué, 27 mai, sur Gênes.

TACTA, Jean, (?).— Coup de feu à la main gauche; Montebello.—Entré, 26 mai; évacué, 21 juin, sur Gênes.

TAMPERCHER, Michel, 27°. — Coup de feu à la partie postérieure interne du bras droit; la balle sort à l'avant-bras qu'elle fracture. — Venant de Novare. — Entré, 10 juin; évacué, 21 juin, sur Gênes.

TELENFI, Étienne, 46°. — Affaibli, sans blessure. — Venant de Novare. — Entré, 10 juin; évacué, 13 juin, sur Gênes.

TESAREK, François, 1er. — Affaibli, sans blessure. — Venant de Novare. — Entré, 10 juin; évacué, 13 juin, sur Gênes.

TINCIO, Nicolas, 31°. — Coup de feu à la partie supérieure droite du thorax; Montebello. — Entré, 25 mai; évacué, 26 juillet, sur Milan.

TOHT, Jean, 39°.—Coup de feu; blessure légère; Montebello.—Entré, 23 mai; évacué, 30 mai, sur Gênes.

TOOTH, Ménard, 64°. — Coup de feu au coude gauche; Montebello. — Entré, 26 mai; évacué, 23 août, sur Milan.

TREEMILLER, Léopold, 14°. — Coup de feu à la partie postérieure du cou. — Venant de Novare. — Entré, 10 juin; évacué, 13 juin, sur Gênes.

TUROZI, Paul, 31°. — Coup de feu à la cuisse gauche; Montebello. — Entré, 24 mai; évacué, 26 juillet, sur Milan.

URVOTIXY, Dominique, inf. Culoz. — Coup de baïonnette au dos; Montebello. — Entré, 21 mai; évacué, 3 juin, sur Gênes.

VASSER, Antoine, 54°. — Coup de feu au pied droit, Montebello. — Entré, 26 mai; évacué, 13 juin, sur Gênes.

WALNER, Jean, Jager, (?).—Coup de feu à l'épaule droite.—Venant de Novare.—Entré, 10 juin; évacué, 13 juin, sur Gênes.

WALOSCHEK, Jean, 49°. — Coup de feu au genou gauche; Montebello. — Amputé de la cuisse à l'ambulance. — Entré, 24 mai; gangrène, guérison; évacué, 23 août, sur Brescia. — Ce blessé est aussi inscrit sous le nom de Buda Woyeczek.

WALOSTIX, David, (?).—Fracture comminutive de la cuisse gauche; coup de feu; Montebello. — Amputé immédiatement de la cuisse à l'ambulance française. — Entré, 27 mai; évacué, 8 août, sur Milan.

WASELIKA, Ignace, 31°. — Coup de feu à la face; enlèvement des yeux par le projectile; Montebello. — Entré, 24 mai; mort le 5 juillet.

WASITNUK, Alexis, 9°. — Coup de baïonnette au bras gauche. — Venant de Novare. — Entré, 10 juin; évacué, 13 juin, sur Gênes.

WASS, François, 46°.—Coup de feu au bras droit.—Venant de Novare.—Entré, 10 juin; évacué, 13 juin, sur Gênes.

WENZET, Daniel, (?). — Coup de baïonnette au bras gauche; Montebello. — Entré, 26 mai; évacué, 26 juin, sur Gênes.

WERNER, Antoine, chasseur, 3e. — Coup de feu à la jambe droite ; Montebello. — Entré, 21 mai ; évacué, 3 juin, sur Gênes.

WICZANETZ, Joseph, 3e. — Fracture de la jambe gauche, près du genou ; Montebello. — Entré, 26 mai ; amputé de la cuisse, le 2 juillet, à Sainte-Marthe ; mort le 6 juillet, infection purulente.

WIESSENGER, Jean, 59e. — Fracture de la partie inférieure de la jambe droite ; coup de feu ; Montebello. — Entré, 22 mai ; évacué, 7 juin, sur Gênes.

WILDING, Gaspard, 27e. — Coup de sabre à la tête. — Venant de Novare. — Entré, 10 juin ; évacué, 13 juin, sur Gênes.

WIMER, Joseph, 49e. — Coup de feu, blessure légère ; Montebello. — Entré, 26 mai ; évacué, 30 mai, sur Gênes.

WINTER, Louis, chasseur, 3e. — Coup de feu (non pénétrant) à la poitrine ; Montebello. — Entré, 24 mai ; évacué, 3 juin, sur Gênes.

WIPPERT, Alfred, caporal-major, Jager. — Fracture comminutive de la jambe droite ; coup de feu ; Montebello ; amputé de la jambe à Voghera. — Entré, 25 mai ; évacué, 23 août, sur Milan.

WITCZEK, Joseph, chasseur. — Coup de feu au pied gauche ; Montebello. — Entré, 26 mai ; évacué, 23 août, sur Milan.

WITCZAR, Antoine, caporal, 3e. — Coup de feu à la jambe gauche ; Montebello. — Entré, 24 mai ; évacué, 23 août, sur Milan.

WITURA, André, 3e. — Coup de feu à la jambe droite ; fracture ; Montebello. — Entré, 26 mai ; évacué, 23 août, sur Milan.

WOIGOT, André, 7e. — Coup de baïonnette au genou droit ; Montebello. — Entré, 2 juin ; évacué, 3 juin, sur Gênes.

WOLF, Joseph, Jager. — Coup de feu à la tête ; Montebello. — Entré, 24 juin ; évacué, 30 mai, sur Gênes.

WOLFURSTACHER, François, 49e. — Coup de feu à la fesse gauche ; Montebello. — Entré, 27 mai ; mort, 12 juin.

WOLKERSDERFER, Michel, (?). — Coup de feu au pied droit ; Montebello. — Entré, 26 mai ; évacué, 16 octobre, sur Brescia.

ZEIFER, Jean, 14e. — Coup de baïonnette au dos. — Venant de Novare. — Entré, 10 juin ; évacué, 13 juin, sur Gênes.

ZIMMRERUD, Louis, 1er. — Coups de feu au bras droit et à l'épaule ; Montebello. — Entré, 10 juin ; évacué, 13 juin, sur Gênes.

ZRALLA, Joseph, 1er. — Coup de feu à l'avant-bras droit. — Venant de Novare. — Entré, 10 juin ; évacué, 21 juin, sur Gênes.

Tableau par siége des blessures. Autrichiens reçus aux hôpitaux italiens d'Alexandrie (Hôpital divisionnaire, Collége national, Sainte-Marthe, Sainte-Claire).

SIÉGE DES BLESSURES.	PROJECTILES, ARMES, ETC., QUI ONT PRODUIT LES BLESSURES.											
	BALLE.		BOULET.		ÉCLATS DE PROJECTILES, BISCAÏENS.		SABRE, BAÏONNETTE, LANCE.		DIVERS.		TOTAL.	
	Entrés.	Morts.	Entrés.	Morts.	Entrés.	Morts.	Entrés.	Morts.	Entrés.	Morts.	Entrés.	Morts.
Tête	8	1	»	»	1	»	5	1	»	»	14	2
Face	6	2	»	»	1	»	3	»	»	»	10	2
Cou	7	2	»	»	1	»	1	»	»	»	9	2
Poitrine	13	7	»	»	»	»	4	»	»	»	17	7
Abdomen	2	2	»	»	»	»	2	»	»	»	4	2
Dos	7	1	»	»	»	»	12	»	»	»	19	1
Région inguinale	1	»	»	»	»	»	»	»	»	»	1	»
— iliaque et fessière	10	3	»	»	»	»	7	»	»	»	17	3
— génitale	2	»	»	»	»	»	»	»	»	»	2	»
Épaule	14	2	»	»	1	»	1	»	»	»	16	2
Bras	12	»	»	»	»	»	9	»	»	»	21	»
Coude	6	1	»	»	»	»	»	»	»	»	6	1
Avant-bras	7	»	»	»	»	»	»	»	»	»	7	»
Main	10	»	»	»	1	»	5	»	»	»	16	»
Doigts	3	»	»	»	»	»	»	»	»	»	3	»
Articulation coxo-fémorale	4	4	»	»	»	»	»	»	»	»	4	4
Cuisse	29	4	»	»	»	»	4	»	»	»	33	4
Genou	3	3	»	»	1	»	1	»	»	»	5	3
Jambe	21	1	»	»	1	»	»	»	»	»	22	1
Articulation tibio-tarsienne	1	»	»	»	»	»	»	»	»	»	1	»
Pied	13	»	»	»	»	»	»	»	»	»	13	»
Blessures diverses	»	»	»	»	»	»	»	»	31	»	31	»
AMPUTATIONS :												
de l'épaule	1	1	»	»	»	»	»	»	»	»	1	1
du bras	2	2	»	»	»	»	»	»	»	»	2	2
de l'avant-bras	1	»	»	»	»	»	»	»	»	»	1	»
de doigts	1	»	»	»	»	»	»	»	»	»	1	»
de la cuisse	23	10	»	»	»	»	»	»	»	»	23	10
de la jambe	13	7	»	»	»	»	»	»	»	»	13	7
TOTAUX	220	53	»	»	7	»	54	1	31	»	312	54

Dix-huit amputations, parmi les blessés entrés à Sainte-Marthe, ont été jugées indispensables ; neuf des opérés ont déjà succombé et quelques autres laissent peu d'espoir. L'abattement moral des Autrichiens, souvent peu en rapport avec la gravité des lésions, est une disposition déplorable pour les opérés.

Il a été fait une résection de 16 centimètres du tibia chez un blessé dont le péroné était intact; et une résection de 12 centimètres du fémur chez un autre, qui nous laisse beaucoup d'incertitude (10 juin). Dr RESTELLI.

Le tableau qui suit, page 54, comprend les blessés de Montebello, Français et Autrichiens, reçus dans les hôpitaux d'Alexandrie. Il présente quelques différences insignifiantes avec celui qui précède, parce que ce dernier sépare le nombre des amputations du nombre des blessures des membres et qu'il a été établi dans un autre ordre d'idées.

Il permet de comparer approximativement dans les deux armées, 1° le nombre des blessures par armes à feu et par armes blanches; 2° le nombre des blessures aux membres droits et aux membres gauches. Il offrirait plus d'intérêt si nous pouvions l'établir complétement, mais nous manquons de renseignements sur les blessés ennemis qui ont été soignés aux ambulances autrichiennes. Nous voyons que chez les Français :

Sur 690 blessures, 642 sont produites par armes à feu et 48 par armes blanches, et que sur 451 blessures des membres, 168 sont aux membres droits et 283 aux membres gauches.

Tandis que chez les Autrichiens qui ont reçu des soins dans nos établissements hospitaliers, nous voyons que :

Sur 312 blessures, 227 sont produites par armes à feu, 54 par armes blanches et 31 sont sans indications; enfin, que sur 188 blessures des membres, 92 sont aux membres droits et 96 aux membres gauches.

On sait que les blessures sont toujours plus nombreuses au côté gauche du corps qu'au côté droit; cela s'explique par la position du soldat faisant feu et dont le côté droit est plus ou moins effacé; mais la différence considérable dans les proportions que présentent, sous ce rapport, les Français et les Autrichiens ne peut être attribuée au hasard. Les mouvements en avant à la baïonnette, si fréquents dans notre armée, suffisent-ils pour éclairer la question? La différence proportionnelle des blessures par armes blanches chez les Autrichiens pourrait le laisser supposer.

SIÉGE DES BLESSURES.	FRANÇAIS.				AUTRICHIENS.			
	BLESSURES				BLESSURES			
	par armes à feu.		par armes blanches.		par armes à feu.		par armes blanches.	
Crâne	43		11		9		5	
Face	22		2		7		3	
Cou	21		1		8		1	
Thorax	75		8		13		4	
Abdomen	10		3		2		2	
Lombes	22		»		7		12	
Fesses	21		»		13		7	
	214		25		59		34	
	239				93			
	Membres droits.	Membres gauches.	Membres droits.	Membres gauches.	Membres droits.	Membres gauches.	Membres droits.	Membres gauches.
Épaule	17	25	2	3	7	8	1	»
Bras	18	33	»	6	8	6	5	4
Coude	7	10	»	»	1	5	»	»
Avant-bras	13	31	2	1	5	3	»	»
Poignet	2	2	»	»	»	»	»	»
Main	11	18	»	5	5	6	3	2
Doigts	1	4	»	»	2	2	»	»
Hanche	1	1	»	»	2	2	»	»
Cuisse	28	51	»	»	23	29	1	3
Genou	22	28	»	»	3	1	1	»
Jambe	25	44	1	2	17	18	»	»
Pied	17	19	1	»	8	7	»	»
	162	266	6	17	81	87	11	9
	428		23		168		20	
	451				188			
TOTAUX	690				281			

Chez un des blessés à la tête, la balle pénètre à la partie supérieure de l'orbite, traverse le cerveau et sort à la région occipitale correspondante. Il a néanmoins vécu 18 jours, sans présenter de symptômes en rapport avec la gravité de la lésion que l'autopsie a confirmée; le blessé présentait un foyer purulent à la base du crâne, et il est mort presque subitement.

Chez un autre, la balle pénètre à la tempe gauche, sort à la tempe droite après avoir fracturé les orbites et enlevé les yeux ; ce blessé est presque guéri.

Une blessure du cou a nécessité la ligature de la carotide primitive, pour hémorrhagie ; le douzième jour de la blessure, au moment de la chute de l'escarre; trois jours après le blessé fut enlevé par une hémorrhagie foudroyante de la carotide externe du côté opposé. Les deux carotides avaient été déchirées par une balle.

Un des blessés à l'épaule succomba après quelques jours de traitement, et l'autopsie fit constater un abcès au foie.

Chez un blessé, une balle pénétrant à la fesse gauche, traversa l'os iliaque et vint se loger dans la vessie. L'urine sortait par la plaie ; on employa le perchlorure de fer et l'on obtint la guérison de la blessure. La balle sera extraite de la vessie par la taille dans quelques jours.

Dr RESTELLI, chirurgien en chef de l'hôpital de Sainte-Marthe.

12. HOPITAL DIT AMBULANCE DE LA GARE D'ALEXANDRIE.

Mouvement du 1er juin au 31 août 1859.

Sous le nom d'Ambulance de la Gare, on désigne un établissement formé pour recevoir et abriter les blessés et malades qui, évacués des hôpitaux et des ambulances, devaient y attendre leur départ pour Gênes ou pour France. Aucun malade n'a été inscrit et n'a séjourné.

PERSONNEL MÉDICAL. — Néant.

Service de la Pharmacie. — Néant.

Service administratif. — M. Chevalier, adjudant.

Dépenses générales.

Appropriation des locaux	609 f.	15 c.	15,959 fr. 60 c.
Installation d'un fourneau de cuisine	114	00	
Achat de 1,950 paillasses à 6 fr. 50 c.	12,090	00	
Achat de matériel, gamelles, assiettes, pots à tisane, gobelets, paniers, mesures de capacité, etc.	2,451	70	
Primes de travail à des infirmiers auxiliaires et terrassiers, etc.	609	05	
Alimentation	3	60	
Entretien	27	40	
Frais de bureau	54	70	

VILLES OU VILLAGES OU DES HÔPITAUX ONT REÇU les blessés et malades. — Dates de l'ouverture et de la fermeture.	RESTANTS.	ENTRÉS par billet.	ENTRÉS par évacuation.	SORTIS par billet.	SORTIS par évacuation.	MORTS.	NOMBRE des journées de traitement.	OBSERVATIONS.
12. ALFIANELLO,								Province de Brescia.
28 juin.	»	»	9	»	»	»	27	
juillet.	9	»	»	»	2	1	203	
août, 24. . . .	6	»	»	»	6	»	48	
		»	9	»	8	1	278	
13. ALZANO.								Près Bergame.
28 juin	»	»	92	»	»	»	231	
juillet.	92	»	20	»	86	»	2,405	
août.	26	»	»	»	21	»	247	
septembre . . .	5	»	»	»	5	»	18	
		»	112	»	112	»	2,901	
14. ARENZANA.								
18 avril 1860 . . .	»	»	1	»	1	»	9	Un artilleur.
15. ARQUATA.								Route de Gênes à Novi.
14 mai.	»	2	»	1	»	»	16	
juin.	1	»	»	»	»	»	30	
juillet.	1	»	»	1	»	»	6	
août, 1er. . . .	»	4	»	4	»	»	4	
		6	»	6	»	»	56	
16. ASTI.								Hôpital militaire sarde, maison royale des invalides.
3 juin.	»	452	»	283	»	»	7,529	
juillet.	169	9	»	127	»	»	3,390	
août.	51	77	»	91	»	4	1,716	
septembre. . . .	53	19	»	34	»	1	596	
octobre	17	24	»	21	»	1	576	
novembre. . . .	19	13	»	18	»	»	504	
décembre 1859. .	14	18	»	11	»	»	497	
janvier.	21	12	»	19	»	4	469	
février.	10	4	»	8	»	»	230	
mars.	6	7	»	3	»	»	207	
avril 1860. . . .	10	16	»	25	»	1	407	
		651	»	640	»	11	16,121	

Le Dr Alciati, Napoleone, médecin divisionnaire de l'armée sarde, directeur de cet hôpital, dans son rapport du 30 août, signale un fait qui se représente souvent dans les mouvements de troupes. Il cite quatre hommes de l'artillerie :

Ray, du 2e régiment,
Rougiès, maréchal des logis du 8e,
Métayer, canonnier du 8e,
Souchard, canonnier du 12e,

qui sont morts de fièvre typhoïde peu de jours après leur entrée à l'hôpital.

« Les chefs de batteries, dit-il, tiennent trop à rentrer avec leurs hommes; « ils traînent avec eux des malades dont l'état s'aggrave par les fatigues et la « chaleur et qui ne s'arrêtent que pour mourir dans les localités qu'ils n'ont pu « dépasser. Il est certain que ces hommes, puisqu'ils le disent eux-mêmes, étaient « sérieusement malades depuis au moins huit jours et auraient dû être envoyés « à l'hôpital beaucoup plus tôt. »

AUTRICHE.

Hôpitaux divers.

Un chirurgien des hôpitaux de Vérone, M. le docteur Gelmi, a bien voulu communiquer au médecin en chef de l'armée d'Italie, M. le baron Larrey, les notes suivantes sur les officiers français prisonniers de guerre et blessés reçus à Vérone; les notes sur les sous-officiers et soldats traités dans les mêmes conditions à Mantoue, etc., ont été fournies par les autorités autrichiennes.

Hôpitaux de Vérone. — Officiers.

De la Rochefoucauld, chef d'escadron, 3e chasseurs d'Afrique. — Contusion à la tête et à la poitrine avec commotion cérébrale. — Entré le 25 juin, sorti le 20 juillet.

Reys, sous-lieutenant, 3e chasseurs d'Afrique. — Contusion à la tête et à la poitrine avec commotion cérébrale. — Entré le 25 juin, sorti le 15 juillet.

Borderouge, lieutenant au 55e de ligne. — Plaie déchirée au pied droit et fracture du tarse, coup de feu. — Entré le 25 juin; a été amputé de la jambe et a succombé un mois après l'opération, le 12 août.

Moreau, lieutenant au 55e de ligne.—Fracture du tibia, coup de feu.—Entré le 25 juin, évacué le 3 août.

Hôpitaux divers. — Sous-officiers et soldats.

Alexandre, Pierre, 89e.
Baudeck, Eugène, 72e.
Benedetti, Alfred, ?
Ben-Salem-Achmed, tiraill.
Bonfils, sergent-major, 91e.
Chiavossa, Antoine, 1er grenadiers (garde).
Degrée, Jean, 85e.
Denolove, Laurent, ?
Diterlin, Sébastien, 1er chasseurs d'Afrique.
Eranterove, 56e, ?
Farino, Édouard, ?
Farnetti, Marcelin, ?
Fey, Yvan, 49e.
Florian, Louis, ?
Founier, François, 1er voltigeurs (garde).
Franck, Jean, légion étrangère.
Franz, Thomas, ?

Garnier, Emmanuel, 72e.
Gebigne, Albert, chasseurs d'Afrique.
Genever, Jean, ?
Gilbert, sergent, 52e.
Gonoran, Edmond, ?
Guibert, Michel, 91e.
Isidore, Paul, 72e.
Kune, Adam, 90e.
Kunz, Pierre, 3e chasseurs d'Afrique.
Lafond, Antoine, 55e.
Latapie, Jean, 98e.
Lebigre, Albert, 3e chasseurs d'Afrique.
Ledoux, Joseph, caporal, 8e de ligne.
Liepes, François, ?
Luceau, Félix, 71e.
Maleack, ?
Marty, François, 5e bat. de chasseurs.
Massia, Jean, ?
Mestre, 3e hussards.
Molinetti, Antoine, ?
Moritz, Jean, chasseur, ?
Mossi, Auguste, 1er chasseurs d'Afrique; mort, 20 juillet.
Némann, Édouard, ?
Osengo, Joseph, ?
Ozatt, Philippe, ?
Pallot, Jean, 52e; mort le 4 juillet.
Plano, Joseph, ?
Poilot, Jules, 7e hussards.
Prébari, Antoine, ?
Ratat, Sébastien, 74e.
Rossuni, Jean, ?
Roux, brigadier, 2e hussards.
Sabatier, André, 49e.
Sartori, Angelo, ?
Schmiedt, Frédéric, 2e rég. étranger.
Schwœrer, Maurice, sergent-major, 73e; mort, 16 juilllet.
Siv, François, ?
Spanagel, 2e étranger.
Willingari, ?

Plus huit hommes dont les noms sont indéchiffrables; le numéro du régiment de quelques-uns de ces hommes n'est pas indiqué et remplacé soit par le numéro du bataillon ou même de la compagnie, et souvent d'une façon qui ne donne aucune certitude.

Avignon. L'hôpital temporaire d'Avignon, établi dans l'ancienne succursale des Invalides, a reçu 425 malades et blessés convalescents; 215 sont sortis par billet, 109 par évacuation, un seul est mort (entérite aiguë, vénérien). Quelques-uns des restants ont été évacués sur Carpentras; les autres ont eu des congés de convalescence.

VILLES OU VILLAGES OU DES HÔPITAUX ONT REÇU les blessés et malades. — Dates de l'ouverture et de la fermeture.	RESTANTS.	ENTRÉS par billet.	ENTRÉS par évacuation.	SORTIS par billet.	SORTIS par évacuation.	MORTS.	NOMBRE des journées de traitement.	OBSERVATIONS.
17. AZANELLO.								
28 juin......	»	33	»	»	»	»	99	
juillet.....	23	»	»	22	»	2	795	
août......	9	»	»	5	»	1	181	
septembre, 7..	3	»	»	3	»	»	18	
		33	»	30	»	3	1,093	

VILLES OU VILLAGES OU DES HÔPITAUX ONT REÇU les blessés et malades. — Dates de l'ouverture et de la fermeture.	RES-TANTS.	ENTRÉS par billet.	ENTRÉS par éva-cuation.	SORTIS par billet.	SORTIS par éva-cuation.	MORTS.	NOMBRE des journées de trai-tement.	OBSERVATIONS.
18. AZOLA.								Province de Brescia.
26 juin.	»	»	19	»	2	3	54	
juillet	14	»	36	»	27	9	471	
août.	20	»	1	»	12	4	449	
septembre, 30.	5	»	»	»	4	1	146	
		»	56	»	39	17	1,120	
19. AZOLA (*suite*).								École communale.
7 juillet, 31. . . .	»	»	39	»	37	2	157	
20. BALZOLA (Hôpital San Giovanni).								Dépendance de Casale.
Mai.	»	»	1	»	1	»	8	Évacué le 3 juin 1859.
21. SAN BARTOLOMEO.								Province de Brescia.
26 juin	»	»	150	»	117	2	438	
Sans indication.. .	31	»	»	»	30	1	30	
		»	150	»	147	3	468	
22. BASSIGNANA (Hôpital San Spirito).								
11 mai..	»	39	»	10	1	»	274	
juin, 20. . . .	28	»	»	23	5	»	71	
		39	»	33	6	»	345	
23. BELGIOJOSO.								
15-16 juin. . . .	»	»	1	»	»	1	2	Un soldat du 99e de ligne.

24 à 32. BERGAME.

Bergame compte neuf hôpitaux installés par la municipalité de cette ville avec une rapidité et une sollicitude dignes des plus grands éloges. Ces hôpitaux sont :

Conventino,
La maison des pauvres, } dans les faubourgs, à peu de distance de la gare du chemin de fer (laissent à désirer au point de vue de la salubrité).

L'hôpital militaire,
L'hôpital civil,
Paradiso, } à mi-côte, dans de bonnes conditions.

Le Séminaire (800 lits), au sommet de la montagne. Conditions remarquablement bonnes, mais d'un accès difficile et éloigné de la gare.

Ces établissements sont échelonnés depuis le sommet de la montagne (vieille ville) jusque dans la plaine (ville neuve).

A la date du 25 juillet, les divers hôpitaux de Bergame comptent 2,400 malades, dont un tiers environ appartient à l'armée sarde.

Après la bataille de Solférino, le nombre des blessés reçus dans les hôpitaux, sans parler de quelques blessés reçus dans les villages voisins, s'est élevé à 2,176 (Rapport de M. Baizeau, médecin-major, médecin en chef à Bergame depuis le 26 juillet).

« Les habitants de Bergame sont généralement peu vigoureux; il faut en rechercher la cause dans la pauvreté et l'ignorance absolue des règles les plus simples de l'hygiène. On remarque dans la ville haute un grand nombre de déviations de la colonne vertébrale et des membres inférieurs. Ces difformités peuvent peut-être s'expliquer indépendamment des causes générales, 1° par l'habitude qu'ont les nourrices de faire marcher les petits enfants alors que leurs membres ne sont pas encore assez solides pour les soutenir; 2° par la marche des enfants sur le plan invariablement incliné de la ville haute, ce qui les force véritablement à grimper; 3° par une nourriture insuffisante et mauvaise consistant presque exclusivement en gâteaux de maïs; 4° par des habitations froides et humides, adossées à la montagne; enfin, par l'abus des saignées, cause de débilité et d'abâtardissement de toute la population. Chez les femmes, fussent-elles chlorotiques, la saignée est tellement en usage qu'elle remplace parfois l'écoulement menstruel. Je connais en ce moment à Bergame une femme de 40 ans qui a été saignée 222 fois dans sa vie et qui le sera probablement encore. »

MORIN, médecin-major au 26e de ligne.

VILLES OU VILLAGES ou des hôpitaux ont reçu les blessés et malades. — Dates de l'ouverture et de la fermeture.	RES-TANTS.	ENTRÉS par		SORTIS par		MORTS.	NOMBRE des journées de traitement.	OBSERVATIONS.
		billet.	évacuation.	billet.	évacuation.			
24. BERGAME.								
Hôpital du Paradiso.								Ancien hôpital militaire autrichien (ville basse).
27 juin.	»	»	172	»	»	»	524	
juillet.	172	81	96	47	179	7	5,114	3 officiers.
août.	116	254	30	101	18	16	4,930	2 *id.*
septembre. . . .	265	207	26	194	4	15	8,947	4 *id.*
octobre.	285	183	85	282	3	6	8,682	1 *id.*
novembre. . . .	262	100	»	194	»	7	6,061	2 *id.*
décembre.	161	115	»	159	»	7	4,289	1 *id.*
janvier.	110	91	»	77	23	3	2,936	» *id.*
février.	98	81	»	75	2	5	2,750	2 *id.*
mars.	97	86	»	94	»	4	2,942	2 *id.*
avril.	85	80	»	79	»	2	2,448	1 *id.*
mai, 23.	84	47	»	49	81	1	1,279	1 *id.*
Total des entrés. . . .	1,734	1,325	409	1,351	310	73	50,902	19 officiers.

Du 1er octobre 1859 à la fin de mars 1860, l'hôpital a reçu 51 militaires atteints de fièvre typhoïde; 10 sont morts. Cette maladie a sévi surtout sur les hommes d'une constitution délicate et fortement éprouvés par les fatigues de la campagne.

VILLES OU VILLAGES	RESTANTS.	ENTRÉS par billet.	ENTRÉS par évacuation.	SORTIS par billet.	SORTIS par évacuation.	MORTS.	NOMBRE des journées de traitement.	OBSERVATIONS.
25. BERGAME (*Suite*).								
Hôpital Celestini.								
25 juin.	»	»	82	»	4	»	323	
juillet.	78	21	146	70	105	4	1,026	
août, 16.	66	»	»	25	41	»	328	
Total des entrés.	249	21	228	95	150	4	1,677	
26. BERGAME (*Suite*).								
Hôpital Conventino.								Dr Palazzini, directeur.
26 juin.	»	»	578	»	272	»	1,613	
juillet.	306	1	111	116	290	10	6,314	
août, 8..	2	»	»	»	1	1	7	
Total des entrés.	690	1	689	116	563	11	7,934	

VILLES OU VILLAGES OU DES HÔPITAUX ONT REÇU les blessés et malades. — Dates de l'ouverture et de la fermeture.	RES-TANTS.	ENTRÉS par billet.	ENTRÉS par évacuation.	SORTIS par billet.	SORTIS par évacuation.	MORTS.	NOMBRE des journées de traitement.	OBSERVATIONS.
27. BERGAME (*Suite*).								
Hôpital du Séminaire.								Dr Cassis Giovanni, directeur.
26 juin.	»	»	258	»	9	»	1,098	
juillet.	249	56	156	58	311	6	7,698	
août.	86	179	12	94	5	10	3,204	
septembre. . . .	168	117	»	99	47	12	5,671	
octobre.	127	»	»	3	117	4	727	
novembre, 30. .	3	»	»	3	»	»	56	
Total des entrés.	778	352	426	257	489	32	18,454	
28. BERGAME (*Suite*).								
Hôpital San Agostino e Fara.								
26 juin.	»	»	101	»	90	»	148	
juillet, 20. . . .	11	»	»	»	11	»	149	
		»	101	»	101	»	297	
29. BERGAME (*Suite*).								
Hôpital du Ricovero.								
26 juin.	»	»	98	»	»	»	490	
juillet.	98	»	170	»	202	1	2,719	
août.	65	»	93	»	156	1	746	
septembre. . . .	1	»	»	»	»	»	30	
octobre, 23. . .	1	»	»	»	1	»	22	
		»	361	»	359	2	4,007	
30. BERGAME (*Suite*).								
Hôpital du Galgario.								
26 juin.	»	»	27	»	»	»	134	
juillet.	27	31	124	8	114	»	1,614	
août, 26.	60	11	5	7	68	1	706	
Total des entrés.	198	42	156	15	182	1	2,454	

VILLES OU VILLAGES OU DES HÔPITAUX ONT REÇU les blessés et malades. — Dates de l'ouverture et de la fermeture.	RES-TANTS.	ENTRÉS par billet.	ENTRÉS par éva-cuation.	SORTIS par billet.	SORTIS par éva-cuation.	MORTS.	NOMBRE des journées de trai-tement.	OBSERVATIONS.
31. BERGAME (*Suite*).								
Liceo.								
26 juin.	»	»	106	»	»	»	527	
juillet, 18. . . .	106	1	1	14	93	1	1,561	
Total des entrés.	108	1	107	14	93	1	2,089	
32. BERGAME (*Suite*).								
Hôpital majeur.								
26 juin.	»	»	47	»	9	»	177	
juillet.	38	7	199	»	146	10	2,108	Dont 2 officiers.
août.	88	4	18	»	105	4	1,100	Dont 1 officier.
septembre. . . .	1	»	»	»	»	»	30	
octobre, 25. . .	1	»	»	»	1	»	24	
Total des entrés.	275	11	264	»	261	14	3,439	

La plupart des blessés étaient atteints de lésions des parties molles, quelques-uns de fractures comminutives des membres supérieurs, et beaucoup étaient blessés aux mains. La distance considérable du champ de bataille et, par suite, les difficultés du transport, expliquent le petit nombre des blessures des cavités splanchniques et l'absence presque complète de celles des membres inférieurs. Cependant 69 opérations ont été pratiquées; plus de moitié peuvent être rangées parmi les opérations graves; beaucoup ont été faites tardivement, et comme dernière ressource. La mortalité est due à l'ostéomyélite, à l'infection purulente et, dans deux cas, au tétanos, chez un amputé d'un doigt et chez un amputé (désarticulation) du premier métatarsien.

A Bergame comme à Novare, la mortalité des amputés du bras a été excessive : ainsi, à Novare, elle a été d'un tiers, et à Bergame, elle a dépassé la moitié chez les Français; sur dix amputés italiens, on n'en a sauvé qu'un seul.

État des opérations faites aux hôpitaux de Bergame (blessés français) pendant la campagne.

	Nombre.	Guéris ou en traitement.	Morts.	
Désarticulation de l'épaule.	*1*	*1*	»	
Résection de la tête de l'humérus. . . .	*2*	*2*	»	
Amputation du bras.	*18*	*8*	*10*	
Id. de l'avant-bras.	*9*	*6*	*3*	
Désarticulation de la main.	*3*	*3*	»	
Résection des 2e, 3e et 4e métacarpiens..	*1*	*1*	»	
Désarticulation ou amputation de doigts.	*30*	*29*	*1*	mort du tétanos.
Amputation de la cuisse (1/3 inférieur).	*1*	*1*	»	
Id. de la jambe.	*3*	*2*	*1*	
Désarticulation du 1er métatarsien. . . .	*1*	»	*1*	mort du tétanos.
	69	*53*	*16*	

(Rapport de M. Baizeau, médecin-major, chef du service médical.)

VILLES OU VILLAGES OU DES HÔPITAUX ONT REÇU les blessés et malades. — Dates de l'ouverture et de la fermeture.	RESTANTS.	ENTRÉS par billet.	ENTRÉS par évacuation.	SORTIS par billet.	SORTIS par évacuation.	MORTS.	NOMBRE des journées de traitement	OBSERVATIONS.
33. BOBBIO.								
17 au 25 mai. . . .	»	»	29	»	29	»	73	
34. BORGO SATOLLO.								Province de Brescia.
25 juin.	»	»	7	»	»	»	42	
juillet, 12. . . .	7	»	1	»	7	1	65	
		»	8	»	7	1	107	
35. BOZZOLO.								Province de Crémone.
27 juin.	»	6	»	1	»	»	13	
juillet.	5	60	6	32	»	2	489	
août.	37	3	125	151	»	7	877	
septembre. . . .	7	»	»	7	»	»	70	
Total des entrés.	200	69	131	191	»	9	1,449	
36. BREMBATE.								Près Bergame.
27 juin.	»	»	29	»	»	»	115	
juillet.	29	»	»	19	»	1	626	
août, 9..	9	»	»	9	»	»	22	
		»	29	28	»	1	763	

37 à 73. BRESCIA.

Le service médico-chirurgical de Brescia a eu une importance exceptionnelle; 37 établissements, hôpitaux, églises, couvents, plus un grand nombre de maisons particulières ont reçu 32,417 blessés ou malades français, italiens et autrichiens; aussi, nos recherches sur les hôpitaux de cette ville ont-elles présenté de grandes difficultés, et nous n'aurions pu donner que des situations sommaires, si nous n'avions trouvé quelques renseignements précis : 1° dans les rapports du Dr Gualla, médecin italien, au Dr Carlo Cotta, inspecteur sanitaire de la Lombardie; 2° dans les rapports décadaires des médecins français et dans les nombreux documents rassemblés pendant et après la campagne par le baron Larrey, médecin en chef de l'armée d'Italie.

Pour suffire à un service si considérable, le personnel médical, à la date du 25 juin, comprenait six médecins militaires français et cinq élèves italiens requis :

MM. Isnard, médecin principal,
Goze, id.,
Fretin, médecin aide-major,
Alezaïs, id.,
Leroy, id.,
Ridreau, id.,

MM. Mellegrani, sous-aide requis,
Perrimont, id.,
Massiani, id.,
Guiderdonni, id.,
Valentini, id.

A ce personnel il faut ajouter les médecins civils de la localité; les noms de ces derniers, quand nous avons pu les avoir, sont indiqués à chacun des hôpitaux auxquels ils ont été attachés. Nous ne savons à quel hôpital le Dr Benedini a fait particulièrement le service, mais il s'est fait distinguer.

Mouvement des militaires français entrés aux hôpitaux de Brescia.

Les différences numériques du tableau ci-contre avec la situation et l'état récapitulatif qui le suivent s'expliquent par la date différente des rapports qui comprennent une période plus ou moins limitée. Ainsi, le tableau ci-après est complet et comprend douze mois, de juin 1859 à fin mai 1860 et ne concerne que les Français; la situation n'est qu'une énumération des blessés français entrés aux hôpitaux du 25 juin au 10 juillet 1859; l'état, enfin, est un mouvement général des Français, Italiens et Autrichiens, répartis dans les hôpitaux de Brescia. Ce mouvement, adressé au médecin en chef de l'armée d'Italie, est sans signature, sans date et sans annotations, et il laisse 1,875 entrées sans distinction de nationalité.

	RES-TANTS.	ENTRÉS par billet.	ENTRÉS par évacuation.	SORTIS par billet.	SORTIS par évacuation.	MORTS.	JOURNÉES de traitement.	OBSERVATIONS.
14 Juin 1859.	»	8,198	»	77	3,005	34	42,133	107 offic. 1 mort.
Juillet.	5,082	8,052	4	168	9,201	438	127,858	139 id. 20 id.
Août.	3.331	339	204	261	2,966	220	45,896	11 id. 2 id.
Septembre.	427	174	14	77	136	74	9,401	7 id.
Octobre.	328	139	20	203	89	10	8,194	6 id.
Novembre.	185	99	1	111	10	9	5,269	1 id.
Décembre.	155	56	»	93	»	5	4,220	1 id.
Janvier.	113	52	»	49	17	»	3,042	
Février.	99	43	»	29	»	2	2,965	
Mars.	111	55	»	57	»	3	3,276	
Avril.	106	24	»	51	67	1	1,478	1 id.
Mai.	11	»	3	»	13	1	68	
Total des entrés, 17,477.		17,231	246	1,176	15,504	797	253,800	173 id.

81,249 journées de traitement pour les blessés;
163,772 *idem* pour les fiévreux;
8,779 *idem* pour les vénériens.

Situation des blessés français entrés aux hôpitaux de Brescia, du 25 juin au 10 juillet.

San Angelo. *113*
San Pietro. *541*
Derelitti. *44*
Casa di Bagno. *25*
San Giovanni *216*
San Gerome. *863*
Hôpital civil. *203*
San-Clemente *177*
Saint-Joseph. *588*
Figlie della Carita. . . . *63*
Duomo. *486*
Orfani. *35*

A reporter. . . . *3,354*

Report. *3,354*
Zitelle. *185*
Santa Orsola. *6*
Chiesa della pace. *116*
Carmine. *153*
San Luca. *125*
Casa Schena. *29*
San Alessandro *77*
San Cristo. *269*
San Nazaro. *25*
Casa Bargnani. *107*
Casa di Dio. *48*

A reporter. . . . *4,494*

Report. *4,494*
Santa Chiara. *336*
Gesuiti. *544*
San Zeno, casa Gambera. *31*
Casa Martinengo. *67*
San Paolo. *5*
Santa Eufemia. *914*
Fontanino. *110*
San Gaetano. *180*
Santa Guilia. *347*
Casa Biemi. *36*
San Antonino. *6*

TOTAL. *7,070*

État récapitulatif des blessés ou malades entrés aux hôpitaux de Brescia.

HOPITAUX.	NATIONALITÉS.				GENRE DE MALADIES.				MORTS.
	Français	Italiens.	Autrichiens.	Non classés.	Blessés.	Fiévreux.	Non classés.	TOTAL.	
1. Santa Agatha.	155	13	»	»	»	»	168	168	
2. San Alessandro. . . .	»	»	»	1,375	451	924	»	1,375	
3. San Angelo.	422	1,302	5	»	577	1,152	»	1,729	
4. San Antonino.	123	86	18	»	»	»	227	227	
5. Casa di Bagno.	8	18	19	»	45	»	»	45	
6. Carmine.	651	497	98	»	385	861	»	1,246	
7. Santa Chiara.	1,642	761	46	»	770	1,679	»	2,449	
8. San Clemente.	238	138	»	»	188	188	»	376	
9. San Cristo.	1,245	313	24	»	444	1,138	»	1,582	
10. Dereletti.	76	91	27	»	80	114	»	194	
11. Casa di Dio.	239	100	18	»	132	225	»	357	
12. Saint-Dominique. . .	457	355	120	»	616	316	»	932	
13. Duomo.	486	378	19	»	581	302	»	883	
14. Santa Eufemia. . . .	947	1,575	38	»	947	1,613	»	2,560	
15. San Eustacchio. . . .	152	48	7	»	188	19	»	207	
16. Figlie della Carita. .	134	16	»	»	99	51	»	150	
17. San Gaetano.	1,158	928	130	»	1,017	1,199	»	2,216	
18. Gesuiti.	1,226	618	154	500	852	1,646	»	2,498	
19. San Giovanni.	293	177	4	»	270	204	»	474	
20. San Giorolamo et casa Corchetto.	1,140	567	249	»	1,093	863	»	1,956	1,273
21. Santa Giulia.	1,099	2,356	16	»	859	2,612	»	3,471	
22. San Giuseppe.	885	396	260	»	851	690	»	1,541	
23. Liceo.	247	181	31	»	162	297	»	459	
24. San Lorenzo.	119	1	»	»	»	»	120	120	
25. San Lucca.	498	466	18	»	398	584	»	982	
26. Casa Mantovani. . . .	240	39	2	»	171	110	»	281	
27. Martinengo Palle. . .	80	34	46	»	160	»	»	160	
28. San Nazaro.	136	252	112	»	224	276	»	500	
29. Orfani.	57	46	»	»	»	»	103	103	
30. Orsola.	12	5	»	»	»	»	17	17	
31. Della Pace.	230	152	23	»	25	154	226	405	
32. San Paolo (affecté aux officiers). *Pour mémoire*.	24	»	»	»	»	»	»	»	
33. San Pietro.	1,254	321	72	»	731	916	»	1,647	
34. Quartierone.	142	272	»	»	»	»	414	414	
35. Casa Schena.	142	121	20	»	53	230	»	283	
36. San Zanino.	43	96	4	»	27	116	»	143	
37. Zitelle di S. Agnese. .	202	62	3	»	»	»	267	267	
	16,178	12,781	1,583	1,875	12,396	18,479	1,542	32,417	1,273
	32,417				32,417				

Nota. — Il y a eu, pour les Français, 797 actes de décès aux hôpitaux de Brescia. — Il est mort 476 Italiens ou Autrichiens.

Plusieurs de ces établissements, fermés vers le milieu d'août, ont néanmoins reçu des malades dans le 4e trimestre.

Officiers autrichiens en traitement dans les hôpitaux de Brescia.

[Les noms sont peut-être mal écrits, quelques-uns sont illisibles ; nous n'avons aucun moyen de vérification.]

VAGNER, Franz, lieutenant.
SOSDERICH, Ludwig, *idem.*
RIPAN, Antonio, *idem.*
SAVOLZ, ? , capitaine.
POCKMANN, Ernest, *idem.*
MULCHECHNER, Auguste, lieutenant; a été conduit à la citadelle pour tentative d'évasion.
MAYER, Antonio, major.
MALEKSKI, Jules, lieutenant.
SCHNEIDER, Ferdinand, *idem.*
HERMANN, Marcelin, *idem.*
HUND, ? *idem.*
ROSKOSSNICS, Lorenzo, *idem.*
MULLER, Carlo, médecin,
LATHRER, Carlo, lieutenant.
VENTURA, Francesco, lieutenant, amputé du bras droit.
MAGGIAR? Ludwig, lieutenant, amputé à l'ambulance.
HILGENT, ? lieutenant.
INSBURG, Bruno, *idem.*
DE SOLMS, Bernard, *idem.*
PROMBERT, Robert, lieutenant, amputé de la jambe gauche.
CHRIST, Jean, lieutenant.
RITTNER, Jean, capitaine.
HERMANN, Franz, lieutenant.
HUBNER, Adalbert, *idem.*
JAKL, Édouard, capitaine.
LHOKH, Carlo, major.
RALMAR, Alexandre, ?
SOLTZ, Giovanni, ?
LIMECK, Camille, ?
BATTIDI, Adolphe, ?

Renseignements particuliers sur les trente-sept hôpitaux de Brescia, classés par ordre alphabétique.

[Les mouvements qui suivent sont compris dans les tableaux, pages 66 et 67.]

37. Église Santa Agatha. — Cette église a reçu :

155	Français.	*168.*
13	Italiens.	

38. San Alessandro.

Petite caserne pouvant contenir, avec l'église voisine, 124 lits.

On y reçut, du 22 juin à la fin d'août :

Blessés.	*451*	*1,375*	Français.	?	*1,375*
Fiévreux.	*924*		Italiens.	?	
			Autrichiens.	?	

Le 24 juillet, cet hôpital fut réservé exclusivement aux Italiens.

39. Hôpital San Angelo. — Directeur, Dr Bordogna.

Ancien couvent. 266 lits. — On y reçut, du 16 juin à la fin d'août :

Blessés	577	1,729	Français	422	1,729
Fiévreux	1,152		Italiens	1,302	
			Autrichiens	5	

Le 25 juillet, cet hôpital fut désigné pour recevoir exclusivement des Italiens.

Parmi les blessures, on note :

4 plaies pénétrantes de la poitrine suivies de guérison ;
3 plaies pénétrantes de l'abdomen suivies de mort.

M. Isnard y fit une amputation de bras qui nécessita peu de temps après une désarticulation scapulo-humérale.

5 cas de tétanos, 5 morts.

40. San Antonino.

Maison extra-muros, à 2 kilomètres de Brescia, admirablement située, entourée de jardins ; l'intérieur se compose d'un grand nombre de petites chambres à 2 et 3 lits dont les portes s'ouvrent sur deux corridors placés en croix.

Cet hôpital possédait 150 lits ; il a fonctionné du 25 juin au 6 juillet ; il reçut :

Blessés et fiévreux	227	Français	123	227
		Italiens	86	
		Autrichiens	18	

3 cas de tétanos, 3 morts.

41. Casa di Bagno, 60 lits. On y reçut :

Blessés	45	Français	8	45
		Italiens	18	
		Autrichiens	19	

Le Dr italien Santini y fit deux opérations :

1 amputation de la cuisse au tiers supérieur.
1 désarticulation du pied.

42. Delle Carmine.

Couvent transformé en caserne et approprié en hôpital, mais mauvais, malsain ; 400 lits.

Il reçut jusqu'au 16 août :

Blessés	385	1,246	Français	651	1,246
Fiévreux	861		Italiens	497	
			Autrichiens	98	

On y fit 30 amputations :	du bras	8	10 morts. Infection purulente.
	de la cuisse	12	
	de la jambe	10	

12 fractures comminutives furent traitées sans amputation.

14 cas de tétanos, 14 morts (10 Autrichiens et 4 Italiens).

43. Hôpital Santa Chiara.

Ancien cloître de franciscains, puis collége de jeunes garçons, transformé en hôpital du 25 au 27 juin ; 550 lits. Cette transformation s'est faite sous la direction du Dr Manengo, médecin italien.

Du 27 juin à la fin d'août, cet hôpital a reçu :

Blessés	770	2,449	Français	1,642	2,449
Fiévreux	1,679		Italiens	761	
			Autrichiens	46	

Des médecins français y ont fait une partie du service.

Opérations faites : Désarticulation scapulo-humérale	3	1 mort.	14 morts.
Amputation du bras	10	1 id.	
Idem de la cuisse	16	10 id.	
Idem de la jambe	13	2 id.	

1 seul cas de tétanos, suivi de mort.

Parmi les fiévreux :

59 cas de fièvre typhoïde, 15 morts ; 2 cas de choléra sporadique, 1 mort.

Parmi les blessés, on cite un coup de feu (balle) qui, pénétrant au côté droit du nez, fracture le maxillaire supérieur, en détache une esquille qui s'implante dans la langue, et n'est éliminée que le 20e jour. Guérison complète.

44. San Clemente. 150 lits.

Cette église a reçu :

Blessés	188	376	Français	238	376
Fiévreux	188		Italiens	138	

45. San Cristo (ancien monastère). Directeur, M. le Dr Boschetti.

Cet hôpital a été ouvert le 18 juin dans un ancien monastère ; il est dans de bonnes conditions, bien qu'assez éloigné du centre. Il compte 250 lits ; mais en utilisant corridors et portiques, on a eu 320 lits.

On y reçut jusqu'à la fin d'août :

Blessés	444	1,582	Français	1,245	1,582
Fiévreux	1,138		Italiens	313	
			Autrichiens	24	

A la date du 3 août, l'établissement ne reçut plus que des blessés français.

Les opérations qui ont été faites sont :

Amputation du bras	6		5 morts.
Résection de l'humérus	2	1 par M. Isnard. 1 par M. Leuret.	
Désarticulation de doigts	16		
Amputation de la cuisse	1		
Résection de la partie moyenne du fémur	1	par M. Isnard.	
Amputation de la jambe	4		

3 cas de tétanos, 3 morts.

46. Derelitti (maison particulière), 100 lits. Du 25 juin au 1er août, on y reçut :

Blessés	80	194	Français	76	194
Fiévreux	114		Italiens	91	
			Autrichiens	27	

1 cas de tétanos, lésion du tendon d'Achille, 1 mort.

47. Casa di Dio, 100 lits. Du 26 juin au 17 août, on y reçut :

Blessés	132	357	Français	239	357
Fiévreux	225		Italiens	100	
			Autrichiens	18	

48. Hôpital Saint-Dominique ou hôpital civil. Le Dr Girelli, directeur.

Ancien couvent de dominicains. L'ancienne bibliothèque du couvent donnait une des plus belles salles ; on y voit encore les portraits des membres de l'ordre. 325 lits. Il y a une succursale (Cappucini) qui a environ 60 lits.

Du 24 juin au 30 août, cet hôpital a reçu :

Blessés	616	932	Français	457	932
Fiévreux	316		Italiens	355	
			Autrichiens	120	

On attribue, comme cause de la plus grande mortalité comparée chez les Autrichiens et les Franco-Sardes, l'abattement des premiers et leur défiance, surtout dans les premiers jours.

Parmi les blessés, on compte peu de blessures par armes blanches; cependant, chez les Autrichiens, on constate quelques coups de lance à la tête et quelques coups de baïonnette dans les reins.

On a pratiqué à l'hôpital :

Amputation de bras	23	34 morts, 1 du tétanos.
Idem d'avant-bras	4	
Idem de cuisse	13	
Idem de jambe	22	
Désarticulation de l'épaule	3	2 morts.
Idem du poignet	1	
Idem du pied	2	
	68	

3 autres cas de tétanos mortels ont été observés sur les blessés non opérés.

49. Duomo.

Le dôme ou cathédrale est une immense église ; elle renfermait de 380 à 600 lits. Cet établissement a été fermé le 13 août.

Dans le mois de juin seulement on y reçut :

			Français	486	
Blessés	581	883	Italiens	378	883
Fiévreux	302		Autrichiens	19	

Blessures du thorax, 47, dont 7 morts (plaies pénétrantes avec lésion des poumons).

Amputation du bras ou de l'avant-bras	13	31, dont 10 morts.
Idem de la cuisse	7	
Idem de la jambe	11	
Désarticulation de doigts	10	
Idem de la main	1	
Trépanation du crâne	1	Succès. Dr Isnard.
Ligature de l'artère humérale	1	Mort. « *idem*.
Idem de l'artère fémorale	1	Mort. Dr Rudolfi.
Idem de l'artère tibiale	1	Succès.

5 cas de tétanos, 5 morts.

50. Hôpital Santa Eufemia. M. le Dr Dionesi, directeur.

Ancien couvent de bénédictins, transformé en caserne par les Autrichiens, puis en hôpital. Le directeur a organisé le service avec autant de rapidité que possible. Bon établissement; cependant l'aération n'est pas suffisante, parce que les nouvelles salles sont des corridors longs et sans fenêtres, si ce n'est aux extrémités.

Il contenait d'abord 408 lits, puis 500; mais le 25 juin, en utilisant les corridors et les vestibules, on put y recevoir 700 malades.

Le 19 juillet, il n'a plus reçu que des Italiens, soignés par des médecins italiens.

On y a reçu jusqu'à la fin d'août :

GENRE DE MALADIES.		NATIONALITÉS.		RÉSULTATS.	
Blessés	947	Français	947	Guéris	669
Fiévreux	1,613	Italiens	1,575	Évacués	1,826
		Autrichiens	38	Morts	65
	2,560		2,560		2,560

On cite un cas de fracture du genou par balle traversant l'articulation de gauche à droite et suivi de guérison par les fomentations et la glace.

Deux plaies pénétrantes par balle; entrée du projectile vers le sein et sortie obliquement en bas et en arrière en déchirant le rein, l'une sur un capitaine français; 2 morts.

Opérations faites :

Désarticulation de l'épaule	4
Amputation du bras	10
Idem de l'avant-bras	10
Désarticulation du poignet	1
Idem de doigts	30

Amputation de la cuisse	3	Une par M. Isnard.
Idem de la jambe	6	
Résection des os de l'avant-bras	1	M. Leuret.

Trois cas de tétanos, une guérison. — (Le résultat définitif des amputations ne peut être donné ici à cause des évacuations.)

51. Casa San Eustacchio.

Cette maison a reçu :

Blessés	188	207	Français	152	207
Fiévreux	19		Italiens	48	
			Autrichiens	7	

52. Figlie della Carita.

40 lits; a reçu du 26 juin au 1er août :

Blessés	99	150	Français	134	150
Fiévreux	51		Italiens	16	

53. Hôpital San Gaetano.

Cet hôpital a été établi dans une partie d'un ancien couvent; 300 lits. Il a d'abord servi de lazaret.

D'après un rapport du Dr Gualla, directeur des hôpitaux militaires de Brescia, au Dr Carlo Cotta, inspecteur sanitaire de la Lombardie, cet hôpital réunit d'assez bonnes conditions; bien aéré, les blessés et les amputés y guérirent proportionnellement mieux que dans les autres.

En quittant Brescia, les Autrichiens y ont laissé 200 malades qui ont été évacués sur l'hôpital civil.

L'hôpital San Gaetano a reçu jusqu'au 1er septembre 1859 :

Blessés	1,017	2,216	Français	1,158	2,216
Fiévreux	1,199		Italiens	928	
			Autrichiens	130	

Les premières opérations faites sont :

Par M. Isnard, médecin principal,

Désarticulation de l'humérus gauche	1	Officier français
Amputation de la cuisse	1	Français.
Résection du fémur	2	
Idem d'une portion du tibia	1	
Amputation de la jambe	1	Autrichien.

Par M. Guiches, médecin aide-major,

Amputation du bras droit	1	Français.

Trois jours après la bataille de Solférino, il arriva un grand nombre de blessés; les plaies de plusieurs d'entre eux étaient déjà envahies par la gangrène.

11 moururent peu de temps après leur entrée. Pendant les trois premiers jours, on fit de nombreuses extractions de projectiles, d'esquilles, de débris de vêtements, etc., etc.

Opérations faites de cette époque à la fin d'août :

Par M. Leuret, médecin principal,

Désarticulation scapulo-humérale.	*1*	Guérison complète.
Amputation de bras.	*10*	Morts, *2*
Idem de cuisse.	*11*	— *3*
Idem de jambe.	*17*	— *6*
Trépanation du crâne.	*1*	— *1* capitaine de zouaves.
Désarticulation de doigts.	*7*	

Par M. Agostino Bertani, médecin en chef des volontaires de Garibaldi,

Résection des deux os de la jambe, *1* Volontaire de Mantoue. Guérison complète, cal normal, cicatrisation parfaite.

On observa huit cas de tétanos :

Après amputation de la cuisse.	*1*	?
Idem de la jambe.	*1*	
? ?	*5*	Autrichiens.
Blessure de la cuisse droite	*1*	Chasseur des Alpes.

On dit avoir obtenu trois guérisons. Opium et morphine à haute dose.

La mortalité chez les amputés est due au tétanos, à l'infection purulente et à la gangrène.

Beaucoup de fractures de la face donnèrent d'assez beaux succès. Une fracture du fémur (les deux cuisses traversées par une balle) se consolida très-rapidement et presque sans suppuration.

Les blessés qui furent reçus par évacuation à la fin d'août et qui, pour la plupart, avaient été amputés après la bataille de Solférino, sont :

Amputés du bras	*18*	*58*
Désarticulés du poignet	*3*	
Idem de un ou plusieurs doigts.	*4*	
Amputés de la cuisse.	*9*	
Idem de la jambe.	*24*	

Parmi les maladies internes, on compte :

Fièvre typhoïde.	*83*,	Morts *24*
Diarrhée et diverses.	*1,116*,	— *10*

54. Gesuiti (collége des jésuites).

Cet établissement a été converti en hôpital sous la direction du Dr Da Ponte, médecin italien. 500 lits. La partie vieille de l'établissement fut réservée aux fièvres typhoïdes, varioles et aux maladies contagieuses.

Du jour de l'ouverture jusqu'à la fin d'août, on y reçut :

Blessés	852	2,498	Français	1,226	2,498
Fiévreux	1,646		Italiens	618	
			Autrichiens	154	
			Non classés	500	

Les fractures se répartissent ainsi :

	Blessés.	Morts.	Amputés.	Morts.
Fracture comminutive de l'humérus	13	2	4	2
Idem comminutive de l'avant-bras	18	»	»	»
Idem comminutive du fémur	20	4	10	3
Idem simple du fémur	9	»	»	»
Idem comminutive de la jambe	11	»	8	2
Idem simple de la jambe	31	»	»	»
Blessures de la cuisse	44	»	»	»
	146	6	22	7

« Les dix autres fractures comminutives du fémur auraient exigé l'amputation, « si l'état des hommes ne s'y fût pas opposé; six ont été amenées à bonne « fin, quatre furent suivies de mort.

« Huit des amputations de cuisse ont été faites au tiers supérieur, deux au « tiers inférieur. Le Dr Isnard tenta une résection du fémur après extraction de « quatorze esquilles, sur un sergent de zouaves; résultat encore incertain au « 1er septembre. » *(Rapport de M. Gualla, médecin italien.)*

Trois cas de tétanos suivis de mort.

55. San Giovanni.

Église transformée en hôpital. On y a reçu jusqu'au 10 août :

Blessés	270	474	Français	293	474
Fiévreux	204		Italiens	177	
			Autrichiens	4	

Blessures : fractures simples ou comminutives de la cuisse. 19

Amputation de la cuisse	2	MM. Isnard, Leroy, Alezaïs, médecins français.
Idem du bras	2	

Un cas de tétanos à la suite d'une plaie déchirée du mollet gauche, guéri le 21e jour. Éther et opium à l'intérieur; frictions d'extrait de belladone seul ou mêlé à l'onguent mercuriel sur le rachis et le ventre.

56. Hôpital San Giorolamo et casa Corchetto. — M. le Dr Ponzoni, directeur. — 600 lits.

On y reçut, du 24 juin au 12 août :

Blessés	1,093	1,956	Français	1,140	1,956
Fiévreux	863		Italiens	567	
			Autrichiens	249	

Amputations :

Amputation du bras. . .	*19*	*31* morts ;	Amputés : Français.	*12*,	Morts	*7*
Idem de la cuisse.	*15*	*19* évacués	Italiens.	*10*,	—	*6*
Idem de la jambe.	*16*	convalescents.	Autrichiens . . .	*28*,	—	*18*
	50			*50*		*31*

Désarticulation scapulo-humérale.	*2* ;	*2* morts : *1* Français, *1* Autrichien.
Plaie pénétrante de poitrine.	*7* ;	*4* morts.
Idem de l'abdomen.	*3* ;	*3* morts.

3 cas de tétanos à la suite de blessures de la cuisse par mitraille : *2* morts ; *1* évacué, opium à haute dose.

« On remarqua que les Français n'avaient aucune blessure par armes blanches, tandis que les Autrichiens en présentaient un grand nombre. La mortalité des Autrichiens fut proportionnellement très-grande, parce qu'ils arrivaient dans un état très-fâcheux de prostration, et aussi à cause de leur répugnance soupçonneuse (sospettosa repugnanza) à prendre les médicaments et à subir les opérations indispensables. » *(Rapport d'un médecin italien dont la signature est indéchiffrable.)*

57. Hôpital Santa Giulia. — M. le Dr Fornosini, directeur.

Ancien cloître de femmes ; asile des princesses et des dames de haut rang, transformé en caserne.

Hôpital vaste et commode. Direction active, intelligente, patriotique, qui, en trois jours, a transformé un établissement de 50 lits en un hôpital de 700 malades dans d'assez bonnes conditions.

On y reçut jusqu'à la fin d'août :

Blessés.	*859*	*3,471*	Français.	*1,099*	*3,471*
Fiévreux.	*2,612*		Italiens.	*2,356*	
			Autrichiens.	*16*	

Le service a été fait par les médecins civils italiens. M. Bagnol, médecin aide-major français, y fit une amputation de bras.

A partir du 22 juillet, l'établissement a été exclusivement réservé aux Italiens.

58. San Giuseppe. — M. le Dr Carrara, médecin directeur.

Église et couvent. Établissement froid, humide, mal aéré. 450 lits.

Du 20 juin au 16 août, il reçut :

Blessés.	*851*	*1,541*	Français.	*885*	*1,541*
Fiévreux.	*690*		Italiens.	*396*	
			Autrichiens.	*260*	

On y pratiqua les opérations suivantes :

Amputation du bras.	*5*	*27*. Morts *13*
Idem de la cuisse.	*13*	
Idem de la jambe.	*9*	

9 cas de tétanos, *9* morts.

59. Liceo (le Lycée).

Beau local, conditions favorables pour les blessés.

Du 26 juin au 16 août, on y reçut :

Blessés	162	459	Français	247	459
Fiévreux	297		Italiens	181	
			Autrichiens	31	

On cite une fracture du pariétal gauche avec perte de substance osseuse, commotion et paralysie du bras droit, suivie de guérison complète.

Une plaie pénétrante de l'abdomen avec perforation intestinale, suivie de guérison avec anus anormal (un officier). La balle est sortie en arrière au-dessus de l'épine iliaque postérieure et supérieure.

Une fracture du temporal : balle pénétrant par l'œil gauche et sortant par le centre de l'oreille du même côté, suivie de méningite et de guérison.

60. San Lorenzo, église. On y a reçu :

Français	119	120
Italien	1	

61. Hôpital San Lucca. — M. le Dr Calini, directeur. — Magnanerie transformée en hôpital.

240 lits. Salles vastes, élevées, très-bonnes, mais odeur désagréable. Cet établissement a déjà servi d'hôpital en 1848, et des malades ou des blessés y ont été accumulés sans produire les désastreux effets de l'encombrement.

Du 18 juin au 1er août, il reçut :

Blessés	398	982	Français	498	982
Fiévreux	584		Italiens	466	
			Autrichiens	18	

Tous furent traités par les médecins civils de Brescia ; cependant M. Isnard, médecin de l'armée française, amputa la jambe droite à un officier français et intervint pour un cas concernant un colonel français ; et M. Ridreau, médecin aussi de l'armée française, y fit une amputation de jambe.

Les blessures de la poitrine et de l'abdomen furent toutes mortelles. L'infection purulente enleva 9 des amputés.

On y pratiqua 19 amputations :	de la cuisse	6	9 morts.
	de la jambe	5	
	du bras	7	
	de l'avant-bras	1	

5 cas de tétanos à la suite de blessures, 5 morts.

62. Casa Mantovani. On y a reçu :

Blessés	171	281	Français	240	281
Fiévreux	110		Italiens	39	
			Autrichiens	2	

63. Martinengo Palle (palais). 60 lits. On y a reçu :

Blessés	160	Français	80	160
		Italiens	34	
		Autrichiens	46	

64. San Nazaro, église, 150 lits, a reçu du 27 juin au 9 août :

Blessés	224	500	Français	136	500
Fiévreux	276		Italiens	252	
			Autrichiens	112	

65. Orfani, 40 lits ; on y reçut :

Français	57	103
Italiens	46	

66. Santa Orsola, 6 lits ; on y reçut :

Français	12	17
Italiens	5	

67. Hôpital della Pace, petit hôpital (?), 180 lits ; il reçut jusqu'au 9 août :

Blessés	25	405	Français	230	405
Fiévreux	154		Italiens	152	
Sans être classés	226		Autrichiens	23	

68. San Paolo.

Maison d'éducation, réservée aux officiers. 20 lits. Grande propreté. Les prêtres qui s'y trouvaient ont été très-bien disposés pour nos blessés.

Il y est entré 24 officiers (ce nombre peut n'être pas parfaitement exact).

69. San Pietro.

Ancien couvent et église assez éloignés du centre. 400 lits. Du 25 juillet au 20 août, on y reçut :

Blessés	731	1,647	Français	1,254	1,647
Fiévreux	916		Italiens	321	
			Autrichiens	72	

Blessures. — Fractures des membres supérieurs		39	
Idem *idem* inférieurs		35	
Amputations. — Amputation du bras	7	27	14 Français.
Idem de l'avant-bras	4		2 Italiens.
Idem de la cuisse	9		11 Autrichiens.
Idem de la jambe	7		
Désarticulation scapulo-humérale		1	
Idem de cuisse		1	

Les docteurs Rossignol et Alezaïs, de l'armée française, ont fait *trois* amputations de bras, *une* de jambe, *une* désarticulation de l'épaule et *une* de la cuisse.

Quatre cas de tétanos chez les blessés autrichiens ; *trois* morts. Pas de renseignement sur le quatrième.

70. Quartierone, caserne, a reçu du 18 juillet au 10 août :

Français.	*142*	*414*
Italiens.	*272*	

71. Casa Schena, maison d'éducation, 90 lits. On y reçut jusqu'au 10 août :

Blessés.	*53*	*283*	Français.	*142*	*283*
Fiévreux.	*230*		Italiens.	*121*	
			Autrichiens.	*20*	

1 amputation double (deux jambes), Autrichien mort.
1 *idem* au tiers supérieur de l'humérus droit et désarticulation de l'épaule gauche.
1 *idem* au tiers supérieur de la cuisse gauche, mort.
1 résection du tibia, mort (Français).
3 plaies pénétrantes de poitrine ont été suivies de mort.

L'amputé du bras est un Autrichien ; il a été amputé du bras droit à l'ambulance, et la désarticulation de l'épaule gauche a été faite à l'hôpital. Le mutilé a été évacué presque guéri.

72. San Zanino, petit local, 60 lits, a reçu :

Blessés.	*27*	*143*	Français.	*43*	*143*
Fiévreux.	*116*		Italiens.	*96*	
			Autrichiens.	*4*	

73. Zitelle di S. Agnese.

Du 27 juin au 18 juillet, on y reçut :

Français.	*202*	*267*
Italiens.	*62*	
Autrichiens.	*3*	

1 cas de tétanos, mort.

Récapitulation des amputations faites dans les divers établissements hospitaliers de Brescia (Français et Autrichiens), d'après un rapport d'ensemble.

Désarticulation scapulo-humérale.	*17*	*493*, dont *141* morts, sans compter les décès par tétanos et ceux après évacuation.
Amputation du bras.	*127*	
Idem de l'avant-bras.	*19*	
Idem du poignet.	*3*	
Idem de doigts.	*63*	
Désarticulation coxo-fémorale.	*1*	
Amputation de la cuisse.	*121*	
Idem de la jambe.	*129*	
Idem du pied.	*3*	
Résection de l'humérus.	*2*	
Idem de l'avant-bras.	*1*	
Idem du fémur.	*4*	
Idem du tibia.	*3*	

VILLES OU VILLAGES OU DES HÔPITAUX ONT REÇU les blessés et malades. — Dates de l'ouverture et de la fermeture.	RES-TANTS.	ENTRÉS par		SORTIS par		MORTS.	NOMBRE des journées de traitement.	OBSERVATIONS.
		billet.	évacuation.	billet.	évacuation.			
74. BRIGNANO.								Près Bergame.
1er juillet......	»	19	»	»	»	»	589	
août.......	19	»	»	»	19	»	266	
		19	»	»	19	»	855	
75. BUSELLA.								
Mai.......		»	5	»	5	»	»	De mai au 5 juillet.
76. CAGLIARI.								
29 juin......	»	»	13	»	»	»	26	
juillet......	13	»	»	10	»	2	187	
août......	1	»	»	1	»	»	8	
			13	11	»	2	211	
77. CALCINATE.								Près Bergame.
28 juin......	»	»	37	»	»	»	111	
juillet......	37	»	»	22	»	»	835	
août, 30....	15	»	»	15	»	»	198	
		»	37	37	»	»	1,144	
78. CALCIO.								Près Bergame.
15 juin.......	»	32	»	»	15	»	242	
juillet......	17	25	»	»	33	»	358	Dont 1 officier.
août.......	8	3	»	»	8	1	168	
septembre....	2	»	»	»	1	1	38	
octobre, 5....	1	»	»	»	1	»	4	
		60	»	»	58	2	810	
79. CALVISANO.								Province de Brescia.
28 juin......	»	»	94	»	»	»	282	
juillet......	94	»	»	»	88	4	735	
août, 5.....	2	»	»	»	2	»	8	
		»	94	»	90	4	1,025	

VILLES OU VILLAGES OU DES HÔPITAUX ONT REÇU les blessés et malades. — Dates de l'ouverture et de la fermeture.	RES-TANTS.	ENTRÉS par		SORTIS par		MORTS.	NOMBRE des journées de trai-tement.	OBSERVATIONS.
		billet.	éva-cuation.	billet.	éva-cuation.			
80. CANTU.								Ancien prytanée transformé en hospice par les soins de la municipalité.
10 juillet.	»	»	118	8	»	»	1,226	
août.	110	»	50	69	»	3	2,683	
septembre. . . .	88	»	96	102	»	4	2,195	
octobre, 19. . .	78	»	»	59	18	1	874	
		»	264	238	18	8	6,978	
81. CANNETTO.								
12 juillet.	»	18	»	4	2	1	116	
août.	11	5	»	16	»	»	144	
		23	»	20	2	1	260	
82. CARPENEDOLO.								Province de Brescia.— Cinq locaux convertis en hôpitaux.
23 juin.	»	»	168	»	44	10	727	13 offic. 1 offic. mort.
juillet.	114	»	16	»	71	31	2,481	1 *id.*
août, 29.	28	»	»	»	22	6	321	
		»	184	»	137	47	3,529	
83. CARAVAGGIO.								
11 juin.	»	616	»	»	584	4	1,604	2 officiers.
juillet.	28	22	»	»	46	»	377	
août, 27.	4	»	»	»	4	»	56	
		638	»	»	634	4	2,037	
84. CASALBUTTANO.								Près Crémone.
28 juin.	»	18	»	»	»	»	54	
juillet.	18	»	»	17	»	»	133	
août, 4.	1	»	»	»	»	1	3	
		18	»	17	»	1	190	

VILLES OU VILLAGES OU DES HÔPITAUX ONT REÇU les blessés et malades. — Dates de l'ouverture et de la fermeture.	RES-TANTS.	ENTRÉS par		SORTIS par		MORTS.	NOMBRE des journées de trai-tement.	OBSERVATIONS.
		billet.	éva-cuation.	billet.	éva-cuation.			
85. CASALE.								Hôpital militaire ita-lien.
mai.	»	269	»	16	»	1		
juin.	252	122	»	356	»	10		
juillet.	8	8	»	6	»	»		
août.	10	16	»	21	»	1		
septembre. . . .	4	1	»	1	»	»		
octobre.	»							
novembre. . . .	»	»	»	3	»	1	5,120	
décembre. . . .	»							
janvier 1860.. .	»	»	»	»	»	»		
février..	»	»	»	»	»	»		
mars.	»	»	»	»	»	»		
avril.	»	»	»	»	»	»		
mai.	»	1	»	1	»	»		
juin.	»	»	»	»	»	»		
		417	»	404	»	13	5,120	

86. CASAL MAGGIORE. — Médecins italiens : MM. les docteurs Braga, directeur; Boduschi et Mareschalli.

L'hospice de Casal Maggiore est misérablement installé. L'intérieur est loin de répondre à la magnificence relative de la façade. On n'y a aucune idée de l'aération, de la ventilation; il a fallu faire ouvrir des fenêtres au niveau du sol. Le matériel de literie y est en très-mauvais état, ainsi que le linge; c'est tout ce qu'il y a de plus primitif.

M. le Dr Braga, directeur de l'hospice, s'est prêté à toutes les modifications que pouvait réclamer le bien-être des malades.

Casal Maggiore, 22 octobre 1859. — M. le médecin en chef,

J'ai l'honneur de vous adresser quelques lignes écrites à la hâte sur la topographie de la province de Crémone et sur les maladies qui ont régné en août, septembre et octobre.

Nature géologique du sol.—Tel sol, telles eaux, tel air.—Le sol de la province de Crémone est en grande partie constitué par un terrain d'alluvion surchargé d'humus et de détritus organiques, animaux et végétaux, et reposant sur une couche profonde et compacte d'argile. Tout ce pays était autrefois un vaste marais enlacé de toute part entre l'Adda, l'Oglio, le Sério, rivière en partie desséchée, le Pô et ses affluents, deux canaux qui font communiquer ces divers cours d'eau et d'où s'échappent plus de 200 petits canaux secondaires ou prises d'eau qui servent à alimenter les rizières. Placée entre l'inondation d'un grand fleuve, divers cours d'eau et de nombreux canaux, cette province, dont la Providence avait fait un vaste marais qui, dans les temps anciens, dut souvent produire des épidémies fatales, a dompté la nature. Ce vaste marais a été desséché successivement.

Configuration générale du pays.—La province de Crémone, séparée des duchés de Parme et de Modène par le Pô, est un pays entièrement plat et uni qui s'abaisse et s'incline au nord-est en se déroulant en une pente douce vers les marais si tristement célèbres de Mantoue. L'absence de forêts, de montagnes, de torrents, donne à cette contrée une physionomie particulière, monotone, mais non triste et désolée, grâce aux charmes d'une féconde et riche culture. Cette province est encore sillonnée par d'innombrables fossés qui bordent les routes et délimitent les champs : à chaque pas on rencontre des flaques d'eau qui s'accumulent dans les bas-fonds, forment des marais permanents qui sont souvent entretenus encore dans cet état de stagnation pour servir au rouissage du chanvre; à l'exception des deux districts de Piadena et de Casal Maggiore, partout on rencontre d'immenses rizières.

Dans toute sa partie située au sud, cette province est côtoyée par le Pô, qui, pendant l'été, baisse considérablement et laisse dans quelques points à découvert une large surface d'où s'exhale, pendant les chaleurs, des miasmes délétères.

Brouillards. — Le voisinage d'un grand fleuve et la nature géologique du sol qui ne se laisse facilement pénétrer qu'à une certaine profondeur et retient des masses d'eau à sa surface, entretiennent une humidité permanente qui se manifeste sous forme de rosées et de brouillards épais. Ces vapeurs, chargées des miasmes qui s'élèvent des ruisseaux, des étangs et des marais, se répandent sur les plaines dès le commencement de la nuit; et, le matin, quand l'air est calme, la campagne est voilée de brouillards opaques et blanchâtres qui se dispersent lentement à mesure que l'air s'échauffe. Aussi, les médecins du pays recommandent-ils d'éviter soigneusement de s'exposer à la fraîcheur des soirées et des matinées. Cette humidité abondante, jointe à la température, explique la fécondité et la richesse du sol.

Des eaux. — La qualité des eaux, qui, toutes, viennent des puits, dépend de la composition minéralogique du bassin qui leur sert de filtre et de lit; l'eau qui sort d'une couche de sable et de coquilles est naturellement meilleure que celle qui sort d'un terrain noir plein de détritus organiques en décomposition ; de là la différence quelquefois considérable de ces eaux prises à de très-petites distances. Ces dernières sont louches, pesantes, d'une saveur fade, se décomposent facilement, cuisent mal les légumes, dissolvent mal le savon. Selon la profondeur du terrain creusé, ces eaux présentent des qualités bien différentes. Les puits peu profonds, qui s'arrêtent à la couche d'argile, donnent en général une très-mauvaise eau. Ceux qui, plus profonds, ont traversé le terrain argileux, fournissent une eau excellente. D'un autre côté, les eaux sont d'autant meilleures qu'on s'éloigne davantage du Pô et qu'on se rapproche de l'Oglio et de l'Adda, dont les eaux sont fournies par les montagnes.

On ne voit pas dans la province de Crémone ces pluies torrentielles, si communes dans les pays méridionaux ; ce sont des pluies fines qui tombent d'une manière continue et durent longtemps.

Des vents.—Les vents du nord sont arrêtés par les Alpes et n'arrivent ici que bien mitigés ; aussi la durée moyenne de la neige qui tombe par année est à peine de huit à dix jours. Les vents les plus communs sont ceux de l'est et du sud venant de la mer : lorsque soufflent les vents nord-est, qui se sont chargés de miasmes en passant sur les marais de Mantoue, les fièvres intermittentes règnent en maîtresses; elles prennent alors un caractère de malignité qui ne leur est pas toujours habituel.

Observations météorologiques.—Des observations météorologiques faites au cabinet de physique du Lycée de Crémone, pendant une période de 31 ans, de 1817 à 1847, il résulte que les températures des quatre saisons peuvent être inscrites de la manière suivante pour la province de Crémone :

	Maximum.	Minimum.
Printemps.	22,56	3,78
Été.	31,87	13,80
Automne.	20,97	4,05
Hiver	20,85	5,10

La température annuelle moyenne, pendant la même période, est de 12,60.

Considérations hygiéniques. — Si l'on recherche les causes d'insalubrité de la province de Crémone, on les trouve dans des conditions qu'il n'est pas possible de changer ; on les trouve dans la nature géologique d'un sol constitué par des matières organiques végétales et animales, et qui se laisse facilement pénétrer par les eaux pluviales, bientôt arrêtées à une petite profondeur par une couche de terrain argileux; on les trouve dans l'accès facile aux vents nord-est venant de

Mantoue; on les trouve enfin dans les mille ruisseaux, les flaques d'eau stagnante, les rizières et les bords marécageux du Pô.

Des habitants.—Dans certains villages, les épidémies annuelles sont identiquement semblables à celles des pays marécageux les plus malsains. Il est peu de personnes qui soient épargnées par la fièvre; les habitants sont hâves, cachectiques, décharnés, ou au contraire infiltrés; les tissus, dans un état habituel de macération, sont frappés d'atonie; ceux des habitants qui semblent robustes ont des chairs sans muscles; la face porte l'empreinte que laissent après elles les fièvres paludéennes prolongées, se révélant à première vue par un air de fatigue extrême, la décoloration ou la couleur terreuse de la peau, l'aridité ou la flaccidité des chairs. L'énergie vitale s'épuise en peu d'années moins par l'excès du travail que par le défaut d'une nourriture assez substantielle et réparatrice, par l'absence de boissons stimulantes, souvent par l'usage d'une eau impure et par l'habitude malheureuse de se faire saigner pour la plus légère indisposition ou pour combattre les fièvres. Or, ces fièvres ne peuvent être favorablement influencées par une thérapeutique qui ne fait qu'aggraver les conditions au milieu desquelles elles prennent fréquemment naissance. Le goître, le rachitisme sont des maladies très-communes.

Histoire des maladies qui ont régné à l'hôpital militaire de Casal Maggiore. — L'histoire des maladies palustres déjà étudiées en Italie, et surtout en Afrique par les médecins français, a besoin, pour être complète, de recherches faites dans un grand nombre de localités. Si, dans ces maladies, on trouve de l'unité, la variété n'en est pas moins prodigieuse; la fièvre palustre ne s'est développée tout entière dans aucune localité; les traits de sa physionomie sont épars.

Ces fièvres, qui, cependant, ainsi que j'ai déjà eu l'honneur de vous le faire observer pendant mon séjour à Castiglione, n'offrent rien de bien particulier, prennent fréquemment en ce pays la forme de fièvres rémittentes typhoïdes, soit que cette circonstance tienne à la localité, soit qu'elle dépende des conditions particulières dans lesquelles se trouvaient les troupes qui forment la 5e division. Celle-ci, en effet, la première arrivée en Italie, avait été beaucoup plus fatiguée que les autres. Les manifestations extérieures que revêtent les fièvres paludéennes en ont imposé aux yeux de certains médecins à ce point qu'ils ont voulu les scinder pour en faire deux affections distinctes. Mais pour peu qu'on les suive attentivement, on leur trouvera une marche, une évolution, un aspect, des terminaisons qui en révèlent l'origine, l'infection palustre. Leur véritable distinction est dans l'ensemble des caractères et dans le traitement et non ailleurs. S'il y a une grande similitude dans les phénomènes extérieurs avec ceux de la dothiénentérie, néanmoins ces deux affections diffèrent essentiellement quant au fond. Sans doute, il y a ici, comme ailleurs, des fièvres typhoïdes dothiénentériques, et même assez nombreuses, constatées maintes fois à l'autopsie : témoin MM. Gerrier, Libermann et Lèques; mais lorsqu'on les suit avec attention, on s'aperçoit bientôt qu'elles sont, par leur mode d'invasion et la progression des accidents, distinctes des véritables fièvres paludéennes rémittentes qui ne nous présenteront que de rares décès, bien que s'offrant à nous sous les apparences les plus graves, les plus alarmantes. Dans certains cas cependant il est possible de les confondre : voilà pourquoi il m'a paru important d'insister sur ce fait. Nous avons vu ces fièvres rémittentes, quelquefois retenir leur type rémittent jusqu'à leur terminaison; d'autres fois, après avoir été franchement intermittentes, les accès quotidiens se rapprochent de plus en plus pour devenir rémittents; dans quelques cas, au contraire, elles se présentent sous les apparences de la rémittence, se soutiennent ainsi pendant deux ou trois jours, après lesquels elles laissent entrevoir une intermission plus longue et se terminent enfin par des accès complets franchement intermittents, dans lesquels le sulfate de quinine devenait promptement curatif en supprimant les accès. La gravité fatale et imprévue de ces fièvres peut même survenir avec une telle violence qu'elles rappellent les fièvres pernicieuses. Est-ce ainsi que se comportent les véritables fièvres typhoïdes? Le même résultat fulgurant ne se produit jamais, du moins, aussi promptement dans les fièvres typhoïdes.

Si, dans ces fièvres, il y a une affection intermittente et une maladie dothiénentérique distincte, pourquoi le sulfate de quinine agit-il sur le type continu pour le détruire et ramener une périodicité franche comme nous le voyons tous les jours? Ce ne sont pas là, certes, deux maladies distinctes, une fièvre typhoïde et une fièvre intermittente, marchant ensemble et frappant à la fois le même individu. Ce sont des formes de la même affection qui n'ont rien de commun avec la dothiénenterie, et pour peu qu'on recherche attentivement, à travers les symptômes confus, les caractères pathologiques fondamentaux et qu'on en suive la marche, on voit évidemment qu'il s'agit de fièvres palustres à forme typhoïde ayant perdu leur type fondamental, telles qu'on en observe dans tous les pays où règnent les épidémies de fièvres palustres, et, ce qui le prouve encore, c'est la facilité de leur guérison sous l'influence du quinquina et leur peu de durée.

Aussi les médecins qui ont méconnu l'identité de nature et d'origine entre ces diverses formes morbides que revêtent quelquefois les fièvres paludéennes et sont partis de l'hypothèse insoutenable d'un principe nosologique différent, sont-ils tombés dans une grave erreur.

Ces fièvres typhoïdes dothiénentériques sont l'expression d'un état antérieur qui incubait dans l'économie et qui éclate tardivement. En effet, bien avant son arrivée à Casal Maggiore, cette division, qui avait été beaucoup plus fatiguée que les autres, avait semé sur son passage un grand nombre d'hommes atteints de fièvres typhoïdes; nous en avons compté, dans un moment, dans les services de MM. Ropert, Janin et le mien, plus de 180 à Castiglione et à Brescia, et à la même époque, on craignait le typhus. La coïncidence de ces deux maladies à la fois dans un même lieu n'infirme donc nullement la loi de l'antagonisme : ne voit-on pas tous les jours des régiments arrivant des contrées marécageuses en butte aux fièvres intermittentes pendant huit ou dix mois, un an ; des sujets, même n'ayant eu aucune fièvre intermittente dans ces régions, atteints de fièvres intermittentes plusieurs mois après les avoir quittées? Cette longue incubation n'a rien de plus surprenant que celle du virus syphilitique lorsqu'il se manifeste après de longues années, et c'est pour avoir négligé l'expression pathologique du dernier séjour qu'on éprouve tant d'embarras quelquefois dans l'explication des causes. Dans le courant de septembre, l'aspect des maladies a changé peu à peu, il a pris une tournure plus uniforme. La fièvre typhoïde, qui, comme je le disais plus haut, avant l'arrivée des troupes sur les bords du Pô, avait déjà fait des ravages, existait en puissance dans toute l'économie, couvant en silence et dans une apparente inaction les germes de la maturation future, est devenue plus rare ; elle a perdu en partie sa physionomie, s'est altérée sous l'influence de nouveaux éléments et par son mélange avec l'épidémie ; enfin elle s'affaiblit de jour en jour et ne tardera pas à s'éteindre complétement, mais ce n'est pas cependant sans en laisser encore quelques souvenirs ; en effet, les quelques fièvres typhoïdes qui restent passent de l'état de fièvre continue avec exacerbation quotidienne à un état fébrile d'apparence intermittent, et c'est à bon droit que je dis que cette transformation n'est qu'apparente, car le quinquina n'en est pas le remède, comme il l'est de la fièvre périodique ; non qu'on ne puisse ou qu'on ne doive avoir recours aux préparations de quinquina ; mais leur intervention remplit encore d'autres indications ; elles servent le plus souvent à soutenir les forces. Les médecins qui attaqueraient ces fièvres par les antiphlologistiques, les affaiblissants et les adoucissants ne contribueraient le plus souvent qu'à les faire dégénérer de leur nature bénigne. Car on voit fréquemment ces fièvres typhoïdes simples parcourir toutes leurs phases avec la plus grande facilité sans jamais devenir graves ; d'autres fois, au contraire, elles débutent d'emblée par les formes les plus graves, les formes ataxo-adynamiques.

Quant aux fièvres intermittentes qui sont si fréquentes ici, les récidives à type intermittent et la cachexie qu'elles impriment à leurs pâles et languissantes victimes ne nous laissent plus aucun doute sur la nature et la cause exclusivement paludéenne de ces accidents. Or donc, chaque fait qui se produit ici est un résultat fort complexe de causes inhérentes à la nature même de l'individu, à la localité, au séjour antérieur (c'est le moment de faire remarquer que longtemps après l'épuisement et la disparition de la cause première, les symptômes, les effets de cette cause peuvent persister pendant un temps plus ou moins long). Des causes accidentelles et passagères apportant en outre dans leur combinaison avec les causes fixes et permanentes, inhérentes aux lieux, une puissance d'action qui en modifie les effets, il y a donc toute une échelle de problèmes généraux qu'il s'agit de résoudre (1).

Fin septembre : beaucoup de fièvres intermittentes qui se développent aujourd'hui sont des récidives; elles laissent fréquemment après elles des collections aqueuses sous forme d'anasarque et d'ascite, accompagnées d'œdème partiel ou général des membres; l'ensemble des viscères abdominaux était engorgé, la rate d'abord, le paquet intestinal ensuite, puis le foie. Les fièvres éruptives ont fait complétement défaut; les diarrhées et les dyssenteries sont assez communes; les accès ont paru surtout sous les types tierce et quotidien. Les derniers jours de septembre surtout ont été marqués par des pluies abondantes et une humidité constante de l'atmosphère qui, en frappant d'inertie la peau et les muqueuses, donne lieu d'abord à une suppression de transpiration et par solidarité au transport sur la muqueuse des matières excrémentitielles sécrétées par la surface cutanée. Les mauvaises conditions du casernement, jointes à l'humidité froide qui s'est manifestée alors, ont été des causes puissantes de maladies; en effet, les hommes au nombre de 30 et 40 étaient couchés sous des hangars exposés à l'air chargé de miasmes et froid de la nuit (2). L'état pathologique a donc subi un changement notable; les maladies sont devenues plus variées; les affections catarrhales ont été surtout observées; l'affection rhumatismale constitue plus d'un dixième des maladies; elle a présenté un caractère peu prononcé d'acuité et s'est offerte sous forme de douleurs musculaires vagues, de pleurodynie, de sciatique, de lombago; elle a porté son action sur les articulations principales qui étaient le siége d'engorgement. Cet état catarrhal était fréquemment mêlé à l'état intermittent. Nous avons eu aussi quelques pleurésies, quelques pneumonies, et toujours des fièvres typhoïdes; les fièvres rémittentes, habituellement si fréquentes, semblent diminuer; elles

---

(1) En général, l'étiologie organique, en s'arrêtant à la lésion et en creusant à fond les plus minces détails, s'est ensevelie et n'a pu remonter, au point de vue de l'ensemble, à la perception des causes supérieures qui lient les faits dans un enchaînement rigoureux; mais pour bien les juger, pour les saisir complétement, il lui fallait sortir de ces perspectives étroites. Celui qui entreprend une classification générale des causes particulières des maladies doit planer au-dessus de ce vaste ensemble, en bien démêler les parties — analyser et séparer les éléments — et assigner à toutes leur rang, leurs véritables limites et leur importance. Il faut enfin renoncer à cette étiologie parcellaire organique, si l'on veut bien comprendre le mode d'enchaînement des phénomènes morbides. En partant de cette conception étiologique large et féconde, on peut s'expliquer les faits directement en cause, mais encore une foule d'autres faits obscurs jusqu'ici.

(2) On a fait rentrer aussitôt tous les hommes en ville dans des casernes et des maisons particulières; aujourd'hui, les troupes sont casernées à Piadena et à Sabionetta, à une certaine distance des rives du Pô, enfin à Casal Maggiore, qui *jouit dans le pays d'une certaine réputation de salubrité*, bien que les fièvres paludéennes sévissent toujours dans cette ville. Les maladies ont donc diminué considérablement dans ces derniers temps, grâce à l'abandon de Vicobellignano et de Martignana, pays plat, enfoncé, plus bas que le Pô et fort humide.

prennent surtout le type tierce et quarte et offrent à des degrés divers la teinte particulière aux fièvres lymniques jointe à un certain degré d'intumescence splénique, d'infiltration séreuse et à une atonie générale empreinte sur tous les organes digestifs ; nous avons encore des reliquats des maladies de l'été, c'est-à-dire des diarrhées et des dyssenteries chroniques.

Au milieu de ces aspects divers que prennent les maladies, toujours est-il que le caractère rémittent qu'affectaient quelques-unes d'entre elles doit être en ce moment pris en grande considération, et que le quinquina et le sulfate de quinine deviennent encore des auxiliaires utiles et souvent même indispensables dans un grand nombre de cas.

Les chaleurs des premiers jours d'octobre ont ramené quelques fièvres, et le nombre aujourd'hui en est encore assez considérable relativement au chiffre peu élevé des malades ; mais on ne voit plus guère de nouvelles invasions ; ce ne sont que des récidives de vieilles affections se réveillant au moindre choc ; ces fièvres intermittentes affectent une marche assez peu régulière dans leur invasion, leur succession et l'évolution des accès ; elles n'ont pas une allure franche ; les trois stades ne sont pas bien caractérisés ; toutefois, dans certains cas, elles n'ont rien perdu de leur intensité, et nous avons à signaler plusieurs accès pernicieux. Les autres maladies se composent toujours de diarrhées avec perte d'appétit et de forces ; d'épuisement avec cachexie paludéenne, de fièvres typhoïdes et de maladies de moindre gravité, telles que douleurs rhumatismales et angines.

La continuation des chaleurs qui ont signalé les dix premiers jours d'octobre, après d'abondantes pluies, a concouru à maintenir les affections lymniques. Les fièvres intermittente et rémittente sont toujours au premier rang dans les différents degrés de la série pathologique ; on voit ces maladies se mêler de distance en distance et sous des formes atténuées aux autres maladies, qu'elles aggravent. Elles se déguisent souvent sous la forme d'une violente douleur à la tête pour constituer des névralgies périodiques ou fièvres larvées ; le creux de l'estomac était aussi presque toujours douloureux (ce qui les a fait prendre par les médecins du pays dans quelques cas pour des gastrocéphalites). Ces accès se déclaraient tout à coup au milieu de la santé en apparence la plus parfaite, sans fièvre ni frissons ; les premiers accès sont en général peu graves ; cependant, livrées à elles-mêmes ou traitées maladroitement, ces névralgies durent longtemps, l'appétit se perd, le malade tombe dans la prostration ; si cet état continue, la tête s'embarrasse de plus en plus ; les douleurs qui se font sentir à la tête et aux tempes acquièrent une violence extrême, et cette céphalalgie dégénère en un délire sourd, quelquefois persistant pendant une partie de la journée ; les traits se décomposent et la mort arrive sous l'influence d'une aggravation subite. M. Lèques a recueilli dans le service d'un médecin civil l'observation d'un homme qui a succombé à une de ces névralgies qui avait pris tout à coup le caractère pernicieux et à laquelle on avait opposé un peu tard le sulfate de quinine à la dose d'un gramme pris en sept ou huit fois, après un traitement exclusif par de nombreuses émissions sanguines. Dans ces névralgies, les sangsues ne diminuaient en aucun cas la violence des accès, ne calmaient pas la douleur intolérable et n'en empêchaient pas le retour. Les saignées n'ont pas plus de succès. Le sulfate de quinine seul a le privilége de couper court à ces accès. Dès la première dose, un accès réel et complet remplaçait souvent les accès avortés des jours précédents. Il doit être employé à haute dose et en une seule fois; il n'a d'action sûre que lorsqu'il est administré ainsi : quand on l'emploie à dose réfractée, ainsi que le font généralement les médecins italiens, on obtient quelquefois des rémissions, mais presque jamais de cure radicale, laquelle se fait longtemps attendre. Toute dose de sulfate de quinine en se fractionnant perd de sa puissance fébrifuge exactement comme une dose de vin perd de sa puissance enivrante en se divisant. Enfin les fièvres qui règnent en ce moment, lorsqu'elles ont disparu, reviennent quelquefois à la plus légère occasion et laissent après elles une diathèse persistante, des affections d'une longueur interminable, des convalescences pénibles, de brusques rechutes qui nécessitent le renvoi des malades en France. Les diarrhées, les affections rhumatismales, quelques fièvres typhoïdes et des amygdalites complètent le tableau des maladies qui sévissent en ce moment à Casal Maggiore.

Haspel, médecin principal.

	RESTANTS.	ENTRÉS par billet.	ENTRÉS par évacuation.	SORTIS par billet.	SORTIS par évacuation.	MORTS.	JOURNÉES de traitement.	OBSERVATIONS.
CASAL MAGGIORE.								
28 juin	»	64	»	»	»	»	79	
juillet	64	168	1	28	176	6	2,062	
août	23	29	»	»	42	»	655	
septembre	10	97	73	55	36	5	1,759	
octobre	84	131	»	103	43	7	2,363	
novembre	62	78	»	82	»	4	1,602	
décembre	54	46	1	50	13	1	1,329	
janvier	37	43	5	33	4	»	1,161	
février	48	36	»	35	9	»	1,259	
mars	40	67	»	64	1	2	1,525	
avril, 14	40	40	13	10	83	»	395	
Total des entrés	892	799	93	460	407	25	14,189	

VILLES OU VILLAGES OU DES HÔPITAUX ONT REÇU les blessés et malades. — Dates de l'ouverture et de la fermeture.	RES-TANTS.	ENTRÉS par billet.	ENTRÉS par éva-cuation.	SORTIS par billet.	SORTIS par éva-cuation.	MORTS.	NOMBRE des journées de trai-tement.	OBSERVATIONS.
87. CASALPUSTERLENGO.								
Juin à septembre. .	»	25	»	24	»	1	530	1 officier.
88. CASSANO.								Près Bergame.
12 juin.	»	71	»	»	52	»	414	
juillet.	19	49	»	»	60	2	368	
août.	6	»	»	»	6	»	27	
		120	»	»	118	2	809	
89. CASTEL GOFFREDO.								Près Crémone.
24 juin.	»	1	»	»	»	»	7	
juillet.	1	5	»	»	»	1	94	
août.	5	»	»	2	»	»	113	
septembre, 7.. .	3	»	»	3	»	»	18	
		6	»	5	»	1	232	
90. CASTELNEDOLO.								Province de Brescia.
25 juin.	»	»	12	»	2	1	36	
juillet, 16. . . .	9	»	25	»	32	2	295	
		»	37	»	34	3	331	
91. CASTELLEONE.								
29 juin.	»	26	»	»	»	»	52	
juillet.	26	31	»	»	»	»	1,364	
août.	57	»	»	»	54	»	773	
septembre. . . .	3	»	»	1	»	1	39	
octobre.	1	»	»	1	»	»	23	
		57	»	2	54	1	2,251	
92. CASTELNOVO DI SCRIVIA — DI GARFAGNANA.								
20 mai.	»	85	»	78	»	»	138	
juin.	7	»	»	3	»	2	82	
juillet.	2	1	»	»	»	»	66	
août, 24.	3	3	»	6	»	»	62	
		89	»	87	»	2	348	

93. CASTIGLIONE.

Les maisons des particuliers sont occupées. Toute la ville ne fait plus qu'un seul et vaste hôpital.

L'ambulance du grand quartier général, établie à Castiglione, a reçu du 24 juin au 1er juillet un beaucoup plus grand nombre de blessés (Voir le *Mouvement des ambulances*).

Castiglione évacuait sur Montechiaro et Brescia.

M. Bertherand, médecin en chef du grand quartier général, a été présent du 24 au 27 juin avec une partie de l'ambulance.

Les principaux établissements qui ont été occupés sont :

Caserne San Luidgi ou hôpital central. . .	8 à 900 lits.
Cloître et église des capucins.	(id.)
Hospice civil réservé aux officiers.	30 *id.*
Église majeure et chapelle attenante.	650 *id.* (1)
Église San Giuseppe.	150 *id.*
Église Sainte-Rosalie.	150 *id.*
Caserne de gendarmerie.	50 *id.* officiers?
Maison des capucins?.	200 *id.*

Mouvement du 1er *juillet au* 12 *août* 1859.

	ENTRÉS par billet.	ENTRÉS par évacuation.	SORTIS par billet.	SORTIS par évacuation.	MORTS.	JOURNÉES de traitement.	OBSERVATIONS.
FRANÇAIS.							
Garde impériale.. . . .	»	56	2	53	1	285	
Gendarmerie.	»	1	»	1	»	4	
Troupes de ligne. . . .	57	1,303	100	1,204	56	8,989	
Infirmiers, ouvriers.. .	5	4	»	9	»	36	
Corps étrangers.. . . .	»	34	1	33	»	302	
	62	1,398	103	1,300	57	9,616	10 officiers. 56 sous-offic.
AUTRICHIENS.							
Prisonniers.	»	51	»	»	9	734	16 *id.* » *id.*
Total des entrés, 1,511.	62	1,449	103	1,342	66	10,350	26 *id.* 56 *id.*

Le nombre des journées se répartit ainsi : blessés, 2,442; fiévreux, 7,893; vénériens, 15; total, 10,350.

(1) Bien située, sur un point élevé donnant sur une esplanade.

VILLES OU VILLAGES OU DES HÔPITAUX ONT REÇU les blessés et malades. — Dates de l'ouverture et de la fermeture.	RESTANTS.	ENTRÉS par billet.	ENTRÉS par évacuation.	SORTIS par billet.	SORTIS par évacuation.	MORTS.	NOMBRE des journées de traitement.	OBSERVATIONS.
94. CASTIGLIONE (*Suite*). — Hôpital civil delle Stiviere.								
23 juin.	»	»	24	»	6	3	97	23 offic. 3 offic. morts.
juillet.	15	»	3	»	10	»	386	2 *id.* 1 *id.* *id.*
août.	8	»	1	»	1	»	226	
septembre. . . .	8	»	»	»	8	»	160	
		»	28	»	25	3	869	
95. CASTIGLIONE (*Suite*). — Caserne de la gendarmerie.								
31 juillet.	»	»	11	»	»	»	11	
août.	11	53	»	23	4	7	619	
septembre. . . .	30	17	»	45	»	2	643	
Total des entrés. . 81		70	11	68	4	9	1,273	

PERSONNEL MÉDICAL.

MM. Haspel, médecin principal, passé à Casal Maggiore.
Leuret, id. id., parti pour Valeggio, le 4 juillet.
Ropert, id. major.
Lecomte, id. id., parti le 27 juin.
Bagnol, id. aide-major, détaché de l'ambulance du grand quartier général.
Lobstein, id. id., arrivé le 28 juin.
Janin, id. id., présent du 24 au 30 juin.
Guiche, id. id.
Morelli, id.
Santa Maria, id.
Thomassini, id.
Antonini, id.
Massioni, id.
Georgi, id.
} requis, — n'étaient pas arrivés le 30 juin.

Service de la Pharmacie. — L'état K du pharmacien est signé par M. Haspel, médecin en chef.

Consommation pharmaceutique.

Thé, tilleul	6 f.	87 c.	*Report*	879 f.	80 c.
Citrons	67	50	Sulfate de soude	2	00
Vin rouge	153	90	Extrait d'opium	45	00
Café, sucre	118	00	Azotate d'argent	16	80
Extrait de réglisse	164	00	Acétate de plomb	0	70
Émétique et calomel	1	25	Camphre	4	60
Huile et cire	10	25	Pommade mercurielle	9	00
Acide tartrique	6	67	Ipéca et quinquina gris	12	10
Chlorure de chaux, éther	3	36	Vinaigre	1	30
Pilules de quinine	348	00	Amidon, bouchons, fioles, etc.	1	00
A reporter	879	80	TOTAL	972	30

Service administratif. — M. Moynier, officier comptable.

Infirmiers. — Infirmiers-majors, 2; infirmiers, 10.

Dépenses générales.

Objets de pansements	678 f.	00 c.	12,433 fr. 58 c.
Médicaments	972	30	
Sépultures	»	»	
Alimentation	10,504	41	
Chauffage, éclairage	28	40	
Blanchissage	193	36	
Entretien, réparation, propreté	11	66	
Frais de bureau	45	45	

La dépense étant de 12,433 fr. 58 c. pour 10,344 journées de traitement, le prix de la journée est de 1 fr. 97 c. 465 pour les officiers,
1 fr. 20 c. 199 pour la troupe.

Le comptable de l'hôpital a payé, en plus, 394 fr. 57 c. non applicables au prix de la journée pour appointements d'un employé civil et pour fournitures faites aux hôpitaux de Brescia et de Montechiaro.

VILLES OU VILLAGES OU DES HÔPITAUX ONT REÇU les blessés et malades. — Dates de l'ouverture et de la fermeture.	RES-TANTS.	ENTRÉS par		SORTIS par		MORTS.	NOMBRE des journées de trai-tement.	OBSERVATIONS.
		billet.	éva-cuation.	billet.	éva-cuation.			
96. CASTREZZATO.								
16 juin......	»	»	24	»	»	1	175	
juillet.....	23	»	»	»	19	»	439	
août.....	4	»	»	»	3	»	49	
septembre, 11.	1	»	»	»	1	»	10	
		»	24	»	23	1	673	
97. CENIS (Prieuré du mont).								Ambulance-hôpital.
24 mars 1860...	»	5	»	4	»	»	17	
avril.....	1	19	»	17	»	»	120	
mai......	3	17	»	20	»	»	148	
juin, 3.....	»	»	»	»	»	»	»	
		41	»	41	»	»	285	

Rapport du médecin sous-aide chargé du service.

Mont Cenis, le 10 avril 1860.—Attaché comme médecin sous-aide à l'hôpital San Ambrogio, de Milan, j'ai été désigné pour me rendre au mont Cenis; j'y suis arrivé le 23 mars avec un détachement d'infirmiers, un sergent et un caporal. J'avais une caisse de médicaments, une caisse de linge à pansements, des bidons, gamelles, etc. Mes instructions se résumaient à simplifier le plus possible le service; à évacuer sur Suze les hommes trop gravement atteints; à réunir les malades et les infirmiers dans une même chambre à cause de la difficulté du chauffage. Je devais, d'ailleurs, et ma lettre de service l'indiquait, trouver à l'hospice les conditions d'une bonne installation, mais point de ressources comme personnel ou médicaments.

Je me suis immédiatement occupé d'installer l'ambulance; mais pour obtenir le local qui m'a paru le mieux convenir aux besoins multiples des malades, des infirmiers, du matériel, de la cuisine, etc., etc., il a fallu sans doute gêner quelques intérêts particuliers; mais, en définitive, j'ai obtenu successivement ce que j'avais demandé tout d'abord.

Le prieur nous a donné ce qu'il avait, c'est-à-dire douze bois de lit garnis de si mauvaises paillasses que j'ai dû les faire changer. Trois de ces lits étaient préparés pour le cas où quelque malheureux malade serait venu demander asile, car les pauvres gens qui passent la nuit au mont Cenis, quelquefois au nombre de cinquante ou soixante, après avoir reçu le pain et la soupe, vont coucher dans l'étable, où il y a dix-huit vaches et deux chevaux, et ils y sont à peu près bien, eu égard à leur existence habituelle. Le prieur m'a déclaré n'avoir ni draps ni couvertures en provision suffisante, ni linge à pansements, ni médicaments.

Jusqu'au 1er avril, je me suis occupé par moi-même de tous les détails administratifs de l'ambulance; mais, dès ce jour, M. Desmeaux, adjudant d'administration de deuxième classe, est arrivé comme comptable.

Il n'y au mont Cenis absolument que de la neige; pendant les jours de dégel, on voit reparaître le sol de la montagne, mais cette heureuse diversion n'a pas de durée. Dans la cour de l'hospice, le vent a amassé la neige jusqu'au premier étage; sur la route, il y a de deux à cinq mètres de neige et plus. Un vent glacial a régné presque continuellement, et alors on a souffert cruellement, surtout aux mains et au visage. On a été obligé de couper la neige sur une assez grande étendue, pour établir un passage. Dans les chambres de l'hospice, on sent très-péniblement l'impression du froid, et l'on ne peut s'en garantir qu'en entretenant nuit et jour beaucoup de feu. J'ai de suite écrit au sous-intendant adjoint pour lui demander un supplément de chauffage pour les malades et les infirmiers; il a accordé une ration supplémentaire d'un kilogramme de bois par chaque militaire en permanence au mont Cenis. Je n'étais autorisé à faire jusque-là pour l'ambulance que des bons de 30 kilogrammes de bois par jour, poids réglementaire alloué aux infirmeries régimentaires des régions froides de la France. Ce supplément n'a pas suffi, et je sais que la réserve de bois du prieur a fourni, à son insu, la différence nécessaire aux besoins impérieux de chaque jour. Comment, avec un froid des régions polaires, résister à la tentation, en présence d'une provision de bois? mais n'y aurait-il pas lieu à restitution?

M. le maréchal Vaillant a accordé à chaque militaire en permanence au mont Cenis une ration de vin par jour, cumulativement avec celle de sucre et de café.

Voici comment s'effectue le passage des troupes qui rentrent en France. Les détachements passent par compagnie et n'ont à faire qu'un tiers du chemin sur la neige; ils mettent environ six heures pour venir de Suze au mont Cenis. Une fois en route, les hommes qui sont malades ou trop fatigués restent en arrière ou montent sur la voiture qui porte les bagages de la compagnie; malheureusement, cette voiture n'arrive souvent, à cause des difficultés, que quatre ou cinq heures après le détachement; les hommes qu'on y a placés restent donc trop longtemps exposés au froid, et, dans les cas de tourmente, qui ne sont pas rares, leur vie peut être mise en danger. Ainsi, un malade étant arrivé à 6 heures du soir dans un état nquiétant de refroidissement et de prostration, j'ai demandé dans mon rapport à

M. l'intendant, de faire mettre à la disposition de l'ambulance un mulet chargé d'une paire de cacolets, afin de pouvoir envoyer au secours dans un cas urgent : malheureusement, ma demande est restée sans résultat. Les conditions climatériques du mont Cenis sont très-mauvaises pour des hommes ayant passé près d'une année en Italie, et j'ai remarqué que le mauvais état de l'atmosphère et le chiffre des entrées à l'ambulance étaient dans un rapport constant.

Les hommes reçus à l'ambulance du mont Cenis étaient tous de faible constitution ou étaient atteints d'affections chroniques des voies respiratoires ou digestives. Il s'est présenté quelques cas de coliques et de diarrhée qu'il faut peut-être rapporter à l'usage de l'eau glacée des montagnes.

M. le maréchal Vaillant a fait don à l'ambulance de légumes conservés, ce qui me permet de varier un peu et d'améliorer le régime des malades, et le prieur nous fournit du lait en abondance.

J'ai fait établir un petit drapeau rouge à la porte d'entrée : les soldats trouvent ainsi sans peine le chemin de l'hospice.

DUJARDIN-BEAUMETZ, médecin sous-aide,
chef d'ambulance au mont Cenis.

VILLES OU VILLAGES OU DES HÔPITAUX ONT REÇU les blessés et malades. — Dates de l'ouverture et de la fermeture.	RESTANTS.	ENTRÉS par		SORTIS par		MORTS.	NOMBRE des journées de traitement.	OBSERVATIONS.
		billet.	évacuation.	billet.	évacuation.			
98. CHAMBÉRY.								Établissements divers.
29 avril 1859. . . .	»	42	»	»	»	»	52	
mai.	42	92	»	93	»	1	2,245	
juin.	40	36	»	32	»	1	1,105	
juillet.	43	»	»	36	»	»	889	
août.	15	91	»	20	»	»	784	
septembre. . . .	86	93	»	165	»	5	1,594	1 officier du 98e.
octobre. . . . . novembre. . . . décembre. . . .	10	»	»	8	»	2	116	
janvier 1860. . . février. . . . . . mars.	»	1	»	»	»	»	2	
avril. . . . . . . mai. . . . . . . juin.	1	400	»	307	83	2	5,187	
		755	»	661	83	11	11,974	

VILLES OU VILLAGES OU DES HÔPITAUX ONT REÇU les blessés et malades. — Dates de l'ouverture et de la fermeture.	RES-TANTS.	ENTRÉS par billet.	ENTRÉS par évacuation.	SORTIS par billet.	SORTIS par évacuation.	MORTS.	NOMBRE des journées de traitement.	OBSERVATIONS.
99. CHIARI.								Province de Chiari.
17 juin.	»	»	157	»	32	1	823	
juillet.	124	»	137	»	215	10	2,945	
août.	36	»	10	»	41	2	414	
septembre, 12. .	3	»	»	»	3	»	33	
		»	304	»	291	13	4,215	
100. CHIERI.								Province de Turin.
Août.	»	2	»	»	2	»	»	
101. CHIVASSO.								Hôpital civil.
29 juillet.	»	31	»	»	»	»	62	
août.	31	31	»	18	23	4	679	
septembre. . . .	17	5	»	16	2	»	240	
octobre.	4	»	»	»	2	2	68	
		67	»	34	27	6	1,049	
102. CIGNANO.								Province de Brescia.
27 juin.	»	»	16	»	1	»	49	
juillet.	15	»	»	»	11	»	351	
août, 6.	4	»	»	»	3	1	11	
		»	16	»	15	1	411	

103. COME.

« Délicieusement assise à la pointe méridionale du lac auquel elle a donné son nom, la ville de Côme doit à l'immense nappe d'eau qui baigne son voisinage une douceur et une uniformité de température inappréciables. Ses eaux potables sourdent des grands réservoirs supérieurs des Alpes—non point, comme on le supposerait volontiers de prime abord, des infiltrations souterraines du lac—et sont suffisamment pourvues de sels. »

Les blessés ou malades français évacués de Milan sur Côme ont été répartis dans cinq hôpitaux improvisés par les soins de la municipalité sous la direction du Dr Scotti et dans des maisons particulières. Ces établissements sont : San Abondio,

San Eusebio, Collegio Gallio, la Gibellina et la maison Martinez; nous n'avons pas de renseignements particuliers sur ce dernier établissement, ce qui prouve qu'il a eu peu d'importance. Quelques malades ont été reçus, dès le 2 juillet, à l'hospice civil, mais la municipalité ayant décidé que cet hospice serait exclusivement réservé aux habitants et aux troupes de Garibaldi, ils ont été évacués sur les autres hôpitaux disposés pour eux.

San Abondio et San Eusebio sont d'anciens monastères; le premier est encore occupé par des ecclésiastiques qui s'acquittent avec zèle et intelligence des fonctions d'infirmiers.

Les blessés sont bien traités, les dames de la ville leur donnent les soins les plus empressés. Nos soldats ne manquent pas de saisir les occasions d'abuser des bontés qu'on a pour eux; il faut que nous présidions aux évacuations, sans cela elles seraient indéfiniment ajournées. Quant aux soins médicaux et chirurgicaux proprement dits que reçoivent nos malades, ce n'est que de loin que nous pouvons les diriger. Disons cependant que les observations que nous avons pu adresser à nos confrères civils ont toujours été parfaitement accueillies et que la meilleure harmonie a toujours existé entre eux et nous.

Quelques malades ou blessés ont été reçus dans des maisons particulières : ainsi un sergent-major atteint d'une fracture de la clavicule gauche par balle, a été recueilli par une dame veuve qui a vivement insisté auprès du médecin en chef de l'armée, pour que son protégé, qu'on voulait évacuer, lui fût laissé jusqu'à sa guérison. PETITGAND, médecin en chef des hôpitaux de Côme.

Mouvement général des hôpitaux de Côme réunis, du 2 juillet 1859 *au* 13 *avril* 1860.

	RESTANTS.	ENTRÉS		SORTIS		MORTS.	JOURNÉES de traitement.	OBSERVATIONS.
		par billet.	par évacuation.	par billet.	par évacuation.			
2 juillet.	»	»	1,212	337	64	4	11,926	
août.	807	3	868	943	»	4	20,855	
septembre.	731	6	937	1,135	2	14	18,927	1 officier.
octobre.	523	1	272	477	»	5	12,167	
novembre.	314	»	»	219	»	2	5,090	Une note sans date et sans signature cite MM. les docteurs Giovanni Comolli et Pedroni comme ayant donné des soins à nos malades.
décembre.	93	1	»	36	28	5	1,736	
janvier.	25	»	»	7	11	2	646	
février.	5	»	»	»	»	»	145	
mars.	5	1	»	1	4	»	127	
avril, 13.	1	»	»	»	1	»	12	
Total des entrés, 3,301.		12	3,289	3,155	110	36	71,631	

Le 2 juillet, il a été reçu 294 blessés aux hôpitaux en un seul convoi.

Il a été délivré, du 18 septembre au 12 octobre, 176 congés de convalescence, et du 10 novembre au 5 décembre. . . . . 52 autres congés.

Rapport de M. Bresse, médecin aide-major, chef du service médical de ces hôpitaux, du 2 au 12 juillet, sur les blessés en traitement à San Abondio, 42 ; *— au collége Gallio,* 83 ; *— et à l'hospice civil,* 155. *— Total :* 280.

SIÉGE DES BLESSURES.	BLESSURES des parties molles.	avec lésion osseuse.	par sabre-baïonnette.	par armes à feu.	TOTAL.	AMPUTATIONS.	MORTS.	OBSERVATIONS.
Tête	16	11	1	26	27	»	1	
Face	16	»	1	15	16	»	»	
Région cervicale	4	»	»	4	4	»	»	
Id. thoracique	14	7	1	20	21	»	»	
Id. dorsale	16	8	1	23	24	»	»	
Id. abdominale	6	»	1	5	6	»	»	
Id. scrotale (org. gén.)	4	»	»	4	4	»	»	
Bras	17	7	4	20	24	»	»	
Avant-bras	14	6	2	18	20	»	»	
Mains	4	2	4	2	6	»	»	
Doigts	28	14	3	39	42	9	»	
Cuisse	16	1	2	15	17	1	1	Amput. au 1/3 inf.
Jambe	15	3	»	18	18	»	»	
Pieds	3	»	»	3	3	»	»	
Orteils	1	1	»	2	2	»	»	
Articulations scapulo-humérale	5	3	1	7	8	»	1	
Id. huméro-cubitale	3	2	1	4	5	»	»	
Id. radio-carpienne	2	1	1	2	3	»	»	
Id. carpo-métacarpienne	1	1	1	1	2	»	»	
Id. métacarpienne	5	7	4	8	12	»	»	
Id. phalangienne	2	7	3	6	9	6	»	
Id. fémoro-tibiale	5	2	2	5	7	»	»	
	197	83	33	247	280	16	3	

VILLES OU VILLAGES OU DES HÔPITAUX ONT REÇU les blessés et malades. — Dates de l'ouverture et de la fermeture.	RESTANTS.	ENTRÉS par		SORTIS par		MORTS.	NOMBRE des journées de traitement.	OBSERVATIONS.
		billet.	évacuation.	billet.	évacuation.			
104. CODOGNO.								
19 juillet......	»	7	»	1	»	»	32	
août......	6	45	»	46	»	1	329	
septembre...	4	4	»	4	»	»	40	
octobre.....	4	11	»	9	»	»	208	
novembre....	6	2	»	7	»	1	78	
décembre....	»	4	»	2	»	»	42	
janvier.....	2	2	»	2	»	»	25	
février.....	2	4	»	2	»	»	57	
mars, 26....	4	1	»	4	1	»	48	
		80	»	77	1	2	859	
105. COGOLETTO.								
13-16 mai.....	»	1	»	»	1	»	3	
106. COLOGNO.								Près Bergame.
28 juin......	»	»	42	»	»	»	126	
juillet......	42	»	»	27	»	»	1,045	
août......	15	»	»	13	»	»	91	
septembre...	2	»	»	1	»	»	44	
octobre, 16...	1	»	»	»	»	1	15	
		»	42	41	»	1	1,321	
107. COLOMBANO (SAN).								Province de Lodi, district de Borghetto.
5 juillet......	»	»	28	»	27	»	243	
août......	1	»	»	»	»	»	31	
septembre, 20.	1	»	»	»	1	»	19	
		»	28	»	28	»	293	
108. COLORNO.								
29 juin...... / juillet, 9....	»	3	»	»	3	»	30	

VILLES OU VILLAGES OU DES HÔPITAUX ONT REÇU les blessés et malades. — Dates de l'ouverture et de la fermeture.	RES-TANTS.	ENTRÉS par billet.	ENTRÉS par évacuation.	SORTIS par billet.	SORTIS par évacuation.	MORTS.	NOMBRE des journées de traitement.	OBSERVATIONS.
109. CRÊMA. Hôpital maggiore ed uniti.								
17 juin.	»	»	131	»	91	»	308	
juillet.	40	11	118	»	108	5	2,724	
août.	56	66	15	4	47	10	1,173	
septembre. . . .	76	106	»	103	»	12	2,399	
octobre.	67	54	»	63	6	»	2,012	
novembre. . . .	»	30	»	55	1	»	1,051	
décembre. . . .	26	24	»	26	»	»	794	
janvier.	24	32	»	29	1	»	734	
février.	»	22	»	26	»	»	447	
mars.	»	23	»	23	2	1	636	
avril.	19	9	»	4	22	»	144	
mai.	2	»	»	»	2	»	22	
Total des entrés. . . .	641	377	264	333	280	28	12,444	
110. CRÊMA (*Suite*). Hôpital civil della Stella.								
27 juin.	»	»	179	»	63	»	529	D'après un rapport non signé, il y aurait eu 317 entrants.
juillet.	116	»	110	»	174	7	3,663	
août, 6.	45	»	20	»	65	»	245	
		»	309	»	302	7	4,437	

111 à 119. CRÉMONE.

Quoique placée sous le même degré de latitude que nos villes du midi de la France, la température de Crémone est plus élevée parce qu'elle se trouve au centre d'une vaste circonvallation de montagnes formée au nord et à l'ouest par les Alpes, au sud par les Apennins qui lui ferment, excepté à l'est où la plaine est ouverte sur l'Adriatique, l'accès des grands courants d'air. Comme la plupart des villes de la Lombardie, elle est de tous côtés entourée d'arbres élevés qui empêchent le renouvellement de l'air. Le ciel, dans ces belles contrées, est d'une sérénité désolante, l'atmosphère d'un calme dont on se ferait difficilement une idée. Trop éloignée de la mer pour en recevoir les brises, pas assez rapprochée des montagnes pour jouir des courants ascendants, elle se trouve enfouie dans ses remparts sous les plus chauds rayons du soleil sans que les rosées puissent tempérer l'ardeur de ses chaudes journées. SONRIER, médecin-major du 68e de ligne.

État récapitulatif par hôpital (Français seulement).

	RESTANTS.	ENTRÉS par billet.	ENTRÉS par évacuation.	SORTIS par billet.	SORTIS par évacuation.	MORTS.	JOURNÉES.	OBSERVATIONS.
Santa-Chiara.	»	939	2,633	952	2,491	129	62,144	
Saint-Vincent.. . . .	»	89	1,603	530	1,079	83	31,068	
Civil majeur.	»	803	»	125	620	58	16,067	1 offic.
Grand séminaire. . .	»	237	171	28	357	23	2,894	15 id.
Petit séminaire.. . .	»	350	730	349	705	26	13,089	
Persichelli.	»	424	192	448	152	16	15,165	18 id. 1 offic. mort.
Orfanotrofio	»	198	»	»	173	25	3,789	
Fate-bene-Fratelli. .	»	»	63	2	53	8	1,320	9 id. 4 id.
San-Pietro.	»	»	148	»	140	8	1,605	
Total des entrés, 8,580		3,040	5,540	2,434	5,770	376	147,141	43 id. 5 id.

D'après un rapport de M. Molard, il y a eu treize hôpitaux ouverts à Crémone le 3 juillet, mais les uns annexes des autres; nous trouvons en effet un de ces établissements sous le nom de Fabrica della Struzza, et nous ajouterons un dépôt de convalescents à Canobbio ainsi qu'une infirmerie pour ce dépôt. Le 10 août, le dépôt comptait 200 hommes sur lesquels 29 étaient à l'infirmerie.

VILLES OU VILLAGES OU DES HÔPITAUX ONT REÇU les blessés et malades. — Dates de l'ouverture et de la fermeture.	RES-TANTS.	ENTRÉS par billet.	ENTRÉS par évacuation.	SORTIS par billet.	SORTIS par évacuation.	MORTS.	NOMBRE des journées de traitement.	OBSERVATIONS.
111. CRÉMONE. Hôpital civil de Santa Chiara. 3 annexes : Corpus Domini, San Benedetto et Trecase. Directeur : M. le docteur Ciniselli.								
24 juin.	»	»	1,379	»	943	8	5,521	
juillet.	428	39	981	12	795	71	14,467	
août.	570	98	74	62	506	26	8,231	
septembre. . . .	148	146	117	94	78	7	5,167	
octobre	232	236	41	214	33	3	7,637	
novembre. . . .	259	156	28	206	8	4	7,553	
décembre. . . .	225	82	»	182	10	4	5,276	
janvier	111	81	3	78	3	2	3,165	
février.	112	37	2	58	13	2	2,847	
mars.	78	64	8	46	17	2	2,280	
avril.	85	»	»	»	85	»	»	
Total des entrés. . .	3,572	939	2,633	952	2,491	129	62,144	

Situation, par genre de maladies, du 24 juin au 1er septembre, à l'hôpital Santa Chiara et annexes.

	ENTRÉS par billet.	ENTRÉS par évacuation.	SORTIS par billet.	SORTIS par évacuation.	MORTS.	RESTANTS.	M. le Dr Louis Ciniselli, directeur de l'hôpital de Santa Chiara.
FRANÇAIS.							
Blessés.	*873*	*102*	*220*	*622*	*81*	*52*	*4* cas de tétanos, *3* morts, *1* guéri, le tétanos survenu après cicatrisation d'une plaie du genou.
Fiévreux.	*742*	*499*	*761*	*18*	*21*	*441*	
Vénériens.	*21*	»	*18*	»	»	*3*	
	1,636	*601*	*999*	*640*	*102*	*496*	
ITALIENS.							
Blessés.	*9*	»	*4*	»	»	*5*	
Fiévreux.	*65*	»	*36*	*1*	»	*28*	
Vénériens.	*10*	»	*4*	»	»	*6*	
	84	»	*44*	*1*	»	*39*	
AUTRICHIENS.							
Blessés.	*351*	*25*	*37*	*238*	*62*	*49*	*6* morts du tétanos.
	2,071	*626*	*1,080*	*879*	*164*	*584*	
	2,697		*2,697*				

Sur *862* blessures des membres, *215* étaient aux membres supérieurs et *647* aux membres inférieurs.

	AMPUTÉS venus DU CHAMP DE BATAILLE.				AMPUTÉS A SANTA CHIARA.							
					NOMBRE.		GUÉRIS.		MORTS.		EN TRAITEMENT.	
	Nombre.	Guéris.	Morts.	En traitement.	Français.	Autrichiens.	Français.	Autrichiens.	Français.	Autrichiens.	Français.	Autrichiens.
Désarticulation scapulo-humérale.	2	2	»	»	»	1	»	»	»	1	»	»
Amputation du bras.	1	1	»	»	7	1	5	»	»	1	2	»
Idem de doigts.	3	3	»	»	»	»	»	»	»	»	»	»
Idem de la cuisse.	1	1	»	»	8	11	»	1	5	8	3	2
Idem de la jambe.	2	2	»	»	14	23	5	14	5	8	4	1
Désarticulation du genou.	»	»	»	»	»	1	»	»	»	1	»	»
Idem tarso-métatarsienne.	1	»	1	»	»	»	»	»	»	»	»	»
	10	9	1	»	29	37	10	15	10	19	9	3

Cas de tétanos : 1 après amputation secondaire de la jambe; mort; avait subi déjà une désarticulation tarso-métatarsienne à l'ambulance.

1 *idem* de la cuisse; mort.

1 *idem* *idem* et résection de l'os saillant; mort.

1 *idem* *idem* et ligature de l'iliaque externe; mort.

1 après cicatrisation d'une plaie du genou; guéri.

Les accidents les plus redoutables observés sont l'hémorrhagie consécutive, la gangrène et l'infection purulente, surtout chez les blessés atteints de fractures comminutives de la cuisse.

Les blessures sans fracture ont presque toujours été suivies de guérison; n'ont fait exception que celles de ces blessures cachant profondément un projectile et qui ont souvent donné lieu à l'infection purulente.

Les Autrichiens ont présenté un plus grand nombre de plaies par armes blanches, on en a constaté entre autres 19 à la tête.

Cas particuliers.

1 blessure à la partie supérieure de l'avant-bras. Hémorrhagie; ligature de l'artère humérale; guérison avec ankylose du coude.

1 blessure de l'orbite; l'œil enlevé; extraction de la balle dirigée en dehors et en arrière à la partie postérieure du cou; guérison.

7 plaies pénétrantes de poitrine. 4 morts; 2 guéris, l'un avec la balle non extraite; 1 restant en traitement.

5 cas de pourriture d'hôpital; 5 guérisons.

7 coups de sabre à la tête, avec lésion osseuse; tous guéris.

1 coup de feu pénétrant au-dessus de l'oreille gauche, traversant obliquement la face; balle extraite sur l'os malaire droit; guérison sans accident.

1 fracture incomplète du fémur; extraction de la balle et de deux gros fragments de l'os. Guérison avec courbure du fémur non altéré dans sa continuité.

1 blessure de la face; la partie moyenne du maxillaire inférieur est enlevée avec la lèvre et la pointe de la langue. Résection; guérison sans autoplastie; parole intelligible.

1 coup de feu pénétrant à la joue gauche, fracture le maxillaire inférieur, traverse le larynx et sort à la partie droite du cou. Guérison; aphonie avec plaie fistuleuse au larynx.

VILLES OU VILLAGES OU DES HÔPITAUX ONT REÇU les blessés et malades. — Dates de l'ouverture et de la fermeture.	RESTANTS.	ENTRÉS par billet.	ENTRÉS par évacuation.	SORTIS par billet.	SORTIS par évacuation.	MORTS.	NOMBRE des journées de traitement.	OBSERVATIONS.
112. CRÉMONE (*Suite*). Hôpital militaire de Saint-Vincent. Directeur : M. le Dr Monti.								
27 juin.	»	»	481	»	92	1	1,520	
juillet.	388	»	554	176	430	47	9,144	
août.	289	10	407	107	300	27	8,141	
septembre. . . .	272	42	136	193	67	5	7,267	
octobre.	185	37	25	54	121	3	4,996	
novembre. . . .	69	»	»	»	69	»	»	
Total des entrés. 1,692		89	1,603	530	1,079	83	31,068	

Mouvement du 27 juin au 11 septembre, comprenant les Italiens et les Autrichiens.

FRANÇAIS.	ENTRÉS.	SORTIS.	MORTS.	RESTANTS.	
Blessés.	*985*	*861*	*54*	*50*	
Fiévreux.	*550*	*340*	*23*	*187*	
Vénériens.	*9*	*3*	»	*6*	Les entrées et les sorties par billet et par évacuation ne sont pas distinguées; la mortalité ne
A reporter. . . .	*1,544*	*1,204*	*77*	*263*	

	ENTRÉS.	SORTIS.	MORTS.	RESTANTS.
Report (Français). . .	*1,544*	*1,204*	*77*	*263*
ITALIENS.				
Blessés.	»	»	»	»
Fiévreux.	*41*	*40*	»	*1*
Vénériens.	*3*	*3*	»	»
	44	*43*	»	*1*
AUTRICHIENS.				
Blessés.	*263*	*215*	*58*	»
	1,851	*1,462*	*135*	*254*
	1,851	*1,851*		

porte que sur les entrants par billet, car ceux arrivés par évacuation étaient guéris ou en voie de guérison.

Amputations faites aux ambulances et à l'hôpital réunies.

	NOMBRE.		GUÉRIS.		MORTS.		EN TRAITEMENT.	
	Français.	Autrichiens.	Français.	Autrichiens.	Français.	Autrichiens.	Français.	Autrichiens.
Amputation du bras.	*8*	*5*						
Idem de la cuisse.	*8*	*28*						
Idem de la jambe.	*14*	*7*						
			10	*20*	*9*	*18*	*13*	»
	30	*40*	*30*		*27*		*13*	
	70		*70*					

VILLES OU VILLAGES OU DES HÔPITAUX ONT REÇU les blessés et malades. — Dates de l'ouverture et de la fermeture.	RESTANTS.	ENTRÉS par billet.	ENTRÉS par évacuation.	SORTIS par billet.	SORTIS par évacuation.	MORTS.	NOMBRE des journées de traitement.	OBSERVATIONS.
113. CRÉMONE (*Suite*). Hôpital civil majeur. Directeur : M. le Dr Manfredini, suppléant du Dr Ciniselli, chargé de la direction des hôpitaux de Santa Chiara, San Benedetto et Trecase.								
25 juin.	»	214	»	»	70	1	686	1 officier.
juillet.	143	577	»	82	239	43	7,790	
août.	356	12	»	34	240	13	4,575	Français seulement.
septembre. . . .	81	»	»	6	24	»	17 75	
octobre.	51	»	»	1	36	1	1,228	
novembre, 1. . .	13	»	»	2	11	»	13	
		803	»	125	620	58	16,067	

Mouvement du 25 juin au 1er septembre.

(Les différences insignifiantes sur les totaux comparés des deux mouvements s'expliquent par l'évacuation immédiate sur un autre hôpital de quelques hommes inscrits comme entrés.)

	ENTRÉS		SORTIS		MORTS.	RESTANTS.
	par billet.	par évacuation.	par billet.	par évacuation.		
FRANÇAIS.						
Blessés	»	389	»	306	34	47
Fiévreux	182	250	286	104	23	21
Vénériens	16	»	9	7	»	»
	198	639	295	417	57	68
ITALIENS.						
Blessés	102	133	»	112	16	107
Fiévreux	12	»	»	11	1	»
Vénériens	3	»	»	3	»	»
	117	133	»	126	17	107
AUTRICHIENS.						
Blessés	»	28	»	2	9	17
Fiévreux	16	»	15	»	»	1
Vénériens	8	»	4	»	»	4
	24	28	19	2	9	22
	339	800	314	545	83	197
	1,139		1,139			

Amputations faites aux ambulances et à l'hôpital réunies.

	NOMBRE.		GUÉRIS.		MORTS.		EN TRAITEMENT.	
	Français.	Autrichiens.	Français.	Autrichiens.	Français.	Autrichiens.	Français.	Autrichiens.
Amputations du bras	3	7						
Idem de l'avant-bras	»	1						
Idem de la cuisse	11	15						
Idem de la jambe	5	5						
	19	28	3	2	6	9	10	17
	47		47					

VILLES OU VILLAGES OU DES HÔPITAUX ONT REÇU les blessés et malades. — Dates de l'ouverture et de la fermeture.	RESTANTS.	ENTRÉS par billet.	ENTRÉS par évacuation	SORTIS par billet.	SORTIS par évacuation.	MORTS.	NOMBRE des journées de traitement.	OBSERVATIONS.
114. CRÉMONE (*Suite*). Hôpital du Grand Séminaire.								
28 juin.	»	114	»	»	»	»	342	14 officiers.
juillet.	114	102	142	2	224	16	1,349	1 *id.*
août.	116	21	29	25	132	6	1,117	
septembre. . . .	3	»	»	»	»	1	74	
octobre.	»	»	»	1	1	»	12	
Total des entrés. 408		237	171	28	357	23	2,894	
115. CRÉMONE (*Suite*). Hôpital du Petit Séminaire.								
29 juin.	»	»	69	»	»	»	117	
juillet.	69	2	631	2	578	12	4,460	
août.	110	72	17	34	98	8	1,556	
septembre. . . .	59	274	13	184	17	4	4,999	
octobre.	141	2	»	120	1	2	1,843	
novembre, 8.. .	20	»	»	9	11	»	114	
Total des entrés. 1,080		350	730	349	705	26	13,089	

Mouvement des blessés seulement du 29 juin au 1er septembre? (Grand et Petit séminaires.)

	ENTRÉS par billet.	ENTRÉS par évacuation.	SORTIS par billet.	SORTIS par évacuation.	MORTS.	RESTANTS.
Français blessés.	50	51	5	70	12	14
Italiens.	»	»	»	»	»	»
Autrichiens blessés.	47	4	»	42	7	2
	97	55	5	112	19	16
	152		152			

Amputations faites aux ambulances et aux hôpitaux.

	AMPUTÉS venus DU CHAMP DE BATAILLE.				AMPUTÉS AUX DEUX SÉMINAIRES.							
					NOMBRE.		GUÉRIS.		MORTS.		EN TRAITEMENT.	
	Nombre.	Guéris.	Morts.	En traitement.	Français.	Autrichiens.	Français.	Autrichiens.	Français.	Autrichiens.	Français.	Autrichiens.
Amputation du bras	1	1	»	»	2	»	1	»	1	»	»	»
Idem de l'avant-bras	»	»	»	»	»	1	»	1	»	»	»	»
Idem de doigts	»	»	»	»	2	»	2	»	»	»	»	»
Idem de la cuisse	1	»	»	1	1	1	»	»	1	»	»	1
Idem de la jambe	»	»	»	»	2	1	1	»	»	1	1	»
	2	1	»	1	7	3	4	1	2	1	1	1

L'Autrichien amputé de l'avant-bras a aussi été amputé d'un doigt.

VILLES OU VILLAGES OU DES HÔPITAUX ONT REÇU les blessés et malades. — Dates de l'ouverture et de la fermeture.	RESTANTS.	ENTRÉS par billet.	ENTRÉS par évacuation.	SORTIS par billet.	SORTIS par évacuation.	MORTS.	NOMBRE des journées de traitement.	OBSERVATIONS.
116. CRÉMONE (*Suite*). Hôpital Persichelli.								
28 juin	»	»	41	»	»	»	84	
juillet	41	30	53	36	25	3	1,302	1 offic.
août	40	3	36	27	25	2	1,452	1 *id.*
septembre	45	82	1	26	17	2	1,613	6 *id.*
octobre	83	67	1	69	8	1	2,873	
novembre	73	54	44	78	32	4	2,332	5 *id.*
décembre	57	53	10	79	10	»	1,857	2 *id.*
janvier	31	71	»	53	»	2	1,591	1 offic. mort.
février	47	59	3	36	15	1	1,260	2 *id.*
mars, 24	57	5	3	44	20	1	801	1 *id.*
Total des entrés. 616		424	192	448	152	16	15,165	18 *id.*

VILLES OU VILLAGES OU DES HÔPITAUX ONT REÇU les blessés et malades. — Dates de l'ouverture et de la fermeture.	RES-TANTS.	ENTRÉS par billet.	ENTRÉS par évacuation.	SORTIS par billet.	SORTIS par évacuation.	MORTS.	NOMBRE des journées de traitement.	OBSERVATIONS.
117. CRÉMONE (*Suite*). Hôpital Orfanotrofio (de l'Orphelinat).								
28 juin.	»	185	»	»	»	»	555	
juillet.	185	13	»	»	131	23	2,788	
août, 14.	»	»	»	»	42	2	446	
		198	»	»	173	25	3,789	
118. CRÉMONE (*Suite*). Hôpital Fate bene fratelli.								
28 juin.	»	»	8	»	»	1	17	
juillet.	7	»	17	»	9	1	358	
août.	14	»	3	»	12	2	207	
septembre, 4. .	3	»	»	1	2	»	28	
		»	28	1	23	4	610	
juin.	»	»	13	»	»	1	24	AUTRICHIENS.
juillet.	12	»	19	»	15	1	436	
août.	15	»	3	»	13	2	222	
septembre, 15. .	3	»	»	1	2	»	28	
		»	63	2	53	8	1,320	
119. CRÉMONE (*Suite*). Hôpital civil San Pietro.								
28 juin.	»	»	137	»	»	»	408	
juillet.	137	»	11	»	128	7	1,160	
août.	13	»	»	»	12	1	37	
		»	148	»	140	8	1,605	
120. CUGGIONO.								Dépendance d'Abbiategrasso.
Juin et juillet. . . .	»	8	»	»	8	»	»	
121. DESENZANO.								Hôpital civil.
10 juillet.	»	44	»	»	41	»	203	
août, 21.	3	1	»	3	1	»	14	
		45	»	3	42	»	217	

VILLES OU VILLAGES OU DES HÔPITAUX ONT REÇU les blessés et malades. — Dates de l'ouverture et de la fermeture.	RES-TANTS.	ENTRÉS par billet.	ENTRÉS par évacuation.	SORTIS par billet.	SORTIS par évacuation.	MORTS.	NOMBRE des journées de traitement.	OBSERVATIONS.
122. DESIO.								Près de Monza.
25 juillet au 7 août.	»	»	6	»	6	»	84	
123. SAN DONNINO.								Commune de Borgo.
18 au 20 septembre.	»	1	»	»	1	»	2	
124. EMPOLI.								5e corps : 18e de ligne. 3 — Artillerie... 5
29 mai.	»	4	»	»	»	»	10	
juin.	4	4	»	4	1	»	132	
juillet, 16. . . .	3	»	»	»	3	»	45	
		8	»	4	4	»	187	
125. EXILES (Fort d').								
avril.	»	1	»	»	»	»	1	
mai.	1	7	»	8	»	»	94	
juin.	»	3	»	3	»	»	20	
juillet.	»	3	»	3	»	»	26	
août.	»	»	»	»	»	»	»	
septembre. . . .	»	2	»	2	»	»	22	
		16	»	16	»	»	163	
126. FINALBORGO.								Hôpital civil.
16 août.	»	2	»	»	»	»	29	1 lancier et 1 hussard.
septembre, 30. .	2	»	»	»	2	»	38	
		2	»	»	2	»	67	
127. FINAL-MARINA.								Près de Gênes.
13 août.	»	6	»	»	»	»	107	M. Drione, vice-président de la commission.
septembre, 14. .	6	»	»	5	»	1	27	
17 avril 1860. . . .	»	4	»	»	»	»	43	
mai, 29.	4	5	»	9	»	»	76	
		15	»	14	»	1	253	

VILLES OU VILLAGES OU DES HÔPITAUX ONT REÇU les blessés et malades. — Dates de l'ouverture et de la fermeture.	RES-TANTS.	ENTRÉS par billet.	ENTRÉS par évacuation.	SORTIS par billet.	SORTIS par évacuation.	MORTS.	NOMBRE des journées de traitement.	OBSERVATIONS.
128. FIESSE.								
Mai à septembre...	»	16	»	»	15	1	309	
129. FLORENCE.								Hôpital Santa Agata.
29 mai.......	»	27	»	»	»	»	53	18e de ligne.. 47
juin.......	27	158	»	43	119	3	2,220	1 offic. 26e *idem*.. 46
juillet......	20	»	»	»	16	1	139	82e *idem*.. 27
août, 2......	3	»	»	»	3	»	3	14e bat.ch à p. 14
								6e hussards. 9
								8e *idem*.. 7
								Artillerie... 32
		185	»	43	138	4	2,415	Génie..... 3
130. FONTENELLA.								Près Bergame.
15 juin.......	»	177	»	»	177	»	696	
131. GAMBARA.								Hôpital provisoire.
Juin.........	»	23	»	»	23	»	?	Les malades ont été évacués sur Crémone et sur Brescia.
132. GANDINO.								Près Bergame.
27 juin.......	»	»	68	»	»	»	272	
juillet......	68	»	»	39	»	1	1,799	
août.......	28	»	»	25	»	»	303	
septembre, 10..	3	»	»	3.	»	»	34	
		»	68	67	»	1	2,408	
133. GAVI.								
4 mai.......	»	96	»	83	»	5	576	1 officier.
juin.......	8	»	»	5	»	»	170	
juillet......	3	»	»	3	»	»	33	
		96	»	91	»	5	779	
134. GAZZANIGA.								Près Bergame.
27 juin.......	»	»	11	»	»	»	38	
juillet......	11	»	»	»	6	»	250	
août, 17.....	5	»	»	»	5	»	44	
		»	11	»	11	»	332	

135 à 141. GÊNES.

Gênes, par sa position sur la Méditerranée, par son voisinage de Toulon et de Marseille, par le chemin de fer qui vient y aboutir et qui forme, en quelque sorte, le tronc d'un arbre dont les rameaux s'étendraient sur toute la Lombardie et le Piémont, se présentait tout naturellement à l'esprit et fut préférée avec raison à la route du mont Cenis, route difficile, plus longue en réalité quoique plus courte comme distance, et où le transport des blessés eût exigé une infinité de voitures couvertes, dont les secousses auraient pu avoir une influence fâcheuse sur des blessures en grand nombre encore à peine en voie de cicatrisation.

Gênes fut donc choisie, non-seulement pour ces raisons, mais aussi parce que dans cette ville de palais et de couvents, il était facile de trouver des locaux assez vastes pour contenir cette multitude de blessés qu'on allait évacuer de tous les points de l'Italie ; car si dans les principales villes telles que Brescia, Côme, Bergame, Milan, Novare, Turin, Crémone et Plaisance, les habitants avaient montré un empressement au-dessus de tout éloge à accueillir ces malheureuses victimes de la guerre, dans les campagnes et dans les plus petits villages, les habitants ne s'étaient pas moins montrés empressés à les accueillir.

Observations météorologiques recueillies à Gênes pendant l'année 1859.

DÉSIGNATION des MOIS.	HAUTEUR BAROMÉTRIQUE. Position de l'observatoire : Latitude : 44°24'59" Longitude : 6°35'24"E. du méridien de Paris, à 47m18 au-dessus du niveau de la mer.		TEMPÉRATURE. Thermomètre centigrade placé dehors, à l'ombre et au nord.		TEMPÉRATURE MAXIMA.	TEMPÉRATURE MINIMA.	ÉTAT HYGROMÉTRIQUE. Hygromètre de Saussure placé dehors et au nord.		Quantité de pluie tombée chaque mois.
	Moyenne mensuelle.		Moyenne mensuelle.		Moyenne mensuelle.		Moyenne mensuelle.		
Janvier	765.843	Moyenne annuelle : 757.827	+ 7°71	Moyenne annuelle : + 16°89	+ 9.24	+ 5.69	78°5	Moyenne annuelle : 82°5	79.95
Février	760.089		+ 10°07		+ 12.47	+ 7.55	76°6		107.02
Mars	759.833		+ 14°00		+ 16 04	+ 10.64	79°8		19.49
Avril	754.359		+ 15°17		+ 16.83	+ 12.01	83°9		28.55
Mai	753.963		+ 17°87		+ 19.87	+ 15.33	87°0		155.56
Juin	756.338		+ 21°29		+ 23.55	+ 18.55	86°1		62.83
Juillet	759.812		+ 27°24		+ 29.87	+ 23.77	82°0		7.18
Août	757.042		+ 27°64		+ 29.58	+ 24.20	84°7		7.18
Septembre	755.323		+ 22°64		+ 23.80	+ 18.63	84°8		103.07
Octobre	757.881		+ 19°65		+ 21.36	+ 16.27	86°9		103.07
Novembre	759.543		+ 12°59		+ 14.04	+ 10.09	79°7		99.81
Décembre	753.909		+ 6°83		+ 8.67	+ 4.50	79°8		150.89

135. GÊNES. Hôpital divisionnaire sarde.

Très-bien situé à l'ouest de la ville, presque isolé, en vue de la mer, abrité au nord par les montagnes et réunissant de bonnes conditions.

Comme annexe de cet hôpital, on utilisa le couvent des frères de Saint-François, pour les vénériens. Cet hôpital a reçu un petit nombre de blessés et presque autant de vénériens que de fiévreux.

	RESTANTS.	ENTRÉS		SORTIS		MORTS.	JOURNÉES de traitement.	OBSERVATIONS.
		par billet.	par évacuation.	par billet.	par évacuation.			
26 avril.	»	117	»	1	»	»	150	
mai.	116	806	»	471	»	17	9,823	
juin.	434	269	»	509	»	4	10,409	
juillet.	190	440	»	570	»	7	6,541	
août.	53	796	»	747	»	14	4,019	
septembre, 27. . . .	88	1	»	85	»	4	869	
		2,429	»	2,383	»	46	31,811	13 officiers.

Même mouvement par armes.

	Avril.	Mai.	Juin.	Juillet.	Août.	Sept.	TOTAL.
Garde.	*1*	*106*	*48*	*25*	*75*	»	*255*
Infanterie.	*112*	*595*	*157*	*362*	*530*	»	*1,756*
Cavalerie.	*1*	*9*	*18*	*6*	*33*	*1*	*68*
Artillerie.	»	*43*	*24*	*26*	*108*	»	*201*
Génie.	»	*7*	*9*	*6*	*18*	»	*40*
Ouvriers, infirmiers militaires.	»	*13*	*5*	*5*	*13*	»	*36*
Corps étrangers.	*3*	*33*	*8*	*10*	*19*	»	*73*
	117	*806*	*269*	*440*	*796*	*1*	*2,429*

2,429

136. GÊNES (*Suite*). Hôpital civil de Pammatone.

Situé à l'est de la ville, sur un point peu élevé et entouré de grandes maisons habitées par une population pauvre. Cet hôpital a reçu peu de blessés; dans les mois de mai et de juin, il n'est entré que 22 blessés. M. le Dr Worbe, médecin-major a été chargé de la surveillance.

	RESTANTS.	ENTRÉS par billet.	ENTRÉS par évacuation.	SORTIS par billet.	SORTIS par évacuation.	MORTS.	JOURNÉES de traitement.	OBSERVATIONS.
30 avril.	»	1	»	»	»	»	1	
mai.	1	257	»	107	»	1	2,643	
juin.	150	24	»	135	»	4	2,772	
juillet.	35	5	»	34	»	3	788	
août	3	6	»	5	»	»	130	
septembre, 13. . . .	4	»	»	3	»	1	24	
		293	»	284	»	9	6,358	

137. GÊNES (*Suite*). Hôpital San Benigno.

A trois kilomètres de la ville, le rocher de San Benigno (du nom d'un ancien monastère), près du phare de Gênes, a servi à l'établissement de deux casernes d'infanterie sarde, l'une plus élevée que l'autre qui, seule, a été transformée en hôpital. — Cet établissement est un de ceux sur lesquels les malades affluèrent en plus grand nombre et il a été le trait d'union principal entre les hôpitaux d'Italie et ceux du midi de la France.

Mouvement général du 8 *mai* 1859 *au* 6 *juin* 1860.

	RESTANTS.	ENTRÉS par billet.	ENTRÉS par évacuation.	SORTIS par billet.	SORTIS par évacuation.	MORTS.	JOURNÉES de traitement.	OBSERVATIONS.
8 mai.	»	1,068	1,091	749	100	15	17,333	39 offic.
juin.	1,295	396	1,260	1,235	757	53	28,555	43 *id.*
juillet.	906	332	3,047	766	2,803	47	28,872	26 *id.* 2 offic. morts.
août.	669	691	3,469	1,717	2,900	29	21,647	81 *id.* 2 *id.*
septembre.	183	257	1,679	524	1,076	14	11,926	17 *id.*
octobre.	505	575	611	592	675	22	15,668	13 *id.*
novembre.	402	213	194	231	380	19	9,409	6 *id.*
décembre.	179	83	65	84	143	4	4,976	6 *id.*
janvier.	96	53	246	49	221	7	4,571	4 *id.*
février.	118	42	101	56	118	2	2,369	2 *id.*
mars.	85	71	94	118	2	1	3,001	6 *id.*
avril.	129	82	382	197	177	3	5,193	4 *id.*
mai.	216	137	1,407	397	893	4	10,692	20 *id.*
juin, 6.	166	19	»	5	180	»	218	1 *id.*
Total des entrés, 17,365		4,019	13,346	6,720	10,425	220	164,430	268 *id.* 4 *id.*

Le nombre des journées se répartit ainsi : Blessés. 53,894
Fiévreux. 93,598
Vénériens. 16,741
Galeux. 197
} 164,430

Mouvement par corps et par nationalités du 8 mai au ? janvier ? 1860.

FRANÇAIS.	ENTRÉS par billet.	ENTRÉS par évacuation.	SORTIS par billet.	SORTIS par évacuation.	MORTS.	JOURNÉES de traitement.	OBSERVATIONS.
Garde impériale.. . . .	217	565	352	422	8	6,691	Ce mouvement est annexé au rapport du médecin en chef.
Troupes de ligne. . . .	3,181	9,243	5,255	7,010	159	111,513	
Infirmiers ouvriers. . .	319	168	255	223	9	5,162	
Corps étrangers.. . . .	52	178	103	123	4	1,898	
Marine impériale. . . .	3	1	4	»	»	72	
Employés civils.. . . .	2	2	2	2	»	26	
	3,774	10,157	5,971	7,780	180	125,362	
AUTRICHIENS.							
Prisonniers.	6	1,700	151	1,537	18	7,953	
Total des entrés, 15,637	3,780	11,857	6,122	9,317	198	133,315	

Ces journées représentent :	en nombre de malades,		en journées,	
Blessés.	6,046	15,637	50,909	133,315
Fiévreux.	8,243		72,800	
Vénériens.	1,291		9,424	
Galeux.	57		182	

Service médical à la date du 21 juin.

Médecins français.

MM. Maupin, médecin principal.
Maignien, id. major.
Roudet, id. aide-major.
Meunier, id. id.

Médecins italiens.

MM. Bartholomeo Negrotto.
Pietro Arata.
Giovanni Dujardi.

Opérations faites du 28 mai au 22 septembre.

	Nombre.	Guéris.	Morts.
Désarticulation d'un doigt.	5	5	»
Idem d'un doigt et du métacarpien correspondant.	3	3	»
Amputation d'un métacarpien dans sa continuité.	5	5	»
Idem de deux métacarpiens dans leur continuité. . . .	2	2	»
Désarticulation du poignet.	1	1	»
Amputation de l'avant-bras.	1	1	» *
Idem du bras.	14	12	2
A reporter.	31	29	2

Des accidents de suppuration et de conicité du moignon, entraînent l'amputation du bras.

	Nombre.	Guéris.	Morts.
Report	*31*	*29*	*2*
Désarticulation scapulo-humérale	*4*	*3*	*1*
Idem de trois orteils	*1*	*1*	»
Amputation de la jambe	*8*	*6*	*2*
Idem de la cuisse	*6*	*4*	*2*
Ligature de l'artère axillaire	*1*	*1*	»
Trépanation	*1*	»	*1*
	52	*44*	*8*
		52	

Sur les *14* amputations de bras faites à San Benigno, il y en a *6* sur des Français et *8* sur des Autrichiens.

Ces opérations ont toutes été consécutives ; pas une moins de huit jours après la blessure.

MAUPIN.

D'après le rapport de M. Maupin (2e partie), il est entré par évacuation : { *5* résections de l'humérus. *6* amputations de l'avant-bras.

Service de la Pharmacie. — M. Cassaigne, pharmacien-major.

Consommation pharmaceutique détaillée, du 8 *mai au* 31 *décembre* 1859 *et sommaire du* 2e *semestre* 1860.

	f.	c.
Thé, camomille, sureau, tilleul, guimauve	132	97
Racine et extrait de réglisse	306	91
Salsepareille	5	79
Bois de gaïac	0	01
Écorces d'oranges amères	34	93
Séné	0	80
Quinquina gris	38	04
Amandes douces	25	02
Citrons	870	30
Amadou	4	06
Gomme arabique	692	22
Aloès	0	06
Copahu	42	16
Huiles d'arachides, d'olives, de ricin	98	25
Camphre	37	17
Cachou	0	40
Sangsues	589	95
Acides tartrique, acétique, sulfurique	137	17
Alun	0	54
Ammoniaque liquide	1	41
Kermès	2	47
Émétique	0	52
Sous-azotate de bismuth	5	09
A reporter	3,026	24

	f.	c.
Report	3,026	24
Chlorure de chaux	14	65
Sulfate de cuivre	0	20
Chloroforme et éther	24	46
Sous-carbonate de fer	0	76
Sulfate de fer	1	11
Sulfate de magnésie	12	35
Bichlorure de mercure	2	97
Calomel	2	02
Nitrate de potasse	12	75
Bitartrate de potasse	0	18
Chlorate de potasse	0	04
Iodure de potassium	10	75
Sulfate de quinine	420	47
Pilules de sulfate de quinine	81	69
Borate de soude	0	12
Bicarbonate de soude	0	63
Carbonate de soude	0	60
Oléomargarate de soude	1	20
Sulfate de soude	2	76
Sulfate de zinc	0	10
Sous-acétate de plomb liquide	21	20
Alcool	15	33
Alcoolats de mélisse et alcoolés	576	86
Nitrate d'argent	58	55
Cérat	258	65
A reporter	4,546	64

	f.	c.
Report.	4,546	64
Chlorure d'oxyde de sodium.	5	13
Onguent de la mère.	1	56
Emplâtre-vésicatoire.	48	00
Espèces amères et pectorales.	77	06
Eau de fleurs d'orangers.	30	39
— de roses.	2	00
Extrait de belladone.	1	80
— de quinquina gris.	25	72
— d'opium.	16	20
— de ratanhia.	6	00
Essence de citrons.	54	10
— de menthe poivrée.	2	49
Hémostatique de Monsel.	2	08
Mellite de roses rouges.	45	28
Mellite simple.	47	13
Vinaigre scillitique.	18	93
Styrax.	40	53
Pommade antipsorique.	21	23
— d'iodure de potassium.	11	39
— mercurielle.	65	96
— stibiée.	5	02
Poudre de cantharides.	7	52
Gomme adraganthe.	0	49
Ipéca.	18	40
Jalap.	0	06
Graine et farine de lin.	646	39
Farine de moutarde.	119	14
Rhubarbe.	0	88
Sirop de nerprun.	0	61
A reporter.	5,848	13

	f.	c.
Report.	5,848	13
Sirop simple.	4,936	38
Sparadrap.	264	00
Vin d'opium.	23	45
Eau de seltz artificielle.	161	60
Œufs.	0	18
Lait.	49	42
Orge.	431	65
Riz.	72	37
Amidon.	3	67
Dextrine.	1	95
Axonge.	7	24
Vinaigre.	34	23
Vin blanc.	3	50
Vin rouge.	897	30
Vessies de porc.	0	15
Glace.	125	60
Flanelle.	24	00
Eau distillée.	0	06
Huile camphrée.	40	75
Eau mercurielle.	2	81
Potasse caustique.	0	27
Poudre caustique de Vienne.	0	08
Poivre cubèbe.	12	86
Poudre de quinquina.	9	16
Percaline agglutinative et taffetas anglais.	1	36
Calicot pour sparadrap.	40	00
Bouchons, fioles, papier, etc.	220	65
2e semestre 1860.	3,014	24
TOTAL.	13,237	06

Service administratif. — M. Bernard, comptable de 2e classe.

Infirmiers titulaires ou auxiliaires.—Infirmiers-majors, 12; infirmiers titulaires, 57, infirmiers auxiliaires, ?

Dépenses générales.

	f.	c.	
Objets de pansements	16,982	75	186,048 fr. 97 c.
Médicaments.	13,237	06	
Sépultures.	2,369	50	
Alimentation.	137,089	70	
Chauffage, éclairage.	7,300	33	
Blanchissage.	6,211	88	
Entretien, réparation, etc.	2,271	07	
Frais de bureau	586	68	

La dépense étant de 186,048 fr. 97 c. pour 159,371 journées de traitement, le prix de la journée est de 2 fr. 19 c. pour les officiers;
1 fr. 35 c. pour la troupe.

138. GÊNES (*Suite*). Hôpital du Grand Séminaire.

A l'est de la ville, près de la porte de l'Arc, dans un quartier populeux. Il a fallu abattre les cloisons des cellules pour avoir de grandes salles.

Service médical français à la date du 21 juin.

MM. Lagrave, médecin principal.
Gramaccini, médecin aide-major.
Dr Giovanni Massone, médecin italien.

Mouvement du 27 mai au 30 septembre.

	RESTANTS.	ENTRÉS par billet.	ENTRÉS par évacuation.	SORTIS par billet.	SORTIS par évacuation.	MORTS.	JOURNÉES de traitement.	OBSERVATIONS.
27 mai	»	4	352	8	»	»	976	
juin	348	43	438	333	102	3	7,280	Dont 7 Autrich. entrants.*
juillet	391	292	874	721	505	5	10,927	*Id.* 197 *idem.* *
août	326	203	1,714	1,084	878	5	13,007	
septembre, 30	277	88	71	214	214	7	5,070	
		630	3,449	2,360	1,695	20		
		4,079		4,079			37,260	* Évacués en juin.

Le nombre des journées se répartit ainsi : Blessés.......... 13,739
Fiévreux.......... 20,168
Vénériens.......... 3,302
Galeux.......... 51
} 37,260

Même mouvement par corps et par nationalités.

	ENTRÉS par billet.	ENTRÉS par évacuation.	SORTIS par billet.	SORTIS par évacuation.	MORTS.	JOURNÉES de traitement.	OBSERVATIONS.
FRANÇAIS.							
Garde impériale	*40*	*228*	*151*	*117*	»	*2,686*	
Troupes de ligne	*420*	*2,468*	*1,732*	*1,140*	*16*	*27,379*	
Cavalerie	*23*	*98*	*66*	*54*	*1*	*1,081*	
Gendarmerie	*3*	*2*	*3*	*2*	»	*113*	
Artillerie	*83*	*286*	*262*	*104*	*3*	*3,374*	
Génie	*24*	*52*	*52*	*24*	»	*748*	
Infirmiers et ouvriers	*33*	*34*	*53*	*14*	»	*628*	
Corps étrangers	*7*	*71*	*38*	*40*	»	*726*	
Marine impériale	*1*	*1*	*1*	*1*	»	*30*	
Employés civils	»	*1*	»	*1*	»	*8*	
	634	*3,241*	*2,358*	*1,497*	*20*	*36,773*	
AUTRICHIENS.							
Prisonniers	»	*204*	»	*204*	»	*487*	
Total des entrés, *4,079*	*634*	*3,445*	*2,358*	*1,701*	*20*	*37,260*	

Même mouvement par catégories de malades.

	ENTRÉS par billet.	ENTRÉS par évacuation.	TOTAL.	SORTIS par billet.	SORTIS par évacuation.	MORTS.	OBSERVATIONS.
Blessés	61	1,679	1,740	686	1,051	3	5 } ont été envoyés en convalescence.
Fiévreux	538	1,609	2,147	1,486	644	17	37 }
Vénériens	33	159	192	178	14	»	
	632	3,447	4,079	2,350	1,709	20	
	4,079			4,079			

Nombre de blessures au côté droit	537	1,776
— au côté gauche	1026	
— sans indication	213	

La différence entre le nombre des blessés et celui des blessures tient à ce que le même homme présente quelquefois plusieurs blessures.

Indication des projectiles et armes qui ont produit les blessures principales.

Boulet	5	1,740
Éclat d'obus	11	
Mitraille	18	
Éclat de pierre	5	
Balle	1,525	
Baïonnette	79	
Sabre	58	
Lance	1	
Chute de cheval	2	
Sans indication	36	

La différence entre les détails de cette dernière indication et ceux du mouvement qui suit est peu importante; elle tient à la différence d'origine des notes qui ont servi à nos recherches statistiques.

Mouvement statistique des blessés.

				ENTRÉS par billet.	ENTRÉS par évacuation.	SORTIS par billet.	SORTIS par évacuation.	SORTIS par convalescence.	MORTS.
Plaies par armes à feu	des membres supérieurs	du bras	simples.	3	134	28	107	2	»
			avec fracture.	»	16	»	16	»	»
		de l'avant-bras	simples.	»	112	11	101	»	»
			avec fracture.	»	21	»	21	»	»
		de la main	simples.	9	87	24	72	»	»
			avec fracture.	»	33	9	24	»	»
	des membres inférieurs	de la cuisse	simples.	»	256	125	131	»	»
			avec fracture.	»	15	»	15	»	»
		de la jambe	simples.	»	155	74	81	»	»
			avec fracture.	»	14	»	14	»	»
		du pied	simples.	11	69	9	71	»	»
			avec fracture.	»	3	»	3	»	»
	du thorax		pénétrantes.	»	43	»	41	2	»
			non pénétrantes.	»	120	85	34	1	»
	de l'abdomen		pénétrantes.	»	11	2	8	»	1
			non pénétrantes.	»	98	87	11	»	»
	de la tête		Crâne.	»	42	12	30	»	»
			Face.	»	51	46	5	»	»
Plaies par instrument piquant ou tranchant.				2	106	48	60	»	»
Plaies par corps contondant.				5	109	80	34	»	»
Amputations	des membres supérieurs		de l'articulation scapulo-humérale.	»	7	»	7	»	»
			du bras.	»	25	1	24	»	»
			de l'avant-bras.	»	4	»	4	»	»
			de la main.	»	1	»	1	»	»
			de métacarpiens.	»	16	8	8	»	»
			de phalanges.	»	49	16	33	»	»
	des membres inférieurs		de la cuisse.	»	26	»	25	»	1
			de la jambe.	»	38	»	37	»	1
			du pied.	»	»	»	»	»	»
			du métatarse.	»	»	»	»	»	»
			d'orteils.	»	10	1	9	»	»
Luxations.				11	»	8	3	»	»
Blessures diverses.				20	8	12	16	»	»
				61	1,679	686	1,046	5	3
				1,740		1,740			

Mouvement statistique des malades.

		ENTRÉS		SORTIS			MORTS.
		par billet.	par évacuation.	par billet.	par évacuation.	par convalescence.	
Fièvres. continues	simple	49	50	69	30	»	»
	bilieuse	16	66	65	14	3	»
	pétéchiale	6	6	8	4	»	»
	typhoïde	39	80	91	5	11	12
Fièvres. d'accès	intermittente	88	240	145	183	»	»
	rémittente	39	69	83	22	3	»
	pseudo-continue	32	156	164	24	»	»
Fièvres. éruptives	rougeole	6	»	4	2	»	»
	variole	5	11	13	3	»	»
Erysipèle		5	4	9	»	»	»
Eczéma		»	1	»	1	»	»
Ecthyma		»	5	2	3	»	»
Psoriasis		»	4	4	»	»	»
Stomatite		4	2	6	»	»	»
Angine		4	9	12	1	»	»
Bronchite		13	45	54	1	3	»
Dyssenterie aiguë		48	267	280	26	9	»
— chronique		8	16	15	4	»	5
Péritonite		2	12	5	9	»	»
Pleurésie		5	37	39	3	»	»
Phlébite		»	3	»	3	»	»
Rhumatisme musculaire		5	8	10	3	»	»
— articulaire		1	9	7	2	1	»
Pneumonie		4	13	11	6	»	»
Congestion cérébrale		»	4	3	1	»	»
Hémoptysie		3	3	4	2	»	»
Purpura hemorrhagica		»	1	»	1	»	»
Diarrhée		129	380	318	184	3	»
Choléra sporadique		3	»	3	»	»	»
Anasarque		»	5	»	4	1	»
Sciatique		3	6	8	1	»	»
Epilepsie		1	»	1	»	»	»
Hémiplégie		»	2	»	2	»	»
Névrose du cœur		»	9	2	7	»	»
Anémie		1	31	10	22	»	»
Blennorrhagie		18	52	70	»	»	»
Orchite		7	18	23	2	»	»
Chancres et bubons		10	87	85	12	»	»
Adénite cervicale		4	6	5	5	»	»
Phthisie pulmonaire		3	6	»	6	3	»
Ictère		1	11	11	1	»	»
Cystite		»	4	3	1	»	»
Otorrhée		1	7	7	1	»	»
Conjonctivite		2	12	14	»	»	»
Gale		6	5	11	»	»	»
Hydrocèle		»	1	»	1	»	»
Hernie		»	5	»	5	»	»
TOTAUX		571	1,768	1,678	607	37	17
Report des blessés		61	1,679	686	1,046	5	3
		632	3,447	2,364	1,653	42	20
		4,079		4,079			

Service de la Pharmacie. — M. Piton, pharmacien-major.

Consommation pharmaceutique.

Thé, camomille, sureau, tilleul.	7 f.	01 c.
Espèces pectorales et amères	13	32
Guimauve et réglisse	154	69
Café	7	11
Citrons	759	60
Sucre	1,187	44
Orge	210	00
Riz et amidon	48	38
Vin rouge	379	53
Vinaigre	10	03
Glace	42	80
Écorces d'oranges amères	17	17
Feuilles de séné	0	33
Quinquina jaune	31	70
Amadou	0	44
Gomme arabique	319	68
Aloès	0	13
Copahu	10	57
Huile d'arachides	46	84
Huile d'amandes douces	1	46
Huile de ricin	7	84
Camphre	9	36
Sangsues	173	25
Acides tartrique, sulfurique, etc.	4	43
Sulfate d'alumine et de potasse.	0	84
Ammoniaque liquide	0	39
Kermès et émétique	1	42
Sulfate de cuivre	0	07
Sous-carbonate de fer	0	14
Sulfate et carbonate de magnésie	2	01
Bichlorure de mercure	0	09
Calomel	0	71
Nitrate de potasse	2	21
Bitartrate de potasse	0	45
Sulfate de quinine	222	94
Sulfate de soude	5	23
Borate de soude	0	07
Huile de croton	0	13
A reporter	3,679	81

Report	3,679 f.	81 c.
Sulfate de zinc	0	06
Acétate de plomb	6	30
Alcool	3	75
Alcoolés aromatiques	278	44
Nitrate d'argent	19	32
Cérat	49	25
Emplâtre-vésicatoire	15	12
Extrait d'opium et de quinquina.	53	66
Eau de fleurs d'oranger et de roses	17	66
Hydrolés et mellites de menthe, etc.	47	06
Onguent épispastique	8	29
Pommade mercurielle, etc.	43	27
Ipéca, jalap, rhubarbe	7	94
Farine de lin et de moutarde	297	41
Sparadrap	48	96
Axonge	0	97
Vin d'opium	1	70
Bois de gaïac	0	11
Térébenthine	0	29
Cachou	1	74
Éponges	2	85
Chlorure de chaux	0	75
Sous-nitrate de bismuth	27	34
Chlorate de potasse	1	70
Iodure de potassium	3	50
Oléomargarate de potasse	1	54
Bicarbonate de soude	0	84
Soufre	0	10
Eau distillée	0	84
Protoïodure de mercure	0	04
Hémostatique de Bonafoux	0	08
Tartrate de fer et de potasse	0	30
Lait	5	40
Œufs	14	16
Bouchons, fioles, papier	70	01
TOTAL	4,710	56

Service administratif. — M. Hénault, officier comptable.

Infirmiers titulaires et auxiliaires. — Infirmiers-majors, 9; infirmiers, 41.

Dépenses générales.

Objets de pansements	3,525 f. 72 c.	52,449 fr. 15 c.
Médicaments	4,710 56	
Sépultures	160 00	
Alimentation	37,650 77	
Chauffage, éclairage	1,907 56	
Blanchissage	2,948 03	
Entretien	1,227 14	
Frais de bureau	319 37	

La dépense étant de 52,449 fr. 15 c. pour 37,260 journées de traitement, et pour 7,274 journées d'officiers de garde et d'infirmiers, le prix de la journée est de 1 fr. 40 c.

Il y a en plus une dépense de 3,216 fr. 18 c. non applicable au prix de la journée de traitement pour :

Achats d'objets mobiliers	2,586 f. 08 c.	3,216 fr. 18 c.
Réparations, locations	41 95	
Hommes de peine, couturières, frais de transport des malades	588 15	

---

139. GÊNES (*Suite*). Hôpital della Neve.

L'hôpital est au sommet de la ville, en face de l'entrée du port. C'est un ancien couvent, converti en hôpital pour la marine royale et abandonné depuis que les marins sont reçus à l'hôpital divisionnaire.

Service médical.

MM. le Dr Cambay, médecin principal, médecin en chef.
Poppleton, id. aide-major.

	RESTANTS.	ENTRÉS par billet.	ENTRÉS par évacuation.	SORTIS par billet.	SORTIS par évacuation.	MORTS.	JOURNÉES de traitement.	OBSERVATIONS.
3 juin	»	1	245	96	36	1	2,112	
juillet	113	8	455	110	344	»	4,544	
août	122	66	314	117	315	16	4,787	
septembre, 28. .	54	48	58	45	108	7	1,783	
Total des entrés, 1,195		123	1,072	368	803	24	13,226	

Le nombre des journées se décompose ainsi :	Blessés	5,848	13,226
	Fiévreux	6,857	
	Vénériens	521	

Mouvement des blessés et malades d'après le rapport de M. le docteur Cambay, médecin en chef.

Nature des blessures.	Français.	Autrichiens.	Sans indication.
Contusions..	9	2	»
Plaies contuses..	12	»	»
Plaies par baïonnette..	7	7	»
Id. par sabre.	10	5	»
Id. par balle sans fracture.	261	81	»
Id. *id.* avec fracture.	18	2	»
Désarticulation de l'épaule.	»	»	3 dont 2 morts.
Amputations du bras.	5	»	»
Id. de l'avant-bras.	1	»	»
Id. de métacarpiens.	1	»	6
Id. de doigts..	11	3	»
Id. de la cuisse.	3	»	3
Id. de la jambe.	1	»	8
Id. du gros orteil.	2	»	»
Ablation de l'œil, coup de feu.	2	1	»
	343	101	20
Fièvre typhoïde.	»	»	28
Id. rémittente.	»	»	140
Id. intermittente.	»	»	57
Fiévreux divers.	»	»	422
Vénériens.	»	»	84
	343	101	751
		1,195	

Même mouvement par corps et par nationalités.

	ENTRÉS		SORTIS		MORTS.	JOURNÉES de traitement.	OBSERVATIONS.
	par billet.	par évacuation.	par billet.	par évacuation			
FRANÇAIS.							
Garde impériale..	3	61	17	45	2	682	
Troupes de ligne.	113	870	325	637	21	11,556	
Infirmiers, ouvriers..	7	19	12	13	1	252	
Corps étrangers.	»	20	14	6	»	284	
Employés civils.	»	1	»	1	»	11	
	123	971	368	703	24	12,785	
AUTRICHIENS.							
Prisonniers.	»	101	»	101	»	441	
Total des entrés, 1,195	123	1,072	368	803	24	13,226	

Service de la Pharmacie. — M. Besnier, pharmacien aide.

Consommation pharmaceutique.

Guimauve, tilleul.	1 f.	07 c.
Espèces pectorales	0	20
Racines de réglisse	9	24
Écorces d'oranges amères	0	36
Séné	0	23
Amandes douces	0	53
Citrons	1	80
Racines de ratanhia	0	31
Amadou	0	60
Gomme du Sénégal	17	10
Copahu	1	88
Huile d'arachides	0	21
Camphre	0	29
Éponges	7	60
Sulfate d'alumine et de potasse	0	02
Ammoniaque liquide	0	07
Kermès	0	02
Émétique	0	01
Chlorure de chaux	1	00
Éther sulfurique	0	18
Nitrate de potasse	0	01
Borate de soude	0	09
Sulfate de soude	0	16
Sulfate de zinc	0	01
Acétate de plomb	0	21
Acide azotique alcoolisé	0	07
Alcool	0	67
Alcoolés aromatiques	10	13
Nitrate d'argent	2	18
Bicarbonate de soude	0	08
A reporter	56	33
Report	56 f.	33 c.
Cérat	3	60
Emplâtre-vésicatoire	1	28
Extrait d'opium	1	08
Quinquina gris	0	08
Huile camphrée	1	68
Eau de fleurs d'oranger	0	50
Eau mercurielle	0	03
Eau de menthe	0	06
Sulfate de quinine	11	76
Mellite simple	4	04
Onguent épispastique	0	40
Styrax	0	60
Pommade d'Helmerich	0	40
Pommade mercurielle	6	10
Gomme adraganthe	0	07
Ipéca et rhubarbe	0	36
Farine de lin	23	68
— de moutarde	2	10
Sirop simple	39	60
Sucre	0	44
Sparadrap	7	68
Vin d'opium	0	10
Lait	1	20
Orge	15	00
Riz et amidon	1	40
Vin rouge	5	40
Vessies de porc	0	75
Bouchons, fioles, etc.	4	90
TOTAL	190	62

Cet état détaillé ne comprend que le 2e trimestre ; l'état K du pharmacien pour le 3e trimestre a été compris, vu son peu d'importance, avec les objets de pansements.

Service administratif. — M. Gimon, adjudant comptable.

Infirmiers titulaires et auxiliaires. — Infirmiers-majors, 7 ; infirmiers, 32.

Dépenses générales.

Objets de pansements (et médicaments du 3e trimestre)	3,286 f.	00 c.	23,192 fr. 05 c.
Médicaments du 2e trimestre seulement	190	62	
Sépultures	261	00	
Alimentation	15,159	85	
Chauffage, éclairage	886	60	
Blanchissage	1,257	52	
Entretien	1,980	00	
Frais de bureau	170	46	

La dépense étant de 23,192 fr. 05 c. pour 13,226 journées de traitement, le prix de la journée est de 1 fr. 94 c.

Le comptable a payé en outre une somme de 1,485 fr. 28 c. non applicable au prix de la journée pour frais d'installation, achat de mobilier et location de voitures pour le transport des malades.

---

140. GÊNES (*Suite*). Collége national.

Situé au centre de la ville, c'était autrefois un couvent des Pères de Saint-François dont on a fait un collége du gouvernement.

Service médical.

MM. Malapert, médecin principal.
Worbe, id. major.
Molard, id. aide-major.
Perrod, id. id.

	RESTANTS.	ENTRÉS		SORTIS		MORTS.	JOURNÉES de traitement	OBSERVATIONS.
		par billet.	par évacuation.	par billet.	par évacuation.			
19 juin.	»	11	378	35	29	»	2,857	
juillet.	345	122	742	356	479	7	10,897	
août.	367	245	256	322	379	23	9,522	
septembre, 12. .	124	7	»	44	83	4	907	
Total des entrés, 1,761		385	1,376	757	970	34	24,183	

Le nombre des journées se décompose ainsi :

Nombre de :			Nombre de journées.		Morts.	
Blessés.	724	1,761	12,578	24,183	7	34
Fiévreux.	1,024		10,664		27	
Vénériens.	13		941		»	

56 blessés (juillet) légèrement atteints ont été, faute de place, logés sous tentes ; ils ont souffert beaucoup de la chaleur solaire réfléchie de tous côtés par les murs élevés qui limitent l'espace. (*Rapport de M. Malapert.*)

Même mouvement par corps et par nationalités.

FRANÇAIS.	ENTRÉS par billet.	ENTRÉS par évacuation.	SORTIS par billet.	SORTIS par évacuation.	MORTS.	JOURNÉES de traitement.	OBSERVATIONS.
Garde impériale.. . . .	3	140	47	95	1	2,175	
Troupes de ligne. . . .	347	1,053	614	755	31	19,448	
Infirmiers, ouvriers. . .	34	13	35	12	»	527	
Corps étrangers.. . . .	1	47	25	22	1	932	
	385	1,253	721	884	33	23,082	
AUTRICHIENS.							
Prisonniers.	»	123	37	85	1	1,101	
Total des entrés, 1,761	385	1,376	758	969	34	24,183	

Le service a été difficile, les jeunes élèves italiens requis pour l'exécution des détails, tenue des cahiers de visite, établissement des relevés, garde, etc., ne savaient pas un mot de français.

Siége des blessures.

Tête et face.	30
Cou et tronc.	70
Membres supérieurs. .	261
Membres inférieurs. .	363
	724

Beaucoup de ces blessés gravement atteints exigent des pansements longs et minutieux (plaies pénétrantes du crâne, fractures des maxillaires, fractures des membres, amputations) ; pour trois divisions dont deux de blessés, je n'ai que trois élèves requis dont l'un est d'une inaptitude flagrante. (*Rapport de M. Malapert*, 30 *juin*.)

Amputations.

Reçues par évacuation. 9
- 1 amputé de l'avant-bras, opéré à Milan le 13 juillet, arrivé le 15 août presque guéri.
- 1 amputé de la jambe (susmalléolaire primitive), fracture du pied par boulet. Guéri.
- 7 amputations de doigts.

Faites à l'hôpital. . . 11
- 1 désarticulation scapulo-humérale, Autrichien guéri.
- 1 amputation de l'avant-bras, mort.
- 7 amputations de doigts.
- 2 amputations de cuisse, consécutives, 1 guéri, 1 mort.

Service de la Pharmacie. — M. Rodemacker, pharmacien-major.

Consommation pharmaceutique.

Thé, tilleul, racines de réglisse et de guimauve.	11 f. 71 c.	*Report.*	13 f. 03 c.
Espèces amères et pectorales . .	1 32	Extrait de réglisse.	182 70
		Vin rouge	305 93
A reporter.	13 03	*A reporter.*	501 66

Report	501 f.	66 c.
Vin blanc	1	50
Écorces d'oranges amères	10	86
Séné	0	18
Feuilles de digitale et de belladone	11	91
Citrons	45	30
Gomme du Sénégal	169	80
Bois de gaïac	0	45
Racines de ratanhia	0	12
Huile d'arachides	1	09
Huile de ricin	4	40
Éponges	6	17
Sangsues	39	60
Quinquina gris et jaune	1	64
Feuilles de cresson	0	15
Amandes douces	0	24
Café Bourbon	27	62
Aloès	0	01
Copahu	7	70
Camphre	0	20
Térébenthine	1	15
Acides tartrique, sulfurique, chlorhydrique	22	59
Sulfate d'alumine et de potasse	0	02
Ammoniaque liquide	0	23
Kermès	0	26
Émétique	0	13
Chlorure de chaux	6	63
Chloroforme et éther	6	10
Eau de Seltz artificielle	8	70
Sulfate de magnésie	1	82
Nitrate de potasse	0	45
Pilules de sulfate de quinine	22	29
Onguent épispastique	2	00
Styrax	21	90
Iodure de potassium	0	43
Borate de soude	0	07
Sulfate de soude	0	74
Sulfate de fer	2	40
Bichlorure de mercure	0	01
Calomel	0	16
Acétate d'ammoniaque	0	03
Acétate de plomb	2	56
Alcool	0	02
A reporter	921	29

Report	921 f.	29 c.
Alcoolés aromatiques	152	26
Nitrate d'argent	11	25
Cérat	44	94
Chlorure d'oxyde de sodium	29	75
Eau distillée	0	40
Électuaire thériaque	0	01
Emplâtre mercuriel	0	40
Emplâtre-vésicatoire	8	27
Extrait de belladone	1	09
— d'opium	3	42
— de quinquina	5	60
— de ratanhia	1	00
Huile camphrée	10	23
Hydrolat de fleurs d'oranger	2	68
— de roses pâles	1	63
Eau mercurielle	0	28
Essence de citrons	9	83
— de menthe poivrée	0	19
Hydrolé de sulfate de quinine	40	50
Mellite de roses	14	40
Mellite simple	4	75
Pommade antipsorique	0	35
— d'iodure de potassium	1	55
— — de plomb	0	43
— mercurielle	10	65
— stibiée	0	12
Poudre de cantharides	1	60
— de gomme adraganthe	0	16
Ipéca	6	10
Farine de lin	212	26
— de moutarde	10	43
Hémostatique de Bonafoux	0	08
Sirop simple	958	40
Sparadrap	29	76
Taffetas anglais	1	20
Vin d'opium	0	35
Lait	53	25
Sucre	0	20
Orge	0	85
Amidon, riz	32	46
Axonge, vessies de porc	1	20
Vinaigre blanc	3	50
Glace	25	00
Fioles, bouchons, etc.	34	25
TOTAL	2,648	32

Service administratif. — M. Coudert, officier comptable.

Infirmiers titulaires et auxiliaires.

	Juin.	Juillet.	Août.	Septembre.
Infirmiers-majors	7	9	7	11
Infirmiers	57	57	49	55

Dépenses générales.

Objets de pansements	2,753 f.	92 c.	36,307 fr. 31 c.
Médicaments	2,648	32	
Sépultures	265	20	
Alimentation	24,690	28	
Chauffage, éclairage	908	45	
Blanchissage	1,419	15	
Entretien, réparation	3,425	76	
Frais de bureau	196	23	

La dépense étant de 36,307 fr. 31 c. pour 24,183 journées de traitement et 5,349 journées d'infirmiers et d'officiers de garde, le prix de la journée est de 1 fr. 50 c. 2.

Le comptable a payé en outre une somme de 3,661 fr. 60 c. non applicable au prix de la journée et ainsi employée :

Achat de mobilier	1,779 f.	51 c.	3,661 fr. 60 c.
Construction d'un fourneau de cuisine et appropriation des locaux	248	97	
Réparations diverses et confection de matelas, etc.	1,633	12	

---

141. GÊNES (*Suite*). Hôpital Saint-Sylvestre.

Ancienne forteresse de la cité de Gênes, transformée en palais et après en monastère sous le patronage de saint Sylvestre par deux sœurs de Saint-Dominique venues de Pise. Cet établissement, dans le quartier de Notre-Dame de Grâce, est entouré par des rues étroites, près de la place Sarrazano ; il est placé sur une hauteur à peu de distance de la mer ; son aspect extérieur, très-irrégulier, échappe à toute description ; la même irrégularité se retrouve à l'intérieur ; on y trouve de nombreuses cellules ; il y a un beau jardin.

Service médical.

MM. les docteurs Blanvillain, médecin-major.
Netter, id. id.
Mauche, id. aide-major.

	RESTANTS.	ENTRÉS par billet.	ENTRÉS par évacuation.	SORTIS par billet.	SORTIS par évacuation.	MORTS.	JOURNÉES de traitement.	OBSERVATIONS.
20 juin.	»	25	244	9	»	1	1,722	
juillet.	259	39	590	269	334	2	5,381	
août.	273	49	1,050	574	756	7	5,809	
septembre, 17 . . .	45	10	»	12	40	3	487	
Total des entrés : 2,007		123	1,884	864	1,130	13	13,399	

Même mouvement par corps et par nationalités.

	ENTRÉS par billet.	ENTRÉS par évacuation.	SORTIS par billet.	SORTIS par évacuation.	MORTS.	JOURNÉES de traitement.	OBSERVATIONS.
FRANÇAIS.							
Garde impériale	*5*	*124*	*70*	*59*	»	*1,206*	
Troupes de ligne. . . .	*100*	*1,591*	*733*	*946*	*12*	*10,831*	
Infirmiers, ouvriers.. .	*18*	*23*	*17*	*24*	»	*425*	
Corps étrangers.	»	*28*	*14*	*13*	*1*	*243*	
	123	*1,766*	*834*	*1,042*	*13*	*12,705*	*102* Autrichiens ont été évacués sur France et *16* sur Peschiera.
AUTRICHIENS.							
Prisonniers.	»	*118*	*34*	*84*	»	*694*	
Total des entrés, *2,007*	*123*	*1,884*	*868*	*1,126*	*13*	*13,399*	

Le nombre des journées se décompose ainsi :

Blessés.	3,256	13,399
Fiévreux.	6,809	
Vénériens.	3,709	
Galeux.	25	

Service de la Pharmacie. — M. Cornillon, pharmacien aide.

Consommation pharmaceutique.

	f.	c.
Thé, tilleul, guimauve.	9	54
Extrait de réglisse.	106	60
Citrons.	21	00
Espèces amères et pectorales. .	5	28
Écorces d'oranges amères. . . .	1	46
Séné.	0	16
Quinquina gris	4	64
A reporter.	148	68
Report.	148	68
Gaïac râpé.	5	23
Amadou.	0	30
Gomme du Sénégal.	76	35
Copahu..	7	50
Huile d'arachides.	0	12
Huile de ricin.	2	52
A reporter.	240	70

Report.	240	70
Camphre	0	59
Sangsues	28	20
Acides tartrique, sulfurique, etc.	5	27
Sulfate d'alumine et de potasse.	0	05
Ammoniaque liquide	0	17
Kermès	0	10
Émétique	0	10
Sous-nitrate de bismuth	2	18
Chlorure de chaux	15	58
Chloroforme et éther	2	84
Sulfate de fer	0	84
— de magnésie	0	12
Bichlorure de mercure	0	24
Calomel	1	46
Nitrate et chlorate de potasse.	0	16
Iodure de potassium	0	12
Sulfate de quinine	40	02
Sulfate et carbonate de soude	0	78
Soufre	0	28
Sulfate de zinc	0	03
Acétate de plomb	2	80
Alcoolés aromatiques	53	54
Nitrate d'argent	6	82
Cérat	10	44
Emplâtre mercuriel	1	60
Emplâtre-vésicatoire	1	60
Extrait de belladone	0	36
— d'opium	5	51
— de ratanhia	0	30
Eau de fleurs d'oranger	1	36
Eau mercurielle	2	14
A reporter	426	30

Report.	426 f.	30 c.
Eau de menthe et de citrons	2	24
Protoïodure de mercure	0	32
Mellite de roses	29	50
Styrax	1	80
Pilules de sulfate de quinine	1	68
Pommade mercurielle	17	50
— d'iodure de potassium.	10	42
— stibiée	0	88
Alcool	2	09
Alcoolat de mélisse	0	01
Potasse caustique	0	17
Poudre de cantharides	0	72
Ipéca, rhubarbe	0	55
Farine de lin	83	78
— de moutarde	10	50
Poivre cubèbe	3	00
Sirop de nerprun	0	31
Sirop simple	322	74
Sparadrap	12	00
Percaline agglutinative	1	00
Vin d'opium	0	51
Lait	51	75
Œufs	43	62
Orge	45	00
Riz	3	51
Amidon	2	38
Axonge	3	77
Vinaigre	5	74
Vin rouge et blanc	107	12
Bouchons, fioles, etc.	21	05
TOTAL	1,211	96

Service administratif. — M. Laguerre, officier comptable.

Infirmiers titulaires et auxiliaires.

	Juin.	Juillet.	Août.	Septembre.
Infirmiers-majors	8	10	11	»
Infirmiers	34	47	36	»

Dépenses générales.

Objets de pansements	1,123 f.	86 c.	20,475 fr. 47 c.
Médicaments	1,211	96	
Sépultures	104	00	
Alimentation	15,925	78	
Chauffage, éclairage	688	62	
Blanchissage	908	77	
Entretien, réparation	247	20	
Frais de bureau	265	28	

La dépense étant de 20,475 fr. 47 c. pour 13,399 journées de traitement, le prix de la journée, en y comprenant 4,413 fr. pour les infirmiers, est de 1 fr. 52 c. 8.

Le comptable a payé en outre la somme de 4,610 fr. 81 c. non imputable au prix de la journée et comprenant :

Achat de matériel, ustensiles, etc.	4,042 f. 77 c.	4,610 fr. 81 c.
Appropriation de locaux.	353 04	
Location de quatre baignoires.	15 00	

VILLES OU VILLAGES OU DES HÔPITAUX ONT REÇU les blessés et malades. — Dates de l'ouverture et de la fermeture.	RES-TANTS.	ENTRÉS par billet.	ENTRÉS par éva-cuation.	SORTIS par billet.	SORTIS par éva-cuation.	MORTS.	NOMBRE des journées de trai-tement.	OBSERVATIONS.
142. GHEDI.								Province de Brescia.
25 juin.	»	»	100	»	88	2	121	1 officier.
juillet.	10	»	7	»	7	»	294	
août, 19.	10	»	»	»	8	2	58	
		»	107	»	103	4	473	
143. GOITO.								
20 juillet.	»	3	»	»	»	1	23	
août.	2	»	»	»	2	»	6	
		3	»	»	2	1	29	
144. GORGONZOLA.								
14 juin.	»	43	»	20	»	»	419	
juillet.	23	69	»	50	»	»	601	
août.	42	3	»	»	39	1	229	
septembre, 1er. .	5	»	»	5	»	»	»	
		115	»	75	39	1	1,249	
145. GOTTOLENGO.								Province de Brescia.
27 juin.	»	»	40	»	»	»	160	
juillet, 3.	40	»	»	»	40	»	18	
		»	40	»	40	»	178	

VILLES OU VILLAGES OU DES HÔPITAUX ONT REÇU les blessés et malades. — Dates de l'ouverture et de la fermeture.	RES-TANTS.	ENTRÉS par billet.	ENTRÉS par évacuation.	SORTIS par billet.	SORTIS par évacuation.	MORTS.	NOMBRE des journées de traitement.	OBSERVATIONS.
146. GRUMELLO.								Près Bergame.
3 juillet.	»	»	18	10	»	1	389	
août, 7.	7	»	»	7	»	»	21	
		»	18	17	»	1	410	
147. GUIDIZZOLO.								
13 juillet, 19. . . .	»	»	15	»	13	2	39	
148. INZAGO.								
Juin à septembre. .	»	5	»	5	»	»	108	
149. ISEO.								Province de Brescia.
28 juin.	»	»	94	»	»	»	282	
juillet.	94	»	6	»	78	1	1,969	
août.	21	»	»	»	18	1	207	
septembre. . . .	2	»	»	»	»	2	30	
		»	100	»	96	4	2,488	
150. ISOLA DOVARESE.								
27 juin. . . . . . . / juillet.	»	27	»	20	»	7	424	
151. LANSLEBOURG.								
28 avril.	»	10	»	7	»	»	10	
mai.	3	53	»	55	»	»	82	1 officier.
juin.	1	9	»	9	»	»	27	
juillet.	1	32	»	23	»	»	51	
août.	10	35	»	41	»	1	89	
septembre. . . .	3	6	»	9	»	»	16	
		145	»	144	»	1	275	

Du 1er au 11 mai, 1,236 militaires ont traversé le mont Cenis, savoir : 7 du

80e de ligne, 599 du 14e bataillon de chasseurs, 497 du 18e de ligne, 112 du 3e du génie, plus 21 gendarmes. Il y avait eu déjà 10 entrants à l'ambulance.

Les conditions dans lesquelles les troupes font l'étape se sont singulièrement améliorées. A l'exception d'une seule journée de neige et de quelque peu de pluie au bas de la montagne, le temps s'est maintenu très-beau. Il y a eu grand dégel; la route est complétement déblayée et le sol se dessèche avec rapidité. Le vent ne s'élève guère que vers le soir, encore est-il assez doux.

Les compagnies montent sans sacs, et l'ascension s'accomplit sans grandes fatigues.

Du 11 au 21 mai, le passage des troupes par le mont Cenis s'est effectué dans des conditions beaucoup moins satisfaisantes. Des brumes épaisses, un vent froid et humide, une pluie fine et presque continue pendant toute la décade et contre lesquels le soldat a dû se garantir à l'aide de couvertures de campement. La terre, détrempée, est recouverte d'une forte couche de boue liquide, et l'étape est devenue beaucoup plus pénible.

C'est dans ces conditions que 1,881 hommes ont franchi la montagne; 1,422 appartiennent au 18e de ligne, 437 au 26e de ligne, 16 à l'état-major de la division et 6 à la gendarmerie impériale.

VILLES OU VILLAGES OU DES HÔPITAUX ONT REÇU les blessés et malades. — Dates de l'ouverture et de la fermeture.	RES-TANTS.	ENTRÉS par		SORTIS par		MORTS.	NOMBRE des journées de traitement.	OBSERVATIONS.
		billet.	éva-cuation.	billet.	éva-cuation.			
152. LECCO.								Province de Côme.
Juin, juillet, 15..	»	3	»	»	3	»	»	
153. LEFFE.								Près Bergame.
27 juin......	»	»	11	»	»	»	44	
juillet.....	11	»	»	»	2	»	323	
août......	9	»	»	»	9	»	122	
		»	11	»	11	»	489	

VILLES OU VILLAGES OU DES HÔPITAUX ONT REÇU les blessés et malades. — Dates de l'ouverture et de la fermeture.	RESTANTS.	ENTRÉS par billet.	ENTRÉS par évacuation.	SORTIS par billet.	SORTIS par évacuation.	MORTS.	NOMBRE des journées de traitement.	OBSERVATIONS.
154. L'ESSEILLON (FORT DE).								
avril.	»	17	»	»	»	1	»	
mai.	16	170	»	158	»	3	»	
juin.	25	28	»	47	»	»	»	
juillet.	8	75	»	56	»	»	»	
août.	27	114	»	92	»	2	»	
septembre 1859.	47	31	»	74	»	2	»	
mai 1860.	»	4	»	4	»	»	»	
		439	»	431	»	8	5,610	
155. LENO.								Province de Brescia.
25 juin.	»	»	180	»	103	6	522	3 offic. 1 offic. mort.
juillet.	69	»	4	»	58	13	1,137	
août.	2	»	»	»	»	1	48	
septembre. . . .	1	»	»	»	1	»	30	
		»	184	»	164	20	1,737	
156. LIVOURNE. — Hôpital San Antonio ou Reclusorio. — M. le Dr Philippe, médecin-major.								
20 mai.	»	103	»	2	»	»	523	1 officier.
juin.	101	47	218	148	»	2	4,657	3 *id.*
juillet.	216	9	70	174	115	2	4,317	1 *id.*
août, 26.	4	4	4	»	11	1	158	1 cantinière, Mme Duthcit, du 26e, et 3 matelots.
Total des entrés, 455		163	292	324	126	5	9,655	

	Nombre.
État-major d'artillerie. . . .	1
18e régiment de ligne. . . .	42
26e *idem*	37
80e *idem*	32
82e *idem*	18
14e bat. de chass. à pied. . .	12
6e régiment de hussards. . .	4
A reporter.	146
Report.	146
8e régiment de hussards. . .	3
5e régiment de cuirassiers. . .	1
Artillerie.	49
Génie.	7
Train.	3
Infirmiers et ouvriers.	7
Total.	216

VILLES OU VILLAGES OU DES HÔPITAUX ONT REÇU les blessés et malades. — Dates de l'ouverture et de la fermeture.	RES-TANTS.	ENTRÉS par billet.	ENTRÉS par éva-cuation.	SORTIS par billet.	SORTIS par éva-cuation.	MORTS.	NOMBRE des journées de trai-tement.	OBSERVATIONS.
157. LODI. Hôpital civil.								
M. Guirard, médecin aide-major, le 20 août, venant de Stradella.								
Dr Cremonesi, sous-directeur.								
Philippo Re, Rovida Luigi, Bocconi, médecins.								
1 pharmacien civil.								
19 juin.	»	»	201	23	»	»	475	
juillet.	178	23	162	20	279	2	2,780	
août.	62	140	3	14	52	5	1,978	1 officier.
septembre. . . .	134	162	»	167	8	8	3,981	4 *id.*
octobre.	113	109	»	106	»	5	3,377	1 *id.*
novembre. . . .	111	92	»	94	»	2	3,143	1 *id.*
décembre.	107	57	»	87	»	»	2,771	
janvier.	77	57	»	76	»	»	2,020	
février.	58	54	»	40	»	1	1,787	
mars.	71	58	»	50	»	3	2,213	1 *id.*
avril, 25.	76	34	»	86	23	1	1,225	
Total des entrés, 1,152		786	366	763	362	27	25,750	
158. LONATO.								Province de Brescia.
25 juin.	»	»	5	»	1	»	6	
juillet.	4	»	12	»	16	»	106	
août.	»	»	1	»	1	»	8	
		»	18	»	18	»	120	

159. LOSSINI (île de).

Bonhomme Bernard, âgé de 23 ans, né à Lyon, soldat au 9e de ligne. Entré à l'hôpital le 18 juillet, provenant de l'*Entreprenante*. Fièvre muqueuse. Évacué sur l'*Ardèche*. Entré le 1er août à l'hôpital Saint-Mandrier. Sorti, le 5 octobre, avec un congé de convalescence.

VILLES OU VILLAGES OU DES HÔPITAUX ONT REÇU les blessés et malades. — Dates de l'ouverture et de la fermeture.	RES-TANTS.	ENTRÉS par		SORTIS par		MORTS.	NOMBRE des journées de trai-tement.	OBSERVATIONS.
		billet.	éva-cuation.	billet.	éva-cuation.			
160. LUCQUES.								
27 mai.	»	1	»	»	»	»	5	
juin.	1	124	»	77	»	1	1,450	4 offic. 1 offic. mort.
juillet.	47	1	»	5	42	»	252	
août, 24.	1	»	»	»	1	»	23	
		126	»	82	43	1	1,730	
161. MANERBIO.								Province de Brescia.
26 juin.	»	»	92	»	9	2	221	
juillet.	81	»	24	»	63	23	1,326	
août.	19	»	»	»	10	2	248	
septembre. . . .	7	»	»	»	7	»	176	
		»	116	»	89	27	1,971	
162. SAN MARCELLO.								Province de Pistoia.
30 mai.	»	2	»	1	»	»	2	
juin.	1	19	»	15	»	1	237	
juillet.	4	»	»	3	»	»	37	
août.	1	»	»	»	»	»	31	
septembre, 1er. .	1	»	»	1	»	»	1	
		21	»	20	»	1	308	

163. MARSEILLE.

Mouvement des malades et blessés.

Du 10 juin au 3 octobre, vingt-deux évacuations de malades ont été dirigées des hôpitaux de Gênes sur ceux de Marseille (Grand hôpital et Corderie). Les premières étaient exclusivement composées de prisonniers autrichiens, et les dernières, après l'armistice de Villafranca, de militaires appartenant à l'armée d'Italie.

L'hôpital principal, dans cette période de temps, a reçu :

2,125 malades.	Français.	1,236	2,125	dont 81 officiers.
	Autrichiens. . .	889		dont 11 *id.*

Au point de vue des affections, ces chiffres se décomposent ainsi :

FRANÇAIS	Blessés	781	1,236	2,125
	Fiévreux	376		
	Vénériens	79		
AUTRICHIENS (Prisonniers.)	Blessés	628	889	
	Fiévreux	249		
	Vénériens	11		
	Galeux	1		

Le nombre total des blessés sur lesquels je me propose d'appeler plus particulièrement l'attention s'est élevé à 1,409, savoir :

Blessures du crâne	2	1,409
Idem de la face	28	
Idem du cou	74	
Idem du tronc	226	
Idem des membres thoraciques	266	
Idem des membres pelviens	813	

Presque toutes les blessures avaient été produites par des balles, soixante seulement par armes blanches. Parmi les quelques blessés qui conservaient encore dans leurs plaies les projectiles qu'il nous a été possible d'extraire, nous n'avons trouvé chez les Français, comme chez les Autrichiens, que des balles cylindro-coniques, ne différant que par la grosseur à l'avantage des nôtres qui occasionnaient de plus graves désordres. Les blessures des membres avaient nécessité 99 amputations pratiquées aux ambulances et dans les hôpitaux d'Italie. Ce nombre se décompose ainsi :

Amputés du bras	13	99
Idem de l'avant-bras	6	
Idem de la main	5	
Idem de l'indicateur	1	
Idem de la cuisse	27	
Idem de la jambe	46	
Idem du quatrième orteil	1	

Quatre amputations consécutives ont été pratiquées à l'hôpital militaire de Marseille, savoir :

De la jambe	2	4 tous Autrichiens.
Partielle du pied	1	
Du bras	1	

La plupart des blessures reçues aux batailles de Montebello, de Magenta, de Marignan, de Solférino, généralement peu graves, approchaient du terme de la guérison, et consistaient le plus souvent en de simples sétons à travers les parties molles; cependant, un assez grand nombre avaient entraîné des lésions irrémédiables ou des désordres locaux qui nécessiteront un long séjour dans les hôpitaux.

Blessures par régions.—Les deux blessures du crâne, produites, l'une par une balle et l'autre par un coup de sabre, avaient intéressé la table externe des os; elles ont mis près de quatre mois à se cicatriser.

Celles de la face ont entraîné la perte des deux yeux sur un soldat du 86e de ligne, et neuf fois celle d'un œil sur cinq Autrichiens et quatre Français. Elles ont présenté aussi trois lésions graves de la bouche, de la langue et des maxillaires, qui rendent la parole et la mastication très-difficiles pour ne pas dire impossibles.

A la région cervicale, les blessures étaient généralement légères, si elles n'atteignaient point la clavicule et l'articulation scapulo-humérale; car alors les trajets de la plaie demeuraient fistuleux et ne se cicatrisaient qu'après avoir donné issue à de nombreuses esquilles. La paralysie du bras a été chez un Français la conséquence de la lésion du plexus brachial.

Parmi les blessures du tronc, une seule a été assez rapidement mortelle. Elle consistait en un coup de baïonnette en dehors de la région lombaire gauche, porté de bas en haut au-dessous de la dernière côte sternale, et ayant pénétré jusqu'à la partie inférieure du diaphragme après avoir traversé la rate. L'Autrichien qui l'avait reçue à la bataille de Magenta avait été immédiatement évacué sur Gênes, et de là sur Marseille, où il succombait trois jours après son arrivée. L'instrument vulnérant était une baïonnette de chasseurs qui avait ouvert une large communication à l'extérieur, circonstance qui explique le peu d'épanchement dans la cavité péritonéale et la possibilité d'avoir vécu plusieurs jours avec une blessure aussi grave.

Au nombre des blessés de cette catégorie, un sergent du 44e de ligne nous offre l'exemple d'une paraplégie produite par un coup de feu reçu au-dessus de la crête iliaque gauche et dirigé vers le flanc droit. La balle a été extraite près du bord externe du muscle sacro-lombaire. La paraplégie, survenue immédiatement après la blessure, persiste encore sans amélioration du côté droit, mais avec un amendement notable du côté gauche; le rectum et la vessie n'ont point participé à la lésion fonctionnelle des membres pelviens, atteints seulement dans leur motilité. Ce blessé vient d'Amélie-les-Bains, d'où il nous a été adressé pour être soumis au traitement électro-thérapique sans avoir fait usage des eaux thermales contre-indiquées, sans doute par l'acuité des douleurs dont les membres paralysés étaient et sont toujours le siége, et pour lesquelles on n'a pas encore épuisé les ressources de la thérapeutique avant de recourir à l'électricité.

M. X...., lieutenant au 52e, a reçu une balle au côté gauche de la région lombaire, à la bataille de Solférino. Le projectile n'a pu être extrait ni même senti; il est probablement perdu dans le voisinage de la colonne vertébrale. La plaie, toujours fistuleuse, a donné issue à quelques fragments de drap, mais suppurait encore assez abondamment lorsque cet officier a quitté l'hôpital.

M. X...., capitaine au 5e bataillon de chasseurs à pied, conserve également une balle perdue dans le voisinage de la tubérosité ischiatique, après être entrée par la région inguinale droite en dedans des vaisseaux cruraux.

M. X...., capitaine au 17e bataillon de chasseurs, a reçu une balle qui a traversé le côté droit inférieur et externe de la poitrine et a déterminé un épanchement considérable, non encore résorbé, lorsqu'il a quitté l'hôpital pour se rendre dans sa famille.

M. X...., capitaine, nommé depuis chef de bataillon, a eu un testicule enlevé par un biscaïen qui a été extrait dans le sillon génito-crural. Il est sorti de l'hôpital parfaitement guéri de sa blessure.

Enfin, un tirailleur algérien conserve encore, fournissant une suppuration très-abondante, et situé à la symphyse du pubis au-dessous du ligament suspenseur de la verge, un trajet fistuleux produit par une balle, qui est sortie à une égale distance du grand trochanter droit et de la crête iliaque.

Si les blessures des membres thoraciques et pelviens, dont le chiffre a été de 1,079, nous ont offert de très-remarquables et nombreux exemples de chirurgie conservatrice menés à bonne fin, et qui ne laisseront que de légères infirmités provenant du raccourcissement des membres, de cicatrices adhérentes, de réunion vicieuse des os, de gêne des articulations, avouons cependant que plusieurs blessés de cette catégorie ne sont pas encore arrivés au terme de leur guérison. Quatre prisonniers autrichiens ont dû, depuis longtemps déjà, subir l'amputation consécutive, qui, depuis plus d'un mois, a permis à trois d'entre eux de rentrer dans leur patrie, et, si la quatrième n'a pas eu le même bonheur, c'est que la temporisation a peut-être été poussée trop loin.

Que peut-on en effet espérer des efforts de l'art lorsqu'on se trouve en présence de fractures comminutives, ne présentant, après plus de trois mois, aucun commencement de réunion, compliquées de nombreux trajets fistuleux, d'abcès multiples, d'engorgement lardacé du tissu cellulaire, et accompagnées d'une suppuration abondante et de mauvaise nature, dont la résorption lente de chaque jour entraîne un amaigrissement notable et une diarrhée constante?

L'examen des membres sacrifiés a pleinement justifié le parti extrême que nous avons pris.

Nos blessés les plus graves, en très-petit nombre, il est vrai, appartenant à cette catégorie, attendent encore des efforts de la chirurgie conservatrice et du temps la guérison de leurs blessures, dont la conséquence irrémédiable sera la perte de l'usage du membre.

Ainsi, M. T...., lieutenant au 85e de ligne, blessé à Magenta d'un coup de feu à la cuisse droite, avec fracture comminutive du fémur à la partie moyenne, est depuis plusieurs mois dans un appareil de Seutin appliqué avant son évacuation en France. Cet appareil, fendu et profondément échancré à sa face antérieure, rend facile les pansements que nécessite le trajet fistuleux communiquant avec la solution de continuité des os, dont il assure l'immobilité par une douce pression, et dont il protége le commencement de réunion, qui ne deviendra définitive qu'à l'issue d'une volumineuse esquille dont le travail d'élimination ne paraît pas encore assez avancé pour qu'il soit prudent d'en tenter l'extraction. Cet officier, dont le moral est excellent, guérira, je l'espère, mais fera encore un long séjour à l'hôpital.

Un grenadier de la garde, L..., blessé le 4 juin, a reçu également un coup de feu qui a fracturé le fémur gauche à la réunion du tiers moyen avec le tiers supérieur. Un vaste phlegmon diffus a nécessité l'enlèvement d'un appareil de Seutin substitué à celui de Scultet, pour la traversée. Une suppuration abondante a trouvé une issue facile par de nombreuses incisions pratiquées sur plusieurs points du membre profondément engorgé. L'état général du blessé, bien que sensiblement amélioré, laisse encore quelques inquiétudes. Cependant le fémur paraît se réunir et l'engorgement du membre diminuer chaque jour; mais nous craignons encore quelque accident erysipélateux sous l'inflence de la constitution médicale qui règne parmi nos blessés depuis près d'un mois.

Nous avons à ajouter aux observations précédentes deux exemples de lésions graves au tiers supérieur de la jambe, contre lesquels l'emploi du cautère actuel a produit une amélioration notable; c'est un dernier effort tenté pour conserver des membres en quelque sorte condamnés par la carie profonde et étendue de la partie spongieuse du tibia.

Les régions tarso-métatarsiennes et carpo-métacarpiennes, bien que formées d'os courts et spongieux, nous ont offert d'assez nombreuses guérisons à la suite de coups de feu, et un cas d'amputation consécutive. Nous l'avons pratiquée sur un prisonnier autrichien dont le métatarse avait été fracturé comminutivement : cette blessure s'accompagnait en outre de désordres graves, et renfermait encore le projectile que nous avons retrouvé sous le cinquième métatarsien, dans le lambeau plantaire (opération de Lisfranc).

Nous avons encore dans nos salles un capitaine d'état-major chez lequel un coup de feu, qui a labouré la région tarsienne, a laissé un trajet fistuleux étendu du côté externe au côté interne du pied, trajet par lequel quelques esquilles ont été éliminées après avoir été la cause de nombreux accidents phlegmoneux; bien que, depuis plus de deux mois, cette blessure soit en bonne voie, il est à craindre que la guérison ne se fasse encore attendre quelque temps.

Amputations primitives. — Passons maintenant aux observations que nous ont suggérées les quatre-vingt-dix-neuf amputations que nous avons reçues dans les deux services de blessés.

Parmi treize amputés du bras, onze se trouvaient, à l'arrivée, dans un état de guérison avancée. Les opérations avaient été régulièrement pratiquées par la méthode circulaire. Une seule laissait beaucoup à désirer ; il est vrai qu'elle avait été faite par un boulet. L'opérateur s'était contenté de diviser le lambeau de peau par lequel le reste du membre demeurait suspendu à la partie moyenne de l'humérus. Aussi, la rétraction de la peau et des muscles a-t-elle laissé un moignon très-irrégulier et bifurqué à son extrémité libre par la soudure d'une esquille volumineuse comprise dans la cicatrice qui la recouvre.

Un caporal, du 10e bataillon de chasseurs à pied, désarticulé du bras gauche, le 24 juin, par le procédé Dupuytren, a présenté une série d'accidents qui ont retardé beaucoup la cicatrisation du moignon. Une hémorrhagie inquiétante, survenue plusieurs jours après son arrivée, n'a pu être réprimée qu'après trois injections avec le perchlorure de fer. A cette cautérisation a succédé la formation d'un abcès qui a laissé un vaste décollement. La plaie a été envahie par la pourriture d'hôpital, que nous avons pu cependant enrayer par les moyens ordinaires, sans recourir à la cautérisation actuelle. Ce blessé est aujourd'hui en bonne voie de guérison.

Les amputations d'avant-bras et de la main ne laissaient rien à désirer au point de vue du procédé employé et des résultats obtenus.

Il n'en a pas été de même des amputations de cuisse, dont plusieurs présentaient une conicité très-accusée du moignon. Il est vrai que cet accident est très-souvent indépendant du mode d'opération, et résulte de la persistance de rétraction des muscles après l'ablation du membre.

J'ai vu cette rétraction s'opérer quatre mois après une amputation de cuisse sur le nommé Fénélon, amputé pour un ostéo-sarcome de la jambe, et entraîner la conicité d'un moignon jusqu'alors irréprochable.

Quatre de nos blessés ont offert cette particularité à un très-haut degré, à tel point que l'os était à nu et a dû s'exfolier avant de se recouvrir de bourgeons inodulaires. Ces quatre amputés sont encore dans nos salles, attendant une guérison bien lente à venir. L'un d'eux a été atteint de pourriture d'hôpital à la suite d'un accident, et a été l'objet d'une observation très-intéressante que nous résumerons plus loin.

Les amputations de jambe étaient généralement très-bien faites. Un très-petit nombre seulement laissaient à désirer au point de vue de l'exiguïté des téguments conservés : cette circonstance retarde toujours la guérison, qui ne peut être définitive que lorsque le tissu inodulaire est parvenu à combler le vide que laisse l'exiguïté de la peau. Malgré cet inconvénient, les mutilés de cette catégorie n'ont présenté aucune complication fâcheuse, et en auront été quittes pour faire un plus long séjour dans les hôpitaux. Un seul cependant a présenté trois ulcérations superficielles envahies par la pourriture d'hôpital.

Complications des blessures. — Les complications observées sur nos blessés de l'armée d'Italie se rangent sous six chefs principaux : les accidents phlegmoneux, l'ostéite, l'érysipèle, la gêne des articulations, la résorption purulente, la pourriture d'hôpital.

1° Les accidents phlegmoneux de toute nature ont été fréquents ; ils ont nécessité de nombreux débridements ou incisions, quelquefois pour l'extraction de projectiles, de lambeaux de vêtements ou d'esquilles, et le plus souvent pour l'ouverture d'abcès consécutifs ou de phlegmons diffus, cause de décollements variés, accidents peu graves sans doute, mais qui retardent toujours la guérison. Celle-ci tient quelquefois à bien peu de chose. Une position déclive, qui facilitait l'écoulement du pus, a eu raison, en peu de jours, d'une suppuration très-abondante que fournissait depuis longtemps le moignon d'un sous-lieutenant, amputé de la cuisse gauche.

2° L'ostéite a été plus particulièrement observée sur l'extrémité inférieure de quelques moignons de la cuisse, précédant de plusieurs mois l'élimination de séquestres, qui, sur deux militaires, comprenaient tout le diamètre de l'os nécrosé, dans une étendue de quatre à six centimètres. Elle disparaissait, après cette élimination, pour laisser la cicatrisation poursuivre lentement son œuvre.

3° Un grand nombre de nos blessés ont été atteints d'érysipèles coïncidant avec un état saburral des voies digestives. Cette complication, cédant facilement à l'emploi des moyens ordinaires, a rarement pris les proportions de l'érysipèle phlegmoneux, auquel deux fois cependant nous avons opposé avec succès la cautérisation ponctuée. Nos opérés n'en ont pas été tous exempts, bien qu'isolés des autres malades. Un amputé du pied (amputation de Chopart) nous en a offert un dernier exemple assez rebelle mais qui, limité à la jambe, n'a heureusement pas dépassé les malléoles, et n'a point entravé la marche de l'opération, qui donnera, nous l'espérons, un bon résultat.

4° Les blessures des membres par armes à feu, dont la guérison est lente et difficile à obtenir, se sont compliquées assez souvent de roideur et de gêne dans les articulations, condamnées à l'immobilité par un long repos dans des positions vicieuses que les malades ont prises tout d'abord pour atténuer les douleurs que le relâchement des muscles leur causait; positions qu'ils conservent pendant que leurs blessures sont dans l'état d'acuïté, et auxquelles ils ont de la peine à renoncer avant d'arriver au terme de la guérison.

Alors seulement ils comprennent la nécessité de ramener le membre dans l'extension. Souvent ce résultat ne peut être obtenu qu'après de longs et pénibles exercices. Le médecin ne saurait donc se préoccuper trop tôt de la possibilité de cette complication, et ramener insensiblement le membre à la position normale par de douces manœuvres de flexion et d'extension souvent répétées. Nous avons vu une ankylose complète du genou, dans la flexion, devenir en peu de mois tellement irréductible qu'elle a résisté à tous les moyens ordinaires, ainsi qu'à une tentative d'extension forcée pendant l'anesthésie par le chloroforme.

5° La résorption purulente a été une complication assez rare parmi nos blessés; cependant elle a été observée, quelquefois provoquée par une suppuration très-abondante; elle a constamment entraîné la mort.

Quatorze blessés ont succombé à cette complication, ou bien à une diarrhée chronique qui trouvait son origine dans la même cause.

6° Enfin la pourriture d'hôpital a été une des complications les plus graves; quatorze jours après l'arrivée de la première évacuation de Gênes, composée de prisonniers autrichiens, cinq d'entre eux entraient à l'hôpital avec tous les symptômes de cette redoutable complication des plaies. L'isolement complet de ces blessés, les précautions prises pour que, dans les détails du service, la contagion ne pût s'étendre à d'autres malades, n'ont pas peu contribué à conserver à la pourriture d'hôpital le caractère sporadique qu'elle n'a cessé de présenter jusqu'à sa complète disparition; car elle ne s'est révélée que par des cas isolés, venus, tantôt du camp, tantôt ayant pris naissance dans nos salles peu de jours après l'admission des blessés. Nous avons néanmoins atteint le chiffre de cinquante parmi lesquels nous comptons trente-trois Autrichiens et dix-sept Français.

La forme pulpeuse a été observée quarante-six fois et la forme ulcéreuse quatre fois. La première, beaucoup plus grave, transformait, en peu de jours, les plaies en de vastes foyers putrilagineux d'un aspect grisâtre, fournissant une suppuration abondante et d'une odeur gangréneuse, laissant à nu les muscles et les tendons par la destruction progressive du tissu cellulaire et de la peau. Les blessures des membres pelviens, étant relativement les plus nombreuses, sont aussi celles qui ont été principalement le siége de cette complication. A l'exception de la face et du cou, nous l'avons cependant observée dans presque toutes les régions.

Aux membres, elle s'est présentée avec une intensité et des désordres qui nous étaient inconnus avant la campagne de Crimée. Ainsi, sur un bras et une jambe, l'étendue et la profondeur des tissus envahis étaient telles que l'amputation paraissait inévitable : et cependant la cautérisation en a triomphé.

Chez un Autrichien, atteint d'un coup de feu à la partie supérieure et externe de l'avant-bras, la pourriture d'hôpital s'est montrée tellement rebelle, qu'il n'a pas fallu moins de cinq cautérisations pour la maîtriser. Elle s'était progressivement étendue jusqu'au niveau de l'articulation radio-carpienne, ayant mis à nu tous les muscles de cette région et présentant cette particularité qu'elle n'avait son siége qu'à la partie inférieure de la plaie, dont les bords renversés, épaissis et pulpeux, contrastaient singulièrement avec la partie supérieure rouge et vermeille. La cinquième cautérisation, faite en présence de MM. Leroy et Brault, détruisit la partie inférieure de l'artère radiale, dont l'action du fer incandescent arrêta l'hémorrhagie. Ce prisonnier est depuis plus d'un mois rentré dans sa patrie, en conservant une grande gêne dans les mouvements du pouce, infirmité regrettable sans doute, mais qui est peu de chose en raison des dangers que le membre a courus.

A côté de ce cas remarquable de pourriture d'hôpital pourraient venir se grouper quatre autres cas non moins intéressants, dont trois ont eu pour siége l'extrémité supérieure des membres pelviens et un la région thoracique gauche.

Ce dernier consistait dans une plaie unique, produite par une balle qui n'avait intéressé que la peau et le muscle pectoral, et était sortie immédiatement. Envahie par la pourriture d'hôpital, cette plaie était agrandie et creusée au point qu'à la deuxième cautérisation, mon plus large cautère nummulaire disparaissait dans son intérieur. Tous les chefs de service présents à l'opération craignaient pour le voisinage des côtes et de la plèvre. Un mois après, cet Autrichien sortait de l'hôpital ne conservant qu'une cicatrice unie et superficielle ayant à peine le diamètre du cautère employé.

Je ne puis m'empêcher de rapporter avec quelques détails l'observation suivante, digne du plus grand intérêt.

Le nommé Lossent (Élie), chasseur à pied de la garde impériale, âgé de 25 ans, d'un tempérament lymphatique, mais bien constitué, avait été amputé de la cuisse droite après la bataille de Solférino. L'opération, pratiquée au tiers supérieur, avait laissé un moignon régulier, mais un peu conique, n'ayant pas plus de quinze centimètres de longueur. Entré le 28 août à l'hôpital militaire de Marseille, Lossent ne présentait qu'une petite plaie à travers laquelle faisait légèrement saillie l'extrémité amputée du fémur. Plusieurs jours après son arrivée, il fait une chute sur son moignon, et se fracture la portion de l'os que les efforts de la nature tendaient à éliminer; une partie du séquestre adhère intimement aux parties molles environnantes qui sont fortement contuses. A cet accident s'ajoute bientôt la rupture de la cicatrice dans une étendue de 4 centimètres; la peau, contusionnée, tombe sphacélée; la portion du séquestre se détache, la cicatrice cède dans tous ses points; la peau se renverse, et une vaste plaie ayant pour diamètre l'aire du moignon est la conséquence de ce travail de désorganisation, précédé par quelques points grisâtres taillés à pic, signes précurseurs de l'invasion de la pourriture d'hôpital. La poudre d'alun, de quinquina et de charbon camphré, la poudre coaltarisée, l'eau chlorurée, le styrax térébenthiné sont impuissants à enrayer les progrès.

Lossent est transporté le 2 octobre dans la salle réservée au traitement de la pourriture d'hôpital et soumis, après la visite du matin, à une cautérisation énergique de toute la surface du moignon, pendant qu'il est sous l'influence de l'anesthésie chloroformique. A cette cautérisation succèdent pendant plusieurs jours des pansements faits avec une compresse fenêtrée enduite de styrax qui isole de la plaie les plumasseaux de charpie sèche destinée à absorber la suppuration, et que nous faisons mouiller plusieurs fois dans la journée, avec de l'eau fortement chlorurée. L'escarre se détache et tombe, du sixième au huitième jour, découvrant une plaie vermeille qui a marché vers la cicatrisation et dont les bourgeons charnus, prenant de temps en temps un aspect grisâtre, ont été facilement réprimés par l'alun en poudre. Il y a bientôt deux mois que la cautérisation a été pratiquée, et, aujourd'hui, l'extrémité du fémur recouverte de tissus inodulaires de bonne nature forme encore un champignon qui va tous les jours se rétrécissant, attirant la peau vers la circonférence du disque que formera la cicatrice.

Je ne puis m'empêcher de proclamer bien haut les bienfaits de la cautérisation, bien que je sache combien son emploi répugne à quelques jeunes chirurgiens qui l'ont vue échouer sur nos blessés de Crimée, et qui pensent pouvoir faire avorter cette transformation septique des plaies, dans sa période inflammatoire, par des cataplasmes émollients et même par des irrigations froides. J'avoue que toutes les pourritures d'hôpital que j'ai eues à combattre, à Marseille, n'étaient pas dans ces conditions, sans en excepter celles qui ont guéri sans cautérisation. J'eusse été heureux de trouver un autre moyen aussi sûr et moins cruel, bien que l'anesthésie par le chloroforme épargne aux patients les atroces douleurs qui l'accompagnent, et que peu de blessés auraient le courage de supporter.

Les prodromes de la pourriture d'hôpital sont-ils toujours des symptômes inflammatoires, et lorsque ces symptômes inflammatoires existent et cèdent à de simples moyens antiphlogistiques, a-t-on eu affaire à une véritable pourriture d'hôpital? Je serais disposé à croire que non, après avoir vu avec quelle rapidité marche la désorganisation des plaies qui en sont véritablement atteintes. Sans doute, le début de l'infection nosocomiale se révèle par des symptômes locaux tels que le gonflement des bords des plaies, la douleur, qui sont aussi particuliers à l'inflammation franche et simple, mais qui empruntent à l'élément septique, local ou général, une tendance irrésistible à la désorganisation, révélée par l'altération du pus, dont la quantité augmente sensiblement et dont l'odeur devient caractéristique et repoussante. La gangrène, produite par un excès d'inflammation locale, affecte rarement les allures de la pourriture d'hôpital et procède d'une autre manière. La destruction des tissus devance la suppuration, tandis que l'altération de celle-ci, qui tache en gris les pièces du pansement et prend une odeur fade et repoussante, annonce bien souvent l'invasion de la pourriture d'hôpital avant les désordres locaux qui doivent la caractériser quelques jours plus tard. C'est ce que nous avons vu à Toulon sur les blessés de Crimée en 1856, et ce que nous avons observé à Marseille, cette année, sur ceux de l'armée d'Italie.

Les moyens thérapeutiques ordinaires, auxquels notre expérience nous autorisait à ajouter le plus de confiance, et que tout le monde connaît, ont été d'abord essayés sur tous nos blessés pris par la pourriture d'hôpital. Nous leur devons cinq succès seulement : ce n'était certainement pas dans les cas les plus graves; mais enfin la complication existait.

La poudre de MM. Corne et Demaux, qui a fait tant de bruit dans la presse médicale, ne pouvait être connue plus à propos. La pourriture d'hôpital offrait à sa puissance thérapeutique une belle occasion de se produire, mais elle n'a point tenu tout ce que l'on nous avait permis d'en espérer. Son rôle s'est réduit, entre nos mains, à celui d'un agent désinfecteur par la substitution d'une odeur à une autre. Employée avec beaucoup de soin matin et soir pendant trois jours, à l'exclusion de tout autre moyen, sur dix blessés elle n'a réussi que deux fois. Cette poudre nous a paru moins active que celle de quinquina et de charbon camphrée, et beaucoup moins encore que l'alun, le perchlorure de fer, l'oxyde de sodium, les acides, etc..... Ainsi, dans une pourriture d'hôpital à forme ulcéreuse, très-superficielle, trois excoriations légères, situées à la circonférence supérieure du moignon d'un amputé de jambe, ont pris, en trois jours, exclusivement pansées par la poudre coaltarisée, une proportion telle que les trois ulcérations allaient bientôt n'en faire qu'une, lorsque la cautérisation en a arrêté la marche désorganisatrice et a ramené ces plaies à d'excellentes conditions de cicatrisation. Nous n'avons pas toujours été aussi heureux contre la forme pulpeuse, dans laquelle il est difficile d'atteindre, par une première cautérisation, tous les tissus frappés par la désorganisation. Quarante-trois blessés sur cinquante, atteints de pourriture d'hôpital, ont subi la cautérisation, savoir : vingt-sept une fois, treize deux fois, un trois, un quatre et un cinq fois. Tous sont sortis guéris à l'exception d'un prisonnier autrichien qui a succombé, un mois et demi après la cautérisation, à une diarrhée chronique dont l'infection purulente était probablement la cause.

En 1856, à Toulon, la cautérisation ne donna pas d'aussi brillants résultats, puisque la mortalité fut de 13 p. 100. Si ce moyen énergique et vraiment héroïque fut impuissant et abandonné en Crimée, cela tenait à l'intensité, au grand nombre et à la persistance des causes prédisposantes de cette complication, et enfin à l'épuisement de tout l'organisme par le scorbut, la congélation ou la diarrhée. Eloignés des foyers d'infection où ils en avaient puisé le germe, les militaires, à leur rentrée en France, se trouvaient dans de bien meilleures conditions hygiéniques. Aussi ceux qui avaient pu résister aux fatigues d'une pénible et longue traversée, eussent-ils contracté la pourriture d'hôpital en route, guérissaient facilement par la cautérisation, à moins qu'ils ne fussent atteints de lésions viscérales graves. Nos blessés de l'armée d'Italie, se trouvant dans des circonstances bien différentes, devaient nous donner de meilleurs résultats. La pourriture d'hôpital et les amputations consécutives que nous avons dû pratiquer ont justifié nos prévisions et réalisé nos espérances..

Terminons par le chiffre des décès fournis par les évacuations venues d'Italie :

FRANÇAIS.	Fièvre typhoïde	35	62	105
	Diarrhée chronique	14		
	Dyssenterie chronique	7		
	Bronchite chronique	6		
AUTRICHIENS.	Fièvre typhoïde	14	43	
	Diarrhée chronique	20		
	Dyssenterie chronique	6		
	Choléra sporadique	3		

VILLAMUR, médecin en chef.

VILLES OU VILLAGES OU DES HÔPITAUX ONT REÇU les blessés et malades. — Dates de l'ouverture et de la fermeture.	RESTANTS.	ENTRÉS par billet.	ENTRÉS par évacuation.	SORTIS par billet.	SORTIS par évacuation.	MORTS.	NOMBRE des journées de traitement.	OBSERVATIONS.
164. MARTINENGO.								Près Bergame.
28 juin	»	»	51	»	»	»	153	
juillet	51	»	»	44	»	»	1,118	
août, 31	7	»	»	7	»	»	44	
		»	51	51	»	»	1,315	
165. MASSA.								Hôpital ducal.
17 juin	»	48	»	16	»	»	469	
juillet	32	»	»	27	»	1	331	
août, 30	4	»	»	4	»	»	116	
		48	»	47	»	1	916	
166. MAURICE (PORT).								
19 mai	»	6	»	»	»	»	61	Garde impériale.
juin	6	»	»	4	»	»	83	Guides. . . . 2 1 mort.
juillet	2	»	»	»	»	1	36	Dragons. . . . 2
août	1	1	»	1	»	»	49	Lanciers . . . 2
septembre, 11	1	»	»	1	»	»	10	2e cuirassiers. 1
		7	»	6	»	1	239	

VILLES OU VILLAGES OU DES HÔPITAUX ONT REÇU les blessés et malades. — Dates de l'ouverture et de la fermeture.	RESTANTS.	ENTRÉS par		SORTIS par		MORTS.	NOMBRE des journées de traitement.	OBSERVATIONS.
		billet.	évacuation.	billet.	évacuation.			
167. MAURIENNE (SAINT-JEAN-DE-).								
25 avril.	»	71	»	26	»	»	123	
mai.	45	170	»	158	9	1	1,506	
juin.	47	117	»	21	77	»	1,850	
juillet.	66	139	»	89	29	1	1,800	1 officier.
août.	86	689	»	43	582	13	3,310	2 *id.*
septembre. . . .	137	146	»	28	228	6	1,934	
octobre.	21	16	»	35	2	»	433	
novembre. . . .	»	»	»	»	»	»	»	
		1,348	»	400	927	21	10,956	
168. MELZO.								
11 juin.	»	18	»	11	»	2	150	
juillet, 17. . . .	5	»	»	4	»	1	29	
		18	»	15	»	3	179	
169. MENTON.								
16 mai.	»	1	»	»	»	»	16	Chass. à ch. (garde). . 1
juin, 6.	1	»	»	1	»	»	5	7e hussards. . . . . . 1 1er lanciers. 1
18 août.	»	3	»	1	»	»	28	4e chasseurs à cheval. 1
septembre. . . .	2	»	»	2	»	»	12	
		4	»	4	»	»	61	

170 à 194. MILAN.

Le lendemain de la bataille de Magenta, les Autrichiens abandonnent Milan et se replient vers le reste de l'armée ; la nouvelle de la victoire se répand bientôt, et en même temps, on apprend qu'un convoi considérable de blessés est dirigé sur la ville. Dès ce moment, les Milanais s'occupent avec empressement des secours à leur donner.

Français, Italiens, Autrichiens, tombés pendant l'action, arrivent au nombre de près de 6,000, sont répartis dans vingt-cinq hôpitaux, presque tous improvisés par les soins des médecins de la ville, de la municipalité, de la population et, sans distinction de nationalité, sont soignés avec la même sollicitude. Le jour et la nuit sont consacrés à leur installation et aux soins qu'ils réclament.

Une commission de santé est instituée, le 7 juin, pour diriger les secours; elle se compose de cinq médecins, d'un administrateur et d'un secrétaire :

MM. les docteurs Giovanni Strambio,
Ambrosoli Giacomo,
Andrea Verga,
Salvator Pogliaghi,
Gaetano Strambio,
Crippa, secrétaire municipal,
Paolo Migliavacca, secrétaire.

Cette commission a fonctionné jusqu'au 29 juin, époque à laquelle M. le docteur Carlo Cotta a été nommé inspecteur général du service de santé, avec l'assistance de MM. Crippa et Paolo Migliavacca, qui faisaient partie de la première commission.

Le baron Larrey, médecin en chef de l'armée d'Italie, dès son arrivée à Milan avec le grand quartier général, visite successivement tous les blessés dans les divers établissements et constate que les soins les plus empressés ont été donnés à tous.

M. Cuvellier, médecin principal, est désigné comme médecin en chef des hôpitaux de Milan pour l'armée française et pour les prisonniers autrichiens, et il reçoit les instructions suivantes du médecin en chef de l'armée :

1° Prendre toutes les précautions possibles pour éviter l'encombrement des hôpitaux ;

2° Résister aux tendances de la chirurgie éliminatrice, si elles venaient à se produire parmi les chirurgiens italiens ; rappeler que l'expérience est en faveur de la chirurgie conservatrice dans la plupart des blessures par armes à feu.

Le personnel médical laissé à Milan pour le service des vingt-deux hôpitaux ouverts comprend seulement six médecins militaires français :

MM. Cuvellier, médecin principal.
Molard, id.
Gatteloup, id.

MM. Ganderax, médecin-major.
Fropo, id. id.
Miche, id. aide-major.

Du 11 au 22 juin, quatre médecins militaires français sont désignés pour augmenter ce personnel que nous n'avons pas besoin de déclarer insuffisant.

Ce sont MM. les docteurs :

Thierry de Maugras, médecin aide-major.
Rebb, id.

Mathieu, médecin aide-major.
Lapeyre, id.

Enfin, le 27 juin, arrivent MM. les docteurs Nuzillat et Ridreau, médecins aides-majors.

Ce personnel a été augmenté après la conclusion de la paix, et plusieurs médecins, de passage à Milan, ont été momentanément occupés dans les divers hôpitaux de cette ville (1).

Le service est fait par deux cent quatre-vingt-un médecins civils italiens ; mais les hôpitaux, sous la direction médicale de M. Cuvellier, sont visités chaque jour par les six médecins français, qui, lorsque cela est nécessaire, pratiquent des opérations, sont appelés en consultation, et montrent à nos blessés que les médecins français réduits à un trop petit nombre pour être seuls chargés de les soigner, sont cependant là toujours prêts à les secourir dans les moments difficiles et à recevoir leurs observations.

Si le personnel médical de l'armée, de beaucoup insuffisant, imposait en effet l'obligation de profiter des dispositions charitables de la municipalité et des médecins italiens, cependant on ne pouvait accepter cette situation sans laisser au moins quelques médecins militaires pour donner l'impulsion et diriger les soins et les prescriptions d'après la méthode et les habitudes adoptées dans nos hôpitaux

---

(1) Le 15 juillet, le nombre des médecins militaires français attachés aux divers services hospitaliers de Milan put être augmenté ainsi qu'il suit :

MM. Cuvellier, médecin principal, médecin en chef.

Fropo, médecin-major, Thierry de Maugras, médecin aide-major, Rebb, médecin aide-major, Girard, id., Meige, id.,	avaient à s'occuper du service de 11 hôpitaux : Fate bene fratelli, Seminario della canonica, casa Melgi, casa di Correzione, casa Castelbarco, hôpital de Côme, Fate bene sorelle, casa Cagnola, casa di Salute, casa Cataneo, casa Confalonieri.
Molard, médecin principal, Navarre, id. major, Allaire, id. id.,	6 hôpitaux : San Prassede, San Filippo, Seminario Maggiore, Ospedale Maggiore, Orfanotrofio Maschile, hôpital de Monza.
Catteloup, médecin principal, Martenot de Cordoux, méd.-major, Remy, id.,	4 hôpitaux : San Lucca, Santa Maria di Loreto, San Bernardino, Saint-Eustorge.
Lapeyre, médecin aide-major, Bintot, id.,	4 hôpitaux : San Ambrogio, Monastero Maggiore, San Francesco, casa Borromeo.
Mathieu, id.,	Caserne Saint-Victor, dépôt de convalescents de Monza.
Miche, id.,	Service de la place et des isolés.

Enfin, après la conclusion de la paix et la dissolution des ambulances, sept autres médecins ont encore augmenté le personnel :

MM. Balech, médecin-major, David de l'Estrade, id., Aspol, id., Mulet, id.,	MM. Hervé, médecin aide-major, Combes, id., Hattute, id.

français. La tâche était difficile, car la présence des médecins français devait ne pas paraître un contrôle; leur coopération ou leurs conseils ne devaient froisser aucune susceptibilité : il fallait conserver l'autorité pour ne la faire sentir que sous forme de conseil, de rappel à une thérapeutique consacrée par l'expérience de nos guerres et arriver à la persuasion avec tact et convenance.

Si l'on considère que la ville, ainsi remplie de blessés, devenait le lieu de passage du reste de l'armée, on comprendra combien les conséquences de l'encombrement eussent été redoutables : aussi fallut-il évacuer promptement les blessés dont le transport était possible, et la moyenne des évacuations fut proportionnée à celle des entrées. Des difficultés se présentaient cependant encore : les voies ferrées, souvent encombrées par les approvisionnements, les munitions de tous genres qui étaient dirigés sur Milan, ne pouvaient transporter toujours les évacués; il fallut établir successivement des hôpitaux-dépôts à Vigevano, à Côme et à Monza; ce dernier établissement, sous la direction de M. Reeb, médecin aide-major, recevait de temps à autre, à l'aide de voitures de réquisition, chariots ou omnibus, les hommes qui, en raison de leur état moins grave, devaient faire place aux arrivants.

Malgré de nombreuses évacuations, les hôpitaux de Milan contenaient, le 18 juin, plus de 8,000 hommes des trois armées.

Le 25 juin, M. le général de Béville, commandant supérieur de la place, devant cette situation et en prévision de nombreux arrivants, de concert avec la municipalité, la commission de santé et le médecin en chef français des hôpitaux de cette ville, prend les mesures nécessaires pour recevoir un plus grand nombre de blessés. Les palais, les colléges et même le Conservatoire de musique sont immédiatement organisés dans ce but, et l'on trouve encore place pour 6,000 hommes.

Le 27, à onze heures du soir, le général de Béville apprend l'arrivée de nombreux blessés de la journée de Solférino. Le train qui les apporte entre en gare à minuit. Tous les médecins sont à leurs postes; le médecin en chef Cuvellier est à la gare pour diriger le mouvement. Plus de trois cents équipages des riches habitants de la ville, quelques-uns conduits par leur propriétaire, transportent les blessés aux divers établissements hospitaliers. Une double haie de gardes civiques, portant des torches, empêche la confusion et protége la marche au pas de ce glorieux convoi. Cette scène nocturne était bien de nature à exciter les plus vives émotions. Avant le jour, tous les blessés sont couchés et les blessures les plus graves sont pansées. Les dames de la ville, s'associant à cette pieuse et charitable démonstration, se pressent dans les hôpitaux, prodiguant leurs soins, leurs gâteries même, à ces hommes peu habitués à de si touchantes attentions, et deviennent les émules des sœurs de charité françaises et italiennes dont les services sont toujours si dévoués. L'honneur de cette féerique organisation de secours revient à M. le comte Belgiojoso, podestat, à la commission sanitaire composée de médecins, et à tous les membres de la municipalité.

Telles sont les conditions aussi favorables qu'inattendues que rencontrent nos blessés à leur arrivée à Milan ; ces conditions permirent en effet de tenter toutes les ressources de la chirurgie conservatrice et de laisser tout le temps de la réflexion à la chirurgie éliminatrice.

L'enthousiasme est si grand à Milan, que tous les blessés n'arrivent pas aux hôpitaux, et, comme cela s'était fait depuis le 6 juin, quelques-uns (environ trois cents) sont admis dans des maisons particulières, où ils reçoivent les soins les plus empressés jusqu'au moment où ils sont répartis dans les hôpitaux.

La reconnaissance nous imposerait le devoir de faire un tableau plus émouvant et plus complet des inspirations de la charité chrétienne et du dévouement admirable des Milanais ; mais nous devons laisser ce soin à l'historien des guerres de notre siècle et nous consacrer exclusivement à une tâche moins brillante, mais que nous croyons pleine d'intérêt.

L'enthousiasme du premier moment, le désordre inévitable en pareille circonstance, le mélange dans les mêmes établissements des blessés français, italiens et autrichiens confondus dans les mêmes soins et le même empressement, les évacuations successives des ambulances sur les hôpitaux et d'un hôpital sur un autre, le trop petit nombre de médecins français, la différence du langage et des habitudes de races si nombreuses parmi les prisonniers autrichiens (Polonais, Hongrois, Croates, Bohémiens), partant de là, l'impossibilité de se faire toujours comprendre, ont créé pour nos recherches des difficultés incroyables, mais non insurmontables, grâce aux intérêts matériels en présence. En effet, il a fallu payer, il a fallu présenter des pièces justificatives soigneusement contrôlées, et l'on n'a payé que ce que l'on devait d'après un tarif établi ; les médecins français ont adressé au médecin en chef des rapports quotidiens et décadaires ; ils lui ont indiqué le mouvement des entrants, des sortants, des morts, soit comme blessés ou fiévreux ; les opérations n'ont été faites par les médecins italiens qu'avec le concours ou l'assentiment des premiers. Ils ont rendu compte des services dont ils ont été chargés, et nous avons pu dépouiller les rapports des uns et des autres. Ces difficultés d'ailleurs ne s'appliquent qu'au premier moment, tout a été bientôt régularisé dès que le calme l'a permis.

Malgré les généreuses intentions de l'Empereur, qui, par humanité autant que par sage politique, désirait que l'on réunît dans les mêmes salles les ennemis de la veille réconciliés par la souffrance et le malheur, on dut, dans l'intérêt du service, établir autant que possible la séparation des Français, des Italiens et des Autrichiens et leur assigner des hôpitaux spéciaux; c'est ainsi que, dès lors, l'hôpital San Francesco fut consacré aux Autrichiens, et que les hôpitaux Monastero Maggiore, San Angelo et Santa Maria di Loreto furent affectés aux Italiens pour laisser les autres établissements aux Français. Des interprètes accompagnant les médecins dans ces divers hôpitaux où les malades de chaque nation se trouvaient groupés, rendirent le service plus facile; mais cette disposition n'a pu être observée d'une manière absolue, et il y eut souvent encore mélange, pour des nécessités pressantes.

L'improvisation en un jour d'un hôpital dans des locaux qui avaient une autre destination (et l'on en a improvisé vingt), l'assainissement et l'appropriation de ces locaux présentent toujours de grandes difficultés et exigent toute l'activité d'un administrateur habile et bien secondé. Lits, objets de literie, linge, matériel de toute sorte, vases, ustensiles, établissement d'une cuisine, d'une tisanerie, etc., sans parler de la répartition des services, sont choses urgentes, indispensables, qu'il n'est pas toujours facile de trouver immédiatement, et il faut du temps pour les mettre en place : aussi la critique, qui a pour les situations imprévues moins d'indulgence que ceux mêmes qui en souffrent, n'a-t-elle pu s'exercer qu'après coup au sujet des hôpitaux de Milan, où les Autrichiens, qui étaient maîtres de la ville et en couvraient les abords jusqu'à Magenta, pouvaient seuls songer à prendre dans cette place des dispositions pour recevoir leurs blessés. L'armée française victorieuse y entrait aussi inattendue qu'une avalanche, et grâce à l'empressement des Milanais, elle a trouvé des asiles plus ou moins bien disposés, il est vrai, mais d'un grand secours pour les braves tombés sur le champ de bataille.

L'imprévu, dans ce cas, est flagrant, et l'impossible a cependant été réalisé; on a pourvu aux besoins les plus pressants; il y a eu d'abord le désordre inséparable de la situation, à cause de l'insuffisance regrettable du personnel médical français, l'absence d'infirmiers et d'officiers d'administration.

Les noms des blessés autrichiens n'ont pas tous été inscrits, le service des interprètes n'étant pas encore installé, mais tous ont reçu des soins. Les prescriptions ont été d'abord faites sans méthode, et tous les blessés ont été forcément soumis au même régime; quelques-uns, cependant, et particulièrement parmi les Autrichiens, qui ne pouvaient se faire comprendre, ont eu à souffrir le premier jour de l'oubli résultant du désordre; quelques autres n'ont pas eu de tisane et ont dû se contenter d'eau; c'est très-regrettable, mais il serait injuste, dans une situation semblable, de chercher des négligents ou des coupables ; il y a eu force majeure, comme chacun peut le comprendre, cruelle mais inévitable conséquence de la guerre ! Pendant les premiers jours, il a fallu se conformer aux usages des médecins et des hôpitaux italiens, mais bientôt les prescriptions ont été faites d'après les règlements adoptés en France. Quelques infirmiers militaires ont été attachés aux salles; l'ordre s'est établi sous l'impulsion des médecins français, et dès lors, les bonnes dispositions du médecin directeur de chaque établissement, le zèle de tous les autres médecins, paralysés peut-être pendant quelques jours par le défaut d'habitude des employés subalternes de tout genre, ont fait taire les plaintes et relevé le moral de tous les blessés.

Les Autrichiens ont eu plus de peine que les Français à supporter cet état de choses; leur moral était très-abattu ; ne pouvant comprendre ni se faire comprendre, ils semblaient se défier des soins qu'on leur donnait; cette fâcheuse disposition d'esprit n'a pas eu de durée, et elle s'explique peut-être : les soldats français, malgré la générosité habituelle qui les porte à tendre la main à l'ennemi vaincu, montraient une très-grande répugnance à se trouver côte à côte dans une même salle avec des Autrichiens auxquels ils croyaient, à tort ou à raison, avoir à reprocher des cruautés commises sur nos hommes tombés sur le champ de bataille ou sur nos prisonniers désarmés. Pour l'honneur de l'humanité, il faut croire que si quelques atrocités de ce genre ont été commises et ont eu des témoins, elles ont été rares ou même exceptionnelles. Pendant cette guerre, les officiers autrichiens ont montré trop de bravoure pour qu'on laisse planer sur eux un soupçon de complicité, et en repoussant de pareilles horreurs, nous croyons rendre justice à une armée qui, malgré sa défaite, a vaillamment soutenu sa réputation.

Les tableaux qui suivent donnent le mouvement général des hôpitaux de Milan depuis le 6 juin jusqu'au 30 septembre 1859, d'une part, et, de l'autre, du 6 juin 1859 au 6 juin 1860, c'est-à-dire pendant toute la durée des hostilités et du séjour de l'armée d'occupation. Nous avons donné déjà, tome 1er, les mouvements généraux des hôpitaux italiens, dans lesquels se trouvaient encore des blessés ou malades français ou autrichiens pendant la période du 1er octobre 1859 au 7 juin 1860, époque à laquelle tous ces hôpitaux avaient successivement évacué les malades sur France.

Nous avons pensé qu'il ne serait pas sans intérêt pour ceux de nos lecteurs qui s'occupent de statistique, de présenter, à titre d'exemple, pour les hôpitaux de Milan, une partie des documents principaux ayant servi à l'établissement des situations de chacun des trois cent trois hospices dans lesquels sont entrés nos blessés et malades pendant la campagne. Parmi ces documents, au nombre de plus de mille pour le service médical de Milan seulement, se trouvent les rapports décadaires, les rapports particuliers et les situations par corps et par hôpital adressés au médecin en chef de l'armée.

Quelques établissements, tels que la casa Castelbarco, la casa Cagnola, les casernes Saint-Victor, ont reçu momentanément un petit nombre de blessés, et Saint-Eustorge quelques vénériens, mais tous ont été bientôt évacués sur les hôpitaux et sont compris dans les mouvements généraux.

Mouvement, par hôpital, des militaires français entrés aux hôpitaux de Milan du 6 juin 1859 au 6 juin 1860, date de l'évacuation.

ÉTABLISSEMENTS ou HÔPITAUX.	ENTRÉS par billet ou évacuation.	SORTIS par billet ou évacuation.	MORTS.	JOURNÉES de traitement. — Officiers et troupe.	OBSERVATIONS.
1. San Ambrogio.	7,474	7,207	267	171,692	89 officiers.
2. San Angelo.	277	252	25	4,085	
3. San Bernardino.	583	575	8	4,544	1 *id.*
4. San Filippo.	2,586	2,492	94	49,584	27 *id.*
5. San Francesco.	1,038	1,035	3	3,542	
6. San Lucca.	2,211	2,172	39	25,365	36 *id.*
7. Santa Maria di Loreto. . .	67	66	1	811	
8. Santa Maria incoronata. . .	228	227	1	2,177	
9. Santa Prassede.	5,056	4,897	159	140,760	
10. Casa Beretta.	14	12	2	217	
11. Casa Borromeo.	404	403	1	6,880	
12. Casa Cataneo.	39	38	1	836	20 *id.*
13. Casa Correzione.	2,241	2,155	86	24,851	5 *id.*
14. Casa di Salute.	11	11	»	190	5 *id.*
15. Casa Melzi.	18	17	1	259	3 *id.*
16. Casa Confalonieri.	52	51	1	523	43 *id.*
17. Fate bene fratelli.	822	763	59	12,741	56 *id.*
18. Fate bene sorelle.	789	720	69	12,693	22 *id.*
19. Pio Albergo Trivulzio. . . .	70	67	3	965	2 *id.*
20. Monastero Maggiore.	356	340	16	6,378	
21. Orfanotrofio Maschile. . . .	626	610	16	9,328	5 *id.*
22. Ospedale Maggiore.	2,261	2,167	94	31,852	61 *id.*
23. Seminario alla canonica. . .	586	584	2	13,849	
24. Seminario Maggiore.	1,423	1,390	33	19,673	4 *id.*
25. Casa Pazzi alla Senavra. . .	23	22	1	314	
Totaux.	29,255	28,273	982	544,129	299 officiers.

Les rapports des médecins français chargés de la surveillance de plusieurs hôpitaux n'indiquent pas toujours les chiffres par hôpital ; nous avons donc pu commettre quelques erreurs et porter à un hôpital un nombre trop élevé ou trop faible, mais cela ne change rien au total général.

Mouvement, par hôpital, des militaires français entrés aux hôpitaux de Milan, du 6 juin au 30 septembre 1859 seulement (annexes comprises).

ÉTABLISSEMENTS ou HÔPITAUX.	ENTRÉS par billet ou évacuation.	SORTIS par billet ou évacuation.	MORTS.	RES-TANTS.	NOMBRE de journées de traitement. Officiers.	Troupe.	TOTAL.	OBSERVATIONS.
1. San Ambrogio.	4,972	3,875	169	928	488	91,811	92,299	
2. San Angelo.	277	252	25	»	»	4,085	4,085	
3. San Bernardino.	583	577	6	»	»	4,543	4,543	
4. San Filippo.	1,871	1,784	87	»	222	49,940	50,162	
5. San Francesco.	1,038	1,038	»	»	»	3,542	3,542	
6. San Lucca.	2,319	2,276	43	»	440	25,925	26,365	(1)
7. Santa Maria di Loreto. .	67	67	»	»	»	809	809	
8. Santa Maria incoronata. .	227	226	1	»	»	2,163	2,163	
9. Santa Prassede.	4,129	3,699	147	283	262	89,280	89,542	
10. Casa Beretta.	14	13	1	»	»	217	217	
11. Casa Borromeo.	417	417	»	»	3	7,120	7,123	(2)
12. Casa Cataneo.	57	57	»	»	616	240	856	(3)
13. Casa Correzione.	2,203	2,147	56	»	20	24,754	24,774	(4)
14. Casa di Salute.	11	11	»	»	38	152	190	(5)
15. Casa Scotti, Melzi. . . . 16. Confalonieri.	60	58	2	»	1,319	464	1,784	
17. Fate bene fratelli.	890	828	62	»	1,004	11,703	12,707	(6)
18. Fate bene sorelle.	789	661	61	67	151	12,572	12,723	
19. Pio Albergo Trivulzio. .	70	55	2	13	57	908	965	(7)
20. Monastero Maggiore. . .	356	340	16	»	81	6,297	6,378	
21. Orfanotrofio Maschile. . .	626	610	16	»	132	9,196	9,328	
22. Ospedale Maggiore. . . .	2,426	2,319	99	8	1,980	29,802	31.782	
23. Seminario della Canonica.	431	173	2	256	»	6,347	6,347	
24. Seminario Maggiore. . . .	1,423	1,390	33	»	55	19,618	19,673	
25. Alla Senavra.	19	18	1	»	»	669	669	(8)
Totaux.	25,285	22,891	829	1,565	6,869	402,157	409,026	
		25,285						

Les rapports de quelques hôpitaux ne vont que jusqu'au 20 juillet. La différence de huit décès que nous signalons ci-dessous tient à ce que certains rapports indiquant le chiffre des décès d'un groupe d'hôpitaux n'indiquent pas toujours d'une manière précise l'hôpital dans lequel les hommes sont morts ou la date de la mort.

(1) Ce mouvement comprend une partie des Autrichiens. (Voir le tableau précédent.) — (2) Il y a erreur pour des hommes entrés et évacués le même jour. — (3) 3 morts le 19 juin et non portés. Il y a erreur rectifiée. — (4) Erreur insignifiante. — (5) 2 morts, 1 le 20 et 1 le 25 juin. — (6) Erreur peu importante. — (7) Erreur insignifiante. — (8) 3 morts au lieu d'un.

Ce mouvement, ne comprenant que la période du 6 juin au 30 septembre, présente quelques erreurs qui se trouvent rectifiées dans les totaux du mouvement qui précède et qui comprend toute la période du 6 juin à l'évacuation complète des hôpitaux par les malades ou blessés de l'armée française.

Mouvement général des hôpitaux de Milan et annexes du 6 juin au 30 septembre 1859.

NATIONALITÉS.	ENTRÉS par billet ou évacuation.	SORTIS par billet ou évacuation.	MORTS.	RESTANTS.	MORTALITÉ.
Français.	*25,285*	*22,891*	*829*	*1,565*	3.41 p. 100.
Italiens.	*8,072*	*7,310*	*49*	*713*	0.54 p. 100.
Autrichiens.	*7,185*	*6,372*	*728*	*85*	9.98 p. 100.
Totaux.	*40,542*	*36,573*	*1,606*	*2,363*	
		40,542			

Mouvement des blessés et malades français traités dans les hôpitaux de Milan pendant le mois de juin 1859.

JOURS DU MOIS.	ENTRÉS par billet.	ENTRÉS par évacuation.	SORTIS par billet.	SORTIS par évacuation.	MORTS.	RESTANTS Officiers.	RESTANTS Troupe.	OBSERVATIONS.
6	*910*	*249*	»	»	*6*			
7	*98*	*167*	*1*	»	*7*			*95* officiers blessés et *4* fiévreux.
8	*177*	*231*	*6*	*1*	*9*			
9	*135*	*890*	*2*	*1*	*10*			
10	*41*	*337*	*9*	*8*	*10*			
11	*116*	*121*	*18*	*1*	*3*			
12	*193*	*582*	*25*	*9*	*4*			
13	*135*	*171*	*33*	*17*	*9*			
14	*93*	*189*	*40*	*18*	*11*			
15	*69*	*280*	*66*	*100*	*11*			
16	*101*	*33*	*58*	*11*	*6*			
17	*95*	*267*	*178*	*63*	*18*			
18	*37*	*331*	*248*	*91*	*8*			
19	*138*	*102*	*162*	*54*	*18*			
20	*61*	*61*	*113*	*378*	*6*			
21	*32*	*16*	*118*	*231*	*6*			
22	*27*	*6*	*113*	*209*	*10*			
23	*32*	*17*	*103*	*193*	*8*			
24	*28*	*7*	*87*	*251*	*10*			
25	*25*	*33*	*182*	*248*	*10*			
26	*37*	*7*	*80*	*148*	*5*			
27	*123*	*34*	*74*	*198*	*9*			
28	*228*	*214*	*20*	*152*	*10*			
29	*183*	*75*	*16*	*137*	*8*			
30	*246*	*396*	*187*	*221*	*9*	*69*	*2,987*	
	3,360	*4,816*	*1,939*	*2,950*	*231*	*69*	*2,987*	
	8,176		*5,120*			*3,056*		
				8,176				

Les Italiens et les Autrichiens entrés, sortis et morts dans le mois de juin, sont indiqués plus loin au service de chaque hôpital.

Mouvement des blessés et malades français traités dans les hôpitaux de Milan pendant le mois de juillet 1859.

JOURS DU MOIS.	ENTRÉS par billet.	ENTRÉS par évacuation.	SORTIS par billet.	SORTIS par évacuation.	MORTS.	RESTANTS. Officiers.	RESTANTS. Troupe.	OBSERVATIONS.
1	380	359	13	118	10			
2	246	26	36	353	14			
3	107	67	47	71	11			
4	214	54	29	69	5			
5	46	15	72	398	15			
6	125	1	27	269	14			
7	168	141	56	259	5			
8	25	123	33	185	8			
9	91	154	59	93	5			PRÉSENTS :
10	140	127	38	131	3			64 officiers blessés.
11	71	42	50	112	6			24 id. fiévreux.
12	120	32	44	157	6			
13	76	55	15	74	5			
14	56	14	55	68	12			
15	51	87	42	92	7			
16	57	4	47	92	5			
17	49	47	57	187	3			
18	77	248	75	101	5			
19	131	326	15	116	5			
20	186	222	75	»	5			
21	227	98	76	13	5			
22	106	244	106	266	7			
23	243	419	103	309	2			
24	196	319	39	272	2			
25	57	»	105	»	3			
26	86	82	85	183	3			
27	151	278	362	511	6			
28	307	277	52	274	7			
29	250	211	152	314	4			
30	262	10	352	106	10			
31	388	18	76	229	4	88	3,749	
Totaux. . .	4,698	4,100	2,393	5,422	202	88	3,749	
	8,798		8,017			3,837		
Restants du mois de juin. .	3,056							
Total général.	11,854		11,854					

A la date du 17, 45 officiers autrichiens blessés à l'hôpital San Francesco.

Les Italiens et les Autrichiens entrés, sortis et morts pendant le mois de juillet sont indiqués au service de chaque hôpital.

Mouvement des blessés et malades français traités dans les hôpitaux de Milan pendant le mois d'août 1859.

JOURS DU MOIS.	ENTRÉS par billet.	ENTRÉS par évacuation.	SORTIS par billet.	SORTIS par évacuation.	MORTS.	RESTANTS. Officiers.	RESTANTS. Troupe.	OBSERVATIONS.
1	463	32	121	207	8			
2	431	2	104	180	12			
3	356	2	118	289	10			
4	307	»	75	150	7			
5	347	71	100	300	13			
6	313	30	145	214	7			
7	183	67	42	281	14			
8	134	54	52	222	12			
9	141	135	48	406	10			
10	146	9	62	244	10			
11	117	150	60	182	11			
12	121	»	67	252	13			
13	124	96	44	121	7			
14	113	48	43	211	15			
15	110	1	32	51	10			
16	134	35	34	147	9			
17	201	68	41	49	9			
18	74	»	78	95	3			
19	115	90	60	204	12			
20	76	33	50	11	12			
21	122	66	53	331	5			
22	72	»	64	»	4			
23	60	72	34	187	9			
24	76	108	48	252	9			
25	193	1	26	131	7			
26	46	»	19	1	9			
27	56	199	73	253	12			
28	51	71	22	153	3			
29	57	33	65	32	7			
30	49	»	31	61	4			
31	47	65	48	2	6	51	2,793	
Totaux. . .	4,835	1,538	1,868	5,219	279	51	2,793	
	6,373		7,366			2,844		
Restants du mois de juillet.	3,837							
Total général.	10,210		10,210					

Mouvement des blessés et malades italiens et autrichiens pendant le mois d'août 1859.

NATIONALITÉS.	RESTANTS.	ENTRÉS par billet.	ENTRÉS par évacuation.	SORTIS par billet.	SORTIS par évacuation.	MORTS.	RESTANTS.	OBSERVATIONS.
Italiens.	677	1,619	346	1,185	571	12	874	Dont 4 officiers.
Autrichiens.	568	16	328	59	550	73	230	Dont 3 officiers.
Totaux. . . .	1,245	1,635	674	1,244	1,121	85	1,104	
Ensemble. . . .	3,554			3,554				

Mouvement des blessés et malades français traités dans les hôpitaux de Milan pendant le mois de septembre 1859.

JOURS DU MOIS.	ENTRÉS		SORTIS		MORTS.	RESTANTS.		OBSERVATIONS.
	par billet.	par évacuation.	par billet.	par évacuation.		Officiers.	Troupe.	
1	37	40	32	124	7			
2	53	»	57	175	6			
3	59	125	46	189	5			
4	60	»	26	19	6			
5	44	14	38	113	3			
6	51	71	35	71	4			
7	56	153	34	110	5			
8	44	»	20	1	6			
9	31	1	28	200	1			
10	32	»	37	»	5			
11	40	20	18	45	2			
12	39	»	16	104	9			
13	34	44	30	44	2			
14	42	24	24	141	6			
15	27	15	40	»	3			
16	28	88	19	177	1			
17	30	11	48	18	6			
18	24	28	35	58	3			
19	19	4	29	29	5			
20	31	10	26	10	»			
21	40	»	29	3	2			
22	21	84	40	197	1			
23	35	»	30	101	3			
24	25	»	23	1	4			
25	31	»	10	111	3			
26	34	28	5	28	6			
27	35	»	18	»	6			
28	26	1	12	»	2			
29	24	1	12	»	3			
30	19	105	69	231	2	23	1,456	
Totaux. . .	1,071	867	886	2,300	117	23	1,456	
	1,938		3,303			1,479		
Restants du mois d'août. .	2,844							
Total général.	4,782		4,782					

Les Italiens et les Autrichiens entrés, sortis et morts pendant le mois de septembre sont indiqués au service de chaque hôpital.

État récapitulatif du mouvement des blessés et malades français traités dans les hôpitaux de Milan du 7 juin aux derniers jours de septembre.

DÉSIGNATION DES MOIS.	ENTRÉS par billet.	ENTRÉS par évacuation.	SORTIS par billet.	SORTIS par évacuation.	MORTS.	RESTANTS. Officiers.	RESTANTS. Troupe.	OBSERVATIONS.
Juin.	*3,360*	*4,816*	*1,939*	*2,950*	*231*			
Juillet.	*4,698*	*4,100*	*2,393*	*5,422*	*202*			
Août.	*4,835*	*1,538*	*1,868*	*5,219*	*279*			
Septembre.	*1,071*	*867*	*886*	*2,300*	*117*	*1,479*		
Totaux. . . .	*13,964*	*11,321*	*7,086*	*15,891*	*829*			
	25,285		*22,977*		*829*	*1,479*		
Total. . . .			*25,285*					

Le rapport décadaire du médecin en chef des hôpitaux de Milan, M. Cuvellier, vient servir de contrôle aux résultats que nous présentons; il est daté du 11 octobre, comprend la première décade de ce mois, les restants du mois précédent et donne les chiffres ci-dessous. Il y a donc sur les restants au 1er octobre une différence de trois hommes avec le mouvement qui suit et une de quatre-vingt-six hommes sur les restants indiqués au tableau général, page 159, et arrêté aux derniers jours de septembre. Ces différences s'expliquent par l'origine différente des rapports consultés et par la date de ces rapports qui sont établis à un ou deux jours près à la fin d'un mois ou au commencement de l'autre; insignifiantes par elles-mêmes, elles prouvent la régularité des rapports officiels, administratifs et médicaux.

Mouvement du 1er *au* 10 *octobre* 1859.

NATURE DES MALADIES.	RESTANTS le 30 septembre.	ENTRÉS.	SORTIS ou évacués.	MORTS.	RESTANTS le 10 octobre.
	—	—	—	—	—
Blessés.	236	106	49	3	290
Fiévreux.	927	150	302	26	749
Vénériens.	312	67	14	»	365
Galeux.	1	»	»	»	1
Totaux.	1,476	323	365	29	1,405

Du 11 au 31 octobre, il est mort dans les hôpitaux de Milan : 28 hommes.

En novembre,	*idem*.	22	*id.*
En décembre,	*idem*.	12	*id.*
En janvier 1860,	*idem*.	13	*id.*
En février,	*idem*.	3	*id.*
En mars,	*idem*.	9	*id.*
En avril,	*idem*.	6	*id.*
En mai,	*idem*.	2	*id.*
		95	

La mortalité des Français aux hôpitaux de Milan est donc au total et pour toute la durée du séjour de l'armée d'occupation, de 953 officiers, sous-officiers et soldats.

État, par régiment, des blessés ou malades entrés, sortis ou morts dans les hôpitaux de Milan pendant le mois de juin (seulement) 1859, *d'après les rapports de chaque établissement.*

GARDE IMPÉRIALE.

	Entrés.	Sortis.	Morts.
1er grenadiers.	46	22	1
2e *idem*	47	20	2
3e *idem*	62	27	»
Zouaves.	21	14	»
1er voltigeurs	41	19	»
2e *idem*	54	22	»
3e *idem*	23	11	»
4e *idem*	36	24	»
Chasseurs à pied.	14	4	»
Dragons.	2	»	»
A reporter.	346	163	3

	Entrés.	Sortis.	Morts
Report.	346	163	3
2e cuirassiers..	2	2	»
Chasseurs à cheval.	5	2	»
Guides.	6	4	»
Génie..	2	2	»
Artillerie à pied.	16	11	»
Artillerie à cheval.	12	9	»
Train..	3	2	»
Corps divers.	5	2	»
TOTAUX.	397	197	3

TROUPES DE LIGNE.

INFANTERIE.

	Entrés.	Sortis.	Morts.
5e bat. de chasseurs à pied.	63	35	1
6e *idem* .	50	34	1
8e *idem* .	36	26	»
10e *idem* .	54	28	1
11e *idem* .	105	73	4
15e *idem* .	59	39	2
17e *idem* .	45	30	»
18e *idem* .	21	10	1
19e *idem* .	32	17	»
1er zouaves.	611	453	36
2e *idem*	282	166	9
3e *idem*	18	5	1
A reporter.	1,376	916	56

	Entrés.	Sortis.	Morts.
Report.	1,376	916	56
2e de ligne.	177	106	7
6e *idem*	159	97	5
8e *idem*	131	69	1
11e *idem*	42	28	»
14e *idem*	87	55	2
15e *idem*	94	43	3
18e *idem*	3	3	»
21e *idem*	93	63	1
23e *idem*	141	89	4
26e *idem*	1	»	»
30e *idem*	136	76	6
33e *idem*	143	88	6
A reporter..	2,583	1,633	91

	Entrés.	Sortis.	Morts.
Report	2,583	1,633	91
34e de ligne	76	42	»
37e *idem*	146	87	7
41e *idem*	72	51	3
43e *idem*	121	62	3
44e *idem*	58	24	5
45e *idem*	267	144	8
46e *idem*	95	62	3
49e *idem*	135	63	1
52e *idem*	180	89	4
53e *idem*	131	92	3
55e *idem*	71	28	1
56e *idem*	92	39	1
59e *idem*	68	34	1
61e *idem*	98	46	»
64e *idem*	54	38	»
65e *idem*	304	109	17
70e *idem*	287	142	25
71e *idem*	138	85	3
72e *idem*	163	82	2
73e *idem*	126	75	2
74e *idem*	103	53	»
75e *idem*	16	11	»
76e *idem*	63	45	1
78e *idem*	81	49	2
80e *idem*	2	»	1
82e *idem*	1	1	»
84e *idem*	110	61	1
85e *idem*	116	75	2
86e *idem*	112	82	»
88e *idem*	64	30	2
89e *idem*	4	3	»
90e *idem*	89	32	2
91e *idem*	114	62	»
93e *idem*	4	2	»
98e *idem*	127	63	1
99e *idem*	3	1	»
100e *idem*	53	24	»
Tirailleurs algériens	262	198	9
1er étranger	90	47	»
2e *idem*	164	103	2
Section télégraphique	1	»	»
Ouvriers d'administration	17	9	»
Infirmiers	17	14	»
TOTAUX	6,878	3,992	203

GÉNIE, ARTILLERIE, TRAIN.

	Entrés.	Sortis.	Morts.
1er rég. du génie	30	22	1
2e *idem*	34	26	»
3e *idem*	26	19	»
1er rég. d'artillerie	14	6	»
2e *idem*	12	7	»
3e *idem*	29	15	»
4e *idem*	9	6	»
5e *idem*	5	1	»
6e *idem*	16	14	»
7e *idem*	20	13	»
8e *idem*	31	20	»
9e *idem*	12	7	1
10e *idem*	18	3	»
11e *idem*	18	12	»
12e *idem*	28	18	1
13e *idem*	25	17	»
14e *idem*	1	1	»
15e *idem*	10	6	»
17e *idem*	3	3	»
18e *idem*	2	2	»
Train des équipages	17	11	»
TOTAUX	360	229	4

CAVALERIE.

	Entrés.	Sortis.	Morts.
2e chasseurs	11	7	»
4e *idem*	10	5	»
7e *idem*	1	»	»
10e *idem*	5	3	»
2e hussards	1	1	»
5e *idem*	15	10	»
7e *idem*	10	5	»
1er lanciers	11	6	»
2e *idem*	3	2	»
1er chasseurs d'Afrique	8	1	»
2e *idem*	6	4	»
3e *idem*	9	3	»
TOTAUX	90	47	»

CORPS DIVERS.

	Entrés.	Sortis.	Morts.
Chasseurs à pied	54	54	»
Infanterie	246	231	15
Cavalerie	19	19	»
Sans indications	126	120	6
TOTAUX	445	424	21

État récapitulatif des blessés ou malades français entrés, sortis, morts et restants dans les hôpitaux de Milan pendant le mois de juin seulement.

		Entrés.	Sortis.	Morts.	Restants.
Garde impériale		397	197	3	197
Troupes de ligne	Infanterie	6,878	3,992	203	2,683
	Génie, artillerie, train	360	229	4	127
	Cavalerie	90	47	»	43
	Corps divers	445	424	21	»
Totaux		8,170	4,895	231	3,05

Cet état, fourni par les rapports officiels des corps, nous a servi pour contrôler les chiffres obtenus par le dépouillement des rapports des divers hôpitaux, et il ne diffère de l'état général mensuel que par six entrés et six restants en moins, avec six sortis en plus. Cette différence insignifiante peut même n'être pas une erreur et pourrait peut-être se balancer avec les totaux de juillet, si nous n'avions reculé devant le travail énorme et inutile d'un dépouillement semblable pour les autres mois de la campagne.

État des blessés et malades présents dans les hôpitaux de Milan du 18 *au* 20 *juin* 1859.

	Français.	Italiens.	Autrichiens.
San Ambrogio.	257	19	231
San Angelo.	196	42	322
San Bernardino.	60	4	256
San Filippo.	548	12	160
San Francesco.	»	»	1,502
San Lucca.	237	5	115
Santa Maria di Loreto.	60	40	161
Santa Maria incoronata.	153	1	52
Santa Prassede.	460	59	»
Casa Beretta.	14	»	9
Casa Borromeo.	146	35	»
Casa Cattaneo.	14	»	9
Casa Correzione.	136	7	176
Casa di Salute.	10	»	1
Casa Melzi.	17	»	11
A reporter.	2,308	224	3,005
Report.	2,308	224	3,005
Fate bene fratelli.	159	8	15
Fate bene sorelle.	132	2	37
Pio Albergo Trivulzio.	30	»	4
Monastero maggiore.	225	2	2
Orfanotrofio Maschile.	92	52	9
Ospedale maggiore.	303	15	203
Seminario della Canonica.	57	6	15
Seminario maggiore.	86	48	99
Casa Sanca (Ingénieur).	1	1	»
Casa Greppi (alla Cavalchina).	»	»	1
Totaux.	3,393	357	3,390
Total général.	7,140		

Pour donner quelque intérêt à notre travail et faire connaître tous nos moyens de contrôle, nous croyons devoir ajouter encore, sur chacun des hôpitaux de Milan, des détails plus ou moins complets au point de vue historique, mais exacts au point de vue médical et statistique, extraits des nombreux rapports adressés au médecin en chef de l'armée d'Italie. Sans tenir compte de l'importance des divers établissements hospitaliers, nous suivrons l'ordre du tableau page 158.

170. MILAN (*Suite*). — Hôpital San Ambrogio.

Ancien monastère transformé en hôpital; a servi aux Autrichiens.

M. le Dr Ganderax, médecin-major, chargé de la surveillance.

Médecins civils italiens chargés du service.

	Date de l'entrée en service.
Gaetano Strambio, directeur, médecin en chef.	6 juin.
Carlo Corneo, chirurgien en chef.	25 *id.*
Vincenzo Masserotti, inspecteur.	9 juin
Pietro Lazzati, chef de service.	9 *id.*
Antonio Quaglino, *idem.*	9 *id.*

	Date de l'entrée en service.		Date de l'entrée en service.
Luigi Minonzio, chef de service.	6 juin.	Felice Fioretti, médecin.	22 juin.
Luigi Bignami, *idem.*	21 *id.*	Carlo Martinelli, *idem.*	9 *id.*
Lorenzo Corvini, *idem.*	10 *id.*	Stefano Barinetti, *idem.*	9 *id.*
Giambatta Sorezina, *idem.*	13 *id.*	Giovanni Colombi, *idem.*	17 *id.*
Giacomo Ambrosoli, médecin.	7 *id.*	Angelo Quangiroli, *idem.*	16 *id.*
Paolo Mantegazza, *idem.*	9 *id.*	Innocente Begazzoni, *idem.*	17 *id.*
Carlo Tosi, *idem.*	9 *id.*	Felice Borsano, *idem.*	9 *id.*
Angelo Tizzoni, *idem.*	16 *id.*	Francesco Ubicini, *idem.*	6 *id.*
Giuseppe Garbagnati, *idem.*	9 *id.*	Alessandro Tibaldi, *idem.*	11 *id.*
Carlo Tavazzi, *idem.*	24 *id.*	Luigi Jus. *idem.*	21 *id.*
Carlo Bazzoni, *idem.*	9 *id.*	Ambrogio Clerici, médecin de 3e classe.	11 *id.*
Luigi Bono, *idem.*	10 *id.*		

Mouvement du 6 *juin* 1859 *au* 7 *juin* 1860.

FRANÇAIS.	RESTANTS.	ENTRÉS par billet.	ENTRÉS par évacuation.	SORTIS par billet.	SORTIS par évacuation.	MORTS.	JOURNÉES de traitement.	OFFICIERS compris dans les colonnes : Entrants.	OFFICIERS compris dans les colonnes : Morts.
6 juin.	»	1,096	»	118	510	28	92,299	3	»
3e trimestre.	440	3,754	»	654	2,753	149		30	2
octobre.	638	315	13	341	176	32	16,568	3	»
novembre.	417	279	102	252	51	13	14,130	16	»
décembre.	482	236	41	424	4	13	13,464	2	»
janvier.	318	190	18	180	120	11	7,982	9	»
février.	215	124	»	136	44	3	5,020	2	1
mars.	156	235	221	177	38	9	6,758	6	»
avril.	388	327	99	253	205	6	10,570	10	»
mai.	350	326	90	144	602	3	4,819	8	»
juin, 7.	17	8	»	7	18	»	82	»	»
Total des entrés, 7,474		6,890	584	2,686	4,521	267	171,692	89	3

Mouvement du 6 *juin au* 6 *octobre* 1859.

NATIONALITÉS.	ENTRÉS.	SORTIS OU ÉVACUÉS.	MORTS.	RESTANTS.	OBSERVATIONS.
Français.	*4,972*	*4,367*	*177*	*428*	*9* officiers sortis.
Italiens.	*473*	*470*	*3*	»	*1 id. id.*
Autrichiens.	*256*	*239*	*17*	»	*7 id. id.*
Totaux.	*5,701*	*5,076*	*197*	*428*	
Total.			*5,701*		

Les différences minimes que présentent les tableaux de détail et les tableaux d'ensemble portent s les entrants ou sortants à fin de mois et quelquefois compris dans le mois suivant.

Cet hôpital, à la date du 28 juin, a deux officiers d'administration de l'armée française, MM. Olive et Gueden, un infirmier-major et quatre infirmiers, douze sœurs et un aumônier.

Les évacuations se sont faites sur les dépôts de convalescents, les hôpitaux de Novare et de San Francesco.

Parmi les opérations faites, on cite :

		Guéris.	Morts.
Amputations de la cuisse.	*6*	*1*	*5*
Fractures comminutives de la cuisse non amputées.	*3*	*3*	»

Une note de M. Lapeyre, médecin aide-major, indique nominativement : 5 amputés du bras, 1 réséqué de la tête de l'humérus, 2 amputés de l'avant-bras, 17 amputés de doigts, 3 amputés de jambe, 1 amputé du gros orteil.

171. MILAN (*Suite*). — Hôpital San Angelo.

Médecins civils italiens.

	Date de l'entrée en service.		Date de l'entrée en service.
Paolo Maspero, directeur, médecin en chef.	10 juin.	Giobatta Migliavana, médecin de 1re cl.	11 juin.
Giovanni Beretta, chirurgien en chef.	6 *id.*	Gaetano Piccardi, *idem.*	11 *id.*
Carlo Ioldi, inspecteur,	11 *id.*	Alessandro de Simoni, *idem.*	12 *id.*
Carlo Ambrosoli, médecin de 1re classe.	11 *id.*	Pietro Polli, *idem.*	18 *id.*
Ercole Bonfanti, *idem.*	11 *id.*	Amanzio Rezia, *idem.*	20 *id.*
Nicola Breganze, *idem.*	6 *id.*	Antonio Sandri, *idem.*	6 *id.*
Bartolomeo Clerici, *idem.*	6 *id.*	Carlo Semenza, *idem.*	7 *id.*
Alessandro Dansi, *idem.*	6 *id.*	Giuseppe Stoppani, *idem.*	20 *id.*
Francesco Galbiati, *idem.*	7 *id.*	Francesco Viglezzi, *idem.*	11 *id.*

Mouvement du 6 juin au 30 septembre.

NATIONALITÉS.	ENTRÉS.	SORTIS.	ÉVACUÉS.	MORTS.	JOURNÉES.	OBSERVATIONS.
Français.	*277*	*9*	*243*	*25*	*4,085*	A été trop encombré le 8 juin.
Piémontais.	*42*	»	*42*	»	»	
Autrichiens..	*322*	*304*	»	*18*	»	
Totaux. . . .	*641*	*313*	*285*	*43*	*4,085*	
Total égal. .		*641*				

172. MILAN (*Suite*). — Hôpital San Bernardino alle Monache.

Ancien couvent, transformé d'abord en caserne par les Autrichiens, puis en hôpital quelques jours avant leur départ. Le 6 juin, la direction fut donnée à un médecin civil, l'hôpital contenait alors 387 blessés ou malades autrichiens; le 7 juin, il entra encore 65 blessés autrichiens.

M. le Dr Catteloup, médecin principal, est chargé, le 13 juin, de la surveillance des hôpitaux de San Bernardino, Santa Maria di Loreto, San Lucca et Saint-Eustorge.

Médecins civils italiens.

	Date de l'entrée en service.		Date de l'entrée en service.
Antonio Trezzi, directeur, chirurgien en chef.	7 juin.	Michele Morardetti, médecin de 1re cl.	20 juin.
Antonio Pedretti, médecin en chef.	9 *id.*	Agostino Grassi, *idem.*	6 *id.*
Francesco Melloni, inspecteur.	6 *id.*	Benedetto Pedretti, *idem.*	8 *id.*
Domeneco Gamba, médecin de 1re classe.	16 *id.*	Frederico Tiraboschi, *idem.*	16 *id.*
Andrea Turati, *idem.*	18 *id.*	Ercole Campagnoni, *idem.*	16 *id.*
		Galeazzo Marroni, chirurgien de 3e classe.	6 *id.*

Mouvement général.

	ENTRÉS.	SORTIS.	MORTS.	JOURNÉES de traitement.	OBSERVATIONS.
Français	583	575	8	4,544	1 officier.
Italiens	146	146	»	»	
Autrichiens	452	430	22	»	
Totaux	1,181	1,151	30	4,544	
Total égal		1,181			

2 morts du tétanos, 1 mort par suite d'un coup de baïonnette pénétrant dans les reins.

Blessures et maladies.

FRANÇAIS.	Entrés.	Sortis.	Morts.
Blessés par armes à feu	242	239	3
Idem par armes blanches	5	5	»
Fiévreux	336	331	5
Totaux	583	575	8
PIÉMONTAIS.			
Blessés par armes à feu	17	17	»
Idem par armes blanches.	2	2	»
Fiévreux	127	127	»
Totaux	146	146	»
AUTRICHIENS.			
Blessés par armes à feu	204	191	13
Idem par armes blanches.	14	13	1
Fiévreux	234	220	8
Totaux	452	430	22

Opérations.

FRANÇAIS.	Sortis.	Morts.
Désarticulation scapulo-humérale.	1	1
Amputations du bras	4 *	»
Idem du pied	1	»
	6	1

* Une des amputations du bras a été faite à l'ambulance.

AUTRICHIENS.	Sortis.	Morts.
Amputations de cuisse	1	1
Idem de jambe	3	1
Idem de bras	1	»
Idem d'avant-bras	2	1
	7	3

Autrichiens amputés.

SCHMITH, Nicolas, soldat au régiment Roi de Saxe? Fracture du genou droit par balle. Amputé de la cuisse ; résorption purulente. — Mort le 4 juillet.

Gregorsky, Fliriant, soldat au régiment Archiduc Guillaume. Fracture de l'articulation du pied. Amputé de la jambe droite; phlegmon du moignon; résorption purulente. — Mort le 16 juin.

Glinz, André, chasseur à pied. Fracture du poignet gauche. Amputé de l'avant-bras. — Évacué sur l'hôpital San Francesco en voie de guérison.

Romat, Jean, chasseur à pied. Fracture du poignet gauche. Amputé de l'avant-bras. — Évacué.

Muth, Pierre, soldat, Jellachich. Fracture comminutive du bras gauche. Amputé du bras, partie supérieure. — Évacué.

Egyed, Pierre, soldat, Archiduc Guillaume. Fracture de l'articulation du pied droit. Amputé de la jambe. — Évacué.

Incomeny, Jacques, soldat, Archiduc Étienne. Fracture du pied droit. Amputé de la jambe droite. — Évacué.

Trois noms illisibles : 1 amputé de la cuisse, 1 de la jambe et 1 de l'avant-bras.

On compte trois cas de tétanos, deux suivis de mort en 48 heures (un blessé atteint d'une balle à l'aine gauche, un autre atteint aussi d'une balle près de la crête iliaque gauche); un suivi de guérison chez le nommé Nemetz (Jacob), Bohémien, appartenant au régiment Roi des Belges. « Cet homme reçut à Magenta un coup de feu à l'avant-bras droit; le radius était fracturé; et un autre coup de feu traversant la partie supérieure des deux cuisses. Les plaies des cuisses marchèrent rapidement vers la guérison. Il en était à peu près de même de la fracture, lorsque, le 26 juin, le matin, après une nuit agitée et sans sommeil, tous les symptômes tétaniques apparurent successivement et rapidement. Pilules de calomel et d'opium dans une cuillerée d'eau glacée d'heure en heure; eau glacée pour boisson. Fièvre intense, transpiration excessive; élévation de la dose de calomel et d'opium. Le cinquième jour, stomatite avec sécrétion salivaire abondante; chlorate de potasse à la dose d'un scrupule dans six onces d'eau; suppression des pilules. Le 7 juillet, diminution de la stomatite, de la fièvre et de la transpiration; pleine convalescence le vingt et unième jour. » Dr Trezzi.

172. MILAN (*Suite*). — Hôpital San Filippo.

Vaste édifice, ancien couvent de demoiselles nobles, transformé en 1849, sous l'administration autrichienne, d'abord en hôpital militaire pour les vénériens, et ensuite en caserne. Le 6 juin, la municipalité et les médecins de Milan établirent de nouveau un hôpital. Les blessés ont été placés dans huit longs corridors et dans quinze salles assez bien aérées.

M. le Dr Molard, médecin principal.

Médecins civils italiens.

	Date de l'entrée en service.		Date de l'entrée en service.
Ambrogio Gherini, directeur, médecin en chef.	6 juin.	Cesare Fumagalli, inspecteur.	6 juin.
		Achille Casanova, chef de service.	7 *id.*

	Date de l'entrée en service.		Date de l'entrée en service.
Luigi Motta, chef de service.	27 juin.	Tullio Grossi, chef de service.	6 juin.
Baldassare Piccinini, *idem.*	7 *id.*	Francesco Bergonzio, médecin adjoint.	8 *id.*
Giuseppe Belloni, *idem.*	6 *id.*	Amilcare Ricordi, *idem.*	25 *id.*
Gerolamo Cavenagho, *idem.*	6 *id.*	Giuseppe Restellini, *idem.*	25 *id.*
Angelo Bossi, *idem.*	30 *id.*	Cesare Sonzagno, *idem.*	7 *id.*

Beaucoup de dames de la ville donnent leurs soins aux blessés avec un dévouement exemplaire, et les sœurs de charité de Saint-Michel ont assisté les malades jusqu'à l'arrivée des sœurs envoyées de France. Deux aumôniers, Gaetano Rizzi et Daniel Campiglio, ont été attachés à l'établissement.

Le 8 juin, on comptait à l'hôpital 6 officiers et 159 sous-officiers et soldats blessés, 19 fiévreux et 1 vénérien. On y reçut aussi 80 Piémontais le premier jour, mais ces derniers ont été évacués sur les hôpitaux qui leur étaient réservés.

A la fermeture de cet hôpital, les Français restants ont été évacués sur l'hôpital Santa Prassede.

Mouvement général.

	ENTRÉS.	SORTIS ou évacués.	MORTS.	JOURNÉES de traitement.	OBSERVATIONS.
Blessés.	*761*	*718*	*43*	*49,584*	Dont *27* officiers.
Fiévreux.	*1,752*	*1,701*	*51*		Le mouvement jusqu'au 30 septembre est indiqué au tableau page 159.
Vénériens.	*70*	*70*	»		
Galeux.	*3*	*3*	»		
	2,586	*2,492*	*94*	*49,584*	
Total égal. . .		*2,586*			

Les opérations suivantes ont été faites du 6 juin au 30 septembre :

AMPUTATIONS	Opérés.	Sortis ou évacués.	Morts.
du bras, 1/3 supérieur. . . .	*1*	»	*1*
idem, 1/3 moyen.	*3*	*1*	*2*
de l'avant-bras, 1/3 supér^r. .	*4*	*4*	»
idem, 1/3 infér^r. . .	*2*	*1*	*1*
de la cuisse, 1/3 supérieur. .	*6*	*3*	*3*
idem, 1/3 moyen. . .	*1*	*1*	»
idem, 1/3 inférieur. .	*4*	*4*	»
de la jambe.	*6*	*3*	*3*
Totaux.	*27*	*17*	*10*

DÉSARTICULATIONS	Opérés.	Sortis.	Morts.
du coude.	*1*	*1*	»
radio-carpienne.	*2*	*2*	»
de doigts.	*17*	*17*	»
coxo-fémorale.	*1*	»	*1*
fémoro-tibiale.	*1*	»	*1*
Totaux.	*22*	*20*	*2*
Total général des amputations et des désarticulations. . .	*49*	*37*	*12*

Les blessures sont ainsi indiquées : presque toutes produites par des balles, très-peu par des éclats de projectiles de fer, 18 par sabre, baïonnette ou lance, compliquant parfois une blessure par arme à feu.

Plaie de tête, pénétrante.	*1*	*1* mort.
— *idem*, non pénétrante. . . .	*18*	?
A reporter.	*19*	*1*

Report.	*19*	*1* mort.
Plaie de la face.	*21*	?
— de l'œil.	*4*	?
— de l'oreille.	*3*	?
— de la langue.	*2*	?
— du cou.	*7*	?
— du thorax, pénétrante.	*4*	*3* morts.
— *idem*, non pénétrante. .	*22*	?
— de l'abdomen.	*9*	?
— du bassin.	*15*	*1* mort.
— du périnée.	*1*	*1* mort.
— de la fesse.	*12*	*2* morts.
— de la verge.	*2*	?
— de l'épaule et du bras. . . .	*99*	dont *22* avec fracture comminutive. *4* morts, *1* cas de tétanos.
— de la main.	*28*	*2* morts, *2* cas de tétanos.
— des doigts.	*45*	?
— de la cuisse.	*112*	dont *14* avec fracture comminutive. *4* morts, *1* cas de tétanos.
— de la jambe.	*74*	dont *7* avec fracture comminutive. *3* morts.
— du pied.	*21*	*2* cas de tétanos, *1* mort, *1* évacué.
— des orteils.	*19*	?
Divers (apportés agonisants). . . .	*15*	*15* morts.
Blessures diverses.	*227*	*5* morts.
Totaux.	*761*	*43*

Observations sommaires des cas de tétanos.

Heimer, Adalbert, Légion étrangère. Plaie avec fracture du pied gauche, face dorsale; coup de feu, Melegnano. Entré le 8 juin. — Accidents tétaniques prononcés le 9. Sulfate de quinine, 20 grains par jour; inhalations de chloroforme toutes les heures. Amputation de la jambe le 10. — Mort le 11.

Gighet, Pierre, 65e de ligne. Coup de feu au tiers inférieur du bras gauche, 4 juin, Magenta. Entré le 6 juin. — Accidents tétaniques le 11. Sulfate de quinine et inhalations de chloroforme. — Mort le 14.

Langlas, Pierre, 2e de ligne. Coup de feu à la main gauche, Solférino. Entré le 1er juillet. — Tétanos le 5. Muriate de baryte, 10 grains matin et soir. — Mort le 7.

Séguin, Claude, 84e de ligne. Coup de feu au tiers supérieur de la cuisse droite, Solférino. Entré le 1er juillet. — Tétanos le 7. Une pilule d'un grain d'opium toutes les heures, cataplasmes laudanisés. — Mort le 16.

Pichot, Antoine, 10e bataillon de chasseurs à pied. Fracture de la main gauche. Coup de feu, Solférino. Entré le 1er juillet. — Tétanos le 7. Une pilule d'un grain d'opium toutes les heures. — Mort le 11.

Delamarre, Alfred, sergent au 84e de ligne. Plaies contuses à la face dorsale du pied gauche. Éclat d'obus, Solférino. Entré le 4 juillet. — Tétanos le 12. Cataplasmes laudanisés; frictions mercurielles sur le dos et le ventre jusqu'à salivation ; trois bains d'une heure par jour ; un grain d'acétate de morphine à l'intérieur. Cessation des accidents le 1er août. — Évacué le 28 août, sur Alexandrie.

Les maladies observées à l'hôpital San Filippo sont classées ainsi dans le rapport du médecin italien, chef de la section médicale :

	Entrés.	Morts.
Dyssenterie et diarrhée	639	51
Fièvre gastrique	543	
Fièvre typhoïde	68	
Maladies diverses	502	
Syphilis	70	
Gale	3	
	1,825	

173. MILAN (*Suite*). — Hôpital San Francesco.

Ancienne église transformée en caserne et convertie en hôpital pour les besoins du moment. 400 chambres s'ouvrant sur d'immenses galeries. Dès le mois de juin, cet établissement est réservé aux Autrichiens et l'on y compte 1,500 sous-officiers et soldats et 41 officiers. Ce nombre est presque doublé après Solférino. A la fin d'août, cet hôpital est évacué pour redevenir caserne, et les blessés qui s'y trouvent encore sont dirigés sur le séminaire de la Canonica.

MM. Ganderax, médecin-major, Bintot, aide-major, Martenot de Cordoux, médecin-major, et Castano ont été chargés du service de cet établissement à diverses dates.

Médecins civils italiens.

	Date de l'entrée en service.		Date de l'entrée en service.
Serafino Bonomi, directeur.	14 juin.	Angelo Pansari, chirurgien de 2e classe.	24 juin.
Gaetano Ciceri, chirurgien en chef.	6 *id.*	Francesco Mazzolini, *idem.*	23 *id.*
Angelo Grossi, inspecteur.	7 *id.*	Raimondo Rossi, *idem.*	29 *id.*
Luigi Calastri, sous-inspecteur.	6 *id.*	Enrico Secondi, *idem.*	1er juill.
Stefano Perego, chef de service.	15 *id.*	Paolo Boselli, *idem.*	1er *id.*
Pasquale Martini, *idem.*	24 *id.*	Riccardo Mola, *idem.*	25 juin.
Rocco Gritti, *idem.*	23 *id.*	Ludovico Stampa, *idem.*	21 *id.*
Felice Bariola, *idem.*	29 *id.*	Giovanni Picozze, *idem.*	25 *id.*
Angelo Aguzzi, *idem.*	19 *id.*	Saule Banfi, *idem.*	19 *id.*
Carlo Frua, *idem.*	22 *id.*	Antonio Cerasoli, *idem.*	22 *id.*
Giovanni Ballerio, *idem.*	20 *id.*	Giuseppe Ponzoni, chirurgien de 3e classe.	18 *id.*
Carlo Montel, *idem.*	14 *id.*	Luigi Branca, *idem.*	30 *id.*
Giambatta Scotti, *idem.*	13 *id.*	Scipione Cattaneo, *idem.*	21 *id.*
Tomaso Crespi, médecin de 2e classe.	24 *id.*	Cesare Puerari, *idem.*	29 *id.*
Carlo Custodi, *idem.*	24 *id.*	Ernesto Terzi, *idem.*	23 *id.*
Alberico Monguzzi, *idem.*	22 *id.*	Cesare Rovati, *idem.*	24 *id.*
Luigi Riva, *idem.*	30 *id.*	Luigi Toccagni, *idem.*	7 *id.*
Paolo Minonzio. *idem.*	25 *id.*	Giovanni Berta, *idem.*	21 *id.*
Luigi Fraconti, *idem.*	1er juill.	Giuseppe Monti, chirurgien de 1re classe.	9 juill.
Alessandro Polti, *idem.*	30 juin.	Tomaso Casali, chirurgien de 2e classe.	9 *id.*
Giuseppe Biffi, *idem.*	24 *id.*	Alessandro Tibaldi, *idem.*	2 *id.*
Carlo Pavesi, *idem.*	22 *id.*	Natale Ponzini, chirurgien de 3e classe.	6 juin.
Emilio Bonetti, chef de service.	22 *id.*	Annibale Bovio, chirurgien de 1re classe.	? août.
Carlo Brunati, chirurgien de 2e classe.	21 *id.*		

39 médecins militaires autrichiens prisonniers, dont 10 seulement étaient docteurs, ont aussi concouru à l'exécution du service jusqu'au 20 juillet, époque à laquelle ils furent rendus à la liberté et quittèrent Milan.

Les sœurs canoziennes ont été remplacées dans le courant de la campagne par des sœurs françaises de Saint-Vincent de Paul.

16 religieux ont rempli les fonctions d'infirmiers-majors, avec 226 infirmiers civils.

Mouvement général.

	ENTRÉS.	SORTIS ou évacués.	MORTS.	JOURNÉES de traitement.
Français	1,038	1,035	3	3,542
Autrichiens	4,158	3,704	454	»
	5,196	4,739	457	3,542
Total égal		5,196		

Opérations faites dans l'établissement (Français et Autrichiens), d'après un rapport de M. le Dr Bintot, médecin aide-major.

	Nombre.	Décès.
Désarticulation de l'épaule	2	»
Amputation du bras	25	3
Désarticulation huméro-cubitale	3	»
Amputation de l'avant-bras	6	»
Désarticulation radio-carpienne	3	»
Idem carpo-métacarpienne	1	»
Idem du premier métacarpien	6	»
Idem du médius	2	»
Amputation du médius	5	»
Idem de l'indicateur	2	»
Résection du radius	1	»
Idem du deuxième métacarpien	1	»
Désarticulation coxo-fémorale	1	1
Amputation de la cuisse	17	11
Idem de la jambe	19	6
Désarticulation tibio-tarsienne	3	»
Idem du pied (Chopart)	2	»
Idem du premier métatarsien	1	»
Résection du maxillaire inférieur	1	»
Ligature de l'artère fémorale	2	1
	103	22

D'après le rapport de M. le Dr Bintot, il y a eu à San Francesco 10 cas de tétanos :

Tétanos partiel	3	3 guérisons.
Tétanos général	7	7 morts.

On a employé le chlorure de potassium à haute dose et le chlorure de baryum.

Cette grave complication s'est montrée dans les cas suivants :

1 amputé de la cuisse	1 mort.
1 fracture du fémur	1 mort.
3 fractures du pied	2 morts.
1 plaie profonde de la cuisse	1 mort.
3 plaies à la main	1 mort.
1 plaie au genou	1 mort.
10	7

174. MILAN (*Suite*). — Hôpital San Lucca.

Ancien couvent, puis collége militaire pour les cadets. — Après 1814, les Autrichiens lui ont conservé cette destination jusqu'en 1848, époque à laquelle ils l'ont transformé en hôpital. Les cadets ont été envoyés à Bergame.

Médecins civils italiens.

	Date de l'entrée en service.		Date de l'entrée en service.
Griffini, directeur.	6 juin.	Luigi Barsano, chef de service.	7 juin.
Giuseppe Bertolotti, chirurgien en chef.	7 *id.*	Francesco Guglielmini, *idem.*	7 *id.*
Antonio Rezzonico, inspecteur.	6 *id.*	Pietro Malacrida, *idem.*	7 *id.*
Giovanni Nolli, chef de service.	6 *id.*	Giuseppe Serbollini, *idem.*	7 *id.*
Stefano Balossi, *idem.*	6 *id.*	Serafino Biffi, *idem.*	6 *id.*
Frederico Bucellati, *idem.*	6 *id.*	Giorgio Rotondi, *idem.*	7 *id.*
Valentino Melzi, *idem.*	7 *id.*		

« Le 5 juin au matin, le peuple milanais, enfonçant portes et fenêtres, s'emparait du commandant autrichien, du poste de garde à l'établissement et de quelques médecins. On emporta une partie du mobilier pour faire des barricades inutiles. Il m'a fallu des efforts d'énergie pour m'opposer à la dispersion du matériel et mettre en ordre tout ce qui était épargné. Le 6 juin, j'avais 100 lits disponibles, et le 8 juin, j'en avais 350. — L'arrivée des blessés commença le 6 juin. — De jeunes médecins et chirurgiens me servirent bien dans l'exécution. Les élèves de l'École de chimie industrielle de Milan, conduits par M. Nava, leur directeur, vinrent offrir leurs services pour la pharmacie. Nous eûmes aussi le concours des sœurs Ursulines Marcelines. Ces religieuses ne sont pas d'un ordre hospitalier, mais d'un ordre enseignant pour les jeunes filles.

« Les Autrichiens étaient bien effrayés de leur déroute; entre les différentes races de l'Empire, il y a parfaite différence de langage; Polonais, Croates, Bohémiens, Hongrois, ne s'entendent pas. Les Français accusaient les Autrichiens d'avoir été cruels envers les prisonniers et les blessés sur le champ de bataille.

« On a beaucoup pressé l'évacuation des blessés et des malades en les transportant en voiture et en chemin de fer; cette mesure ne plaisait pas aux malades, mais elle était importante pour résister à l'encombrement, et nous en avons compris la haute portée hygiénique. » Dr Griffini.

Mouvement général, d'après le dépouillement des rapports au médecin en chef.

	ENTRÉS.	SORTIS ou évacués.	MORTS.	JOURNÉES de traitement.	
Français..........	2,211	2,172	39	25,365	
Italiens..........	72	72	»		
Autrichiens........	143	136	7		
Totaux....	2,426	2,380	46	25,365	Dont 36 officiers.
Total égal....		2,426			

Les opérations de chirurgie n'ont été faites qu'après consultation avec les médecins principaux français, MM. Cuvellier et Catteloup.

Ces opérations sont les suivantes (Français et Autrichiens) :

	Opérés.	Morts.	Évacués.	Encore en traitement.
Amputation du bras..	5	2	»	3
Idem de l'avant-bras..	5	»	4	1
Idem de la cuisse.	4	3	1	»
Idem de la jambe.	1	1	»	»
Idem partielle de la main.	2	»	2	»
Désarticulation de doigts.	15	»	15	»
Ligature de la radiale..	1	»	1	»
Totaux.	33	6	23	4

Les tentatives de chirurgie conservatrice ont eu assez de succès.
On ne cite qu'un cas de tétanos suivi de mort.

175. MILAN (*Suite*). — Hôpital Santa Maria di Loreto.

Médecins civils italiens.

	Date de l'entrée en service.		Date de l'entrée en service.
Lamberto Parravicino, directeur, chirurgien en chef.	5 juin.	Felice Dell'Acqua, médecin de 1re classe.	8 juin
Cesare Todeschini, médecin en chef.	6 *id.*	Valentini Besozzi, *idem.*	6 *id.*
Scipione Signoroni, inspecteur.	5 *id.*	Giambatta Scotti, *idem.*	6 *id.*
Francesco Mari, médecin de 1re classe.	10 *id.*	Gaetano Casati, *idem.*	6 *id.*

Mouvement général, d'après le dépouillement des rapports adressés au médecin en chef.

	ENTRÉS.	SORTIS ou évacués.	MORTS.	JOURNÉES de traitement.
Français..	67	66	1	811
Italiens.	98	97	1	
Autrichiens.	108	106	2	
Totaux.	273	269	4	811
Total égal.		273		

Un rapport donne le résultat des amputations faites sur les Français et une situation générale des amputations (Français, Italiens, Autrichiens).

FRANÇAIS.

	Opérés.	Morts.
Amputation de la cuisse.	1	1
Résection de la mâchoire infér.	1	»
Désarticulation de doigts..	6	»
Total.	8	1

Situation générale des opérations sans distinction de nationalité.

	Opérés.	Morts.
Amputation de la cuisse.	3	2
Idem du bras.	6	1
Idem de l'avant bras..	1	»
Idem de doigts.	6	»
Idem de la jambe.	2	»
Idem du pied ?.	1	1
Résection de la mâchoire infér.	2	?
Idem du bras.	1	?
Idem de l'avant-bras..	1	?
Idem de la clavicule.	1	?
Total.	24	4

Les rapports sur le service de Santa Maria di Loreto présentent des incertitudes et, si je ne me trompe, des contradictions; nous ne pouvons rectifier les erreurs, s'il y en a, mais elles ne peuvent changer les résultats généraux sur l'ensemble du service pour les Français, attendu que les décrets de pension et les actes de décès me servent de contrôle officiel.

176. MILAN (*Suite*). — Hôpital de Santa Maria incoronata.

Médecins civils italiens.

	Date de l'entrée en service.		Date de l'entrée en service.
Pietro Sacchi, directeur, médecin en chef.	6 juin.	Giuseppe Teruzzi, médecin de 1re classe.	6 juin.
Giuseppe Brera, inspecteur.	23 *id.*	Asdrubale Ghilgo, *idem.*	6 *id.*
Giuseppe Falgari, médecin de 1re classe.	6 *id.*	Carlo Clerici, *idem.*	6 *id.*

Mouvement du 6 *au* 24 *juin* 1859.

	ENTRÉS.	SORTIS ou évacués.	MORTS.	JOURNÉES de traitement.
Français	*228*	*227*	*1*	*2,177*
Italiens	*1*	*1*	»	
Autrichiens	*50*	?	?	
Totaux	*279*	*228*	*1*	*2,177*

177. MILAN (*Suite*). — Hôpital Santa Prassede (près la porte Tosa).

Caserne depuis 1854, transformée en hôpital, le 6 juin, par décision de la municipalité, qui donna la direction au Dr Daroni. Immédiatement, plusieurs médecins et chirurgiens civils vinrent aider le directeur à organiser l'établissement.

Médecins civils italiens.

	Date de l'entrée en service.		Date de l'entrée en service.
Giuseppe Daroni, directeur, médecin en chef.	6 juin.	Giuseppe Rossi, chef de service.	18 juin.
Carlo Orlandini, inspecteur.	11 *id.*	Stefano Rizzi, *idem.*	16 *id.*
Giuseppe Vandoni, chef de service.	6 *id.*	Saba Frassi, *idem.*	6 *id.*
Carlo Conti, *idem.*	6 *id.*	Francesco Tosi, *idem.*	8 *id.*
Gaetano Riboldi, *idem.*	8 *id.*	Antonio Massaglia, *idem.*	6 *id.*
Giovanni Guscetti, *idem.*	6 *id.*	Francesco Tronconi, *idem.*	10 *id.*
Siro Sironi, *idem.*	6 *id.*	Paolo Veladini, *idem.*	10 *id.*
Pietro Bassi, *idem.*	7 *id.*	Leopoldo Martini, *idem.*	12 *id.*
Francesco Oldrini, *idem.*	7 *id.*	Paolo Ponzoni, médecin adjoint.	18 *id.*
Giuseppe Adamoli, *idem.*	14 *id.*	Camillo Brivio. *idem.*	11 *id.*
Carlo Lamberti, *idem.*	20 *id.*	Ernesto Premoli, *idem.*	30 *id.*
Angelo Gennaro, *idem.*	10 *id.*	Roberto Monti, *idem.*	23 *id.*
		Teodoro Verdi, *idem.*	20 *id.*

Le 6 juin, l'hôpital reçut 250 blessés ou malades.

« Ce ne fut pas un petit travail de préparer les lits, d'y placer les pauvres patients, de les panser, de les pourvoir de linge et de nourriture; là, on n'était pas seulement médecin, on était administrateur et infirmier. Il fallait transporter de la voiture à son lit le malheureux blessé, le déshabiller, le panser. La fatigue a fait manquer nos bras. Alors accoururent les dames de Milan avec cet élan admirable de générosité, de charité et de reconnaissance; elles se sont soumises aux plus humbles fonctions et nous ont aidé à arriver à bonne fin. Il fallut se procurer tout le matériel, des instruments de chirurgie, signer des bons pour les besoins continuels de tout genre, surveiller les soins de propreté, etc., etc.

« L'hôpital majeur nous fournit d'abord les aliments jusqu'au moment où une cuisine fut établie sous la direction d'un économe et sous la surveillance, comme qualité et quantité, de M. le Dr Orlandini. M. le comte de Belgiojoso, maire de la ville, en consacrant son temps et sa fortune aux bonnes œuvres, nous a été d'un grand secours, d'un puissant appui. Tout le service fut réglé, on établit un magasin pour le dépôt des armes et des vêtements, et un bureau des entrées où deux écrivains s'occupaient de l'inscription des malades, de leur état civil, etc., etc. Les malades ne devaient pas être privés des consolations de la religion; on consacra une chapelle, et deux prêtres catholiques, un pasteur protestant et un rabbin firent régulièrement le service. » Dr Daroni.

Mouvement général des Français du 6 juin 1859 au 24 mars 1860.

	RESTANTS.	ENTRÉS		SORTIS		MORTS.	JOURNÉES de traitement.	OBSERVATIONS.
		par billet.	par évacuation.	par billet.	par évacuation.			
6 juin.	»	1,115	»	183	240	8	11,258	4 officiers.
3e trimestre.	684	2,529	18	1,215	1,271	107	75,173	7 *id.*
octobre.	530	174	377	265	222	31	15,780	8 *id.*
novembre.	638	182	51	267	260	11	11,760	4 *id.*
décembre.	333	139	4	275	8	»	9,400	1 *id.*
janvier.	193	142	3	168	16	2	6,043	1 *id.*
février.	152	163	»	127	33	»	5,708	2 *id.*
mars, 24.	188	158	1	162	185	»	5,638	Évacuation des malades sur San Ambrogio.
Total des entrés, 5,056		4,602	454	2,662	2,233	159	140,760	

Mouvement des Italiens et des Autrichiens.

	Entrés.	Sortis.	Morts.
Italiens.	251	248	3
Autrichiens.	244	231	13
	495	479	16

ARMÉE FRANÇAISE.

Mouvement du 6 juin au ...? (Rapport du médecin en chef.)

NATURE DES MALADIES.	ENTRÉS.	SORTIS.	MORTS.	RESTANTS.	OBSERVATIONS.
Blessés.	1,321	1,185	41	95	Ce mouvement est daté du 25, sans indication de mois.
Fiévreux.	2,678	2,450	106	122	
Vénériens.	126	60	»	66	
Galeux.	4	4	»	»	
Totaux.	4,129	3,699	147	283	

Amputations et opérations diverses.

	OPÉRÉS.	SORTIS ou évacués.	MORTS.	OBSERVATIONS.
Amputation du bras.	7	7	»	Ces résultats sont indiqués par M. Daroni; je copie son rapport, mais je renvoie aux résultats généraux plus certains et qui indiquent une plus grande mortalité.
Idem de l'avant-bras.	2	2	»	
Idem de doigts.	19	19	»	
Idem de la cuisse, 1/3 supérieur.	1	»	1	
Idem de la jambe.	4	4	»	
Idem des orteils.	6	6	»	
Ligature de l'axillaire.	1	1	»	
Idem de la fémorale.	1	1	»	
Idem de la tibiale.	1	1	»	
Totaux.	42	41	1	

Chirurgie conservatrice.

	ENTRÉS.	SORTIS.	MORTS.	OBSERVATIONS.
Fractures comminutives du bras.	25	?	?	Rapport de M. Daroni, sans autre indication.
Idem du coude.	12	?	?	
Idem de l'avant-bras. . .	9	?	?	
Idem de la main.	23	?	?	
Idem de la cuisse.	2	?	?	
Idem du genou.	7	?	?	
Idem de la jambe.	15	?	?	
Idem du pied.	30	?	?	
Totaux.	123	?	?	

ARMÉE ITALIENNE.

Mouvement du 6 juin au ...?

BLESSURES ET MALADIES.	ENTRÉS.	SORTIS.	MORTS.	
Blessés.	127	125	2	Rapport de M. Daroni.
Fiévreux.	122	121	1	
Vénériens.	2	2	»	
Totaux.	251	248	3	
Total égal.		251		

Amputations.

	OPÉRÉS.	SORTIS.	MORTS.	
Amputation du bras	1	»	1	Rapport de M. Daroni.
Idem de doigts	4	4	»	
Idem de la cuisse, 1/3 supérieur	2	2	»	
Totaux	7	6	1	

ARMÉE AUTRICHIENNE (PRISONNIERS).

Mouvement du 6 juin au ...?

BLESSURES ET MALADIES.	ENTRÉS.	SORTIS.	MORTS.	
Blessés	229	216	13	Rapport de M. Daroni.
Fiévreux	15	15	»	
Totaux	244	231	13	
		244		

Amputations ou désarticulations.

	OPÉRÉS.	SORTIS.	MORTS.	
Désarticulation scapulo-humérale	1	1	»	Rapport de M. Daroni.
Amputation du bras	8	4	4	
Idem de l'avant-bras	1	1	»	
Idem de doigts	8	8	»	
Idem de la cuisse, 1/3 supérieur	2	»	2	
Idem *idem* 1/3 moyen	2	1	1	
Idem *idem* 1/3 inférieur	2	1	1	
Idem de la jambe	3	3	»	
Totaux	27	19	8	

État par corps des blessés ou malades entrés, sortis ou morts à l'hôpital de Santa Prassede, à Milan, pendant le mois de juin 1859 jusqu'au 6 juillet suivant, d'après les rapports de cet établissement.

ARMES.		ENTRÉS.	SORTIS.	MORTS.	RESTANTS.	NOMBRE de journées de traitement.
GARDE IMPÉRIALE.	Grenadiers	12	4	»	8	75
	Voltigeurs	14	3	»	11	95
	Chasseurs à pied	2	»	»	2	3
TROUPES DE LIGNE.	Infanterie	1,161	442	7	712	11,532
	Chasseurs à pied	93	41	»	52	954
	Zouaves	106	48	1	57	1,417
	Légion étrangère	12	7	»	5	201
	Tirailleurs algériens	28	7	»	21	189
	Ouvriers d'administration	3	2	»	1	44
	Infirmiers militaires	6	5	»	1	77
	Chasseurs à cheval	12	2	»	10	70
	Hussards	12	2	»	10	81
	Lanciers	1	»	»	1	13
	Artillerie	34	11	1	22	332
	Génie	8	6	»	2	92
TOTAUX		1,504	580	9	915	15,175

Nous croyons inutile de donner les mêmes états pour les mois suivants ; nous produirons seulement l'état du mois de décembre qui se rapporte plus particulièrement à l'armée d'occupation, et que complète un état par nature de maladies.

État par corps des militaires traités à l'hôpital de Santa Prassede pendant le mois de décembre 1859.

DÉSIGNATION DES CORPS.	RESTANTS le 1er décembre.	ENTRÉS par billet.	ENTRÉS par évacuation de S.-Ambroise.	SORTIS par billet.	SORTIS par évacuation.	RESTANTS le 31 décembre.	OBSERVATIONS.
FRANÇAIS.							
Gendarmerie.	»	1	»	1	»		
75e régiment de ligne.	49	25	»	32	2		
89e idem	39	18	1	35	1		Dont 1 officier.
93e idem	96	33	1	76	1		
99e idem	38	8	»	23	»		
14e bat. de chasseurs à pied.	10	8	»	12	1		Dont 2 officiers.
6e régiment de hussards.	30	11	»	23	2		
8e idem	10	8	1	8	»		
4e régiment d'artillerie.	1	2	»	1	»		
5e idem	5	1	»	3	»		
7e idem	1	»	»	»	»		
8e idem	1	2	»	1	»		
10e idem	3	»	»	2	»		
3e régiment du génie.	4	1	»	»	»		
Train des équipages.	17	5	»	10	»		
Ouvriers d'administration.	17	5	»	11	»		
Infirmiers militaires.	7	8	»	8	2		
Corps étrangers.	38	2	1	24	4		Dont 2 officiers.
Prison militaire ?	»	1	»	»	»		Dont 1 officier.
Totaux.	366	139	4	270	13	226	
Totaux généraux.	509			509			

État, par nature de maladies, des militaires traités à l'hôpital de Santa Prassede pendant le mois de décembre 1859.

DÉSIGNATION DES MALADIES.	RESTANTS le 1er décembre.	ENTRÉS par billet.	ENTRÉS par évacuation de S.-Ambroise.	SORTIS par billet.	SORTIS par évacuation sur S.-Ambroise.	SORTIS par convalescence.	DÉCÈS	RESTANTS le 31 décembre 1859.	OBSERVATIONS.
Coup de feu à la jambe.	1	»	»	»	1	»	»	»	
Idem à la cuisse.	1	»	»	»	1	»	»	»	
Plaies ulcérées à la cuisse.	1	»	»	»	1	»	»	»	
Plaie contuse à la région oculo-palpébrale.	»	1	»	»	1	»	»	»	
Luxation du radius.	1	»	»	1	»	»	»	»	
Fièvre éphémère.	1	»	»	»	»	»	»	1	
Idem typhoïde.	8	1	»	1	»	4	»	4	
Idem rémittente.	1	»	»	1	»	»	»	»	
Idem intermittente.	11	1	»	10	»	»	»	2	
Ecthyma.	1	1	»	1	»	»	»	1	
Acné.	1	»	»	»	1	»	»	»	
Gale.	27	19	1	41	1	»	»	5	
Angine.	»	1	»	1	»	»	»	»	
Diarrhée aiguë.	4	»	»	4	»	»	»	»	
Idem chronique.	5	1	»	2	»	»	»	4	
Dyssenterie.	2	»	»	2	»	»	»	»	
Ictère.	1	»	»	1	»	»	»	»	
Bronchite aiguë.	»	1	»	»	»	»	»	1	
Idem chronique.	2	1	»	»	»	»	»	3	
Pneumonie.	2	1	»	3	»	»	»	»	
Hémoptysie.	1	»	»	1	»	»	»	»	
Pleurite.	1	»	»	1	»	»	»	»	
Idem tuberculeuse.	1	»	»	»	»	»	»	1	
Hypertrophie du cœur.	2	»	»	2	»	»	»	»	
Anasarque.	4	»	»	»	»	1	»	3	
Ophthalmie.	»	1	»	1	»	»	»	»	
Uréthrite simple.	51	25	»	46	»	»	»	30	
Idem orchite consécutive.	7	3	»	5	»	»	»	5	
Rétrécissement de l'urèthre.	1	»	»	1	»	»	»	»	
Albuminurie.	1	»	»	»	1	»	»	»	
Orchite traumatique.	2	2	»	2	»	»	»	2	
Rhumatisme fibro-musculaire.	1	1	»	1	»	»	»	1	
Idem articulaire aigu.	2	»	»	2	»	»	»	»	
Idem *idem* chronique.	1	»	»	1	»	»	»	»	
Ulcères vénériens simples.	92	33	2	71	»	»	»	56	
Idem compliqués de bubons.	90	22	1	43	1	»	»	69	
Idem *idem* de phymosis.	3	»	»	2	»	»	»	1	
Idem *idem* d'uréthrite.	11	4	»	10	»	»	»	5	
Idem *idem* d'uréthrite et bubons.	4	2	»	1	»	»	»	5	
Idem *idem* d'uréthro-orchite.	2	»	»	»	»	»	»	2	
Accidents syphilitiques secondaires des muqueuses.	»	2	»	»	»	»	»	2	
Accidents syphilitiques secondaires de la peau.	6	7	»	5	»	»	»	8	
Bubons sans ulcères apparents.	13	9	»	7	»	»	»	15	
Totaux.	366	139	4	270	8	5	»	226	
Ensemble.		509			509				

LAFORET, médecin-major.

178. MILAN (*Suite*). — Casa Beretta.

Médecins civils italiens.

MM. Poggi, directeur, et Banfi, médecin de 1re classe.

Mouvement pendant la campagne (sans date précise).

	Entrés par billet ou évacuation.	Sortis par billet ou évacuation.	Morts.	JOURNÉES de traitement.
Français	14	12	2	217
Autrichiens	9	?	?	
Totaux	23	12	2	217

179. MILAN (*Suite*). — Casa Borromeo.

Médecins civils italiens.

	Date de l'entrée en service.
Dionigi Rognoni, directeur, médecin en chef.	6 juin.
Giuseppe Jenini, inspecteur.	6 *id.*
Giuseppe Garofoletti, chirurgien en chef.	6 *id.*
Aristide Gecchi, médecin de 1re classe.	6 *id.*
Agostino Barbieri, médecin de 1re classe.	8 juin.
Emiliano Maganza, *idem.*	9 *id.*
Emannuele Bertolio, *idem.*	6 *id.*
Francesco Cerina, *idem.*	9 *id.*
Francesco Martrus, chirurgien de 3e cl.	10 *id.*

Mouvement pendant la campagne.

	Entrés par billet ou évacuation.	Sortis par billet ou évacuation.	Morts.	JOURNÉES de traitement.
Français	404	403	1	6,880 dont 1 officier.
Italiens	35	?	?	
Totaux	439	403	1	6,880

180. MILAN (*Suite*). — Casa Cataneo. — Santa Teresa.

Médecins civils italiens.

	Date de l'entrée en service.
MM. Antonio Capelli, directeur, médecin en chef.	6 juin.
Pietro Labus, médecin de 1re classe.	6 *id.*

Mouvement pendant la campagne.

	Entrés.	Sortis.	Morts.	Journées de traitement.
Français	39	38	1	856 dont 20 officiers.
Italiens	31	?	»	
Autrichiens	9	7	2	
Totaux	79	45	3	856

Le 9 juin, 16 officiers, sous-officiers et soldats français étaient en traitement à la Casa Cataneo ainsi que 9 officiers autrichiens.

Officiers français.

MM. Fondrevaye, chef de bataillon, 2ᵉ zouaves. Fracture de la jambe.
Marin, capitaine, 2ᵉ zouaves. Coup de feu au pied.
Delebecque, capitaine adjudant-major, régiment étranger. Coup de feu à l'épaule.
Letondat, lieutenant, 2ᵉ zouaves. Coup de feu à la main.
Ritter, lieutenant, 4ᵉ chasseurs à cheval. Coup de feu à l'abdomen.
Cabanes, sous-lieutenant, régiment étranger. ?

Officiers autrichiens.

Schuster, Léopold, lieutenant de chasseurs. Coup de feu à la cuisse.
Schevargenschild, Rudolp, capit., rég. François-Joseph. Coup de feu à la cuisse.
Konsberger, Benedict, lieutenant, infanterie Jellachich. Coup de feu à l'épaule.
Forst, médecin du régiment Gruber. Coup de feu à l'épaule.
Freyschlag, capitaine, régiment Grand-duc de Hesse. Coup de feu à la jambe.
Makag, Edouad, lieutenant, régiment Comte Hartmann. Coup de feu à l'abdomen.
Ott, Édouard, capitaine, 10ᵉ hussards, Roi de Prusse. Coup de feu à la cuisse.
Weingartler, Charles, lieutenant, infantⁱᵉ, Roi des Belges. Coup de feu au thorax.
Nom illisible. Renseignements indéchiffrables.

181. MILAN (*Suite*). — Hôpital de la Casa di Correzione.

Cet établissement, dans un quartier élevé et salubre, au nord-est, près des remparts est une ancienne prison transformée en hôpital. L'histoire de cet établissement a été faite par M. Garavaglia, et je crois devoir en citer un passage dont la rédaction s'explique par l'enthousiasme du moment. « Depuis son origine jusqu'en 1856, cette maison fut occupée par des détenus criminels, lorsque le Gouvernement, ayant constaté la salubrité de l'établissement et les résultats heureux de son infirmerie dont je suis le médecin en chef depuis 31 ans, en fit un hôpital. Les illustres initiateurs de notre indépendance y furent enfermés pendant six mois en 1822, et ils n'y furent pas malades. Le célèbre Andriane, l'un d'eux, revenait, il n'y a pas longtemps encore, revoir chaque jour sa cellule. Le Gouvernement autrichien y fit bientôt transporter les forçats des cachots de Mantoue, où la mortalité était de 39 p. 100, afin de réserver ces cachots aux détenus politiques. Au mois d'avril dernier, la maison fut encore subitement transformée en caserne jusqu'au 6 juin, époque à laquelle les soldats autrichiens la quittèrent en cassant et brisant tout ce qu'ils ne purent emporter. Ce fut dans la même journée que voyant arriver de Magenta le long et sanglant convoi de blessés, nos libérateurs, j'ai cru devoir ouvrir d'autorité tout l'établissement pour les recevoir. En deux jours et sous ma direction, 320 blessés français étaient couchés, pansés, nourris, et un même nombre de lits en attendait d'autres qui ne tardèrent pas à arriver. Tout me fut livré sur des bons signés par moi. Je fus aidé dans mes efforts par mon adjoint, le Dr de Giovanni, l'économe, le fournisseur et d'anciens employés de la maison qui firent preuve d'un grand dévouement. Lorsque tout fut installé, j'en rendis compte à la mairie, dont la commission sanitaire me confirma comme directeur et médecin en chef de l'hôpital que j'avais improvisé. » Dr Garavaglia.

Le personnel médical se composait ainsi qu'il suit :

Médecins civils italiens.

	Date de l'entrée en service.
Bartolomeo Garavaglia, directeur, médecin en chef.	6 juin.
Filippo de Giovanni, chirurgien en chef.	6 *id.*
Carlo Alfieri, médecin de 1re classe.	6 *id.*
Angelo Dubini, *idem.*	6 *id.*
Modesto Milanesi, *idem.*	6 *id.*
Carlo Osio, *idem.*	6 *id.*
Camillo Caldara, médecin de 1re classe.	7 juin.
Giovanni Invernizzi, *idem.*	28 *id.*
Francesco Castelli, *idem.*	6 *id.*
Carlo Brioschi, *idem.*	7 *id.*
Giuseppe Malugani, *idem.*	7 *id.*
Attilio Belcredi, *idem.*	4 juillet.
Pietro Castoldi, chirurgien de 3e classe.	18 juin.

Employés divers.

1 Phlébotome.
6 Sœurs de charité.
2 Aumôniers.
3 Chefs infirmiers.
6 Plantons.
38 Infirmiers.
12 Porteurs.
6 Buandiers.
4 Couturières.
2 Cuisiniers.
4 Aides de cuisine.
1 Économe.
1 Garde-magasin.
1 Teneur de livres.
3 Écrivains.
1 Apothicaire.
1 Dame à la lingerie.

Le Père Gallican Bertazzi, chimiste, se chargea de la direction de la pharmacie, et la pieuse et généreuse comtesse Vigoni Somaglia prit la direction de la lingerie.

Mouvement du 6 juin au 30 septembre.

	Entrés.	Sortis.	Morts.	Blessés.	Fiévreux.	JOURNÉES de traitement.	OBSERVATIONS.
Français	2,241	2,165	76	781	1,460	24,851	Dont 5 officiers.
Italiens	43	43	»	30	13		
Autrichiens	176	166	10	176	»		
Sans désignation	82	82	»	82	»		
Totaux	2,542	2,456	86	1,069	1,473	24,851	

Le détail du service (armée française) est ainsi indiqué par M. Garavaglia dans un rapport adressé au baron Larrey, médecin en chef de l'armée d'Italie. Ce rapport médico-chirurgical ne donne pas le même nombre de blessés et de fiévreux que l'état qui précède; cela tient à ce que les blessés par l'ennemi sont confondus avec les blessés accidentellement ou à ce que des hommes légèrement blessés et fiévreux ont été classés dans la section médicale.

Section chirurgicale.

BLESSURES PAR ARMES A FEU.	Entrés.	Guéris.	Évacués.	Amputés.	Morts.	OBSERVATIONS.
Plaies pénétrantes du crâne	2	1	»	»	1	
Plaies pénétrantes du thorax	28	19	5	»	4	
Plaies pénétrantes de l'abdomen	12	8	1	»	3	
Plaies simples de la face	25	20	5	»	»	
Plaies simples du cou	18	15	3	»	»	
Plaies simples de la poitrine	39	24	15	»	»	
Plaies simples de l'abdomen	22	17	5	»	»	
Plaies simples des bras	76	42	34	»	»	
Plaies simples des mains	38	26	12	»	»	
Plaies simples des jambes	142	89	52	»	1	
Plaies simples des pieds	18	13	5	»	»	
Plaies avec fracture des os du crâne	25	18	7	»	»	D'après la forme du tableau, on ne peut dire la part de mortalité qui doit être faite aux amputations consécutives.
Plaies avec fracture des os de la face	13	9	3	»	1	
Plaies avec fracture des os de la clavicule	4	4	»	»	»	
Plaies avec fracture des os du bras	29	12	16	3	1	
Plaies avec fracture des os de l'avant-bras	20	11	8	1	1	
Plaies avec fracture des os de la main et des doigts	39	25	11	16	3	
Plaies avec fracture des os de la cuisse	17	6	6	1	5	
Plaies avec fracture des os de la jambe	34	16	15	1	3	
Plaies avec fracture des os du pied	16	8	5	2	3	
Amputations faites avant l'entrée du bras	11	11	»	11	»	Point de mortalité indiquée pour les amputés primitivement.
Amputations faites avant l'entrée de doigts	18	13	5	18	»	
Amputations faites avant l'entrée de la cuisse	5	5	»	5	»	
Amputations faites avant l'entrée de la jambe	10	9	1	10	»	
BLESSURES PAR ARMES BLANCHES.						
Plaies pénétrantes de la tête	1	1	»	»	»	
Plaies pénétrantes du thorax	2	2	»	»	»	
Plaies pénétrantes de l'abdomen	5	5	»	»	»	
Plaies simples de la tête	8	8	»	»	»	
Plaies simples du tronc	11	11	»	»	»	
Plaies simples des membres	17	12	5	»	»	
Contusions à la tête	6	5	1	»	»	
Contusions au tronc	21	19	2	»	»	
Contusions aux extrémités	36	33	3	»	»	
Commotion cérébro-spinale	2	1	»	»	1	
BLESSURES DIVERSES.						
Panaris	13	6	7	»	»	
Brûlures	2	2	»	»	»	
Ulcères	10	4	6	»	»	
Abcès	46	10	6	»	»	
Chancres	39	10	29	»	»	
Hernie	4	4	»	»	»	3 réduites; — 1 opérée avec succès.
Prolapsus du rectum	1	1	»	»	»	
Entorses	10	9	1	»	»	
Luxations	1	1	»	»	»	
Totaux	866	565	274	68	27	
		839			27	
		866				

Section médicale.

MALADIES		Entrés.	Guéris.	Évacués.	Morts.	OBSERVATIONS
Des organes de la respiration.	Angine	14	14	»	»	
	Bronchite	39	37	2	»	
	Pneumonie	8	6	»	2	
	Pleurésie	4	4	»	»	
De la circulation.	Endocardite	4	4	»	»	
	Péricardite	4	2	2	»	
	Angiite	4	3	1	»	
De la digestion.	Gastrite	52	44	8	»	
	Hépatite	8	7	1	»	
	Splénite	22	13	9	»	
	Entérite	76	56	16	4	
	Colite	32	26	3	3	
	Péritonite	12	12	»	»	
	Diarrhée	465	380	82	3	
	Dyssenterie	68	57	11	»	
	Choléra sporadique	5	5	»	»	
Du système nerveux.	Céphalalgie	37	32	5	»	
	Ischialgie	9	9	»	»	
	Hyperhémie cérébrale	10	10	»	»	
	Iritis	9	8	1	»	
	Tétanos	9	3	»	6	
	Méningite	6	4	»	2	
	Epilepsie	1	»	1	»	
	Héméralopie	1	»	1	»	
De la locomotion.	Arthrite	17	15	2	»	
	Myosite	45	35	10	»	
	Ostéite	2	2	»	»	
De la peau.	Erysipèle	10	10	»	»	
	Erytème	7	6	1	»	
	Urticaire	3	3	»	»	
	Gale	3	»	3	»	
	Variole	2	2	»	»	
	Rougeole	1	1	»	»	
Des organes génito-urinaires.	Cystite	1	1	»	»	
	Orchite	8	2	6	»	
	Uréthrite	31	1	30	»	
Fièvre intermittente	simple	113	93	20	»	
	pernicieuse	5	5	»	»	
Fièvre continue.	Catarrhale	58	54	4	»	
	Gastrique	105	100	5	»	
	Reumatique	279	237	42	»	
	Typhoïde	73	48	7	18	
	Purulente	10	1	»	9	
	Gangréneuse	4	2	»	2	
Totaux		1,676	1,354	273	49	

Cas de tétanos observés.

Dubretzeny (Joseph), Autrichien, régiment Jellachich, 1er bataillon, 5e compagnie. — Fracture de la phalangette de l'indicateur et de la phalangine du médius, main gauche; lésion des tendons, esquilles. — Mitraille, 4 juin, Magenta. — Entré le 6 juin; 12 juin, convulsions, trismus, trépidation des membres, roideur du tronc, pouls faible, irrégulier. — 10 sangsues à la main, purgatif, 1 gramme de musc par jour, frictions aromatiques laudanisées sur l'épine dorsale. — 18 juin, cessation graduelle des accidents. — Sorti guéri le 3 juillet.

Xilapek (Jean), Autrichien, régiment Keiser, 1er bataillon, 2e compagnie. — Large plaie par balle traversant le mollet droit. — 4 juin, Magenta. — Entré le 6 juin ; 8 juin, convulsions, roideur musculaire générale; dysphagie permanente, pouls accéléré, sueurs froides. — 12 sangsues aux apophyses mastoïdes, lavements purgatifs, émulsion sédative. — Mort le 12 juin.

Ciserky (Georges), Autrichien, régiment Hartmann, 3e bataillon, 6e compagnie. — Plaie en séton ; entrée du projectile à la hauteur de la 5e vertèbre dorsale ; sortie, dans l'espace intercostal près du sternum. — Coup de feu, 4 juin, Magenta. — Entré le 6 juin ; toux, dyspnée, hémoptysie ; 11 juin, crampes, trismus, dysphagie, roideur musculaire générale. — 3 saignées, émulsions, morphine à 10 centigrammes par jour. — Mort le 13 juin.

Campagnac (Barthélemy), Français, 70e de ligne. — Plaie déchirée au tiers supérieur de la jambe droite, lésion du tibia avec esquille. — Coup de feu, 4 juin, Magenta. — Entré le 6 juin ; suppuration abondante ; 18 juin, inquiétudes, soubresauts, convulsions cloniques, trismus ; 20 juin, amélioration progressive. — Pansements sédatifs ; morphine à 3 centigrammes par jour. — Encore en traitement à l'hôpital.

Martin (Jacques), Français, (?). — Plaies à la phalangette de l'auriculaire et à la phalangine de l'annulaire de la main gauche ; plaie compliquée en séton à la cuisse droite ; esquilles, lésion des tendons. — Coup de feu, 4 juin, Magenta. — Entré le 6 juin ; marche satisfaisante des plaies ; 23 juin, gêne des mouvements de la langue, trismus ; douleurs vives à la cuisse, par contractions musculaires ; trismus complet et permanent ; difficultés de déglutition ; crampes ; renversement du tronc. 28, calme assez satisfaisant ; transpirations abondantes. 4 juillet, cessation brusque des transpirations ; réapparition des symptômes tétaniques ; délire. — Deux saignées ; purgatifs ; morphine à 20 centigrammes par jour ; inhalations de chloroforme ; cataplasmes laudanisés ; lavement de tabac. — Mort le 5 juillet.

Laverdine (François), 49e de ligne, Français. — Plaie près de l'apophyse transversale gauche de la 1re vertèbre lombaire. — Coup de feu, 24 juin, Solférino. — Entré le 29 juin ; trismus complet ; dysphagie ; angoisses ; contractions douloureuses du diaphagme. — Débridement de la plaie ; inhalations de chloroforme ; teinture d'arnica ; fomentations laudanisées. — Mort le 3 juillet.

Schaber (Georges), chasseurs à pied de la garde, Français. — Plaie pénétrante de poitrine ; fracture de la clavicule ; lésion du lobe supérieur du poumon droit ; fracture du tiers inférieur de l'omoplate à la sortie. — Coup de feu, 24 juin, Solférino. — Entré le (?) ; pleuro-pneumonie grave ; tuméfaction douloureuse de l'épaule. 13 juillet : spasmes ; contractions douloureuses des muscles du tronc et des membres ; trismus incomplet ; fièvre ardente. 23 juillet : calme progressif ; amélioration générale sensible. — Cinq saignées ; trois applications de sangsues ; huit bains prolongés ; morphine à 5 centigrammes par jour ; alimentation choisie ; vin de Bordeaux. — Guéri le 27 juillet. — *Retraité.* (Voir aux blessures de la poitrine.)

Roussel (André), 64e de ligne, Français. — Plaie compliquée à la face ; fracture de l'os zygomatique droit ; esquilles. — Coup de feu, 24 juin, Solférino. — Entré le 30 juin ; trismus ; parole inintelligible ; contractions douloureuses des muscles de la face ; dysphagie ; spasmes très-douloureux du diaphragme ; vomissements. — Débridement de la plaie ; extraction de la balle par le médecin-major français Fropo ; saignée ; teinture d'arnica ; morphine à 30 centigrammes en lavement ; bains. — Mort le 5 juillet.

Salah ben Saïd, tirailleurs algériens. — Fracture du deuxième orteil du pied droit ; esquilles ; lésion des tendons. — Coup de feu, 24 juin, Solférino. — Entré le 30 juin ; rire sardonique ; physionomie égarée ; trismus complet ; renversement de la tête ; opisthotonos. — Saignées, sangsues ; 10 centigrammes de morphine par jour ; pansement avec extrait de belladone ; frictions avec onguent mercuriel et belladone. — Mort le 13 juillet.

Note terminale du rapport de M. le Dr Garavaglia.

Les plaies de membres inférieurs étaient généralement aggravées par le transport et les évacuations. Les hémorrhagies consécutives n'apparaissaient que du sixième au huitième jour après la blessure. Nous n'avons qu'à nous louer des bons conseils des médecins français. Peu initiés à la chirurgie de bataille, nous ne pouvions bien saisir les différences des diverses plaies produites par les armes nouvelles, les projectiles nouveaux; cela nous a servi d'école. Nous avons toujours cherché à faire de la chirurgie conservatrice; plusieurs blessés, entre autres Campagnac, Barrol, Ambrek, Boujeaud, auraient dû être amputés, nous leur avons conservé leurs membres, avec des ankyloses, il est vrai, ou des déviations, mais nos tentatives ont réussi. Nous pouvons dire que les amputations primitives ont toujours eu de meilleurs résultats que les consécutives.

182. MILAN (*Suite*). — Hôpital de la Casa di Salute (Maison de santé?).

Mouvement du 6 juin au 14 juillet.

	Entrés.	Sortis.	Morts.	Journées de traitement.
Français	11	11	»	190 dont 5 officiers.
Italiens	?	?	?	
Autrichiens	1	1	»	
Totaux	12	12	»	190

183. MILAN (*Suite*). — Casa Melzi.

Médecins italiens.

MM. Bonetti, Giuseppe Questa, Luigi Bortini.

Mouvement général (juin).

	ENTRÉS.	SORTIS ou évacués.	MORTS.	JOURNÉES de traitement.
Français	18	17	1	259 dont 3 offic., 1 offic. mort.
Italiens	»	»	»	
Autrichiens	11	11	»	
Totaux	29	28	1	259

184. MILAN (*Suite*). — Casa Confalonieri.

Mouvement général.

	Entrés.	Sortis ou évacués.	Morts.	Journées de traitement.
Français	52	51	1	523 dont 43 officiers, 1 officier mort.

Les médecins italiens de la casa Melzi ont fait le service à la casa Confalonieri et à la casa Scotti, succursale.

185. MILAN (*Suite*). — Hôpital Fate bene fratelli.

Hôpital fondé depuis 1584, pour les convalescents sortis des hôpitaux et confiés à la direction des frères de Saint-Jean-de-Dieu. Dans la suite, on fit de nouvelles constructions et l'on y reçut des malades sans distinction de religion ; une infirmerie fut réservée aux ecclésiastiques, et l'hospice est toujours dirigé par les frères de Saint-Jean-de-Dieu.

MM. Isnard, médecin principal, et Fropo, médecin-major.

Médecins civils italiens.

	Date de l'entrée en service.		Date de l'entrée en service.
Giuseppe Perini, directeur, méd. en chef.	6 juin.	Michele Maggi, chirurgien de 1re classe.	6 juin.
Luigi Trezzi, chirurgien de 1re classe.	7 *id.*	Carlo Gastel, *idem.*	6 *id.*
Pietro Bosisio, *idem.*	6 *id.*	Frère Gerolamo Conti, D^r^ en chirurgie.	6 *id.*

Mouvement du 6 juin au 16 septembre.

	ENTRÉS.	SORTIS ou évacués.	MORTS.	JOURNÉES de traitement.
Français.	*822*	*763*	*59*	*12,741* dont *56* offic., *5* offic. morts.
Italiens.	*11?*	?	?	
Autrichiens.	*15*	?	?	
Totaux. . . .	*848?*	*763?*	*59?*	*12,741*

Pas de renseignements exacts sur les amputations reçues des ambulances ou pratiquées à l'hôpital ; les rapports sur le groupe des hôpitaux de Fate bene fratelli, Fate bene sorelle et Casa Correzione ont été dépouillés nominativement et les résultats seront indiqués dans la statistique des amputations.

En général, la chirurgie opérante y eut des résultats fâcheux, attribués à l'humidité produite par le voisinage du canal de circumnavigation. Dix amputations de cuisse furent suivies de mort.

M. Thierry de Maugras, dans un rapport adressé au médecin en chef, fait l'éloge du zèle et de la charité des frères hospitaliers, et il ajoute :

« Ce n'est pas au défaut de zèle, etc., de la part de ceux qui entouraient nos « blessés qu'il faut attribuer la mort du plus grand nombre des amputés. Les « causes des insuccès sont de deux sortes : celles qui viennent de l'état antérieur « au moment de la blessure et celles qui sont la conséquence des circonstances « difficiles où s'est trouvée l'armée. Depuis l'entrée en campagne jusqu'au 4 juin, « les troupes ont marché avec une rapidité incroyable, bivouaquant au milieu d'un « pays sillonné de cours d'eau, supportant des fatigues extrêmes, avec une ali- « mentation insuffisante et des approvisionnements qui n'avaient pas le temps « d'arriver, subissant l'influence de l'insolation prolongée, des orages, des pluies « torrentielles.

« Après la bataille de Magenta, 4 juin, les blessés sont restés jusqu'au 6 « couchés où l'on a pu sur la paille, n'ayant d'autres secours que des ambulances « dont le personnel était insuffisant, sans autre boisson que de l'eau.

« En résumé, après la blessure, absence de soins, d'appareils, défaut de lavage, « d'extractions de projectiles ou d'esquilles, inflammation considérable de la par- « tie frappée, point de sommeil, agitation, souffrance morale, fièvre nerveuse et « transport long et douloureux. Aussi, l'état dans lequel les blessés arrivaient était-il « peu favorable : embarras bilieux, irritation gastro-intestinale, épuisement com- « plet. »

Une note de M. Fropo, médecin-major, indique qu'à la date du 20 juillet 1859, il y avait en traitement à l'hôpital : 4 amputés du bras, 1 amputé de l'avant-bras, venu de Brescia, et un amputé de la cuisse venu de Magenta et opéré par un médecin de l'armée sarde.

186. MILAN (*Suite*). — Hôpital Fate bene sorelle.

Directeur : Dr Degliòcchi.

La comtesse Laura Visconti Ciceri ouvrit en 1823 un humble asile pour quelques infirmes, et elle y consacra une partie de sa fortune et tous ses biens. Son exemple eut des imitateurs, et moins de douze ans après on posa les fondations d'un vaste édifice. Ce nouvel hôpital, dans le quartier le plus sain et le plus aéré de la ville, fut ouvert le 18 avril 1840 et confié aux sœurs de charité.

Un médecin directeur, assisté d'un médecin adjoint et de deux ecclésiastiques, donne aux infirmes les secours de l'art et de la religion.

M. le Dr Fropo, médecin-major.

Médecins civils italiens.

	Date de l'entrée en service.		Date de l'entrée en service.
Domeneco Gola, directeur, médecin en chef.	6 juin.	Giuseppe Degliocchi, chirurgien en chef.	6 juin.
Fernandino Ranci, inspecteur.	6 *id.*	Camillo Bacciocchi médecin de 1re classe.	6 *id.*
		Fortunato Cato, *idem.*	6 *id.*

Cet établissement, très-rapproché du chemin de fer, reçut les militaires les plus gravement atteints.

Mouvement du 6 juin à septembre.

	ENTRÉS.	SORTIS.	MORTS.	JOURNÉES de traitement.
Français	*789*	*720*	*69*	*12,693* dont 22 offic., 2 offic. morts.
Italiens	»	»	»	»
Autrichiens	*92*	*45*	*47*	»
Totaux	*881*	*765*	*116*	*12,693*

FRANÇAIS.	NOMBRE.	MORTS.
Blessés	363	52
Malades divers	426	17
Totaux	789	69

Rapport sur le service chirurgical pendant le mois de juin par le chirurgien en chef Degliocchi.

	Entrés.	Sortis.	Morts.	Amputés.	Sortis.	Morts.	Restants.	OBSERVATIONS.
FRANÇAIS.								
Coup de feu à la tête	28	21	7	»	»	»	»	
— à la poitrine	21	16	5	»	»	»	»	
Coup de lance à la poitrine	1	1	»	»	»	»	»	
— à l'abdomen (pénétrant)	21	15	6	»	»	»	»	
Fracture du bras	10	8	1	1	»	1	»	Désarticulation scapulo-humérale.
Coup de feu aux extrémités supér.	21	17	4	»	»	»	»	
Fracture de la main	9	6	»	3	3	»	»	
— de la cuisse	26	2	16	4	»	3	5	
— de la jambe	16	3	1	7	3	3	6	
— du pied	4	3	1	»	»	»	»	
Lésion de l'artère fémorale (ligature)	1	1	»	»	»	»	»	
Plaie à la cuisse (coup de feu)	49	47	»	»	»	»	2	
— à la fesse	4	4	»	»	»	»	»	
Coup de feu à la jambe	24	24	»	»	»	»	»	
— au pied	8	7	»	»	»	»	1	
Luxation de l'humérus	1	1	»	»	»	»	»	
Entrés amputés du bras	3	»	»	3	2	1	»	
— de la jambe	2	»	»	2	1	1	»	
Contusions diverses	8	8	»	»	»	»	»	
Entrés morts ou agonisants	14	»	14	»	»	»	»	
Totaux	271	184	55	24	9	9	14	
AUTRICHIENS.								
Fracture du crâne	6	3	3	»	»	»	»	
— du maxillaire inférieur	1	1	»	»	»	»	»	
— du bras	5	4	1	»	»	»	»	
— de la cuisse	18	4	10	4	1	3	»	
— de la jambe	8	1	1	6	3	3	»	
Plaie pénétrante de l'abdomen	4	3	1	»	»	»	»	
— — à la poitrine	15	4	11	»	»	»	»	
— à la fesse	6	4	2	»	»	»	»	
— à la cuisse	11	11	»	»	»	»	»	
— à la jambe	4	3	1	»	»	»	»	
— au pied	3	2	1	»	»	»	»	
— au genou	1	1	»	»	»	»	»	
Entrés amputés de la cuisse	1	»	»	1	»	1	»	
— — de la jambe	2	»	»	2	»	2	»	
— morts	7	»	7	»	»	»	»	
Totaux	92	41	38	13	4	9	»	

187. MILAN (*Suite*). — Hôpital Pio Albergo Trivulzio.

Hospice des Vieillards, fondé en 1766 par le prince Trivulzio.

Médecins civils italiens.

Tomaso Gasparini, inspecteur.
Giuseppe Campofregoso, médecin.

Mouvement général.

	ENTRÉS.	SORTIS.	MORTS.	JOURNÉES de traitement.
Français	70	67	3	965 dont 2 officiers.
Italiens	»	»	»	»
Autrichiens	3	3	»	»
Totaux	73	70	3	965

188. MILAN (*Suite*). — Hôpital Monastero Maggiore.

Médecins civils italiens.

	Date de l'entrée en service.		Date de l'entrée en service.
Carlo Cotta, directeur.	6 juin.	Pietro Falugi, médecin.	10 juin.
Emilio Cazanova, sous-directeur.	6 *id.*	Francesco Zirotti, *idem.*	10 *id.*
Angelo de Simoni, médecin en chef.	3 juillet.	Cesare Tenca, *idem.*	10 *id.*
Filippo Bossi, inspecteur.	8 juin.	Giacomo Rava, *idem.*	16 *id.*
Beniamo Gonzales, médecin.	5 *id.*	Giacomo Clerici, *idem.*	15 *id.*
Gaetano Denaglia, *idem.*	6 *id.*	Cesare Salomoni, *idem.*	12 *id.*
Paolo Gemelli, *idem.*	7 *id.*	Antonio Tagliabucce, *idem.*	15 *id.*
Francesco Forlanini, *idem.*	6 *id.*	Agostino de Zucchi, chirurgien de 3e cl.	14 *id.*
Cesare Casati, *idem.*	6 *id.*	Fortunato Riboni, *idem.*	15 *id.*
Annibale Bovio, *idem.*	6 *id.*	Carlo Perabo, *idem.*	14 *id.*
Francesco de Magri, *idem.*	6 *id.*	Giuseppe Crespi, *idem.*	6 *id.*
Tito Calavini, *idem.*	6 *id.*	Filippo Piacezzi, *idem.*	8 *id.*
Gaetano Canale, *idem.*	6 *id.*	Pietro Agnelli, *idem.*	15 *id.*

Soins donnés par les dames de la ville.

Mouvement général.

	ENTRÉS.	SORTIS ou évacués.	MORTS.	JOURNÉES de traitement.
Français	356	340	16	6,378
Italiens	207	?	?	»
Autrichiens	2	2	»	»
	565	342	16	6,378

189 MILAN (*Suite*). — Hôpital d'Orfanotrofio Maschile.

Hospice des Orphelins. Le 6 juin, les orphelins furent logés dans une partie de l'établissement et laissèrent 200 lits pour les malades et blessés de l'armée.

M. le Dr Molard, médecin principal.

Médecins civils italiens.

	Date de l'entrée en service.		Date de l'entrée en service.
Francesco Ferrario, directeur, médecin en chef.	9 juin.	Gaetano Larino, chef de service.	12 juin.
Giuseppe Alberti, chirurgien en chef.	9 *id.*	Filippo Terrenghi, adjoint.	9 *id.*

Mouvement général.

	Entrés.	Sortis.	Morts.	Journées de traitement.	
Français	*626*	*610*	*16*	*9,328*	dont *5* officiers.
Italiens	*54*	*53*	*1*	»	
Autrichiens	*9*	*9*	»	»	
Totaux	*689*	*672*	*17*	*9,328*	

Les rapports sont peu détaillés ; le médecin en chef des hôpitaux de Milan dit, en parlant de cet hospice, que la chirurgie y donna de bons résultats qui sont indiqués aux observations sur les blessures et amputations.

190. MILAN (*Suite*). — Ospedale Maggiore.

Ancien hôpital fondé en 1456 par François Sforza, duc de Milan. C'est le plus central des hospices de la ville. Avec ses succursales, il peut contenir 2,000 malades.

Dès sa fondation il fut exclusivement destiné aux habitants du duché de Milan, reconnus malheureux et atteints de maladies curables. Mais par suite de la suppression de petits hôpitaux, quelques incurables y furent admis sous divers prétextes. Cet abus, qui prit chaque jour plus d'extension, s'ajoutant aux malheurs de la guerre et des bouleversements politiques, imposa à l'hôpital des dépenses considérables, tandis que par les mêmes causes, les ressources diminuaient rapidement. Bientôt l'établissement ne put, sans aliéner ses propriétés, suffire aux charges qui lui incombaient. Le gouvernement vint alors à son secours.

Par décret du 20 août 1808, le prince Eugène défendit la mendicité dans tout le département d'Olona, établit une maison de refuge et de travail pour les malheureux, et il arrêta que les invalides, les estropiés, les scrofuleux, les épileptiques, tous les incurables enfin seraient placés à Abbiate grasso. Depuis, un nouvel arrêté plaça les varioleux et les femmes atteintes de maladies infectieuses à l'annexe Saint-Antoine de l'autre côté du canal.

L'hôpital Majeur est important par le nombre de ses médecins, de ses chirurgiens et par ses ressources.

Cet hôpital avait déjà reçu, à la fin du siècle dernier, des blessés et des malades de l'ancienne armée d'Italie, et l'on conserve dans les archives une lettre de Napoléon Ier écrite en 1796. Elle est ainsi reproduite par le Dr Verga :

« Je prendrai en considération, citoyens, la position du grand hôpital de Milan ; il est trop essentiel à l'humanité, et il a rendu trop de services à l'armée française pour qu'il ne fixe pas mes regards. » Bonaparte.

Le 15 juillet 1859, l'Empereur voulut visiter les blessés de l'hôpital et distribuer des récompenses aux médecins italiens, chefs des services les plus importants. Le roi d'Italie se rendit aussi le 9 août au même hôpital.

Actuellement le médecin-directeur, M. Verga, est chargé de l'administration et de la discipline ; un sous-directeur veille à l'exécution du service, et de nombreux médecins et chirurgiens se partagent la visite des salles.

M. le Dr Molard, médecin principal.

Médecins civils italiens.

	Date de l'entrée en service.		Date de l'entrée en service.
Andrea Verga, directeur, médecin en chef.	6 juin.	Angelo Rizzardi, médecin adjoint.	9 juin.
Mose Rizzi, sous-directeur	6 *id.*	Gaetano Pirola, *idem.*	9 *id.*
Francesco de Felici, inspecteur.	6 *id.*	Pietro Ivani, *idem.*	7 *id.*
Giorgio Verner, *idem.*	6 *id.*	Carlo Tebaldi, *idem.*	7 *id.*
Bernardino Gnecchi, médecin, chef de service.	7 *id.*	Antonio Castiglioni, *idem.*	7 *id.*
Giuseppe Scotti, *idem.*	7 *id.*	Antonio Martinelli, *idem.*	7 *id.*
Michele Masnini, *idem.*	7 *id.*	Francesco Nardi, *idem.*	12 *id.*
Gustavo Tassani, *idem.*	7 *id.*	Giuseppe Pozzoli, *idem.*	12 *id.*
Giuseppe Marini, *idem.*	10 *id.*	Zaccaria Luoni, *idem.*	7 *id.*
Giovanni Clerici, *idem.*	15 *id.*	Domeneco Malugani, *idem.*	7 *id.*
Luigi Marchetti, *idem.*	17 *id.*	Anselmo Briziano, *idem.*	7 *id.*
Fortunato Monti, médecin adjoint.	7 *id.*	Carlo Pasta, *idem.*	10 *id.*
		Francesco Cioja, *idem.*	10 *id.*

500 lits ont été affectés aux blessés de l'armée, et une salle de 30 lits a été exclusivement réservée aux officiers.

Les succursales de l'établissement sont : San Antonino, pour les teigneux, la Dolorata, pour les prostituées, Gallo, pour les varioleux, etc.

Mouvement général.

	ENTRÉS.	SORTIS ou évacués.	MORTS.	JOURNÉES de traitement.
Français.	*2,261*	*2,167*	*94*	*31,852* dont *61* offic., *5* offic. morts.
Italiens.	*103*	*103*	»	»
Autrichiens.	*228*	*198*	*30*	»
Totaux. . . .	*2,592*	*2,468*	*124*	*31,852*

Mouvement général, par nationalités et par nature de blessures ou maladies.

FRANÇAIS.	Entrés.	Sortis.	Évacués.	Morts.	Journées de traitement.
Blessés par armes à feu.	512	115	341	56	
Idem par armes blanches.	87	24	63	»	
Fiévreux.	1,662	518	1,106	38	
Totaux.	2,261	657	1,510	94	
ITALIENS.					
Blessés par armes à feu.	15	15	»	»	
Idem par armes blanches.	4	4	»	»	
Fiévreux.	84	60	24	»	
Totaux.	103	79	24	»	
AUTRICHIENS.					
Blessés par armes à feu.	165	82	55	28	
Idem par armes blanches.	47	41	4	2	
Fiévreux.	16	14	2	»	
Totaux.	228	137	61	30	31,852
Totaux généraux.	2,592	873	1,595	124	

Un autre rapport, sans date et sans signature, donne les résultats suivants pour les *blessés français seulement*. La forme de ce rapport nous fait supposer qu'il a été établi par un médecin italien.

	Entrés.	Sortis.	Évacués.	Morts.
Plaies pénétrantes ou avec fractures.	132	18	73	41
Idem non pénétrantes.	367	59	293	15
Idem par armes blanches.	87	24	63	»
Fractures simples.	2	»	2	»
Contusions.	11	4	7	»
Totaux.	599	105	438	56

Amputations et opérations.

	FRANÇAIS.		ITALIENS.		AUTRICHIENS.		TOTAL des opérés.	TOTAL des morts.
	Opérés.	Morts.	Opérés.	Morts.	Opérés.	Morts.		
Désarticulation scapulo-humérale. .	»	»	»	»	*1*	»	*1*	»
Amputation du bras.	*12*	*4*	»	»	*6*	*1*	*18*	*5*
Idem de doigts.	*15*	»	»	»	*3*	»	*18*	»
Désarticulation coxo-fémorale. . .	*1*	*1*	»	»	»	»	*1*	*1*
Amputation de la cuisse.	*10*	*9*	»	»	*11*	*9*	*21*	*18*
Idem de la jambe.	*7*	*5*	»	»	*3*	»	*10*	*5*
Ligature de l'artère brachiale. . . .	*1*	*1*	»	»	»	»	*1*	*1*
Idem *idem* fémorale. . . .	*2*	*2*	»	»	»	»	*2*	*2*
Extraction de l'os palatin.	*1*	»	»	»	»	»	*1*	»
Anus contre nature.	*1*	»	»	»	»	»	*1*	»
Totaux.	*50*	*22*	»	»	*24*	*10*	*74*	*32*

La ligature de l'artère brachiale a nécessité l'amputation du bras, et les ligatures de la fémorale ont dû, après quelques jours, être suivies de l'amputation de la cuisse; ces trois opérés sont morts et sont portés aux morts après amputation.

M. le baron Larrey signale la fâcheuse influence des émissions sanguines employées en Italie, même dans le cas de blessures compliquées d'hémorrhagies et après des amputations pratiquées sur des blessés déjà débilités. Il dit aussi que l'usage, à l'intérieur, de la glace et des sorbets a parfois été suivi, particulièrement à Brescia, de fâcheux résultats, en provoquant la fièvre, la résorption purulente et peut-être aussi le tétanos.

« 10 cas de tétanos, 7 Français, 3 Autrichiens, 9 morts. Le seul qui guérit avait une fracture du péroné. On enleva plusieurs esquilles et on administra le chlorure de baryum à la dose de quinze centigrammes par jour; le traitement dura un mois; les contractions tétaniques se calmaient sous l'influence de ce médicament et reparaissaient aussitôt qu'on en suspendait l'emploi.

« La chirurgie conservatrice compte de nombreux succès surtout dans la division du Dr Masnini. » Dr Verga.

MALADIES.	ENTRÉS.			MORTS.			OBSERVATIONS.
	Français.	Italiens.	Autrichiens.	Français.	Italiens.	Autrichiens.	
Fièvre intermittente.	*658*	*22*	»	*6*	»	»	Les hommes sortis guéris ou évacués représentant la différence entre les entrants et les morts, il devient inutile d'en donner le nombre, facile à trouver.
Idem typhoïde. . .	*63*	»	»	*18*	»	»	
Congestion.	*6*	»	»	»	»	»	
Apoplexie	*1*	»	»	*1*	»	»	
Méningite..	*2*	»	»	»	»	»	
Encéphalite.	*4*	»	»	»	»	»	
Myélite..	*2*	»	»	»	»	»	
Ophthalmie.	*2*	*5*	»	»	»	»	
Otite.	*7*	»	»	»	»	»	
Angine.	*9*	*1*	»	»	»	»	
Laryngite.	*3*	»	»	»	»	»	
Bronchite..	*103*	*5*	»	*2*	»	»	
Pneumonie.	*13*	»	»	»	»	»	
Péricardite.	*2*	»	»	»	»	»	
Gastrite..	*128*	*7*	»	*4*	»	»	
Hépatite.	*8*	»	»	*1*	»	»	
Néphrite.	*1*	»	»	»	»	»	
Cystite.	*1*	»	»	»	»	»	
Orchite.	*7*	»	»	»	»	»	
Péritonite.	*1*	»	»	»	»	»	
Myosite..	*15*	»	»	»	»	»	
Arthrite.	*1*	*1*	»	»	»	»	
Rhumatisme aigu.. .	*7*	»	»	»	»	»	
Panaris..	*5*	»	»	»	»	»	
Furoncle.	»	*2*	»	»	»	»	
Scarlatine..	*1*	»	»	»	»	»	
Rougeole.	*2*	»	»	»	»	»	
Variole..	*25*	*3*	»	»	»	»	
A reporter. . .	*1077*	*46*	»	*32*	»	»	

MALADIES.	ENTRÉS.			MORTS.		
	Français.	Italiens.	Autrichiens.	Français.	Italiens.	Autrichiens.
Report	1077	46	»	32	»	»
Varioloïde	4	»	»	»	»	»
Erysipèle	3	»	»	»	»	»
Gale	10	4	»	»	»	»
Impétigo	1	»	»	»	»	»
Brûlure	1	»	»	»	»	»
Syphilis	130	15	»	»	»	»
Phthisie	4	»	»	»	»	»
Scorbut	2	1	»	»	»	»
Affection organique du cœur	2	»	»	»	»	»
Anasarque	2	»	»	»	»	»
Ascite	1	»	»	»	»	»
Hydrocèle	»	1	»	»	»	»
Hernie intestinale	»	»	1	»	»	»
Mal de Pott	1	»	»	1	»	»
Sciatique	6	»	»	»	»	»
Hypochondrie, etc.	5	1	»	1	»	»
Diarrhée	267	7	»	3	»	»
Dyssenterie	95	3	»	1	»	»
Hémorrhoïdes	1	»	»	»	»	»
Adénite	»	1	»	»	»	»
Ulcères	12	»	»	»	»	»
Entorse	1	1	»	»	»	»
Contusions	39	4	15	»	»	»
Plaies par instruments tranchants	87	4	47	»	»	2
Plaies par armes à feu	512	15	165	56	»	28
Totaux	2,261	103	228	94	»	30

Service de M. Tassani, chirurgien en chef.

FRANÇAIS.

Blessures par armes à feu.	Officiers.	Troupe.
Plaies pénétrantes du tronc	15	40
— simples	26	127
Blessures par armes blanches	2	10
Maladies et blessures diverses	25	28
Totaux	68	205
	273	
Opérations diverses.		
Amputation du bras	»	3
Idem de l'avant-bras	1	3
Idem de la cuisse	3	7
Idem de la jambe	»	3
Désarticulation coxo-fémorale	»	1
Idem de doigts	»	5
Résection du maxillaire	2	»
Ligature de la fémorale	»	1
Totaux	6	23

Pas d'indication de mortalité ; mais elle est connue par les résultats après la rentrée des troupes.

Une note spéciale pour les fractures de la cuisse est ainsi conçue :

	Sortis.	Morts.	Total.
Fractures comminutives de la cuisse suivies d'amputation.	1	9	10
Idem *idem* sans amputation.	2	1	3

191. MILAN (*Suite*). — Seminario alla Canonica.

Mouvement général.

	ENTRÉS.	SORTIS.	MORTS.	JOURNÉES.	
Français.	586	584	2	13,849	dont 331 vénériens.
Italiens.	15	15?	»	»	
Autrichiens.	289	271	18	»	Évacués sur Vérone.
Totaux. . . .	890	870	20	13,849	

Le jour du départ pour France de M. le Dr Bintot, médecin aide-major, chargé du service des Autrichiens aux hôpitaux de San Francesco et de la Canonica, les blessés autrichiens lui firent remettre, par l'un d'eux, la lettre suivante :

« Au très-estimable Monsieur Bintot, médecin en chef de l'hôpital de la Canonica.

« Très-estimable Monsieur le Docteur,

« Nous vous remercions tous pour les soins et les peines que vous avez eus pour nous, Autrichiens. Que le Dieu tout-puissant vous bénisse et vous accorde la santé ; ce Dieu que nous implorons chaque jour en votre faveur et que nous continuerons à prier pour vous tant que nos yeux resteront ouverts. Car c'est par vos bons soins que tant de nos camarades sont guéris. Acceptez donc ces quelques lignes que nous vous adressons du fond de notre cœur. Nous nous rappellerons chaque jour notre père guérisseur, M. le Docteur qui s'est donné tant de peine pour nous !

« Nous vous remercions encore une fois de tout notre cœur et nous resterons jusqu'au tombeau vos soumis, obéissants et dévoués.

« Pour tous, dans la vénération la plus profonde,

« Joseph Zehn, du régiment d'infanterie Baron Gruber. »

192. MILAN (*Suite*). — Seminario Maggiore.

Dr Molard, médecin principal.

Médecins civils italiens.

	Date de l'entrée en service.		Date de l'entrée en service.
Luigi Zuffi, directeur, médecin en chef.	7 juin.	Emilio Pellegrini, inspecteur.	17 juin.
Giovanni Secondi, chirurgien en chef.	17 *id.*	Carlo Bottacchi, chef de service.	7 *id.*

	Date de l'entrée en service.		Date de l'entrée en service.
Carlo Meraviglia, chef de service.	8 juin.	Francesco Semenza, chef de service.	9 juin.
Leonardo Basseri, *idem.*	8 *id.*	Riccardo Secondi, *idem.*	19 juill.
Giuseppe Meraviglia, *idem.*	9 *id.*	Giuseppe Polli, *idem.*	23 *id.*
Benigno Longhi, *idem.*	12 *id.*		

Mouvement général.

	ENTRÉS.	SORTIS.	MORTS.	JOURNÉES.
Français.	*1,423*	*1,390*	*33*	*19,673* dont *4* officiers.
Italiens.	*66*	*66*	»	»
Autrichiens.	*103*	*100*	*3*	»
Totaux.	*1,592*	*1,456*	*36*	*19,673*
Total égal. . . .		*1,592*		

	Sortis.	Morts.	Total.
Fractures comminutives de la cuisse suivies d'amputation. .	*1*	*3*	*4*
Idem *idem* sans amputation. . . .	*5*	*1*	*6*

193. MILAN (*Suite*). — Casa de Pazzi alla Senavra.

Maison d'aliénés, construite dans un lieu bas et humide.

Médecins civils italiens.

	Date de l'entrée en service.		Date de l'entrée en service.
Cesare Castiglioni, directeur, médecin en chef.	7 juin.	Gaetano Rinaldini, chef de service.	7 juin.
Francesco Grancini, chef de service.	7 *id.*	Emilio Valmani, *idem.*	7 *id.*
		Cesare Fontana, *idem.*	7 *id.*

Mouvement général.

	ENTRÉS.	SORTIS.	MORTS.	JOURNÉES.
Français.	*23*	*22*	*1*	*314*
Italiens.	*1*	*1*	»	»
Autrichiens.	*25*	*24*	*1*	»
Totaux.	*49*	*47*	*2*	*314*

194. MILAN (*Suite*). — Hôpital Saint-Eustorge.

Ancienne caserne autrichienne. On en a fait un dépôt pour les vénériens et les convalescents sortis des hôpitaux, mais bientôt les vénériens seuls y furent conservés.

Un officier de l'armée administrait cet établissement comme une compagnie et recevait les vivres de campagne délivrés sur des bons par l'administration des subsistances.

[Les hôpitaux de Vigevano, Côme, Monza et Cantu ont reçu à diverses époques les hommes que leur situation a permis d'évacuer de Milan, pour faire place à des entrants plus malades. A part l'hôpital de Monza, qui, en raison des conditions de salubrité du pays, a reçu des fiévreux gravement malades, les autres n'ont reçu que des blessés légèrement atteints ou des malades convalescents.]

VILLES OU VILLAGES OU DES HÔPITAUX ONT REÇU les blessés et malades. — Dates de l'ouverture et de la fermeture.	RESTANTS.	ENTRÉS par billet.	ENTRÉS par évacuation.	SORTIS par billet.	SORTIS par évacuation.	MORTS.	NOMBRE des journées de traitement.	OBSERVATIONS.
195. MONCALIERI.								
31 mai.	»	2	»	»	»	»	»	
juin.	2	2	»	4	»	»	»	
		4	»	4	»	»	»	
196. MONTMÉLIAN.								
28 avril.	»	22	»	7	»	»	47	
mai.	15	50	»	52	»	3	529	
juin.	10	11	»	14	»	1	194	
juillet.	6	1	»	6	»	»	77	
août.	1	20	»	10	»	»	86	
septembre. . . .	11	11	»	12	9	1	164	
		115	»	101	9	5	1,097	

197 à 204. MONTECHIARO (Hôpitaux et maisons particulières).

Mouvement des hôpitaux, d'après les écritures de la municipalité.

	RESTANTS.	ENTRÉS par billet.	ENTRÉS par évacuation.	SORTIS par billet.	SORTIS par évacuation.	MORTS.	JOURNÉES de traitement.	OBSERVATIONS.
24 juin.	»	2	1,504	»	1,241	26	4,886	9 officiers, 2 morts.
juillet.	239	83	2,393	29	2,589	81	6,394	4 *id.* 1 *id.*
août.	16	»	»	»	10	5	248	
septembre, 1er. . .	1	»	»	»	1	»	1	
Total des entrés, 3,982		85	3,897	29	3,841	112	11,529	

Mouvement, par jour, des blessés *entrés aux hôpitaux ou aux établissements particuliers de Montechiaro, d'après le rapport de M. le docteur Gaujot, médecin aide-major, détaché de l'ambulance du grand quartier général, le 24 juin, pour le service hospitalier de cette localité.*

DATES.	FRANÇAIS.	SARDES.	AUTRICHIENS.	TOTAL.	OBSERVATIONS.
24 juin.	139	6	11	156	M. Gomeret, capitaine au 76ᵉ de ligne; balle dans l'abdomen. Mort.
25 *id*..	91	»	27	118	
26 *id*..	740	»	60	800	
27 *id*..	36	»	»	36	M. Dupeyrat, lieutenant aux chasseurs à cheval de la garde; balle dans la poitrine, lésion vertébrale. Mort.
28 *id*..	9	»	»	9	
29 *id*..	10	»	5	15	
30 *id*..	29	»	4	33	
1ᵉʳ juillet.	73	»	35	108	1,479 de ces malades ont été évacués.
2 *id*..	»	»	10	10	
3 *id*..	120	»	»	120	48 Français et 20 Autrichiens sont morts.
4 *id*..	350	»	»	350	
5 *id*..	10	»	»	10	
6 *id*..	15	»	»	15	
7 *id*..	130	»	131	261	
Totaux.	1,752	6	283	2,041	

Le mouvement général des *blessés et malades* entrés par jour aux établissements hospitaliers de Montechiaro se trouve indiqué, t. Iᵉʳ du présent rapport, page 377.

Le 24 juin, après la bataille de Solférino, Montechiaro, chef-lieu de district, est devenu par sa position un centre important d'évacuation pour les blessés, et, dans la suite, pour les malades de l'armée. En effet, cette petite ville, à une lieue de Castiglione, se trouve à l'embranchement des routes de Brescia et de Crémone. Sa proximité de Solférino l'exposait donc à voir arriver directement du champ de bataille, le 24, un certain nombre de blessés refluant en arrière, et il devait en venir un bien plus grand nombre encore pendant les jours suivants et lorsque l'armée se porta en avant. Les convois de malades et de blessés évacués sur Brescia et Crémone ont généralement passé à Montechiaro en y faisant une halte plus ou moins longue et, presque toujours, y ont laissé un certain nombre de blessés dont l'état ne permettait pas un plus long transport. On s'explique ainsi le mouvement considérable des entrées, des sorties, ainsi que le chiffre de la mortalité dans les hôpitaux de cette ville, qui en quinze jours a reçu ou soigné au passage près de 4,000 hommes.

Un seul médecin militaire, M. le Dʳ Gaujot, médecin aide-major, détaché de l'ambulance du quartier général, a été chargé de l'organisation et de la direction de cet immense service, et, il faut bien le reconnaître, il a su réaliser l'impossible. Nous croyons devoir reproduire ici quelques mots de son rapport au médecin en chef.

« Détaché de l'ambulance du grand quartier général, j'avais été laissé seul, même sans mes bagages, à Montechiaro, dans la matinée du 24, avec la mission de pourvoir aux soins des blessés à leur passage; mais bientôt cette localité allait devenir le siége d'un service actif, et dès qu'on sut qu'il se livrait une grande bataille, nous dûmes préparer à la hâte de véritables ambulances. Cette nouvelle mesure fut aussitôt justifiée, car à peine avait-on débarrassé quelques-uns des locaux désignés (il était 3 heures), que déjà les blessés arrivèrent, non pas comme passagers, mais la plupart pour faire séjour.

« Une installation aussi précipitée n'a pu se faire sans beaucoup de peine et de grandes difficultés de toutes sortes. A part le petit hôpital civil, rien n'était préparé pour recevoir des blessés. On ne m'avait laissé ni matériel, ni instruments, ni même un seul infirmier; de sorte que tout fut à improviser, à organiser. J'allai trouver le syndic, et il fallut immédiatement choisir des locaux, les approprier, y répandre de la paille, recueillir et disposer du linge, se procurer les premiers objets nécessaires aux pansements, s'occuper de la nourriture des hommes et assurer le service médical en demandant le concours des médecins de la localité et des environs, établir une cuisine, une tisanerie et se procurer des hommes de corvée attirés par l'appât d'une forte rétribution, etc., etc. On envoya chercher de la viande et du pain à Brescia, et quelques habitants fournirent du vin sur la réquisition de la municipalité. Dans la soirée il arriva un adjudant de l'administration, avec ordre de s'occuper des décès et de recueillir le matériel.

« Toute cette organisation s'est faite par les soins de la municipalité et d'un officier sarde, avec un zèle et une activité qui méritent les plus grands éloges. C'est grâce à cet empressement, qui ne s'est pas démenti un seul instant, ainsi qu'au concours charitable et plein de dévouement de plusieurs habitants de la ville, que nos blessés ont pu recevoir les premiers soins dès leur arrivée et trouver des ressources pendant leur séjour à Montechiaro. Les habitants apportèrent du linge à pansement, et le médecin de l'endroit voulut bien me prêter les instruments qu'il possédait jusqu'au moment où, après des demandes pressantes et réitérées, on m'envoya de Castiglione, le 2 juillet seulement, une boîte à amputations et cinq attelles.

« Les principaux établissements publics, églises, écoles, théâtre, furent transformés en ambulances. L'absence de lits nous obligea à faire répandre sur le sol une forte couche de paille, et quand tout fut occupé, les nouveaux arrivants trouvèrent asile dans plusieurs maisons que les habitants s'empressèrent d'ouvrir à tous ceux qui survinrent.

Les établissements disposés pour nos blessés sont :

1° L'hôpital civil, qui contient habituellement 60 lits, et nous donna, en occupant l'étage supérieur et la galerie . . . . 110 places.

2° La grande église. . . . . 220 »

3° L'église Saint-Pancrace. . . . . 120 »

A reporter. . . . . 450 »

Report.	450	places.
4° L'église de la partie supérieure de la ville.	50	»
5° L'église et l'ancien couvent des Capucins.	110	»
6° Les Ecoles	50	»
7° Le Théâtre	40	»
8° Les maisons particulières, environ.	50	»
Total.	750	places.

« Il y eut encombrement, mais seulement pendant les journées des 26, 27 et 28 juin. Les hommes furent placés sur la paille avec le moins de désordre possible; on comprendra les nécessités du moment, mais cet état de choses ne pouvait se prolonger sans entraîner de fâcheuses conséquences : en effet, malgré la meilleure volonté, la litière, bientôt imprégnée de liquides de toutes sortes, ne tarda pas à donner une odeur insupportable.

« Dès le 28, la municipalité put fournir un certain nombre de paillasses et des couvertures. Quelques jours après, des châlits furent établis, et l'on obtint quelques matelas et quelques paires de draps.

« L'hôpital civil, qui réunissait de meilleures conditions que les autres locaux, ressentit cependant le premier l'influence de l'encombrement, moins à cause de l'augmentation du nombre des lits que par suite d'une nécessité que je vais faire connaître.

« Les églises et les autres établissements occupés par nos blessés ne présentant aucun emplacement convenable pour faire des opérations, ni le matériel indispensable, il fallait faire transporter à l'hôpital tous les blessés qui devaient être amputés; l'installation de l'hospice et ses lits permettaient aussi e meilleurs soins consécutifs. •

L'hôpital se trouva donc bientôt rempli par les amputés et les blessés atteints des lésions les plus graves; on comprend dès lors que cette agglomération de larges plaies suppurantes, quelquefois gangrenées, dut avoir une influence fâcheuse sur les résultats mauvais de quelques-unes de nos opérations, et il fallut se décider à diminuer le nombre des lits à la suite des vacances par décès ou par évacuation.

« Il y avait quatre médecins dans le pays; je les fis requérir par l'autorité, ainsi qu'un autre médecin d'un village voisin. Ils montrèrent beaucoup d'empressement dans les premiers jours; mais bientôt ces médecins me déclarèrent qu'ils ne pouvaient ainsi passer leurs journées entières dans nos ambulances sans négliger leurs affaires. J'engageai la municipalité à leur donner une indemnité, et il leur fut accordé une somme de 150 francs par mois. Le plus difficile fut de trouver des infirmiers. Le zèle des dames de Montechiaro nous rendit la tâche moins pénible pendant les deux premiers jours, mais il fallut des hommes de peine pour le nettoyage et divers services. Les premiers qui se présentèrent ne revinrent plus le lendemain ; on éleva leur salaire jusqu'à 5 francs par jour (je ne dis rien des qualités négatives de ces infirmiers improvisés) : malgré cela il fut difficile d'en trouver. Enfin, le 4 juillet, il arriva un détachement de quelques infirmiers militaires.

« Au milieu de toutes les difficultés éprouvées pour installer le service, j'aime à me rappeler le zèle et le dévouement éclairé du chirurgien de l'hôpital de Montechiaro, M. Montini, qui n'a cessé de joindre ses efforts aux miens. La plupart des opérations faites ici ont été pratiquées en nous servant mutuellement d'aide. Je voudrais, en signalant le zèle charitable de plusieurs dames, pouvoir donner leurs noms ; ils auraient dû rester dans ma mémoire, mais les obligations multipliées du service excuseront cette innocente ingratitude.

« Une de mes grandes préoccupations, pendant mon séjour à Montechiaro, a été de diriger les évacuations des blessés. Les voituriers qui les amenaient de divers points, avec des voitures attelées de bœufs, refusaient d'aller plus loin. Dans les premiers jours, grâce à des réquisitions de la municipalité, on put, à l'aide de vingt à trente attelages, faire passer un certain nombre de blessés à Brescia ; mais hommes et bœufs se fatiguèrent bientôt et refusèrent de marcher.

« Je suis resté à Montechiaro du 24 juin au 28 juillet ; un sous-intendant militaire, de passage dans la ville, a pu se rendre compte de notre situation : c'était, autant qu'il m'en souvient, le 4 juillet, et je suis resté surpris de l'unique question que ce fonctionnaire m'a adressée, à savoir, si je me conformais aux prescriptions réglementaires pour la distribution des aliments, alors qu'en présence de mon isolement devant un si grand nombre de victimes et en l'absence de ressources, il était impossible de songer à des cahiers de visite et à autre chose qu'aux soins bien plus urgents à donner à tant de blessés.

« Je crois devoir signaler de suite quelques-uns des graves inconvénients qui m'ont le plus frappé dans l'occupation des églises comme dépôt de blessés, lorsque l'occupation de ces édifices doit être prolongée, ainsi que cela est arrivé à Montechiaro ; ce sont surtout le défaut d'aération et l'absence de latrines, de cuisine, d'officine, etc.

« Le défaut d'aération dépend de la construction des églises qui ont des fenêtres situées à une hauteur trop élevée du sol, trop étroites et trop peu nombreuses par rapport aux dimensions de l'édifice ; d'où résulte la stagnation des couches d'air chargé de miasmes, dans les régions inférieures du bâtiment, dans les angles, les chapelles latérales, etc. Ainsi, la grande église de Montechiaro, qui avait contenu 350 blessés pendant les journées des 26, 27 et 28 juin, et dans laquelle on avait pu placer 220 lits, en conservant une petite distance entre chacun d'eux, présentait, à la fin de notre occupation, un degré d'infection bien manifeste, quoiqu'elle fût spacieuse et possédât un dôme large et élevé garni de fenêtres qui furent tenues constamment ouvertes. Un autre inconvénient bien grave aussi se trouve dans l'absence de latrines ; pour y suppléer, on avait établi une chaise percée à chacune des entrées latérales, et commandé deux hommes de corvée pour nettoyer continuellement les abords extérieurs de l'église; mais, malgré ces mesures, nous ne sommes arrivés qu'imparfaitement à satisfaire à des conditions hygiéniques rendues encore plus urgentes pour la grande élévation de la température.

« Le nettoyage de dalles couvertes de paille est fort difficile; enfin la nécessité d'établir une cuisine et une officine dans une maison du voisinage, pour la préparation des aliments, des tisanes, etc., nuisit à la bonne exécution du service, qu'elle rendit très-pénible. Toutes ces raisons servent à démontrer que l'occupation des églises par des blessés ne peut jamais être que très-provisoire, et ne peut pas être prolongée au delà de quelques jours, sans présenter de graves inconvénients.

« Après la journée du 24 juin, presque tous les blessés et les malades évacués sur Brescia et Crémone ont passé à Montechiaro.

« D'après les instructions que j'avais reçues, je n'ai gardé que les hommes dont l'état ne permettait pas un plus long voyage : les autres n'ont fait à Montechiaro qu'un séjour de vingt-quatre ou quarante heures, et beaucoup de convois n'ont fait que traverser cette localité sans s'y arrêter; cependant j'ai eu encore à m'occuper de ces derniers, auxquels j'ai fait distribuer, au passage, du bouillon, de la soupe et quelquefois un peu de pain et de vin.

« Du 24 juin au 3 juillet, 1405 blessés ont été reçus dans les ambulances improvisées de Montechiaro; 1247 Français, 152 Autrichiens et 6 Italiens.

« A partir du 3 juillet, les convois arrivants se composaient de fiévreux au nombre de 200 à 250 par jour. Le chiffre des hommes évacués chaque jour était à peu près dans la même proportion que celui des entrants.

« Il y a eu 112 décès pour les blessés, parmi lesquels trois officiers français, un adjudant sous-officier, et un officier hongrois.

« Ce chiffre s'explique par l'obligation de conserver à Montechiaro les blessés gravement atteints et dans l'impossibilité d'être évacués plus loin.

« Les blessés français, sauf quelques rares exceptions, arrivaient avec un premier pansement fait la veille dans les ambulances; mais parmi les blessés autrichiens, soixante environ ont été apportés directement du champ de bataille où ils avaient été relevés pendant la nuit précédente; presque tous étaient atteints de blessures très-graves, quelques-uns de fractures comminutives avec lacération des parties molles et exigeant l'amputation immédiate.

« Ce sont à peu près les seules amputations primitives que j'ai eu l'occasion de faire; la plupart de celles que j'ai été dans la nécessité de pratiquer sur les blessés français, sont des amputations consécutives, car elles n'ont été faites qu'à partir du quatrième, cinquième, sixième ou huitième jour après la blessure, et quelquefois à une époque plus reculée. Les blessés français, qui se trouvaient dans le cas de subir l'amputation, étaient ceux dont la lésion n'avait pas paru assez grave aux ambulances de première ligne pour réclamer l'opération immédiate et avait ainsi permis l'espoir de conserver le membre. La nécessité de ces amputations a été déterminée par les accidents consécutifs survenant à la suite de plaies intéressant l'articulation du genou, par l'examen plus complet de fractures se compliquant de désordres au-dessus des ressources du traitement ordinaire, et surtout par l'envahissement de la gangrène.

« Ces détails étaient nécessaires pour se rendre compte de deux points importants qui ressortent du relevé des amputations dans les hôpitaux de Montechiaro, à savoir :

« 1° Le nombre relativement considérable d'opérations pratiquées sur les Autrichiens, par rapport au nombre des blessés, puisque sur 152 Autrichiens, 18 ont dû être amputés, tandis que sur 1082 blessés français, 27 seulement ont été amputés. Le tableau ci-dessous indique, pour les Français, 33 amputations, mais, comme nous le dirons plus loin, 6 de ces amputations avaient été faites aux ambulances avant l'arrivée à Montechiaro;

« 2° Le nombre d'insuccès, relativement beaucoup plus considérable parmi les opérés français que parmi les Autrichiens, puisque, sur 33 amputés français, 19 sont morts, tandis que 7 Autrichiens seulement ont succombé sur 18 amputés.

« La principale et peut-être la seule raison de cette différence, c'est que, pour la plupart des Autrichiens, l'amputation a été primitive, tandis qu'elle a été consécutive pour les 27 Français. »

Opérations faites, du 24 juin au 7 juillet, à Montechiaro et aux ambulances de première ligne.

	FRANÇAIS.		ITALIENS.		AUTRICHIENS.		TOTAUX.	
	Opérés	Morts.	Opérés.	Morts.	Opérés.	Morts.	Opérés.	Morts.
Désarticulation scapulo-humérale. . . .	1*	1	»	»	2	»	3	1
Résection de la tête de l'humérus. . . .	1	1	»	»	1	»	2	1
Amputation du bras.	3	»	1	»	»	»	4	»
Idem de l'avant-bras.	1	1	»	»	»	»	1	1
Idem de la cuisse.	13	11	1	»	9	6	23	17
Idem de la jambe.	12	4	»	»	6	1	18	5
Idem du pied (Chopart)..	1	1	»	»	»	»	1	1
Résection du maxillaire inférieur. . . .	1	»	»	»	»	»	1	»
Totaux.	33	19	2	»	18	7	53	26

* Tirailleur algérien.

« Ce tableau comprend donc six Français amputés aux ambulances ; ce sont : un amputé du bras, quatre amputés de la jambe et l'amputé du pied. J'aurais pu également y faire figurer plusieurs officiers logés dans des maisons particulières, entre autres un lieutenant de chasseurs à pied amputé du bras; un autre amputé de l'avant-bras, etc.; mais j'ai tenu à ne mentionner que ceux qui ont été traités dans nos établissements de Montechiaro.

« Pour toutes ces opérations, le chloroforme a été employé sans donner lieu à aucun accident.

« Les amputations de la jambe, du bras et de l'avant-bras, ont été faites par la méthode circulaire; celles de la cuisse tantôt par cette méthode, plus souvent par le procédé à court lambeau antérieur, taillé de dehors en dedans; la désarticulation du bras par la méthode ovalaire, enfin, la résection de la tête humérale par une simple incision verticale.

Accidents qui ont déterminé la mort des opérés.

	Morts.	FRANÇAIS.	Morts.	AUTRICHIENS.
Désarticulation du bras. . .	1	Hémorrhagie secondaire.	»	»
Amputation de l'avant-bras.	1	Infection purulente.	»	»
Idem de la cuisse. . .	11	2, épuisement. 4, gangrène. 2, hémorrhagie secondaire. 1, tétanos. 2, infection purulente.	6	2, prostration. 1, hémorrhagie secondaire. 2, gangrène. 1, infection purulente.
Idem de la jambe. . .	4	1, tétanos. 1, hémorrhagie secondaire. 2, infection purulente.	1	Infection purulente.
Idem de Chopart. . .	1	Gangrène.	»	
Résection de la tête de l'humérus..	1	Pneumonie consécutive à la pénétration de la balle dans la poitrine.	»	
Totaux. . . .	19		7	

VILLES OU VILLAGES OU DES HÔPITAUX ONT REÇU les blessés et malades. — Dates de l'ouverture et de la fermeture.	RESTANTS.	ENTRÉS par billet.	ENTRÉS par évacuation.	SORTIS par billet.	SORTIS par évacuation.	MORTS.	NOMBRE des journées de traitement.	OBSERVATIONS.
205. MONZA.								Hospice civil et séminaire.
13 juin..	»	1	43	1	»	»	152	
juillet..	43	»	603	467	»	3	7,715	
août.	176	»	100	250	16	6	1,978	
septembre. . .	4	»	»	1	1	1	61	
octobre.. . . .	1	»	»	»	»	»	31	
novembre, 13..	1	»	»	1	»	»	12	
Total des entrés, 747		1	746	720	17	10	9,949	

VILLES OU VILLAGES OU DES HÔPITAUX ONT REÇU les blessés et malades. — Dates de l'ouverture et de la fermeture.	RES-TANTS.	ENTRÉS par		SORTIS par		MORTS.	NOMBRE des journées de trai-tement.	OBSERVATIONS.
		billet.	éva-cuation.	billet.	éva-cuation.			
206. MORTARA.								M. Crosio, directeur.
13 juin.	»	2	»	»	»	»	31	
juillet, 24. . . .	2	»	»	2	»	»	46	
2 août, 13.	»	3	»	3	»	»	28	
27 avril 1860. . . .	»	1	»	»	»	»	4	
mai.	1	»	»	»	»	»	31	
juin, 6..	1	»	»	»	1	»	5	
Total des entrés, 6		6	»	5	1	»	145	
207. NEMBRO.								Près Bergame.
29 juin.	»	»	17	»	»	»	34	
juillet.	17	»	»	8	»	»	253	
août, 11.	9	»	»	9	»	»	30	
Total des entrés, 17		»	17	17	»	»	317	
208. NICE. Hôpital Saint-Roch. — M. Clérissy, président de la Commission.								
19 mai.	»	3	»	1	»	»	26	Cavalerie.
juin, 8..	2	»	»	2	»	»	14	
juillet.	»	»	»	»	»	»	»	
17 août..	»	28	»	»	»	1	265	1 officier.
septembre. . . .	27	2	»	18	»	»	517	
octobre.	11	2	»	10	»	»	178	
novembre. . . .	3	»	»	2	»	»	70	
décembre, 14. .	1	»	»	1	»	»	13	
Total des entrés, 35		35	»	34	»	1	1,083	

209. NOVARE (*Suite*). — Hôpital majeur de la Charité.

Hôpital civil désigné sous le nom d'hospice de la Charité, bien situé, bien aéré, très-confortablement pourvu de matériel, avec un personnel de médecins, de chirurgiens et de sœurs de charité.

Médecins français.

MM. les Drs Baizeau, médecin-major.
Fernet, id.
Paulet, médecin aide-major.

Plus 5 médecins civils italiens, et 6 médecins militaires sardes.

Les auxiliaires italiens que les rapports font connaître sont : MM. Omar, directeur, et les docteurs Pagani et Rigoli ; nous regrettons de ne pouvoir citer les autres, mais les signatures sont indéchiffrables.

Au commencement de juin, les hôpitaux de Novare n'étaient nullement préparés à recevoir les malades laissés par l'armée à son passage et encore moins les nombreux blessés de Magenta. Les 4, 5 et 6 juin, l'arrivée des blessés ne permit pas toujours d'enregistrer régulièrement le mouvement des entrants et des évacués après pansement sur Verceil, Turin et Alexandrie ; six médecins militaires français on fait seuls, pendant les deux premiers jours, le service de 4,000 blessés.

Les établissemements de Novare ont reçu 9,003 militaires.

	Français.	Italiens.	Autrichiens.	Total.
A l'hôpital de la Charité . . .	2,531	133	183	2,847
Idem de Perrone . . .	3,759	643	1,650	6,052
Idem Saint-Julien . . .	77	15	12	104
	6,367	791	1,845	9,003

	RESTANTS.	ENTRÉS par billet.	ENTRÉS par évacuation.	SORTIS par billet.	SORTIS par évacuation.	MORTS.	JOURNÉES de traitement.	OBSERVATIONS.
1er juin.	»	1,316	118	813	401	63	9,027	
juillet.	157	113	55	21	210	33	3,195	122 officiers ont été reçus, 15 sont morts.
août.	61	287	84	46	238	7	4,321	
septembre.	141	171	»	54	163	15	1,571	
octobre.	80	46	21	31	64	9	1,596	Il faut ajouter au chiffre des morts deux officiers supérieurs décédés à la suite de blessures et soignés en ville.
novembre.	43	46	»	30	28	»	771	
décembre.	31	38	»	28	10	»	989	
janvier.	31	32	»	33	3	»	938	
février.	27	30	»	25	5	»	837	
mars.	27	55	»	40	»	»	1,182	
avril.	41	104	»	105	2	»	1,229	
mai, 15.	38	15	»	29	24	»	397	
Total des entrés, 2,531		2,253	278	1,255	1,148	128	26,053	

Mouvement par nationalités.

	Entrés.	Sortis ou évacués.	Morts.
Français	2,531	2,403	128
Italiens	133	128	5
Autrichiens	183	150	33
Totaux	2,847	2,681	166

Les entrées les plus nombreuses sont aux dates des 4, 5 et 6 juin.

210. NOVARE (*Suite*). — Hôpital de Perrone.

Caserne de cavalerie neuve, mais non encore achevée.

Médecins français.

MM. les Drs Brun, médecin-major.
Laforet, *id.*
Douchez, médecin aide-major.

Plus 6 médecins civils italiens, du 6 au 15; 9 médecins militaires sardes, du 8 au 16; 1 pharmacien civil.

	RESTANTS.	ENTRÉS par billet.	ENTRÉS par évacuation.	SORTIS par billet.	SORTIS par évacuation.	MORTS.	JOURNÉES de traitement.	OBSERVATIONS.
juin	»	25	2,618	255	2,208	59	9,512	
juillet	121	37	613	27	717	27	2,028	
15 août	»	»	305	130	20	»	2,163	
septembre	155	6	121	185	9	»	2,645	
octobre, novembre, décembre	88	1	33	101	21	»	1,218	
Total des entrés, 3,759		69	3,690	698	2,975	86	17,566	

Mouvement par nationalités.

	Entrés.	Sortis ou évacués.	Morts.	Restants.	
Français	3,759	3,636	86	209	
Italiens	643	545	?	?	
Autrichiens	1,650	1,599	51	»	1,250 venus évacués de Milan.
Totaux	6,052	5,780	137	209	

211. NOVARE (*Suite*). — Hôpital Saint-Julien. Hospice civil.

Drs Pietro Caire, Carlo Seletti, Michel Ottene, médecins italiens.

	RES-TANTS.	ENTRÉS par billet.	ENTRÉS par éva-cuation.	SORTIS par billet.	SORTIS par éva-cuation.	MORTS.	JOURNÉES de traitement.	OBSERVATIONS.
1er juin.	»	5	71	2	44	4	1,037	
juillet.	26	1	»	»	24	3	217	
Total des entrés, 77		6	71	2	68	7	1,254	

Mouvement par nationalités.

	Entrés.	Sortis ou évacués.	Morts.	Restants.
Français.	77	70	7	»
Italiens.	15	2	?	?
Autrichiens.	12	12	»	»
Totaux.	104	84	7	?

De nombreuses amputations ont été faites dans les hôpitaux de Novare.

	FRANÇAIS. Opérés.	FRANÇAIS. Morts.	AUTRICHIENS. Opérés.	AUTRICHIENS. Morts.	
Désarticulation de l'épaule.	*7*	*2*	»	»	D'après un rapport italien, le nombre des amputations serait de 124; la différence porte sur des désarticulations de phalanges.
Amputation du bras.	*20*	*5*	*9*	*3*	
Résection de la tête de l'humérus.. . . .	*1*	*1*	»	»	
Amputation de l'avant-bras..	*4*	*1*	»	»	
Idem de la cuisse.	*19*	*9*	*15*	*8*	
Idem de la jambe.	*19*	*10*	*14*	*5*	
Désarticulation du premier métatarsien..	*1*	*1*	»	»	
Idem de doigts ou phalanges. .	*5*	»	*1*	»	
Idem d'orteils..	*2*	*1*	»	»	
Totaux.	*78*	*31*	*39*	*16*	Total : *117*.

108 amputations ont été pratiquées jusqu'à la date du 17 juin; à cette époque les conditions d'encombrement étaient tellement défavorables qu'il a été décidé que, pour faire de nouvelles opérations, on attendrait une situation meilleure après l'évacuation d'un grand nombre de blessés. Dès le 3 juillet on tenta quelques amputations qui ont eu plus de succès. Parmi les graves complications qui ont entraîné la mort, on doit signaler, suivant l'ordre de fréquence, la résorption purulente, le typhus nosocomial, l'épuisement par suppuration trop abondante, le tétanos, le phlegmon diffus, la gangrène et les hémorrhagies secondaires.

État nominatif des officiers, sous-officiers et soldats français et autrichiens amputés dans les hôpitaux de Novare.

FRANÇAIS.

DÉSARTICULATION SCAPULO-HUMÉRALE.

Nom	Corps	Date indiquée de l'opération	Résultats.		
Dole, Martial.	6e bataillon de chasseurs	4 juillet.		Mort.	
Foutry, François.	Capitaine, 3e grenadiers (garde)	» id.	Évacué.		Pensionné.
Surer, Sébastien.	3e grenadiers (garde)	» id.	Évacué.		Pensionné.
Tanné, Henri.	id.	» id.	Évacué.	Mort.	
Mourzot, Louis.	90e de ligne	» id.		Mort.	
Bechtel, Antoine.	1er grenadiers (garde)	» id.	Évacué.		Pensionné.
Laveille, André.	7e chasseurs à cheval	2 octobre.	Évacué.		Pensionné.

RÉSECTION DE LA TÊTE DE L'HUMÉRUS.

Nom	Corps	Date indiquée de l'opération	Résultats.		
Milet, ?	6e bataillon de chasseurs	6 juin.		Mort.	

AMPUTATION DU BRAS.

Nom	Corps	Date indiquée de l'opération	Résultats.		
Mohamed Ben Abdallah.	Tirailleurs algériens	»	Évacué.		Pensionné.
Falcon, Théodore.	Chef de bataillon, 86e de ligne	»	Évacué.		Pensionné.
Frimard, Jean.	23e de ligne	»		Mort.	
Mahé, Julien.	85e id.	»		Mort.	Typhus.
Aoussin Ben brahim.	Tirailleurs algériens	»	Évacué.		Pensionné.
Gauthier, Jules.	85e de ligne	»		Mort.	
Malhautier, Louis.	10e bataillon de chasseurs	»	Évacué.		Pensionné.
Parrot, Jean.	90e de ligne	15 juin.	Évacué.		Pensionné.
Cazalonga, Charles.	41e id.	6 id.	Évacué.	Mort.	
Delaunay, Louis.	85e id.	6 id.	Évacué.		Pensionné.
Petiton, Mathieu.	41e id.	17 id.	Évacué.	Mort.	
Walter, Louis.	Zouaves (garde)	9 id.	Évacué.		Pensionné.
François, Joseph.	70e de ligne	7 id.		Mort.	Tétanos.
Millanvoy, Louis.	90e de ligne, sous-lieutenant	7 id.	Évacué.		Pensionné.
Meyer, Jacques.	3e grenadiers (garde)	7 id.	Évacué.		Pensionné.
Wurth, Gaspard.	43e de ligne	7 id.	Évacué.		Pensionné.
Béglasse, Jean.	Voltigeurs (garde)	7 id.		Mort.	
Laguerbe, Antoine.	3e grenadiers (garde)	3 juillet.	Évacué.		Pensionné.
Bazalge, Camille.	52e de ligne	3 id.	Évacué.		Pensionné.
Allain, Yves.	3e grenadiers (garde)	3 id.	Évacué.		Pensionné.

AMPUTATION DE L'AVANT-BRAS.

Nom	Corps	Date indiquée de l'opération	Résultats.		
Pichoud, Pierre.	Zouaves (garde), lieutenant	3 id.	Évacué.	Mort.	
Gartner, Nicolas.	43e de ligne	3 id.		Mort.	
Rouzade, Charles.	23e id.	3 id.	Évacué.		Pensionné.
Raviot, Joseph.	Zouaves (garde)	6 juin.	Évacué.		Pensionné.

DÉSARTICULATION DE DOIGTS OU DE PHALANGES.

Nom	Corps	Date indiquée de l'opération	Résultats.		
Tuyerat.	52e de ligne	6 id.	Évacué.		Guéri.
Massat.	37e id.	6 id.	Évacué.		Guéri.
Thévenin.	3e grenadiers (garde)	6 id.	Évacué.		Gratification.
Tisserand, Jacques.	50e de ligne (V. blessures du bras).	6 id.	Évacué.		Pensionné.
Chausset, Pierre.	8e bataillon de chasseurs	6 id.	Évacué.		Gratification.

AMPUTATION DE LA CUISSE.

Nom	Corps	Date indiquée de l'opération	Résultats.		
Bigot, Henri.	85e de ligne, lieutenant-colonel	25 juin.		Mort.	
Martin, Louis.	2e grenadiers (garde)	»	Évacué.		Pensionné.

FRANÇAIS.

AMPUTATION DE LA CUISSE (*Suite*).

		Date indiquée de l'opération.	Résultats.		
Aymard, Constant.	2e grenadiers (garde), sergent. . . .	»	Évacué.	Mort.	
Lecomte, Léon.	2e zouaves	»	Évacué.		Pensionné.
Taillefer, Antoine.	90e de ligne.	»	Évacué.		Pensionné.
Sadi ben Ramdham.	Tirailleurs algériens.	»	Évacué.		Pensionné.
Coupnt, Jean-Baptiste.	23e de ligne.	»		Mort.	
Musy, Frédéric.	19e bataillon de chasseurs	»		Mort.	
Ledrenne.	23e de ligne.	»		Mort.	
Tempez, Victor.	8e bataillon de chasseurs..	»		Mort.	
Arbi Ben Djelloul.	Tirailleurs algériens.	»	Évacué.	Mort.	
Davoust, Léon.	19e bataillon de chasseurs.	»	Évacué.		Pensionné.
Drevet, Philippe.	Zouaves (garde).	9 juin	Évacué.		Pensionné.
Léglise, Jean-Baptiste.	85e de ligne.	12 *id.*		Mort.	
Pralon, François.	2e grenadiers (garde).	6 *id.*		Mort.	
Averty, Louis.	45e de ligne.	10 *id.*		Mort.	
Serrurier, Auguste.	8e bataillon de chasseurs	»	Évacué.		Pensionné.
Viertex, Pierre.	73e de ligne.	13 juin.		Mort.	Tétanos.
Gamond, Pierre.	44e *id.*.	10 *id.*	Évacué.		Pensionné.

AMPUTATION DE LA JAMBE.

Bel Cassem Brescher.	Tirailleurs algériens.	12 juin.		Mort.	Typhus.
Kruch, Mathias.	Zouaves (garde).	4 *id.*	Évacué.		Pensionné.
Salvan, Jean.	*id.*.	4 *id.*		Mort.	Typhus.
Guen, Roland.	*id.*.	3 juillet.	Évacué.	Mort.	
Bourguignon, Louis.	*id.*.	»	Évacué.	Mort.	
Tancoigne, Auguste.	*id.*.	»		Mort.	
Conrad, Eugène.	8e bataillon de chasseurs	10 juin.	Évacué.	Mort.	Tétanos.
Longuet, Alexis.	85e de ligne.	»		Mort.	
Delamarche, Isidore.	19e bataillon de chasseurs	»		Mort.	
Lefrançois, Auguste.	56e de ligne.	5 juillet.	Évacué.		Pensionné.
Charlier, François.	85e *id.*.	5 *id.*		Mort.	
Pucelle, Nicolas.	8e bataillon de chasseurs.	15 juin.	Évacué.		Pensionné.
Bonnin, Louis.	23e de ligne.	17 *id.*		Mort.	
Mathelon, Jean.	90e *id.*.	»	Évacué.	Mort.	
Gineste, Charles.	90e *id.*.	»	Évacué.		Pensionné.
Ternisien, Auguste.	1er grenadiers (garde).	16 *id.*		Mort.	
Buffet, Philippe.	Zouaves (garde).	15 *id.*	Évacué.		Pensionné.
Momeda, Antoine.	*id.*.	15 *id.*		Mort.	
Ahmed ben Ali.	Tirailleurs algériens.	15 *id.*	Évacué.		Pensionné.

DÉSARTICULATION D'UN MÉTATARSIEN.

Gérard, Louis.	41e de ligne	10 juin.	Évacué.		Pensionné.

DÉSARTICULATION D'ORTEILS.

Gourse, Julien.	85e de ligne.	11 juin.		Mort.	Tétanos.
Carbonnier.	52e *id.*.	5 *id.*	Évacué.		

AUTRICHIENS.

Il nous est impossible de connaître, comme pour les Français amputés, le sort définitif des Autrichiens amputés et évacués. Nous ne pouvons aussi répondre de l'exactitude de l'orthographe des noms.

AMPUTATION DU BRAS.

Jacovistch.	Lieutenant (Hesse).	»	Évacué.	
Brancella, Francesco.	Wimpfen	»		Mort.
Preis, Mathias.	?	»		Mort.
Batchaitchouf, Pietro.	?	»	Évacué.	
Campieger, Giovanni.	Hessen.	»	Évacué.	

AUTRICHIENS.

AMPUTATION DU BRAS (*Suite*).

Nom	Corps	Date indiquée de l'opération.	Résultats.
Bobleisch.	Cavalerie	»	Évacué.
Mayer, Hausen.	d'Assia	»	Évacué.
Schinjaba.	?	»	Mort. Typhus.
Noften, Giovanni.	Jellachich	»	Évacué.

DÉSARTICULATION DE DOIGTS.

Nom	Corps	Date indiquée de l'opération.	Résultats.
Nom illisible.	?	»	Évacué.

AMPUTATION DE LA CUISSE.

Nom	Corps	Date indiquée de l'opération.	Résultats.
Pavolick, Antonio.	?	»	Évacué.
Evan, Guilhem.	Stipf. ?	»	Évacué.
Frantz.	?	»	Mort.
Preier, Andrea.	d'Assia	10 juin.	Mort.
Pupan, Gregorio.	Roi des Belges	14 *id.*	Mort. Hémorrhagie.
Bartfield, Hermann.	Stefan.	»	Évacué.
Kopfa.	Stefan.	»	Évacué.
Nom illisible.	Croate.	»	Mort.
Nom illisible.	?	»	Mort.
Ghrsgrava, Vincente.	Gruben	»	Évacué.
Meyer, Giovanni.	Hesse	»	Mort.
Guigmski, Nicolaio.	Stefan.	»	Mort.
Beosso, Ferdinand.	Sigismond.	»	Évacué.
Berkowistch, Luisman.	Lichtenstein.	»	Mort.
Petrick, Giovanni.	Guilhem	»	Évacué.

AMPUTATION DE LA JAMBE.

Nom	Corps	Date indiquée de l'opération.	Résultats.
Ambrosio, Luigi.	Sigismond.	»	Évacué.
Dossetto, Cnaprid.	*id.*	»	Évacué.
Fischer, Giovanni.	Wimpfen	»	Mort.
Palavan, Giovanni.	Chasseurs	»	Évacué.
Poschiavo, Felician.	Sigismond.	»	Évacué.
Abel, Mathia.	Roi des Belges.	»	Évacué.
Kaustch, Théod.	Chasseurs.	»	Évacué.
Kosem, Pietro.	*id.*	»	Mort.
Gepiska, Giuseppe.	Kayser.	»	Mort.
Garizès, Antonio.	Sigismond.	»	Évacué.
Ikischibtz, Venderg.	Hesse.	»	Mort.
Gaspardo, Daniel.	d'Assia	»	Évacué.
Logono, Antonio.	*id.*	»	Évacué.
Wassyl, Boutiend ?	Chasseurs.	»	Mort.

M. le médecin-major Laforet indique 28 cas de tétanos observés dans les hôpitaux de Novare, 3 limités à l'état de trismus et 25 mortels.

Dans la plupart des cas, cette terrible complication s'est manifestée chez des blessés atteints de plaies déchirées ou de blessures à la jambe et au pied. Tout en tenant compte des conditions ordinaires qui en favorisent le développement, surexcitations morales, écarts de régime, étranglement des parties lésées, sensibilité exagérée, il faut cependant remarquer que c'est surtout dans la seconde quinzaine de juin qu'elle s'est montrée, et nous signalerons les variations atmosphériques comme causes générales qui ont dû contribuer à augmenter le nombre des victimes. A cette époque, en effet, à des nuits fraîches ont succédé des temps orageux, lourds, chauds et humides.

Cas de tétanos constatés.

FRANÇAIS.

MENESSIER, colonel,	70e de ligne.	Plaie à la cuisse.	Tétanos.
PERSILLET,	73e *id.*	*Id.* à la fesse.	*id.*
SCHADERON,	6e chass. à pied.	*Id.* génito-urinaire.	*id.*
VIERTEX, lieutenant,	73e de ligne.	Amputation de la cuisse pour fracture du tibia.	*id.*
PAUL,	85e *id.*	Plaie à la cuisse et organes génitaux.	*id.*
SALTZMANN, lieutent.,	73e *id.*	Fracture de la cuisse gauche.	*id.*
DUCLOS,	23e *id.*	*Idem* droite.	*id.*
FESCHÈRE,	50e *id.*	Plaie à la jambe gauche.	*id.*
BOUSQUET,	72e *id.*	*Id.* au pied.	*id.*
GOURDON,	43e *id.*	Fracture du tarse.	*id.*
GOURSE,	85e *id.*	Désarticulation de deux orteils.	*id.*
THORINC,	85e *id.*	Séton à l'avant-bras et à la cuisse.	Trismus.
CONRAD,	8e chass. à pied.	Amputation de la jambe.	Tétanos.
BARBAT,	43e de ligne.	Amputation de la jambe, fracture susmalléolaire.	*id.*

AUTRICHIENS.

URBANN. Fracture du genou.	Tétanos.
FRANTZ. Plaie sacro-lombaire.	*id.*
HARRENQ. Plaie inguino-génitale.	*id.*
FERFETSKY. Plaie à l'épaule.	*id.*
BOETSCHUTZ. Fracture du tibia.	*id.*
URSCHLER. Plaie à la région sus-malléolaire.	*id.*
KIESCH. Fracture de la jambe gauche, boulet.	*id.*
GADISTCH. Fracture du calcanéum.	Tétanos.
GRUENFLURCH. Coup de feu au pied.	*id.*
Nom illisible. Coup de sabre à la région occipitale. Trismus.	Évacué.
Idem Coup de feu à l'épaule. *id.*	*id.*
HISCH. Fracture du tibia gauche.	Tétanos.
Nom illisible. Non définie.	*id.*
Idem. *Idem.*	*id.*

Parmi les maladies observées aux hôpitaux de Novare, nous trouvons chez les Français :

	Entrés.	Sortis.	Évacués.	Morts.
Fièvre typhoïde	52	14	16	22
Idem pernicieuse	8	3	1	4
Idem intermittente	423	287	136	»
Idem rémittente	149	51	91	7
Cachexie paludéenne	9	»	9	»
Diarrhée	356	190	165	1
Cholérine	10	8	2	»
Dyssenterie	103	34	56	13
Blessures du soldat en marche	130	47	83	3
Idem accidentelles par armes	9	5	1	3
Syphilis	135	6	129	»
Diverses	244	53	184	4
Totaux	1,628	698	873	57

Mouvement par corps des militaires blessés et malades français et autrichiens traités aux hôpitaux de Novare du 1er juin au... ? (Le rapport est signé à la date du 20 octobre).

CORPS FRANÇAIS.

	Entrés.	Morts.
État-major	12	1
1er rég. des grenadiers (garde)	70	7
2e *idem*	97	8
3e *idem*	236	19
1er régiment des voltigeurs	20	1
2e *idem*	21	2
3e *idem*	11	»
4e *idem*	13	»
Zouaves de la garde	140	15
Guides de la garde	7	»
Cuirassiers *idem*	3	»
Lanciers *idem*	1	»
Chasseurs *idem*	13	»
Artillerie	38	3
2e régiment de ligne	52	3
3e *idem*	4	»
6e *idem*	33	»
7e *idem*	3	»
8e *idem*	38	1
9e *idem*	1	»
11e *idem*	28	1
13e *idem*	1	»
10e *idem*	38	»
15e *idem*	55	»
17e *idem*	3	»
18e *idem*	21	»
19e *idem*	9	»
21e *idem*	15	»
22e *idem*	22	»
23e *idem*	186	16
25e *idem*	1	1
26e *idem*	10	»
27e *idem*	9	»
28e *idem*	2	»
30e *idem*	23	»
31e *idem*	1	»
33e *idem*	43	1
34e *idem*	24	2
37e *idem*	52	1
38e *idem*	3	»
39e *idem*	2	»
40e *idem*	1	»
41e *idem*	60	2
43e *idem*	109	5
44e *idem*	33	3
45e *idem*	86	3
46e *idem*	28	1
47e *idem*	1	»
49e *idem*	18	»
50e *idem*	26	1
51e *idem*	2	»
52e *idem*	136	4
A reporter	1,861	101
Report	1,861	101
53e régiment de ligne	45	»
55e *idem*	17	»
56e *idem*	59	3
59e *idem*	15	»
61e *idem*	20	1
62e *idem*	2	1
63e *idem*	11	»
64e *idem*	22	»
65e *idem*	114	»
66e *idem*	1	»
68e *idem*	22	1
70e *idem*	138	4
71e *idem*	30	»
72e *idem*	42	4
73e *idem*	75	9
74e *idem*	29	»
75e *idem*	24	1
76e *idem*	22	»
77e *idem*	1	»
78e *idem*	57	2
80e *idem*	14	»
81e *idem*	2	»
82e *idem*	24	»
83e *idem*	3	»
84e *idem*	22	»
85e *idem*	226	16
86e *idem*	70	2
88e *idem*	17	»
89e *idem*	72	»
90e *idem*	260	11
91e *idem*	25	1
92e *idem*	2	»
93e *idem*	38	»
94e *idem*	1	»
98e *idem*	40	1
99e *idem*	42	2
100e *idem*	12	»
1er bat. de chass. à pied	2	»
3e *idem*	4	»
4e *idem*	3	»
5e *idem*	11	»
6e *idem*	75	3
7e *idem*	5	»
8e *idem*	119	11
9e *idem*	3	»
10e *idem*	24	1
11e *idem*	20	»
13e *idem*	1	»
14e *idem*	12	»
15e *idem*	28	»
17e *idem*	22	»
18e *idem*	4	»
A reporter	3,810	175

	Entrés.	Morts.
Report.	3,810	175
19ᵉ bat. de chass. à pied.	89	4
1ᵉʳ régiment de zouaves.	168	2
2ᵉ *idem*	75	»
3ᵉ *idem*	66	»
1ᵉʳ régiment étranger.	47	1
2ᵉ *idem*	62	2
Tirailleurs algériens	158	5
2ᵉ régiment de hussards	6	»
5ᵉ *idem*	3	»
6ᵉ *idem*	5	»
7ᵉ *idem*	4	»
8ᵉ *idem*	1	»
1ᵉʳ régiment du génie.	10	1
2ᵉ *idem*	19	»
3ᵉ *idem*	11	»
Gendarmerie	5	»
2ᵉ régiment de chasseurs	18	1
4ᵉ *idem*	3	»
7ᵉ *idem*	13	»
10ᵉ *idem*	5	»
1ᵉʳ rég. de chasseurs d'Afrique.	2	»
2ᵉ *idem*	3	»
3ᵉ *idem*	6	1
Train des équipages militaires. .	26	»
Ouvriers d'artillerie	5	»
1ᵉʳ régiment d'artillerie.	8	1
2ᵉ *idem*	3	»
3ᵉ *idem*	30	2
4ᵉ *idem*	45	3
5ᵉ *idem*	15	»
6ᵉ *idem*	25	»
7ᵉ *idem*	9	»
8ᵉ *idem*	10	»
9ᵉ *idem*	5	»
10ᵉ *idem*	9	»
11ᵉ *idem*	61	7
12ᵉ *idem*	4	»
A reporter.	4,844	205

	Entrés.	Morts.
Report.	4,844	205
13ᵉ régiment d'artillerie	89	1
14ᵉ *idem*	141	12
15ᵉ *idem*	5	»
16ᵉ *idem*	5	»
17ᵉ *idem*	73	3
18ᵉ *idem*	5	»
Ouvriers d'administration	32	1
Infirmiers militaires.	12	»
Corps non indiqués.	639	1
Total.	5,845	223

CORPS AUTRICHIENS.

	Entrés.	Morts.
Lichstenstein.	5	4
Wimpfen.	6	6
Hessen.	8	5
Ludovico d'Assia.	18	11
Fanteria.	9	2
Cacciatori.	35	8
Lancieri.	2	»
Re dei Belges.	10	6
Sigismondi.	12	4
Gruben.	11	5
Hartmann.	30	7
Stefano.	14	4
Kayser.	15	2
François-Joseph.	6	4
Jellacich	5	3
Rouchetière.	2	1
Guilhem.	7	2
Geger.	6	3
Uhlann Zioula.	3	»
Limbourg.	1	1
Kipfen.	1	»
Principe di Wasa.	2	»
Corps non indiqués.	1,637	6
Total.	1,845	84

Ce dernier état récapitulatif est fourni par un rapport non signé.

	LÉSIONS constatées.			LÉSIONS NON exactement constatées.			BLESSURES du soldat en marche.			FIÉVREUX.			SANS renseignements.			RESTANTS.	TOTAL des entrés.
	Sortis.	Évacués.	Morts.	Sortis.	Évacués.	Morts.	Sortis.	Évacués.	Morts.	Sortis.	Évacués.	Morts.	Sortis.	Évacués.	Morts.		
FRANÇAIS inscrits. . . .	16	459	161	12	353	4	60	264	3	694	593	54	302	2,767	1	57	5,845
AUTRICHIENS inscrits. .	»	263	74	»	64	4	»	7	»	»	5	1	7	1,415	2	3	1,845
	16	722	235	12	417	8	60	271	3	694	598	55	309	4,182	3	60	
	973			437			334			1,347			4,634				7,690
	7,645																

La légère différence numérique de ce dernier état s'explique évidemment par une différence de date ; car s'il est entré 7,690 hommes et que 7,645 sont sortis, ont été évacués ou sont morts, le chiffre des restants doit être de 45 et non de 60.

VILLES OU VILLAGES OU DES HÔPITAUX ONT REÇU les blessés et malades. — Dates de l'ouverture et de la fermeture.	RES-TANTS.	ENTRÉS par		SORTIS par		MORTS.	NOMBRE des journées de traitement.	OBSERVATIONS.
		billet.	évacuation.	billet.	évacuation.			
212. NOVI.								Dr Giovanni Melchiori, chirurgien en chef.
7 mai.	»	134	»	97	»	»	1,032	
juin.	37	7	»	33	»	»	495	
juillet.	11	55	»	16	»	1	478	
août.	49	217	»	195	»	7	2,844	
septembre. . . .	64	54	»	55	13	3	1,753	
octobre.	47	12	»	43	»	1	766	
novembre. . . .	15	18	»	16	»	2	450	
décembre. . . .	15	4	»	7	»	2	363	
janvier..	10	12	»	14	2	1	149	
février..	5	10	»	6	»	»	228	
mars..	9	9	»	11	»	»	297	
avril, 23.. . . .	7	10	»	1	16	»	124	
19 mai.	»	4	»	1	»	»	8	
juin, 5..	3	2	»	5	»	»	9	
		548	»	500	31	17	8,996	
213. ONEGLIA.								Rivière de Gênes.
13 août.	»	30	»	8	»	»	277	M. Corradi, président.
septembre. . . .	22	»	»	18	»	»	283	
octob., novemb. et décembre. .	4	»	»	3	»	1	64	
10 avril 1860. . . .	»	11	»	8	»	»	97	
mai.	3	26	»	28	»	»	243	
juin.	1	»	»	1	»	»	3	
		67	»	66	»	1	967	
214. ORZINUOVI.								Hôpital civil.
28 juin.	»	»	12	»	»	»	36	
juillet.	12	»	2	»	12	1	326	
août.	1	»	»	»	»	1	1	
		»	14	»	12	2	363	

VILLES OU VILLAGES OU DES HÔPITAUX ONT REÇU les blessés et malades. — Dates de l'ouverture et de la fermeture.	RES-TANTS.	ENTRÉS par billet.	ENTRÉS par évacuation.	SORTIS par billet.	SORTIS par évacuation.	MORTS.	NOMBRE des journées de traitement.	OBSERVATIONS.
215. ORZINUOVI (*Suite*).								Hôpital temporaire.
16 juin.	»	»	36	»	35	»	»	
juillet, 5.	1	»	»	»	»	1	291	
22 juillet.	»	»	51	»	27	2	»	
août.	22	»	»	»	22	»	254	
		»	87	»	84	3	545	
216. OSTIANO.								Province de Brescia.
29 juin.	»	»	19	»	»	»	38	
juillet.	19	»	»	»	6	4	463	
août.	9	»	»	»	4	1	201	
septembre. . . .	4	»	»	»	1	1	79	
octobre.	2	»	»	»	»	»	62	
novembre. . . .	2	»	»	»	»	»	60	
décembre. . . .	2	»	»	»	»	»	62	
janvier.	2	»	»	»	»	»	62	
février, 4. . . .	2	»	»	»	2	»	6	
		»	19	»	13	6	1,033	
217. PALAZZOLO.								Province de Brescia.
28 juin.	»	»	141	»	»	»	423	
juillet.	141	»	10	»	110	1	3,431	
août, 24.	40	»	»	»	38	2	307	
		»	151	»	148	3	4,161	
218. PARATICO.								Province de Brescia.
28 juin.	»	»	11	»	»	»	33	
juillet.	11	»	1	»	7	»	302	
août, 8.	5	»	»	»	5	»	7	
		»	12	»	12	»	342	
219. PARME.								6 officiers.
2e trimestre. . .	»	154	»	»	»	»	519	
3e *idem*. . . .	154	18	»	169	»	3	2,552	
		172	»	169	»	3	3,071	

220 à 231. PAVIE.

Mouvement général des hôpitaux.

	EFFECTIF.	RESTANTS.	ENTRÉS par billet.	ENTRÉS par évacuation.	SORTIS par billet.	SORTIS par évacuation.	MORTS.	JOURNÉES de traitement.	OBSERVATIONS.
5 juin.	»	»	21	»	1	1	»	373	1 officier.
juillet. . . .	»	19	382	64	291	82	2	4,038	
août.	8,828	90	1,095	95	347	303	28	11,277	3 *id.* 1 mort.
septembre. .	6,430	602	1,324	2	628	798	22	14,770	
octobre.. . .	6,500	480	642	»	615	227	5	13,098	
novembre. .	»	275	205	»	225	26	7	6,696	
décembre.. .	»	222	173	»	204	18	3	6,289	
janvier.. . .	»	170	117	»	173	»	2	4,672	
février. . . .	5,631	112	105	»	100	»	1	3,402	
mars.	5,612	116	141	»	120	»	3	3,632	
avril.	5,035	134	215	»	217	3	3	4,121	
mai, 15. . .	430	126	30	2	50	107	1	1,282	
Total des entrés, 4,613.			4,450	163	2,971	1,565	77	73,650	4 officiers.

Indépendamment des hôpitaux, on a établi un dépôt de convalescents qui se trouve en dehors du service hospitalier.

« Pavie est la ville palustre par excellence de la Lombardie. Située sur le Tessin et près du confluent de cette rivière et du Pô, enceinte d'un côté par le canal de Milan, son territoire est en outre sillonné dans tous les sens par une multitude de petits canaux d'irrigation qui déversent sur les rizières et les prairies artificielles, les eaux qui doivent les féconder, mais qui sont en même temps les sources incessantes d'effluves miasmatiques. Les fièvres y règnent toute l'année, mais c'est surtout dans le mois de septembre, alors que les récoltes étant faites, on cesse les irrigations et que l'évaporation ayant lieu sur une étendue considérable de terrains à demi desséchés, les miasmes paludéens se dégagent en abondance. Il est à remarquer qu'une loi, non abrogée, de Napoléon Ier, défend la culture en rizières ou en prairies artificielles à une distance moindre de trois milles des villes.

Les régiments campés à l'extérieur de la ville, le 34e surtout, furent très-éprouvés, et il y eut un grand nombre de récidives; beaucoup présentèrent tous les signes de la cachexie paludéenne, depuis la décoloration des tissus jusqu'à l'hydropisie et l'anasarque avec troubles nerveux et douleurs générales.

Pendant les mois d'hiver, l'état sanitaire a été plus satisfaisant; il y a eu les maladies de la saison, mais dès le milieu de mars, le nombre des fiévreux a commencé à s'accroître. A la même époque, les diarrhées ont été fréquentes.

Un cas assez remarquable d'empalement s'est présenté. Un soldat est tombé violemment sur une tige de fer formant pied de lit; la tige a pénétré au voisinage de l'anus à une assez grande profondeur et remonté le long du rectum. Aucun des accidents qu'on pouvait redouter ne s'est présenté, et après vingt-deux jours de traitement, il ne restait qu'une petite plaie simple qui s'est promptement cicatrisée.

FROPO, médecin-major.

Les Autrichiens, avant de s'avancer en Lombardie, avaient fait de Pavie une de leurs principales bases d'opérations; la garnison n'y avait pas dépassé quatre ou cinq mille hommes, mais une grande partie de leur armée traversa cette place. Les deux hôpitaux n°s 1 et 2 qui s'y trouvaient, étant devenus insuffisants, ils envoyèrent leurs malades à Orfanotrofio (hospice d'orphelins des deux sexes), au collége San Borromeo, au grand séminaire, à l'hospice Majeur, à Campanova, au collége Ghislieri, au lycée, à l'université et même à l'église del Carmine, quand arrivèrent les blessés autrichiens de Montebello, de Palestro, de Turbigo et de Magenta.

L'entrée de l'armée française à Milan détermina les Autrichiens à évacuer Pavie. Le 6 juin tous les officiers blessés furent transportés à Mantoue par les voies fluviales à l'aide de quelques bateaux; 1,187 sous-officiers et soldats blessés furent laissés aux soins des médecins civils. Le 7 juin, les troupes autrichiennes sortaient de la place pour rejoindre à Melagnano.

Le 8 juin dans la soirée, une brigade du général Paumgarten entra dans la ville et la quitta le lendemain matin avec les troupes du général Bills. Indépendamment des blessés autrichiens, il y avait 12 Français blessés à Magenta et faits prisonniers.

Sur les 1,187 Autrichiens, 167 succombèrent à leurs blessures ou à leurs maladies, mais non au typhus, comme le prétendaient les médecins italiens : le typhus n'a pas existé à Pavie. Les blessés autrichiens guéris furent évacués du 25 au 30 juin sur Gênes au nombre de 341, et du 5 au 31 juillet, au nombre de 645 sur Mantoue. La dernière évacuation a eu lieu le 31 août; les évacués descendirent le Tessin et le Pô par bateaux, accompagnés par M. Desmorets, médecin aide-major de notre armée.

Les hôpitaux autrichiens n°s 1 et 2 étaient trop encombrés, mal aérés, sans ventilation et dans de très-mauvaises conditions; il n'y avait pas 15 mètres cubes d'air par homme. On y trouvait bien quelques lits, mais les malades durent se contenter d'une paillasse placée à terre, avec un traversin garni de foin. Les quelques matelas qui furent donnés par les soins de la municipalité avaient été réservés aux officiers.

Le 11 juin les premières troupes françaises, c'est-à-dire la division d'Autemarre, passèrent dans Pavie et n'y laissèrent qu'un seul malade, capitaine de zouaves ; mais quelques blessés, amenés des villes voisines, portèrent à 21 le nombre des Français entrés ou présents aux hôpitaux, en y comprenant les 12 prisonniers de Magenta laissés à Pavie.

Le 2 juillet arrivèrent des blessés de Solférino, au nombre de 83, transportés dans des voitures particulières ; mais ce nombre s'éleva rapidement dans les quelques jours qui suivirent.

Les blessés autrichiens qui n'avaient pu être transportés, furent évacués sur les hôpitaux militaires nos 1 et 2. Le séminaire fut consacré aux Français et le collége Ghislieri aux Piémontais. Cependant l'arrivée successive des blessés de Solférino, de ceux évacués de Lodi ou de Plaisance, obligea à recevoir indistinctement Français et Piémontais dans ces deux hôpitaux.

Le mouvement du mois de juillet, dans les hôpitaux, est de 446 entrants, qui n'ont donné que deux décès ; mais les blessures étaient pour la plupart légères, puisqu'on ne fit aucune opération. Pendant le mois, il y eut trois évacuations sur Gênes et sur Alexandrie.

Le 3 août, la division Bazaine occupa Pavie, et le nombre des malades augmenta considérablement. Pavie justifia sa réputation d'insalubrité proverbiale, pendant l'été et l'automne.

Mouvement du mois d'août.

	Entrés.		Morts.
Blessés.	5	1,190	28
Fiévreux.	1,178		
Vénériens.	7		

Le 30 août, grâce aux évacuations qui avaient été faites, il ne restait plus aux hôpitaux que 625 malades :

	Restants.	Morts.
Au séminaire.	287	24
Au collége Ghislieri.	338	4

Il est à remarquer que 24 hommes sont morts au séminaire, laissé au service médical civil italien, tandis qu'au collége Ghislieri on n'en compte que 4. Ce dernier établissement a reçu cependant presque autant de malades que le premier ; mais le service médical y a été fait par un médecin italien, M. Oëhl, qui s'est rapproché des idées, relatives à la pathogénie et à la thérapeutique, adoptées par les médecins de l'armée française.

Le service médical a été fait :

1° Au collége, par M. Lovati, directeur, qui s'est réservé le traitement des soldats piémontais, et MM. Oëhl, Tognola, Casati, Cattaneo et Cazzani.

2° Au séminaire, par M. Porta, directeur, et MM. Sacchi, Schottini, Vittadini et Ferrari.

Une petite pharmacie, mais largement suffisante, fut installée au séminaire par les soins de MM. Faruffini et Crespi et pourvut aux besoins des deux hôpitaux.

Un seul médecin de l'armée française, M. de Santi, médecin-major, eut la surveillance des services jusqu'au 30 août, époque à laquelle il fut remplacé par M. Fropo, médecin-major, remplacé lui-même, à la fin d'octobre, par M. Lagrave, médecin principal.

L'appropriation des locaux se fit par les soins de MM. Cuvru et Desmaux, adjudants d'administration, avec un zèle intelligent.

Du 1er avril au 4 septembre, 335 malades ont été évacués sur les hôpitaux de Milan, Voghera et Alexandrie.

Nous ne mettons pas en doute le zèle et l'empressement avec lesquels les médecins italiens ont donné des soins à nos malades ; mais, après avoir payé un juste tribut à leur dévouement, il faut bien dire que la thérapeutique dirigée contre les fièvres d'Italie n'était pas celle adoptée par les médecins militaires français. Enfin, nos malades désiraient recevoir les soins de médecins qu'ils ont toujours vus à leurs côtés, aussi bien sous le feu de l'ennemi que dans les diverses épidémies qui ont éprouvé l'armée en Afrique et en Crimée. La conformité de langage, l'habitude du service, la solidarité intime qui existe entre le soldat et le médecin militaire dans toutes les positions de l'armée en campagne, faisaient vivement désirer de nouvelles dispositions.

Si, par une mortalité excessive, les intérêts de l'armée souffraient d'un état de choses difficile à conjurer, les intérêts du pays et ceux du Trésor n'en souffraient pas moins ; les médecins civils n'avaient aucune autorité sur nos soldats, et le nombre des journées d'hôpital grossissait assez considérablement par le séjour abusivement prolongé d'hommes en état de rejoindre.

La campagne était terminée, l'effectif diminuait en Italie ; il fut dès lors possible, sans froisser les susceptibilités des médecins italiens, de leur faire comprendre que l'heure était venue de rendre aux médecins français, dégagés du service des ambulances, la part d'action qu'ils doivent avoir dans les hôpitaux où se trouvent leurs malades. Dès les premiers jours de septembre, le service passa donc aux mains des médecins de l'armée, sinon complétement, du moins de manière à laisser un médecin français comme chef, et un médecin italien dans les services réservés aux Français, et l'état sanitaire s'est immédiatement amélioré, comme il est facile de le voir au mouvement général des hôpitaux.

Situation sanitaire des troupes de la 3e division cantonnée à Pavie à la date du 31 août 1859.

	EFFECTIF.	MALADES	
		à l'hôpital.	à la chambre.
1er régiment de zouaves.	2,467	224	28
34e *idem* de ligne.	1,824	148	128
A reporter.	4,291	372	156

	EFFECTIF.	MALADES à l'hôpital.	MALADES à la chambre.
Report.	4,291	372	156
37e régiment de ligne.	2,089	97	19
78e *idem*	1,405	75	30
1er régiment du génie (détachement).	154	13	23
12e et 13e régiments d'artillerie (batteries).	408	2	32
Gendarmerie.	25	1	1
4e escadron du train des équipages.	315	24	»
Ouvriers d'administration.	129	9	»
1re compagnie d'ouvriers constructeurs.	12	»	»
Totaux.	8,828	593	261

Pavie, le 31 août 1859. Le colonel, chef d'état-major.

Si l'on remarque que pendant que la garnison de Pavie était si sérieusement éprouvée par les fièvres paludéennes, les officiers qui ont une nourriture plus variée, mieux choisie, et qui surtout peuvent prendre la quantité de vin nécessaire pour soutenir l'activité fonctionnelle des organes digestifs, n'ont compté que trois fiévreux (et encore deux n'ont été atteints de fièvres palustres que pendant le cours d'un traitement antisyphilitique), on arrivera à cette conclusion qu'une des meilleures mesures hygiéniques à prendre dans les pays marécageux, mesure si souvent proposée par les médecins de l'armée, serait de donner aux hommes, pendant la saison épidémique, une ration de vin et une ration de café. Cette dépense serait bien certainement couverte par l'économie qui résulterait de la diminution des journées d'hôpital. (*Extrait des rapports de M. le Dr Fropo, médecin-major.*)

« La complication la plus singulière des fièvres palustres, complication qui paraît propre au pays, consiste dans des troubles divers de la motilité et de la sensibilité qu'offrirent un grand nombre de fébricitants. Est-ce la fièvre intermittente tétanique? Ces troubles étaient très-variés. Chez les uns, ils consistaient en de simples fourmillements dans les membres, des crampes dans les mollets, de la faiblesse dans les jambes. Chez d'autres, cette faiblesse allait jusqu'à la paralysie et il existait en même temps une diminution de la sensibilité. Plusieurs se plaignaient de sensations douloureuses sur le trajet des nerfs des membres, et, lorsqu'ils saisissaient un corps dur, la douleur éprouvée dans les doigts se propageait immédiatement de la main à l'avant-bras et jusqu'au creux de l'aisselle; ils disaient qu'ils sentaient leurs nerfs. Chez deux malades, les accidents allèrent jusqu'à la paralysie et la mort.

Vers le 15 mars 1860, on a commencé à voir reparaître les fièvres intermittentes de première invasion, et à la fin de mars elles donnaient lieu chaque jour à plusieurs entrées.

L'influence d'un hiver long et rigoureux a produit, sur un grand nombre d'hommes, son action habituelle et une prédisposition à la cachexie scorbutique, sous l'influence d'un casernement froid et humide. Aussi, pendant presque tout le trimestre, a-t-on observé une tendance aux hémorrhagies passives et a-t-on rencontré fréquemment, surtout chez les hommes en proie à la cachexie paludéenne, soit des taches d'un rouge vif de purpura apyrétique, soit des pétéchies et des suffusions sanguines, des tumeurs au voisinage des articulations, soit enfin des gencives saignantes et fétides, en un mot un véritable état scorbutique. »

LAGRAVE, médecin principal.

État récapitulatif des maladies observées pendant le 4e trimestre 1859 *et le* 1er *trimestre* 1860.

	4e TRIMESTRE 1859.					1er TRIMESTRE 1860.				
	Restants le 1er octobre 1859.	Entrés.	Sortis.	Morts.	Restants le 1er janvier 1860.	Restants le 1er janvier 1860.	Entrés.	Sortis.	Morts.	Restants le 1er avril 1860.
FIÈVRES.										
Typhoïde	13	4	10	4	3	3	2	4	»	1
Continue	6	11	18	»	»	»	1	»	»	1
Intermittente quotidienne	205	294	461	»	38	38	39	72	»	5
idem tierce	100	177	258	»	19	19	13	28	»	4
idem quarte	5	17	21	»	1	1	3	3	»	1
idem pernicieuse	1	2	3	»	»	»	»	»	»	»
Rémittente	29	42	71	»	»	»	1	1	»	»
CACHEXIE PALUDÉENNE.										
Anémie	7	22	28	»	1	1	»	1	»	»
Engorgement des viscères abdominaux	4	15	18	»	1	1	3	3	»	1
Anasarque	2	8	8	1	1	1	»	»	1	»
FIÈVRES ÉRUPTIVES.										
Variole	2	4	3	1	2	2	»	2	»	»
Varioloïde	12	25	31	»	6	6	3	9	»	»
Varicelle	»	1	»	»	1	1	1	2	»	»
MALADIES VIRULENTES.										
Uréthrite	11	4	14	»	1	1	9	6	»	4
Uréthro-orchite	2	3	3	»	2	2	2	4	»	»
Chancres simples	21	52	61	»	12	12	17	22	»	7
Chancres et bubons	20	19	22	»	17	17	7	16	»	8
Syphilis secondaire	3	16	12	»	7	7	21	18	»	10
idem tertiaire	»	»	»	»	»	»	1	»	»	1
MALADIES DES ORGANES DE LA CIRCULATION.										
Hémorrhoïdes	»	2	2	»	»	»	»	»	»	»
Purpura hemorrhagica	»	1	»	1	»	»	1	1	»	»
Scorbut	»	»	»	»	»	»	2	»	»	2
MALADIES DES ORGANES DE LA RESPIRATION.										
Laryngite	»	»	»	»	»	»	2	1	»	1
Bronchite aiguë	6	41	39	»	8	8	51	33	»	26
A reporter	449	750	1,083	7	120	120	179	226	1	72

	4e TRIMESTRE 1859.					1er TRIMESTRE 1860.				
	Restants le 1er octobre 1859.	Entrés.	Sortis.	Morts.	Restants le 1er janvier 1860.	Restants le 1er janvier 1860.	Entrés.	Sortis.	Morts.	Restants le 1er avril 1860.
Report	449	750	1,083	7	120	120	179	226	1	72
MALADIES DES ORGANES DE LA RESPIRATION (*Suite*).										
Bronchite chronique.	»	6	2	1	3	3	23	23	»	3
Asthme	»	2	1	»	1	1	»	1	»	»
Pneumonie	1	7	3	1	4	4	12	12	»	4
Pleurésie	1	8	7	»	2	2	11	5	2	6
Hémoptysie	»	»	»	»	»	»	2	1	»	1
Phthisie.	»	»	»	»	»	»	2	»	»	2
Pleurodynie.	»	»	»	»	»	»	2	1	»	1
MALADIES DES ORGANES DE LA DIGESTION ET DE LEURS ANNEXES.										
Stomatite	»	2	2	»	»	»	2	2	»	»
Angine	4	9	11	»	2	2	12	14	»	»
Dyspepsie.	»	»	»	»	»	»	2	2	»	»
Embarras gastrique	»	»	»	»	»	»	4	3	»	1
Dyssenterie	»	8	8	»	»	»	»	»	»	»
Diarrhée aiguë	14	61	66	2	7	7	15	16	1	5
idem chronique	»	4	3	1	»	»	»	»	»	»
Fistule à l'anus.	»	1	1	»	»	»	6	2	»	4
Ictère	5	32	34	1	2	2	4	5	»	1
Hernie inguinale..	»	1	1	»	»	»	»	»	»	»
MALADIES DE LA VESSIE.										
Cystite.	1	1	2	»	»	»	»	»	»	»
MALADIES DES ORGANES GÉNITAUX.										
Sarcocèle	»	1	»	»	1	1	»	1	»	»
Phimosis congénial.	»	1	1	»	»	»	»	»	»	»
Orchite traumatique.	»	»	»	»	»	»	1	1	»	»
Hydro-sarcocèle.	»	»	»	»	»	»	1	1	»	»
MALADIES DES OS.										
Carie	»	»	»	»	»	»	1	1	»	»
Fractures	1	2	1	»	2	2	1	2	»	1
MALADIES ARTICULAIRES.										
Rhumatisme articulaire	1	19	15	»	5	3	6	7	1	1
Hydarthrose.	»	»	»	»	»	»	1	1	»	»
Coxalgie.	3	»	3	»	»	»	»	»	»	»
Luxation..	»	2	1	»	1	1	1	1	»	1
Entorse	1	5	5	»	1	1	4	3	»	2
MALADIES DU SYSTÈME NERVEUX.										
Myélite	»	1	»	»	1	1	1	2	»	»
Paraphlégie	1	2	1	»	2	2	»	2	»	»
Epilepsie	»	1	1	»	»	»	4	2	1	1
Sciatique	1	3	4	»	»	»	1	»	»	1
Hémiplégie faciale.	»	1	1	»	»	»	3	3	»	»
Contracture des extrémités	»	2	»	2	»	»	»	»	»	»
DU SYSTÈME LYMPHATIQUE.										
Adénite cervicale	»	4	2	»	2	2	7	6	»	3
A reporter. . . .	483	946	1,258	15	156	156	306	350	6	110

	4e TRIMESTRE 1859.					1er TRIMESTRE 1860.				
	Restants le 1er octobre 1859.	Entrés.	Sortis.	Morts.	Restants le 1er janvier 1860.	Restants le 1er janvier 1860.	Entrés.	Sortis.	Morts.	Restants le 1er avril 1860.
Report	483	946	1,258	15	156	156	306	350	6	110
MALADIES DES MUSCLES.										
Douleurs rhumatismales	»	»	»	»	»	2	10	6	»	6
MALADIES DE LA PEAU.										
Erysipèle	»	1	1	»	»	»	1	1	»	»
Dartres	1	11	9	»	3	3	8	7	»	4
Phlegmons	1	8	7	»	2	1	10	»	»	6
Panaris	»	3	1	»	2	2	5	5	»	2
Gale	1	14	15	»	»	»	1	1	»	»
Onyxis	»	»	»	»	»	»	1	»	»	1
Kystes	»	4	4	»	»	»	3	1	»	2
Hygroma du genou	»	1	1	»	»	»	»	»	»	»
MALADIES DIVERSES.										
Goître	»	»	»	»	»	»	1	»	»	1
Plaies contuses	»	2	2	»	»	»	7	7	»	»
Brûlures	1	1	»	»	2	2	1	2	»	1
Coups de feu	»	2	»	»	2	2	2	2	»	2
Perte de phalanges	»	»	»	»	»	»	3	3	»	»
MALADIES DES ORGANES DES SENS.										
Ophthalmie	1	6	6	»	1	1	5	5	»	1
Kératite	1	1	1	»	1	1	1	2	»	»
Ambliopie	»	1	1	»	»	»	»	»	»	»
Amaurose traumatique	»	1	»	»	1	1	1	2	»	»
Otite	»	1	1	»	»	»	2	2	»	»
TOTAUX	489	1,003	1,307	15	170	170	368	396	6	136
TOTAUX GÉNÉRAUX	1,492		1,492			538		538		
ENSEMBLE				2,030						

VILLES OU VILLAGES OU DES HÔPITAUX ONT REÇU les blessés et malades. — Dates de l'ouverture et de la fermeture.	RESTANTS.	ENTRÉS par billet.	ENTRÉS par évacuation.	SORTIS par billet.	SORTIS par évacuation.	MORTS.	NOMBRE des journées de traitement.	OBSERVATIONS.
232. PAVONE.								Province de Brescia.
27 juin	»	»	33	»	24	»	84	
juillet	9	»	»	»	4	3	157	
août, 7	2	»	»	»	2	»	12	
		»	33	»	30	3	253	

VILLES OU VILLAGES OU DES HÔPITAUX ONT REÇU les blessés et malades. — Dates de l'ouverture et de la fermeture.	RES-TANTS.	ENTRÉS par billet.	ENTRÉS par évacuation.	SORTIS par billet.	SORTIS par évacuation.	MORTS.	NOMBRE des journées de traitement.	OBSERVATIONS.
233. PESCIA.								Toscane.
8 juin.	»	7	»	4	»	»	69	18e et 26e de ligne.
juillet.	3	»	»	2	1	»	39	4e et 9e d'artillerie.
		7	»	6	1	»	108	
234. SAINT-PIERRE.								
30 juillet.	»	1	»	»	»	»	2	
août, 16.	1	1	»	2	»	»	9	
		2	»	2	»	»	11	
235. PIGNEROL.								
28 juin, juillet, 11.	»	1	»	1	»	»	13	
236. PISE.								
28 mai.	»	3	»	»	»	»	11	80e et 82e de ligne. 5
juin.	3	5	»	4	»	»	97	Artillerie. 4
juillet.	4	1	»	1	3	»	38	
août, 31.	1	»	»	»	»	1	30	
		9	»	5	3	1	176	
237. PISTOJA.								
30 mai.	»	19	»	»	»	»	37	18e,26e et 80e de lig. 62
juin.	19	103	»	51	63	1	894	14e bat. de chass.. 12 8e hussards. . . . 3
juillet, 22. . . .	7	»	»	»	5	2	44	Artillerie.. . . . . 25 Génie.. 9
		122	»	51	68	3	975	Train des équip. . 6 Infirm., ouvriers.. 5

238 à 245. PLAISANCE.

Le service médical militaire français de Plaisance s'est composé tout d'abord de MM. Daga, médecin-major, médecin en chef.
Fleury, *idem.*
Gronnier, médecin aide-major.
Courbet, *idem.*
Dezon, *idem.*

Le 24 août, un médecin principal, M. Catteloup, a été chargé de la direction du service.

« La ville de Plaisance est située dans une vaste plaine sur la rive droite du Pô. Les chaleurs y sont ordinairement très-fortes pendant l'été, et, cette année, elles ont été exceptionnelles; les hivers y sont aussi très-rigoureux; la neige a persisté pendant trois mois, parfois avec 8 et 9° — 0. La ville a quelques édifices ou palais grandioses, mais elle est en général mal bâtie, mal pavée et mal entretenue. La population pauvre est misérable, étiolée, et porte les empreintes de la cachexie paludéenne. Les fièvres intermittentes sont endémiques dans le pays et dans la ville, et ont pour cause l'humidité du sol, la malpropreté des rues, le mauvais état des petites habitations et par-dessus tout les débordements périodiques du Pô, qui, aux approches de la saison chaude, laisse sur ses rives une grande quantité de vase exposée aux ardeurs du soleil. Un grand nombre de mares, de petits lacs à fond vaseux répandent au loin une odeur marécageuse très-incommode. Pour ajouter à ces fâcheuses influences, les habitants se servent des mares pour le rouissage des produits textiles. La Trebbia et la Nura, qui coulent, l'une à l'ouest, l'autre à l'est de Plaisance, torrents pendant l'hiver, sont à peu près privés d'eau pendant l'été. Si à toutes ces causes on ajoute la présence de quelques rizières, on ne s'étonnera pas du grand nombre de fiévreux qu'on rencontre dans le pays. » Dr Catteloup, médecin principal.

« Avant l'arrivée des troupes françaises à Plaisance, il n'existait, dans la ville, que deux hôpitaux : Saint-Sépulcre, affecté depuis trente ans au traitement des malades civils, et San-Savino, qui recevait les malades de l'armée autrichienne. Il fallut donc improviser à la hâte cinq autres établissements. On découvrit heureusement des chalits, des paillasses, des couvertures et des draps de lits laissés par les Autrichiens; des cuisines et des tisaneries ont été immédiatement installées, et sept hôpitaux furent, comme par enchantement, grâce au zèle et à l'activité du Dr Zangrandi, prêts à recevoir les nombreux malades et blessés qui affluèrent de tous les points de la Lombardie.

« Le traitement de nos blessés et malades resta confié aux médecins civils italiens, sous la direction du Dr Zangrandi, bien connu dans la ville, et qui, par son long séjour à Paris, réunissait à l'avantage de parler plusieurs langues et la nôtre en particulier, l'autre avantage d'avoir connaissance de nos habitudes et de notre mode de traitement.

« Les locaux habités sont généralement salubres, bien éclairés et assez bien ventilés. Toutefois, quelques-unes des salles, comme cela se présente toujours quand on est obligé de transformer en hôpitaux d'anciens monuments publics destinés à tout autre usage, laissaient à désirer sous le rapport de la salubrité. Sur ma demande, elles ont été évacuées sans délai. Les lits ne sont ni nombreux, ni complets;

les matelas sont dans la proportion d'un quart seulement, mais il n'a pas été possible d'en obtenir davantage. L'évêque de Plaisance et les personnes charitables de la ville nous ont livré ce qu'ils possédaient en objets de literie, et le sous-intendant militaire a fait préparer 150 matelas.

« La nourriture a été l'objet de notre attention spéciale; nous avons questionné les malades, et nous nous sommes assurés de la qualité des aliments et des boissons. Le pain est de bonne qualité, bien cuit et d'un goût agréable; la viande est bonne et le bouillon aussi bien préparé que possible. Nous avons vivement regretté de ne pas voir les légumes associés au régime alimentaire; mais ils sont rares à Plaisance, comme dans beaucoup d'autres villes de l'Italie, et nous n'avons pu, sous ce rapport, satisfaire aux justes désirs de nos malades. Le vin est généreux, agréable, et l'eau est de bonne qualité.

« Le traitement, comme nous l'avons dit, est laissé aux médecins de la ville; le service est fait avec zèle et dévouement. Nous n'avons à signaler qu'une tendance exagérée à l'emploi des saignées générales ou locales. Nous avons soumis nos observations à M. Zangrandi, qui les a parfaitement accueillies. Elles étaient d'autant plus opportunes que nos malades sont, pour la plupart, affaiblis par les fatigues d'une glorieuse et pénible campagne.

« Le Dr Zangrandi se réserve les opérations les plus importantes, et assiste à toutes celles qui sont faites dans les établissements dont il a la direction. Il a pratiqué l'opération de la taille périnéale latéralisée sur un de nos jeunes soldats qui, aujourd'hui, est presque complétement guéri. Le calcul extrait est de la grosseur d'une noix, mamelonné à sa surface et d'un brun foncé. Dans les amputations, il préfère la torsion à la ligature, même pour les artères fémorale et brachiale, et n'emploie la ligature que lorsque les tuniques artérielles lui paraissent friables.

« Les anévrismes faux circonscrits ont été traités d'abord par les injections de perchlorure, et, dans le cas d'insuccès, par la ligature. Nous avons vu un très-beau succès, par la première méthode, dans un cas d'anévrisme de l'artère tibiale antérieure à son tiers inférieur.

« Nos fréquentes visites aux hôpitaux nous ont permis de constater qu'un grand nombre des malades étaient assez avancés dans leur guérison pour supporter facilement l'évacuation sur Gênes et sur France. Il était urgent d'éviter l'encombrement qui devait résulter de l'arrivée successive de plusieurs convois venant de Crémone. De concert avec M. Zangrandi et le sous-intendant, nous avons décidé qu'il y aurait des évacuations fréquentes et régulières. Des voitures de réquisition, des voitures de la ville et des mulets du train furent mis à notre disposition, et le mouvement commença. Trois évacuations de 120 à 130 hommes furent faites par semaine, et bientôt le chiffre des malades, qui était de 2,136 le 1er août et avait même dépassé 2,500 par suite des envois de Crémone, fut réduit à 1,066 le 25 août.

« Cent vingt congés de convalescence ont d'abord été accordés aux blessés ou malades qui en avaient le plus urgent besoin, et les hommes, en assez bon nombre, qui étaient en état de reprendre leur service, ont été dirigés sur le dépôt de convalescents établi aux Bénédictines. Ces mesures ont mis fin à l'encombrement et au séjour trop prolongé, dans nos hôpitaux, des hommes en état de sortir.

« Par suite de cet encombrement, un assez bon nombre de cas de pourriture d'hôpital s'étaient manifestés dans les salles ; il fallut arrêter ce terrible fléau. Les blessés qui en étaient atteints ont été placés dans les cloîtres de San Savino, de Farnèse et de Saint-Sépulcre. Ces cloîtres ne sont que des corridors largement ouverts par des arcades sur des cours intérieures. Ces arcades sont garnies de rideaux mobiles qui laissent un accès facile à l'air et mettent les malades à l'abri des rayons solaires. Ce simple déplacement et l'emploi, comme topique, de l'eau créosotée, suffirent pour modifier rapidement les plaies, qui reprirent leur couleur vermeille et marchèrent rapidement vers la cicatrisation.

« Plusieurs blessés restés dans les salles et presque guéris ont présenté des accidents typhoïdes. Bien que la contagion de la fièvre typhoïde ne soit pas généralement admise, quoique adoptée par quelques médecins d'un grand mérite, ces malades ont été immédiatement isolés. La manifestation de phénomènes insolites, tels que l'injection prononcée des conjonctives avec sécrétion purulente, l'apparition de pétéchies et de taches sous-cutanées différentes des taches rosées, l'absence de diarrhée, de météorisme, d'épistaxis, la convalescence rapide, ne nous faisaient admettre qu'avec une certaine hésitation l'existence pure et simple de la fièvre typhoïde. Nous admettions volontiers le mélange d'accidents typhiques, pour ne pas dire de véritables typhus. Ce mélange de fièvre typhoïde et de typhus est-il donc sans exemple ? Et n'avait-il pas sa raison d'être ? Les conditions de son développement ne se sont-elles pas parfois produites pendant la campagne ?

« L'apparition d'accidents analogues à ceux que nous avons signalés et que nous avons observés pendant notre séjour à l'ambulance de la cavalerie du 5e corps, sur la route de Goito à Salionze, et en particulier au bivouac de cette dernière localité, bivouac fatal, témoin d'accidents graves cholériformes par empoisonnement miasmatique et qui devait servir de tombeau à bien des victimes, si notre séjour s'y était prolongé quelques jours de plus ; cette apparition, dis-je, nous revenait à la mémoire et faisait naître dans notre esprit de légitimes inquiétudes. — Dans le doute, il fallait agir. Il était urgent d'isoler ces malades en évitant leur accumulation sur le même point. A cet effet, nous fîmes ouvrir dans l'hôpital le plus considérable, celui du palais Farnèse, une salle vaste et aérée dont les fenêtres sont ouvertes sur la place de la Citadelle, et nous prîmes la direction de ce service. Le mal qui, tout d'abord, semblait prendre de l'extension, s'est arrêté, et depuis huit jours nous n'avons pas de nouveaux cas à signaler. Aussitôt la convalescence déclarée, nos malades sont évacués sur deux autres salles très-salubres et ne contenant chacune que dix lits. Les mêmes mesures ont été appliquées aux malades des autres hôpitaux.

« J'avais avec moi quatre de nos collègues de l'armée, M. Fleury, médecin-major, et MM. Gronnier, Courbet et Dezon, aides-majors. Je chargeai chacun d'eux de la surveillance de deux hôpitaux ; mais l'un fut spécialement attaché au service du dépôt de convalescents, et, à tour de rôle, les aides-majors durent accompagner les évacuations. »

Dr Daga, médecin-major.

« Après la conclusion de la paix, la 4e division, général de Failly, du corps d'occupation, composée d'environ 8,000 hommes, vint prendre garnison à Plaisance. Des églises, des établissements particuliers, des casernes et des forts sont aussitôt organisés pour l'installation des troupes. Comme toutes les autres, cette division avait eu sa part de fatigues, de privations et d'influences diverses qui concourent à ébranler la santé du soldat et rompent plus ou moins rapidement, suivant la force de résistance des hommes, l'équilibre nécessaire à l'entretien normal des fonctions de l'économie. Les fortes chaleurs, l'insomnie, les déperditions nerveuses qui en sont la conséquence avaient même porté atteinte à quelques constitutions des plus vigoureuses. Une alimentation peu variée, souvent insuffisante et peu en proportion avec les pertes qu'il faut réparer, n'était pas de nature à relever les forces épuisées, et, malgré le repos de garnison, rendait les hommes beaucoup plus accessibles aux influences climatologiques et miasmatiques. Dès lors apparurent les fièvres paludéennes, les diarrhées, les dyssenteries et la fièvre typhoïde. Toutes ces maladies présentant en général, comme fonds commun, une grande débilité, ont été graves. Il fallait être très-sobre d'émissions sanguines ; aussi avons-nous toujours conseillé à nos confrères civils de renoncer à leur système excessif des saignées, en les engageant, au contraire, à relever, par un régime réparateur, les forces des malades, au lieu de les affaiblir par suite de leur croyance à une *fabuleuse* inflammation. En comparant la pratique des médecins italiens à la nôtre, on peut arriver à constater la différence sensible des résultats, non-seulement sur la marche de la maladie, mais encore sur la conséquence de l'état de convalescence et sur le prix du traitement.

« Le sulfate de quinine n'était pas convenablement administré et son usage n'était pas assez longtemps continué. Les malades, mal guéris, rentraient plusieurs fois à l'hôpital, et, de rechutes en rechutes, finissaient par tomber dans la cachexie paludéenne. Les séjours trop prolongés dans les hôpitaux sont toujours funestes pour les malades et ruineux pour le trésor. Nous avons proposé le renvoi en France de tous ces hommes invalides au moins pour trois ou quatre mois, et nos propositions ont toujours été bien accueillies par le général commandant la division. Les médecins civils, sans autorité sur les troupiers et ne comprenant pas assez l'importance qu'il y a à ne pas conserver inutilement un homme loin de son régiment, ni les dangers du séjour à l'hôpital, les gardent tant qu'ils ne demandent pas à sortir, ce qui augmente de beaucoup le nombre des journées à payer. Ce n'est pas tout cependant; ces hommes contractent souvent des maladies plus graves que celle pour laquelle ils sont entrés; il y a des victimes, et, pour le plus grand nombre, les forces s'épuisent au lieu de renaître.

« Nous citerons, entre autres, un fiévreux convalescent qui fut atteint d'une variole confluente qui mit ses jours en danger. Il finit cependant par traverser toutes les périodes de la maladie; mais il était d'une maigreur extrême et n'offrait plus qu'un squelette recouvert de peau; tout le tissu cellulaire avait disparu, et les muscles étaient réduits à un état d'émaciation telle qu'on n'en découvrait plus les traces, confondus qu'ils étaient avec le tégument externe. Après la période de desquamation, il se déclara une pyogénie générale. Chaque jour, il fallait ouvrir plusieurs abcès, les uns du volume d'un œuf de pigeon, les autres plus petits. La peau des cuisses et des jambes s'était décollée sur de larges surfaces. Ce malheureux, doué d'un courage énergique et d'une grande confiance, a pu enfin, après au moins deux cents abcès, surmonter tant de causes d'épuisement. On se demande ce qui pouvait fournir un aliment au pus. La diarrhée survint aussi pour augmenter les dangers de la convalescence. Nous avons prescrit une alimentation sagement réparatrice; bouillons, consommés, œufs, viandes rôties, vin de Bordeaux; nous avons fait porter le malade, dans son lit, au grand air, dans le jardin, et après un mois de ce régime et de soins assidus, nous avons été heureux de pouvoir l'envoyer en France, pour jouir, dans sa famille, d'un congé de convalescence.

« Dr Catteloup, médecin principal. »

VILLES OU VILLAGES OU DES HÔPITAUX ONT REÇU les blessés et malades. — Dates de l'ouverture et de la fermeture.	RESTANTS.	ENTRÉS par billet.	ENTRÉS par évacuation.	SORTIS par billet.	SORTIS par évacuation.	MORTS.	NOMBRE des journées de traitement.	OBSERVATIONS.
PLAISANCE (*Suite*). — San Savino, Saint-Sépulcre, Preservate, Capucines, etc. Dr Zangrandi, directeur, et Dr Bonora.								
11 juin.								
Français.	»	219	830	»	122	4	4,227	4 officiers.
Autrichiens. . .	»	185	6	145	122	6	1,844	San Savino. . . 6 Saint-Sépulcre. . 185
A reporter.		404	836	145	244	10	6,071	

VILLES OU VILLAGES OU DES HÔPITAUX ONT REÇU les blessés et malades. — Dates de l'ouverture et de la fermeture.	RES-TANTS.	ENTRÉS par billet.	ENTRÉS par évacuation.	SORTIS par billet.	SORTIS par évacuation.	MORTS.	NOMBRE des journées de traitement.	OBSERVATIONS.
PLAISANCE (*Suite*). — Farnèse, Saint-Sépulcre, Preservate, Saint-Augustin, Bénédictines. L'hôpital Farnèse, au nord de la ville, est un ancien palais non achevé dont les Autrichiens avaient fait une caserne. — 5 médecins, 5 chirurgiens, 4 pharmaciens civils. — L'hôpital Farnèse a été évacué le 1er septembre.								
Report. . . .	. . . .	404	836	145	244	10	6,071	
juillet.	552	»	2,889	»	1,770	30	36,058	
août.	1,641	25	3,353	34	4,458	59	33,781	
septembre, 1er. .	468	358	265	404	315	24	11,721	
PLAISANCE (*Suite*). — San Savino. A l'est et à l'extrémité de la ville, ancien hospice d'orphelins, transformé depuis 1855 en hôpital militaire par les Autrichiens. — 2 médecins, 2 chirurgiens et 2 pharmaciens civils.								
juillet.	370	14	177	78	237	12	9,949	
août.	234	432	354	23	623	9	8,780	
septembre. . .	365	245	2	309	60	13	8,544	
PLAISANCE (*Suite*). — Saint-Sépulcre. Saint-Sépulcre, immense hôpital civil, à l'ouest de la ville, avec une grande église occupée par nos malades. — 3 médecins, 2 chirurgiens civils.								
octobre. . . .	577	311	76	407	94	26	12,986	
novembre. . .	357	167	169	253	204	18	7,505	
décembre. . .	218	100	4	90	27	8	6,407	
janvier.. . . .	197	100	»	146	75	6	3,257	
février.	70	87	36	82	53	»	2,020	
mars..	58	123	29	78	53	3	2,203	
avril..	76	95	103	75	94	»	1,632	
mai, 27. . . .	105	77	162	34	309	1	1,531	
PLAISANCE (*Suite*). — Hôpital civil Castel San Giovanni.								
13 juin.	»	7	»	6	»	»	57	
juillet.	1	40	»	22	»	»	202	
août.	19	1	»	19	»	1	70	
		2,586	8,455	2,205	8,616	220	152,774	
		11,041		11,041				

Un dépôt de convalescents a été établi à 4 kilomètres de la ville, et placé sous le commandement d'un lieutenant du 76e de ligne.

D'après le rapport de M. le Dr Daga, les opérations suivantes ont été pratiquées dans les hôpitaux de Plaisance jusqu'au 28 août.

	Nombre.	Guéris.	Morts.	En traitement.
Amputation du bras.	4	2	»	2
Idem de la cuisse.	6	2	3	1
Idem de la jambe.	5	3	2	»
Résection de la tête de l'humérus.	5	1	3	1
Idem du corps de l'humérus.	1	»	»	1
Idem du coude.	1	»	»	1
Idem du tibia.	1	1	»	»
Ligature de l'artère sous-clavière.	2	»	2	»
Idem fémorale	1	1	»	»
Taille périnéale latéralisée.	1	1	»	»
Totaux.	27	11	10	6

Jusqu'au 28 août, il y a eu 2 cas de tétanos traumatique, 1 mort ; 79 hommes ont été atteints de fièvre typhoïde et ont donné 10 morts.

On a constaté plusieurs cas d'ivresse suivis de mort.

État par genre de maladies des militaires français traités à Plaisance, pendant le 4e *trimestre* 1859 *et le* 1er *trimestre* 1860.

GENRE de MALADIE.	Restants le 1er octobre 1859.	Entrés.	Sortis.	Morts.	Restants le 31 décembre 1859.	Restants le 1er janvier 1860.	Entrés.	Sortis.	Morts.	Restants le 31 mars 1860.
Fièvre typhoïde.	8	8	6	5	5	5	»	4	1	»
Idem continue.	75	12	73	11	3	3	3	6	»	»
Idem intermittente.	140	71	166	»	45	45	55	89	»	11
Idem rémittente.	91	12	94	3	6	6	4	10	»	»
Maladies de la peau.	14	31	43	»	2	2	20	18	»	4
Variole	3	10	1	5	7	7	11	16	2	»
Maladies de l'appareil digestif. . . .	180	57	195	14	28	28	42	64	2	4
Idem de l'appareil respiratoire. .	32	22	27	7	20	20	82	83	1	18
Idem de l'appareil circulatoire. .	3	2	4	»	1	1	2	2	»	1
Idem génitale urinaire.	3	4	4	»	3	3	6	6	»	3
Idem du système nerveux.	4	4	6	»	2	2	5	6	1	»
Idem de l'appareil de la vision. .	7	7	12	»	2	2	5	6	»	1
Idem de l'appareil auditif	2	7	7	»	2	2	2	4	»	»
Idem de l'appareil olfactif. . . .	3	2	5	»	»	»	1	1	»	»
Idem de l'appareil de la locomotion	21	28	27	5	17	17	32	41	»	8
Idem virulentes.	42	75	75	»	42	42	60	78	»	24
Lésions traumatiques.	63	15	56	7	15	15	32	37	2	8
TOTAUX	691	367	801	57	200	200	362	471	9	82

Plaisance, le 3 avril 1860.

Le médecin principal,

Dr CATTELOUP.

VILLES OU VILLAGES OU DES HÔPITAUX ONT REÇU les blessés et malades. — Dates de l'ouverture et de la fermeture.	RESTANTS.	ENTRÉS par billet.	ENTRÉS par évacuation.	SORTIS par billet.	SORTIS par évacuation.	MORTS.	NOMBRE des journées de traitement.	OBSERVATIONS.
246. PONTECURONE.								
16 mai.	»	96	»	»	80	2	254	3 officiers.
juin, 5.	14	»	»	»	13	1	44	
juillet.	»	2	»	»	1	1	6	
		98	»	51	94	4	304	
247. PONTEVICO.								Province de Brescia.
26 juin.	»	»	76	»	»	4	369	1 officier.
juillet.	72	»	8	»	36	14	1,507	1 *id.* mort.
août.	30	»	»	»	9	5	597	
septembre.	16	»	»	»	13	»	287	
octobre.	3	»	»	»	»	1	85	
novembre, 10.	2	»	»	»	2	»	18	
		»	84	»	60	24	2,863	
248. PONTREMOLI.								
22 juin.	»	18	»	2	»	»	114	1 officier.
juillet.	16	1	»	16	»	»	160	
août, 2.	1	»	»	1	»	»	1	
		19	»	19	»	»	275	
249. PRALBINO.								Après Solférino.
Juin.	»	13	»	»	13	»	»	Évacués sur Crémone et Brescia.
250. PUMENENGO.								Près Bergame.
24 juillet.	»	6	»	5	»	»	38	
août, 3.	1	»	»	1	»	»	2	
		6	»	6	»	»	40	
251. QUINZANO.								
27 juin.	»	»	26	»	»	»	86	
juillet.	26	»	»	»	9	2	522	
août, 23.	15	»	»	»	15	»	88	
		»	26	»	24	2	696	

VILLES OU VILLAGES OU DES HÔPITAUX ONT REÇU les blessés et malades. — Dates de l'ouverture et de la fermeture.	RES-TANTS.	ENTRÉS par billet.	ENTRÉS par éva-cuation.	SORTIS par billet.	SORTIS par éva-cuation.	MORTS.	NOMBRE des journées de trai-tement.	OBSERVATIONS.
252. REMEDELLO-SOPRA.								Province de Brescia.
28 juin.	»	»	47	»	»	1	140	
juillet.	46	»	2	»	47	1	558	
		»	49	»	47	2	698	
253. RIVOLI.								
2 août.	»	14	»	5	»	»	165	
septembre. . . .	9	2	»	9	»	»	107	
octobre.	2	»	»	2	»	»	42	
		16	»	16	»	»	314	
254. ROBECCO.								Près Crémone.
Juin et juillet. . . .	»	13	»	12	»	1	365	
255. ROMANENGO.								
27 juin.	»	27	»	»	»	»	108	
juillet.	27	»	»	»	26	»	339	
août.	1	»	»	»	1	»	5	
		27	»	»	27	»	452	
256. ROMANO.								Près Bergame.
15 juin.	»	»	56	»	17	»	349	
juillet.	39	»	»	»	23	1	838	
août.	15	»	»	»	12	»	111	
septembre, 1er. .	3	»	»	»	3	»	»	
		»	56	»	55	1	1,298	
257. ROSASCO (Commune de).								Deux hommes trouvés morts et ensevelis par les soins de la commune.
Mai.	»	»	»	»	»	2	»	
258. ROVATO.								Province de Brescia.
22 juin.	»	»	73	»	10	»	223	
juillet.	63	»	1	»	27	1	1,367	
août, 24.	36	»	5	»	41	»	294	
		»	79	»	78	1	1,884	

VILLES OU VILLAGES OU DES HÔPITAUX ONT REÇU les blessés et malades. — Dates de l'ouverture et de la fermeture.	RES-TANTS.	ENTRÉS par billet.	ENTRÉS par évacuation.	SORTIS par billet.	SORTIS par évacuation.	MORTS.	NOMBRE des journées de traitement.	OBSERVATIONS.
259. SABBIONETTA.								Hôpital civil et militaire.
1er juillet.	»	1	»	»	»	»	31	
août.	1	»	»	1	»	»	2	
septembre. . . .	»	19	»	2	»	»	197	
octobre	17	20	»	21	»	1	517	1 officier.
novembre. . . .	15	5	»	13	»	»	272	
décembre. . . .	7	13	»	10	»	»	294	
janvier	10	10	»	9	»	»	380	
février.	11	6	»	9	»	»	318	
mars.	8	16	»	9	»	»	306	
avril.	15	»	»	2	13	»	107	
		90	»	76	13	1	2,424	
260. SALE.								Hôpital civil.
16 mai.	»	157	»	154	»	1	343	
juin.	2	»	»	1	»	1	20	
juillet.	»	1	»	»	»	»	5	
août, 22.	1	2	»	3	»	»	37	
		160	»	158	»	2	405	
261. SAN REMO.								Rivière de Gênes.
15 août.	»	7	»	5	»	»	80	M. Corradi, président de la commission.
septembre. . . .	2	»	»	»	»	»	60	
octobre, 9. . . .	2	»	»	2	»	»	16	
2 mai 1860. . . .	»	5	»	5	»	»	34	
		12	»	12	»	»	190	
262. SAN SALVATORE.								
20 mai, 28.	»	4	»	4	»	»	10	
263. SARZANA.								Dépendance de Gênes, circonscription de Levante.
juin.	»	»	10	»	»	»	96	
juillet.	10	»	1	8	»	2	101	
août.	1	»	»	1	»	»	18	
		»	11	9	»	2	215	

264. SAVONE. *Service médical.*

M. le Dr Cordier, médecin-major, remplacé par M. le Dr Philippe, médecin-major.

Deux médecins et deux chirurgiens civils italiens, parmi lesquels je ne peux déchiffrer qu'un nom : Dr Bafico ?

L'hôpital Saint-Paul est placé à l'ouest de la ville à peu de distance de la mer ; il est bien aéré, bien ventilé et peut contenir 800 malades. On compte 12 médecins dans la ville (20,000 âmes) ; 6 d'entre eux sont attachés à l'hôpital.

Les médecins de Savone exagèrent l'emploi des saignées et de la diète.

L'un d'eux a prescrit à un homme tuberculeux et hémoptysique six saignées et des sangsues en moins d'un mois. Il oppose la même médication aux diarrhées chroniques. Parmi les derniers évacués de Gênes, un chasseur d'Afrique arrive avec les fièvres d'Algérie, on lui prescrit immédiatement une saignée ; mais le malade a eu la bonne inspiration de s'y refuser. Ce n'est pas assez de ce dévergondage de déplétions sanguines, ils mettent les malades à une diète fatale et les débilitent de toutes façons ; il serait urgent d'évacuer tous les malades et de n'envoyer ici que des convalescents n'ayant besoin d'aucun traitement.

	RESTANTS.	ENTRÉS		SORTIS		MORTS.	JOURNÉES de traitement.	OBSERVATIONS.
		par billet.	par évacuation.	par billet.	par évacuation.			
23 mai.	»	1	»	»	»	»	9	
juin.	1	1	236	15	»	»	2,006	
juillet.	223	»	380	303	»	8	9,510	
août.	292	22	393	523	»	9	8,714	
septembre.	175	»	»	119	»	8	2,205	
octobre.	48	»	»	»	40	1	219	
novembre.	7	»	»	»	»	2	174	
décembre.	5	»	»	»	1	»	152	
janvier.	4	»	»	»	3	»	76	
février.	1	»	»	»	»	»	29	
mars, 17.	1	»	»	1	»	»	16	
20 avril.	»	5	»	»	»	»	50	
mai.	5	9	»	9	»	»	83	
juin.	5	»	»	5	»	»	150	
juillet.	»	»	»	»	»	»	»	
Total des entrés, 1,047		38	1,009	975	44	28	23,393	

VILLES OU VILLAGES OU DES HÔPITAUX ONT REÇU les blessés et malades. — Dates de l'ouverture et de la fermeture.	RES-TANTS.	ENTRÉS par billet.	ENTRÉS par évacuation.	SORTIS par billet.	SORTIS par évacuation.	MORTS.	NOMBRE des journées de traitement.	OBSERVATIONS.
265. SERIATE.								Près Bergame. Château du comte Octave Tosca.
1er juillet.	»	7	»	»	»	»	217	
août, 21.	»	»	»	»	7	»	140	
		7	»	»	7	»	357	
266. SERRAVALLE.								
5 mai.	»	14	»	9	»	1	245	
juin.	4	»	»	3	»	1	53	
août.	»	5	»	5	»	»	35	
		19	»	17	»	2	333	
267. SONCINO.								
16 juin.	»	107	»	70	»	»	632	
juillet.	37	2	»	27	»	1	831	
août.	11	2	»	10	»	»	141	
septembre, 23. .	3	»	»	2	»	1	44	
		111	»	109	»	2	1,648	
268. SOREZINA.								
26 juin.	»	42	»	»	»	»	210	
juillet.	42	62	»	64	»	5	1,942	
août.	35	»	»	20	»	»	555	
septembre. . . .	15	»	»	7	»	2	244	
octobre.	6	»	»	4	»	»	74	
novembre. . . .	2	»	»	1	»	»	42	
décembre. . . .	1	»	»	»	»	»	31	
janvier	1	»	»	»	»	»	31	
février..	1	»	»	»	»	»	29	
mars	1	»	»	»	»	»	31	
avril, 12.	1	»	»	1	»	»	11	
		104	»	97	»	7	3,190	
269. SPIRANO.								Près Bergame
5 juillet.	»	»	3	2	»	»	77	
août, 6.	1	»	»	1	»	»	5	
		»	3	3	»	»	82	

VILLES OU VILLAGES OU DES HÔPITAUX ONT REÇU les blessés et malades. — Dates de l'ouverture et de la fermeture.	RES-TANTS.	ENTRÉS par billet.	ENTRÉS par évacuation.	SORTIS par billet.	SORTIS par évacuation.	MORTS.	NOMBRE des journées de traitement.	OBSERVATIONS.
270. STRADELLA. MM. Guirard, médecin aide-major. Dr Fossati, directeur; Dr Ricci, médecin traitant.								
11 juin.	»	6	»	»	»	»	77	
juillet.	6	213	»	41	127	2	561	6 officiers.
août.	49	28	»	61	12	2	423	
septembre, 20. .	2	15	»	»	17	»	43	
9 avril, 14.	»	3	»	3	»	»	9	3 artilleurs.
		265	»	105	156	4	1,113	

271. SUZE. — Hospice civil, chapelle, Grand Séminaire et église annexe.

M. Curioni, économe.

MM. les Drs Windrif, médecin-major, détaché du 7e hussards.
Sculfort, médecin aide-major, détaché des ambulances du 2e corps.
Bezins, médecin aide-major, détaché des ambulances de la garde.

L'hôpital de Suze se prêtait merveilleusement bien aux besoins des troupes qui passaient par les Alpes. Il apparaît au dehors plutôt comme une maison de campagne que comme un hôpital. Placé à la tête du chemin de fer Victor-Emmanuel, il présentait un grand avantage pour les évacuations et les approvisionnements.

Le service de la pharmacie a été fait par quatre pharmaciens de la ville.

	RES-TANTS.	ENTRÉS par billet.	ENTRÉS par évacuation.	SORTIS par billet.	SORTIS par évacuation.	MORTS.	JOURNÉES de traitement.	OBSERVATIONS.
28 avril	»	32	»	»	»	»	71	
mai.	32	297	»	199	32	5	3,715	
juin.	83	93	»	108	12	4	1,857	
juillet.	62	302	46	170	62	1	2,591	
août.	177	790	»	109	772	20	4,644	
septembre . . .	66	77	»	14	123	5	791	
octobre	1	2	»	2	»	1	27	
Interruption de passage.								
26 mars 1860 . . .	»	4	»	»	»	»	16	
avril	4	4	»	6	»	»	46	
mai.	2	8	»	7	1	»	81	
juin.	2	1	»	»	3	»	14	12 officiers.
Total des entrés, 1,656		1,610	46	615	1,005	36	13,853	

VILLES OU VILLAGES OU DES HÔPITAUX ONT REÇU les blessés et malades. — Dates de l'ouverture et de la fermeture.	RES-TANTS.	ENTRÉS par billet.	ENTRÉS par évacuation.	SORTIS par billet.	SORTIS par évacuation.	MORTS.	NOMBRE des journées de traitement.	OBSERVATIONS.
272. TORRIGLIA.								
17 mai.	»	10	»	8	»	»	83	
juin, 8.	2	»	»	2	»	»	14	
		10	»	10	»	»	97	
273. TORTONE.								
14 mai.	»	326	»	45	209	1	1,186	9 officiers.
juin.	71	37	»	18	87	3	481	
12 juillet.	»	53	»	14	2	1	258	
août.	36	84	»	66	48	4	519	
septembre, 23. .	2	1	»	1	2	»	43	
3 mai, 6, 1860.	»	1	»	»	1	»	3	
		502	»	144	349	9	2,490	

274. TOULON. — Hôpital Saint-Mandrier.

Nous devons à l'obligeance de M. le docteur Jules Roux, premier médecin en chef de la marine à Toulon :

1° La communication de toutes les feuilles nominatives de clinique de l'hôpital Saint-Mandrier ;

2° Du rapport adressé aux ministres de la guerre et de la marine sur le service considérable qu'il a été appelé à diriger ;

3° De notes et lithographies qui ont facilité nos recherches sur les résultats chirurgicaux obtenus par les médecins de ce grand établissement.

Aussi profiterons-nous de cette occasion pour témoigner toute notre reconnaissance à notre éminent confrère de la marine.

« Par ordre du ministre de la marine et sous l'impulsion de M. le vice-amiral Jacquinot, préfet maritime à Toulon, l'hôpital Saint-Mandrier a été disposé pour recevoir environ 1500 malades ou blessés. A cet effet, quatorze baraques ont été construites, d'après les plans du ministère de la guerre, dans les cours ou à petite distance des bâtiments. C'est grâce à cette installation provisoire que l'hôpital

Saint-Mandrier a pu compter 1300 lits occupés en même temps et recevoir successivement 4435 blessés ou malades depuis le 25 juin jusqu'au 31 décembre 1859. »

Le service de santé de l'hôpital Saint-Mandrier comprenait 31 chirurgiens de divers grades et 20 élèves ; total : 51.

MM. Jules Roux, 1er chirurgien en chef.
Arlaud, 2e chirurgien en chef.

Chirurgiens principaux.

M. Buisson.	M. Laure.

Chirurgiens de 1re classe.

MM. Veyron-Lacroix.	MM. D'Ormay.	MM. Vesco.
Nielly.	Goin.	Pellegrin.
Lemarié.	Arnoux.	Sabatier.

Chirurgiens de 2e classe.

MM. Amouretti.	MM. Borderie.	MM. Martin.
Fradin.	Manès.	Vidal.
Maréchal.		

Chirurgiens de 3e classe.

MM. Aude.	MM. Delmas.	MM. Ricard.
Bompart.	Audibert.	Douillé.
Gardies.	Barnier.	Bœuf.
Michel.	Mathis.	

Élèves.

MM. Allaux.	MM. Nègre.	MM. Ercolé.
Thalairac.	Izard.	Andrieux.
Roux.	Morel.	Martin.
Despétis.	Olmetta.	Piche.
Vallteau de Mouillac.	Lion.	Chauvin.
Froment.	Beaussier.	Venturini.
Eyssautier.	Moisan.	Reynaud.

A l'hôpital Saint-Mandrier, comme partout en France et dans les hôpitaux d'Italie, les blessés prisonniers de guerre n'ont plus été des ennemis. Liés à nos soldats par la bravoure, confondus avec eux par le sort des armes, aux prises aux mêmes douleurs, ils ont été l'objet d'une même sollicitude et reçu les mêmes soins. Afin d'établir des relations de service avec des hommes parlant des idiomes différents et dont aucun ne connaissait la langue française, on a dû chercher le concours volontaire de ceux qui parlaient les langues russe, moldo-valaque, croate, polonaise, allemande et italienne. Un sous-officier et un soldat réunissaient ces conditions, mais ne parlaient pas français. Un soldat d'infanterie de marine, connaissant suffisamment plusieurs langues, servit d'interprète complémentaire ; dès ce moment, la confiance n'a pas cessé de s'établir entre les malades et les médecins.

Pour adoucir, dit M. Roux, les rigueurs de la situation des blessés autrichiens, hommes au caractère austère, au maintien réservé, ne cherchant pas à tromper par les jeux ou les chants, la longueur du temps de l'exil, nous avons eu recours aux promenades, aux bains de mer et au tabac, qui leur a toujours fait grand plaisir et dont nous avons toujours pu faire de fréquentes distributions, grâce à une souscription ouverte parmi les dames de Toulon.

Pendant leur séjour à Saint-Mandrier, la conduite des malades autrichiens a été irréprochable ; nul n'a encouru même la plus simple observation, et ils ont parfaitement justifié l'intérêt et la sollicitude qui ne leur a jamais fait défaut.

Les blessés autrichiens sont arrivés les premiers au nombre de 465, les 25 juin et 14 juillet. Ce n'est qu'à partir du 25 juillet que les blessés français sont entrés à Saint-Mandrier. Ces braves, aussi remarquables sur le champ de bataille que dans les hôpitaux, n'ont cessé de montrer les qualités d'esprit et de cœur qui distinguent le soldat français.

Évacuation par mer. — Après une traversée de seize à vingt-quatre heures et dans un seul cas exceptionnel de plusieurs jours, six bâtiments installés pour le transport ont amené de Gênes à l'hôpital Saint-Mandrier, à Toulon, 4396 hommes. En arrivant en rade, ils jetaient l'ancre à 300 mètres environ de Saint-Mandrier, et un vapeur d'un faible tirant d'eau allait recevoir les malades et les déposait dans la darse, sur le quai de l'établissement d'où ils étaient transportés dans les salles.

Pour pouvoir donner asile à un plus grand nombre d'officiers, on plaça même des lits dans la salle du conseil et dans les pièces occupées par les médecins, qui s'empressèrent de céder la place.

Les bâtiments affectés au transport firent plusieurs voyages :

NOMS DES BATIMENTS.	NOMBRE de voyages.	Officiers.	Sous-officiers.	Soldats.	Total.	OBSERVATIONS.
Amérique.	2	»	18	515	533	Au total des entrés, il faut ajouter 39 hommes du 34e de ligne envoyés d'un fort voisin de Saint-Mandrier, et 5 hommes venant d'Afrique, ce qui donne un total de 4,440.
Ariége.	1	»	»	28	28	
Eldorado.	7	44	89	1,716	1,849	
Grégeois.	4	9	38	580	627	
Météore.	4	24	28	401	453	
Ulloa.	4	4	35	867	906	
	22	81	208	4,107	4,396	

Officiers, sous-officiers et soldats français et autrichiens reçus à l'hôpital Saint-Mandrier, par mer, du 25 juin au 31 décembre 1859.

AUTRICHIENS.	DATE de l'arrivée.	Officiers.	Sous-officiers.	Soldats.	Total.	Blessés.	Fié-vreux.	Véné-riens.	Total.	OBSERVATIONS.
Ulloa........	25 juin.	»	6	198	204	204	»	»	204	
Amérique.....	10 juill.	»	7	254	261	261	»	»	261	
FRANÇAIS.										
Météore.......	25 juill.	20	8	140	168	98	70	»	168	
Eldorado......	26 *id.*	20	24	376	420	222	128	70	420	
Amérique.....	30 *id.*	»	11	261	272	140	110	22	272	
Ariége........	1er août.	»	»	28	28	2	25	1	28	
Eldorado......	7 *id.*	17	23	278	318	191	113	14	318	
Ulloa.......	8 *id.*	4	19	282	305	120	155	30	305	
Eldorado.......	14 *id.*	2	13	286	301	127	132	42	301	
Météore.......	16 *id.*	»	10	141	151	44	95	12	151	
Ulloa.........	19 *id.*	»	10	382	392	120	246	26	392	
Grégeois.......	31 *id.*	5	10	193	208	74	128	6	208	
Eldorado......	1er sept.	1	8	350	359	84	273	2	359	
Eldorado......	19 *id.*	»	6	144	150	63	82	5	150	
Grégeois.......	29 *id.*	4	9	140	153	66	78	9	153	
Météore.......	7 oct.	»	6	54	60	32	27	1	60	
Grégeois.......	16 *id.*	»	8	109	117	25	92	»	117	
Météore.......	27 *id.*	4	4	66	74	25	48	1	74	
Eldorado......	28 *id.*	2	9	188	199	69	122	8	199	
Grégeois.......	4 nov.	»	11	138	149	133	16	»	149	
Eldorado......	7 *id.*	2	6	94	102	6	94	2	102	
Du 3 au 30 septembre, du fort de la Caraque, près Saint-Mandrier, 34e de ligne....		»	»	39	39	3	36	»	39	*Pour mémoire.*
Ulloa, venant d'Afrique, 5 déc.		»	»	5	5	»	5	»	5	*Idem.*
Total général.....		81	208	4,146	4,435	2,109	2,075	251	4,440	

Blessures. — Les blessés reçus à Saint-Mandrier avaient été frappés par les balles, la mitraille, les éclats d'obus, le sabre et la baïonnette, très-rarement par les boulets, car ceux atteints par les gros projectiles restent le plus souvent sur le champ de bataille ou sont amputés sur place. C'est ainsi que 225 militaires, ayant subi des amputations diverses, ont été évacués guéris ou en voie de guérison et ont passé par notre hôpital, en nous permettant d'apprécier une fois de plus le talent chirurgical de nos confrères de l'armée de terre.

Nous signalerons aussi l'absence à peu près complète des plaies pénétrante du crâne, de la poitrine et de l'abdomen ; ces lésions sont si graves qu'elles ne se prêtent pas facilement à l'évacuation des hommes qui en sont atteints. Nous citerons, cependant, une plaie pénétrante de poitrine chez un Autrichien blessé à Magenta ; cette blessure a fixé particulièrement notre attention : un sabre-baïonnette pénétrant en avant, entre la septième et la huitième côte gauche, avait lésé le poumon, traversé le diaphragme, déchiré l'épiploon gastro-hépatique et donné lieu à une hernie diaphragmatique des plus étonnantes, puisqu'à travers l'ouverture du diaphragme, une partie des viscères abdominaux avait passé dans la poitrine. Quarante centimètres du côlon transverse, l'estomac en entier, et une masse énorme d'épiploon passant à travers une ouverture de six centimètres du diaphragme avaient envahi le thorax, refoulé le poumon gauche sous la clavicule et le cœur vers le côté droit. Comment la vie a-t-elle pu s'entretenir encore pendant vingt-six jours après cette blessure et permettre au blessé de supporter le transport de Magenta à Toulon !

Il n'y a eu à observer aucune complication tétanique, et nous avons constaté 90 cas seulement de pourriture d'hôpital. On a rencontré un grand nombre de plaies compliquées de la présence de corps étrangers : balles, fragments de plomb, de cuir, de vêtements, etc..... Presque tous les points de la surface du corps ont été touchés, labourés ou traversés par des balles, et l'effet de ces projectiles en rencontrant un os est de le briser en esquilles d'autant plus nombreuses que l'os est plus dur. De là, ces fractures comminutives si variées, si graves, si longues à guérir ; leur cicatrisation ne pouvant s'obtenir, dans les cas les plus simples et les plus heureux, qu'après l'extraction de toutes les esquilles. Que de soins il a fallu, pendant plusieurs mois, pour chercher, trouver et retirer ce grand nombre d'esquilles, soit par les plaies restées ouvertes, soit à l'aide d'incisions ! chirurgie délicate, car elle s'exerce au milieu de circonstances difficiles qui imposent alternativement l'obligation d'attendre ou de se hâter.

Dans les quatre ou cinq mois qui ont suivi la bataille de Solférino, les plaies osseuses avaient produit l'ostéo-myélite et amené la nécessité des amputations. Cette affection redoutable dans sa marche ascendante finit par envahir en totalité les os blessés.— L'étude d'un grand nombre de coups de feu à l'épaule a démontré à M. Roux, l'habile chirurgien en chef de Saint-Mandrier, que, contrairement aux idées généralement admises sur l'ostéo-myélite, la marche de cette grave complication sur le segment du membre supérieur a aussi une progression rétrograde ou descendante. Il résulte donc de ses observations sur ce sujet important :

1° Que l'ostéo-myélite, qui se propage ordinairement de bas en haut dans la généralité des os, a dans l'humérus, à la suite des coups de feu de son extrémité supérieure, une progression inverse ;

2° Que cette affection, existant depuis plusieurs mois, exige toujours la désarticulation et non l'amputation dans la continuité, ni la résection.

La pourriture d'hôpital ou le phagédénisme des hôpitaux, comme propose de l'appeler M. Roux, ne s'est pas montré à Saint-Mandrier parmi les 204 blessés autrichiens arrivés à Toulon le 25 juin. Les premiers cas ont été remarqués parmi les 261 blessés de la même nation arrivés le 10 juillet. Mais à partir de cette époque, les faits se multiplièrent, et malgré la dissémination et toutes les prescriptions de l'hygiène, cette complication atteignit d'autres blessés, se montra 90 fois et fit 2 victimes.

M. Roux fait remarquer que les désarticulations ont généralement mieux réussi que les amputations dans la continuité, et il explique la cause de cette différence par l'état sain des parties quand on sacrifie tout le membre.

Parmi les cas remarquables de chirurgie, nous signalerons deux succès de désarticulation coxo-fémorale, sur deux opérations tentées ; c'est en effet un résultat inconnu dans les fastes de la chirurgie.

État, par genre de blessures et de maladies, des militaires français et autrichiens reçus à Saint-Mandrier, du 25 juin au 31 décembre 1859.

BLESSURES.	Français.	Autrichiens.	Total.
Coups de feu au crâne	27	17	44
Idem à l'œil	17	7	24
Idem à la mâchoire supérieure	25	7	32
Idem à la mâchoire inférieure	20	8	28
Idem au cou	22	4	26
Idem au thorax	60	27	87
Idem à l'abdomen	44	5	49
Idem à l'épaule	81	22	103
Idem au bras	85	39	124
Idem au coude	29	3	32
Idem à l'avant-bras	56	22	78
Idem à la main	79	52	131
Idem à la hanche	55	31	86
Idem à la cuisse	261	81	342
Idem au genou	44	14	58
Idem à la jambe	227	55	282
Idem au pied	85	25	110
Coups de baïonnette	11	12	23
Coups de sabre	15	3	18
Amputés en Italie : Amputation de l'épaule	4	»	4
Idem *Idem* du bras	45	»	45
Idem *Idem* de l'avant-bras	14	2	16
Idem *Idem* de la main	2	»	2
Idem *Idem* de doigts	57	7	64
Idem *Idem* de la cuisse	28	1	29
Idem *Idem* de la jambe	49	»	49
Idem *Idem* tibio-tarsienne	2	»	2
Idem *Idem* d'orteils	9	»	9
Résection de la tête de l'humérus	5	»	5
Abcès, contusions, fractures, plaies	186	21	207
Total des blessures	1,544	465	2,109

MALADIES.	Français.	Autrichiens.	Total.
Dyssenterie, diarrhée	802	»	802
Fièvre paludéenne	849	»	849
Idem typhoïde	176	»	176
Rhumatisme	68	»	68
Scorbut	1	»	1
Maladies diverses	179	»	179
Vénériens	251	»	251
Total des maladies	2,326	»	2,326
Report du total des blessures	1,544	465	2,109
Total général	3,970	465	4,435

Opérations chirurgicales faites à l'hôpital Saint-Mandrier, du 25 *juin au* 31 *décembre* 1859.

GENRE D'OPÉRATIONS.	Nombre.	Guéris.	Morts.	OBSERVATIONS.
Amputation du bras	4	2	2	
Idem de l'avant-bras	1	1	»	
Idem de la cuisse	6	1	5	
Idem de la jambe	1	1	»	
Désarticulation scapulo-humérale	11	11	»	
Idem métacarpo-phalangienne	1	1	»	
Idem coxo-fémorale	2	2	»	
Idem fémoro-tibiale	1	1	»	
Idem tibio-tarsienne	2	2	»	
Résection du maxillaire inférieur	1	1	»	
Idem de la tête de l'humérus	3	2	»	La troisième, n'ayant pas eu de succès, a nécessité la désarticulation de l'épaule et figure parmi ces dernières.
Idem du cubitus, moitié inférieure	1	1	»	
Idem du peroné, tiers supérieur	1	»	1	
Trépanation de l'humérus	1	1	»	
Idem de l'os iliaque	1	»	»	Inspire de sérieuses inquiétudes.
Idem du tibia	1	1	»	
Rupture d'ankylose	1	1	»	
Ligature de l'artère fémorale	1	1	»	
Autoplastie (lèvre inférieure)	1	1	»	
Ténotomie (tendon d'Achille)	2	2	»	
Extraction de balles dans les os	7	5	1	1 déjà indiqué aux trépanations de l'os iliaque et inspirant de sérieuses inquiétudes.
Idem dans les parties molles	25	25	»	
Trachéotomie	1	»	1	
Uréthrotomie	2	2	»	
Phimosis	2	2	»	
Fistule anale	1	1	»	
Totaux	81	68	10	Sans parler des extractions de corps étrangers et d'esquilles.

Plusieurs malades ayant subi deux opérations différentes, il s'ensuit que le nombre des opérations dépasse celui des opérés.

Maladies. — Malgré le nombre considérable de malades qui se sont succédé dans les salles de Saint-Mandrier pendant et après la campagne, il est facile d'esquisser la physionomie de ce mouvement, tant les catégories qu'il comporte sont peu multipliées et nettement déterminées. En effet, le cachet d'uniformité qui se fait remarquer parmi les malades évacués de Gênes sur Toulon, atteste les conditions mauvaises et presque identiques par lesquelles ils ont dû passer.

Les évacuations ont porté surtout sur des convalescents qui n'attendaient qu'un peu de force pour rejoindre leurs régiments ou pour jouir du congé de convalescence dont ils étaient déjà porteurs. Mais si, pour un grand nombre, ce passage à l'hôpital n'est qu'une station momentanée, le contrôle médical a encore pour beaucoup d'entre eux une importance sérieuse, et il faut prolonger leur séjour, soit que le retour trop incomplet des forces ne leur permette pas de se mettre en route, soit qu'une rechute résultant d'imprudences et d'écarts de régime exige de nouveaux soins, soit enfin qu'une maladie intercurrente vienne les éprouver avec d'autant plus de facilité qu'ils ont conservé moins de force de réaction. Mais ces évacuations ont apporté aussi des hommes qui ne sont rien moins qu'en convalescence, des dyssentériques, des phthisiques, des malades enfin qui n'ont fait que changer d'hôpital.

Disons un mot des affections principales observées :

Fièvres intermittentes. — Les fièvres intermittentes figurent pour un nombre très-considérable. On ne peut s'en étonner quand on songe aux vicissitudes que l'armée a eu à subir dans cette rapide campagne et à toutes les conditions par lesquelles il lui a fallu passer, conditions si propres à favoriser l'influence du principe miasmatique et à modifier la constitution du soldat. Été brûlant, canaux, rizières, eaux courantes presque taries, insolation, pluies torrentielles, marches forcées, émotions ardentes, nuits au bivouac, séjour antérieur en Algérie, etc., etc.

Les types quotidien et tierce sont les seuls qui aient été observés, mais le premier bien plus fréquent que l'autre. Si beaucoup de ces hommes n'ont rapporté qu'une certaine faiblesse dont les toniques appropriés ont fait assez promptement justice, il en est d'autres qui conservent encore l'empreinte de l'état cachectique où ils sont tombés. A la langueur des fonctions on les voit joindre les signes de l'anémie ; décoloration des tissus, œdème des paupières et des extrémités inférieures ; chez quelques-uns l'atonie se traduit par certains troubles nerveux, affaiblissement de la vision, céphalalgie, douleurs névralgiques à l'épigastre, aux membres, etc. Chez d'autres, les suffusions séreuses sont surtout prononcées, la face est bouffie, l'anasarque plus ou moins répandue, le ventre pâteux, et beaucoup présentent une disposition notable aux épanchements pleurétiques. Mais le plus généralement on n'a eu à lutter que contre la persistance des accès, soit que facilement coupés, ils s'obstinent à reparaître, soit qu'ils résistent opiniâtrément à l'emploi méthodique des préparations de quinquina et de solution arsenicale. Un seul cas pernicieux, et heureusement guéri par l'administration du sulfate de quinine, s'est présenté à Saint-Mandrier.

Dyssenterie. — Un nombre considérable de convalescents a subi, à la fois ou consécutivement, les fièvres et la diarrhée plus ou moins sanguinolente, de même que presque tous les dyssentériques mentionnent quelques accès antérieurs. On devait s'y attendre, car les mêmes causes générales qui produisent les fièvres paludéennes produisent fréquemment aussi la dyssenterie épidémique et laissent voir une origine, sinon identique, au moins congénère. C'est donc l'élément miasmatique dégagé du sol ou des eaux, absorbé, soit à l'état gazeux par la respiration, soit à l'état liquide par les boissons, qu'il faut d'abord accuser. La susceptibilité individuelle et les circonstances ambiantes suffisent peut-être pour expliquer la diversité des effets. Toujours est-il que les conditions où se trouvent placées les troupes en campagne ne sont que trop favorables à la génération de la dyssenterie : alternatives de chaleur ou de refroidissement, sommeil sous la rosée, conservation de vêtements mouillés, alimentation trop uniforme, souvent insuffisante, en raison de fatigues excessives, absence de boissons toniques, etc., etc.; puis, enfin, cette série d'imprudences de toute espèce inhérentes à la profession militaire et dont les malades mêmes ne savent ou ne peuvent pas se garantir.

Si beaucoup des malades de cette catégorie ne présentent plus que de simples diarrhées, il en est encore quelques-uns chez lesquels se montrent des accidents sérieux dus à des écarts de régime. Enfin, il y en a qui ne paraissent avoir été évacués sur Toulon qu'en désespoir de cause, pour essayer les dernières chances que le déplacement pourrait amener, et pour ceux-là les soins bien limités dans leur action n'ont pas toujours été heureux.

Fièvre typhoïde.— Le nombre de fièvres typhoïdes n'a pas été assez élevé pour accuser l'influence de causes exceptionnelles et spéciales à l'état de guerre.

État, par corps, des blessés et malades traités à l'hôpital Saint-Mandrier, à Toulon.

	BLESSÉS.	FIÉVREUX.		VÉNÉRIENS.	
GARDE IMPÉRIALE.					
Cent-gardes		1	57	»	15
Zouaves		1		2	
Grenadiers		5		4	
Voltigeurs		17		6	
Chasseurs à pied		»		»	
Cavalerie		13		»	
Artillerie		16		1	
Génie		»		»	
Train		4		2	
A reporter			57		15

	BLESSÉS.	FIÉVREUX.		VÉNÉRIENS.	
Report.			57		15
TROUPES DE LIGNE.					
Zouaves.		69		15	
Chasseurs à pied.	1,544	96		14	
Infanterie de ligne.		1,445		114	
Légion étrangère		14		2	
Tirailleurs algériens.		7		1	
Cavalerie de France.		87		12	
Chasseurs d'Afrique.		7	2,118	3	236
Artillerie.		225		34	
Génie.		28		3	
Infirmiers.		34		7	
Ouvriers d'administration.		35		10	
Train.		69		21	
Gendarmerie.		2		»	
AUTRICHIENS.	465				
	2,009		2,175		251
	4,435				

En résumé, la mortalité à Saint-Mandrier, du 25 juin au 31 décembre 1859, a été très-faible :

85 morts sur 4,435 malades ou blessés. — 1.91 pour 100.

Les Français ont perdu 72 hommes sur 3,970 blessés ou malades. — 1.81 pour 100.

5 sont morts par suite de leurs blessures,
8 — après opérations motivées par leurs blessures,
42 — de dyssenterie,
8 — de fièvre typhoïde,
2 — de variole confluente,
2 — d'angine couenneuse,
1 — de pleuropneumonie,
1 — de phthisie,
2 — d'anémie (anasarque),
1 — de pleurésie avec épanchement.

Les Autrichiens ont perdu 13 hommes sur 465 blessés ou 2.79 pour 100.

5 sont morts par suite de leurs blessures,
2 — après opérations motivées par leurs blessures,
6 — de fièvre typhoïde.

Pour apprécier convenablement et comparer des résultats si remarquables, nous croyons devoir faire observer que l'hôpital de Saint-Mandrier, situé sur la rive sud de la rade de Toulon, est non-seulement très-heureusement disposé pour recevoir les blessés ou malades venant de la mer, mais aussi très-sain et bien aéré. Ces deux circonstances, signalées d'ailleurs par M. Jules Roux, n'ont pas été étrangères aux heureux résultats dont nous avons parlé et ont dû éviter aux blessés et aux malades de Saint-Mandrier les complications qui ont plus fortement éprouvé ceux en plus grand nombre restés plus longtemps dans les hôpitaux d'Italie.

Enfin, tout en constatant le succès de nos confrères de la marine, nous ajouterons qu'indépendamment de conditions si favorables, on doit tenir compte de l'influence morale du retour sur le sol français, de celle non moins importante de la cessation de transports douloureux ou au moins très-fatigants, par voitures, voies ferrées, bateaux à vapeur, d'un régime meilleur (particulier aux hôpitaux de la marine), plus varié, de distributions de bon vin, et par-dessus tout, de soins réguliers donnés avec calme, réflexion, par un personnel médical largement constitué, et composé d'hommes habitués au service militaire, secondés par un nombre suffisant d'aides déjà aguerris, et enfin ayant à leur disposition un nombre suffisant d'infirmiers.

VILLES OU VILLAGES OU DES HÔPITAUX ONT REÇU les blessés et malades. — Dates de l'ouverture et de la fermeture.	RESTANTS.	ENTRÉS par billet.	ENTRÉS par évacuation.	SORTIS par billet.	SORTIS par évacuation.	MORTS.	NOMBRE des journées de traitement.	OBSERVATIONS.
275. TRESCORE.								Près Bergame. — Eaux sulfureuses.
10 août.	»	»	3	1	»	»	47	
septembre, 23. .	2	»	»	2	»	»	33	
		»	3	3	»	»	80	
276. TREVIGLIO.								Près Bergame.
11 juin.	»	215	»	»	200	»	731	1 officier.
juillet.	15	93	»	»	59	»	569	1 *id.*
août.	49	7	»	»	43	6	626	1 *id.*
septembre, 17. .	7	2	»	»	9	»	45	
		317	»	»	311	6	1,971	

VILLES OU VILLAGES OU DES HÔPITAUX ONT REÇU les blessés et malades. — Dates de l'ouverture et de la fermeture.	RESTANTS.	ENTRÉS par billet.	ENTRÉS par évacuation.	SORTIS par billet.	SORTIS par évacuation.	MORTS.	NOMBRE des journées de traitement.	OBSERVATIONS.
277. TRINO.								
31 mai.	»	2	»	»	»	»	2	
juin.	2	»	»	1	»	»	47	
juillet.	1	»	»	»	»	»	31	
août, 13.	»	»	»	1	»	»	12	
		2	»	2	»	»	92	

278 à 283. TURIN.

Mouvement général des hôpitaux.

	ENTRÉS par billet.	ENTRÉS par évacuation.	SORTIS par billet.	SORTIS par évacuation.	MORTS.	JOURNÉES de traitement.	OBSERVATIONS.
Hôpital divisionnaire sarde.	190	84	217	47	10	5,407	
Idem de la porte de Suze.	1,200	2,901	1,545	2,434	122	69,775	
Idem du quartier de cavalerie. .	145	585	405	319	6	8,657	
Idem Venaria reale.	12	»	12	»	»	161	
Idem de l'orde de Saint-Maurice.	67	»	67	»	»	2,536	65 offic. et 2 soldats.
Idem de Poirino.	1	»	»	»	1	9	
	1,615	3,570	2,246	2,800	139		
	5,185		5,185			86,545	

PERSONNEL MÉDICAL.

MM. Salleron, médecin principal, médecin en chef des hôpitaux de Turin.
Toussaint, id. aide-major, } à la date du 20 juin.
Lecart, id. id. }
Moullié, id. id. }
Thévenon, id. id. à la date du 1er juillet.

MM. François, médecin-major, Renard, id. id., Ruef, id. id., Herbecq, id. aide-major, Aubert, id. id., } à la date du 11 août.

Médecins civils chargés du service.

MM. Valerio.	MM. Cessens.	MM. Gagliardino.
Tommasi.	Bongioanni.	Vaucher.
Galloni.	Carletti.	De Ealo.
Vella.	Bernasconi.	Le Clerc.

Plus dix sous-aides requis et élèves civils requis, présents le 1er juillet, au nombre de 31.

278. TURIN (*Suite*). — Hôpital divisionnaire sarde.

	RES-TANTS.	ENTRÉS		SORTIS		MORTS.	JOURNÉES de traitement.	OBSERVATIONS.
		par billet.	par évacuation.	par billet.	par évacuation.			
30 avril	»	1	»	»	»	»	»	
mai	1	87	»	57	»	2	1,167	
juin	29	16	»	45	»	»	136	
juillet	»	1	»	»	1	»	2	
août	»	»	»	»	»	»	»	
septembre	»	26	60	14	»	5	1,200	2 officiers.
octobre	67	16	2	46	14	»	1,361	1 id.
novembre	23	7	»	23	»	»	437	1 id.
décembre	7	9	»	10	»	»	259	
janvier	6	5	»	8	»	»	212	
février	3	5	»	3	»	»	134	
mars	5	7	»	8	1	»	154	
2e trimestre	3	9	22	1	28	»	305	
3e trimestre	5	1	»	2	3	1	40	
Total des entrés, 274.		190	84	217	47	10	5,407	4 id.

279. TURIN (*Suite*). — Hôpital de la porte de Suze.

	RES-TANTS.	ENTRÉS par billet.	ENTRÉS par évacuation.	SORTIS par billet.	SORTIS par évacuation.	MORTS.	JOURNÉES de traitement.	OBSERVATIONS.
1er juin	»	4	2,177	588	397	38	34,019	1 officier.
juillet	1,158	185	407	134	1,185	29	14,905	7 id.
août	402	994	317	782	567	41	19,036	24 id.
septembre, 14	323	17	»	41	285	14	1,815	1 id.
Total des entrés, 4,101		1,200	2,901	1,545	2,434	122	69,775	33 id.

Même mouvement par corps et par nationalités.

	ENTRÉS		SORTIS		MORTS.	JOURNÉES de traitement.	OBSERVATIONS.
FRANÇAIS.	par billet.	par évacuation.	par billet.	par évacuation.			
Garde impériale.. . . .	*76*	*539*	*249*	*344*	*22*	*12,816*	
Troupes de ligne. . . .	*1,100*	*2,259*	*1,244*	*2,017*	*98*	*54,654*	
Infirmiers, ouvriers.. .	*21*	*18*	*22*	*17*	»	*387*	
Gendarmerie.	*1*	»	*1*	»	»	*12*	
Corps étrangers.. . . .	»	*80*	*27*	*51*	*2*	*1,755*	
Employés civils.. . . .	*2*	»	*2*	»	»	*9*	
	1,200	*2,896*	*1,545*	*2,429*	*122*	*69,633*	460 journées d'officiers.
AUTRICHIENS.							
Prisonniers.	»	*5*	»	*5*	»	*142*	
Total des entrés, *4,101* en y comprenant *5* Autrichiens.	*1,200*	*2,901*	*1,545*	*2,434*	*122*	*69,775*	

Ce mouvement comprend 38,710 journées de traitement pour les blessés.
Idem 25,799 *idem* fiévreux.
Idem 5,239 *idem* vénériens.
Idem 27 *idem* galeux.

69,775

Service de la Pharmacie.

MM. Gillet, pharmacien-major, pour le 2e trimestre.
Odigier, id. , pour le 3e trimestre.

Consommation pharmaceutique.

	f.	c.
Thé, tilleul, camomille.	14	74
Guimauve (racines).	4	50
Orge en grains.	286	40
Farine d'orge.	172	50
Riz.	51	80
Extrait de réglisse.	213	90
Amidon.	5	80
Écorces d'oranges amères. . . .	7	68
Quinquina gris et jaune.	40	26
Racines de ratanhia.	1	24
Séné.	1	82
Amandes douces.	19	20
Citrons.	17	70
Amadou.	0	40
A reporter.	837	94
Report.	837	94
Lichen d'Islande.	0	65
Gomme du Sénégal.	309	42
— adraganthe.	1	87
Aloès.	0	01
Copahu.	40	60
Goudron.	0	05
Huile d'olive.	28	31
— de ricin.	7	97
Camphre.	3	06
Sangsues.	49	50
Acides tartrique, azotique, sulfurique.	203	98
Sulfate d'alumine et de potasse.	0	21
A reporter.	1,483	57

Report.	1,483 f.	57 c.
Ammoniaque liquide	0	48
Kermès	1	70
Emétique	0	40
Sous-nitrate de bismuth	1	82
Chlorure de chaux	32	00
Chloroforme	29	52
Ether sulfurique	2	97
Sous-carbonate de fer	0	48
Sulfate de fer	1	69
— de magnésie	10	22
Calomel	5	76
Chlorhydrate de morphine	0	62
Nitrate de potasse	2	10
Tartrate de potasse	0	19
Iodure de potassium	11	34
Bicarbonate de soude	4	00
Sulfate de soude	6	40
— de zinc	0	06
Acétate de plomb	12	60
Acide azotique alcoolisé	0	90
Alcool	14	92
Alcoolats de mélisse et cochléaria	7	95
Alcoolés aromatiques	812	51
Nitrate d'argent	31	08
Cérat	142	74
Diascordium	0	30
Emplâtre mercuriel	3	60
— vésicatoire	28	80
Éponges	1	50
Espèces amères et pectorales	31	32
Extrait de belladone	0	72
— d'opium	2	69
— de ratanhia	14	40
A reporter	2,701	35

Report.	2,701 f.	35 c.
Huile camphrée	18	14
Eau mercurielle	3	92
Hydrolé de citron et de menthe	88	64
Hémostatique de Monsel	1	11
Sulfate de quinine	859	00
Mellite de roses	41	60
— simple	34	84
Styrax	23	00
Pommade antipsorique	1	28
— d'iodure de potassium	8	20
— mercurielle	175	87
— stibiée	2	96
Potasse caustique	0	27
Poudre de cantharides	2	40
Ipéca	19	95
Farine de lin	309	76
Farine de moutarde	32	06
Poivre cubèbe	4	99
Rhubarbe	2	16
Sirop simple	4,279	86
Soufre	0	01
Sparadrap	127	20
Tartrate de fer et de potasse	0	34
Vin d'opium	9	60
Lait	104	47
Œufs	24	00
Sucre	0	04
Graines de lin	5	80
Axonge	4	00
Vinaigre blanc	37	31
Vin rouge	1,206	00
Glace	212	00
Vessies de porc	0	45
Bouchons, fioles, etc.	159	52
TOTAL	10,512	10

Service administratif. — M. Bartoli, officier comptable.

Infirmiers titulaires ou auxiliaires. — Infirmiers-majors, 6; infirmiers, 56.

Dépenses générales.

Objets de pansements	10,312 f.	00 c.	117,756 fr. 47 c.
Médicaments	10,512	10	
Sépultures	244	00	
Alimentation	83,729	85	
Chauffage, éclairage	3,675	77	
Blanchissage	2,851	60	
Entretien	6,044	55	
Frais de bureau	386	60	

La dépense étant de 117,756 fr. 47 c. pour 69,775 journées de traitement et 13,052 journées de garde et d'infirmiers, le prix de la journée est de :

2 fr. 43 c. pour les officiers,
1 fr. 68 c. pour la troupe.

Le comptable a payé en outre une somme de 47,150 fr. 10 c. non applicable au prix de la journée et ainsi établie :

Primes aux infirmiers auxiliaires.	2,545 f. 25 c.	47,150 fr. 10 c.
Infirmiers civils et hommes de peine.	1,414 00	
Commis aux écritures	596 64	
Voitures pour transport des malades.	1,648 00	
Achat de mobilier.	34,644 30	
Confection de matelas et literie.	3,593 76	
Appropriation de locaux, transport de matériel.	2,708 15	

280. TURIN (*Suite*). — Hôpital du quartier de cavalerie.

	ENTRÉS		SORTIS		MORTS.	JOURNÉES de traitement.	OBSERVATIONS.	
	par billet.	par évacuation.	par billet.	par évacuation.				
Garde impériale. . . .	*1*	*117*	*86*	*31*	»	*1,408*	Infanterie.	*679*
Troupes de ligne. . . .	*131*	*435*	*284*	*277*	*1*	*6,767*	Cavalerie.	*8*
Infirmiers, ouvriers. .	*13*	*2*	*10*	*5*	*5*	*199*	Artillerie.	*23*
Corps étrangers. . . .	»	*31*	*25*	*6*	»	*283*	Génie.	*5*
							Ouvriers.	*15*
Total des entrés, *730*.	*145*	*585*	*405*	*319*	*6*	*8,657*		*730*

Ce mouvement comprend 4,699 journées pour les blessés.
Idem 3,844 *idem* fiévreux.
Idem 114 *idem* vénériens.
8,657

Service de la Pharmacie. — M. Odigier, pharmacien-major.

Consommation pharmaceutique.

Extrait de réglisse.	36 f. 00 c.
Espèces pectorales.	1 44
Orge.	30 00
Riz.	1 05
Amidon	0 70
Écorces d'oranges amères. . . .	0 32
A reporter.	69 51
Report.	69 f. 51 c.
Séné.	0 39
Quinquina gris.	3 56
Gomme du Sénégal.	45 00
— adraganthe.	0 22
Copahu.	7 00
A reporter.	125 68

Report	125 f.	68 c.
Huile de ricin	1	92
Camphre	0	37
Acide tartrique	14	24
Sulfate d'alumine et de potasse	0	07
Kermès	0	05
Émétique	0	05
Chlorure de chaux	2	50
Chloroforme	2	00
Sous-carbonate de fer	0	07
Sulfate de fer	0	72
Calomel	0	80
Iodure de potassium	1	24
Sulfate de soude	0	80
Acétate de plomb	2	10
Acide azotique alcoolisé	0	30
Alcool	2	00
Acoolés aromatiques, etc.	31	99
Alcoolat de cochléaria	1	05
Nitrate d'argent	3	36
Cérat	7	20
Emplâtre-vésicatoire	6	40
Extrait de belladone	0	12
— de ratanhia	1	60
Huile camphrée	7	25
A reporter	213	88

Report	213 f.	88 c.
Eau mercurielle	0	56
Eau de citron et de menthe	6	17
Sulfate de quinine	30	00
Mellite de roses	3	20
— simple	2	20
Onguent styrax	3	00
Pommade antipsorique	0	48
— d'iodure de potassium	3	67
— mercurielle	10	00
— stibiée	0	80
Potasse caustique	0	07
Ipéca	1	33
Farine de lin	19	20
— de moutarde	4	20
Poivre cubèbe	1	00
Rhubarbe	0	54
Sirop	324	00
Sparadrap	19	20
Emplâtre mercuriel	3	90
Lait	4	80
Vinaigre	3	50
Vin rouge	70	20
Glace	28	20
Fioles, bouchons, etc.	22	00
TOTAL	776	10

Service administratif. — M. Sauvage, officier comptable.

Infirmiers titulaires ou auxiliaires. — Infirmiers-majors, 4; infirmiers, 42.

Dépenses générales.

Objets de pansements	672 f.	55 c.	13,360 fr. 14 c.
Médicaments	776	10	
Sépultures	»	»	
Alimentation	11,045	01	
Chauffage, éclairage	340	71	
Blanchissage	314	42	
Entretien	114	45	
Frais de bureau	96	90	

La dépense étant de 13,360 fr. 14 c. pour 8,657 journées de traitement, le prix de la journée est de 1 fr. 54 c. 327.

Le comptable a payé en outre une somme de 1,620 fr. 95 c. non applicable au prix de la journée et ainsi répartie :

Appropriation de locaux.	169 f. 20 c.	1,620 fr. 95 c.
Transport de malades.	176 00	
1 employé civil.	100 00	
93 journées d'infirmiers civils.	93 00	
791 journées d'infirmiers auxiliaires.	244 75	
Transformation de linge à pansements.	9 00	
Impression d'états divers.	829 00	

VILLES OU VILLAGES OU DES HÔPITAUX ONT REÇU les blessés et malades. — Dates de l'ouverture et de la fermeture.	RESTANTS.	ENTRÉS par billet.	ENTRÉS par évacuation.	SORTIS par billet.	SORTIS par évacuation.	MORTS.	NOMBRE des journées de traitement.	OBSERVATIONS.
281. TURIN (*Suite*). — Hôpital italien de la Venaria reale. — Directeur, M. Casanova.								
6 mai.	»	3	»	2	»	»	44	
juin.	1	2	»	2	»	»	20	
juillet.	1	7	»	5	»	»	85	
août, 12.	3	»	»	3	»	»	12	
		12	»	12	»	»	161	
282. TURIN (*Suite*). — Hôpital italien de l'ordre Saint-Maurice et Saint-Lazare. — Directeur, le Dr Stura ; Dr Borelli, chirurgien en chef.								
2 juin.	»	50	»	5	»	»	1,100	
juillet.	45	13	»	37	»	»	1,135	
août.	21	4	»	21	»	»	268	
septembre, 13. .	4	»	»	4	»	»	33	
		67	»	67	»	»	2,536	

État des officiers français qui sont entrés en 1859 à l'hôpital de Sts. Maurice et Lazare, à Turin.

NOMS, PRÉNOMS ET GRADES.	DATES de l'entrée. 1859	DATES de la sortie. 1859
COURBIER, Jean, lieutenant-colonel au 43e de ligne.	2 juin.	20 juin.
BATAILLE, Jean, capitaine au 11e de ligne.	3 juin.	7 juill.
SICARD, Pierre, capitaine au 3e zouaves.	Id.	25 août.
JARRIÉ, Henri, lieutenant au 3e zouaves.	Id.	Id.

NOMS, PRÉNOMS ET GRADES.	DATES de l'entrée.	DATES de la sortie.
DALIGAUT, Étienne-Louis, lieutenant au 74e de ligne.	3 juin.	4 juill.
LÉGÉ, Benjamin-Constant, lieutenant au 3e zouaves.	Id.	23 juill.
COUTURIER, Georges, sous-lieutenant au 3e zouaves.	Id.	20 juill.
PERNOT, Jules, sous-lieutenant au 3e zouaves.	Id.	7 juin.
GRIEB, Alexis, capitaine au 86e de ligne.	7 juin.	20 juin.
CHARMES, Jean-François, capitaine au 43e de ligne.	Id.	18 juill.
MORET, Augustin-Henri, capitaine au 56e de ligne.	Id.	6 août.
CASANOVA, Charles, lieutenant au 85e de ligne.	Id.	10 juill.
SENAULT, Albert, lieutenant à l'état-major.	Id.	4 août.
GODEFROY, Louis, lieutenant au 86e de ligne.	Id.	24 juill.
RAZOULS, Henri, lieutenant au 52e de ligne.	Id.	26 juill.
LEROY, Eugène, lieutenant d'état-major.	Id.	13 juill.
EUZIÈRE, Xavier, lieutenant au 88e de ligne.	Id.	10 août.
SOMMELLIER, Charles, sous-lieutenant au 52e de ligne.	Id.	21 juill.
ROUVREAU, François, sous-lieutenant au 23e de ligne.	Id.	5 août.
BRUNN, Baptiste, sous-lieutenant au 1er grenadiers de la garde.	Id.	3 août.
LEFROID, Narcisse, sous-lieutenant au 23e de ligne.	Id.	4 août.
MAILHEBIAU, Auguste-Louis, lieutenant au 15e de ligne.	Id.	4 juill.
BILLOT, Joseph-Émile, capitaine au 6e bataillon de chasseurs à pied.	Id.	7 juill.
CHARTON, Noël, capitaine au 85e de ligne.	8 juin.	27 août.
LAMOUR, Jean, capitaine au 3e grenadiers de la garde.	Id.	21 juill.
MAILLET, Jean-Baptiste, lieutenant au 23e de ligne.	Id.	28 juill.
FISCHER, Jean-Baptiste, lieutenant au 85e de ligne.	Id.	4 août.
LABRIET, François, sous-lieutenant au 98e de ligne.	Id.	9 juill.
SCIARD, Alphonse, sous-lieutenant au 52e de ligne.	Id.	13 août.
GITAREU, Pierre, capitaine au 3e grenadiers de la garde.	9 juin.	5 août.
DUFOURC, Charles-Gabriel, capitaine au 3e grenadiers de la garde.	Id.	28 juill.
DURAND, Alphonse, capitaine au 70e de ligne.	Id.	Id.
DEJEAN, Antoine, lieutenant au 2e de ligne.	Id.	23 juill.
GOSSE, Louis, sous-lieutenant au 85e de ligne.	Id.	30 juill.
ROUFFIA, Louis, capitaine au 90e de ligne.	Id.	5 août.
PIERSON, Édouard, sous-lieutenant au 90e de ligne.	Id.	20 juill.
VERGNES, François, lieutenant-colonel au 11e de ligne.	Id.	7 juill.
LIEBERT, François, capitaine au 1er tirailleurs algériens.	10 juin.	26 juill.
DUTRON, Jean-Romain, lieutenant au 85e de ligne.	Id.	11 juill.
LECLERC, Barthélemy, lieutenant au 8e bataillon de chasseurs à pied.	Id.	7 juill.
BEN-AOUDA, lieutenant au 1er tirailleurs algériens.	Id.	26 juill.
DUMAS DE RAULY, Edmond, lieutenant au 23e de ligne.	Id.	27 juill.
CAYLA, Antoine, lieutenant au 70e de ligne.	Id.	19 juill.
BERTRAND, Henri, lieutenant au 1er grenadiers de la garde.	Id.	24 juill.
DE BAINVILLE, Auguste, lieutenant au 1er grenadiers de la garde.	Id.	27 juill.
CLÉMENSON, Victor-Louis, sous-lieutenant au 85e de ligne.	Id.	5 juill.
GILARDIN, Paul, sous-lieutenant au 90e de ligne.	14 juin.	22 juin.
DE MONTIGNY, Charles-Napoléon, chef de bataillon au 2e de ligne.	22 juin.	22 juill.

NOMS, PRÉNOMS ET GRADES.	DATES de l'entrée.	DATES de la sortie.
DE CROUSNILHON, Joseph, capitaine adjudant-major au 90e de ligne.	1er juill.	31 juill.
FOUTRY, François-Joseph, capitaine au 3e grenadiers.	4 juill.	27 juill.
NÊTRE, Jules, lieutenant au 85e de ligne.	Id.	13 sept.
SCHRAM, Gustave, lieutenant au 86e de ligne.	Id.	25 août.
DUBAN, Jean-Baptiste, lieutenant au 86e de ligne.	Id.	4 août.
PRIAT, Étienne, sous-lieutenant au 64e de ligne.	5 juill.	9 juill.
FALCON, Théodore, lieutenant-colonel au 84e de ligne.	18 juill.	3 août.
BERTET, Jules-Joseph, capitaine au 12e bataillon de chasseurs à pied.	23 juill.	5 août.
CATALA, Adrien, sous-lieutenant au 2e voltigeurs de la garde.	23 juill.	1er août.
THIÉBAUT, Jean-Alphonse, médecin-major.	23 juill.	24 juill.
TONNE, Adolphe, capitaine au 2e grenadiers de la garde.	26 juill.	17 août.
VARIN, Pierre, capitaine au 7e chasseurs à cheval.	30 juill.	5 sept.
MILLANVOY, Louis, sous-lieutenant au 90e de ligne.	Id.	5 août.
DE MASSIP, Louis, lieutenant au 1er voltigeurs de la garde.	1er août.	9 sept.
CUVILLIER, Charles, sous-lieutenant aux lanciers de la garde.	2 août.	16 août.
DE MÉRITENS, Auguste, lieutenant au 2e de ligne.	17 août.	21 août.
BESSON, Charles, sous-lieutenant au 19e de ligne.	27 août.	10 sept.

Plus deux soldats, l'un BERTEAU, du 2e grenadiers de la garde et l'autre ROBERT, du 74e de ligne.

Le directeur de l'hospice de Sts. Maurice et Lazare.

VILLES OU VILLAGES OU DES HÔPITAUX ONT REÇU les blessés et malades. — Dates de l'ouverture et de la fermeture.	RESTANTS.	ENTRÉS par billet.	ENTRÉS par évacuation.	SORTIS par billet.	SORTIS par évacuation.	MORTS.	NOMBRE des journées de traitement.	OBSERVATIONS.
283. TURIN (*Suite*).								Hôpital de Poirino.
Août.	»	*1*	»	»	»	*1*	*9*	Un dragon de l'Impératrice.
284. URGNANO.								
28 juin.	»	»	40	»	»	»	120	
juillet.	40	»	»	32	»	»	904	
août, 1er.	8	»	»	8	»	»	»	
		»	40	40	»	»	1,024	

285 à 288. VALEGGIO.

Les locaux occupés sont l'hôpital civil, l'hôpital temporaire, l'église San Rocco, un oratoire et une grande maison attenante.

Les blessés ont été peu de jours après transportés à Borghetto, dans un ancien couvent, contre la tête du pont, et dont l'organisation était si défectueuse qu'il a fallu y renoncer.

Mouvement du 1er juillet au 15 septembre 1859.

FRANÇAIS.	ENTRÉS		SORTIS		MORTS.	JOURNÉES de traitement.	OBSERVATIONS.
	par billet.	par évacuation.	par billet.	par évacuation.			
Garde impériale.. . . .	149	156	29	272	4	901	7 officiers.
Gendarmerie.	1	»	»	1	»	2	
Infanterie de ligne. . .	178	150	19	300	9	1,234	3 *id.*
Cavalerie.	23	»	2	19	2	67	
Artillerie, génie.. . . .	57	13	3	67	»	242	
Équipages militaires. .	4	»	»	4	»	20	
Corps étrangers.. . . .	8	11	»	12	»	28	
Infirmiers, ouvriers.. .	8	»	1	7	»	26	
Employés aux vivres. .	2	»	»	2	»	10	
Train auxiliaire.. . . .	2	2	3	1	»	8	
	425	332	57	685	15	2,538	10 *id.*
AUTRICHIENS.							
Prisonniers.	»	4	»	4	»	13	
Total des entrés, 761.	425	336	57	689	15	2,551	

Ce mouvement comprend	4	journées pour les	blessés.
Idem	2,546	*idem*	fiévreux.
Idem	1	*idem*	vénériens.
	2,551		

PERSONNEL MÉDICAL.

MM. Leuret, médecin principal, arrivé le 6 juillet, venant de Castiglione.
Prévost, id. aide-major, détaché du 74e de ligne, le 5 juillet.
Nusillat, id. id., arrivé le 5 juillet, venant du 2e d'artillerie.
Douillot, id. id., arrivé le 6 juillet, venant du 2e chasseurs.
Delune, id. id., arrivé le 6 juillet, venant du 81e de ligne.

Après l'évacuation de Valeggio, ces médecins ont reçu l'ordre de se rendre à Brescia.

Dans les quinze premiers jours, les malades et blessés étaient couchés sur de la paille qui ne les isolait pas suffisamment du sol. Dans son rapport du 11 juillet, M. Leuret a signalé ce fait et réclamé des paillasses, des matelas et des draps, au moins pour les plus malades. Il leur a été donné d'abord des couvertures de laine.

Service de la Pharmacie. — M. Billoir, pharmacien aide.

Consommation pharmaceutique.

Café et sucre	109 f. 00 c.	189 fr. 79 c.
Extrait de réglisse	4 00	
Citrons	48 00	
Vin rouge	24 00	
Huile d'olive	2 35	
Farine et pain blanc	1 04	
Vinaigre blanc	1 40	

Service administratif. — M. Feize, adjudant.

Dépenses générales.

Objets de pansements	» f. » c.	1,787 fr. 43 c.
Médicaments	189 79	
Sépultures	39 00	
Alimentation	1,360 39	
Chauffage, éclairage	56 00	
Blanchissage	» »	
Entretien, réparation, propreté	123 25	
Frais de bureau	19 00	

La dépense étant de 1,787 fr. 43 c. pour 2,551 journées de traitement, le prix de la journée est de 1 fr. 26 c. 3 pour les officiers.
et de 0 69 7 pour la troupe.

Il y a en plus une dépense de 241 fr. 10 c. non applicable au prix de la journée pour achat du matériel indispensable pour le service, objets en faïence et verrerie et pour la construction de deux fourneaux.

Infirmiers titulaires et auxiliaires. — Infirmiers-majors, 3; infirmiers, 28.

VILLES OU VILLAGES OU DES HÔPITAUX ONT REÇU les blessés et malades. — Dates de l'ouverture et de la fermeture.	RESTANTS.	ENTRÉS par billet.	ENTRÉS par évacuation.	SORTIS par billet.	SORTIS par évacuation.	MORTS.	NOMBRE des journées de traitement.	OBSERVATIONS.
287. VALEGGIO (*Suite*). — Hôpital temporaire.								
2 juillet.	»	»	2	»	»	»	46	
août.	2	»	»	»	2	»	22	
		»	2	»	2	»	68	
288. VALEGGIO (*Suite*). — Hôpital civil.								
juillet.	»	39	»	31	»	8	200	
289. VALENZA.								
11 mai.	»	214	»	213	»	1	760	3 officiers.
12 juin.	»	1	»	1	»	»	5	
		215	»	214	»	1	765	
290. VARZI.								
22 mai, 26.	»	7	»	»	7	»	18	Des vivres ont été fournis à 29 militaires de passage.
291. VENTIMIGLIA.								
28 mars 1860. . . .	»	1	»	1	»	»	4	

202. VERCELLI. — Hôpital civil. — M. Stara, président.

D'après une correspondance, M. le Dr Bima, médecin divisionnaire de l'armée sarde, a été engagé officieusement par le baron Larrey, médecin en chef de l'armée, à préparer à Vercelli des secours hospitaliers considérables, en vue de la bataille du 4 juin, que sa position au grand quartier général impérial lui permettait de prévoir.

Nous n'avons pu donner tous les noms des médecins italiens, leurs signatures sont le plus souvent indéchiffrables. Nous ne pouvons indiquer que MM. les Drs Bima; Zavattaro, médecin de bataillon; Larghi, Inzani, Dardano et Bobba, médecins civils.

« Dans le cours de cette glorieuse et rapide campagne, les faits ont été si multipliés que je n'ai pu les suivre de manière à en rendre un compte détaillé. Je me bornerai à une exposition sommaire du service important que j'ai dirigé du 29 mai au 27 juin 1859. — 3,784 blessés ont trouvé à Vercelli asile et assistance.

Le service a été divisé en treize sections. On n'avait, pour tout matériel d'hôpital, qu'un nombre bien insignifiant de paillasses, matelas, draps de lit et autres objets de lingerie. On manquait absolument de tout ce qu'exigeait un service chirurgical aussi considérable; il a fallu pourvoir à tout, sur place, par notre seule initiative et le concours de la municipalité. — Aucune opération n'a été faite sans notre assentiment.

« L'infection purulente a cruellement sévi; elle s'est montrée chez des blessés atteints de lésions sans aucune gravité. Parmi les causes de l'infection, sans parler de l'influence nosocomiale, nous croyons pouvoir citer l'atmosphère extérieure viciée par les mêmes causes qui produisent les fièvres intermittentes; des chaleurs excessives brusquement interrompues par des pluies torrentielles; les campements militaires entourant la ville et d'où venaient une si grande quantité de mouches qu'il est difficile de s'en faire une idée. — Il est à remarquer qu'il y eut une immunité complète pour 22 opérés venus du champ de bataille et qui guérirent en bon nombre, tandis que presque toutes les opérations secondaires faites aux hôpitaux furent suivies de mort par infection purulente. — Le découragement s'empara des médecins civils, peu habitués à un encombrement aussi fatal. M. Inzani, recevant une nouvelle destination, fut bien soulagé en abandonnant cette funeste localité. M. Larghi, qui avait dans sa section les blessures les plus graves, fut d'abord moins malheureux que ses confrères, mais il ne tarda pas à voir ses salles envahies, et, bientôt épuisé par la fatigue, il tomba aussi dans le découragement. — J'attribuerais volontiers, comme on l'a déjà fait, la fièvre purulente à l'infection du sang par absorption du pus, si les micrographes n'objectaient que le volume des globules du pus s'oppose à leur introduction dans les vaisseaux lymphatiques. Mais indépendamment de ce qu'on peut attribuer l'infection du sang à l'absorption du pus, à l'imbibition et à l'absorption par lésion de continuité des veines, ne pourrait-on pas admettre aussi l'absorption lymphatique? car il n'est pas nécessaire que les globules soient absorbés, mais seulement le véhicule dans lequel ils nagent. — L'infection purulente exerça ses ravages dans l'hôpital du Séminaire, tandis qu'elle se montra à peine à l'hôpital civil del Carmine, dont les conditions générales étaient cependant moins favorables.

« Je dois terminer par une observation : malgré des circonstances exceptionnelles et la précipitation des événements pendant cette campagne, on doit se montrer sévère à quelques titres. En effet, le temps perdu par les lenteurs inutiles apportées à l'organisation des ambulances, la formation des cadres du personnel en dehors de la direction du médecin en chef, les hésitations dans des déterminations qui cependant étaient pressantes, les changements trop fréquents de destination, ont amené ce résultat que la campagne était commencée, alors que le personnel médical de l'armée n'était pas encore en mouvement. Chefs et subalternes, personne n'a eu le temps de se connaître, et cette situation, résultant d'une mauvaise direction, n'a pas permis d'utiliser convenablement le personnel, quand les blessés sont arrivés en si grand nombre, qu'il a été difficile de faire face à l'encombrement. »

Dr Bima, médecin divisionnaire de l'armée sarde.

HOPITAL CIVIL.	RESTANTS.	ENTRÉS par billet.	ENTRÉS par évacuation.	SORTIS par billet.	SORTIS par évacuation.	MORTS.	JOURNÉES de traitement.	OBSERVATIONS.
31 mai.	»	52	»	»	»	»	52	
juin.	52	257	»	30	232	13	1,853	
juillet.	34	»	»	9	8	2	711	
août.	15	»	»	11	1	»	265	
septembre, 3. . .	3	»	»	2	1	»	6	
11 octobre.	»	7	»	»	»	»	98	
novembre. . . .	7	10	»	8	»	»	241	
décembre. . . .	9	8	»	6	»	»	303	
janvier.	11	3	»	5	»	»	279	
février.	9	7	»	5	»	»	289	
mars.	11	3	»	10	»	»	142	
avril.	4	18	»	8	»	1	261	
mai.	13	3	»	3	12	»	126	
juin, 4.	1	»	»	»	1	»	3	
		368	»	97	255	16	4,629	

293. VERCELLI (*Suite*). — Hôpital militaire.

Mouvement du 1er *au* 14 *juin* 1859.

	ENTRÉS par billet.	ENTRÉS par évacuation.	SORTIS par billet.	SORTIS par évacuation	MORTS.	JOURNÉES de traitement.	OBSERVATIONS.
FRANÇAIS.							
Garde impériale.	»	29	»	29	»	62	3 officiers.
Troupes de ligne.	22	91	6	107	»	234	8 *id.*
Corps étrangers.	1	12	»	13	»	24	1 *id.*
	23	132	6	149	»	320	12 *id.*
SARDES.							
Diverses armes.	»	8	»	8	»	15	
AUTRICHIENS.							
Prisonniers.	»	203	»	202	1	223	
Total des entrés, 366.	23	343	6	359	1	558	

Ce mouvement ne comprend que des blessés et quelques fiévreux.

Mouvement général des hôpitaux, du 28 mai au 27 juin, d'après le rapport du Dr Bima, médecin divisionnaire de l'armée sarde.

Ce mouvement, adressé au baron Larrey, médecin en chef de l'armée, par M. Bima, comprend tous les blessés arrivés à Verceil et évacués immédiatement sur Turin et Alexandrie après premiers soins, ou morts pendant le transport ou dans la journée, sans faire entrée aux hôpitaux de Verceil.

		Entrés.	Sortis ou évacués.	Morts.	Restants.
Français	Palestro	618	574	13	31
	Magenta	2,037	2,037		
		2,655	2,611	13	31
Italiens		707	567	42	98
Autrichiens		422	296	43	83
		3,784	3,474	98	212

Quelques blessés ont été soignés aussi dans les succursales, le Séminaire et un autre établissement.

État, par genre de maladies, des 212 restants le 27 juin.

	Français.	Italiens.	Autrichiens.	Total.
Blessures diverses (coups de feu)	6	49	39	94
Idem avec fracture de l'humérus	3	»	2	5
Idem *idem* de l'avant-bras	»	1	1	2
Idem *idem* du fémur	»	6	9	15
Idem *idem* de la jambe	»	8	11	19
Idem *idem* diverses	»	5	2	7
Amputés?	5	5	12	22
Résection du fémur	»	1	3	4
Idem de l'humérus	»	1	»	1
Désarticulation de l'épaule	»	1	»	1
Fiévreux	12	18	»	30
Maladies des yeux	»	3	»	3
Phlegmons	1	»	1	2
Varioleux	1	2	»	3
Vénériens	3	2	»	5
Total	31	101	80	212

Causes de la mort des 98 hommes portés ci-dessus.

	Français.	Italiens.	Autrichiens.	Total.
Blessures diverses	1	5	8	14
Fièvre purulente	4	26	23	53
A reporter	5	31	31	67

	Français.	Italiens.	Autrichiens.	Total.
Report	5	31	31	67
Fièvre typhoïde	3	3	3	9
Gangrène	1	5	3	9
Péritonite	1	2	2	5
Hémorrhagie	1	»	2	3
Tétanos	1	2	2	5
Total	13	42	43	98

Amputés évacués sur Vercelli et opérés primitivement aux ambulances.

	ENTRÉS.			MORTS.	RESTANTS le 27 juin.
	Français.	Italiens.	Autrichiens.		
Désarticulation de l'épaule	»	2	»	»	2
Amputation du bras	1	»	»	»	1
Idem de la cuisse	1	2	10	1	12
Idem de la jambe	2	2	2	1	5
	4	6	12	2	20
	22			22	

Amputés opérés secondairement aux hôpitaux de Vercelli, du 28 mai au 27 juin.

	ENTRÉS.			MORTS.	RESTANTS le 27 juin.
	Français.	Italiens.	Autrichiens.		
Amputation du bras	»	1	1	2	»
Idem de la cuisse	»	»	3	3	»
Idem de la jambe	1	»	1	2	»
Résection de l'humérus	»	2	1	1	2
Idem du fémur	»	»	6	5	1
	1	3	12	13	3
	16			16	

Le soldat autrichien Paschit, André, du régiment de l'archiduc Léopold, l'un des réséqués du fémur, a été évacué sur Vérone, 56 jours après l'opération; le membre avait acquis assez de solidité pour permettre au blessé de marcher à l'aide d'un bâton. (*Rapport de M. Bima.*)

Officiers français blessés, reçus aux hôpitaux de Vercelli.

PERNOT, Jules, sous-lieutenant au 3e zouaves. — Coup de feu à la partie supérieure de la poitrine. Plaie pénétrante. Guéri — En activité.

COUTURIER, Georges, sous-lieutenant au 3e zouaves. — Coup de feu à la main. Amputation de l'annulaire et du petit doigt. — En activité.

DAUTUN, Thomas, lieutenant au 3e zouaves. — Coup de feu au bras droit. Fracture comminutive. Amputé du bras. Guéri. — Retraité.

GOUTÉ, Hippolyte, lieutenant au 3e zouaves. — Coup de feu à la partie supérieure gauche de la poitrine. Fracture de la clavicule. — En activité.

HENRY, Auguste, sous-lieutenant au 3e zouaves. — Amputation de la cuisse gauche pour coup de feu. Guéri. — Retraité.

JARRIÉ, Henri, lieutenant au 3e zouaves. — Coup de feu au pied gauche; la balle traverse le pied. — En activité.

LÉGÉ, Benjamin, lieutenant au 3e zouaves. — Plaie déchirée au bras gauche; mitraille. — En activité.

SICARD, Pierre, capitaine au 3e zouaves. — Plaie contuse à la jambe droite; la balle traverse le membre. — En activité.

DALIGAUT, Étienne, lieutenant au 74e de ligne. — Blessé; abcès à l'aisselle gauche. — En activité.

BATAILLE, Jean, capitaine au 11e de ligne. — Blessé; phlegmon au pied droit. — En activité.

PRÉVOST, Edmond, médecin aide-major au 74e de ligne. — Arthrite aiguë. — En activité.

Service de la Pharmacie. — M. ?

Consommation pharmaceutique.

Citrons et orge	10 f.	80 c.	53 fr. 06 c.
Sucre	9	00	
Extrait de réglisse	6	00	
Pommade mercurielle	2	50	
Cérat et sparadrap	8	40	
Vin rouge	3	60	
Farine de lin	7	68	
Azotate d'argent	1	68	
Vin d'opium	1	60	
Fioles	1	80	

Service administratif. — M. Piernetz, adjudant.

Infirmiers titulaires et auxiliaires. — Infirmiers-majors, 3; infirmiers, 21.

Dépenses générales.

Objets de pansements	151 f.	10 c.	992 fr. 35 c.
Médicaments	53	06	
Sépultures	»	»	
Alimentation	475	74	
Chauffage, éclairage	53	85	
Blanchissage	66	00	
Entretien, propreté	178	00	
Frais de bureau	14	60	

La dépense étant de 992 fr. 35 c. pour 558 journées de traitement, le prix de la journée est de 2 fr. 65 c. 79 pour les officiers,
1 fr. 73 c. 79 pour la troupe.

Le comptable a payé en outre une somme de 9,324 fr. 80 c. ainsi répartie :

Achat, le 1er juin 1859, de 3,000 kilos de laine à 3 fr.	9,000 f. 00 c.	9,324 fr. 80 c.
Journées d'ouvrières employées à réduire à la dimension des lits d'une personne 300 larges matelas provenant de la municipalité.	121 00	
Au sieur Dorgoni, syndic de la municipalité d'Osengo, pour vivres et vin fournis à des blessés évacués de Novare sur Vercelli.	44 80	
Achat de matériel d'emballage lors de la fermeture de l'établissement.	159 00	

VILLES OU VILLAGES OU DES HÔPITAUX ONT REÇU les blessés et malades. — Dates de l'ouverture et de la fermeture.	RES-TANTS.	ENTRÉS par billet.	ENTRÉS par évacuation.	SORTIS par billet.	SORTIS par évacuation.	MORTS.	NOMBRE des journées de traitement.	OBSERVATIONS.
294. VERDELLO.								
28 juin.	»	»	25	»	»	»	75	
juillet.	25	»	»	12	»	»	608	
août.	13	»	»	13	»	»	186	
		»	25	25	»	»	869	
295. VEROLA NUOVA.								
27 juin.	»	»	59	»	»	»	148	
juillet.	59	»	»	»	32	6	1,294	
août.	21	»	2	»	14	1	321	
septembre.	8	»	»	»	»	1	227	
octobre.	7	»	»	»	7	»	63	
		»	61	»	53	8	2,053	
VÉRONE. — *Voir* AUTRICHE.								
296. VERTOVA. — Casa di Recovero.								
27 juin.	»	»	19	»	»	»	76	
juillet.	19	»	»	»	12	»	456	
août, 10.	7	»	»	»	7	»	30	
		»	19	»	19	»	562	

VILLES OU VILLAGES OU DES HÔPITAUX ONT REÇU les blessés et malades. — Dates de l'ouverture et de la fermeture.	RESTANTS.	ENTRÉS par billet.	ENTRÉS par évacuation.	SORTIS par billet.	SORTIS par évacuation.	MORTS.	NOMBRE des journées de traitement.	OBSERVATIONS.
297. VIADANA.								Dr Dom. Bianchi.
1er octobre.	»	4	»	»	4	»	53	
novembre. . . .	»	3	»	»	1	»	21	
décembre. . . .	2	1	»	»	1	»	54	
janvier..	2	1	»	»	1	2	26	
février..	2	1	»	»	1	»	6	
mars.	2	2	»	»	1	»	23	
avril, 7.	1	1	»	»	»	2	8	
		13	»	»	9	4	191	

298. VIGEVANO.

L'hôpital de Vigevano a été installé dans les bâtiments du Séminaire. Ces bâtiments sont en parfait état d'entretien et ils ont pu être facilement appropriés à cette nouvelle destination. Des lits ont été placés dans les salles, et toutes les dispositions intérieures ont été prises.

Les ressources de la ville ne donnèrent qu'un petit nombre (200) de lits en fer avec fournitures complètes ; des paillasses sur tréteaux en bois complétèrent le matériel.

Directeur : M. le Dr Negroni.

Ouvert le 28 juin dans les bâtiments du Séminaire et par les soins de la municipalité.

Mouvement du 28 juin au 16 août.

Entrés.	Évacués.	Morts.	Journées de traitement.
2,978	2,973	5	6,437

Huit médecins civils ont été requis pour le service ; nous ne pouvons citer, faute de renseignements, que MM. Morone et Basiletti. (*D'après les notes de M. Reeb, médecin aide-major, chargé du service.*)

Le trajet de Milan à Vigevano par Abbiate Grasso est de huit heures. Un embranchement du chemin de fer Victor-Emmanuel relie Vigevano à Novare, à Alexandrie et Gênes.

« Le jour des évacuations, de grands omnibus, bien conditionnés, amenaient « sur la place de Milan les malades désignés pour être évacués. Là, se trouvaient « des chariots non suspendus, le premier jour sans paille, ce qui retarda mon « départ d'une grande heure, et, ayant mis le convoi en marche, je fis couper sur « la route des branches bien garnies de feuillage pour suppléer à l'absence de « paille. Les blessés, surtout ceux aux membres inférieurs, souffraient beaucoup « des cahots de ce dur moyen de transport, même à la plus lente allure. »

(*Rapport de M. Ohier, médecin aide-major.*)

VILLES OU VILLAGES OU DES HÔPITAUX ONT REÇU les blessés et malades. — Dates de l'ouverture et de la fermeture.	RESTANTS.	ENTRÉS par billet.	ENTRÉS par évacuation.	SORTIS par billet.	SORTIS par évacuation.	MORTS.	NOMBRE des journées de traitement.	OBSERVATIONS.
299. VIMERCATE.								Près Monza.
27 juillet.	»	»	32	»	»	»	160	
août, 9.	32	»	»	»	32	»	218	
		»	32	»	32	»	378	
300. VOGHERA.								
mai.	»	502	»	»	380	122	1,063	23 offic. 2 offic. morts.
juin, 10.	1	»	»	1	»	»	9	
7 juillet.	»	173	»	2	»	»	600	2 *id.*
août.	171	113	»	28	241	6	991	
septembre, 10. .	8	»	100	33	75	»	831	Évacués de Pavie.
19 avril, 23 (1860).	»	1	»	»	1	»	4	*Idem.*
Total des entrés, 889.		789	100	64	697	128	3,498	25 officiers.

301. VOLTA. — Ambulance-hôpital du 30 juin au 16 juillet 1859.

	ENTRÉS par billet.	ENTRÉS par évacuation.	SORTIS par billet.	SORTIS par évacuation.	MORTS.	JOURNÉES de traitement.	OBSERVATIONS.
FRANÇAIS.							
Garde impériale.. . . .	4	6	2	8	»	32	
Infanterie de ligne. . .	17	53	3	66	1	167	6 sous-officiers.
Cavalerie.	5	2	»	7	»	17	1 *idem.*
Artillerie, génie.. . . .	3	3	»	6	»	17	
Corps étrangers.. . . .	4	»	»	4	»	8	
Employés civils.. . . .	»	2	»	2	»	10	
	33	66	5	93	1	251	7 sous-officiers.
ITALIENS.							SARDES ET TOSCANS.
Armes diverses.. . . .	332	»	5	326	1	442	5 officiers.
AUTRICHIENS.							
Prisonniers.	30	»	1	26	3	98	11 *idem.*
Total des entrés, 458	395	66	11	445	5	791	16 *idem.*

Ce mouvement comprend :	pour les Français..	Blessés. . .	195	journées.
Idem	*idem*	Fiévreux. .	51	*id.*
Idem	pour les Sardes et Toscans.	Blessés. . .	0	*id.*
Idem	*idem*	Fiévreux. .	442	*id.*
Idem	pour les Autrichiens. . . .	Blessés. . .	98	*id.*
Idem	*idem*	Fiévreux. .	0	*id.*
		Total.	786	*id.*

Service médical.

Fait par les médecins des ambulances.

Service de la Pharmacie.

Point de pharmacien ; livraisons faites par l'adjudant comptable.

Consommation pharmaceutique.

Café et sucre.	69 f. 20 c.	128 fr. 70 c.
Extrait de réglisse.	12 00	
Citrons.	45 00	
Chlorure de chaux sec.	2 50	

Service administratif. — M. Hippert, adjudant.

Dépenses générales.

Objets de pansements.	18 f. 00 c.	1,306 fr. 40 c.
Médicaments.	128 70	
Sépultures.	» »	
Alimentation.	938 55	
Chauffage, éclairage.	94 50	
Blanchissage.	94 50	
Entretien, réparation, propreté.	14 75	
Frais de bureau.	17 40	

La dépense étant de 1,306 fr. 40 c. pour 786 journées de traitement, le prix de la journée est de 2 fr. 35 c. 1 pour les officiers,
et de 1 fr. 63 c. 1 pour la troupe.

Il y a en plus une dépense de 18 fr. 50 c. non applicable au prix de la journée pour achat de vases en faïence et de bouteilles.

Infirmiers titulaires et auxiliaires. — Infirmier-major, 1; infirmiers, 15.

Sur 196 journées de service des infirmiers, il y a 53 journées d'infirmiers titulaires et 143 journées d'infirmiers auxiliaires.

L'ambulance n'ayant été ouverte que 17 jours, le nombre des infirmiers titulaires a été de 3 ou 4.

VILLES OU VILLAGES OU DES HÔPITAUX ONT REÇU les blessés et malades. — Dates de l'ouverture et de la fermeture.	RES-TANTS.	ENTRÉS par billet.	ENTRÉS par évacuation.	SORTIS par billet.	SORTIS par évacuation.	MORTS.	NOMBRE des journées de traitement.	OBSERVATIONS.
302. VOLTAGGIO.								Circonscription de Novi.
3 mai.	»	33	»	28	»	1	426	3e voltigeurs. . . 4
juin.	4	»	»	1	»	»	100	72e de ligne. . . . 6
juillet.	3	»	»	1	»	»	66	2e zouaves. . . . 16
août, 21.	2	»	»	2	»	»	40	2e étrangers. . . 7
		33	»	32	»	1	632	33

VILLES OU VILLAGES OU DES HÔPITAUX ONT REÇU les blessés et malades. — Dates de l'ouverture et de la fermeture.	RES-TANTS.	ENTRÉS par billet.	ENTRÉS par évacuation.	SORTIS par billet.	SORTIS par évacuation.	MORTS.	NOMBRE des journées de traitement.	OBSERVATIONS.
303. VOLTRI.								M. Piccardo, président de la commission.
11 août.	»	8	»	6	»	»	91	5ᵉ hussards. . . . 1
septembre. . . .	2	»	»	2	»	»	25	7ᵉ *id.* 5
								8ᵉ *id.* 2
								4ᵉ lanciers. . . . 2
25 mai, 27 (1860).	»	5	1	5	»	1	16	Train des équip.. 2
								18ᵉ d'artillerie. . . 2
Total des entrés, 14.		13	1	13	»	1	132	14

ÉTAT RÉCAPITULATIF

DES MOUVEMENTS DES HÔPITAUX (ARMÉE FRANÇAISE SEULEMENT).

	ENTRÉS par billet.	ENTRÉS par évacuation.	SORTIS par billet.	SORTIS par évacuation.	MORTS.	JOURNÉES de traitement.
Abbiategrasso	34	»	»	34	»	86
Acqui.	»	201	199	»	2	4,061
Albenga	21	»	20	»	1	227
Albino.	»	5	»	4	1	129
Alexandrie.	5,757	6,761	2,240	10,020	258	95,186
Alfianello	»	9	»	8	1	278
Alzano.	»	112	»	112	»	2,901
Arenzana.	1	»	»	1	»	9
Arquata	6	»	6	»	»	56
Asti.	651	»	640	»	11	16,121
Autriche.	65	»	»	61	4	?
Azanello.	33	»	30	»	3	1,093
Azola	»	95	»	76	19	1,277
A reporter.	6,568	7,183	3,135	10,316	300	121,424

	ENTRÉS		SORTIS		MORTS.	JOURNÉES de traitement.
	par billet.	par évacuation.	par billet.	par évacuation.		
Report.	6,568	7,183	3,135	10,316	300	121,424
Balzola	1	»	»	1	»	8
Bartolomeo (San)	»	150	»	147	3	468
Bassignana	39	»	33	6	»	345
Belgioso	1	»	»	»	1	2
Bergame	1,753	2,741	1,848	2,508	138	91,353
Bobbio	29	»	»	29	»	73
Borgo Satollo	»	8	»	7	1	107
Bozzolo	69	131	191	»	9	1,449
Brembate	»	29	28	»	1	763
Brescia	17,231	246	1,176	15,504	797	253,800
Brignano	19	»	»	19	»	855
Busella	5	»	»	5	»	100
Cagliari	»	13	11	»	2	211
Calcinate	»	37	37	»	»	1,144
Calcio	60	»	»	58	2	810
Calvisano	»	94	»	90	4	1,025
Cantu	»	264	238	18	8	6,978
Cannetto	23	»	20	2	1	260
Carpenedolo	»	184	»	137	47	3,529
Caravaggio	638	»	»	634	4	2,037
Casal Buttano	18	»	17	»	1	190
Casale	417	»	404	»	13	5,120
Casal maggiore	799	93	460	407	25	14,189
Casalpusterlengo	25	»	24	»	1	530
Cassano	120	»	»	118	2	809
Castel Golfredo	6	»	5	»	1	232
Castelnedolo	»	37	»	34	3	331
Castelleone	57	»	2	54	1	2,251
Castelnovo di Scrivia	89	»	87	»	2	348
Castiglione	132	1,437	171	1,329	69	12,492
Castrezzato	»	24	»	23	1	673
Cenis (Mont)	41	»	41	»	»	285
Chambéry	755	»	661	83	11	11,974
Chiari	»	304	»	291	13	4,215
Chieri	2	»	»	2	»	30
Chivasso	67	»	34	27	6	1,049
Cignano	»	16	»	15	1	411
A reporter.	28,964	12,991	8,623	31,864	1,468	541,870

	ENTRÉS par billet.	ENTRÉS par évacuation.	SORTIS par billet.	SORTIS par évacuation.	MORTS.	JOURNÉES de traitement.
Report.	28,964	12,991	8,623	31,864	1,468	541,870
Côme	12	3,289	3,155	110	36	71,631
Codogno	80	»	77	1	2	859
Cogoletto	1	»	»	1	»	3
Cologno	»	42	41	»	1	1,321
Colombano (San)	»	28	»	28	»	293
Colorno	3	»	»	3	»	30
Crema	377	573	333	582	35	16,881
Crémone	3,040	5,540	2,434	5,770	376	147,141
Cuggiono	8	»	»	8	»	228
Desenzano	45	»	3	42	»	217
Desio	»	6	»	6	»	84
Donnino (San)	1	»	»	1	»	2
Empoli	8	»	4	4	»	487
Exiles (Fort d')	16	»	16	»	»	163
Finalborgo	2	»	»	2	»	67
Final-Marina	15	»	14	»	1	253
Fiesse	16	»	»	15	1	309
Florence	185	»	43	138	4	2,415
Fontenella	177	»	»	177	»	696
Gambara	23	»	»	23	»	186
Gandino	»	68	67	»	1	2,408
Gavi	96	»	91	»	5	779
Gazzaniga	»	11	»	11	»	332
Gênes	8,007	21,123	13,734	15,030	366	290,818
Ghédi	»	107	»	103	4	473
Goïto	3	»	»	2	1	29
Gorgonzola	115	»	75	39	1	1,249
Gottolengo	»	40	»	40	»	178
Grumello	»	18	17	»	1	410
Guidizzolo	»	15	»	13	2	39
Inzago	5	»	5	»	»	108
Iseo	»	100	»	96	4	2,488
Isola Dovarese	27	»	20	»	7	424
Lanslebourg	145	»	144	»	1	275
Lecco	3	»	»	3	»	100
Leffe	»	11	»	11	»	489
A reporter	41,374	43,962	28,896	54,123	2,317	1,085,735

	ENTRÉS par billet.	ENTRÉS par évacuation.	SORTIS par billet.	SORTIS par évacuation.	MORTS.	JOURNÉES de traitement.
Report.	41,374	43,962	28,896	54,123	2,317	1,085,735
Leisseillon (Fort de)	439	»	431	»	8	5,610
Leno	»	184	»	164	20	1,737
Livourne	163	292	324	126	5	9,655
Lodi	786	366	763	362	27	25,750
Lonato	»	18	»	18	»	120
Lossini	1	»	»	1	»	8
Lucques	126	»	82	43	1	1,730
Manerbio	»	116	»	89	27	1,971
Marcello (San)	21	»	20	»	1	308
Marseille	»	1,236	1,174	»	62	37,000?
Martinengo	»	51	51	»	»	1,315
Massa	48	»	47	»	1	916
Maurice (Port-)	7	»	6	»	1	239
Maurienne (Saint-Jean-de-)	1,348	»	400	927	21	10,956
Melzo	18	»	15	»	3	179
Menton	4	»	4	»	»	61
Milan (1)	28,946	»	»	27,997	949	544,129
Montcalieri	4	»	4	»	»	52
Montmelian	115	»	101	9	5	1,097
Montechiaro	85	3,897	29	3,841	112	11,529
Monza	1	746	720	17	10	9,949
Mortara	6	»	5	1	»	145
Nembro	»	17	17	»	»	317
Nice	35	»	34	»	1	1,083
Novare (2)	2,399	3,968	2,023	4,123	221	44,873
Novi	548	»	500	31	17	8,996
Oneglia	67	»	66	»	1	967
Orzinuovi	»	101	»	96	5	1,013
Ostiano	»	19	»	13	6	908
Palazzolo	»	151	»	148	3	4,161
Paratico	»	12	»	12	»	312
Parme	172	»	169	»	3	3,071
A reporter.	76,713	55,136	35,881	92,141	3,827	1,815,642

(1) Les entrées et sorties par billet ou par évacuation sont confondues. Le nombre des entrées, difficile à bien établir à cause des évacuations d'un hôpital sur l'autre, s'élèverait, suivant un des rapports, à 36,274 et, d'après un autre, à 29,756. Ces différences portent sur des hommes évacués.

(2) Un rapport médical porte le nombre des entrées à 8,437 au lieu de 6,367, mais ce rapport comprend des blessés évacués immédiatement sans faire entrée aux hôpitaux.

	ENTRÉS		SORTIS		MORTS.	JOURNÉES de traitement.
	par billet.	par évacuation.	par billet.	par évacuation		
Report.	76,713	55,136	35,881	92,141	3,827	1,815,642
Pavie	4,450	163	2,971	1,565	77	73,650
Pavone	»	33	»	30	3	253
Pescia	7	»	6	1	»	108
Pierre (Saint-)	2	»	2	»	»	11
Pignerol	»	1	1	»	»	13
Pise	9	»	5	3	1	176
Pistoja	122	»	51	68	3	975
Plaisance	2,586	8,455	2,205	8,616	220	152,774
Pontecurone (1)	98	»	»	94	4	304
Pontevico	»	84	»	60	24	2,863
Pontremoli	19	»	19	»	»	275
Pralbino	13	»	»	13	»	90
Pumenengo	6	»	6	»	»	40
Quinzano	»	26	»	24	2	696
Remedello-Sopra	»	49	»	47	2	698
Rivoli	16	»	16	»	»	314
Robecco	13	»	12	»	1	365
Romanengo	27	»	»	27	»	452
Romano	»	56	»	55	1	1,298
Rosasco (Morts, trouvés et ensevelis). (2)	»	»	»	»	2	»
Rovato	»	79	»	78	1	1,884
Sabbionetta	90	»	76	13	1	2,424
Sale	160	»	158	»	2	405
San Remo	12	»	12	»	»	190
San Salvatore	4	»	4	»	»	10
Sarzana	»	11	9	»	2	215
Savone	38	1,009	975	44	28	23,393
Seriate	7	»	»	7	»	357
Serravalle	19	»	17	»	2	333
Soncino	111	»	109	»	2	1,648
Soresina	104	»	97	»	7	3,190
Spirano	»	3	3	»	»	82
Stradella	265	»	105	156	4	1,113
Suze	1,610	46	615	1,005	36	13,853
A reporter.	86,501	65,151	43,355	104,047	4,250	2,090,094

(1) Une erreur typographique porte, page 238, à la colonne des sortis par billet — 54 — Ce chiffre est à supprimer.
(2) Deux hommes trouvés morts dans la campagne et enterrés par les soins de la municipalité.

	ENTRÉS		SORTIS		MORTS.	JOURNÉES de traitement.
	par billet.	par évacuation.	par billet.	par évacuation.		
Report.	86,501	65,151	43,355	104,047	4,250	2,090,094
Torriglia	10	»	10	»	»	97
Tortone	502	»	144	349	9	2,490
Toulon (*pour mémoire*)	»	4,435	4,350	»	85	?
Trescore	»	3	3	»	»	80
Treviglio	317	»	»	311	6	1,971
Trino	2	»	2	»	»	92
Turin	1,615	3,570	2,246	2,800	139	86,545
Urgnano	»	40	40	»	»	1,024
Valeggio	464	334	88	687	23	2,806
Valenza	215	»	214	»	1	765
Varzi	7	»	»	7	»	18
Ventimiglia	1	»	1	»	»	4
Vercelli	391	132	103	404	16	5,187
Verdello	»	25	25	»	»	869
Verola nuova	»	61	»	53	8	2,053
Vérone, hôpitaux autrichiens (*pour mémoire*)	»	»	»	»	»	»
Vertova	19	»	19	»	»	562
Viadana	13	»	»	9	4	191
Vigevano	2,978	»	»	2,973	5	6,437
Vimercate	»	32	»	32	»	378
Voghera	789	100	64	697	128	3,498
Volta	33	66	5	90	4	251
Voltaggio	33	»	32	»	1	632
Voltri	13	1	13	»	1	132
TOTAUX	93,903	73,950	50,714	112,462	4,677	2,205,197
TOTAUX GÉNÉRAUX	167,853		167,853			

Recapitulation des mouvements des ambulances et des hôpitaux.

FRANÇAIS.	ENTRÉS.	SORTIS OU ÉVACUÉS.	MORTS.
Ambulances.........	25,333	25,008	325
Hôpitaux..........	167,833	163,176	4,677
	193,186	188,184	5,002
		193,186	

Ces situations diverses ne comprennent pas les hôpitaux de France ; nous n'avons fait d'exceptions que pour l'hôpital Saint-Mandrier, à Toulon et l'hôpital de Marseille.

Il nous serait difficile d'indiquer exactement, par hôpital, le nombre des Italiens et des Autrichiens qui ont reçu des soins dans nos hôpitaux ; il y a eu de trop fréquentes mutations d'un hôpital sur un autre de la même localité ; les moyens de contrôle nous manquent, et nous ne pourrions donner que des renseignements peu certains. Nous avons dit précédemment que 12,114 Autrichiens ont été reçus à nos ambulances et que 149 y sont morts. — Nous établirons plus loin le chiffre des pertes générales pendant la campagne.

BLESSURES DE GUERRE.

BLESSURES DE GUERRE.

« Il faut que la science qui peut sauver les hommes soit aussi avancée que celle qui s'ingénie à les détruire. »

Les blessures de guerre présentent tous les degrés de gravité, depuis la plaie superficielle qui, loin d'arrêter le combattant, l'enivre et l'excite, jusqu'aux lacérations les plus profondes et les plus étendues, jusqu'aux lésions qui foudroient ou qui sont presque immédiatement mortelles. — Le champ de bataille, pendant et après l'action, présente un tableau émouvant qui échappe à toute description, aussi n'en parlerons-nous qu'au point de vue qui nous occupe : çà et là, des hommes seuls ou soutenus par un camarade s'éloignent du rang; d'autres, assis dans un repli de terrain, au bord d'un fossé, essuient le sang qui sort de leurs blessures et cherchent à en reconnaître la gravité. Quelques-uns, atteints aux membres supérieurs, au cuir chevelu, à la face, se dirigent vers une ambulance; tandis que ceux qui sont blessés aux membres inférieurs sont forcés d'attendre l'arrivée des secours. On aperçoit quelques hommes étendus immobiles sur le sol, quelquefois la face au ciel et les yeux ouverts; le sang inonde la figure des uns frappés au crâne, et rougit le terrain; d'autres, atteints au cœur, ne présentent aucune souillure de sang. Bientôt les blessés et les tués apparaissent plus nombreux; on les compte par groupes plus ou moins rapprochés, plus ou moins compactes, suivant l'énergie de l'effort ou de la résistance. — La ligne de combat s'avance, veut-on la suivre? Des uniformes étrangers sont mêlés en plus ou moins grand nombre à ceux qu'on avait remarqués jusque-là. — Les proportions et les émotions du tableau changent comme celles des combattants : des mourants se tordent dans les angoisses de l'asphyxie par hémorragie interne, ou dans les convulsions de l'agonie; quelques-uns crient, demandent qu'on s'occupe d'eux, et si le blasphème, provoqué par la douleur, l'impatience ou l'inquiétude, est dans quelques bouches, le courage résigné ou exalté du plus grand nombre impose l'admiration. — L'aspect des morts, des mourants et des blessés, l'ordre dans lequel ils sont tombés, indiquent, à ne s'y pas tromper, l'importance des épisodes du combat, la succession des mouvements et les obstacles surmontés. Là, une ligne de tirailleurs a engagé à distance un feu peu meurtrier; ici, il y a eu rencontre à la baïonnette, mêlée, lutte corps à corps; plus loin, l'entassement des victimes donne l'idée de l'acharnement et du temps employé pour s'emparer de la position. A droite, des chevaux et des cavaliers abattus, mêlés à des fantassins, marquent le passage d'une charge de cavalerie. Les côtés d'un carré ou une ligne d'infanterie restent indiqués sur le terrain; et, sur plusieurs points, des hommes coupés en deux ou présentant d'horribles mutilations, les uns sans tête, les autres la poitrine ou le ventre largement ouverts; des membres épars, des chevaux éventrés, un désordre plus apparent dans le désordre général, racontent un combat d'artillerie et permettent même de distinguer les effets des boulets et ceux de la mitraille. — Partout, les phases diverses de la journée restent écrites en blessés ou en cadavres, et l'on peut recueillir des renseignements certains pour l'histoire, car la position exacte des régiments, des brigades et des divisions se retrouve partout où ils ont combattu.

C'est au milieu du tumulte, du bruit, de la fumée et sous le feu de l'ennemi que le médecin de régiment donne les premiers soins à quelques hommes qui se trouvent à sa portée; mais pour suivre son régiment, il est obligé de laisser beaucoup de blessés qui attendent pendant de longues heures qu'on vienne les relever: car quelques-uns seulement peuvent se rendre aux ambulances qui s'approchent aussi rapidement que possible le plus près du lieu du combat et suivent à distance les mouvements des divisions. Malheureusement, le personnel médical des premiers secours est notoirement plus qu'insuffisant. « Apportés à l'ambulance, les blessés attendent là encore trop longtemps des secours, et il en est qui succombent avant qu'il ait été possible de s'occuper d'eux, ainsi que le signale le médecin en chef de l'ambulance du quartier général du 1er corps, à Montebello. » Que peuvent en effet trois, quatre ou cinq médecins en présence de 7 ou 800 blessés gravement atteints, et d'un nombre aussi considérable d'autres blessés qui ne réclament qu'un simple pansement pour rejoindre aussitôt leur drapeau? Parmi ceux qui restent aux ambulances, beaucoup ont des plaies compliquées de fractures qui exigent un examen sérieux, l'extraction de balles ou de corps étrangers; quelques-uns une amputation immédiate, une opération plus ou moins longue, nécessitant le concours de deux aides momentanément enlevés aux autres blessés qui attendent; tous ont besoin d'un pansement qui, *bien ou mal fait, assurera ou compromettra* leur existence ou la conservation de leurs membres mutilés. L'humanité, la charité, les intérêts du pays, ceux du Trésor sont engagés dans cette question, comme nous le dirons dans un autre chapitre, après avoir fait connaître les faits chirurgicaux qui viennent à l'appui de nos observations.

Ici, c'est CAFTE, du 1er zouaves, qui, dans les angoisses d'une asphyxie imminente, retient longtemps occupés près de lui les médecins de l'ambulance; il s'agissait d'une balle logée dans le cartilage thyroïde et qu'il fallait extraire sans délai pour sauver la vie du blessé.

Là, c'est SAURON, du 17e bataillon de chasseurs à pied, qui va mourir étouffé dans d'atroces convulsions, si l'on ne vient immédiatement à son secours. Une balle lui a fracturé comminutivement le maxillaire inférieur, et de nombreuses esquilles enfoncées sous la langue doivent être extraites sur-le-champ pour mettre un terme à la suffocation.

Plus loin, c'est une esquille engagée dans les voies respiratoires; plus loin encore, c'est une hémorragie qui nécessite la ligature immédiate d'une grosse artère. « Telle est pourtant la physionomie propre de la chirurgie du champ de bataille, active, imprévue, accidentée, comme les événements brusques, vifs, inattendus, dont elle procède. » Si nous passons des ambulances aux hôpitaux de première ligne, nous ajouterons à ce que nous avons dit des évacuations sur Brescia, Montechiaro, etc., le mouvement des blessés par évacuation sur Crémone : « Chargés sur tous les véhicules disponibles de toutes sortes, depuis le lourd chariot du laboureur des environs jusqu'à l'élégant équipage, les blessés de Solférino ne tardèrent pas dès le lendemain de la bataille à affluer à Crémone. Harassés de chaleur, couverts de poussière et meurtris par les heurts douloureux des chars mal suspendus et traînés lentement sur une route poudreuse, toujours trop longue à la souffrance. Au bout de quelques jours, 5,000 patients étaient ainsi disséminés dans les hôpitaux, les couvents et les églises de la ville. Dans le partage laborieux de tant d'infortunes à soulager, trois services importants échurent au Dr Sonrier, médecin-major, assisté de deux aides-majors, pour les hôpitaux de Santa-Chiara, Benedetto et Corpus Domini, abritant 2,452 blessés, sur lesquels 66 amputations durent être pratiquées, sans compter plusieurs ligatures d'artères et diverses opérations importantes. Parmi ces évacués, figuraient en outre dix hommes amputés avant le transport à la suite de fractures comminutives, cinq plaies de poitrine, trois plaies de vessie; aucune plaie de l'abdomen, par cette raison sans doute, qu'ici la rapidité des accidents avait empêché les blessés d'arriver jusqu'à Crémone. » Bertherand, médecin principal.

En ce moment, nous avons à nous occuper spécialement des blessures diverses observées, et, pour mettre un peu d'ordre dans notre travail, nous dirons d'abord quelques mots des blessures en général et nous parlerons ensuite des blessures, toujours si variées, dans l'ordre anatomique des régions.

DES BLESSURES EN GÉNÉRAL.

Les blessures les plus nombreuses sont, comme il est facile de le comprendre, celles produites par les balles ; viennent ensuite, dans l'ordre de fréquence, celles de la mitraille, boîtes à balles, éclats de projectiles creux ; les plaies par coups de baïonnette, de sabre, de lance; les blessures par boulet, généralement les plus graves, offrent néanmoins, comme nous le verrons, des exemples d'innocuité. Nous parlerons des blessures par fusées de guerre et des blessures accidentelles indépendantes du feu de l'ennemi ; enfin, pour tâcher de ne rien omettre, nous dirons de suite et pour n'y plus revenir ce que nous savons des blessures volontaires, tout à fait exceptionnelles, et qu'on ne peut citer heureusement que comme un exemple des aberrations dues aux émotions chez certains esprits faibles. Nous n'avons qu'un seul fait à produire d'après le rapport médical du 15e de ligne : le nommé B....., soldat de ce régiment, s'est tiré volontairement un coup de pistolet dans le mollet droit, à Pozzolengo, et prétendit avoir été blessé pendant une attaque par quatre Autrichiens. Le fait étant reconnu faux, cet homme, après guérison, a été envoyé à une compagnie de discipline en Afrique.

Si les blessures observées sur les Autrichiens dans nos ambulances ou nos hôpitaux ont généralement paru plus graves que celles que présentaient les Français, cela tient : 1° surtout à ce que nos ambulances n'ont reçu en réalité que ceux des blessés autrichiens qui, gravement atteints, n'ont pu se retirer du champ de bataille, ou n'ont pu être relevés par les ambulances autrichiennes ; 2° à la puissance plus considérable de nos projectiles.

Le grand nombre de mutilations des mains s'explique par la nature des combats; partout, la défense abritée dans des maisons, des fermes, des cimetières, derrière des murs, des retranchements, exigeait, de la part des assaillants, des escalades, des bris de portes, et les mains ont été plus exposées à l'action des projectiles.

Dans les feux à distance, les parties inférieures du corps sont plus souvent atteintes que les supérieures, parce que indépendamment des projectiles directs, elles sont particulièrement frappées par les balles ou boulets de ricochet. Dans les mêlées, ce sont au contraire les parties supérieures et centrales qui sont touchées.

Dans l'entraînement du combat, quelques hommes n'ont pas conscience de leurs blessures et continuent à marcher; d'autres éprouvent dans les premiers moments des sensations diverses sans se rendre bien exactement compte de la cause qui les produit ; les uns, atteints par une balle, croient avoir été heurtés par un voisin; d'autres supposent avoir fait un faux pas; il en est qui disent avoir cru recevoir un coup de pied :

Ainsi, VALAT, du 8e d'artillerie, au moment où il chargeait sa pièce, le poids du corps portant sur le membre inférieur gauche fléchi, reçoit une balle qui lui fracture le col du fémur et ne produit sur lui que la sensation d'un choc violent; il continue le mouvement commencé, et, ce n'est qu'en voulant se redresser qu'il chancelle et évite une chute en prenant un point d'appui sur un arbre.

Une balle peut pénétrer assez profondément dans les tissus sans percer le vêtement ou la chaussure, et elle tombe en exerçant une légère traction sur le drap ou le cuir poussé devant elle.

Dans la plupart des régiments, on compte beaucoup d'officiers et quelques sous-officiers ou soldats en activité de service quoique ayant été atteints de blessures plus ou moins graves; la perte d'un ou plusieurs doigts, d'honorables cicatrices, n'apportent le plus souvent qu'une gêne momentanée; c'est ainsi qu'on voit, dans certains régiments, quelques hommes que d'anciennes blessures rendent respectables aux yeux de tous; mais après la campagne d'Italie, il s'est présenté un cas assez rare que nous croyons devoir signaler :

Le nommé LABBÉ, Alphonse-François, caporal au 6e de ligne, a reçu, à Solférino, un coup de feu au bras droit. L'humérus a été fracturé. Après consolidation de la fracture, le blessé souffrait encore; il est rentré dans la vie civile, avec une gratification renouvelable; bientôt un travail inflammatoire a favorisé l'extraction d'une esquille; la guérison a été prompte et complète, et Labbé est rentré au service.

Quelques officiers blessés, les uns ne pouvant suffire aux exigences du service actif, les autres ayant perdu un membre ou l'usage d'un membre, sont placés dans des positions sédentaires; d'autres obtiennent des bontés de l'Empereur des recettes, des perceptions qui améliorent leur position de retraite. Nous ne citerons ici que quelques exemples :

MM. CHARTON, Noël, né le 7 juin 1812, à Torcy (Ardennes), capitaine au 85e de ligne, atteint d'un coup de feu à la tête à Magenta, est commandant de la citadelle d'Ajaccio.

LESÈBLE, Victor-Auguste-Félix, né le 8 novembre 1806, à La Fère (Aisne), chef de bataillon au 15e de ligne; désarticulation de l'épaule; a été nommé au commandement du dépôt de recrutement de la Côte-d'Or.

DÉEL, Jean-Henri, né le 30 avril 1820, à Paris, capitaine au 52e de ligne, a reçu quatre blessures à Magenta : deux coups de feu, l'un à la face, l'autre à la jambe, et deux coups de baïonnette; il commande le fort Sainte-Marguerite, département du Var.

VIAL, Antoine-Alexandre, né le 21 décembre 1818, à Voiron (Isère), lieutenant au 1er chasseurs d'Afrique, est blessé à la face à Magenta; il commande le fort de Bicêtre.

SCHNEIDER, François-Joseph, né le 11 mai 1805, à Rotterdam (Hollande), lieutenant-colonel au 15e de ligne, promu colonel, a reçu une blessure au cou à Melegnano; il est commandant de place à Rochefort.

HAUER, Nicolas-Joseph, né le 25 avril 1820, à Dresde (Saxe), capitaine au 100e de ligne, a eu la poitrine traversée par une balle; il commande le fort de Vanves.

LELOUP, Edmond-Étienne, né le 14 août 1819, à Laroué (Meurthe), capitaine au 19e bataillon de chasseurs, amputé du bras, est nommé à une perception.

DE CASTELLI, César-Louis, né le 26 novembre 1820, à Bastia (Corse), capitaine au 85e de ligne, a reçu un coup de feu à l'épaule gauche à Magenta; il est secrétaire-archiviste de la 17e division militaire.

MANUELLE, Jean, né le 4 avril 1810, à Saint-Pierre-lès-Calais, colonel du 45e de ligne, est atteint au bras gauche par un coup de feu; il commande la place de Bayonne.

DOMERGUE, André, né le 8 janvier 1822, à Nîmes (Gard), lieutenant au 90e de ligne, a eu la main gauche fracturée à Magenta; il est adjudant de place à Thionville.

BERTHAU-DUCHESNE, François-Louis-Achille, né le 5 octobre 1809, à Montauban (Tarn-et-Garonne), chef de bataillon au 8e de ligne, reçoit, à Solférino, un coup de feu à la partie supérieure de la cuisse gauche; il est promu colonel et commande la place de Constantine.

HUET, Gabriel-Eugène, né le 18 janvier 1812, à Habray-la-Neuve, chef d'escadron au 7e chasseurs à cheval, est atteint d'un coup de feu à la cuisse, à Cavriana; il est major de place à Lyon.

MICHEL, Alphonse-François, né le 1er mai 1815, à Toulon (Var), lieutenant au 53e de ligne, coup de feu à la cuisse, à Solférino; nommé adjudant de place à Toulon.

SICARD, Pierre, né le 13 avril 1814, à Montazeau (Dordogne), capitaine au 3e zouaves, coup de feu à la jambe droite, à Palestro; nommé aussi adjudant de place à Toulon.

JARRIÉ, Henri, né le 20 décembre 1820, à Paris, lieutenant au 3e zouaves, coup de feu à la jambe droite, à Palestro; commande la place de Tizi-Ouzou (Algérie).

CHARMY, Claude-François, né le 15 juin 1823, à Saint-Hippolyte (Doubs), lieutenant au 86e de ligne, coup de feu à la jambe gauche, à Solférino; il est secrétaire-archiviste à Lille.

VERGUIN, Marie-Louis, né le 16 juin 1833, à Sedan (Ardennes), lieutenant au 98e de ligne; désarticulation scapulo-humérale; est percepteur des contributions à Arras.

Etc., etc.

SIÉGE ET FRÉQUENCE DES BLESSURES.

Au point de vue de leur siége et de leur fréquence, les blessures donnent les moyennes suivantes prises pour les blessés : 1° sur l'ensemble des résultats pendant la campagne d'Italie; 2° d'après les rapports des médecins des corps de troupe et les situations nominatives, avec indication des organes lésés, fournies par les colonels après les journées de combats ou de batailles. Pour les tués ou relevés morts, les moyennes sont prises d'après les mêmes documents, moins les rapports des médecins des corps qui font en grande partie défaut; car nous ne trouvons que dix-neuf de ces rapports (de toutes armes) pour éclairer la question. La proportion pour les tués ou relevés morts n'est donc qu'approximative, puisque les éléments qui ont servi à nos recherches ne sont pas complets. L'exactitude de ces proportions, même pour les blessés, n'a pas toute la précision que nous voudrions leur donner, parce qu'il nous a été impossible d'établir toujours une distinction entre les blessures de guerre, les blessures accidentelles indépendantes du feu ou du fer de l'ennemi et les blessures du soldat en marche, notamment pour les lésions du pied et de la main; aussi nous n'avons pu tenir compte des blessures légères soignées aux infirmeries régimentaires. En effet, beaucoup d'officiers, de sous-officiers et de soldats blessés sont restés dans le rang ou n'ont interrompu leur service que pendant un jour ou deux. C'est ainsi que quelques-uns des blessés à Montebello, Palestro, Magenta et Melegnano ont été tués à Solférino.

Proportions approximatives par régions anatomiques en supposant 1,000 *blessés ou* 1,000 *tués.*

SIÉGE DES LÉSIONS.	PAR BALLE.		BOULET.		MITRAILLE, ÉCLATS.		ARMES BLANCHES.	
	Blessés.	Tués.	Blessés.	Tués.	Blessés.	Tués.	Blessés.	Tués.
Crâne	56	549	»				210	50
Face	62	21	»	360	120	440	90	3
Région cervicale	19	14	»				20	410
Thorax	83	222	»				180	349
Abdomen	65	180	»	600	410	510	140	134
Bassin	29	10	»				10	20
Région scapulo-humérale	76	1	11				20	20
Bras	65	»	49				54	1
Région huméro-cubitale	8	»	3	10	210	10	3	1
Avant-bras	61	»	20				171	»
Main	193	»	11				64	»
Cuisse	122	2	408				20	12
Région fémoro-tibiale	24	1	3				6	»
Jambe	103	»	467	30	260	40	10	»
Région tibio-tarsienne	19	»	28				2	»
Pied	15	»						»
	1,000	1,000	1,000	1,000	1,000	1,000	1,000	1,000

A l'appui de ces moyennes qui différeraient sensiblement dans une guerre de siége, nous croyons devoir reproduire les résultats particuliers et constatés fournis par deux régiments d'infanterie, le 15e et le 72e. Les régions atteintes assez gravement pour entraîner la mort immédiate ou presqu'immédiate sur le champ de bataille et les blessures de guerre sont indiquées en détail par les médecins de ces régiments ; ces proportions sont un peu différentes de celles plus générales produites ci-contre.

15e RÉGIMENT DE LIGNE.

325 blessés : 17 officiers, 29 sous-officiers, 279 caporaux ou soldats.
59 tués : 5 officiers, 8 sous-officiers, 46 caporaux ou soldats.

La différence entre le nombre des blessés (325) et le nombre des blessures indiqué au tableau ci-dessous s'explique par les blessures doubles ou multiples observées sur le même blessé. Quelques-uns de ces blessés sont restés au régiment sans entrer aux hôpitaux. — 149 sont rentrés au corps après guérison. — 10 ont été mis dans la réserve. — 3 ont passé dans la garde et 15 sont encore en congé de convalescence.

72e RÉGIMENT DE LIGNE.

486 blessés : 19 officiers, 32 sous-officiers, 345 caporaux ou soldats.
115 tués : 5 officiers, 8 sous-officiers, 102 caporaux ou soldats.

Indépendamment de ces 486 blessés hospitalisés, 73 hommes légèrement atteints sont restés au régiment avec une interruption de service d'un jour ou deux, quelques-uns sans interruption ; dans ce cas se trouvent : 2 officiers, 10 sous-officiers et 61 caporaux ou soldats.

SIÉGE DES LÉSIONS.	15e RÉGIMENT DE LIGNE.					72e RÉGIMENT DE LIGNE.				
	Blessés.	Tués.	Morts ultérieurement.	Retraités.	Réformés avec gratification.	Blessés.	Tués.	Morts ultérieurement.	Retraités.	Réformés avec gratification.
Crâne	21	28	2	1	1	35	62	7	1	»
Face	20	»	1	1	2	14	»	1	4	»
Région cervicale	8	1	2	1	»	8	3	»	»	»
Thorax	24	17	8	1	1	48	34	10	3	1
Abdomen	19	13	13	»	»	22	15	4	1	»
Bassin	8	»	1	»	1	9	»	»	»	1
Région scapulo-humérale	32	»	4	4	2	24	»	2	1	»
Bras	26	»	2	3	3	40	»	6	4	2
Région huméro-cubitale	7	»	»	3	1	»	»	»	1	»
Avant-bras	19	»	»	2	2	32	»	1	10	2
Main	53	»	2	8	24	41	»	1	10	11
Cuisse	54	»	2	7	»	95	1	15	5	6
Région fémoro-tibiale	7	»	»	1	»	»	»	»	2	»
Jambe	46	»	6	8	4	84	»	9	12	5
Région tibio-tarsienne	10	»	»	»	»	24	»	»	»	»
Pied		»	»	1	1		»	»	4	1
Indéterminées	»	»	»	»	»	10	»	»	»	»
	354	59	43	40	42	486	115	56	58	29

Ces situations, produites dans le 1er semestre 1860, ne comprennent pour les retraités et les réformés avec gratification renouvelable, que les nombres concernant les hommes sur lesquels une décision était prise à cette époque. Il y avait encore des hommes en traitement dans les hôpitaux, et des pensions de retraite ou des congés de réforme avec gratification ont été accordés par divers décrets dans les années qui suivent, comme on pourra le voir plus loin, dans les états nominatifs des blessés.

BLESSURES MULTIPLES.

Un assez grand nombre d'hommes présentent des blessures multiples par balles ou mitraille et surtout par coups de sabre. Il n'est pas rare de voir le même homme avec deux ou trois blessures reçues à la même affaire ; nous ne citerons que quelques exemples parmi les survivants :

CHAUZI, François, des zouaves de la garde, présente six blessures reçues à Melegnano : 1 coup de feu à l'avant-bras gauche, fracture comminutive du cubitus ; — 1 second au côté droit de la poitrine, la balle n'a pas pénétré et a contourné le thorax ; — 1 troisième à la cuisse gauche, séton ; — 1 quatrième à la cuisse droite, plaie grave ; — et 2 coups de baïonnette à la cuisse gauche.

DEBRUINE, Philippe, du 23e de ligne, est atteint de cinq blessures : 1 coup de feu à la cuisse gauche, fracture du col du fémur ; — 1 second à la main gauche, plaie déchirée ; — et 3 coups de sabre, à la tête, à la main et à l'épaule.

POUNT, Laurent, sergent-major au 98e de ligne : 1 coup de feu à la cuisse gauche, séton ; — 2 autres à la cuisse droite, sétons ; — 1 quatrième au flanc droit, séton ; — et 3 coups de baïonnette à l'épaule droite, au bras et au coude droits.

MÉNAGE, Victor, capitaine au 72e de ligne : 1 coup de feu au bras gauche, fracture comminutive ; — 2 autres à la face et au cou ; — 1 quatrième à la jambe gauche ; — et 1 cinquième à la cuisse droite, fracture du fémur, amputé.

CHIGOT, Jean, du 15e de ligne : 2 coups de feu à la jambe gauche, fractures du tibia et du péroné au tiers supérieur et au tiers moyen ; — et 5 plaies contuses au bras droit et à la cuisse droite, par mitraille.

THÉPAUT, Gabriel, du 15e de ligne : 1 coup de feu à la jambe gauche, fracture comminutive au tiers moyen ; — 1 second à la même jambe, séton à la partie supérieure ; — 1 troisième au mollet droit, séton profond ; — 1 quatrième à la cuisse droite, séton ; — et 1 cinquième au talon droit, plaie contuse.

DECRÉ, Louis, du 73e de ligne : 9 coups de sabre : — 4 à la tête, lésion du pariétal ; — 1 à la main droite ; — 1 à la main gauche ; — 2 aux épaules ; — et 1 au genou.

LOISEAU, Jules, du 3e chasseurs d'Afrique ; 6 coups de sabre : — 4 à la tête ; — 1 au coude ; — et 1 à la main.

CHARBONNEAU, François, du 15e de ligne : 1 coup de feu à la main gauche, fracture du médius ; — 1 second à l'aisselle droite et au bras avec fracture de l'humérus ; — 1 troisième à la partie inférieure du bras droit ; — 1 quatrième au coude, sortant à la partie moyenne de l'avant-bras gauche ; — 1 cinquième à l'épaule droite, avec fracture de l'omoplate ; — et 1 coup de baïonnette à l'avant-bras droit.

BESLOIN, Auguste, du 4e chasseurs à cheval, compte neuf blessures reçues à Magenta : 1 coup de sabre sur l'arcade sourcilière droite ; — 7 coups de sabre à la face, aux cuisses, au dos et aux lombes ; — et 1 coup de feu à la main droite.

FATY, Bruno, capitaine au 52e, a reçu à Magenta : 1 coup de feu à la jambe gauche ; —

1 contusion au dos, par la chute d'un tronc d'arbre abattu par un boulet; — un coup de sabre au côté gauche de la tête; — 1 coup de baïonnette traversant l'œil gauche, de la partie externe à la partie interne et fracturant l'orbite.

SANS, Félix, musicien au 71e, est atteint à Magenta de blessures diverses : — 1 coup de feu à l'avant-bras droit, plaie contuse; — 1 coup de sabre à l'avant-bras gauche; — 1 autre coup de sabre à la main gauche; — et 1 coup de lance à la partie supérieure de la poitrine.

LEBIGRE, Alphonse-Albert, du 3e chasseurs d'Afrique : 15 coups de sabre : — 6 à la tête; — 6 à la main droite; — 2 à la main gauche; — et 1 au cou. Fait prisonnier (Voir *Blessures de la main*).

BLESSURES REMARQUABLES,

Il est de la plus grande importance que ce soit le médecin, muni de tous les moyens de soulagement, qui porte, sur le champ de bataille, des secours immédiats aux blessés, qui préside à l'enlèvement des victimes, et non le sous-intendant conduisant une compagnie légère du train; le simple bon sens le dit, et personne ne fera au médecin militaire l'injure de croire qu'un sous-intendant, *par sa présence, peut exalter le dévouement médical, peut l'animer par son zèle et encore moins le diriger par son intelligence,* c'est prêter réglementairement (1) à l'un le prestige qu'il n'a pas, qu'il ne peut avoir, pour refuser à l'autre l'initiative, le zèle et l'intelligence que toute l'armée proclame; cela se peut-il, cela ne froisse-t-il pas la dignité du corps médical tout entier? Mais laissant de côté la question d'humanité et le but qu'on se propose; ne faut-il pas être compétent pour distinguer la mort *réelle* de la mort *apparente,* reconnaître l'homme évanoui qui reprendra peut-être ses sens au milieu de la nuit, ne sachant où il est, et se croyant abandonné à côté des cadavres qu'il appelle vainement à son secours. Ne faut-il pas souvent, pour sauver la vie, arrêter sans délai une hémorragie, faire une opération pour éviter l'asphyxie; ne faut-il pas combattre un évanouissement dont la prolongation peut être funeste; ne faut-il pas enfin donner des instructions du métier pour rendre le transport des blessés moins douloureux et moins compromettant. Le blessé ne fait pas partie du matériel; il ne peut être relevé comme on relève les sacs, les shakos, les armes, et les effets que l'administration est chargée de faire enlever du champ de bataille pour les mettre en magasin.

Profitons de cette occasion pour dire un mot de la stupeur qui s'observe assez généralement après les blessures par armes à feu. La stupeur, effet de l'ébranlement, de la commotion, se dissipe plus ou moins promptement; mais en se prolongeant elle peut amener la mort lorsque ses effets se généralisent. Il y a immédiatement trouble des sens, prostration générale, décoloration des tissus, sueurs froides, relachement des sphyncters, diminution de la force d'impulsion du cœur, et par suite suspension d'une hémorrhagie jusqu'au moment de la réaction. En

---

(1) Art. 136 du *Règlement sur le service en campagne.* — Discours de M. l'intendant général Darricau au Corps législatif, 15 juin 1865.

effet, de gros vaisseaux lésés peuvent momentanément ne pas donner lieu à une hémorragie, comme cela arrive le plus souvent tant que dure la stupeur ; l'attrition commune à tous les tissus et aux artères produit sur ces dernières une sorte de rétraction ; les tuniques internes se renversent en dedans, rétrécissent le calibre du vaisseau et permettent la formation d'un caillot obturateur qui suffit pendant un temps pour résister à l'impulsion amoindrie de la circulation. Mais que la stupeur se dissipe, que la réaction survienne et que des mouvements convulsifs, des efforts de vomissement se présentent comme cela a souvent lieu, ou que d'autres mouvements tels que ceux que nécessite le transport des blessés, soit pour les placer sur un brancard, sur un cacolet ou sur une voiture, le caillot obturateur cède à l'impulsion plus vive du sang, l'hémorragie apparaît et enlève le blessé sous les yeux impuissants d'un fonctionnaire de l'intendance et de soldats du train. Où sont ces ambulances volantes créées par Percy et Larrey, où sont ces quarante médecins par ambulance divisionnaire accourant sur le champ de bataille, du temps de Ravaton, se répandant derrière les colonnes et portant leurs secours empressés ; elles se réduisent à une section d'ambulance composée d'un ou deux médecins, détachés momentanément de l'ambulance qui reste pour son fonctionnement laborieux réduite elle-même à un, deux ou trois médecins au plus. On a pu voir dans les faits généraux de notre premier volume et dans les détails relatifs au service des premiers secours, comment les ambulances ont fonctionné et quel a été le rôle de chacun.

Nous n'insisterons pas sur l'urgence d'une réforme radicale, il nous faudrait rappeler de tristes souvenirs et dire combien d'hommes considérés comme morts, sont restés sur le terrain et ont succombé avant de recevoir les soins qui les auraient conservés au pays. On objecte que le personnel médical des ambulances, trop restreint, ne permet pas de l'engager à la suite immédiate des colonnes et qu'il ne suffit même pas à l'ambulance aux soins à donner aux blessés un jour de bataille. La réponse est bien simple : il faut doubler, tripler ce personnel et faire que le recrutement du corps médical s'opère avec le même empressement que celui des écoles militaires. Le secret n'est pas à trouver, il suffit de vouloir, comme nous le prouverons dans un autre chapitre.

Nous pourrions parler ici des blessures de la tête, de celles de la poitrine, des effets plus ou moins prolongés de la commotion, mais nous croyons avoir suffisamment indiqué la nécessité de l'intervention compétente du médecin d'armée, et l'inutilité flagrante de celle d'un fonctionnaire incompétent. Aussi sans aborder, en ce moment, la question des nombreuses blessures qui exigent des soins prompts, immédiats, et sans chercher à accumuler les preuves, citons sans commentaires quelques faits inscrits dans le rapport d'un médecin, d'un seul médecin du 17e bataillon de chasseurs à pied, et faisons les suivre par quelques exemples remarquables de lésion de la face et du cou, pris dans la série des blessures les plus rares et seulement parmi ceux qui ont échappé miraculeusement à la mort.

« Pendant la campagne d'Italie, en 1859, dans les différentes affaires auxquelles j'ai assisté avec mon régiment, comme médecin-major, j'ai eu plusieurs fois occasion de remarquer que beaucoup de blessés avaient succombé sur le champ de bataille à la suite d'hémorrhagies artérielles résultant de blessures peu graves :

« Ainsi, à Montebello, pendant que je pansais le commandant L***, atteint d'un coup de feu qui, en lésant une branche de l'artère fémorale, avait déterminé une hémorrhagie abondante, à quelques pas de moi mourait un soldat près duquel j'étais appelé aussi et qui avait reçu une balle faisant simplement séton au tiers supérieur et postérieur de la jambe droite. J'arrivai trop tard près de lui, il expirait par suite d'une lésion de l'artère tibiale postérieure.

« A Melegnano, j'ai encore trouvé des blessés, morts d'hémorrhagies artérielles, et dont les lésions très-simples n'auraient certainement pas dû entraîner une terminaison funeste, si l'on avait pu parer à temps aux accidents hémorrhagiques.

« A Solférino, enfin, j'ai observé une dizaine de cas semblables. C'est là aussi que j'ai rencontré par hasard, à Cavriana, sur un sous-officier autrichien, un appareil hémostatique très-simple par lui-même et d'une application très-facile. Ce sous-officier avait été atteint d'un coup de feu au tiers inférieur et interne de la cuisse droite. L'appareil, auquel je donnerai le nom de compresseur hémostatique (ressemblant du reste à la pelote compressive des boîtes à amputation), était appliqué à 7 ou 8 centimètres au-dessus de la blessure, et la pelote parfaitement bien placée sur le trajet de l'artère fémorale, de manière à intercepter complétement le cours du sang artériel.

« Ce sous-officier avait été tué par un second coup de feu au cœur; cette circonstance m'a empêché de savoir si une main chirurgicale avait appliqué le compresseur, ou si c'était le blessé lui-même, en raison de la simplicité même de l'instrument.

« Cette dernière supposition me fit penser qu'il serait utile de proposer l'adoption de ce compresseur hémostatique dans l'armée française, en temps de guerre, vu son peu de volume, la facilité de son application sur le champ de bataille, et les heureux et nombreux résultats qu'on pourrait en obtenir. » Dr Richepin, médecin-major au 82e de ligne.—Voir la description du compresseur autrichien. *Recueil de mémoires de médecine et de chirurgie militaires*, tome XVII, 3e série, page 327.

Laussucq, Jean, caporal au 44e de ligne, est atteint à la face par une balle et laissé pour mort dans la plaine de Médole. Ce n'est que le lendemain, au moment où l'on s'occupe de l'inhumation des morts, qu'on reconnaît quelques signes de vie. Laussucq est retraité.

Lecieux, Jean-Paul-Édouard, du 85e de ligne, est aussi atteint à la face, devant Magenta, par un éclat d'obus; un long évanouissement le fixe à la place où il est tombé; un médecin passe près de lui, surprend un mouvement; Lecieux reprend connaissance et il est sauvé.

DRUILHET, Jean, du 73e de ligne, reçoit une balle à la tête; il tombe sans connaissance; on le laisse pour mort sur le champ de bataille. Le lendemain, reconnu existant encore, il est porté à l'ambulance de la 1re division du 4e corps.

ALBERTINI, caporal au 72e de ligne, reçoit une balle qui entre sous le lobule de l'oreille gauche, passe derrière le voile du palais, rase la langue, déchire les amygdales et sort sous le lobule de l'oreille droite. La sonde introduite passe d'un côté à l'autre; il n'y a point d'hémorragie, pas d'esquilles, dans ce parcours vraiment extraordinaire, eu égard aux organes importants que le projectile pouvait entamer, mais une syncope le laisse inanimé sur le terrain. Après guérison, il est nommé sergent, et il était présent au 72e en 1865.

BONAFÉ, du 15e de ligne, est frappé à Solférino par une balle qui pénètre près des apophyses épineuses des quatrième et cinquième vertèbres cervicales, se dirige sous la base du crâne et sort à l'orbite droit en lésant l'articulation temporo-maxillaire et les muscles ptérygoïdiens; immédiatement, perte du sentiment; il est relevé par deux camarades, et, après 48 jours de traitement, Bonafé sort de l'hôpital; il a perdu l'œil droit et il accuse de la gêne dans les mouvements de mastication. Pensionné.

CHALVIDAN, du 17e bataillon de chasseurs à pied, est blessé à la face à Montebello. La balle s'introduit à la partie supérieure de l'os malaire, côté gauche, fracture l'extrémité inférieure de l'apophyse ptérygoïde gauche, la voûte palatine, traverse l'arrière-bouche, déchire la langue, perce la paroi droite du pharynx vers sa partie inférieure et sort au côté droit du cou, au bord postérieur du sterno-mastoïdien. Chalvidan est retraité pour affaiblissement de la vue et pour sémi-ankylose de l'articulation temporo-maxillaire droite.

CHATELET, du 98e de ligne, est atteint d'un coup de feu à Solférino. La balle, entrée à la partie antérieure du conduit auditif gauche, sort au côté diamétralement opposé près du lobule de l'oreille droite; après cicatrisation, il accuse de la gêne dans la mastication et la déglutition. Il obtient une gratification renouvelable.

Dans tous ces cas quelle est l'importance des soins immédiats; ceux-là seuls qui ont succombé pourraient l'indiquer!

PROJECTILES CACHÉS, CORPS ÉTRANGERS.

On comprend facilement que la présence d'une balle dans une plaie ne soit pas toujours immédiatement reconnue, surtout pendant les explorations *précipitées* de l'ambulance; la tuméfaction des tissus, l'irrégularité, dans quelques cas, du trajet des balles rendent parfois ces explorations difficiles; et, tout en ne signalant ici que les difficultés les plus communes, il faut ajouter encore les renseignements souvent erronés du blessé; mais on comprend beaucoup moins que la présence d'un boulet reste méconnue. « Les chirurgiens militaires ont noté certains faits tellement extraordinaires d'*inclusion* de projectiles volumineux, eu égard à la région au sein de laquelle ils les avaient trouvés logés, que les observations, signées pourtant des noms les plus recommandables, ont difficilement pris rang dans les annales de l'art. Nous avouons pour notre part, n'avoir jamais su nous défendre d'une certaine réserve à leur endroit. Ce n'est donc pas sans motif que nous appellerons l'attention sur les deux cas suivants :

M. le général d'artillerie AUGER, frappé le 24, au matin, d'un boulet qui lui a fracassé l'épaule gauche, est reçu à l'ambulance du quartier général du 2e corps. La commotion a été des plus rudes, la perte de sang considérable; le système nerveux est tellement déprimé que l'on juge toute opération sanglante dangereuse, avant qu'un commencement de réaction salutaire se soit opéré. Le lendemain, les conditions semblent favorables pour enlever un humérus littéralement broyé; l'articulation mise à nu, ainsi que la région axillaire antérieure, on découvre en explorant progressivement le fond de la cavité, le *sphéroïde complet d'un boulet de* 2,750 *grammes*, enclavé entre la fosse sous-scapulaire et les côtes, et resté inaperçu.

« Nous avons eu la triste mission de recevoir, à Castiglione, le général Auger, après l'amputation, et de prêter à son état désespéré tout l'intérêt que commandaient une terrible blessure et d'augustes sympathies. Mais, l'ébranlement ressenti par l'économie, la compression brutale des tissus, par l'introduction forcée et le séjour prolongé d'un corps dur et pesant, ne devaient point laisser de chances à l'habile opération de notre collègue M. le Dr Périer, médecin en chef du 2e corps. Stoïquement résigné au sacrifice dans lequel son héroïsme avait engagé sa vie, le général s'éteignit, le 29 juin, sous l'étreinte mortelle de la gangrène qui avait envahi la plaie. » BERTHERAND, médecin principal.

M. DOULCET DE PONTECOULANT, Armand-Gustave, capitaine aux tirailleurs algériens (régiment provisoire), déjà blessé à l'abdomen à Magenta, a eu la première phalange du pouce droit fracturée par un coup de feu à Solférino. L'os est comme broyé. Il n'y a qu'une seule ouverture cutanée au dos de l'organe, sous forme de boutonnière. En écartant les lèvres de la plaie, on aperçoit une surface métallique qui paraît appartenir à la convexité d'un fragment de plomb. M. le médecin-major Leroy se met en devoir, d'après notre avis, de pratiquer l'extraction de la phalange brisée, en conservant la phalangette intacte ainsi que les tendons fléchisseurs du doigt. A notre grande surprise, les fragments étant désarticulés, il retire du fond de la plaie une balle conique de gros calibre, tout entière et à peine déformée!

Pendant plusieurs semaines, un blessé conserva, sur l'os de la pommette, à la naissance de l'arcade zygomatique, un biscaïen tellement enclavé que son extraction fut très-difficile; la tuméfaction des parties voisines avait empêché de reconnaître la présence du projectile dont le blessé ne soupçonnait même pas l'existence.

« Le baron Larrey rapporte qu'à la bataille de Wagram, un canonnier à pied fut frappé par un boulet qui, après avoir fracturé le fémur au côté externe et inférieur, s'était enfoncé profondément en arrière de cet os, et s'était caché vers l'aîne dans les parties les plus charnues de la cuisse. Ce blessé et les personnes qui l'examinèrent tout d'abord ne soupçonnèrent pas la présence d'un corps étranger, il ne se plaignait que d'un sentiment de pesanteur incommode dans la cuisse entamée dont le volume était peu différent de celui de l'autre cuisse. C'est en pratiquant l'amputation que le baron Larrey mit le boulet à découvert et qu'il en fit l'extraction. Ce projectile pesait six livres trois onces. L'amputation fut suivie de succès.

« Nous avons vu assez fréquemment des projectiles volumineux, des biscaïens, se loger dans des régions fibreuses et même osseuses, sans causer primitivement des accidents aussi graves qu'on pourrait le supposer.

« Parfois en examinant à la hâte, il est vrai, mais comme on est le plus souvent forcé de le faire, les ouvertures d'entrée et de sortie des projectiles, les chirurgiens des ambulances, malgré leur expérience, ne soupçonnent pas toujours la présence de corps étrangers qui plus tard sont extraits. Dans certains cas une balle se divise et l'ouverture de sortie est produite par un fragment de balle, tandis qu'un autre fragment est resté dans les tissus. Parfois aussi deux projectiles entrés par une même ouverture s'écartent en pénétrant dans les tissus et parcourent des trajets différents. Plus souvent encore les projectiles entraînent avec eux des corps étrangers de diverse nature, mais surtout des portions de linge, de vêtement ou d'équipement.

Doudon, Pierre, du 10e bataillon de chasseurs à pied, reçut un coup de feu dont la balle entra vers le milieu du pli de l'aine, du côté droit, et sortit après avoir fracturé l'os coxal, au-dessus de l'épine iliaque inférieure, en dehors de l'articulation coxo-fémorale. Par l'ouverture de sortie, plusieurs esquilles furent extraites. Le blessé ayant été pris de dysurie et de péritonite partielle, l'exploration du trajet de la blessure ne fut sans doute pas poussée très-loin. Une circonstance que le blessé n'avait d'abord pas fait connaître rendit compte de la persistance de la suppuration par des trajets fistuleux, après la cessation des accidents inflammatoires. Doudon se rappela que la monnaie qu'il avait dans la poche de son pantalon avait été dispersée par le coup. Après un mois de séjour dans la blessure, deux fragments de balle furent extraits avec une médaille de cuivre argenté qui avait été entraînée dans les chairs. Enfin, après trois mois, un sou, qui porte également la trace du projectile qu'il coiffait, fut encore extrait de la blessure. Après cette dernière extraction, la guérison fut assurée et Doudon a obtenu une pension de retraite. (Voir *Blessures du bassin.*) — Le sou et la médaille, que nous avons conservés, sont fortement déprimés; les deux fragments de balle, qui ont séjourné dans la blessure, sont aplatis, contournés et déformés par les obstacles rencontrés. (*Voir* planches de projectiles déformés, tome III.)

Michelon, sergent au 65e de ligne, reçoit, à Magenta, une balle en fer provenant d'une boîte à balles. Le projectile pénètre au niveau du quatrième espace interdigital de la main gauche, glisse sous la peau, fracture le deuxième métacarpien et vient se cacher, *pendant vingt jours*, dans la petite saillie musculaire matelassant le métacarpien du pouce. (Hôpital Fate bene fratelli, Milan.)

Betin, Étienne, du 1er voltigeurs de la garde, reçoit, à Solférino, un coup de feu au flanc droit; lésion grave du foie. Guéri après extraction, à Milan, d'un morceau de chaînette en cuivre. (Voir *Blessures de la région abdominale.*)

« Chez un autre blessé, un biscaïen vint se loger au-dessus de l'articulation tibio-tarsienne entre les deux malléoles. En peu de jours la plaie se réduisit à de très-petites dimensions et à un gonflement peu considérable. Ce ne fut cependant qu'un mois après, à l'occasion d'accidents locaux graves motivant des incisions profondes, qu'on reconnut la présence du projectile que les déclarations du blessé ne pouvaient faire supposer.

« Enfin un autre blessé présente une inclusion semblable d'un biscaïen qui, après avoir broyé la partie supérieure de la malléole externe et s'être logé dans cette région, ne fut extrait que deux mois plus tard. Ces deux blessés guérissent sans ankylose complète. » Cuvellier, médecin en chef des hôpitaux de Milan.

Nous ne dirons qu'un mot des balles perdues et restées sans grand inconvénient dans la poitrine, l'abdomen, le bassin et les membres. Les exemples sont nombreux; et, si quelques-uns des blessés éprouvent parfois des douleurs provoquées par la présence d'une balle qui n'a pu être extraite, parce que l'extraction aurait ajouté aux dangers de la situation; il en est beaucoup d'autres, comme on peut le voir dans la série des blessures par régions, qui n'éprouvent aucune gêne et qui sont rentrés dans leurs foyers ou sont encore à l'activité.

Durand, Charles, sergent-fourrier au 15e de ligne, reçoit, à Solférino, une balle à la cuisse gauche. Le projectile entre à quatre travers de doigt au-dessous de l'arcade crurale, en dehors de l'artère, se dirige en dedans, sort à la partie interne et supérieure de la cuisse, traverse le scrotum, et va se loger à la partie postérieure de la cuisse droite, près du pli de la fesse, où le blessé prétend la sentir encore profondément placée dans la masse musculaire. Durand a repris son service après un traitement de deux mois.

Cette tolérance des tissus pour les projectiles de plomb est parfaitement connue; nous pourrions citer des officiers de tous grades, qui portent des balles depuis longtemps et continuent à faire un excellent service. Nous avons quelquefois entendu, dans nos hôpitaux, des soldats, dans leur langage familier, consoler un camarade inquiet du séjour d'une balle, en lui disant : ce n'est rien, le plomb est l'ami de l'homme !

Il n'est pas à notre connaissance qu'il y ait dans l'armée des exemples d'intoxication saturnine par la présence d'une balle, mais nous avons lu, dans un des nombreux journaux de médecine, une observation d'intoxication produite, chez un enfant, par quelques grains de plomb de chasse. Il est probable que ces plombs étaient fortement oxydés avant de pénétrer.

Si nos tissus tolèrent aussi facilement le plomb, il y a intolérance manifeste pour les débris de vêtements, les boutons, la bourre du fusil, les pièces d'équipement, les éclats de pierre, etc., que les balles entraînent très-fréquemment avec elles et qui donnent lieu à des complications sérieuses souvent prolongées, et parfois après cicatrisation complète. « Dans beaucoup de cas on ne peut que soupçonner la présence de ces débris qui, il faut le noter, ne sont pas toujours éliminés par la suppuration aussi facilement qu'on pourrait le croire. Maintes fois la vivacité de la réaction, l'abondance et la persistance de la suppuration sont loin d'être justifiées par la longueur du trajet de la blessure ou l'importance des tissus lésés. Souvent, en effet, la balle a glissé sur l'aponévrose d'enveloppe du membre et ne l'a pas dépassé; il n'existe ainsi entre les ouvertures d'entrée et de sortie du projectile qu'un pont simplement sous-cutané. Ailleurs la balle a traversé dans une longueur variable les tissus sous-aponévrotiques ; mais cette fois encore, elle n'a lésé que des parties molles, et néanmoins le pus ne tarit pas. Quelques parcelles du vêtement, entraînées par la suppuration, apparaissent enfin, et celle-ci se supprime presque subitement; les plaies extérieures se cicatrisent, puis 10, 15, 20 et 30 jours après, l'inflammation se ravive sur tout le parcours du projectile, les cicatrices des ouvertures d'entrée et de sortie se déchirent, et bientôt, au milieu du pus, se trouvent de nouveaux fragments de vêtement. La guérison n'est définitive qu'après deux ou trois alternatives de formation nouvelle et de rupture des cicatrices, c'est-à-dire après l'élimination complète des corps étrangers que la balle a laissés sur son trajet. Nous avons été témoin de huit ou neuf cas de ce genre, dont quelques-uns, toujours fort simples en apparence à première vue, n'ont pas demandé moins de trois ou quatre mois de soins pour aboutir enfin à la guérison. Nos préoccupations une fois éveillées sur ce point, nous avons cru remarquer que là où la guérison ne devait être encore qu'éphémère, c'est-à-dire lorsque la blessure n'était pas dégagée de tout corps étranger et qu'il était possible de palper à travers les parties molles le trajet de la balle, celui-ci était représenté par une sorte de corde tendue entre les cicatrices extérieures, et sensible à la pression. Nous étions arrivé à ne croire à la solidité de la guérison que lorsque cette espèce de corde qui répondait, dans nos idées, à un reste d'éréthisme, entretenu dans les parois de la blessure par la présence du corps étranger, s'était affaissée et fondue dans les parties voisines, et que les unes et les autres pouvaient être maniées sans douleur.

M. P....., aujourd'hui adjudant-major au 72e de ligne, reçoit, à Solférino, un coup de feu en plein trochanter gauche. Le fémur est à nu au point de contact de la balle; mais il n'a été que rudoyé superficiellement par elle. Une seule ouverture. Nulle trace de projectile autour du blessé, ou sur le blessé lui-même. En quelques semaines la plaie se cicatrise, et la gêne des mouvements de la cuisse, qui n'était expliquée d'abord que par la violence du choc éprouvé par le fémur et la réaction inflammatoire modérée qui s'était développée aux environs de la blessure, va s'affaiblissant. A deux mois et demi de là, le malade étant en congé de convalescence, de la douleur se manifeste à la fesse entre le trochanter contusionné et la crête iliaque supérieure. Le malade l'attribue à une fausse position du membre blessé pendant un trajet de plusieurs heures en voiture. Il était loin de la véritable explication. La douleur augmente et la fesse se tuméfie considérablement. De la fluctuation se fait sentir près de la crête iliaque. Une incision donne issue à un pus mi-phlegmoneux, mi-sanieux. La douleur n'est qu'amoindrie. Le moindre mouvement de la cuisse ou du bassin met le blessé en grand émoi. Un nouvel abcès se forme au centre de la partie postérieure de la cuisse, un peu au-dessus de la ligne du grand trochanter. Ouvert, il donne le même produit que le premier. La fièvre persiste, et, avec elle, la perte d'appétit et du sommeil. Le malade, qui avait cru jusqu'alors au salut de son membre, se désespère. Il est très-amaigri, quand il arrive à l'hôpital de Bayonne dans le cinquième mois de sa blessure. L'ouverture de l'abcès supérieur est largement agrandie, et le doigt peut reconnaître alors que le projectile, déviant sur le trochanter, s'est porté d'abord en haut, puis en arrière, et a longé la fesse de haut en bas pour se porter on ne sait où. L'œil et le doigt ne perçoivent rien dans la portion de la plaie qu'ils peuvent interroger; mais, à cinq jours de là, des débris de drap et de caleçon en sortent. Autre fragment deux jours après. Un troisième abcès se forme près du grand trochanter. Il s'établit, comme les précédents, au milieu de phénomènes de réaction locale et générale dont l'acuité est doublée par la grande excitabilité du malade. Surgit, à droite, un point pleurétique qui, toutefois, n'a pas de durée. On ouvre largement la nouvelle collection, et, avec le pus, sort un quatrième fragment de vêtement. A partir de ce moment, la fesse se détuméfie sensiblement; le calme s'y fait; la suppuration diminue; les mouvements du bassin et de la cuisse deviennent de moins en moins douloureux; les deux ouvertures faites par le bistouri se cicatrisent. L'abcès le plus inférieur se tarit à son tour. Le malade a repris la marche quand, fin février, le pourtour de l'ischion gauche devient douloureux. C'est le point de départ d'un travail inflammatoire et suppuratif non moins aigu que les précédents, et qui, après plus de quinze jours de vives souffrances, aboutit à la sortie d'une *balle toute déformée, et dont les anfractuosités sont remplies de terre*. La guérison ne tarde pas à suivre. Les eaux de Baréges contribuent à détendre, à assouplir des parties si longtemps travaillées par l'inflammation et la suppuration. M. P..., qui songeait à la retraite, a repris son service comme par le passé. Voilà donc quatre morceaux d'étoffe, tout petits et tout minces, laissés par une balle au milieu des parties molles, et qui, après trois mois de silence, éveillent une irritation des plus vives, donnent lieu successivement, au milieu de phénomènes de douleur et de troubles généraux les plus sérieux, à la formation d'abcès qui n'ont pas duré moins de six mois, et qui, pendant un instant, ont mis en question jusqu'à la vie du malade.

Ainsi, pour ne parler que des coups de feu limités aux parties extérieures du corps, et sur lesquels, dès lors, le chirurgien a, généralement aussi, plus d'action, voilà une série de corps étrangers constituant une complication dont on se préoccupe assez peu d'habitude, et qui, néanmoins sont souvent causes de mort ou d'accidents. Aussi doit-on considérer leur extraction comme étant tout aussi impérieusement exigée que celle des projectiles, des esquilles d'os. Malheureusement ici, il faut bien le dire, l'avis est plus facile à formuler qu'à régler dans son application. Le fragment de vêtement ne forme pas de relief comme le morceau de plomb ou de fer, et le projectile qui le laisse sur sa route le colle presque toujours avec assez de force contre les parties qu'il traverse, pour que, si toute la plaie n'est pas à découvert, et qu'il faille l'explorer avec le doigt ou la sonde, ceux-ci ne puissent pas distinguer le corps étranger des tissus auxquels il adhère. Si le fragment de vêtement échappe aux recherches faites dans les premiers temps de la blessure, et il y échappera d'autant plus facilement que celle-ci, agrandie ou non par le bistouri, ne pourra être convenablement explorée dans tous les sens, le cas, une fois la réaction survenue, va devenir probablement très-embarrassant. La vivacité, et, mieux encore, la persistance de la douleur, de l'irritation, celle de la suppuration et de son abondance, ne seront pas aux yeux du praticien, en rapport avec la nature et l'importance des parties lésées; mais, à coup sûr, l'aiguillonnement incessant de la plaie par un fragment de vêtement ne sera pas la seule explication du fait qui se présentera à son esprit, et, dans le doute, il s'abstiendra aussi longtemps qu'une circonstance particulière, de la nature de celles qui ont été mentionnées dans les observations précédentes, ne viendra pas le mettre sur la voie, ou que la gravité des accidents ne le forcera pas à sortir de sa réserve.

A Montebello, un soldat est atteint par une balle qui, entamant le cou au côté gauche du larynx, glisse au-devant du cartilage thyroïde, et sort à droite à 6 centimètres de celui-ci. Le pont qui sépare les deux ouvertures est formé par la peau doublée de son tissu graisseux. Pendant douze jours, rien qui puisse faire douter d'une guérison prochaine. Tout à coup l'inflammation se ravive, la suppuration augmente, et une *soie de sanglier* s'échappe par l'ouverture de sortie de la balle. L'inflammation persiste néanmoins. Le larynx devient douloureux à la pression, dans les mouvements de déglutition et de phonation. Le pont est incisé, et on trouve quatre autres soies de sanglier pliées en deux, et retenues dans cette position par quelques brins de coton. C'étaient autant de débris du col militaire que la balle avait traversé avant d'entamer le cou. Une fois édifié sur la fréquence de la complication des blessures par des fragments de vêtement, nous avons pu, dans quelques cas où la continuité de la suppuration ne nous était pas autrement expliquée, en saisir la véritable cause par de larges débridements, et quatre fois sur cinq nous avons trouvé des fragments de vêtement.

DURAND, Joseph-Prosper, sergent, est atteint, le 20 mai, à Montebello, d'un coup de feu à la cuisse droite, à quatre travers de doigt au-dessous du pli de l'aine; ouverture d'entrée en avant, ouverture de sortie en dedans du membre; un pont de cinq travers de doigt, sous-cutané du côté de l'ouverture d'entrée, plus épais et principalement musculaire en dedans, sépare les deux ouvertures. La guérison paraissait en bonne voie, lorsque le neuvième jour de la blessure, une douleur vive se manifeste sur le trajet du projectile et irradie à toute la partie antérieure de la cuisse. Elle persiste ainsi quelques jours, toujours plus vive sur le point où elle a paru d'abord. A quatre jours de là, il s'y joint des crampes de tout le membre, avec commencement de trismus. La douleur devient telle que l'idée seule du contact du drap ou du doigt du chirurgien avec le membre blessé émeut le malade. Les crampes, les convulsions tétaniques, dont la fréquence et la durée vont en augmentant, passent du membre droit au membre gauche, mais constamment plus énergiques et plus douloureuses à droite. — Forte saignée du bras; opium à haute dose; une sorte de détente se produit, mais elle ne dure pas; les accès tétaniques se rapprochent; tout le corps y participe; le trismus augmente, et la mort a lieu le trente et unième jour de la blessure et le douzième jour après l'apparition de la douleur de la cuisse. — Dès le début des accidents, nous avions émis le conseil de mettre à nu tout le trajet de la plaie, dans la pensée que le tétanos pourrait être le résultat soit d'une section irrégulière de quelque filet du nerf crural par la balle, soit de la présence de quelque corps étranger laissé par elle sur son parcours. — Nous avons bien regretté que notre avis n'ait pas prévalu et qu'il ait été sacrifié à l'incertitude de la découverte en vue de laquelle il était proposé, ou aux inconvénients pouvant résulter ultérieurement dans le jeu de la cuisse, de la section transversale de quelques plans musculaires; considérations qui devaient s'effacer devant la gravité du cas. — Des fragments de caleçon et de pantalon se trouvèrent dans la plaie.

C'est surtout en matière de coup de feu qu'il n'y a de guérison solide que celle qui s'opère après l'élimination, soit spontanée, soit artificielle, de tout ce qui, à titre de corps étranger, peut en embarrasser le travail, ou, d'un moment à l'autre, remettre en question la validité de la guérison. En pareil cas, parmi les corps étrangers venus du dehors, et dont l'implantation, au milieu de nos tissus, est susceptible de donner lieu à des accidents plus ou moins sérieux, et, parfois, d'une longueur indéterminée, se trouvent les fragments de vêtement, qui néanmoins sont communément réputés pour être les plus innocents. Dr MAUPIN, médecin principal.

BLESSURES PAR BALLES.

Les balles, dans leur trajet, présentent fréquemment des apparences singulières et trompeuses.

« Un officier porte, perpendiculairement au pli de l'aine gauche, trois plaies superposées : deux au-dessus du ligament de Poupart, une au-dessous. Dans sa conviction, il a reçu trois coups de feu; mais, du côté de l'abdomen, aucun symptôme, aucun signe grave: ni le doigt, ni la sonde ne peuvent pénétrer. Cependant, la peau est largement et profondément détruite. Mais M. X..... est très-obèse, il était fortement fléchi en avant au moment où le plomb l'a frappé. Le projectile a donc dû perforer, à sa base, un pli épais du tégument abdominal, avant d'entrer dans le haut de la cuisse, où il s'est perdu. Je rétablis la position présumée, et aussitôt les orifices reprennent si bien leur situation respective, que mon doigt indicateur les embroche avec la plus grande facilité. » BERTHERAND, médecin principal.

Souvent aussi on observe des déviations inattendues dont nous pourrions citer un grand nombre d'exemples :

BOULET, Louis, du 81e de ligne, reçoit, à Montebello, un coup de feu à la poitrine ; la balle frappe à la partie antérieure, rencontre une côte, s'engage sous la peau, contourne le thorax et va sortir en arrière, près de la colonne vertébrale, en fracturant les apophyses épineuses de deux vertèbres dorsales.

DROGUE, Auguste, du 73e de ligne, est atteint, à Magenta, d'un coup de feu au thorax ; la balle entre en arrière, vers la partie moyenne droite du dos, se dirige obliquement en avant et en haut sous la peau, et vient se loger dans les muscles pectoraux, d'où elle a été extraite.

ÉRARD, Charles, du 73e de ligne, est blessé, le 4 juin, à Magenta ; la balle pénètre vers la partie moyenne du thorax, côté droit, se dirige obliquement en avant et en haut et s'arrête sous les muscles pectoraux.

Le colonel DE TAXIS, du 61e de ligne, à Solférino, est atteint à la partie antérieure de la poitrine par une balle qui glisse sous la peau, contourne le thorax et va sortir au voisinage de la colonne vertébrale.

Une balle, pénétrant dans la poitrine dans un espace intercostal, perfore avec le temps, le diaphragme, glisse par son poids jusque dans le bassin et se trouve arrêtée contre la vessie ; tel est le cas du capitaine Trefouel, du 45e de ligne, mort à la casa Castelbarco. (Voir *Blessures de la poitrine.*)

« La région sur laquelle les balles nous ont paru offrir les trajets les plus étendus soit sous la peau, soit entre les aponévroses, est la région dorso-lombaire. Un certain nombre de blessés de Magenta avaient eu, sans lésion des vertèbres, les faces latérales et postérieures des lombes contournées par le projectile, par suite de sa réflexion sur la forte aponévrose qui recouvre la masse des muscles dorso-lombaires ; mais en général, il nous a semblé que les déviations des projectiles ont été peu étendues. Les balles cylindro-coniques, qui forment aujourd'hui la majeure partie des projectiles de fusils, par leur pointe ou par l'angle de leur base rayée, entament plus facilement que les balles rondes les couches aponévrotiques et les muscles ; de là un trajet plus direct. » FUZIER, médecin-major.

Les balles rencontrent encore des objets de vêtement ou d'armement qui leur font obstacle, les font dévier et les arrêtent :

SUHARD, Théodore, du 52e, à Magenta, est frappé au ventre par une balle qui s'aplatit sur la plaque du ceinturon et ne produit qu'une forte contusion.

LOLIER, Pierre, du 15e de ligne, à Solférino, est atteint de la même manière et n'est pas plus maltraité.

BROUILHET, Hippolyte, sergent au 73e, à Solférino, reçoit une balle qui, frappant la giberne, s'amortit, dévie et vient labourer le ventre, sans pénétration.

Ferret, Jean, capitaine au 73e, est atteint d'une contusion violente par coup de feu. La balle, après avoir traversé le caban plié en sautoir et les vêtements, vient frapper le ventre à la région ombilicale, sans l'entamer, et produit un épanchement sanguin considérable, formant une large tumeur.

Un chef de bataillon du 74e, M. Brun, est atteint à la jambe par une balle qui, après avoir frappé et brisé le fourreau métallique de l'épée de cet officier, ne produit qu'une fracture partielle du tibia.

Souvent des plaies, avec écrasement d'un doigt ou de la main, sont dues à des balles qui frappent ces organes pendant le maniement de l'arme et se déforment sur le bois ou le fer.

Martin, Sylvain, du 91e, à Solférino, a le doigt médius écrasé contre le canon de son fusil.

Les balles peuvent se déformer jusqu'à l'aplatissement, sur un mur ou tout autre corps résistant, devenir irrégulières, à ce point de présenter plusieurs angles avant de pénétrer; ou se déformer, se diviser même sur les os, et produire de graves désordres. Dans les combats de rues, au voisinage des maisons, les balles frappent une fenêtre, une porte, une serrure, et détachent ainsi des corps étrangers, du bois, du verre, des débris de toute espèce qui vont frapper les combattants, leur font souvent de graves blessures et étonnent le chirurgien au moment de leur extraction.

Nous citerons Sarrapi, du 15e de ligne, qui a été blessé, le 24 juin, à la jambe gauche; fracture du péroné, par un écrou en cuivre, avec sa vis qui n'a été extrait que le 1er octobre 1859, à l'hôpital San Gaetano de Brescia.

Les balles oblongues ou cylindro-coniques, sans se déformer, donnent lieu aussi à de graves blessures quand, en pénétrant, elles basculent et conservent assez de force pour traverser les tissus.

Les petits projectiles à fin de course produisent généralement des contusions ou des plaies superficielles; « ainsi le passage d'une balle sur une surface molle, dépressible, dans une direction parallèle à cette surface, » donne lieu à des contusions plus ou moins étendues; mais quand un projectile, arrivant à peu près à fin de course, a conservé cependant encore un reste d'impulsion, il peut, suivant le point de contact, produire des désordres profonds sans apparence extérieure immédiate de gravité; « l'absence de coloration ecchymotique cutanée peut donner le change sur des ruptures intérieures de vaisseaux ou de viscères, causes de mort soudaine d'autant plus effrayante, que l'ignorance de désordres cachés ne permet même pas toujours au médecin de formuler un pronostic. »

DES PROJECTILES DES ARMES PORTATIVES.

Les balles aujourd'hui en usage dans notre armée, par leur volume, leur forme, leur vitesse, leur mouvement héliçoïde, leurs déformations fréquentes, et la facilité avec laquelle elles basculent dans divers sens au milieu des tissus qu'elles traversent, sont plus redoutables que les balles sphériques et produisent des lésions plus graves qui nécessitent plus souvent l'amputation immédiate. Plusieurs de nos collègues ont consigné leurs observations, les uns dans leurs rapports au médecin en chef, les autres dans des mémoires adressés au conseil de santé ; nous croyons qu'il ne sera pas sans intérêt de faire connaître leurs appréciations et de dire un mot des expériences qui ont été faites sur les nouveaux projectiles du fusil Chassepot.

Le diamètre, le poids, la forme et la longueur des projectiles d'armes portatives adoptées dans les diverses armées varient à l'infini ; nous avons pu réunir un grand nombre de ces balles et nous en donnons la figure ; il est important pour le médecin militaire de connaître les balles des nations étrangères, aussi bien et mieux peut-être que celles adoptées en France, car cette connaissance peut dans bien des cas faciliter les manœuvres d'extraction et éviter des souffrances aux blessés. — Voir la planche 112 et suivantes, tome III.

Balle sphérique autrichienne. — « La balle sphérique autrichienne, pesant 26 grammes, d'un diamètre de 16,7 millimètres, reçue dans un canon lisse, dont le calibre mesure près de 18 millimètres, est sujette à des déviations énormes. En effet, elle reçoit inégalement, sur les côtés de sa surface orbe, la poussée expultrice des gaz, une partie même se précipite entre elle et la paroi interne du tube ; alors qu'arrive-t-il ? Ce double inconvénient lui imprime un mouvement de rotation et de déviation initiales qui ne fait qu'augmenter avec la longueur de sa trajectoire. Qu'on joigne à ces causes d'erreur la résistance de l'air que sa large surface déplace, et l'on comprendra de suite que, même avec une vitesse initiale considérable, à la sortie de l'arme, elle épuise rapidement sa force d'impulsion, pour ne plus parcourir à 400 mètres, qu'un espace moins considérable, et ne traverser que deux panneaux de sapin de 27 millimètres d'épaisseur, qu'enfin vers le terme de sa course, elle se livre à des écarts incalculables.

Balle cylindro-ronde. — « Par sa forme oblongue, arrondie à son extrémité antérieure, cette balle pleine pesant 29 grammes, forcée dans un canon rayé, a fait époque. En effet, recevant à sa base, qui est coupée perpendiculairement à son grand axe, toute l'impulsion des gaz, elle chemine à travers l'espace, avec un double mouvement combiné de rotation et de projection, qui la maintient pendant longtemps dans la trajectoire rectiligne ; ce n'est qu'à la fin de son parcours, qu'obéissant autant aux lois de la pesanteur qu'à la force d'impulsion son centre de gravité, plus près de sa base que de sa pointe, tend à la faire basculer, au plus léger obstacle qu'elle rencontre, de manière qu'elle peut se présenter de champ aux résistances de l'air et pénétrer ainsi dans les tissus. Quelques-uns de ces projectiles que nous avons extraits, déformés latéralement, nous prouvent assez la justesse de ces appréciations.

Balle cylindro-conique. — « Si la balle cylindro-ronde est en progrès sur la balle sphérique, la balle cylindro-conique l'emporte de beaucoup sur la balle cylindro-ronde. En effet, quoique de forme à peu près semblable, elle en diffère cependant par son extrémité initiale qui, au lieu d'être ronde, est effilée. Cette modification lui permet de fendre l'air comme une flèche avec beaucoup moins de résistance; mais pas plus que dans la précédente, le centre de gravité, en restant en arrière, n'a remédié à cette tendance à basculer.

« La balle cylindro-conique donne lieu à des désordres considérables : ou bien elle frappe nos tissus, la pointe en avant, avec un double mouvement de pénétration héliçoïde en vrille, ou bien elle se présente en travers. Dans le premier cas, si elle a conservé sa vitesse initiale, elle traverse de part en part la boîte crânienne et détermine une mort instantanée. Dans le second, il peut arriver qu'elle ne pénètre pas; mais les désordres n'en sont pas moins graves; l'effet du projectile rayonne au delà du point frappé : alors le crâne, loin d'être une enveloppe protectrice, augmente par la résistance même de son tissu compacte, la gravité de la contusion et produit une commotion cérébrale mortelle par l'ébranlement brutal communiqué au cerveau. A la poitrine, ces corps oblongs sont rarement réfléchis sur l'arc osseux; ils traversent de part en part, sans se dévier, sans se coiffer des vêtements, et assez souvent, sans introduire des débris d'équipement, et donnent lieu à des blessures qui sont loin d'être toujours mortelles. « Dr SONRIER, médecin-major.

« La balle cylindro-conique, tirée à une portée moyenne, pénètre facilement au travers de tout tissu organique, quels que soient la densité et le degré de résistance de ce tissu. Elle n'éprouve pas le plus ordinairement de déviation sensible dans son trajet par la rencontre d'un os solide ou d'un muscle en contraction, comme cela a lieu pour la balle sphérique. Si elle a déterminé deux ouvertures, l'une d'entrée et l'autre de sortie, on peut être presque certain que le trajet, entre les deux orifices de la plaie, suit une ligne droite; s'il n'existe qu'une ouverture, on constate, en y engageant le doigt, que la direction est rectiligne. En général, la mesure de gravité des blessures par ces balles dépassait celle des plaies par éclats de bombe et d'obus de même volume ou de même poids : aussi ont-elles exigé de nombreuses amputations. Enfin, il faut signaler pour l'extraction de ces balles certaines difficultés qui résultent autant de leur déformation fréquente que de la variété des désordres toujours considérables qu'elles produisent. » SCRIVE, médecin en chef de l'armée d'Orient.

« Pour bien se rendre compte de la marche des balles cylindro-coniques et de leurs effets sur nos tissus, il importe de ne pas perdre de vue qu'ils doivent, à la condition spéciale d'être *forcés*, les attributs caractéristiques de leur supériorité: *rectitude* et *longueur* de portée. Dans la disposition rayée de l'intérieur du tube où l'explosion s'opère, réside la cause efficiente de ces avantages. Cela est si vrai, que l'analogie et l'expérience ont bien vite conduit l'artilleur à adapter à ses pièces le système des rayures.

Le mouvement de translation des balles nouvelles, différent de celui des anciennes balles sphériques, mais double aussi, procède : 1° d'une force expultrice initiale qui les projette dans le sens de leur axe longitudinal ; 2° d'une impulsion communiquée qui les fait tourner sur elles-mêmes autour de ce même axe : la résultante définitive donne un mouvement *héliçoïde* ou *en vrille*.

Pour maintenir plus exactement le corps ainsi propulsé dans la trajectoire rectiligne, sa base a été allégée, *excavée*, chez nous, de manière à rapprocher le centre de gravité de la partie antérieure du cône, et combattre ainsi sa tendance à basculer, à une certaine distance du point de départ. Les Autrichiens remplissent la même indication, au moyen de deux ou trois sillons évidés sur la périphérie de l'extrémité cylindrique du plomb. Nous possédons plusieurs balles cylindro-coniques, extraites soit par nous, soit sous nos yeux, du sein de régions où elles avaient heurté des parties osseuses. Nous avons constaté, sur le plus grand nombre, que les déchirures, les divisions, les pans aplatis, déformés, siégeaient sur le sommet ou sur les côtés de la portion conique de ces projectiles. Nous estimons donc, jusqu'à plus ample informé, que la pénétration par la pointe est la règle, celle par la base ou le côté, l'exception. Et, pour le dire en passant, si les choses ne devaient pas s'accomplir ainsi, quel grand profit notre artillerie eût-elle eu, à substituer, pour la meilleure efficacité de son tir, la forme oblongue et pointue au sphéroïde du boulet primitif?

Cette marche des balles cylindro-coniques nous autorise à regarder comme beaucoup trop absolu ce qui a été dit de la plus grande gravité générale des plaies qu'elles opèrent relativement à celle des balles rondes. Nous citerons, à l'appui de notre opinion, les coups de feu intéressant des parties molles seulement. N'est-il pas vrai qu'un corps aigu doit en écarter plus aisément les couches fibreuses, et y cheminer plus régulièrement, avec moins de violence et de dégâts qu'une masse obtuse, fût-elle irréprochablement sphérique?

De la forme et du mode de pénétration des nouveaux projectiles, nous déduirons encore ces conséquences ratifiées d'ailleurs par l'observation :

1° La pointe des projectiles coniques venant à frapper un os, dans une partie spongieuse (extrémité) a plus de chances de le pénétrer sans le faire éclater ; les risques sont au contraire pour le nombre et l'étendue des fragments, si c'est une portion compacte (diaphyse) qui est atteinte.

2° Le mouvement héliçoïde du cylindre conique se prête moins à la réflexion contre les points résistants que la forme et les conditions de progression du sphéroïde.

3° *A priori*, l'orifice de pénétration d'une balle cylindro-conique doit être plus étroit. A côté de cette différence, qui souvent ne nous a pas paru sensible, une autre l'est davantage : il y a moins de contusion autour de l'ouverture. Pour ce qui touche la sortie, les choses se passent comme pour les balles sphériques; l'avantage incombe plutôt ici aux nouveaux projectiles. En effet, les résistances qu'ils ont rencontrées dans le milieu parcouru contribuent à faire dévier la trajectoire, et quand ils arrivent au tégument pour se frayer une issue, au lieu de le perforer par une extrémité aiguë, ils lui opposent souvent le diamètre de leur base, sinon celui plus ou moins oblique, mais toujours amplifié, d'un des côtés de leur circonférence.

Comme les balles rondes, les balles coniques se divisent sur les surfaces osseuses, compactes, aiguës ou tranchantes contre lesquelles elles viennent se heurter. Nous avons constaté plusieurs blessures, desquelles nous n'avons pu extraire que des portions de plomb, équivalentes à peine au quart ou au cinquième d'une balle entière. On dira, nous le savons, que dans ces cas la fragmentation a bien pu se faire au dehors de nos tissus et la plaie résulter d'un ricochet. Mais, ce qui résout toute ambiguïté, nous conservons une balle, coupée en deux moitiés presque égales, du sommet à la base, par la crête du tibia gauche sur laquelle nous l'avons trouvée enfourchée, à deux travers de doigt au-dessus d'une fracture simple de l'os. Les deux segments du plomb ne tenaient plus ensemble que par une très-mince lamelle de métal. Un peu plus de force d'impulsion, et la section se parachevait sur place.

Les déformations si variées, si bizarres, que présentent les projectiles enlevés des plaies, nous ont engagé à en rassembler un certain nombre que nous avons remises à M. le médecin en chef, baron H. Larrey. Ces spécimens initieront, mieux que toutes les descriptions, nos jeunes camarades du stage à des phénomènes dont il est si utile qu'ils aient une notion préparatoire, avant d'aborder les difficultés et les surprises de l'exploration des plaies d'armes à feu, quand il s'agit d'y rechercher et d'en extraire les corps étrangers.

L'extraction des balles coniques nous a paru, sinon toujours, du moins assez fréquemment, rencontrer des obstacles relativement plus grands que celle des balles rondes. Veut-on les extraire par l'orifice de pénétration, le corps étranger a changé de direction en vertu des mouvements, de l'inflammation, de l'action des mors de la pince. Si l'opérateur va le rechercher par une contre-ouverture, les mêmes considérations obligent à donner plus d'étendue aux incisions. » Bertherand, médecin principal.

« La balle cylindro-conique autrichienne, quoique d'un volume inférieur à celui de la balle française, a produit des désordres proportionnés à ce volume et au mouvement d'impulsion. On peut dire en général que l'ouverture d'entrée d'une balle est plus petite que l'ouverture de sortie, pour peu qu'on examine les plaies au moment où elles sont produites; mais ce n'est pas constant, cela peut dépendre de la distance et des tissus plus ou moins tendus ou élastiques des parties traversées.

L'ouverture d'entrée est souvent assez régulière, à bords noirâtres et repoussés en dedans par le projectile ; tandis que l'ouverture de sortie est souvent irrégulière, à bords frangés et saillants au dehors. Chez quelques blessés, les dimensions ont été égales pour les deux ouvertures ; l'état de tension ou de relâchement des téguments, la position du blessé au moment où il a été atteint, les irrégularités du projectile, la distance du tir, sont les causes qui rendent très-variables les appréciations relatives aux ouvertures d'entrée et de sortie des balles. Il en est de même du mouvement de renversement possible de la balle cylindro-conique sur elle-même.

Quelquefois l'ouverture de sortie ne présente qu'une sorte de boutonnière lorsque la balle a perdu de sa force et que la peau distendue sous sa pression a pu revenir sur elle-même. » Dr CUVELLIER, médecin principal.

Balle cylindro-conique évidée. — « Pour corriger la tendance à basculer des balles cylindro-coniques il fallait, sans rien changer à la forme du projectile, ni à son poids qui est de 33 grammes, ni à son volume (18 millimètres), reporter le centre de gravité vers la pointe. On a obtenu ce résultat, en pratiquant un évidement à la base. Cette excavation de 15 millimètres, à sommet dirigé en avant vers la pointe, présente en outre trois autres avantages : c'est que par ses parois dépressibles, elle permet un forcement plus complet ; concentre la force de propulsion dans l'intérieur du lingot qui tend à se dilater lors de l'explosion des gaz et ferme ainsi hermétiquement toute issue entre le projectile et le tube. Aussi ces corps franchissent-ils des distances énormes : à 200 mètres, ils traversent 8 panneaux de 27 millimètres ; à 600, 6 panneaux, et à 800 mètres, 4 panneaux.

Si nous avons insisté sur ces divers projectiles, c'est que, par leur forme, par les évolutions bizarres de leur trajectoire, par la quantité de mouvement relatif que l'explosion leur imprime, ils produisent, dans nos tissus, des résultats bien différents, qui embarrassent souvent le diagnostic, rendent plus circonspect sur le pronostic à porter et parfois indécis sur les indications à remplir. » Dr SONRIER, médecin-major.

Balles du fusil Chassepot. — Le Dr Sarazin, médecin-major, professeur agrégé à la Faculté de médecine de Strasbourg, a consigné ainsi qu'il suit les principaux résultats d'expériences qu'il a faites avec son collègue du 14e bataillon de chasseurs à pied, le Dr Hériot, sur les effets des balles du fusil Chassepot. Le sujet qui a servi aux expériences est un homme de quarante-cinq ans environ, mort d'une cirrhose et un peu émacié. Il était suspendu verticalement, appliqué contre des planches à 15 mètres du point d'où l'on tirait. Cinq balles ont atteint le sujet dans diverses parties du corps et produit les désordres suivants :

1° La première balle a pénétré à quelques centimètres au-dessus et un peu en dedans de l'épine iliaque antérieure et supérieure. L'orifice d'entrée, dans lequel on avait de la peine à introduire le petit doigt, était assez régulièrement rond, d'un centimètre à 12 millimètres de diamètre. (Le calibre du canon est de 11 millimètres.) L'orifice de sortie, sur une ligne horizontale partant de l'épine iliaque postérieure et supérieure, à 9 centimètres de cette saillie osseuse, est irrégulier, largement déchiré ; des lambeaux de muscles et de peau sont déjetés au dehors. Cette plaie présente 7 centimètres en hauteur et en largeur ; on peut y introduire trois doigts et reconnaître le fracas considérable de l'os des iles dont les esquilles sont projetées en tous sens. Le péritoine présente une déchirure large comme la main ; les intestins n'ont pas été blessés, mais ils ne devaient pas se trouver sur le trajet du projectile, car la partie inférieure de la cavité péritonéale était occupée par 3 ou 4 litres de sérosité. L'os est fracassé depuis l'épine iliaque antéro-supérieure, qui fait partie d'un des fragments, jusqu'à la symphyse sacro-iliaque, depuis la crête de l'os des iles jusqu'à la ligne innominée. La fracture s'arrête en avant et en bas, au niveau du sourcil cotyloïdien. De larges esquilles encore adhérentes sont déplacées dans la direction suivie par le projectile. Les muscles iliaques et fessiers sont largement déchirés.

2° La seconde balle a atteint le fémur à la hauteur du bord supérieur de la rotule, vers la partie supérieure, antérieure et interne du condyle interne, la cuisse étant dans la rotation en dehors. L'ouverture d'entrée offre les mêmes caractères que précédemment. L'ouverture de sortie dans le creux poplité a 13 centimètres de long sur 9 de large ; elle est irrégulière et présente cinq ou six lambeaux déchirés et décollés. L'os est fracassé dans son tiers inférieur ; il forme cinq ou six gros fragments adhérents, qui s'étendent depuis l'articulation jusqu'à 13 centimètres plus haut. On reconnaît entre ces fragments, à 4 centimètres de l'interligne articulaire, le point où le projectile a pénétré. On peut y introduire facilement l'index, qui se promène dans une vaste cavité limitée par des fragments mobiles et largement ouverte en arrière. L'extrémité inférieure du fémur semble littéralement excavée en même temps que fracassée. L'artère et la veine poplitée sont coupées très-nettement. Le nerf a échappé au projectile ; il est tendu comme une corde dans la plaie.

3° La troisième balle a atteint la cuisse vers le sommet du triangle de Scarpa et en dedans du fémur. Les orifices d'entrée et de sortie présentent les mêmes caractères que précédemment ; le dernier notamment a 9 centimètres de long et 6 de large, et il est affreusement déchiré. L'artère et la veine fémorales sont nettement coupées, béantes, et leurs bouts supérieurs et inférieurs sont écartés de 2 centimètres. La fémorale profonde, qui ne s'est pas trouvée directement sur le trajet du projectile, a subi une rupture de ses tuniques interne et moyenne, qui sont rétractées. La tunique externe a résisté. Les déchirures musculaires sont très-étendues.

4° La quatrième balle a creusé une gouttière à la partie antérieure et interne du poignet. Cette plaie a 3 centimètres dans sa plus grande largeur. L'extrémité inférieure du radius est brisée, l'articulation ouverte, les tendons coupés.

5° La cinquième balle est entrée à un travers de doigt au-dessous de l'apophyse coracoïde. L'orifice d'entrée est légèrement ovale transversalement; il a 1 centimètre et 1/2 dans son plus grand diamètre. On introduit facilement trois doigts dans l'orifice de sortie, qui est situé à la même hauteur, à droite de la ligne médiane. Le sujet, placé obliquement, présentait l'épaule droite. L'artère axillaire et une partie du plexus brachial sont coupées et rétractées; la veine axillaire est intacte. La section de l'artère est très-nette et transversale. Les deuxième et troisième côtes sont fracturées comminutivement, l'espace intercostal déchiré. En suivant le trajet de la balle, on trouve le poumon droit creusé d'un canal, dans lequel on peut introduire quatre doigts; plus loin, les arcs postérieurs des deuxième, troisième, quatrième et cinquième vertèbres dorsales sont fracassées jusqu'au niveau des trous de conjugaison. Dans le canal rachidien ouvert, on trouve la dure-mère intacte, mais formant un cordon plat, d'où la moelle a été chassée dans toute la hauteur de la fracture vertébrale. Dans toute l'étendue de la plaie les muscles sont réduits en bouillie.

« Je suis loin de m'exagérer la valeur pratique de ces expériences, et je sais très-bien les *desiderata* plus faciles à signaler qu'à résoudre, qu'elles présentent au point de vue des effets produits par les balles du fusil Chassepot, à toutes les distances et chez l'homme vivant. Il m'est toutefois permis d'en tirer les conséquences suivantes :

1° A une courte distance et sur le cadavre, les projectiles n'ont pas été déviés dans leur course ;

2° Le diamètre de l'orifice d'entrée est sensiblement le même que celui du projectile ;

3° Le diamètre de l'orifice de sortie est énorme, de sept à treize fois plus grand que celui de la balle ;

4° Les artères et les veines sont coupées transversalement, rétractées, béantes; les muscles déchirés et réduits en bouillie ;

5° Les os sont fracassés dans une étendue considérable et hors de toute proportion avec les dimensions du projectile.

En somme, les effets vulnérants présentent une intensité remarquable, et il est bon de noter qu'après avoir traversé le cadavre, le projectile perçait deux planches de 15 centimètres d'épaisseur, puis s'enfonçait profondément dans la muraille.

Des expériences comparatives faites dans des conditions identiques, avec la carabine des chasseurs, n'ont pas fourni à beaucoup près d'aussi grands désordres, et les effets obtenus avec cette dernière arme sont analogues à ceux qui sont signalés dans tous les traités de chirurgie d'armée. »

Un accident arrivé à l'école de tir vient confirmer ces expériences. Un sapeur, chargé des signaux auprès d'une cible, ne s'étant pas retiré à temps, a reçu une balle, fusil Chassepot, à l'épigastre, et a été tué sur le coup ; l'ouverture d'entrée était très-petite, celle de sortie à la partie diamétralement opposée était de plus de 4 centimètres.

BLESSURES PAR ARMES BLANCHES, BAÏONNETTE, SABRE ET LANCE.

Les blessures par armes blanches sont généralement sans gravité, quand elles ne pénètrent pas dans une cavité splanchnique ou articulaire et quand il n'y a pas de lésion artérielle ou nerveuse. Les blessures par baïonnette ont été assez nombreuses, surtout parmi les Autrichiens restés sur le champ de bataille ou amenés à nos ambulances. D'après quelques rapports, on a constaté, parmi les Autrichiens morts, plusieurs cas d'éventration et un plus grand nombre de plaies pénétrantes de poitrine, ainsi que des plaies au cou suivies de mort immédiate.

On compte si peu de coups de lance parmi les blessés français, qu'il est à croire que les régiments de lanciers autrichiens ont été rarement engagés.

Il n'en est pas de même des blessures par coups de sabre ; elles sont nombreuses dans l'infanterie comme dans la cavalerie, chez les Français, comme chez les Autrichiens prisonniers; quelques hussards hongrois en particulier présentent des blessures multiples, jusqu'à dix sur le même individu.

Les parties plus fréquemment atteintes sont la tête, la face, l'avant-bras, la main et le cou.

Le 3e chasseurs d'Afrique, par exemple, compte 3 hommes atteints de coups de baïonnette sans gravité, et 16 officiers, sous-officiers ou cavaliers blessés par coups de sabre. « Presque tous ont reçu plusieurs coups de sabre, car il est rare qu'un seul coup mette hors de combat; le blessé continue à se battre jusqu'à ce qu'il se trouve à bout de forces. Un cavalier a reçu 15 coups de sabre; c'est le dernier qui, asséné sur la tête, l'a démonté. Presque tous les coups de sabre, à Solférino, ont porté sur la tête ; les Autrichiens frappent plus généralement avec le tranchant, et c'est sur la tête que les coups doivent souvent porter. La casquette des chasseurs résiste assez bien à un coup de sabre ; mais on avait chargé sous des arbres assez bas dont les branches avaient enlevé les casquettes de beaucoup d'hommes et laissé la tête sans défense. Après la tête, les bras ont été le plus souvent atteints, surtout le bras droit. Deux coups de sabre ont porté sur l'épaule, un seul à la poitrine et un seul au cou ; ces deux derniers étaient des coups de pointe. » Cocud, médecin-major.

BLESSURES PAR BOULET.

Le boulet tue sur le coup s'il frappe la tête ou le tronc, emporte ce qu'il atteint, renverse tout ce qui se trouve sur son passage, hommes et chevaux, jusqu'à ce qu'il ait épuisé sa force d'impulsion et même après avoir touché le sol ou ricoché. Roule-t-il encore, il brise et peut produire des plaies, d'énormes contusions qui entraînent parfois une mort immédiate. Nous ne dirons qu'un mot des différences que présentent les mouvements de rotation des boulets sphériques lancés par les pièces ordinaires et ceux des boulets allongés ou cylindro-coniques lancés par les pièces rayées; il est facile de comprendre que les premiers ont un mouvement de rotation sur eux-mêmes, tandis que les seconds ont un mouvement spiral communiqué par les rayures intérieures de la pièce, ce qui leur donne l'immense avantage d'une plus longue portée; mais, envisagés au point de vue des désordres qu'ils produisent sur les combattants, les effets sont les mêmes.

Les boulets se divisent très-rarement en éclats, mais cela arrive cependant lorsque leur homogénéité n'étant pas parfaite, ils rencontrent un corps dur, tel que certaines pierres siliceuses encadrées dans des matériaux résistants. Dans ce cas, les éclats du projectile peuvent encore être projetés avec force, mais le choc du boulet produit aussi des éclats de pierres qui irradient dans toutes les directions et agissent comme la mitraille ou les éclats de projectiles creux dont nous parlerons plus loin.

Dans certains cas de lésions produites par de gros projectiles qui touchaient obliquement une des surfaces du corps, les désordres pouvaient être énormes dans les organes sous-jacents, sans que la peau fût entamée; on sentait au-dessous de l'amincissement du tissu cutané le broiement en bouillie des muscles et des os. C'est à la suite d'une blessure de ce genre qu'a succombé en Crimée le général M... sur la poitrine duquel un boulet de petit calibre a porté obliquement, en affaissant la peau qui a résisté, mais en brisant plusieurs côtes et en déchirant le poumon.

« Un effet assez fréquent des gros projectiles creux tombant en bombe était de rouler sur le corps qu'ils atteignaient sans déterminer autre chose que d'énormes bosses sanguines sur le dos des hommes qui, penchés sur le parapet des tranchées, présentaient une inclinaison parallèle à la trajectoire du projectile. » SCRIVE.

« La plupart des plaies résultant des projectiles lancés par le canon sont hideuses à voir; presque tous les blessés meurent avant d'avoir pu recevoir les premiers secours. C'est alors que j'ai pu remarquer la stupeur des malheureux atteints par la mitraille. Plus la plaie est vaste et profonde, moins elle provoque de plaintes de la part de la victime qui survit quelque temps. Tantôt c'est un boulet qui, effleurant la poitrine, a enlevé les tissus, chair et os, et mis à nu les poumons; ou bien c'est une épaule qui n'offre plus de moignon; l'omoplate est enlevée près de son bord supérieur; les tissus, désorganisés au niveau du triangle susclaviculaire, offrent une plaie dont on hésite à sonder la profondeur. Un pauvre zouave, à Palestro, m'a particulièrement frappé : il avait été atteint par un boulet qui lui avait enlevé la partie supérieure du crâne. Sa tête, noircie, offrait une oscillation régulière, pendant que des deux mains il soutenait son genou droit pour maintenir sa cuisse, atteinte d'un frémissement spasmodique. Il n'offrait de lésion qu'au crâne; mais elle était vaste, profonde et au-dessus des ressources de l'art. Il est mort peu de temps après.» Voir tome 1er, p. 553.

Les hommes qui ont eu des membres emportés par un boulet ont dû subir immédiatement l'amputation ou sont morts par stupeur ou hémorrhagie, et les observations qui concernent les premiers sont consignées aux chapitres des diverses amputations; mais les boulets, comme nous l'avons déjà dit, produisent quelquefois des lésions moins graves. Ainsi nous citerons :

Ollier, du 55e de ligne, qui a le fémur gauche fracturé, sans plaie, par un boulet à fin de course; Martinet, du 98e, une fracture de la jambe droite, et Burlot, du 86e, une luxation de la main aussi par choc de boulet; Wortelle, du 86e, Bernoville, du 5e hussards, ont eu de fortes contusions à la jambe; MM. de Castelnau d'Essenault, capitaine au 2e hussards, et Loos, capitaine du train, ont été atteints aussi de contusions à la cuisse par boulets.

BLESSURES PAR MITRAILLE ET ÉCLATS DE PROJECTILES CREUX.

Toutes les parties du corps ont été atteintes par la mitraille et par des éclats d'obus, et les blessures ont présenté tous les degrés de gravité suivant la dimension de ces projectiles, leur forme, leur poids, leur pénétration, les organes lésés et l'étendue des lésions. Quelquefois la boîte en tôle contenant la mitraille est projetée assez fortement pour entamer les tissus. Beaucoup de ces blessures, généralement très-irrégulières, comme les corps qui les produisent, ont été suivies de mort plus ou moins prompte, soit par les désordres profonds dus aux projectiles, soit par hémorrhagie due au mode d'action des angles saillants des éclats. Plusieurs ont nécessité des amputations; la plupart ont donné lieu à des infirmités, à d'énormes cicatrices qui s'ulcèrent au moindre contact et mettent sans cesse la vie en danger; mais il en est aussi qui ont été guéries sans infirmités.

M. Côte, lieutenant au 73e, a été atteint, à Solférino, par un obus à la région précordiale. Le projectile, à fin de course, a enlevé une large portion de la tunique, fait une plaie superficielle à la poitrine, et donné immédiatement lieu et pendant près d'une demi-heure, à des accidents très-inquiétants de suffocation.

Guyon, du 76e, a reçu au ventre un gros éclat d'obus qui n'a produit qu'une forte contusion, tandis que Lemaire, du 45e, a eu la cuisse gauche fracturée comminutivement, quoique sans plaie, à sa partie supérieure, aussi par un éclat d'obus.

M. Thore, capitaine au 21e, a présenté à la cuisse gauche une forte contusion par biscaïen.

« Les éclats de bombe ou d'obus traversent rarement tout à fait l'épaisseur d'un membre. Doués d'une force d'impulsion moindre que les balles, ils s'arrêtent dans les tissus qui leur résistent. Il est nécessaire de ne pas tarder à les extraire; car, après quelques heures de séjour, il se développe, dans la plaie, de l'hydrogène sulfuré très-nuisible aux suites de ces blessures. Après l'extraction, les tissus affaissés, fortement contus et privés de vie dans leurs points de contact avec le corps étranger, ne reviennent pas sur eux-mêmes, de sorte que l'excavation produite par le projectile persiste.

« En raison de ce que la lutte principale, celle du siége de Sébastopol, employait surtout l'artillerie, le plus grand nombre des plaies d'armes à feu constituait d'horribles blessures, larges et profondes avec broiement irrégulier des chairs et des os, fréquemment encore avec d'énormes pertes de substance ou mutilation complète. La proportion des blessures très-graves comparées aux blessures graves seulement et légères a atteint la moyenne générale de 1 sur 2 4/10. Les blessés, pour moitié numérique, ont leur vie en grand danger, 1 blessé sur 5 a succombé dans la tranchée. Aux batailles de l'Alma, d'Inkermann et de Tractir, la moyenne de gravité a été de 1 sur 4. Enfin, des amputations ont dû être pratiquées dans la proportion de 2 sur 12 blessés, soit à la tranchée même, soit aux dépôts d'ambulance. Presque toutes les blessures graves étaient accompagnées de phénomènes de stupeur et de commotion.

« Nous avons eu occasion d'observer plusieurs fois les effets de la persistance du mouvement de rotation des projectiles, lorsque leur mouvement de translation avait cessé : un des exemples les plus remarquables de ce genre fut offert par la blessure d'un soldat d'infanterie qui reçut dans le dos un gros biscaïen ; ce projectile, après avoir épuisé son mouvement de translation, en suivant sous la peau, d'arrière en avant, la dépression d'un espace intercostal, s'arrêta sous le sein, où le mouvement de rotation se continuant, usa la peau jusqu'à la percer et mit à découvert une portion de projectile coiffé d'un cercle de peau amincie ; il fallut faire de chaque côté du cercle cutané une incision de 4 centimètres pour extraire facilement ce biscaïen. » SCRIVE.

BLESSURES PAR FUSÉE DE GUERRE.

Les fusées de guerre ont été souvent employées par les Autrichiens, notamment à la bataille de Magenta, mais elles ont généralement produit peu d'effet, dit-on, parce que l'élan de nos troupes n'a pas permis à l'ennemi de s'en servir avec calme et justesse.

D'après un rapport adressé au général Mellinet par le médecin-major du 3e grenadiers de la garde, M. le docteur Dobbé, nous voyons que la proportion des blessures produites par ces fusées, à Magenta, atteint à peine 2 pour cent. Ce régiment a eu cependant 60 hommes tués et a compté 325 blessés. L'effet des fusées est donc mentionné ici comme blessures exceptionnelles, et si l'on avait pu constater beaucoup d'autres blessures par fusée, nous les verrions indiquées dans les certificats d'origine qui se trouvent dans les dossiers des blessés pensionnés.

Passons aux faits : « Un tambour du 3e grenadiers, STANISLAS, est atteint à Magenta d'un coup de feu à la cuisse ; il s'arrête et se couche. Un second tambour du même régiment, CASSIÈDE, reçoit au même moment un coup de feu à l'épaule et tombe à côté du premier. A peine était-il à terre qu'une fusée perce l'une des cuisses de ce dernier, et la tige de bois la cloue au sol dans lequel elle s'enfonce. CASSIÈDE s'efforce d'arracher cette tige, et il y réussit, mais la *fusée éclate* et le tue ainsi que STANISLAS, ce qu'atteste la teinte noire de leurs faces et de leurs mains ; leurs blessures d'ailleurs n'étant pas de nature à les faire mourir sur place. Presque au même instant, une autre fusée tombe sur le nommé SCHOOLS, tambour aussi au 3e grenadiers, et elle rencontre sa caisse au point ou celle-ci appuie sur l'abdomen par son cercle supérieur. La caisse est brisée, le blessé gagne l'ambulance le ventre et les cuisses horriblement brûlées, et il y meurt.

Une quatrième fusée éclate derrière le colonel à cheval ; la boîte en fer-blanc qui la contient vient immédiatement tomber sur le cou d'un grenadier, qui continue sa marche, au pas de charge.

Il devient évident que les fusées de guerre sont aussi redoutables que les autres projectiles et qu'elles doivent produire beaucoup d'effet si elles tombent dans des groupes serrés d'infanterie ou de cavalerie. »

Ces dernières conclusions doivent laisser supposer un plus grand nombre de blessures par fusées de guerre et non indiquées.

Nous pouvons citer encore comme blessés à Solférino :

SIRET, du 2e chasseurs d'Afrique, qui a été atteint à l'œil gauche par une baguette de fusée et a perdu cet organe ; MANCEAU, du 85e, qui a eu le côté droit de la face brisé aussi par une baguette ; MAHIEU, du 6e de ligne, qui a eu la jambe traversée toujours par une baguette, et enfin un CAPORAL du 74e, qui est mort après amputation du bras, nécessitée par une plaie pénétrante du coude ; la baguette de la fusée avait traversé l'articulation ; le blessé l'a arrachée lui-même et s'en est servi comme d'une canne pour se rendre à l'ambulance

Dans les cas cités pour le 3e grenadiers, notre confrère, dans son rapport, dit : la fusée éclate, tue et brûle les deux victimes. Ce n'est évidemment pas la fusée qui éclate, puisqu'elle n'est pas faite pour éclater, mais c'est le projectile creux qu'elle porte qui éclate et qui tue. Les brûlures constatées à la face et aux mains s'expliquent facilement ou par l'explosion du projectile ou par l'action de la fusée elle-même qui n'avait pas épuisé son jet d'artifice, ou enfin par l'explosion d'un projectile autre que celui que portait la baguette dont il est question.

Nous ne sommes pas compétents pour apprécier les difficultés du transport ou de l'emploi des fusées de guerre ni de leur rôle dans une bataille ; nous pouvons cependant, sans sortir de nos attributions, faire observer que dans les faits que nous connaissons, il n'est question que des baguettes et de la boîte en tôle des fusées. On ne dit rien des projectiles, boulets, obus, grenades, balles en boîtes que portent les fusées et qui s'en détachent vers la fin de leur trajectoire pour agir à la façon des mêmes projectiles lancés par le canon ou le fusil, parce que le médecin ignore la nature de l'engin propulseur et qu'il ne peut voir et constater que des blessures par boulet, par éclats ou par balles quand la baguette ou la tôle de la fusée n'accompagne pas les projectiles. Cette observation nous est suggérée par le peu de cas qu'on semble faire des fusées de guerre et par le doute que nous avons entendu exprimer, et que, malgré notre incompétence, nous croyons pouvoir partager sur le projectile qui, à Solférino, a frappé le général Auger. — Lancé par le canon, un boulet n'ayant parcouru que 700 mètres, eût-il ricoché, n'est pas arrêté par la résistance que peuvent opposer les tissus de l'épaule; voilà ce que peut dire le médecin. — Ce boulet, resté engagé dans l'articulation scapulo-humérale, est d'un calibre au-dessous de celui des canons autrichiens. Il y avait à 700 mètres devant nous une batterie de fuséens : voilà ce que peuvent dire des officiers d'artillerie pour éclairer la question.

Il est facile de se rendre compte de l'effet des baguettes seules : la trajectoire obligée des fusées les porte à une certaine hauteur; les rubans de fil qui fixent le projectile à la fusée sont brûlés, la baguette reste isolée, et la résistance de l'air et la loi physique intervenant, la baguette tombe obliquement ou verticalement et peut, dans certains cas, produire les effets de pénétration indiqués dans le rapport de M. Dobbé. Qu'on n'attache pas trop d'importance à l'action des baguettes, je le comprends, mais il ne faut pas oublier que chacune d'elles a transporté un projectile plein ou un projectile creux qui éclate et produit des effets dont il faut tenir compte.

BLESSURES DIVERSES OU ACCIDENTELLES.

Sous la dénomination de blessures diverses, nous comprenons beaucoup de lésions qu'on observe pendant une campagne, mais qui pour la plupart, indépendantes de l'ennemi, sont communes dans tous les rassemblements d'hommes, dans les camps d'exercice et ne sont à signaler que par leur fréquence ou leur importance. Il en est cependant quelques-unes qui ne trouvant pas place dans les divisions que nous avons adoptées doivent être indiquées ici. Nous voulons parler des lésions produites par coups de crosse et celles dues au passage d'un corps de cavalerie sur des blessés.

Nous dirons d'abord un mot des coups de crosse : dans les mêlées, les combats corps à corps, les escalades, les luttes dans les rues et les maisons, enfin dans certains moments suprêmes, les hommes ne pouvant employer la baïonnette ni recharger leur arme, sans s'exposer à être surpris sans défense, se servent du fusil comme d'une massue ou d'un bâton; dans ce cas la violence de la blessure dépend de la vigueur du soldat, de la longueur du levier formé par le fusil et de la manière de le tenir près de l'extrémité du canon.

On accorde généralement aux chevaux un certain instinct qui leur fait franchir sans le toucher le corps d'un homme renversé; cela s'est vu plus d'une fois dans des exercices de cavalerie, pendant un défilé, etc.; mais en campagne, la précipitation d'une charge et l'impossibilité, pour les chevaux du second rang surtout, de distinguer au milieu du bruit et de la fumée les corps qui sont à terre, donnent lieu à des accidents inévitables; les cas de ce genre sont peu nombreux pendant la guerre d'Italie, et nous citerons pour exemple le lieutenant JACQUOT, du 85e, qui, après avoir reçu deux coups de sabre à la tête, a été renversé et foulé par un détachement de cavalerie; il y a eu commotion de la moelle épinière et paraplégie consécutive.

Les autres blessures diverses ou accidentelles dont nous devons parler, sont les blessures du soldat en marche ou au camp.

BLESSURES DU SOLDAT EN MARCHE.

Les blessures du soldat en marche sont produites le plus souvent par la chaussure; elles le sont aussi par le frottement d'une partie de vêtement ou par le poids du sac. Viennent ensuite les chutes de cheval, les chutes pendant les corvées nécessitées pour les distributions de vivres, le transport des munitions; les lésions par roues et affûts de canon ou de caisson qu'on manœuvre dans les passages difficiles; les coups de pied, les morsures de cheval ou de mulet, blessures résultant plus souvent de la brutalité des hommes envers ces animaux que des mauvais instincts de ces derniers.

Enfin, les blessures par imprudence ou maladresse en nettoyant une arme. Nous nous bornerons à quelques exemples :

ROMAIN, Jean, du 34e de ligne, est blessé au pied gauche en laissant tomber un boulet pendant le chargement d'une voiture d'artillerie.

GRAMMONT, ouvrier d'administration, a le gros orteil écrasé par la roue d'une voiture du train.

GRÊVE, de l'artillerie de la garde, a la main gauche mutilée par la même cause.

VANDERSPERREN, sergent au 2e régiment étranger, a la poitrine violemment comprimée par une voiture.

BERILLON, brigadier au 1er chasseurs d'Afrique, a la jambe fracturée par un fourgon.

Un CAPITAINE du 74e se casse la jambe droite en franchissant un fossé.

STOLHER, du régiment étranger, a aussi la jambe fracturée pendant une chute.

A Milan, un GRENADIER du 93e, voulant s'échapper de la caserne, pendant la nuit, se brise la jambe en tombant d'une fenêtre à hauteur de 15 mètres.

Un CAPITAINE adjudant-major, du 1er chasseurs d'Afrique, est blessé à l'épaule et à la cuisse par son cheval, qui s'abat sur lui devant un carré autrichien.

Un CHEF DE BATAILLON, du 89e, fait une chute de cheval et se fracture la clavicule.

Un MÉDECIN-MAJOR du 1er chasseurs d'Afrique, le Dr Mayaud, est blessé à la cuisse par son cheval, qui, effrayé par un boulet, se renverse sur lui.

MARMUSE, du 3e chasseurs d'Afrique, est violemment contusionné à la cuisse par son cheval, tué sous lui.

ANTOINE, du 6e hussards, ANDRÉ, du 5e d'artillerie, BAUT, du 19e chasseurs à pied, ont, le premier, une fracture de la jambe; les deux autres, des plaies contuses aux jambes par coups de pied de cheval.

DULAU, du 93e, présente une luxation de l'articulation coxo-fémorale par coup de pied de mulet.

BLANC, du 33e, a la main mordue par un mulet et subit une désarticulation métacarpo-phalangienne.

Un cavalier a la main saisie par un mulet, un autre l'avant-bras, un troisième a le bras entamé par la morsure d'un cheval, un quatrième est violemment mordu à l'épaule par un mulet.

Nous parlerons plus loin de la gravité de ces blessures.

Enfin, nous trouvons que MOREL, fourrier au 15e bataillon de chasseurs à pied, a été mordu par un chat à Alexandrie et est mort de la rage.

A Pavie, un soldat voulant atteindre une fenêtre élevée tomba sur une tige de fer formant pied de lit et s'empala. La tige de fer pénétra près de l'anus et s'enfonça à 9 centimètres. Il est guéri sans infirmité.

Ici, c'est un artilleur qui, en jouant avec un camarade, reçoit de lui un croc-en-jambe, et trébuche sous le train d'un caisson. Par un bonheur providentiel, le conducteur arrête assez à temps ses chevaux pour empêcher la roue de passer par-dessus le membre. Mais déjà le fémur est cassé : la fracture est simple, heureusement, et les secours sont proches. — Là un voltigeur de la garde arme un pistolet coup-de-poing, et, sans s'assurer s'il est encore chargé, lâche la détente, le canon dirigé vers sa main gauche. Le coup part et la balle laboure, sous la peau, sans léser aucun os, tout le bord cubital de l'organe, depuis le pisiforme jusqu'au-devant de l'articulation phalango-phalangienne de l'auriculaire.

« Sur la route de Volta, un soldat du 56e ne s'avise-t-il pas de mettre le feu, à l'aide d'une allumette chimique, à un obus autrichien ! ! le projectile éclate et tue l'imprudent au milieu du convoi qui chemine par la route à petite distance de nous.

« Un sapeur conducteur du génie a la main dilacérée d'une manière horrible, par l'explosion d'un obus, que le malheureux avait entrepris de briser avec un marteau, pour voir comment il était fait au dedans ! Impossible de bien représenter l'écartèlement des doigts et des trois derniers métacarpiens, qui ne tenaient plus à la paume que par des lambeaux cutanés : le premier et le second adhéraient davantage, encore avaient-ils été luxés sur le trapèze et le trapézoïde. Il était toutefois si important de ne pas priver la main de tous ses moyens de préhension, que je n'hésitai pas à tenter de conserver tant bien que mal le pouce et l'indicateur, sorte de pince susceptible de rendre plus tard de grands services au pauvre mutilé. Les trois derniers doigts furent donc excisés, ainsi que la base du grand os qui se trouvait aussi compromise. Je replaçai les deux premiers métacarpiens, autant que possible, en situation sur le carpe ; et des lambeaux de peau convenablement ménagés et assemblés par des points de suture réunirent le tout. » BERTHERAND, médecin principal.

DES APPAREILS A PANSEMENTS AUX AMBULANCES ET AUX HÔPITAUX.

On s'est souvent montré injuste envers le médecin militaire, sinon à l'endroit de son dévouement, du moins à l'endroit de sa science. Le médecin d'armée remplit sa mission sans témoins qui le flattent, sans autre mobile que le sentiment du devoir et l'humanité ; ne se préoccupant pas de la renommée que des soins prodigués à de pauvres soldats inconnus, ne peuvent produire comme ceux donnés aux riches habitants de nos villes. Ses succès ne provoquent pas la louange, mais on signale parfois sévèrement ses incertitudes consciencieuses et ses revers, en oubliant les difficultés qu'il rencontre et ne songeant pas à établir une juste comparaison ou une proportion entre ces revers et le nombre considérable de blessés qui ont reçu ses soins.

Le médecin militaire en campagne, manquant parfois des objets les plus nécessaires et pressé par le temps, est obligé de chercher à simplifier et à se passer de ceux qui seraient indispensables aux chirurgiens de nos cités. Il faut qu'il fasse beaucoup avec peu, parfois avec rien.

« C'est alors qu'avant tout l'*esprit de l'art* doit intervenir, que le mode opératoire n'est plus une pratique raisonnée d'après un catéchisme, mais une œuvre d'initiative où l'intelligence et la sagacité chirurgicale ont tout à faire ; c'est alors qu'il faut s'ingénier à tirer un bon parti du peu qu'on a sous la main, car, si peu que ce soit, on a souvent quelque chose pour parer aux difficultés du moment et pourvoir aux indications pressantes. Il est peut-être utile de faire connaître les situations de ce genre; cela ne sera, il est vrai, ni d'un grand intérêt, ni d'un grand profit pour la science ; mais ces situations peuvent se renouveler, et la connaissance des difficultés et des moyens mis en œuvre pour les dominer doit trouver sa place ici. » Dr DEHOUS, médecin aide-major.

Amputation de l'avant-bras à l'aide d'un rasoir et d'une scie de menuisier.

M. le Dr Sonrier, médecin-major, à deux lieues de tout secours, fait une amputation urgente de l'avant-bras à l'aide d'un *mauvais rasoir et d'une petite scie de menuisier*. Le mutilé est un ancien sergent de la légion étrangère, nommé Malliano, Piémontais d'origine ; il avait eu la main et le poignet droit broyés et déchirés dans un engrenage de moulin. MM. Wahll, sous-lieutenant, et Weber, adjudant au 3e de spahis, sont les aides improvisés ; le premier est chargé de la compression. « L'opération se fit avec promptitude malgré l'imperfection des instruments, et Malliano, *qui fumait sa cigarette pendant qu'on l'amputait*, n'a, dit-il, réellement bien souffert qu'au moment où l'opérateur plaça trois points de suture, avec une grosse aiguille à coudre et du fil ordinaire graissé avec le suif d'une roue du moulin. » — Aujourd'hui, Malliano présente un moignon de dix centimètres de longueur, de l'extrémité au pli du coude; il a parfois de petites douleurs qu'il rapporte à la main perdue, comme bon nombre d'amputés; sa santé a toujours été bonne. Malliano tire un bon parti de son moignon; il est même très-adroit chasseur; il aime à raconter l'histoire de son amputation, à montrer la scie et le rasoir ébréché et taché de sang, qu'il conserve comme des reliques, en même temps qu'il garde une profonde reconnaissance pour son ingénieux et habile opérateur.

Résection des os de l'avant-bras, à l'aide d'un sécateur de jardinier, par M. Dehous, médecin aide-major au 3e spahis.

« Au mois de mai 1858, on m'amena un petit garçon d'environ quatorze ans, dont les os de l'avant-bras gauche, complétement dénudés jusqu'au voisinage du coude, présentaient l'aspect (je me sers ici de l'expression pittoresque du spahi qui vint me prévenir) de *deux baguettes de tambour.* — Un phlegmon profond avait amené le décollement et, par suite d'un manque absolu de soins, la gangrène des parties molles. Le radius et le cubitus étaient dépourvus de périoste. La main était tombée quelques jours auparavant; la mère m'apportait cette main toute putréfiée et conservée dans un chiffon. Il y avait nécessité d'amputer le bras; les chairs restées près de l'articulation étaient en déliquium; un stylet mousse côtoyant les os pénétrait facilement dans l'articulation. — Je manquais d'aides et surtout d'instruments nécessaires pour une amputation. — *Ce ne fut qu'après la nécessité démontrée par cette circonstance qu'on se décida à m'envoyer une paire de sacoches d'ambulance que je réclamais en vain depuis trois mois.* — Il fallait pourtant agir; conduire cet enfant à la ville la plus voisine, 20 lieues, pour le soumettre là seulement à l'amputation, je ne pouvais y songer, le transport du malade dans des chemins à peine praticables augmentait le danger. —Je me décidai à un terme moyen, c'est-à-dire à réséquer le plus haut possible les deux os dénudés, sans toucher aux parties molles, dans la crainte d'une hémorrhagie. — Je me servis, pour cette résection, d'un sécateur de jardinier; à l'aide de ces cisailles analogues à celles de Liston, j'abattis successivement les deux os par une section nette et rapide, et j'appliquai sur le moignon un pansement approprié, solide et bien matelassé de charpie. — L'enfant partit, sur un mulet, pour La Calle; son frère l'accompagna; j'y arrivai moi-même le lendemain, et je procédai à l'amputation du bras un peu au-dessus de la partie moyenne. Les suites de l'amputation furent des meilleures. Mon opéré revint à son douar, où j'eus souvent l'occasion de le revoir. »

Appareil à fracture de cuisse, composé de deux planches, d'une demi-couverture de troupe et de trois bandes.

« L'infirmerie du poste d'Aïn-Touta ne possédait, comme ressources, qu'un peu de sulfate de quinine, un rouleau de diachylon et trois petites bandes. En vain, je m'étais hâté de faire établir un bon de ce que je prévoyais devoir être utile à l'exercice de mon ministère. Je devais me trouver au dépourvu en présence d'un cas grave. — On m'apporta, du camp de travailleurs militaires installé à quelques lieues de la Smala, un chasseur du 2e bataillon d'Afrique, présentant une fracture de la cuisse gauche produite par un éboulement. L'heure était avancée, je fis provisoirement mettre le blessé sur un lit de troupe, dans le seul local disponible servant de salle à manger aux officiers. — J'établis une sorte de plan incliné et le blessé fut placé dans la meilleure position possible. — Après avoir fouillé tous les coins du Bordj, j'avais pour toute ressource deux planches à bagages de 4 centimètres d'épaisseur et trois petites bandes; un rayon d'armoire de cantine me tira d'embarras. Ce rayon fut fendu, dans sa longeur, en trois parties à peu près égales de 8 centimètres de largeur environ. Je fis scier ces planchettes à la longueur voulue; le couteau arrondit les angles, régularisa les bords et adoucit les arêtes. J'avais donc des attelles solides et très-acceptables. Une demi-couverture me servit de drap fanon; son tissu un peu compacte, enroulé en plusieurs doubles autour des planchettes, forma une sorte de matelassure qui devait suppléer aux coussins latéraux absents; les bandes coupées à la longueur nécessaire me donnaient des liens; aidé par deux hommes vigoureux et intelligents, la fracture fut réduite. — Il s'agissait de transporter le malade, sur un brancard, à l'hôpital de Batna, à neuf lieues du Bordj. — J'avais renoncé à appliquer un bandage de Scultet, non parce que je manquais de bandes, un drap découpé m'en eût fourni, mais parce que la contusion ayant été violente, le gonflement de la cuisse était déjà considérable, et la compression n'eût sans doute pu être tolérée; qu'enfin, je ne voulais pas faire un appareil complet, mais au plus vite un appareil contentif qui permît le transport du blessé avec le moins de souffrance possible et sans aggravation de son état. — Les vides de l'appareil ont été remplis avec du foin, la bande plantaire fixée sur la couverture fanon, et le pied enveloppé d'une ceinture de flanelle. — Le transport à Batna s'est effectué sans souffrances, le fragment supérieur faisait une légère saillie en avant; un appareil définitif a remplacé le premier. » Dr DEHOUS, médecin aide-major.

Réduction immédiate d'une luxation scapulo-humérale, sans aides.

M. le Dr Martrès, médecin aide-major au régiment de chasseurs à cheval de la garde, a réduit immédiatement, pendant la bataille de Solférino, et sans avoir d'aides, une luxation scapulo-humérale. « Je fixai, par son milieu, une forte bande au-dessus du coude du membre luxé et fis passer les chefs de cette bande sous mes aisselles, pour les croiser derrière mon dos et les nouer en avant de ma poitrine. Le patient, assis sur une pierre à peu près de la hauteur d'une chaise, se pencha sur le côté, tandis que je faisais l'extension en me redressant lentement et vigoureusement en sens contraire. Mes deux mains, placées sous l'aisselle du chasseur, opéraient l'une la contre-extension, l'autre la coaptation; et, si la résistance eût été trop grande, j'aurais attaché mon homme à un arbre, mais la réduction se fit assez facilement. »

Nous ne parlerons pas d'autres appareils à fracture qu'il faut improviser en employant certaines parties de l'armement et de l'équipement; il n'est pas un médecin militaire qui n'ait eu recours à des expédients de ce genre, qui n'ait fabriqué un brancard pour un besoin immédiat. Il en est peu enfin qui, dans les cas de plaies à la tête ou à la face par coups de sabre et même à la suite de coups de feu, n'aient été réduits à opérer une réunion immédiate en nouant les cheveux ou les poils de la moustache. Les appareils employés sur le champ de bataille ou aux ambulances ne peuvent donc souvent être que de la plus grande simplicité; comment songer à des pansements méthodiques lorsqu'ils ne s'agit que de pansements provisoires? Les gouttières métalliques, en usage maintenant, assurent la rapidité et la sécurité des premiers soins.

« Dans les premières heures de l'installation des blessés à Milan, les appareils à fractures étaient loin d'être complets; les attelles, les coussins, les cerceaux furent insuffisants, il fallut recourir aux appareils provisoires.

Après avoir pratiqué les opérations indispensables, nous commençâmes à placer les membres fracturés entre des rouleaux formés avec des draps; des anses de bandes placées sur le pied ou sur la jambe, empêchaient les renversements; le bassin était fixé à la tête du lit par des draps. Nous avons été témoin de l'indocilité de plusieurs blessés qui déplaçaient eux-mêmes leurs appareils pour prendre des positions vicieuses dont ils attendaient du soulagement. Après quelques jours, les attelles, les plans inclinés, les appareils de Desault, nous arrivèrent et nous permirent de faire des pansements plus réguliers.

Une modification très-usitée en Italie, consiste à donner une grande largeur aux attelles qui, pour le membre inférieur, dépassent le diamètre du membre; cela permet de placer les anses de bandes à des hauteurs différentes, et de ramener les deux chefs d'un côté ou de l'autre, pour agir sur une portion fracturée qui tendrait à se déplacer, ou sur laquelle une pression plus forte devrait être exercée. Enfin une anse de bande, dont chacun des chefs se réfléchit sur l'une et l'autre attelle, de manière à soulever ou à comprimer la région postérieure du membre, répond à certaines indications.

Des blessés ayant été trop longtemps soumis à des appareils provisoires, résistèrent à toute prière d'être placés dans des appareils réguliers. Le renversement du pied en dehors et des flexions permanentes en furent la conséquence; ajoutons à ces deux difformités, l'abaissement de la pointe du pied, résultant de la prédominance d'action des muscles postérieurs de la jambe, et nous aurons l'idée de l'aspect présenté par des blessés indociles que la condescendance de quelques médecins italiens n'avait pas su maîtriser. La plupart de ces flexions permanentes cédèrent ensuite à l'extension forcée, combinée avec la ténotomie partielle.

Chez un blessé pusillanime, atteint de flexion à angle droit de la jambe sur la cuisse, et qu'on ne put décider à l'opération du redressement, la simple application de larges vésicatoires morphinés sur la cuisse et la jambe suffit pour le redressement du membre. Chez un autre, l'électricité fut employée avec succès sur les muscles antagonistes. De toutes ces rigidités la plus rebelle a été celle que détermine l'abaissement de la pointe du pied. On ne saurait croire combien est importante cette anse de bande, qui porte le nom d'étrier, et qui complète tout appareil de Scultet.

Deux ankyloses du genou resté dans la flexion subirent, non sans danger, l'extension forcée; dans l'un de ces cas le blessé ne put laisser le membre dans l'appareil, et une arthrite consécutive très-douloureuse nous obligea à nous contenter d'un résultat imparfait.

Les ankyloses du coude se sont montrées fréquentes, à la suite de plaies par armes à feu, pénétrantes ou non pénétrantes, mais compliquées d'arthrites consécutives. Quelques-unes sont restées incomplètes; mais un grand nombre de ces articulations, miraculeusement échappées à l'amputation, sont immobiles.

Une difformité consécutive à la position que prennent volontiers les blessés atteints de fracture du coude, est caractérisée par la pronation complète dans laquelle se maintiennent l'avant-bras et la main, même après la guérison.

Si l'on considère que, dans un service de deux à trois cents blessés, celui qui est atteint de fracture d'avant-bras se trouve quelquefois délaissé pour un autre plus mutilé, on comprendra qu'une position vicieuse puisse être prise pendant quatre ou cinq jours à l'insu du chirurgien. Eh bien ! ces quatre ou cinq jours peuvent coïncider avec l'époque à laquelle le cal se durcit ; la difformité reste incurable, et les soins les plus habiles ne peuvent restituer au membre les mouvements de supination si nécessaires dans toutes les professions.

Nous ne parlerons point de la nécessité de maintenir les doigts étendus et fixés sur des plachettes, dans les plaies du poignet et de la main ; ce sont là des préceptes trop élémentaires. » Dr Cuvellier, médecin principal.

Appareil contentif pour les fractures de la jambe, aux ambulances de l'armée autrichienne. — « L'occasion qui m'a été offerte le surlendemain de la bataille de Solférino, de prendre la direction d'une ambulance, m'a permis de faire usage d'un appareil chirurgical de pansement très-simple, très-commode et parfaitement approprié aux accidents d'une campagne ; cet appareil entre dans la composition des paniers de linge destinés aux blessés autrichiens, et dont quelques-uns avaient été, sur ma demande, mis à ma disposition par un confrère de l'armée ennemie. Cet appareil consiste en deux planchettes assez larges pour embrasser chacune la moitié du volume de la jambe à laquelle elles paraissent exclusivement destinées ; elles s'étendent depuis le genou jusqu'aux malléoles ; elles sont de plus creusées en gouttières pour se mouler exactement sur le membre, et se rattachent l'une à l'autre au moyen de lanières en fil de deux centimètres de largeur ; le rapprochement des deux pièces s'opère en engageant chacune des lanières dans une boucle placée en regard sur la planchette correspondante. La jambe n'a pas à souffrir de pressions douloureuses dans ce mode de pansement appliqué aux fractures provenant spécialement de plaies par armes à feu ; elle est parfaitement soutenue dans toute sa circonférence ; les fragments des os fracturés sont maintenus en place sans être comprimés, le transport des blessés devient à la fois plus prompt et plus facile, et n'offre pas les inconvénients qu'on a déjà signalés. Nous avons pu constater nous-même le changement survenu chez les hommes après l'application de ce simple appareil : il me paraît offrir une supériorité si grande sur les autres modes de contention des fractures, que je suis étonné qu'on n'en ait pas encore prescrit l'usage dans nos infirmeries et nos ambulances. » Dr Crépet, médecin-major au 56e de ligne.

EMPLOI DU CHLOROFORME.

« L'anesthésie chirurgicale à l'aide du chloroforme a été généralement employée pendant la campagne d'Italie, mais beaucoup plus par les médecins de l'armée française que par ceux de l'armée sarde. Aucun accident mortel dû ou attribué au chloroforme ne m'a été signalé dans les nombreux rapports que m'adressaient les médecins en chef des corps d'armée, des ambulances et des hôpitaux.

L'éther seul, adopté d'abord par différents médecins de l'armée sarde, a peu à peu été remplacé dans leur pratique, par le chloroforme, mais non partout, ni d'une manière absolue. Le mélange d'éther et de chloroforme, usité de préférence dans l'armée autrichienne, a été employé quelquefois par les médecins civils italiens dans différents hôpitaux, mais essayé seulement par un petit nombre de médecins de l'armée française. » Dr baron Larrey, médecin en chef de l'armée.

« Appliqué à tous les opérés indistinctement, le chloroforme n'a donné lieu à aucun accident : nous devons toutefois consigner ici des conditions extraordinairement variables, sous le rapport de la promptitude, de l'insensibilisation et du caractère des phénomènes précurseurs de l'anesthésie. Ainsi, tandis que les blessés autrichiens tombaient, pour ainsi dire asphyxiés, foudroyés par les premières inhalations, les blessés français, en proie à une grande exaltation, entraient, aussitôt la chloroformisation commencée, dans une période de contracture très-active, très-difficile à modérer, impossible à abolir entièrement. J'ai été d'autant plus frappé de cet état que jamais je n'avais noté rien de semblable dans mon service pendant les diverses expéditions de Kabylie et sur les Kabyles eux-mêmes ; je dois ajouter encore que les soldats ont seuls été affectés de la sorte à l'exclusion absolue des officiers. » Bertherand, médecin principal.

« Pendant la campagne d'Orient on a employé le chloroforme dans des cas de blessures tout à fait désespérées et dans tous les pansements douloureux chez des sujets nerveux et très-irritables. Ces essais souvent répétés ont parfaitement atteint le but qu'on se proposait. De sorte que nous devons considérer comme un fait définitivement acquis, que le chloroforme peut épargner aux malheureux blessés, des tortures inutiles dans les circonstances suivantes :

« *Chloroformisation de nécessité* dans les cas d'amputation, de résection et dans toute opération longue et douloureuse.

« *Chloroformisation de prudence*, pour le pansement des plaies compliquées et douloureuses chez les sujets impressionnables.

« *Chloroformisation de charité* dans les cas désespérés et mortels à la suite des grandes mutilations, pour faire cesser les atroces douleurs des victimes et donner du calme à leurs derniers moments. » Scrive, médecin en chef ; armée d'Orient.

SITUATION MORALE DES BLESSÉS.

On sait l'influence énorme de l'état moral sur la guérison des blessures et des maladies ; on sait aussi combien des soins empressés, affectueux, une récompense donnée, un congé accordé à propos, peuvent contribuer au rétablissement des blessés et des malades ; et si dans des cas désespérés l'on a vu souvent s'opérer des miracles, on pourrait citer des déceptions funestes dans des cas de moindre gravité. « Nous voulons parler de la thérapeutique morale, ce remède de l'âme qui enfante des prodiges, opère des résurrections ; qui console quand l'art ne peut plus guérir et donne même des espérances à ceux qui ne doivent plus en avoir. »

Une préoccupation pénible vient-elle tourmenter l'esprit du blessé, elle est à l'instant détournée par les paroles consolantes du médecin, que le soldat affectionne et qu'il considère à la guerre, en raison des soins dévoués et affectueux qu'il en reçoit, comme le représentant des sentiments de la famille. Dans cette alliance cordiale du blessé et du médecin compatissant, la chirurgie française a souvent trouvé le plus puissant des éléments de ses succès.

Un de nos confrères de l'armée d'Italie, M. le Dr Sonrier, médecin-major, a, dans un mémoire très-intéressant (1), étudié comparativement le degré de résistance que les blessés, suivant leur race, opposent au traumatisme et aux maladies : nous croyons devoir ajouter une page de ce mémoire aux observations déjà produites dans la correspondance de chaque jour, tome Ier.

« *Tirailleurs algériens.* — Indépendamment de la trempe énergique de sa constitution, l'Arabe oppose à son mal la force d'inertie, l'impassibilité du destin, et trouve dans le dogme de la fatalité une force de résistance morale qui le soutient et la résignation qui le sauve.

« *Autrichiens.* — Chez les Autrichiens, au contraire, l'affaissement physique et moral se traduisait par un silence sombre, mêlé de craintes et d'angoisses, sur le sort qui leur était réservé. Attristés par les jours de souffrances passées, découragés par l'aggravation de leurs blessures, ils n'apercevaient plus la patrie qu'à travers les périls d'une guérison lointaine, douteuse même peut-être, après avoir enduré les tourments d'une longue captivité. Aussi ne pouvaient-ils comprendre, du moins quelques jours après la bataille, qu'eux, les ennemis de la veille, étaient le lendemain tous égaux et frères dans la douleur, confondus dans un même sentiment de charité. Non, et malgré les soins incessants qui leur étaient prodigués, ils avaient conservé cet air de crainte farouche d'un prisonnier qui, pris les armes à la main, s'attend à de cruelles représailles..... ne soyons donc plus étonnés si, dans ces dispositions morales, la mortalité été plus forte que chez les blessés arabes ou français.

« *Français.* — Combien, chez les soldats de notre armée, les dispositions morales étaient différentes ! L'ennemi vaincu, le sentiment du devoir accompli, le traité de Villafranca, l'espoir de rentrer en France au sein d'une famille pleine d'angoisses, la joie de raconter cette iliade héroïque, électrisaient leur âme, toute gonflée d'orgueil national, et leur rendaient ces mutilations, titres sanglants de noblesse, bien plus chères encore. Cette réaction morale, thérapeutique glorieuse, les soutenait dans cette lutte acharnée sans trêve ni repos, qui durait depuis deux mois et les sauva en grand nombre. Car ce fut presque un prodige physiologique de voir ces corps se fondre par la chaleur, les privations et les fatigues, mais sans suc-

(1) *Campagne d'Italie. Plaies d'armes à feu.* Paris, 1863. V. Rozier, éditeur.

comber. Il semblait que leur âme grandissait avec les obstacles; que le fluide des batailles galvanisait cette fibre française qui vibre toujours aux sentiments d'honneur et de patrie.

C'est dans ces heureuses conditions que nos soldats nous arrivaient de Solférino; et longtemps après la bataille, les enivrements de la victoire les agitaient encore, comme si les joies du triomphe n'eussent pu assouvir cette soif de gloire. Nous dirons plus, c'est que dans l'anesthésie, sous le couteau de l'opérateur, dans les divagations de leurs rêves, dans les hallucinations du délire, c'était toujours sur le champ de bataille qu'ils se retrouvaient, toujours face à l'ennemi, toujours vainqueurs. Puis quand la mort impitoyable venait enfin glacer cette bouillante ardeur, ces pensées glorieuses, répandues sur leur mâle figure empreinte d'une fière énergie, semblaient les animer encore, comme s'ils eussent voulu menacer l'ennemi. »

Un sous-officier crie : *au drapeau!* un soldat, *aux armes!* un officier commande *feu* ou *en avant*. Beaucoup parlent *de leurs armes, de leurs chevaux, des coups qu'ils ont portés ou reçus;* il en est cependant qui expriment la tristesse, qui pensent à la famille absente, qui demandent à manger, mais c'est le plus plus petit nombre.

On comprend combien, sur des organisations aussi bien trempées, sont infinies les ressources d'une thérapeutique bien dirigée. Aussi le médecin doit-il étudier avec soin cette psychologie, toucher tous ces ressorts cachés et puiser là les remèdes qui lui font défaut. Qu'il s'applique donc à inspirer de la confiance, en grandissant son savoir, par un savoir-faire habilement étudié. Que dominant la destinée de son malade, il sache faire passer dans son esprit inquiet, troublé, la conviction d'un succès qu'il n'entrevoit peut-être pas lui-même. Quand il propose, ou pour mieux dire, quand il impose une opération grave comme extrême médication, que son front s'illumine de sécurité, et que dans son sourire passent des espérances de guérison. Que s'il frémit sur tant de nobles infortunes, qu'aussitôt sa volonté enchaîne les battements de son cœur, et que jamais une émotion inopportune, ne vienne empourprer son visage, troubler sa raison, faire trembler sa main. Qu'il soit pour ces pauvres mutilés le représentant de la famille absente, résigné, mais espérant toujours; qu'il soit enfin le génie de la science et de l'humanité.... Et quand les feux du bivouac s'éteignent, quand le sommeil s'étend sur l'armée, le médecin seul veille encore : voyez plutôt l'ambulance qui jette ses clartés sinistres au milieu des ténèbres; écoutez les plaintes lugubres des amputés dans le silence de la nuit : c'est la besogne sanglante qui recommence dans ce laboratoire de la mort. Pour lui donc, pas de repos; il tombera peut-être, mais qu'importe s'il trouve dans son ardente charité la consolation d'avoir sauvé la vie d'un homme!

DES FRACTURES EN GÉNÉRAL ET DE LA CHIRURGIE CONSERVATRICE.

« Il n'est pas sans exemple que les balles produisent dans les régions spongieuses des os, dans les tubérosités, des ouvertures assez régulières pour qu'on puisse les comparer à celles que détermine un emporte-pièce dans d'autres tissus.

Sans doute l'ouverture d'entrée peut souvent présenter ce caractère de régularité; mais l'ouverture de sortie, contrairement à ce qui se rencontre dans les parties molles, se montre constamment entourée de nombreuses esquilles, même dans les régions spongieuses. Les faits suivants, pris parmi beaucoup d'autres, en sont la preuve :

Un blessé reçoit une balle à la partie supérieure du tibia, dans la région spongieuse de l'os; le projectile se loge dans le creux poplité. L'ouverture d'entrée était parfaitement régulière, et rien ne pouvait faire supposer qu'il en fût autrement dans la profondeur de la région. La balle fut extraite de la région poplitée et on espérait la guérison. — Quatre mois après l'accident, les désordres consécutifs forcèrent à recourir à l'amputation; l'examen anatomique du membre nous fit constater que la suppuration tendait à détacher plusieurs esquilles appartenant à la face postérieure du tibia, où l'ouverture de sortie était entourée d'éclats et de fentes s'étendant jusqu'au quart inférieur de la jambe.

Le lieutenant-colonel duc D'ABRANTÈS, à Solférino, est atteint par une balle qui pénètre dans la partie spongieuse du tibia. La plaie permet d'espérer une fracture simple et de tenter la conservation du membre. Le blessé meurt, le 19 juillet, de résorption purulente. L'examen du membre fait reconnaître que le tibia est fendu en long comme par un coin et que la fracture se prolonge jusque dans l'intérieur de l'articulation du genou.

Cet effet des balles, consistant dans la régularité des ouvertures d'entrée et de sortie, quoique très-rare, a cependant été observé à Milan dans la tête de l'humérus et dans l'os coxal.

Si, dans les fractures comminutives, compliquées de plaies, provenant de toute autre cause que d'un coup de feu, malgré la présence d'esquilles étendues, il n'est pas rare d'obtenir des guérisons par l'application méthodique d'appareils à fractures capables d'assurer la réduction, l'immobilité de la région et le libre écoulement du pus, ce résultat est plus difficile à obtenir dans les fractures causées par des coups de feu. La nature de ces lésions comporte dans les diaphyses l'existence de désordres spéciaux: la présence de nombreuses esquilles, le broiement de l'os par les projectiles, l'anéantissement de la vitalité dans une grande étendue du tissu osseux deviennent alors causes d'accidents consécutifs qui souvent aboutissent à l'amputation.

« Loin des champs de bataille et des ambulances, la chirurgie peut oser davantage dans la voie de la conservation, en déployant tous les moyens, toutes les ressources que l'art fournit au praticien. » Dr COBLENCE, médecin principal.

« L'expérience acquise en Crimée sur les importantes questions que soulèvent encore les amputations a démontré que ces moyens extrêmes doivent être largement appliqués à la guerre. Si l'on hésite dans les cas paraissant douteux, ou si l'on se place un peu trop sur le terrain de la chirurgie dite conservatrice, on ne tarde pas à s'en repentir et à voir succomber aux suites de leurs blessures des victimes que souvent l'amputation aurait pu sauver. Nous avons fait trop souvent cette triste expérience. Entraînés par un sentiment du cœur s'appuyant sur une espérance trompeuse, nous tentions, pour l'avenir d'un officier, par exemple, de lui conserver un membre et de lui permettre ainsi de continuer sa carrière, le sort se jouait de nos efforts, et les conditions générales mauvaises, les difficultés d'une hospitalisation encombrée et insalubre finissaient pour conduire l'infortuné blessé au tombeau. » SCRIVE.

« Dans tous les hôpitaux de Milan, la chirurgie conservatrice, que l'on ne peut confondre avec la chirurgie expectante, a compté de beaux succès dans le traitement des fractures comminutives du bras. Après avoir satisfait aux indications générales que réclament les plaies par armes à feu, les fractures étaient pansées simplement, le bras placé dans une gouttière en carton, soutenu par une bande ou une écharpe, et rapproché du corps par une large bande circulaire autour de la poitrine. Ces pansements, renouvelés le moins souvent possible, nous permirent de faire lever nos blessés et de les conduire au grand air, dans presque toutes les périodes de leur maladie.

Nous sommes loin de nier l'utilité des résections appliquées aux extrémités osseuses saillantes à la suite des fractures ; mais nous avons été forcé de reconnaître que, dans des circonstances où ces opérations avaient été négligées, des exfoliations insensibles, des nécroses partielles avaient mis naturellement les extrémités saillantes dans des conditions favorables à la cicatrisation.

La résection de la tête humérale a été plusieurs fois pratiquée, généralement avec succès. Les autres cas de résection ont été plus rares, à l'exception des résections de l'extrémité inférieure du radius et du cubitus. Un membre raccourci sera toujours plus utile que l'appareil prothétique le mieux conditionné, et cette vérité s'applique à tous les membres.

Des coups de feu ayant fracturé une grande partie de l'articulation radio-carpienne, et qui, dans d'autres temps, auraient paru nécessiter l'amputation de l'avant-bras, ont seulement motivé la résection du radius ou du cubitus, l'ablation des os du carpe broyés, et la régularisation de la plaie. Cette manière d'agir a été suivie de succès. Nous avons ainsi conservé des mains dont le carpe était en partie détruit, sans que les mouvements de la main aient cessé d'être possibles. Il est à remarquer que les vastes plaies qui succèdent aux opérations pratiquées dans ces articulations, semblent mettre à l'abri d'accidents plus graves qui ne manquent pas de se produire lorsque toutes ces articulations serrées, communiquant entre elles, sont blessées profondément par des instruments piquants.

La chirurgie conservatrice a aussi obtenu des résultats très-favorables dans le traitement des fractures des extrémités inférieures. Mais si quelque réserve devait se manifester dans notre appréciation, ce serait sans doute pour les fractures de la cuisse et du genou. Il y aurait folie à croire que toute fracture de la cuisse peut être traitée avec succès sans amputation. En effet, si la pratique de la chirurgie, à Milan, nous a mis à même de constater de nombreux cas de guérison, sans amputation, hâtons-nous de le dire, c'est que sur les champs de bataille ou dès leur arrivée dans les hôpitaux, après un transport de peu de durée, l'état des blessés fut rapidement jugé : ceux qui devaient être opérés, le furent immédiatement; ceux chez lesquels, après de minutieuses investigations, la conservation parut possible, furent soumis aux soins attentifs que les hôpitaux seuls permettent de prodiguer.

Sonder les plaies, pratiquer les débridements et les grandes incisions nécessaires à l'extraction des esquilles mobiles, des corps étrangers, préciser la notion exacte du présent et de l'avenir, décider et exécuter les opérations immédiates, telle fut la mission des médecins sur le champ de bataille et aux ambulances.

A la suite de la bataille de Magenta et du combat de Melegnano, les moyens de transport ont été facilités par l'enthousiasme des Milanais, les distances à parcourir étaient peu considérables, les blessés ont pu être reçus dans des hôpitaux bien pourvus. Ces conditions, pour ainsi dire exceptionnelles, dans lesquelles se sont trouvés nos blessés, doivent être prises en considération dans l'appréciation des cas de chirurgie conservatrice, et ne sauraient porter atteinte à l'opinion de la plupart des chirurgiens qui reconnaissent avec raison qu'à la suite des fractures par armes à feu, l'amputation immédiate est plus souvent suivie de succès que l'amputation consécutive.

Les chiffres suivants témoignent en faveur de la chirurgie conservatrice pour les fractures de cuisse situées au-dessus du tiers supérieur; les fractures du tiers inférieur et celles du genou ont été relativement moins heureuses.

HOPITAUX DE MILAN.	NOMBRE de blessés.	MOYENNE de mortalité p. 100.	FRACTURES COMMINUTIVES DE LA CUISSE — suivies d'amputation. 53		conservées sans amputation. 37	
			Morts.	Guéris.	Morts.	Guéris.
Fate bene fratelli.	500	6 1/2	10	»	1	1
Fate bene sorelle.	346	10	6	»	3	»
Correction.	634	2	1	2	1	5
San Ambroggio.	675	2 1/2	5	1	»	3
Maggiore.	351	3 1/2	9	1	1	2
Santa Prassède.	549	3 1/2	4	»	1	2
Saint-Philippe.	525	3	3	7	»	3
Seminario Maggiore.	»	»	3	1	1	5
San Francesco.	4,000	»	»	»	3	5
	7,580		41	12	11	26

Les comptes rendus des autres hôpitaux sont assez sombres et l'exactitude de quelques-uns laisse trop à désirer pour que nous puissions en parler en ce moment.

On a dit qu'en Italie, et plus particulièrement à Milan, la chirurgie s'était montrée conservatrice comparativement à ce qu'elle a été en Afrique et en Crimée. Le fait est vrai, mais ce serait une erreur de croire que cette différence résulte du caprice des médecins militaires.

En Crimée, les hommes, débilités par de longues fatigues, exposés aux influences typhiques et cholériques, devaient être promptement opérés, afin d'être plus facilement évacués sur Constantinople et sur France. D'ailleurs, dans ces fâcheuses conditions, il était impossible de préciser la préférence à donner à la chirurgie conservatrice ou à la chirurgie éliminatrice.

En Afrique, les influences pathogéniques générales sont loin d'être comparables à ce qu'elles ont été en Crimée; mais la plupart des combats livrés dans des régions montagneuses rendent difficile l'enlèvement des blessés du champ de bataille; les distances à parcourir avant de trouver les secours organisés dans les hôpitaux permanents, obligent les médecins des ambulances à sacrifier des membres que, dans des conditions plus favorables, on pourrait conserver.

En 1857, lors de l'expédition de la grande Kabylie (maréchal Randon), plusieurs combats eurent pour théâtre, dans la province de Constantine, le col élevé de la Chellata et les villages des tribus voisines. La colonne expéditionnaire, forte d'eviron 6,000 hommes commandés par le général Maissiat, livra dans des régions presqu'inaccesibles, trois combats meurtriers, en juin 1857.—Le 1er juillet, 200 blessés furent évacués sur l'hôpital militaire de Bougie; trois journées de marche les séparaient de la ville; 10 paires de litières, 160 cacolets furent destinés au transport. Ce ne fut qu'à moitié chemin que les prolonges et les voitures civiles mises en réquisition purent contribuer à l'évacuation des blessés et d'une quarantaine de fiévreux qui arrivèrent à Bougie le 3 juillet à 4 heures du soir. Le convoi avait été fréquemment retardé pour laisser le temps à la sape d'ouvrir un chemin aux mulets. Les blessures d'une gravité moyenne avaient, sans réaction redoutable, pu supporter le transport. Mais les blessures profondes, compliquées de lésions osseuses ou articulaires, atteignirent la plus haute gravité sous l'influence des secousses, de la fatigue et d'un soleil brûlant.

Cet exemple me paraît justifier la préférence accordée dans certains cas, par les médecins militaires, aux amputations immédiates. La chirurgie des champs de bataille, il faut bien le reconnaître, a des exigences qui la font essentiellement différer de la chirurgie de nos cités où les tentatives de conservation sont quelquefois autorisées à la suite des combats livrés dans les rues et dans le voisinage des hôpitaux.

Notons encore que, dans l'évacuation dont nous venons de parler, la plupart des bandages, devenus trop serrés par suite du gonflement des parties lésées, durent être coupés ou modifiés par le chirurgien qui accompagnait ces blessés. Les applications d'eau froide pour humecter les premiers appareils posés à l'ambulance ou sur le champ de bataille, étaient avidement recherchées par les blessés, et prévenaient ou du moins modéraient le développement des accidents inflammatoires.

Les amputations ou résections les plus indispensables avaient cependant été pratiquées à l'ambulance, et des gouttières en fil de fer étamé avaient été appliquées pour protéger les membres atteints de blessures graves.

Rappelons enfin qu'il ne s'agissait ici que du transport de 200 blessés, tandis que, après Magenta, Melegnano, leur nombre monta rapidement à 4,000 et plus. Mais ici les moyens de transport s'appliquèrent aux blessures les plus graves. Le chemin de fer, les voitures bourgeoises, les brancards, rien ne manqua à nos blessés, la reconnaissance et le dévouement des populations fournissant des ressources inépuisables et suppléant à l'insuffisance des ressources de l'administration. Peu d'opérations avaient été pratiquées aux ambulances divisionnaires. Les blessés dont l'amputation avait été différée, placés dans de meilleures conditions, se prêtaient ainsi beaucoup mieux aux tentatives de la chirurgie conservatrice.

Dès l'arrivée des blessés à Milan, tous les pansements furent renouvelés et la glace à l'intérieur et à l'extérieur libéralement employée.

Ajoutons que le moral des évacués était dans les meilleures conditions; chez la plupart, les accidents généraux et locaux, résultant de l'ébranlement nerveux ressenti au moment de la blessure, s'étaient rapidement dissipés; et l'on vit la période de réaction, l'invasion de la fièvre traumatique, se développer d'une manière insensible.

La chirurgie française a eu le privilége de fixer la plupart des principes sur lesquels reposent le traitement des plaies par projectiles de tous genres, et le débridement comme l'extraction des corps étrangers et des esquilles. — Nous n'entrerons donc pas ici dans une discussion approfondie sur la valeur du débridement préventif proposé comme règle générale ; l'exagération de ce principe est aujourd'hui jugée. Mais entre ces deux propositions, débrider toujours ou ne débrider jamais, il y a un terme moyen dont il faut reconnaître la valeur. On n'a pratiqué le débridement que pour l'extraction des corps étrangers, et dans le but de prévenir l'étranglement où les abcès profonds qui ne manquent pas de survenir dans les régions musculaires recouvertes par de fortes aponévroses.

Chez la plupart de nos blessés, les plaies n'avaient pas été primitivement débridées. Lorsque le moment opportun de pratiquer des incisions préventives est dépassé, il est rare qu'on ne se résigne pas à attendre l'apparition d'accidents consécutifs qui font de nouveau appel à l'instrument tranchant. Dans cette seconde période de plaies caractérisée par des accidents consécutifs, au lieu de simples débridements, nous avons pratiqué de grandes incisions donnant toute facilité d'extraire des corps étrangers ou des esquilles profondément situés.

Cette pratique, généralisée autant que possible dans les hôpitaux de Milan, fut l'acheminement le plus favorable vers la chirurgie conservatrice. » Dr Cuvellier, médecin en chef des hôpitaux de Milan.

« Le résultat si peu encourageant de la désarticulation coxo-fémorale nous engagea à ne pas la tenter dans deux cas qui cependant en présentaient l'indication. Cette réserve nous procura deux exemples de conservation inespérée, mais avec un cal difforme et des plaies fistuleuses. Si la désarticulation du fémur a si peu de succès, si le résultat des grandes opérations est si triste que de six amputés de la cuisse au tiers supérieur trois moururent, si enfin les deux fractures laissées aux ressources de la nature et dont nous venons de parler, ont donné deux succès, on peut conclure que l'avantage reste à la chirurgie conservatrice. En effet, les amputations de la cuisse au tiers supérieur dans les hôpitaux de Milan s'élèvent à seize et une seule réussit; tandis que sur trente-deux cas de conservation après fracture comminutive de la cuisse, on compte cinq guérisons au tiers supérieur, quatre au tiers moyen et trois au tiers inférieur. » Dr Gherini, directeur de l'hôpital Saint-Philippe, Milan.

« Nous perdons plus d'individus que nous ne sauvons de membres, disait Dupuytren. En effet, trop souvent le chirurgien s'arrête, désarmé, devant des motifs de position personnelle, d'âge, de carrière brisée, et voit mourir avec quatre membres un blessé qui eût pu vivre avec trois. Assurément, quand il s'agit de retrancher la cuisse, il y a conscience à supputer, dans la question d'opportunité, les chances adverses d'une mutilation aussi grave. Sans doute encore, les soixante-trois fractures consolidées du fémur recensées aux Invalides par M. Hutin, médecin en chef de cet établissement, les observations recueillies récemment à Milan, les guérisons que M. Sonrier, médecin-major a observées et notre expérience personnelle démontrent surabondamment que de pareilles brisures, même comminutives, peuvent être soustraites à la dure loi du couteau. Mais qui pourrait affirmer que ces succès, numériquement si minimes, proportionnellement à la masse des fractures de cuisse par armes de guerre, n'ont pas été achetés au prix des plus douloureux sacrifices. » Dr Bertherand, médecin principal.

« Je ne puis, sans de profonds retours de tristesse, songer à une petite salle de vingt-cinq lits, affectés à Crémone, aux Autrichiens les plus gravements atteints. Je vois alors se dresser devant moi, ces figures hâves, terreuses, au teint flétri par l'épuisement et une longue résorption purulente, implorant avec une pantomime accompagnée de cris déchirants, comme une grâce dernière, l'ablation d'un membre qu'on avait voulu conserver, pour aboutir à une lamentable agonie, dont nous sommes demeurés les spectateurs impuissants! » Dr SONRIER, médecin-major.

« D'après M. le Dr Bima, le Dr Neudorfer, chirurgien de l'hôpital du Saint-Esprit, à Vérone, aurait recueilli pendant la campagne 185 observations de fractures graves du fémur ainsi réparties :

		Morts.	Guéris.
72	amputés de la cuisse.	56	16
113	non amputés.	102	11
185		158	27

Que peut-on conclure d'après toutes ces appréciations, d'après tous ces résultats si différents, que nous avons dû reproduire? C'est que les amputés et les blessés atteints de fractures graves. surtout aux membres inférieurs, ont besoin de repos, d'une hospitalisation large et saine, de soins intelligents, sous une direction éclairée; qu'ils ne doivent être évacués d'une ville sur une autre que lorsque la cicatrisation est assez avancée; qu'en un mot, il y a des conditions non encore assez précisées, d'opportunité, d'hygiène des hôpitaux, de situation générale et de régime, qui doivent déterminer le chirurgien à conserver ou à sacrifier un membre.

DU DRAINAGE CHIRURGICAL DANS LE TRAITEMENT DES PLAIES PAR ARMES A FEU.

« L'opération du drainage chirurgical, si habilement conçue et pratiquée par M. Chassaignac, consiste à placer une ou plusieurs sondes de caoutchouc, percées latéralement de trous pour faciliter l'écoulement du pus dans certains abcès profonds.

Le traitement des plaies par armes à feu est un de ceux qui me paraissent retirer de grands avantages du drainage. Les blessures profondes qui proviennent de coups de feu, traversant de part en part des régions dont les divers tissus doivent arriver dans des temps différents à la cicatrisation, les trajets renfermant encore des corps étrangers insaisissables, les éliminations tardives entraînant des suppurations profondes et prolongées, trouvent dans le drainage une utilité que le séton le mieux approprié ne saurait offrir : écoulement lent et continu de la suppuration, perméabilité constante du tube, profondeur des plaies facile à déterger, facilité d'injecter divers liquides dans le but de modifier la vitalité des organes lésés, tels sont les avantages qui nous font préférer le drainage au séton.

D'après la marche que suivent en général les plaies par armes à feu, on se rend facilement compte du moment opportun pour appliquer le drainage. Nous allons chercher à préciser cette indication. Il n'est pas rare de voir le trajet parcouru par les balles, dans les parties molles, cicatriser sans donner lieu à des accidents d'inflammation et de suppuration de quelque importance. Dans les blessures de cet ordre de gravité, la succession des phénomènes qui se produisent jusqu'à la guérison est assez simple. A la suite de l'état d'engourdissement, de douleur obtuse, de tension, qui succède aux coups de feu, la fièvre traumatique est assez légère et passe inaperçue. L'inflammation du trajet de la balle est peu prononcée, la période de suppuration s'établit sans retentissement notable et semble se borner au voisinage des plaies d'entrée et de sortie, tandis que la lymphe plastique a déjà oblitéré la profondeur du trajet. Peu à peu, les escarres se détachent par lambeaux ou en totalité; les diamètres s'agrandissent d'abord, puis les circonférences irrégulières se régularisent et se resserrent à mesure que les bourgeons charnus naissent du fond et du pourtour de la plaie. Ces bourgeons s'élèvent à son centre, puis ils se dépriment, enfin la cicatrisation s'effectue et le débridement préventif est inutile dans ces sortes de blessures; le drainage ne le serait pas moins.

Il n'en est plus de même lorsque des fragments de corps étrangers ou l'élimination tardive de parties aponévrotiques escarrifiées entretiennent les ouvertures fistuleuses : alors les trajets s'oblitèrent incomplétement et deviennent la cause des clapiers. Les bourgeons charnus se boursoufflent, se mamelonnent et, à travers la masse molle, fongueuse qu'ils présentent, deux ou trois pertuis donnent accès à la suppuration, variable dans sa qualité et dans son abondance. Ces éliminations tardives sont l'occasion de retours soudains à la période inflammatoire suivie d'une suppuration abondante. On voit ces recrudescences se manifester plusieurs fois durant la période qui s'écoule jusqu'à la parfaite cicatrisation des trajets et des plaies d'entrée et de sortie des projectiles, et devenir un point de départ de fusées purulentes, de phlegmons diffus, qui compromettent l'état local des blessures et l'état général des blessés.

Si les débridements et les grandes incisions sont ordinairement nécessités par ces sortes de blessures, au début et dans le cours de leur marche, le drainage est, dans une bonne partie de la période que je viens de décrire, d'une supériorité incontestable sur tous les moyens habituellement employés.

A Milan, où les exemples de chirurgie conservatrice ont été si nombreux et si remarquables pour certains cas de fracture du col de l'humérus, à la suite de coups de feu, nous avons vu rarement la guérison obtenue sans l'apparition coïncidente d'un ou de plusieurs abcès sous-aponévrotiques. Le drainage me paraît appelé à prévenir cette fâcheuse complication, toutes les fois qu'il est applicable.

Parmi ses nombreux succès, M. Tassani a obtenu, à l'hôpital Maggiore, une consolidation du col de l'humérus, fracturé par une balle; dans le cours du traitement, un tube de drainage passant d'avant en arrière, sous la portion moyenne du deltoïde, dans le sens du trajet du projectile, et au niveau de la fracture, a évidemment empêché le pus de fuser vers la région inférieure.

Dans les mêmes circonstances, le drainage appliqué vers la région supérieure de la cuisse est le moyen préférable pour obvier à la formation de collections purulentes qui fusent avec tant de facilité vers la région postérieure du membre. A San Ambrogio, M. Regazzoni a obtenu du drainage les résultats les plus satisfaisants.

« Le lieutenant-colonel Maire, du 98ᵉ de ligne, auquel nous avons donné nos soins, portait un abcès profond à la suite de fracture d'une partie de l'épine de l'omoplate gauche et de l'apophyse épineuse de la sixième vertèbre cervicale. Cette blessure avait été produite par une balle qui avait longé le thorax en arrière en passant d'une épaule à l'autre. — Ce cas grave a nécessité le placement d'un tube de drainage sous les muscles trapèze, depuis l'omoplate droite jusqu'au bord du trapèze gauche. — Le tube passe, à environ deux centimètres de profondeur, entre les apophyses épineuses dorsales fracturées et a un parcours de plus de 16 centimètres dans l'épaisseur et dans les interstices des muscles larges du dos. — Pour placer ce tube, nous avons dû faire une contre-ouverture dans l'épaisseur du trapèze, et l'introduire à l'aide d'une sonde de gomme élastique, afin de parcourir le trajet sinueux et profond, où le pus, de couleur verdâtre, altéré par un séjour prolongé, se creusait des clapiers et contractait une fétidité extrême. — Depuis cette époque, le colonel peut mouvoir latéralement la tête sans la moindre difficulté, le pus s'écoule librement et n'a point de mauvaise odeur. Les accidents d'infection putride, dont il a été plusieurs fois menacé, ne sont plus à redouter. Enfin, la présence du tube a secondé les efforts de la nature, en favorisant l'élimination de parcelles osseuses qui, de temps à autre, viennent se présenter à l'ouverture des plaies. »

Le moment de renouveler les tubes ou de les remplacer par d'autres de diamètre plus ou moins considérable, est indiqué par l'état de la blessure. Nous avons l'habitude d'enlever définitivement ces tubes, seulement lorsque la suppuration, devenue de bonne nature, tend à cesser, et que nous avons la certitude qu'il ne reste plus de corps étrangers.

Chez le colonel Maire, les tubes furent remplacés tous les huit ou dix jours environ, et maintenus pendant deux mois, époque à laquelle les derniers morceaux de vêtements, logés dans le fond de la blessure, vinrent se présenter à l'un des orifices. Leur extraction assura enfin la guérison de cette grave blessure.

Le drainage a depuis été employé avec succès par M. Gherini dans des cas analogues. M. le Dʳ Paraviccini en a fait aussi d'heureuses applications dans la dernière période des plaies par armes à feu, et a même tenté de substituer le tube de drainage à la bandelette cératée que l'on a l'habitude de placer au fond des plaies dans les premiers pansements du moignon des amputés. » Cuvellier, médecin principal.

DES AMPUTATIONS ET RÉSECTIONS.

Jusqu'à cicatrisation complète, les amputés ne sont pas à l'abri d'accidents souvent funestes qui viennent déjouer les prévisions les mieux fondées et les soins les plus intelligents; aussi, ferons-nous encore remarquer qu'on se presse trop d'annoncer des guérisons, de publier des observations, de proclamer des succès. Le contrôle définitif donne de trop nombreuses désillusions.

« Tous les grands chirurgiens ont été unanimes pour recommander l'amputation immédiate, dans les fractures très-comminutives des os, aux membres inférieurs surtout et particulièrement à la cuisse. Nous avons fait toutes nos réserves sur l'infirmation de ce précepte, telle que sembleraient l'autoriser des cas assez nombreux de conservation observés durant la campagne. Cette question capitale de chirurgie militaire inspire à M. Sonrier de judicieuses réflexions. Quand il s'agit de prendre parti dans d'aussi graves débats, m'est avis, dit-il, qu'on ne saurait trop spécifier la nature et l'étendue des désordres et tenir bonne note du temps écoulé depuis la blessure. Si l'on a affaire à une fracture comminutive avec esquilles adhérentes, exempte de corps étrangers, sans dilacération trop étendue, — si la suppuration, modérée et louable, n'occasionne ni frisson, ni diarrhée, ni symptômes de résorption, — si le patient, sain d'ailleurs et robuste, bien trempé au moral, se trouve placé dans des conditions locales et climatériques propices à la guérison des plaies, il faut attendre, peut-être obtiendra-t-on une consolidation.

Au contraire, la brisure est-elle considérable, multiple, avec esquilles, projectiles, bourre, débris de vêtements, chassés bien avant dans les chairs — le blessé fébricitant, affaibli, — la plaie envahie par une suppuration louche, fétide..., il faut amputer sans délai, car chaque jour, chaque heure de retard est un acheminement vers une fin cruelle! Différer, c'est attendre la suppuration, l'hémorrhagie, le tétanos, la pourriture nosocomiale, la résorption purulente, menaces terribles incessamment suspendues sur la vie des malades. L'hésitation, dans ces conditions, c'est la mort!

M. Sonrier résume comme il suit, au point de vue de la nationalité, de la nature des mutilations et de leurs conséquences finales, les résultats fournis par les grandes opérations qu'il a été à même d'observer dans les services hospitaliers de Crémone :

	FRANÇAIS.			AUTRICHIENS.		
	Opérés.	Guéris.	Morts.	Opérés.	Évacués.	Morts.
Désarticulation de l'épaule.	2	2	»	1	»	1
Amputation du bras. . . .	4	4	»	1	»	1
Idem de la cuisse. .	8	2	6	12	3	9
Idem de la jambe. .	17	8	9	21	11	10
	31	16	15	35	14	21

Ces résultats, fournis incontestablement de bonne foi par notre confrère, d'après ses notes pendant la durée de son service à Crémone, n'étaient plus exacts deux mois après et prouvent, comme nous ne cesserons de le répéter, qu'il ne faut pas annoncer trop tôt des guérisons : nous rétablissons ainsi les chiffres indiqués ci-contre pour les Français seulement, puisque nous n'avons aucun moyen de contrôle pour les Autrichiens, qui doivent avoir subi un déchet proportionnel, mais cela ne change en rien les conclusions de notre confrère. (Voir ci-dessous la liste nominative des amputés.)

	Opérés.	Guéris.	Morts.
Désarticulation de l'épaule	2	2	»
Amputation du bras	4	4	»
Idem de la cuisse	8	1	7
Idem de la jambe	17	5	12
	31	12	19

Dix opérations pratiquées instantanément à Solférino ont donné neuf guérisons, résultat éloquent en faveur de l'amputation immédiate. Pour montrer d'une manière plus saisissante encore, comment les chances de réussite, après les grandes mutilations, diminuent en raison directe du temps écoulé entre la blessure et l'intervention de l'opérateur, nous avons disposé les amputations reçues ou effectuées dans notre service par séries de quinze jours, et nous avons noté :

	Amputations.	Succès.	Insuccès.	NOMBRES RECTIFIÉS. Succès.	NOMBRES RECTIFIÉS. Insuccès.
Du 24 au 31 juin.	16	11	5	8	8
Du 1er au 15 juillet.	30	14	16	13	17
Du 16 au 31 juillet.	14	2	12	1	13
Du 1er au 20 août.	5	3	2	3	2

Ces chiffres parlent plus haut que tous les raisonnements. »

Amputations pratiquées, du 24 au 30 juin, à Crémone, d'après M. le Dr Sonrier, médecin-major.

		MEMBRE amputé.	DATES de l'amputation.	DATES de la guérison.	DATES du décès.	OBSERVATIONS.
			Juin.			
BÉVAN, Constant,	1er zouaves.	Épaule.	24	3 août.	»	
ESTIENNE, Benjamin, serg.,	17e bat. chass.	Jambe.	*id.*	16 *id.*	»	
ABD EL RHAMAN BEN ALI,	Tiraill. algér.	*Id.*	*id.*	16 *id.*	»	*Non pensionné. Mort.*
SCHOFFARD, Joseph,	45e de ligne.	*Id.*	*id.*	»	28 juill.	Jambe emportée. Boulet.
FONTYIELILE, Benoît,	10e bat. chass.	Épaule.	*id.*	3 août.	»	
MANRY, Guillaume,	91e de ligne.	Bras.	25	3 *id.*	»	
RAFFARRA, Alfred, sergent,	6e bat. chass.	*Id.*	*id.*	3 *id.*	»	

		MEMBRE amputé.	DATES de l'amputation.	de la guérison.	du décès.	OBSERVATIONS.
			Juin.			
KANTEL, Constant,	52e de ligne.	Cuisse.	25	3 août.	»	*Non pensionné. Mort.*
MAK, Christophe,	Autrichien.	*Id.*	26	16 *id.*	»	
PORTA, Inry,	*Idem.*	Jambe.	27	16 *id.*	»	
MAYER, Marcus,	*Idem.*	*Id.*	28	16 *id.*	»	Pied emporté. Boulet.
BLANCHARD, Joseph,	49e de ligne.	*Id.*	*id.*	»	17 juill.	Tétanos.
RENAUD,	55e *idem.*	*Id.*	*id.*	»	30 juin.	Tétanos.
CROS, Étienne,	61e *idem.*	*Id.*	*id.*	»	12 juill.	Infection purulente. Fracture de la cuisse et de la jambe.
PUCKO, Antonio,	Autrichien.	*Id.*	29	»	8 *id.*	Tétanos.
CUBAT, Joseph,	*Idem.*	*Id.*	30	16 août.	»	

Amputations pratiquées du 1er au 15 juillet.

			Juillet.			
BONHOMME, Hippolyte,	86e de ligne.	Cuisse.	1er	»	9 août.	Infection purulente.
TÉMOVIC,	Autrichien.	*Id.*	*id.*	»	26 juill.	Conicité du moignon.
HACHSMAN, Giovanni,	*Idem.*	Jambe.	2	16 août.	»	
POPA, Matic,	*Idem.*	Cuisse.	*id.*	»	19 juill.	Infection purulente.
PILLIN, Paolo,	*Idem.*	Jambe.	*id.*	16 août.	»	
RAVATTI, Gianni,	*Idem.*	Cuisse.	*id.*	25 sept.	»	
VERNER, Franz,	*Idem.*	Jambe.	*id.*	»	16 juill.	*Idem.*
NOGY, Joseph,	*Idem.*	*Id.*	*id.*	16 août.	»	
MIOCEK, Michel,	*Idem.*	*Id.*	3	16 *id.*	»	
STOÏCOWIC, Basilico,	*Idem.*	*Id.*	*id.*	»	12 juill.	Tétanos.
JESTEL, Johanne,	*Idem.*	Bras.	*id.*	»	12 *id.*	Infection purulente.
CLAUDEL, Fortuné,	45e de ligne.	Jambe.	4	20 sept.	»	*Non pensionné. Mort.*
BAGNO, Antonio,	Autrichien.	*Id.*	*id.*	»	29 juill.	Hémorrhagie.
PRUC, Johanne,	*Idem.*	*Id.*	5	16 août.	»	
LISLER, Ignace,	*Idem.*	*Id.*	*id.*	16 *id.*	»	
HENRY, Jean,	86e de ligne.	Cuisse.	6	»	9 juill.	Infection purulente.
HAGEN, Joseph,	Autrichien.	Jambe.	*id.*	»	9 *id.*	*Idem.*
PILTZ, Jehan,	*Idem.*	Cuisse.	7	»	8 sept.	*Idem.*
THOMAS, Pierre,	Grenad.(garde).	Jambe.	*id.*	»	8 juill.	Tétanos. Pied enlevé. Boulet.
JOD, Stéphan,	Autrichien.	*Id.*	*id.*	16 août.	»	
MATAVINA, Giuseppe,	*Idem.*	*Id.*	*id.*	»	19 juill.	
ASTALUSCH, Giuseppe,	*Idem.*	Épaule.	*id.*	»	31 août.	Pourriture d'hôpital.
ROBVICH, Nadas,	*Idem.*	Jambe.	*id.*	16 août.	»	
ZANGERER, Stinocuo,	*Idem.*	Cuisse.	9	26 nov.	»	
SCHEIKER, Antonio,	*Idem.*	*Id.*	*id.*	»	25 juill.	Hémorrhagie.
CANCÉ, Jean,	1er zouaves.	Jambe.	*id.*	3 août.	»	
LAROCHE, Pierre,	37e de ligne.	Bras.	13	janv. 1860	»	
JALTIS, Vincenzo,	Autrichien.	Jambe.	15	»	19 août.	Infection purulente.
COLASSE, Louis,	45e de ligne.	Bras.	*id.*	18 oct.	»	
BUTTEOVICH, Mario,	Autrichien.	Cuisse.	*id.*	»	6 août.	*Idem.*

Amputations pratiquées du 16 au 31 juillet.

			Juillet.			
ERBIEU, Antoine,	34e de ligne.	Jambe.	16	»	19 juill.	Infection purulente, sphacèle, hémorrhagie.

		MEMBRE amputé.	DATES de l'amputation.	de la guérison.	du décès.	OBSERVATIONS.
			Juillet.			
KORN, Francessi,	Autrichien.	Cuisse.	16	»	18 juill.	Infection purulente, gangrène.
JULIEN, Denis,	94e de ligne.	*Id.*	18	»	20 *id.*	*Idem*, sphacèle, hémorrhagie.
SCHMITT,	Zouaves (garde)	Jambe.	*id.*	»	21 *id.*	*Idem*, sphacèle.
ARTOT, Pierre,	49e de ligne.	Cuisse.	19	»	30 *id.*	*Idem.*
PLISSON, Pierre,	98e *idem.*	Jambe.	*id.*	18 oct.	»	
DUCASSE, Charles,	55e *idem.*	*Id.*	20	»	28 juill.	Hémorrhagie foudroyante.
HAJECK, Vinceslas,	Autrichien.	Cuisse.	24	»	20 août.	Infection purulente.
BAKKAR BESCHIR,	Tiraill. algér.	Jambe.	26	2 sept.	»	*Non pensionné. Mort.*
EHRMANN, Antoine,	91e de ligne.	Cuisse.	*id.*	»	24 sept.	*Idem*, hémorrhagie.
MHJADAC, Giuseppe,	Autrichien.	Jambe.	27	»	29 juill.	Hémorrhagie.
MAGLOIRE, Jean,	86e de ligne.	Cuisse.	29	»	30 *id.*	Infection purulente, hémorrhagie.
BONHARD, Jean,	21e *idem.*	Jambe.	31	»	16 août.	Infection purulente.
LIPOSSCHAK, Carles,	Autrichien.	Cuisse.	*id.*	»	4 *id.*	*Idem*, hémorrhagie.

Amputations pratiquées du 1er au 20 août.

			Août.			
DUPONT, Jean,	92e de ligne.	Jambe.	2	8 nov.	»	
FOLD, Michel,	Autrichien.	Cuisse.	17	»	24 août.	Infection purulente, sphacèle, hémorrhagie.
TROSSO, Angelo,	*Idem.*	Jambe.	*id.*	»	2 sept.	Hémorrhagie, sphacèle.
POULGAIRE, Dominique,	30e de ligne.	*Id.*	*id.*	30 sept.	»	
ARMAGNAC, Jean,	37e *idem.*	Cuisse.	20	24 oct.	»	

Les accidents qui ont compromis, à Crémone, la vie des opérés se sont manifestés dans l'ordre suivant : sphacèle des lambeaux, tétanos, hémorrhagie, conicité du moignon, pourriture d'hôpital, infection purulente.

Nous avons peu de remarques à inscrire touchant les procédés opératoires employés. La méthode circulaire, d'une manœuvre sûre, simple, facile communément, reste toujours la méthode classique, préférée par les médecins militaires. Néanmoins, en pratiquant, devant nos confrères du grand quartier général, plusieurs amputations ou désarticulations, au moyen d'un seul lambeau antérieur ou latéral, avec section circulaire complémentaire des parties molles, pour la cuisse et la jambe, nous nous sommes surtout proposé pour but de faire ressortir la supériorité de cette manière d'opérer. Plus expéditive, en ce qu'elle épargne la dissection laborieuse d'une manchette de peau, elle assure la régularité et la bonne épaisseur des moignons; et elle évite l'inconvénient, pour la prothèse, des cicatrices centrales froncées. Enfin, favorable à la prompte adhésion des parties qui s'affrontent naturellement, dans le sens même où la pesanteur coude le lambeau sur les surfaces saignantes, elle prévient, mieux que tout autre procédé, la saillie des os et la conicité. Aux extrémités articulaires, à l'épaule, par exemple, quand la plaie osseuse laisse du doute sur l'opportunité d'une résection, quel avantage, en découvrant le siége du mal sous un large lambeau, de pouvoir bien apprécier les désordres, et formuler, en parfaite connaissance de cause, les indications opératoires qui découlent de leur étendue.

Dans les ambulances actives, une circonstance tout à fait indépendante de nos appréciations chirurgicales, et qui pourtant avait, depuis le début de la campagne, attiré toute notre sollicitude, l'absence d'instruments spéciaux dans les caissons, nous a souvent empêché de retrancher, d'une extrémité articulaire, des fragments qui n'intéressaient pas le corps de l'os au delà de son épiphyse. — Les caisses à résection ne sont arrivées au grand quartier général que le 2 juillet, à Valeggio, une semaine après la terrible journée de Solférino. — Si nous relatons cette particularité, c'est surtout pour qu'on n'infère pas, du nombre insignifiant de résections osseuses tentées sur les champs de bataille d'Italie, que nous avons volontairement renoncé à une catégorie d'opérations dont, pour notre part, nous avons obtenu de si grands avantages en Algérie.

En y comprenant trois amputations de cuisse pratiquées aussitôt notre arrivée à Cavriana, parmi des blessés autrichiens que nous y trouvâmes déposés sous les galeries d'un mauvais corps-de-garde, et qu'il nous fallut, à défaut d'autre local, installer d'autorité dans l'église principale du village, le total des opérations exécutées à l'ambulance du grand quartier général, du 24 à midi au 25 à pareille heure, s'élève à 43; ce nombre se décompose ainsi :

Amputations. . .	Cuisse.	7
	Jambe.	1
	Bras.	9
	Avant-bras.	3
Désarticulations. .	Épaule.	4
	Deux doigts.	2
	Un doigt.	8
	Une phalange intermédiaire en totalité. . . .	1
	Une phalange terminale.	5
Résections. . . .	Deux métacarpiens.	1
	Une phalange.	2
	Total.	43

11 de ces opérations ont été faites par nous; 7 par M. le Dr Leuret, médecin principal; 7 par M. le Dr Leroy, 2 par M. le Dr Lecomte, 2 par M. le Dr Jacquemin, médecins-majors; 7 par M. le Dr Guiches, 3 par M. le Dr Riolacci et 4 par M. le Dr Lhonneur, médecins aides-majors.

Un seul décès a suivi presque immédiatement ces opérations (un officier amputé très-haut de la cuisse, par M. Leroy, pour une fracture comminutive du fémur).

Quarante-huit blessés ont succombé, victimes de lésions qui pardonnent peu, à la poitrine, à la tête et, moins encore, à l'abdomen. » Dr Bertherand, médecin principal.

« Parmi les amputations pratiquées dans la continuité par la méthode circulaire, l'amputation de la cuisse est sans contredit celle qui expose le plus à la conicité du moignon, en raison de la puissance très-grande des muscles divisés. Cette rétraction est d'autant plus énergique à la cuisse que les muscles sont coupés plus bas. La nécessité d'enlever du champ de bataille ou des ambulances les amputés (de la cuisse surtout) pour les transporter dans les hôpitaux ou dans les villes voisines, est souvent cause d'accidents qui aggravent cette opération toujours redoutable par ses suites.

Le procédé qui consiste à faire simplement retirer la peau, après avoir divisé les brides celluleuses qui la retiennent, pour commencer la section des muscles au niveau de sa rétraction, est défectueux pour l'amputation de la cuisse au tiers inférieur. Dans ce cas, en effet, au premier ou au deuxième pansement, la peau est toujours insuffisante.

M. Velpeau conseille de disséquer les téguments dans une étendue de 5 à 6 centimètres, en les renversant sur leur face externe, avant de pratiquer les incisions musculaires, de façon que l'os soit à bonne distance de l'incision cutanée. M. Malgaigne ajoute qu'il convient de détacher les muscles de l'os à la manière de Bell, pour obtenir plus sûrement le cône de $0^m,11$.

Cette incision de Bell n'est pas sans inconvénient; l'application de la scie au point le plus élevé de l'os dénudé devient plus difficile, expose les parties molles à l'action de cet instrument, et peut faire perdre l'avantage qu'on se proposait d'atteindre. Lorsque tous les temps du manuel opératoire ont été exécutés avec précision, il est rare de voir, sous l'influence du spasme, de l'inflammation, de la suppuration, l'extrémité de l'os affleurer ou dépasser les bords de la plaie. La cicatrisation s'obtient sans l'action soutenue des bandelettes ou des bandages unissants, et les moignons coniques après guérison se montrent moins souvent. Toutefois, après l'amputation circulaire de la cuisse, on ne peut toujours répondre que la guérison s'effectuera sans l'apparition d'accidents dus à la rétraction musculaire ou à l'altération consécutive des téguments qui ne sont point soutenus par les muscles.

Les médecins italiens préfèrent en général la méthode circulaire à la méthode à lambeaux, qui a donné (lambeau antérieur unique) les meilleurs résultats aux chirurgiens français. La précaution de donner au blessé, pendant l'opération, la position que le membre doit conserver pendant les premiers jours, est le seul moyen d'éviter le tiraillement ultérieur des fibres musculaires profondes, qui n'est pas étranger aux saillies consécutives. La méthode à lambeaux, plus que toute autre, prévient ces tiraillements, au moment de la section de l'os.

En raison des déplacements que les opérés ont à subir, il est plus nécessaire à l'armée qu'ailleurs de soutenir l'extrémité du moignon avec une large bande circulaire, de manière à n'obtenir qu'une pression contentive. Il en résulte un contact plus immédiat des parties profondes, et conséquemment plus favorable à la cicatrisation.

La méthode circulaire appliquée au bras, à la région moyenne ou au tiers inférieur, n'est pas sujette aux inconvénients signalés pour la cuisse. La rétraction est plus proportionnée au volume du membre, la conicité très-rare et plus facile à éviter. La méthode à lambeaux nous a toutefois paru généralement préférable à la méthode circulaire, à cause de la facilité qu'elle donne de conserver plus de longueur à l'humérus. Il faut cependant craindre de ne pas s'éloigner assez du siége du mal et de porter la scie sur des points trop voisins de la blessure, points qui, intacts en apparence, ont néanmoins subi le retentissement du coup de feu, plus dans leur vitalité que dans leur substance même. Les nécroses et les ostéo-myélites consécutives ne doivent être souvent attribuées qu'à ces lésions vitales.

Nous avons examiné quelques amputations du bras faites très-haut, vers le quart supérieur. Cette opération est reconnue par la plupart des praticiens comme plus dangereuse par ses suites que la désarticulation scapulo-humérale. Nous nous rangeons à cette manière de voir.

Après l'amputation de la jambe, au lieu d'élection, que l'on ait appliqué la réunion médiate ou immédiate, il est rare que l'on parcoure la période des pansements sans voir, entre autres accidents, la peau qui recouvre le tibia plus ou moins disposée à s'enflammer. L'ulcération, la gangrène, la perforation de la peau, qui peuvent s'ensuivre, ont été attribuées tantôt à l'action des muscles postérieurs, tantôt à l'étranglement qui résulte de la réunion par suture. Plusieurs amputés d'après la méthode circulaire nous ont présenté les téguments gangrenés et perforés au niveau du tibia d'abord, puis au pourtour de la plaie, par suite de l'inflammation du moignon.

Le procédé à lambeau externe de Sédillot, procédé que nous avons employé plusieurs fois avec succès, n'est pas assez apprécié. Lorsqu'il n'est pas praticable, nous préférons encore l'amputation à deux lambeaux, à la méthode circulaire. En effet, dans la méthode circulaire, la peau disséquée et relevée en manchette est absolument impropre à recouvrir la surface osseuse sciée ; là, est l'écueil insurmontable. La méthode à un lambeau externe, de Sédillot, et la méthode à deux lambeaux latéraux mettent à l'abri de cet accident qui est le point de départ de beaucoup d'autres.

L'amputation à deux lambeaux latéraux donne deux masses charnues qui soutiennent la peau et lui permettent, quelles que soient les complications ultérieures de la plaie, de conserver sa souplesse, son élasticité normale, jusqu'à son bord libre. Nous l'avons plusieurs fois pratiquée avec succès de la manière suivante :

Lorsque la tuméfaction des téguments ne met pas obstacle à la mobilité de la peau au-devant du tibia, il est plus facile de tailler les deux lambeaux par ponction, en commençant par l'interne postérieur; les deux angles de la plaie correspondant, l'un au milieu de la face interne du tibia, l'autre au point diamétralement opposé. Le déplacement de la peau s'obtient dans une étendue suffisante pour éviter de heurter les os avec le couteau pendant le temps de la ponction.

Nous appliquons enfin à cette méthode quelques-unes des règles tracées par Sédillot pour la méthode mixte : 1° l'inclinaison du couteau de bas en haut et d'avant en arrière, afin que la pointe sorte à trois travers de doigt environ plus haut que la pointe d'entrée; 2° le prolongement de la section des muscles restés adhérents à leur base, afin de pouvoir scier le tibia à deux travers de doigts au-dessus de la base tégumentaire des lambeaux. L'opération se termine ensuite suivant les règles usitées.

Ce procédé offre les avantages suivants : la peau n'est pas disséquée au niveau du tibia, elle n'est pas mise en contact avec les surfaces sciées, elle conserve tous ses rapports avec le tissu cellulaire et les muscles qui la doublent; ses bords seuls prennent part à l'inflammation traumatique; enfin, la plaie qui résulte de l'opération nous paraît à l'abri des accidents d'étranglement.

Pratiquée avec les modifications que nous indiquons, l'amputation de la jambe à deux lambeaux nous a donné des résultats dignes d'intérêt et autorise à relever cette méthode de l'oubli dans lequel elle est tombée. Dr CUVELLIER, médecin principal.

« Généralement, à l'armée, le chirurgien n'a pas toujours le choix du moment où il serait plus convenable d'opérer. Là, il arrive trop souvent que les conditions hygiéniques de nos hôpitaux deviennent telles, qu'hésiter à opérer parce que la blessure est encore en pleine réaction, c'est vouer presque sûrement le blessé à la mort, tandis que l'amputation, faite même dans ces cas, met seule quelques chances de salut de son côté. A l'armée, en un mot, plus que partout ailleurs, nos succès comme nos revers dépendent de circonstances indépendantes de l'opérateur, attendu que les conditions dans lesquelles nous fonctionnons sont elles-mêmes aussi mobiles que complexes; aussi, les conclusions du chirurgien qui ne s'inspirerait que d'un moment donné de sa pratique, seraient-elles bien exposées à contradiction. C'est ainsi que M. J. Roux, de l'hôpital de la marine, à Toulon, se basant sur un chiffre de faits heureux, et, incontestablement, des plus intéressants, n'hésite pas à demander la transformation, en principe, de l'inspiration qui lui a valu ses derniers succès, faisant suite à quelques mécomptes; or, à l'époque où le chirurgien en chef de la marine se dispose à porter atteinte à une pratique que l'on pouvait croire suffisamment autorisée jusqu'alors, à cent lieues du point où il agissait, à l'occasion des mêmes lésions, et, à coup sûr, dans des conditions moins favorables que celles où l'on opérait à Saint-Mandrier, cette même pratique continuait à se justifier tout simplement par les résultats auxquels on l'accuse de se prêter moins bien. Quand on s'est habitué à reconnaître combien il est avantageux, dans les mutilations du membre supérieur, de sauver au blessé tout ce qu'on pourra de son membre, il est bien difficile, à l'occasion d'un coup de feu avec fracture d'une section donnée de ce membre dont la guérison traîne en longueur, et paraît ne pouvoir être obtenue qu'à l'aide d'une opération, il est bien difficile, dis-je, de s'accoutumer à cette autre idée qu'en réduisant son champ d'action au poignet, au coude, à l'épaule, on fait chose plus sûre, et, en définitive, meilleure pour le blessé. Avec cette manière de voir, les amputations partielles du pied, dont les avantages, quand elles sont faites dans certaines conditions d'état de ce membre et dans certaines limites, contre-balancent les inconvénients possibles, n'en devraient pas moins céder le pas à la désarticulation tibio-tarsienne ! L'amputation de la jambe au lieu d'élection fournit au moyen mécanique qui doit remplacer le membre, un appui bien autrement sûr et commode que le moignon résultant de la désarticulation du genou ; et, cependant, on se voit engagé à préférer à une opération qui, dans les conditions ordinaires, réussit ordinairement bien, une désarticulation bien autrement mauvaise que celle du coude, une désarticulation qui tue presque infailliblement ! Les succès obtenus par M. J. Roux, du côté de la hanche, sont des plus encourageants, incontestablement encore ; mais quand on a appris à douter à ce point d'une opération, que la nécessité seule, mais une nécessité impérieuse, autorise à ne pas tenir compte des raisons accumulées contre elle, on n'arrive pas aisément du premier coup à la préférer à l'amputation de la cuisse dans sa continuité, elle qui, dans ces derniers temps en particulier, et avant qu'on nous eût fait un épouvantail de l'ostéo-myélite, a compté un certain nombre de réussites ! Aussi, pour que les succès peu ordinaires de M. J. Roux puissent faire loi dans le traitement des blessures de la continuité des membres par armes à feu avec bris osseux, et arrivés à une certaine époque de leur durée, conviendrait-il, ainsi qu'on l'a fait observer, que les mêmes essais fussent repris et faits comparativement dans des conditions de fonctionnement hospitalier assez différentes pour que des hésitations, qui, jusqu'à ce jour, peuvent encore se justifier, n'eussent plus de raison d'être. » Dr MAUPIN, médecin principal.

COMPLICATIONS DES PLAIES.

A la suite des blessures par armes à feu et après les amputations, de cruelles complications menacent la vie des blessés et des opérés et font le désespoir des médecins. Parmi ces complications, les unes dépendent le plus souvent d'influences nosocomiales, les autres de l'état général des blessés ; quelques-unes tiennent à des causes accidentelles; mais beaucoup de ces complications peuvent être prévenues par une observation plus scrupuleuse des règles de l'hygiène.

Voyez ce brave soldat, mis hors de combat souvent par une blessure qui n'a pas de gravité et qui, rencontrant dans nos hôpitaux encombrés un ennemi bien plus redoutable que le feu, succombe misérablement, malgré les soins éclairés que le médecin lui prodigue jusqu'aux limites restreintes de son initiative et de son autorité. Le feu de l'ennemi, on le sait, ne tue que bien peu de monde; tous les bulletins le proclament et la statistique le prouve; mais il y a un très-grand nombre de glorieux blessés que des complications, prévues par le médecin d'armée, conduisent inexorablement à la mort ou au moins à des infirmités que la reconnaissance de l'État tempère par une honorable pension de retraite, mais qui coûtent, en définitive, bien plus cher au pays que la sage mesure qui préviendrait le mal, conserverait des hommes et des membres, en assurant des soins plus prompts, plus complets et plus efficaces. Pour arriver à ce but, il ne faut qu'élever le corps de santé à l'importance de sa mission et déplacer l'initiative et l'autorité pour les remettre au médecin qui, seul, a la compétence et doit pouvoir agir immédiatement dans l'intérêt mieux entendu de l'armée et du pays, car la règle qui, dans la famille, accorde tout à la décision médicale, doit s'appliquer bien plus absolument aux armées; toutes les pages de notre travail mettent cette vérité en évidence.

Quelles sont ces complications redoutables? 1° Les accidents nerveux qui se bornent parfois à de l'agitation, du délire et peuvent dépendre de l'état général du blessé; le tétanos, qui peut aussi dépendre de cet état général, mais trouve sa cause la plus fréquente dans les influences extérieures; 2° l'hémorrhagie secondaire, qui tient à des causes diverses dont nous parlerons plus loin; 3° la gangrène, le sphacèle, la conicité du moignon après les amputations; 4° l'infection purulente; 5° la pourriture d'hôpital; 6° l'ostéo-myélite.

Nous renverrons, pour quelques-unes de ces complications, aux mémoires publiés par nos collègues de l'armée et à l'important travail de M. le Dr J. Roux, chirurgien en chef de la marine à Toulon, nous bornant à des observations sommaires et à la reproduction des faits contenus dans les rapports des médecins de l'armée d'Italie.

Hémorrhagies secondaires. — Il y a, comme nous l'avons dit page 292, des hémorrhagies instantanées, qui se produisent au moment même de la blessure, des hémorrhagies primitives qui, suspendues momentanément par l'émotion, par une syncope, par la commotion ou la stupeur, surviennent dans les quelques heures qui suivent la lésion artérielle; ce sont les hémorrhagies du champ de bataille et celles qu'on observe pendant le transport souvent accidenté, cahoté des blessés aux ambulances.

La rareté relative de ces hémorrhagies, eu égard au grand nombre de blessures après une bataille, tient d'abord à ce que les blessés succombent sur le lieu même de la blessure, et échappent ainsi le plus souvent à l'observation médicale (Voir *Blessures de guerre*, page 293); cela tient aussi à ce que l'attrition des vaisseaux, moyens et petits, déterminant une rétraction des tissus et la formation d'un caillot obturateur, constitue assez généralement un obstacle naturel à l'écoulement du sang; enfin, il faut reconnaître la facilité providentielle avec laquelle les artères se déplacent quelquefois devant la pression des projectiles.

Viennent les hémorrhagies secondaires qui sont la terreur du médecin et celle de la plupart des blessés. Elles se montrent après le développement du travail inflammatoire, soit dans les plaies, soit au moignon des amputés; rien ne peut les faire prévoir, elles apparaissent soudainement et assez généralement du troisième au vingt-cinquième jour, parfois plus tard, et, si l'on parvient une première fois à conjurer le danger, elles reparaissent et compromettent sans cesse la vie du blessé ou de l'opéré.

On sait que, chez certains individus, les vaisseaux présentent assez souvent des anomalies qu'il est assez difficile de reconnaître quand le vaisseau dévié n'est pas assez superficiel pour qu'on puisse sentir ses battements; on sait aussi qu'un tronc artériel, normalement simple, se bifurque, comme cela se remarque fréquemment pour la brachiale, ou qu'une branche, au lieu de conserver ses rapports connus avec les muscles, devient superficielle, comme la cubitale en fournit d'assez nombreux exemples (1). Mais ces anomalies, promptement constatées, ne sont généralement pas une cause de danger pour les blessés et encore moins pour les amputés; il faut chercher cette cause dans l'état général des blessés, dans leur constitution altérée, dans un défaut de plasticité du sang, influences dominantes et préparées par les fatigues, les émotions, les privations de l'état de guerre, et surtout par une nourriture non assez réparatrice, comme nous le dirons en parlant de l'hygiène de l'armée.

Les hémorrhagies secondaires ont nécessité de nombreuses ligatures d'artères; quelques-unes ont été faites avec succès, mais beaucoup n'ont pas réussi; ligatures des artères carotide, iliaque externe, sous-clavière, etc.; il en est qui ont exigé ultérieurement l'amputation du bras ou de la cuisse; d'autres, en assez bon nombre, ont dû être faites après amputation; ainsi, par exemple, une ligature de l'iliaque externe a été faite sur un Autrichien, Potuczek, après amputation de la cuisse à Crémone. La plupart de ces opérations sont indiquées au *Service des ambulances*, tome Ier, *et des hôpitaux*, tome II, ainsi que dans l'*État nominatif général des blessés et des amputés*.

---

(1) Dr Jaillot, médecin aide-major, *Essai sur quelques points de l'histoire des hémorrhagies et sur l'emploi de la ligature dans les hémorrhagies consécutives aux blessures d'artères*. (*Mémoires de médecine et de chirurgie militaires*, tome III, 3e série, page 333.)

« Les cas de plaies artérielles observées chez nos blessés, se seraient élevés à une proportion assez insolite.

Au chef de bataillon LACRETELLE, du 84e de ligne, mort d'hémorrhagie à l'hôpital divisionnaire d'Alexandrie (1), le 29 mai; à M. PICHOUD, lieutenant aux zouaves de la garde, observé à *San-Martino*, après Magenta; à l'officier auquel M. le docteur Leroy lia la brachiale à Castiglione, j'aurais à ajouter encore, pour m'en tenir aux faits accomplis sous mes yeux :

Un capitaine des tirailleurs algériens. Cet officier, qui avait eu l'avant-bras percé d'une balle au tiers supérieur, entre les deux os, fut pris tardivement d'une perte de sang rutilant, attribuée à la lésion de l'artère inter-osseuse. Après de vains efforts pour s'en rendre maître par l'application du compresseur de Sognoroni, les hémostatiques usuels, la compression directe ou éloignée, il fallut lier la brachiale. Malgré ce moyen qu'on pouvait croire définitif, l'hémorrhagie reparut bientôt. Me trouvant de passage à Brescia, le 14 juillet, je fus prié de voir le blessé. Il était logé chez un excellent confrère de la ville qui n'avait cessé jour et nuit d'entourer de la plus touchante sollicitude le chevet du capitaine, se relevant, au besoin, d'heure en heure, avec sa femme et ses deux filles, pour maintenir, sur le membre lésé, la compression digitale. Après m'être assuré de la réalité de la ligature du tronc principal, je sondai la plaie et j'amenai avec mes pinces un fragment de plomb, du volume et de la forme d'une lentille un peu aplatie. Je passai ensuite dans le trajet de la balle une mèche imbibée de solution de perchlorure de fer titrée, étendue d'eau à 60 pour 100. Le sang cessa de couler. Le bout inférieur de l'artériole pouvait bien être la source des accidents : je conseillai donc l'application d'un gantelet et de compresses graduées, méthodiquement serrées, sur la face antérieure ainsi que dans l'espace inter-osseux du membre jusqu'au niveau de la plaie, la position relevée de la main, l'immobilité et la compression digitale au creux de l'aisselle. Malgré ces précautions, les pièces de l'appareil se teignirent de nouveau de sang, le surlendemain, et, le malade s'affaiblissant, il fallut, après avoir épuisé toutes les ressources, se résigner à la cruelle nécessité de l'amputation. — J'ai appris depuis que cet officier n'avait pu en supporter les suites.

La persistance de l'hémorrhagie, dans ce cas si exceptionnellement grave, après la ligature du tronc artériel et malgré tant de précautions pour éviter le retour du sang par le bout inférieur du vaisseau divisé, ne peut guère être attribuée, selon nous, qu'à une anomalie dans l'origine de l'artère inter-osseuse. Sa naissance n'aurait-elle pas, par exemple, procédé directement de la brachiale au-dessus du point lié — ou même de l'axillaire, ainsi que cela a été remarqué quelquefois, pour les branches collatérales et terminales de l'artère principale du membre supérieur? Il est regrettable, assurément, que l'on n'ait point cherché à dégager par quelques

(1) Le commandant Lacretelle fut atteint, le 20 mai, à Montebello, au tiers supérieur de la cuisse gauche, par une balle conique qui pénétra au côté antéro-interne et se dirigea vers la face postérieure du membre.—Évacué sur les hôpitaux d'Alexandrie, le blessé passa six jours en assez bon état. La plaie, peu douloureuse, laissait cependant suinter un liquide séro-sanguinolent. Le 29 mai, survint subitement une hémorrhagie de la fémorale superficielle, dont la rupture était occasionnée par la destruction des tissus d'enveloppe du vaisseau; le blessé mourut presque immédiatement. M. CORTÈSE, vice-médecin en chef de l'armée sarde.

recherches nécroscopiques, l'inconnue d'un problème aussi obscur et heureusement aussi rare de chirurgie militaire. — A Montechiaro, un de nos aides-majors, M. Gaujot, chargé de la direction d'un hôpital temporaire, où prédominaient les prisonniers autrichiens de Solférino, a pratiqué ou a vu pratiquer 53 amputations graves. Il est revenu frappé, m'a-t-il rapporté, de la grande mortalité de ses opérés, par suite d'hémorrhagies secondaires. » BERTHERAND, médecin principal.

Hôpitaux de Montechiaro. — « L'hémorrhagie secondaire est un accident qui s'est montré après nos opérations, avec une fréquence qui n'est certainement pas ordinaire, et à une époque plus rapprochée qu'on ne l'observe d'habitude, au troisième, quatrième, cinquième, sixième jour, survenant d'une manière subite et imprévue, le plus souvent pendant la nuit ; elle était suivie immédiatement de la mort des blessés qui ne pouvaient être secourus à temps ; puisque j'étais absolument seul pour répondre aux nécessités des établissements disséminés dans la ville ; c'est ainsi que périrent un de ceux à qui nous avions désarticulé le bras, trois amputés de la cuisse et un tirailleur algérien amputé de la jambe. A côté de ces victimes je citerai quatre autres amputés, deux du bras, un de la cuisse et un de la jambe qui furent sauvés, parce que me trouvant là au moment où l'hémorrhagie se déclara, je fus assez heureux pour l'arrêter promptement, en liant le vaisseau dans le moignon. La compression et les hémostatiques ordinaires se trouvaient tout à fait insuffisants contre des hémorrhagies qui étaient fournies par l'artère principale du membre, ainsi que je l'ai reconnu dans chacun des cas où j'ai fait la ligature : il fallait enlever le pansement, décoller les chairs du moignon, le débarrasser des caillots sanguins et procéder à la recherche du bout du vaisseau artériel, en écartant les tissus à l'aide de deux pinces à dissection. L'expérience m'apprit que pour rendre ces ligatures secondaires efficaces, il était nécessaire de ne pas dénuder complétement le vaisseau mais au contraire de conserver le plus possible le tissu cellulaire environnant et de le comprendre dans la ligature : car dans un cas d'amputation du bras, où j'avais disséqué très-nettement le bout du tube artériel, celui-ci fut coupé immédiatement par le fil, et je dus faire plus haut une autre ligature en masse.

Ces hémorrhagies secondaires résultaient de la chute prématurée du fil qui coupait l'artère avant que le caillot oblitérateur ait eu le temps d'adhérer ; les grandes chaleurs, qui accablaient les opérés et les affaiblissaient rapidement, en ramollissant les tissus et en rendant les parois artérielles plus friables, ne furent peut-être pas étrangères à la production de cet accident ; mais j'en attribue surtout la cause à la circonstance suivante : les médecins italiens, qui me servaient d'aides, peu habitués, serraient trop fortement les ligatures, et il est probable que, malgré mes recommandations constantes de serrer moins fort et la précaution de prendre un fil double, l'artère se trouvait presque complétement coupée dès le premier moment, d'autant plus que pour leur faciliter la manœuvre opératoire, j'étais obligé de disséquer et de mettre à nu le bout du tube artériel.

L'hémorrhagie secondaire ne s'est pas manifestée seulement chez les amputés, mais encore sur plusieurs blessés atteints de fractures comminutives des membres, dont la blessure était en bonne voie de guérison, et qui ont succombé rapidement à une perte de sang survenant d'une manière soudaine. Je citerai les quatre cas siuvants :

1° Un soldat de la ligne avait reçu une balle qui, entrée à la face antérieure de l'avant-bras gauche, au-dessous du pli du coude et un peu en dedans de la ligne médiane, avait traversé la portion interne du membre et était sortie en arrière, à la base de l'olécrane, en fracturant le cubitus. Il ne survint aucun accident primitif ni secondaire, pas d'hémorrhagie, pas de phlegmon, etc. ; déjà, plusieurs morceaux d'étoffe et quelques esquilles avaient été entraînés par la suppuration, lorsque, vers le quinzième jour, une hémorrhagie se déclara subitement par les deux plaies. Comme l'écoulement du sang n'était pas très-abondant, et que je sentais distinctement les battements de la radiale et de la cubitale au poignet, je pensai que la source de l'hémorrhagie provenait de la collatérale interne et non de la cubitale elle-même; je fis la compression sur l'artère humérale et de la glace fut tenue en permanence sur l'avant-bras. Le compresseur ayant été relâché au bout de quelques heures, à cause de l'engorgement trop considérable du membre, j'étais prêt à faire la ligature de l'humérale, si l'hémorrhagie avait reparu ; elle était arrêtée, je crus pouvoir attendre encore; mais elle reprit pendant la nuit suivante avec une telle abondance que le blessé mourut sans qu'on puisse lui porter secours.

2° Le second blessé avait le bras fracturé par une balle; il y eut une inflammation consécutive assez vive et une suppuration abondante ; plusieurs esquilles avaient été extraites et le foyer commençait à se déterger, lorsqu'une hémorrhagie subite emporta le blessé pendant qu'on était à ma recherche.

3° Le troisième, soldat autrichien, avait eu la cuisse droite fracturée par une balle traversant le membre de droite à gauche et sortant au niveau de l'anneau du troisième adducteur. Il n'y avait eu aucun accident primitif ou consécutif; la fracture était restée sans complication grave; les plaies se cicatrisaient et déjà le cal commençait à se former, quand, vers le vingt-cinquième jour après la blessure, une hémorrhagie foudroyante enleva le malade avant que nous ayons eu le temps d'arriver à lui.

4° Le quatrième blessé, soldat de la ligne, avait une fracture de la jambe gauche par une balle qui avait traversé le membre, de dehors en dedans, au niveau du tiers supérieur. Il n'y avait eu non plus aucune complication primitive ou consécutive, et tout permettait d'espérer une guérison assez heureuse, lorsqu'au vingt-huitième jour après la blessure, une hémorrhagie se déclara subitement par les deux plaies. La compression sur l'artère fémorale ayant été faite et la glace appliquée sur la jambe, le sang cessa de couler; mais il s'était infiltré dans le tissu cellulaire du membre qui avait pris une teinte ecchymotique générale et un volume considérable; il n'y avait plus de ressource que dans l'amputation de la cuisse, si le blessé pouvait résister à l'extrême faiblesse dans laquelle l'avait plongé la perte de sang ; malheureusement, c'est ce qui n'eut pas lieu, et la mort survint dans le courant de la journée suivante. Dr Gaujot, médecin aide-major.

Hôpitaux de Crémone. — « Inconnue chez les amputés de Solférino, l'hémorrhagie apparaît à Crémone au commencement de juillet, et se montre dans une progression croissante à mesure que l'on s'éloigne du 24 juin. Dix-sept fois artérielle ou veineuse, elle survient, soit après l'opération, soit plus tard, de préférence chez les sujets débilités et anémiques. On comprend du reste que l'opéré se roidissant contre la douleur, ou bien le chloroforme arrêtant, au sein des poumons, le sang qui s'accumule dans le ventricule droit, les syncopes se succèdent d'autant mieux que l'anesthésie enlève la ressource d'entretenir le mouvement circulatoire par de profondes inspirations. Ajoutons encore que l'inflammation a développé outre mesure la vascularisation des parties et y favorise notablement l'afflux sanguin. En général, les amputations précédées ou suivies d'hémorrhagies abondantes ont mal tourné. Deux fois, dans des circonstances analogues, j'ai fait la ligature de l'artère fémorale.

Sous le rapport de la nationalité, ce sont les Autrichiens qui ont été les premiers atteints et en plus grand nombre (10 Autrichiens, 7 Français).

1re observation. — Hémorrhagie secondaire. Amputation du bras. — Guérison.

Colasse, Louis, né le 9 mars 1827, à Cuiry-Housse (Aisne), sergent au 45e de ligne. — Fracture comminutive du bras gauche, près de l'articulation huméro-cubitale, coup de feu, Solférino. — Entré à l'hôpital de Crémone. — Pas d'accidents graves avant le 10 août, si ce n'est deux hémorrhagies insignifiantes, facilement taries par un plumasseau imbibé de perchlorure de fer. — 11 août. Douleurs vives dans l'articulation, qui se tuméfie rapidement; suppuration de mauvaise nature, abcès profond, considérable, immédiatement ouvert; fièvre, céphalalgie, délire; l'articulation est envahie; émaciation, anémie. — 14. Une hémorrhagie artérielle se déclare; amputation du bras au tiers moyen, méthode circulaire. — 15. Un peu de diarrhée, pas de fièvre, bronchite légère. — 16 à 18. Va très-bien, suppuration modérée; injection iodée. — 19. Hémorrhagie séro-sanguinolente, comme une solution de carmin par exsudation à travers les surfaces saignantes; pouls développé, un peu plus fréquent; glace sur le bras, pansements avec perchlorure de fer. — 21. État très-grave, pouls à peine perceptible; cependant, sous l'influence des injections de perchlorure de fer presque pur, dans le trajet et même dans l'orifice de la brachiale, l'hémorrhagie s'arrête, le vaisseau se crispe, un caillot obturateur, solide, volumineux, se forme sur l'orifice même, refoule les muscles et les comprime autour de l'artère. Ce moyen a seul suffi pour conjurer des accidents si graves, car le lendemain, l'appareil étant tombé, entraînant, avec le caillot, la ligature elle-même, nous apercevons, au fond du moignon, le vaisseau rétracté, qu'aucun fil n'étreint, fermé par la contractilité de ses parois disposées en plis radiés, sous l'influence du sel astringent par excellence. — A partir de ce jour, l'hémorrhagie n'a plus reparu, aucun accident n'est venu entraver la marche de la guérison qui s'est fait attendre (18 octobre) à cause de la débilité extrême du blessé. — Retraité. (Voir aux *Amputations du bras.*)

Dr Sonrier, médecin-major.

Hôpitaux de Gênes (San Benigno). — 2e observation. Hémorrhagie secondaire. Ligature de l'artère axillaire. — Guérison.

Couret, Antoine, né le 1er octobre 1835, à Cronce (Haute-Loire), soldat au 84e de ligne. — Coup de feu à l'aisselle droite; Montebello. — La balle entre au côté interne et antérieur du bras, au niveau du bord inférieur du grand pectoral, et sort à trois travers de doigt en arrière et sur la même ligne. Couret dit avoir perdu beaucoup de sang sur le champ de bataille; il a, en outre, de la peine à mouvoir le bras; l'avant-bras et la main sont engourdis. — Pendant quatre jours, à Voghera, on le panse simplement; on ne s'y préoccupe point de la lésion possible de l'humérale. — Depuis cinq jours qu'il est à San Benigno, sa blessure paraît être dans de très-bonnes conditions de guérison, elle n'est point douloureuse, et la suppuration est médiocrement abondante ; l'engourdissement de l'avant-bras et de la main persiste toutefois, et les mouvements de l'épaule restent gênés. — Le malade se promenait, le bras en écharpe, lorsqu'une hémorrhagie abondante survient. On essaie de comprimer l'axillaire dans le creux de l'aisselle, contre la tête de l'humérus et au niveau de la deuxième côte. En général, il faut bien le dire, la compression, dans ce cas, n'a chances d'efficacité qu'à la condition d'être vigoureuse et inflexible pendant un temps suffisamment long. Il est bien difficile d'empêcher l'axillaire, comprimée sur la deuxième côte, de glisser sur le plan oblique de cet os : d'autre part, pour l'aplatir contre l'humérus, il ne faut rien moins qu'une sorte de garottement des parties; or, sous la pression de la douleur qu'il éprouve alors, le blessé imprime instinctivement à son épaule des mouvements à la suite desquels le vaisseau échappe, sinon en totalité, du moins en partie, à l'étreinte qui le presse ; on n'a donc là qu'un moyen infidèle, et qui, de plus, dans l'espèce, a le tort de rendre insupportable l'engourdissement préexistant de l'avant-bras et de la main. — Une première hémorrhagie en appelle souvent une deuxième ; la plasticité successivement moindre du sang se prêtant de plus en plus mal à la formation du caillot obturateur. Aussi, à trois jours de là, l'hémorrhagie reparaît, et cette fois, le sang sort par les deux ouvertures de la balle ; l'axillaire est liée dans sa dernière portion. — Couret est retraité. (Voir aux *Blessures de la région scapulo-humérale.*) Dr MAUPIN, médecin en chef de l'hôpital San Benigno, Gênes.

Hôpitaux de Milan (Hôpital Fate bene sorelle). — 3e *observation. Hémorrhagie secondaire; ligature de l'artère fémorale.*

PEETERMANN, Jean-Baptiste, 34 ans, né à Lofdael (Belgique), soldat au 2e régiment étranger. — Coup de feu perforant obliquement la cuisse, de la partie moyenne et postérieure au côté interne et inférieur du membre, un peu en avant du point où l'artère plonge dans l'anneau des adducteurs. — Entré, le 6 juin, à l'hôpital de Fate bene sorelle, à Milan. — A l'examen du blessé, on reconnut, au niveau de l'ouverture de sortie, une tumeur volumineuse, ecchymotique, douloureuse, un peu enflammée, et présentant des pulsations qui la dilataient en masse. — Le 11, vers 7 heures du soir, le blessé, voulant se retourner dans son lit, il survient une hémorrhagie considérable par la plaie en rapport avec la tumeur. La compression exercée dans le pli de l'aine arrête le sang, et Peetermann, qui avait perdu connaissance, ne tarda pas à revenir à lui. — Le lendemain, 12, après une consultation où fut agitée la question d'amputation, la ligature fut pratiquée, au tiers supérieur de la cuisse, par le chirurgien traitant, M. Degliocchi. La tumeur s'affaissa aussitôt et le membre inférieur devint froid et décoloré. Des cruchons remplis d'eau chaude furent placés le long de la jambe et ranimèrent bientôt la circulation. Le jour suivant, il s'établit par la plaie qui avait livré passage au sang une suppuration abondante entraînant des caillots et qui amena rapidement la résolution complète de la tumeur. — Le 21, la ligature tomba et l'incision marcha régulièrement vers une cicatrisation presque achevée aujourd'hui.—Les deux ouvertures d'entrée et de sortie de la balle sont fermées depuis environ dix jours. On ne trouve plus aucune tumeur au niveau de la lésion artérielle. Les pulsations se font sentir dans le creux poplité, mais il est impossible de les percevoir sur le trajet que l'artère parcourt au côté interne de la cuisse. Dans peu de jours, le malade sera en état de quitter l'hôpital comme convalescent. Dr REED, médecin aide-major.

Hôpital San Ambrogio (Milan).—4e *observation. Ligature des artères carotide primitive et sous-clavière du côté droit à leur origine.*

« Le 25 août, je me rendis à une consultation chirurgicale, avec MM. Strambio, Minonzio, Bignami et Corneo, médecins italiens, ainsi que MM. Castano et Balansa, médecins français, dans le but de prendre un parti sur un blessé atteint de deux coups de baïonnette, et porteur d'un anévrisme faux, circonscrit, situé à la région sous-claviculaire.

Perron, Jean, âgé de 24 ans, du 7e chasseurs à cheval, fut blessé à Magenta, le 4 juin. Son cheval ayant été tué, s'était abattu; le cavalier resta la jambe prise sous le ventre du cheval. Dans cette position, il reçut deux coups de baïonnette dans la poitrine. — Perron entra, le 6 juin, à l'hôpital Monastero maggiore, et fut évacué sur l'hôpital San Ambrogio, le 20 août. — A son entrée à l'hôpital, nous pûmes recueillir les renseignements suivants sur les accidents qui s'étaient manifestés au moment de la blessure, et sur les complications qui en étaient résultées. — 1re blessure : coup de baïonnette à la poitrine, côté droit, à trois travers de doigt au-dessous de l'extrémité interne de la clavicule, — plaie pénétrante, — lésion du poumon, — pleuro-pneumonie sur-aiguë, — expectoration sanguine pendant environ quinze jours. — 2e blessure : coup de baïonnette vers l'angle inférieur externe du triangle sus-claviculaire, ayant lésé l'artère sous-clavière, à sa sortie des scalènes, et quelques nerfs du plexus brachial. Trajet oblique; point d'hémorrhagie au moment de la blessure. — Ces deux plaies cicatrisèrent assez promptement; les accidents dus à la lésion pulmonaire furent heureusement combattus. Quant aux accidents de la plaie de la région sus-claviculaire, les douleurs nerveuses, violentes dès les premiers moments, s'étendaient à la plupart des ramifications du plexus brachial et devenaient intolérables. Le blessé était tourmenté par le besoin continuel de changer son bras de place, l'état fébrile et l'insomnie prolongée pendant deux mois par cet état douloureux amenèrent le dépérissement du malade. — Au moment où nous examinâmes ce blessé, je constatai que la tumeur anévrismale, développée dans la région sous-claviculaire, s'était circonscrite, qu'elle était bridée par l'aponévrose cervicale profonde, que la pression exercée sur le plexus brachial devenait de plus en plus intolérable. Cette tumeur, grossissant de jour en jour, débordant le scalène antérieur, plongeant profondément dans l'intervalle des scalènes, et la rupture du sac étant imminente, il fut décidé par les consultants sus désignés que la ligature de l'artère sous-clavière à son origine était le seul moyen praticable pour tenter la guérison. — Je commençai l'opération immédiatement : une incision fut pratiquée à la peau, elle s'étendait depuis la ligne médiane jusqu'à l'insertion claviculaire du sterno-mastoïdien, parallèlement à la clavicule, et à un demi-travers de doigt au-dessus. L'insertion sternale et une partie de l'insertion claviculaire du muscle sterno-mastoïdien furent coupées, ainsi que les muscles sterno-hyoïdiens et sterno-thyroïdiens. J'arrivai ainsi, lentement, après avoir incisé les feuillets aponévrotiques profonds, sur l'origine de la carotide primitive et de la sous-clavière droite. — Considérant la difficulté avec laquelle le caillot s'organise dans le petit espace compris entre la ligature et l'origine du vaisseau, où le cours du sang projeté du cœur dans la carotide primitive empêche toute oblitération, on comprend qu'il y ait quelque avantage à lier ces deux vaisseaux, la sous-clavière et la carotide primitive, à leur origine, du côté droit, afin d'obtenir une oblitération dans la longueur du tronc brachio-céphalique.— C'est ce que je pensai, et ce que je fis.—La carotide fut liée la première. La moitié de la face prit une teinte légèrement cyanosée, très-remarquable aux lèvres. Il n'y eut point de syncope, point de trouble nerveux notable; le blessé changea de position, respira largement, et la ligature de la sous-clavière fut pratiquée quelques minutes après la précédente. J'appliquai un pansement simple. L'opération avait duré trois quarts d'heure. Le blessé n'a pas été chloroformé. — Perron, reporté sur un brancard dans la salle, remonte sans aides sur son lit. La température du bras est à peine diminuée, la sensibilité de la peau est presque égale à ce qu'elle était avant l'opération; le malade n'accuse aucune sensation particulière dans son bras. L'extrémité des doigts est à peine cyanosée. — 24 heures après l'opération, le blessé est toujours dans un état très-satisfaisant. La tumeur s'est réduite au tiers de son volume primitif; la réaction est très-légère, le pouls est un peu fréquent, le visage est plus coloré à gauche qu'à droite, la sueur perle à gauche; la joue droite est sèche et moins colorée. Le blessé est dans un état très-satisfaisant, et en quelque sorte étonné de l'intérêt que tout le monde lui témoigne. — L'opéré meurt le lendemain, 27 août, pendant une hémorrhagie; retour du sang par les voies latérales. Dr CUVELLIER, médecin principal.

Hôpital San Francesco (Milan). — 5e *observation. Ligature de l'artère fémorale.*

JOHAN MASSIER, Autrichien, âgé de 26 ans, du 21e régiment, est atteint, à Solférino, à l'articulation tibio-tarsienne gauche. — Entré à l'hôpital San Francesco de Milan, le 27 juin. — L'articulation est ouverte à sa partie externe; le projectile a été extrait. — Irrigations d'eau froide pendant quelques jours; phlegmon diffus; saignées locales. — L'amputation paraissant être la seule chance de guérison, elle est pratiquée le 8 juillet, après insensibilisation, au tiers inférieur, procédé à lambeau externe. — 11. L'appareil est levé; le moignon est beau; pas d'accident; l'état général est satisfaisant. — 13. Hémorrhagie dans le moignon; la compression et la ligature directe dans la plaie ne peuvent prévenir son retour. M. Demme, médecin étranger, chargé du service, propose et pratique la ligature de l'artère fémorale, après avis favorable des consultants. L'artère est découverte à la réunion du tiers supérieur et du tiers moyen.—15. L'hémorrhagie ne s'est pas reproduite dans le moignon; la réaction est modérée; la suppuration s'établit normalement. — 24. Le fil de la ligature se détache; la suppuration diminue, la plaie de la ligature se cicatrise. — Le lambeau externe contracte de bonnes adhérences et le moignon marche régulièrement vers la cicatrisation. — 13 août. La guérison est complète. Dr BINTOT, médecin aide-major.

Hôpitaux d'Alexandrie. — 6e *observation. Ligature de l'artère crurale.*

GEORGES, François, du 74e de ligne, amputé de la cuisse droite, est évacué sur les hôpitaux d'Alexandrie. — Au trente-cinquième jour, pourriture d'hôpital; hémorrhagie grave qui épuise le malade. Ligature de l'artère crurale. — Quinze jours après, nouvelle hémorrhagie, sur le point même de la ligature. — Malgré l'état de faiblesse du blessé, ligature de l'artère iliaque externe. Le dixième jour, nouvelle hémorrhagie sur le point de la dernière ligature. — Proposition de lier l'artère iliaque primitive, repoussée à cause de l'état des tissus artériels. Compression qui prolonge l'existence du malade pendant trente-six heures. — Les premières hémorrhagies, produites par dégénérescence des tissus; la dernière, par l'artère circonflexe externe, très-développée. Dr RESTELLI.

7e *observation. Ligature de la carotide primitive.*

Un Autrichien reçoit un coup de feu au cou; les deux carotides sont lésées par la balle. — Le douzième jour, à la chute de l'escarre, hémorrhagie, ligature de la carotide primitive. — Le quinzième jour, hémorrhagie foudroyante de la carotide externe du côté opposé. Dr CORTÈSE, vice-médecin en chef de l'armée sarde.

Hôpitaux de Castiglione. — 8e *observation. Ligature de l'artère humérale.*

Un cas unique d'hémorrhagie, survenue chez un officier, peu de temps après le pansement d'une amputation du bras, a nécessité, à Castiglione, la ligature de l'artère humérale dans la plaie. M. le médecin-major Leroy arriva en temps utile pour se rendre maître des accidents, et le blessé a guéri. Était-ce ici le cas d'une ligature relâchée, tombée dans l'appareil, comme on conçoit que cela arrive sous l'influence des mouvements du transport? Ou bien, dans l'empressement d'une opération exécutée sur le champ de bataille, un faux nœud avait-il été appliqué? Ou bien encore, la brachiale, obturée incidemment par un caillot, un bouchon charnu, pouvait-elle avoir échappé au fil de l'opérateur?

La ligature des artères, après les amputations, doit se régler, non sur les jets de sang qui se produisent, mais sur la connaissance anatomique exacte des vaisseaux principaux de la région. Quelques-uns se dérobent-ils à la vue du chirurgien? Il doit les rechercher patiemment, avec obstination même. Que d'artères moyennes, réputées anormales, rudimentaires ou manquantes, ont donné lieu à des hémorrhagies consécutives! J'en peux citer un exemple récent, d'autant mieux qu'il m'est personnel :

Dans une amputation au tiers supérieur de l'avant-bras, à San Martino, je n'avais pu découvrir la radiale, qui, d'ailleurs, ne se manifestait par aucun écoulement. Fatigué de recherches infructueuses, je me décidai à procéder au pansement. Une demi-heure après, l'appareil regorgeait de sang rutilant ; l'appareil est levé, et je saisis enfin l'artère qui suintait du milieu d'une gangue fibreuse, étroite et très-dense. Il me fallut couper celle-ci en travers, pour dégager la lumière du vaisseau qui s'y tenait profondément rétracté, et la ligature put être faite. Dr BERTHERAND, médecin principal.

GANGRÈNE TRAUMATIQUE.

Hôpitaux de Montechiaro. — « La gangrène traumatique a été, à Montechiaro, la complication qui nous a forcé le plus fréquemment à recourir à l'amputation; elle a été aussi une cause fréquente d'insuccès après l'opération, par sa propagation rapide à la portion conservée du membre, bien que dans la presque totalité des cas, nous ayons eu le soin de commencer la section dans les parties saines. Malgré cette précaution, la gangrène, en quelques heures, s'emparait du moignon dont les parties ne paraissaient pourtant pas altérées au moment de l'opération, et faisait des progrès tellement rapides que la mort s'ensuivait souvent en moins de vingt-quatre heures; c'est ainsi que nous avons perdu 1 amputé du pied et 6 amputés de la cuisse, 4 Français et 2 Autrichiens. Par opposition, dans quatre cas, deux désarticulations du bras, une amputation de la cuisse, et une de la jambe, où la nécessité nous avait contraint à conserver des portions de peau et de tissu cellulaire tuméfiées et infiltrées de sérosité roussâtre, la gangrène, qui cependant semblait présente dans les parties respectées, loin de s'étendre, se limita sans accident, et se termina par l'élimination des parties mortifiées.

D'après ces faits, il y a donc lieu de reconnaître que nous avons eu affaire à deux variétés de gangrène bien distinctes par leurs symptômes, leur marche, et aussi par leur cause essentielle, c'est-à-dire le mode suivant lequel le traumatisme amène le sphacèle : 1° l'une qui se limitait à la mortification de la portion du membre située au point, siége de la blessure et qu'elle ne dépassait pas, ne s'accompagnant ni de douleurs vives, ni de symptômes généraux graves, gangrène consécutive à la lésion des troncs vasculaires; 2° l'autre qui, loin de se limiter, tendait au contraire à se généraliser par ses progrès rapides, donnant lieu à des douleurs vives et à des phénomènes généraux adynamiques manifestant l'infection de l'économie tout entière, et la traduisant par un gonflement œdémateux considérable avec odeur et coloration caractéristique. Celle-là était la gangrène qu'on peut appeler par stupeur ou par commotion, différente de la gangrène par inflammation ou par étranglement, et aussi de celle par contusion proprement dite, laquelle peut, il est vrai, se généraliser, mais n'atteint le plus généralement que les parties situées autour du point contus, et reste bornée aux tissus privés de vitalité par le fait même de l'attrition.

Tandis que la gangrène par stupeur envahissait en moins de vingt-quatre heures toute l'étendue d'un membre et même quelquefois gagnait le tronc en infectant l'organisme entier, la gangrène suite de lésion vasculaire se manifestait par des symptômes moins intenses, dont la marche était beaucoup moins rapide. Comme exemple de la différence dans l'évolution de ces phénomènes morbides, je citerai le fait suivant, qui se rapporte à la deuxième variété.

Un soldat de la ligne avait reçu une balle qui, ayant pénétré à la face antérieure de la jambe gauche, au-dessous de l'articulation du genou, en avant de la tête du péroné, avait traversé le membre, et était sortie à la partie inférieure et interne du creux poplité. La direction de la plaie donnait à penser que les vaisseaux poplités avaient dû être atteints; cependant il n'y eut pas d'hémorrhagie. La guérison n'était pas impossible et dépendait des événements consécutifs : le quatrième jour, les orteils devinrent froids, violacés et insensibles; pendant les cinquième et sixième jours, la mortification gagna peu à peu tout le pied jusqu'au-dessous des malléoles; quelques petites phlyctènes se montrèrent, mais sans gonflement ni douleurs, et sans symptômes généraux. Je crus pouvoir attendre, et voir si la mortification ne se bornerait pas au pied seul; en effet, pendant trois jours, l'état resta stationnaire, mais les jours suivants, la mortification marcha progressive, quoique lente, et envahit la jambe; il fallut se décider à amputer au-dessus du genou; l'artère poplitée au-dessus de l'origine du tronc tibio-péronier avait été non pas coupée, mais broyée et comme mâchée; la veine était ouverte; le tout formait un magma sanguin.

La distinction de ces deux espèces de gangrène me paraît avoir une grande importance au point de vue pratique, car la seconde variété contre-indique peut-être l'amputation qu'elle rend inutile, ou dont elle compromet énormément les chances, puisqu'elle n'est point arrêtée dans sa marche et qu'elle reparaît dans le moignon, franchissant ainsi les limites tracées par le couteau; tandis que la première reste toujours limitée et ne saurait être une contre-indication à l'amputation, dont elle ne peut devenir une complication consécutive. » Dr GAUJOT, médecin aide-major.

« Je désire signaler une série nombreuse d'accidents gangréneux rapidement développés, après la bataille de Solférino, chez des blessés par coups de feu, et auxquels l'insuffisance numérique de médecins n'a pas permis de donner des secours immédiats.

Ces accidents ont été presque exclusivement observés aux extrémités inférieures. Le membre fracturé est tuméfié, gorgé de liquides; aux ouvertures d'entrée et de sortie, les tissus forment un putrilage noir au milieu duquel il est impossible de reconnaître l'organisation primitive. La sanie ichoreuse qui s'en écoule donne lieu à un dégagement gazeux d'une extrême fétidité. Dans le voisinage de la plaie, les chairs sont livides, molles et flasques; elles sont le siége de phlyctènes remplies d'une sérosité brune et que déchire la plus légère traction. Voilà bien les caractères de la gangrène, et tout diagnostic différentiel nous paraît inutile. Ici, se présente une question d'étiologie qui, pour être entrevue, la plus grande part restant acquise à la contusion, à l'attrition des parties et à l'inflammation consécutive, exige que nous exposions, en quelques mots, les conditions dans lesquelles se sont trouvés, pendant trois jours consécutifs, les malheureux blessés qui ont donné lieu à nos observations.

Après la bataille de Solférino, 2,442 blessés furent dirigés sur Médole et accumulés dans les églises, les maisons, la salle de théâtre et la cour qui précède cet établissement. Aux ambulances du 4e corps et à celle du quartier général du 3e corps incomba le devoir de donner des soins à tant de victimes. Il est inutile de dire que tous nos collègues rivalisèrent de zèle et d'ardeur pour satisfaire aux besoins excessifs d'une si lourde tâche ; mais malgré une activité qui ne se démentit ni le jour ni la nuit, la journée du 26 s'écoula sans l'avoir à beaucoup près accomplie; et, ce jour-là même, les ambulances eurent à se porter, par ordre, au camp de Solférino. Cependant, comme il fallait pourvoir aux pansements qui restaient à faire, deux médecins aides-majors furent laissés à Médole jusqu'au lendemain. Je fus désigné et je reçus en partage, moi second, les blessés du théâtre et de ses avenues. Ce sont ces derniers qui ont présenté les nombreux sujets de nos observations. — Des hommes dont le moral est abattu (nous avions surtout des blessés autrichiens) ont les membres brisés : les uns sont exposés sans abri aux alternatives disproportionnées d'un soleil torride et de nuits très-fraîches ; les autres gisent sur un peu de paille, dans des locaux mal aérés, obscurs; tous restent sans secours pendant trois journées entières ; en faut-il davantage pour produire les désastreux effets que nous signalons? Après les fatigues d'une campagne faite au pas de charge, n'est-ce pas assez du contact d'un air tantôt brûlant, tantôt humide, de la souillure des vêtements, du frottement des esquilles, de la présence de corps étrangers, pour exaspérer une phlegmasie déjà existante et lui donner la gangrène pour terminaison obligée ? Afin d'éviter de pareils malheurs, il faudrait attacher au service des ambulances un assez grand nombre de médecins pour assurer des secours immédiats au moins dans la journée qui suit le combat. » Dr ASPOL, médecin aide-major.

SPHACÈLE DES LAMBEAUX, A CRÉMONE.

« Rare dans les amputations primitives, le sphacèle des lambeaux n'apparaît d'ordinaire que deux ou trois jours après la section du membre, à la jambe principalement, en avant et sur la peau qui répond à la crête du tibia. La chute de l'escarre laisse l'os à nu. Heureusement, cette partie pleine de vitalité, bourgeonne avec facilité et reconstitue presque toujours, avec les lambeaux de peau circonvoisins, une cicatrice solide. Qu'on ne croie pas que cette gangrène partielle dépende exclusivement d'une insuffisance des téguments ou des vaisseaux nourriciers imprudemment sacrifiés pendant l'opération ! La cause en est bien plus, selon nous, dans les conditions locales et générales, l'attrition des tissus, l'ébranlement nerveux et la stupeur locale ; l'imprégnation morbide des matières en putréfaction, opérant ici à la manière de l'urine sur les plaies de la verge et du périnée. Nous invoquerions encore volontiers l'anémie, peut-être une prédisposition subordonnée à la constitution médicale.

Cette complication a été si fréquente, — 25 fois, — que l'attribuant aussi au mode opératoire, nous avons, dans les derniers temps, substitué à l'amputation classique circulaire, au lieu d'élection, le procédé à lambeau externe de Sédillot. Cette modification a été suivie d'excellents résultats. »

Nous devons ajouter aussi que nous ne serions pas éloigné de croire que quelques cas de gangrène promptement mortels n'aient été déterminés par des pansements mal faits, que malgré nous, nous étions obligé de confier à des mains inexpérimentées.

Nous avons dit que les amputations primitives échappaient à cette fâcheuse complication, et afin de rendre ce fait pathologique si important plus péremptoire, nous avons divisé nos amputations par séries de quinze jours, à partir du 24 juin, pour mieux faire voir que, si dans les premières, les gangrènes sont rares et bénignes, dans les dernières, elles sont nombreuses et presque toutes mortelles.

Ainsi, du 24 au 30 juin, 17 amputations diverses : 2 cas de gangrène seulement suivies de guérison rapide, ou 1 sur 8 et 1/2.

Du 1er au 15 juillet, 30 amputations : 14 cas de gangrène, près de 1 sur 2. — 9 guérisons, 5 morts. — 12 Autrichiens, 2 Français.

Du 16 au 31 juillet, 14 amputations : 7 cas de gangrène, 1 sur 2. — 2 guérisons, 5 morts.

Du 1er au 15 août, 5 amputations : 2 cas de gangrène, 3 morts.

Que si ces chiffres, par eux-mêmes, ne parlent pas assez haut, qu'on veuille bien, en étudiant la question sous une autre face, nous suivre dans d'autres considérations qui démontrent d'une manière irréfutable que non-seulement les sphacèles se multiplient dans une progression croissante et deviennent plus graves, à mesure qu'on s'éloigne du jour de la blessure, mais que, dans les derniers temps, ils apparaissent plus promptement et sont suivis d'une mort plus rapide encore. En effet, si, dans les premiers jours après la bataille, le sphacèle est inconnu et ne commence à se montrer que dans la deuxième quinzaine, seulement six jours après l'amputation, pour n'occasionner la mort que dix-neuf jours après en moyenne, il n'en est déjà plus de même dans la troisième quinzaine, où il apparaît deux jours après l'amputation, pour être suivi de mort immédiatement.

Ces accidents, dans les derniers temps, étaient si rapides que, malgré les soins qu'on prenait de bien doubler les lambeaux, de respecter tous les éléments de nutrition ; malgré les précautions qu'on avait de s'éloigner de la stupeur locale, du traumatisme de la plaie, en amputant le plus haut possible ; malgré les antiphlogistiques énergiques employés pour modérer une très-vive inflammation ; malgré les pansements quotidiens renouvelés dans le but d'éviter le contact des matières sanieuses, corrosives, nos efforts n'aboutissaient à rien ; les accidents n'étaient pas conjurés; le moindre choc, le plus simple froissement du moignon, la plus légère constriction de la bande étaient aussitôt un prétexte d'inflammation phlegmoneuse, suivie immédiatement de gangrène.

Une particularité qui nous a frappé, c'est qu'au début, le sphacèle sévit presque exclusivement sur les Autrichiens. Est-ce un cas fortuit, ou bien un fait se rattachant, par une corrélation naturelle, à des phénomènes physiques bien déterminés, à des troubles fonctionnels évidents ? Pouvons-nous admettre que nos projectiles perfectionnés ont à la fois produit un ébranlement plus profond de l'économie et une stupeur locale qui recèle en germe la gangrène à l'état virtuel, ou bien, nous plaçant à un point de vue psychologique plus élevé (1), pouvons-nous supposer que les vaincus, prisonniers, n'apercevant plus la patrie qu'à travers les accidents d'une amputation, aggravée par les tourments d'une longue captivité, se laissaient aller aux douces consolations d'une mort presque désirée, qui devait mettre un terme à tant de maux?

CONICITÉ DU MOIGNON, A CRÉMONE.

« La conicité du moignon a été, à Crémone, un accident de la seconde période des opérations, affectant, vers le huitième jour, les blessés amputés de la cuisse circulairement, jamais ceux amputés par la méthode à un lambeau antérieur. Sur six cas observés, quatre résections de 6 à 8 centimètres de l'os nécrosé ont été pratiquées, mais sans succès. Les tissus, bientôt absorbés par la suppuration ou par un travail spécial de momification, laissaient la saillie fémorale se reproduire. Une fois l'inflammation a éliminé un disque osseux nécrosé, et le malade a guéri. »

INFECTION PURULENTE, A CRÉMONE.

« L'infection purulente est la complication la plus commune des plaies, dans les grandes agglomérations de blessés. Si l'on considère, en effet, que les phénomènes intercurrents s'attaquent exclusivement à des sujets amputés, imprégnés de leurs propres sécrétions morbides, saturés d'émanations nosocomiales; si l'on tient compte de l'opiniâtreté avec laquelle ils se reproduisent sous diverses formes, lors même qu'on a triomphé des accidents, hémorrhagie, conicité, etc., auxquels on les attribuait, comment ne pas voir, dans cet appareil pathogénique, les manifestations variables d'une infection générale, identique, de l'économie atteinte aux sources mêmes de la vie? » SONRIER, médecin-major.

(1) Dr Sonrier, *Plaies d'armes à feu, campagne d'Italie*. V. Rozier, éditeur.

EFFETS DE LA GLACE SUR LES MOIGNONS APRÈS LES AMPUTATIONS.

« Le résultat immédiat de l'application de la glace sur le moignon des amputés est la cessation subite de la chaleur, de la douleur et de la cuisson : aussi le bien-être qu'éprouve le blessé le porte-t-il à réclamer la prolongation de ce moyen qui peut, dans certains cas, donner lieu aux accidents les plus graves.

L'action locale trop prolongée de la glace a produit tous les degrés de gravité, depuis la simple phlyctène jusqu'à la destruction de tous les tissus avec dénudation des os : c'est d'abord un peu de cyanose, puis bientôt des plaques livides ou grisâtres et irrégulières. L'épiderme se soulève, se détache quelquefois d'un seul morceau et laisse voir des tissus frappés de gangrène. Trois fois, j'ai été témoin de ces accidents qui ont dû se présenter fréquemment. Une fois à Castiglione, deux fois à Brescia sans cause générale ou individuelle pouvant expliquer le développement spontané de cette gangrène. Les médecins civils italiens l'attribuaient à la violence de la réaction inflammatoire et s'autorisaient de ce fait pour pratiquer plusieurs saignées et, par l'énergie aveugle de ce traitement, enlevaient encore au malade ses dernières chances avec les dernières ressources de la réaction. Pendant la campagne, les plaies n'étaient que rarement compliquées de traumatisme exagéré, rarement aussi un traitement antiphlogistique a-t-il été nécessaire ; à l'effusion du sang et de la sérosité sanguinolente, succédait une suppuration qui variait d'apparence avec la constitution générale, mais on ne voyait pas d'inflammation, de turgescence, de chaleur, de douleur vive quand la partie blessée était au repos. J'ai vu, à la suite de coups de feu, des fractures de la cuisse, avec esquilles, ne provoquant pas la moindre fièvre, laissant l'appétit et n'apportant aucun trouble fonctionnel. Aussi, pour nous qui blâmions énergiquement les erreurs de nos confrères italiens, la cause probable, saisissable de la gangrène dont nous venons de parler, se trouvait dans la suspension ou l'altération des deux grandes fonctions qui président, dans l'organisme, au maintien de la vie, l'influx nerveux et l'abord du sang.

Un autre phénomène moins grave, il est vrai, passé généralement inaperçu et qui paraît cependant se lier d'une manière directe à l'usage trop prolongé de la glace, ce sont des douleurs névralgiques dans les membres amputés, revenant par intervalles, troublant quelquefois le sommeil, se prolongeant longtemps encore après la guérison et devenant un véritable tourment pour quelques-uns. Ce qui nous porte à croire que ces douleurs n'étaient pas étrangères à l'action de la glace, c'est qu'elles ne se montraient pas chez les amputés pour lesquels la glace n'a pas été employée. » Dr HASPEL, médecin principal.

POURRITURE D'HÔPITAL.

« Avant tout, il faut insister sur les moyens de salubrité locaux et généraux, l'hygiène de l'air et du régime, sans oublier celle de l'âme..... »

Dr Martenot de Cordoux, médecin-major.

La pourriture d'hôpital, ou gangrène nosocomiale, est le résultat d'une intoxication générale ; elle fait trop souvent le désespoir des médecins, compromet trop fréquemment la guérison des blessés, pour que nous négligions de réunir tous les enseignements fournis par la campagne d'Italie. Elle envahit peu à peu les plaies, détruit la peau, mine profondément les muscles, tous les tissus, et détermine fréquemment des hémorrhagies foudroyantes.

Cette grave complication des plaies atteint par contagion tous les blessés, qui sont épuisés soit par les fatigues de la guerre, soit par une alimentation insuffisante, sans épargner ceux dont la santé générale paraît satisfaisante ; elle augmente de beaucoup le nombre des journées d'hôpital et, par conséquent, les dépenses du service hospitalier ; elle surcharge le service médical déjà si surmené, et, cependant, elle se réduit à une question d'hygiène qu'une direction compétente saurait seule résoudre.

L'hygiène seule peut prévenir l'invasion de la pourriture d'hôpital, l'hygiène seule est plus puissante pour en arrêter les désastreux effets que tous les moyens proposés pour la combattre.

Plusieurs de nos collègues de l'armée d'Orient ont publié, sur la gangrène nosocomiale, des mémoires fort intéressants à plus d'un titre, et leurs conclusions sont conformes à celles que nous laisserons formuler par l'évidence des faits qui vont suivre. Voici ce que dit le Dr Salleron, médecin principal :

« Pendant presque toute la durée de la campagne d'Orient, les hôpitaux de Constantinople ont été encombrés de malades et de blessés atteints de lésions graves, souvent multiples, qui fournissaient une grande quantité de produits morbides viciant d'une manière permanente l'atmosphère des salles de chirurgie. Aussi, pendant deux ans, la pourriture d'hôpital a régné sous forme endémique ; elle a fait de nombreuses victimes ; elle a sévi avec une violence et une intensité qu'on n'observe jamais dans les hôpitaux civils et militaires en temps de paix.

J'ai toujours vu le développement de la pourriture d'hôpital précédé et accompagné de symptômes généraux qui annonçaient, d'une manière évidente et positive, l'intoxication préexistante de l'organisme. Toujours l'affection locale se compliquait d'un engorgement séreux sous-jacent et périphérique plus ou moins étendu, suivant le siége de la blessure et suivant l'état organique des malades. Cette complication, que l'on a si justement appelée *typhus traumatique*, m'a toujours paru la manifestation locale d'un état pathologique général qu'il fallait combattre avant d'en venir à l'emploi des topiques; autrement, ceux-ci étaient le plus souvent insuffisants, ou complétement impuissants. Si, dans les cas légers, dans les cas sporadiques, le traitement local peut suffire, parce que l'organisme conserve assez de force pour réagir fortement et se débarrasser seul de l'agent toxique qui le pénètre, dans les cas graves, et surtout dans les circonstances endémo-épidémiques, lorsque le mal est généralisé et sévit avec violence, je reste bien convaincu qu'aucune médication locale, pas même l'amputation, n'est assez puissante pour sauver le blessé, à moins qu'elle ne soit de nature à réagir violemment sur l'état général et capable de provoquer une crise salutaire. (1) »

Nous regrettons de ne pouvoir, dans un travail exclusivement consacré aux faits médicaux de la campagne d'Italie, faire ressortir l'importance du savant mémoire de M. Salleron, mais des faits nombreux et plus récents vont affirmer ses conclusions.

Une maladie qui a si cruellement éprouvé jusqu'ici toutes nos armées devait fixer l'attention des médecins militaires et donner lieu à des recherches nombreuses sur les moyens les plus efficaces pour combattre un fléau qui peut transformer en quelques heures la blessure la plus légère en une plaie rapidement envahissante et compromettre la vie du blessé dans l'intervalle d'un pansement à l'autre.

Comme dans beaucoup d'autres questions de même importance, l'aveugle routine a dirigé les préoccupations; on s'est évertué sur les moyens de guérir et l'on a négligé les moyens de prévenir, suffisamment indiqués par les médecins militaires réduits, dès lors, à la recherche du remède le plus efficace, le plus énergique, pour triompher d'une maladie dont il serait plus sage, plus simple, plus humain et plus économique d'empêcher le développement.

Nous ne nous arrêterons qu'un instant aux nombreux remèdes proposés à diverses époques; tous, même les plus simples, ont réussi dans certaines circonstances et quand ils ont pu avoir pour auxiliaire la condition hygiénique, comme nous le verrons bientôt; sans cette condition, on voit échouer les remèdes les plus énergiques.

Parmi les moyens employés avec succès, on cite :

L'agaric officinal, le jus de citron, la poudre de charbon, de quinquina, seules ou mélangées, le soufre sublimé, le styrax, la teinture aloétique, le vinaigre aromatique (presque exclusivement employé par les médecins italiens pendant la campagne), et enfin le marc de café dans des sachets de linge; ce dernier moyen a eu, dit-on, du succès aux États-Unis pendant la guerre de la Sécession; voilà certainement des remèdes bien doux, bien simples et bien inoffensifs; comment expliquer leur action *sans la condition hygiénique inaperçue?*

Quand ces moyens n'ont pas suffi, on a songé à l'action des acides sulfurique,

(1) *Mémoires de médecine et de chirurgie militaires*, t. II, p. 281.

nitrique, chlorhydrique, citrique et tartrique, au chlorure de zinc ou de soude, à une solution de bichlorure de mercure, à la teinture d'iode, au sous-acétate de plomb, au nitrate d'argent, au brome, à la potasse caustique, au perchlorure de fer et enfin au fer rougi à blanc. Ces moyens sont évidemment plus énergiques que les premiers, et cependant leur action n'a été prompte et manifeste qu'avec la *condition hygiénique comme puissant auxiliaire*. Nous en citerons quelques exemples.

Passons maintenant aux moyens proposés dans ces derniers temps : la poudre désinfectante de MM. Corne et Demeaux. Disons d'abord que le coaltar, mêlé au plâtre, a fourni une préparation trop lourde dans certains cas, et que M. Demeaux a proposé de modifier cette préparation en remplaçant le plâtre par de la farine de froment et de la farine de lin, ce qui diminuait le poids de moitié, mais n'offrait pas d'avantages pour l'absorption du pus.

Nous laisserons parler le médecin en chef de l'ambulance du grand quartier général pendant la campagne d'Italie, et nous consignerons aussi les observations judicieuses du médecin en chef du grand hôpital San Benigno, à Gênes.

« Lorsque, après l'appel fait par l'honorable professeur de la Faculté de Paris, M. Velpeau, à son collègue de l'Institut, le maréchal Vaillant, major général de l'armée d'Italie, le topique de MM. Corne et Demeaux fut signalé, par le médecin en chef de l'armée, à l'attention de nos confrères, Français et Lombards, des hôpitaux de Milan, des expérimentations s'instituèrent à l'envi dans les salles où il était tant à craindre que le mal ne prît des proportions épidémiques. On dissémina les malades, en les isolant : des précautions particulières furent recommandées pour la ventilation, la propreté, le renouvellement des linges, des eaux servant aux pansements, etc., on y préposa des médecins aides-majors spécialement chargés d'assurer ces prescriptions et, en même temps, de diriger l'application du topique préparé extemporanément, pour la circonstance, sur les indications mêmes de M. Velpeau, par les soins de la pharmacie centrale du grand quartier général de l'armée. »

Nous croyons à la sublime puissance de ces éléments généraux de traitement de la pourriture nosocomiale, et nous signalerons aussi, comme ayant particulièrement contribué à arrêter ses progrès parmi les prisonniers autrichiens :

1° La translation des blessés de *San Francesco* au couvent de *La Canonica*, largement ouvert sur le *Bastione* et les terrains en friche qui le bordent, de la *Porta Orientale* à la *Porta Nuova;*

2° La substitution d'une alimentation tonique, à base de viandes rôties arrosées de vin rouge, au régime nécessairement hyposthénisant de la médication italienne, dont nous avons déjà enregistré la prédilection marquée pour les évacuations sanguines, pour la diète prolongée, en vue du fantôme, un peu trop et toujours redouté, de l'inflammation.

Si nous ajoutons que, traités d'abord par les médecins autrichiens, prisonniers et soumis comme eux aux sinistres préoccupations de la captivité ; confiés, ensuite, après la libération de leurs compatriotes, aux soins des médecins lombards, les blessés de San Francesco n'avaient reçu, au début, que l'assistance abattue et découragée de la défaite; plus tard, que celle, toujours suspecte aux vaincus de leurs anciens adversaires : comment ne pas apprécier, à une haute valeur, l'impression favorable ressentie par leur moral, quand ils ont vu s'approcher d'eux les médecins français, désintéressés, par la victoire même, dans une lutte, où l'honneur seul avait été momentanément engagé, sans répétition ni vengeance sous-entendues contre un passé exempt des rancunes de l'animosité nationale?

Aussi, dès que ces victimes de la guerre ont pu recevoir, de la part des chirurgiens français, sans arrière-pensée ni défiance, comme sans retour pénible sur les désastres de la veille, des secours et des consolations auxquels les expérimentations nouvelles, patronnées par les illustrations de la médecine et de l'armée, commandaient encore d'apporter plus d'attention, on a vu, ce qu'il était aisé de pressentir d'ailleurs, leur gaieté reparaître, leur appétit et toutes leurs fonctions se réveiller de la profonde torpeur où ils allaient s'épuisant insensiblement. Est-il étonnant, qu'à la faveur de ce changement intime, manifesté souvent par les témoignages extérieurs de la plus profonde gratitude, les plaies aient subitement revêtu une physionomie meilleure? Faut-il surtout en attribuer le bénéfice entier à l'application du topique de MM. Corne et Demeaux? Telle n'est pas absolument notre appréciation.

« La poudre opère bien, elle *modifie avantageusement*, seule ou secondée par d'autres influences, les surfaces en suppuration, mais il reste à faire la part du *mélange* et celle de ses *énergiques auxiliaires*. En ce qui concerne le premier, voici ce que j'ai vu :

« Généralement, au moment de la levée des bandages, la plaie, soumise au traitement dont il s'agit, accusait une tendance prononcée à la détersion. La diminution du pus ne m'a jamais semblé instantanément sensible, ce qui éloigne toute idée d'absorption active par le plâtre-coaltar. Cette diminution n'avait lieu qu'au fur et à mesure des progrès de l'émondation, parallèlement au développement de ces bourgeons charnus, qui seront toujours la condition essentielle d'une sécrétion louable, normale. Jusque-là, le pus, emprisonné entre la plaie et le mastic formé par la poudre ou la pommade sur les premières pièces de linge, s'amassait si copieusement qu'on le voyait s'en écouler, comme un liquide tombe d'un vase, sitôt le pansement soulevé.

« Cette accumulation du pus sous le bandage était parfois tellement douloureuse aux malades, qu'ils réclamaient, à chaque heure, le renouvellement du pansement. J'en ai vu deux, exaltés à ce point, par la souffrance, qu'ils ne voulaient plus rien supporter sur leurs plaies. D'autres pleuraient à la seule pensée d'une nouvelle application de poudre, après s'être beaucoup applaudis des premiers essais. Sur plusieurs blessures, ainsi améliorées au début, M. Martenot de Cordoux, médecin-major, a constaté bientôt la réapparition de certains points ulcérés, qui, loin de se modifier par le traitement, paraissaient tendre à de nouveaux envahissements du mal.

« Il est bien vrai que, projetée sur une plaie putrilagineuse, fétide, la poudre en neutralise sur-le-champ l'odeur nauséeuse *sui generis* : mais n'agit-elle pas ici, purement et simplement, comme enduit obturateur des bouches de dégagement, véritable barrière concrète interposée entre les surfaces exhalantes et les papilles nerveuses olfactives de l'observateur ? Ce qui me porterait à croire que là se borne la soi-disant action absorbante ou désinfectante des gaz odorants prêtée au mélange, c'est que la fétidité ne tarde pas à reparaître, pour peu qu'on donne à la suppuration le temps d'imprégner de nouveau la couche pulvérulente qui masquait seulement les émanations, bien loin de les détruire à la source. » BERTHERAND, médecin principal.

Hôpitaux de Gênes. — A l'hôpital San Benigno de Gênes, dans la prévision d'un grand nombre d'officiers blessés, on place deux lits dans la plupart des chambres qui leur sont destinées. Celles réservées aux officiers supérieurs n'ont qu'un lit. Les premiers blessés viennent de Montebello, les chaleurs ont commencé. Il est bien recommandé de laisser autant que faire se pourra les portes des chambres ouvertes. Malheureusement, en matière d'hygiène, l'officier est en général aussi peu sage que le soldat. Il redoute surtout ce qu'il appelle les *courants d'air*. Il persiste donc à se claquemurer dans son compartiment. Dans la deuxième quinzaine de juin, la pourriture d'hôpital envahit tout à coup cinq plaies (coups de feu) en bonne voie de réparation. Il y avait alors tout au plus 30 officiers blessés à l'hôpital ; le fait est d'autant plus surprenant qu'il s'observe chez des malades entourés de soins particuliers et qu'à la même date, parmi les 400 blessés en traitement dans le grand hôpital, cette complication est rare. Je fais enlever immédiatement les portes des chambres d'officier. Ce procédé sans façon, ainsi que je l'entends murmurer à mes oreilles, a d'abord l'avantage de faciliter le service, et puis, sans qu'il faille s'en préoccuper autrement, de mettre fin à ces premières apparitions de pourriture d'hôpital. »

1re *observation*. — Un blessé a le poignet brisé par un éclat d'obus, et l'avant-bras est amputé, le jour même de la blessure, à son tiers inférieur. Le malade est évacué, sur Gênes, à quarante-quatre jours de là. La cicatrice est incomplète, grisâtre et douloureuse au centre. C'est là le point de départ d'une pourriture d'hôpital qui, en moins de six jours, dévore le moignon à plus de trois travers de doigt de hauteur et met le radius et le cubitus à nu dans cette étendue. La douleur est atroce et la suppuration abondante ; l'acide sulfurique et, à la chute de l'escarre, un mélange de camphre, de poudre de quinquina et de jus de citron, deux moyens qui m'ont souvent réussi, sont sans effet. Le perchlorure de fer, auquel l'un de nous, praticien à juste titre des plus estimés, accorde une confiance presque illimitée, leur est vainement substitué. Attendre, en insistant sur les mêmes moyens, est vouer presque fatalement le malade à la mort. La souffrance, l'insomnie et la suppuration l'ont épuisé. En admettant que, la nature aidant enfin le chirurgien, la pourriture d'hôpital s'arrête, et que l'on puisse remanier la première opération, tels sont l'état et la configuration irrégulière du moignon que, très-probablement, on aura beaucoup de peine à en obtenir la cicatrisation. On objecte que, soit que l'on refasse le premie rmoignon, soit qu'on ampute plus haut, il y a tout lieu de craindre un retour de la pourriture d'hôpital. L'objection est autorisée sans doute, mais le cas est pressant, et les exemples de réamputation pour cause de pourriture d'hôpital, dans lesquels cette complication n'a plus reparu, ne sont pas tellement rares qu'il faille désespérer de les renouveler. Le bras est donc amputé le 16 août ; le troisième jour, la pourriture d'hôpital surgit de nouveau, mais d'une façon si peu grave, cette fois, qu'un seul badigeonnement de la surface de la plaie avec l'acide sulfurique a suffi pour l'enrayer. La cicatrisation, toutefois, se fait avec lenteur, elle n'est complète que le 8 octobre.

2e *observation.* — Un cavalier est mordu par un cheval au bras droit, dans le pourtour de l'insertion deltoïdienne à l'humérus. Le membre est saisi à plusieurs reprises sur le même point, la blessure se compose d'empreintes noirâtres, de plaques grisâtres disséminées, et, plus particulièrement, du côté du bord interne du biceps, de véritables déchirures. — Le malade se présente à l'hôpital le lendemain de son accident. Teinte fortement ecchymosée du bras et de l'épaule ; douleur aiguë des parties labourées par la dent de l'animal ; engourdissement de tout le membre supérieur. — 2 saignées du bras. Fomentations avec l'infusion de sureau additionnée de laudanum. — La réaction se maintient des plus vives. La suppuration séro-purulente et fétide les premiers jours, devenue sensiblement plus louable par la suite, est remarquable par son abondance. Elle reste telle, alors même que le travail inflammatoire tend à s'affaiblir. L'engourdissement général du membre diminue à son tour. La détersion des ulcérations succédant à la chute des escarres, et celle des déchirures produites par la dent de l'animal, ont commencé, lorsque, tout à coup, la pourriture d'hôpital s'empare de toutes les plaies, et cela, contrairement à ce qui a lieu chez les quelques blessés de nos salles atteintes de la même complication, avec une violence telle que l'acide sulfurique et le perchlorure de fer sont tout à fait impuissants à la modifier. Toutes les plaies du bras grandissent à vue d'œil, en quelque sorte, en largeur et en profondeur. Une première hémorrhagie a lieu en dedans du membre par l'une des morsures de l'animal, répondant au trajet de la brachiale. Suspendue un instant par la compression directe de la plaie et celle de l'axillaire, elle est suivie, en deux jours, de deux autres hémorrhagies. Le bras et l'épaule sont considérablement tuméfiés. — Désarticulation scapulo-humérale pratiquée pendant une quatrième hémorrhagie. — La pourriture d'hôpital ne tarde pas à s'emparer du moignon. Des abcès, d'où s'écoule un pus des plus fétides, dissèquent le scapulum en avant et en arrière. Le malade, néanmoins, homme des mieux trempés au moral comme au physique, ne succombe que le vingtième jour de l'amputation.

L'hémorrhagie, avons-nous dit, a paru sur l'un des points du bras où les dents du cheval avaient le plus violemment serré les parties molles contre l'os, et directement sur le trajet de l'artère humérale. Bien qu'elle ne soit survenue que trois semaines après la morsure, il ne serait pas impossible que les parois du vaisseau, affaiblies en ce point par la dent de l'animal, eussent fini par céder à l'effort latéral de l'ondée sanguine, ou bien encore que les mêmes parois, énergiquement comprimées contre l'humérus, eussent été frappées de mort, et que la chute de l'escarre, plus ou moins longue à s'effectuer dans ce cas, eût été le point de départ de la première hémorrhagie. D'autre part, il eût pu se faire que le travail ulcératif de la pourriture d'hôpital se fût étendu jusqu'au vaisseau lui-même. Les gros vaisseaux ne sont pas plus à l'abri des envahissements de la pourriture d'hôpital que les vaisseaux de moyen et de petit calibre. Seulement, d'une manière générale, ils lui résistent mieux. Ce serait dans ce sens que l'opinion de Thompson serait une vérité. En Orient, où les cas de pourriture d'hôpital grave étaient si multipliés, nous avons pu voir la tibiale antérieure, la poplitée, la fémorale profonde, la crurale même, à la base du triangle de Scarpa, isolées et comme disséquées, et leurs parois néanmoins tenir bon jusqu'au bout, quelle qu'ait été l'issue de la maladie. Nous serons même tenté d'ajouter, si nous ne craignions d'être mal compris, que nous n'avons vu bien distinctement que deux fois les parois d'un gros vaisseau s'ouvrir à la pourriture d'hôpital, sans que, au préalable, il n'y ait pas eu lieu de penser que ces parois eussent été endommagées d'une façon quelconque par le projectile. Il s'est agi de l'humérale au pli du bras, à la suite d'un coup de feu de la partie supéro-externe de l'avant-bras, et de la faciale pour fracas du menton du côté opposé à l'hémorrhagie ; les progrès de la pourriture d'hôpital en haut dans le premier cas, et sur le côté dans le deuxième cas, avaient franchement décidé l'ouverture du vaisseau. Dans l'observation qui nous occupe, deux ulcérations de l'humérale ont livré passage au sang. Leurs bords irréguliers sont grisâtres et pulpeux comme le fond de la plaie où le vaisseau baigne dans l'ichor. Le vaisseau a-t-il été érodé d'emblée par la pourriture d'hôpital, ou bien, attrit et mortifié par la dent du cheval, s'est-il d'abord ouvert au sang, et la pourriture d'hôpital n'a-t-elle fait que laisser son empreinte sur les fissures du vaisseau? La première hémorrhagie datait de 4 jours, et, en quatre jours, la pourriture d'hôpital fait bien des dégâts!...

A mon avis, pour le dire en passant, il y a une sorte de prétention à affirmer que, dans la pourriture d'hôpital épidémique, tel topique vaut mieux, guérit plus sûrement ou plus vite que tel autre, comme si la dégénérescence putride de la plaie constituait ici toute la maladie, comme si cette dégénérescence n'était pas étroitement subordonnée dans son intensité, dans ses oscillations et sa persistance, à celle de l'empoisonnement miasmatique dont elle n'est que le reflet. — Incertitude, échec ou succès de la médication, tout est principalement là. — Modifiez intimement les conditions hygiéniques des salles où est née, et où se perpétue la pourriture d'hôpital ; activez, doublez la ventilation ; réduisez le nombre des malades, changez souvent les fournitures, et l'épidémie ira s'affaiblissant chaque jour. Les moyens les moins énergiques, j'allais dire les plus simples, triompheront alors du mal qu'elle aura produit. La guérison, dans la situation nouvelle faite au malade, s'effectuera plus ou moins vite, sans doute, suivant que sa constitution elle-même aura souffert du poison dont elle a subi la pression, et que les désordres locaux auront pris de gravité ; mais, sauf les cas extrêmes, qui sont toujours l'exception, elle aboutira. Ce ne sera plus qu'une affaire de temps. — Il a suffi d'espacer et de ventiler les premiers officiers atteints de pourriture d'hôpital à San Benigno pour que celle-ci ait disparu, je puis dire d'elle-même. Plus tard, leurs camarades, venus des hôpitaux de l'intérieur avec la même complication, n'ont pas été moins heureux. Ils ont été peu nombreux, et il a toujours été possible de les isoler et de leur donner en même temps espace et air. Ainsi s'est établie et complétée sans grands efforts une amélioration que le déplacement avait déjà préparée. Il n'en a pas toujours été de même pour le soldat.

Pendant trois mois, notre mouvement de malades a été des plus considérables : l'hôpital a été véritablement surmené. Au fur et à mesure que les évacuations nous venaient, elles nous apportaient, avec une proportion plus grande de blessures graves, plus de cas de pourriture d'hôpital. Celle-ci, d'autre part, naissait dans l'hôpital lui-même. Vainement alors avait-on recours aux caustiques, au fer rouge, au perchlorure de fer; vainement variait-on à l'infini les topiques dits spécifiques contre ce mal, on n'arrivait véritablement à bien que quand, par une combinaison quelconque du mouvement hospitalier, les salles étaient moins occupées pendant quelques jours, et, surtout, quand il était possible d'isoler les blessures et les pourritures les plus graves. Alors aussi, mais seulement alors, les moyens même les moins vigoureux réussissaient. Subordonner aussi étroitement que je le fais le traitement de la pourriture d'hôpital épidémique et ses chances de succès à l'hygiène, ce n'est pas contester l'efficacité de ce traitement, mais bien en rappeler la véritable base. On m'objectera que des pourritures des plus graves ont pu guérir dans le foyer même où elles étaient nées, et cela sans que les mauvaises conditions hygiéniques de ce foyer aient été changées; mais par cela même que ces résultats heureux ont été rares, qu'ils ne se sont effectués le plus souvent qu'après bien des tâtonnements de la part du chirurgien, on est d'autant plus en droit de se demander jusqu'à quel point la médication y a contribué, que ces quelques guérisons providentielles ont été obtenues çà et là à l'aide de moyens en désaccord avec l'idée que chacun de nous s'est faite de la nature essentiellement septique de la pourriture d'hôpital, tels le cataplasme émollient, l'eau froide. Les individualités ont leurs mystères de réaction, et, faute de meilleure explication dans des faits du genre de ceux qui précèdent, j'aime autant la chercher là. Je le répéterai donc jusqu'à satiété : que pendant un certain temps les blessés affluent sur le même établissement; que les salles où ils s'accumulent et se renouvellent incessamment ne désemplissent pas, et, quelle qu'ait été d'abord la salubrité de ces salles, elles ne tarderont pas à s'empoisonner. Entre autres complications pouvant naître d'un pareil état de choses, la pourriture d'hôpital surgira, et prendra pied. De tous nos hôpitaux, à Gênes, San Benigno était incontestablement le plus heureusement placé, et le plus favorablement disposé, et, néanmoins, pour peu que le fonctionnement des salles fût resté ce qu'il a été pendant les trois premiers mois, j'arrivais fatalement là. L'avenir d'un hôpital n'est plus garanti, ou, mieux, il est livré aux éventualités les plus désastreuses, quand un chiffre trop gros de blessés est réuni sous le même toit, que des évacuations presque toujours considérables le renouvellent incessamment, et que ses salles, en un mot sont surmenées. » Dr MAUPIN, médecin principal.

Hôpitaux de Crémone. — « Le médecin-major Sonrier n'a observé que deux cas de pourriture d'hôpital : le premier, revêtant la forme ulcéreuse, ayant rongé une cicatrice — d'amputation de bras — entière et tous les muscles pectoraux ; le le second, à forme pulpeuse avec fausses membranes, suppuration sanieuse, mais sans destruction des tissus. Les sujets étaient pâles, anémiques, affectés d'embarras gastro-intestinal, aspect muqueux de la langue, anorexie, etc. Le fer rouge, les injections iodées, au dehors ; à l'intérieur, le quinquina, le fer réduit par l'hydrogène, ont contribué, avec les pansements méthodiques et répétés, à sauver un des deux malades. »

Hôpitaux de Milan. — *Rapport du* Dr MARTENOT DE CORDOUX, *médecin-major, sur le coaltar dans le pansement des plaies atteintes de pourriture d'hôpital.* — Six observations. — Hôpitaux de San Francesco et de la Canonica, du 1er au 16 août 1859.

« Le 1er août 1859 j'ai été chargé par M. le médecin en chef des hôpitaux de Milan, d'expérimenter le nouveau moyen thérapeutique que M. Velpeau venait de préconiser à l'Académie. Dix-sept malades ont été soumis à ce nouveau mode de pansement, tant par MM. Remy, Bintot et Mathieu, placés sous mes ordres à l'hôpital San Francesco, que par moi-même. Chacun de nous étant responsable de ses observations et de ses appréciations, devait les adresser isolément : pour ma part, je ne rendrai compte que des malades que j'ai soignés exclusivement. Cependant je dois entrer dans des considérations générales qui appartiennent à tous.

Placés à l'hôpital San Francesco, les blessés autrichiens y ont été entassés jusqu'au nombre de 2,400. Cet immense bâtiment a été construit pour caserner les soldats, et ne réunit aucune des conditions hygiéniques lorsqu'il s'agit de blessés qui répandent autour d'eux une odeur désagréable, et surtout lorsque ces blessés se trouvent en nombre si considérable. La caserne peut à la rigueur contenir 5,000 hommes bien portants, mais en accumulant autant de blessés, pour la plupart gravement atteints, on devait s'attendre à voir des accidents sérieux venir compliquer les plaies. Confiés à des médecins lombards, qui ont la malheureuse habitude de maintenir leurs malades à une diète exagérée, et qui pansent d'une manière uniforme toute espèce de plaies, les blessés autrichiens se trouvaient dans de mauvaises conditions. J'insiste sur ce fait, non pas pour être désagréable à nos confrères de Milan, mais pour faire ressortir que l'amélioration qui est survenue dans l'état des plaies, dès que j'en ai pris soin, ne peut pas être attribuée tout entière au nouveau mode de pansement, mais bien aux conditions meilleures dans lesquelles les blessés ont été placés.

Ainsi, dès le premier jour, ces malheureux, qui étaient dans un état de malpropreté révoltante, ont été lavés de la tête aux pieds, les bords des plaies rasés, nettoyés convenablement, les pansements faits avec soin. Le régime alimentaire complétement changé, le vin et la viande rôtie en formèrent la base. Placés dans des salles convenablement aérées, lavées et balayées avec soin, ils se sont immédiatement trouvés dans des conditions générales, qui, à elles seules, auraient suffi pour changer l'aspect des plaies.

J'ajouterai qu'à l'époque où nos expériences ont commencé, les accidents les plus graves étaient passés. Il restait bien encore des ulcérations et un aspect grisâtre sur une partie de la plaie, mais déjà l'autre avait pris la teinte rosée des plaies de bonne nature. La tuméfaction des bords était moins considérable, moins rouge, mais il existait encore dans le fond, çà et là, des paquets de tissu cellulaire mortifiés ; des décollements considérables entre la peau déchiquetée et les muscles, et entre les muscles eux-mêmes. Ceux-ci, dont les mailles de tissu cellulaire étaient détruites, avaient conservé à peu près toutes leurs fibres, cependant en les examinant attentivement on apercevait encore des ulcérations assez étendues, mais peu profondes qui en auraient achevé probablement la destruction, si elles avaient été abandonnées à elles-mêmes. Je dois dire que, pour ces sortes de plaies, les médecins lombards avaient modifié leur éternel mode de pansement pour employer le vinaigre, le seul spécifique qu'ils aient jamais voulu adopter.

Avant d'aller plus loin, puisque j'ai parlé du mode uniforme de pansement des blessés, employé par nos confrères de Milan, je dois l'expliquer et en faire ressortir les inconvénients. Il consiste à appliquer sur toutes les plaies de la charpie en fils très-serrés, très-épais, enduits de cérat, et qui collés sur la surface traumatique, loin d'absorber les liquides qui s'y forment, s'opposent fatalement à leur sortie. Tous ces petits plumasseaux de charpie bien graissée, sont préparés d'avance, étalés avec coquetterie dans l'appareil et placés comme des pains à cacheter sur toutes les plaies. De vastes phlegmons sont la conséquence inévitable de cette manière de faire ; alors on a recours aux cataplasmes, aux sangsues, rarement au bistouri, la peau s'amincit, les deux ouvertures, quelquefois très-éloignées, se joignent et il en résulte des plaies immenses qui ne tardent pas à dégénérer ; de là à la gangrène et à la pourriture d'hôpital il n'y a qu'un pas, que les mauvais soins hygiéniques font bientôt franchir.

Toutes les plaies confiées à nos soins, présentaient d'une manière incontestable les caractères de la pourriture d'hôpital, à forme ulcéreuse ; quelques-unes en voie d'amélioration, d'autres dans toute sa gravité. Peu de fièvre ; beaucoup n'en avaient pas du tout ; langue très-peu chargée, appétit convenable, douleurs excessives chez les plus gravement atteints, odeur *sui generis*.

Dès les premiers pansements avec la poudre Demeaux, nous avons pu constater que l'odeur disparaissait pour faire place à celle du médicament lui-même, et si dans l'après-midi, la suppuration n'avait pas été abondante, si l'odeur primitive n'avait pas repris le dessus, nous respections le pansement ; dans le cas contraire, il était renouvelé. J'ai toujours remarqué que les malades souffraient beaucoup au moment du pansement et pendant environ un quart d'heure après, mais je n'attribue cet état qu'à l'action de l'air sur la plaie, et à toutes les manœuvres inhérentes à un pansement long et minutieux, et pas le moins du monde au médicament lui-même.

Le mélange désinfectant est-il, oui ou non, un spécifique contre la pourriture d'hôpital? Des expériences plus nombreuses, plus convaincantes, résoudront peut-être cette grave question. Quant à moi, jusqu'à présent, je ne le pense pas. Le spécifique contre cette affreuse infection n'est pas trouvé. Le mélange doit prendre sa place parmi les plus puissants moyens thérapeutiques connus jusqu'à ce jour, mais son action se borne à désinfecter les plaies, absorber en partie les liquides putrides, et *peut-être* à diminuer la douleur. Je crois en outre qu'il ne peut pas, qu'il ne doit pas être employé exclusivement et que son action serait bien minime si on ne lui adjoignait tout ce qui compose le cortége des vrais moyens médicaux : régime alimentaire, aération et soins de propreté.

Composition de la poudre désinfectante :

Plâtre du commerce en poudre . . .	100 kilogrammes.
Coaltar	de 1 à 3 —

Emploi :

1° La poudre seule ; 2° il est mieux de délayer avec de l'huile d'olives une certaine quantité de cette poudre afin d'obtenir un produit, dont la consistance soit celle d'une pâte, d'une pommade ou d'un onguent.

Le coaltar et le plâtre semblent favoriser le travail de réparation organique. Le plâtre absorbe les liquides putrides, et le coaltar en détruit l'odeur. Il est indispensable d'ajouter une grande quantité de charpie pour absorber le pus, et l'empêcher de séjourner dans la plaie.

Il faut se tenir sur la réserve avant de préconiser un agent thérapeutique qui n'a pas encore donné assez de preuves des avantages qu'on lui attribue. Je crois que l'action du désinfectant ne dure que quelques heures, et qu'il est indispensable de renouveler le pansement au moins trois fois par jour dans les plaies de grande étendue, si l'on ne veut pas perdre tous les bénéfices de son application.

Je joins à ce rapport les six observations suivantes :

Je terminerai en relatant un fait assez extraordinaire, que j'ai observé sur un blessé autrichien dont la cuisse était envahie par la pourriture d'hôpital dans une grande étendue. Les tuniques artérielles résistent plus que les autres tissus, les os exceptés, aux ravages de la pourriture. Ici, on voyait l'artère fémorale, complétement disséquée, battre à nu au milieu de cette immense plaie. Un jour, au moment de ma visite, l'artère ulcérée donna passage à un jet de sang considérable, je pratiquai immédiatement la ligature, et réussis à conserver la vie au malade quelques jours de plus seulement, car il ne tarda pas à succomber aux progrès de la maladie. »

1re *observation.* — NEKOLOWSKI, Ivan, Polonais, 26 ans, assez bonne constitution, un peu lymphatique. — Coup de feu (balle) à la partie moyenne et externe de la cuisse; sortie de la balle au niveau du jarret et au côté externe de l'articulation. — Blessé le 24 juin, Solférino; ce malade a été confié à mes soins, le 1er août, dans l'état suivant : tous les téguments, dans une étendue de 16 centimètres, comprenant l'espace situé entre les deux ouvertures, sont détruits sur une largeur de 13 centimètres; les muscles sont profondément disséqués, les bords frangés, grisâtres et décollés, tout le tissu cellulaire et aponévrotique a disparu, et c'est à peine s'il reste encore quelques lambeaux mortifiés qui se détachent au premier pansement. Les ulcérations sont nombreuses et étendues sur toute la surface de la plaie, principalement sur les bords et dans l'interstice des muscles. — Le régime est changé,— les viandes rôties, le vin à tous les repas, les œufs en forment la base principale,—je prescris la limonade vineuse pour la journée et le vin de quinquina le matin. — La plaie est nettoyée, lavée, rasée, pansée avec soin. Le malade est placé dans une salle bien aérée, avec quatre autres malades seulement, tandis qu'elle en contenait dix auparavant. Un infirmier militaire en est spécialement chargé; les draps, les couvertures sont changés chaque jour; la salle est lavée et balayée avec soin; les objets qui ont servi au pansement précédent sont enlevés et détruits immédiatement. Afin d'éviter des longueurs inutiles, je dirai que les mêmes soins ont été pris pour tous les autres malades et je n'y reviendrai plus. — Dès le lendemain la plaie a un meilleur aspect, et, pour diminuer son étendue en largeur, j'applique une bandelette de diachylon en travers, et je fais le pansement avec la pommade étendue sur du linge largement fenêtré, et recouvert d'une grande quantité de charpie mollement appliquée. — Le 4, l'amélioration est très-sensible, presque toute la plaie est rose, la cicatrisation se fait d'une manière très-visible, excepté à sa partie supérieure. L'odeur primitive a disparu, et ce n'est que par un examen attentif que l'on retrouve encore en cet endroit des ulcérations de mauvaise nature. La peau est épaisse, douloureuse, et un liquide ichoreux s'échappe par la pression, cependant il n'y a pas de décollement. — Je modifie le pansement en saupoudrant cette partie de la plaie avec la poudre de plâtre et de coaltar, et le terminant de la même façon que les jours précédents. — Le 5, le 6, le 7 et le 8, l'amélioration continue dans la plus grande partie de la plaie, et reste stationnaire à l'endroit dont je viens de parler. A cette époque, elle a 14 centimètres dans sa longueur et 11 et 1/2 dans sa largeur. La sensibilité est toujours vive au point où se trouvent les ulcérations. — Le 9, grande sensibilité, douleurs excessives au moindre mouvement, les ulcérations ont envahi un tiers de la plaie. — Le 10, elles gagnent le bord postérieur et décollent de nouveau la peau, le fond est grisâtre, noirâtre même en certains points, elles creusent et entament les fibres musculaires. — Le 11, même état. Ce jour-là tous les malades ont été transportés dans un nouvel établissement, La Canonica, et placés dans de vastes corridors. Ils se trouvent désormais dans des conditions encore préférables, il est fâcheux cependant qu'ils soient peut-être un peu trop nombreux; mais l'air circule facilement, et cet inconvénient me paraît de très-minime importance. J'aurais voulu faire espacer un peu les lits, mais le nombre des blessés ne le permet pas encore. — Le 12, les ulcérations font des progrès. La suppuration est abondante et je me décide à faire trois pansements par jour, ce qui ne m'avait pas paru nécessaire les jours précédents. — Jusqu'au 15, l'état de la plaie est à peu près le même; cependant il y a une légère amélioration, la suppuration est moins odorante, moins abondante; la douleur est moins vive, mais les ulcérations persistent. — Je cesse d'avoir recours au mélange désinfectant, pour employer la teinture d'iode et le pansement ordinaire. — Un mois plus tard, ce malade était guéri et rentrait dans sa patrie.

2e *observation.* — TONA Antoine, Autrichien, 22 ans, blond, tempérament lymphatique. — Coup de feu à la partie moyenne et interne de la cuisse, Solférino. — État de la plaie le 1er août : La plaie offre une étendue de 14 centimètres sur 9 1/2 de largeur, le fond est grisâtre, les bords fran és et décollés. Pas de fièvre, amaigrissement assez considérable, visage décoloré, langue assez bonne, appétit convenable. — Pansement avec la pommade de coaltar. Jusqu'au 5 l'amélioration est très-peu sensible, cependant à chaque pansement je constate que la mauvaise odeur tend à disparaître.— Le 6, l'aspect général est meilleur, le malade mange avec plus d'appétit; le fond de la plaie est encore grisâtre, mais les bords commencent à adhérer fortement; le travail de cicatrisation tend à se faire des bords au centre. Je supprime la pommade et la remplace par de la charpie imprégnée de poudre. — Le 7, même état, même pansement. — Le 8 et le 9, pansement avec la pommade et la poudre. — Le 10, amélioration sensible, la plaie ne mesure plus que 12 centimètres 1/2, sur 8 1/2. — Le 11, 12, 13 et 14 le mieux se soutient d'une manière incontestable, la plaie diminue considérablement d'étendue; la cicatrisation marche à grand pas. — 9 centimètres sur 6 1/2. — Il n'y a plus trace de pourriture d'hôpital. — Je reviens aux pansements ordinaires : ce n'est plus qu'une affaire de temps.

3e *observation*.— Kodaï, Paul, Autrichien, 30 ans, bonne constitution.— Blessé à Magenta le 4 juin; éclat d'obus à la cuisse gauche et à la jambe droite. — État des plaies le 1er août : Bords grisâtres et décollés en certains points, commencement de travail de cicatrisation dans une assez grande étendue, fond bourgeonnant, aspect général assez bon. Pas de fièvre, bon appétit. Il est évident que chez ce blessé les accidents les plus graves sont passés, et sous l'influence d'une médication nouvelle et d'un régime approprié, la guérison ne doit pas tarder à se faire attendre. — Dès les premiers pansements, les plaies perdent leur mauvaise odeur, suppurent beaucoup moins, et marchent rapidement vers la guérison. Le malade, heureux d'être bien nourri, soigné avec attention, manifeste sa reconnaissance par des signes non équivoques. Il déclare qu'il ne souffre plus et qu'il dort bien. — Le 11, les bords s'ulcèrent un peu, on dirait que la pourriture va reparaître. Jusque-là les pansements avaient été faits constamment avec la pommade étendue sur du linge fenêtré; ce jour-là j'apporte une légère modification, en saupoudrant les plaies avant d'appliquer la pommade. — Le 12, même état. — Le 13, amélioration. — Le 14, il n'y a plus trace d'ulcérations, les plaies sont en parfait état et singulièrement réduites. — Le 15, je supprime le mélange désinfectant pour revenir au pansement ordinaire. Le malade peut être considéré comme guéri. — L'état dans lequel se trouvait le blessé, dès le 1er août, me fait supposer que l'on aurait obtenu de semblables résultats à l'aide de tous les moyens rationnels, puisque les accidents les plus redoutables étaient déjà passés.

4e *observation*.— Trubach, Joseph, Autrichien, 21 ans, bonne constitution, un peu lymphatique. — Coup de feu à l'articulation du pied, Solférino, amputé de la jambe le 26, au lieu d'élection. — État du blessé le 1er août : La pourriture d'hôpital a fait des ravages épouvantables, le moignon présente l'aspect d'un membre enlevé par un boulet; les muscles, la peau, la section des os, sont sur le même plan. La surface est de 20 centimètres d'avant en arrière, sur 16 de dedans en dehors. La peau est décollée, déchiquetée, renversée tantôt en dedans, tantôt en dehors; ses bords sont frangés. — Les muscles mous et flasques, s'affaissent comme de la viande en putréfaction, et donnent à la plaie une forme très-oblongue, lorsqu'on l'abandonne à elle-même. Les tissus cellulaire et aponévrotique ont disparu, et se présentent encore en quelques points sous forme de tissus gangrénés; la pression fait sortir du pus de tous les interstices. Odeur caractéristique, plaie blafarde et ulcérée, sensibilité excessive, chairs molles et flasques. — Le premier pansement est long et très-douloureux, je rase tout le moignon jusqu'au genou, je lave et nettoie convenablement la plaie, et, pour en diminuer l'étendue, je place deux bandelettes de diachylum en croix; cette manœuvre est excessivement douloureuse. Puis j'applique un grand linge fenêtré, enduit de la pommade désinfectante. — Le lendemain le malade déclare qu'il a cessé de souffrir environ une heure après le pansement et qu'il a un peu dormi. Il a pu prendre des potages et des fruits cuits. Je respecte les bandelettes et renouvelle le même pansement. — Le 3, j'enlève les bandelettes, en ayant bien soin de maintenir le moignon, pendant toute la durée du pansement, pour ne pas perdre l'avantage du rapprochement opéré par l'application des bandelettes. Même pansement; je prescris du poulet, du vin, des potages et des fruits cuits. — Le 4, Trubach a mangé, dormi une partie de la nuit. L'odeur est singulièrement modifiée, la suppuration moins abondante, l'état général excellent. La tristesse du malade, d'abord très-profonde, a fait place à un air de gaieté qui fait plaisir à voir. — Le moignon, abandonné à lui-même pendant quelques instants, se soutient bien, les muscles ont pris un peu de consistance, la plaie se déterge, prend un bon aspect; les bords se cicatrisent, il y a vraiment un changement merveilleux, 15 centimètres sur 11. — A partir de ce jour l'amélioration ne s'est jamais ralentie, le sommeil est complétement revenu, l'appétit excellent, et le travail de cicatrisation marche avec une rapidité surprenante. — Le 13, 12 centimètres sur 9 1/2. — Le 15, la plaie a encore diminué d'étendue, je réprime les bourgeons charnus, et reprends le mode de pansement ordinaire, 10 centimètres sur 8. — Ce fait est excessivement remarquable; pour ma part je n'ai jamais vu un moignon, dans un état aussi épouvantable, se modifier si rapidement et d'une manière si heureuse. Dans cette observation, comme dans toutes les autres, il faut se garder d'attribuer tout le mérite de la guérison au mélange désinfectant, mais on ne peut refuser de lui en attribuer une part. — Ici le moral a joué un grand rôle, et son heureuse influence s'est fait sentir d'une façon incontestable. — Trubach peut être considéré comme guéri.

5e *observation.* — Schatlaw, Jean, 22 ans, constitution assez bonne, un peu lymphatique. — Coup de feu (balle) à la hanche, entre le grand trochanter et l'épine iliaque antérieure et supérieure; Solférino.—État du malade au 1er août : Aspect grisâtre dans une partie de la plaie; bourgeons charnus de bonne nature dans d'autres parties, commencement de cicatrisation sur quelques points; bords indurés, frangés et décollés dans la plus grande partie du pourtour. État général assez satisfaisant, appétit, sommeil; étendue de la plaie, 13 centimètres sur 9 de largeur; pansement avec la pommade. — Rien de notable jusqu'au 8; la plaie prend tous les jours un aspect meilleur et la cicatrisation marche rapidement, 10 centimètres sur 7 1/2. — Le 9, la pourriture d'hôpital reparaît sous forme ulcéreuse; les bords se décollent de nouveau et se renversent en dehors, la sensibilité est extrême, l'étendue de la plaie a considérablement augmenté. Je modifie le pansement en saupoudrant la plaie avec le mélange, avant d'appliquer la pommade, et je prescris un purgatif. — Le 10, le 11 et le 12, même mode de pansement, aggravation considérable, le mal a gagné dans des proportions surprenantes; le malade est en proie à une fièvre très-forte, l'appétit et le sommeil sont nuls. — Le 13, je supprime le mélange et j'applique largement le fer rouge. — Le 14, les escarres commencent à se détacher, je panse avec le styrax. Les progrès du mal semblent s'arrêter. — Le 15, j'emploie la teinture d'iode et le styrax. — Le 16, amélioration notable, la plaie est large, profonde, mais elle a perdu ses principaux caractères inquiétants. Le malade a dormi, il a moins de fièvre et se trouve mieux. La pourriture peut être considérée comme enrayée, et il ne reste plus qu'une immense perte de substance que le temps seul pourra combler. — Dans cette observation j'ai reconnu que le mélange de MM. Corne et Demeaux avait été impuissant pour arrêter la marche de la maladie, alors qu'elle était dans toute sa force, et qu'elle n'a cédé qu'à l'emploi énergique du cautère actuel et à l'application de la teinture d'iode.

6e *observation.* — Retmitser, Autrichien, 26 ans, bonne constitution, un peu lymphatique. — Coup de feu à la jambe (balle), Magenta. — Ce malade n'a reçu mes soins que le 14 août. — La plaie, plus rapprochée du tiers inférieur que du supérieur, occupe les parties antérieure, externe et interne de la jambe. La peau, les aponévroses externes et intra-musculaires ont été détruites, les muscles eux-mêmes ont disparu dans une grande profondeur; il résulte de cette perte de substance que le tibia est entièrement à nu du côté interne, presque sur toute la longueur de la plaie, en haut et en bas sur la face antérieure, un peu moins du côté externe. Des bourgeons charnus, saignants au moindre contact, occupent toute la partie du tibia, qui n'est pas entièrement découverte. Le périoste lui-même, presque partout détruit, ne se montre plus en quelques endroits que sous la forme d'une écaille fragile, qui est séparée de l'os et s'en détache par morceaux. Le centre de la plaie est d'un rouge vif, mais la pourriture s'étend en couches de plus en plus épaisses jusque sur les bords, excepté vers le supérieur. Ces bords sont tuméfiés, pâteux et livides, taillés à pic dans certains endroits. — Pansement avec la poudre et la pommade. — Le 15, non-seulement l'étendue de la couche pulpeuse n'augmente pas, mais elle diminue d'épaisseur du centre de la plaie vers les bords, en même temps que la couleur cesse d'être d'un gris sale pour devenir plus franchement blanche ; même pansement. — Le 16, la plaie, dont l'étendue reste la même, est presque partout d'une belle couleur. La pourriture, qui s'étalait en couches de plus en plus épaisses, à mesure qu'elle s'approchait du pourtour, s'est progressivement retirée et n'occupe que quelques cavités près du bord antérieur et au bord externe. Dans ces endroits mêmes la pourriture a diminué d'épaisseur et le moindre contact provoque l'écoulement du sang. Les derniers restes du périoste sont tombés presque sans aucune traction ; des bourgeons charnus l'ont remplacé sur la face externe, mais ne se sont pas encore montrés sur les autres points précédemment dénudés. Le tronc nerveux, formé par la réunion du saphène péronier au saphène externe, est tombé de lui-même sur une longueur de 6 à 7 centimètres. L'aspect général de la plaie est aussi satisfaisant que possible. — Il est extraordinaire que les tuniques artérielles aient résisté jusqu'à présent à l'action corrodante de la pourriture, et qu'aucune hémorrhagie ne se soit manifestée dans une plaie aussi vaste. — Avec une perte de substance aussi considérable, on ne peut guère espérer une guérison définitive et avantageuse pour le blessé ; je crois que, lorsque l'état général sera meilleur et qu'il n'y aura plus de pourriture à craindre, il sera convenable de pratiquer l'amputation du membre. Mais, en ce moment, je n'ai à constater que l'amélioration survenue sous l'influence du topique et du traitement général, sur lesquels je ne reviendrai pas, puisqu'ils ont été les mêmes que dans les observations précédentes.

Milan, 18 août 1859. — Dr MARTENOT DE CORDOUX, médecin-major.

Rapport du Dr MATHIEU, *médecin aide-major, sur l'emploi du mélange désinfectant de MM. Corne et Demeaux (sept observations).*

La caserne San Francesco, transformée en hôpital, reçut presque tous les blessés autrichiens qui furent traités à Milan. Vers la fin du mois de juillet, un certain nombre de cas de pourriture d'hôpital, à forme ulcéreuse principalement, furent observés chez ces blessés et signalés au médecin en chef de l'armée.

A la même époque, à Paris, M. le professeur Velpeau faisait une communication, à l'Académie des sciences, sur les heureux effets obtenus par MM. Corne et Demeaux et par lui-même, dans le traitement des plaies de mauvaise nature et des ulcères, par l'emploi d'un mélange désinfectant composé de plâtre et de coaltar.

Des ordres furent donnés pour que la poudre Corne fût mise en usage à l'hôpital San Francesco, et quatre médecins militaires français furent désignés pour expérimenter ce mode de pansement.

Sept blessés, atteints de pourriture d'hôpital bien constatée, reçurent mes soins dès le 1er août, et ont été exclusivement pansés, à partir de ce jour, avec le mélange désinfectant. Toutes les plaies, dont il sera question dans les observations que j'ai recueillies, étaient peu graves au début. C'étaient, pour la plupart, de simples sétons produits par le passage d'une balle dans les parties molles et superficielles. L'ulcération, qui s'en est emparée, leur a donné des dimensions considérables en surface et en profondeur. Elles présentaient toutes comme caractères communs : un fond gris plus ou moins foncé ou noirâtre, constitué par une matière molle, pulpeuse, qui m'a paru composée de tissu cellulaire mortifié et d'une substance particulière, véritable produit de sécrétion morbide ; bords frangés, irréguliers, indurés, décollés dans une plus ou moins grande étendue; suppuration extrêmement abondante s'écoulant de ces plaies et exhalant une odeur infecte tout à fait caractéristique. Les parties environnantes étaient le siége d'une rougeur, d'une chaleur et d'une tuméfaction plus ou moins considérables. Tous les blessés accusaient des souffrances excessives; ils étaient presque tous privés de sommeil, leur appétit avait généralement beaucoup diminué; quelques-uns étaient atteints de diarrhée; l'un d'eux était sous l'influence d'un commencement d'infection putride. L'état général des malades était mauvais; d'un tempérament éminemment lymphatique, ils étaient tous pâles et extrêmement amaigris.

Des sept hommes dont je fus chargé, cinq se trouvaient réunis dans la même chambre; deux étaient couchés dans deux autres salles, mêlés à leurs camarades. Mon premier soin fut de les réunir dans une même salle, suffisamment spacieuse pour les isoler. Un régime tonique, composé de viandes rôties et de vin, fut prescrit à tous, dans la mesure de leurs forces digestives; du vin de quinquina leur fut en outre administré quelques jours plus tard.

La douleur occasionnée par les pansements était si vive, que je dus renoncer les renouveler deux fois par jour chez des hommes d'une constitution détériorée, t rendus pusillanimes par la souffrance. Ce n'est donc qu'accidentellement, dans les premiers temps du moins, lorsque la suppuration, trop abondante, avait traversé toutes les pièces de l'appareil, que le pansement fut renouvelé vers le soir.

Le premier effet de l'application du topique Corne, en poudre ou en pommade, a été de diminuer considérablement l'odeur infecte qu'exhalaient les plaies, mais sans la détruire jamais complétement, même lorsque le pansement était renouvelé dans la journée, et bien que la quantité de coaltar introduite dans le mélange fût de trois parties pour cent de plâtre. Peut-être faudrait-il tenir compte des chaleurs excessives que nous eûmes à supporter à Milan, comme dans beaucoup d'autres localités.

Le second effet que j'ai observé, à la suite du pansement avec le plâtre et le coaltar, a été une diminution rapide de la douleur chez tous les blessés et la cessation presque immédiate du travail ulcératif qui n'a plus fait de progrès.

En troisième lieu, le mélange Corne m'a paru favoriser singulièrement l'élimination des tissus mortifiés. Sous son influence, les plaies se sont promptement détergées et couvertes de bourgeons charnus.

Enfin, ce mode de pansement, soit que la poudre ou la pommade ait été mise en usage, n'a pas causé la moindre douleur, même momentanée, à aucun de mes malades qui, dès le second jour, m'exprimaient, par l'intermédiaire d'un interprète, leur profonde reconnaissance au sujet du traitement nouveau qu'on leur faisait subir.

Lorsque les plaies étaient complétement détergées et ramenées à l'état de plaies simples, le mélange Corne ne m'a plus paru exercer d'influence favorable bien marquée sur la cicatrisation. Chez le blessé qui fait le sujet de l'observation nº 12, la continuation du pansement désinfectant, alors que toute la plaie était détergée à l'exception d'un seul point peu étendu, a occasionné de telles douleurs que j'ai été obligé de le supprimer, et un pansement simple au cérat a suffi pour mettre fin aux souffrances du malade.

7e *observation.* — PLATZCOMMER, Carolo, 27 ans, Tyrolien, soldat au régiment Kayser-Jaeger, d'un tempérament lymphatique, fut atteint, à Magenta, par une balle qui traversa le mollet gauche de dehors en dedans, mais superficiellement. Les plaies d'entrée et de sortie parurent pendant quelque temps marcher vers la guérison, lorsque, trois semaines environ avant que le traitement par le mélange désinfectant fût entrepris, elles commencèrent à s'ulcérer, et finirent par ne plus former qu'une seule solution de continuité qui s'élargissait chaque jour. Les médecins italiens avaient vainement employé le vinaigre pour modifier l'ulcère. — Le 1er août, la plaie présente l'aspect suivant : forme ovale, 8 centimètres sur 5 d'étendue. Le fond est gris, constitué par une substance pulpeuse recouvrant les muscles jumeaux; les bords sont déchiquetés, indurés, décollés. Les parties environnantes sont rouges et engorgées. En un mot, la plaie est un vaste ulcère, laissant écouler une sanie abondante et infecte. Le malade souffre beaucoup, dort peu et mal; l'appétit est conservé. Il n'y a pas de fièvre. La plaie est lavée avec soin et pansée avec le mélange de plâtre et de coaltar délayé dans l'huile d'olive et étendu sur un linge. Un régime tonique est prescrit au malade, dont la constitution est très-affaiblie; viande rôtie et vin. — Le 2, à la visite, on constate une diminution notable dans l'odeur de la plaie. La suppuration est à peu près aussi considérable que la veille. Le blessé assure avoir moins souffert et mieux dormi que les nuits précédentes. Même pansement et même régime. — Le 3, la plaie commence à se déterger; les parties mortifiées se détachent par lambeaux; quelques points vermeils apparaissent au-dessous. La nuit a été bonne, la douleur presque nulle; la suppuration est moins sanieuse, l'odeur extrêmement faible, l'engorgement des parties avoisinantes a notablement diminué. — Le 4, la presque totalité de la membrane grise et du tissu cellulaire sphacélé est entraînée avec les pièces du pansement. La plaie est vermeille dans toute son étendue, les bords se sont affaissés. La douleur est à peu près nulle, le pus épais et de bonne nature, l'état général satisfaisant. — Le 5, l'amélioration continue. Les médecins italiens, qui n'ont pas vu le malade depuis le 1er août, sont frappés du résultat obtenu. La plaie bourgeonne sur toute sa surface. Une large bandelette de diachylon est appliquée dans le but de rapprocher les bords de la plaie. Augmentation d'aliments sur la demande du malade. — A partir de ce jour, la plaie continue à s'améliorer et à marcher vers la cicatrisation. On est obligé de réprimer les bourgeons charnus avec le crayon de nitrate d'argent; les bords se resserrent, et, le 15 août, la plaie n'a plus que 6 centimètres en longueur et 3 et 1/2 en largeur. — Depuis le 11, un pansement simple a été substitué au topique Corne.

8e *observation.* — REISSNER, Carl, 22 ans, soldat au régiment Grüber, tempérament lymphatique, reçut, à Magenta, une balle qui lui traversa les deux cuisses, au tiers supérieur et postérieur (séton). Les deux ouvertures de la cuisse gauche, la première atteinte, se sont promptement cicatrisées. Il n'en a pas été de même pour la cuisse droite. Vers le milieu du mois de juillet, l'ulcération s'empare des deux plaies, qui finissent par se confondre en une seule, pour former un vaste ulcère, contre lequel le vinaigre a été vainement employé. — Au 1er août, la plaie est exactement dans le même état que celle de l'observation précédente; seulement les dimensions sont plus considérables : 9 centimètres de longueur et 6 de largeur. Le malade est pâle, amaigri, très-affaibli. Il dit souffrir beaucoup, néanmoins, il dort assez bien; l'appétit est bon. Pansement désinfectant, régime tonique. — Le 2, le malade a moins souffert; l'odeur de la plaie a beaucoup diminué; rien à noter dans l'aspect de la plaie elle-même. — Le 3, le fond se déterge, les bords sont moins engorgés; la suppuration s'est beaucoup améliorée, l'odeur est faible. — Le 4, l'amélioration continue dans l'aspect de la plaie et la qualité de la suppuration, ainsi que dans l'état général. — Le 5, l'élimination des parties mortifiées est à peu près complète; l'état de la plaie est très-satisfaisant et remarqué par les médecins italiens qui assistent à la visite. Application d'une large bandelette de diachylon pour diminuer un peu l'étendue de la plaie; continuation du pansement désinfectant et du régime tonique. — Le 6, la plaie est entièrement revenue aux conditions normales; l'aspect ulcéreux a tout à fait disparu; la suppuration est louable; l'odeur, à peine sensible, est celle du pus de bonne nature. — Le 7, la plaie étant vermeille et bourgeonnant dans toute son étendue, un pansement simple est substitué au mélange de plâtre et de coaltar qui, chez ce malade, a été employé en pommade. A la clôture de l'expérimentation, la plaie a diminué d'un centimètre en tous sens. — Je dois noter, en terminant, que l'ulcération a reparu le 12 août, le topique Corne a été employé de nouveau et l'est encore, mais les effets n'en sont point appréciables en ce moment.

9e *observation.* — Herbst, Franz, 26 ans, tempérament lymphatique, soldat au régiment Roi des Belges, fut blessé, à Solférino, par une balle qui lui fit un séton au mollet gauche. L'ulcération a envahi la plaie d'entrée, située au côté externe, dès les premiers jours du traitement. L'ouverture de sortie a conservé ses dimensions primitives. La plaie ulcérée présente les mêmes caractères que les deux précédentes; elle a également une forme ovale; son grand diamètre mesure 10 centimètres, le petit, 9; la suppuration est abondante et très-fétide. Le pansement désinfectant est appliqué le 1er août et l'on prescrit au malade le même régime fortifiant qu'aux précédents. — Le 2, le blessé, dont les nuits étaient sans sommeil auparavant, dit avoir assez bien dormi. On constate une grande diminution dans la fétidité de l'odeur qu'exhale la plaie; la douleur est beaucoup moindre. — Le 3, l'amélioration continue, le sommeil a été bon, l'élimination a commencé; la suppuration, toujours abondante, a une odeur bien moins forte qu'au début; l'état général est assez satisfaisant. — Le 4, la plaie continue à se déterger, le pus est moins séreux, l'odeur va en s'affaiblissant. — Le 5, état très-satisfaisant, l'élimination des tissus sphacélés est fort avancée; la suppuration est de bonne nature et a complétement perdu son caractère fétide. — Le 7, la plaie est très-belle, des bourgeons charnus s'élèvent sur toute sa surface. — Le 8, l'élimination est complète, la plaie réduite à l'état de plaie simple. On cesse le pansement désinfectant et l'on accorde au malade, sur sa demande, une augmentation d'aliments. — Depuis ce jour, la plaie s'est maintenue dans un état satisfaisant, et, le 15 août, chacun de ses diamètres a diminué de 3 centimètres.

10e *observation.* — Holzapfel, André, 21 ans, soldat au régiment Reiner, d'un tempérament lymphatique très-prononcé, fut frappé, à Magenta, par une balle qui lui traversa le mollet droit, mais superficiellement. La pourriture d'hôpital s'empara des deux plaies à une époque que le malade ne peut indiquer d'une manière précise, et au 1er août, l'ulcère que présente la jambe a atteint des dimensions énormes. La forme est ovalaire, comme celle des précédentes observations; son grand diamètre donne 16 centimètres de longueur, le petit 12. Fond grisâtre formé par le tissu cellulaire mortifié et par la substance pulpeuse sécrétée à la surface de la plaie, dont j'ai déjà parlé. Les bords sont frangés, durs et décollés dans presque toute leur étendue; la suppuration est extrêmement abondante, sanieuse et d'une odeur infecte caractéristique. Le malade souffre beaucoup, il a de la diarrhée, un peu de fièvre, la langue est rouge, l'appétit nul, le sommeil impossible. — Pansement désinfectant avec la poudre Corne, choisie de préférence à la pommade, à cause de l'abondance de la suppuration. Régime tonique mais peu abondant, en rapport avec l'état général. — Le 2, pas d'amélioration sensible, la suppuration ne paraît pas diminuée d'une manière appréciable, l'odeur est moindre. Même pansement et même prescription que la veille. — Le 3, des lambeaux de tissu cellulaire commencent à se détacher, quelques-uns ont pu être entièrement enlevés à l'aide de ciseaux. La suppuration toujours abondante et sanieuse a considérablement perdu de son odeur fétide, la douleur ne paraît pas avoir diminué; l'état général ne s'est point amélioré sensiblement, cependant la fièvre a un peu cédé. — Le 4, on constate une amélioration notable dans l'état de la plaie et du malade. L'élimination poursuit son cours, la suppuration n'a pas varié, mais le blessé a beaucoup moins souffert et a pu dormir quelques heures. Plus de fièvre. — Le 5, les médecins italiens, qui sont présents au pansement, constatent avec moi l'état satisfaisant du malade. Des lambeaux sphacélés se détachent de toutes parts et, au-dessous, la plaie a bon aspect; la suppuration, moins abondante, est constituée en grande partie par du pus de bonne nature; l'odeur est très-faible. Le sommeil a été bon pendant la nuit, la douleur peu considérable. L'appétit augmente, la diarrhée est presque nulle. — Les 6 et 7 août, l'amélioration continue, quoique plus lente que chez les précédents malades, ce qui s'explique tout naturellement par l'état beaucoup plus mauvais du blessé et de la plaie qui a, en outre, des dimensions bien plus considérables. — Le 10, l'élimination est complète; la plaie bourgeonne sur toute sa surface, les bords se sont recollés; il n'y a plus la moindre trace d'ulcération; le pus est d'excellente nature. — A partir de ce jour, le travail réparateur poursuit son cours ordinaire, mais la solution de continuité est tellement vaste et profonde qu'il faudra bien du temps pour qu'elle soit comblée. L'expérimentation étant close le 15 août, on remplace le topique Corne par un pansement avec le styrax et le cérat, la poudre désinfectante n'ayant plus aucune raison d'être employée.

11e *observation.* — Millowan-Welemirowicht, 23 ans, soldat polonais au régiment Schluber, d'un tempérament lymphatique, d'une constitution faible et détériorée, fut atteint, le 24 juin, à la jambe gauche, d'une balle qui lui fractura la malléole externe. De nombreuses esquilles furent successivement extraites. La pourriture d'hôpital a envahi la plaie à une époque que je n'ai pu parvenir à connaître, le blessé ne parlant et ne comprenant ni l'allemand ni l'italien. — Le 1er août, la plaie embrasse toute la partie externe et antérieure de la jambe; elle a une forme trapézoïde, sa hauteur est de 18 centimètres sur 14 de largeur. Une esquille volumineuse s'élève au niveau de la malléole fracturée. La plaie offre exactement le même aspect et les mêmes caractères que les précédentes; même abondance et même odeur de la suppuration. L'état général est mauvais; le malade est très-faible, souffre beaucoup, a de la tendance à la diarrhée. Il n'a cependant pas de fièvre. Pansement désinfectant, régime tonique, mais très-modéré et à petites doses, à cause de la diarrhée. — Le 2, même situation que la veille; le blessé n'a pas mieux dormi cette nuit que les précédentes. Cependant l'odeur de la suppuration est incontestablement beaucoup moins forte. — Le 3, les tissus sphacélés commencent à se détacher; la suppuration, quoique toujours abondante, n'a plus son odeur caractéristique et est devenue très-supportable. — Le 4, de nombreux lambeaux mortifiés sont entraînés avec les linges à pansement; quelques points rouges et vermeils apparaissent au-dessous. L'état général est toujours le même. La poudre est substituée à la pommade pour utiliser son action absorbante. — Le 5, l'amélioration est évidente; la plaie se déterge; l'esquille, notée plus haut, a pu être enlevée à l'aide de pinces; la suppuration est notablement meilleure et un peu moins abondante. L'état général est plus satisfaisant; le malade a dormi, pour la première fois depuis longtemps, et témoigne par signes qu'il a faim. — Le 6, situation satisfaisante; l'élimination continue à se faire, le sommeil a été bon, l'appétit est vif. — Les 7 et 8, la diarrhée reparaît un peu; l'amélioration de la plaie suit sa marche normale. — Le 9, la plaie est entièrement détergée, elle bourgeonne dans toute son étendue. La crête du tibia est à nu dans une longueur de 3 centimètres. — Pendant les jours qui suivent, l'état de la plaie continue à s'amender; le travail de réparation se fait régulièrement. A partir du 15 août, le pansement Corne n'ayant plus d'objet, est remplacé par un pansement simple. — A la même date, les expériences étant arrivées à leur terme, la plaie est mesurée avec soin. Elle n'a plus que 14 centimètres en hauteur, au lieu de 18; la largeur n'est plus que de 11 centimètres, au lieu de 14.

12e *observation.* — Sreja, Jovin, 36 ans, Hongrois, caporal au régiment Jellachich, d'un tempérament nerveux, fut atteint, à Magenta, par un biscaïen, à la partie postérieure et inférieure de la cuisse gauche. Dans le courant du mois de juillet, la plaie revêtit un mauvais aspect, et la pourriture d'hôpital finit par s'en emparer. — Le 1er août, on constate l'existence d'une plaie très-étendue de forme ovalaire, partant du creux poplité et remontant à 18 centimètres au-dessus; son diamètre transversal mesure 10 centimètres. — Cette plaie est dans les mêmes conditions et présente les mêmes caractères que les précédentes, mais ces caractères sont plus fortement accentués. Le fond est plus foncé en couleur, se rapproche du noir, la suppuration est plus abondante, plus sanieuse et, s'il est possible, plus infecte. Le blessé souffre beaucoup plus que ses camarades; son teint est jaune, ictérique, sa faiblesse extrême. Le pouls est petit, faible; le malade a toutes les nuits un véritable accès de fièvre qui se termine par d'abondantes sueurs; en un mot, il paraît sous l'influence de l'infection putride. Il est triste et accablé. — L'appétit est très-faible, néanmoins on lui prescrit de la viande rôtie et du vin, comme aux autres malades, et le pansement désinfectant est appliqué, avec la poudre. — Le 2, à la visite, on remarque que l'odeur est moins infecte que la veille. Pas d'autre changement à noter, ni en bien, ni en mal. — Le 3, quelques lambeaux de tissu cellulaire se détachent; l'odeur de la suppuration qui est d'une abondance excessive, est au même degré qu'hier. Le malade a encore eu la fièvre pendant la nuit; cependant la douleur a été moindre; l'appétit paraît revenir un peu. — Le 4, le fond de la plaie continue à se déterger; quelques points rosés apparaissent. Le malade dit avoir dormi pour la première fois depuis longtemps. Fièvre nocturne moindre. — Le 5, l'amélioration est notable, quoique moins grande et plus tardive que chez quelques autres, en raison de l'état général plus grave. La moitié supérieure et interne de la plaie est complétement détergée; des lambeaux considérables de tissu cellulaire peuvent être enlevés. Le malade semble être en bonne voie. — Le 6, il accuse un bien-être inaccoutumé. Il sourit à mon approche et me fait savoir qu'il n'a pas eu de fièvre pendant la nuit, qu'il a bien reposé. La partie inférieure de la plaie se déterge, les muscles sont à nu. La suppuration est constituée en partie par du pus de bonne nature et a presque entièrement perdu son odeur caractéristique. — Les 7 et 8 août, état stationnaire, la partie supérieure et interne est rosée et bourgeonne, mais l'élimination est lente à la partie inférieure. L'état général est d'ailleurs excellent. Le malade reprend des forces, dort bien et a bon appétit. — Le 10, la plaie est complétement détergée, sauf une petite portion de la partie inférieure qui n'a pas changé. Le reste de la plaie bourgeonne. L'odeur est extrêmement faible. On continue l'emploi du topique Corne pour faciliter l'élimination du point inférieur. — Le 15, la plaie est dans la même situation que le 10. Il reste toujours un faisceau de tissu cellulaire très-adhérent à éliminer. Le malade se plaint de n'avoir pu dormir la nuit précédente, sa plaie lui ayant causé de vives douleurs dans toute son étendue. A ce jour s'arrête l'observation. J'ajouterai cependant qu'un pansement simple ayant, depuis le 15, remplacé le pansement avec le plâtre et le coaltar, la douleur a cessé immédiatement, dès le premier jour.

13e *observation.* — Yvan, Cyrillo, grenadier au régiment Grüber, tempérament lymphatique, a reçu, à Solférino, un coup de feu qui lui a fait un séton au mollet gauche. Vers le 15 juillet, l'ulcération a envahi les plaies et les a réunies en une seule, qui s'agrandit tous les jours. — Le 5 août, le médecin italien, dans le service duquel ce malade est placé, ayant constaté le jour même, avec moi, les heureux et prompts effets du pansement Corne, me proposa d'en faire une nouvelle expérimentation sur le blessé qui fait le sujet de cette observation. —J'acceptai avec empressement et le fis transporter dans mes salles. —La plaie de mon nouveau malade étant exactement semblable aux six autres, je me bornerai à en faire connaître l'étendue : 14 centimètres de longueur, 13 de largeur, forme ovalaire. Les parties avoisinantes sont le siége d'une chaleur et d'une rougeur, avec engorgement considérable, plus prononcées que chez aucun des autres sujets. Les bords de la plaie sont aussi plus mauvais, plus frangés et décollés dans toute leur étendue. La suppuration est abondante et d'une odeur repoussante. Pansement désinfectant avec la poudre; régime tonique. — Le 6, pas de changement appréciable dans l'état de la plaie; la suppuration est aussi abondante que la veille, mais l'odeur est beaucoup moins infecte. L'engorgement des parties voisines a notablement diminué. Le malade a moins souffert. — Le 7, même état. — Le 8, on peut, avec des ciseaux, enlever des masses considérables de tissu cellulaire mortifié et de substance pulpeuse qui commencent à se détacher. L'odeur de la suppuration est très-supportable. — Le 9, l'élimination a fait de grands progrès; on détache encore une grande quantité de putrilage (tissu cellulaire, même des fragments d'aponévroses). La détersion avancée de la plaie permet de constater que les muscles jumeaux ont été également envahis par l'ulcération et détruits en grande partie. Il n'en reste que deux petits faisceaux supérieurs et le tendon. — Le 11, le tendon des jumeaux s'est détaché. La plaie est belle, se couvre de bourgeons charnus. La détersion est complète; les bords se sont recollés. Le travail réparateur est en bonne voie. — Le pansement désinfectant est continué jusqu'au 15 août, sans qu'il se présente rien de remarquable. Les lambeaux restants des jumeaux ont contracté des adhérences avec le soléaire; la plaie est très-belle. Aucune trace d'ulcération n'existe plus. Un pansement simple sera désormais appliqué.

Telle est, en abrégé, la relation des sept blessés autrichiens qui sont entrés dans mon service pour être soumis au pansement avec le plâtre et le coaltar. Les observations que j'ai rapportées se ressemblent toutes. En effet, les plaies étaient semblables et dans les mêmes conditions; le résultat de la médication et la marche de l'affection ont été à peu près les mêmes chez tous mes malades, suivant l'état plus ou moins mauvais des plaies et des hommes.

De tout ce que j'ai vu, je crois pouvoir tirer les conclusions suivantes :

1° Le mélange de plâtre et de coaltar, proposé par MM. Corne et Demeaux, désinfecte, sinon complétement, du moins d'une manière remarquable, les plaies de la plus mauvaise nature ;

2° Ce mélange paraît avoir la propriété de borner l'ulcération, de favoriser le travail de détersion et celui de réparation. L'absorption des liquides par le plâtre du mélange n'a pas paru considérable ;

3° Le pansement avec le topique Corne ne causant ni douleur, ni irritation, peut être employé avec avantage et succès dans tous les cas de plaies compliquées d'ulcération, de gangrène et de pourriture d'hôpital.

Milan, 18 août 1859.

E. Mathieu, médecin aide-major.

Rapport du Dr Bintot, *médecin aide-major à l'hôpital de la Canonica, à Milan, sur l'emploi du mélange désinfectant de MM. Corne et Demeaux (cinq observations).*

Les cinq observations suivantes ont été commencées le 8 août, époque à laquelle le topique en expérience était déjà appliqué sur une série de plaies d'une gravité moyenne. J'ai recherché, avec intention, les cas les plus graves, et même des cas désespérés, dans les services que dirigent les médecins italiens de Milan, à l'hôpital de la Canonica. J'avais en vue la recherche de l'action spécifique du mélange et la constatation complète de ses propriétés désinfectantes.

La poudre qui a servi aux pansements était ainsi composée : coaltar, trois parties; plâtre, cent parties. La pommade était faite avec la poudre ci-dessus indiquée et l'huile d'olives en quantité suffisante pour former une pâte molle se rapprochant de l'état liquide.

14e *observation.* — Wanich, Johan, chasseur au 14e bataillon, originaire de la Bohême, âgé de 20 ans, tempérament nerveux-lymphatique, bonne constitution. Ce militaire dit avoir éprouvé de grandes fatigues et de grandes privations. — Le 4 juin, à Magenta, il a reçu un coup de feu à la cuisse gauche; la balle, qui avait pénétré vers le milieu du côté externe de la cuisse, a été extraite le lendemain. — Transporté à l'hôpital San Francesco de Milan, Wanich dit que sa plaie fournissait une suppuration abondante, mais il n'a pas remarqué la sortie de corps étrangers. — Pansements simples. — Depuis le jour de la blessure, il a éprouvé une inappétence presque complète, des maux de tête, de l'amertume et de l'empâtement dans la bouche. C'est vers le 25 juillet que la plaie devint douloureuse, prit une odeur particulière et commença à s'élargir; le pansement se fit alors avec de la charpie imbibée de vinaigre. — Le 8 août, le malade soumis à notre observation présente l'aspect suivant : amaigrissement prononcé, face pâle, jaunâtre, peau moite, sans chaleur fébrile, pouls normal, voies gastriques en bon état, l'appétit est un peu revenu, digestions bonnes, pas de diarrhée, sommeil assez complet. Une vaste plaie mesurant 10 centimètres et 1/2 de longueur et près de 9 centimètres de largeur occupe vers le milieu de la cuisse gauche les régions externe et postérieure; la peau, la couche cellulaire, le *fascia superficialis*, l'aponévrose crurale ont disparu sur cette surface et ont laissé à nu les fibres musculaires du crural antérieur et du biceps crural qui présentent plusieurs points ulcérés. Les bords de la plaie sont taillés à pic, dentelés avec des décollements anfractueux; des plaques grisâtres de peau mortifiée existent surtout à la partie supérieure et à la partie inférieure de la plaie. Le pus est très-abondant, mal lié, grumeleux, d'une odeur bien caractéristique, et présente sur les bords de la plaie des bourbillons grisâtres provenant du tissu cellulaire gangrené. La plaie, détergée aussi complétement que possible, est pansée avec une compresse que recouvre une couche épaisse de la pommade expérimentée. Dans l'après-midi, le malade accuse un peu moins de douleur; le bandage est intact, l'odeur caractéristique du pus est à peine sensible. (Potage gras, rôti, limonade vineuse, vin de quinquina). — Le 9 au matin, une suppuration abondante a maculé le bandage en brun, l'odeur est sensiblement moins forte que le jour précédent; les ulcérations du centre de la plaie sont en partie détergées; les bords ne sont pas modifiés; les taches grises de la peau ne se sont pas étendues; en somme, on remarque un peu d'amélioration. — Le 10, l'amendement n'est pas sensible; je saupoudre fortement, avec le topique, les points ulcérés et les bords de la plaie, qui est complétement recouverte d'un linge fenêtré enduit de pommade. — Le régime et le mode de pansement ci-dessus indiqués sont continués jusqu'au 13 août sans occasionner de douleur.—A cette époque, la plaie a 12 centimètres de longueur sur 10 de largeur; son aspect est un peu moins mauvais. La fièvre n'a pas paru. —Le 14, le malade a souffert davantage; de nouveaux points gangreneux se présentent et menacent les tissus restés sains; l'odeur du pus, un peu modifiée pendant quelques jours, reparaît comme dans le principe. — Je n'insiste plus sur le pansement en expérience; je le modifie en badigeonnant la plaie avec la teinture d'iode et en faisant ensuite une application de pommade.

15e *observation*. — LONBERSBECK, Franz, soldat au régiment Léopold, 3e bataillon, 18e compagnie, âgé de 26 ans, né en Hongrie; tempérament nerveux-sanguin; bonne constitution; n'a éprouvé ni privations, ni fatigues extraordinaires pendant la campagne. — Le 28 mai 1859 (Palestro), il a reçu un coup de feu à la cuisse droite; la balle qui a pénétré à la partie antérieure de la cuisse, vers le tiers supérieur, a été extraite le même jour, et le malade a été transporté à l'hôpital San Francesco, de Milan. — La blessure, pansée simplement, fournissait une suppuration peu abondante; un vaste abcès s'est formé et on lui a donné issue par une large incision. — Il y a près d'un mois que cet abcès a été ouvert. — Depuis ce temps, la plaie est devenue très-douloureuse, s'est agrandie et a pris une odeur infecte. Le malade a eu peu d'appétit, des digestions pénibles sans diarrhée, il a ressenti un peu de fièvre le soir, cependant son sommeil était assez bon. La suppuration a été très-abondante, le pansement était simple, une mèche favorisait l'issue du pus provenant de la partie postérieure de la cuisse. — Le 8 août, le blessé, placé dans notre service, présentait l'état suivant : amaigrissement très-marqué; face pâle, d'une teinte jaune paille, un peu grippée; langue un peu saburrale au milieu; peau sèche et chaude, le soir surtout alors qu'il paraît un peu de fièvre; deux ou trois selles liquides dans la nuit. — Une vaste plaie, occupant la région antérieure de la partie moyenne et supérieure de la cuisse droite, laisse à découvert une portion du muscle moyen adducteur; la peau et le tissu cellulaire sous-cutané ont disparu sur une étendue de 16 centimètres de longueur et de 8 centimètres environ de largeur; l'aponévrose crurale est en partie détruite et n'existe plus au centre de la plaie. Les bords de cette ulcération sont dentelés, taillés à pic, décollés sur les points où la peau se montre d'une teinte grise, ils ne sont pas indurés et très-peu tuméfiés. Un pus abondant, d'une odeur caractéristique, se mêle au pus mal lié et infect de l'abcès profond qui existe à la partie supérieure et postérieure de la cuisse. — Le pansement, après lotions de la plaie et injections dans le foyer de l'abcès, se compose d'un coussinet compresseur de la partie postérieure de la cuisse et d'une compresse enduite d'une couche épaisse de pommade recouvrant toute la plaie. — Régime peu abondant, un peu tonique. — Dans l'après-midi, l'odeur infecte est moindre, il n'y a pas eu de douleurs vives, la suppuration a été encore très-abondante et oblige à renouveler le pansement. — Le 9, les bords de la plaie paraissent en meilleur état et la pourriture n'a pas fait de progrès; l'odeur est sensiblement moins infecte que précédemment. Il y a eu un peu de fièvre dans la soirée et très-peu de sommeil dans la nuit. — Jusqu'au 12, mêmes pansements; la plaie, dont les bords sont plus nets, présente 17 centimètres de longueur sur 8 de largeur; quelques points ulcérés se montrent de nouveau au centre. — Le 14, une heure après le pansement, survient une hémorrhagie; la crurale corrodée donne, par une ouverture qui s'est faite spontanément sur son bord interne, un jet de sang qui nécessite la ligature. — Le 15, le malade est affaibli; la pourriture reprend sa marche envahissante. — Lotions avec la solution de sulfate de fer et application de pommade. — Nul espoir de guérison.

16e *observation.* — TISZA, Johann, né en Hongrie, âgé de 23 ans, soldat à la 15e compagnie du régiment Jellachich, d'un tempérament sanguin et d'une robuste constitution, ne se plaint ni des fatigues ni des privations de la campagne. — Il a reçu à Magenta une balle qui, frappant le bras gauche à la réunion du tiers supérieur avec les deux tiers inférieurs, a fracturé l'humérus; l'ouverture d'entrée du projectile était à la face antérieure, l'ouverture de sortie à la face postérieure du bras. Bien que la fracture fût comminutive, on a tenté de conserver le membre; une suppuration assez abondante était fournie par la plaie. Quelques esquilles étaient sorties d'elles-mêmes, lorsque vers le milieu de juillet, les bords de la plaie antérieure devinrent douloureux et furent envahis par la pourriture d'hôpital. — Des pansements avec la charpie imbibée de vinaigre et plus tard avec le styrax et l'onguent digestif furent insuffisants pour arrêter les progrès du mal, qui s'étendit d'une ouverture à l'autre, détruisant les téguments et les aponévroses, disséquant les muscles, réduisant presque en une bouillie noirâtre les portions osseuses à demi réparées de l'humérus, dénudant et corrodant cet os jusqu'à la capsule articulaire, en haut et en bas, jusqu'au tiers inférieur. — Le 8 août, le malade entre dans notre service : il présente une horrible plaie de 10 centimètres de longueur, occupant près de deux tiers de la circonférence du bras dont la partie interne seule a conservé des téguments. — Les muscles du bras, disséqués et en partie détruits, forment un fond noirâtre baigné d'un pus sanieux et infect; des portions d'os brisées et nécrosées se détachent au moindre effort. Les bords de cette plaie sont envahis par la pourriture, qui semble vouloir achever bientôt la séparation complète du membre. L'avant-bras et la main sont œdématiés. — Le malade n'est pas fort amaigri, mais sa peau est sèche et brûlante, le pouls est vif, la langue, rouge sur les bords et à la pointe, est saburrale au centre; inappétence complète, une fièvre continue avec exacerbation le soir ne laisse aucune chance à une opération qui fut jugée impossible par M. le médecin en chef. — La plaie est nettoyée aussi complétement que possible, la poudre désinfectante est projetée dans toutes les anfractuosités, un linge fenêtré, enduit de pommade, recouvre toute la lésion, des gâteaux de charpie, une attelle, un bandage roulé et une écharpe complètent le pansement. — L'odeur infecte de la suppuration est, le soir, notablement diminuée, le pansement est cependant renouvelé. — Jusqu'au 14, les soins sont les mêmes et l'état du blessé n'est pas aggravé, les bords de la plaie paraissent vouloir se déterger, l'avant-bras et la main ont un peu diminué de volume, mais la fièvre continue, la diarrhée est plus forte, quelques accès de toux se sont montrés, le malade doit évidemment succomber dans quelques jours.

Il est, je pense, inutile d'ajouter qu'en me chargeant d'un malade réduit à un état désespéré, comme celui qui est le sujet de cette observation, j'ai moins songé à expérimenter l'effet du topique préconisé que cherché à constater son effet désinfectant, qui, dans ce cas, ne me laisse aucun doute.

17e *observation*. — Adamick, Johann, grenadier à la 8e compagnie du régiment Wilhem, d'origine slave, âgé de 21 ans, tempérament lymphatique, bonne constitution. Coup de feu à la cuisse gauche le 3 juin; la balle a pénétré à la face interne de la cuisse à 9 centimètres au-dessus de l'articulation fémoro-tibiale et a été extraite le même jour. — Le blessé, transporté à l'hôpital San Francesco de Milan, a été placé au 3e étage (salles peu convenables) où il a été pansé longtemps avec de la charpie sèche. La suppuration était presque nulle et la douleur très-faible. — Vers le milieu de juillet la plaie a pris un mauvais caractère, la douleur est devenue plus vive; le pus, plus abondant, a pris une odeur particulière; la plaie s'est élargie; en même temps il est survenu de la fièvre, de l'inappétence, et, le sommeil, jusqu'alors bon, disparaît. Au moment où le malade passe du service des médecins italiens dans le nôtre, le 8 août, l'état général est peu satisfaisant; face pâle, terreuse, peau sèche et chaude; langue rouge à sa pointe et sur les bords, saburrale au centre; inappétence complète, soif vive; « le pain, dit le malade, lui fait mal au ventre et occasionne de la diarrhée. » A la partie moyenne de la face interne de la cuisse gauche existe une vaste plaie ayant à peu près les mêmes dimensions dans tous les sens, 11 centimètres; les téguments ont disparu sur cette surface; l'aponévrose crurale, en partie détruite, laisse à découvert les fibres du muscle droit interne. Les bords de cette plaie, taillés à pic, dentelés, sont décollés en de nombreux points et une induration avec gonflement les entoure. En dedans de ces bords existe une auréole d'un rouge brunâtre formée par le détritus gangréneux, ayant près de deux centimètres de largeur; le centre de la plaie est détérgé, et les fibres musculaires qui apparaissent n'ont pas de traces d'ulcération. Le pus est abondant, mal lié, gris foncé et a l'odeur caractéristique de la pourriture d'hôpital; la douleur est vive surtout sur les bords de la plaie. La plaie est nettoyée avec soin et de larges bandelettes de linge fenêtré enduit de pommade sont appliquées sur les bords qui seuls présentent les traces de la maladie. L'abondance de la suppuration fait renouveler le pansement dans l'après-midi; l'odeur est moins forte, il n'y a pas eu de douleur. — Pendant les trois premiers jours de l'application du topique, une amélioration assez notable se manifeste, les parties gangrenées sont presque détergées, les bords de la plaie sont affaissés, la douleur est moindre, excepté au moment du pansement, mais la fièvre persiste avec l'absence de sommeil. — Le 11, état stationnaire, pas d'amélioration. — Le 12, la maladie reprend sa marche en partant de la périphérie et gagnant le centre de la plaie, la portion d'aponévrose qui était restée intacte se transforme en un tissu comme lardacé, les fibres musculaires se boursouflent et se ramollissent. — Application de la poudre sur toute la plaie et du linge fenêtré enduit de pommade. — Le 13, il n'y a aucune modification avantageuse; le centre de la plaie se recouvre de plus en plus de détritus, les bords sont de nouveau envahis. Je renonce au traitement exclusif par le topique, j'emploie concurremment la teinture d'iode. — Le 14, une légère amélioration est constatée, je continue le même pansement et j'espère la guérison.

18e *observation*. — Mazare, Johann, originaire de la Pologne russe, soldat à la 10e compagnie du régiment Hartmann, âgé de 25 ans, tempérament nerveux, lymphatique, constitution assez forte, n'a pas éprouvé de privations, mais de la fatigue pendant la campagne. Le 4 juin, à Magenta, une balle l'a atteint à la partie externe et supérieure de la jambe droite; cette blessure n'intéresse que les téguments et laisse l'os intact. — Transporté à l'hôpital San Francesco et placé dans les salles du 3e étage, Mazare a été pansé simplement, et sa plaie était à peu près cicatrisée, quand, vers les premiers jours de juillet, elle a pris des dimensions rapidement plus grandes, sans occasionner beaucoup de douleur, mais en donnant une odeur particulière. Les pansements avec le vinaigre, le styrax et la poudre de quinquina ont été impuissants pour arrêter la marche toujours envahissante de l'affection. Cependant il n'est pas survenu de fièvre; l'appétit a été un peu diminué; pas de diarrhée, très-peu de sommeil. — Le 8 août, je constate : amaigrissement, face pâle, peau d'une chaleur et d'une humidité normales, pas de fièvre, léger embarras gastrique, peu de sommeil. Vaste plaie intéressant les faces externe et postérieure de la partie inférieure de la cuisse et de la jambe. La peau et le tissu cellulaire sont détruits sur une surface qui mesure 17 centimètres en longueur et 12 centimètres en largeur. L'aponévrose poplitée, en partie conservée, laisse à découvert des fibres des muscles biceps crural et jumeau externe; ces muscles sont disséqués dans leur partie dénudée, mais ils ne présentent pas d'ulcérations. Les bords de la plaie ne sont pas indurés, mais ils sont atteints, en haut surtout, par la pourriture. Le centre de la plaie donne un pus d'assez bonne nature, mais la suppuration fournie par les bords est mal liée, sanieuse et infecte. La partie inférieure de la jambe et le pied gauche sont tuméfiés, œdémateux. Pansement avec la *poudre* et la *pommade*, comme dans les cas précédents et renouvelé le soir. Désinfection notable de la plaie, qui au troisième jour se déterge un peu sur les bords. — Le 11, il y a moins de gonflement de la jambe et du pied, mais la plaie n'a rien gagné depuis la veille. — Le 12, au pansement du matin, qui est très-douloureux, quelques nouveaux points gangrenés se montrent sur les bords. — Le 14, la maladie a repris, mais avec lenteur, sa marche envahissante; quelques ulcérations se montrent sur les muscles dénudés. — Abandon du mode de pansement expérimenté.

Après ce que j'ai pu observer sur ces malades et sur ceux qui ont reçu les soins de mon chef et de mes collègues, je peux formuler mon opinion sur la valeur du mélange expérimenté; je m'arrête aux conclusions suivantes :

1° Le topique préconisé n'a pas d'action *spécifique* dans le traitement des plaies compliquées de pourriture d'hôpital;

2° La pommade et surtout la poudre jouissent, appliquées sur des plaies de mauvaise nature, d'une propriété désinfectante marquée;

3° Elles forment un obstacle complet au contact de l'air sur les plaies qu'elles recouvrent;

4° Elles modifient d'une manière souvent avantageuse la vitalité des plaies de mauvaise nature, lorsqu'elles sont appliquées sur des surfaces convenablement nettoyées et détergées; mais leur action n'est pas constante et la durée de cette action a des limites souvent assez bornées;

5° Elles n'occasionnent de souffrance que dans les cas où le contact de toute matière irritante serait pour toute autre plaie une cause de douleur;

6° Utiles et offrant même des avantages notables dans le traitement de plaies qui, depuis peu de jours, sont envahies par la pourriture d'hôpital, elles ne conservent plus que leur puissance désinfectante lorsque, la gangrène ayant gagné, sur une vaste surface, la profondeur des tissus, il survient de la fièvre d'accès, prélude ou suite d'une absorption infectieuse qui généralise la maladie.

Milan, 18 août 1859.

Dr Bintot, médecin aide-major.

Observations faites à l'hôpital San Ambroggio, à Milan, dans le but d'expérimenter la poudre désinfectante de MM. Corne et Demeaux, dans les plaies dégénérées, par le Dr Balansa, *médecin aide-major.*

Les cinq malades qui font le sujet de ces observations étaient des blessés en voie de guérison, lorsque, vers la fin du mois de juillet, les plaies changèrent d'aspect, la cicatrisation non-seulement s'arrêta, mais fut même détruite sur plusieurs points. Une matière pultacée, grisâtre, les recouvrit, tandis que les bords devinrent saillants et douloureux. Ces malades, dans les premiers jours du mois d'août, furent isolés de leurs camarades et remis à mes soins pour être pansés avec la poudre désinfectante de MM. Corne et Demeaux. Les meilleures dispositions furent prises pour en étudier les effets et en assurer le succès ; les blessés furent placés dans une salle spacieuse et bien aérée ; une alimentation fortifiante, des pansements faits avec soin et toutes les précautions indiquées en pareil cas. L'eau et l'éponge étaient changées pour chaque malade. Les bandes, les compresses et la charpie qui avaient servi étaient régulièrement enlevées et détruites par le feu. — Sous l'influence générale qui régnait alors, les plaies, au lieu de marcher vers la cicatrisation, devinrent très-douloureuses, s'agrandirent par ulcération (la forme ulcéreuse avait succédé à la forme pulpeuse), et résistèrent longtemps au traitement. — Je crus devoir continuer la poudre de préférence à la pâte. Si les effets ne furent pas aussi satisfaisants qu'on l'espérait, il faut reconnaître que la mauvaise odeur fut sensiblement diminuée, et tout à fait enlevée sur les plaies peu étendues, et dont la suppuration paraît faire corps avec le coaltar ; mais quand elle fut trop abondante, et débordant de tous côtés, une grande partie échappait à son action absorbante et la mauvaise odeur persistait.

Nous avons fait ces observations sans idée préconçue, pour connaître la vérité, et à l'heure qu'il est, nous ne partageons pas l'engouement et l'optimisme de quelques-uns ; nous avons acquis cependant la certitude que la poudre de MM. Corne et Demeaux peut rendre quelques services dans les plaies dégénérées. De là à une découverte héroïque qui devait changer l'état des choses, il y a loin ; et certes, s'il n'eût pas été possible, à Milan, comme à Constantinople, en 1855, de parer à l'encombrement et de placer les malades dans d'excellentes conditions, notre embarras eût été tout aussi grand et la pourriture d'hôpital aussi funeste.

Ces observations portent sur des militaires français pour comparaison avec celles faites sur les soldats autrichiens.

19e *observation*. — CHASSAN DE PATRON, du 72e de ligne, 22 ans ; tempérament lymphatique, amaigrissement notable. — Il entre à l'hôpital San Ambroggio, Milan, le 5 août ; on constate à la jambe une plaie dégénérée, d'une grande étendue, elliptique de 15 centimètres de longueur, avec décollement de la peau sur plusieurs points. Une partie du tibia est à nu ; le fond de cette plaie est grisâtre, rempli d'une matière purulente très-abondante, mal liée et fétide : il est facile d'enlever plusieurs lambeaux de tissu cellulaire mortifié. — Le blessé est soumis le même jour au pansement avec la poudre désinfectante. On en applique une légère couche sur toute la plaie, que l'on recouvre ensuite d'un gâteau de charpie garni de la même poudre. — 6 et 7. Légère modification en bien ; suppuration toujours très-abondante de même nature. L'odeur paraît moins forte. Deux bandelettes de diachylon sont appliquées autour du membre pour maintenir les chairs. Le malade souffre beaucoup pendant le pansement ; la douleur se calme bientôt, et il peut goûter un peu de repos. — Régime tonique. — 8 et 9. Etat stationnaire ; tendance à l'ulcération. La sensibilité est considérablement augmentée. — 10. Le pansement est changé. Le malade se plaint beaucoup ; il attribue à la poudre la douleur qu'il éprouve, et il en demande la suppression avec insistance. On enduit de styrax une compresse fenêtrée que l'on applique sur la plaie. La même quantité de poudre est mise dans le gâteau de charpie. Le travail ulcératif est plus marqué; il est facile de voir plusieurs points ulcérés d'où sans doute provient la douleur. — 11 et 12. Sécrétion purulente très-abondante ayant conservé une odeur fétide. La plaie a augmenté d'étendue par l'ulcération progressive, qui paraît cependant arrêtée. La tendance à l'ulcération est si grande que la moindre pression suffit pour la déterminer. On supprime pour ce motif les bandelettes qui soutenaient la masse du mollet, même pansement, même régime. — 13. Le malade s'affaiblit; la plaie ne change pas; suppuration aussi abondante avec odeur prononcée. Les muscles du mollet sont disséqués en partie, et pendent sans qu'il y ait possibilité de les soutenir. Chassan de Patron ne peut supporter la moindre pression. Face pâle, amaigrie, pouls petit, fréquent; il n'a pas dormi de la nuit; il a un peu de diarrhée : un bouillon gras; une pilule d'extrait gommeux d'opium le matin et le soir; — décoction de quinquina pour boisson. — 15 et 16. — La diarrhée persiste, la plaie s'agrandit; les muscles sont disséqués de plus en plus; la peau est sphacélée sur les bords interne et supérieur. Un autre point gangréneux, du diamètre d'une pièce de deux francs se voit sur le côté de la crête du tibia. Suppuration aussi abondante, sanieuse, odeur moins prononcée; état général mauvais. Le malade a dormi un peu, grâce à deux pilules d'opium. — 18 à 21. Les parties mortifiées sont tombées; la plaie est plus belle et commence à bourgeonner dans une grande étendue; les bords s'amincissent et se recollent; la partie du tibia à nu a subi l'exfoliation insensible; on aperçoit quelques points rosés entre les lamelles osseuses parallèles à la diaphyse de l'os. La diarrhée s'est arrêtée; le malade est plus gai; on ne l'entend plus se plaindre. La suppuration a peu d'odeur. Potage gras, rôti, vin de quinquina ferrugineux. — 22 à 25. La plaie va bien; la suppuration, aussi abondante, ne présente plus qu'une légère odeur. Les bourgeons charnus gagnent de plus en plus sur le tibia. A la date du 21, on a supprimé le styrax, et pansé simplement avec le cérat et la poudre dans la charpie. — Il est incontestable que la poudre en s'imbibant de la matière purulente absorbe une partie des éléments qui donnent la mauvaise odeur. Si l'effet n'a pas toujours été aussi sensible chez Patron, cela tient, d'après nous, à la quantité exagérée de la suppuration, si abondante, qu'elle traversait tous les objets du pansement et souillait jusqu'au drap d'alèze, bien que le pansement ait été renouvelé tous les soirs, et même quelquefois pendant la nuit. De plus, en se mélangeant au détritus organique, elle forme un magma qui favorise la détersion des plaies : il a été facile de le voir dans les premiers pansements de ce malade. Mais appliquée sur le vif, surtout sur des points ulcérés, elle augmente considérablement la douleur, à la manière d'un corps étranger. Il nous a paru, au contraire, que les bourgeons charnus étaient activés, et partant, la cicatrisation favorisée par la continuation de son usage. — *Retraité.*

20e *observation.* — BOUDRY, Alexandre, sergent au 61e de ligne, d'une bonne constitution, fut atteint à Solférino d'un coup de feu à la partie moyenne et un peu externe de la cuisse droite. La balle, dont le trajet était oblique, avait rasé en dehors le fémur pour aller sortir en arrière sur un point diamétralement opposé à son ouverture d'entrée. Deux plaies; la première en avant profonde, arrondie, douloureuse, à bords saillants, à fond grisâtre, couenneux (8 à 9 centimètres de diamètre) avec suppuration médiocre donnant une odeur caractéristique très-prononcée. L'autre, répondant à la sortie du projectile, est petite, vermeille, superficielle et presque entièrement cicatrisée. Emploi du coaltar. — 5, 6 et 7 août. Il est facile de constater la désinfection de la plaie, le malade reconnaît lui-même qu'il ne sent plus la même odeur; la plaie est plus nette, la matière putrilagineuse a disparu; les fibres musculaires sont à nu, elles sont pâles, décolorées, et présentent sur quelques points de petites cavités, comme des têtes d'épingle. — Potage, rôti, limonade vineuse. — 9, 10 et 11. La douleur est plus vive, les bords sont tuméfiés, plus sensibles; les petites ulcérations se sont agrandies; la suppuration a pénétré toute la charpie, qui donne un peu d'odeur. Le blessé insiste pour que la poudre ne soit pas appliquée directement; il en souffre trop. Pour le contenter, j'enduis un plumasseau de cérat dont il se trouvait auparavant très-bien, à ce qu'il dit, et le tout recouvert par le coaltar. — Un fait digne d'attention, c'est que si l'autre plaie reste stationnaire, elle ne prend pas la pourriture d'hôpital. — 12, 13, 14. Plus d'odeur, plus de sensibilité; les bords de la plaie s'amincissent ; le fond bourgeonne et s'amoindrit ; on supprime la poudre. — 17 et 18. La cicatrisation marche de la circonférence au centre. On est obligé de réprimer les bourgeons charnus. La plaie postérieure a suivi le même progrès. Ce malade a été évacué le 20 sur France. — *Retraité.*

Dans cette observation, nous avons affaire à une plaie plus circonscrite, avec une suppuration moins abondante, aussi le coaltar a donné des résultats plus satisfaisants. Nous voyons dans la recrudescence des symptômes le malade redouter l'application de la poudre et disposé à tout lui attribuer. Enfin, ce qui nous a frappé, c'est de voir l'infection épargner une plaie voisine sur un même membre.

21e *observation.* — L'HOSTE, Jean, 65e de ligne, 27 ans, tempérament bilieux, reçut à Magenta un coup de feu au tiers inférieur et externe de la cuisse gauche. — A la visite du 4 août on constate une plaie très-étendue, circulaire, de 12 centimètres de diamètre, dans laquelle les deux ouvertures d'entrée et de sortie se sont confondues. Elle présente le même aspect, les mêmes caractères que les deux précédentes, teinte grisâtre, bords saillants coupés à pic. Sanie purulente, abondante, très-fétide. Je noterai l'irritabilité nerveuse du sujet qui rendait les pansements difficiles, et une constipation opiniâtre. — La poudre, dans le premier moment, augmente la sensibilité, qui diminue ensuite. Cette observation, comme les deux suivantes, ayant une grande ressemblance avec la première, ce serait tomber dans des répétitions ennuyeuses ; nous nous bornerons à dire que la mauvaise odeur fut neutralisée par le coaltar, tant que la suppuration ne fut pas très-abondante. — Comme chez Chassan de Patron et à la même date, on fut obligé de ne plus la mettre sur la plaie à cause de la violence de la douleur et de l'ulcération qui faisait des progrès ; on dut se borner à en répandre dans les objets de pansement. Après quelques alternatives de bien et de mal, la cicatrisation suit une marche régulière, et le malade est aujourd'hui en bonne voie de guérison.

Il est curieux de voir toutes ces plaies suivre jour par jour la même marche. L'exaspération de la douleur, la tendance à l'ulcération, s'observèrent à la même époque. Nous sommes forcé de reconnaître une influence locale ou générale, contre laquelle le coaltar ne peut rien.

22e *observation.* — SIMON, Jean, du train de la garde, âgé de 25 ans, d'une constitution forte et robuste, reçoit, le 16 juin, un coup de pied de cheval à la partie moyenne et antérieure de la jambe gauche. Il y eut plaie contuse avec périostite et bientôt dénudation de l'os. Nous donnons nos soins au blessé ; le 4 août, la plaie avait dégénéré, s'était agrandie et présentait une surface d'un gris noirâtre couverte de matière purulente infecte, avec des lambeaux de tissu cellulaire et d'aponévrose mortifiés qui ont été enlevés avec les pinces et les ciseaux. — Le pansement est le même que chez les précédents. — Constatation, après deux jours, d'un changement en bien. La plaie est vermeille, l'odeur qui incommodait le malade et « lui faisait craindre le choléra, » a disparu. — Cette plaie est celle qui marchait le plus vite vers la cicatrisation, lorsque tout à coup le travail réparateur s'est arrêté. L'ulcération augmente progressivement la surface de la plaie, qui redevient très-douloureuse et fournit une suppuration très-abondante et d'une odeur caractéristique. Continuation de l'emploi du moyen désinfectant. Amélioration, l'odeur disparaît encore ; enfin, après quatre jours, la plaie prend un meilleur aspect, le tibia à nu, subit l'exfoliation insensible ; sa surface devient blanche et rosée de brune qu'elle était ; les bourgeons charnus tendent à le recouvrir. Le blessé est en voie de guérison.

23e *observation.* — ARAB, Auguste, du 85e de ligne, fut blessé à Solferino d'un coup de feu à la région lombaire ; la balle avait contourné les parois abdominales pour se perdre en avant dans les parties musculaires ; son extraction fut faite le 27 juin. — Sous l'influence régnante la plaie prend le caractère suivant : agrandissement et renversement de ses bords, qui sont très-douloureux; tissu cellulaire d'un gris noirâtre, mortifié; odeur gangréneuse. — Les pansements avec la poudre désinfectante produisent de bons résultats; l'odeur est atténuée; la plaie s'est nettoyée, lorsque du 12 au 15 tout changea de face : la plaie devient très-sensible, s'agrandit encore, et ressemble pour la forme et la dimension à une soucoupe ordinaire d'une tasse à café, divisée en deux par la ligne saillante des apophyses épineuses; la suppuration est excessive et infecte; le malade, très-irritable, se plaint beaucoup; il fait l'opposition la plus acharnée à l'emploi de la poudre; obligation de la supprimer et de la remplacer par du linge fenêtré enduit de styrax. La douleur persistant, il devient facile de le décider à revenir à la poudre désinfectante. D'ailleurs, le styrax lui-même ne pouvait être plus longtemps supporté, tant la sensibilité était grande. — De la charpie douillette, couverte de poudre et placée dans le fond de la plaie, paraît le soulager. La mauvaise odeur n'est qu'en partie neutralisée par la poudre que l'on met dans la charpie. — 25 août. Continuation du même pansement. L'aspect de la plaie a changé, le fond se remplit, les bords s'amincissent, tout fait présager une guérison prochaine.

Ces observations, quoique rapidement esquissées, permettent d'émettre les conclusions suivantes :

1° Le coaltar a des propriétés que l'on peut utiliser dans les plaies dégénérées; 2° son action désinfectante est en raison inverse de l'abondance de la suppuration, proportionnée à l'étendue de la plaie et à la nature du pus qui est quelquefois si ténu qu'il pénètre et s'infiltre partout; 3° quand il a été possible d'absorber entièrement le pus, l'odeur a été nulle ou presque nulle; 4° quand, dans le cours du traitement, sous l'influence d'une cause générale, les plaies tendent à dégénérer, le coaltar est étranger à ce travail de désorganisation et impuissant à l'arrêter; 5° appliqué dans des conditions semblables, et immédiatement sur des plaies présentant plusieurs points ulcérés et une douleur excessive, il est plus nuisible qu'utile : la pâte sur un plumasseau de charpie nous paraît, dans ce cas, devoir être préférée; 6° la charpie seule, imprégnée de cette poudre, ne donne pas de résultats aussi avantageux; 7° le magma résultant de la combinaison du coaltar avec le pus et les détritus organiques, entraîné par le lavage à chaque pansement, aide puissamment à la détersion de la plaie; 8° il nous a paru que les bourgeons charnus étaient activés et, partant, la cicatrisation favorisée; 9° la propriété essentielle du coaltar en poudre est la désinfection. La pâte, comme topique détersif et cicatrisant, doit être préférée et mérite d'être étudiée.

Milan, 18 août 1859.

Dr Balansa, médecin aide-major, chargé du service de San Ambroggio.

Rapport du Dr Remy, *médecin aide-major, sur l'emploi du coaltar sous forme de pommade.*

Les quatre malades qui ont reçu nos soins, à partir du 3 août 1859, se trouvaient avant ce jour dans les conditions suivantes : ils étaient réunis à d'autres malades au nombre de douze dans une chambre. Le 4 août, ils sont isolés et placés au nombre de quatre dans une salle bien aérée et nettoyée. — Jusque-là, la nourriture était peut-être insuffisante. — A dater du 4, le régime fut amélioré, on leur donna une soupe au café le matin, du rôti à midi, des œufs le soir; ils avaient, en outre, du vin et du pain en proportion suffisante. Les médecins italiens étant trop peu nombreux pour un aussi grand nombre de blessés, les plaies étaient forcément dans un état de propreté qui laissait à désirer; elles furent de suite nettoyées. — Nous ajouterons que l'intervention des médecins français a eu une influence favorable sur le moral de ces hommes.

24e *observation*. — DODEC, Ignace, reçut, le 24 juin, un coup de feu à la partie inférieure de la jambe droite, à 12 centimètres au-dessus des malléoles. La balle, qui avait pénétré par la partie postérieure, fut extraite à la partie antérieure sous la peau, où elle s'était arrêtée. Cet homme fut transporté à Milan à la fin de juin. La plaie postérieure se cicatrisa assez vite, et l'incision faite pour extraire la balle était sur le point de se cicatriser également quand arrivèrent des ulcérations qui agrandirent considérablement la plaie. Dodec n'eut du reste jamais de fièvre, et l'appétit fut conservé. — Le 2 août, il passe dans mon service et se trouve dans les conditions suivantes : La plaie placée à la partie antérieure de la jambe est à peu près ronde et a 10 centimètres de diamètre. Un pont placé le long de la crête du tibia la divise en deux parties d'inégale dimension : la partie externe est la plus large : le pont est constitué par des bourgeons pâles, blanchâtres, assis sur l'aponévrose. De chaque côté apparaissent, privées de leur périoste, deux surfaces du tibia de la grandeur d'une pièce de deux francs. La surface interne est pointillée de taches noires, l'externe est blanche et comme nacrée. A la partie externe on voit les muscles jambier antérieur et grand extenseur des orteils; le tissu cellulaire sort par lambeaux des interstices musculaires. Toute la plaie est couverte de bourgeons pâles, auxquels adhère un pus visqueux, tenace, qui ne s'enlève pas par le lavage. Des plaques noires couvrent une grande partie de l'ulcère. La peau est tuméfiée, violette, douloureuse; les bords sont taillés en biseau aux dépens de la face externe de la peau. La suppuration est grisâtre, abondante, fétide. L'état général est bon. — Le pansement pour tous mes malades ne fut fait qu'une fois par jour avec de la pommade placée sur un linge fenêtré. — 3 août. Le malade a mieux reposé que les nuits précédentes. Avant de lever l'appareil on sent que l'odeur est moins forte que la veille, mais elle se fait sentir aussi désagréablement aussitôt que l'appareil est enlevé. La suppuration est abondante, l'aspect de la plaie n'a pas changé : seulement, sur le trajet du jambier antérieur, au-dessus et au-dessous de la plaie, à un centimètre environ de la surface ulcérée, on voit sur la peau deux petites ulcérations à fond grisâtre et à bords taillés à pic. — 4 et 5 août. La suppuration est toujours aussi abondante et aussi fétide une fois l'appareil enlevé. Les deux ulcérations se sont agrandies, et communiquent avec des foyers purulents qui s'étendent dans la direction des muscles. Il sort par ces ulcérations du pus blanchâtre, épais, mêlé de tissu cellulaire mortifié que l'on extrait par lambeaux. L'aspect général de la plaie n'a pas changé. — 6 août. Les deux ulcérations se sont réunies à l'ulcère principal. Les foyers purulents s'étendent à environ 5 centimètres de la plaie, on en extrait toujours beaucoup de pus et du tissu cellulaire mortifié. La suppuration est aussi abondante et aussi fétide. — 7 et 8 août. La suppuration diminue de quantité; son odeur est moins insupportable. Les ulcérations ne se sont pas étendues, les trajets fistuleux donnent moins de pus. La face interne du tibia est tout à fait noire, l'externe est toujours blanche. Toute la plaie devient rose, le pus est moins adhérent, et devient blanc et crémeux. La peau perd chaque jour de sa tuméfaction et de sa coloration violette. — 9, 10, 11 août. Le pus est assez abondant, mais il a perdu presque toute sa fétidité. Les clapiers ne donnent que très-peu de suppuration. La plaie se couvre de bourgeons charnus, et la cicatrisation commence sur les bords. — 12, 13 et 14 août. Toute la plaie est couverte de bourgeons charnus, vermeils, la cicatrisation marche à grands pas; la suppuration est de bonne nature et rentre dans les conditions ordinaires.

25e *observation*. — TOMPRECHANI, né en Illyrie, ne comprend ni l'allemand ni l'italien; il fut blessé le 4 juin à l'épaule, par une balle qui laboura la partie postérieure de l'omoplate. C'est le seul renseignement que je pus obtenir pour tout ce qui précède; il est taciturne, ne répond pas aux questions qu'on cherche à lui faire comprendre, et ne parle pas aux autres soldats autrichiens. Il dort bien et mange avec appétit. — 2 août. Cet homme a une plaie de forme ovale qui s'étend depuis l'angle supérieur et postérieur de l'omoplate jusqu'à l'angle inférieur du même os. Elle a 14 centimètres de longueur et 8 dans la plus grande largeur. Cette plaie offre une surface grise d'un poli presque parfait, on dirait qu'elle est tout entière recouverte par une aponévrose lisse et sans la moindre rugosité. La couleur grise est effacée, par places, par une couleur noire ou lie de vin disposée par plaques de un à deux centimètres dans tous les sens. La peau est coupée à pic, légèrement renversée en dehors, et d'une épaisseur normale. Elle est de couleur violacée dans tout le pourtour de la plaie sur une étendue de 8 ou 10 centimètres. En levant l'appareil qui avait été placé le 1er août, il s'écoula une grande quantité de pus liquide à peine coloré en jaune. Ce pus était d'une odeur repoussante, odeur qui, du reste, traversait les pièces de l'appareil se répandait autour du malade. — 3 août. L'odeur est moins forte autour du blessé, mais dès que l'appareil est enlevé, elle est aussi incommode que la veille. La plaie du reste n'a pas changé. — 15 août. Rien n'est changé chez cet homme, la plaie est exactement la même, la suppuration offre le même aspect et son odeur est aussi fortement caractéristique que le premier jour.

26e *observation.* — Matataio, soldat autrichien, blessé à la jambe gauche le 24 juin, a été amputé à Milan, le 23 juillet, au lieu d'élection.—Le 2 août, le malade est dans l'état suivant : santé générale bonne, pas de fièvre, excellent appétit, mais peu de sommeil. La peau du moignon est flasque, molle, œdématiée, sans aucune rougeur. Elle a plus de longueur qu'il n'en faut pour recouvrir l'os et former un bon moignon. L'intérieur de la plaie est uniforme : elle est recouverte de bourgeons mamelonnés de couleur gris-violet et noire. En levant l'appareil placé le 1er août, il s'écoule une grande quantité de liquide de consistance aqueuse, coloré en jaune et contenant en suspension une grande quantité de grumeaux épais et presque solides. L'odeur qui environne le malade est des plus pénétrantes. Il n'y a du reste aucune trace de cicatrisation; les ligatures sont tombées. — Le pansement se compose d'un tampon de charpie recouvert par un linge fenêtré, enduit de pommade désinfectante. Le tout est enfoncé doucement jusqu'au fond de la plaie qui est peu sensible, et maintenu en place par des bandelettes de diachylon : par-dessus ces bandelettes on place de la charpie, des compresses longuettes et le tout est fixé par quelques tours de bande. — 3 août. Le malade a dormi mieux que d'habitude, il paraît gai et content. L'odeur qui s'échappe de l'appareil est à peu près nulle, mais aussitôt qu'on a enlevé le tampon de charpie le pus s'écoule à flots et l'odeur reparaît, un peu moins forte que la veille. La plaie ne s'est pas modifiée. — 4, 5, 6, 7 et 8 août. Mêmes observations. — 9 août. La suppuration a sensiblement diminué et son odeur est moins pénétrante. Les bourgeons se teignent légèrement en rose. — 10, 11, 12 août. La suppuration est de bonne nature et a perdu sa mauvaise odeur. Les bourgeons charnus ont un bon aspect, la peau a perdu son œdème, s'est rétractée et suffit à peine pour recouvrir le moignon. — 13 août. Quelques points de cicatrisation se montrent sur les bords de la plaie qui est d'un rose vermeil; on suspend l'emploi de la pommade et l'on réunit les bords.

27e *observation.* — Pausse, Simon, a été amputé le 27 juin au tiers inférieur de l'avant-bras gauche, à la suite d'un coup de feu qui, le 4 du même mois lui avait fracturé le poignet. La cicatrisation marche bien jusqu'au 8 juillet, mais à cette époque le malade vit sa plaie s'agrandir, il eut de la fièvre, et perdit le sommeil et l'appétit. — 2 août. Le malade a un peu de fièvre, il est très-amaigri : peu d'appétit, peu de sommeil. — La plaie de l'avant-bras commence à 5 centimètres au-dessous du pli du coude et couvre toute la partie antérieure de l'extrémité du membre depuis le bord cubital jusqu'au bord radial. L'extrémité du moignon est également à nu; la partie postérieure de l'avant-bras est saine. — L'appareil placé le 1er août est levé le 2 au matin. Il est baigné par la suppuration et répand une odeur infecte : les coussins qui soutiennent le moignon sont eux-mêmes souillés. Le malade se plaint de l'odeur qu'il prétend être la cause principale de la fièvre. Le fond de la plaie est constitué par une série de petits mamelons grisâtres, séparés de distance en distance par de petits points brillants, diamantés, qui me paraissent être autant d'ulcérations creusées en entonnoir. Les os sont recouverts à leur extrémité par un tissu semblable à celui de la plaie. La peau jusqu'à quelques centimètres de la plaie est violacée, ses bords non épaissis sont légèrement renversés en dehors. Il existe deux clapiers qui paraissent être profonds de 7 à 8 centimètres et s'ouvrent par des ouvertures très-petites sur les bords de la plaie, l'un sur le bord cubital, l'autre à l'extrémité postérieure de l'avant-bras. En pressant sur leur trajet on fait sortir du pus mélangé de lambeaux de tissu cellulaire. — 3 août. Le malade a bien dormi, il n'a pas de fièvre et demande à manger autre chose que du bouillon. A dater de ce jour, le malade se sent chaque jour de mieux en mieux et le 6 août il mange comme ses camarades. L'appareil est sec à l'extérieur et sans odeur bien appréciable : quand il est enlevé on remarque que la suppuration est moins abondante, mais la plaie n'a pas changé d'aspect. — 4 août. La suppuration diminue, encore elle est plus épaisse et moins odorante. — 5, 6, 7, 8 août. Les clapiers donnent de jour en jour moins de suppuration ; la plaie devient d'un aspect plus uniforme, les petits mamelons s'affaissent, les cavités se remplissent, la peau se décolore. La suppuration est peu considérable et de bonne nature. Le malade dort et mange bien. — 9 et 10 août. Les clapiers ne donnent plus de pus, Un léger cercle rose tranchant sur le fond gris uniforme de la plaie la circonscrit complétement sous forme d'un liséré très-mince. — 12 août. Le liséré s'avance de toute la circonférence vers le centre, laissant derrière lui une belle cicatrice qui présente au bord cubital un centimètre de largeur : la cicatrisation marche moins vite vers le bord radial. — 15 août. La plaie est en bonne voie de cicatrisation et tout porte à croire que la guérison sera très-prompte.

Les conclusions à formuler ne concernent que la pommade, car je n'ai employé le médicament que sous cette forme : 1° Comme modificateur des plaies, il a une certaine action dont les nuances ne peuvent être appréciées d'après les observations que j'ai recueillies. D'autres modificateurs ont agi sans nul doute : une alimentation meilleure, plus abondante, un régime plus tonique, du vin, de l'air, des soins de propreté s'étendant non-seulement aux parties malades, mais à tout le corps ; quand ces malades se virent l'objet de pareils soins, leur moral anéanti se releva ; eux qui se croyaient perdus la veille purent espérer une prompte guérison ; 2° Comme désinfectant, le médicament sous forme de pommade a peu d'action ; le linge fenêtré se colle sur les bords de la plaie, les trous se remplissent de pommade et la suppuration est emprisonnée. L'odeur, seulement masquée, paraît aussitôt l'appareil levé.

Milan, 17 août 1859. Dr Remy, médecin aide-major.

28e *observation*. — Valentin, Henri, âgé de 28 ans, du 37e régiment de ligne, atteint, le 24 juin, Solférino, d'un coup de feu à la cuisse gauche, traité par des médecins italiens dans les hôpitaux de Brescia et de Milan, entré le 13 juillet à l'hôpital della Neve. — A l'arrivée du malade, la plaie présente deux ouvertures, l'une située à la partie antérieure, interne et inférieure de la cuisse, par laquelle la balle est entrée, et l'autre placée à la partie inférieure et postérieure, qui a donné issue au projectile. Le membre est très-tuméfié à son tiers inférieur ; en comprimant la tumeur située entre les deux plaies, on fait sortir un pus abondant, fétide, sanieux, d'une couleur lie de vin fortement prononcée qui, peut faire croire à la rupture d'une artériole. Le malade est dans un état fébrile très-intense. — Durant les cinq premiers jours, on fait une application de cataplasmes émollients sur la plaie. A cette époque, la présence de la pourriture d'hôpital est bien constatée par M. Cambay, médecin en chef. Le vin aromatique, la poudre de quinquina, la teinture d'iode, le jus de citron sont successivement et vainement employés pour arrêter la marche du mal. La plaie s'agrandit de jour en jour et ne forme bientôt plus qu'un vaste foyer. La fièvre est considérable et fait craindre un commencement de résorption purulente; on prescrit alors le vin de Malaga et le sulfate de quinine à la dose de 4 à 5 décigrammes. — Le 20 août, M. le médecin en chef prescrit l'emploi du perchlorure de fer, au moyen de charpie imbibée de ce liquide; le lendemain on en fait une seconde application, accompagnée cette fois d'une injection de perchlorure dans les sinuosités de la plaie. Le 22, formation d'escharres d'un jaune brun, qui se détachent le 23 et le 24, lorsqu'on laisse tomber de l'eau sur les parties malades pour les nettoyer. — A dater de l'emploi du perchlorure, on n'a plus observé aucune trace de pourriture d'hôpital, l'état fébrile diminue peu à peu. — Le 28, on incise la peau entre les deux ouvertures de la balle, et alors la plaie, qui est d'un rouge vermeil, présente une étendue aussi grande que celle d'une main; on applique des bandelettes de diachylon pour diminuer la surface de la plaie; le pus est toujours d'une nature très-louable et peu abondant. — Le traitement interne a consisté en limonade citrique, vin sucré, vin de quinquina et sulfate de quinine; nourriture substantielle.

E. Jouve, médecin sous-aide.

29e *observation*. — Bugernick, Étienne, Croate d'Agram, âgé de 27 ans, soldat au régiment archiduc Léopold, tempérament sanguin, constitution forte et robuste, est atteint le 31 mai, à Palestro, par une balle qui pénètre à la partie supérieure interne de la cuisse droite, brise la branche horizontale du pubis et sort au-dessus du pli de l'aine gauche. — Premiers soins donnés à Verceil, puis à l'hôpital St-Isidore à Turin, puis enfin le 18 août, à l'hôpital du Carmen de la même ville. — A cette époque, la plaie d'entrée est guérie, tandis que celle de sortie reste ouverte et présente un trajet fistuleux profond. — Extraction de deux petites esquilles; injections astringentes, rien de particulier à noter.—30 août. Subitement, malaise général, fièvre, plaie douloureuse, à bords renversés; engorgement de toute la région inguinale; pus épais, gluant et d'une odeur repoussante. Sur la zone entourant la plaie, phlyctènes donnant issue à une sérosité sanguinolente, fétide et formant autant de petits ulcères, agrandissement rapidement progressif de la plaie qui se creuse et menace de perforer la paroi abdominale. — Isolement du blessé, soins de propreté, alimentation plus substantielle, tonique, pansement avec la poudre de charbon, le vin aromatique; cautérisation avec le nitrate d'argent; application de plumasseaux de charpie trempée dans une solution de bichlorure de mercure; après deux jours de ce traitement, amélioration sensible, les escarres sont enlevées par le lavage; la plaie prend une bonne couleur, des bourgeons charnus se développent et le travail de la cicatrisation est en bonne voie.—Cessation de l'emploi du bichlorure, pansement simple; la guérison ne se fait pas longtemps attendre.

30e *observation*. — Bayer, Joseph, de la Haute-Autriche, chasseur au 21e bataillon, 26 ans, tempérament lymphatique, coup de feu le 31 mai, Palestro, au tiers inférieur de la jambe droite. Lacération des parties molles avec fracture comminutive du péroné. Il entre le 1er juin à l'hôpital St-Isidore à Turin, et le 18 août à l'hôpital du Carmen, de la même ville. — La plaie très-douloureuse a l'aspect d'un ulcère à fond gris, à bords irréguliers, lardacés, donnant un pus épais, adhérent et d'une odeur repoussante. Le blessé est inquiet, a peu de sommeil, mais pas de fièvre. — Le premier pansement, après lavage fait avec soin, consiste en application de charpie trempée dans du vin aromatique, on cautérise avec le nitrate d'argent. — La plaie tend à s'étendre. — Le 23, survient, sans cause appréciable, un érysipèle à la joue gauche, envahissant promptement toute la face et une grande partie du cuir chevelu, fièvre intense, délire. Deux saignées de bras; tartre stibié en lavage. — 30. L'érysipèle ne donne plus d'inquiétude, mais la plaie de la jambe n'a pas changé d'aspect.—2 septembre. La plaie s'étend, se creuse et fournit une grande quantité de pus d'une odeur bien caractérisée. — Isolement du blessé, régime tonique sous toutes formes, lotions avec solution de potasse caustique ; pansement avec poudre de charbon et de quinquina, bichlorure de mercure. — 5 septembre. La gangrène est limitée, chute des parties mortifiées. — 7 septembre. Des bourgeons charnus apparaissent, pansement avec poudre de quinquina. — 10 septembre. La plaie marche vers la cicatrisation. Dr Besozzi, médecin de l'armée piémontaise.

TÉTANOS TRAUMATIQUE.

Pendant la campagne d'Italie, on peut compter dans les hôpitaux, 153 cas de tétanos traumatique ou de trismus simple ; aussi la plupart des guérisons indiquées dans les rapports des médecins italiens ne se rapportent-elles peut-être qu'à des cas de trismus. Nous citerons textuellement les observations que nous avons pu rassembler, surtout celles qui concernent les hommes guéris. Nous ne trouvons qu'un seul cas de tétanos bien constaté, suivi de guérison.

La localité qui a fourni le plus de cas de tétanos ou de trismus, est Brescia.

75 cas. — 69 décès.

« Cette terrible complication s'est manifestée presque exclusivement dans les églises transformées en hôpitaux, indépendamment des mauvaises conditions d'aération des couches déclives, puisque les nefs reçoivent le jour par des ouvertures très-haut percées ; ces locaux se distinguent des autres par une très-grande infériorité de température. — Décidément, les églises auxquelles il faut bien avoir recours, pour y déposer les blessés, durant les heures de presse et d'entassement qui suivent les chocs sanglants de la guerre, ne sauraient, sans de grands dangers, être longtemps occupées. » Dr Bertherand, médecin principal.

« Dans mes rapports officiels avec les médecins italiens, dans mes nombreuses conversations avec eux, j'ai pu me convaincre que la généralité de ces médecins n'a pas, sur le caractère symptomatique du tétanos, une idée bien nette et bien claire, vous avez pu voir dans une observation de fièvre pernicieuse *prétendue tétanique*, communiquée par M. le Dr Braga, que ce médecin présente comme un cas de tétanos intermittent, un ensemble de symptômes qui n'ont avec le tétanos, tel que nous le connaissons, qu'une analogie fort éloignée. Dès lors que vous dire de ces médecins recrutés de toutes parts et chargés de service dans les hôpitaux de Brescia où de nombreux cas de guérison de tétanos ont été signalés. La ville de Brescia ne compte guère que 30 à 35 médecins ; or, ces médecins n'ayant pu suffire, alors que 43 grands hôpitaux ou maisons étaient ouverts, on a dû faire appel aux médecins des campagnes, aux médicastres de toutes sortes qui pullulent en Italie, enfin aux élèves en médecine pour leur confier des services chirurgicaux considérables. Il ne serait donc pas étonnant qu'il ait pu s'introduire des erreurs de diagnostic ; il est même probable qu'il en est ainsi. » Dr Haspel, médecin principal. (*Lettre à M. le baron* Larrey, *inspecteur du service de santé*).

Hôpitaux de Vercelli. — « Sur cinq cas qui se manifestèrent du dixième au quinzième jour de la blessure, sans exception, il y eut cinq morts. Le traitement a été varié et l'on eut toujours recours aux anesthésiques que les blessés réclamaient avec instance dès qu'ils y avaient été soumis une fois. Nous n'avons pas employé le curare, dont nous ne connaissions les effets que d'après les expériences peu favorables faites en France ; l'observation recueillie par M. Vella, à Turin, n'avait pas été publiée. Nous savions seulement que le colonel Morando avait été guéri par les anesthésiques. A Milan, quelques médecins se vantent d'avoir obtenu des guérisons à l'aide d'énormes doses de calomel, d'opium et de frictions mercurielles ; M. Cotta assure même que le malade est sauvé si l'on obtient la salivation mercurielle. A Brescia, si l'on s'en rapporte à quelques articles de journaux, on aurait obtenu 6 guérisons sur 75 cas, nous ne savons par quels moyens ! Le tétanos était-il confirmé ou s'agit-il seulement de trismus ? » Dr BIMA, médecin divisionnaire de l'armée sarde.

Hôpitaux de Milan. — « Vingt-sept cas de tétanos se sont successivement déclarés parmi les blessés traités dans les hôpitaux de Milan. Les blessures des extrémités inférieures ont été l'occasion la plus fréquente de développement de cette terrible maladie : nous voyons en effet que les plaies de la cuisse, de la jambe et du pied ont donné 19 cas, tandis que toutes les autres parties du corps n'en donnent que 8.

Plaies de la cuisse	7
Id. de la jambe	10
Id. du pied	2
Id. de la tête	2
Id. de la poitrine	1
Id. du dos	3
Id. de l'avant-bras	1
Id. de la main	1
Total	27

Parmi ces blessures, les unes étaient compliquées de fracture comminutive, d'autres étaient légères, superficielles et ce ne sont pas ces dernières qui ont donné lieu aux tétanos les moins graves. Les lésions situées dans les régions aponévrotiques, au voisinage des articulations, la présence d'esquilles dans ces mêmes tissus, l'étranglement des muscles par des enveloppes inextensibles, les déchirures des nerfs cutanés, telles sont les conditions présentées par les blessures compliquées de tétanos. — Quelle qu'ait été la blessure, le tempérament nerveux, irritable, les hommes à esprit naturellement inquiet, à moral faible, paraissent prédisposés au tétanos à la suite des plaies par armes à feu. Les transitions brusques de la chaleur du jour au froid des nuits, le voisinage d'endroits humides, la fraîcheur des corridors et des rez-de-chaussée, où l'on avait été forcé de placer les blessés, le séjour dans les églises converties en hôpitaux temporaires. Telles sont les causes les plus redoutables.

Traitement. — L'examen de la blessure, la recherche des corps étrangers, les débridements, les grandes incisions, l'extraction des esquilles, furent les premiers moyens employés, vinrent ensuite : les émissions sanguines, générales et locales, suivies d'applications émollientes et narcotiques, les révulsifs sur la région vertébrale ou épigastrique, les frictions mercurielles, l'emploi de l'opium à très-haute dose, 5 centigrammes par heure, de l'hydrochlorate de morphine et même les inhalations de chloroforme.

L'amputation, pratiquée une fois peu de temps après le début du tétanos, n'a pas été suivie de succès. Plusieurs médecins employèrent le sulfate de quinine à haute dose. L'atropine, à la dose de 2 à 4 milligrammes par jour en pillules, a donné un bon résultat à M. Regazzoni. Le muriate de baryte a été préconisé par quelques médecins italiens.

L'usage de la ouate pour envelopper les parties douloureuses et impressionnables au froid des nuits, est, malgré sa simplicité, un moyen qu'il ne faut pas dédaigner. Sous l'influence de la ouate et des opiacés, nous avons vu des accidents tétaniques au début disparaître rapidement.

Les deux notes suivantes m'ont été communiquées :

Hôpital San Bernardino. — Un blessé autrichien, atteint d'un coup de feu à la partie inférieure de l'avant-bras (le radius est écorné par la balle, sans fracture complète). Tétanos très-prononcé; le *trismus* a duré un mois. Le traitement consista en 6 décigrammes de calomel et 3 décigrammes d'opium pendant quinze jours.

Hôpital San Francesco. — Andreas Rumm, Hongrois, âgé de 21 ans, soldat au régiment du prince Rodolphe, atteint, à Magenta, d'un coup de feu à la jambe gauche, sans fracture, avec lésion du tendon d'Achille. Le tétanos se déclare le 5 juillet, le *trismus* persiste jusqu'au 31 du même mois. Le malade est traité pendant huit jours par l'opium à haute dose, sans amélioration. On lui pratique trois saignées et on emploie les frictions de chloroforme. Pendant le traitement, survient la pourriture d'hôpital; les plaies sont pansées avec de la poudre de quinquina, de charbon et de camphre. Le 1er août, le tétanos avait disparu; les plaies, de bon aspect, se cicatrisaient; le malade était en voie de guérison assurée.

Dr Cuvellier, médecin en chef des hôpitaux de Milan.

1re *observation.* — *Hôpital San Lucca, service de* M. Bertolotti. — Coup de feu à la tête. — Raby, Antoine-Marie-Éliacin, sergent-major de voltigeurs au 65e de ligne, âgé de 28 ans; constitution saine et robuste, sans maladies précédentes; entré, le 6 juin, à l'hôpital militaire de Saint-Luc, à Milan; coup de feu à la tête, le 4 juin, à Magenta (*aujourd'hui*, 1864, *sous-lieutenant au même régiment*).—La blessure est située à la partie antérieure de la région pariétale gauche, et de la longueur d'environ 7 centimètres, transversale, à angles très-aigus, l'un interne, où la plaie est large de 12 millimètres, l'autre externe, où la largeur de la blessure est réduite à quelques millimètres; d'où il résulte une forme ovoïde. Les parties molles, largement ouvertes, laissent voir l'escarre d'arme à feu aux bords de la blessure. Le pariétal gauche est fracturé, avec dépression près de l'angle antérieur de la suture frontale; il n'y a qu'un fragment déprimé, il est ovoïde, de la longueur de 2 centimètres, coupé obliquement à tous ses bords; la dépression peut être de 4 millimètres, près de l'angle interne de la plaie. Le projectile n'a pas pénétré, puisque le point de la plus grande dépression de l'os ne laisse pas d'espace suffisant pour qu'une balle puisse y pénétrer.—Le blessé prétend n'avoir pas perdu beaucoup de sang; la balle l'a frappé obliquement à la distance d'environ vingt pas, et, immédiatement après, il est tombé, avec perte totale des sens. — A son arrivée à l'hôpital, il présentait un état d'assoupissement comateux; perte de la parole et de l'intelligence; décubitus dorsal immobile; la paupière droite tombée, immobile; les mouvements de la paupière gauche très-lents; les yeux vitrés, immobiles; pupille dilatée; la bouche à demi-fermée, la lèvre supérieure tombant à droite et très-lentement mobile à gauche. — Lorsque apparurent les premiers signes du retour de l'intelligence, on constata que la langue était paralysée, lente dans ses mouvements, s'inclinant fortement à droite lorsque le malade tentait de la faire sortir de la bouche. Paralysie du bras droit avec un reste de sensibilité; paralysie du membre inférieur droit à un degré moindre; respiration lente; pouls lent. L'état de stupeur dura trois jours. — Le 9 juin, le malade présenta des contractions spasmodiques intermittentes aux masseters, plusieurs fois dans le jour; la blessure n'offrait pas de réaction locale, et les essais de réduction de l'os déprimé, avec le levier et les pinces, ne réussirent point. — Le trismus se maintint jusqu'au 12. Pendant ces quelques jours, il se développa une fièvre intense avec gonflement de la face; le blessé est saigné; le sang riche en globules, sans couenne. La peau humide. — Le 14, les bords de la blessure s'étant débarrassés de l'escarre, donnaient un peu de pus. Ils recélaient de petits fragments de la surface externe de l'os, on en fit aussitôt l'extraction. Nouveaux essais, sans succès, pour relever le fragment déprimé. — Le blessé commence à comprendre ce qu'on lui dit, mais la langue reste paralysée; le membre inférieur droit présente quelques mouvements; le blessé exécute, mais très-lentement, quelques mouvements latéraux, et prend volontiers quelques aliments légers. — Le 15, la paupière supérieure droite, qui, depuis quelques jours, commençait à se relever, semble plus mobile. Un embarras gastrique est modifié par un purgatif. Le pouls est médiocrement fréquent et mou. — Du 15 au 30, des sueurs abondantes, avec éruption miliaire profuse au cou et au ventre, quelques quintes de toux; amaigrissement. La plaie fournit du pus de bonne qualité, et ses bords sont en voie de cicatrisation. Raby, qui a recouvré complétement l'intelligence, prononce distinctement quelques mots, mais syllabe par syllabe, quoique la langue qu'il peut librement montrer, soit encore inclinée à droite. Le bras peut aussi se mouvoir un peu. — Le 1er juillet, la cicatrisation avance rapidement avec pus abondant. L'état général fait des progrès, lents mais continus; la miliaire a cessé. — Le 8 juillet, le malade s'est levé; il accuse une grande faiblesse dans les jambes; il marche cependant assez bien et les mouvements du bras sont plus prononcés; la parole est moins lente, mais Raby devient inquiet, mélancolique, il prétend ressentir des douleurs vagues dans la tête. La plaie est réduite à 2 centimètres. Appétit et sommeil assez bons. — Le 10 juillet, le matin, vers dix heures, le malade étant encore au lit, est pris d'un accès épileptiforme : secousses convulsives aux membres supérieurs; perte totale des sens; écume à la bouche; resserrement des dents. L'accès dure 10 minutes. Après l'accès, on remarque de la stupeur et plus de lenteur dans l'articulation des mots. On fit immédiatement de larges et profondes incisions qui ramenèrent la plaie à sa dimension primitive; d'autres incisions sont faites sur le bord inférieur de la blessure. Le fragment déprimé, ainsi découvert, est nécrosé; on l'enlève avec quatre petites esquilles, à l'aide de pinces ordinaires. — Diète et repos. — Le 15 juillet, aucun accident, ni local, ni général, n'a suivi l'extraction de l'os; pas d'accès épileptique; la parole gagne toujours et la paralysie du bras droit est presque dissipée. — La plaie n'offre rien de particulier, de très-petites esquilles sont entraînées par le pus. — Le 18 juillet, la cicatrisation, que l'on cherche à retarder par le mode de pansement, marche très-vite. Raby paraît satisfait; il se promène; toutes ses fonctions sont normales. — Le 24 juillet, à part un peu de difficulté dans la parole, le malade ne présente plus aucun trouble nerveux. La plaie fournit encore un peu de pus et la cicatrisation est très-régulière; le blessé est en voie de guérison. — Le 16 août, on enlève une croûte mince qui forme une sorte de pont, sans adhérence, au-dessus de la plaie qui ne présente plus qu'une étendue de quelques millimètres. — La santé est excellente, la parole presque normale. — Le 19 août, ce militaire est évacué sur Gênes, dans un état proche de guérison complète. Dr Bertolotti, chirurgien en chef de l'hôpital.

2e *observation*. — *Hôpital San Filippo, service de* M. Ghérini. *Coup de feu au cou-de-pied.* — Delamare, Alfred-Pierre-Roger, âgé de 28 ans, sergent-fourrier au 84e de ligne (*libéré le 7 février* 1863, *retiré à Rouen*). — Tempérament nerveux, délicat. — Blessé le 24 juin, à Solférino. — Évacué des hôpitaux de Brescia sur l'hôpital Saint-Philippe de Milan, le 4 juillet. — Il a reçu au cou-de-pied droit deux éclats d'obus qui pénètrent peu profondément et ne produisent aucune lésion osseuse. — A l'arrivée du malade à Saint-Philippe, les deux plaies, de bel aspect, suppuraient peu et se cicatrisaient lentement. — Le malade était placé sous le portique, quelque peu exposé à un courant d'air. — Le 12 juillet, il éprouva quelques contractions dans les muscles de la mâchoire inférieure; perte d'appétit, difficulté de la mastication; 5 centigrammes d'opium en pilules, d'abord toutes les heures, plus tard chaque deux heures. — Les plaies, présentant toujours le même aspect, furent pansées avec des cataplasmes arrosés avec 2 grammes de laudanum. — L'état de trismus resta stationnaire jusqu'au 26 juillet, où, dans la nuit, le malade éprouva de fortes coliques, qui furent suivies d'une attaque très-forte et générale de trismus violent : spasme permanent des muscles du ventre et de la poitrine. — Emprosthotonos, tension des muscles des membres supérieurs. — Contractions et crampes, principalement dans les membres inférieurs. — En même temps, cris et pleurs. — Pour combattre cet état général, le malade fut plongé, durant deux heures, dans un bain simple, tiède, puis transporté et isolé dans une chambre où il fut soumis à des frictions de 4 grammes d'onguent mercuriel, sur la colonne vertébrale. Le soir, un nouveau bain et répétition de frictions sur le ventre. Le mieux sensible qu'éprouva le malade engagea à continuer ce traitement, matin et soir, pendant cinq à six jours, jusqu'au 30 juillet, époque à laquelle reparut une seconde attaque, aussi forte que la première, mais qui ne dura qu'une demi-heure. Cette dernière crise fut suivie d'une résolution complète. — Le malade était très-faible. — La salivation devenant très-abondante, on cessa le traitement mercuriel que l'on avait repris; on augmenta l'alimentation, qui ne consistait qu'en bouillons, à mesure que la salivation diminuait; et, le 16 août, le malade put prendre des aliments solides. — Depuis le 4 août, les plaies étaient complétement cicatrisées. — La santé du malade est complétement rétablie le 25 août; il est évacué le 28 sur Alexandrie. (*Note recueillie par* M. Reeb, *médecin aide-major.*)

3e *observation*. — *Hôpital Majeur; service de* M. Tassani. — *Coup de feu à la partie moyenne de la jambe.* — Maillier, Paul, âgé de 26 ans, soldat au 5e bataillon de chasseurs à pied; (*retraité.* Voir aux *Blessures de la jambe.*) — Coup de feu à la partie moyenne de la jambe: Solférino. — Évacué sur Brescia, le 26 juillet, après avoir séjourné dans une ferme. — Évacué de Brescia sur l'hôpital Maggiore de Milan, le 11 juillet. — Transporté en chemin de fer. — La balle, entrée au côté externe de la jambe gauche, a traversé le membre de part en part; fracture comminutive du péroné; érosion de la face postérieure du tibia. — Le 13 juillet, apparition du trismus, qui ne céda qu'après dix-huit jours de traitement. — Le malade était violemment agité par de fortes contractions musculaires, plus saccadées du côté gauche, surtout dans la jambe blessée. — On pratiqua de larges débridements, de profondes incisions, pour l'extraction d'épines osseuses enfoncées dans les muscles. — Dès les premiers moments, on prescrivit de la morphine et du muriate de baryte, d'abord à la dose de 3 décigrammes dans 200 grammes d'eau distillée; on augmenta successivement d'un décigramme jusqu'à concurrence d'un gramme, puis on diminua d'un décigramme chaque jour jusqu'à suppression complète. Le blessé prenait une cuillerée de cette potion, d'abord toutes les heures, plus tard, toutes les deux heures. — Maillier, en voie de guérison, présentait sa jambe gauche dans un état de rigidité et de flexion permanente; on combattit cet état par l'extension forcée pendant la chloroformisation, mais impossibilité de maintenir l'extension après le réveil. — Arthrite consécutive, sans gonflement, paraissant résulter de l'extension forcée des parties ligamenteuses et aponévrotiques, situées en dehors de l'articulation. — Rétraction permanente de la jambe sur la cuisse, fort rebelle aux moyens de traitement employés.

Dr Cuvellier, médecin principal.

4e *observation.* — *Hôpital San Ambroggio; service de* M. CORNEO. — *Coup de feu à la partie supérieure de la cuisse.* — MASSON, Christophe-Nicolas, 1er régiment de zouaves; entré par évacuation, le 10 juin; avait été blessé à Melegnano; coup de feu. — La balle, après avoir fait un séton à la partie antéro-supérieure de la cuisse gauche, a traversé le testicule correspondant. — Trismus. — Pendant trente-cinq jours, le malade a des accès plus ou moins intenses, tout en étant soumis à un traitement énergique : vésicatoire à la nuque; sulfate de quinine; extrait de belladone; liniments camphrés, opiacés. — Le malade guérit et sort le 20 août. — *Présent au corps le 1er janvier* 1865.   THIOU, médecin sous-aide requis.

5e *observation.* — *Hôpital de la casa di Correzione; service de* M. ALFIERI. — *Coup de feu à la jambe.* — CAMPAGNAC, Barthélemy, 70e de ligne, 1er bataillon. — Entré, le 6 juin, à l'hôpital militaire de la casa di Correzione, à Milan. — Coup de feu traversant le tiers supérieur de la jambe droite; lésion du tibia avec esquilles; 4 juin, Magenta. — Suppuration très-abondante de la plaie, marche ordinaire jusqu'au 18. Prodrômes tétaniques; inquiétudes. Convulsions d'abord cloniques (opisthotonos), secousses douloureuses à la jambe. — Écartement des mâchoires difficile, mais possible. Trismus incomplet. — Depuis le 20, amélioration progressive, disparition des phénomènes tétaniques. — Pansements sédatifs; émulsion calmante; morphine à 3 centigrammes par jour. — *Guéri et retraité.* (Voir p. 189.)

6e *observation.* — *Même hôpital; service de* M. CALDARA. — *Plaie pénétrante de poitrine.* — SCHABER, Georges, chasseur à pied de la garde. — Entré, le 30 juin, à l'hôpital de casa di Correzione, à Milan. — Plaie pénétrante de poitrine. La balle fracture la clavicule, traverse le lobe supérieur du poumon droit et sort au tiers inférieur de l'omoplate, qui est aussi fracturée. — Pleuro-pneumonie grave; tuméfaction douloureuse de l'épaule. — 13 juillet, apparition inattendue de contractions douloureuses, saccadées des muscles du tronc et des membres. — Trismus incomplet; fièvre ardente. — 23 juillet, calme parfait des contractions; amélioration générale. — Saignées générales, 5; locales, 3; bains généraux, 8; émulsion calmante; tisanes; purgatifs; lochs opiacés, belladonés; morphine à 5 centigrammes par jour; bonne nourriture; vin de Bordeaux. — *Guéri* (Voir p. 189) *et retraité.*

7e *observation.* — *Même hôpital; service de* M. BRIOSCHI. — *Plaie compliquée à la main.* — DUBRETZENY, Joseph, Autrichien, régiment Jellacik. — Plaie à la main; éclat de mitraille qui emporte la première phalange de l'index et la deuxième du médius de la main gauche; esquilles; lésion des tendons; 4 juin, Magenta. — Entré, le 6 juin. — Le 12 juin, convulsions; constriction des muscles de la mâchoire; trismus complet; déglutition très-difficile; contractions douloureuses des membres; roideur du tronc; pouls faible, irrégulier. — 18 juin, disparition graduelle des accidents. — Sangsues, 10 à la main; purgatifs; musc, 1 gramme par jour; frictions aromatiques laudanisées au cou et au dos. — *Guéri le* 23 *juin.* (Voir p. 188.)

8e *observation.* — MACK, Philippe, régiment Wilhelm, Autrichien, blessé, à Magenta, d'un coup de feu à la cuisse droite au tiers inférieur. — Fracture comminutive du fémur; pas d'amputation. — 8 juin, première apparition des symptômes tétaniques. — 10 juin, mort. — *Traitement.* Muriate de baryte, 6 grains (italien) dans 4 onces d'eau distillée; sirop. — Frictions avec de la pommade mercurielle belladonée le long de la moelle épinière. — Bains narcotiques. — Continuation du même traitement jusqu'à sa mort.

9e *observation.* — LACOMBE, Barthélemy, 45e de ligne; blessé, à Magenta, d'un coup de feu à la cuisse gauche, partie supérieure. — Fracture comminutive, pas d'amputation. — 10 juin, apparition des premiers symptômes tétaniques. Trismus. — 15 juin, mort dans un accès. — *Traitement.* Six pilules d'extrait gommeux d'opium, une toutes les deux heures; inspirations de chloroforme. — Cataplasmes laudanisés. — Bains narcotiques.

10e *observation.* — REICHEL, Julius, oberlieutenant, régiment Moravia? Autrichien. — Blessé, à Magenta, d'un coup de feu à la région iliaque. — 9 juin, apparition des accidents tétaniques; contraction; roideur; délire furieux épilepsiforme. Mort le même jour. — Même traitement que pour Mack et Lacombe.   M. DEGLIOCCHI?

11e *observation.* — *Hôpital San Francesco.* — *Plaie superficielle au pied.* — MALAFAR, Candide, Tyrolien, caporal au 3e bataillon de chasseurs autrichiens. — Plaie superficielle à la partie interne du pied gauche, coup de feu, Magenta. — Entré à l'hôpital San Francesco, Milan. — La plaie, traitée par des pansements simples, marchait vers la guérison, lorsque, le 14 juin, apparut une douleur assez vive, accompagnée de contractions spasmodiques dans le pied et la jambe. Le malade devient inquiet, impatient; il se plaint de douleurs à la tête. La langue est jaunâtre, l'appétit a disparu, et, dès le 13 juin, on constate le trismus. — 14, sangsues aux apophyses mastoïdes. — 17, les douleurs et les contractions augmentent; iodure de potassium, 4 grammes dans la journée. — 18, quelques contractions à la partie postérieure du cou; iodure de potassium. — 19, le malade a un peu reposé pendant la nuit, la fréquence et la durée des contractions ont diminué, les muscles des mâchoires permettent l'ouverture de la bouche. — 20, amélioration, mais il se produit quelques spasmes dans les masseters; on fait respirer au malade quelques grammes de chloroforme qui le plongent dans un sommeil d'assez longue durée. — 21, tous les symptômes tétaniques ont disparu; la plaie, dont la suppuration avait été moins abondante, marche franchement vers la cicatrisation.

Dr BINTOT, médecin aide-major.

12e *observation.* — *Hôpitaux de Montechiaro.* — *Plaie compliquée à la région lombaire.* — DARRAS, Paul, âgé de 26 ans, tempérament nerveux-sanguin, bonne constitution, maréchal des logis à la 10e batterie du 13e régiment d'artillerie-monté, fut frappé, le 24 juin, à Solférino, par un obus qui atteignit la partie inférieure de la région lombaire, entama les téguments, fractura la crête de l'os des îles, du côté gauche, à environ 4 centimètres au-dessus de l'épine iliaque postérieure, laboura les parties charnues assez profondément, brisa les apophyses épineuses des deux dernières vertèbres lombaires, produisit, à droite, une solution de continuité des parties molles, en tout semblable à la première, et fit, en s'échappant, une fracture à l'os des iles du côté droit, à la même hauteur et dans les mêmes conditions que celle du côté gauche.—La plaie, régulièrement transversale, a une largeur de 6 centimètres et une longueur de 19 à 20 centimètres, que la colonne vertébrale divise en deux parties égales en diamètre et semblables de forme. — Au moment de l'accident, le blessé tomba la face contre terre, ne perdit pas connaissance, mais fut en proie à des convulsions assez fortes qui, pourtant, cessèrent bientôt; il fit quelques tentatives pour se relever, mais les vives douleurs que chaque mouvement lui occasionnait dans la partie lésée le contraignirent à l'immobilité. — Transporté à l'ambulance de Médole, où il fut pansé et où il séjourna pendant deux jours, il dit n'avoir ressenti de douleurs que dans les moments où on lui imprimait des mouvements pour assujettir son bandage; dans le repos absolu, il ne souffrait pas. — Le troisième jour, il fut dirigé sur Montechiaro; pendant le trajet, il ressentit des crampes dans les extrémités inférieures, mais elles se dissipèrent après quelques heures de repos. A deux jours de là, les crampes reparurent et furent bientôt suivies, dans les jambes, d'une rigidité tétanique qui gagna peu à peu les cuisses, la colonne vertébrale et le cou, et le malade se trouva, selon son expression, *tout d'une pièce;* toute tentative de déplacement lui occasionnait des douleurs horribles, la tête elle-même était condamnée à une immobilité complète; les bras seuls avaient conservé la faculté de se mouvoir sans que les contractions les plus énergiques occasionnassent la moindre douleur. Cette série de phénomènes morbides se développa en quelques heures. — Le lendemain, le blessé éprouva quelques douleurs vagues dans les muscles de la mâchoire inférieure; c'était le prélude d'un trismus qui se déclara dans la soirée et qui devait persister avec les autres symptômes tétaniques pendant une vingtaine de jours. — Vers le sixième jour après l'accident, la plaie, qui semblait dans de bonnes conditions, devint douloureuse et fut envahie par la gangrène qui, heureusement, se borna assez rapidement. A la chute des escarres, on put détacher et extraire sept esquilles de différents volumes, provenant des os iliaques et des apophyses épineuses de deux vertèbres lombaires. — A dater de ce moment, la plaie marcha rapidement vers la cicatrisation, cependant les symptômes tétaniques ne s'amendaient pas; la rigidité des membres inférieurs et de la colonne vertébrale était la même; le trismus tenait les mâchoires rapprochées et, sans une disposition accidentelle des deux petites molaires du côté droit, qui laissaient un vide entre elles, il eut été très-difficile de médicamenter et d'alimenter le blessé. — Le chloroforme et les opiacés administrés par la bouche, en lavement et en frictions, triomphèrent de la maladie après vingt jours de durée. — Les accidents tétaniques, qui s'étaient manifestés brusquement, se dissipèrent avec rapidité; le trismus, qui avait apparu le dernier, céda le premier, et, en deux jours, les autres phénomènes s'amendèrent tellement que le malade put se lever. — La plaie, quoique fort étendue, était dans de si bonnes conditions, que l'on jugea convenable d'évacuer le blessé sur Brescia. Là, une nouvelle complication l'attendait : la pourriture d'hôpital envahit la plaie et détruisit en quatre jours le tissu cicatriciel qui s'était organisé. — Les cautérisations avec l'acide nitrique triomphèrent de ce dernier accident, qui, du reste, fut assez favorable au malade, car la première cicatrice était froncée et il en résultait des tiraillements qui gênaient ses mouvements; mais après la guérison de la pourriture d'hôpital, la cicatrice nouvelle avait fait disparaître les plis.—Arrivé au corps le 8 février 1860, ce sous-officier, qui a reçu une instruction assez solide et qui, de plus, est très-intelligent, nous a donné le commémoratif de sa blessure et nous a assuré que, dans tout le cours de sa maladie, ses facultés intellectuelles n'avaient pas été troublées un seul moment. — Passant à l'inspection de la blessure, nous pûmes constater : 1° une légère courbure anormale de la région lombaire, à concavité antérieure très-peu prononcée, mais suffisante pour que le malade éprouve une légère incurvation en avant et affecte la position dite voûtée; 2° une cicatrice ayant 25 centimètres de longueur et 14 de largeur, à grand diamètre transversal, présentant, dans sa partie centrale, une plaie ulcéreuse de 8 centimètres d'étendue, mais très-superficielle; cette plaie s'est agrandie pendant la route, car, en quittant Brescia, elle était presque complétement fermée; 3° deux vides, suite de pertes de substance des os iliaques, situés un peu au-dessus des épines iliaques postérieures, modelés en quelque sorte l'un sur l'autre, et dans lesquels il est facile de loger le pouce; 4° enfin, une dépression qui occupe le point correspondant aux apophyses épineuses des deux dernières vertèbres lombaires. — Si l'on considère le siége de la blessure, son étendue, la nature du projectile qui l'a produite, les graves complications qui l'ont accompagnée, on s'étonnera de trouver le blessé jouissant de toutes ses facultés physiques, à part une légère voussure qui nous a déjà semblé se modifier, soit que la résolution des parties malades se soit opérée, soit que les autres courbures normales de la colonne vertébrale se soient modifiées pour rétablir la rectitude. (Voir plus loin, p. 411, l'*Extrait du Rapport* de M. le Dr GAUJOT, médecin aide-major, *sur les accidents tétaniques observés à Montechiaro.*) Dr DE POTOR, médecin-major au 13e d'artillerie.

Hôpitaux de Novare. — Le tétanos a été rare à Novare. Sur plus de 1,200 blessés traités à l'hôpital Majeur, je n'en ai observé que cinq cas ; quelques autres, mais en petit nombre se sont montrés à l'hôpital de Perrone. A Bergame, on a remarqué également que cette affection avait été fort restreinte. — C'est chez les amputés qu'elle s'est principalement manifestée à l'hôpital Perrone ; tandis qu'un seul amputé a été atteint à l'hôpital Majeur ; les autres blessés frappés par le tétanos avaient, l'un, un séton à la partie postérieure de la cuisse droite ; un autre, une fracture comminutive du fémur, un troisième avait reçu une balle dans l'épaule, un quatrième avait eu la jambe droite brisée par un coup de feu. A Bergame, j'ai vu cette affection compliquer la désarticulation du 1er métatarsien et une autre fois une blessure simple du bras produite par un projectile. — Il me serait difficile d'assigner une cause au développement de cette terrible complication. Je noterai toutefois qu'à Novare, dans le cours du mois de juin, les orages ont été très-fréquents et ont amené des pluies abondantes auxquelles ont succédé chaque fois de brusques variations de température.

Sur les cinq tétaniques auxquels j'ai donné mes soins à l'hôpital Majeur, trois étaient très-impressionnables et très-irritables, les autres avaient un tempérament indifférent. Trois étaient Français, un Arabe et le cinquième Autrichien. Parmi les Français on comptait un lieutenant-colonel, un sous-officier et un soldat.

Je regrette que le manque de temps ne m'ait pas permis de faire l'autopsie de ceux qui sont morts, car je suis porté à croire que chez plusieurs le tétanos a été déterminé par quelques lésions nerveuses; ainsi qu'on en peut juger par l'observation suivante :

13e *observation.*— Le lieutenant-colonel MENNESSIER fut blessé, le 4 juin, par une balle qui traversa, de dehors en dedans, les parties molles de la cuisse, à quatre travers de doigt au-dessous du pli de la fesse. Dès les premiers jours, il éprouva des douleurs dans la jambe du côté malade, et, vers le dixième jour, les douleurs augmentèrent et des crampes se développèrent dans le mollet. Le lendemain, on constata un peu de trismus; les mâchoires s'ouvraient avec quelque difficulté. La plaie, déjà explorée, fut examinée de nouveau, j'y injectai quatre grammes de laudanum après avoir pratiqué un large débridement dans toute son étendue et, en même temps, je prescrivis la morphine à la dose d'un centigramme d'heure en heure. Ces phénomènes restèrent stationnaires pendant le premier jour, mais ayant fait une saignée pour combattre une congestion du cerveau, presque immédiatement ils prirent plus d'intensité; les contractions convulsives se rapprochèrent, les mâchoires se serrèrent fortement, la déglutition devint difficile, le pouls était plein, les battements du cœur très-forts, la peau couverte de sueur, la face vultueuse; sous l'influence des narcotiques, il survint un peu de somnolence, des rêvasseries; mais, à courts intervalles, des contractions énergiques venaient réveiller le pauvre blessé et lui arracher des cris. Bientôt, les muscles de l'abdomen et du thorax se contractèrent et amenèrent une gêne extrême dans la respiration. Vers trois heures du matin, la mort vint mettre fin à cette scène douloureuse.

Chez le tirailleur algérien, la direction de la balle qui avait traversé l'aisselle d'avant en arrière, en passant en dehors du bord externe de l'omoplate, et la douleur excessive qu'il éprouvait dans le bras correspondant permettent aussi de supposer quelque déchirure nerveuse quoiqu'il n'y eut pas de paralysie, et peut-être est-ce à la même lésion qu'il faut attribuer le tétanos de l'Autrichien dont la jambe droite avait été fracturée par une balle qui était passée dans l'espace interosseux.

La marche et la physionomie des accidents tétaniques n'ont pas été les mêmes chez tous ces malades. Le lieutenant-colonel et le tirailleur algérien ont présenté des phénomènes qui se sont rapidement généralisés et ont amené la mort, après 36 ou 48 heures. Deux autres blessés, pris d'abord d'un trismus léger, ont vu au contraire leur maladie se développer et s'aggraver fort lentement et n'ont succombé qu'au bout de 10 et 12 jours sans avoir eu de convulsions intenses.

Deux fois j'ai observé une terminaison heureuse : 1° à l'hôpital Fate bene Fratelli de Milan, service du frère Gerolamo. Le malade avait été amputé du bras gauche à sa partie moyenne ; 2° à Novare, chez un jeune sous-officier nommé Toussaint qui avait eu la cuisse droite brisée par une balle cylindro-conique dont on fit l'extraction à son arrivée à l'hôpital. La blessure allait fort bien, les phénomènes inflammatoires étaient très-modérés, le pouls presque normal, lorsque vers le 15e jour, le malade se plaignit de légères contractions dans la cuisse fracturée et de difficulté pour ouvrir la bouche. Ces accidents allèrent en progressant, les contractions devinrent plus fréquentes, plus fortes et très-pénibles. Tout annonçait une terminaison fâcheuse; mais, le 6e jour, une amélioration sensible se fit dans l'état du malade et peu à peu les phénomènes tétaniques se dissipèrent. Le mois suivant, je revis Toussaint dans un voyage que je fis à Novare, toute trace de tétanos avait disparu. Malheureusement, ce pauvre malade est mort plus tard à la suite d'accidents déterminés par la fracture.

Doit-on attribuer ces deux guérisons au traitement? Tel n'est pas mon avis. En effet, de tous les tétaniques que j'ai traités, Toussaint est un de ceux qui ont suivi la médication la moins énergique ; elle a été réduite à deux saignées et quelques potions avec 20 gouttes de laudanum. Tandis que M. Mennessier, malgré un traitement énergique, malgré l'éther, la belladone et la morphine, a succombé en 48 heures, sans même obtenir le moindre soulagement et le moindre arrêt dans la marche de sa maladie. Il faut évidemment admettre deux formes de tétanos qui peuvent être caractérisées ainsi : l'une grave, à marche rapide, se généralisant et nécessairement fatale ; l'autre, plus légère, à marche lente, le plus souvent localisée à la partie blessée et aux masseters et guérissant quelquefois.

Dans cette campagne, j'ai vu deux fois des chirurgiens pratiquer l'amputation au-dessus des parties blessées pour arrêter le tétanos. Ces deux malheureux blessés, l'un amputé de la jambe, l'autre du bras, n'ont obtenu ni guérison, ni amélioration. Dr Baizeau, médecin-major.

Hôpitaux de Castiglione. — A Castiglione, nos blessés furent reçus dans deux grands établissements principaux, une église avec ses attenances et un vaste couvent désigné sous le nom de San Luigi. — C'est dans ces deux établissements que se sont présentés les cinq cas de tétanos que j'ai eu l'occasion d'observer.

De ces cinq cas, quatre se manifestèrent dans la grande église du Duomo. Un cinquième, dans une des galeries du couvent. Le sixième a été observé en ville, chez un officier autrichien, par MM. Lobstein et Janin, médecins aides-majors.

L'église du Duomo est située sur la partie la plus élevée de la ville qu'elle domine ; la pièce principale où ont été observés les quatre cas de tétanos est froide, sombre, humide et traversée par des courants d'air dirigés de haut en bas.

Le seul cas que j'ai observé dans le couvent San Luigi, s'est déclaré tout à coup chez un blessé couché dans la galerie basse, exposée pendant le jour à la grande chaleur et pendant la nuit à la fraîcheur et à l'humidité.

Parmi les quatre hommes traités dans l'église, deux étaient Autrichiens.

14e *observation.* — 1o L'un avait une fracture complète de la jambe par coup de feu; elle n'offrait rien de bien grave. Cependant, le huitième jour, il fut pris subitement d'emprosthotonos; le menton était fortement collé à la poitrine, les genoux portés en avant, les muscles de la poitrine violemment contractés; le malheureux était menacé d'asphyxie et semblait souffrir horriblement. On chercha à extraire les esquilles et on réappliqua le bandage. Il fut soumis aux inhalations chloroformiques; chaque fois, il y avait un léger relâchement des muscles et une diminution des douleurs, mais cette rémission n'était que momentanée. La maladie semblait même s'aggraver quelque temps après l'action épuisée des inhalations. La face prenait une teinte bleuâtre. Le pouls était d'une lenteur extrême. La nuit, il eut quelques heures de repos. Il succomba au commencement du troisième jour.

15e *observation*. — 2° L'autre Autrichien avait reçu un coup de feu au pied, au-dessous des malléoles. Cet homme allait assez bien; on avait extrait quelques esquilles; la suppuration était de bonne nature et peu abondante; lorsque, le treizième jour de son arrivée, on constata une difficulté d'écartement des mâchoires; la déglutition était gênée et la parole confuse et inintelligible; on prescrivit une potion avec 6 décigrammes d'émétique et 50 gouttes de laudanum à prendre par cuillerées, de demi-heure en demi-heure; des vomissements se manifestèrent d'abord, mais bientôt la tolérance s'établit; des sueurs abondantes se font jour et une amélioration sensible eut lieu; nous prescrivions une seconde potion semblable pour la nuit et nous nous félicitions déjà du succès, lorsque, le lendemain matin, nous trouvâmes notre blessé dans un état plus grave; trismus, épisthotonos, contracture des muscles de la poitrine, menace d'asphyxie; nous apprîmes que la potion n'avait pas été donnée pendant la nuit et que les sueurs s'étaient supprimées. Nous en éprouvons un vif regret, il nous semblait que le mieux aurait pu se continuer sous l'influence de cette médication. — Saignée de 500 grammes, pas de soulagement; frictions avec l'onguent mercuriel sur tout le corps, aucun changement; la nuit cependant il éprouva un peu de repos; le lendemain matin les mâchoires semblent se détendre et la poitrine se dilater plus facilement; le malade n'est pas allé à la selle depuis trois jours, lavement laxatif; dans la soirée, les mâchoires se serrent de nouveau, les muscles de la poitrine se contractent, la poitrine s'embarrasse et il meurt pendant la nuit.

16e *observation*. — 3° Un soldat français, amputé du poignet. La maladie ne se présentait pas chez lui avec un aspect aussi grave; la roideur tétanique n'occupait que les élévateurs de la mâchoire inférieure, enfin, c'était un simple trismus avec un peu de renversement de la tête en arrière; on fit une large saignée de 500 grammes, il n'y eut aucune amélioration. Il fut soumis aux inhalations chloroformiques sans succès. Le deuxième jour, le tétanos devint plus général, il occupait les muscles de la poitrine; on saisit un moment de rémission et de relâchement de la mâchoire inférieure, pour faire avaler une potion avec 2 décigrammes d'émétique laudanisée, sans nul succès; il n'y eut pas de vomissements. Cependant, quelques heures après, on pouvait remarquer une sueur générale avec une rémission sensible; une nouvelle potion, avec 3 décigrammes d'émétique et 50 gouttes de laudanum, fut administrée le soir sans plus de succès. Ce matin, on nous apprit la mort de notre blessé, trois jours après l'invasion du tétanos.

17e *observation*. — 4° Soldat français. Le trismus, l'épisthotonos étaient portés à un degré extrême; les muscles de la colonne vertébrale et de l'abdomen étaient fortement contractés. Les matières fécales étaient rendues involontairement; il fut soumis à des inhalations éthérées, mais avec un succès momentané, car aussitôt qu'il n'était plus sous l'influence de l'éther, les muscles avaient repris leur roideur primitive; on administra des quarts de lavement fortement opiacés, ils étaient conservés, mais ne paraissaient avoir aucune influence; la maladie continuait; il y avait bien de temps à autre des rémissions, mais on ne pouvait les attribuer à la médication. Nous profitâmes de ces rémissions pour faire avaler au malade des potions éthérées et même 2 grammes de sulfate de quinine, car on croyait avoir remarqué une certaine périodicité; tous ces moyens furent inutiles et le blessé succomba le cinquième jour après l'invasion des accidents tétaniques.

18e *observation*. — 5° Un Français, placé dans le couvent, était atteint d'un coup de feu à la cuisse sans fracture; il y avait épisthotonos et un peu de trismus. Il fut soumis aux antispasmodiques; malgré cela, les symptômes ne firent que s'accroître, il succomba le quatrième jour.

19e *observation.* — 6° Le tétanos s'est manifesté subitement, en ville, chez un officier autrichien, après une indigestion; le tétanos s'est borné, pendant plusieurs jours, aux muscles élévateurs de la mâchoire inférieure, mais bientôt la tête s'est renversée en arrière, et le cinquième jour, dans la nuit, il est mort sans que la blessure, qui consistait en un séton à la partie postérieure et profonde du cou, pût expliquer une mort aussi prompte.

Ces observations sont bien incomplètes, mais les exigences d'un service pénible de jour et de nuit ne permettent pas de prendre des notes détaillées. Dr HASPEL, médecin principal.

Hôpitaux de Turin. — Renseignements sur un cas de tétanos traumatique guéri par le curare, à l'hôpital de la porte de Suze.

Du 9 au 17 juin dernier, sur 1,500 blessés par armes à feu, venant des batailles de Palestro et de Magenta, nous avons eu huit cas de tétanos traumatique, mortels pour les 7 premiers blessés atteints, suivi de guérison lente et complète chez le dernier.

Sur les huit cas de tétanos, les sept derniers se sont déclarés dans la même partie des bâtiments composant l'hôpital de la porte de Suze, plus exposée que les autres aux courants d'air froid et humide venant des Alpes, dans la direction nord-ouest, avec de subites et fréquentes variations de température que déterminait une atmosphère électrique presque continue. Cette terrible complication s'est déclarée cinq fois sur des blessés dont les parties molles seulement avaient été traversées sans lésion nerveuse importante ; trois fois avec des plaies compliquées de fracture.

Les moyens thérapeutiques employés ayant été aussi impuissants et aussi inefficaces à Turin que partout ailleurs. M. le Dr Vella, professeur à Turin, me proposa l'emploi du curare (1), qui, d'après les expériences de M. Claude Bernard, possède des propriétés complétement opposées à celle de la strychnine et qui suspend les contractions tétaniques produites par cet alcaloïde.

En présence d'une affection aussi grave, presque constamment mortelle, malgré la variété et la multiplicité des agents thérapeutiques jusqu'ici employés pour la combattre, j'ai autorisé M. Vella à faire l'essai de ce nouveau moyen qui me paraissait physiologiquement rationnel, et peu susceptible de produire des accidents

---

(1) 18 septembre 1859. « Je lis dans les journaux qu'un médecin de Turin a essayé de combattre le tétanos par le curare, et, chaque fois qu'il est question de ce poison, je suis tenté de faire connaître son véritable nom. En 1829, je remontai le fleuve des Amazones jusqu'au pied des Cordillères. C'est dans ces parages que l'on trouve des Indiens qui préparent le poison auquel ils donnent le nom d'ourari et non curare. L'altération du nom est facile à expliquer. Dubayle, capitaine en retraite, à Trébons, Hautes-Pyrénées. (*Lettre à M. le baron Larrey.*)

graves, si l'on agissait avec prudence, en observant bien les effets produits, et en ne dépassant pas les limites de l'action thérapeutique. M. Vella apporta le lendemain une petite fiole contenant un liquide trouble, un peu jaune-noirâtre, composé m'a-t-il dit de 100 grammes d'eau et de 5 centigrammes de curare. Un plumasseau de charpie imbibée de ce liquide fut appliqué sur une des plaies d'un tétanique, plaie préalablement agrandie et nettoyée de matières sanguines et purulentes; j'assistai aux premières applications et j'ai pu me convaincre que chaque application suspendait plus ou moins rapidement, mais toujours après quelques minutes, les secousses tétaniques, produisait un calme évident, et quelquefois un peu de sommeil.

Les résultats obtenus avec la première solution étaient encourageants, promettaient d'espérer mieux en augmentant la dose du curare, et me faisaient beaucoup moins craindre l'action toxique de la substance employée. Rassuré sous ce rapport, et m'en rapportant entièrement à la prudence et à la bonne foi de M. Vella, je l'engageai à faire une solution plus concentrée, qui fut appliquée de la même manière sur deux autres tétaniques et toujours par M. Vella qui venait plusieurs fois par jour renouveler le pansement.

Avec la seconde solution, les effets furent plus prononcés, les secousses tétaniques complétement suspendues, le calme plus prolongé et plusieurs fois suivi d'un sommeil tranquille et réparateur. Mais une fois l'action du médicament épuisée, les secousses et les douleurs tétaniques reparaissaient avec la même violence et disparaissaient de nouveau par une nouvelle application de curare. L'heureuse action du topique était si marquée, si évidente, qu'à leur réveil les blessés réclamaient de suite un nouveau pansement.

Malgré l'action évidente et salutaire de la solution de curare, malgré le calme et l'amélioration plus ou moins prolongés qui suivaient son application, les trois premiers blessés sur lesquels on l'a employée ont succombé ; peut-être la solution trop légère, n'avait-elle plus une action suffisante, après les premières applications qui ont été faites toujours sur les mêmes plaies dont la puissance absorbante était affaiblie ou paralysée, soit par l'action locale du topique, soit par les matières purulentes qui n'étaient pas supprimées ; peut-être aussi parce que l'application du remède a été faite trop tardivement et trop timidement.

20e *observation. — Fracture du premier métatarsien.* — Le quatrième blessé sur lequel M. Vella a combattu le tétanos par le curare était un sous-officier, blessé à Magenta et arrivé à Turin le 6 ou le 7 juin. La balle avait frappé le premier métatarsien, l'avait fracturé en s'aplatissant et avait filé entre l'os et les téguments de la plante du pied. Je vis ce blessé cinq ou six jours après son entrée à l'hôpital; il souffrait beaucoup, mais il y avait très-peu de gonflement et très-peu de suppuration. Je fis facilement l'extraction du projectile et de deux esquilles de tissu compacte complétement détachées; les désordres étaient peu étendus. Les jours suivants, le blessé était dans d'excellentes conditions, ne souffrait pas, mangeait avec appétit et dormait d'un sommeil calme et prolongé. Le 17 juin, dans la soirée, il éprouva un peu de roideur dans les muscles de la face, avec gêne dans le mouvement des mâchoires; la déglutition fut plus difficile et même un peu douloureuse; pas de sommeil dans la nuit. — Le 18, au matin, le trismus est complet; dans la journée, le tétanos se généralise; dans la soirée, les secousses tétaniques sont fortes et très-douloureuses. M. Vella appliqua immédiatement sur ce blessé la solution de curare, qui produisit les mêmes effets que ceux observés dans les cas précédents; mais ils furent plus prononcés et plus prolongés, parce que la solution était plus forte, appliquée plus méthodiquement, ou peut-être parce qu'elle avait été employée à une époque plus rapprochée du début des accidents; mais bientôt les effets calmants du médicament furent moins apparents et moins soutenus, ce qui tenait évidemment à la diminution de la puissance absorbante de la surface traumatique. Je conseillai à M. Vella l'emploi de petits vésicatoires successifs qui furent pansés avec la solution de curare. Les secousses tétaniques furent de nouveau suspendues après chaque pansement, renouvelé au moins cinq ou six fois dans les vingt-quatre heures, et toujours suivi de calme et de sommeil. — Sous l'influence des pansements avec la solution de curare, les secousses tétaniques ont diminué d'intensité, lentement, mais progressivement; le blessé a pu se nourrir. Vingt-cinq ou trente jours après le début des accidents, tous les symptômes tétaniques avaient complétement disparu, toutes les fonctions étaient régularisées; la plaie marchait vers une réparation rapide et régulière. Ce blessé a été évacué sur France dans les derniers jours de juillet.

Il est bien évident que dans ce dernier cas la solution employée a eu sur l'affection tétanique une puissance d'action incontestable, qu'elle a diminué la fréquence et la violence des secousses tétaniques, qu'elle a fait passer à l'état chronique une affection qui tue rapidement lorsqu'elle persiste à l'état aigü, et qu'en suspendant le resserrement des mâchoires, elle a permis de nourrir le malade, l'a empêché de mourir de faim et d'asphyxie. Sur ce blessé, l'affection tétanique était aussi aiguë et aussi régulièrement continue que sur les autres qui ont succombé et que sur tous ceux que j'ai vus succomber dans d'autres circonstances et d'autres localités. Elle n'est devenue véritablement intermittente que par l'action du curare; mais elle était d'une nature essentiellement aiguë et d'une intensité qui ne permettait guère de compter sur une guérison par les moyens ordinaires. Les faits que j'ai vus, les résultats que j'ai observés à plusieurs reprises avec toute l'attention et toute la réflexion qu'exigeait la nouveauté du moyen, et les craintes que m'inspirait l'emploi d'une substance aussi énergique ne me permettent pas de mettre en doute l'action du curare contre le tétanos traumatique. Malgré mes convictions, je ne puis me dissimuler qu'un seul fait n'est pas suffisant pour prouver la valeur d'un moyen thérapeutique nouveau contre une affection qui, jusqu'à présent, a presque toujours résisté aux médications multiples et diverses employées pour la combattre. Il est sans doute fort regrettable, pour l'honneur du curare, qu'il n'ait pas déterminé une guérison plus rapide, et qu'il n'ait réussi que sur le dernier cas de tétanos observé par nous ; mais n'aurait-il eu d'autre action que de faire passer à l'état chronique l'affection tétanique, ce serait déjà un très-grand bienfait, puisque le tétanos chronique guérit assez souvent, tandis que le tétanos aigu est presque constamment mortel. Dans les affections épidémiques, ou de nature équivalente, les derniers cas guérissent souvent, malgré la médecine et les médecins ; mais cette vérité n'est pas applicable au tétanos : or, les huit cas observés se sont déclarés dans des limites de temps si rapprochées et sous des influences atmosphériques si sensibles et si appréciables qu'il est impossible de ne pas les classer dans une même catégorie pathologique.

M. Vella est un médecin intelligent et instruit, qui s'occupe particulièrement de physiologie, qui a suivi et pansé les malades avec beaucoup de zèle et de persévérance, qui s'est donné la peine de venir à l'hôpital plusieurs fois par jour, et fort tard dans la nuit, pour renouveler les applications; qui n'a confié les pansements à l'élève de garde qu'après nous être assurés de l'innocuité du médicament, et après avoir montré le mode d'application, qui est simple et facile. Rien, absolument rien, ne me permet de douter de la probité, de la bonne foi et de la valeur scientifique de M. Vella; mais, comme toutes les considérations de personne doivent disparaître devant les faits scientifiques d'une haute valeur, je dois dire que je n'ai pas vu faire la solution, que je n'ai pas vu la substance employée, qui, d'après les affirmations de M. Vella, était du vrai curare, possédant des propriétés toxiques énergiques, d'après les expériences qu'il avait faites précédemment sur des animaux, expériences qu'il avait promis de répéter devant moi, mais qui n'ont pas été faites. J'ignore aussi quelle était la quantité de curare dans les dernières solutions employées.

Malgré les faits positifs et bien observés qu'il m'a été donné de constater journellement, et plusieurs fois par jour pendant un mois, je ne puis rien affirmer. Pour donner au fait publié par M. Vella toute la valeur scientifique désirable, il aurait fallu commencer par expérimenter sur des animaux, en présence de plusieurs témoins, pour bien établir la nature et la puissance d'action du curare employé et rendre le doute et les objections impossibles. Mais enfin, le fait reste, heureusement pour le malade guéri; puisse-t-il profiter à la science et aux malades, et ne pas devenir l'occasion d'expérimentations imprudentes et malheureuses!

Hôpitaux de Montechiaro. — Le tétanos s'est montré cinq fois à Montechiaro, après la bataille de Solférino, et a frappé des blessés atteints de lésions diverses, et se trouvant dans des conditions d'habitation différentes; de sorte qu'il nous est impossible de rattacher son développement à une cause appréciable, à moins d'invoquer une influence atmosphérique indéterminée, ce qui ne serait pas impossible, puisque ces cinq cas se sont déclarés presque dans la même journée.

21e *observation.* — Le premier blessé atteint est un sapeur d'un régiment de ligne, placé dans la grande église, et amputé de la jambe droite au lieu d'élection. Le moignon était dans de bonnes conditions, nullement douloureux, lorsque, vers le huitième jour, le blessé fut pris tout à coup de tremblement du membre amputé et de trismus. Il succomba quarante-huit heures après.

22e *observation.* — Le second, soldat de la ligne, amputé de la cuisse gauche au tiers inférieur, était à l'hôpital civil. Le moignon ne présentait non plus rien de particulier; mais les convulsions des membres et le trismus survinrent subitement vers le huitième jour, et emportèrent le malade en trente-six heures.

23e *observation.* — Le troisième, soldat autrichien, avait la partie externe et postérieure du talon gauche emportée par un gros projectile; il était aussi à l'hôpital. La plaie commençait à se déterger et les portions mortifiées s'éliminaient en laissant à découvert une grande partie de la face externe du calcanéum entamé, lorsque le tétanos se déclara au neuvième jour, et enleva le blessé en vingt-quatre heures. Le trismus a été le seul symptôme.

Ces trois cas de tétanos se sont déclarés presque simultanément du huitième au dixième jour après la blessure, sur des blessés qui cependant étaient placés dans deux établissements isolés l'un de l'autre.

24e *observation.* — Le quatrième blessé atteint est un soldat de la ligne; il avait une plaie à la jambe, avec fracture comminutive du tibia au tiers inférieur, et était couché dans l'établissement des écoles. Le tétanos se déclara vers le douzième jour et fut suivi de la mort en quarante-huit heures. Le trismus a été également le seul symptôme convulsif.

25e *observation.* — Le cinquième enfin est un maréchal des logis d'artillerie (Darras, Paul, dont l'observation est donnée page 402), auquel un éclat d'obus avait emporté les parties molles recouvrant la région sacrée postérieure, en laissant une partie de l'os à nu. Ce sous-officier était logé dans une maison particulière. Malgré l'étendue de la plaie, le travail d'élimination et de réparation se faisait assez bien, lorsque, au dix-huitième jour après la blessure, le trismus commença à se montrer, puis de la roideur dans tous les membres et, enfin, le renversement de la tête et du tronc en arrière. L'opium et le chloroforme furent administrés à l'intérieur alternativement et à doses répétées chaque jour. Le blessé resta dans un état stationnaire pendant dix jours. Lorsque je suis parti de Montechiarro, le tétanos persistait depuis quinze jours, il y avait une légère diminution dans la roideur des membres et du tronc, mais le trismus conservait la même intensité. Pendant tout ce temps, des doses considérables d'opium et de chloroforme avaient été données sans résultat bien apparent. J'ignore ce qui est arrivé depuis mon départ.

Le traitement employé pour tous a été l'usage de l'opium et du chloroforme à l'intérieur, pris à doses fréquemment répétées, avec le soin de couvrir les blessés de plusieurs couvertures, afin de provoquer une sécrétion sudorale abondante. Mais ce traitement n'a eu aucun résultat favorable.

Hôpitaux de Brescia. — Pour établir d'abord le chiffre des cas de tétanos observés à Brescia, il m'a fallu courir de tous côtés, afin de ne pas m'exposer à des erreurs, et le tableau ci-joint doit être exact, il résulte des renseignements que j'ai pu obtenir.

Eiste des cas de tétanos traumatique observés dans les hôpitaux de Brescia.

	Cas.	Morts.	Guéris.		Cas.	Morts.	Guéris.
San Giovanni.	1	»	1	*Report*.	15	13	1
San Giorolamo.	3	2	?	San Giuseppe.	9	9	»
San Angelo.	5	5	»	San Pietro (*Autrichiens*)	4	3	1
San Cristo.	3	3	»	Duomo.	5	5	»
Gesuiti.	3	3	»	Santa Chiara.	2	2	»
A reporter. . .	15	13	1	*A reporter*. . .	35	32	2

	Cas.	Morts.	Guéris.
Report.	35	32	2
Carmine (10 *Autrichiens* et 4 *Italiens*).	14	14	»
San Lucca.	5	5	»
San Antonino.	3	3	»
Hôpital civil.	4	4	»
A reporter. . . .	61	58	2
Report. . .	61	58	2
Casa Gambara. . .	2	2	»
Derelitti.	1	1	»
Santa Eufemia. . .	3	2	1
San Gaetano. . . .	8	5	3
Total. . . .	75	68	6+1?

Je ne puis fournir aucune observation détaillée sur ces cas de tétanos; tout ce que je sais, c'est que je les ai vus être traités par l'opium à haute dose, par des potions avec addition de quelques gouttes de chloroforme et surtout par des frictions sur le dos, tantôt avec du laudanum de Sydenham pur, tantôt avec l'extrait de belladone. A San Angelo, j'en ai vu deux qui étaient couchés dans deux lits voisins; ils étaient soumis à des irrigations d'eau froide sur la blessure dont l'une était à la cuisse, l'autre à la jambe. J'ai vu un autre cas de tétanos à la cathédrale, et un autre encore à San Giuseppe : ces deux derniers blessés ont vécu 14 jours. Enfin un soldat atteint de tétanos a été observé à San Giovanni, et a guéri. Je vous adresse cette observation écourtée comme j'ai pu me la procurer. Ce malade a été soigné par M. le Dr Francesco Callaridi di Napoli, qui compte en publier l'observation. Ce médecin est parti depuis longtemps de Brescia.

Voici ce que M. Guiches, médecin aide-major, alors chargé du service à San Giovanni, me dit de ce malade :

26e *observation.* — « Un cas de tétanos s'est présenté à l'hôpital San Giovanni, chez un zouave du 1er régiment, blessure au pied, coup de feu. Je n'ai pas suivi le malade dans le cours de son affection, je ne l'ai vu que vers la fin, au moment où il touchait à la guérison, mais M. le Dr Callaridi me dit avoir employé l'opium à doses souvent répétées et assure que les symptômes n'avaient perdu de leur intensité qu'au moment où des sueurs abondantes s'étaient manifestées. C'est à cette période de transpiration que j'ai pu voir le malade. Le lendemain, je quittai l'hôpital, mais M. Callaridi m'a assuré que la guérison était complète peu de jours après. Les tentatives pour conserver le pied au blessé ont été infructueuses, l'amputation a été pratiquée avec un plein succès. »

Depuis cette époque, M. Guiches a été appelé à l'hôpital San Gaëtano, où j'avais réuni peu à peu les cas les plus intéressants de plaies par armes à feu; j'ai chargé M. Guiches d'y prendre des observations, en lui recommandant particulièrement le malade dont il est question.

Chez les deux malades atteints de tétanos à l'hôpital civil, l'un est atteint de fracture comminutive du condyle interne du fémur, avec pénétration dans l'articulation tibio-fémorale. Le 4e jour, le tétanos s'est manifesté et le malade a succombé trois jours après.

27e *observation.* — L'autre est un Autrichien atteint de fracture comminutive de la jambe droite; l'amputation a été pratiquée. Le huitième jour, cicatrisation avancée du moignon. Le neuvième, trismus; emploi du laudanum, légère amélioration; les mâchoires s'écartent, l'état général s'améliore, le malade mange, dort, il ne reste qu'un peu de roideur dans les muscles;

la cicatrice de la plaie est complète. Tout à coup, le quatorzième jour à partir de la première invasion du tétanos, celui-ci reparaît avec une intensité effrayante; le laudanum de Sydenham, donné à haute dose, ne modifie rien, et le malade succombe le 22 juillet.

Voilà tous les renseignements que j'ai pu recueillir sur les cas de tétanos à Brescia. Malheureusement, à l'époque où ils se sont produits, il ne fallait pas songer à recueillir des observations. Tout ce qu'il est aujourd'hui possible de faire, c'est d'en donner le nombre. — Pour être vrai, je dois ajouter que tous ces cas de tétanos ne se sont pas manifestés avec une même intensité, quelques blessés n'ont eu qu'un trismus ; peut-être les guérisons obtenues à San Gaëtano ont-elles eu lieu sur des malades atteints seulement de resserrement des mâchoires, sans les symptômes caractéristiques du tétanos général. Dr Isnard, médecin principal.

Hôpitaux de Crémone. — Cinq cas de tétanos ont surgi trois jours après l'amputation de la jambe, et tous durant la première quinzaine de juillet, alors que le traumatisme retentissait encore dans toute sa virtualité. La maladie ne s'est généralement pas produite brusquement avec les symptômes formidables qu'on connaît. Le trismus a envahi et entravé graduellement les mouvements de la mâchoire, la déglutition restait assez facile : peu de roideur au tronc et dans les membres. Soit que l'acétate de morphine, administré pendant douze jours, ait enchaîné l'évolution du mal, soit que la perturbation de l'économie par la perte antérieure d'un membre ait déterminé une réceptivité morbide particulière, toujours est-il que trois de nos tétaniques ont vécu 14 jours.

Comme M. Gherini à Milan, comme nous-même et beaucoup de nos collègues l'avons quelquefois fait en Algérie, à l'imitation de Larrey, qui, pour le dire en passant, n'a jamais conseillé l'amputation pour guérir le tétanos, nous avons aussi retranché à un tétanique une jambe fracturée dans laquelle la complication paraissait avoir son siége. L'affection n'en a pas moins, comme cela a été observé ailleurs, continué sa marche fatale. Dr Sonrier, médecin-major.

BLESSURES DE LA TÊTE.

Le nombre des plaies simples de la tête est probablement plus considérable que celui que nous indiquons, parce que, parmi les blessés atteints à la tête, beaucoup sont restés à leurs régiments et n'ont pas fait entrée aux ambulances ou aux hôpitaux, et que beaucoup d'autres ne se sont présentés aux ambulances que pour y être pansés et ont rejoint immédiatement. La plupart de ces plaies ont été guéries facilement; quelques-unes ont donné lieu à des hémorrhagies primitives qui ont inquiété tout d'abord les blessés, mais qui, en définitive, ont été facilement arrêtées au premier pansement; la compression des vaisseaux, très-facile sur le crâne, a été assez fréquemment employée.

On a remarqué d'assez nombreuses contusions, par contact oblique de projectiles divers; ces blessures ont été généralement insignifiantes; cependant il en est qui, accompagnées de commotion, se sont montrées aussi graves que des fractures du crâne.

Les plaies compliquées, avec fracture plus ou moins étendue, ont présenté tous les degrés de gravité, dénudations, perte de substance osseuse, esquilles, compression, lésion du cerveau par corps étrangers, par balle restée logée dans l'organe; fractures multiples, fractures de la base, épanchement primitif, etc. Ces lésions ont donné une grande mortalité immédiate sur le champ de bataille, aux ambulances et, pour la suite, dans les hôpitaux.

Les plaies par armes blanches n'ont pas été observées en grand nombre, parce que beaucoup à l'état de plaie simple n'ont nécessité l'intervention chirurgicale que pour un premier pansement; quelques-unes ont donné lieu à hémorrhagie de la temporale ou de l'occipitale; d'autres ont entamé plus ou moins profondément les os; une partie de la table externe a été souvent enlevée par le sabre; il en est peu qui aient présenté la division de la table interne.

Plusieurs plaies pénétrantes par baïonnette ont été remarquées sur des blessés autrichiens, et presque toutes assez profondes pour entraîner rapidement la mort.

Nous n'avons pas à parler des accidents consécutifs, érysipèle, inflammation, abcès, épanchements, etc. ; nous dépasserions le but que nous nous proposons.

Précédemment nous avons cité (blessures multiples) quelques-unes des blessures de la tête ; nous ne présenterons ici qu'un petit nombre d'exemples pris parmi les lésions de la tête suivies de guérison, en nous arrêtant à deux ou trois régiments d'infanterie et à deux de cavalerie.

M. Ballet, François, lieutenant au 15e de ligne; coup de feu à la région pariétale; traité au corps; guérison parfaite en 18 jours. Capitaine trésorier.

M. Bressy, Sébastien, sous-lieutenant au 4e chasseurs à cheval; deux coups de sabre à la tête et à la main droite.

M. Perrier, Julien-Marin, capitaine au 15e de ligne; coup de feu, plaie contuse à la tête, Melegnano. N'a pas interrompu son service et a été tué à Solférino.

M. Olieu, Jean, lieutenant au 4e chasseurs à cheval; cinq coups de sabre à la tête, un au bras et un à la main droite, Solférino. Passé dans la gendarmerie.

Battu, Jean-Horace, maréchal des logis, 3e chasseurs d'Afrique; cinq coups de sabre à la tête, Solférino.

Tronche, Pierre-Théodore, chasseurs à cheval de la garde; trois coups de sabre à la tête et un à la face, Solférino.

Garignon, Denis, du 100e de ligne; quatre coups de feu, un à la tête, un à la face, un à l'épaule gauche et un au bras, Solférino.

Picard, Joseph, du 73e de ligne; cinq coups de sabre, Magenta, à la tête, à l'épaule, aux mains et au dos,

Dumas, Pierre-Jules, 3e chasseurs d'Afrique; quatre coups de sabre, Solférino, deux à la tête et deux à la main droite.

Girard, Augustin, 73e de ligne; six coups de sabre, Magenta; cinq à la tête et un à l'épaule gauche.

Hebrard de Veyrinas, Joseph, 2e hussards; deux coups de sabre à la tête, Solférino.

Delatour, Auguste, sergent au 15e de ligne; blessé les 8 et 24 juin; deux coups de feu à la tête : un à la région pariétale gauche, Melegnano; un à la région sus-orbitaire, Solférino. La balle pénètre au tiers externe de l'arcade surcilière droite et sort en avant de l'oreille.

Frion, Jean-Baptiste, caporal au 73e de ligne; coup de feu à la tête à Magenta. La balle frappe le pariétal à sa partie postérieure, contourne l'os et vient sortir à la partie antérieure, sans lésion osseuse.

Druilhet, Jean, du 73e de ligne; coup de feu à la tête; laissé pour mort sur le champ de bataille et reconnu seulement au milieu des morts à inhumer.

Boulagnon, Guillaume, 2e zouaves; fracture du frontal, coup de feu, Solférino; extraction de la balle à la région temporale droite, le 12 octobre 1859, à Saint-Mandrier, Toulon; sorti guéri, le 29 du même mois.

Nous ne trouvons dans les rapports médicaux que quelques rares observations incomplètes sur les plaies de tête, mais nous reproduisons quelques passages de ces rapports :

Hôpitaux de Milan. — Les blessures de la tête par armes à feu observées à Milan n'étaient point compliquées de la présence de projectiles dans la cavité osseuse. — Le cas le plus ordinaire présentait les tissus extérieurs labourés jusqu'à l'os, mis à nu avec ou sans lésion osseuse superficielle : désordres promptement réparés sans amener d'accidents de grande importance. Il n'en était pas de même lorsqu'il y avait fracture de la boîte crânienne avec esquilles comprimant la dure-mère et le cerveau.

Chez quelques blessés, le cerveau a été mis à nu dans une étendue de deux à trois centimètres, chez d'autres, la dure-mère était perforée par une pointe d'esquille, chez le plus grand nombre la dure-mère et le cerveau étaient intacts ; les accidents de commotion et de compression observés chez ces derniers étaient dus à la déformation des os du crâne, et se manifestaient par la paralysie des mouvements, la perte de la sensibilité, l'apparition de crises d'éclampsie et d'épilepsie...

Ces complications redoutables ont été prévenues toutes les fois que le chirurgien a pu opérer primitivement le redressement plus ou moins complet des portions osseuses déprimant la dure-mère, à l'aide de profondes incisions, de l'extraction des esquilles, tout en continuant les antiphlogistiques localisés, et les révulsifs sur le tube digestif.

Quelques médecins italiens, s'autorisant de l'apparence peu considérable de la dépression osseuse, temporisèrent ; bientôt ils furent forcés par la violence d'accidents subits, d'en venir aux débridements, aux larges incisions et aux moyens que l'expérience indique. Les blessures de ce genre avec fracture du crâne n'ont cependant pas été souvent observées dans nos hôpitaux, ce qui porte à croire que pour la plupart elles ont été immédiatement mortelles.

A l'occasion des plaies de tête compliquées de fracture de la boîte crânienne, il n'est pas à ma connaissance que l'opération du trépan ait été pratiquée dans nos hôpitaux. Il est même à remarquer que des blessures graves qui auraient pu en motiver l'application, ont obtenu leur guérison sans son emploi. Dr Cuvellier, médecin en chef des hôpitaux de Milan.

Hôpitaux de Brescia. — L'extrême gravité des plaies compliquées de la tête explique comment nous en avons observé un si petit nombre, relativement aux lésions des autres parties du corps. Ces blessures sont, en effet, de celles qui déterminent le plus promptement la mort immédiate.

L'opération du trépan a été pratiquée un petit nombre de fois ; nous ne pouvons en citer du moins que quatre applications, aux hôpitaux de Brescia, par notre savant collègue et ami, le Dr Isnard, trois de ces opérés ont guéri, le quatrième a succombé. » (Bertherand, *Lettres médico-chirurgicales sur l'Italie*).

Pendant la campagne d'Italie la trépanation des os du crâne a été tentée 9 fois : 6 fois sur des blessés français et 3 fois sur des blessés autrichiens. Les résultats sont :

	Opérés.	Pensionnés.	Morts.	
Français.. . . .	6	2	4	dont 1 capitaine de zouaves.
Autrichiens. . .	3	»	3	

(Voir pour les pensionnés, Bos, Pierre, soldat au 74e de ligne et CHAMPION, Étienne, artilleur au 15e régiment ; le premier, du département du Cantal, le second, de celui de l'Isère. Le troisième opéré, présumé guéri, ne figure pas parmi les pensionnés).

1re *observation*. — PEYRUSSEL, du 33e de ligne. — Coup de feu à 2 centimètres au-dessous de l'angle postérieur et supérieur du pariétal gauche, Solférino. — Fracture de l'os comme enlevé à l'emporte-pièce, mais à bords dentelés. Au fond de cette ouverture, on aperçoit la dure-mère déchirée ; il n'existe pas d'esquilles. — Coma profond ; pouls vibrant, serré, fréquent ; face rouge ; yeux demi-clos, larmoyants, congestionnés ; balbutie par moment des syllabes, des mots inintelligibles pour retomber aussitôt dans le coma ; sensibilité et mouvements conservés. — 30 juin, jour d'entrée à l'hôpital, saignée, sangsues aux apophyses mastoïdes, sinapismes aux jambes, purgatif, pansement simple. — 1er juillet. Même état, agitation, plusieurs selles, sangsues, sinapismes. — 2. Nuit plus calme, reprend en partie ses sens et retombe dans le coma ; comprend difficilement, répond par signes ; suppuration de bonne nature. — 3. Nuit assez calme, pouls plus régulier, physionomie plus naturelle, toujours immobile et couché sur le côté droit ; fluxion hémorrhoïdale produite par l'aloës. Le malade fait parfaitement comprendre que sa blessure ne le fait pas souffrir et qu'il a faim. Les dentelures dénudées de la plaie tendent à s'exfolier ; bouillon, œuf et pruneaux. — 4. Nuit assez bonne, pouls calme, plus de rougeur à la face, plus de somnolence ; parole moins gênée, appétit, digère bien ; soupe au pain, œuf et pruneaux ; pansement toujours simple. — 5. Bourgeons de bon aspect à la plaie. — 6. Grande amélioration, s'asseoit sur son lit, demande à manger, pouls naturel, voix plus nette, semble satisfait ; soupe de pain, viande, pruneaux. — 7. A toujours eu de la limonade pour boisson, état satisfaisant. — 8, 10. Amélioration sensible, plaie en bon état. — 11, 13. Le blessé se lève et fume, mange et boit un peu de vin ; promenade dans la cour. — 14-16. La plaie marche rapidement à la cicatrisation. — 17-19. La plaie est réduite à 2 centimètres ; elle est complétement fermée le 22. — *Peyrussel est évacué le 23 sur Gênes, parfaitement guéri.*

2e *observation* — MULOTIN, Jean-Louis, du 13e d'artillerie. — Deux blessures, Solférino, l'une à la tête, l'autre à la jambe droite. — Une balle pénètre à la partie postérieure et moyenne de la jambe droite ; elle est extraite immédiatement des muscles jumeaux et la plaie est promptement cicatrisée. — L'autre projectile, biscaïen, frappe la partie supérieure latérale du coronal droit qu'il fracture en faisant une plaie oblique de 7 centimètres, à peu près nette comme celle qui résulterait d'un coup de sabre ; une partie de l'os complétement enlevée, (aposkeparnismos) ; les téguments, des esquilles du coronal et du pariétal entraînés par le projectile, vont se loger avec lui sous la bosse pariétale, cécité immédiate. — 25 juin. Extraction de la balle de fer et des fragments ; le blessé conduit d'abord à Volta est évacué le lendemain sur Brescia. — 10 juillet. Le blessé commence à reconnaître la lumière. — 20. Les yeux perçoivent mieux les objets, mais diplopie qui persiste jusqu'au 12 août. — La plaie est complétement cicatrisée ; la cicatrice est faible et cède sous la plus légère pression du doigt. — 22 septembre. Rentre à son régiment ; congé de convalescence de six mois.

Hôpitaux de Montechiaro.

3e *observation*. — Un soldat reçoit une balle qui, entrée au niveau du bord externe du frontal gauche sur la ligne courbe de la fosse temporale, parcourt la région temporale profonde, d'avant en arrière et de haut en bas, et sort à la région auriculaire postérieure un peu au-dessus et en arrière du conduit auditif, sans pénétrer dans le crâne, mais en fracturant en nombreuses esquilles la portion écailleuse du rocher. — Après quelques jours, suppuration abondante ; séjour du pus dans le foyer, perte presque complète de l'intelligence, de la vue et de l'ouïe du même côté, et hémiplégie complète à droite. Une incision cruciale des téguments de la fosse temporale est faite, afin de mettre le foyer à jour, et cinq esquilles volumineuses que nous sommes obligé de séparer du périoste sont enlevées ; le crâne est ouvert dans une assez grande étendue, mais la dure-mère paraît intacte. Pendant les trois ou quatre jours suivants, il y a une amélioration très-manifeste, et les symptômes de paralysie se dissipent en grande partie : cependant, le blessé meurt peu de jours après, probablement par suite d'une fusée de pus dans l'intérieur du crâne.

Le fait suivant est bien autrement remarquable :

4e *observation.* — Un soldat de la ligne avait reçu une balle qui, entrée au niveau du bord externe du frontal à droite, parcourt horizontalement toute la région entre la peau et l'os qu'elle fracture en nombreux et larges éclats, et sort au niveau du bord externe du frontal à gauche. — Cet os ainsi fracturé dans toute son étendue se laisse déprimer à la moindre pression et donne la véritable sensation du sac de noix : il n'y a néanmoins aucune paralysie de la sensibilité ou de la motilité et l'intelligence reste parfaitement intacte. Une pareille lésion nous parut d'abord par sa gravité, au-dessus de toute ressource. Cependant, en quelques jours, la suppuration était devenue abondante au point d'inonder le visage du blessé ; les paupières et les tempes étaient fortement tuméfiées. Le douzième jour, le blessé étant toujours dans le même état et les esquilles commençant à se dénuder, nous crûmes pouvoir aider la nature en les enlevant. Nous faisons une incision en T dont la branche verticale descend sur la ligne médiane du front, la branche horizontale ayant divisé les téguments au-dessous de la racine des cheveux ; nous disséquons tous les fragments du frontal brisé, en ayant soin de décoller la dure-mère. Tout le frontal fut ainsi enlevé depuis les bosses jusqu'aux sinus qui se trouvaient ouverts. La dure-mère intacte, retenait les deux lobes antérieurs du cerveau dont on voyait les battements étendus venir soulever les téguments qui reposaient alors directement sur l'enveloppe fibreuse. Cette opération n'eut aucune conséquence fâcheuse ; au contraire, l'œdème environnant se dissipa, la suppuration toujours abondante, trouva un libre cours par les incisions, et le foyer commençait à se déterger en provoquant la formation d'un grand nombre de bourgeons charnus de bonne nature, quand nous quittons Montechiaro. Cependant le foyer était encore loin d'être tari et d'avoir amené le recollement des téguments ; mais à cette époque, chose remarquable, bien que les lobes antérieurs du cerveau ne fussent toujours maintenus que par la dure-mère, le blessé conservait toutes ses facultés intellectuelles ainsi que l'usage de tous les sens et des membres. J'ignore ce qu'il est devenu depuis. Dr Gaujot, médecin aide-major. — *Ce blessé est mort le 29 juillet.*

Hôpitaux de Castiglione.

5e *observation.* — Mignot, soldat au 43e de ligne, arrive le 26 juin à Castiglione, faisant partie d'une évacuation de malades. Il portait à la tête une plaie de la largeur d'une pièce de cinq francs irrégulièrement arrondie : on sentait sous la peau plusieurs fragments et le pariétal droit présentait une solution de continuité irrégulière, arrondie ; la dure-mère était elle-même déchirée et au fond de la plaie on apercevait la substance cérébrale ; des fragments osseux comprimaient la pulpe nerveuse. Cette blessure était produite par un éclat d'obus. On extrait avec des pinces toutes les esquilles qu'on peut atteindre, enlevant même avec les pinces la substance cérébrale elle-même. Le blessé est pansé convenablement et on lui fait une large saignée. Cette extraction des esquilles n'avait rien changé dans l'état du malade ; comme à son arrivée le bras gauche est immobile et le siége d'une paralysie évidente. Dans la journée du 27, Mignot est pris de délire ; les membres gauches ne présentent que très-peu de sensibilité et sont évidemment paralysés aussi dans leurs mouvements. (Saignée, émétique en lavage). Il meurt dans la nuit. — Nous ne pûmes faire, faute d'amphithéâtre, (car c'était la salle d'opération qui nous servait en même temps de salle d'autopsie) qu'une nécropsie fort incomplète. — Le pariétal fracturé offrait une ouverture irrégulièrement arrondie; le pourtour est ecchymosé; la dure-mère est également déchirée; un fragment de la table interne était enfoncé profondément au milieu de la substance nerveuse ramollie, injectée, livide dans l'étendue de 3 centimètres environ. Au delà de cette limite, la substance cérébrale avait sa consistance et sa coloration naturelles.

6e *observation.* — Le 10 juillet, un chasseur à cheval d'Afrique est apporté à l'hôpital sans connaissance; il avait fait une chute de cheval sur la tête; on nous dit que du sang s'était écoulé par l'oreille. — Sur le côté gauche de la tête existait une plaie de la dimension d'une pièce de cinq francs; elle était entourée d'une forte ecchymose; on n'apercevait au fond de la plaie aucune fracture; on fit une large saignée. — Le lendemain 11, il avait recouvré ses sens, mais on observait une rigidité assez remarquable à gauche et une résolution du membre droit. Dans la soirée, il tombe dans un coma profond et meurt dans la nuit. — Nécropsie; les téguments détachés avec soin, on reconnut une fracture du pariétal gauche. A la base du crâne, du même côté, existait un épanchement sanguin du volume d'une grosse noisette qui séparait la dure-mère de la boîte osseuse. A droite, les téguments ne présentent rien à l'extérieur et cependant quel fut notre étonnement de trouver sous les téguments une fracture du pariétal droit dans sa partie moyenne, ainsi qu'une fracture des grandes ailes du sphénoïde. Dans les points correspondants à ces fractures, la dure-mère n'offre rien de remarquable; mais la substance cérébrale correspondante ainsi que la pie-mère et l'arachnoïde qui la recouvrent étaient réduites dans l'épaisseur d'un centimètre et demi en une sorte de pulpe molle, lie de vin; plus loin la substance cérébrale reprenait sa consistance normale, les ventricules contiennent une très-petite quantité de sérosité sanguinolente.

7 *observation.* — Un militaire est amené pendant la nuit à l'hôpital, il avait fait dans un état d'ivresse une chute du haut d'une vieille ruine, les téguments du crâne ne présentaient que des traces peu sensibles d'ecchymoses; cinq jours se passent sans l'apparition d'aucun symptôme alarmant, lorsque tout à coup se manifestent du coma et d'autres accidents cérébraux bientôt suivis de mort. En détachant les téguments on aperçoit dans plusieurs points de la boîte crânienne des fractures qu'on n'avait même pas soupçonnées pendant la vie. L'autopsie n'a pu être faite. Dr HASPEL, médecin principal.

Hôpitaux de Gênes. — « ... A propos de la trépanation du crâne pour blessures par coups de feu à la tête, nous croyons pouvoir présenter quelques réflexions déduites d'un certain nombre de cas de nécrose des os de la tête, dont nous avons été témoin, et qui ont eu également pour point de départ le traumatisme. Ces réflexions ne sont pas nouvelles, sans doute, pas plus que les faits auxquels elles s'appliquent; mais ces faits, quand on les abandonne à eux-mêmes, ont des conséquences tellement forcées en quelque sorte et déplorables surtout, qu'on ne saurait trop insister, à notre avis, sur les déductions pratiques auxquelles ils semblent tout naturellement amener le chirurgien. — Pour dégager autant que possible de ce qu'elles peuvent avoir de risqué des appréciations qui ne sont, après tout, que la reproduction d'une opinion restée plutôt à l'état de théorie que passée dans la pratique, nous prenons, parmi les observations auxquelles nous faisons allusion, celles dans lesquelles les choses se sont passées de la façon la plus simple, et dans lesquelles aussi les faits ont pu, pour ainsi dire, être suivis à la piste.

Un coup de feu est reçu à la tête, les parties molles extérieures sont seules endommagées, le périoste a été respecté, le projectile a glissé sur le crâne, et il y a tout lieu de croire que l'os sous-jacent à la blessure a été médiocrement contusionné. Ailleurs, le choc a été direct, la balle est sortie par la plaie d'entrée ; mais cette plaie s'arrête encore au périoste. Dans les deux cas, il ne survient, soit immédiatement, soit pendant un temps variable, rien qui indique que le cerveau et ses membranes aient souffert du coup. La cicatrisation de la blessure est même en bonne voie ; la pourriture d'hôpital surgit ; la plaie s'agrandit ; le périoste est envahi et détruit ; l'os, enfin, est frappé de mort ; à quelle profondeur ? rien ne le dit bien clairement. Jusque-là, le cerveau est resté étranger à l'accident ; la pourriture d'hôpital s'arrête, et le travail de réparation recommence. Si la nécrose n'est pas étendue, et qu'elle soit, en même temps superficielle, sa séquestration et la cicatrisation de la plaie suivent leur cours habituel, et la blessure, quand la pourriture d'hôpital ne paraît pas de nouveau, est menée à bonne fin. Quelques praticiens n'hésitent pas à admettre le décollement de la dure-mère comme une conséquence forcée de toute dénudation du crâne, et partant, la nécrose de toute l'épaisseur de l'os comme devant toujours répondre à l'absence du périoste. Le principe est évidemment exagéré ; dans plusieurs cas de nécrose du crâne par traumatisme, ayant à peu près la largeur d'une pièce de un franc, j'ai vu ou la table externe être soulevée d'une seule pièce, — c'était l'exception ; — ou bien être morcelée par le bourgeonnement cellulo-vasculaire sous-jacent, et faire place à un tissu inodulaire solide assis sur le diploé. Il n'est pas de praticien, je crois, qui ne puisse citer quelque fait semblable. Ce qui est donné comme règle par quelques-uns souffre donc des exceptions, au moins dans les dénudations peu étendues du crâne. Celui-ci, au contraire, est-il privé de son périoste sur une plus large surface, et la mortification comprend-elle, probablement, la plus grande partie, si ce n'est la totalité de l'épaisseur de l'os, voici ce qui peut advenir, ou, du moins, ce dont j'ai été témoin cinq fois. Dès que la pourriture d'hôpital est comprimée, l'élimination de l'escarre osseuse s'établit à travers une suppuration remarquable surtout par son abondance. Deux fois elle est assez avancée pour qu'un sillon étroit se soit produit aux confins du mort et du vif. Jusque-là, néanmoins, la santé générale du malade s'est maintenue excellente. Nul embarras de la tête : intégrité de l'intelligence, de la sensibilité et du mouvement, appétit et sommeil conservés ; point d'autre malaise, en un mot, que celui qui résulte de la plaie extérieure. Au moment où l'on s'y attend le moins, quand tout va pour le mieux, le malade se plaint de pesanteur de la tête, d'un sentiment d'endolorissement profond répondant plus particulièrement à la blessure. Il est lourd et engourdi ; son affaissement augmente bientôt ; au malaise général succède de l'agitation, de la contracture ; puis, le coma, la paralysie et le stertor terminent rapidement la scène. A l'autopsie que trouve-t-on ? au niveau de la nécrose du crâne, décollement de la dure-mère dépassant presque toujours en surface celle de la portion extérieure du crâne frappée de mort : entre la dure-mère et le crâne, amas de liquide purulent. Celui-ci est mélangé de sanie dans deux cas. Ces cas répondent à une nécrose comprenant la totalité de l'os, et dans lesquels une fissure sépare de haut en bas les parties mortes des parties vivantes. C'est dans ces deux cas aussi que les symptômes de compression, à partir des premières manifestations de celle-ci, ont été le plus rapidement mortels. La dure-mère est sensiblement vascularisée et épaissie. Rien au-dessous d'elle qu'une dépression du cerveau en rapport avec le volume de la poche purulente, et un peu de rougeur de la surface. Or, ce qui pourrait être contesté ou différemment expliqué dans les deux cas où il existait une fissure de toute l'épaisseur de l'os, m'a paru incontestable là où la table interne de celui-ci était restée intacte dans sa continuité, à savoir que le liquide purulent, amassé entre le crâne et la dure-mère était le produit d'un travail morbide de celle-ci, soit que le mouvement fluxionnaire qui se passait dans son voisinage fût arrivé jusqu'à elle, soit que l'impulsion de ce travail lui fût venu des téguments malades, soit qu'enfin elle se préparât instinctivement à suppléer la perte de substance dont le crâne était menacé. De quelque manière qu'on commente le fait ; que le dépôt purulent ait ou non préexisté un certain temps à l'apparition des premiers indices de compression du cerveau, et que le fonctionnement de celui-ci n'ait commencé à être sensiblement troublé qu'alors que l'épanchement avait acquis un certain volume, toujours est-il qu'étant donnée une nécrose du crâne survenant dans les conditions de celles dont je viens de résumer l'histoire, et dans laquelle aussi les faits se succéderont comme il vient d'être dit, il n'est personne, je crois, qui désavoue d'une manière absolue l'application du trépan, faite dès les premiers signes de compression du cerveau, sur le point le plus déclive de la nécrose, lequel sera, très-probablement, le point le plus déclive du dépôt purulent. En même temps qu'on débarrasse le cerveau du liquide qui pèse sur lui, et qui fait tout le danger de la situation, on ouvre une issue à celui qui continuera à se produire pendant tout le temps que durera le travail d'élimination, ou celui de la transformation que la dure-mère va subir elle-même dans son organisation pour s'accommoder plus tard à son nouveau rôle. Qu'on hésite à trépaner lorsque, à la suite de traumatisme du crâne et de l'inflammation du cerveau et de ses membranes, du pus est présumé comprimer cet organe, on le comprend. Rien, en effet, ne dit sûrement ici qu'il y a suppuration : celle-ci, lorsqu'elle existe, est plus souvent diffuse, et elle occupe non moins souvent les parties profondes que les parties superficielles du viscère. La trépanation, dans ce cas, est toujours une opération risquée, d'autant plus risquée qu'elle n'a réussi, sauf de très-rares exceptions, qu'alors que la collection purulente se trouvait à la surface du cerveau, ce qui, je le répète, est loin d'être la règle dans le traumatisme du crâne aboutissant à l'inflammation de son contenu. Ne perdons pas de vue les conditions dans lesquelles je place et le malade et le chirurgien. Une plaie existe à la surface du crâne. Le périoste disparaît et l'os se nécrose. Pendant un mois, six semaines, deux mois, tout se passe aussi bien que possible; à part sa blessure et le travail dont elle est l'objet, de la part de la nature, le malade est bien portant. Tout à coup survient du malaise, puis de l'engourdissement, et bientôt de l'assoupissement et de la paralysie. Eh bien ! alors, si j'en crois ce que j'ai vu, on a toute raison de penser que du pus, en dépôt sur la dure-mère décollée, comprime le cerveau. Tout récemment, à San Benigno, un cas de ce genre m'a rappelé mes impressions d'Orient. J'avais fini là, il est vrai, par renoncer au trépan, parce que les opérations, pour des raisons dites vingt fois ne réussissaient plus ; mais il ne m'en était pas moins resté la croyance que, dans les cas que j'ai spécifiés, la trépanation était le seul parti à prendre, et à appliquer sans retard. J'essayai vainement de faire partager ma manière de voir au collaborateur civil dans le service duquel était un blessé atteint d'un coup de feu à la tête suivi de nécrose du pariétal, et dont la situation, par ses antécédents et la soudaineté de sa gravité après six semaines de calme, rentrait dans celles qui m'ont conduit aux réflexions précédentes, l'autopsie me donna raison. A en croire Lisfranc, Dupuytren voulait que, dans les nécroses produites par les plaies de tête, on se hâtât d'enlever la pièce osseuse frappée de mort; l'affection morbide, disait-il, pouvant s'étendre jusqu'à la dure-mère, du pus s'y accumuler rapidement, et produire des accidents graves dont il n'est plus possible d'arrêter les progrès. Le conseil devient bien autrement impérieux quand on a cru devoir abandonner à la nature le travail d'élimination de l'escarre, et que des accidents surviennent qui ne permettent guère de douter que du pus ne soit interposé entre la pièce osseuse nécrosée et la dure-mère. C'est alors surtout que la trépanation me paraît suffisamment justifiée, elle n'ajoute rien à l'extrême gravité de la situation, et elle reste la seule chance de salut du malade. Dr MAUPIN, médecin principal.

TABLEAU DES BLESSURES DE LA TÊTE.

GENRES DE BLESSURES.	PROJECTILES, ARMES, ETC., QUI ONT PRODUIT LES BLESSURES.																	
	BALLE.			BOULET.			ÉCLATS DE PROJECTILES, BISCAÏENS.			SABRE, BAÏONNETTE, LANCE.			DIVERSES.			TOTAL.		
	Pensionnés.	Sortis guéris ou évacués.	Morts.	Pensionnés.	Sortis guéris ou évacués.	Morts.	Pensionnés.	Sortis guéris ou évacués.	Morts.	Pensionnés.	Sortis guéris ou évacués.	Morts.	Pensionnés.	Sortis guéris ou évacués.	Morts.	Pensionnés.	Sortis guéris ou évacués.	Morts.
Plaies contuses.	2	229	2	»	»	»	1	8	3	»	57	»	»	21	1	1	315	6
Plaies compliquées.	36	79	97	»	»	8	1	7	6	5	11	1	»	»	7	42	97	119
Plaies indéterminées. . . .	8	34	4	»	»	»	»	10	»	1	»	3	»	23	2	9	64	9
Contusions.	1	48	3	»	»	3	»	»	8	»	»	»	2	»	2	3	48	16
Sans indications	»	»	»	»	»	»	»	»	»	»	»	»	»	42	6	»	42	6
	47	387	106	»	»	11	2	25	17	6	68	4	2	86	18	57	566	156
TOTAUX.	540			11			44			78			106			779		

La date terminale de chaque observation sommaire est celle du décret accordant la pension de retraite.

BLESSURES DE LA TÊTE (RETRAITES ET GRATIFICATIONS RENOUVELABLES).

BARBÉ, Hippolyte-Noël, né le 25 février 1836, à Rouen (Seine-Inférieure), 91e de ligne. — Coups de feu à la tête et à la cuisse droite ; Solférino.— Fracture du pariétal droit, perte de la vision de l'œil gauche ; paralysie du bras gauche. La balle pénétrant dans la cuisse a été extraite, près de l'anus, au mois d'août 1859, à Saint-Mandrier, Toulon. — Faiblesse de la cuisse. — 4 juin 1860.

BAUDAIRE, Pierre, né le 5 octobre 1837, à Maxent (Ille-et-Vilaine), 71e de ligne. — Fracture à la suture fronto-pariétale droite ; coup de feu, Solférino. — Esquilles, cicatrices douloureuses. — Gratification renouvelable.

BENOIT, Antoine-Barthélemy, né le 26 juin 1823, à Calouzelle (Drôme), 3e grenadiers (garde). — Coup de feu à l'oreille gauche, Magenta. — Occlusion du conduit auditif, perte partielle du pavillon et cicatrice sur l'os temporal. — 31 mars 1860.

Berge, Pierre-Joseph-Jules, né le 11 novembre 1837, à Sermérieu, Isère, 17e bataillon de chasseurs. — Fracture de l'occipital ; coup de feu, Solférino. — Perte considérable de substance osseuse, cicatrice profonde, vertiges et fréquentes céphalalgies. — 6 mars 1861.

Beyssen, Antoine, né le 8 août 1834, à Floirac (Lot), 70e de ligne. — Coup de feu à la tête, région temporale, fracture, Magenta. — Cicatrice adhérente à la région temporo-pariétale gauche ; plaie fistuleuse. — 30 mai 1860.

Bohas, Nicolas, né le 31 mai 1836, à Bourg (Ain), 6e de ligne. — Fracture du crâne ; perte de substance ; coup de feu, Solférino. — Gratification renouvelable.

Bos, Pierre, né le 23 novembre 1833, à Sainte-Marie (Cantal), 74e de ligne. — Coup de feu à la tête, Solférino. — Cicatrices profondes et adhérentes au niveau de la bosse occipitale, perte de substance commune, au cuir chevelu et à l'occipital fracturé ; troubles cérébraux qui ont nécessité l'emploi du trépan. — 11 juillet 1860.

Bouroulet, Pierre, né le 25 décembre 1830, à Montelard (Drôme), 98e de ligne. —Coup de feu à la tempe gauche, Montebello. — Contusion de la partie inférieure du temporal et de la portion externe du frontal, altération de l'ouïe, céphalalgie persistante. — Gratification renouvelable.

Bou-Yahia-Ben-Abdallah, né....... 1837, Béni-Ménédès, Constantine, 3e tirailleurs algériens. — Coup de feu à la tête, fracture avec dépression profonde à la région temporo-pariétale ; Solférino. — Paralysie et atrophie du membre supérieur gauche. — 6 mars 1861.

Cabrol, Jean-Justin, né le 28 janvier 1835, à Aiguefonde (Tarn), caporal au 61e de ligne. — Coup de feu à la tête ; fracture du frontal ; Solférino. — Cicatrice adhérente au frontal avec perte de substance commune au cuir chevelu et aux os du crâne. — Accidents cérébraux portant sur l'intelligence. — 25 juin 1860.

Champion, Étienne, né le 27 mai 1839, à Septême (Isère), 15e d'artillerie. — Plaie compliquée, éclat d'obus à la tête, Solférino. — Perte de substance du cuir chevelu et des os du crâne, région fronto-pariétale ; paralysie faciale ; trépan. — 24 avril 1861.

Chassereau, Jean-Marie, né le 16 janvier 1834, à L'herm (Haute-Garonne), 21e de ligne. — Fracture de la table externe du coronal ; coup de feu, Solférino. — Plaie fistuleuse à la partie supérieure et latérale gauche du front. — Gratification renouvelable.

Combes, Mathias-François-Paul, né le 20 février 1836, à Amélie-les-Bains (Pyrénées-Orientales), sergent au 6e bataillon de chasseurs. — Plaie déchirée et violente contusion à l'occiput ; biscaïen, Solférino. — Gêne dans les mouvements de la tête. — 31 mars 1860.

Decaix, Ernest-Théodore, né le 30 août 1837, à Quincampoix (Oise), 15e de ligne. — Fracture avec dépression à la partie supérieure du frontal ; coup de feu, Solférino. — Trouble de la vision du côté droit et céphalalgie intermittente. — Gratification renouvelable.

Decré, Louis-François-Eugène, né le 14 juin 1835, à Géovressiat (Ain), 73e de ligne. — Neuf coups de sabre, Magenta. — 4 à la tête, la table externe entamée ; 2 aux épaules ; division des parties molles ; 1 à la face dorsale de la main droite ; division de l'extenseur de l'indicateur ; 1 au pouce de la main gauche, léger ; 1 au genou gauche. Paralysie du doigt indicateur. — Gratification renouvelable.

Delannoi, Remi-Auguste-Joseph, né le 10 novembre 1834, à Camphin-en-Pévéle, (Nord), 73e de ligne. — 4 coups de sabre, Magenta. — 2 à la tête, l'un grave lésion du pariétal, esquilles ; 1 à l'indicateur de la main droite, sans gravité ; 1 à la face dorsale de la main gauche ; division des tendons extenseurs de l'annulaire et de l'auriculaire. — Cicatrices adhérentes, flexion permanente des 4e et 5e doigts de la main gauche ; gêne notable dans les fonctions de cette partie du membre. — Gratification renouvelable.

Dumas, Jean-François, né le 18 janvier 1825, à Grenoble (Isère), caporal au 70e de ligne. — Commotion cérébrale, chute sur la tête, Solférino. — Hémiplégie droite. — 4 juin 1862.

Dutour, Jean-François-Alphonse, né le 19 décembre 1837, à Lauans (Doubs), 85e de ligne. — Fracture du crâne, table externe ; coup de feu, Solférino. — Cicatrice profonde e adhérente à la région pariétale droite. — 26 juin 1861.

FISCHER, Vendelin, né le 20 juillet 1830, à Walschbronn (Moselle), 19e bataillon de chasseurs. — Fracture de la portion écailleuse du temporal ; coup de feu, Magenta. — Plaie fistuleuse au-dessus de l'oreille droite. Troubles de l'ouïe. — Gratification renouvelable.

FROMENT, Pierre-Marie, né le 23 janvier 1836, à Vilbreversure (Ain), 23e de ligne. — Coup de crosse à l'oreille droite, Magenta. — Carie de l'apophyse mastoïde droite avec perforation du tympan et perte des osselets ; surdité incurable. — 4 mai 1861.

GABRIEL-MARIN, né le..... juillet 1817, à Saint-Pierre-les-Calais (Pas-de-Calais), 100e de ligne. — Coup de feu à la tête (?), Solférino. — Perte de la vision de l'œil droit. — 3 mars 1860.

GALLOY, Pierre-Dominique, né le 12 mai 1830, à Viéville-sous-les-Côtes (Meuse), caporal au 6e de ligne. — Coup de feu à la région pariétale gauche, Solférino. — Esquilles, perte de substance, hémiplégie droite. — 14 mars 1860.

GUIRARCH, François-Marie, né le 10 novembre 1837, à Roscoff (Finistère), 56e de ligne. — Fracture du crâne, coup de feu, Magenta. — Perte de substance osseuse ; céphalalgie persistante. — Gratification renouvelable.

HAHUSSÉAU, Charles-Clovis, né le 4 novembre 1836, à Saint-Laurent-des-Eaux (Loir-et-Cher), 8e de ligne. — Fracture du temporal droit, coup de feu, Solférino. — 31 mars 1860.

HIRAUX, Joseph-Magloire, né le 20 novembre 1833, à Barisis (Seine), 30e de ligne. — Fracture du coronal, dénudation du cerveau, coup de feu, Solférino. — Cicatrice profonde et adhérente avec perte de substance osseuse, au niveau de la suture fronto-pariétale gauche. — 16 mai 1860.

HUET, Alexis-Auguste, né le 2 août 1834, à Nuillé-sur-Vicoin (Mayenne), 3e voltigeurs (garde). — Fracture de l'arcade sourcilière gauche, coup de feu, Magenta. — Troubles visuels, vertiges intermittents et névralgie frontale. — Gratification renouvelable.

INIZAN, Hervé, né le 8 novembre 1836, à Lanarvily (Finistère), 15e de ligne. — Coup de feu à l'oreille droite, Melegnano. — Otorrhée chronique avec perforation du tympan. — Hôpital de Brest, incurable, 30 juin 1863. — 27 février 1864.

LAFONTAINE, François-Charles, né le 21 novembre 1829, à Saint-Laurent-de-Cerdans (Pyrénées-Orientales), lieutenant, 100e de ligne. — Coup de feu à la tête, Solférino. — Paralysie de la langue et aphonie. — 5 janvier 1864.

LARRAT, Vincent, né le 14 octobre 1834, à Clermont (Landes), 85e de ligne. — Fracture du pariétal gauche, coup de feu, Solférino. — Cicatrice large, profonde et adhérente ; suite de perte de substance commune au cuir chevelu et au pariétal. Titubation dans la marche, rétraction des doigts de la main droite et perte de la mémoire. Céphalalgie et quelquefois état vertigineux. — 4 juin 1860.

LAURENT, Louis-Édouard, né le 10 décembre 1838, à La Bresse (Vosges), sergent, 37e de ligne. — Fracture du frontal, coup de feu, Melegnano. — Épilepsie constatée. Cicatrice adhérente et profonde à la région frontale droite. Perte de substance osseuse. Le malade n'avait jamais eu d'accidents nerveux avant cette blessure. — 31 juillet 1863.

LE BARON, Joachim-Aignan, né le 1er septembre 1825, à Plumergat (Morbihan), 86e de ligne. — 4 coups de sabre, Solférino. — L'un à la tête, région fronto-pariétale droite avec perte de substance de la table externe ; les 3 autres à la face dorsale de l'articulation métacarpo-phalangienne de la main droite. — 3 mars 1860.

LOISEAU, Jules-Tiburce, né le 10 juin 1835, à L'Ile-Adam (Seine-et-Oise), 3e chasseurs d'Afrique. — 6 coups de sabre : 4 à la tête, 1 au coude et 1 à la main, Solférino. — L'un des premiers a enlevé une partie de la voûte crânienne, à l'extrémité postérieure de la suture sagittale. Troubles de la vision. Perte de l'auriculaire de la main droite. — 24 avril 1861.

LOUVARD, Joseph-Vincent, né le 15 juillet 1835, à Oisseau (Sarthe), sergent, 6e de ligne

— Fracture du pariétal droit, coup de feu, Solférino. — Hémiplégie incomplète du côté gauche. — 14 mars 1860.

Malesset, Jean-Pierre, né le 11 décembre 1833, à Saint-Sébastien (Creuse), 98e de ligne. — Coup de feu à la tête, Solférino. — Affaiblissement graduel de la vision et violentes douleurs névralgiques. — 4 juin 1860.

Mérisse, François-Victor, né le 4 octobre 1834, à Berneuil-sur-Aisne (Oise), caporal, 30e de ligne. — Coup de feu à la tête, Solférino. — Cicatrice profonde et adhérente avec perte de substance osseuse, à la région fronto-pariétale. — Extraction de fragments de balle, d'esquilles, de cheveux et de drap de képi, du 9 au 22 août, à Saint-Mandrier, Toulon. — 30 mai 1860.

Metzinger, Pierre, né le 24 juillet 1837, à Bousbac (Moselle), 85e de ligne. — Coups de sabre à la tête et au menton, Solférino. — Céphalalgie habituelle, gêne dans la mastication. — 9 mars 1860.

Monier, Anne-Augustin, né le 7 mai 1834, à Tiranges (Haute-Loire), 86e de ligne. — Coup de feu à la tempe droite, cécité complète, Solférino. — 3 mars 1860.

Montain, Louis-Urbain, né le 21 novembre 1826, à Savigné (Indre-et-Loire), 1er lanciers. — Fracture du frontal et perte de l'œil gauche, coup de feu, Solférino. — Amblyopie amaurotique. — 30 mai 1860.

Pateux, Jean-Baptiste, né le 6 octobre 1835, à Boucq (Meurthe), 98e de ligne. — Coup de feu au front, région sus-orbitaire, Montebello. — Cataracte traumatique de l'œil gauche. — 16 janvier 1861.

Péchenet, Michel, né le 1er février 1833, à Vouziers (Ardennes), sergent-major, 23e de ligne, nommé sous-lieutenant. — Fracture du pariétal gauche, perte de substance osseuse (4 centimètres), laissant voir le cerveau, et plaie contuse au front, coup de feu et coup de crosse, Magenta. — Hémiplégie droite avec légère atrophie de la jambe droite et déviation permanente du pied. — 5 janvier 1864.

Petitot, Joseph, né le 2 juin 1837, à Prépape (Haute-Marne), 71e de ligne. — Fracture du frontal, coup de feu, Solférino. — Cicatrice profonde et adhérente à la partie droite du frontal, avec perte de substance commune au cuir chevelu et à l'os; troubles cérébraux persistants. — 4 juin 1860.

Picard, Michel, né le 1er février 1834, à Roquemaure (Gard), 73e de ligne. — Coup de feu à la tête, Magenta. — La balle frappe la partie inférieure droite de l'occipital, laboure le temporal et sort par le conduit auditif externe. Extraction d'esquilles du rocher, par incision, 19 jours après la blessure; surdité complète. — 30 mai 1860.

Polez, Augustin-Louis, né le 20 avril 1833, à Hasnon (Nord), 30e de ligne. — Fracture des deux tables du coronal droit, à la partie supérieure, coup de baïonnette, Solférino. — Perte de substance et cicatrice profonde, large et adhérente. Accidents cérébraux. — 11 juillet 1860.

Provin, Louis-Joseph, né le 13 octobre 1835, à Charenton-le-Pont (Seine), 98e de ligne. — Coup de feu à la partie antérieure gauche de la tête, avec enfoncement de la table externe, Solférino. — Trouble de la vision et mouvements convulsifs des membres. — Gratification renouvelable.

Reynaud, Marie-Joseph-Alexis, né le 16 janvier 1839, au Puy (Haute-Loire), caporal, 8e de ligne. — Coup de feu à la tête, Solférino. — Cicatrice profonde et adhérente, avec perte de substance commune au cuir chevelu et à l'occipital. — 6 mars 1861.

Robert, Henri, né le 15 mars 1837, à Pontaumier (Puy-de-Dôme), 8e bataillon de chasseurs. — Coup de feu à la tête, Magenta. — Perte de substance du cuir chevelu et des os du crâne (côté gauche); balle non extraite; hémiplégie du côté droit; accidents cérébraux. — 31 mars 1860.

Rondier, Paul, né le 17 septembre 1836, à Vierzon-Village (Cher), 98e de ligne. — Coup de feu à la région pariétale, Montebello. — Perte de la vision de l'œil gauche, avec affaiblissement notable de l'ouie du même côté; douleurs névralgiques permanentes. — 25 octobre 1862.

ROUSSEAU, Jean-Marie, né le 27 juin 1834, à Ouroux (Saône-et-Loire), 72e de ligne. — Plaie compliquée à la tête, éclat d'obus, Solférino. — Cicatrice adhérente à la région occipito-temporale gauche, perte de substance commune au cuir chevelu et aux os du crâne. — Accidents cérébraux très-graves, immédiatement après la blessure. Céphalalgie persistante. — 16 mai 1860.

SABARLY, Léon, né le 29 avril 1831, à La Celle-Dunoise (Creuse), sergent, 8e de ligne. — Coup de feu à la tête et coup de biscaïen à l'épigastre, Solférino. — Désorganisation de l'œil gauche et troubles généraux. — 14 mars 1860.

SANDRAIS, Jean-François-Pierre, né le 5 mars 1836, à Pleugeceneuc (Ille-et-Vilaine), 73e de ligne. — Fracture de l'arcade orbitaire, avec perte de l'œil gauche, coup de feu, Solférino. — La balle fracture l'arcade orbitaire et vide l'œil. — 25 avril 1860.

SOUBIELLE-PIERRET, Jean-Pierre, né le 3 juillet 1835, à Louire-Juzan (Basses-Pyrénées), 49e de ligne. — Coup de feu à la tempe gauche, fracture de l'orbite, Solférino. — Désorganisation du globe oculaire gauche. — 16 mai 1860.

SUZZARINI, Rinaldo, né le 2 novembre 1828, à Loreto (Corse), 85e de ligne. — Coup de feu à la tête, dépression de la table externe du frontal, Magenta. — Surdité de l'oreille gauche et vertiges habituels. Cicatrice adhérente, avec perte de substance. — 4 juin 1860.

TEILLIEZ, Guislain-Joseph, né le 1er janvier 1836, à Etrum (Nord), 17e bataillon de chasseurs. — Fracture du frontal au-dessus de l'arcade orbitaire droite, coup de feu, Montebello. — Gratification renouvelable.

UHRIN, Marie-Joseph-Alfred, né le 19 décembre 1834, à Sainte-Marie-aux-Mines (Haut-Rhin), 91e de ligne. — Coup de feu à la tête, Solférino. — Cicatrice profonde et adhérente à la région fronto-pariétale droite; perte de substance commune au cuir chevelu et aux os du crâne; mémoire affaiblie, vue et démarche incertaines. — 26 juin 1861.

VACHON, Augustin-Mathurin, né le 27 août 1834, à Saint-Georges-de-Montaigu (Vendée), caporal, 30e de ligne. — Coup de feu à la tête (suture sagittale), Solférino. — Cicatrice profonde et adhérente; perte de substance commune au cuir chevelu et aux os du crâne. — 30 mai 1860.

VECK, Jean-Georges, né le 23 novembre 1834, à Lubine (Vosges), 61e de ligne. — Cicatrice adhérente au côté gauche du crâne, coup de feu, Solférino. — Gratification renouvelable.

VOLLE, André-Étienne, né le 30 juin 1832, à Salvignères (Ardèche), 85e de ligne. — Plaie déchirée et fortement contuse à la partie antérieure de la tempe gauche; plaie à peu près verticale, coup de feu, Magenta. — Cicatrices irrégulières adhérentes. — Gratification renouvelable.

BLESSURES DE LA FACE.

Les blessures de la face observées en Italie aux ambulances et surtout aux hôpitaux sont relativement beaucoup plus nombreuses que celles du crâne, parce que généralement moins graves, elles sont aussi moins immédiatement mortelles que ces dernières. Les blessés le plus gravement atteints, présentant souvent d'horribles mutilations, fournissent quelques exemples de restauration de la face et de fréquents exemples de guérisons plus ou moins faciles et surprenantes, lorsqu'il n'existe aucune commotion cérébrale et qu'il ne survient aucune complication inflammatoire, et l'érysipèle est signalé comme la plus redoutable.

Hôpitaux de Montechiaro. — « Nous avons vu des blessés qui avaient la face traversée par une balle, d'une pommette à l'autre, d'une orbite à l'autre, avec déchirement des globes oculaires, perforation des fosses nasales et fracture des maxillaires, guérir très-rapidement sans présenter aucune complication, aucun accident autre qu'un gonflement assez considérable pendant les premiers jours. » Gaujot, médecin aide-major.

« La vascularité des tissus mous, et les nombreuses artérioles logées dans les anfractuosités du squelette de la face donnent lieu à des hémorrhagies primitives souvent considérables, mais généralement peu inquiétantes et qui résistent rarement aux moyens hémostatiques les plus simples, tamponnement, perchlorure et persulfate de fer. Mais il est de la plus grande importance de procéder à l'extraction des esquilles mobiles, peu adhérentes, saillantes ou logées dans les fosses nasales et surtout dans la langue ; quand des pointes osseuses, saillantes à l'intérieur de la bouche, menacent l'intégrité de la langue, laissent craindre plus tard une gêne pour ses fonctions ou une difformité, il faut les reséquer avec soin. On simplifie ainsi de beaucoup le mal et on abrége la durée, si longue aux patients, de la détersion fétide des plaies baignées par la salive. C'est à ces précautions minutieuses, à ces petites opérations, qui exigent une attention sérieuse et un temps plus ou moins long consacré au premier pansement que les fractures des maxillaires doivent de guérir habituellement bien et vite. » (BERTHERAND, *Lettres médico-chirurgicales sur la campagne d'Italie*).

Les fractures du maxillaire inférieur ont parfois nécessité la résection de cet os, et cette opération a généralement réussi, mais souvent avec des difformités inévitables.

Beaucoup de plaies compliquées de la face par armes de guerre ont été suivies de guérison si complète que quelques-uns des blessés sont restés à l'activité ou sont rentrés dans leurs foyers sans infirmités, que d'autres n'ont obtenu que des gratifications renouvelables en rapport avec la gêne que leur faisaient encore éprouver momentanément leurs blessures, et que des pensions de retraite n'ont été accordées qu'à ceux dont l'existence matérielle devait être dérangée par une infirmité. Nous citerons :

M. MAGANZA, Antoine, capitaine au 72e de ligne; coup de feu à la face, Solférino. Le projectile pénètre à l'arcade zygomatique, côté droit, et sort en avant de la branche ascendante du maxillaire inférieur, côté gauche. Guérison rapide, mais mouvements du maxillaire bornés. Promu chef de bataillon, encore en activité.

M. BRESSE, médecin-major au 1er zouaves; deux coups de feu à Solférino, l'un à la face, plaie contuse, l'autre à la jambe, contusion.

M. MERLIN, capitaine au 11e d'artillerie, reçoit un coup de feu; la balle pénètre au milieu de la lèvre inférieure et sort derrière l'apophyse mastoïde droite; destruction de la symphise du menton; extraction d'une esquille volumineuse, hémorrhagie arrêtée par le persulfate de fer; en activité.

BERTHELON, du 72e de ligne; coup de feu à la face, Solférino; la balle déchire le bord gauche de la lèvre supérieure, enlève cinq dents et une portion des arcades dentaires, contusionne la langue et s'enfonce dans la joue droite d'où elle a été immédiatement extraite. Ce militaire a repris son service.

RAVIN, Pierre, du 65e de ligne, blessé à Magenta. Une balle pénètre à la fesse droite et sort au périné; une autre balle traverse l'épaule droite. Entré à l'hôpital de la casa Correzione, Milan; était guéri de ces blessures lorsqu'il fait une chute en se promenant dans sa salle; tombe, la face sur l'angle d'un lit. Violente contusion, œil vidé, paupières déchirées. Porte un œil artificiel.

AZÉMA, Côme, caporal au 72e de ligne; coup de feu, Solférino. Fracture du maxillaire inférieur et de l'os hyoïde. Évacué sur Toulon, entre à l'hôpital Saint-Mandrier le 16 août; sortie d'un fort fragment de balle; sort guéri le 22 octobre.

1re *observation*. — *Plaie compliquée de la face, fracture du maxillaire, perforation de la voûte palatine*. — Le 8 juin, à Melegnano, vers 8 heures du soir, au moment d'un retour offensif de l'ennemi, M. NAU DE CHAMPLOUIS, capitaine d'état-major (2e division, 1er corps), est atteint d'un coup de feu à la face. La balle traverse les deux joues à la même hauteur, fracture le maxillaire supérieur, la voûte palatine et enlève dix dents. Une demi-heure après la blessure, il est reçu à l'ambulance de la 3e division du 1er corps, établie aux abords du village de Mélégnano, près du cimetière, route de Milan. Après un premier pansement, le blessé est conduit dans une ferme, à quelques pas de l'ambulance. Le lendemain il est dirigé sur Milan dans une voiture du pays et il entre à l'Hôpital Maggiore où il reçoit les soins des médecins italiens. Trois jours après, il quitte l'hôpital pour se rendre dans une maison particulière, chez le marquis Soncino, et le docteur Tassani le visite chaque jour. Le 25 juin, la cicatrisation est avancée, un premier appareil est préparé immédiatement par un dentiste de Milan, M. Bauer, et le blessé rentre à son poste le 10 juillet. De retour à Paris, un nouvel appareil est établi par M. le Dr Thomas Evans, et le blessé, toujours à l'activité, ne souffre pas de sa blessure; son visage est décoré de deux petites cicatrices régulières et parfaitement portées.

Ambulance de la 1re division du 2e corps. — Plaie de la face par coup de sabre, section complète des os propres du nez et du maxillaire supérieur.

On a dit avec raison que les plaies par instruments tranchants, à part le danger de l'hémorrhagie, sont plus effrayantes que graves ; que la guérison est plus facile à obtenir, que les accidents sont moins à redouter chez elles que dans les autres espèces de plaies, généralement compliquées de contusion, etc.

Voici, entre autres, un exemple tendant à prouver la vérité des assertions qui précèdent :

2e observation. — A la bataille de Solferino, M. Delestre, sous-lieutenant au 7e régiment de chasseurs à cheval, attaqué à la fois par plusieurs cavaliers autrichiens, reçoit en plein visage un coup de sabre qui, appliqué par une main vigoureuse sur la racine du nez, coupe de haut en bas, avec une netteté remarquable, tout ce qui se rencontre sur son passage. Tégument, os propres du nez et cartilages, voûte palatine, partie antérieure du maxillaire supérieur et sept dents), jusqu'aux commissures labiales, et ne s'arrête qu'à l'arcade dentaire inférieure, tout en respectant la langue. Le blessé est immédiatement transporté à l'ambulance de la 1re division du 2e corps à cent mètres du lieu de l'action. — Il arrive à l'ambulance en s'efforçant de tenir appliqué contre son visage si horriblement mutilé, un vaste lambeau de chair de forme triangulaire et dont la base répond à l'arcade dentaire supérieure et à la lèvre correspondante, et le sommet à la racine du nez. — Le nez ne tient plus au reste du visage que par un pédicule charnu d'environ 2 centimètres d'épaisseur, dépendant de la joue gauche. — La section des nombreuses artérioles qui sillonnent cette région éminemment vasculaire, a déjà fait perdre beaucoup de sang au blessé qui en est littéralement inondé et se trouve à chaque instant menacé de suffocation. Le premier soin consiste à procéder soit à la ligature, soit à la torsion de tous les petits vaisseaux encore béants dont le moindre mérite ici quelque attention. Six ligatures sont faites. Une fois maître de l'hémorrhagie, on affronte aussi exactement que possible les bords de cette vaste solution de continuité et l'on maintient le tout à l'aide de nombreux points de suture. On tâche de conserver au nez sa forme primitive en introduisant et en maintenant dans les narines, à l'aide d'un bandage approprié, deux morceaux d'une grosse sonde en gomme élastique. Enfin, on détache complétement à l'aide des ciseaux et du bistouri la partie du maxillaire supérieur qui ne tenait plus à la lèvre que par des lambeaux de muqueuse et était devenue ainsi un véritable corps étranger. Cette partie détachée portait les quatre incisives, les deux canines et une petite molaire du côté gauche. — Le lendemain de l'opération (25 juin), l'état du blessé dont la plaie, après un pansement simple, avait été soumise aux irrigations froides continues, ne laissait rien à désirer. Evacué le même jour sur Brescia. — Quelques jours après, aucun accident n'étant venu entraver la marche vers une bonne cicatrisation, tout faisait espérer une prompte guérison. M. Delestre a repris son service, il est toujours en activité.

Dr Costa, médecin aide-major.

Hôpitaux d'Alexandrie.

3e *observation.* — *Lésions produites par des éclats d'obus, chez un soldat autrichien; fracture du poignet droit; déchirure profonde de la région antérieure de la cuisse droite; fracture comminutive du maxillaire inférieur; déchirure de la langue et de la lèvre inférieure; amputation de l'avant-bras au tiers inférieur; guérison par première intension; guérison de la plaie de la cuisse par anaplastie et adhésion consécutive; restauration de la face.* — REDETEZET, Mathias, chasseur autrichien, âgé de 22 ans, de constitution athlétique, est renversé par des éclats d'obus, le 20 mai. Le blessé reste longtemps inaperçu sur le champ de bataille, puis il est transporté dans une maison du voisinage, où il ne reçoit que des soins d'hospitalité, jusqu'au 20 juin; il est évacué, nous le trouvons dans les hôpitaux d'Alexandrie (San Stefano). Ce malheureux est horriblement mutilé; le poignet droit est broyé, ainsi que les métacarpiens; les muscles de la région antérieure et supérieure de la cuisse droite sont déchirés profondément, et le maxillaire inférieur, fracturé comminutivement, laisse retomber, sur le cou, la lèvre inférieure et les tissus complétement divisés. La langue profondement lacérée, ainsi que les muscles géniens et sushyoïdiens droits, ne forment plus qu'une masse informe qui retombe sur la partie antérieure du cou et laisse écouler une sanie purulente mêlée à la salive dont la poitrine du pauvre malheureux est littéralement inondée. — L'aspect de lésions si graves et si nombreuses fait naître un sentiment de commisération qui entraîne la sympathie et la sollicitude du médecin. Il faut rendre à cet être, si horriblement mutilé, au moins une partie de la vie commune, lorsqu'il est impossible, comme dans le cas présent, de reconstituer complétement des organes dont il ne reste plus que des débris informes. — Nous passerons rapidement sur la lésion du poignet, pour arriver à la plaie de la cuisse et à la restauration de la face qui font le sujet principal de cette observation.

Amputation du poignet.—L'amputation du poignet était très-urgente, elle fut pratiquée le jour même de l'entrée à l'hôpital. La plaie s'est cicatrisée par première intension et huit jours après l'opération, la cicatrice était en très-bonne voie.

Plaie de la cuisse.—La cuisse droite présente à sa région antéro-supérieure une large plaie triangulaire de 16 centimètres de surface. Des trois côtés du triangle que forme la plaie, l'un est externe, l'autre interne et le troisième inférieur.—Le côté externe commence à 12 centimètres au-dessous de l'épine iliaque antéro-supérieure, longe de haut en bas le muscle droit antérieur dans une étendue de 17 centimètres. — Le côté interne, partant du même point que le précédent, se dirige en dedans et en bas dans une étendue de 8 centimètres. — Le troisième côté, qui complète le triangle inférieurement, a 14 centimètres d'étendue. La peau, coupée sur les deux premiers côtés du triangle, est refoulée sur le troisième où elle a contracté des adhérences. Des lambeaux du fascia superficialis et de l'aponevrose d'enveloppe flottent au milieu de la surface suppurante; le bord interne du droit antérieur, une petite portion du triceps et le bord externe du couturier ont été déchirés.

En présence d'une plaie aussi étendue, mais n'offrant, par le fait, aucune lésion d'organes importants, nous nous sommes demandé si nous devions nous contenter de panser la plaie à plat, comme on l'avait fait précédemment. Si nous nous arrêtons à ce moyen, nous devons nous attendre à une suppuration longue et qui laissera, après elle, une cicatrice adhérente et profonde qui gênera considérablement les mouvements de la cuisse et de la jambe. — D'un autre côté, en considérant que la peau n'a pas perdu beaucoup de son étendue normale; qu'elle est enroulée et pour ainsi dire doublée à la base du triangle, il nous semble qu'en dédoublant la peau et en prolongeant un peu sa dissection, si cela est nécessaire, il sera facile de recouvrir cette large plaie; convaincu du reste, que les bourgeons charnus qui se sont déjà développés sur toute sa surface faciliteront considérablement la réunion. — La plaie étant débarrassée de tous les lambeaux flottants et des débris d'aponévrose qui auraient pu gêner la réunion, nous détruisons les adhérences de la peau que nous étendons alors facilement sur toute la solution de continuité; quelques points de suture entrecoupés et un léger pansement contentif fixent les parties en place, puis le membre est mis dans un appareil à fracture de cuisse à double plan incliné, ouvert à la partie supérieure. Quarante-huit heures après l'opération, il y a peu de suppuration, la peau a conservé partout sa couleur normale. L'appareil à fracture est laissé en place pendant huit jours. La plaie a suppuré pendant une quinzaine de jours; un mois après l'opération, la cicatrisation est complète et la peau recouvre toute l'étendue de la solution de continuité. Nous possédons plusieurs faits de cette nature dans notre service d'Alexandrie; nous reviendrons plus tard sur ces moyens d'anaplastie et de réunion consécutive qui peuvent, selon nous, rendre de grands services dans le traitement des plaies contuses.

Fracture du maxillaire.—Le maxillaire inférieur est broyé dans ses deux tiers antérieurs; la lésion osseuse s'étend de la canine inférieure droite à la dernière molaire inférieure gauche. Après avoir nettoyé cette bouche informe, avoir enlevé les lambeaux sphacélés et les esquilles qui nous paraissent dans l'impossibilité absolue de se réunir ou de vivre au milieu des lambeaux charnus, nous arrivons à n'avoir plus que deux fragments un peu volumineux et trois ou quatre esquilles moins importantes, mais conservant des adhérences qui peuvent faire espérer une consolidation plus ou moins complète et qui, par conséquent, peuvent concourir à la restauration du maxillaire inférieur. — Les deux fragments les plus volumineux, qui doivent reconstituer en partie la charpente osseuse, sont formés, l'interne par la symphyse du menton et l'externe par une portion du bord inférieur gauche du maxillaire inférieur. Le bord alvéolaire a disparu dans toute l'étendue de la fracture, c'est-à-dire depuis la canine inférieure droite jusqu'à la dernière molaire inférieure gauche. — En essayant de réduire la fracture, on s'aperçoit bientôt que la coaptation est impossible. Les extrémités des fragments sont taillées en bizeau aux dépens de leur bord supérieur, et ils ne conservent pas assez de longueur pour combler la plaie osseuse; ils doivent donc rester dans les parties molles sans pouvoir servir à l'application d'un appareil contentif.

Lésion des parties molles. — De la bouche largement ouverte sort une masse charnue, informe, baignée de salive et de suppuration et constituée par la langue, les muscles géniens et hyoïdiens droits. Tous ces organes, lacérés et remplis de fragments osseux, ayant perdu leur point d'appui, tombent par leur propre poids et par le tiraillement qu'exercent sur eux les fragments osseux et les débris de la lèvre inférieure. — Après avoir nettoyé cette première masse et l'avoir débarrassée des esquilles et des lambeaux sphacélés, on parvient à remettre la langue en place et l'on peut alors apercevoir les lambeaux de la lèvre inférieure qui se trouvaient en grande partie recouverts par la langue et les organes qu'elle entraînait avec elle. — La lèvre inférieure est complétement divisée au niveau de la canine droite et déchirée à la commissure gauche dans une étendue de 2 centimètres. Ces deux solutions de continuité forment un lambeau rectangulaire dont les deux côtés de l'angle droit sont représentés : l'horizontal par le bord libre de la lèvre et la déchirure de la commissure gauche ; le second par la section verticale de la lèvre, commençant au niveau de la canine droite et se prolongeant en bas jusqu'à la grande corne de l'os hyoïde ; la base adhérente du triangle, mesurée par l'espace qui sépare l'angle gauche du maxillaire inférieur de la corne droite de l'os hyoïde, comprenant dans son épaisseur les débris du corps du maxillaire inférieur, est perforée par une esquille à 2 centimètres de l'angle gauche du maxillaire inférieur ; la muqueuse qui double la lèvre inférieure, fortement contusionnée, a contracté des adhérences avec les parties voisines; le sommet du lambeau labial, refoulé par la langue, tend à se fixer en bas et en dehors. En un mot, au moment où nous examinons le blessé; la paroi inférieure de la bouche tend à disparaître, partie par élimination, partie par cicatrices adhérentes vicieuses.

Traitement. — De ces faits nous avons déduit deux indications curatives qui nous paraissent satisfaire autant que possible à l'état des parties. Après avoir dégagé les esquilles en les dénudant le moins possible et en avoir retranché les extrémités pointues qui déchirent les parties molles, nous nous sommes occupé de la restauration de la lèvre inférieure. — La commissure labiale gauche fortement contusionnée a été enlevée avec une perte de substance de 7 millimètres aux dépens de la lèvre inférieure; la plaie a été réunie par trois points de suture. Après avoir rapproché avec soin les deux muqueuses au point de la nouvelle commissure, nous les avons réunies exactement à l'aide de plusieurs points de suture, établis avec des fils de soie fine et cirée. En agissant ainsi, nous n'avons pas à craindre de brides inodulaires et nous raccourcissons la lèvre inférieure de 7 millimètres, circonstance qui peut contribuer à la maintenir en place en empêchant la commissure d'être déviée en bas et en dehors par le poids du menton qui manque de support osseux et qui, par conséquent, se trouve suspendu à la lèvre inférieure. Nous réunissons aussi par des points de suture la plaie verticale du côté droit; en prenant les précautions les plus minutieuses pour combler toutes les solutions de continuité de la muqueuse qui doit doubler la lèvre; persuadé que c'est le moyen le plus simple d'empêcher la lèvre inférieure de contracter des adhérences anormales et d'éprouver, consécutivement, des rétractions cicatricielles et par conséquent, de rendre à cet organe le plus possible de ses fonctions normales. Pour cette dernière solution de continuité, nous n'avons pas avivé les bourgeons charnus développés depuis plusieurs jours sur sa lèvre externe; la lèvre interne était adhérente, au fond de la plaie, et la cicatrice avait dû être rompue, afin de remettre les deux bords de la plaie en contact. Les parties ainsi disposées, il restait à soutenir le menton, pour empêcher le tiraillement des points de suture et pour permettre la consolidation osseuse, autant qu'il était possible de l'espérer. Après avoir recouvert le menton et la lèvre inférieure d'une couche de ouate, nous imbibons d'éther une lame de carton; puis, après l'avoir moulée sur le menton et desséchée, nous la couvrons d'une forte couche de collodion et nous l'appliquons de nouveau en la soutenant par quelques bandes collodionnées fixées sur le cou et sur la face. — Nous obtenons ainsi un appareil solide, léger et ne gênant pas notre malheureux blessé. Nous avons eu soin de ne pas emprisonner le bord libre de la lèvre inférieure, et le pansement à peine achevé, le malade peut boire sans biberon, ce qu'il n'avait pu faire depuis sa blessure. La bouche est nettoyée avec soin trois fois par jour avec de l'eau chlorurée, légèrement alcoolisée; de telle sorte que le malade, qui était la veille un véritable foyer d'infection, rentre, sous ce rapport, dans la catégorie des blessés ordinaires, en cessant d'être un objet de répulsion pour ses camarades et de torture pour lui-même. L'appareil est levé le cinquième jour après l'opération; toutes les sutures sont en place; la plaie de la commissure externe est réunie, les sutures sont enlevées, excepté celles qui se trouvent près de la commissure. La grande plaie verticale présente un peu de rougeur et de fluctation à sa partie inférieure; nous enlevons une épingle et il sort à peu près 30 grammes de pus; la perforation du côté gauche a donné peu de suppuration; elle communique toujours avec la bouche, mais elle est couverte de bourgeons charnus, et tend vers la cicatrisation. Après avoir convenablement nettoyé toutes ces parties, nous pratiquons deux encoches à notre carton, au niveau des deux plaies fistuleuses; nous matelassons convenablement avec de la ouate, et l'appareil est remis en place. Quatre jours après, nous enlevons toutes les sutures; la perforation de la joue est à peu près cicatrisée. Le trajet fistuleux de la région hyoïdienne donne toujours de la suppuration; mais ne communique pas dans la bouche; la langue est cicatrisée; elle présente un gros sillon sur son bord droit; les parties profondes que nous ne pouvons explorer donnent peu de suppuration, l'appareil collodionné est remis en place et nous sommes forcé d'abandonner le malade qui ne faisait pas partie de notre hôpital. Depuis ce jour (1er juillet), nous avons vu Rédetezet plusieurs fois. La cicatrisation a marché rapidement, et, le 10 juillet, toutes les plaies sont cicatrisées; le malade se promène et cause facilement avec ses camarades.

Résultat. — Le 25 juillet, à notre départ d'Italie, nous visitons Rédetezet une dernière fois, et nous le trouvons dans l'état suivant : — L'amputation de l'avant-bras droit au tiers inférieur présente une cicatrice solide; la déchirure de la cuisse est cicatrisée; la cicatrice qui forme le bord externe du triangle est linéaire, et celle qui forme le côté interne est déprimée, surtout en bas. La peau qui recouvre la solution de continuité est pâle au centre et violacée sur les bords des cicatrices; elle a besoin d'être protégée contre les froissements extérieurs, mais partout la cicatrice est solide. La face n'offre plus de difformité saillante. On aperçoit quatre cicatrices dont deux linéaires; une à la commissure labiale gauche, l'autre coupant la lèvre perpendiculairement à son bord libre, à un centimètre de la commissure droite. Deux cicatrices déprimées; une au côté gauche du menton à 2 centimètres de l'angle du maxillaire; l'autre, au côté droit de la région hyoïdienne. Le menton, qui conserve à peu près sa forme, est légèrement dévié à droite. En portant le doigt dans la bouche, on s'assure que la lèvre inférieure est libre de toute adhérence. — En explorant par la bouche le corps du maxillaire inférieur, on sent un corps résistant et non interrompu, formant arcade d'un angle à l'autre; les fragments osseux sont rattachés entre eux. Les fonctions de la langue et de la lèvre inférieure sont rétablies. Le malade parle et se nourrit facilement, mais encore avec des aliments appropriés. Dr Mauduit, médecin-major.

4e observation.—Perforation de la voûte palatine.—Barlant, Grégoire, du 2e de ligne, coup de feu à Solférino; le blessé perd connaissance sur le coup; il est transporté à l'ambulance où on lui fait un premier pansement; dirigé sur une autre ambulance, il est évacué sur Milan. Enfin il arrive le 24 juillet à l'hôpital de Santa-Chiara à Alexandrie où nous le trouvons dans l'état suivant : — Sur le côté gauche du nez existe une cicatrice indiquant l'ouverture d'entrée de la balle. Les os propres du nez ont été fracturés; il en est résulté une forte déviation à droite. L'orifice de sortie se trouve à l'angle supérieur du triangle sus-claviculaire du côté droit, derrière le bord postérieur du muscle sterno-mastoïdien. Le trajet de la balle se dirige donc obliquement de haut en bas, de gauche à droite et d'avant en arrière.—En faisant ouvrir la bouche au malade, on découvre une vaste perte de substance à la voûte palatine. Cette perte de substance offre la forme d'un triangle à peu près régulier, situé presque en entier au côté droit du palais. Elle présente une étendue de 4 centimètres dans sa plus grande longueur, c'est-à-dire d'avant en arrière, sur deux centimètres de largeur. La base du triangle un peu oblique et irrégulière est au niveau de l'avant-dernière molaire; le plus grand côté est à peu près parallèle à l'arcade alvéolaire. Les bords de la plaie sont parfaitement cicatrisés. Vers l'angle postérieur interne existe un bourrelet formé par la muqueuse revenue sur elle-même et dans lequel on sent une petite portion d'os complétement enveloppée et probablement vivante grâce à son adhérence au périoste. A travers ce large hiatus l'œil pénètre directement dans les fosses nasales remplies de mucosités qui s'écoulent dans la bouche. La voix offre un timbre nasonné très-prononcé. Certaines consonnes, notamment les lettres B, N, T, ne peuvent être articulées, ce qui rend le malade très-difficilement intelligible. Les aliments solides passent habituellement dans les fosses nasales; cet inconvénient est moins marqué pour les boissons. Pour prendre ses repas, Barlant est obligé de se garnir la voûte du palais avec une sorte d'obturateur en charpie. — L'indication de boucher ce large orifice était évidente, et, à la rigueur, un obturateur métallique eût pu être immédiatement appliqué. Mais en considérant d'une part les inconvénients de ces appareils prothétiques, que nous avons vus amener des ulcérations, et produire même des accidents graves, et d'autre part la possibilité de remédier à cette infirmité par l'uranisco-plastie, procédé chanceux à la vérité, mais qui pouvait faire espérer une cure radicale et définitive, nous nous décidâmes pour ce dernier moyen, d'autant plus que nous pouvions compter sur la docilité du malade. — Notre intention première était de disséquer de chaque côté la muqueuse palatine de dehors en dedans, de façon à réunir les bords libres des deux lambeaux rabattus, vers le milieu de la solution de continuité, la face saignante regardant du côté de la bouche, et la face muqueuse du côté des fosses nasales. (Méthode de Krimer.) Nous dûmes y renoncer, d'abord à cause de l'extrême minceur de la muqueuse palatine sur la ligne médiane, ensuite et surtout parce que le bord adhérent se serait trouvé formé par du tissu inodulaire, peu propre à la nutrition du lambeau. Nous adoptâmes donc le procédé suivant que nous mîmes à exécution le 29 juillet. — Les trois côtés de la plaie étant préalablement avivés, nous taillâmes sur la muqueuse du voile du palais, en y comprenant la couche glanduleuse, un lambeau triangulaire à sommet tourné en dedans, dont le grand côté correspondait à la partie postérieure de la perte de substance, et dont la base, dirigée obliquement, restait incomplète, de manière à laisser un large pédicule destiné à entretenir de larges communications entre le lambeau et la muqueuse du voile du palais. Cette dissection fut très-laborieuse. Le second temps de l'opération consista à imprimer au pédicule un mouvement de torsion, en vertu duquel le lambeau vint s'adapter exactement sur la solution de continuité. Cela fait, un point de suture fut placé sur le côté interne, et deux autres points sur le côté externe ou grand côté du triangle. Le contact se trouva parfait, sauf à la pointe du lambeau qui regardait directement en avant. — Le lendemain 30 juillet, le lambeau est un peu tuméfié; les bords sont partout en contact, même en avant où il était resté un petit espace vide au moment de l'opération. — Le 2 août, un des points de suture, celui qui correspond au côté interne, tombe après avoir ulcéré la muqueuse. Il en résulte de ce côté un écartement qui est encore augmenté par le poids du voile du palais; celui-ci ayant été tiraillé pour l'application des points de suture, attire à son tour le lambeau en arrière et en bas. Il devient donc urgent de maintenir les parties en contact. On peut, en effet, espérer de ce côté une réunion secondaire, pourvu que la réunion du côté opposé se consolide; et ce résultat peut d'autant mieux être attendu que la cicatrisation de la perte de substance faite pendant l'opération aura pour effet d'attirer le voile du palais en haut et en avant, la rétraction cicatricielle devant nécessairement attirer les parties molles qui constituent le voile du palais vers le point fixe fourni par l'os palatin. — Pour satisfaire à cette indication, le 3 août, un fil double est passé en arrière du lambeau, traversant le voile du palais et portant à l'une de ses extrémités un bout de sonde qui vient s'arcbouter contre le voile. L'autre chef est attiré dans les fosses nasales au moyen d'une sonde de gomme élastique passée dans la narine gauche. Il vient ressortir à l'orifice de cette narine où il est solidement fixé par un second bout de sonde passant transversalement sous la cloison. Cet appareil fort simple et présentant quelque analogie avec celui qui est usité pour le tamponnement des fosses nasales, causa d'abord un peu de gêne. Au bout de quelques heures il est parfaitement supporté et n'empêche pas le malade de prendre des aliments mous. Le lambeau se trouve ainsi replacé en contact avec les bords de la plaie. — Cet état persiste plusieurs jours; malheureusement, le fil passé au travers du voile du palais finit par l'ulcérer, et la crainte de voir l'ulcération s'étendre nous oblige à enlever l'appareil ainsi que les points de suture du côté externe. — C'est à ce moment que nous dûmes quitter le malade pour retourner en France. Nous recommandâmes des cautérisations successives d'arrière en avant, afin d'amener, s'il était possible, une réunion secondaire. En somme, au moment de notre départ, l'orifice primitif était bien diminué. Le lambeau adhérent par la base à l'ancienne solution de continuité, formait comme un gros bourgeon de forme angulaire, tourné en avant, sans tendance à reprendre sa position première, mais insuffisant par sa longueur, son angle saillant ne s'avançant pas assez pour s'adapter à l'angle rentrant intérieur de la fistule. — Des renseignements récents (15 mars 1860) nous apprennent que la communication de la bouche avec les fosses nasales a persisté. Cet homme rentré en France a été envoyé à l'hôpital de Montpellier, où on lui a appliqué un obturateur en platine. Cette dernière opération a parfaitement réussi. Ayant obtenu une pension de retraite, Barlant a quitté le corps dans d'excellentes conditions. — En terminant cet exposé succinct des faits, nous nous demandons si l'insuccès de cette opération anaplastique serait un motif suffisant pour condamner d'une manière absolue le procédé employé. Nous ne le pensons pas. Trois causes principales nous paraissent avoir concouru à amener ce résultat fâcheux : — 1° L'étendue considérable de la lésion; 2° sa situation défavorable, situation telle qu'il a fallu pour pratiquer la suture prendre pour point d'appui la portion de muqueuse palatine qui présente la plus faible épaisseur; on a vu que ce point de suture a manqué le premier, bien que nous eussions pris le soin de passer le fil le plus loin possible du bord de la plaie; c'est là évidemment l'accident le plus grave qui soit venu entraver la réunion. Ajoutons que cette partie de la muqueuse est aussi la moins vasculaire, ce qui n'est pas un médiocre inconvénient; 3° une cause accessoire de l'échec constaté, mais qui a bien son importance, c'est le tiraillement exercé sur le lambeau par la portion libre du voile du palais. Remarquons que cette circonstance défavorable ne s'est fait bien sentir qu'après la chute prématurée d'un point de suture. — Or, ne peut-on pas trouver des cas où toutes ces causes d'insuccès ne se trouveraient pas ? Et d'abord, cette étendue de 4 centimètres en longueur et de 2 en largeur est tout à fait exceptionnelle et tient à l'obliquité du trajet de la balle. D'après les observations que nous avons pu consulter, où il s'agit de perforation de la voûte palatine, par coup de feu, les diamètres habituels de ces sortes de plaies, seraient, après cicatrisation, beaucoup plus restreints. Supposons maintenant une perforation de 2 à 3 centimètres, située sur les côtés et à une distance suffisante de la ligne médiane; dans ces conditions, le lambeau à emprunter au voile du palais sera nécessairement moins considérable, ce qui rendra moins redoutable le tiraillement dont j'ai parlé. De plus, il pourra être rattaché à la muqueuse palatine sur un point où celle-ci présentera une épaisseur suffisante; on sait, en effet, que cette membrane fibro-muqueuse, très-mince sur la ligne médiane, croît très-rapidement en épaisseur, et qu'à un centimètre de là elle est plus que suffisante pour fournir une attache solide. Avec cet ensemble de circonstances facile à rencontrer dans la pratique, nous donnerions la préférence à des sutures métalliques multiples qui permettent un affrontement plus exact et plus certain et qui jouissent, comme Symes d'Edimbourg l'a démontré, de l'avantage de ne provoquer aucune inflammation circonvoisine. — Notons enfin que dans l'observation qu'on vient de lire, il n'y a pas eu gangrène du lambeau, ce qu'il faut attribuer à la largeur du pédicule et à sa situation en arrière; en effet, les vaisseaux qui alimentent la muqueuse palatine se dirigent d'arrière en avant. De plus, le lambeau n'a pas présenté de tendance à reprendre sa position primitive et à contrarier le mouvement de torsion (très-léger, du reste) imprimé au pédicule. — Nous croyons pouvoir conclure de ce qui précède : 1° que la méthode d'autoplastie par déplacement est applicable à la restauration de la voûte palatine; 2° qu'elle ne peut être employée que dans les cas de perforations étroites, comme celles qui sont traumatiques ou syphilitiques et ne sauraient convenir dans les divisions congénitales, qui présentent d'ordinaire un hiatus énorme; 3° que les cas qui indiquent plus spécialement l'emploi de cette méthode sont ceux où la cautérisation serait démontrée insuffisante et où la lésion siégerait sur les parties postérieures et latérales de la voûte palatine. — *Retraité.* RAYNAUD, médecin requis.

5e *observation.* — LECIEUX, du 85e de ligne, reçoit, le 4 juin, à la bataille de Magenta, un éclat d'obus au côté gauche de la face. Il perd connaissance et reste sur le champ de bataille; il est enfin transporté à l'ambulance, en soutenant, comme il le raconte, son nez et sa joue dans sa main. On lui fait un pansement provisoire, et il est laissé dans une maison particulière où il reste quatre jours. Transporté ensuite à Novare, on se contente de nettoyer la plaie; à son arrivée à Alexandrie, hôpital San Stephano, le 11, le malade était dans l'état suivant : — On est frappé tout d'abord de l'aspect hideux que présente le blessé. La face extraordinairement gonflée présente une large perte de substance. Le nez, coupé à la partie moyenne, tombe sur la lèvre supérieure et laisse les fosses nasales largement ouvertes à la partie moyenne. L'aile gauche du nez et la commissure labiale du même côté, sont fortement déjetées en bas. — Une première plaie part de la partie moyenne des os propres du nez et descend obliquement de haut en bas et de dedans en dehors, jusqu'à environ 2 centimètres au-dessous de la jonction de l'apophyse zygomatique avec l'os malaire; une seconde part de la fosse canine, suit le sillon naso-labial et se termine à un centimètre en dehors de la commissure labiale gauche. — Ces deux solutions de continuité circonscrivent un lambeau triangulaire, à base adhérente inférieure-externe, laissant à découvert un espace de 4 centimètres; cet intervalle présente une longue perte de substance recouverte de bourgeons charnus. Un commencement d'adhérence cicatricielle est établie entre le bord inférieur du lambeau rétracté et la lèvre de la plaie inférieure; adhérence vicieuse qui tend à rendre permanent l'écartement indiqué ci-dessus. — Le nez est coupé dans toute son épaisseur; l'air sort à chaque inspiration par l'orifice béant que présente la plaie; le doigt y pénètre avec facilité en rencontrant un grand nombre d'esquilles, provenant de la fracture des os propres du nez et de l'apophyse montante du maxillaire supérieur. — Fermer l'orifice de la partie moyenne du nez et rétablir dans ses rapports normaux le lambeau rétracté, telles étaient les indications qui se présentaient naturellement à l'esprit. Mais, pour cela, il fallait d'une part détruire les adhérences vicieuses du lambeau; le disséquer de manière à combler la perte de substance par glissement; et enfin, maintenir en rapport les parties restaurées. Les moyens ordinaires de contention nous parurent dangereux et insuffisants. — En effet, il était difficile de pratiquer des sutures sur la peau dorsale du nez et sur l'extrémité du lambeau fortement contusionné. Nous arrivâmes à cette conviction : que nous ne pouvions sans compromettre le succès de notre opération, avoir recours aux sutures qui pouvaient déchirer nos lambeaux et permettre de nouveau leur rétraction. — 15 juin. En présence de ces difficultés nous jugeâmes qu'il fallait d'abord disséquer largement le lambeau à sa face profonde jusqu'à la base du triangle cutané; puis, après avoir avivé tous les bords de la solution de continuité et nous être assuré que le lambeau était suffisant pour combler la perte de substance, nous procédâmes au pansement de la manière suivante : — Des bandelettes de toile fines furent garnies, sur leurs bords, d'agrafes distantes entre elles d'un centimètre; une de ces bandelettes, plus large que les autres et imbibée de collodion, fut fixée sur les paupières gauches préalablement fermées; de cette manière, on trouvait une large surface d'adhérence en évitant le renversement de la paupière inférieure; renversement possible si la bandelette n'eût été appliquée que sur cette dernière. Une bandelette semblable, présentant le même nombre d'agrafes que la précédente et semblablement disposées, fut appliquée sur toute la surface du lambeau cutané; deux autres bandelettes plus longues et moins larges, portant chacune une agrafe à l'une de leur extrémité, sont placées, l'une sur la joue droite et la racine du nez; l'autre, sur le lambeau cutané qu'elle longe de la base au sommet; le nez est ensuite maintenu dans une position normale par des bandelettes collodionnées. — Toutes ces dispositions prises, après avoir laissé au collodion le temps de sécher et la toile adhérant fortement à la face, un fil réunit les extrémités supérieures des deux dernières bandelettes au moyen des agrafes qui les terminent; de cette façon l'on exerce une traction de dehors en dedans et de bas en haut, traction par laquelle on fait arriver facilement l'angle aigu du lambeau dans l'angle supérieur de la plaie et qui permet ainsi de combler la perte de substance de la paroi gauche du nez. C'était là l'indication la plus importante. Ce résultat obtenu, un fil est passé alternativement de la bandelette palpébrale à la bandelette transversale du lambeau, de manière à mettre en rapport les agrafes de ces deux bandelettes. Aucun moyen d'union ne fut tenté entre les deux bords de la plaie inférieure; l'adhérence prématurément établie entre les deux lèvres de cette plaie, ayant été le principal obstacle à l'opération, il nous semblait indiqué de retarder cette réunion autant que possible; de plus, nous avons pensé qu'une réunion secondaire nous offrirait un autre avantage. En effet, la section d'un assez grand nombre de filets du nerf facial avait produit une paralysie partielle de la commissure gauche des lèvres et de l'aile du nez du même côté. Nous espérons que le tissu cicatriciel aura pour résultat de relever et de soutenir ces parties. Une compresse graduée soutient le pansement et le tout est maintenu par une bande, médiocrement serrée. — 19 juin. L'appareil est levé, toutes les parties mises en contact sont en voie de cicatrisation, la plaie inférieure seule ne présente aucune adhérence. Il reste au sommet de l'angle, un petit orifice par lequel l'air passe encore. — 28 juin. La plaie supérieure est cicatrisée dans les trois quarts de son étendue; l'orifice de l'angle supérieur n'existe plus, la plaie inférieure est couverte de bourgeons charnus, la commissure labiale et l'aile du nez commencent à se relever. — *Retraité.* Dr Mauduit, médecin-major.

6e *observation.* — Masson, du 1er zouaves, a reçu à Palestro, 31 mai 1859, un coup de feu au bord inférieur de l'orbite droit; le globe oculaire est déchiré, les humeurs s'écoulent et la vision est instantanément perdue. Après quelques stations, pendant 25 jours dans plusieurs hôpitaux, le malade est évacué sur Alexandrie le 27 juin. — A son entrée dans mon service, nous constatons les lésions suivantes : — La paupière inférieure droite a complétement disparu; les larmes coulent abondamment sur la joue; la conjonctive oculaire forme un bourrelet, au centre duquel on aperçoit la cornée, enfoncée dans l'orbite et qui n'a pas perdu sa transparence.

Lésions osseuses. — Toute la partie de l'os malaire qui concourt à former le bord inférieur et l'angle inférieur externe de l'orbite a été broyée par la balle et enlevée en esquilles.

Lésions des parties molles. — La paupière inférieure coupée à 5 millimètres de l'angle interne de l'œil a disparu dans toute la partie externe, laissant une perte de substance horizontale de 11 millimètres sur 6 millimètres de hauteur. — L'angle externe de l'œil, labouré par la balle, est rempli par un tubercule cicatriciel sur lequel on distingue une portion du bord libre de la paupière inférieure qui forme le sommet du tubercule cicatriciel; au-dessous de cette cicatrice, on sent une esquille flottante au milieu des parties molles et qui entretient deux petits trajets fistuleux. — Après avoir enlevé l'esquille et nous être assuré que la plaie osseuse était cicatrisée, nous nous décidons à reconstituer autant que possible la paupière inférieure.

Opération. — 8 juillet. Nous nous proposons de reconstituer les deux tiers externes de la paupière inférieure, afin de donner un soutient à la conjonctive, d'abriter le moignon oculaire et d'empêcher les larmes de couler sur la joue. — Nous avons dit précédemment que la paupière inférieure était coupée à 6 millimètres de l'angle interne; de plus, que le tubercule cicatriciel de l'angle externe est constitué, en partie, par la portion externe de la paupière inférieure, enroulée sur elle-même et cicatrisée en masse. — En déroulant la cicatrice qui contient une portion du bord libre de la paupière inférieure que nous évaluons à 6 millimètres et les ajoutant aux 6 millimètres restant à l'angle interne, nous aurons 12 millimètres de bord libre normal, longueur plus que suffisante pour le but que nous nous proposons. — La plaie sous-orbitaire étant régularisée, nous dessinons avec la teinture d'iode, sur la tempe droite, un lambeau rectangulaire de 2 centimètres de longueur sur un centimètre de hauteur. La ligne qui mesure le côté supérieur du rectangle part de l'angle externe de l'œil et se dirige horizontalement en dehors. — Celle qui mesure le côté inférieur part de l'angle inférieur externe de la plaie sous-orbitaire et se dirige parallèlement à la précédente. Le lambeau est disséqué dans une étendue de 2 centimètres, juste le double de l'espace qu'il est destiné à combler; puis rapproché, par glissement de la portion interne de la paupière inférieure à laquelle il s'adapte sans tiraillement, l'angle supérieur de notre lambeau est formé, ainsi que nous l'avons dit d'une petite portion du bord libre de la paupière que nous voulons utiliser pour reconstituer la paupière inférieure; mais ce lambeau palpébral ayant perdu sa muqueuse, il est indispensable de la reconstituer, sans quoi il se rétracterait pendant la cicatrisation. — La muqueuse de la face inférieure de l'orbite est alors disséquée, en la soulevant d'avant en arrière jusqu'au bord de la sclérotique; arrivé là, nous détachons la muqueuse de la sclérotique par une incision en boutonnière, de sorte que notre lambeau n'est plus adhérent que par ses deux extrémités; les lambeaux muqueux et cutanés sont ensuite abordés et maintenus en contact par quelques points de suture entrecoupée. Le nouveau lambeau interne et le tout maintenus par des points de suture métallique. — Les suites de l'opération ont été simples, la réunion s'est opérée exactement, et 14 jours après, le malade a été évacué sur France.—A son départ la nouvelle paupière présente un bord libre de 10 millimètres; les larmes ne coulent plus sur la joue et tout fait espérer un résultat satisfaisant. — *Retraité.* Dr MAUDUIT, médecin-major.

7e *observation.*—NOEL, Jérome, du 49e de ligne, reçut, le 24 juin, à la région orbitaire supérieure gauche, un coup de feu qui brisa l'arcade orbitaire à la partie moyenne et déchira la paupière supérieure dans toute sa hauteur. — La balle fût extraite le jour même et la plaie pansée simplement. Ces pansements furent continués jusqu'au 15 juillet, époque à laquelle le malade est évacué sur Alexandrie. — Le 16, à la visite du matin, nous trouvons l'orbite du côté droit rempli par une tumeur de la grosseur d'un œuf de poule, rouge et de consistance pâteuse, un peu résistante, largement pédiculée et présentant dans son ensemble l'aspect d'un champignon. La tumeur, qui éprouve des frémissements, des oscillations qui correspondent au mouvement de l'œil sain, recouvre complétement les deux paupières et la joue est constamment baignée par une suppuration muco-purulente mêlée aux larmes. — En comprimant la tumeur, on la réduit facilement dans l'orbite et l'on peut alors apercevoir les deux paupières; l'inférieure est libre dans toute son étendue, refoulée en bas par la tumeur; lorsque celle-ci est réduite, la paupière reprend sa position normale; les angles de l'œil sont libres et ne présentent aucune lésion. — La paupière supérieure, libre à ses deux extrémités, est déchirée dans toute sa hauteur à la partie moyenne. Les deux lambeaux, fortement déprimés en haut et en arrière, ont contracté des adhérences avec la plaie osseuse et les parties profondes de la région supérieure. Le tissu inodulaire, ayant rapproché les lambeaux, tend à les fixer en haut et en arrière de l'orbite, ils refoulent nécessairement en bas et en avant la conjonctive oculaire qui, n'étant plus maintenue en place par le globe oculaire atrophié et ne trouvant plus d'obstacle en avant, vient former, à la base de l'orbite, la tumeur que nous avons essayé de décrire. — En présence d'une lésion qui donne à la physionomie du blessé un aspect repoussant et qui, d'un autre côté, peut être le point de départ d'un érysipèle de la face, nous nous décidons à tenter une opération, dans le but de débarrasser le malade de cette infirmité. — Deux moyens se présentent à l'opérateur : 1o retrancher la portion de muqueuse herniée; 2o tenter la restauration de la paupière supérieure et faire cesser les adhérences anormales, afin de permettre à la muqueuse de reprendre sa position et ses fonctions. — Le premier moyen ne peut donner qu'un résultat incomplet. En effet, après avoir retranché la muqueuse herniée, la paupière supérieure n'en reste pas moins adhérente à la plaie osseuse, et, par conséquent, on laisse subsister une partie de la difformité qui empêche de placer un œil artificiel. — Ces raisons nous font préférer le deuxième moyen qui a l'avantage de permettre la réduction spontanée de la conjonctive, de faire cesser les adhérences de la paupière supérieure à la cicatrice osseuse, et, enfin, de refaire le cul-de-sac conjonctival supérieur, afin d'empêcher la difformité de se reproduire. — *Opération.* — Le malade est assis devant une fenêtre, la tête solidement fixée sur la poitrine d'un aide qui maintient la hernie conjonctivale, réduit et protége la paupière inférieure avec un élévateur; nous nous plaçons en face du malade, la main gauche armée d'une pince à ligature et la droite, de ciseaux droits. Nous manœuvrons de manière à tendre la paupière supérieure, afin d'en limiter exactement la portion adhérente. La portion cicatricielle étant bien limitée, nous l'isolons du reste de la paupière par deux incisions parallèles; nous formons ainsi un lambeau moyen, dont la face postérieure adhère à la muqueuse herniée et le sommet à la cicatrice osseuse. Nous enlevons ce lambeau en le disséquant, de dedans en dehors et de bas en haut, jusqu'à la plaie osseuse. En abandonnant ensuite l'œil à lui-même, la hernie se réduit spontanément et la muqueuse, quoique tuméfiée, est facilement logée dans l'orbite par le fait seul de la destruction de la cicatrice. — La plaie étant bien détergée, nous portons trois points de suture entrecoupée sur la plaie de la muqueuse oculaire, de manière à reconstituer le cul-de-sac conjonctival supérieur et afin d'empêcher son adhérence consécutive avec la muqueuse palpébrale. — La plaie palpébrale est ensuite réunie par deux points de suture entortillée; puis le malade est renvoyé à son lit sans autre pansement. Cinq jours après l'opération, nous présentons notre malade au médecin en chef, M. Cazalas, qui constate avec nous : que la paupière supérieure, réunie dans toute sa hauteur, a conservé toutes ses fonctions. Le cul-de-sac conjonctival supérieur est reconstitué; la hernie conjonctivale a complétement disparu; en un mot, l'opération a donné le résultat demandé. — *Retraité.* D. Mauduit, médecin-major

Hôpitaux de Milan.

8e *observation.* — Delaye, Jean, de l'escadron du train de la garde, reçoit, vers midi, à Solférino, une balle qui, divisant la paupière supérieure droite dans toute sa hauteur, pénètre dans le grand angle de l'œil, fracture l'os unguis, les os palatins, traverse et déchire la voûte palatine, arrive dans la bouche et contusionne la langue à sa base et la gorge. Perte immédiate de connaissance; le blessé ne sait pas ce qu'est devenu le projectile. Premiers soins donnés sur place et immédiatement évacué sur Castiglione où il reste un jour, mais, vu le nombre considérable de blessés, ne peut être pansé. Il est évacué sur Brescia où il séjourne du 26 au 29 juin. Là, extraction de deux esquilles qui sortaient de la plaie palatine et gênaient considérablement la déglutition; rapprochement des bords de la plaie. Évacué sur Milan, il souffre beaucoup en route et entre le 1er juillet à l'hôpital St-Luc. Inflammation vive de l'œil droit et de tous les organes lésés; émollients et glace.— Amélioration sensible vers le 15, cicatrisation à peu près complète le 2 août; évacué sur Gênes et de là sur France. —Il arrive le 5, à Toulon, hôpital St-Mandrier. Œdème des paupières, conjonctivite et épiphora, sort le 15.— Entre le 21 à l'hôpital du Gros-Caillou, Paris; sort guéri le 30 septembre 1859. — Revient à l'hôpital du Gros-Caillou pour retour d'accidents inflammatoires, traitement d'un mois, guérison apparente. — 3 septembre 1860, phlegmon au cou; revient encore à l'hôpital où il reçoit les soins appropriés jusqu'au 5 octobre; — sortie; — fistules flexueuses aux régions sous-hyoïdienne et sus-claviculaires, côté gauche. Depuis ce moment, Delaye entre plusieurs fois à l'infirmerie du corps; de petits abcès apparaissent à la partie supérieure du sternum et sont ouverts; les fistules fournissent toujours un peu de suppuration et la partie antérieure du cou est œdémateuse.—5 janvier 1861, cicatrice linéaire, à peine visible à la paupière supérieure; amblyopie de l'œil droit. Cicatrice déprimée à l'angle interne de l'œil; saillie très-prononcée de l'orbiculaire des paupières; oblitération du canal lacrymal; épiphora léger; névralgie sus-orbitaire intermittente; trois plaies fistuleuses au-dessus de la clavicule et à deux travers de doigt de la trachée artère. — *Retraité.*

Hôpitaux de Gênes.

9e *observation.* — *Plaie contuse, transversale d'une oreille à l'autre.* — A Montebello, le 20 mai, Chatelet, du 98e, est frappé de côté, au-dessous de l'oreille gauche, à distance d'environ 30 pas. Hémorrhagie sur le terrain, abondante à ce point que, lorsque le malade arrive à San-Begnino, le 5e jour de sa blessure, sans avoir reçu aucun soin, ses vêtements autour du cou et sur la poitrine sont recouverts d'une couche épaisse de sang coagulé. — Ouverture d'entrée du projectile immédiatement au-dessous du lobule de l'oreille gauche, dans cette partie de la loge fournie à la parotide par le condyle, le bord postérieur de la mâchoire et l'apophyse mastoïde : ouverture de sortie exactement au même point sous l'oreille droite. La première ouverture, allongée, mesure un centimètre et demi de hauteur : l'autre, irrégulièrement obronde, peut recevoir l'extrémité du doigt. Ecchymose descendant du pourtour des deux plaies au cou, aux épaules et à la poitrine : rigidité extrême du cou. La tête est comme clouée sur le thorax, et les moindres mouvements qui lui sont imprimés sont des plus douloureux. Sorte d'hébétude, boursouflement et injection de la face sans paralysie, fixité des yeux, dont la saillie ajoute à l'étrange expression du visage, bouche béante, langue pendante et tuméfiée, salivation incessante, respiration laborieuse : le blessé, qui ne quitte point la position assise, s'appuie souvent sur les deux mains pour aider l'effort inspirateur. Déglutition pénible, parole gênée, souvent inintelligible, nasonnement des plus prononcés, dureté de l'ouïe, fièvre nullement en rapport, par sa modération, avec le mouvement réactionnel qui commence à se faire du côté de la face et du cou; mais pesanteur considérable de tête et soif des plus vives. — Deux choses nous frappent à l'inspection de la bouche : 1° tout le voile du palais et une grande partie de la couche fibro-muqueuse de la voûte palatine en arrière ont une coloration véritablement noire, tandis qu'à l'extérieur la teinte ecchymotique du cou est bien moins accusée; 2° tout le voile du palais, distendu outre mesure, est projeté en avant, en même temps qu'il appuie sur la langue. En pressant légèrement sur le voile du palais d'avant en arrière, on donne lieu à des nausées, et bientôt à l'expuition de caillots sanguins condensés. C'est alors que le malade nous apprend que, pendant les premiers jours qui ont suivi la blessure, il a rendu, à plusieurs reprises, du sang caillé par la bouche, et qu'à son grand étonnement, ses premières selles en contenaient aussi. Il y avait, dès lors, tout lieu de croire que le projectile, en se portant transversalement d'un espace parotidien à l'autre, était passé entre la portion basilaire du crâne, le pharynx et le voile du palais. — Ce projectile était une balle. Le soldat, en tombant, avait vu l'adversaire qui l'avait blessé recharger à la hâte sa carabine. Voilà donc une balle qui prend chaque région parotidienne par le point le plus resserré. Que, dans ce cas, l'encadrement osseux de la loge où s'abrite la parotide échappe à l'action du projectile, le fait, en raison même de cette étroitesse, est déjà très-surprenant; il le devient bien davantage, si on a égard aux vaisseaux et aux nerfs qui abondent en ce point. Ici, en effet, soit le tronc carotidien externe ou quelques-unes de ses branches, soit le nerf facial et ses principaux jets, soit le tronc veineux temporo-mastoïdien, soit la carotide interne, pour peu que le projectile soit poussé profondément, vaisseaux et nerfs, la plupart des plus importants, sont en rapports de voisinage tels qu'il semble presque impossible que l'un ou l'autre ne soit pas entamé par la balle. L'accident le plus grave qui puisse résulter immédiatement d'une telle blessure, celui qui semble aussi le plus inévitable, est, sans contredit, l'hémorrhagie artérielle. Il est d'autant plus grave que, dans la supposition même que le chirurgien arrive à temps, la compression, le premier moyen qui s'offre à lui au milieu des préoccupations et des soins empressés du champ de bataille, ne présente point de garanties sérieuses. — Là, le point d'appui de la compression est des plus incertains et des plus mobiles. Pour peu qu'elle soit forte, — seule condition à laquelle on peut espérer d'arriver à quelque résultat utile, — alors elle sera bientôt intolérable. Il est bien quelques exemples de guérisons de plaies de la carotide externe en particulier par la compression; mais ces faits exceptionnels avaient peut-être leur explication dans des conditions également exceptionnelles de la blessure. Dans tous les cas, on ne doit pas moins considérer la compression appliquée à des blessures de cette sorte comme fournissant, en principe, un mode de traitement peu sûr et purement provisoire. Ajoutons que la compression, dans l'observation que nous relatons, eût-elle suffi à empêcher le sang de s'écouler au dehors, celui-ci avait sa voie toute tracée en dedans. — Il y a eu tout d'abord, avons-nous dit, hémorrhagie, et, tout le porte à croire, hémorrhagie abondante. Elle a cessé d'elle-même, et, de plus, elle ne s'est pas renouvelée, sans qu'on ait rien fait pour prévenir cet accident. Le blessé nous est arrivé le cinquième jour du coup de feu, et tel qu'il avait été relevé sur le champ de bataille. — S'est-il donc agi d'une hémorrhagie artérielle? En admettant que, placée en arrière de la ligne présumée suivie par le projectile, la carotide interne ait été respectée, il y a aussi, dans l'étroit espace par lequel la balle est entrée, la carotide externe et quelques-unes de ses branches principales. Or, la carotide externe a du volume, et, d'autre part, l'action impulsive du cœur lui arrive bien énergique encore : deux choses essentiellement défavorables à la formation spontanée et à la persistance du caillot sauveur. Ajoutons que celles de ses branches qui répondaient à l'ouverture d'entrée et de sortie du projectile sont elles-mêmes tellement rapprochées de leur tronc, que nous retrouvons encore dans cette circonstance, ainsi que dans les nombreuses anastomoses des vaisseaux de la face et du cou, de bien grandes difficultés pour l'hémostase spontanée, soit provisoire, soit définitive de l'hémorrhagie. N'oublions pas : 1° que les blessures par armes à feu, quelles qu'elles soient, saignent d'abord, et, parfois, bien plus que ne le ferait supposer la vascularité des parties entamées par la balle; 2° que si, dans les lésions de ce genre, il est moins rare de voir l'écoulement sanguin s'arrêter de lui-même, elles sont aussi celles dans lesquelles l'hémorrhagie se reproduit plus volontiers. Quelle qu'ait été la cause de la suspension de l'écoulement sanguin, syncope, resserrement du vaisseau sur lui-même, bords irréguliers et mâchés de la plaie artérielle, recroquevillement en dedans de la tunique moyenne du vaisseau, l'externe, avant de céder, s'étant allongée sous la pression du projectile, dès que vient la réaction, et qu'apparaît l'inflammation, l'hémorrhagie a chance de se reproduire, pour peu que le vaisseau blessé ait du calibre. Pour toutes ces raisons, j'inclinerais donc à penser que, dans le cas en question, l'hémorrhagie a été plus particulièrement veineuse. Je n'en reste pas moins étonné qu'en raison du trajet qu'il a suivi, les désordres produits par le projectile se soient bornés là. En définitive, en moins de trois semaines, la guérison d'une blessure aussi singulièrement heureuse est effectuée; de tous les phénomènes qui en ont marqué le début, il ne reste plus, à cette date, qu'un peu de gêne dans les mouvements latéraux de la tête et dans le redressement de celle-ci. — Deux larges saignées du bras, les laxatifs par intervalle, les émollients autour du cou et à l'intérieur de la bouche, aussi longtemps que la réaction est restée vive : tels ont été les seuls moyens de traitement employés.

10e *observation*. — L'histoire d'un malade voisin de celui-ci se rapproche, par un côté, de la sienne. La balle entre par l'aile gauche du nez et, se dirigeant obliquement à droite et en bas, perfore la voûte palatine et sort entre l'apophyse mastoïde et le bord postérieur de la mâchoire, à peu près vers le milieu de celui-ci. Hémorrhagie médiocrement abondante; mais paralysie de la face droite, paralysie qui persiste après la cicatrisation de la blessure, et, pendant quelque temps, mélange de la salive avec le pus qui s'écoule de la plaie inférieure; le nerf facial avait été blessé; mais, cette fois encore, eu égard au point par lequel la balle était sortie de la face, il y avait à redouter une lésion artérielle grave. Il n'en a rien été. Nouveau caprice des effets des projectiles au milieu de nos tissus!... Dr MAUPIN, médecin principal.

Hôpitaux de Crémone, Gênes et Marseille.

11e *observation*. — *Mutilation de la partie inférieure de la face*. — MARROT, Henri-Jacques, du 1er chasseurs d'Afrique. — Fracture du maxillaire inférieur; biscaïen; Solférino. — Évacué de Gênes, il entre à l'hôpital de Marseille, le 3 octobre 1859. — La blessure, complétement cicatrisée, a entraîné la perte de la lèvre inférieure et de l'arcade dentaire du maxillaire correspondant, depuis la première molaire droite jusqu'à la dernière molaire gauche, et la fracture comminutive de la branche horizontale de l'os vers son tiers antérieur. Vicieusement consolidé, le maxillaire a contracté des adhérences intimes avec les téguments qui ont dû être profondément dilacérés par le projectile et par de nombreuses esquilles. — Cette blessure a laissé la bouche étrangement difforme et d'un aspect repoussant. Au-dessous de la lèvre supérieure intacte, ainsi que l'arcade dentaire qu'elle recouvre, existent deux petits tubercules, seuls vestiges de la lèvre inférieure. Ils partent des commissures et sont entraînés en bas par la rétraction de la peau du menton auquel ils adhérent, du côté droit, par une cicatrice elliptique à concavité antérieure, étendue jusqu'à la base de l'os, et du côté gauche par la cicatrice rayonnée répondant à la fracture comminutive. — Ainsi, la lèvre inférieure et sa muqueuse, l'arcade dentaire et les alvéoles ont été enlevées par le projectile. Le menton seul a été épargné; et la peau qui le recouvre, fortement renversée en dedans par la cicatrice, a contracté une union intime avec la face supérieure et un peu interne du maxillaire au-devant de la symphyse, dans une étendue égale à la perte de substance de la lèvre. La cavité buccale n'a plus de barrière en bas et en avant. Le sillon maxillo-labial, interrompu dans cette partie, se trouve remplacé par le plan incliné qui forme le menton et qui facilite singulièrement l'écoulement de la salive, dont la sécrétion est sans cesse sollicitée par les poils nombreux et rudes qui irritent les glandes sublinguales, à tel point que Marrot est forcé d'avoir constamment une éponge à la main pour s'essuyer et protéger ses vêtements. La langue a subi aussi une grande perte de substance vers la pointe, mais malgré la cicatrice qui la retient captive, elle est cependant encore assez mobile pour rendre la parole intelligible. La mastication seule est impossible, et Marrot ne peut se nourrir que de potages. — Telle est sa pénible et intéressante position le jour de son arrivée à l'hôpital de Marseille. Nous nous demandons cependant s'il n'eût pas été possible, alors que sa blessure était récente, de prévenir en partie la difformité et l'écoulement de la salive? s'il n'eût pas été possible, enfin, d'épargner à ce courageux soldat les douleurs d'opérations ultérieures? Les médecins de Crémone, aux soins desquels il fut tout d'abord confié, pourraient seuls répondre à ces questions. Toujours est-il que Marrot a conservé de sa blessure une infirmité aussi désagréable que repoussante, et qu'il demande à se soumettre à telle opération que l'on voudra pratiquer sur lui, dans le but de remédier, si c'est possible, à cette infirmité. — En présence des lésions que nous avons décrites, de l'excellente constitution, du courage et des bonnes dispositions de notre mutilé, nous n'avons pas cru devoir rester inactif. — Aucune autre indication ne venant justifier l'ajournement d'une opération impatiemment attendue, je me décidai à la pratiquer trois jours après l'arrivée de Marrot. — Rendre la bouche moins difforme et empêcher l'écoulement permanent de la salive, tel était le double but que je me proposais, but qui enlevait à cette opération tout caractère de complaisance. Marrot, dira-t-on, vivait depuis le 24 juin avec les graves inconvénients de sa blessure, auxquels il aurait fini par s'habituer; sans doute il vivait, mais il était constamment triste, et plusieurs fois, chaque jour, il répétait qu'il eût mieux valu pour lui que le projectile l'eût frappé en pleine poitrine ou au front, que de l'avoir laissé ainsi mutilé, s'il devait vivre avec une pareille infirmité. N'était-il pas à craindre aussi que cette perte continuelle de salive ne finît par altérer ses fonctions digestives, et ne minât insensiblement sa robuste constitution? — Je ne me dissimulais pas, cependant, que les restaurations de la face deviennent souvent des opérations ingrates par leurs résultats, quelles que soient l'intelligence et l'habileté avec lesquelles elles sont pratiquées, et que les succès assez nombreux, obtenus depuis le commencement du siècle par les chirurgiens qui l'ont le plus illustré, n'ont pas empêché des hommes d'un mérite incontesté de condamner ces opérations, alléguant qu'elles n'ont très-souvent pour résultat que de remédier à une infirmité par une autre. Ils auraient sans doute raison, si l'opérateur ne poursuivait pas un but plus utile, bien que cependant, dans de nombreuses circonstances, sa main s'arme du bistouri pour remédier à une simple difformité, comme dans certains becs-de-lièvre ou pour enlever des doigts surnuméraires; mais lorsque, comme chez Marrot, la difformité se complique d'une infirmité grave, l'opération paraît, non-seulement indiquée, mais encore nécessaire. J'aurais donc cru manquer à mon devoir si je n'en avais accepté la responsabilité. — Il est impossible de tracer des règles générales pour l'exécution d'une opération qui doit se présenter rarement dans des conditions identiques; chaque opérateur a dû se livrer à son inspiration : de là la diversité des procédés dont le plus souvent les désordres à réparer et l'économie dans les tissus à conserver ont fourni les premières données. — Le procédé le plus ancien n'exige qu'une double incision et V, mais n'était pas applicable chez Marrot. La perte de substance était trop étendue, et la réunion des deux lèvres de la plaie eût été très-difficile sans diviser les commissures, et encore le bord libre de la nouvelle lèvre eût-il éprouvé, dans ce cas, une tension considérable. Je me trouvais dans l'alternative, ou de conserver le plus de tissus possible, ou de sacrifier toute la peau du menton, de manière à obtenir une perte de substance quadrilatère, qu'il eût fallu combler par le rapprochement et la réunion de deux lambeaux latéraux quadrilatères eux-mêmes, disséqués aux dépens des joues, à l'aide de deux incisions parallèles. Ce procédé, conseillé par Malgaigne, me paraissait assez séduisant, mais rencontrait une certaine difficulté d'exécution par les adhérences continuelles qui réunissaient la partie inférieure de la joue gauche à une saillie osseuse due à la fracture comminutive. Ce côté ne m'eût donc fourni qu'un lambeau mince, et en partie dépourvu de muqueuse. Je le repoussai. — La simple dissection, par le procédé de M. Roux de Saint-Maximin, à laquelle j'aurais pu ajouter l'incision verticale de Morgan, imitée par Lisfranc, était praticable, mais agrandissait de beaucoup, à droite et à gauche, le champ de l'opération en conservant néanmoins tous les tissus. — Il ne me restait plus qu'à me rallier au procédé de Chopart, qui a été plusieurs fois heureusement suivi par le professeur Roux. Ici, seulement, je n'avais rien à sacrifier. La peau du menton, renversée en dedans et adhérente à la face supérieure du maxillaire, devait seule concourir à la restauration de la lèvre, en utilisant les deux tubercules, seuls débris de cette lèvre, auxquels je me proposais de la fixer. — Voici comment je procédai à cette opération, le 6 octobre, après la visite du matin : — Marrot montre un grand courage et n'est point soumis à l'anesthésie par le chloroforme. Il est assis sur un fauteuil en face d'une croisée bien éclairée, la tête fixée contre la poitrine d'un aide et les mains confiées à deux autres. Je commence l'opération par une incision horizontale qui rase le bord supérieur du maxillaire inférieur et s'étend d'un tubercule à l'autre. Des extrémités de cette incision, deux autres verticales sont prolongées jusqu'au-dessous du maxillaire; elles servent à circonscrire un lambeau quadrilatère dont la dissection, portant sur un tissu inodulaire, est lente et difficile, surtout au bord supérieur intimement uni au périoste. Cette dissection est poursuivie jusqu'à ce que le tablier musculo-cutané soit assez long pour arriver, sans tiraillement, aux deux tubercules et au bord libre de la lèvre supérieure. La double incision verticale a servi à aviver le bord interne des tubercules, dont nous avons conservé le plus possible à gauche; cependant il a fallu pratiquer avec de forts ciseaux une incision supplémentaire pour enlever l'extrémité du tubercule et une portion du tissu inodulaire qui, le déprimant en bas, eût contrarié la réunion. Il a fallu aussi détruire quelques adhérences intimes provenant de la cicatrice rayonnée, étendue jusqu'au voisinage de la commissure et dont le centre répondait à la fracture comminutive de la branche horizontale. Ces débridements terminaient l'opération en facilitant le glissement de la partie inférieure des joues. — Il ne restait plus qu'à procéder à la réunion du lambeau quadrilatère; elle est pratiquée à l'aide de huit points de suture entortillée, quatre de chaque côté, appliqués successivement de haut en bas. Elle a pour résultat immédiat de relever la peau du menton jusqu'à la hauteur des commissures, et de la juxtaposer, par ses faces latérales, aux lambeaux de la lèvre inférieure auxquels elle doit se greffer dans toute la longueur parcourue par les incisions verticales. Les points de suture sont pratiqués avec des épingles très-fines, qui ont compris toute l'épaisseur des tissus à une certaine distance des bords saignants, afin de pouvoir être supportés assez de temps pour que la réunion pût se faire par première intention. — L'opération, qui n'a présenté aucun incident remarquable, a duré un quart d'heure, interrompue trois fois pour donner à Marrot le temps de se reposer et d'avaler un peu de vin sucré. Il en a supporté les douleurs avec le plus grand courage; aucun pansement n'est appliqué. Diète au bouillon; tilleul, usage du biberon. — Il est facile de reconnaître, dès le lendemain, que la réunion s'opérera. Un léger gonflement maintenu dans de justes bornes, ce jour-là et les suivants, en révèle le travail sans réaction générale. Aussi croyons-nous pouvoir, dès le quatrième jour, enlever les épingles. Les fils seuls restent adhérents aux lèvres de la plaie, parfaitement réunis dans toute leur étendue. Une seule épingle, à gauche, portant exclusivement sur du tissu inodulaire assez aminci, l'avait déchiré en laissant un pertuis par lequel s'écoulait une faible quantité de salive. Deux cautérisations avec le crayon d'azotate d'argent et une légère compression ont suffi pour l'obturer en quelques jours. — Le bord supérieur de la nouvelle lèvre et sa face interne suppurent seuls pendant quelque temps, et ne sont complétement cicatrisés qu'un mois après l'opération. — Cette cicatrisation, lentement opérée par la formation du tissu inodulaire auquel la nature a confié le soin de réunir les parties divisées, nous a permis de constater en quelque sorte, jour par jour, sa puissance de rétraction par l'entraînement progressif de la lèvre restaurée vers le maxillaire. — Aussi, malgré toute l'attention que nous avons portée à éviter son renversement en dedans par l'interposition constante de petites éponges, nous n'avons pas été assez heureux pour y parvenir; et cette première opération n'a donné qu'un résultat très-incomplet. Nous étions cependant arrivés à obtenir un écartement d'un centimètre du menton au maxillaire; à corriger un peu la difformité de la bouche par une direction plus horizontale imprimée aux débris de la lèvre inférieure, et enfin à diminuer sensiblement l'écoulement de la salive. — En se rappelant les désordres que la blessure de Marrot avait laissés, il est facile de se rendre compte des obstacles que devait rencontrer le succès de l'opération. Ces obstacles provenaient, d'une part, de l'absence de muqueuse dans toutes les parties empruntées au menton, condition défavorable qui laissait craindre la reproduction du renversement sollicité par le travail de la cicatrice, et, d'une autre, du peu de hauteur de la partie antérieure du maxillaire, qui, dépourvu de dents et d'alvéoles, n'offrait aucun point d'appui à la lèvre restaurée. — C'est dans le but de remédier à ce dernier et si puissant obstacle que je conçus le projet d'une seconde opération, en recourant cette fois à un appareil de prothèse dentaire, dont l'expérience me démontrait l'indispensable nécessité. M. Oddo aîné, dentiste renommé de Marseille, voulut bien m'accorder son concours et fournir à peu de frais (60 fr.) un dentier complet, dont la confection légère, et cependant solide, témoigne d'une grande habileté. — Si l'insuccès de la première opération tenait en grande partie, comme je le croyais, à l'absence de point d'appui, le dentier devait y remédier complétement. Ce fut sous l'impression de cette pensée que j'abordai avec confiance la seconde opération, à laquelle Marrot se soumit avec non moins de courage qu'à la première. Elle fut pratiquée le 16 février devant M. Oddo. — Beaucoup plus simple dans son exécution, et méritant à peine l'honneur d'être rattachée au procédé opératoire de M. Roux de Saint-Maximin, elle consiste : 1° dans la dissection du tissu inodulaire très-dense et presque cartilagineux qui fixait, d'un débris de la lèvre inférieure à l'autre, la peau du menton en l'entraînant vers le maxillaire, dissection lente, mais facile, que je dus prolonger jusqu'à la partie supérieure de la région sus-hyoïdienne; 2° dans la section, à l'aide de la gouge et du maillet, du fragment osseux auquel adhérait à gauche la cicatrice rayonnée, correspondant à l'issue du projectile; 3° dans la division de quelques brides retenant du même côté la joue et le menton, qui put alors être ramené jusqu'au bord libre de la lèvre inférieure; 4° enfin, après que M. Oddo eut adapté son dentier, l'opération fut terminée par l'application de trois épingles très-fines implantées à la surface cutanée et supérieure du lambeau, une au centre et une à chaque extrémité, sans pénétrer toute son épaisseur. Ces épingles, très-faciles à ployer, servirent à former trois anneaux dans lesquels je passai un petit rouleau de sparadrap, dont les extrémités furent entourées de fils. Ceux-ci, fixés au bonnet du malade, permirent de maintenir pendant quatre jours la peau du menton élevée jusqu'à la hauteur de la lèvre supérieure. — Exemptes de complications, les suites de cette seconde opération ont été très-heureuses. La difformité et l'écoulement presque continuel de la salive ont été, à ma grande satisfaction, efficacement combattus par la chéiloplastie. La courageuse persévérance de Marrot lui méritait bien ce résultat. — La cicatrice s'est formée plus lentement encore que la première fois, et, malgré sa puissance de rétraction, le renversement en dedans de la peau du menton a été prévenu et se trouve encore empêché par l'obstacle que, nuit et jour, lui oppose le dentier. Pas une goutte de salive ne s'écoule de la bouche en vingt-quatre heures. La lèvre supérieure, par son abaissement, arrive sans effort au contact de la peau du menton et permet des mouvements d'aspiration qui ramènent les fluides au fond de la bouche. — La parole est devenue plus distincte, la prononciation moins pénible. La mastication seule, bien que plus facile, est toujours gênée, parce que la langue mutilée ne peut que très-imparfaitement ramener le bol alimentaire vers l'isthme du gosier. Assez souvent, pendant le repas, Marrot se trouve obligé de recourir au doigt. — Trois mois après la dernière opération, la difformité est fort peu apparente et sera facilement dissimulée par la barbe. Doué d'un caractère gai, notre opéré se trouve presque beau garçon, et quitte l'hôpital de Marseille le 22 mai, très-heureux et non moins reconnaissant des soins qu'il y a reçus. — *Retraité.* Dr Villamur, médecin en chef de l'hôpital militaire de Marseille.

12e *observation. — Pannus double ; scarifications périkératiques ; guérison.* — Coronati, sergent au 88e de ligne, âgé de 25 ans, d'une constitution vigoureuse, fut atteint à son arrivée en Italie, dans les premiers jours de mai 1859, d'une affection des yeux que nous supposons être une conjonctivite purulente et pour laquelle il entra à l'hôpital. — Après un mois de traitement, l'affection ayant fait des progrès, ce sous-officier voyant ses yeux compromis, demanda instamment à rentrer en France. — Le 25 juin, il fut dirigé sur Alexandrie avec une évacuation de malades qui devaient partir pour Gênes le 27. — Le 26, à la visite du matin, nous lui proposons de traiter son affection, en lui faisant comprendre qu'il était temps d'arrêter des accidents qui devenaient de jour en jour plus graves, et qui par conséquent devaient, dans peu de temps, produire des désordres au-dessus des ressources de l'art. — Le malade resta dans notre service, et le 27, l'examen des yeux nous permet de constater les lésions suivantes : — Coronati se conduit difficilement seul, il a constamment les yeux couverts d'un mouchoir, afin de les soustraire au contact de la lumière, surtout de la lumière directe. — Vues à distance, les cornées sont recouvertes d'une pellicule blanche, brillante, qui ne laisse pas apercevoir la surface de la cornée. En examinant les yeux à distance rapprochée on aperçoit, sur les conjonctives scléroticales, un nombre considérable de vaisseaux sanguins injectés, passant sur la cornée, vers le centre de laquelle ils semblent tous aller se terminer dans une membrane d'un blanc mat, reflétant une teinte bleuâtre, qui occupe toute la surface de la cornée transparente. Cette membrane, qui n'est autre que la conjonctive kératique épaisse, vascularisée, et qui permet encore à quelques rayons de lumière de pénétrer au fond de l'œil, présente quelques petites ulcérations superficielles, quelques pustules disséminées, non abcédées, et qui donneront des ulcérations semblables à celles qui existent déjà. Les ulcérations en se succédant nous rendent compte de la photophobie persistante qui cesserait nécessairement si le pannus était définitivement organisé. — En soulevant la conjonctive avec les pinces ou en faisant glisser sous le doigt les vaisseaux et la muqueuse périkératique, on s'aperçoit qu'il n'y a pas d'adhérence entre les vaisseaux de la conjonctive et la sclérotique : ce qui nous prouve que la muqueuse seule est malade et que le pannus est le produit d'une conjonctivo-kératite et non d'une scléro-kératite. — Ce diagnostic différentiel est pour nous d'une importance très-grande par rapport au traitement. — L'affection qui nous occupe étant produite par les vaisseaux variqueux qui se sont développés sur la conjonctive scléro-kératique, nous pensons qu'en détruisant ces vaisseaux, nous guérirons la kératite et que la muqueuse n'étant plus gorgée de sang reprendra toutes ses propriétés physiologiques, après s'être débarrassée par la résorption de la sécrétion plastique qui trouble sa transparence. — 28 juin. *Scarifications périkératiques.* — Le malade est assis sur une chaise en face d'une fenêtre, la tête solidement fixée sur la poitrine d'un aide qui écarte les paupières à l'aide d'élévateurs. Nous nous plaçons en face du malade, la main gauche fixe le globe de l'œil avec une pince-érigne, et, la main droite armée du sacrificateur de Desmarres, nous coupons les vaisseaux sanguins à 2 millimètres de la cornée. — L'opération terminée, l'œil est baigné avec de l'eau tiède, afin de favoriser l'écoulement de sang et d'obtenir ainsi une saignée locale le plus abondante possible. Le malade rentre ensuite dans une chambre où la lumière a été convenablement ménagée, un voile léger tombe devant les yeux, que le malade lotionne avec de l'eau fraîche. — 29 juin. Le malade a dormi toute la nuit ; la photophobie a diminué ; les yeux paraissent très-injectés ; mais en observant de près, on s'aperçoit que le tissu cellulaire sous-conjonctival est infiltré de sang ; de larges plaques ecchymotiques ont succédé à des trombus multiples qui se sont formés pendant la section des vaisseaux. Lotions avec une légère solution de tannin. — 30. Le malade est dans un état très-satisfaisant, la photophobie est très-légère, les ecchymoses sous-conjonctivales ont diminué : mêmes prescriptions. — 1er juillet. Le mieux persiste, la muqueuse kératique a perdu son brillant, on aperçoit quelques lambeaux muqueux sphacélés à la circonférence de la cornée. — Pommade avec précipité rouge et axonge, matin et soir, sur le bord libre des paupières. — 2 juillet. Les petits lambeaux sphacélés de la muqueuse périkératique se détachent à la manière des plaques épidermiques ; vue à la lampe, toute la surface de la conjonctive kératique est rugueuse et subit une sorte de desquamation. — Mêmes prescriptions. — Le 5, la muqueuse kératique a repris sa blancheur, mais son épaisseur a considérablement diminué, surtout à la circonférence de la cornée. La muqueuse scléroticale est complétement guérie. — A partir de ce moment, les taches kératiques diminuent de jour en jour, et le 25 juillet le malade sort de l'hôpital complétement guéri. — Il y a quelques jours, notre malade nous a donné de ses nouvelles. La guérison se maintient, et ses yeux, nous dit-il, sont aussi bons qu'avant la maladie. — 1er mai 1860. — Dr Mauduit, médecin-major.

TABLEAU DES BLESSURES DE LA FACE.

1° BLESSURES DE LA FACE ; 2° FRACTURES DU MAXILLAIRE INFÉRIEUR ; 3° BLESSURES DES YEUX.

GENRES DE BLESSURES.	PROJECTILES, ARMES, ETC., QUI ONT PRODUIT LES BLESSURES.																	
	BALLE.			BOULET.			ÉCLATS DE PROJECTILES, BISCAÏENS.			SABRE, BAÏONNETTE, LANCE.			DIVERSES.			TOTAL.		
	Pensionnés.	Sortis guéris ou évacués.	Morts.	Pensionnés.	Sortis guéris ou évacués.	Morts.	Pensionnés.	Sortis guéris ou évacués.	Morts.	Pensionnés.	Sortis guéris ou évacués.	Morts.	Pensionnés.	Sortis guéris ou évacués.	Morts.	Pensionnés.	Sortis guéris ou évacués.	Morts.
Plaies contuses.	4	191	2	»	»	»	»	32	»	»	48	1	»	7	»	4	278	3
Plaies compliquées.	57	86	17	»	»	5	4	7	4	»	43	2	2	6	»	63	142	28
Fractures du maxillaire inférieur.	63	36	21	»	»	2	1	5	3	»	»	»	»	1	»	64	42	26
Plaies indéterminées.	10	18	4	»	2	»	»	13	4	»	»	»	»	18	2	10	51	10
Perte des deux yeux.	1	»	6	»	»	2	»	»	5	»	»	»	»	»	»	1	»	13
Perte d'un œil.	35	5	5	»	»	»	1	4	2	3	4	»	2	»	»	41	13	7
Perte complète de la vue.	4	»	7	»	»	»	»	»	»	»	»	»	»	»	1	4	»	8
Perte de l'usage d'un œil.	14	7	1	»	»	»	»	3	»	»	»	»	6	»	»	20	10	1
Contusions.	»	12	1	»	»	»	»	18	»	»	»	»	»	»	»	»	35	1
Diverses.	»	»	»	»	»	»	»	»	»	»	»	»	27	»	»	27	»	»
Sans indications.	»	»	»	»	»	»	»	»	»	»	»	»	»	36	17	»	36	17
	188	355	64	»	2	9	6	82	18	3	95	3	37	73	20	234	607	111
TOTAUX.	607			11			106			101			130			955		

La date terminale de chaque observation sommaire est celle du décret accordant la pension de retraite.

Quelques blessures de la face, des yeux et du maxillaire inférieur ne sont pas comprises dans ce tableau et sont indiquées avec les blessures plus graves de la tête et des autres parties du corps.

Nous pouvons constater 11 résections d'une partie plus ou moins considérable du maxillaire inférieur ; quelques-unes avec difformité. (Voir BELLET, Régis, du 5e hussards ; DESBORDES, Claude, du 17e bataillon de chasseurs à pied ; PINCHARD, Louis, du 2e voltigeurs de la garde. Plusieurs résections ont été suivies de mort, et nous ne trouvons que des renseignements incomplets sur les autres.)

BLESSURES DE LA FACE.

1re PARTIE.

ACHARD, Jean-César, né le 25 mai 1835, à Crupies (Drôme), caporal au 73e de ligne. — Plaie contuse à la joue gauche et fracture de l'arcade zygomatique ; coup de feu, Solférino. — La balle pénètre à la tempe gauche en avant de l'oreille, se dirige de haut en bas et d'arrière en avant, fracture l'arcade zygomatique et s'implante dans l'os malaire. Extraction du projectile douze jours après, en enlevant une portion de l'os. — Difficulté des mouvements de la mâchoire inférieure. — Gratification renouvelable.

BARLANT, Grégoire, né le 28 décembre 1837, à Bestignot (Puy-de-Dôme), 2e de ligne.— Perforation de la voûte palatine ; coup de feu, Solférino. — 14 mars 1860. Voir l'observation page 435.

BAUZIL, Pierre, né le 7 mai 1835, à Toulouse (Haute-Garonne), 49e de ligne. — Coup de feu à la face, Solférino. — Perte des incisives et des canines. — 4 juin 1860.

BENARD, Barthélemy-Louis, né le 22 décembre 1819, à Paris (Seine), 1er d'artillerie.— Coup de feu à la face et au cou, Solférino. — Perte de substance de la langue, avulsion de plusieurs dents et amaurose incomplète d'un œil. — 4 juin 1860.

BLANC, François-Auguste-Léon, né le 1er novembre 1836, à Paris (Seine), caporal au 1er de zouaves. — Fracture des os propres du nez et du maxillaire supérieur, coup de feu, Solférino. — Perte absolue de l'œil gauche. — Ambulance 3e division, 1er corps, hôpital de Saint-Mandrier, à Toulon 7 octobre, sorti le 12 octobre. — 6 octobre 1860.

BONAFÉ, Claude-Michel, né le 21 mai 1836, à Paris (Seine), 15e de ligne. — Coup de feu de la région cervicale postérieure droite à la région orbitaire externe droite, Solférino. — La balle, entrée près des apophyses épineuses des 4e et 5e vertèbres cervicales, a pénétré vers la base du crâne pour sortir par la cavité orbitaire droite, en lésant la partie interne de l'articulation temporo-maxillaire et les muscles ptérygoïdiens. — Désorganisation de l'œil droit. — Gêne considérable dans les mouvements du maxillaire. Mastication très-difficile et parole moins intelligible. — 48 jours d'hôpital à Brescia et Milan. — 3 mars 1860.

BOUILLET, Charles-Joseph, né le 13 février 1837, à Paris (Seine), 1er zouaves. — Coup de feu à la face ; fracture du maxillaire supérieur, Melegnano. — Difformité considérable de la face ; le projectile, entré par la lèvre supérieure, a détruit une partie de l'arcade dentaire droite, avec les deux incisives et la canine droite, le maxillaire supérieur, la voûte palatine, les os du nez, traversé la langue, et est sorti au côté postérieur gauche du cou.—6 octobre 1860.

BOURGOIS, Jean-Morand, né le 6 juin 1826, à Altenach (Haut-Rhin), 55e de ligne.—Coup de feu à la face, Solférino. — Cicatrice adhérente et profonde au côté gauche de la face, ankylose du maxillaire inférieur et gêne dans la mastication. — 31 mars 1860.

BRUZEAU, Louis-Joseph, né le 1er août 1835, à Joué-les-Tours (Indre-et-Loire), 84e de ligne. — Coup de feu à la pommette droite, Montebello. — 14 mars 1860.

CAMUS, Jean, né le 16 avril 1836, à Paris (Seine), 1er zouaves. — Coup de feu à la face, fracture des maxillaires, Solférino. — Ankylose de l'articulation temporo-maxillaire droite, destruction du bord alvéolaire droit et de toutes les dents latérales, depuis l'incisive gauche jusqu'à la dernière grosse molaire, rendant ainsi la mastication presque impossible et nécessitant une alimentation spéciale. — 6 octobre 1860.

CHABANNE, Silvain, né le 31 janvier 1835, à Saint-Martin-la-Rivière (Vienne), 91e de ligne. — Perforation étendue de la voûte palatine ; coup de feu, Solférino.—24 février 1860.

CHAINGNIAU, Jean, né le 19 mars 1827, à Soutiers (Deux-Sèvres), 65e de ligne. — Coup de feu à la tête, Magenta.—Amaurose de l'œil droit ; paralysie des muscles de la face de ce côté. Otorrhée suivie de surdité de l'oreille droite. Ankylose et cal vicieux des mâchoires rendant la mastication et la phonation très-difficiles. Atrophie incomplète du bras droit. — 30 mai 1860.

CHALVIDAN, Jean-Henri, né le 17 avril 1835, à Nîmes (Gard), 17e bataillon de chasseurs. — Coup de feu à la face, Montebello. — La balle entre au côté gauche, au-dessus de l'angle postérieur de l'os malaire, et sort au côté droit du cou, près le bord postérieur du sterno-mastoïdien droit; le projectile a traversé le muscle temporal gauche, fracturé l'extrémité inférieure de l'apophyse ptérygoïde gauche, la voûte palatine, traversé l'arrière-bouche, déchirant superficiellement la langue et a percé la paroi droite du pharynx vers sa partie inférieure. — Affaiblissement de la vue; semi-ankylose de l'articulation temporo-maxillaire droite. — 16 janvier 1861.

CHARLES, Modeste, né le 24 juillet 1837, à Troyes (Aube), 43e de ligne. — Coup de feu à la face; fracture comminutive de l'os malaire, Magenta. — Paralysie de la face, côté gauche; surdité, même côté. — 24 avril 1861.

CHARPIN, Magloire, né le 3 février 1830, à Villeneuve-la-Guyard (Yonne), 74e de ligne. — Coups de feu à la face et à l'épaule, Solférino. — Constriction des mâchoires, avec perte de substance du bord alvéolaire supérieur gauche dans toute l'étendue des dents molaires; gêne dans les mouvements de l'épaule par un coup de feu dont le projectile, entré au-dessus de la clavicule gauche, a été extrait à la partie moyenne du bord spinal de l'omoplate. — 30 mai 1860.

CHAVIDAL, Jean, né le 24 octobre 1834, à Saint-Quentin (Gard), 10e bataillon de chasseurs. — Coups de feu à la face, Solférino. — Destruction des os maxillaires supérieurs; perte de substance au bord droit de la langue. — 31 mars 1860.

CHATELET, Émile, né le 17 février 1835, à Cahan (Orne), 98e de ligne. — Coup de feu à la face, Montebello. — Le projectile a pénétré à la partie antérieure du conduit auditif gauche et est sorti à la partie diamétralement opposée, près du lobule de l'oreille droite; gêne notable de la mastication et de la déglutition. — Gratification renouvelable. — (Voir observation, page 440.)

CHOMAT, Pierre, né le 2 novembre 1835, à Saint-Jean-Bonnefond (Loire), 43e de ligne. — Coup de feu à la face, Solférino. — Les os maxillaires supérieurs et inférieurs ont été intéressés avec perte de toutes les molaires du côté droit. — Gratification renouvelable.

CONJEAUD, Léonard, né le 2 février 1837, à Paulhac (Corrèze), 56e de ligne. — Fracture des maxillaires supérieur et inférieur, coup de feu, Magenta. — 4 juin 1860.

COUEDOR, Pierre-François-Félix, né le 6 janvier 1834, à La Gacilly (Morbihan), sergent, 30e de ligne. — Coup de feu à la face, Solférino. — Fracture (esquilles multiples) de l'apophyse zygomatique droite, avec exostose et cicatrice adhérente. — Gratification renouvelable.

COUFFIGNAL, Jean-Joseph, né le 20 octobre 1826, à Vaureilles (Aveyron), 17e bataillon de chasseurs. — Coup de feu à la face, Solférino. — Arrachement de l'œil gauche et fracture comminutive de l'os malaire gauche. — 14 mars 1860.

COURVOISIER, Casimir, né le 17 septembre 1830, à Mouthe (Doubs), caporal, 21e de ligne. — Coup de feu à la face, Solférino. — Le projectile traverse la face; perte des deux premières molaires du côté gauche, trajet fistuleux communiquant avec l'os maxillaire inférieur. — Gratification renouvelable.

COUZINIÉ, Baptiste-Hippolyte, né le 7 septembre 1837, à Augmontel (Tarn), 71e de ligne. — Coup de feu, Solférino. — Fracture du maxillaire supérieur; perte des incisives et petites molaires du côté droit. — Gratification renouvelable.

CROISY, Antoine-Noël, né le 2 mai 1833, à Aubigny (Calvados), 3e grenadiers (garde). — Coup de feu d'un côté à l'autre de la face, Magenta. — Ankylose incomplète de la mâchoire inférieure, gêne extrême dans la mastication. — 31 mars 1860.

DELAYE, Jean-Antoine-Lucien, né le 23 avril 1835, à Chatuzanger (Drôme), escadron du train de la garde. — Coup de feu pénétrant à l'angle interne de l'œil droit et sortant à la voûte palatine, Solférino. — Epiphora continuel, oblitération du canal nasal droit, paralysie de la face. — Évacué sur Castiglione, 24 juin; sur Brescia, 26 juin; sur Milan, hôpital Saint-Luc, où il entre le 1er juillet; évacué le 5 août sur Saint-Mandrier, Toulon; sort le 15 août; le 21 août, entre à l'hôpital du Gros-Caillou, à Paris. — 24 juillet 1861. (Voir l'observation, page 440.)

Delhay, Pierre-Joseph, né le 1er décembre 1821, à Condé (Nord), lieutenant, 73e de ligne. — Coup de feu à la face, Solférino. — Division de la lèvre supérieure; fracture des bords alvéolaires du côté droit; perte de 7 dents, 2 incisives, 1 canine et 4 molaires. La balle laboure la langue, arrive au pilier droit, est avalée par le blessé et rendue quelques jours après avec les selles. — Difformité de la face; difficulté dans les mouvements de la langue. — 10 janvier 1863.

Diot, Jean-Claude, né le 22 mars 1827, à Jussey (Haute-Saône), caporal, 2e voltigeurs. — Coup de feu à la face, Solférino. — Cicatrice adhérente à la partie inférieure et externe de la paupière; amblyopie et contraction de la mâchoire inférieure. — 25 avril 1860.

Ficout, Claude, né le 12 avril 1833, à Lyon (Rhône), 73e de ligne. — Fracture de l'arcade orbitaire droite, éclat d'obus, Solférino. — Extraction d'esquilles; guérison sans perte de l'œil, mais avec enfoncement de l'arcade orbitaire et chute de la paupière. — Gratification renouvelable.

Fillod, Pierre-Auguste, né le 5 novembre 1837, à Dessia (Jura), 85e de ligne. — Éclat d'obus à la joue droite, Solférino. — Fracture de l'os maxillaire supérieur et des os propres du nez; paralysie incomplète de la paupière inférieure; amaurose. — 24 février 1860.

Gazel, Antoine, né le 29 décembre 1838, à Bram (Aude), 49e de ligne. — Coup de feu à la face, Solférino. — Trouble considérable de la vision et constriction presque complète des mâchoires. — 30 mai 1860.

Godefroy, Edmond-Louis, né le 21 janvier 1837, à Lille (Nord), 3e grenadiers. — Coup de feu à la face, Magenta. — La balle pénètre par le nez, un peu au-dessus de la narine droite, enlève toutes les dents molaires du côté droit. — Cicatrice du nez à peine apparente. — Gratification renouvelable.

Grison, Joseph, né le 7 août 1835, à Neurey-en-Vaux (Seine), 1er zouaves. — Coup de feu à la face; fracture de l'arcade dentaire supérieure gauche, Solférino. — Perte de 5 dents (3 molaires, 1 canine, 1 incisive). Cicatrices adhérentes entre la gencive et la joue. Difficulté notable des mouvements de la bouche. — 6 octobre 1860.

Hézard, Stéphen, né le 2 mai 1840, à Paris (Seine), 52e de ligne. — Deux coups de feu à la face et à la jambe, Magenta. — Fracture de l'os malaire droit; cicatrice adhérente au tibia. — Gratification renouvelable.

Hoyau, Julien, né le 6 septembre 1836, à Augan (Morbihan), 71e de ligne. — Coup de feu à la face, fracture des maxillaires supérieur et inférieur, Solférino. — Perforation de la voûte palatine avec contraction des mâchoires. — 4 juin 1860.

Hupont, Louis, né le 4 mai 1824, à Arbigny (Ain), 86e de ligne. — Coup de feu à la face, Solférino. — Perte de plusieurs dents et d'une portion des alvéoles. — Gratification renouvelable.

Joubert, Jean, né le 4 novembre 1833, à Roullet (Charente), caporal, 74e de ligne. — Coup de feu au côté droit de la face, cicatrice irrégulière de la commissure labiale, Solférino. — Gratification renouvelable.

Jugie, Pierre, né le 2 juillet 1836, à Montans (Lot-et-Garonne), 65e de ligne. — Coup de feu, Magenta. — Déformation du nez avec rétrécissement des ouvertures nasales. — Gratification renouvelable.

Kron, Bernard, né le 31 mai 1836, à Osthausen (Bas-Rhin), 15e de ligne. — Coup de feu à la face, Solférino. — Fracture des os du nez. — Gratification renouvelable.

Lafargue, Jean, né le 15 janvier 1835, à Puy-l'Évêque (Lot), 30e de ligne. — Fracture de l'os malaire gauche et du maxillaire inférieur droit, coup de feu, Solférino. — Perforation de la voûte palatine, avec altération de la voix ; gêne extrême dans la mastication et la déglutition. — 16 mai 1860.

Laroussarie, Léonard, né le 5 février 1834, à Nontron (Dordogne), 49e de ligne. — Coup de feu à l'angle externe de l'œil gauche, Solférino. Troubles considérables de la vision. — Gratification renouvelable.

Laurent, Emmanuel-Eugène, né le 13 décembre 1836, à Villedieu (Manche), 1er zouaves. — Fracture du maxillaire supérieur, coup de feu, Melegnano. — Constriction des mâchoires avec perte des dents incisives, de la canine et des deux petites molaires droites. — 30 mai 1860.

Laussucq, Jean, né le 4 août 1827, à Saint-Vincent-de-Xaintes (Landes), caporal au 44e de ligne. — Fracture comminutive du maxillaire supérieur, coup de feu, Solférino-Médole. — Perforation de la voûte palatine, perte de 6 dents, altération dans la parole et difficulté dans la mastication et la déglutition. — Cet homme, par un long évanouissement, a été laissé comme mort sur place et n'a donné signe de vie que le lendemain lorsqu'on a relevé les morts. Il a été transporté à l'ambulance de la 1re division du 4e corps. — 24 février 1860.

Lavancier, Alphonse-Simon, né le 17 juin 1833, à Montigny-le-Franc (Aisne), 2e de ligne. — Coup de feu à la face, Solférino. — Fracture de l'extrémité externe de l'arcade sourcilière ; le projectile a traversé le muscle temporal ; cicatrice difforme. — Gratification renouvelable.

Lavertu, Jean, né le 28 octobre 1838, à Domme (Dordogne), 71e de ligne. — Perforation de la voûte palatine, coup de feu, Solférino. — Hémiplégie faciale du côté droit ; le projectile a traversé la face de la base du nez à l'apophyse mastoïde droite, fracturé le maxillaire supérieur, perforé la voûte palatine, lésé le nerf facial, et déterminé la perte de l'ouïe du côté droit. — 6 octobre 1860.

Lecieux, Jean-Paul-Édouard, né le 11 juin 1837, à Étréhan (Calvados), 85e de ligne. — Fracture des os du nez et du maxillaire supérieur gauche, éclat d'obus, Magenta. — Le nez, coupé transversalement, tombe sur la bouche et laisse les fosses nasales ouvertes. Resté sans connaissance pendant onze heures, porté à l'ambulance, on lui fait un pansement provisoire. Il est dirigé sur Novare, reste pendant quatre jours dans une maison particulière, sans autres soins que des lavages. Évacué sur Alexandrie, il entre à l'hôpital San Stefano. Restauration du nez et de la joue gauche, le 15 juin. — 14 mars 1860. — (Voir l'observation, page 437.)

Lemercier, Adrien-Laurent, né le 27 juin 1836, à Paris (Seine), 70e de ligne. — Fracture des os du nez et du plancher de l'orbite, coup de feu, Magenta. — Perte de l'œil droit ; difformité de la face. — 16 mai 1860.

Le Pors, Pierre-Marie, né le 3 avril 1835, à Sérignac (Finistère), 23e de ligne. — Coup de feu, Magenta. — Plaie déchirée à la joue et fracture de la mâchoire du côté gauche. — Gratification renouvelable.

Lombard, Léon-Aimé, né le 20 octobre 1841, à Saint-Sauveur (Isère), 2e zouaves. — Fracture du maxillaire supérieur, coup de feu, Magenta. — Perforation de la voûte palatine. — 31 mars 1860.

Manceau, Auguste-Jean-Baptiste, né le 11 avril 1833, à Mayenne (Mayenne), 85e de ligne. — Mutilation de la face, perte de l'œil droit, Solférino. — La baguette d'une fusée est entrée obliquement par la commissure interne de l'œil gauche, puis brisant le maxillaire supérieur et les os du nez, a fait sauter l'œil droit hors de son orbite. — 16 mai 1860.

Marrot, Henri-Jacques, né le 12 juillet 1821, à Esplas (Arriége), 1er chasseurs d'Afrique. — Fracture du maxillaire inférieur, perte de substance osseuse, mutilation énorme de la face et de la langue, biscaïen, Solférino. — Entré, 3 octobre 1859, à l'hôpital militaire de Marseille ; 6 octobre, tentative de restauration de la bouche, résultat peu satisfaisant ; 16 février, nouvelle opération avec plus de succès ; sort de l'hôpital le 22 mai, avec plaies cicatrisées rendues moins apparentes par l'adaptation d'un dentier. — 4 juin 1860. — (Voir l'observation page 442.)

MASSEBŒUF, Jean-Baptiste-Frédéric, né le 13 août 1823, à Burzet (Ardèche), bataillon de chasseurs de la garde. — Fracture de l'os malaire, coup de feu, Solférino. — Surdité complète du côté droit; le projectile a labouré l'apophyse mastoïde, traversé l'oreille externe et fracturé l'os malaire. — 11 juillet 1860.

MAUGUIN, François, né le 22 septembre 1836, à Bligny-sur-Ouches (Côte-d'Or), 55e de ligne. — Coup de feu à la face, Solférino. — Ankylose de l'articulation temporo-maxillaire. — 15 avril 1860.

MESSÉANT, Séraphin-Benjamin, né le 16 février 1834, à Godervaersvelde (Nord), 90e de ligne. — Fracture des maxillaires, coup de feu, Magenta. — Ankylose de l'articulation temporo-maxillaire gauche; perforation de la voûte palatine et perte de substance du bord alvéolaire du maxillaire supérieur droit; le projectile a fracturé la branche montante gauche du maxillaire inférieur et les deux maxillaires supérieurs. — 16 mai 1860.

MOREL, Victor-Achille, né le 10 octobre 1837, à Lille (Nord), 11e chasseurs à pied. — Fracture de l'orbite gauche, coup de feu, Magenta. — Amaurose incomplète, paralysie du côté gauche de la face, de la langue et du voile du palais; le projectile n'a pu être extrait. — 4 juin 1862.

MORINEAU, Henri-Nicolas, né le 13 février 1836, à Saint-Hilaire-de-Riez (Vendée), 98e de ligne. — Coup de feu à la face, Montebello. — Le projectile pénètre à l'aile gauche du nez et sort à la région mastoïdienne droite; paralysie de la face; amaurose de l'œil droit. — 24 février 1860.

NICOLAS, Pierre, né le 28 juin 1826, à Jaudelincourt (Meurthe), bataillon de chasseurs (garde). — Coup de feu à la face, Solférino. — Ankylose incomplète de l'articulation temporo-maxillaire droite; paralysie faciale et amblyopie de l'œil droit. — 14 mars 1860.

NOÉ, Jean-Claude, né le 20 avril 1835, à Bonnay (Doubs), 15e de ligne. — Fracture de l'os malaire, coup de feu, Solférino. — Le projectile sort à l'apophyse mastoïde, plusieurs esquilles, surdité. — Gratification renouvelable.

PASQUET, Jean, né le 4 mars 1830, à Calès (Dordogne), 74e de ligne. — Coup de feu à la face, Solférino. — Constriction des mâchoires, avec perte de substance du bord alvéolaire supérieur droit; perte des dents molaires supérieures et inférieures du même côté; cicatrice à la commissure labiale et à l'angle du maxillaire inférieur. Le projectile a traversé obliquement la face. — 30 mai 1860.

PENSIVY, Yves-Marie, né le...., à Gourin (Morbihan), 91e de ligne. — Coup de feu à la face; le projectile a pénétré au côté droit de la racine du nez et est sorti à la tempe gauche, Solférino. — Désorganisation du globe oculaire. — 24 février 1860.

PÉROL, Bonnet, né le 9 août 1837, à Gerzat (Puy-de-Dôme), 65e de ligne. — Coup de feu à la face, Magenta. — Perte de plusieurs dents et rétrécissement de l'ouverture buccale; cicatrice vicieuse. — Gratification renouvelable.

PILLON, Antoine, né le 23 février 1832, à Anneyron (Drôme), 91e de ligne. — Coup de feu à travers le nez et la mâchoire supérieure, Solférino. — 24 février 1860.

POUPARD, Pierre, né le 9 septembre 1837, à Saint-Romain (Vienne), 86e de ligne. — Coups de feu à la face et à la rotule droite, Solférino. — Désorganisation de l'œil gauche, avec déformation et adhérence des paupières; perforation de la voûte palatine. — Deux cicatrices au-dessus de la rotule droite avec gêne dans les mouvements du membre. — 4 juin 1860.

POUX, Joseph-Donat, né le 29 novembre 1826, à Foncine-le-Haut (Jura), sergent, 8e bataillon de chasseurs. — Coups de feu à la face et à l'oreille, Magenta. — Fistule salivaire et perte de quatre dents de la mâchoire inférieure droite; gêne dans la mastication et la prononciation. — 25 avril 1860.

RAGIOT, Léon-Jules-Servan, né le 28 novembre 1828, à Lorient (Morbihan), lieutenant,

3e tirailleurs algériens.—Coup de feu à la mâchoire supérieure, Solférino.—Entré à l'hôpital du Gros-Caillou, à Paris, le 22 avril 1860; sorti le 25 mai. — Perte de substance des maxillaires supérieurs, dans l'intervalle compris entre la deuxième dent molaire, côté gauche, et la première du côté droit. Cette perte comprend l'arcade dentaire avec les dents qu'elle supporte et une portion de la voûte palatine. — 8 août 1860.

Remézy, Jean-Louis-Alphonse, né le 16 février 1834, à Soudorgues (Gard), sergent, 52e de ligne. — Coup de feu à la face, fracture du maxillaire supérieur, Solférino. — Difficulté extrême de la mastication, altération de la vue. — 25 avril 1860.

Robert, Antoine, né le 5 mars 1833, à Cruzy (Hérault), 53e de ligne. — Coup de feu au nez, Solférino. — Occlusion presque complète des narines. — 30 mai 1860.

Rodes, Jean, né le 24 avril 1834, à Gourdon (Lot), 85e de ligne. — Fracture du maxillaire? et plaie déchirée à l'épaule droite, coup de feu, Magenta. — 14 mars 1860.

Rousset, Pierre-Jean, né le 5 mai 1837, à Camjac (Aveyron), 30e de ligne. — Coup de feu à la joue droite et au nez, Solférino. — Déformation du nez et de la face. Le projectile sort à la région mastoïdienne gauche en brisant l'apophyse mastoïde. — 6 mars 1861.

Rousslin, Julien-Marie, né le 28 janvier 1836, à Ménéac (Morbihan), 65e de ligne. — Coup de feu, Magenta.—Fracture comminutive du maxillaire supérieur et perte de plusieurs dents. — Gratification renouvelable.

Salmon, François-Henri-Louis-Germain, né le 17 juillet 1636, à Fougères (Ille-et-Vilaine), caporal, 73e de ligne. — Coup de feu à la face, Solférino. — La balle entre à la lèvre supérieure, côté gauche, emporte six dents et le bord alvéolaire, se dirige de gauche à droite, d'avant en arrière, laboure la face supérieure de la langue, s'engage dans la joue droite et vient sortir à l'angle du maxillaire inférieur sans le blesser. Trajet fistuleux. — Gratification renouvelable.

Sieutat, Étienne, né le 11 août 1835, à Bouzin (Haute-Garonne), 49e de ligne. — Fracture du maxillaire supérieur et de la voûte palatine; fracture du péroné; deux coups de feu, Solférino.—Perte de substance d'une partie du maxillaire supérieur et des dents correspondantes. — Atrophie de la jambe gauche; cicatrices profondes et adhérentes. — 6 octobre 1860.

Soulié, Toussaint-Louis, né le 29 octobre 1837, à Paulhan (Hérault), 21e de ligne. — Coup de feu au nez, Solférino. — Perforation de la voûte palatine. — 31 mars 1860.

Tournaire, Philippe, né le 12 mai 1836, à Chap-de-Beaufort (Puy-de-Dôme), 33e de ligne. — Coup de feu au côté droit de la face, Melegnano. — Constriction des mâchoires. — 26 juillet 1861.

Vacheron, Benoît, né le 29 août 1837, à Neaux (Loire), 71e de ligne, — Fracture du maxillaire, coup de feu, Magenta.—Le projectile traverse la face de gauche à droite, détruit les quatre dernières molaires supérieures et fracture l'angle droit de la mâchoire; trajet fistuleux. — Gratification renouvelable.

Veber, Jean-Nicolas, né le 4 juillet 1839, à Marstadt (Moselle), 55e de ligne. — Coups de feu à la face et à la hanche gauche, Solférino. — Difficulté dans la mastication et dans la marche. — 31 mars 1860.

Vedrenne, Jean, né le 29 mai 1836, à Sareuse (Corrèze), 53e de ligne. — Coup de feu à la joue droite, Solférino. — Paralysie incomplète de la langue et du pharynx; perte de plusieurs dents. — 24 février 1860.

Vuillaume, Charles-Adolphe, né le 1er janvier 1834, à Xirocourt (Meurthe), 74e de ligne. — Coup de feu à la face, Montebello. — La balle a lésé le bord alvéolaire du maxillaire supérieur gauche, brisé cinq dents : 4 molaires et 1 canine.—Gratification renouvelable.

BLESSURES DE LA FACE.

2e PARTIE. — FRACTURES DU MAXILLAIRE INFÉRIEUR.

Alary, Pierre, né le 14 novembre 1833, à Vicq (Haute-Vienne), 37e de ligne. – Fracture du maxillaire inférieur, coup de feu, Solférino. — Consolidation irrégulière. — 14 mars 1860.

Albertini, Joseph-Marie, né le 24 mars 1836, à Calacuccio (Corse), 55e de ligne. – Fracture du maxillaire inférieur, coup de feu, Solférino. — Difformité du maxillaire inférieur à droite et perte de six dents; engorgement des glandes sublinguales. — 31 mars 1860.

Allemand, Jean-Joseph, né le 7 février 1835, à Saint-Michel-de-Chaillat (Hautes-Alpes), 65e de ligne. — Coup de feu à la joue droite, fracture, Magenta. — Ankylose du maxillaire inférieur. — 31 mars 1860.

Barka Ould Embarek, né le .... 1840, au Soudan (Nigritie), 2e tirailleurs algériens. – Fracture vicieusement consolidée du maxillaire inférieur; la balle a traversé de gauche à droite et d'arrière en avant, coup de feu, Magenta. — Gratification renouvelable.

Bellet, Régis, né le 30 mars 1826, à Torchefelon (Isère), 5e hussards. — Coup de feu à la face, fracture, Solférino. — Résection du corps de la mâchoire inférieure et perte de l'extrémité de la langue. — 26 juin 1861.

Benoit-Hassel, né le .... 1819, à Rhénau (Bas-Rhin), sergent, 85e ligne. — Coup de feu à la mâchoire inférieure, fracture comminutive, Magenta. — Perte de substance du maxillaire inférieur et de presque toutes les dents. Le projectile vient frapper la mâchoire inférieure au niveau de la symphyse du menton, lacère les téguments, fracture comminutivement le maxillaire inférieur, les deux arcades dentaires du côté droit, effleure la langue et, après un trajet étonnant et merveilleusement heureux, vient sortir à la partie postérieure et inférieure du cou. Le blessé reçoit les premiers soins à l'ambulance; est évacué successivement sur les hôpitaux de Milan et de Gênes, puis enfin sur celui de Toulon. Après une suppuration longtemps abondante et l'extraction de plusieurs esquilles, on n'obtient qu'une cicatrisation difforme, avec aplatissement, déviation, défaut de parallélisme entre les mâchoires et pseudarthrose. — Un appareil ingénieux et bien supporté par le blessé, tout en atténuant la difformité, lui permet de mâcher facilement et de parler distinctement. — 4 mai 1861.

Bernoyer, François-Léon-Marius, né le 21 janvier 1834, à Avignon (Vaucluse), 98e de ligne. — Fracture du maxillaire inférieur, coup de feu, Solférino. — Le projectile sort à la nuque; ankylose complète du maxillaire inférieur. — 11 juillet 1860.

Blanc, Auguste-Jean, né le 21 janvier 1834, à Vallon (Ardèche), 72e de ligne. — Coup de feu au menton, fracture, Solférino. — Difformité de la mâchoire inférieure. — 14 mars 1860.

Bouniol, Pierre, né le 24 décembre 1833, à Ladinhac (Cantal), 2e grenadiers (garde). — Fracture du maxillaire inférieur, coup de feu, Magenta. — Perte de substance et adhérence de la langue; plaie fistuleuse au cou. — 31 mars 1860.

Bouzon, Joseph-Jean-Pierre, né le 29 juillet 1832, à Montchenu (Drôme), sergent, 91e de ligne. — Coup de feu à la face, Solférino. — Ankylose incomplète des articulations temporo-maxillaires et perte de cinq grosses molaires. Le projectile a fracturé le maxillaire inférieur au niveau de ses deux angles et traversé la langue. — 4 juin 1862.

Braconnier, Paul-Adolphe, né le 11 décembre 1833, à Boult-sur-Suippe (Marne), 6e de ligne. — Fracture de l'angle droit du maxillaire inférieur, sortie de quelques esquilles, biscaïen, Solférino. — Gratification renouvelable.

Breiller, Étienne, né le 19 février 1828, à Saint-Quentin (Isère), 2e grenadiers (garde).

— Fracture du maxillaire inférieur, coup de feu, Magenta. — Fausse articulation du maxillaire inférieur, avec trajets fistuleux. — 11 juillet 1860.

CAËL, Jean-Baptiste, né le 18 août 1835, à Taintrux (Vosges), 61e de ligne. — Fracture du maxillaire inférieur, coup de feu, Solférino. — Plaie fistuleuse au menton. — 3 mars 1860.

CHAFFARD, François, né le 27 mars 1836, à Pont-de-Beauvoisin (Isère), 37e de ligne. — Fracture du maxillaire inférieur, coup de feu, Solférino. — Difformité de la mâchoire, déviation de plusieurs dents et gêne dans les mouvements de la langue. — 30 mars 1860.

CHAUVET, Alexis, né le 18 mai 1835, à Peyrolles (Aude), 90e de ligne. — Fracture de la branche gauche du maxillaire inférieur, ankylose incomplète de l'articulation temporo-maxillaire, coup de feu, Magenta. — Gratification renouvelable.

COLIGNON, Jean-Baptiste, né le 8 septembre 1834, à Laveline (Vosges), 98e de ligne. — Fracture du maxillaire inférieur gauche, coup de feu, Solférino. — Gratification renouvelable.

CORNU, Amant-Pierre, né le 9 juillet 1837, à Belleuve (Orne), 1er zouaves. — Coup de feu à la mâchoire inférieure, fracture, Mélégnano. — Gêne dans les mouvements de la langue et de la mâchoire inférieure. Le projectile entre derrière l'angle gauche du maxillaire inférieur et sort au-dessus des petites molaires supérieures droites, après avoir divisé la langue. — 26 janvier 1862.

DESBORDES, Claude-Joseph-Alexandre, né le 27 septembre 1834, à Coudal (Saône-et-Loire), 17e bataillon de chasseurs. — Fracture du maxillaire inférieur, coup de feu, Solférino. — La branche ascendante gauche et une partie du corps de l'os ont été réséqués. — 30 mai 1860.

DESCHANELS, Jules, né le 16 février 1830, aux Vans (Ardèche), sergent-major, 23e de ligne. — Fracture du maxillaire inférieur, coup de feu, Magenta. — Difformité de la mâchoire inférieure. Mastication difficile. — 26 janvier 1862.

DIXNEUF, Dominique, né le 29 avril 1835, à Cholet (Maine-et-Loire), 8e bataillon de chasseurs. — Coup de feu à la mâchoire, Magenta. — Difformité considérable du maxillaire inférieur, avec perte de six dents. — 25 avril 1860.

FARISON, Etienne, né le 5 mai 1833, à Tarantaize (Loire), 21e de ligne. — Coup de feu à l'épaule droite et à la mâchoire inférieure, fracture, Solférino. — Difformité du maxillaire inférieur, avec perte des dents molaires du côté gauche. — 25 avril 1860.

FOURMENT, Jean-Victor, dit Desbardes, né le 25 août 1834, à Larcan (Haute-Garonne), caporal, 74e de ligne. — Fracture de la branche montante du maxillaire inférieur droit. Coup de feu, Solférino. — Gratification renouvelable.

FRAISSE, Jean-Pierre-Grégoire, né le 4 avril 1837, à Ladern (Aude), 19e bataillon de chasseurs. — Fracture comminutive du maxillaire inférieur, coup de feu, Magenta. — Brides cicatricielles adhérentes et rétraction des muscles. — 11 juillet 1860.

FROIDEFON, Jean-Baptiste, né le 16 janvier 1833, à Biscaye (Corrèze), 61e de ligne. — Fracture de la mâchoire inférieure, côté gauche, coup de feu, Solférino. — Gratification renouvelable.

FUZELIER, Jean-Baptiste, né le 2 avril 1836, à Taintrux (Vosges), 85e de ligne. — Fracture de la branche gauche du maxillaire inférieur. Coup de feu, Magenta. La balle a pénétré à la région cervicale pour sortir au niveau de l'apophyse épineuse de la première vertèbre dorsale. — Gratification renouvelable.

GANCEL, Appolinaire-Anasthase, né le 4 mai 1828, à Montmartin-en-Graignes (Manche), caporal, 34e de ligne. — Coup de feu à la mâchoire, fracture, Solférino. — Perte de onze dents et de l'extrémité de la langue. — La balle, avant de pénétrer dans le maxillaire, a tellement dilacéré la joue que la face présente un aspect hideux. Après avoir enlevé toutes les esquilles, M. le docteur Leuret, médecin principal, s'est attaché à rapprocher les lambeaux à l'aide de points de suture et a ainsi procédé à une restauration fort utile des lèvres et de la narine gauche. — 30 mai 1860.

GICQUEL, Désiré-Joseph-Marie-Julien, né le 14 avril 1833, à Vieille-Ville (Morbihan), 8e de ligne. — Fracture comminutive du maxillaire inférieur, coup de feu, Solférino.—Perte de substance osseuse et de six dents incisives et canines. — 3 mars 1860.

GRASS, Michel, né le 21 novembre 1825, à Ungersheim (Haut-Rhin), 98e de ligne. — Coup de feu à la face, Solférino. — Cicatrice large, profonde et adhérente, avec perte de substance osseuse et de plusieurs dents du côté droit. — 30 mai 1860.

GROSDEMOUGE, Jean-Baptiste-Gabriel, né le 26 juin 1819, à Servance (Haute-Saône), 2e voltigeurs de la garde.— Fracture du maxillaire inférieur, coup de feu, Solférino.—Plaie fistuleuse, cal vicieux. — 25 avril 1860.

GUIFFREY, Pierre-Hyppolite, né le 14 janvier 1833, à la Ferrière (Isère), 2e zouaves. — Fracture du maxillaire inférieur, coup de feu, Solférino. — Perte de cinq dents et d'une partie du maxillaire. — Gratification renouvelable.

HAGET, Pierre, né le 3 juin 1837, à Saliès (Basses-Pyrénées), 71e de ligne. — Fracture du maxillaire inférieur, coup de feu, à Montariolo. — Difformité de la mâchoire inférieure, avec perte du tiers inférieur de la langue. Le projectile a traversé la bouche. — 4 juin 1860.

HASSEL, *voyez* Benoit Hassel.

HOCBON, Jean-Jacques, né le 19 octobre 1834, à Vouillé-les-Marais, tambour au 15e de ligne. — Fracture du maxillaire inférieur, coup de feu, Mélégnano. — La balle entre à la partie moyenne de la joue droite, un peu au-dessous de l'os malaire, sort à la région cervicale droite au niveau de l'angle du maxillaire et en arrière du sterno-mastoïdien. — Consolidation avec déviation en dedans de l'arcade dentaire inférieure. — Gratification renouvelable.

HUSSON, Jean-Joseph, né le 5 juin 1837, à Sainte-Croix-aux-Mines (Haut-Rhin), 100e de ligne. — Fracture du maxillaire inférieur du côté droit, coup de feu, Solférino. — Gratification renouvelable.

HUTTAUX, Emile-Edouard, né le 13 octobre 1835, à Greux (Vosges), 2e de ligne. — Fracture du maxillaire inférieur, coup de feu, Solférino. — Difformité et gêne dans les mouvements de la mâchoire inférieure. — Gratification renouvelable.

IMBERT, Barthélemi, né le 24 avril 1832, à la Palud (Vaucluse), 85e de ligne. — Fracture du maxillaire inférieur, coup de feu, Solférino. — Cal vicieux de la branche montante du maxillaire inférieur à droite, recouvert d'une cicatrice adhérente et profonde. — Surdité de l'oreille droite. — 4 juin 1860.

LAMOUR, Antoine, né le 5 janvier 1832, à Margeride (Maine-et-Loire), 37e de ligne. — Fracture comminutive du maxillaire inférieur, coup de feu, Solférino. — Consolidation vicieuse à la partie moyenne, perte de deux dents incisives et de toutes les molaires inférieures. — 30 mai 1860.

LANDAIS, François, né le 17 janvier 1827, à Vigueux (Loire-Inférieure), 85e de ligne. — Fracture du maxillaire inférieur, coup de feu, Solférino. — Le projectile brise les deux branches horizontales du maxillaire inférieur, en traversant la face, et enlève deux dents molaires à gauche et trois à droite. — 4 juin 1860.

LE CASTRAING, Yves, né le 25 mai 1837, à Saint-Gilles-les-Bois (Côtes-du-Nord), 71e de ligne. — Fracture de la branche montante gauche du maxillaire inférieur, coup de feu, Solférino. — Resserrement cicatriciel des mâchoires. — 4 juin 1860.

LOTTE, Jean, né le 21 mars 1832, à Salles (Charente), caporal, 85e de ligne. — Coups de feu à la mâchoire et à la cuisse gauche, Solférino. — 1° Fracture de l'apophyse montante du maxillaire inférieur, côté gauche. Le projectile pénètre en avant de l'oreille droite, traverse la face et, dans un trajet un peu oblique, vient sortir à la joue gauche. Désordres graves; alimentation à l'aide d'une sonde œsophagienne. — 2° Attrition profonde de la cuisse gauche, exfoliation du fémur. Cicatrices douloureuses. — 14 juin 1860.

MANIETTE, Pierre-Louis, né le 27 septembre 1835, à Sedan (Ardennes), 56e de ligne. —

Coup de feu à la joue droite, fracture de la branche montante droite du maxillaire inférieur, Magenta. — Resserrement des mâchoires. — 25 juin 1860.

Marion, Augustin-Marie, né le 20 juin 1834, à Izé (Ille-et-Vilaine), 61e de ligne.—Fracture du maxillaire inférieur, coup de feu, Solférino. — Cicatrice adhérente au-dessous du menton. — Gratification renouvelable.

Martin, Désiré-Auguste, né le 1er février 1837, à Paris (Seine), 30e de ligne.—Fracture du maxillaire inférieur, coup de feu, Solférino. — Difformité de la mâchoire inférieure et gêne des mouvements de l'articulation temporo-maxillaire gauche. Affaiblissement de la vue du côté gauche. — 6 mars 1861.

Martin, Jean-Baptiste, né le 19 août 1833, à Ban-sur-Meurthe (Vosges), 52e de ligne. — Fracture comminutive du maxillaire inférieur, coup de feu, Magenta. — Gêne dans les mouvements de la mâchoire ; perte de substance osseuse. Paralysie et atrophie du membre supérieur gauche, consécutivement à la lésion du plexus brachial par le même coup de feu. — 4 août 1859.

Mohamed-bel-Assel, né le ..... 1840, aux Ouled-ben-Amour (Oran), 2e tirailleurs algériens. — Fracture du maxillaire inférieur, coup de feu au col, Solférino. — Fausse articulation du maxillaire inférieur à l'union du corps avec la branche montante gauche. — 30 mai 1860.

Mohamed-ben-Abd-el-Kader-el-Menadi, né le .... 1828, aux Beni-Menade, 1er tirailleurs algériens. — Coup de feu à la mâchoire, Magenta. — Perte de substance du maxillaire inférieur dans toute son épaisseur et dans toute l'étendue d'implantation de la dent canine et des dents molaires. — Intervalle notable entre le corps de l'os et sa branche montante. — 30 mai 1860.

Morellet, François, né le 26 juin 1835, à Chaveyriat (Ain), 15e de ligne. — Coups de feu au menton (fracture), et à l'auriculaire de la main gauche, Solférino.—Sortie par la joue gauche. Mastication impossible et gêne de la prononciation. — 3 mars 1860.

Mynard, Charles, né le 13 mars 1833, à Saint-Andeux (Côte-d'Or), 84e de ligne.—Fracture de la mâchoire inférieure, lésion du larynx et de la base de la langue, coup de feu, Solférino. — Perte de la voix. — 14 mars 1860.

Nouvel, Joseph-Marie, né le 24 juillet 1834, à Alais (Gard), 74e de ligne. — Fracture du maxillaire inférieur, côté droit, perte des dents incisive, canine et première molaire, coup de feu, Solférino. — Gratification renouvelable.

Oricombe, Jean-Baptiste, né le 14 décembre 1832, à Saint-Loubouer (Landes), 85e de ligne. — Fracture du maxillaire inférieur, perte de dents, coup de feu, Solférino. — Gratification renouvelable.

Peillaud, Antoine-Martin, né le 21 juin 1832, à Sechilienne (Isère), 86e de ligne. — Coup de feu à la mâchoire inférieure, Solférino. — Fracture non consolidée du maxillaire inférieur entre la première et la deuxième molaire du côté gauche; trajet fistuleux au niveau de la solution osseuse. — 26 juin 1861.

Perrin, Nicolas, né le 25 août 1832, à Vagney (Vosges), sergent, 8e de ligne. — Coup de feu à la mâchoire inférieure, fracture, Solférino. — 14 mars 1860.

Pinchard, Louis-Charles-Eugène, né le 17 mai 1822, à Caen (Calvados), caporal, 2e voltigeurs (garde).— Fracture comminutive du maxillaire inférieur, coup de feu, Solférino. — Entré le 29 septembre à Saint-Mandrier; résection du corps de l'os; autoplastie de la lèvre inférieure, 17 octobre, J. Roux. — 6 octobre 1860.

Poullard, Jacques-Honoré, né le 6 septembre 1834, à la Gaillarde (Seine-Inférieure), 74e de ligne. — Fracture de la branche montante droite du maxillaire inférieur, coup de feu, Solférino. — Gratification renouvelable.

Poure, Jean-Pierre, né le 20 août 1836, à Plaine (Vosges), 91e de ligne. — Fracture comminutive du maxillaire inférieur, coup de feu, Solférino. — Perte de substance de l'os.

Le projectile pénètre par l'aile droite du nez et sort au niveau du trou dentaire inférieur gauche après avoir détruit trois dents. — 24 février 1860.

Quéré, René, né le 14 mars 1836, à Clèdes (Finistère), 74e de ligne. — Fracture non consolidée du maxillaire inférieur, côté gauche, coup de feu, Montebello. — Gratification renouvelable.

Raymond, Antoine, né le 23 août 1835, à Menet (Cantal), 85e de ligne. — Fracture du maxillaire inférieur. Plaie déchirée sur la branche horizontale du pubis, qui a été exfolié; coups de feu, Magenta. — Gratification renouvelable.

Renusson, François-Benjamin, né le 17 mars 1834, à L'homme (Sarthe), 2e grenadiers (garde). — Fracture du maxillaire inférieur, coup de feu, Magenta. — Consolidation vicieuse avec adhérence de la langue. — 11 juillet 1860.

Ribreau, Joseph-Eugène, né le 9 février 1836, à Plestin (Côtes-du-Nord), sergent, 8e de ligne. — Fracture du maxillaire inférieur, coup de feu, Solférino. — Difformité du maxillaire, perte de trois dents, lésion du larynx. — 31 mars 1860.

Ruby, Pierre-Nicolas-Amédée, né le 9 mars 1836, à Apremont (Ardennes), 19e bataillon de chasseurs. — Fracture de la branche montante gauche du maxillaire inférieur, coup de feu, Magenta. — Resserrement cicatriciel des mâchoires, perte des molaires, paralysie de la face, côté gauche. — 4 juin 1862.

Scharer, Hans, né le 5 janvier 1815, à Affoltern (Suisse), régiment étranger. — Mutilation de la mâchoire inférieure, coup de feu, Magenta. — Le projectile pénètre à 5 centimètres à gauche de la symphyse du menton, fracture comminutivement le maxillaire dans la partie postérieure duquel il est resté enclavé. Plusieurs esquilles; fistule persistante; perte de plusieurs dents; déformation du maxillaire inférieur, dont le bord alvéolaire se trouve sur un plan postérieur à celui du maxillaire supérieur; affaiblissement de la vision de l'œil droit. — 25 avril 1863.

Terracord, Léonard, né le 23 août 1833, à Condat (Corrèze), 72e de ligne. — Coup de feu à la mâchoire inférieure, fracture, perte de cinq dents, Solférino. — 3 mars 1860.

Testanière, Joseph-François, né le 15 juin 1836, à Montsolier (Basses-Alpes), 72e de ligne. — Coup de feu à la mâchoire inférieure, fracture, Solférino. — Consolidation vicieuse; ankylose incomplète de l'articulation temporo-maxillaire; adhérence du côté droit de la langue et perte de plusieurs dents. — 25 avril 1860.

Tricoire, Jean, né le 28 septembre 1854, à Granès (Aude), 52e de ligne. — Fracture de la voûte palatine et du maxillaire inférieur, coup de feu, Solférino. — Consolidation vicieuse. — 30 mai 1860.

Vivien, Louis-Auguste, né le 9 décembre 1836, à Chartres (Eure-et-Loir), 6e de ligne. — Fracture du maxillaire inférieur; lésion de la langue; perte de plusieurs dents, coup de feu, Solférino. — 3 mars 1860.

BLESSURES DE LA FACE.

3e PARTIE. — BLESSURES DES YEUX.

Ahmed ben Mansour, né en 1829, à Milah (Constantine), 3e tirailleurs algériens. — Coup de feu à l'œil droit, Solférino. Désorganisation du globe oculaire. — 4 août 1860.

Arriotti, François-André, né le 7 septembre 1834, à Carpineto (Corse), caporal, 75e de ligne. — Perte de la vision de l'œil droit, suite de maladie. — Gratification renouvelable.

Asport, Jean-Pierre, né le 23 novembre 1834, à Cydoche (Isère), 91e de ligne. — Coup de feu à la tête, Solférino. — Perte de la vision de l'œil gauche, prolapsus de la paupière supérieure. — 4 juin 1860.

Auchier, Prosper, né le 7 mai 1835, à Saint-Barthélemy (Lot-et-Garonne), 1er zouaves. — Coup de feu à la tête et au pied, Solférino. — Perte absolue de l'œil droit, cicatrice adhérente au premier métatarsien. — 25 avril 1860.

Auzeral, Etienne-Dauphin-Léonce, né le 4 juin 1831, à Uzès (Gard), 1er zouaves. — Fracture du frontal, coup de feu, Solférino. — Le projectile entre au tiers interne de l'arcade orbitaire droite et sort derrière l'oreille en enlevant une partie du pavillon. Désorganisation de l'œil. — 26 juin 1861.

Barcelo, Martin-André-Dominique, né le 29 novembre 1830, à Taulis (Pyrénées-Orientales), 50e de ligne. — Amaurose complète de l'œil droit et amblyopie de l'œil gauche. Insolation. — 25 juin 1864.

Barbeau, Philippe, né le 20 octobre 1836, à Bourg (Gironde), 3e escadron du train. — Perte de l'œil droit, suite de chute de cheval, à Lodi, Italie, le 7 septembre. — 26 janvier 1864.

Bay, Nicolas, né le 22 octobre 1822, à Colombies (Haute-Saône), musicien, 26e de ligne. — Amaurose double, insolation et poussière pendant les marches du 5e corps en Toscane et en Lombardie. — 31 juillet 1863.

Bazenet, Ambroise, né le 6 mars 1833, à Rémigny (Saône-et-Loire), 9e artillerie. — Cataracte de l'œil droit. Insolation. — Gratification renouvelable.

Beaujon, Jean, né le 12 novembre 1835, à Escurolles (Allier), 72e de ligne. — Fracture de l'arcade sourcilière gauche, coup de feu, Magenta. — Désorganisatiou de l'œil gauche. — 16 mai 1860.

Beguel dit Beguery, Ernest-Gilles, né le 6 février 1840, à Marseille (Bouches-du-Rhône), caporal, 9e de ligne. — Fracture du bord inférieur de l'orbite, coup de feu, Mélégnano. — Cataracte de l'œil droit, immobilité complète de la pupillle sous l'influence de la lumière. — 16 janvier 1864.

Beuriot, Eugène-Onésime, né le 4 juin 1833, à Bernières (Seine-Inférieure), 55e de ligne. — Coup de feu à la face, Solférino. Désorganisation complète de l'œil droit. — 25 avril 1860.

Besloin, Auguste-François, né le 30 juillet 1834, à Chaillaud (Mayenne), 4e chasseurs à cheval. — Neuf blessures : coups de feu et coups de sabre ou de lance, Magenta. — Fracture de l'arcade sourcilière droite, coup de sabre. Atrophie de l'œil, prolapsus de la paupière supérieure, cicatrice adhérente s'étendant de la région temporale à la racine du nez. Plaies déchirées à la face palmaire de la main droite, coup de feu. Rétraction de l'annulaire, dont deux phalanges ont été désarticulées, déformation du médius. Les autres blessures par armes blanches, reçues après, en se défendant, ont atteint la face, les deux cuisses, le dos et les lombes. — 4 juin 1860.

Beures, Jean, né le 23 juillet 1838, à Montenach (Moselle), 70e de ligne. — Coup de feu à la tête, région temporale gauche, lésion osseuse, Magenta. — Perte de l'œil gauche, cicatrice adhérente à la région temporale. — 16 mai 1860.

Blanc, Etienne-Marc, né le ? à Villelaure (Vaucluse), 34e de ligne. — Kératite ulcéreuse pendant un séjour à l'hôpital de Pavie, pour fièvre paludéenne. — Décembre 1860.

Bournez, François-Fridolin, né le 3 novembre 1831, à Montlebon (Doubs), sergent, 2e de ligne. — Coup de feu à l'œil gauche, Solférino. — Désorganisation complète de l'œil. — 14 mars 1860.

Bousquier, Barthélemy, né le 17 août 1833, à Cagnes (Var), 34e de ligne. — Coup de feu à l'œil droit, Solférino. — Désorganisation complète de l'œil. — 30 mai 1860.

Boutet, Joseph-Jérôme-François, né le 7 avril 1836, à Argelès (Hautes-Pyrénées), 2e de ligne. — Coup de feu à l'œil droit, Solférino. — Perte de l'œil. — 14 mars 1860.

Brisse, Pierre, né le 8 septembre 1834, à Germigny (Nièvre), 2e hussards. — Perte de l'œil droit. ? Italie. — 25 avril 1860.

Burgué, Achille-Louis, né le 31 octobre 1840, à Sauville (Vosges), caporal, 1er zouaves.

— Coup de baïonnette à l'œil droit, Solférino. — Amaurose et cicatrice transversale à la partie inférieure de la cornée. — 30 mai 1860.

Canon, Jules-Adolphe-Guillain, né le 1er mars 1836, à Prisches (Nord), 17e bataillon de chasseurs. — Coups de feu à la tête et au bras, Solférino. — Désorganisation de l'œil gauche, perforation de la voûte palatine et ankylose incomplète de l'articulation huméro-cubitale. — 31 mars 1860.

Ceytaire, Jean, né le 8 mai 1836, à Antoing (Puy-de-Dôme), 33e de ligne. — Perte de l'usage de l'œil gauche, déformation de la pupille de l'œil droit. Insolation. — 31 mars 1860.

Chatel, François, né le 20 septembre 1819, à la Coulonche (Orne), sergent, 2e de ligne. Amaurose double incomplète. Insolation. — 16 janvier 1864.

Chrétien, Joseph-Eugène, né le 6 août 1830, à Benney (Meurthe), sergent, 6e de ligne. — Coup de feu à la région temporale droite. Perte de l'œil droit, Solférino. — 14 mars 1860.

Claude, Jean-Baptiste-Constant, né le 31 mai 1832, à la Montagne (Haute-Saône), 68e de ligne. — Kératite aiguë. Insolation. Opacité de la cornée. — Gratification renouvelable.

Cochet, Célestin, né le 17 septembre 1828, à Entre-deux-Guiers (Isère), 5e escadron, train d'artillerie. — Amaurose double. Insolation. — Gratification renouvelable.

Coignus, Jean-Baptiste, né le 23 septembre 1834, à Tholy (Vosges), 53e de ligne. — Cataracte de l'œil droit, anémie. — Gratification renouvelable.

Colmart, Léon-Jean-Nicolas, né le 9 octobre 1837, à Poix (Ardennes), brigadier, 2e hussards. — Opacité de la cornée de l'œil gauche, adhérence de l'iris avec la cornée, suite d'affection typhoïde. — Gratification renouvelable.

Cusset, Etienne-Philippe-François, né le 9 février 1836, à Mèze (Hérault), caporal, 72e de ligne. — Coup de feu à l'œil droit, Solférino. — Désorganisation du globe oculaire, perte absolue de la vue de ce côté. — 14 mars 1860.

Demarque, Florentin, né le 1er octobre 1826, à Templeux-le-Guérard (Somme), 3e voltigeurs (garde). — Amaurose double. Insolation. — 7 octobre 1863.

Dérognat, Ambroise, né le 1er août 1825, à Ramasse (Ain), chasseur (garde). — Fracture de l'orbite, coup de pied de cheval, le 8 juillet, à Valeggio. — Perte de la vue de l'œil droit. — 25 avril 1860.

Desplat, Jean, né le 25 décembre 1827, à Limeyrac (Dordogne), 34e de ligne. — Occlusion de la pupille adhérente au cristallin. Anémie. — 24 juillet 1861.

Dognon, Léonard, né le 10 novembre 1823, à Montpont (Saône-et-Loire), 4e voltigeurs. — Perte totale de la vision de l'œil gauche ? Italie. — 14 mars 1860.

Dresse, Nicolas, né le 30 juillet 1822, à Gavisse (Moselle), 3e voltigeurs (garde). — Amaurose double, incomplète. Insolation. — 6 mars 1861.

Dubois, Vital-Auguste-Aldéber-Eugène, né le 29 juin 1833, à Chaudeyrac (Lozère), 15e chasseurs à pied. — Coup de feu à l'œil gauche, Solférino. — Perte complète de la vision de l'œil gauche. — 16 mai 1860.

Dufresne, Jean-Charles, né le 8 août 1818, à Paris (Seine), médecin-major de 1re classe, 65e de ligne. — Désorganisation et atrophie du globe de l'œil droit avec affaiblissement consécutif de la vue de l'œil gauche, choc direct et violent de l'extrémité d'un canon de mousqueton, le 20 mai. — 18 mars 1865.

Dumas, Antoine, né le 27 décembre 1837, à Saint-Sulpice-les-Bois (Corrèze), 34e de ligne. — Déformation de la pupille, hernie de l'iris. Insolation. — Gratification renouvelable.

Faty, Bruno, né le 22 décembre 1817, à Nancy (Meurthe), capitaine au 52e de ligne, promu major, 30e de ligne. — Blessures diverses, Magenta. — 1° Coup de feu pénétrant à la partie antéro-externe de la jambe gauche, ressortant à la partie antérieure immédiatement au-dessous de la rotule après avoir brisé comminutivement la crête du tibia. — 2° Forte contusion au dos par la chute d'un tronc d'arbre abattu par un boulet. — 3° Coup de sabre, de la région occipitale supérieure gauche au front. — 4° Coup de baïonnette pénétrant par l'angle externe de l'œil gauche, traversant cet organe et sortant à la partie interne du sourcil après avoir fracturé les parois osseuses externe et supérieure de l'orbite et complétement désorganisé le globe ; reçu d'abord à Milan, chez M. Clerici. — Gêne dans la marche, parfois impossible. — Perte de l'œil gauche. — Affaiblissement de la vue du côté droit. — Névralgies faciale, frontale et sus-orbitaire presque continues. — 11 août 1864.

FAUCHER, Simon, né le 10 janvier 1836, à Saint-Jean-de-Niost (Ain), 33e de ligne. — Coup de feu à l'œil droit, Melégnano. — Amaurose traumatique avec adhérence de l'iris. — 31 mars 1860.

FLACHÈRE, François, né le 21 février 1829 à Haute-Rivière (Rhône), 2e grenadiers (garde). — Coup de feu à l'œil droit, Magenta.—Perte absolue de la vision de cet organe, diminution de celle de l'autre œil. Cicatrice difforme à la paupière inférieure. — 11 juillet 1860.

FOURNIER, Pierre-Gustave, né le 11 mai 1837, à Paris (Seine), sergent-major, 17e chasseurs à pied. — Fracture du bord orbitaire, coup de feu à l'œil gauche, Montebello. — Entré le 22 mai à l'hôpital Sainte-Marthe, Alexandrie, évacué le 3 juin sur Gênes. — Désorganisation complète de l'œil. — 30 mai 1860.

FRANCÈS, Jean, né le 18 mai 1835, à Loqueffret (Finistère), 8e de ligne. — Coup de feu à la face, Solférino. — Désorganisation du globe oculaire gauche et déformation de la racine du nez. — 14 mars 1860.

GAILLARD, Jean-Marie, né le 23 octobre 1832, à Vertrieu (Isère), 2e zouaves. — Perte de la vision de l'œil gauche, consécutivement à une ophthalmie granuleuse qui a déterminé un leucoma recouvrant la presque totalité de la cornée. — Infirmité contractée au bivouac pendant la campagne d'Italie. — 27 février 1864.

GARRIGUES, Pierre, né le 17 octobre 1833, à Gourdon (Lot), 34e de ligne. — Coup de feu à la tête, Solférino. — Désorganisation complète de l'œil droit; le projectile a pénétré dans l'orbite et n'a pu être extrait que le 6e jour. — 30 mai 1860.

GAUTIER, François, né le 25 octobre 1836, à Villejesus (Charente), 30e de ligne. — Coup de feu à la tête, Solférino. — Désorganisation complète de l'œil droit avec cicatrice adhérente au rebord orbitaire et névralgie faciale. — 16 mai 1860.

GROS-DAILLON, Faustin, né le 24 mars 1830, à Saint-Offenge-dessus (Savoie), 1re section d'ouvriers d'administration.—Coup de feu à l'orbite, à Vinzaglio.—Perte de la vue du côté droit. — 8 avril 1865.

GUENUCHOT, Claude-Antoine-Joseph, né le 13 février 1832, à la Chapelle-Saint-Sauveur (Saône-et-Loire), 49e de ligne. — Coup de feu à l'œil gauche, Solférino. — Désorganisation complète de l'œil gauche. — 30 mai 1860.

GUILLEUX, Victor-Joseph, né le 16 février 1832, à Licousse (Ille-et-Vilaine), 2e voltigeurs (garde). — Fracture de l'arcade sourcilière gauche, coup de feu, Solférino. — Amaurose traumatique. — 3 mars 1860.

HASSEN-BEN-AMAR, né le ..... 1824, à Constantine (Algérie), tirailleurs algériens. — Ophthalmie chronique.? — Gratification renouvelable.

HÉBRAUD, Jean, né le 18 juin 1838, à Lespinassière (Aude), caporal, 62e de ligne. — Épaississement de la cornée. Insolation. — Gratification renouvelable.

HYGOUNET, Jean-Joseph, né le 25 avril 1835, à Dun (Ariége), 7e chasseurs. — Coup de lance à l'œil gauche, Magenta. — 31 mars 1860.

JOTHIE, Jean, né le 8 février 1828, à Vollore-Montagne (Puy-de-Dôme), 91e de ligne. — Coup de feu à la tête, Solférino. — Désorganisation du globe oculaire. — 30 mai 1860.

JUNG, Charles, né le 17 mai 1828, à Ingwiller (Bas-Rhin), zouaves (garde). — Perte de l'œil gauche, coup de feu, Magenta. — 3 mars 1860.

KIEFFER, François, né le 29 septembre 1830, à Souffelweyersheim (Bas-Rhin), 6e bataillon de chasseurs. — Désorganisation complète de l'œil droit et fracture comminutive de la jambe droite au tiers inférieur, mitraille, Solférino. — 6 octobre 1860.

Lamour, Auguste-Hilarion, né le 28 mai 1833, à Cherbourg (Manche), caporal, 23e de ligne. — Coup de feu à l'œil droit, Magenta. — Perte de la vision. — 31 mars 1860.

Labbey de la Roque, Élie-Léopold, né le 5 juin 1840, caporal, 98e de ligne. — Coup de feu à la face, Solférino. — Lésion du bord orbitaire, désorganisation du globe oculaire. — 16 janvier 1861.

Laval, Raymond-Louis, né le 13 juillet 1835, à Varennes (Tarn-et-Garonne), 45e de ligne. — Coup de feu à l'œil droit, Solférino. — La balle pénètre obliquement de haut en bas par la paupière supérieure, traverse le maxillaire supérieur et se loge en avant du masséter droit. Désorganisation complète de l'œil. — 4 juin 1860.

Leconte, Louis-Joseph, né le 1er juin 1833, à Saint-Firmin (Oise), 7e d'artillerie. — Coup de feu à l'œil gauche, Solférino. — Désorganisation de l'œil. — 31 mars 1860.

Lecornu, Edme-Amédée, né le 4 octobre 1830, à Paris (Seine), caporal, 1er zouaves. — Coup de feu à la tête, Solférino. — Perte absolue de l'œil droit, désorganisé par une balle; fracture de l'angle droit du maxillaire inférieur. — 6 octobre 1860.

Le Guiff, Christophe, né le 2 mars 1837, à Meslau (Morbihan), 41e de ligne. — Coup de feu traversant horizontalement les deux orbites à la partie antérieure et de droite à gauche, Magenta. — Amaurose double. — Gratification renouvelable.

Lenain, François-Marie, né le 6 mai 1835, à Villenauxe (Aube), bataillon de chasseurs (garde). — Contusions à la région frontale et à l'abdomen, coups de feu, Solférino. — Amaurose traumatique. — 3 mars 1860.

Lobjoit, Henri-Louis, né le 19 février 1837, à Itancourt (Aisne), 82e de ligne. — Taies sur les deux cornées. Insolation. — Gratification renouvelable.

Lorain, Fidèle-Henri, né le 9 janvier 1837, à Maubeuge (Nord). — Large taie sur l'œil droit; ophthalmie accidentelle. — Gratification renouvelable.

Malaterre, Jean-Célestin, né le 26 juin 1829, à Pezénas (Hérault), lieutenant, 3e zouaves. — Amaurose double, insolation. — 12 mai 1862.

Malen, Émile, né le 29 juillet 1837, à Aubenas (Ardèche), 65e de ligne. — Coup de feu à la face, Magenta. — Cataracte de l'œil gauche. — 31 mars 1860.

Martin, Jean, né le 9 octobre 1837, à Sadournin (Hautes-Pyrénées), 40e de ligne. — Amaurose double, incomplète à gauche; insolation. — Gratification renouvelable.

Masson, Antoine-Fulgence, né le 16 décembre 1834, à Riancourt (Haute-Marne), 1er zouaves. — Coup de feu à la tête, Palestro. — Perte absolue de l'œil droit. — 25 avril 1860. (Voir l'observation page 438.)

Massran, Jean-Nicolas, né le 17 septembre 1836, au Thal (Bas-Rhin), 64e de ligne. — Opacité complète de la cornée, œil gauche; insolation. — 26 janvier 1862.

Mohamed-ben-Ahmed, né en 1841, à Argueba (Constantine), 3e tirailleurs algériens. — Coup de feu à la tête, Solférino. — Désorganisation complète de l'œil gauche et affaiblissement de la vision de l'œil droit (taie sur la cornée et amaurose commençante). — 26 décembre 1860.

Mohamed-ben-Djelloul, né en 1835, à Tlemcen, caporal, 2e tirailleurs algériens. — Coup de feu à l'œil gauche, Solférino. — Désorganisation complète de l'œil. — 30 mai 1860.

Nicolas, Jean-François, né le 15 mars 1835, à Strasbourg (Bas-Rhin), 91e de ligne. — Coup de feu d'une tempe à l'autre, Solférino. — Cécité complète. — 18 janvier 1860.

Noel, Jérôme-Thomas, né le 19 janvier 1836, à Brabic (Ardèche), 49e de ligne. — Coup de feu à la région supérieure et latérale gauche de la face, fracture de l'arcade orbitaire supérieure à la partie moyenne et perte de l'œil, Solférino. — Extraction de la balle, le jour même, 15 juillet; évacué sur Alexandrie, hôpital San Stefano. — 16. A la visite, l'orbite droit rempli par une tumeur de la grosseur d'un œuf, pédiculée, présentant l'aspect d'un champignon, un peu mobile (mouvements semblant correspondre avec ceux de l'œil sain), couvrant complétement les deux paupières et tombant sur la joue, qu'elle baigne d'un liquide muco-purulent. — 16 mai 1860. (Voir l'observation page 439.)

Orsini, Charles-Louis, né le 20 avril 1835, à Pietraserena (Corse), sergent, 86e de ligne. — Coup de feu à l'œil gauche, Solférino. — Perte absolue de la vision de l'œil gauche, atrophie du globe oculaire. — 6 octobre 1860.

Ouivet, Auguste-Jean-François, né le 2 février 1831, à Longuyon (Moselle), 70e de ligne. — Cataracte confirmée de l'œil gauche et cataracte menaçante de l'œil droit; insolation. — Gratification renouvelable.

Patou, Élie-Félix, né le 26 février 1835, à Lajuy-le-Sec (Oise), 91e de ligne. — Coup de feu à la face, Solférino. — Perte complète de la vision de l'œil droit. — 30 mai 1860.

Peinet, Charles-Hilaire, né le 5 juin 1835, à Le Pin (Indre), sergent, 84e de ligne. — Coup de feu qui a entraîné la perte complète de l'œil gauche, Solférino. — 14 mars 1860.

Petitbout, Jean, né le 19 décembre 1837, à Saint-Basile (Corrèze), 75e de ligne. — Opacité des deux cornées; insolation. — 24 juillet 1861.

Pierre, Nicolas, né le 7 octobre 1833, à Saint-Mihiel (Meuse), 1er régiment du génie. — Perte complète de la vue; insolation; hôpitaux de Crémone. — 25 avril 1863.

Raby, Louis, né le 14 décembre 1835, à Bouresse (Vienne), 70e de ligne. — Commencement d'amaurose de l'œil gauche, coup de feu, Magenta. — Gratification renouvelable.

Robert, François, né le 28 mai 1835, à Blanzac (Charente), sergent, 17e bataillon de chasseurs. — Coup de feu à l'œil droit, Solférino. — Perte absolue de la vision de l'œil droit. — 14 mars 1860.

Rolot, Joseph, né le 19 mai 1834, à Xertigny (Vosges), 61e de ligne. — Éclat d'obus, Melegnano. — Perte de l'œil. — 4 juin 1860.

Rondy, Pierre, né le 14 novembre 1834, à Saint-Ilpèze (Haute-Loire), 91e de ligne. — Éclat d'obus qui a pénétré directement dans l'orbite droit, Solférino. — Désorganisation complète. — 24 février 1860.

Roturier, Pierre, né le 17 septembre 1836, à Saint-Michel-le-Cloucq (Vendée), 23e de ligne. — Coup de feu à l'œil droit, Magenta. — Désorganisation de l'œil avec lacération des paupières. — 31 mars 1860.

Sauvanet, Joseph, né le 14 mars 1836, à Autonne (Dordogne), 2e zouaves. — Coup de feu à l'œil droit, Magenta. — Désorganisation de l'œil. — 25 avril 1860.

Scourzic, Pierre, né le 16 juin 1834, à Languidic (Morbihan), 12e d'artillerie. — Perte de l'œil droit à la suite des fatigues de la campagne d'Italie. — 31 mars 1860.

Sijas, Louis-Charles-Émile, né le 25 août 1813, à Paris (Seine), capitaine, 55e de ligne. — Coup de feu à la face, désorganisation de l'œil gauche, Solférino. — Amaurose de l'œil droit. — 28 juillet 1860.

Siret, Pierre, né le 7 août 1829, à Dolon (Ariége), 2e chasseurs d'Afrique. — Perte de l'œil gauche, fusée de guerre, Solférino. — Désorganisation de l'œil. — 4 août 1860.

Soulié, Étienne, né le 7 février 1834, à Branceilles (Corrèze), 86e de ligne. — Coup de feu à la tempe gauche, fracture de la racine du nez, Solférino. — Désorganisation complète de l'œil avec adhérence des paupières. — 4 juin 1860.

Surrel, Jean-François, né le 25 décembre 1836, à Présailles (Haute-Loire), 44e de ligne. — Perte de la vue, coup de feu, Solférino. — 30 mars 1860.

Tahar-ben-M'Ahmed, né en 1830, aux Beni-Fathen, 1er tirailleurs algériens. — Coup de feu à l'œil droit, Magenta. — Désorganisation complète de l'œil droit. — 30 mai 1860.

Thomas, Antoine, né le 6 mai 1837, à Castelnaudary (Aude), 90e de ligne. — Déformation des deux pupilles, altération de la vue, insolation. — Gratification renouvelable.

Toutenuit, Victor, né le 16 octobre 1830, à Metz (Moselle), 14e bataillon de chasseurs. — Déformation du globe oculaire, perte de la vue de l'œil gauche, insolation. — Gratification renouvelable.

Valatx, Jean, né le 17 janvier 1836, à Lasclotte (Tarn), 10e bataillon de chasseurs. — Coup de feu à l'œil gauche, Solférino. — Amaurose traumatique. — 31 mars 1860.

BLESSURES DE LA RÉGION CERVICALE.

Les blessures par armes à feu et par armes blanches de la région cervicale donnent une grande mortalité immédiate. La lésion des nombreux vaisseaux du cou, celle du larynx, de la trachée-artère, du pharynx, de l'œsophage, des nerfs et la fracture des vertèbres expliquent assez cette grande mortalité sur le champ de bataille, aux ambulances, et, par la suite, aux hôpitaux.—Nous trouverons un assez grand nombre de blessures du cou, non comprises dans le tableau ci-contre, parce que nous avons dû classer les blessés atteints de plusieurs blessures d'après la lésion la plus grave.

Hôpitaux de Montechiaro. — « Un soldat de la ligne reçut une balle qui traversa la base du cou horizontalement à deux ou trois travers de doigt au-dessus de la clavicule, allant du bord externe d'un sterno-mastoïdien au bord diamétralement opposé. La trachée fut, sinon traversée, au moins entamée, et l'air entrait et sortait par les deux plaies. Cependant la voix n'était qu'affaiblie et voilée. Il n'y eut aucune complication primitive, pas d'hémorrhagie; mais, après quelques jours, le tissu cellulaire de la base du cou se tuméfia considérablement, et il survint un phlegmon. La respiration devint alors de plus en plus gênée, et au quinzième jour de la blessure, ce blessé était en proie à une dyspnée telle, qu'il ne pouvait respirer qu'en se tenant la poitrine penchée en avant et la tête renversée en arrière. Pendant les efforts qu'il faisait, on entendait l'air entrer et sortir en sifflant par les plaies. A mesure que celles-ci tendaient à se fermer par le travail de cicatrisation, la dyspnée devenait plus grande; le cas était embarrassant. En fermant les plaies complétement, le malade étouffait; d'un autre côté les maintenir ouvertes et dilatées, c'était favoriser l'établissement de fistules trachéales. J'espérais qu'avec le temps le dégorgement des parties permettrait un plus libre accès à l'air par la trachée, si toutefois le calibre de celle-ci n'était pas fortement amoindri par des adhérences dans le trajet de la plaie; mais, quand je suis parti, la dyspnée augmentait toujours et était devenue extrême, et le malheureux a dû succomber dans la nuit. » Dr GAUJOT, médecin aide-major.

Hôpitaux de Brescia. — « Voici un exemple rare et bien triste, des désordres foudroyants que peut entraîner une lésion de l'appareil respiratoire supérieur.

Un zouave du 1er régiment a été frappé, au col, par une balle qui a détruit la portion moyenne du cartilage thyroïde. Bien que le corps étranger ait été extrait et la plaie méthodiquement pansée, l'air, qui passe avec force par cette ouverture, a envahi le tissu cellulaire de la région cervicale antérieure. L'œdème gagne la glotte et les tissus d'alentour. En vain, on explore les parties, on essaie de désobstruer la trachée, de rétablir le passage de l'air, par l'introduction d'une sonde : le blessé, qui ne peut rien supporter, arrache tout appareil, repousse toute manœuvre et va mourir au fond d'une salle, dans les plus poignantes convulsions de l'asphyxie. » BERTHERAND, médecin principal.

TABLEAU DES BLESSURES DE LA RÉGION CERVICALE.

GENRES DE BLESSURES.	PROJECTILES, ARMES, ETC., QUI ONT PRODUIT LES BLESSURES.																	
	BALLE.			BOULET.			ÉCLATS DE PROJECTILES, BISCAÏENS.			SABRE, BAÏONNETTE, LANCE.			DIVERSES.			TOTAL.		
	Pensionnés.	Sortis guéris ou évacués.	Morts.	Pensionnés.	Sortis guéris ou évacués.	Morts.	Pensionnés.	Sortis guéris ou évacués.	Morts.	Pensionnés.	Sortis guéris ou évacués.	Morts.	Pensionnés.	Sortis guéris ou évacués.	Morts.	Pensionnés.	Sortis guéris ou évacués.	Morts.
Plaies contuses	6	84	2	»	»	»	»	6	1	»	6	»	»	»	»	6	96	3
Plaies compliquées	13	4	38	»	»	»	»	»	5	»	»	1	»	»	»	13	4	45
Indéterminées	2	29	5	»	»	»	»	»	»	»	»	»	»	»	»	2	29	5
	21	117	45	»	»	»	»	6	6	»	6	1	»	»	»	21	129	53
Totaux	183			»			12			7			»			203		

La date terminale de chaque observation sommaire est celle du décret accordant la pension de retraite.

BLESSURES DE LA RÉGION CERVICALE.

Bejon, Claude-Antoine, né le 30 avril 1836, à Vers-sous-Seillières (Jura), 100e de ligne. — Coup de feu à l'épaule droite. Solférino. — Le projectile pénètre à la région cervicale postérieure entre l'omoplate et la colonne vertébrale, et sort à la partie inférieure du cou. — 3 mars 1860.

Ben-Yaya-ben-Moktar, né en 1828 aux Ouled-Munoun (Oran), tirailleurs algériens. — Coup de feu à l'épaule gauche et au cou. Solférino. — Paralysie du bras gauche. Le projectile a traversé la partie gauche du cou et lésé le plexus brachial. — 10 août 1861.

Clausser, Fridolin, né le 20 mars 1824, à Bootzheim (Bas-Rhin), 61e de ligne. — Coup de feu à la gorge ? Solférino. — 14 mars 1860.

Ferrié, Jean, né le 29 avril 1832 à Cardaillac (Lot), 86e de ligne. — Coup de feu au cou.

Solférino. — Cicatrice adhérente à la région cervicale antérieure; le projectile a lésé le larynx; gêne de la respiration. — Gratification renouvelable.

FRANTZ, Constant-Philippe, né le 22 mai 1835, à Strasbourg (Bas-Rhin), 6e de ligne. — Coup de feu au cou, perforation du cartilage thyroïde, Solférino. — Le projectile pénètre à la partie supérieure et antérieure du cou. Aphonie. — 3 mars 1860.

GÉRARDOT, Jean-Baptiste-Alcide, né le 5 septembre 1837, à Launoy (Ardennes), 86e de ligne. — Coup de feu, Solférino. — Plaies déchirées à la partie droite et postérieure du col. Dilacération profonde des muscles de cette région, cicatrices adhérentes. — Gratification renouvelable.

GIGET, Jacques, né le 26 janvier 1827, à Servon (Marne), sergent, 30e de ligne. — Coup de feu à la partie inférieure droite du cou, lésion du plexus cervical, Solférino. — Atrophié et flexion permanente de l'avant-bras sur le bras. — 6 mars 1851.

GUILBOT, Jean-Mathieu-Etienne, né le 22 janvier 1835, à Nalliers (Vendée), 23e de ligne. — Coup de feu traversant le coup, Magenta. — Difficulté des mouvements de la tête; céphalalgie fréquente. — Gratification renouvelable.

LAFITTE, François, né le 31 août 1836, à Linxe (Landes), 37e de ligne. — 3 coups de feu, Solférino, plaie déchirée au cou. — Cicatrice adhérente et profonde à la partie postérieure et latérale gauche du cou; plaie aggravée par la pourriture d'hôpital. Inflexion forcée de la tête sur l'épaule. Atrophie du bras gauche. — 6 octobre 1860.

LAVAL, Blaise, né le 23 août 1837, à Thuret (Puy-de-Dôme), 53e de ligne. — Coup de feu au cou, Solférino. — Flexion permanente et ankylose de tous les doigts de la main gauche. Atrophie du membre et paralysie partielle de la main. Le projectile, entré au niveau du cartilage thyroïde, est sorti dans la fosse sous-épineuse. — 24 juillet 1861.

LECOMTE, Louis-Ferdinand, né le 4 juillet 1835, à Chuchamp-sur-Orne (Calvados), 37e de ligne. — Coup de feu au cou, Solférino. — Laryngite chronique, alphonie, toux continue, hémoptysie périodique. Le projectile a détruit presque entièrement le cartilage thyroïde. — 7 octobre 1863.

LE CRAÏON, François, né le 19 janvier 1830, à Berné (Morbihan), 74e de ligne. — Coups de feu, Solférino. — Plaie déchirée à la région cervicale supérieure, lésion de la table externe de l'occipital. Plaie déchirée au cou et à l'avant-bras gauche. — Gratification renouvenable.

LERMIGEAUX, Félix-Constant, né le 22 octobre 1836, à Fournier (Nord), sergent, 6e bataillon de chasseurs. — Coup de feu au cou, Solférino. — Paralysie incomplète du membre inférieur droit, suite d'une lésion de la moelle épinière. Le projectile a pénétré dans le cou pour sortir au niveau de la 5e vertèbre dorsale, en traversant le sommet du thorax. — 16 mai 1860.

MASSARDIER, Pierre, né le 9 décembre 1833, à Chazeau (Loire), 49e de ligne. — Coup de feu au cou, Solférino. — Lésion grave du plexus brachial. Atrophie et paralysie du bras droit. Le projectile a traversé la base du cou et fracturé la clavicule et l'épine de l'omoplate. — 4 août 1860.

MEISS, François, né le 4 octobre 1819, à Ebersheim (Bas-Rhin), 70e de ligne. — Coup de feu au cou, Magenta. — Atrophie du membre thoracique droit, paralysie des trois derniers doigts de la main droite. Le projectile a traversé la région cervicale, d'avant en arrière, au niveau de la 6e vertèbre cervicale. — 21 août 1861.

MONJON, Jacques, né le 5 mars 1835, à Sommières (Vienne), 17e bataillon de chasseurs. — Coup de feu au cou, Solférino. — Le projectile, entré au niveau du bord externe du muscle trapèze droit, au-dessous de l'apophyse mastoïde, est sorti à la hauteur des apophyses épineuses des 1re et 2e vertèbres dorsales. — Gratification renouvelable.

MYNARD, Charles, né le 13 mars 1833, à Saint-Andreux (Côte-d'Or), 84e de ligne. — Coup de feu au cou, Solférino. — 14 mars 1860.

PEYRILLES, Jean, né le 3 février 1834, à Concorès (Lot), 91e de ligne.—2 coups de feu; au cou et au scrotum, Solférino. — Lésion grave; hémiplégie du côté gauche. Paralysie complète du membre supérieur, affaiblissement de la sensibilité et résolution prononcée du membre inférieur. Cicatrice adhérente au scrotum. — 6 octobre 1860.

RAYNAL, Jean-Pierre, né le 20 septembre 1829, à Cayriech (Tarn-et-Garonne), 61e de ligne. — Coup de feu au cou, Solférino. — Atrophie et paralysie presque complète du membre thoracique. Le projectile, pénétrant à l'angle de la mâchoire inférieure, est sorti à la base du cou du côté opposé, en lésant les plexus cervical et brachial. — 30 mai 1860.

RICHARD, Henri-Léon, né le 27 août 1837, à Paris (Seine), sergent, 21e de ligne.—Coup de feu au côté gauche du cou, Solférino. — Fracture des apophyses épineuses des dernières vertèbres cervicales; gêne dans les mouvements latéraux du cou et de redressement de la tête. La balle a été extraite par une contre-ouverture près de l'apophyse mastoïde, ainsi que quelques esquilles. Ce sous-officier, évacué sur France, est entré à l'hôpital Saint-Mandrier, Toulon, le 31 août, et il en est sorti le 23 septembre pour rejoindre son régiment à Béthune. — Gratification renouvelable.

SIMOT, Edmond-Prosper, né le 25 juillet 1834, à Coulommiers (Seine-et-Marne), 98e de ligne. — Coup de feu à la partie latérale droite du cou avec ouverture de sortie à la partie postérieure, Solférino. — Gêne dans les mouvements de la tête. — Gratification renouvelable.

BLESSURES DU THORAX.

Nous pourrions citer à peu près tous les exemples de guérison à la suite de plaies pénétrantes de la poitrine, quand les blessés ont pu recevoir des soins immédiats; nous nous bornerons à ne les puiser que dans un seul régiment, le 15e de ligne, et nous produirons quelques observations recueillies dans les hôpitaux.

24 hommes du 15e de ligne ont été atteints de plaies à la poitrine; 10 de ces plaies n'étaient pas pénétrantes; 14 étaient pénétrantes et plus ou moins graves.

8 hommes sont morts aux hôpitaux d'Italie et 6 ont survécu et ont rejoint le régiment à Rouen; ce sont :

Grosjean, Xavier, blessé à Solférino. La balle pénètre sur le bord droit du sternum, fracture la troisième côte et sort près du bord axillaire postérieur. Dyspnée, hémoptysie; sortie de l'air par les deux ouvertures; emphysème, pneumonie, épanchement pleural. 100 jours de traitement aux hôpitaux d'Italie. — *Retraité.*

Charpentier, Julien-Édouard, blessé à Solférino. La balle traverse d'avant en arrière le sommet du poumon droit et sort à la partie inférieure de l'omoplate. Hémoptysie pendant 8 jours; expulsion de 13 esquilles. 7 mois de traitement. Guérison complète. 25 février 1860, rentrée au régiment; respiration ample et nullement gênée.

Keller, Médard, blessé à Mélégnano. Plaie pénétrante. Guérison après 36 jours de traitement.

Leroy, Jean-Pierre, caporal, blessé à Mélégnano. Plaie pénétrante. Guérison après 42 jours de traitement.

Renaud, Joseph, blessé à Mélégnano. La balle pénètre à 6 centimètres au-dessous du mamelon droit et sort à la partie postérieure du tronc au-dessus des fausses côtes. Guérison après 90 jours d'hôpital.

Soulier, Pierre, blessé à Mélégnano. La balle pénètre au bord sternal et sort au bord axillaire postérieur. Guérison, 100 jours d'hôpital. Gratification renouvelable.

Hôpitaux de Milan. — « A la suite de coups de feu ayant traversé la poitrine de part en part, lorsque la mort n'avait pas succédé instantanément à une abondante hémorrhagie produite par la lésion d'un gros vaisseau, il nous a été permis d'observer les accidents suivants :

1° Si le tissu pulmonaire seul était lésé dans sa périphérie, l'occlusion des plaies et le repos absolu arrêtaient en général assez promptement l'hémorrhagie. — 2° A mesure que la réaction générale et locale se prononçait, les symptômes pleuropneumoniques consécutifs se déclaraient avec plus ou moins de violence vers le troisième jour. C'est alors que fut employé, concurremment avec les émissions sanguines, le tartre stibié, dont on suivait de près les effets, afin d'en suspendre l'usage dans le cas où il se produirait des vomissements susceptibles de rappeler l'hémorrhagie. Ce médicament, employé avec prudence, ne nous a jamais paru devoir être exclu de la médication de la pneumonie consécutive aux coups de feu. — L'emphysème ne s'est ordinairement pas développé dans des proportions très-considérables, malgré la lésion évidente de tuyaux bronchiques d'assez fort calibre pour permettre, pendant l'expiration, l'expulsion violente de l'air par chacune des deux ouvertures ; le trajet direct des blessures, la grande dimension de ces ouvertures, ont sans doute contribué à en empêcher soit la formation, soit l'extension. — Les dangers de l'hémorrhagie primitive, de la pneumonie, de l'emphysème, des épanchements consécutifs, étant surmontés, nous avons vu souvent l'état général des blessés atteints à la poitrine s'améliorer de jour en jour. — Après l'élimination des parties mortifiées, des bourgeons charnus ne tardaient pas à paraître, les plaies semblaient marcher vers une rapide et complète occlusion ; mais parfois, au moment où la guérison se laissait entrevoir, la suppuration et les épanchements de toute nature, entretenus ou reproduits par des lésions inaccessibles aux moyens chirurgicaux, entraînaient tôt ou tard la perte des blessés. — Dans les cas où les plaies de poitrine par armes à feu sont compliquées de fractures, on peut, plus fréquemment qu'on ne le pense, faire usage des débridements et des larges incisions ; ces opérations d'ailleurs peuvent seules faire connaître d'une manière certaine la gravité et l'étendue des fractures, faciliter l'extraction des esquilles et empêcher le séjour du pus dans la poitrine. — Il est permis de croire que, lorsque la résection des côtes fracturées est possible, elle peut mettre à l'abri des accidents consécutifs signalés plus haut. Cette opération, d'après le baron Hippolyte Larrey, aurait été plusieurs fois suivie de succès au siége d'Anvers. » Dr Cuvellier, médecin principal.

Hôpitaux de Crémone. — « En se rappelant les organes si importants contenus dans la cavité pectorale : le cœur, les gros vaisseaux si nombreux, les poumons et leur enveloppe, on est naturellement porté à se demander comment les plaies pénétrantes d'armes à feu ne sont pas plus souvent suivies de mort, même prompte. Pour expliquer cette rareté relative d'accidents, il faut examiner séparément les organes qui peuvent être atteints : le cœur ; mais par sa forte contexture fibro-musculaire, par sa mobilité extrême qui lui permet de fuir sous le choc des projectiles, il peut se faire qu'il échappe à leur action ; il en est de même pour les gros vaisseaux et pour les bronches. Mais si les blessures des centres de la circulation sont assez rares, il n'en est plus de même des poumons, qui presque toujours sont traversés. On se tromperait fort, toutefois, si l'on croyait qu'une balle qui traverse un poumon doive toujours déterminer la mort. » Dr Sonbier, médecin-major.

Hôpitaux d'Alexandrie.

1re *observation.* — BITON, Joseph, du 74e de ligne, est atteint le 20 mai, à Montebello, d'un coup de feu à la partie antérieure et supérieure de la poitrine. Au moment de la blessure, Biton était à genou, la tête et le corps portés en avant, et prêt à faire feu. La balle pénètre à six centimètres du bord droit du sternum entre les 3e et 4e côtes, se dirige obliquement de haut en bas, de dedans en dehors, d'avant en arrière et vient sortir au flanc droit sous les fausses côtes. — A son entrée à l'hôpital militaire d'Alexandrie, le 22 mai, on trouve les plaies d'entrée et de sortie tuméfiées, la première petite, la seconde beaucoup plus grande, avec ses bords renversés en dehors. Le blessé n'accuse pas de fortes douleurs; rien ne révèle une lésion viscérale; point de vomissements, pas de fièvre, pas de soif extraordinaire. Pansement simple. — 4e jour: douleur assez vive à la plaie supérieure, s'étendant promptement à tout l'abdomen, qui devient dur, gonflé; fièvre assez intense, toux fréquente avec crachats bilieux. Diète, antiphlogistiques. —5e jour: écoulement assez considérable de pus mêlé de bile. Même état jusqu'au 10e jour. Dès cette époque les douleurs sont beaucoup moins vives, et à part un dérangement intestinal de peu de durée, rien ne vient inspirer des craintes pour la vie du blessé, alors que tout porte à croire que la balle a, dans son trajet oblique, traversé le diaphragme et le foie. Biton a de l'appétit qu'on a bien de la peine à modérer, et pendant 45 jours il reste soumis à la médication la plus simple. Le pus n'est plus autant mélangé de bile, il reprend ses qualités normales. Bientôt le blessé peut se lever et demande une augmentation de nourriture; tout est pour le mieux lorsqu'au 56e jour survient une hémoptysie abondante accompagnant une toux sèche et fréquente. Le pouls est petit, fréquent, la soif devient très-vive; mais Biton ne s'inquiète pas, son moral est excellent. Boissons glacées, extrait alcoolique de seigle ergoté. — 59e jour: l'hémoptysie a cessé, mais pendant deux jours le malade a un nouveau dérangement intestinal qui est calmé par une médication appropriée. — 27 juillet: les plaies sont complétement cicatrisées. Biton se sent assez fort pour demander sa sortie de l'hôpital; cependant il accuse une douleur obtuse au flanc droit, et il est facile de constater que le foie est assez volumineux. Observation communiquée au médecin en chef, par un médecin italien, dont la signature est illisible.

Hôpitaux de Milan.

2e *observation.* — M. TREFOUEL, capitaine au 45e de ligne, blessé le 4 juin, à Magenta, fut transporté de l'ambulance de la 2e division du 2e corps à Milan, chez le comte Castel-Barco. Il était atteint à la poitrine par une balle entrée vers le septième espace intercostal, en arrière, du côté droit, au-dessous de l'angle de l'omoplate. Le trajet de la balle est oblique vers l'appendice xiphoïde, elle a pénétré dans la poitrine, où l'on perd sa trace.

Accidents primitifs. — La plaie débridée permet l'introduction du doigt; on constate l'érosion de la 6e côte sans fracture; le poumon ne présente que les signes d'une forte contusion; l'expectoration sanguine est peu abondante, la pleuropneumonie est combattue avec succès par les antiphlogistiques. — *Accidents consécutifs.* — La plèvre est le siége d'un épanchement qui, de jour en jour, devient plus considérable. La sérosité purulente se collectionne, cesse de sortir par l'ouverture de la plaie, et fait saillie entre la 11e et la 12e côte. Le 31e jour on pratique dans ce point l'opération de l'empyème par incision, qui donna issue à un litre environ de pus fétide. En même temps que cette collection s'était formée, les accidents gastriques, compliqués d'une vive sensibilité de l'abdomen, sans péritonite et sans météorisme, sans troubles du côté du foie ou de la vessie, furent les seuls qui apparurent. Pendant cette période le blessé se plaignit un jour d'une sensation particulière indéfinissable qu'il avait éprouvée dans l'abdomen, et qui lui avait causé un grand effroi, sans avoir été l'occasion d'un surcroît de douleur. A partir de ce moment, les accidents gastriques cessèrent; le sentiment douloureux, localisé vers l'appendice xiphoïde et que le blessé attribuait à la présence de la balle, cessa également pour ne plus se reproduire. Mais l'épanchement purulent de la poitrine fut intarissable; l'amaigrissement, la diarrhée colliquative, l'apparition d'abcès disséminés à la surface du corps, et de larges pustules purulentes furent les principaux symptômes d'infection putride; la mort survint 12 jours après l'opération de l'empyème.

Autopsie. — Le cœur est sain, on trouve de la sérosité sanguinolente dans le péricarde. Le poumon gauche offre des abcès disséminés à sa surface et dans son tissu. Le poumon droit, réduit à un très-petit volume, est appliqué contre la colonne vertébrale. Dans tout le côté droit on trouve un épanchement enkysté (près d'un litre de pus) ; au fond de ce kyste se trouvent un morceau de chemise et de tunique entraînés par le projectile. La surface convexe du foie est adhérente au diaphragme et noirâtre, manifestement altérée par la contiguïté du foyer purulent. — Les recherches les plus minutieuses firent enfin trouver la balle, logée dans la fossette inguinale droite, immédiatement au-dessus du cordon formé par l'artère ombilicale oblitérée, vers l'orifice interne du canal inguinal, où cette balle de forme conique avait engagé les trois quarts de son volume dans une sorte de poche, le reste de la balle étant apparent dans la cavité. Il n'y avait aucune trace d'inflammation dans son voisinage, point d'épanchement dans le péritoine, aucune trace du trajet qu'elle avait dû suivre pour arriver à ce point. On ne peut trouver le point de communication entre le thorax et l'abdomen. Il faut donc croire que la balle, logée d'abord dans la cavité pleurale droite, a écarté les fibres du diaphragme au voisinage de l'appendice xiphoïde, région douloureuse pour le blessé, nous l'avons dit, et que par son propre poids, à un moment donné, elle a pénétré dans l'abdomen jusque vers la paroi inguinale droite où elle s'est définitivement fixée. Casa Castelbarco, service de M. Gherini.

3e *observation.* — LAMBERT MORAINE, du 1er régiment de zouaves, blessé à Mélégnano, le 8 juin, d'un coup de feu; la balle a traversé la poitrine de part en part, en fracturant la 5e côte en avant et en arrière ; cette balle est conique, très-déformée, et enclavée entre les 5e et 6e côtes au niveau du bord vertébral de l'omoplate d'où elle est extraite le 9 juin. Deux saignées, des purgatifs, un large débridement, l'extraction des esquilles combattent la pleuropneumonie traumatique et l'emphysème. Bientôt l'ouverture d'entrée se ferme ; l'ouverture de sortie, assez large, donne encore issue à de l'air et à une grande quantité de sérosité purulente ; au bout d'un mois, le malade est en bonne voie de guérison. » *Hôpital San Ambrogio (Milan).* Cuvellier, médecin en chef des hôpitaux de Milan.

4e *observation.* — DUFOSSÉ, Emile, du 45e de ligne, coup de feu, Magenta. — Transporté le 7 juin, à l'hôpital Saint-Philippe (Milan), service de M. Gherini. — La balle, entrée au milieu du bord externe de l'omoplate, se perd dans le côté droit de la poitrine. Bientôt se déclare une pleuropneumonie suraiguë. Le blessé est saigné 6 fois ; l'air sort par la plaie ; l'opération de l'empyème entre la 10e et la 11e côte devient indispensable. La sortie de l'air par la plaie persiste pendant quinze jours. — Un mois après l'opération, la suppuration a cessé complétement et le malade est en voie de guérison. La balle ne donne aucun signe de sa présence. — *Retraité.*

Hôpitaux de Crémone.

5e *observation.* — *Plaie pénétrante de poitrine, coup de feu, Solférino.* — ARRIVET, David-Adolphe, du 86e de ligne. — Le projectile entre au niveau de la troisième côte en dehors du sternum, côté droit, et sort à l'angle inférieur de l'omoplate. — Hémoptysie pendant six jours; hémorrhagie rutilante par la plaie d'entrée ; douleurs vives pendant l'inspiration ; état très-grave avec symptômes d'asphyxie ; pouls filiforme, fréquent. — 29 juin. Dans la journée, deux saignées de quatre à cinq cents grammes chacune. Le pouls se relève, la respiration paraît se faire un peu plus librement; moins d'expuition sanguine, diète, boissons glacées, silence absolu. — 30. Délire belliqueux, agitation, potion calmante. — 1er juillet. Même état ; un purgatif ; réfrigérants sur la tête. — 2. Même état, saignée de 400 grammes. — 3. Douze sangsues à la base de la poitrine où existe une matité sourde avec absence de bruit respiratoire. — 4. Un peu d'amélioration malgré la persistance du délire. Saignée de 400 grammes. — 5. Amélioration marquée; respiration plus libre, plus d'hémoptysie, ni d'hémorrhagie par la plaie. Le soir saignée de 400 grammes. — Même état jusqu'au 12. — 13. Recrudescence du mal. Symptômes d'asphyxie qui reparaissent avec l'hémoptysie, saignée de 400 grammes. — 14. Même état toujours grave, l'expectoration sanguine continue, sanie purulente qui s'écoule en abondance par la plaie antérieure, pouls misérable, très-fréquent, anémie, saignée de 300 grammes. —

15. Mêmes symptômes, une huitième saignée. — 16. Amélioration marquée. — 17-21. Même état. — 22. Expectoration purulente pendant deux jours; glace, sirop de pavots. — 25. Amélioration; les plaies sont presque fermées. — 8 août, recrudescence, frissons suivis de sueurs abondantes, respiration anxieuse, expectoration séro-purulente, striée de sang, pas de douleur dans la poitrine, solution de sulfate de quinine. — 18. Amélioration considérable, anémie profonde, marasme, pouls peu développé, un peu fréquent, bon sommeil, appétence marquée, matité complète à la partie postérieure, souffle tubaire très-évident et bronchophonie, décubitus dorsal. —21. Amélioration.—27. Même état, guérison prochaine.—Rentré en France guéri.—*Retraité*.

6e *observation*. — PERRIER, Antoine, du 74e de ligne. Plaie pénétrante de poitrine, coups de feu, Solférino.— La balle, entrée du côté droit, entre les deuxième et troisième côtes, sort entre l'omoplate et la colonne vertébrale, au niveau de la troisième vertèbre dorsale du même côté. — 29 juin. Hémoptysie abondante, respiration anxieuse, face pâle, profondément altérée, pouls misérable, fréquent; poitrine immobilisée par la douleur, matité, nul bruit respiratoire; saignée de 400 grammes. — 30. Hémoptysie, dyspnée profonde, deux saignées de 400 grammes. — 1er juillet. Même état, hémoptysie, une saignée de 400 grammes, un peu d'amélioration le soir; l'expectoration sanguine disparaît, moins de dyspnée, le pouls se relève. Tisane à la glace avec du lait. — 2. Même état, saignée, huile de ricin. — 3-4. Une saignée, plus d'hémoptysie. —5-7. Même état.—8. Exacerbation des symptômes, hémoptysie, septième saignée.—9. Des portions de poumon sanieuses et gangrenées sortent par la plaie d'entrée, respiration gênée, hémoptysie, saignée.—10-12. Amélioration. —13. Réapparition des symptômes de dyspnée, saignée. — 14-26. Perrier va de mieux en mieux, mais ce jour il est pris d'une forte fièvre, avec douleurs vives dans le côté. — 27. Amélioration, les plaies se sont fermées. Sulfate de quinine, même état jusqu'au 17 août. — 18 août. Amélioration persistante; assez bon appétit, bon sommeil, pouls toujours fréquent, plus développé, bruit de gargouillement au côté droit; la percussion y fait entendre une sonorité restreinte, toux opiniâtre; expectoration visqueuse, muco-purulente. Perrier commence à marcher, mais avec peine. Débilité profonde, anémie, maigreur considérable, un peu de diarrhée. — 21. A la partie postéro-inférieure de la poitrine, matité complète avec absence de bruit respiratoire. Une particularité qui nous a frappé, c'est qu'au point même de la plaie de sortie, on n'entend aucun bruit dans la bronche, ni souffle tubaire, ni bronchophonie. A-t-elle été atteinte par le projectile? la cicatrice l'a-t-elle oblitérée? Guérison définitive, fin août. — *Retraité*. Dr SONRIER, médecin-major.

Hôpitaux de Castiglione.

7e *observation*. — *Coup de pointe de sabre dirigée obliquement de droite à gauche entre les deuxième et troisième côtes*. — GILET, brigadier? est apporté le 24 juin à huit heures du soir à l'hôpital de Castiglione; la tête est renversée, la respiration haletante; le pouls radial insensible, la face décolorée et extrêmement altérée; il peut à peine s'exprimer et expectore des mucosités légèrement striées; il venait de recevoir un coup de pointe de sabre dirigée d'avant en arrière, de dehors en dedans et de droite à gauche et traversant à deux centimètres du sternum l'espace compris entre les deuxième et troisième côtes du côté droit. L'ouverture présente tout au plus un centimètre d'étendue, la percussion nous fait constater une matité très-prononcée à la base et dans toute l'étendue du poumon droit. Une saignée immédiate ne donne que 120 grammes de sang. Pendant la nuit il eut du délire et fut, nous dit-il, assiégé de pressentiments sinistres; le lendemain soir les pulsations radiales commencèrent à se faire sentir, mais faiblement; la face reprit une expression plus calme. Plus tard, anxiété extrêmement vive, respiration laborieuse, oppression. Bientôt il se plaint du ventre, qui devient tendu; le foie fait une saillie remarquable, il éprouve des tranchées extrêmement vives et est tourmenté par une soif intense qu'il n'ose satisfaire, car l'ingestion du liquide est immédiatement suivie de douleurs atroces, mais passagères, qui lui arrachent des cris. Tout le ventre est douloureux à la plus légère pression. Dans la nuit du 26 il fut très-agité et eut du délire, pas de crachats sanguinolents. — Le 27 au matin, anxiété très-vive, respiration haletante, soif continuelle et continue et même crainte extrême de boire; ventre tendu et douloureux, matité à la base de la poitrine;

il meurt à dix heures du matin. — *Nécropsie.* Épanchement considérable de sang qui remplit tout le côté droit du thorax; le bord antérieur du poumon est traversé d'avant en arrière, de dehors en dedans et de droite à gauche; le fer avait pénétré dans le médiastin antérieur, divisé incomplétement le nerf diaphragmatique et ouvert la veine cave inférieure. — La prolongation de la vie après une blessure aussi grave ne s'explique que par l'épanchement considérable de sang qui remplissait le côté droit de la poitrine et a mis un terme à l'hémorrhagie. Dr Haspel, médecin principal.

A l'occasion du drainage chirurgical, page 338 de ce volume, nous avons relaté l'observation donnée par notre collègue, M. le Dr Cuvellier, médecin en chef des hôpitaux de Milan, sur la blessure du lieutenant-colonel Maire, du 98e de ligne, nommé depuis colonel du 8e de ligne; nous ajouterons à cette observation de plaie compliquée à la partie supérieure et postérieure du thorax les renseignements suivants qui peuvent éveiller l'attention dans certains cas analogues :

La blessure avait été produite par un projectile rond (mitraille) entré par la même ouverture qu'un éclat d'obus. Le projectile rond était sorti près de l'épaule droite et rien ne faisait supposer la présence d'un autre projectile; les accidents qui se présentèrent ont été attribués à des portions de vêtement et à de petites esquilles. — Le colonel est évacué sur Gênes; là, on put extraire deux morceaux de drap; évacué sur Marseille, on enlève un nouveau morceau de drap; évacué sur Cette, il y eut extraction d'une esquille d'un centimètre cube arrêtée à trois travers de doigt de la plaie de l'épaule droite; quelque temps après, à Bordeaux, il y eut tentative d'extraction d'un corps étranger dont la présence avait été constatée à Cette, mais qui n'avait pu être enlevé. — Le 27 janvier, une incision profonde permet d'arriver à ce corps étranger dépouillé des débris de vêtement qui le coiffaient et n'avaient pas permis dès le début d'en reconnaître la nature. C'était un éclat d'obus triangulaire de 35 millimètres de base sur 5 centimètres de longueur et 15 millimètres d'épaisseur, du poids de 57 grammes. — Cet éclat d'obus, entré par la même ouverture et en même temps que la balle, a été arrêté dans les tissus avec les débris de vêtement, après avoir écorné l'omoplate gauche et fracturé une apophyse épineuse vertébrale.

TABLEAU DES BLESSURES DU THORAX.

GENRES DE BLESSURES.	PROJECTILES, ARMES, ETC., QUI ONT PRODUIT LES BLESSURES.																	
	BALLE.			BOULET.			ÉCLATS DE PROJECTILES, BISCAÏENS.			SABRE, BAÏONNETTE, LANCE.			DIVERSES.			TOTAL.		
	Pensionnés.	Sortis guéris ou évacués.	Morts.	Pensionnés.	Sortis guéris ou évacués.	Morts.	Pensionnés.	Sortis guéris ou évacués.	Morts.	Pensionnés.	Sortis guéris ou évacués.	Morts.	Pensionnés.	Sortis guéris ou évacués.	Morts.	Pensionnés.	Sortis guéris ou évacués.	Morts.
Plaies contuses.	58	307	3	»	»	»	2	8	1	1	19	»	»	»	»	61	334	4
Plaies pénétrantes.	77	58	113	»	»	»	»	2	6	1	11	5	»	»	»	78	71	124
Fractures.	29	66	17	»	»	»	2	11	3	»	»	»	»	»	»	31	77	20
Plaies indéterminées. . . .	14	55	31	»	»	»	»	»	»	»	»	»	1	4	»	15	59	31
Contusions.	1	24	»	1	3	7	»	12	»	»	»	»	»	»	2	2	39	9
Diverses.	»	»	»	»	»	»	»	»	»	»	»	»	3	»	»	3	.	»
Sans indications	»	»	»	»	»	»	»	»	»	»	»	»	»	83	11	»	83	11
	179	510	164	1	3	7	4	33	10	2	30	5	4	87	13	190	663	119
TOTAUX.	853			11			47			39			104			1,052		

La date terminale de chaque observation sommaire est celle du décret accordant la pension de retraite.

BLESSURES DU THORAX.

Ali-Ould-Tabet, né en 1830, aux Beni-Chougran (Oran), 2e tirailleurs algériens.—Plaie contuse au côté gauche du thorax, coup de feu. Solférino. — Le projectile a traversé les muscles pectoraux de haut en bas et de dedans en dehors. — Gratification renouvelable.

Alla, Auguste, né le 22 janvier 1836, à la Canourgue (Lozère), 86e de ligne. — Plaie contuse à la poitrine, coup de feu. Solférino. — Nécrose et élimination de petites portions osseuses des côtes. — Gratification renouvelable.

Alorge, Henri-Désiré, né le 17 juillet 1833, à Courcouronne (Seine-et-Oise), 3e grenadiers. — Plaie en séton à la région mammaire droite, coup de feu. Magenta. — Cette plaie contourne la paroi thoracique d'avant en arrière. Deux cicatrices adhérentes à la face antérieure et à la face postérieure du thorax. — Gratification renouvelable.

ARRIVET, David-Adolphe, né le 10 février 1835, à Serempuy (Gers), 86e de ligne.—Plaie pénétrante de poitrine, Solférino. — Le projectile a traversé la poitrine de part en part, de l'articulation chondro-sternale de la 3e côte au tiers inférieur du bord axillaire de l'omoplate. Hémoptysie immédiate, asphyxie menaçante, hémorrhagie par la plaie d'entrée. Agitation, délire belliqueux du 30 juin au 15 juillet, huit saignées de 300 à 500 grammes. Alternatives de bien et de mal, anémie profonde, faiblesse extrême, adhérences pleurales, évacué sur France, le 29 août. Dyspnée et hémoptysie à la moindre fatigue. Dr Manfredini, médecin directeur de l'hôpital de Crémone. — 6 octobre 1860.

ASSÉMAT, Pierre, né le 12 décembre 1842, au Bez (Tarn), 49e de ligne. — Blessures multiples; coups de feu, Solférino. —Plaie contuse à la poitrine et à la main droite; perte complète de l'auriculaire de la main droite. — Rétraction du médius de la main gauche. Cicatrice adhérente au côté gauche de la poitrine. Plaie profonde au mollet droit.—11 juillet 1860.

AUCOURT, Jean-Pierre, né le 30 août 1835, à Chauffailles (Saône-et-Loire), 10e bataillon de chasseurs. — Coup de feu au thorax, Solférino. — Dyspnée, faiblesse générale et affaiblissement du bras gauche. — 31 mars 1860.

BACHELIER, Félix-Victor, né le 3 février 1830, à Étampes (Seine-et-Oise), 1er zouaves.— Plaie pénétrante de poitrine. Le projectile a fracturé deux côtes et le premier métacarpien droit. Coup de feu, Mélégnano. — Cicatrice vicieuse à la base du premier métacarpien droit. Troubles dans les fonctions respiratoires. — 16 mai 1860.

BADEAU, Jean, né le 9 février 1836, à Sauviat (Puy-de-Dôme), 33e de ligne. — Plaie pénétrante de poitrine; coup de feu, Mélégnano, — La balle pénètre à la partie supérieure du thorax près de l'articulation sterno-claviculaire et sort au-dessous de l'omoplate gauche. — Gêne de la respiration, hémoptysies consécutives. — 6 mars 1861.

BALDIT, Joseph-Clément, né le 1er décembre 1837, à Malons (Gard), 1er zouaves.—Plaie pénétrante au côté droit de la poitrine; coup de feu, Solférino. — Gêne de la respiration et cicatrice adhérente au niveau des 5e et 6e cartilages costaux droits. Le projectile a traversé le poumon droit à sa partie moyenne. — 4 août 1860.

BARECK-BERNAOUI, né en 1829, à Milianah (Algérie), 1er tirailleurs algériens. — Plaie pénétrante de poitrine. Coup de feu, Magenta. — Hémoptysie fréquente. Le projectile a traversé le poumon droit.—16 janvier 1861.

BARTHELEMY, Placide, né le 19 avril 1834, à Laroque (Aveyron), 72e de ligne. — Plaie pénétrante de poitrine et plaie contuse à la fesse, coups de feu, Solférino. — Pneumonie chronique du côté droit. Atrophie incomplète du membre inférieur droit. Lésion du nerf sciatique. — 16 mai 1860.

BATISSARD, Antoine, né le 20 novembre 1834, à Laqueuille (Puy-de-Dôme), sergent, 1er zouaves.—Plaie déchirée à la poitrine, et plaie contuse au bras gauche. Coup de feu, Mélégnano. — Gêne de la respiration et des mouvements du bras gauche. Le projectile a labouré la poitrine au niveau des 6e et 7e côtes gauches et pénétré dans le bras. — 1er octobre 1861.

BAUMANN, Jacques, né le 29 décembre 1834, à Obermichelbach (Haut-Rhin), 61e de ligne. Coup de feu, Solférino. — Plaie déchirée au niveau de la 5e vertèbre dorsale; cicatrices adhérentes. — Gratification renouvelable.

BAUQUIN, Claude-Emile, né le 2 mars 1836, à Ornans (Doubs), 49e de ligne. — Plaie pénétrante de poitrine. Coup de feu, Solférino. — Gêne de la respiration et dans les mouvements du bras gauche. Le projectile a traversé la poitrine. Les muscles de l'épaule et du bras sont sensiblement atrophiés. — 26 janvier 1862.

BEHAGUE, Louis, né le 26 août 1836, à Chaumont (Yonne), sergent, 65e de ligne. — Plaie pénétrante de poitrine. Coup de feu, Solférino. — Paralysie incomplète du membre thoracique gauche. Gêne dans les fonctions respiratoires. Le projectile, entré à la partie antérieure de l'aisselle gauche, est sorti à l'angle inférieur de l'omoplate droite, après avoir traversé le poumon gauche. — 24 juillet 1861.

BELLIER, Pierre-François, né le 21 février 1835, à Saint-Mihervé (Ille-et-Vilaine, 23e de ligne. — Coup de feu au thorax? Magenta. — Hémoptysie fréquente avec altération de la constitution. — Gêne dans les mouvements de l'articulation scapulo-humérale. — 31 mars 1860.

Berrot, Aloyse, né le 20 juin 1829, à Rouffach (Haut-Rhin), 86e de ligne. Plaie contuse au côté droit de la poitrine. Coup de feu, Solférino. — Pleuropneumonie chronique superficielle. — Gratification renouvelable.

Bertet, Marius-Jean-Baptiste, né le 20 février 1835, à Aix (Bouches-du-Rhône), 74e de ligne. — Coup de feu à la région inférieure latérale gauche de la poitrine, Solférino. — Contusion du poumon, adhérences pleurales.—Gratification renouvelable.

Besset, Auguste, né le 16 janvier 1829, à Saint-Voy (Haute-Loire), 91e de ligne. — Longue plaie dorsale. Coup de feu, Solférino. — La balle pénètre à l'aisselle droite, suit un trajet oblique du haut en bas et sort à gauche au niveau des dernières vertèbres lombaires, sans lésion osseuse.—Gratification renouvelable.

Bessière, Pierre, né le 17 juillet 1836, à Estaing (Aveyron), 91e de ligne. — Coup de feu, Solférino. — Plaie compliquée au côté gauche de la base du thorax, fracture avec perte de substance de la dixième côte.—Gratification renouvelable.

Bloch, Isaac, né le 29 avril 1836, à Hagenbach (Haut-Rhin), 1er zouaves. — Coup de feu, Mélégnano. — Plaie compliquée à la région dorsale; fracture des apophyses épineuses des 5e et 6e vertèbres.—Gratification renouvelable.

Bock, Adolphe-François-Joseph, né le 22 décembre 1834, à Saint-Martin-des-Champs (Cher), sergent, 53e de ligne. — Coup de feu au côté gauche de la poitrine, Solférino. — 24 février 1860.

Brun, Marc-Cyprien, né le 29 juillet 1826, à Ceilhes (Hérault), 98e de ligne.—Coup de feu au côté gauche du thorax, Solférino.—Dyspnée, gêne dans les mouvements de l'épaule. — 11 juillet 1860.

Busnel, François-Pierre, né le 16 juin 1836, à Saint-Pierre-de-Plesquen (Ille-et-Vilaine), 73e de ligne. — Plaie pénétrante de poitrine, coup de feu, Magenta. — La balle entre à la partie supérieure droite du sternum, se dirige obliquement d'avant en arrière, traverse la poitrine et l'omoplate gauche, et s'engage dans les parties molles de la région sous-épineuse. Extraction par incision au bord axillaire postérieur; esquilles sorties ultérieurement par la plaie de l'incision. Troubles graves de la respiration. Incurvation latérale gauche de la colonne vertébrale, paralysie du bras. — 25 avril 1860.

Butteroni, Antoine, né le 4 avril 1829, à Mayence (grand duché de Hesse), 90e de ligne. — Blessures multiples : plaie pénétrante de poitrine, coup de baïonnette. Plaie déchirée à la région sacrée, éclat d'obus. Fracture du bras gauche, coup de feu, Magenta. — Dyspnée permanente; cicatrice adhérente au sacrum. Cal vicieux du bras gauche. — 1er février 1865.

Calvet, David, né le 8 octobre 1833, à Saint-Jean-du-Gard (Gard), 49e de ligne.—Plaie pénétrante de poitrine, coup de feu, Solférino. — Dyspnée habituelle. Le projectile a traversé le sommet du poumon droit. — 30 mai 1860.

Capon, Désiré-Arsène, né le 20 décembre 1833, à Lille (Nord), 6e bataillon de chasseurs. — Plaie compliquée à la partie externe gauche de la poitrine. Coup de feu, Solférino. — La balle a fracturé la 5e côte et est sortie à la fosse sous-épineuse de l'omoplate.—Dyspnée intermittente. — Gratification renouvelable.

Casanova, Pierre-Paul, né en avril 1831, à Pruno (Corse), sergent, 1er voltigeurs. — Plaie pénétrante de poitrine. Coup de feu, Solférino. — Le projectile atteint la partie postérieure et externe du côté droit de la poitrine, et se divise sur les côtes. Un seul fragment a pu être extrait; l'autre a pénétré dans la poitrine. Hémoptysies intermittentes avec gêne considérable de la respiration. — 4 juin 1862.

Caumes, Etienne-Germain, né le 28 mai 1834, aux Costes (Aveyron), 10e bataillon de chasseurs à pied. — Plaie pénétrante de poitrine, coup de feu, Solférino. — Plaie fistuleuse au-dessous du mamelon gauche. Le projectile, pénétrant à la région dorsale au-dessous de l'angle de l'omoplate, a traversé la cavité thoracique pour sortir au-dessous du mamelon gauche en fracturant la 6e côte. — 6 mars 1861.

CAZES, Jean, né le 6 août 1836, à Grezels (Lot), 100e de ligne. — Coup de feu dans le dos, Solférino. — Triple cicatrice à la hauteur des deux omoplates, la cicatrice médiane large de 7 centimètres. — Gratification renouvelable.

CHABERT, Léger, né le 9 avril 1837, à Thoiry (Savoie), 100e de ligne? — Plaie pénétrante de poitrine, coup de feu, Solférino. — Le projectile a traversé le poumon gauche. — — Ostéite suppurée du genou gauche; ankylose consécutive, accidents survenus pendant le séjour aux hôpitaux. — 15 avril 1863.

CHAMP, Louis-Frédéric, né le 22 novembre 1822, à Ollières (Ardèche), 100e de ligne. — Coup de feu à la poitrine, Solférino. — Pneumonie chronique, plaie fistuleuse et adhérence de l'omoplate aux côtes. — 25 avril 1860.

CHAUSSADE, Michel, né le 19 mai 1834, à Paris (Seine), caporal, 1er zouaves. — Plaie compliquée à la poitrine, biscaïen, Solférino. — Gêne de la respiration. Le projectile a fracturé à leur partie moyenne les 9e, 10e et 11e côtes droites; cicatrice adhérente, engorgement du foie. — 6 octobre 1860.

CHEVALIER, Antoine-Jules, né le 7 avril 1834, à Paris (Seine), 86e de ligne. — Plaies contuses au niveau de l'épine de l'omoplate et de l'articulation chondro-sternale de la 2e côte du côté gauche, coup de feu, Solférino. — Pneumonie chronique. — Gratification renouvelable.

CHOGNION, Pierre, né le 29 mars 1839, à Saint-Génès-la-Tourette (Puy-de-Dôme), 49e de ligne. — Plaie pénétrante de poitrine, coup de feu, Solférino. — Gêne considérable des mouvements respiratoires. Le projectile a fracturé la 7e côte du côté droit en avant, et la 9e du même côté en arrière. Cicatrices déprimées et adhérentes. — 6 octobre 1860.

CLAVEAUD-VÉRINAS, François, né le 16 janvier 1834, à Bordeaux (Gironde). — Coup de feu au thorax, Solférino. — Le projectile a traversé le côté droit du thorax. Cicatrice adhérente à l'extrémité antérieure de la 9e côte. — Troubles respiratoires. — 11 juillet 1860.

CLÉMENT, Antoine-Marie, né le 22 février 1837, à Ronno (Rhône), 70e de ligne. — Coups de feu à la poitrine et à la main droite, Magenta. — Fracture de la 6e côte. Perte partielle du pouce de la main droite. — 30 mai 1860.

CLERC, Pierre, né le 15 janvier 1836, à Serres (Aude), 72e de ligne. — Coup de feu au thorax avec fracture de l'omoplate droite, Solférino. — 14 mars 1860.

COMEAU, François, né le 23 novembre 1836, à Breuil (Saône-et-Loire), 1er zouaves. — Plaie contuse à la poitrine; coup de feu, Mélégnano. — Le projectile a contourné la paroi antérieure du thorax, du mamelon gauche au bord axillaire droit en labourant les muscles pectoraux et intercostaux. — Gratification renouvelable.

CONRARD, François-Napoléon, né le 11 juin 1836, à Arnaville (Meurthe), 98e de ligne. — Plaie contuse à la base de la poitrine et à l'hypochondre droit, coup de feu, Solférino. — Gonflement du foie, gêne de la respiration. — Gratification renouvelable.

COQUELIN, Isidore-Paulin, né le 3 mars 1835, à Lassay (Mayenne), caporal, 37e de ligne. — Plaie contuse à la partie supérieure gauche du thorax et au bras gauche, coup de feu, Mélégnano. — 4 juin 1862.

CORBIÈRE, Jean, né le 11 décembre 1833, à Bez (Tarn), 49e de ligne. — Plaie pénétrante de poitrine, partie inférieure droite, coup de feu, Solférino. — Le projectile a pénétré dans la poitrine après avoir fracturé les 5e et 6e côtes. — Gêne dans les mouvements du bras droit. — 6 octobre 1860.

COUDRY, François, né le 13 septembre 1821, à Dôle (Jura), sergent, 33e de ligne. — Séton au côté droit du thorax, coup de feu, Mélégnano. — Varices volumineuses à la jambe droite, fréquentes hémorrhagies. — Gratification renouvelable.

COUENNAUX, Jean-Marie-Gilles, né le 2 septembre 1834, à Mézières (Ille-et-Vilaine, 74e de ligne. — Plaie pénétrante de poitrine, coup de feu, Solférino. — Lésion du poumon; adhérences pleurales. — Gratification renouvelable.

Couette, Augustin-Stanislas, né le 4 avril 1835 à Saint-Maurice-d'Esselau (Seine-Inférieure), 53e de ligne. — Coup de feu au côté droit de la poitrine, Solférino. — 14 mars 1860.

Couturier, Pierre-François-Eugène, né le 15 mars 1833, à Colombe (Haute-Saône), sergent, 8e bataillon de chasseurs. — Coup de feu au côté droit du thorax, Magenta.—Deux plaies fistuleuses au côté droit du thorax à la hauteur de la 7e côte. — 4 juin 1862.

Dantlo, Jean-George, né le 4 septembre 1838, à Carspach (Haut-Rhin), 34e de ligne. — Plaie contuse au côté droit de la poitrine, coup de feu, Solférino. — Gratification renouvelable.

Davaille, Louis-Adolphe, né le 22 septembre 1827, à Paris (Seine), lieutenant, 100e de ligne. — Plaie pénétrante au côté droit de la poitrine, coup de feu, Solférino. — Entré à l'ambulance du quartier général du 1er corps. — Trajet fistuleux au niveau de l'ouverture d'entrée, amaigrissement, gêne considérable de la respiration.—7 mars 1821.

Delahaye, Armand-Jean-Baptiste, né le 16 juin 1836, à Lezars (Pas-de-Palais), 98e de ligne. — Plaie contuse au thorax et fracture des apophyses épineuses de deux vertèbres dorsales, coup de feu, Montebello. — La balle frappe à la hauteur de la 8e côte, contourne le thorax sous la peau, se dirige en arrière et en dedans et s'arrête aux apophyses épineuses qu'elle fracture. — Paralysie des membres inférieurs. Entré, le 21 mai à l'hôpital Sainte-Marthe d'Alexandrie, évacué le 28 juillet sur Gênes. — Rétraction du membre pelvien gauche. — Gratification renouvelable.

Delville, André-Auguste-Antoine, né le 2 décembre 1832, à Hamegicourt (Aisne), 49e de ligne. — Plaie pénétrante de poitrine, coup de feu, Solférino.— Dyspnée habituelle. Le projectile a traversé le sommet du poumon droit. — 30 mars 1860.

Dieudonné, Victor, né le 12 décembre 1834, à Saint-Nabord (Vosges), caporal, 8e bataillon de chasseurs. — Plaie pénétrante de poitrine, coup de feu, Magenta. — Carie des 9e, 10e et 11e côtes gauches. Le projectile a, prétend le blessé, entraîné avec lui un corps étranger (bouton d'uniforme) dont la présence n'a pas été constatée. — 6 mars 1861.

Djillali-ben-Abdallah, né en 1823, aux Beni-Ouraghs (Oran), 2e tirailleurs algériens. — Plaie contuse à la partie postérieure droite du thorax entre la colonne vertébrale et le bord postérieur de l'omoplate droite, coup de feu, Solférino. — Gratification renouvelable.

Domecq, Jean-Baptiste-Maximin, né le 29 mai 1832, à Paris (Seine), caporal, 2e voltigeurs de la garde. — 3 coups de feu, Solférino. — 1° à la bouche, perte de plusieurs dents molaires du côté droit; 2° à la poitrine au-dessous de la clavicule, gêne de la respiration; 3° au cou, lésion du plexus brachial, paralysie incomplète du bras gauche. — 24 juillet 1861.

Dubois, Joseph, né le 15 février 1834, à Salons (Corrèze), 55e de ligne. — Plaie pénétrante de poitrine, coup de feu, Solférino. — Le projectile entre à la partie antérieure et moyenne de la poitrine, fracture les 6e et 7e côtes droites et lèse le poumon. Exfoliation et carie du sternum. —Gratification renouvelable.

Dufossé, Émile-Dominique, né le 16 avril 1837, à Beauvais (Oise), 45e de ligne. — Plaie pénétrante de poitrine, coup de feu, Magenta.—Entré à l'hôpital Saint-Philippe, Milan, service de M. Gherini. — Rétrécissement de la cage thoracique du côté droit, respiration incomplète. Le projectile non extrait a traversé la partie postérieure droite de la poitrine et déterminé une pleuropneumonie grave, thoracentèse. — 6 octobre 1860.

Dufournet, Jean, né le 2 mai 1837, à Pringy (Haute-Savoie), artillerie, garde. — Coup de feu au bras gauche. Abcès froid, carie de l'extrémité antérieure des 2e et 3e côtes. — Gratification renouvelable.

Dupin, Jean, né le 11 septembre 1822, à Sainte-Eulalie-d'Ambarès (Gironde), 10e bataillon de chasseurs. — Coup de feu à la poitrine, Solférino. — Hémoptysie avec gêne de la respiration. — 31 mars 1860.

DURAND, Jean, né le 13 février 1827, à Saint-Egrève (Isère), 2e voltigeurs de la garde. — Plaie contuse à la partie inférieure et externe du côté gauche du thorax, coup de feu, Solférino. — Gratification renouvelable.

EFFRAY, Louis, né le 6 novembre 1831, à Durtal (Maine-et-Loire), 1er zouaves. — Plaie contuse à la poitrine, éclat d'obus; séton à la cuisse droite, coup de feu, Mélégnano. — Enfoncement et mobilité du sternum à sa partie inférieure. Plusieurs hémoptysies. Gêne dans les mouvements du membre inférieur droit. — 1er octobre 1861.

EVRARD, François-Désiré, né le 1er novembre 1833, à Louviers (Eure), 55e de ligne. — Plaie contuse à la partie antérieure gauche de la poitrine, coup de feu, Solférino. — Cicatrice profonde. Gêne dans les mouvements du thorax. — Gratification renouvelable.

FAVERIE, Louis-Jean, né le 11 août 1834, à Saint-Fraimbault-de-Prières (Mayenne), 43e de ligne. — Plaie compliquée à la poitrine, lésion de poumon, coup de feu, Solférino. — Gratification renouvelable.

FEISS, Joseph, né le 17 novembre 1832, à Bergheim (Haut-Rhin), sergent, 2e de ligne. — 2 coups de feu, Solférino. — 1° plaie pénétrante du thorax : le projectile entre en avant et au niveau des fausses côtes du côté droit, les fracture et sort à la région dorsale du côté gauche après avoir produit des désordres (?) qu'explique la gravité des accidents qui se sont succédé pendant le traitement; 2° fracture de l'avant-bras, lésion du nerf cubital, paralysie partielle de la main. — 6 octobre 1860.

FOUASSIER, Constant-Louis, né le 3 mai 1836, à Saint-Denis-d'Orgues (Sarthe), 43e de ligne, coup de feu à la partie gauche du thorax, Solférino. — Gratification renouvelable.

FRAYSSINET, Jean-Baptiste-Castanier, né le 24 mai 1834, à Castelmary (Aveyron), 85e de ligne. — Plaie contuse à la poitrine au niveau de la 4e côte, coup de feu, Magenta. — Gêne de la respiration, difficulté dans les mouvements du membre thoracique gauche. — Gratification renouvelable.

GAUDIN, Pierre, né le 29 septembre 1837, à Bazouge-la-Pérouse (Ille-et-Vilaine), 72e de ligne. — Plaie contuse à la poitrine, coup de feu, Solférino. — La balle, entrée près du bord externe du sternum, est sortie au milieu de la fosse sous-épineuse de l'omoplate (?). — Gratification renouvelable.

GAUTHERON, Philibert, né le 4 février 1834, à Tassenières (Jura), 5e hussards. — Plaie pénétrante de poitrine, coup de feu, Solférino. — Le projectile pénètre à droite au niveau de la 8e côte. Il est difficile de constater la présence du projectile dans la cavité thoracique; cependant les accidents consécutifs permettent de supposer qu'il est resté, comme l'assure le blessé : 1° matité du poumon droit; 2° diminution du bruit respiratoire; 3° pesanteur derrière le sternum; 4° accès de suffocation observés pendant le séjour du blessé à l'hôpital; 5° altération de la voix; 6° gêne dans les mouvements du bras correspondant. — 16 janvier 1861.

GÉNOLHAC, Jean-Baptiste, né le 5 novembre 1836, à Châteauneuf (Lozère), 86e de ligne. — Plaie contuse à la poitrine, coup de feu, Solférino. — Le projectile est entré au niveau de la 5e côte près du mamelon droit, a contourné la cage thoracique pour sortir à l'angle inférieur de l'omoplate du même côté. — Gratification renouvelable.

GÉRAUD, Géraud, né le 23 juin 1834, à Masclat (Lot), caporal, 70e de ligne. — Plaie contuse à la poitrine, coup de feu, Magenta. — Gêne de la respiration. — Gratification renouvelable.

GEYRES, Jacques, né le 31 mars 1817, à Buguein (Basses-Pyrénées), sergent, 45e de ligne, coup de feu à la poitrine, Solférino. — Troubles de la respiration. Le projectile a traversé le poumon droit. Entré au-dessus du mamelon droit, il sort dans la fosse sous-épineuse, après avoir fracturé l'angle inférieur de l'omoplate. — 4 juin 1862.

GIGOT, Joseph, né le 17 mars 1829, à Riviers (Isère), 74e de ligne. — Coup de feu à la poitrine, Solférino. — Lésion du poumon, adhérences pleurales. — Gratification renouvelable.

GILLIART, Alphonse-Joseph, né le 17 mai 1839, à Jolimetz (Nord), 5e hussards. — Coup de feu à la base du thorax, côté droit; fracture de la dernière côte, Solférino. — Bronchite chronique ; gêne notable de la respiration et faiblesse générale. — 25 octobre 1862.

GOUTIN, Louis-Henri-Alexandre, né le 29 mars 1831, à Limoges (Haute-Vienne), sergent, 1er zouaves. — Coup de feu à la poitrine, Solférino. — Gêne extrême de la respiration; hémoptysies fréquentes. Le projectile a traversé le côté gauche du thorax au niveau de la 3e côte, qui a été fracturée, et est sorti à la partie inférieure de l'omoplate. — 26 janvier 1862.

GRAVILLOU, Jean-Léandre, né le 27 février 1837, à Puichéric (Aude), 2e voltigeurs de la garde. — Coup de feu à la poitrine, Padregnano. — Rétraction et paralysie des doigts annulaire et articulaire de la main gauche, résultant de la lésion du plexus brachial. Le projectile, après avoir traversé l'épaule, a traversé également la poitrine et le poumon gauche, pour sortir au côté droit du sternum, qui présente une plaie fistuleuse entretenue par la carie de cet os. — 6 octobre 1860.

GROSJEAN, Jean-Xavier, né le 26 janvier 1836, à Paris (Seine), 15e de ligne. — Plaie pénétrante de poitrine, coup de feu, Solférino. — La balle, entrée près du sternum, a fracturé la 3e côte, côté droit, pénétré dans la cavité thoracique, pour sortir près du bord axillaire postérieur en traversant la masse musculaire formée par le grand dorsal, grand et petit rond. Le 1er mars 1860, la plaie antérieure n'est pas encore cicatrisée. Gêne dans les mouvements (élévation et rotation en dehors) du bras par suite de la section des fibres musculaires du grand dorsal, grand et petit rond. Carie de deux côtes, 100 jours d'hôpital en Italie. — 6 mars 1861.

GUILLEMAIN, François, né le 9 mai 1832, à Saint-Symphorien (Deux-Sèvres), 34e de ligne. — Coup de feu à la région sous-claviculaire, Solférino. — La balle est sortie au niveau de l'apophyse épineuse de la 4e vertèbre dorsale. — Gratification renouvelable.

HAMON, Félix-Jean-Louis, né le 30 septembre 1839, à Saint-Brieuc (Côtes-du-Nord), 91e de ligne. — Plaie pénétrante de poitrine, coup de feu, Solférino. — Le poumon droit traversé d'avant en arrière, lésion de la colonne vertébrale. Le projectile, entré à 3 centimètres au-dessous du mamelon droit, fracture la 7e côte et sort en contusionnant deux vertèbres. — 10 août 1861.

HAUTEUR, Victor, né le 4 octobre 1829, à Trosly-Breuil (Oise), 74e de ligne. — Fracture des 7e et 8e côtes du côté droit, large plaie au ventre, mitraille, Solférino, — Déchirure des aponévroses abdominales dans une étendue de 7 centimètres. Déformation de la poitrine par consolidation vicieuse des côtes. Cystite chronique. — 6 mars 1861.

HENRI, Auguste, né le 17 mai 1835, à Privas (Ardèche), 52e de ligne. — Plaie contuse à la poitrine, coup de feu, Solférino. — Cicatrice adhérente, trajet fistuleux au thorax, gêne de la respiration. — Gratification renouvelable.

HERVÉ, *voir* Nicolas Hervé.

HUCK, Jean-Etienne, né le 24 décembre 1836, à Soultsbach (Haut-Rhin), 85e de ligne. — Plaie pénétrante de poitrine, coup de feu, Magenta. — La balle est entrée à la région épigastrique, a traversé les cavités abdominales et thoraciques pour sortir en arrière à droite des vertèbres dorsales. — Gratification renouvelable.

JACQUEMIN, Jean-Baptiste, né le 3 mars 1833, à Lahoussière (Vosges), 52e de ligne. — Fracture de la 8e côte, coup de feu, Magenta. — Cicatrice adhérente, gêne des mouvements du thorax. — Gratification renouvelable.

JEANJEAN, Louis, né le 7 février 1833, à Montpellier (Hérault), 98e de ligne. — Coup de feu à la poitrine, Solférino. — Dyspnée habituelle très-prononcée. Adhérence des plèvres et du poumon droit aux parois costales. Le projectile a brisé la 4e côte, traversé le poumon et s'est perdu dans la poitrine. — 30 mai 1860.

Jonquet, Henry, né le 9 mai 1834, à Mennecy (Seine-et-Oise), 74e de ligne. — Plaie pénétrante de poitrine, coup de feu, Montebello.— Hémoptysie persistante et engorgement du sommet du poumon gauche. Le projectile a traversé la poitrine du 3e espace intercostal à la 8e vertèbre dorsale. — 6 mars 1861.

Jourdanet, Gustave-Louis-Nicolas, né le 26 mai 1835, à Vannes (Morbihan), sergent-major, 49e de ligne.— Plaie pénétrante de poitrine, coup de feu, Solférino. — Le projectile pénètre au-dessous du mamelon droit. Cicatrices adhérentes et plaies fistuleuses. — Gratification renouvelable.

Kerber, Mathias, né le 11 mars 1829, à Neuf-Kirschen (Moselle), sergent, 3e grenadiers. — 3 coups de feu ayant intéressé le thorax, le bras et l'avant-bras droit, Magenta. — Gêne dans la respiration et les mouvements du membre thoracique.— Gratification renouvelable.

Kuhn, François-Joseph, né le 5 juin 1821, à Nordhausen (Bas-Rhin), 3e chasseurs d'Afrique. — Plaie contuse à la partie externe et postérieure du thorax, fracture de la 7e côte et plaie contuse au bras droit, coup de feu, Solférino. — Gratification renouvelable.

Lafiché, Mathurin, né le 16 août 1837, à Meillac (Dordogne), 72e de ligne. — Plaie pénétrante de poitrine, coup de feu, Solférino. — Hépatisation du poumon droit, gêne de la respiration. — 25 avril 1860.

Lafontan, Justin, né le 25 septembre 1833, à Blastron (Gers), 3e grenadiers. — Le thorax traversé à sa base; fracture de deux côtes, coup de feu, Magenta. — Gêne de la respiration. — 24 juillet 1861.

Lagoutte, Pierre, né le 17 septembre 1835, à Saint-Clément-de-Reignat (Puy-de-Dôme), 74e de ligne. — Plaie déchirée à la région latérale et moyenne de la poitrine. Contusion du poumon, coup de feu, Solférino. — Adhérences pleurales. — Gratification renouvelable.

Lannet, Etienne, né le 4 décembre 1834, à Saint-Pardoux-la-Rivière (Dordogne), 49e de ligne. — Plaie contuse au côté gauche de la poitrine, coup de feu, Solférino. — Gratification renouvelable.

Lanoe, Yves-François, né le 21 décembre 1835, à Lanfains (Côtes-du-Nord), 84e de ligne. — Plaie contuse à la partie supérieure et externe de la poitrine avec fracture de l'omoplate droite, coup de feu, Montebello. — Gratification renouvelable.

Laurent, Jules, né le 30 mars 1834, à Englefontaine (Nord), 100e de ligne. — Plaie fistuleuse à la partie supérieure de la poitrine après lésion de la 1re côte, coup de feu, Solférino. — Cicatrice adhérente et atrophie du membre supérieur gauche. — Gratification renouvelable.

Lavalet, Bernard, né le 14 septembre 1835, à Padirac (Lot), caporal, 74e de ligne. — Fracture du bord droit du sternum à son articulation avec la 3e côte, coup de feu, Solférino. — Douleurs vagues dans la poitrine, hémoptysie consécutive. — Gratification renouvelable.

Le Bourhis, Jean, né le 15 mars 1832, à Saint-Thois (Finistère), 1er voltigeurs.—Plaie pénétrante de poitrine, coup de feu, Solérino. — Hémoptysies fréquentes provoquées par les mouvements et la fatigue. — Le projectile a traversé la poitrine à gauche, à la hauteur de la 3e côte. Il est probable qu'un fragment d'os ou un corps étranger est resté dans la poitrine. — 7 février 1863.

Léger, Laurent, né le 22 septembre 1836, à Menessain (Côte-d'Or), 55e de ligne.—Coup de feu à la poitrine, Solférino. — Fracture de l'extrémité antérieure de la 2e côte et de l'extrémité postérieure de la 5e. Gêne de la respiration. — 31 mars 1860.

Lemercier, Athanase-Marie, né le 15 mai 1835, à Plussulien (Côtes-du-Nord), 61e de ligne. — Plaie contuse au bord vertébral de l'omoplate droite, coup de feu, Solférino. — Cicatrice alhérente.—Gratification renouvelable.

Lemoine, Joseph, né le 27 juin 1837, à Clémery (Meurthe), brigadier, 3e chasseurs d'Afrique. — Coup de feu au côté gauche, Solférino. — Trajet fistuleux, carie de la 8e côte gauche; hémoptysies fréquentes. Le projectile a fracturé cette côte et lésé le poumon. — 24 avril 1861.

Lemoine, Louis-Clément, né le 23 novembre 1834, à Appilly (Oise), train des équipages. — Carie des côtes et du sternum? — Gratification renouvelable.

Léonard, Hypolite-Alexandre, né le 24 mai 1838, à Saint-Maurice (Meuse), 6e de ligne. — Coup de feu à la poitrine, Solférino. — Dyspnée intense surtout pendant la marche et attribuée à la présence d'une balle qui a pénétré dans la cavité thoracique en fracturant la 4e côte. — 25 avril 1860.

Léonard, Pierre, né le 11 août 1832, à Paris (Seine), 30e de ligne. — Fracture comminutive de la clavicule et de la 1re côte gauche, coup de feu, Solférino. — Cicatrice adhérente, gêne des mouvements du membre correspondant. — Gratification renouvelable.

Lespérat, Jean, né le 24 février 1836, à Saint-Symphorien (Haute-Vienne), 90e de ligne. — Plaie compliquée à la région dorsale, coup de feu, Magenta. — Le projectile a fracturé le bord externe de l'omoplate gauche. — Gratification renouvelable.

Leudière, Pierre-François-Alexandre. né le 23 janvier 1835, à Tessé-Froulay (Orne), 23e de ligne. — Plaie pénétrante de poitrine, coup de feu, Magenta. — Gêne de la respiration, douleurs thoraciques. Le projectile a traversé le poumon droit. — 16 janvier 1861.

Levasseur, Désiré-Alexis, né le 16 avril 1833, à Melun (Seine-et-Marne), 33e de ligne. — Plaie pénétrante de poitrine, coup de feu, Mélégnano. — Le projectile a traversé la poitrine de part en part au-dessous de la clavicule et est sorti sous l'omoplate. Accidents inflammatoires du poumon et de la plèvre et adhérences consécutives. Dyssenterie chronique. — 6 octobre 1860.

Levy, Théophile-Léon, né le....., à Duttlenheim (Bas-Rhin), 1er zouaves. — Plaie pénétrante de poitrine, coup de feu, Solférino. — Gêne des mouvements respiratoires. Le projectile pénètre entre la 2e et la 3e côte à un centimètre du sternum et sort au niveau de la 3e vertèbre dorsale. — 6 octobre 1860.

Lhoste, Jules-Célestin-Zéphire, né le 20 novembre 1836, à Prunay-le-Gillou (Eure-et-Loir), 6e de ligne. — Coup de feu dans la poitrine, Solférino. — Paralysie complète du bras gauche. La balle a pénétré au niveau du 1er espace intercostal, est sortie à la partie moyenne du bord externe de l'omoplate. — 25 avril 1860.

Longueville, Jean, né le 24 juillet 1836, à Lapleau (Corrèze), 53e de ligne. — Carie de la 4e côte, abcès? — Gratification renouvelable.

Loupsens, Dominique, né le 16 août 1836, à Fabas (Haute-Garonne), 76e de ligne. — Plaie compliquée au thorax, coup de feu, Solférino. — Cicatrice adhérente avec perte de substance osseuse à la partie moyenne de la 11e côte du côté gauche, et cicatrice de sortie à l'extrémité antérieure de la 9e côte avec saillie du cal. — Gratification renouvelable.

Louvet, François-Hypolite, né le 27 avril 1836, à Broussy-le-Grand (Marne), 1er grenadiers. — Coup de feu au côté gauche du thorax, Solférino. — Troubles respiratoires graves (hémoptysie, dyspnée habituelle). Le projectile a traversé le côté gauche du thorax, de la région sous-claviculaire à l'angle inférieur de l'omoplate; le bras gauche a subi un amaigrissement notable. — 25 juin 1860.

Mabrouch-ben-Mohamed, né en 1837, à Constantine (Algérie), 3e tirailleurs algériens. — — Plaie contuse à la poitrine et fracture de la 6e côte droite, coup de feu, Solférino. — Gratification renouvelable.

Machat, Bernard, né le 8 mai 1835, à Cornil (Corrèze), 23e de ligne. — Plaie pénétrante de poitrine, Magenta. — Gêne et douleur dans les fonctions respiratoires; adhérences pleurales. Le projectile, entré au niveau du téton droit, est sorti en arrière près de la colonne vertébrale. — 24 avril 1861.

Madéore, Joseph, né le 21 mai 1836, à Moissat (Puy-de-Dôme), 98e de ligne. — Plaie de poitrine, coup de feu, Montebello. — Gêne des mouvements de la respiration, atrophie du muscle grand pectoral. La balle a traversé le sommet droit de la poitrine, sans lésion notable du poumon. — Gratification renouvelable.

MAILLOT, Claude, né le 30 décembre 1834, à Basville (Creuse), 23e de ligne. — Coup de feu à la poitrine, Magenta. — Le projectile a traveasé le sommet de la cage thoracique gauche ; cicatrices et gêne dans les mouvements de l'épaule. — Gratification renouvelable.

MALINGE, François, né le 31 mai 1831, à Charentoire (Morbihan), 74e de ligne. — Coup de feu à la région antérieure et supérieure de la poitrine, côté gauche, Solférino. — Fracture vicieusement consolidée de la clavicule, lésion du poumon, adhérences pleurales. — Gratification renouvelable, 180 fr.

MARTIN, Alfred-Pierre, né le 1er juillet 1835, à Caen (Calvados), caporal, 55e de ligne. — Coup de feu à la poitrine, Solférino. — Gêne considérable de la respiration, difficulté dans les mouvements du thorax et du bras gauche. — 31 mars 1860.

MARTIN, Pierre, né le 19 janvier 1832, à Laye-Saint-Remy (Meurthe), 74e de ligne. — Plaie contuse à la partie inférieure et postérieure de la poitrine à travers les muscles dorsaux, coup de feu, Solférino. — Gêne dans les mouvements de flexion et d'extension du tronc. — Gratification renouvelable.

MARTY, Jean, dit Lincamp, né le 23 août 1834, à Ax (Ariége), 52e de ligne. — 2 coups de feu, Magenta. — Faiblesse des membres, suite de commotion rachidienne. — Larges cicatrices à la partie postérieure du thorax. — Gratification renouvelable.

MAZERON, Alexandre, né le 3 août 1829, à Montaigut (Puy-de-Dôme), 7e hussards. — Plaie pénétrante de poitrine, coup de feu, Solférino. — Pleuropneumonie chronique et amaigrissement extrême. — La balle a traversé la partie supérieure du poumon gauche ; ankylose presque complète de l'épaule. — 25 juin 1864.

MENNECHEZ, Alfred-Lucien, né le 24 octobre 1836, à Templeux-le-Guérard, 86e de ligne. — Coup de feu à la poitrine, Solférino. — Pleuropneumonie chronique avec hémoptysie, dyspnée, adhérences, déformation du thorax. Le projectile a traversé le côté gauche de la poitrine d'avant en arrière. — 4 juin 1860.

MILON, Alfred-Marius, né le 28 avril 1837, à Marseille (Bouches-du-Rhône), 71e de ligne. — Plaie contuse à la poitrine et au cou, coup de feu, Solférino. — Carie des 7e et 8e côtes et du sternum avec abcès froid. — Gratification renouvelable.

MOHAMED-BEN-AKMED-ZOUAVA, né en 1833, à Bougie (Constantine), 3e tirailleurs algériens. — Fracture de l'omoplate gauche et du corps de la 3e côte du même côté. Contusion du poumon, coup de feu, Solférino. — Gratification renouvelable.

MOHAMED-BEN-HASSAMI, né en 1835, à Ikobaïm (Alger), 1er tirailleurs algériens. — Plaie contuse au côté droit de la poitrine entre les 7e et 8e côtes, coup de feu, Magenta. — Cicatrices adhérentes. — Gratification renouvelable.

MONPELLIER, Michel, né le 11 avril 1835, à Gayon (Basses-Pyrénées), 1er grenadiers. — 2 coups de feu à la poitrine, Magenta. — Entré à l'hôpital de Novare. — Les projectiles ont pénétré dans l'intérieur de la cavité thoracique, l'un à droite et en arrière, à la base de la poitrine, l'autre vers le bord supérieur de l'omoplate gauche. — Hypertrophie du cœur et atrophie du membre supérieur gauche. — 25 juin 1860.

MOURA, Jacques, né le 23 novembre 1832, à Pau (Basses-Pyrénées), 85e de ligne. — Plaie contuse à la partie postérieure et externe du thorax, coup de feu, Magenta. — Gratification renouvelable.

MUSSEAU, Honoré-Alexandre-Henri, né le 11 août 1836, à Paulx (Loire-Inférieure), 74e de ligne. — Plaie contuse à la partie supérieure et postérieure de la poitrine du côté droit, coup de feu, Solférino. — Gratification renouvelable.

NICOLAS, Hervé, né le 31 décembre 1836, à Plounnevez-Porzay (Finistère), 74e de ligne. — Coup de feu à la poitrine, Solférino. — Engorgement du poumon gauche. Hémoptysie persistante. — Le projectile a traversé la poitrine. — 6 mars 1861.—Est-ce Nicolas Hervé ou Hervé, Nicolas?

Nicolas, Nicolas, né le 8 mai 1832, à Londfring (Meurthe), 61e de ligne. — Coup de feu à la partie antérieure de la poitrine, entre le mamelon gauche et l'extrémité externe de la clavicule, Solférino. — Gêne dans les fonctions respiratoires. — Gratification renouvelable.

Nicolle, Joseph, né le 13 janvier 1836, à Chemiménil (Vosges), sergent, 33e de ligne. — Plaie pénétrante de poitrine et séton au bras droit, coup de feu, Mélégnano. — Troubles des fonctions respiratoires et altération profonde de la constitution. Le projectile a pénétré dans le côté gauche du thorax, où il est resté logé. Matité étendue avec absence des murmures vésiculaires. — 4 juin 1862.

Noguier, Jacques, né le 6 novembre 1835, à Fontvieille (Bouches-du-Rhône), caporal, 74e de ligne. — Plaie contuse à la partie supérieure et antérieure de la poitrine, coup de feu, Solférino. — Cicatrice adhérente et gêne dans les mouvements du bras droit. — Gratification renouvelable.

Nolot, Claude-Pierre-Eugène, né le 31 mars 1829, à Rioz (Haute-Saône), 98e de ligne. — Coup de feu à la poitrine, Montebello. — La balle entre au côté externe du téton gauche, traverse le poumon et sort à la partie postérieure du thorax. — Gratification renouvelable.

Oget, Jean-Baptiste-Benoit, né le 10 mai 1836, à Buironfosse (Aisne), 74e de ligne. — Coup de feu à la poitrine, Montebello. — Engorgement chronique du poumon gauche; hémoptysie persistante. — Le projectile a traversé la poitrine d'avant en arrière. — 10 août 1861.

Pagelot, Nicolas, né le 8 février 1830, à Tomblaine (Meurthe), 85e de ligne. — Contusion au côté droit de la poitrine, choc d'un boulet mort, Solférino. — 14 mars 1860.

Paillé, Jean, né le 6 août 1837, à Loubieng (Basses-Pyrénées), 34e de ligne. — Plaie contuse à la poitrine, coup de feu, Solférino. — Pleuropneumonie chronique avec hémoptysie. — Le projectile, entré au-dessous du mamelon gauche, est sorti au niveau de la 11e vertèbre dorsale sans traverser la poitrine. — 25 juin 1860.

Paris, Jean-Marie, né le 2 janvier 1836, à la Couyère (Ille-et-Vilaine), 73e de ligne. — Plaies à la poitrine et à l'avant-bras gauche, coups de feu, Solférino. — Une balle pénètre à la hauteur de la 11e côte, qu'elle fracture, et sort à quelques centimètres en arrière. Nécrose de la 11e côte. Plaie déchirée au bord cubital de l'avant-bras; coup de feu au même moment que le précédent. Cicatrice profonde au côté gauche de la poitrine; perte de substance osseuse.—Gratification renouvelable.

Paupardin, Prosper-Yves-Martial, né le 15 mars 1832, à Paris (Seine), 49e de ligne. — Coup de feu à la poitrine, Solférino. — Dyspnée considérable et habituelle. — Le projectile pénètre au-dessus du mamelon gauche, traverse le poumon et sort sous l'épine de l'omoplate. — 30 mai 1860.

Péan, Victor-Auguste-François, né le 10 juin 1835, à Fraimbault (Orne), 91e de ligne.— Plaie contuse à la poitrine, coup de feu, Solférino. — Gratification renouvelable.

Pelletiez, Désiré, né le 10 décembre 1836, à Horgnies (Nord), 21e de ligne. — Plaie pénétrante de poitrine, coup de feu, Mélégnano.—Hémoptysies fréquentes. La balle fracture deux côtes, traverse le poumon gauche et va se loger au niveau du bord vertébral de l'omoplate, où elle est extraite par incision. — 24 avril 1861.

Perrain, François-Célestin, né le 19 juillet 1834, à Fresse (Haute-Saône), 85e de ligne. — Plaie contuse à la face externe du thorax, au niveau de la courbure de la 8e côte. Contusion du poumon, coup de feu, Magenta. — Gratification renouvelable.

Perrier, Antoine, né le 6 août 1832, à Villeneuve (Ain), 74e de ligne. — Coup de feu à la poitrine, plaie pénétrante, Solférino. — La balle pénètre au téton droit, entre les 2e et 3e côtes, et sort en arrière et du même côté au niveau et à trois travers de doigt de la 3e vertèbre dorsale. Hémoptysie immédiate et abondante; pouls à peine sensible; asphyxie menaçante. Du 29 au 13 juillet, 9 saignées de 400 grammes; expulsion par la plaie d'entrée de portions de poumon mortifiées; anémie; faiblesse extrême; amaigrissement général. — Évacué sur France le 29 août. — Hémoptysies, respiration douloureuse; cicatrices en avant et en arrière du côté droit du thorax. — 25 avril 1860.

Philippe, Jean-Nicolas-Maurice, né le 21 septembre 1824, à Mesail (Vosges), 1er voltigeurs. — Plaies contuses à la poitrine et à l'épaule gauche, coup de feu et éclats d'obus, Solférino. — Plaie fistuleuse à la partie supérieure du sternum; deux autres plaies à l'épaule gauche; respiration difficile et spasmes fréquents. Une balle pénètre au sternum et se loge dans le médiastin (non extraite par refus du blessé). Trois petits éclats d'obus sont extraits de l'épaule gauche. — 25 avril 1860.

Piocт, Jean, né le 18 mars 1825, à Saint-Jean-de-Bournay (Isère), 2e voltigeurs. — Coup de feu à la poitrine, Solférino. — Gêne de la respiration; ankylose incomplète de l'articulation scapulo-humérale et paralysie incomplète du membre correspondant. Le projectile a pénétré aussi à la partie supérieure du bras. — 24 juillet 1861.

Pitou, Jean, dit Daban, né le 9 novembre 1829, à Uzan (Basses-Pyrénées), 21e de ligne. — Plaie pénétrante au-dessous de la clavicule droite. La balle est restée dans la poitrine. Coup de feu, Solférino. — Gratification renouvelable.

Plo, Guillaume-Baptiste, né le 23 janvier 1836, à Blaie (Tarn), 55e de ligne. — Coup de feu à la partie supérieure du thorax, Solférino. — La balle a traversé obliquement le thorax, de la clavicule droite à l'angle de l'omoplate gauche. Gêne de la respiration. — 31 mars 1860.

Poirier, Joseph-Désiré-Marie, né le 9 avril 1829, à Gues (Morbihan), zouaves de la garde. — Coup de feu à la poitrine, plaie pénétrante, Magenta. — Troubles respiratoires graves; cicatrice adhérente au niveau du mamelon droit. — 11 juillet 1360.

Pontay, François, né le 27 octobre 1826, à Saint-Priest (Isère), 1er zouaves. — Coup de feu à la poitrine, Solférino. — Large cicatrice adhérente et plaie fistuleuse au niveau du 5e cartilage costal gauche. — Le projectile a fracturé les 5e, 6e, 7e et 8e côtes. Perte de substance de 3 centimètres d'étendue à la 7e côte; les adhérences qui se sont formées déterminent une gêne très-marquée des mouvements respiratoires. — 4 août 1860.

Potez, Jean-Baptiste, né le 15 novembre 1812, à Landrethun (Pas-de-Calais), lieutenant, 84e de ligne. — Coup de feu à la partie postérieure et moyenne du dos, au niveau de la 7e côte; sortie du projectile à la partie antérieure de l'aisselle droite, après avoir traversé le poumon droit, Montebello. — Hémorrhagie grave dans la cavité thoracique. — Un second coup de feu traverse les parties molles du bras gauche. — 29 avril 1862.

Poupeney, Paul-Louis, né le 30 juillet 1832, à Chamerol (Doubs), caporal, 49e de ligne. — Plaies contuses à la poitrine, balle et biscaïen, Solférino. — Cicatrice adhérente et nécrose du sternum. — 30 mai 1860.

Pourel, Jean-Joseph, né le 31 mai 1833, à Lahoussières (Vosges), 52e de ligne. — Coup de feu au thorax, Magenta. — Emphysème traumatique du poumon droit. Le projectile a traversé la poitrine à sa partie supérieure droite. — 25 juin 1860.

Pouzade, Pierre, né le 16 septembre 1835, à Sainte-Colombe (Lot), 74e de ligne. — Perforation des cartilages costaux de la région inférieure et latérale gauche de la poitrine, coup de feu, Solférino. — Gratification renouvelable.

Provost, Pierre-Éliacin, né le 13 avril 1837, à Châteaumeillant (Cher), 8e de ligne. — Coup de feu à la poitrine, Solférino. — Épanchement pleurétique; gêne des mouvements respiratoires et rétrécissement du côté gauche de la poitrine. Le projectile pénètre près de l'angle inférieur de l'omoplate et sort au creux axillaire gauche. — 25 juin 1860.

Pyanet, Félicien, né le 10 mai 1833, à les Chalêmes (Jura), 73e de ligne. — Coup de feu à la poitrine, Solférino. — La balle entre au bord postérieur du creux axillaire, contourne les côtes et sort en avant près du mamelon. — Gratification renouvelable.

Radat, Sébastien, né le 29 novembre 1832, à Berghem (Haut-Rhin), 74e de ligne. —

Plaie contuse à la poitrine, coup de feu, Solférino. — Contusion du poumon; adhérences pleurales. — Gratification renouvelable.

Regnier, René-Alfred, né le 21 septembre 1835, à Lavardein (Loir-et-Cher), 37e de ligne. — Coup de feu à la partie supérieure de la poitrine, côté droit, Mélégnano. — Paralysie et atrophie partielle du bras droit. — 14 mars 1860.

Reichenbach, Jean-Frédéric, né le 10 octobre 1837, à Ribeauvillé (Haut-Rhin), 100e de ligne. — Blessures multiples, Solférino. — 1° Plaie pénétrante de poitrine, côté droit; le projectile pénètre entre les 7e et 8e côtes en avant et sort entre les 10e et 11e en arrière. — 2° Plaie contuse au bras droit. — 3° Plaie contuse à la partie inférieure de l'avant-bras droit. — Cicatrices adhérentes à la 11e côte droite et à la partie interne du bras du même côté. — Gratification renouvelable.

Renault, Clair-Théodore, né le 4 juillet 1835, à Villers sur-Seine (Seine-et-Marne), 8e bataillon de chasseurs. — Coup de feu au dos, Magenta. — Perte absolue de l'usage du membre supérieur droit. Le projectile, entré à la partie supérieure de la région sus-épineuse droite, est sorti par le bord de l'omoplate gauche. Cet homme, disparu le 4 juin pour le corps, était aux hôpitaux de l'armée. Son extrait mortuaire a été adressé au maire de sa commune, et l'erreur a été ultérieurement rectifiée. — 6 mars 1861.

Réquille, François, né le 13 janvier 1837, à Saint-Lubin (Loir-et-Cher), 72e de ligne. — Plaie pénétrante de poitrine, coup de feu, Solférino. — Lésion du poumon droit, gêne extrême de la respiration. Le projectile, entré près du sternum, est sorti en arrière au niveau correspondant, après avoir traversé le poumon. — 25 octobre 1862.

Retz, Charles, né le 5 février 1828, à la Petite-Pierre (Bas-Rhin), sergent, 61e de ligne. — Coup de feu à la poitrine, fracture des 3e et 4e côtes et de l'humérus droit, Solférino. — 3 mars 1860.

Rieg, Pantaléon, né le 25 juillet 1821, à Roumac (Haut-Rhin), zouaves de la garde. — Plaie pénétrante de poitrine, coup de feu, Magenta. — Le projectile a traversé la poitrine, du 3e espace intercostal droit au 3e espace intercostal gauche. Cicatrice profonde résultant d'une perte de substance de la 4e côte droite. Hémoptysie fréquente. — 16 janvier 1864.

Rigal, Jean, né le 12 février 1825, à Saint-Cirq (Dordogne), 1er voltigeurs de la garde. — Coup de feu à la poitrine, Solférino. — Incurvation de la colonne vertébrale avec gêne considérable de la respiration. — 25 avril 1860.

Robin, Vincent, né le 30 mars 1837, à Millery (Meurthe), 43e de ligne. — Coup de feu à la partie supérieure gauche du thorax, fracture d'une côte, Solférino. — Cicatrice adhérente. — Gratification renouvelable.

Robin, Claude, né le 9 août 1833, à Chambeires (Côte-d'Or), 52e de ligne. — Plaie contuse à la poitrine. Coup de feu, Magenta. — Trajet fistuleux et cicatrices adhérentes au sternum et à la 7e côte droite. — Gratification renouvelable.

Roche, André, né le 1er août 1835, à Alais (Gard), 17e bataillon de chasseurs. — Plaie contuse à la partie postérieure de la poitrine. Coup de feu, Solférino. — Gêne de la respiration. — Gratification renouvelable.

Roesch, Théophile-Antoine-Joseph, né le 16 janvier 1837, à Ballersdoff (Haut-Rhin), 5e bataillon de chasseurs. — Plaie contuse au dos, coup de feu, Solférino. — Cicatrice à la partie postérieure du dos et plaie fistuleuse, suite d'une lésion de l'apophyse épineuse de la 2e vertèbre dorsale. — Gratification renouvelable.

Rols, Pierre, né le 26 décembre 1834, à Sabarat (Ariége), 10e bataillon de chasseurs. — Plaie contuse au côté gauche de la poitrine. Coup de feu, Mélégnano. — La balle est entrée au-dessous de mamelon, a glissé sur la côte en la froissant, et est sortie au-dessous de l'angle inférieur de l'omoplate. — Gratification renouvelable.

Rouillard, Jacques-Joseph, né le 26 juillet 1836, à Cheloché (Sarthe), 74e de ligne. — Coup de feu à la poitrine, Solférino. — Hémoptysie, dyspnée, déformation de la poitrine.

Le projectile, entré à la partie moyenne de la 9e côte droite, est sorti vers l'appendice xiphoïde après avoir fracturé les 9e et 10e côtes et déchiré leurs cartilages. — 30 mai 1860.

Ruffié-Courbet, Antonin, né le 14 novembre 1834, à Sentenac (Ariége), 52e de ligne. — Plaie contuse au côté droit du thorax, coup de feu, Solférino. — Extension incomplète de l'avant-bras sur le bras. — Gratification renouvelable.

Salmagne, Jean-Baptiste, né le 11 septembre 1829, à Lanrelas, (Côtes-du-Nord), 72e de ligne.— Coup de feu au thorax, face postérieure, au niveau de la 2e vertèbre dorsale, Solférino.— Gratification renouvelable.

Sans, Félix-Adolphe, né le 18 novembre 1828, à Saint-Omer (Pas-de-Calais), musicien, 71e de ligne.— Blessures multiples : plaies à l'avant-bras gauche et à la main gauche, coup de sabre. Plaie à l'avant-bras droit, coup de feu. Plaie à la partie supérieure de la poitrine, coup de lance, Magenta. — Perte absolue des mouvements de flexion de la main gauche ; cicatrices à l'avant-bras et à la main. Gêne de la respiration. — 4 juin 1860.

Savagner, François-Georges, né le 27 avril 1835, à Nantes (Loire-Inférieure), sergent, 1er zouaves. — Plaie pénétrante de poitrine, coup de feu, Mélégnano. — La balle pénètre à 2 centimètres en dehors du mamelon gauche, et sort au niveau de l'angle inférieur de l'omoplate. Lésion du poumon, fracture de deux côtes. Affaissement du côté gauche de la poitrine; différence de 7 centimètres sur le côté droit. — 31 juillet 1863.

Schaber, Georges, né le 28 avril 1829, à Kintzheim (Bas-Rhin), bataillon de chasseurs de la garde. — Coup de feu pénétrant à la poitrine; fracture de la clavicule, Solférino. — Nécrose de l'omoplate du côté droit avec trajet fistuleux. Ankylose incomplète de l'articulation scapulo-humérale et gêne considérable dans les mouvements du bras. — 11 juillet 1860. — (Voir observation : *Tétanos*, page 401.)

Schaf, Jean-Georges, né le 25 mai 1832, à Lobsann (Bas-Rhin), 3e zouaves. — 2 coups de feu à la main droite et à l'hypochondre gauche (séton), Palestro. — Gratification renouvelable.

Schindler, Séraphin, né le 27 avril 1836, à Troubach-le-Haut (Haut-Rhin), 49e de ligne. — Coup de feu à la poitrine, Solférino. — Troubles de la respiration. Le projectile a traversé le sommet du poumon gauche et fracturé la 3e côte. — 16 mai 1860.

Schnébelen, Romain, né le 9 août 1835, à Roderne (Haut-Rhin), 53e de ligne.— Plaie pénétrante de poitrine, coup de feu, Solférino. — Cicatrices à la région supérieure de la poitrine du côté gauche, l'une en avant, l'autre en arrière au niveau de l'omoplate, qui a été fracturée. — 24 février 1860.

Séjalon, Jean-Florimont, né le 21 juillet 1833, à Saint-Sennain-Laprade, sergent, 8e de ligne. — Coup de feu au thorax, Solférino.—Cicatrices à la partie dorsale du thorax. Le projectile, entré au niveau de la fosse sus-épineuse gauche, est sorti derrière la tête de l'humérus droit. — 4 mai 1861.

Siegrist, Frédéric, né le 11 mars 1836, à Daubensand (Bas-Rhin), 6e de ligne.—Coup de feu au côté gauche de la poitrine, Solférino. — 14 mars 1860.

Sirieix, Jean, né le 24 septembre 1836, à Treignac (Corrèze), 53e de ligne —Coup de feu à la poitrine, côté droit, Solférino. — Dyspnée et gêne dans les mouvements du bras droit. — 31 mars 1860.

Soubercazes, Pierre, né le 17 août 1837, à Sers (Hautes-Pyrénées), 37e de ligne.—Carie des côtes et du sternum. Abcès au thorax? —Gratification renouvelable.

Soudière, Jean-Louis, né le 18 juillet 1836, à Schirmeck (Vosges), 85e de ligne. Coup de feu au côté gauche de la poitrine, sous l'aisselle, au niveau de la 9e côte, Magenta.—Difficulté des mouvements respiratoires. — Gratification renouvelable.

Soulier, Pierre, né le 7 juillet 1834, à Voutezac (Corrèze), 15e de ligne. — Plaie pénétrante de poitrine ; du sternum au creux axillaire droit, coup de feu, Mélégnano. — Gêne de la respiration et des mouvements de la poitrine. — Gratification renouvelable.

Stouvenot, Marie-François-Xavier, né le 9 juin 1836, à Colroy-la-Grande (Vosges), 91e de ligne. — Plaie pénétrante de poitrine et séton à l'avant-bras gauche. Coup de feu, Solférino. — Lésion du poumon gauche, gêne de la respiration. — Gratification renouvelable.

TAPON, Jean-Louis-Clovis, né le 28 janvier 1836, à Montournois (Vendée), 23e de ligne. — Coup de feu traversant d'avant en arrière et de haut en bas le côté droit de la poitrine, Magenta. — Gêne de la respiration. — Gratification renouvelable.

TEISSÈDRE, Isaac-Paulin, né le 16 janvier 1836, à Montpellier (Hérault). — Coup de feu à la poitrine, Solférino. — Gêne de la respiration. Le projectile a traversé la poitrine d'arrière en avant et du côté gauche, de la crête de l'omoplate à la face antérieure de l'épaule. — 16 janvier 1861.

THOMAS, Jacob, né le 7 mars 1830, à Rodez (Aveyron), 23e de ligne. — Coup de feu à la région thoracique, Magenta. — Difficulté des mouvements de l'épaule droite. — Gratification renouvelable.

THOMAS, Jean-Baptiste, né le 15 octobre 1835, à Goguey (Meurthe), caporal, 91e de ligne. — Coup de feu au côté droit du thorax, Solférino. — Le projectile entre en avant sur la 5e côte, qu'il fracture, et se dirige en arrière vers la 10e côte, où il est extrait par incision. Accidents inflammatoires très-graves. Adhérences profondes, affaissement du poumon, qui n'est plus perméable à l'air, rétrécissement de la cage thoracique. — 31 juillet 1863.

TORREAU, Auguste, né le 5 octobre 1834, à Cusset (Allier), 1er zouaves. — Plaie compliquée à la poitrine, coup de feu, Solférino. — Gêne dans les mouvements respiratoires. — Le projectile a fracturé les 9e et 10e côtes gauches vers leur tiers inférieur. — Gratification renouvelable.

TURPAUD, Erasme-Joseph-Xavier, né le 6 août 1833, à Paris (Seine), 74e de ligne. — Coup de feu à la région antérieure et supérieure droite de la poitrine, au niveau du tiers moyen et du tiers interne de la clavicule, Solférino. — Gêne dans les mouvements de l'articulation scapulo-humérale. — Gratification renouvelable.

VALLICCIONI, Dominique, né le 4 janvier 1835, à Borgo (Corse), 72e de ligne. — Coup de feu à la poitrine, Solférino. — Gêne notable de la respiration; plaie fistuleuse entretenue par la carie de la partie inférieure du sternum. Le projectile (balle extraite à Saint-Mandrier par la plaie d'entrée) a détruit la table externe de la partie inférieure du sternum, ainsi que les cartilages costaux dans une grande étendue. — 4 août 1860.

VANDOMME, Henri-Noël, né le 21 juin 1835, à Bleudecque (Pas-de-Calais), 1er génie. — Coup de feu à la poitrine, Solférino. — Emphysème pulmonaire, gêne considérable de la respiration. Le projectile a pénétré en avant, au niveau de la 4e côte, pour sortir à la partie externe du thorax, au niveau de la 6e côte, en traversant le poumon droit. — 30 mai 1860.

VIELCAZAL, Jean-Pierre, né le 16 août 1835, à Biot (Lot), 74e de ligne. — Contusion à la région inférieure latérale droite de la poitrine, lésion du poumon, coup de feu, Montebello. — Adhérences pleurales. — Gratification renouvelable.

VIGNON, Jean-Eugène, né le 6 décembre 1836, à Luppy (Moselle), 98e de ligne. — Fracture comminutive de la 10e côte, coup de feu, Solférino. — Épanchement pleurétique consécutif, trajet fistuleux. — Gratification renouvelable.

WATTELIER, Alexandre-Joseph, né le 21 juillet 1836, à Carvin (Pas-de-Calais), 73e de ligne. — Coup de feu au côté gauche de la poitrine, Solférino. — La balle, entrée à la partie antérieure et supérieure du côté gauche (3e et 4e côtes), sort sous la pointe de l'omoplate, dont elle brise une partie après avoir contourné les côtes. Paralysie du bras gauche. — 10 août 1861.

WEILLER, Moïse, né le 1er février 1832, à Bolsenheim (Bas-Rhin), 2e voltigeurs. — Coup de feu à la poitrine, Solférino. — 3 mars 1860.

BLESSURES DE LA RÉGION ABDOMINALE.

Les plaies pénétrantes de la région abdominale, généralement très-graves, ont donné une grande mortalité sur le champ de bataille et aux ambulances, et une mortalité non moins considérable aux hôpitaux. Sans parler des accidents inflammatoires auxquels ces blessures donnent lieu, nous dirons que tous les degrés de gravité ont pu être observés : lésions des viscères, issue de ces viscères et de l'épiploon, etc. ; mais nous n'avons trouvé que des observations aussi rares qu'incomplètes dans les rapports adressés au médecin en chef.

Nous pourrions citer un assez bon nombre de plaies pénétrantes de l'abdomen suivies de guérison, mais nous devons restreindre des citations dont on trouvera assez d'exemples dans le cours de notre travail.

M. Bertrand, Marie-Auguste, sous-lieutenant porte-drapeau au 33e de ligne ; coup de baïonnette à Melegnano. L'arme pénètre à 3 centimètres en dehors et au-dessus de l'ombilic, traverse l'abdomen et sort en arrière à la région lombaire, partie supérieure gauche. Vacuité des intestins au moment de la blessure. — Entré à l'ambulance de la 3e division du 1er corps, évacué le 9 juin, entré à l'hôpital Fate bene Fratelli, Milan. — Péritonite partielle. — Aujourd'hui capitaine au même régiment.

M. Boulanger, sous-lieutenant aux tirailleurs algériens; coup de feu à l'abdomen le 3 juin. Plaie pénétrante de l'abdomen au-dessous de l'ombilic; hernie épiploïque. — Entré à l'ambulance du quartier général du 2e corps; évacué sur Novare. — Aujourd'hui capitaine.

Betin, Étienne, du 1er voltigeurs de la garde; coup de feu au flanc droit, Solférino. La balle pénètre à 9 centimètres de l'ombilic, au niveau des fausses côtes, et sort dans le dernier espace intercostal, à 6 centimètres de la colonne vertébrale. Lésion du foie. — Entré le 4 juillet, à l'hôpital de la casa Correzzione, Milan, venant de Brescia. Extraction d'un morceau de chaînette en cuivre. — Guéri, a repris son service.

Cruèze, Emmanuel, du 74e de ligne; plaie pénétrante de l'abdomen, éclat d'obus, Solférino. Le projectile traverse la paroi abdominale gauche d'un côté à l'autre. Guéri le 14 août. — Un acte de disparition a été établi pour cet homme et adressé au ministère de la guerre, personne n'ayant donné de renseignements sur son compte. — Rentré au régiment.

Nous renvoyons, pour quelques lésions de la vessie, aux blessures du bassin (région iliaque et fessière), de la région inguinale, de la cuisse et des organes génitaux.

Hôpitaux de Milan. — « Nous avons été à même d'observer plusieurs plaies pénétrantes du bas-ventre avec lésion des intestins, à la suite de coups de feu, et nous avons constaté, ainsi que l'avait depuis longtemps noté le baron Larrey père, qu'à moins de désordres considérables, il se produit généralement, avec les parties voisines de la blessure intestinale, des adhérences qui facilitent la formation d'anus contre nature dont les moyens chirurgicaux ou le temps permettent la guérison. Mais, ainsi que le fait encore remarquer le même chirurgien, les plaies faites aux intestins par des instruments tranchants ne suivent pas la même marche ; elles exigent les secours chirurgicaux les plus prompts contre l'hémorrhagie, la hernie et l'étranglement qui en sont les complications les plus ordinaires. » Dr Cuvellier, médecin principal.

On a observé plusieurs cas de hernies ombilicales à la suite de coups de baïonnette, surtout chez les Autrichiens prisonniers, et une hernie sous-ombilicale à la suite d'une violente contusion.

Cabane, Antoine, sergent, 1er zouaves; coup de feu à l'abdomen, Melegnano. — La balle entre à deux travers de doigt au-dessus du pubis, sur la ligne médiane, et, après un trajet oblique de dedans en dehors de l'abdomen, elle sort au-dessous de l'épine iliaque antérieure et supérieure. Un vaste abcès dans la fosse iliaque droite nécessite un large débridement. Péritonite consécutive localisée. La partie moyenne de l'intestin grêle présente une anse et bientôt on remarque un anus anormal. — 2 juillet. Application du croissant de Desault pendant trois heures; mal supporté, ce moyen est abandonné. — 3 août. Application de la pince de Dupuytren; point de douleur ni de trouble. — 7 août. Chute de l'escarre et sortie de déjections. Bientôt les selles reprennent leur cours régulier; les liquides auxquels la plaie donne issue sont moins abondants; l'érosion érythémateuse du pourtour de l'anus artificiel, cause de douleur et d'érysipèle, cesse. — Ligature de la muqueuse renversée et boursoufflée. — 23 août. Nouvelle application de la pince de Dupuytren, motivée par une bride valvulaire. Elle tombe le second jour. Les matières fécales ont définitivement repris leur cours normal; il ne sort plus par la plaie que quelques gaz et très-peu de liquide; le blessé marche avec assez de facilité; sa guérison paraît assurée. Tout fait espérer que la nature achèvera de fermer l'orifice anormal déjà réduit à de très-petites dimensions. Dr Gherini, hôpital Majeur, Milan. — *Retraité.*

Hôpitaux de Crémone. — « Plus graves que les plaies de poitrine, sans être cependant toujours aussi rapidement mortelles, les plaies pénétrantes de l'abdomen nous font complétement défaut, par cette raison sans doute que l'intensité des accidents a empêché les blessés d'arriver jusqu'à nous..... Il faut en excepter toutefois celles qui ont lieu en dehors du péritoine, si disposé à propager l'inflammation dont les terminaisons sont toujours fatales. C'est sans doute pour cette raison que les plaies de la vessie, malgré l'importance des fonctions de cet organe, sont loin d'être aussi graves qu'on le pense ; profondément cachée derrière une ceinture osseuse très-résistante, ordinairement à l'état de vacuité, c'est-à-dire d'un petit volume, il semblerait que, pour cette double raison, la vessie, plus que les autres organes splanchniques, doive être à l'abri des corps vulnérants. Il n'en est rien : l'émotion du soldat sur le champ de bataille augmentant la sécrétion rénale et l'ardeur du combat lui faisant oublier de satisfaire au besoin d'uriner, maintiennent le réservoir dans un état de plénitude exagéré et l'exposent davantage aux blessures des projectiles. Il est vrai d'ajouter que ces conditions fâcheuses, plus apparentes que réelles, sont largement compensées par la distension même de l'organe qui, en refoulant le péritoine, diminue son ampleur et par là les dangers si rapidement mortels de l'inflammation de cette vaste membrane. La plupart des auteurs font mention de plaies de vessie qui se sont terminées heureusement. En effet, la lésion restant localisée en dehors du péritoine, l'écoulement facile du produit de l'inflammation, soit par les voies naturelles, soit par l'orifice de la plaie, la proximité des surfaces extérieures permettant d'agir, expliquent en partie les raisons multiples de cette immunité. » Dr SONRIER, médecin-major.

DUPUY, Vincent-Dominique, du 8e de ligne.—Coup de feu pénétrant dans la vessie, Solférino. — La balle pénètre entre le scrotum et la cuisse droite pour sortir au milieu de la fesse gauche. Rétention d'urine, cathétérisme donnant issue à une petite quantité de sang, mais l'urine s'écoulant par la plaie déclive, à côté du grand trochanter. Cet état dure pendant environ quinze jours, puis le trajet de la balle devenant plus étroit, l'urine diminue dans une proportion inverse qui augmente la quantité expulsée par les voies naturelles, au moyen d'une sonde à demeure, de manière que, vers le 18 août 1859, il ne passe presque plus rien par la plaie. Quelques jours après, le malade paraît radicalement guéri. — Rentré en France, il a rejoint son régiment, mais est mort à l'hôpital de Marseille le 12 juillet 1860.

MOHAMMED-BEN-TAIEB, tirailleur indigène, reçoit, à Solférino, un coup de feu qui pénètre à la partie supérieure externe de la cuisse droite pour sortir près de la tubérosité ischiatique gauche. Ténesme vésical, hématurie avec caillots sanguins. La vessie se vide par la plaie de la fesse pendant près d'un mois, mais une sonde, établie à demeure, rétablit chaque jour le cours normal des urines qui diminuent graduellement par la voie accidentelle. Guérison définitive vers la fin d'août.

M. le Dr Cocud, médecin-major, dans un travail intéressant adressé au conseil de santé et inséré dans le *Recueil des mémoires de médecine et de chirurgie militaires*, tome II, 3e série, a signalé trois cas d'issue de l'épiploon à la suite de plaies par armes blanches. Nous ne pouvons donner que sommairement ses conclusions :

« Les plaies pénétrantes de l'abdomen sont assez fréquemment compliquées de l'issue de l'épiploon, et cela se comprend, car cette membrane mobile et glissante, placée immédiatement au-dessous des parois abdominales qui la compriment sans cesse, s'échappe facilement, lorsqu'une ouverture se présente à son niveau, c'est-à-dire depuis l'estomac jusqu'à l'ombilic, et, chez certains sujets, jusqu'au pubis. — Mais si les plaies de l'abdomen, que l'on rencontre assez souvent sur les champs de bataille, présentent fréquemment cette complication, il est assez rare qu'en même temps elles n'en présentent pas d'autres infiniment plus graves, donnant lieu à des accidents sérieux, au milieu desquels il est fort difficile de distinguer ceux qui proviennent de la lésion qui nous occupe.

Il est certain que l'on ne trouve, dans les recueils scientifiques, qu'un très-petit nombre de faits où cette complication ait existé seule. Nous n'en avions jamais observé, quand, à la fin de 1861 et au commencement de 1862, nous avons eu occasion d'en voir trois dans le court espace de cinq mois. Il résulte de nos observations :

1° Que l'issue de l'épiploon n'est pas une complication fort sérieuse des plaies pénétrantes de l'abdomen ; qu'elle n'amène pour le blessé ni grandes douleurs, ni grands dangers, en dehors de ceux qui résultent de la plaie elle-même ;

2° Que dans le plus grand nombre de cas, elle n'exige pas, surtout au premier abord, une opération spéciale. La réduction seule est indiquée de suite, quand elle est facile et que l'épiploon n'est altéré en rien, à moins que l'intestin ne soit sorti en même temps. Ce viscère doit toujours être réduit le plus tôt possible, et souvent l'épiploon sera réduit en même temps ;

3° Que l'excision est rarement indiquée, sauf le cas où la réduction est forcée et l'épiploon altéré. Toutefois, ce n'est pas une opération bien dangereuse, on ne l'a pas vue suivie d'autres accidents que l'hémorrhagie interne, accident très-grave, il est vrai, mais rare, et que l'on pourra éviter. Elle peut, dans certains cas, abréger de beaucoup la durée du traitement sans grand danger pour le malade ;

4° Que la ligature n'est guère indiquée que dans les cas où l'on a pratiqué l'excision d'une tumeur épiploïque herniée, dont le pédicule serait susceptible de se réduire spontanément et de donner lieu à une hémorrhagie interne. Elle doit être peu serrée, maintenue peu de jours, et ne jamais se faire quand la partie sur laquelle elle porte doit être réduite. Appliquée de cette manière, elle n'est guère à craindre et elle rendra des services. Si le pédicule est épais, il faudra le diviser et y multiplier les ligatures ;

5° Dans la plus grande partie des cas, on pourra traiter la plaie accompagnée de hernie épiploïque à peu près comme une plaie pénétrante ordinaire de l'abdomen, en se tenant prêt à parer aux complications qui pourraient se présenter, mais qui, généralement, ne seront pas graves et ne nécessiteront que des moyens de traitement ordinaires. »

TABLEAU DES BLESSURES DE LA RÉGION ABDOMINALE.

GENRES DE BLESSURES.	PROJECTILES, ARMES, ETC., QUI ONT PRODUIT LES BLESSURES. Balle.			Boulet.			Éclats de projectiles, biscaïens.			Sabre, baïonnette, lance.			Diverses.			Total.		
	Pensionnés.	Sortis guéris ou évacués.	Morts.	Pensionnés.	Sortis guéris ou évacués.	Morts.	Pensionnés.	Sortis guéris ou évacués.	Morts.	Pensionnés.	Sortis guéris ou évacués.	Morts.	Pensionnés.	Sortis guéris ou évacués.	Morts.	Pensionnés.	Sortis guéris ou évacués.	Morts.
Plaies contuses.	7	345	9	»	»	»	»	17	2	»	29	»	»	6	»	7	397	11
Plaies pénétrantes.	17	63	152	»	»	»	»	3	11	1	6	4	»	»	»	18	72	167
Plaies indéterminées. . . .	1	68	51	»	»	3	»	»	»	»	»	»	»	«	»	1	68	54
Contusions.	»	62	2	»	1	2	»	14	3	»	»	»	»	5	3	»	82	10
Sans indications.	»	»	»	»	»	»	»	»	»	»	»	»	»	23	7	»	23	7
	25	538	214	»	1	5	»	34	16	1	35	4	»	34	10	26	612	219
Totaux.	777			6			50			40			44			947		

La date terminale de chaque observation sommaire est celle du décret accordant la pension de retraite.

BLESSURES DE LA RÉGION ABDOMINALE.

Allard, Ladislas-Félix-Ovide, né le 23 juillet 1837, à Saint-Prest (Eure-et-Loir), 74e de ligne. — Plaie contuse à la partie inférieure et antérieure de la poitrine et plaie contuse à la région abdominale, coup de feu, Solférino. — Gratification renouvelable.

Bentz, Gustave-Théodore, né le 31 août 1830, à Strasbourg (Bas-Rhin), 6e chasseurs à pied. — Coup de feu pénétrant à l'hypochondre droit, Solférino. — Hypertrophie du foie, hépatisation du poumon droit. — 4 juin 1860.

Bournet (Baptiste, né le 31 avril 1832, à Railleu (Pyrénées-Orientales), caporal, 72e de ligne. — Coup de feu au flanc droit, Solférino. Plaie pénétrante de l'abdomen. La plaie a donné issue dans le principe à des matières fécales et à de l'urine. Le projectile perdu dans le ventre, non extrait. Constipation opiniâtre. — 30 mai 1860.

BOUSSARD, Guillaume, né le 16 novembre 1833, à Plonévez-Porzan, (Finistère), 37e de ligne. — Coup de feu au bas-ventre, Solférino. — Affaiblissement notable et claudication du membre inférieur gauche ; le projectile traverse le bas-ventre, du pubis à l'angle inférieur du sacrum, et laisse aux ouvertures d'entrée et de sortie une cicatrice adhérente. — 4 mai 1861.

CABANE, Antoine-Adolphe, né le 17 février 1835, à Alais (Gard), sergent, 1er zouaves. — Coup de feu à l'abdomen, Melegnano. — Anus contre nature à 3 centimètres au-dessus du pubis et un centimètre de la ligne médiane. — 6 octobre 1860. — *Voir* Observation, page 490.

CHOPARD, Jean-Antoine, né le 9 août 1835, à Erome (Drôme), caporal, 100e de ligne. — Plaie déchirée à la région épigastrique gauche sans lésion intestinale, coup de feu, Solférino. — Flexion permanente de la cuisse gauche. — Gratification renouvelable.

CORNU, Victor, né le 19 mai 1835, à Rouez (Sarthe), 15e de ligne. — Coup de feu pénétrant à la région épigastrique droite, Melegnano. Balle extraite à l'hypochondre droit. — Gratification renouvelable.

DATO, Actis, né le 19 mai 1823, à Rodulo (Piémont), sergent, 2e étranger. — Plaie à la région hypogastrique, lésion de la vessie et du rectum, coup de feu, Solférino. — Sortie de la balle par l'anus huit jours après la blessure. — Cystite chronique, fistule urinaire à la région hypogastrique. — 10 août 1861.

DELORME, Alexandre, né le 13 février 1834, à La-Celle-Guenaud (Indre-et-Loire), 85e de ligne. — Plaie contuse au ventre, un peu à gauche de l'ombilic, coup de feu, Solférino. — Gratification renouvelable.

FRADET, Etienne, né le 9 octobre 1837, à Velles (Indre), 5e bataillon de chasseurs. — Coup de feu pénétrant à la partie antérieure et moyenne de l'abdomen, Solférino. — Engorgement chronique des viscères abdominaux ; la balle n'a pu être extraite. — Gratification renouvelable.

GOUSSAIRE, Eugène-Léonce, né le 24 novembre 1835, à Beuvron (Calvados), 1er zouaves. — Plaie pénétrante à la région diaphragmatique, projectile non extrait, coup de feu, Solférino. — Douleur et gêne dans les mouvements de flexion du tronc. — 31 juillet 1863.

GRIBELAUER, Jean, né le 19 juillet 1828, à Herbitzheim (Bas-Rhin), 3e grenadiers, garde. — Plaie pénétrante au-dessous et à droite de l'ombilic, coup de feu, Magenta. — Gastro-entéralgie chronique, faiblesse générale ; le projectile est perdu dans l'abdomen. — Envoyé à Vichy. — 24 juillet 1861.

GUILLOTIN, Isidore-Charles, né le 26 mars 1835, à Rouen (Seine-Inférieure), caporal, 91e de ligne. — Coup de baïonnette au ventre et coup de feu aux cuisses, Solférino. — Hernie épiploïque et intestinale ; cicatrices aux cuisses. — 4 juin 1860.

IZIQUEL, Pierre-Marie, né le 2 mai 1832, à Rostrenen (Côtes-du-Nord), 37e de ligne. — Plaie contuse à la région épigastrique, coup de feu, Solférino. — Plaie fistuleuse. — Gratification renouvelable.

JOUTEL, Sincère-Fortuné, né le 26 décembre 1834, à Lillebonne (Seine-Inférieure), 30e de ligne. — Plaie traversant obliquement de dedans en dehors et d'avant en arrière l'hypochondre droit, coup de feu, Solférino. — Hépatite chronique et gêne considérable dans les fonctions respiratoires ; incurvation du tronc en avant ; cicatrices profondes, adhérentes. Le projectile, entré vers la ligne médiane de l'abdomen à 5 centimètres au-dessus de l'ombilic, est sorti dans l'hypochondre droit, au niveau de la 11e côte. — 16 mai 1860.

LAMPERIÈRE, Victor-Auguste, né le 5 octobre 1833 à Vire (Calvados), 21e de ligne. — Plaie à la région épigastrique, coup de feu, Solférino. — Plaie fistuleuse à la région épigastrique, troubles profonds des fonctions digestives ; le projectile a traversé l'abdomen, du creux de l'estomac à la région lombaire. — 24 avril 1861.

LEFÈVRE, Joseph-Edmond, né le 11 décembre 1836, à Reims (Marne), 85e de ligne. — Plaies contuses à l'abdomen, coup de feu, Magenta. — Cicatrices douloureuses à la partie antérieure des parois abdominales. — Gratification renouvelable.

LODS, Henri-Auguste, né le 13 mars 1833, à Baucourt (Haut-Rhin), 56e de ligne.—Plaie à la région épigastrique, coup de feu, Magenta. — Troubles digestifs et gêne dans la respiration; le projectile, entré au-dessous du sternum, est sorti à la région lombaire après avoir intéressé ou perforé l'estomac. — 4 juin 1860.

MENOU, Isidore, né le 14 mars 1837, à Quimperlé (Finistère), 6e de ligne.— Plaies contuses à l'abdomen et à la région inguinale. Séton à la partie inférieure de la jambe, coup de feu, Solférino.—Les plaies de l'abdomen et de l'aine sont dues au même projectile, qui a atteint l'homme ayant un genou à terre et le corps très-penché en avant. La balle, dirigée de haut en bas, a pénétré au niveau de la 8e côte, est sortie à 3 centimètres en dehors de l'ombilic pour rentrer dans l'aine; paraplégie.—1er février 1863.

NÈTRE, Jules, né le 24 mars 1832, à Verdun (Meuse), lieutenant, 85e de ligne. — Plaie à la région abdominale, coup de feu, Magenta. — Hernie ventrale dont la contension par les bandages ordinaires présente de grandes difficultés; le projectile entre par la fesse gauche, écorne la crête iliaque et sort à 3 travers de doigts au-dessus de l'épine iliaque antérieure et supérieure, en laissant une cicatrice molle et large par laquelle les intestins tendent à s'échapper. — 28 juillet 1860.

ORSINI, Dominique, né le 29 mai 1828, à Ajaccio (Corse), sergent, 44e de ligne.— Coup de feu au-dessus de la crête iliaque gauche, plaie pénétrante, Magenta. — Balle extraite près du bord externe du muscle sacro-lombaire. —Paraplégie immédiate. — 4 juin 1862.

OUDOT, Pierre, né le 3 août 1833, à Bussière-les-Belmont (Haute-Marne), 52e de ligne. — Plaies contuses à l'abdomen et à la hanche, 2 coups de feu, Magenta. — Gratification renouvelable.

POLETTI, Jean, né le 24 juin 1839, à Ohni-Capella (Corse).—Coup de feu au flanc gauche, Solférino. — Ankylose incomplète de l'articulation coxo-fémorale gauche avec rétraction de la cuisse sur le bassin et amaigrissement du membre. Le projectile a traversé le côté gauche du bassin et laissé au niveau de l'épine iliaque antérieure et supérieure, et près du sacrum, des cicatrices profondes et adhérentes. — 24 avril 1861.

RAAB, Auguste, né le 28 août 1836, à Thaun (Haut-Rhin), 85e de ligne. — Plaie compliquée au flanc droit, coup de feu, Solférino. — Difficulté considérable dans les mouvements du tronc; le projectile a pénétré au niveau de la 3e vertèbre lombaire pour sortir dans le flanc droit en fracturant une apophyse épineuse et dilacérant les muscles de la région sacro-lombaire. — 4 juin 1860.

SARDA, François, né le 2 mars 1834, à Montaillon (Ariége, 52e de ligne. — Plaie pénétrante à l'abdomen, coup de feu, Solférino. — Trajet fistuleux profond au flanc gauche; le projectile n'a pu être extrait. — 4 août 1860.

ZIMMERMANN, Michel, né le 12 janvier 1830, à Schtrazheim (Bas-Rhin), 8e chasseurs à pied. — Plaie contuse à l'abdomen, coup de feu, Magenta. — Gonflement œdémateux considérable du membre pelvien droit; le projectile pénètre à la partie moyenne de l'abdomen et se perd dans le petit bassin où il exerce une compression. — 6 mars 1861.

BLESSURES DE LA RÉGION SACRO-LOMBAIRE.

Les considérations ou les observations détaillées sur les blessures de la région sacro-lombaire nous font défaut et nous avons dû classer parmi les blessures de la région iliaque et fessière quelques cas de lésion du sacrum; nous n'avons pu distinguer toujours suffisamment les blessures de la région sacro-lombaire de celles des régions iliaque, fessière et anale. Nous ne trouvons que l'observation suivante :

Florian, John, soldat autrichien, régiment de Hesse, 29 ans.—Fracture comminutive des deux dernières vertèbres dorsales et des deux premières lombaires, coup de feu, Solférino. —Immédiatement douleurs intolérables; évacué sur les hôpitaux de Milan. Paraplégie complète, écoulement involontaire des matières fécales et de l'urine; intelligence intacte, affaiblissement considérable de la vue. Extraction d'esquilles; recherche du projectile, exploration tellement douloureuse qu'il faut y renoncer, pansements simples. Suppuration fétide, noirâtre et abondante. Plaies de position au sacrum, aux épaules et aux trochanters. Le malade succombe épuisé et presque sans douleurs, le 28e jour. — *Autopsie.* Les deux dernières vertèbres dorsales et les deux premières lombaires réduites en esquilles. Muscles des gouttières vertébrales broyés. Substance médullaire et enveloppes lacérées. La moelle, autour du foyer purulent qui la pénètre, est ramollie et présente les modifications que l'on observe dans les cavernes apoplectiques du cerveau. La balle se trouve logée dans la substance spongieuse de la 2e vertèbre lombaire. Bintot, médecin, aide-major.

TABLEAU DES BLESSURES DE LA RÉGION SACRO-LOMBAIRE.

GENRES DE BLESSURES	PROJECTILES, ARMES, ETC., QUI ONT PRODUIT LES BLESSURES.																	
	BALLE.			BOULET.			ÉCLATS DE PROJECTILES, BISCAÏENS.			SABRE, BAÏONNETTE, LANCE.			DIVERSES.			TOTAL.		
	Pensionnés.	Sortis guéris ou évacués.	Morts.	Pensionnés.	Sortis guéris ou évacués.	Morts.	Pensionnés.	Sortis guéris ou évacués.	Morts.	Pensionnés.	Sortis guéris ou évacués.	Morts.	Pensionnés.	Sortis guéris ou évacués.	Morts.	Pensionnés.	Sortis guéris ou évacués.	Morts.
Plaies contuses.	7	3	2	»	»	»	»	2	»	»	»	»	1	»	»	8	5	2
Plaies compliquées.	17	1	16	»	»	3	»	1	3	»	»	3	»	»	»	17	2	25
Plaies indéterminées.	4	1	12	»	»	2	»	»	4	»	»	3	1	»	1	5	1	22
Contusions.	»	»	»	»	»	1	»	»	»	»	»	»	2	»	»	2	»	1
Diverses.	»	»	»	»	»	»	»	»	»	»	»	»	5	»	»	5	»	»
	28	5	30	»	»	6	»	3	7	»	»	6	9	»	1	37	8	50
TOTAUX.	63			6			10			6			10			95		

La date terminale de chaque observation sommaire est celle du décret accordant la pension de retraite.

BLESSURES DE LA RÉGION SACRO-LOMBAIRE.

BARATON, Jean, né le 24 avril 1832, à Rouvres (Deux-Sèvres), 40e de ligne. — Violente contusion par éboulement de terre. Déviation de la partie inférieure de la colonne vertébrale, hémoptysies fréquentes, paraplégie. — 1er avril 1864.

BOULET, Philippe-Babolein, né le 26 juin 1826, à Saint-Sauveur (Oise), 74e de ligne.— Plaie compliquée à la région inférieure et postérieure du tronc, coup de feu, Solférino. — Cicatrice adhérente, bridant les mouvements de flexion et d'extension de la cuisse sur le bassin. — Gratification renouvelable.

BOURRIN, Antoine-Marie, né le 1er février 1835, à Beaufort (Isère), 55e de ligne.—Coup de feu à la région lombaire, Solférino. — Large cicatrice; gêne dans les mouvements respiratoires. — 31 mars 1860.

CHALARD, Antoine, né le 5 août 1828, à Latour (Loire), 85e de ligne.— Coup de feu à la région lombaire, Solférino. — Plaie compliquée; la balle a frappé la partie postérieure du flanc gauche et est sortie à droite de l'épine lombaire, exfoliation de la fausse côte frappée. Cicatrices adhérentes. — Gratification renouvelable.

DARAS, Paul-François, né le 10 janvier 1834, à Annayle (Côte-d'Or), maréchal des logis, 13e artillerie.— Plaie compliquée aux reins, fracture de la crête de l'os iliaque, éclat d'obus, Solférino.—Cicatrice large, profonde et adhérente à la région lombaire; le projectile a fracturé les apophyses épineuses des vertèbres lombaires. — 24 avril 1861. — *Voir* observation p. 402, *Tétanos*.)

DEFOULOY, Nicolas-Victor-Célestin, né le 10 décembre 1834, à Béréhicourt (Oise), 17e artillerie. — Carie des vertèbres lombaires avec déviation de la colonne vertébrale. — Gratification renouvelable.

DOMBROT, François-Auguste, né le 8 novembre 1836, à Ormes-et-Ville (Meurthe), 8e de ligne. — Coup de feu à la région lombaire, Solférino. — Faiblesse dans la région sacro-iliaque gauche. La balle a traversé de haut en bas, d'avant en arrière et de dehors en dedans, en lacérant une partie des muscles lombaires. — Gratification renouvelable.

DORIGNY, Jean-Louis, né le 30 janvier 1834, à Coulommes (Marne), 8e bataillon de chasseurs. — Coup de feu à la région lombaire, Solférino. — Cicatrice profonde et adhérente d'un décimètre de diamètre à la région sacrée. — 24 juillet 1861.

DUPUY (Jean), né 11 octobre 1836, à Lherm (Haute-Garonne), 30e de ligne. — Coup de feu aux reins, Solférino. —Gêne considérable dans les mouvements du tronc. Le projectile a traversé la fesse gauche et la région lombaire en fracturant les apophyses épineuses des vertèbres, 4 cicatrices dont 2 par incision pour l'extraction du projectile. — 4 juin 1862.

FAGNON, Louis-Marie, né le 21 juin 1835, au Charmel (Aisne), 30e de ligne. — Coup de feu à la région lombaire, Solférino. — Cicatrice profonde et adhérente. Le projectile a fracturé comminutivement les apophyses épineuses des vertèbres de cette région. — 16 janvier 1861.

FAVAREL, Jean-Pierre, né le 16 octobre 1822, à Salvagnac (Tarn), sergent, 10e bataillon de chasseurs. — Coup de feu à la région lombaire, Solférino. —Paralysie incomplète des membres inférieurs. — 31 mars 1860.

FLAJOLLET, Auguste-François-Jean-Baptiste, né le 9 juillet 1833, à Saint-Venant (Pas-de-Calais), 86e de ligne. — Coup de feu à la région lombaire, Solférino. — Cicatrices adhérentes et profondes à la partie postérieure et inférieure de la région lombaire, gêne des mouvements. — Gratification renouvelable.

GIRAL, Jean-Baptiste, né le 14 avril 1834, à Puylaurens (Tarn), 74e de ligne. — Coup de feu à la région lombaire, Montebello. —Paralysie et atrophie du membre inférieur gauche avec flexion permanente de la jambe sur la cuisse et de la cuisse sur le bassin. Le projectile a fracturé la tubérosité sciatique droite, l'extrémité inférieure du sacrum et le grand trochanter du côté gauche. — 6 mars 1861.

JACQUET, François-Alexandre, né le 12 février 1834, à Palluau (Indre), bataillon de chasseurs de la garde. — Coup de feu à la région lombaire, Solférino. — Claudication et gêne des mouvements de l'articulation coxo-fémorale gauche. La balle a pénétré dans l'hypochondre gauche et n'a pu être extraite. — 11 juillet 1860.

JACQUOT, Charles-Joseph, né le 14 octobre 1830, à Rozelieures (Meurthe), sous-lieutenant au 85e de ligne. — 2 coups de sabre à la tête; violentes contusions à la région lombaire, commotion de la moelle épinière, foulé par un détachement de cavalerie, Magenta. — Paraplégie consécutive. — 29 avril 1862.

JALOUSTRE, François, né le 3 avril 1834, à Aix (Corrèze), 30e de ligne. — Coup de feu à la région lombaire, lésion de la moelle épinière, Solférino. — Paraplégie. — 7 février 1863.

JOSEPH, Thomas, né le 22 septembre 1835, à Moulins (Allier), sergent, 98e de ligne. — Coups de baïonnette à la cuisse, à la poitrine, à la tête; coup de feu à la région sacro-lombaire, Solférino. — Paralysie du membre inférieur gauche, lésion du sacrum, plusieurs esquilles ont été éliminées. Il existe à la tête, à la poitrine, plusieurs cicatrices de coups de baïonnette. — 26 janvier 1862.

JUIN, Léonard, né le 24 mai 1836, à Saint-Léonard (Haute-Vienne), 8e hussards. — Coup de feu à la région lombaire, Melegnano. — La balle a parcouru transversalement un long trajet. — Gratification renouvelable.

LAPIERRE, François, né le 14 août 1836, à Poullignac (Charente), 76e de ligne. — Ostéite vertébrale, luxation de la 2e vertèbre lombaire, saillie du rachis? — Gratification renouvelable.

LELIÈVRE, Jules-César, né le 25 avril 1828, à Ainval (Somme), sergent, 2e grenadiers, garde. — Déviation de la colonne vertébrale par affaissement des vertèbres lombaires? — 15 avril 1863.

LÉON, Urbain, né le 30 janvier 1835, à Troyes (Aube), 43e de ligne. — Plaie contuse à la région lombaire, coup de feu, Solférino. — Gêne dans les mouvements du tronc. — Gratification renouvelable.

LIZZIN, Alain, né le 16 avril 1829, à Commanna (Finistère), 30e de ligne. — Plaie déchirée à la région lombaire, coup de feu, Solférino. — Le projectile traverse de droite à gauche toute la région en fracturant l'apophyse épineuse d'une vertèbre, cicatrices adhérentes. — Gratification renouvelable.

MALLET, Adolphe, né le 23 décembre 1831, à Nevers (Nièvre), 3e voltigeurs, garde. — Effort violent, Solférino. Gibbosité considérable, paraplégie menaçante. — 4 juin 1862.

MANGON, Jules, né le 17 janvier 1833, à Alger (Afrique), caporal, 90e de ligne. — Coup de feu, Magenta. — Fracture comminutive des apophyses épineuses des 2e et 3e vertèbres lombaires. Cicatrices adhérentes, gêne dans les mouvements. — Gratification renouvelable.

MAZADE, Firmin, né le 31 décembre 1828, à Antraigues (Ardèche), 2e grenadiers, garde. — Déviation de la colonne vertébrale, ankylose incomplète; contusion violente par une pierre, Magenta. — 15 avril 1863.

MINGUET, Jean-Baptiste, né le 14 février 1836, à Arligny-sous-Varennes (Haute-Marne), 61e de ligne. — Gibbosité lombaire à la suite d'abcès? — 25 octobre 1862.

MONTFORT, Joseph, né le 1er juin 1835, à La Roche (Haute-Savoie), bataillon de chasseurs. — Contusion grave à la région lombaire, Solférino. — Amaigrissement et affaiblissement notable des extrémités inférieures. — Gratification renouvelable.

NOIR, Jean-Pierre-Joseph, né le 7 mars 1826, à Bussons (Drôme), 10e bataillon de chasseurs. — Coup de feu à la région lombaire, Solférino. — Attrition profonde avec lésion d'une apophyse épineuse; gêne dans les mouvements. — 31 mars 1860.

PEL, Claude-François, né le 21 janvier 1838, à Lantenay (Ain), caporal, 86e de ligne. — Plaie contuse aux reins, coup de feu, Solférino. — Gratification renouvelable.

PELOFI, Nazaire, dit Pascal, né le 25 mars 1833, à Comus (Aude), 70e de ligne. — Plaie contuse à la région lombaire, coup de feu, Magenta. — Gêne dans la marche, amaigrissement local et général. — Gratification renouvelable.

RATEAU, Jean, né le 21 mars 1833, à Cussy (Saône-et-Loire), 52e de ligne. — Coup de feu à la région sacro-lombaire, Solférino. — Paralysie incomplète du membre inférieur gauche. — 25 juin 1860.

SELLIER, Pierre-Désiré, né le 1er juin 1827, à Fesques (Seine-Inférieure), 45e de ligne. — Coup de feu à la région lombaire, Magenta. — Cicatrice adhérente. — Gratification renouvelable.

SHWERTZTER, Antoine, né le 17 septembre 1832, à Dombasles (Meurthe), caporal, 74e de ligne. — Coup de feu à la région lombaire. Lésion vertébrale, Solférino. — Paralysie incomplète des membres inférieurs ; incontinence des matières fécales et de l'urine pendant les efforts de toux et le sommeil.— 4 juin 1860.

TARPIN-CADOT, Paul, né le 7 octobre 1835, à Saint-Rambert (Ain), 45e de ligne. — Coup de feu à la région lombaire, Solférino. — Cicatrice adhérente, gêne dans les mouvements du tronc. — Gratification renouvelable.

TERRASSE, Louis-Auguste-Thomas, né le 29 décembre 1826, à Penestelle (Ardèche), 3e zouaves. — Coup de feu à la région lombaire, Palestro. — Paralysie et claudication. — 4 juin 1862.

VERDEAU, Pierre, né le 19 mars 1835, à Aubeville (Charente), 1er bataillon de chasseurs. — Carie vertébrale. Abcès lombaire. — Gratification renouvelable.

VERNHES, Jean-Louis, né le 5 mai 1837, à la Caninc (Lot), caporal, 71e de ligne. — Carie vertébrale. Fatigues. — 10 décembre 1864.

BLESSURES DE LA RÉGION ILIAQUE ET FESSIÈRE.

Les blessures des parties molles de cette région sont généralement peu graves ; il n'en est pas de même des fractures des os iliaques et du sacrum qui ont été plus ou moins étendues et accompagnées de lésions des organes importants contenus dans le bassin : vaisseaux, nerfs, intestins, vessie. Nous ne trouvons qu'un petit nombre d'observations et nous les reproduisons.

Hôpitaux de Gênes.

1re *observation.* — FOLMER, Pierre, du 8e de ligne. — Plaie compliquée à la hanche, division de l'S iliaque du colon, coup de feu, Solférino. — La sensation que le blessé éprouva sur le coup fut celle d'un choc assez violent et il ne reconnut la nature de sa blessure que par le sang qui coula dans ses vêtements. — L'exploration fit reconnaître de nombreuses esquilles profondément projetées et qu'on ne jugea pas convenable de rechercher immédiatement. — Le point d'arrêt du projectile restait ignoré. — Ni paralysie, ni troubles considérables. — Au 4e jour, les matières fécales commençent à s'échapper par les plaies en formant avec les produits de celles-ci un boudin du volume du pouce. — Avant le 28e jour, il ne sortit absolument rien par l'anus. — Suppuration abondante. — A partir du 40e jour jusqu'à la fin de février 1860, il fut retiré 47 esquilles par la plaie. — Au 45e jour, le projectile enclavé entre les apophyses fracturées de la troisième vertèbre lombaire fut extrait par incision au côté droit de la ligne épineuse ; il était aplati d'un côté suivant sa longueur ; la plaie d'incision se cicatrisa en quelques jours. — L'huile de ricin, administrée contre une constipation opiniâtre, se présentait à la plaie d'entrée en deux heures ; les lavements n'y arrivaient jamais en moins de cinq minutes. — Évacué sur France, le blessé entre à l'hôpital du Gros-Caillou le 1er octobre 1860. Il dit n'avoir pas éprouvé de changement depuis quatre mois, et se trouve dans l'état suivant : le bord iliaque brisé a subi une perte de substance en forme de V, dont les deux côtés, irréguliers, mesurent chacun 33 millimètres et présentent quelques bosselures à la face externe de l'os. La peau s'y déprime avec des plis mobiles qui convergent vers l'orifice fistuleux où elle adhère à la substance osseuse. De petits abcès se forment de temps en temps sur cette partie de l'os. — Il y arrive habituellement une petite quantité de pus et de matières fécales que le malade contient à l'aide d'un bandage circulaire. — L'ouverture a 5 millimètres de diamètre. Une sonde élastique y rencontre des sinuosités, elle peut pénétrer jusqu'à 7 centimètres lorsqu'on la dirige en avant et en bas. — Les fèces sortent en grande partie par la voie naturelle avec toutes les conditions de l'état normal. La quantité de celles qui passent par la fistule augmente selon qu'elles sont plus molles ou qu'il tarde à satisfaire le besoin de défécation. — Quelquefois il éprouve à la partie antérieure de la fosse iliaque une distension douloureuse qu'il dissipe en pressant avec la main de bas en haut vers la fistule d'où des gaz s'échappent avec bruit, ce que ne font jamais ceux qui sortent par l'anus. — Il affirme qu'on n'a jamais trouvé trace du passage dans l'intestin d'aucun des produits du foyer morbide, ni des injections faites par la plaie. — Nous pensons 1° que l'ouverture intestinale faite par esquille ou chute d'escarre affecte un flexus de l'S iliaque; 2° que cette partie, d'abord refoulée par le sang épanché et par le pus, a contracté des adhérences qui la tiennent éloignée de la plaie cutanée; 3° que le foyer intermédiaire réduit progressivement en un trajet qui pourra s'oblitérer après cessation de la maladie osseuse. — Des lavements et des injections par la fistule ont procuré un peu d'amélioration pendant les 40 jours que Folmer a passés à l'hôpital où il n'était venu que pour obtenir un appareil à anus contre nature. — *Retraité.* — Dr MALAPERT, médecin principal.

2° *observation.* — *Fracture comminutive de la crête iliaque droite par balle pénétrant dans l'abdomen.* — GENESD, soldat au 23° de ligne. — Blessé le 4 juin 1859. — Évacué sur l'hôpital du Collége à Gênes le 18 juillet. — Coup de feu à la partie antérieure de la crête iliaque droite avec fracture comminutive; diarrhée survenue depuis quelques jours. — Des esquilles ont été extraites, il en reste qui entretiennent une suppuration abondante et fétide. — Une ouverture de sortie, située un peu en arrière du centre de la région fessière, est cicatrisée. — Altération assez avancée de la constitution. — A Gênes, pourriture d'hôpital; l'issue de quelques parcelles d'os et l'application du coaltar ont été suivies d'amélioration de la plaie, mais la diarrhée et le dépérissement continuèrent à augmenter. — L'extraction d'une grosse esquille, entraînée au dedans par le projectile, découvrit un trajet purulent très-profond. — Genesd succomba le 20 août, 78 jours après l'accident. — *Nécropsie* : à partir de la plaie, le trajet purulent, semé de petites esquilles, nous conduisit à travers les muscles iliaque et grand psoas jusqu'à la partie supérieure de ce dernier, sous le diaphragme, sur un fragment de balle, représentant environ le quart du projectile, remarquable par sa déformation et ses nombreuses aspérités; péritonite partielle avec fausses membranes. — Phlegmasie chronique du gros intestin. — Dr MALAPERT, médecin principal.

Hôpitaux de Milan (Fate bene Sorelle).

3° *observation.* — GRONDEAU, Victor, du 43° de ligne. — Coup de feu à travers le bassin: lésion de la vessie, Magenta. — Le malade était droit dans le rang lorsqu'il fut blessé, il tomba sur le coup et un jet de sang se fit dans le même instant par la verge. Revenu à lui, il s'aperçut bientôt que le scrotum se tuméfiait et prenait une coloration noirâtre due à l'épanchement de sang qui se faisait dans les enveloppes des testicules. A partir de ce moment l'émission volontaire des urines devint impossible, et il fallut sonder le malade plusieurs fois par jour; il s'écoulait par la sonde, pendant plusieurs jours, un liquide sanguinolent et trouble. — Trois jours après son entrée à l'hôpital Fate bene Sorelle, à Milan, une incision pratiquée du côté opposé et à la même hauteur que l'ouverture d'entrée, permit d'extraire la balle logée sous la peau. Son trajet pouvait être représenté par une ligne transversale dont la partie moyenne aurait passé en arrière de la symphise pubienne, en lésant la vessie, pour aboutir aux deux ouvertures d'entrée et de sortie. L'incision donna, dès le lendemain, 10 juin, passage aux urines qui suivirent ce nouveau cours jusqu'au 30 juin. Pendant ce temps, la première plaie se ferma complétement, et il ne resta plus que celle qui avait permis d'extraire la balle, et qui, se rétrécissant de jour en jour, détermina la cessation du passage des urines et leur infiltration entre les feuillets cellulo-fibreux du périnée. — Un abcès diffus qui envahissait le scrotum fit de rapides progrès, et sa ponction, le 2 juillet, donna lieu à un écoulement abondant de pus et d'urine. Le dégorgement n'étant pas complet, une nouvelle incision fut pratiquée quelques jours après, et les urines s'écoulant librement par les deux ouvertures, tous les accidents cessèrent. — 18 juillet, les urines s'écoulent en totalité, et d'une manière permanente par les ouvertures; la plaie du côté droit se ferme et ne donne plus qu'une suppuration, très-modérée. Le malade très-affaibli, ne quitte pas le lit et son moral s'affecte à l'idée de l'incurabilité de son infirmité. — 24 juillet. L'état local s'est amélioré depuis le 18; les plaies fistuleuses du scrotum laissent écouler une moindre quantité d'urine et le malade peut en rendre volontairement par la voie naturelle; il y a donc lieu d'espérer que cette amélioration, continuant à faire des progrès, amènera une guérison complète. L'état général n'est pas aussi satisfaisant, le malade est très-affaibli par ses longues souffrances et par une assez forte diarrhée survenue depuis quelques jours; le moral ne se relève pas. — 29 juillet. La diarrhée a diminué; l'émission naturelle des urines est plus complète; la tuméfaction des bourses est moindre que les jours précédents et les trajets fistuleux tendent moins fortement à s'oblitérer, le malade est moins tourmenté que les jours précédents. — Évacué sur France, entré à l'hôpital Saint-Mandrier, Toulon, cicatrisation des plaies, sorti le 6 novembre. — Gratification renouvelable. — Dr Reeb, médecin aide-major.

Hôpitaux de Castiglione et de Brescia.

4e observation. — *Fracture compliquée du bassin.* — Le général Dieu, Charles Prosper, né le 17 février 1813 à Paris, Seine, a été atteint l'un des premiers au commencement de la bataille de Solférino. — « Il avait le pied à l'étrier, pour monter à cheval, quand il reçut, au pli de la fesse gauche, un coup de feu qui pénètra, horizontalement, d'arrière en avant, dans la direction du bassin. A son arrivée à Castiglione, j'explore la plaie, et mon doigt, parvenu jusque sur l'ischion, trouve cette apophyse dénudée et rugueuse. A-t-elle été écornée ou traversée par le projectile? Le plomb, qui se dérobe à toutes nos investigations, est-il passé dans le bassin, ou bien a-t-il, réfléchi par la tubérosité, changé de route et gagné la masse charnue des adducteurs de la cuisse? Dans tous les cas, les vives douleurs perçues le long du nerf sciatique, la profondeur de la lésion, l'étendue, l'irrégularité du parcours, la fracture de l'ischion, si limitée qu'on la suppose, expriment, à nos yeux, une très-grande gravité. Dr Bertherand, médecin principal. »

Suite: Le général Dieu se trouvait à Brescia, depuis le 25 juin, la balle, après avoir pénétré par la partie postérieure de la fesse gauche et traversé le bassin, avait été extraite à la partie supérieure et interne de la cuisse du même côté. — Les désordres occasionnés par le projectile dans son trajet ont été les suivants : Fracture comminutive et probablement perforation de l'os iliaque en avant de l'échancrure ischiatique, lésion qui a été constatée au moyen de la sonde et par la sortie d'esquilles nombreuses. Aucune lésion des nerfs ou vaisseaux situés dans le voisinage du trajet de la balle, aucune lésion non plus du côté de la vessie ou du rectum. — Au moment du départ de Brescia, le général qui, depuis six semaines, avait été éprouvé par une suppuration abondante et des chaleurs excessives, était nécessairement dans un état de grande faiblesse; aussi le déplacement qui, malgré cet état de faiblesse, avait été conseillé comme dernière chance de salut, n'était-il pas sans inspirer de sérieuses craintes. — Nous allons relater jour par jour, les principaux incidents du long et pénible voyage que nous venons d'accomplir avec lui. — 8 août. — *Départ de Brescia à six heures du soir pour Milan.* — Le général est placé dans un wagon sur un lit suspendu. — La première partie de la route ne présente aucune particularité à noter; elle est supportée sans trop de fatigue ni de douleur; la deuxième, au contraire, nous ayant pris, malgré la petite distance, près de deux heures, et ne s'étant faite qu'avec de nombreux temps d'arrêt et par conséquent des secousses plus ou moins fortes imprimées à toutes les voitures du train, le général éprouva de vives souffrances et par suite une grande surexcitation. A l'arrivée à Milan nous constatons de la fièvre, de la chaleur à la peau et surtout une grande anxiété. Le général passa la nuit dans le wagon, en gare. — Le sommeil a été à peu près nul, mais il n'existe plus de fièvre le matin, la peau a une bonne température et la surexcitation qui existait à l'arrivée, a complétement disparu. — 9. — *Départ de Milan à huit heures; arrivée à Turin à deux heures de l'après-midi.* Les souffrances, pendant ce trajet, sont presque nulles. A Turin nous sommes obligés d'attendre jusqu'à dix heures un nouveau convoi; nous n'arrivons à Suze qu'à onze heures et demie, et le général n'est installé qu'à une heure du matin dans une chambre peu facile à aérer et laissant à désirer sous tous les rapports. — 10. — La faiblesse du général et la fatigue, sans repos suffisant, me décident à remettre le départ au lendemain. Un peu de surexcitation existant le matin, je fais prendre au général un grand bain à température peu élevée, dans lequel il ne reste que dix minutes; ce bain produit le calme que nous attendions. — Ayant remarqué dans les divers pansements pendant la route, combien la position sur le côté, que le malade préfère à l'exclusion de toute autre, était défectueuse pour l'écoulement de la suppuration, et combien en même temps elle pouvait favoriser, à la partie interne de la cuisse, la formation de fusées purulentes intermusculaires, j'insiste pour un changement de position; je place le général dans un décubitus complet, et le membre du côté malade sur un double plan incliné fait avec des coussins préparés le matin. Sous l'influence de cette position, qui est gardée jusqu'à une heure avancée de la nuit, la suppuration arrive facilement aux ouvertures sans que l'on soit obligé de l'y amener par la pression; la plaie postérieure fournit, pendant la journée, trois petites esquilles à bords dentelés, de deux à trois millimètres carrés chacune. — Le soir à cinq heures, le blessé a un accès de fièvre et son état général me donne de l'inquiétude. La nuit est mauvaise, agitée, sans sommeil, mais le matin toute trace de fièvre a disparu. — 11. — Ne croyant pas prudent de prolonger plus longtemps notre séjour à Suze, le général est placé avec son matelas, sur lequel il a repris son ancienne position, dans une voiture préparée la veille. Le départ a lieu à six heures et l'ascension au point le plus élevé du passage de la montagne, se fait lentement, et sans trop de souffrances. Le bain d'air frais au milieu duquel nous nous trouvons, depuis notre sortie de Suze, donne du ton à notre malade auquel nous faisons prendre, à moitié route, un bon potage, un poisson et du vin. Nous arrivons à cinq heures à Lanslebourg, le général se trouvant aussi bien que possible. Il n'existe plus la moindre surexcitation. — 12. — Il y a eu du repos pendant une bonne partie de la nuit; il n'y a pas de fièvre, le facies est moins coloré que d'habitude et la peau est excellente. En le pansant nous remarquons que le pus, provenant de la plaie postérieure, est d'assez mauvaise nature, qu'il est un peu sanieux et fétide. — Départ de Lanslebourg à six heures du matin; arrivée à Saint-Jean-de-Maurienne à six heures du soir. La route étant moins bonne que celle de la veille, offrant çà et là des ornières que l'on ne peut éviter, des villages à rues mal pavées, le général éprouve des secousses qui le fatiguent beaucoup, mais malgré cela l'état général, à l'arrivée à Saint-Jean, est satisfaisant. On place le blessé dans une bonne chambre, beaucoup plus facile à aérer que celle que nous avions à Suze. — L'alimentation de chaque jour est la suivante, sauf modification selon les indications : café au lait le matin; à midi, potage, côtelette, vin; le soir, potage, côtelette ou œuf, vin. — 13. — Il y a eu peu de sommeil. Pas de fièvre, le moral du général se relève; sa figure souriante exprime la satisfaction, et la faiblesse est moins grande que d'habitude. — Départ à midi par le chemin de fer dans un wagon particulier, où l'installation est la même qu'au départ de Brescia. — Arrivée à huit heures à Mâcon. Le général a été très-fatigué par ce voyage; il a de l'agitation, le pouls est plein, fréquent, la peau chaude, le facies vivement coloré. Le wagon est installé dans une remise de la gare et je surveille, pendant une partie de la nuit, l'état du malade; le pansement n'offre rien à noter; pas d'esquilles nouvelles, suppuration abondante par les deux plaies. — 14. — La fièvre a disparu le matin, mais le repos pendant la nuit a été presque nul; il existe une douleur assez vive le long du trajet postérieur de la balle. Je veux avoir recours à une injection émolliente, mais le général s'y refuse par appréhension de la douleur. Je fais appliquer successivement plusieurs cataplasmes qui semblent apporter quelque calme. — Départ à neuf heures. — Arrivée à Brunoy, lieu de notre destination, à six heures du soir. Cette dernière partie de la route est supportée parfaitement; nous constatons avec plaisir, à l'arrivée, que malgré la longue distance que nous venons de franchir, l'état général est moins mauvais qu'au départ de Brescia. — 15. — Le blessé a eu beaucoup d'agitation, due sans nul doute à toutes les fatigues qu'il vient de subir, après une route aussi longue même pour une personne en bonne santé; mais il n'existe pas de fièvre et le facies a repris sa coloration normale, moral excellent; le général se trouve heureux d'avoir pu arriver à destination sans plus de douleurs. — Je communique au médecin de la localité qui doit me remplacer, près du blessé, les renseignements indispensables, et le général est replacé dans une position semblable à celle que je lui avais donnée à Suze. — Je quitte Brunoy à quatre heures de l'après-midi, laissant le général dans un état satisfaisant et dormant d'un sommeil paisible depuis plus de deux heures. — 16-17. — Etant retourné le 17 auprès du général, je le trouve dans une situation beaucoup moins bonne que celle dans laquelle je l'avais laissé le 15. Depuis le 16 au matin il y a de la diarrhée qui l'a beaucoup fatigué et qu'il est bien important d'arrêter. Dans la même journée s'est manifesté aussi, de trois à six heures du soir, un accès de fièvre qui s'est reproduit le 17, et à la même heure, pendant ma visite. Depuis le 15, le général a gardé alternativement la position sur le dos ou sur le côté. Une petite esquille d'une dimension semblable aux précédentes, est encore sortie par la plaie postérieure. — Depuis le 17 je suis sans nouvelles du général. — Mort le 8 avril 1860, à Paris. Dr HAMEL, médecin aide-major.

Hôpital Saint-Mandrier (Toulon).

5e *observation. — Coup de feu à l'os iliaque droit.* — Le 7 août 1859, entra à l'hôpital de Saint-Mandrier, COLLIN, Jean-Marie, chasseur à pied au 8e bataillon, blessé à Magenta à la hanche droite. La balle, entrée obliquement de haut en bas et d'arrière en avant vers l'extrémité postérieure de la face externe de l'os iliaque, l'a traversé et s'est perdue dans le bassin. — La plaie est grisâtre et donne du pus fétide. L'exploration révèle la présence d'esquilles qui sont aussitôt extraites. — Les jours suivants, l'inflammation des parties molles parut se calmer. La fièvre diminua ; le blessé prit quelques aliments, dormit un peu, et la plaie prit un meilleur aspect sous l'influence de la poudre de coaltar et de plâtre ; des injections iodées le matin, chlorurées le soir, entraînaient chaque fois à l'extérieur des fragments assez petits de détritus osseux. — Cette amélioration ne fut pas de longue durée ; il survint un état muqueux vainement combattu par des purgatifs salins. Les fonctions digestives s'altérèrent profondément ; le sommeil se perdit ; de terribles frissons se reproduisirent à des intervalles inégaux. La plaie redevint blafarde, ne laissa suinter qu'un liquide sanieux, alternant avec des caillots de sang qui sortaient aussi par le rectum, ce qui porta à croire que le projectile avait traversé cet intestin. — Collin, d'un tempérament nerveux, très-irritable et qui n'avait jamais souffert qu'avec impatience des explorations incomplètes de sa blessure, tomba dans l'épuisement et le marasme le plus complet. La peau prit une teinte jaune, le pouls baissa, la diarrhée devint colliquative, et il succomba le 9 septembre au matin. — A l'autopsie, on trouva l'os iliaque atteint d'ostéomyélite suppurée, des amas de caillots sanguins et de sanie dans le petit bassin, où toutes les parties étaient tellement décomposées qu'il fut impossible de trouver la balle et de s'assurer si elle était sortie par le rectum après l'avoir perforé. — Les cavités splanchniques n'ont pas été ouvertes. Dr J. ROUX, chirurgien en chef de la marine à Toulon.

6e *observation. — Coup de feu à l'os iliaque gauche. — Trépanation secondaire pour extraire une balle.* — A la bataille de Magenta, DUPREZ, Augustin, chasseur à pied au 19e bataillon, reçoit à la hanche gauche un coup de feu tiré à petite distance. La balle, entrée un peu au-dessous de l'épine iliaque antérieure et supérieure, se perd dans les profondeurs de la région, et détermine du côté de l'abdomen les accidents les plus graves pendant les quatre mois que le blessé passa dans les hôpitaux d'Italie. — A son arrivée à l'hôpital Saint-Mandrier le 16 octobre 1859, la plaie d'entrée du projectile fournit encore une suppuration abondante. — 14 novembre. Le pus étant devenu très-fétide et ne s'écoulant pas librement au dehors, je me décidai à agrandir la plaie et à rechercher la balle. — Le malade fut chloroformisé. Une incision divisant le tenseur de l'aponévrose et les fibres antérieures du muscle grand fessier, me fit arriver à l'origine d'un canal étroit, au fond duquel je pus sentir le projectile à l'aide d'un explorateur. J'appliquai une couronne de trépan sur la portion de l'os iliaque mise à nu en ce point, et, dirigeant obliquement l'action de cette couronne pour rester dans l'épaisseur de l'os et éviter de pénétrer dans l'abdomen, j'arrivai, après l'enlèvement de plusieurs esquilles, sur une balle qui fut extraite avec de grandes difficultés à l'aide de fortes pinces. Elle n'était point entière, elle était déformée, et sa surface offrait de nombreuses aspérités. L'exploration du trajet ne me faisant connaître la présence d'aucun autre fragment, je ne poussai pas plus loin des manœuvres déjà longues et laborieuses. La plaie fut nettoyée et pansée simplement. — L'opération est suivie de scènes inflammatoires, d'angioleucite, d'œdème, etc., et l'état général se détériore peu à peu. La gangrène s'empare des plaies, et le malade meurt le 3 janvier 1860. — A l'autopsie, l'os coxal présentait entre les deux épines iliaques antérieures une fente complète produite par la balle. En dehors, cette fente se continuait avec la plaie faite par le trépan, et sur la fosse iliaque interne se trouvait un canal creusé par le projectile jusqu'à sa partie moyenne environ. La seconde partie de la balle fut trouvée implantée sur la face antérieure du sacrum, tout près de la symphyse sacro-iliaque gauche. Il y avait là aussi quelques petits fragments de plomb et deux esquilles peu volumineuses détachées par le projectile. Le muscle iliaque, fortement tendu, décrivait une convexité dans le bassin, et au-dessous de ses fibres non altérées se trouvait un foyer purulent. Tout l'os iliaque et le sacrum étaient frappés d'ostéo-myélite avec suppuration; à l'extérieur, le périoste se détachait avec la plus grande facilité, et au-dessous de lui, sur le sacrum, se trouvait une grande quantité de pus. Les surfaces osseuses étaient rugueuses et couvertes du piqueté caractéristique, avec ramollissement jusqu'à l'ischion. La portion iliaque de l'os ayant été sciée suivant la direction générale de la crête, on constata une condensation manifeste du tissu spongieux; dans les aréoles de ce tissu, il y avait du pus de couleur brun foncé qu'un filet d'eau expulsait. — Le péritoine et les organes de la cavité abdominale ne présentaient aucune altération : dans le petit bassin seulement, on rencontra une petite quantité de pus. Les veines iliaques et fémorales étaient pleines d'un liquide purulent, très-consistant, et leurs parois étaient épaissies. — Nulle trace de pus dans la cuisse et dans la jambe, dont les muscles étaient infiltrés et décolorés. Dans l'épaisseur des tissus du pied se trouvait, en quelques endroits, un liquide roussâtre et très-fétide. Dr J. Roux, chirurgien en chef de la marine à Toulon.

TABLEAU DES BLESSURES DE LA RÉGION ILIAQUE ET FESSIÈRE.

GENRES DE BLESSURES.	PROJECTILES, ARMES, ETC., QUI ONT PRODUIT LES BLESSURES.																	
	BALLE.			BOULET.			ÉCLATS DE PROJECTILES, BISCAÏENS.			SABRE, BAÏONNETTE, LANCE.			DIVERSES.			TOTAL.		
	Pensionnés.	Sortis guéris ou évacués.	Morts.	Pensionnés.	Sortis guéris ou évacués.	Morts.	Pensionnés.	Sortis guéris ou évacués.	Morts.	Pensionnés.	Sortis guéris ou évacués.	Morts.	Pensionnés.	Sortis guéris ou évacués.	Morts.	Pensionnés.	Sortis guéris ou évacués.	Morts.
Plaies contuses	34	55	»	»	»	»	1	4	»	1	9	»	»	»	»	36	68	»
Plaies compliquées	57	17	43	»	»	3	2	2	7	»	»	2	»	»	»	59	19	55
Plaies indéterminées	4	3	11	»	»	»	»	1	2	»	»	»	»	»	»	4	4	13
Contusions	»	»	»	»	1	»	»	»	»	»	»	»	»	»	»	»	1	»
Sans indications	»	»	»	»	»	»	»	»	»	»	»	»	»	3	4	»	3	4
	95	75	54	»	1	3	3	7	9	1	9	2	»	3	4	99	95	72
Totaux	224			4			19			12			7			266		

La date terminale de chaque observation sommaire est celle du décret accordant la pension de retraite.

BLESSURES DE LA RÉGION ILIAQUE ET FESSIÈRE.

ABD-EL-KADER-BEN-KADDOUR, caporal, 2e tirailleurs algériens. — Coup de feu à la fesse gauche, lésion de l'os iliaque, Solférino. — Plaie fistuleuse à la hanche gauche, entretenue par une carie de l'os iliaque. — 16 janvier 1861.

AHMED-BEL-ADJ, né en 1829, aux Beni-Amear, Constantine, clairon, 3e tirailleurs algériens. — Plaie déchirée à la partie supérieure gauche du bassin. — Coup de feu, Magenta. — Gratification renouvelable.

AHMED-BEL-HADJ, né en 1832, aux Amraoui (Oran), 1er tirailleurs algériens. — Coup de feu à la fesse droite, lésion du nerf sciatique, Solférino. — Gêne considérable dans les mouvements du membre inférieur droit avec cicatrice adhérente au pli fessier. — 30 mai 1860.

ALI-BEN-MOHAMED-EL-TURKI, 2e tirailleurs algériens. — Coup de feu à la hanche gauche, lésion de l'os iliaque, Solférino. — Plaie fistuleuse à la région postérieure de la hanche gauche, carie partielle de l'os iliaque. — 17 novembre 1861.

ALBAN, Marcellin, né le 15 janvier 1835, à Flagnac (Aveyron), 7e chasseurs à cheval. — Plaie compliquée à la hanche, coup de feu, Solférino. — Gêne dans les mouvements du tronc et du membre inférieur droit; le projectile a fracturé l'apophyse transverse de la 5e vertèbre lombaire et la crête iliaque; plaie fistuleuse. — 10 août 1861.

AUMONT, Antoine, né le 29 octobre 1835, à Argentat (Corrèze), 73e de ligne. — Fracture de l'os iliaque côté droit, coup de feu, Solférino. — La balle entre près de la crête antérieure de l'os iliaque, qu'elle fracture, se dirige en arrière et obliquement de haut en bas et sort à la partie supérieure de la fesse droite. Extraction de débris de vêtements et d'esquilles, par incision, près de l'ouverture d'entrée. Trajets fistuleux en communication les uns avec les autres; engorgement considérable du membre inférieur droit. — 30 mai 1860.

AURAY, Henri-Pierre, né le 13 décembre 1836, à Saint-Etienne-de-Corcoué (Loire-Inférieure), 74e de ligne. — Plaie déchirée à la fosse iliaque gauche, d'avant en arrière, coup de feu, Solférino. — Rétraction légère et permanente de la cuisse sur le bassin. — Gratification renouvelable.

AURET, Guillaume, né le 19 juin 1833, à Gragnague? (Haute-Garonne), caporal, 1er voltigeurs, garde, coup de feu à la fesse gauche, Solférino. — Sciatique chronique du côté gauche avec atrophie du membre et claudication. La balle est entrée en arrière au-dessus de l'articulation coxo-fémorale. — 16 janvier 1864.

AUZOUF, Adolphe-Victor, né le 19 juin 1833, à Duclair (Seine-Inférieure), 1er zouaves. — Plaie compliquée à la hanche, coup de feu, Solférino. Le projectile est entré au-dessus de la crête iliaque gauche et est sorti au niveau de l'articulation sacro-iliaque droite. — Double cicatrice adhérente. — Gratification renouvelable.

AVENANT, Alexis, Marie, né le 13 août 1830, à Ploermel (Morbihan), 84e de ligne. — Plaie compliquée à la fesse, coup de feu, Solférino. — La balle a traversé la fesse au niveau de l'ischion, qui a été fracturé; issue de quelques esquilles, ankylose de l'articulation coxo-fémorale. — Gratification renouvelable.

AYMÉ, Ernest, né le 15 février 1841, à Sauzet (Drôme), 37e de ligne. — Fracture de l'os iliaque, côté droit; plaies à la cuisse et à la verge, coup de feu, Solférino. — Paralysie incomplète du membre inférieur droit. — 24 juill. 1861.

AZAM, Joseph, né le 29 mai 1833, à Saint-Sernin (Tarn), 85e de ligne. — Plaie compliquée à la hanche droite, fracture de l'os iliaque, coup de feu, Solférino. — Gratification renouvelable.

BAFFALY, Jean, né le 20 octobre 1834, à Montpezat (Tarn-et-Garonne), caporal, 49e de ligne. — Plaie compliquée au flanc droit, la balle est sortie à travers l'os iliaque, coup de feu, Solférino. — Plaie fistuleuse. — Gratification renouvelable.

BALESTE, Joseph, né le 14 août 1835, à Cabrespine (Aude), 49e de ligne. — Plaies à la main et à la hanche droite, coup de feu, Solférino. — Tuberculisation pulmonaire.— Gratification renouvelable.

BAUSSONNIE, Jean, né le 22 juillet 1833, à Nespouls (Corrèze), 3e régiment de grenadiers, garde. — Plaie compliquée à l'aine droite, lésion de l'os iliaque, coup de feu, Magenta.— Gratification renouvelable.

BELKACEM-BEN-SEGHIR, né le... 1839, aux Beni-Thileu (Constantine), 3e tirailleurs algériens. — Plaie compliquée au côté droit du bassin, coup de feu, Solférino. — Fistule inguinale. — Gratification renouvelable.

BERLAND, Antoine, né le 17 avril 1836, à Amanzé (Saône-et-Loire), 2e de ligne.—Coup de feu à la hanche gauche, Solférino. — Ankylose incomplète de l'articulation coxo-fémorale. — 14 mars 1860.

BILLAUD, Jean-Marie, né le 27 mars 1836, à Fourneaux (Loire), 74e de ligne. — Plaie contuse à la hanche, coup de feu, Montebello. — Cicatrice vaste et adhérente à la région iliaque supérieure gauche. — Gratification renouvelable.

BLAISON, Lambert, né le 15 janvier 1832, à Vagney (Vosges), caporal, 3e zouaves.— Plaie compliquée à la hanche gauche, coup de feu, Palestro. —Le projectile a traversé l'os iliaque gauche à 2 centimètres au-dessous de sa crête pour aller se porter directement de gauche à droite contre les apophyses transverses des 3e et 4e vertèbres lombaires, d'où elle a été extraite. Plaies fistuleuses. — 31 juillet 1863.

BLÉHAUT, Célestin, né le 2 septembre 1835, à Reux-au-Bois (Nord), 2e de ligne.— Fracture de l'épine iliaque antérieure, coup de feu, Solférino.— Balle extraite par incision au niveau de l'épine iliaque postérieure. Gêne considérable dans les mouvements de l'articulation coxo-fémorale gauche. — 4 mai 1861.

BONNEFEMME, Eugène-Jules, né le 14 mars 1829, à Paris (Seine), sergent, 15e de ligne. — Coup de feu dirigé de l'épine iliaque antéro-supérieure droite à la partie moyenne de la région iliaque externe du même côté, lésion de la crête iliaque, Mélégnano. — Extraction d'esquilles. — Gratification renouvelable.

BOURGEOIS, François-Alexandre, dit Girognet, né le 20 juillet 1836, à Merey (Eure), 8e de ligne. — Plaie déchirée à la hanche gauche, coup de feu, Solférino. — Gratification renouvelable.

BOURQUARD, Célestin, né le 1er mars 1835, à Vezelois (Haut-Rhin), 53e de ligne. — Coup de feu à la hanche droite, lésion de l'os iliaque, Solférino.— Ankylose presque complète de l'articulation coxo-fémorale droite. — 30 mai 1860.

BOUYGUES, Louis, né le 14 septembre 1837, à Rouziers (Cantal), 65e de ligne. — Plaie compliquée à la hanche gauche, coup de feu, Magenta.— Gratification renouvelable.

BRUN, Jean-Prosper, né le 11 janvier 1837, à Marseille (Bouches-du-Rhône), 56e de ligne. — Plaie compliquée à la hanche gauche, coup de feu, Magenta.— Gratification renouvelable.

CABRELLE, Benjamin, né le 25 novembre 1831, à Carcassonne (Aude), sergent, 3e grenadiers, garde depuis sa blessure. — Plaie à la hanche gauche, coup de baïonnette. Luxation de l'épaule et fracture des os du nez, coups de crosse. Coup de feu traversant les deux fesses de droite à gauche, Magenta.— Cicatrice adhérente et infundibuliforme à la hanche; plaie fistuleuse. — Je trouve au dossier de Cabrelle la note suivante. Ce sous-officier s'est battu comme un lion et a reçu de nombreuses blessures. —6 mars 1861.

CAVALERIE, François, né le 12 octobre 1834, à Poyanne (Landes), 85e de ligne.—Plaie compliquée à la hanche droite, la balle a traversé l'os iliaque derrière l'épine antérieure, coup de feu, Solférino. —Extraction d'esquilles.— Gratification renouvelable.

CHAPLET, Joseph, né le 19 mars 1835, à Saint-Germain-le-Fouilloux (Mayenne), 8e de ligne. — Plaie compliquée à la hanche, coup de feu, Solférino. — Cicatrice adhérente à la région iliaque externe. — Gratification renouvelable.

CHATANDEAU, Paul, né le 24 mai 1836, à Lignières (Cher), 98e de ligne. — Plaie déchirée à la partie supérieure de la cuisse et de la hanche gauches, coup de feu, Montebello. — Gratification renouvelable.

CLAUDE, Joseph, né le 28 mars 1828, à Pont-à-Mousson (Meurthe), sergent, 3e tirailleurs algériens. — Coup de feu à la fesse droite, Solférino. — Faiblesse du membre inférieur droit. Le projectile a traversé l'os iliaque droit, près de l'épine antérieure et supérieure. De nombreuses esquilles ont été éliminées, et il reste encore aujourd'hui un trajet fistuleux. — 26 janvier 1862.

COEURDOUX, Arnaud-Albert, né le 18 septembre 1833, à Bretteville-sur-Laize (Calvados), 8e de ligne. — Plaie contuse aux parties molles de la fesse droite, coup de feu, Solférino. — Gratification renouvelable.

CONSTANTIN, Louis, né le 17 septembre 1837, à Mont-Dore (Puy-de-Dôme), 72e de ligne. — Plaie compliquée à la région sacro-iliaque, coup de feu, Solférino. — Le projectile est entré dans la fesse droite en arrière du fémur, et est sorti à la fesse gauche au-dessous de la crête iliaque postérieure, extraction d'esquilles. — Gratification renouvelable.

COURSOLLE, Gilbert, né le 22 avril 1833, à Creuzier-le-Vieux (Allier), 3e grenadiers, garde. — Coup de feu à la hanche, Magenta. — La balle entre à la hanche, et, dirigée de haut en bas, arrive jusqu'au genou en lésant le fémur; laissé sur le champ de bataille, le blessé reçoit plusieurs coups de baïonnette dans un retour offensif des Autrichiens; un de ces coups divise les muscles de la cuisse gauche. — 16 janvier 1861.

DAMOISAU, Pierre-Étienne, né le 15 avril 1837, à Payns (Aube), 72e de ligne. — Plaie contuse à la fesse gauche; le projectile est resté dans les tissus, coup de feu, Solférino. — Gratification renouvelable.

DAVID, Jacques, né le 25 mai 1826, à Limoux (Aude), 1er zouaves. — Coup de feu à la fesse gauche, Solférino. — Le projectile pénètre à 3 centimètres de la marge de l'anus, traverse les muscles de la fesse, sort à la région inguinale du même côté. Rétraction de la cuisse sur le bassin; atrophie musculaire; claudication très-marquée. — Difficulté dans l'émission des urines. — 25 octobre 1862.

DÉAL, Jean, né le 16 avril 1837, à Saint-Maurice-lès-Châteauneuf (Saône-et-Loire), 8e de ligne. — Plaie contuse au côté droit du thorax et à la partie moyenne de la crête iliaque, coup de feu, Solférino. — Gratification renouvelable.

DELAFONT, Claude, né le 1er décembre 1836, à Colondannes (Creuse), 15e de ligne. — Fracture de l'os iliaque; sortie de plusieurs esquilles, coup de feu, Solférino. — Gratification renouvelable.

DELMAS, Michel, né le 13 mai 1832, à Saint-Martial (Dordogne), 30e de ligne. — Plaie contuse à la fesse gauche, coup de feu, Solférino. — Le projectile traverse les muscles fessiers. — Gratification renouvelable.

DOSE, Henri-Augustin, né le 6 septembre 1834, à Bailleul (Nord), 91e de ligne. — Fracture de la crête iliaque, coup de feu, Solférino. — Gratification renouvelable.

DOUDON, Pierre-André, né le 29 mars 1837, à Bessé (Isère), 10e bataillon de chasseurs. — Fracture de l'os iliaque, coup de feu, Solférino. — La balle entre vers le milieu du pli de l'aine, côté droit, et, après avoir fracturé l'os iliaque, sort en dehors de l'épine iliaque inférieure au-dessus de l'articulation coxo-fémorale. Extraction d'esquilles par l'ouverture de sortie. Péritonite partielle. Persistance de la suppuration par des trajets fistuleux après la cessation des accidents inflammatoires. Un mois après la blessure, extraction de deux fragments de balle et d'une médaille en cuivre entraînée par le projectile. Trois mois après, extraction d'un sou déformé en creux et entraîné aussi par le projectile. Paralysie du membre. — 6 octobre 1860, pl. III, fig. 9.

DUHEM, Louis-Alexandre, né le 7 mars 1828, à Wavrin (Nord), sergent, 17e bataillon de chasseurs. — Fracture de l'épine iliaque antéro-supérieure, perte de substance, coup de feu, Solférino. — Gratification renouvelable.

Dumond, Jean-Claude, né le 20 mai 1836, à Varennes-Saint-Sauveur (Saône-et-Loire), 2e de ligne. — Coup de feu à la hanche, fracture de l'os iliaque, Novare. — Ankylose presque complète de l'articulation coxo-fémorale gauche, avec amaigrissement considérable du membre. — 24 avril 1861.

Dupuis, Claude-François, né le 18 juillet 1835, à Esprels (Haute-Saône), 90e de ligne. — Coup de feu à la hanche gauche, fracture de l'os iliaque, Magenta. — Ankylose incomplète de l'articulation coxo-fémorale gauche. — 30 mai 1860.

Édouard, René, né le 25 novembre 1835, à Caen (Calvados), 61e de ligne. — Coup de feu à la hanche gauche, fracture de la crête iliaque, Solférino. — Ankylose incomplète de l'articulation coxo-fémorale gauche avec cicatrice adhérente de 10 centimètres d'étendue au niveau de cette articulation. — 6 mars 1861.

Ehlinger, Joseph, né le 28 novembre 1836, à Aspach-le-Bas (Haut-Rhin), 85e de ligne. —Plaies contuses aux fesses, coup de feu, Solférino.—Le projectile, entré par la fesse gauche, est sorti par la fesse droite en labourant les muscles et exfoliant le sacrum. — Gratification renouvelable.

Fayolle, Gabriel, né le 23 novembre 1833, à Saint-Mélany (Ardèche), 3e grenadiers, garde. — Plaie compliquée à la hanche, coup de feu, Magenta. — Gratification renouvelable.

Ferez, Edmond, né le 14 juillet 1837, à Solre-le-Château (Nord), 74e de ligne.—Fracture de l'épine iliaque supérieure et postérieure, flexion permanente de la cuisse sur le bassin, coup de feu, Montebello. — Gratification renouvelable.

Folmer, Pierre-Ferdinand-Joseph, né le 2 février 1836, à Montmartre (Seine), 8e de ligne. — Plaie compliquée à la hanche, division de l'S iliaque du côlon, coup de feu, Solférino. — Fracture de la crête iliaque gauche à 7 centimètres en arrière de l'épine iliaque antéro-supérieure. Esquilles nombreuses. — 4e jour, sortie de matières fécales par la plaie. —9 août, extraction de la balle par incision à la hauteur de la 3e vertèbre lombaire.—20 février 1860, jusqu'à ce jour on a retiré 47 esquilles. — 1er octobre, entré au Gros-Caillou pour obtenir un appareil à anus contre nature.— 16 janvier 1861. — (Voir l'observation, page 501.)

Grondeau, Victor, né le 19 novembre 1828, à Loches (Indre-et-Loire), 43e de ligne. — Coup de feu à travers le bassin, lésion de la vessie, Magenta. Le blessé s'affaissa sur le coup, et immédiatement un jet de sang partit par la verge. Sondes à demeure : la plaie de sortie donne passage aux urines jusqu'au 30 juin. Dès lors infiltration. Abcès au scrotum, ouvert le 2 juillet, écoulement de pus et d'urine jusqu'au 24 du même mois, époque à laquelle le blessé peut uriner par la voie naturelle. Séjour aux hôpitaux de Milan (Fate bene Sorelle) et de Toulon (Saint-Mandrier) jusqu'au 6 novembre. Cicatrisation des plaies. — Gratification renouvelable. — (Voir l'observation, page 502.)

Grosfillet, Alfred, né le 28 mai 1841, à Saint-Martin-le-Vinon (Isère), 8e bataillon de chasseurs à pied. — Coup de feu aux fesses, Magenta. — Perte absolue de l'usage du membre inférieur droit; le projectile a traversé obliquement les deux fesses, lésé le grand trochanter et la tubérosité ischiatique gauche. — 6 mars 1861.

Guermann, Valentin, né le 8 février 1837, à Ippling (Moselle), 52e de ligne. — Plaie compliquée à la hanche, coup de feu, Solférino. — La balle, ayant pénétré un peu en arrière de l'épine iliaque antérieure et supérieure, est sortie au niveau du sacrum en fracturant la couche superficielle de cet os. Rétraction permanente du membre. — Coup de feu qui a traversé le mollet de part en part. — 26 janvier 1862.

Guyon, Philippe-Barthélemy, né le 22 février 1836, à Corbonod (Ain), 1er zouaves. — Plaie déchirée à la région anale, fracture du sacrum, coup de feu, Solférino.—Paralysie du membre inférieur droit. — 6 octobre 1860.

Haffner, Simon, né le 5 avril 1835, à Bourbach-le-Bas (Haut-Rhin), 53e de ligne. — Plaie déchirée à la fesse gauche et à la partie supérieure et externe de la cuisse du même côté, coup de feu, Solférino. — Gratification renouvelable.

Herland, Louis-Marie-Prosper, né le 5 juin 1826, à Guerlesquin (Finistère), 3e zouaves. — Plaie contuse au niveau de l'articulation sacro-iliaque droite, coup de feu, Palestro. — Cicatrice adhérente au mollet gauche à la suite d'un érésipèle phlegmoneux. — Gratification renouvelable.

Hourticou, Jean, né le 27 mars 1831, à Tarasteix (Hautes-Pyrénées), 72e de ligne. — Plaie déchirée à la fesse gauche au niveau de la tubérosité sciatique, coup de feu, Solférino. — Gratification renouvelable.

Jolivet, Jean, né le 16 juin 1834, à Saint-Germain-des-Bois (Cher), bataillon de chasseurs à pied, garde. — Plaie compliquée à la hanche, coup de feu, Solférino. — Cicatrice profonde et adhérente à la partie supérieure de la hanche gauche avec trajets fistuleux; le projectile a fracturé la crête de l'os iliaque. — 4 juin 1862.

Kautz, Henri, né le 11 juillet 1835, à Bischwiller (Bas-Rhin), 85e de ligne. — Plaie compliquée à la hanche gauche, coup de feu, Magenta. — Exfoliation de l'os iliaque, plaie fistuleuse et issue de nombreuses esquilles. — Gratification renouvelable.

Labroutière, Alfred, né le 28 février 1838, à Paris (Seine), caporal, 52e de ligne. — Plaie compliquée à la hanche, fracture de la crête iliaque, coup de feu, Magenta. — Gratification renouvelable.

Lafeyre, François, né le 9 mars 1833, à Caubons (Hautes-Pyrénées), 72e de ligne. — Plaie compliquée à la hanche gauche, coup de feu, Solférino. — Carie de l'os iliaque gauche avec trajet fistuleux et cicatrice adhérente. — 6 mars 1861.

Lavergne, Jean, né le 26 mai 1833, à Pierrefitte (Corrèze), 30e de ligne. — Plaie compliquée à la partie supérieure de la hanche droite; la balle entre à la fesse, sort à la fosse iliaque, coup de feu, Solférino. — Gratification renouvelable.

Le Maux, Jean-Marie, né le 14 juin 1835, à Saint-Mayeux (Côtes-du-Nord), 61e de ligne. — Plaie contuse à la hanche gauche, coup de feu, Solférino. — Cicatrice adhérente et trajet fistuleux à l'angle supérieur et antérieur de l'os iliaque gauche. — Gratification renouvelable.

Lepetit, Gilles, né le 2 avril 1837, à Tarnac (Corrèze), 34e de ligne. — Plaie déchirée à la hanche, coup de feu, Solférino. — Gêne et douleur dans les mouvements de flexion du tronc; le projectile pénètre au niveau de la crête et sort au niveau de la 1re vertèbre lombaire; ouvertures d'entrée et de sortie restées fistuleuses et donnant issue à des esquilles. — 25 juin 1860.

L'Homme, Charles-Philomé, né le 6 juin 1836, à Saint-Remy (Haute-Saône), 100e de ligne. — Les deux fesses traversées par une balle, Solférino. — Faiblesse des extrémités inférieures et gêne dans la flexion de la cuisse gauche sur le bassin. — 10 août 1861.

Lienhhart, François-Jacques, né le 19 octobre 1827, à Nordheim (Bas-Rhin), lieutenant, 52e de ligne. — Plaie compliquée à la partie supérieure de la hanche gauche. Coup de feu, Solférino. — La balle, qui n'a pu être extraite, a fracturé l'os iliaque. Esquilles assez nombreuses. — 10 janvier 1863.

Lods, Pierre-Jacques, né le 14 juin 1834, à Croisevaux (Haute-Saône), 85e de ligne. — Plaie compliquée à la crête antérieure et supérieure de l'os iliaque; la balle est sortie en haut de la fesse droite; fracture de l'os iliaque, sortie d'esquilles, coup de feu, Solférino. — Gratification renouvelable.

Madaire, Aimable, né le 10 janvier 1835, à Saint-Dier (Puy-de-Dôme), 53e de ligne. — Plaie compliquée à la partie supérieure de la fesse gauche; la balle a traversé l'os iliaque du côté droit. Coup de feu, Solférino. — Gratification renouvelable.

Mahmoud-ould-Kabdani, né en 1827, à Sidi-bel-Abbès (Oran), 2e tirailleurs algériens. — Plaie compliquée à la hanche droite; le projectile traverse l'os iliaque droit, pénètre au-dessus de l'épine antérieure et supérieure et sort au milieu de la fesse droite. Coup de feu, Solférino. — Gratification renouvelable.

Maillard, Adrien-François, né le 3 mai 1836, à Lorges (Loir-et-Cher), 73e de ligne. —

— Plaie contuse à la hanche, coup de feu, Magenta. — Claudication et gêne dans les mouvements de rotation de la cuisse droite; le projectile entre au niveau de l'épine iliaque postérieure et sort dans la fosse iliaque externe. — 4 juin 1862.

MAKLOUF-BEN-MUSTAPHA, né en 1839, à Les-Freihias (Algérie), 1er tirailleurs. — Plaie contuse à la hanche et à la main, coup de feu, Magenta. — Le projectile traverse la fesse gauche au-dessous de la crête iliaque. Cicatrice adhérente à l'articulation métacarpo-phalangienne de l'auriculaire gauche. — Gratification renouvelable.

MARINY, Théophile, né le 6 juin 1835, à Tavernes (Var), 45e de ligne. — Plaie déchirée à la hanche gauche; la balle a traversé la région trochantérienne. Coup de feu, Solférino. — Gratification renouvelable.

MARLIER, Julien-Iréné, né le 16 novembre 1834, à Pargan (Aisne), 8e de ligne. — Plaie déchirée à la fesse, biscaïen, Solférino. — Gratification renouvelable.

MELCHIOR, Jean, né le 14 mai 1837, à Saint-Dié (Vosges), 88e de ligne. — Coup de feu au bassin, Palestro. — 14 mars 1860.

MERLINGEAS, François, né le 24 mai 1834, à Teillots (Dordogne), 30e de ligne. — Plaie compliquée à la hanche, coup de feu, Solférino. — Cicatrice adhérente avec trajet fistuleux à la face externe de l'os iliaque, côté droit; le projectile entre au-dessous de l'épine iliaque antérieure et supérieure et sort au milieu de la fesse droite après avoir fracturé comminutivement l'os iliaque. — 6 mars 1861.

MOHAMMED-BEL-ABBÈS, né en 1838, à Chaïdia (Oran), 1er tirailleurs algériens. — Plaie contuse au milieu de la fesse droite, coup de feu, Solférino ; la balle sort à la partie supérieure de la face antérieure de la cuisse du même côté. — Gratification renouvelable.

MOURIER, Gilbert, né le 13 octobre 1835, à Saint-Martinien (Allier), 2e de ligne? — Plaie compliquée aux fesses, coup de feu, Solférino. — Atrophie du membre inférieur droit avec gêne considérable dans les mouvements. Le projectile a traversé les deux fesses et intéressé dans son trajet le sacrum et le fémur. — 24 avril 1861.

OZIO, Jules-Ange-Marie-Mathurin, né le 26 avril 1833, à Malestroit (Morbihan), 85e de ligne. — Plaie déchirée à la hanche gauche, lacération des muscles de la fesse; coup de feu, Magenta. — Gêne considérable dans les mouvements de la cuisse. — Gratification renouvelable.

PAUL, Tolède, né le 4 juillet 1835, à Milhau (Aveyron), 90e de ligne. — Plaies déchirées à la fesse gauche, au sacrum et à la fesse droite; coup de feu, Magenta. — Gêne dans les mouvements du membre inférieur. — Gratification renouvelable.

PÉBAYLE, dit Jeanti, né le 8 octobre 1836, à Sore (Landes), caporal, 37e de ligne. — Plaie compliquée à la région sacro-iliaque droite. Plaies contuses à la cuisse et au genou droit; trois coups de feu, Mélégnano. — Gratification renouvelable.

PELOUX, Désiré, né le 29 janvier 1832, à Lamure (Isère), 91e de ligne. — Fracture de la crête iliaque gauche, coup de feu, Solférino. Le projectile sort à la partie moyenne de la fesse gauche. — Gratification renouvelable.

PIRON, Julien, né le 21 mars 1818, à Chavagnes (Maine-et-Loire), clairon, zouaves, garde. — Deux coups de feu, l'un à la hanche droite et l'autre au tiers inférieur de la jambe gauche, Magenta. — Gratification renouvelable.

POURPRE, Cyrille-Étienne, né le 3 mai 1834, à Dauphin (Basses-Alpes), 91e de ligne. — Coup de feu à la hanche, Solférino. — Gêne considérable dans les mouvements du tronc resté infléchi sur le bassin. — Tremblement général et grande difficulté dans les mouvements respiratoires dès que le blessé fait quelques efforts. — 30 mai 1860.

PROVOST, Louis, né le 8 septembre 1837, à Saint-Pierre-d'Exideuil (Vienne), 90e de ligne. Plaie contuse à la face externe de la fesse gauche. Coup de feu, Magenta. La balle n'a pas été extraite. — Gratification renouvelable.

PRUVOST, Désiré-Joseph, né le 4 juin 1835, à Ligny (Nord), 8e de ligne. — Plaie compliquée à la hanche gauche, coup de feu, Solférino — Esquilles nombreuses, claudication et gêne des mouvements; plaie fistuleuse, nécrose de l'os iliaque. Admis d'abord à une gratification renouvelable, a été admis à pension le 16 janvier 1864.

REVERDY, Toussaint-Jean, né le 4 novembre 1835, à Vic-le-Comte (Puy-de-Dôme), 74e de ligne. — Plaie compliquée à la hanche droite, fracture de la crête de l'os iliaque, coup de feu, Solférino. — Cicatrice adhérente, gêne dans les mouvements de flexion et d'extension de la cuisse sur le bassin; avait été blessé à l'épaule droite à Montebello. — Gratification renouvelable.

RIGER, Jean-Baptiste, né le 3 janvier 1837, à Meursault (Côte-d'Or), 23e de ligne. — Plaie compliquée à la hanche, coup de feu, Magenta. — Flexion de la cuisse gauche sur le bassin; le projectile a traversé l'os iliaque. Abcès consécutifs. — 24 avril 1861.

RIOTTE, Jean-Pierre, né le 17 décembre 1833, à Cerilly (Allier), 56e de ligne. — Plaies contuses aux fesses, coup de feu, Magenta. — Claudication du côté droit. — 25 juin 1860.

ROTH, Joseph, né le 12 juillet 1840, à Montzig (Bas-Rhin), 85e de ligne. — Plaie compliquée à la hanche, coup de feu, Magenta. — Paralysie complète de la vessie et du rectum et paralysie incomplète du membre inférieur gauche. Le projectile a traversé l'os iliaque et n'a pu être extrait. — 26 janvier 1862.

ROUSSEAU, Charles-Marie, né le 15 juin 1833, à Joinville-le-Pont (Seine), 55e de ligne. — Coup de feu à la hanche gauche, Solférino. — Gêne considérable dans les mouvements de l'articulation coxo-fémorale. — 31 mars 1860.

ROUSTAN, Joseph, né le 30 novembre 1835, à Coubison (Aveyron), 49e de ligne. — Plaies déchirées à la fesse et au pubis, coup de feu, Solférino. — Perte de l'usage du membre inférieur droit, consécutive à des abcès profonds; le projectile a traversé les régions sus-pubienne et fessière. — 16 mai 1860.

SAÏD-BEN-ALI, né en 1825, à Atzouarizen (Algérie), 3e tirailleurs algériens. — Plaie compliquée à la fesse droite; coup de feu, Magenta. — Gratification renouvelable.

SALAH-BEN-MOHAMED, né en 1830, à Mouïa (Constantine), 3e tirailleurs algériens. — Plaie compliquée à la hanche gauche, biscaïen, Solférino. — Gratification renouvelable.

SÉGÉRAL, Pierre, né le 28 janvier 1833, à Allassac (Corrèze), 5e hussards. — Vaste plaie compliquée à la fesse gauche, biscaïen, Solférino. — Cicatrice profonde à la fesse, perte considérable de substance osseuse et musculaire, fracture de l'os iliaque, dix esquilles extraites. — 10 août 1861.

TISSEDELLE, Étienne, né le 26 juin 1832, aux Chézeaux (Haute-Vienne), 85e de ligne. — Plaie compliquée au bas-ventre, fracture de l'os iliaque, coup de feu, Magenta. — Atrophie et perte complète du testicule droit, plaie fistuleuse à la région inguinale droite, donnant encore passage à de nombreuses esquilles; le projectile a traversé le bassin de part en part en fracturant l'os iliaque. — 6 octobre 1860.

TROUILLET, Jules, né le 10 mars 1837, à Compiègne (Oise), 2e zouaves. — Plaie contuse à la crête iliaque droite, coup de feu, Solférino. — Gêne dans les mouvements du tronc et du membre inférieur droit. — Gratification renouvelable.

VACHÉRIAS, Antoine, né le 6 octobre 1835, à Viscomtat (Puy-de-Dôme), 74e de ligne. — Plaie compliquée à la hanche droite, coup de feu, Solférino. — Perte considérable de substance musculaire, cicatrices multiples, étendues et adhérentes aux vertèbres lombaires et à la crête iliaque antérieure et supérieure droite. — 6 mars 1861.

VASSEUR, Édouard, né le 18 juin 1837, à Amiens (Somme), 85e de ligne. — Plaie contuse à la hanche gauche; la balle a pénétré au niveau de l'épine iliaque antérieure et inférieure droite, pour sortir à la fesse du côté opposé; coup de feu, Magenta. — Gratification renouvelable.

VERGINE, Jean, né le 17 juin 1836, à Saint-Martin (Lot-et-Garonne), 65e de ligne. — Plaie contuse à la hanche droite, coup de feu, Magenta. — L'os iliaque a été légèrement atteint. — Gratification renouvelable.

VERNAY, Pierre-Casimir, né le 16 mars 1830, à Avignon (Vaucluse), sergent, 72e de ligne. — Plaie compliquée à la hanche gauche, coup de feu, Solférino. — Hernie au côté gauche de l'hypogastre, difficile à maintenir. Le projectile entre au-dessus de la crête iliaque antérieure et supérieure et sort à la région fessière du même côté en arrière du grand trochanter, après avoir fracturé l'os iliaque. — 6 octobre 1860.

VERNIN, Hubert, né le 23 février 1834, à Feurs (Loire), 37e de ligne. — Plaie contuse à la fesse gauche et double hernie crurale difficile à contenir, coup de feu, Solférino. — Gratification renouvelable.

WALCH, Mathias, né le 24 février 1836, à Willer (Haut-Rhin), 85e de ligne. — Plaie compliquée à la hanche gauche, près de la crête antérieure et inférieure de l'os iliaque; coup de feu, Solférino. — Grosses esquilles. — Gratification renouvelable.

TABLEAU DES BLESSURES DE LA RÉGION INGUINALE.

GENRES DE BLESSURES.	PROJECTILES, ARMES, ETC., QUI ONT PRODUIT LES BLESSURES.																	
	BALLE.			BOULET.			ÉCLATS DE PROJECTILES, BISCAÏENS.			SABRE, BAÏONNETTE, LANCE.			DIVERSES.			TOTAL.		
	Pensionnés.	Sortis guéris ou évacués.	Morts.	Pensionnés.	Sortis guéris ou évacués.	Morts.	Pensionnés.	Sortis guéris ou évacués.	Morts.	Pensionnés.	Sortis guéris ou évacués.	Morts.	Pensionnés.	Sortis guéris ou évacués.	Morts.	Pensionnés.	Sortis guéris ou évacués.	Morts.
Plaies contuses	11	41	»	»	»	»	»	3	»	»	7	»	»	»	»	11	51	»
Plaies compliquées	10	13	8	»	»	»	»	2	5	»	»	»	»	»	»	10	15	13
Contusions	»	6	»	»	»	»	»	3	»	»	»	»	»	»	»	»	9	»
Hernies	»	»	»	»	»	»	»	»	»	»	»	»	6	»	1	6	»	1
	21	60	8	»	»	»	»	8	5	»	7	»	6	»	1	27	75	14
TOTAUX	89			»			13			7			7			116		

La date terminale de chaque observation sommaire est celle du décret accordant la pension de retraite.

Le nombre des hernies est plus considérable, si nous en jugeons par le nombre des bandages délivrés ; mais beaucoup d'hommes atteints de hernie n'entrent pas aux hôpitaux.

BLESSURES DE LA RÉGION INGUINALE.

ADMIRAT, Antoine, né le 23 février 1829, à Pongibaud (Puy-de-Dôme), 72e de ligne.— Coup de feu à la région inguinale, Solférino. — Luxation spontanée du fémur, avec allongement du membre de 5 centimètres ; le projectile a pénétré à la partie moyenne et gauche de la branche horizontale du pubis, et s'est perdu dans les chairs, d'où il a été extrait 20 jours après la blessure.— Plaie fistuleuse. — 6 octobre 1860.

ARNAUNÉ, Jean-Marie, né le 17 juin 1833, à Bagnères (Hautes-Pyrénées), brigadier, train des équipages. — Hernie inguinale; effort fait pour relever un cheval abattu à Saint-Jean-de-Maurienne. — 6 octobre 1860.

BAREL, Jean, né le 24 mai 1837, à Pieusse (Aube), 90e de ligne. — Plaie contuse à la région inguinale, atrophie du testicule gauche, coup de feu, Magenta. — Gratification renouvelable.

BÉGUIER, Louis, né le 22 juillet 1835, à Caunay (Deux-Sèvres), 84e de ligne. — Plaie contuse à l'aine droite, coup de feu, Montebello. — Amaigrissement de la jambe. — Gratification renouvelable.

BLAISE, Nicolas-Victor, né le 23 septembre 1834, à Ménil-la-Horgne (Meuse), sergent, 3e grenadiers (garde). — Plaie contuse à l'aine gauche, coup de feu, Magenta. — Cicatrice adhérente au niveau de l'aine gauche, gêne et douleur dans la marche. — Gratification renouvelable.

BOUNOURE, Vincent, né le 12 mars 1824, à Issoire (Puy-de-Dôme), capitaine, 2e de ligne. —Coup de feu à l'aine droite, Solférino.— Cicatrice adhérente à l'os iliaque, et une autre cicatrice superficielle à la fesse du même côté. — 7 mars 1860.

CADA-OULD-ED-ADJ-BEN-FRÉA, né en 1824, à Mascara (Oran), sergent, 2e tirailleurs algériens. — Coup de feu dans l'aine, Turbigo. — Carie de l'os iliaque droit et du sacrum avec trajet fistuleux à la fesse et à la cuisse. — 18 août 1861.

CHARPANTIER, Jules, né le 19 juillet 1830, à Neufmoutiers (Seine-et-Marne), caporal, 1er voltigeurs, garde. — Coup de feu à l'aine gauche, Solférino. — Abcès fistuleux à la région inguinale gauche. Le projectile a fracturé la branche horizontale du pubis.—6 mars 1861.

CONTE, Jean-Baptiste, né le 7 août 1838, à Bayonne (Basses-Pyrénées), 3e zouaves.— Coup de feu à l'aine droite, Palestro. — Ankylose incomplète de l'articulation coxo-fémorale du côté droit avec amaigrissement du membre, roideur et presque immobilité de l'articulation fémoro-tibiale. — 6 octobre 1860.

DESVIGNES, Benoît-Florent, né le 13 octobre 1835, à Chiroubles (Rhône), 2e zouaves. — Plaie contuse à l'aine gauche, coup de feu, Magenta. — Cicatrice adhérente aux tissus profonds; gêne dans les mouvements de la cuisse gauche. — Gratification renouvelable.

ETIENNE, Claude, né le 12 août 1834, à Étrigny (Saône-et-Loire), 98e de ligne.— Plaie contuse à la partie supérieure de la cuisse gauche, coup de feu, Solférino.— Le projectile, entré par l'aine, a contourné l'articulation, et est sorti à la partie supérieure sous le pli de la fesse. — Gratification renouvelable.

FAVIER, Alexandre, né le 12 novembre 1833, à Aire (Pas-de-Calais), 7e artillerie.— Hernie inguinale droite volumineuse. — 26 juin 1861.

FÉLIX, Antoine, né le 5 juin 1830, à Alais (Gard), clairon, 25e de ligne. — Double hernie inguinale. Effort en marchant, sonnant du clairon. — Gratification renouvelable.

FRENNELET, Charlemagne, né le 5 juillet 1812, à Saint-Quentin (Aisne), capitaine, 73e de ligne. — Coup de feu à l'aine droite, Magenta. — Le projectile pénètre à 3 centimètres de la symphyse du pubis, divise incomplétement le cordon testiculaire droit, et, se dirigeant obliquement d'avant en arrière et de dedans en dehors, ressort à la région fessière droite. Claudication par la gêne des mouvements de l'articulation coxo-fémorale et des muscles environnants dont l'action se trouve limitée par les cicatrices. — 11 août 1862.

GARNIER, Cyprien-Eugène, né le 27 septembre 1834, à Dijon (Côte-d'Or), sergent-major, 34e de ligne. — Hernie inguinale volumineuse et difficile à maintenir. — Gratification renouvelable.

GROSSELIN, Louis-Eugène, né le 15 avril 1833, à Venderesse (Ardennes), sergent, 21e de ligne. — Plaie pénétrante à l'aine gauche, coup de feu, Solférino. — La balle s'est perdue dans la cavité abdominale, douleurs vives et fréquentes. — Gratification renouvelable.

HABRAN, Jean-Nicolas-Jules, né le 30 septembre 1837, à Saint-Vaubourg (Ardennes), 8e bataillon de chasseurs à pied. — Plaie contuse à l'aine droite et à la cuisse. Le projectile a lésé le fémur droit au quart supérieur, et traversé la paroi abdominale. Hernie inguinale ne pouvant être maintenue réduite qu'à l'aide d'un bandage spécial. — 6 mars 1861.

HAMEL, Jean-Marie, né le 28 janvier 1829, à Marcillé-Robert (Ille-et-Vilaine), sergent, 84e de ligne. — Coup de feu à l'aine droite, Solférino. — Fistule stercorale et claudication. Le projectile, entré dans le pli de l'aine droite, est sorti par la fesse gauche après avoir lésé le rectum. — 30 mai 1860.

HARKAT-BEN-AHMED, né en 1828, à Ouled-Merieu (Algérie), 1er tirailleurs algériens.—Plaie contuse à la partie moyenne de l'aine gauche, coup de feu, Solférino. — La balle est sortie à la partie moyenne de la face interne de la cuisse.— Gratification renouvelable.

HOGNON, Jean-Pierre, né le 18 octobre 1835, à Nomeny (Meurthe), caporal, 76e de ligne. —Plaie contuse à l'aine gauche, coup de feu, Solférino. — Cicatrices adhérentes en plusieurs points de la région inguinale gauche. — Gratification renouvelable.

LEBOIS, Alexandre, né le 17 février 1836, à Le Bernard (Vendée), 84e de ligne.—Plaies contuses à l'aine gauche et à la cuisse droite, coup de feu, Solférino.- Gêne dans les mouvements de l'articulation coxo-fémorale. — Gratification renouvelable.

MACKER, Louis-Désiré-Armand, né le 24 juillet 1837, à Hardifort (Nord), 98e de ligne. — Plaie contuse à la région inguinale droite, coup de feu, Solférino. — Faiblesse du membre pelvien, claudication légère. — Gratification renouvelable.

MARZ, Georges-Gustave, né le 30 mai 1836, à Paris (Seine), 1er zouaves.—Coup de feu à l'aine gauche, Mélégnano. — Flexion permanente de la cuisse gauche sur le bassin. Le projectile pénètre à la région inguinale gauche, à quelques centimètres de l'épine iliaque antérieure et inférieure. — Plaie fistuleuse. — 6 octobre 1860.

MOHAMED-BEN-ALI, né le ? 1829, à Orléansville (Algérie), tirailleurs algériens.— Double hernie inguinale ; réduction difficile à maintenir. Effort en courant, sac au dos. — Gratification renouvelable.

SALAUN, Yves-Marie, né le 22 juin 1830, à Plouida (Finistère), 9?e de ligne. — Coup de feu à l'aine gauche, Magenta. — Plaie fistuleuse à la partie supérieure et antérieure de la cuisse gauche avec tuméfaction de la hanche, et gêne très-marquée des mouvements de l'articulation coxo-fémorale ; le projectile, entré au pli de l'aine, se perd dans les parties molles de la cuisse et n'a pu être extrait. — 6 octobre 1860.

SALUT, Jean, né le 21 mars 1834, à Sardos (Tarn-et-Garonne), 70e de ligne.— Plaie contuse à la région inguinale droite, coup de feu, Magenta.— Gêne des mouvements. — Gratification renouvelable.

SAVONNET, Anatole, né le 2 décembre 1829, à Grozon (Jura), artillerie à cheval (garde). — Hernie inguinale droite, étranglée, manœuvre de force, Solférino. — Cicatrice profonde et adhérente, longue de 12 centimètres, dans la région inguinale droite, réduction par opération. — mars 1861.

VALORGE, Jean-Jacques, né le 25 avril 1837, à Roanne (Loire), caporal, 72e de ligne. — Plaie contuse à l'aine, coup de feu, Solférino. — Nécrose du pubis et trajet fistuleux à la région inguinale gauche. — Gratification renouvelable.

TABLEAU DES BLESSURES DES ORGANES GÉNITAUX.

GENRES DE BLESSURES.	PROJECTILES, ARMES, ETC., QUI ONT PRODUIT LES BLESSURES.																	
	BALLE.			BOULET.			ÉCLATS DE PROJECTILES, BISCAÏENS.			SABRE, BAÏONNETTE, LANCE.			DIVERSES.			TOTAL.		
	Pensionnés.	Sortis guéris ou évacués.	Morts.	Pensionnés.	Sortis guéris ou évacués.	Morts.	Pensionnés.	Sortis guéris ou évacués.	Morts.	Pensionnés.	Sortis guéris ou évacués.	Morts.	Pensionnés.	Sortis guéris ou évacués.	Morts.	Pensionnés.	Sortis guéris ou évacués.	Morts.
Plaies contuses.	6	17	2	»	»	»	»	7	»	»	1	»	1	»	»	7	25	2
Plaies compliquées.	12	9	9	»	»	»	»	5	2	»	»	»	»	»	»	12	14	11
Contusions.	»	1	»	»	»	»	»	5	»	»	»	»	1	»	»	1	6	»
Sans indications	»	»	»	»	»	»	»	»	»	»	»	»	»	9	»	»	9	»
	18	27	11	»	»	»	»	17	2	»	1	»	2	9	»	20	54	13
TOTAUX.	56			»			19			1			11			87		

La date terminale de chaque observation sommaire est celle du décret accordant la pension de retraite.

BLESSURES DES ORGANES GÉNITAUX.

BONNAFON, Antoine, né le 20 avril 1826, à Augons (Basses-Pyrénées), sergent, 61e de ligne. — Coup de feu à la cuisse gauche, lésion des testicules, Solférino. — Perte du testicule droit et atrophie du testicule gauche. — 30 mai 1860.

BREILLET, Auguste, né le 7 février 1835, à Chassignen (Isère), caporal, 52e de ligne. — Coup de feu à la fesse gauche et au scrotum, Magenta. — Claudication du membre inférieur gauche et perte du testicule du même côté. — 25 juin 1860.

BRUGIÈRE, Joseph, né le 25 mars 1834, à Mural-Lequayres (Puy-de-Dôme), 52e de ligne. — Coup de feu au testicule gauche et à la cuisse, Solférino. — Perte absolue du testicule gauche avec atrophie et paralysie incomplète du membre inférieur du même côté. — 4 août 1860.

Garrier, François-Augustin, né le 5 janvier 1835, à Château-Thierry (Aisne), 77e de ligne. — Fistules urinaires ; chute, à cheval sur une porte, d'un point élevé pour fermer une fenêtre, plaie contuse au périnée. — 16 janvier 1861.

Chavreul, Pierre-Michel, né le 10 novembre 1824, à Château-Gontier (Mayenne), 65e de ligne. — Coup de feu à la fesse et au scrotum, Magenta. — Perte du testicule droit avec gêne dans les mouvements des deux membres pelviens. Le projectile a pénétré par la fesse droite pour sortir à la partie supérieure de la cuisse du même côté en déterminant la mutilation précitée. — 30 mai 1860.

Desreumaux, Édouard-Louis, né le 21 juin 1839, à Lille (Nord), 23e de ligne. — Coup de feu à la verge, Magenta. — Déformation cicatricielle de la verge et rétrécissement du canal de l'urèthre ; le projectile a divisé le corps caverneux droit et entamé l'urèthre. — 4 mai 1861.

Faure, Jean-Marie, né le 18 février 1832, à Saint-Clément (Puy-de-Dôme), 74e de ligne. — Perte du testicule gauche. Coup de feu, Solférino. — Gratification renouvelable.

Fournier, Jacques, né le 16 octobre 1833, à Lembach (Bas-Rhin), 15e chasseurs à pied. — Plaie compliquée au pubis, Solférino. — Lésion du cordon. Gêne dans les mouvements de la cuisse droite sur la hanche ; atrophie du testicule droit, cicatrice adhérente et profonde. — 16 janvier 1861.

Grivel, Jean-François, né le 21 janvier 1826, à Wissembach (Vosges), tambour, 52e de ligne. — Coup de feu; le projectile a emporté le testicule droit, traversé la cuisse gauche et est sorti à la fesse, Magenta. — Atrophie de l'autre testicule. — 25 juin 1860.

Helvig, Charles, né le 5 avril 1837, à Nidervillers (Meurthe), 71e de ligne. — Coup de feu à la partie supérieure interne de la cuisse droite, Magenta. — Le projectile a pénétré au bord droit de l'anus, s'est dirigé en avant, a traversé la cuisse et s'est fixé dans le scrotum. — Gratification renouvelable.

Hoffmann, Jean, né le 21 septembre 1832, à Voellerdingen (Bas-Rhin), 91e de ligne. — Coup de feu à la verge, Solférino. La balle a traversé le prépuce à la partie inférieure du gland; plaie fistuleuse. — Gratification renouvelable.

Lacrampe, Jean, né le 26 mars 1832, à Juillan (Hautes-Pyrénées), caporal, 100e de ligne. — Coup de feu qui a traversé la verge et le scrotum, Solférino. — Névralgie du cordon spermatique gauche, atrophie du membre inférieur correspondant. — Gratification renouvelable.

Le Gal, Pierre, né le 18 juillet 1831, à Saint-Nicolas-du-Pelem (Côtes-du-Nord), 37e de ligne. — Plaie déchirée à la cuisse et perte du testicule gauche. Coup de feu, Mélégnano. — Gratification renouvelable.

Magnet, Pierre-Auguste, né le 15 novembre 1830, à Saillans (Drôme), 3e zouaves. — Coup de feu à la verge, lésion du testicule gauche, Palestro. — La balle a pénétré à la partie inférieure de l'ischion du côté droit ; fracture comminutive. — Gratification renouvelable.

Martin, Jules-François, né le 21 octobre 1833, à la Vallerange (Gard), 73e de ligne. — Plaie contuse à la partie supérieure interne de la cuisse droite et au scrotum. Coup de feu, Solférino. — Perte d'un testicule. — Gratification renouvelable.

Mazars, Jacques-Étienne, né le 26 décembre 1834, à Calmont (Aveyron), 2e grenadiers, garde. — Varicocèle gauche très-volumineux. Contusion, chute de cheval. — Gratification renouvelable.

Morelli, Richard, né le 9 janvier 1835, à Lama (Corse), 85e de ligne. — Plaie contuse à la cuisse et perte du testicule gauche. Coup de feu, Solférino. — Cet homme est atteint d'un catarrhe pulmonaire chronique attribué à un long séjour dans les hôpitaux. — Gratification renouvelable.

Paulet, Marie-Henri, né le 23 septembre 1836, à Lunel (Hérault), 49e de ligne. — Coup de feu à la verge, Solférino. — Le projectile, après avoir entamé le bidon suspendu à la ceinture, est entré à la racine de la verge et sorti par la fesse droite. Un fragment du bidon a été extrait de la verge. Rétrécissement du canal de l'urèthre, avec brides cicatricielles et incontinence d'urine. — 11 juillet 1860.

Rossignol, Jean-Jacques, né le 4 mai 1835, à Vierzy-le-Rayé (Loir-et-Cher), 23e de ligne. — Section de l'urèthre, lésion du testicule droit et plaie à la cuisse droite. Coup de feu, Magenta. — Le projectile pénètre à la face inférieure de la verge de gauche à droite, divisant le canal de l'urèthre et formant un sillon ouvert dans le point où la verge s'infléchit sur le scrotum. La balle a ouvert largement les enveloppes du testicule droit, qui paraît à nu au fond de la plaie, puis elle a plongé dans les téguments du scrotum, a pénétré à la partie interne de la cuisse, et après 5 centimètres de trajet est sortie en traçant un sillon superficiel à la peau. Les corps caverneux ne sont pas intéressés, pas d'hémorrhagie. Les urines passent par l'ouverture accidentelle, et une sonde est placée à demeure. Aucun accident ne survient pendant le cours du traitement, marche régulière des plaies, cicatrisation complète. — Le testicule droit reste adhérent au sommet du scrotum, le canal de l'urèthre ne présente plus qu'un petit pertuis fistuleux. — 10 juillet, la sonde est retirée et le malade peut uriner par la verge; une partie des urines suit cependant le trajet fistuleux : bientôt enfin le malade urine complétement par les voies naturelles. La petite plaie qui persiste ne donne lieu qu'à un suintement prêt à se tarir. Au niveau de la blessure se trouve un rétrécissement impossible à franchir avec une sonde de petit calibre. — Le blessé urine sans souffrir et fournit un jet assez fort. Il quitte, le 25 juillet, l'hôpital de Sainte-Prassède, à Milan, pour être évacué sur Vigevano, d'où il repart le 28 pour Alexandrie. — Guérison avec rétrécissement du canal au niveau de la blessure. — 4 mai 1861.

Verdet, Joseph-Marie, né le 8 avril 1835, à Malancève (Vaucluse), 100e de ligne. — Coup de feu à la cuisse et à la verge, Solférino. — Fistule urinaire à la racine de la verge; le projectile entre au niveau du condyle interne du fémur et sort à la face interne de la cuisse, à la réunion du tiers supérieur avec le tiers moyen. — 10 août 1861.

TABLEAU DES BLESSURES DE LA RÉGION ANALE.

GENRES DE BLESSURES.	PROJECTILES, ARMES, ETC., QUI ONT PRODUIT LES BLESSURES.																	
	BALLE.			BOULET.			ÉCLATS DE PROJECTILES, BISCAÏENS.			SABRE, BAÏONNETTE, LANCE.			DIVERSES.			TOTAL.		
	Pensionnés.	Sortis guéris ou évacués.	Morts.	Pensionnés.	Sortis guéris ou évacués.	Morts.	Pensionnés.	Sortis guéris ou évacués.	Morts.	Pensionnés.	Sortis guéris ou évacués.	Morts.	Pensionnés.	Sortis guéris ou évacués.	Morts.	Pensionnés.	Sortis guéris ou évacués.	Morts.
Plaies contuses.	3	4	1	»	»	»	»	3	»	»	»	»	»	1	»	3	8	1
Plaies compliquées.	»	»	5	»	»	»	»	1	1	»	»	»	»	»	»	»	1	6
	3	4	6	»	»	»	»	4	1	»	»	»	»	1	»	3	9	7
TOTAUX.	13			»			5			»			1			19		

La date terminale de chaque observation sommaire est celle du décret accordant la pension de retraite.

BLESSURES DE LA RÉGION ANALE.

FERRY, Jean-Joseph, né le 21 janvier 1828, à Labroque (Vosges), zouaves, garde. — —Coup de feu à la cuisse gauche, Magenta. — Le projectile entre à la partie supérieure externe de la cuisse, traverse les deux fesses en lésant le sphincter de l'anus. Un deuxième coup de feu à l'avant-bras gauche fracture le cubitus. — Rétrécissement du rectum. Ankylose incomplète du coude, paralysie de la main et amaigrissement du membre. —25 juin 1860.

GRIFOUL, Jean, né le 31 décembre 1836, à Lavercantière (Lot), 86e de ligne. — Coup de baïonnette au bras gauche et coup de feu à la région anale. — Fistule très-profonde à la région ano-coccygienne. — Gratification renouvelable.

HYVAIN, Jules-Joseph, né le 10 août 1835, à Angers (Maine-et-Loire), 1er zouaves. — Coup de feu à la fesse droite, Solférino. — Gêne des mouvements de l'articulation coxo-fémorale gauche avec adhérence des muscles entre eux. Le projectile, entré par la fesse droite, a traversé le périnée et s'est perdu dans les muscles de la cuisse gauche. —4 août 1860.

BLESSURES DE LA RÉGION SCAPULO-HUMÉRALE.

« Dans l'examen des plaies par armes à feu, intéressant l'articulation scapulo-humérale, nous avons toujours recherché avec le plus grand soin la position dans laquelle se trouvait le blessé au moment où il avait été atteint, non-seulement pour faciliter l'extraction des corps étrangers, mais surtout pour préciser le trajet suivi par les projectiles et arriver ainsi à un diagnostic sûr.—La tête humérale, en effet, par suite de son extrême mobilité, se trouve alternativement saillante ou cachée par rapport à l'acromion dans les divers mouvements d'élévation, d'abduction, d'adduction, de rotation.

Un blessé avait reçu une balle, entrée de haut en bas en avant de l'acromion et sortie vers le tiers supérieur externe du bras. On aurait pu croire que la balle avait simplement traversé les téguments. La crépitation attira notre attention, et en replaçant le bras dans l'abduction forcée, position qu'il avait au moment de la blessure, on reconnut que la tête de l'humérus ayant été traversée et fracassée, la résection était indispensable.

Un cas analogue s'est présenté à Bergame sur le nommé Louis Betbeder, du 74e de ligne ; la résection de la tête humérale a été pratiquée avec succès par M. le Dr Baizeau, médecin-major ; la portion réséquée était traversée par une profonde gouttière qui, dans la position habituelle du bras, serait recouverte par l'acromion.

Dans certains cas de fracture de la tête humérale, motivant la résection ou l'amputation, il n'a pas été rare de constater que des portions osseuses appartenant à la tête de l'os avaient été entraînées tantôt sous le deltoïde, tantôt sous la clavicule, tantôt sous l'omoplate.—De grandes difficultés se sont même plus d'une fois rencontrées pour trouver ou extraire, après la désarticulation, soit des portions osseuses, soit des projectiles qui plus tard se faisaient jour à l'extérieur. — Nous avons ouï dire que, dans un cas pareil, une portion de la tête osseuse se trouvait enclavée sous la clavicule par suite de la projection de la balle.

Les lésions de l'articulation de l'épaule ne nécessitent pas toujours l'amputation lors même que la tête de l'humérus est atteinte ; nous avons souvent obtenu la guérison par ankylose.—Il ne faut pas, pour la grande majorité des fractures situées dans le voisinage de l'articulation scapulo-humérale, exclure toute tentative de chirurgie conservatrice, si la blessure n'a pas nécessité l'amputation immédiate, et si des moyens de transport doux, faciles et de courte durée ont pu modérer la gravité des accidents inflammatoires primitifs.—Dans ces sortes de blessures, compliquées d'arthrites consécutives, lorsqu'à la suite de l'extraction des corps étrangers et des esquilles, l'immobilité absolue de l'articulation a permis à l'inflammation de se circonscrire au point malade, la chirurgie conservatrice a compté de beaux succès, en obtenant la formation d'adhérences plus ou moins étendues qui dans la suite constituent des ankyloses de gravité variable. — Les larges abcès sous-aponévrotiques ont été la complication la plus redoutable des lésions articulaires ou péri-articulaires. Malgré les débridements, des fusées purulentes se produisaient jusque dans les régions moyenne et inférieure du bras. Plusieurs tentatives heureuses nous ont conduit à substituer aux mèches des tubes de drainage; ce moyen nous a souvent servi à prévenir les grands abcès et les fusées purulentes. Dr CUVELLIER, médecin en chef des hôpitaux de Milan.

Le général de division DE LADMIRAULT est atteint de deux coups de feu : « une balle à l'épaule gauche, l'autre à l'aine droite. La première balle a creusé comme une gouttière, au côté externe de la tête de l'humérus. Il me paraît y avoir, non pas brisure de la totalité de l'os, mais seulement quelques esquilles peu étendues. J'enlève les plus mobiles, abandonnant les autres aux efforts éliminateurs de la suppuration. La seconde pénètre dans l'aine droite, et, cheminant horizontalement vers l'aine gauche, elle a glissé, entre cuir et chair, au-devant du pubis, jusque dans les insertions supérieures des adducteurs fémoraux. Ni le doigt ni la sonde ne peuvent rien découvrir au fond de ce long trajet, et aucune saillie, aucune dureté, ne dénotent extérieurement la présence du plomb. L'articulation coxo-fémorale correspondante est libre ; point de douleur, point de gêne dans la locomotion. A la nature le soin de préparer l'extraction ultérieure de la balle, par un travail phlegmoneux dont un abcès sera le terme, à moins que, s'accommodant de la présence d'un hôte étranger, elle ne le conserve, en l'entourant d'un kyste isolateur, terminaison observée quelquefois, mais peu probable, dans l'espèce, eu égard à la grande mobilité de la région intéressée. — 8 juillet, extraction d'un morceau de papier de couleur métallique entraîné par la balle. »

« La blessure du colonel BRINCOURT, du 1er zouaves, offre autant de gravité et plus de bizarrerie. Cet officier a contracté, depuis un voyage en Suède, l'habitude de porter un gilet de flanelle doublée de peau de daim. Le projectile, arrivé sur le moignon de l'épaule, a traversé tous les vêtements, moins la doublure du gilet, qui, s'étirant sous la pression, a suivi, sous forme de doigt de gant et sans se rompre, le plomb, jusqu'au centre de figure de la tête humérale. L'intégrité et la disposition caractéristique du gilet contre-indiquaient toute recherche du corps vulnérant. Je n'eus donc qu'à reconnaître le bon état des parties osseuses, l'absence d'éclat, de fêlure, et à émonder la plaie de quelques grains osseux. Non-seulement toute autre opération était inutile à mes yeux, mais je crus devoir prémunir le blessé contre les propositions de résection qu'on pourrait lui faire. Ce qui s'est passé, jusqu'à ce jour, a justifié mon pronostic : la blessure guérira bien et assez promptement. » BERTHERAND, médecin principal.

Le capitaine d'état-major FABRE, aide de camp du général Blanchard, est atteint d'un coup de feu à Solférino.—Fracture de l'omoplate.—Entré à l'ambulance de la 3e division du 1er corps; évacué à Brescia.—Sensibilité excessive, explorations difficiles, douloureuses. Balle sortie par extraction à la face interne et supérieure du bras. Accidents phlegmoneux.—Rentre en France le 14 août. — Vers la fin de septembre, abcès au milieu du bras; incision. — Plaie d'entrée de la balle fermée en janvier. — Plusieurs petits abcès. — Plaie d'incision au bras, fermée à la fin de février. — Ankylose scapulo-humérale. — Promu chef d'escadron, aide de camp de S. Exc. le maréchal FOREY, 1865.

Coup de feu. Lésion du plexus brachial, et en particulier des origines du nerf cubital. Névralgie traumatique.—«Métayer, Adolphe, du 6e bataillon de chasseurs à pied, reçut, le 24 juin 1859, à la bataille de Solférino, un coup de feu tiré à quinze pas. La balle pénétra à deux centimètres en dehors et à droite de l'apophyse épineuse de la deuxième vertèbre dorsale et se dirigea vers l'épaule? Ce jeune homme, extrêmement intelligent, rend un compte très-exact de toutes les circonstances de son accident; il a reçu une bonne éducation et possède même quelques notions anatomiques qui lui ont permis, avant d'avoir vu aucun chirurgien, de diagnostiquer sur lui une lésion du plexus brachial.—Voici les renseignements que j'ai recueillis de lui-même : — Immédiatement après l'accident, il perdit connaissance, et tomba la face contre terre; il revint à lui environ un quart d'heure après; mais il essaya en vain de se relever. Il resta une heure couché sur le ventre, sans pouvoir, malgré tous ses efforts, faire un mouvement, sans pouvoir même jeter un cri; cependant la respiration était libre. Au bout d'une heure, il put se retourner, de façon à reposer sur le côté gauche. On finit par le relever. Il affirme qu'alors il se sentit poussé en avant par une impulsion irrésistible qui le forçait à courir, la tête portée en avant, les jambes suivant, pour éviter une chute; il arriva à l'ambulance. Il souffrait de douleurs intolérables dans le bras et l'avant-bras du côté droit. On fit des tentatives infructueuses pour retirer la balle. A ce moment, le faux bruit du retour offensif de l'ennemi ayant couru, on enveloppa ce blessé dans un drap, et on le plaça précipitamment sur une voiture qui l'emmena à Brescia, où il fut reçu dans une maison particulière. Là, on lui fit sans grande douleur l'extraction de la balle, qui était, dit-il, à 7 ou 8 centimètres de profondeur. Il eut, le même jour, une fièvre violente, qui céda à une saignée du bras. Depuis ce temps, il alla de mieux en mieux. Les douleurs, qui avaient un tel degré d'intensité que le moindre attouchement lui arrachait des cris, se calmèrent peu à peu. Après quinze jours de séjour à Brescia et autant à Milan, il fut évacué, le 29 juillet, sur Alexandrie, où il entra à l'hôpital Santa-Chiara, dans le service dont j'étais alors chargé. Je le trouvai dans l'état suivant : — La plaie, à peu près cicatrisée, est le siége de démangeaisons continuelles. Le malade éprouve également des démangeaisons et des fourmillements dans les doigts et surtout au niveau des espaces inter-digitaux. Il n'existe aucune sensation de ce genre dans l'avant-bras. Le moindre frottement sur la paume de la main produit un agacement très-vif. En promenant légèrement une barbe de plume sur le petit doigt et sur le côté interne de l'annulaire, on cause une très-vive douleur, qui se propage le long du bord interne de l'avant-bras vers le coude. Si l'on touche de même le côté externe de l'annulaire, la douleur se propage vers l extrémité du doigt. Le même attouchement du médius et de l'index ne produit qu'une douleur locale; on peut presser assez fortement le pouce sans produire de douleur. Le frôlement d'une barbe de plume sur la moitié supérieure du côté interne du dos de la main, en dedans du troisième métacarpien, produit une douleur assez vive pour faire pleurer le malade, qui est courageux; et cependant, chose singulière! quand on pince la peau de la main, avec la précaution de ne pas presser sur les parties profondes, on trouve la sensibilité engourdie. Le malade compare la sensation qu'il éprouve à celle que produirait un attouchement à travers un morceau d'étoffe. Il en est de même sur la peau de l'avant-bras. — Les mouvements de l'avant-bras sont pénibles; le malade le tient dans la demi-flexion, le bras rapproché du tronc, les doigts à peu près ouverts. Lorsqu'on arrive aux deux tiers de l'extension de l'avant-bras sur le bras, le malade ressent subitement au coude une vive douleur, qu'il compare à une sensation de coupure; de même il souffre, surtout aux deux derniers doigts, quand il veut ouvrir ou fermer la main: aussi tient-il habituellement le membre dans une immobilité absolue. — La peau des parties latérales du thorax a sa sensibilité normale. Cette observation est intéressante, en ce qu'elle offre une démonstration clinique du sens du chatouillement, bien décrit par Gerdy, mais qui n'avait pas encore, que nous sachions, été isolé expérimentalement de la sensibilité générale. Ici nous trouvons une exaltation considérable de ce genre de sensation, coïncidant avec une notable diminution de la sensibilité du contact. » Dr Raynaud, médecin requis.—Métayer, évacué de Gênes sur France, non encore guéri, a été débarqué à Toulon le 7 août 1859; il est entré le même jour à l'hôpital Saint-Mandrier, où il est mort, le 3 octobre, de résorption purulente.

« Un mulet saisit avec force et dans sa plus grande largeur le moignon de l'épaule d'un soldat du train, le secoue vigoureusement pendant quelques moments et lâche prise. Il le ressaisit, mais sur moins de largeur cette fois. Le cavalier se débarrasse avec peine de l'animal entre les dents duquel il laisse une portion des téguments de l'épaule. On panse simplement la blessure, et l'homme continue son service. La douleur et la gêne des mouvements du bras augmentant, il entre à l'hôpital le neuvième jour de son accident. L'épaule et les parties voisines, fortement ecchymosées, sont tuméfiées et douloureuses. Il existe en avant et en arrière du moignon de l'épaule, sur deux lignes à peu près courbes, un certain nombre d'escarres de dimension moyenne, et paraissant ne comprendre que la peau dans leur épaisseur. Au centre de celle-ci et du moignon de l'épaule, plaie allongée, à bords irréguliers, çà et là, avec dénudation des faisceaux du deltoïde superficiellement entamés. Des élancements surviennent. De la fluctuation apparaît d'abord au centre du moignon de l'épaule, puis, en avant et en arrière de celui-ci, trois larges incisions faites dans l'espace compris entre les empreintes laissées par la première morsure donnent issue à une quantité notable d'un pus fétide, médiocrement consistant, mélangé de sang dilué en grumeaux. Les faisceaux du deltoïde dans l'épaisseur desquels le sang et le pus se sont collectionnés ont perdu toute consistance, le doigt qui se promène autour de ces foyers purulents donne la sensation de la bouillie. D'autres ouvertures sont pratiquées plus tard, les unes dans les fosses sus et sous-épineuses, les autres au-devant et en haut de la poitrine. Elles donnent un pus mieux lié et sans mélange. Il ne faut pas moins de deux mois de soins pour réparer les désordres produits, d'une part, par la morsure, et, de l'autre, par l'inflammation et la suppuration qui l'ont suivie. » Dr Maupin, médecin principal.

Nous citerons enfin Fragnaut, Jules, du 6e de ligne. Il a été atteint à Solférino par un biscaïen à fin de course qui n'a produit qu'une contusion et la luxation de l'épaule gauche.

TABLEAU DES BLESSURES DE LA RÉGION SCAPULO-HUMÉRALE.

GENRES DE BLESSURES	PROJECTILES, ARMES, ETC., QUI ONT PRODUIT LES BLESSURES.																	
	BALLE.			BOULET.			ÉCLATS DE PROJECTILES, BISCAÏENS.			SABRE, BAÏONNETTE, LANCE.			DIVERSES.			TOTAL.		
	Pensionnés.	Sortis guéris ou évacués.	Morts.	Pensionnés.	Sortis guéris ou évacués.	Morts.	Pensionnés.	Sortis guéris ou évacués.	Morts.	Pensionnés.	Sortis guéris ou évacués.	Morts.	Pensionnés.	Sortis guéris ou évacués.	Morts.	Pensionnés.	Sortis guéris ou évacués.	Morts.
Plaies contuses.	29	251	14	»	»	»	»	7	2	»	5	»	»	»	»	29	263	16
Plaies compliquées.	95	49	34	»	»	3	»	»	»	»	»	»	»	»	»	95	49	37
Plaies indéterminées. . . .	87	104	27	»	»	2	»	12	3	1	9	»	»	»	»	88	125	32
Luxations.	»	»	»	»	»	»	»	»	»	»	»	»	1	11	»	1	11	»
Contusions.	»	22	»	»	3	3	»	6	»	»	»	»	»	8	»	»	39	3
Diverses.	»	»	»	»	»	»	»	»	»	»	»	»	1	8	»	1	8	»
Sans indications.	»	»	»	»	»	»	»	»	»	»	»	»	»	28	3	»	28	3
	211	426	75	»	3	8	»	25	5	1	14	»	2	55	3	214	523	91
TOTAUX.	712			11			30			15			60			828		

La date terminale de chaque observation sommaire est celle du décret accordant la pension de retraite.

BLESSURES DE LA RÉGION SCAPULO-HUMÉRALE.

Abed-ben-Bagdad, né en 1836, à Belassel (Oran), 2e tirailleurs algériens.—Coup de feu à l'épaule droite, Solférino. — Perte complète de l'usage du bras droit ; le projectile a traversé l'épaule d'avant en arrière en lésant l'articulation scapulo-humérale. — 16 janvier 1861.

Acatebled, Jean-Charles-Séphir, né le 29 avril 1835, à Andainville (Somme), caporal, 53e de ligne. — Plaie contuse à l'épaule gauche, coup de feu, Solférino. — La balle a traversé le deltoïde. Gêne dans l'articulation scapulo-humérale. — Gratification renouvelable.

Ahmed-ben-Mekka, né en 1820, à Bône (Constantine), sergent, 3e tirailleurs algériens. — Coup de feu à la partie supérieure et antérieure de l'épaule gauche, Magenta.—Faiblesse du membre. — Gratification renouvelable.

ALBATEZ, Frédéric-Charles, né le 10 décembre 1837, à Paris (Seine), caporal, 53e de ligne. — Fracture comminutive de l'humérus, coup de feu à l'épaule gauche, Solférino. — Ankylose complète de l'épaule. — 24 février 1860.

ALI-BEL-AMARANI, né en 1828, aux Beni-Mouça (Alger), 1er tirailleurs algériens. — Coup de feu à l'épaule droite, fracture de la clavicule, Turbigo. — Cal vicieux et non entièrement consolidé de la clavicule droite, fracturée à son tiers externe. — 10 août 1861.

ANTONINI, Carlin, né le 28 septembre 1835, à Marignano (Corse), 21e de ligne. — Coup de feu à l'épaule droite, Solférino. — Ankylose complète de l'articulation scapulo-humérale droite. Le projectile, entré à deux centimètres au-dessus de l'extrémité externe de la clavicule, a traversé l'épaule et fracturé l'omoplate. — La balle pénètre à 2 centimètres au-dessous de la clavicule, extrémité externe, en dedans et à la base de l'apophyse coracoïde, et reste logée dans les parties molles. — A Milan, explorations, incisions, l'une dans le creux axillaire, l'autre sur le relief deltoïdien, sans résultat. — 5 *septembre*. Incision sur la fosse sus-épineuse; extraction de la balle, à laquelle manque un fragment. — Quatre mois de séjour dans les hôpitaux d'Italie; formation de deux abcès considérables, issue du pus par les plaies, aucune esquille. — Entré à Saint-Mandrier le 4 novembre 1859; la grande incision du bras fournit seule un pus abondant et fétide; épaule tuméfiée, abaissée, sillon sous-acromial, dépression du deltoïde, mouvements impossibles. On pense que le fragment égaré a touché l'article. Bandage spiral. — Bronchite intercurrente dès l'entrée à l'hôpital; moyens appropriés. — 19. Nouvelle tuméfaction de l'épaule et de la partie antéro-latérale du thorax; douleurs vives. — 20. Abcès sous-pectoral s'ouvrant par la plaie d'entrée. — 25. L'abcès est en voie de guérison, le gonflement a disparu, la bronchite persiste. — Ces accidents inflammatoires se reproduisent quatre fois, une fois avec extension jusqu'au coude; le pus est toujours sorti par les plaies existant déjà; pas d'incision. — 15 *décembre*. Plusieurs accès de fièvre venant régulièrement le soir; administration d'un purgatif et de sulfate de quinine; ces accès sont supprimés. — Même état jusqu'au 15 *janvier* 1860. Suppuration abondante; douleurs vives parfois dans le bras et le coude. Les plaies se ferment, l'épaule reprend ses dimensions normales, tout en conservant le sillon sous-acromial; les mouvements seuls sont douloureux. Retour des forces et de l'embonpoint; enlèvement du bandage; mouvements bornés de l'articulation, surtout celui d'abduction. — 5 *février*. Le malade sort et va rejoindre le dépôt de son régiment; guérison probable sans certitude du retour à l'usage complet du membre. Dr J. ROUX, chirurgien en chef de la marine à Toulon. — 6 octobre 1860.

ARGOUD, Joseph-Louis, né le 6 mai 1835, à Roybon (Isère), 55e de ligne. — Plaie contuse à l'épaule, coup de feu, Solférino. — Cicatrice adhérente au niveau de l'apophyse coracoïde, et une autre au niveau de la partie moyenne de l'épine de l'omoplate. — Gratification renouvelable.

ASSEN-BEN-ATTMAN, né en 1825, à Constantine (Algérie), 3e tirailleurs algériens. — Coup de feu à l'épaule droite, Magenta. — Ankylose incomplète de l'articulation scapulo-humérale avec atrophie légère du bras. Le projectile a fracturé comminutivement l'omoplate, large cicatrice dans toute l'étendue de la fosse sous-épineuse; trajet fistuleux. — 11 avril 1862.

AUGUIN, Jean-Marie, né le 2 juin 1837, à Bourg-Barré (Ille-et-Vilaine), 8e de ligne. — Plaie contuse à l'épaule gauche, coup de feu, Solférino. — Le projectile a traversé la région deltoïdienne en lésant légèrement l'humérus; gêne dans l'épaule gauche. — Gratification renouvelable.

BARBIER, Dominique-Auguste, né le 7 octobre 1836, à Morville (Meurthe), 74e de ligne. — Plaie déchirée à l'épaule gauche, coup de feu, Solférino. — Le projectile a traversé les muscles de l'épaule de l'angle supérieur et externe de l'omoplate, au côté interne de l'apophyse coracoïde. — Gratification renouvelable.

BAUSSON, Jules, né le 22 décembre 1830, à Aboncourt (Meurthe), 23e de ligne. — Coup de feu à l'épaule droite, Magenta. — Atrophie du bras droit, flexion permanente de l'avant-bras sur le bras et perte des mouvements de l'épaule; le projectile, entré à la fosse sus-épineuse, a brisé comminutivement l'omoplate et traversé l'épaule en dedans de l'articulation scapulo-humérale ; cicatrice adhérente dans la fosse sus-épineuse. — 24 avril 1861.

Benoit, Jean-Baptiste, né le 9 janvier 1836, à Saint-Alban-en-Montagne (Ardèche), 34e de ligne. — Tumeur blanche de l'articulation scapulo-humérale ; fraîcheur des nuits. — Luxation spontané de l'épaule gauche. — ? 1862.

Benoit, Fidèle-Amand-Joseph, né le 26 avril 1833, à Frémicourt (Pas-de-Calais), 72e de ligne. — Coup de feu à l'épaule droite, Solférino. — Atrophie et gêne considérable dans les mouvements du bras droit, lésion du plexus brachial ; le projectile, pénétrant au-dessous de la clavicule droite, est sorti en arrière de l'aisselle, en traversant le tendon du muscle grand dorsal. — 6 mars 1861.

Berger, Claude-François, né le 18 septembre 1837, à Besançon (Doubs), 8e bataillon de chasseurs. — Coup de feu à l'épaule droite, Magenta — Paralysie et atrophie du bras; le projectile entre au-dessus de la clavicule. — 25 avril 1860.

Bessières, Jérôme, né le 9 mars 1824, à Puy-l'Évêque (Lot), 1er voltigeurs, garde. — Plaie contuse à l'épaule droite, coup de feu, Solférino. — La balle a déchiré le grand pectoral, et est sortie au-dessus du bord axillaire postérieur. Atrophie complète des muscles de l'épaule droite, gêne considérable dans les mouvements du bras. — Admis d'abord à gratification renouvelable, il a obtenu une pension par décret du 30 août 1866.

Betton, Régis-Romain, né le 14 juin 1834, à Saint-Victor (Ardèche), 98e de ligne. — Coup de feu à l'épaule gauche, Solférino. — Gêne notable dans les mouvements de l'épaule gauche ; le projectile, entre sous la clavicule tiers moyen, et sort dans la fosse sous-épineuse en fracturant l'omoplate. — 4 juin 1862.

Bey, Claude, né le 1er janvier 1826, à Frangy (Saône-et-Loire), caporal, 43e de ligne. — Fracture de la clavicule droite, coup de feu, Magenta. — Gratification renouvelable.

Bigot, Joseph-Jules-Gabriel, né le 18 juin 1826, à Bourges (Cher), caporal, 1er zouaves. — Coup de feu à l'épaule gauche, Solférino. — Paralysie complète et atrophie du membre supérieur gauche, avec demi-flexion permanente de l'avant-bras et extension permanente des doigts; le projectile a pénétré dans l'aisselle et lésé le plexus brachial. — 4 août 1860.

Blanc, Joseph-Antoine, né le 19 mars 1835, à Trébus (Tarn), 90e de ligne. — Plaie contuse à l'aisselle; la balle a lésé les gros troncs nerveux, coup de feu, Magenta. Faiblesse persistante dans les mouvements du bras droit. — Gratification renouvelable.

Blanchot, Joseph, né le 17 novembre 1832, à Puylaroque (Tarn-et-Garonne), 8e artillerie. — Coup de feu à la poitrine et à l'épaule, Montebello. — Faiblesse du membre supérieur droit, atrophie légère. — Gratification renouvelable.

Boissat, Louis, né le 28 avril 1836, à Chavanoz (Isère), 49e de ligne. — Coup de feu à l'épaule droite, Solférino. — Atrophie prononcée de la main et de l'avant-bras droit, avec rétraction permanente sur le bras. Le projectile a traversé l'épaule et lésé le plexus brachial. — 16 janvier 1862.

Borlen, Ignace, né le 6 décembre 1832, à Burnhaupt-le-Bas (Haut-Rhin), 2e grenadiers, garde. — Fracture de la clavicule gauche et de l'auriculaire de la main gauche, 2 coups de feu, Magenta. — Paralysie incomplète avec émaciation du membre; perte du doigt auriculaire. — 31 mars 1860.

Bos, Paul-François, né le 12 novembre 1827, à Nancelle (Aveyron), 1er voltigeurs, garde. — Coup de feu à l'aisselle droite, Solférino. — Extension permanente des 4 derniers doigts de la main droite; paralysie incomplète de l'avant-bras. Le projectile a traversé l'aisselle en intéressant le plexus brachial. — 4 juin 1862.

Boucherie, Pierre, né le 20 septembre 1833, à Bercloux (Charente-Inférieure), 21e de ligne. — Coup de feu à l'épaule gauche, Solférino. — La balle, entrée vers l'angle supérieur interne de l'omoplate gauche, a fracturé l'acromion. — Gratification renouvelable.

Bourgeot, Jean-Baptiste, né le 24 août 1827, à Leffons (Haute-Marne), 11e bataillon de chasseurs. — Coup de feu à l'épaule gauche, Magenta. — Cicatrice adhérente à la partie postérieure de l'épaule gauche et ankylose de l'articulation scapulo-humérale. — Gratification renouvelable. — Admis à la pension le 25 juin 1864.

BOUSSER, Gaspard, né le 6 avril 1826, à Macheren (Moselle), 1er chasseurs d'Afrique. — Coup de feu à l'épaule gauche, Solférino. — Paralysie incomplète du bras gauche. Le projectile a fracturé la clavicule, dont le fragment externe comprime le plexus brachial. — 26 juin 1861.

BOUTINOT, Jean, né le 7 avril 1834, à Verteuil (Charente), 100e de ligne. — Coup de feu à l'épaule droite, fracture comminutive, Solférino. — Ankylose de l'articulation scapulo-humérale droite avec atrophie du membre et trajet fistuleux à la partie postérieure du moignon de l'épaule. La balle a fracturé la cavité glénoïde de l'omoplate et la clavicule. — 20 juin 1861.

BRANTHOM, Henry-Jacques-François, né le 15 juillet 1835, à Maromme (Seine-Inférieure), 23e de ligne. — Plaies déchirées aux épaules, Magenta. — Le projectile a traversé les deux épaules; vastes cicatrices. — Gratification renouvelable.

BRENON, Louis, né le 1er février 1834, à Challans (Vendée), 85e de ligne. — Plaie déchirée à l'épaule gauche, perte de substance musculaire. — Coup de feu, Solférino. — Gratification renouvelable.

BRETON, Alexandre-André, né le 18 mars 1837, à Etrepilly (Aisne), 98e de ligne. — Coup de feu à l'épaule droite, Solférino. — Ankylose de l'articulation scapulo-humérale. — 11 juillet 1860.

BUCHIN, Jean-François, né le 11 janvier 1824, à Louverot (Jura), capitaine, 73e de ligne. — Coup de feu à l'épaule, Magenta. — Ankylose complète de l'articulation huméro-cubitale gauche avec raccourcissement du bras et de l'avant-bras, perte du mouvement des doigts. Atrophie du membre fixé dans la demi-flexion, cicatrice autour de l'articulation par suite des diverses opérations pratiquées pour l'extraction de la balle et l'ouverture des abcès consécutifs. La balle a pénétré en dedans de la tête de l'humérus, brisé les surfaces articulaires en se divisant, et s'est logée dans la partie antérieure de l'articulation, d'où une partie seulement a été extraite. — 5 juin 1864.

BURTHIER, Claude, né le 18 décembre 1835, à Saint-Maurice (Saône-et-Loire), 90e de ligne. — Fracture comminutive de la clavicule, coup de feu, Magenta. — Cicatrice adhérente au tiers externe de la clavicule gauche, gêne dans les mouvements de l'épaule. — Gratification renouvelable.

BURVENICH, Henry-Joseph, né le 30 mai 1830, à Hanreillem (Prusse), 2e étranger. — Coup de feu à l'épaule gauche, Magenta. — Paralysie et atrophie du membre thoracique gauche avec ankylose de l'articulation scapulo-humérale. La balle a traversé l'épaule d'arrière en avant et lésé le plexus brachial. — 10 août 1861.

CADERO, Mathurin, né le 13 septembre 1827, à Plumieux (Côtes-du-Nord), 1er grenadiers, garde. — Coup de feu à l'épaule droite, Magenta. — Perte du mouvement des doigts de la main droite avec atrophie du bras; la balle a traversé l'épaule et lésé le plexus brachial. — 25 juin 1860.

CAISSIALS, Jean-Louis, né le 1er décembre 1837, à la Bastide-l'Évêque (Aveyron), 30e de ligne. — Plaie déchirée à l'épaule gauche, qui a été traversée. Coup de feu, Solférino. — Gêne dans les mouvements. — Gratification renouvelable.

CALMET, Jean-Baptiste, né le 20 juin 1826, à Fougax (Ariége), 3e voltigeurs, garde. — Coup de feu au bord interne de l'omoplate du côté gauche, Solférino. — Gêne dans les mouvements du bras gauche. — Gratification renouvelable.

CARDOT, Félix-Jacques, né le 10 septembre 1836, à Freysse (Haute-Saône), 100e de ligne. — Fracture de la clavicule droite, coup de feu, Solférino. — Cicatrice adhérente au tiers externe de la clavicule droite, gêne dans les mouvements de l'épaule correspondante. — — Gratification renouvelable.

CHABEAU, François, né le 8 septembre 1827, à Jussac (Cantal), clairon, 1er zouaves. — Coup de feu à l'épaule droite, Solférino. — Ankylose complète de l'articulation scapulo-humérale avec amaigrissement du membre. — 25 avril 1860.

CHADLI-BEN-ABDELI, né en 1830, à Tunis (Tripoli), 3e tirailleurs algériens. — Coup de feu au-dessous de l'acromion avec issue de la balle vers la partie gauche de la colonne vertébrale, Solférino. — Gêne dans les mouvements du bras gauche. — Gratification renouvelable.

CHAILLOT, Louis-Victor, né le 17 septembre 1838, à Saint-Georges-de-Pointindou (Vendée), 98e de ligne. — Coup de feu à l'épaule droite, Solférino. — Gêne dans les mouvements de l'articulation scapulo-humérale droite, avec aplatissement du moignon de l'épaule et amaigrissement du membre. Le projectile a fracturé comminutivement la clavicule à son tiers moyen après avoir traversé la face antérieure du moignon de l'épaule. — 21 août 1861.

CHALAMON, Eugène, né le 25 juin 1836, à Coux (Ardèche), 90e de ligne. — Coups de feu à l'épaule droite et au bras, Magenta. — Ankylose complète de l'articulation scapulo-humérale droite; une balle a traversé l'épaule et une autre a fracturé partiellement l'humérus à son tiers supérieur. — 16 mai 1860.

CHALEUIL, Eugène-Henry, né le 31 mars 1835, à Mirabel-et-Blacons (Drôme), 55e de ligne. — Plaie compliquée à l'épaule droite, coup de feu, Solférino. — Cicatrices adhérentes au niveau de la partie moyenne postérieure de l'omoplate droite, fracture de l'épine de l'omoplate. — Gratification renouvelable.

CHAPELLOT, Léonard, né le 23 mars 1835, à Saint-Martin-Sainte-Catherine (Creuse), 6e de ligne. — Plaie contuse à l'épaule, coup de feu, Solférino. — La balle a traversé la région sus-claviculaire droite, le sommet de la poitrine et lésé le plexus brachial. Paralysie de l'avant-bras gauche. — 3 mars 1860.

CHARDONNEAU, Jean-Jacques-Ferdinand, né le 17 mars 1834, à Merlotière (Vendée), 17e chasseurs à pied. — Coup de feu à la face et à l'épaule gauche, Solférino. Gêne dans la mastication par un coup de feu qui a traversé la bouche et emporté 3 dents. Ankylose de l'articulation scapulo-humérale gauche par un deuxième coup de feu qui a fracturé l'acromion et la tête de l'humérus. — 26 juillet 1861.

CHARRET, Antoine, né le 6 avril 1837, à Prissac (Indre), 65e de ligne. — Coup de feu à l'épaule gauche, Solférino. — Gêne dans les mouvements. — Gratification renouvelable.

CHATRIOT, Louis-Constant, né le 29 avril 1835, à Verneuil (Marne), caporal, 55e de ligne. — Coup de feu à l'épaule gauche, Solférino; le projectile a déchiré les muscles deltoïde et sous-épineux. — Atrophie du bras gauche. — Gratification renouvelable.

CHAVOT, Antoine, né le 12 mai 1831, à la Chapelle-du-Bard (Isère), caporal, chasseurs à pied, garde. — Coup de feu à l'épaule droite, Solférino. — Ankylose complète de l'articulation scapulo-humérale, atrophie et paralysie du bras. — 11 juillet 1860.

CHERRIÈRE, François, né le 24 août 1836, à Moussey (Meurthe), 23 de ligne. — Coup de feu à l'épaule gauche et à la face, Magenta. — Gratification renouvelable.

CHIPPAUX, Joseph-Auguste, né le 14 août 1835, à Besfuhy (Haute-Saône), 76e de ligne. — Coup de feu à l'épaule droite, Solférino. — Paralysie et atrophie du membre supérieur droit. — 11 juillet 1860.

CLAUSSET, Joseph, né le 6 février 1829, à Landroff (Moselle), 2e voltigeurs, garde. — Coup de feu à l'épaule droite, fracture comminutive des surfaces articulaires, Solférino. — Ankylose complète de l'articulation scapulo-humérale droite, atrophie du membre, qui reste accolé au corps. — 6 octobre 1860.

CLÉMENT, François, né le 14 décembre 1825, à Louroux (Indre-et-Loire), 98e de ligne. — Fracture compliquée du corps de l'omoplate et de l'acromion. Plaie contuse à la tempe gauche, coup de feu, Solférino. — Atrophie du membre et gêne dans les mouvements de l'articulation scapulo-humérale. — Gratification renouvelable.

COLLAS, Léon, né le 10 août 1833, à Manheuller Meuse), sergent, zouaves, garde. —

Séton à l'épaule et fracture de la clavicule gauche. Cicatrice adhérente. Coup de feu, Magenta. — Gratification renouvelable.

COMMANAY, Jean, né le 6 octobre 1833, à Foix (Ariége), 21e de ligne. — Coup de feu à l'épaule gauche, séton, Solférino. — Ankylose complète de l'articulation scapulo-humérale gauche. Le projectile a traversé l'épaule de bas en haut en fracturant l'omoplate. Phlegmon consécutif qui s'est étendu à l'avant-bras. — 6 octobre 1860.

CONDACHOUX, Jean-Léonard, né le 8 octobre 1835, à Eyburie (Corrèze), 70e de ligne. — Plaie compliquée à l'épaule droite, Magenta. — La balle a fracturé l'omoplate. — Gratification renouvelable.

COTTIN, Jacques, né le 7 avril 1828, à Saint-Geoire (Isère), caporal, 2e voltigeurs, garde. — Coup de feu à l'épaule droite, Solférino. — Gêne notable dans les mouvements du bras droit et dans la respiration. La balle a fracturé la clavicule à son tiers externe; trajets fistuleux. — 24 juillet 1861.

COUREAU, Guillaume, né le 18 septembre 1835, à Cordes (Tarn-et-Garonne), 45e de ligne. — Coup de feu à l'épaule droite, Solférino. — Ankylose complète de l'articulation scapulo-humérale droite, avec atrophie et insensibilité du membre; le projectile a fracturé les surfaces articulaires. — 6 octobre 1860.

COURET, Antoine, né le 1er octobre 1835, à Cronce (Haute-Loire), 84e de ligne. — Coup de feu à l'aiselle droite, Montebello. — Ligature de l'artère axillaire droite nécessitée par une hémorrhagie consécutive. — 30 mai 1860. — (Voir aux hémorrhagies consécutives, page 353.)

CRIART, Eugène, né le 27 décembre 1831, à Paris (Seine), sergent-major, 30e de ligne. — Coup de feu à l'aisselle gauche, Solférino. — Paralysie et atrophie de la main gauche, gêne dans les mouvements des articulations de l'épaule, du coude et du poignet. Le projectile a traversé l'aisselle d'avant en arrière; lésion du plexus brachial. — 6 mars 1861.

CUISSET, François-Victor-Auguste-Désiré, né le 18 décembre 1839, à Andelys (Eure), adjudant-sous-officier, 3e chasseurs d'Afrique. — Deux coups de sabre à l'épaule gauche et au coude, Solférino. — Paralysie presque complète du bras gauche, flexion permanente des doigts. — 26 juin 1861.

CUNY, Hubert, né le 27 mars 1835, à Jarux (Meurthe), sergent-fourrier, 91e de ligne. — Coup de feu à l'aisselle, Solférino. — Paralysie et atrophie du bras droit. Les doigts, amaigris et dans l'extension permanente, le pouce dans l'adduction, sont dans l'inertie la plus absolue. Le projectile, entré par le bord antérieur de l'aisselle, est sorti à la face antérieure et inférieure du moignon de l'épaule; lésion probable du plexus brachial. — 31 juillet 1863.

DEBACKER, Jean-François, né le 1er octobre 1820, à Anvers (Belgique), 2e étranger. — Coup de feu à l'épaule gauche, fracture de la tête de l'humérus, Magenta. — Ankylose presque complète de l'articulation scapulo-humérale gauche. — 6 mars 1861.

DEBAILLEUX, Jean-Baptiste, né le 11 août 1835, à Neuvilly (Nord), 8e de ligne. — Coup de feu à l'épaule droite, Solférino. — La balle a traversé les muscles de la région postérieure de l'omoplate. — Gratification renouvelable.

DEFEYER, Jean-François-Cornil, né le 13 septembre 1835, à Téteghem (Nord), 98e de ligne. — Coup de feu à l'épaule, Solférino. — Ankylose de l'articulation scapulo-humérale avec cicatrices profondes et adhérentes. — 11 juillet 1860.

DÉGAIL, Guillaume, né le 4 juillet 1834, à Yvrac (Charente), 53e de ligne. — Coup de feu à l'épaule gauche, Solférino. — Ankylose incomplète de l'articulation scapulo-humérale. — 31 mars 1860.

DECLERCE, Benoît, né le 24 juillet 1836, à Seytroux (Haute-Savoie), 3e bataillon de chasseurs. — Coup de feu à la poitrine et à l'épaule, Solférino. — Cicatrice adhérente à l'angle interne de l'épine de l'omoplate, perte de substance osseuse. — Gratification renouvelable.

DELICHÈRE, Louis-André, né le 8 octobre 1832, à Vernon (Ardèche), 75e de ligne. —

Plaie contuse à l'épaule droite, coup de feu, Solférino.—La balle entre à la partie antérieure et inférieure de l'épaule et sort au côté externe du bras, après un trajet oblique d'avant en arrière et de haut en bas, à travers les parties molles. — Faiblesse et gêne dans les mouvements du membre. — Gratification renouvelable.

Delponte, Jules-Jean-Marie, né le 19 avril 1831, à Thise (Doubs), sergent, 8e chasseurs à pied. — Coup de feu à l'épaule droite, Magenta. — Atrophie et paralysie incomplète du membre supérieur droit. Le projectile, entré au-dessus de la clavicule, est sorti vers le bord interne de l'omoplate. — 6 mars 1861.

Deprun, Louis, né le 25 février 1833, à Liginiac (Corrèze), 53e de ligne. — Plaie contuse à l'épaule droite, lésion de l'omoplate; coup de feu, Solférino. — Gratification renouvelable.

Dérivaux, Jean, né le 8 décembre 1836, à Saint-Claud (Charente), 30e de ligne. — Plaie contuse à l'épaule, coup de feu, Solférino. — Le projectile pénètre au-dessus de la clavicule droite et sort sous l'omoplate du même côté. — Gratification renouvelable.

Dhuicq, Edmond, né le 3 février 1827, à Damery (Marne), sergent, 2e tirailleurs algériens. — Coup de feu à l'épaule droite, Solférino. — Perte de l'usage du bras droit. Le projectile a traversé l'épaule d'avant en arrière en lésant gravement l'articulation scapulo-humérale. — 16 janvier 1861.

Didier, François-Joseph-Sylvain, né le 20 août 1836, à Faucogney (Haute-Saône), 71e de ligne. — Coup de feu à l'épaule gauche, Magenta. — Ankylose complète de l'articulation scapulo-humérale gauche. Le projectile a traversé l'articulation. — 4 juin 1860.

Dirler, Léon-Nicolas, né le 24 mai 1834, à Joigny (Yonne), sergent, 8e de ligne. — Atrophie des muscles de l'épaule, paralysie rhumatismale. — Gratification renouvelable.

Dott, Jacques, né le 6 novembre 1837, à Griès (Bas-Rhin), 8e de ligne. — Plaie contuse à l'épaule droite, coup de feu, Solférino. — Gêne dans les mouvements du bras. — Gratification renouvelable.

Doumeng, Joseph, né le 2 juin 1832, à Cuitegabelle (Haute-Garonne), 86e de ligne.—Coup de feu à l'épaule gauche, Solférino. — Ankylose de l'articulation scapulo-humérale gauche. Tout le membre est atrophié. Cicatrices vastes, profondes et adhérentes. — 16 janvier 1861.

Dufourd, Jean-Baptiste, né le 27 mai 1834, à Charnay-les-Mâcon (Saône-et-Loire), caporal, 1er zouaves. — Coup de feu à l'épaule gauche, Mélégnano. — Hôpital du Monastère majeur, Milan. — Ankylose complète de l'articulation scapulo-humérale gauche avec aplatissement de l'épaule. Le projectile a broyé et détruit complétement la tête de l'humérus, qui a disparu par esquilles. — 4 août 1860.

Duport, Joseph-Marie, dit Lambroques, né le 22 juin 1827, à Saint-Martin-du-Fresnes (Ain), 3e chasseurs d'Afrique. — Coup de feu, séton transversal d'une épaule à l'autre, Solférino. — Carie des omoplates. — Gratification renouvelable.

Dupuis, Pierre-Victor-Henri, né le 21 avril 1824, à Saint-Benigne (Ain), capitaine, 1er zouaves. — Coup de feu à l'épaule gauche, contusion violente à la poitrine, Mélégnano. — Hémoptysie immédiate. Cette violente contusion de la poitrine, aggravée par la plaie de l'épaule et le défaut de soins qui n'ont pu lui être régulièrement donnés que le lendemain, paraît être le point de départ d'une bronchite chronique. — 1er avril 1864.

Eck, Charles, né le 26 mars 1829, à Bernardswiller (Bas-Rhin), sergent, 19e bataillon de chasseurs. — Coup de feu à l'épaule gauche, Magenta. — 24 février 1860.

Espéron, Jean-Pierre, né le 23 février 1836, à Rayssac (Tarn), 100e de ligne. — Coup de feu à l'épaule droite, Solférino. — Ankylose incomplète de l'articulation scapulo-humérale droite et amaigrissement du membre. La balle entre au-dessous de l'apophyse coracoïde et sort en arrière au milieu de la fosse sous-épineuse. — 10 août 1861.

Estradère, Jean-François, né le 10 décembre 1829, à Gouaux-de-Luchon (Haute-Garonne), 2e grenadiers, garde. — Plaie contuse au cou et à l'épaule droite, Magenta. —

Le projectile traverse obliquement et de gauche à droite la partie postérieure et inférieure du cou et les tissus de l'épaule droite. — Gratification renouvelable.

FACON, César-Désiré-Joseph, né le 12 octobre 1834, à Bien-Berquin (Nord), 91e de ligne. — Coup de feu à l'épaule et à la poitrine, Solférino. — Amaigrissement du membre thoracique droit et gêne dans les mouvements de l'articulation scapulo-humérale. Le projectile a fracturé l'extrémité interne de la clavicule gauche, la clavicule droite et les deux premières côtes du même côté. Cicatrices profondes et adhérentes. — 21 août 1861.

FAGOT-BARRALLY, François-Alphonse, né le 14 juillet 1836, à Paris (Seine), 11e de ligne. — Luxation sous-coracoïdienne de l'articulation scapulo-humérale droite non réduite. — 1er octobre 1861.

FAIVRE-PICOND, François-Joseph, né le 8 juin 1820, à la Longeville (Doubs), chasseurs à cheval, garde. — Coup de feu à l'épaule gauche, Magenta. — Ankylose complète de l'articulation scapulo-humérale gauche. La balle a traversé le moignon de l'épaule et fracturé comminutivement l'épine de l'omoplate. Esquilles nombreuses, atrophie du membre. — 26 juin 1861.

FAURÉ, Raymond-Élisabeth-Lodoïs, né à Tonneins (Lot-et-Garonne), 1er zouaves. — Coup de feu à l'épaule droite, Solférino. — Ankylose incomplète de l'articulation scapulo-humérale droite. Le projectile a fracturé la clavicule à son extrémité externe et l'épine de l'omoplate. — 6 octobre 1860.

FAVIER, Claude-Laurent, né le 15 février 1836, à Ceillac (Hautes-Alpes), caporal, 43e de ligne. — Coup de feu à l'épaule, Magenta. — Lésion du plexus brachial, atrophie très-prononcée du membre supérieur droit, faiblesse des mouvements de la main. — 26 juin 1861.

FEUILLARD, Octave-Edmond-Louis, né le 4 octobre 1830, à Paris (Seine), 3e zouaves. — Coup de feu à l'épaule droite, Palestro. — Ankylose incomplète de l'articulation scapulo-humérale droite; le projectile, entré entre la clavicule et l'articulation, est sorti vers le bord spinal de l'omoplate. — 6 mars 1861.

FEUILLERAC, Jean-Marie, né le 31 décembre 1834, à Montesquieu-Volvestre (Haute-Garonne), 86e de ligne. — Coup de feu à l'épaule droite, Solférino. — La balle a traversé l'épaule et est sortie au milieu du bord interne de l'omoplate du même côté. — Gratification renouvelable.

FOUBERT, Modeste, né le 1er mai 1837, à Bouttencourt (Somme), 10e bataillon de chasseurs. — Coup de feu à l'épaule gauche, Solférino. — La balle pénètre vers le milieu de la base du triangle sus-claviculaire et n'a pu être extraite. — Gratification renouvelable.

FROMAGET, Pierre, né le 14 janvier 1834, à Bourneau (Vendée), 15e de ligne. — Coup de feu à l'épaule gauche, Solférino. — Fracture de l'omoplate, perte de substance des muscles de la région sous-épineuse, gêne dans les mouvements de l'épaule gauche. — Gratification renouvelable.

GALIAY, Jean, né le 19 avril 1836, à Campan (Hautes-Pyrénées), 61e de ligne. — Coup de feu à l'épaule gauche, Solférino. — Cicatrice adhérente à l'angle supérieur de l'omoplate. — Gratification renouvelable.

GANNEAU, Jean-Baptiste, né le 22 septembre 1827, à Moutiers (Yonne), 1er zouaves. — Fracture comminutive du col de l'humérus et de l'omoplate, coup de feu, Solférino. — 18 esquilles ont été extraites ou éliminées. Ankylose de l'articulation scapulo-humérale droite, atrophie du membre. — Avait été blessé déjà le 19 septembre 1856 à la jambe gauche pendant l'expédition de Kabylie, maréchal Randon. Non gradé, ne sachant lire ni écrire. Chevalier de la Légion d'honneur. — 4 juin 1862.

GARRON, Pierre-Martin, né le 30 janvier 1832, à Blieux (Basses-Alpes), 15e chasseurs à pied. — Coup de feu à l'épaule droite, Solférino. — Ankylose incomplète de l'articulation scapulo-humérale droite. — 30 mai 1860.

GASTAL, Jean, né le 27 février 1842, à Périgueux (Dordogne), caporal, 15e de ligne. — Coup de feu à l'épaule gauche, Solférino. — Le projectile se dirige de la partie moyenne de l'épine de l'omoplate gauche, qu'il fracture, à la partie antérieure du creux axillaire; abcès à la région thoracique gauche; ouverture spontanée, issue d'une grande quantité de pus et de deux morceaux de drap. Cet abcès ne s'est fermé qu'après neuf mois à cause du vaste décollement qui en avait été la conséquence. — Un deuxième abcès s'est formé et ouvert spontanément sur le bord interne du scapulum; il a donné issue à de nombreuses esquilles de petite dimension et laissé une large cicatrice irrégulière et adhérente à l'omoplate. Soigné d'abord pendant quatre mois dans une maison particulière à Brescia par un médecin italien qui lui fit une saignée, le mit à un régime sévère et se contenta de pansements simples. Traité ensuite pendant trois mois à l'hôpital San Gaëtano de Brescia. Rentré en France avant guérison, il passa six mois dans sa famille et ne rentra au corps que le 2 juin 1860. Le 19 juillet suivant il présentait une atrophie du bras et de l'avant-bras gauches, prononcée surtout pour le deltoïde. Ankylose scapulo-humérale. — Atrophie de la main et paralysie du membre, qui n'obéit plus qu'aux lois de la pesanteur. — 6 mars 1861.

GESTA, François, né le 26 janvier 1831, à Bastia (Corse), sergent, 3e tirailleurs algériens. — Coup de feu à la partie supérieure externe de l'omoplate gauche, Solférino. — Gêne de la respiration et douleur dans le côté gauche du thorax. — Gratification renouvelable.

GIRARD-LA-BARCERIE, Léonce, né le 7 septembre 1826, à Saint-Lô (Manche), sergent, 37e de ligne. — Coup de feu à l'épaule gauche et à l'avant-bras, Solférino. — Perte de l'usage du bras et de l'avant-bras gauche par suite de fracture comminutive du bord externe de l'omoplate, ainsi que du radius et du cubitus au tiers inférieur. La blessure de l'épaule, compliquée de luxation de la tête de l'humérus, en haut et en dedans, a entraîné la paralysie des muscles du bras, leur atrophie, l'ankylose complète du poignet et incomplète des doigts de la main. — 7 février 1863.

GLENAT, Joseph-Romain, né le 10 janvier 1840, à Lyon (Rhône), 1er zouaves. — Coup de feu à l'épaule gauche et à la poitrine; lésion du sommet du poumon, Solférino. — Hémoptysies, ankylose complète de l'articulation scapulo-humérale gauche, amaigrissement du membre. Le projectile a fracturé comminutivement l'omoplate; esquilles assez volumineuses. — 16 janvier 1861.

GOMBAUD, Pierre, né le 3 février 1833, à Joussans (Gironde), 61e de ligne. — Coup de feu à l'épaule gauche, Solférino. — Atrophie incomplète du bras. — 4 juin 1860.

GROSJEAN, Jean-Joseph, né le 17 octobre 1837, à Sainte-Marie-aux-Mines (Haut-Rhin), 100e de ligne. — Coup de feu à la clavicule droite, Solférino. — 14 mars 1860.

GUÉDÈS, Noël-Marie, né le 23 décembre 1836, à Locronan (Finistère), 74e de ligne. — Coup de feu à la région axillaire gauche d'avant en arrière, Montebello. — Gêne dans les mouvements du bras. — Gratification renouvelable.

GUÉRIN, Achille, né le 22 mars 1834, à Lille (Nord), 1er zouaves. — Coup de feu à l'épaule droite, Solférino. — Atrophie et paralysie de l'avant-bras et de la main, du côté droit; les doigts restent dans l'extension permanente. Le projectile a traversé l'aisselle et lésé le plexus brachial. — 6 octobre 1860.

GUIBERT, Pierre-Jean-Victor, né le 11 octobre 1837, à Verrières (Aveyron), 90e de ligne. — Coup de feu à l'épaule gauche, Magenta. — Atrophie et paralysie incomplètes du membre supérieur gauche, dont la contractilité musculaire s'est considérablement affaiblie. Le projectile a traversé l'aisselle en intéressant les troncs nerveux. — 6 octobre 1860.

GUINTRAND, Jean, né le 17 décembre 1839, à Roquemaure (Gard), 21e de ligne. — Coup de feu à l'épaule droite, Solférino. — Ankylose de l'articulation scapulo-humérale droite avec atrophie du membre. Phthisie laryngée survenue deux mois après la blessure. — 30 mai 1860.

HERVÉ, Alexis, né le 17 octobre 1828, à Inguiniel (Morbihan), 49e de ligne. — Coup de feu à l'épaule droite, Solférino. — Ankylose incomplète de l'articulation scapulo-humérale. — 4 juin 1866.

HINDERMANN, Joseph, né le 4 février 1834, à Masevaux (Haut-Rhin), tambour au 53e de ligne. — Coup de feu à la partie antérieure de l'épaule droite, aux avant-postes sur la rive droite du Pô, le 19 mai 1859 ; fracture de l'humérus.—Conduit à Pezetto.—24 février 1860.

JANET, André-Jean-Marie, né le 31 août 1835, à Romenay (Saône-et-Loire), 45ᵉ de ligne. — Coup de feu à l'épaule gauche, Solférino. — Fracture de la tête de l'humérus, extraction d'esquilles.—Ankylose de l'articulation scapulo-humérale gauche. Cicatrice adhérente. Le projectile a traversé l'épaule en entamant la tête de l'humérus. — 4 juin 1860.

JOBERT, Charles-Jean, né le 11 février 1834, à Sainte-Marie (Nièvre), 61ᵉ de ligne. — Plaies contuses à l'épaule droite et aux deux mains, coup de feu, Solférino. — Gêne dans les mouvements du membre supérieur droit. — Gratification renouvelable.

JOFFRE, Michel, né le 16 octobre 1836, à Berenx (Basses-Pyrénées), 30ᵉ de ligne. — Plaie contuse à la région scapulaire droite, coup de feu, Solférino. — Cicatrice adhérente qui gêne considérablement les mouvements du bras. — Gratification renouvelable.

JOLY, Jean, né le 29 août 1834, à Montigny-les-Vesoul (Haute-Saône), caporal au 15ᵉ de ligne. — Deux coups de feu : 1° à l'épaule gauche, fracture comminutive de la tête de l'humérus; 2° à l'extrémité inférieure du bras gauche, Solférino. — Ankylose incomplète de l'articulation scapulo-humérale gauche, avec rétraction de l'avant-bras sur le bras et flexion des doigts. — 4 juin 1860.

JUILLOT, Joseph, né le 20 juin 1834, à Labrogue (Vosges), caporal au 73ᵉ de ligne. — Coup de feu à l'épaule droite, Solférino. — La balle traverse l'articulation; ankylose de l'articulation scapulo-humérale droite suivie d'atrophie et de paralysie incomplète du membre. — 30 mai 1860.

LACARRIÈRE, Edmond-François-Ambroise, né le 21 novembre 1828, à Paris (Seine), 1ᵉʳ zouaves. — Coups de feu à la fesse droite et à l'épaule droite (fracture), Solférino. — Amaigrissement notable du membre inférieur; la balle n'a pu être extraite. Ankylose incomplète de l'articulation scapulo-humérale. — 25 avril 1860.

LACOSTE, Joseph, né le 10 décembre 1835, à Labarthe (Gers), 86ᵉ de ligne. — Coup de feu à l'épaule droite, Solférino. — Ankylose incomplète de l'articulation scapulo-humérale droite. — Gratification renouvelable.

LACROIX, Jean-Paul, né le 3 décembre 1828, à Saint-Daunès (Lot), sergent au 72ᵉ de ligne. — Coups de feu à l'épaule, au bras et à l'avant-bras droits, Solférino. — Atrophie du bras droit avec gêne des mouvements en arrière et en dehors; paralysie des doigts de la main droite. — 6 mars 1861.

LAGET, Félix-Constantin, né le 11 mars 1836, à Vacquegras (Vaucluse), 34ᵉ de ligne. — Plaie compliquée à la partie postérieure de l'épaule gauche, coup de feu, Solférino. — Sortie d'esquilles, gêne dans les mouvements du membre. — Gratification renouvelable.

LAGUILLE, Jean, né le 29 juin 1837, à Saint-Projet (Lot), 86ᵉ de ligne. — Plaie contuse à l'épaule gauche, coup de feu, Solférino. — La balle a intéressé l'articulation scapulo-humérale et perforé l'omoplate. — Gratification renouvelable.

LAPP, Florent, né le 18 mars 1829, à Wingersheim (Bas-Rhin), trompette, dragons de l'Impératrice. — Coup de feu à travers l'épaule gauche, Solférino. — Deux cicatrices, l'une à la partie antéro-inférieure de l'épaule, l'autre en dedans du bord interne de l'omoplate, côté gauche. — Gratification renouvelable.

LAUNAY, Charles-Hyppolite, né le 6 juillet 1834, à Saint-Dié (Vosges), 73ᵉ de ligne. — Plaie déchirée à l'épaule gauche et fracture comminutive de la tête de l'humérus, coup de feu, Solférino. — La balle, entrée à la partie antérieure et interne de l'épaule, se dirige en arrière et en dehors; hôpital San Ambrogio, Milan. Esquilles nombreuses rejetées avec la suppuration. — Ankylose incomplète de l'articulation, atrophie de l'épaule. — 30 mai 1860.

LAVAL, Blaize, né le 23 août 1837, à Tharet (Puy-de-Dôme), 55ᵉ de ligne. — Coup de feu à l'épaule gauche, Solférino.— Lésion du plexus brachial; flexion forcée et permanente des doigts de la main gauche, atrophie des muscles extenseurs. — 24 juillet 1861.

LAVOISIER, Jean-Louis-Alexandre, né le 12 mars 1837, à Mouthiers (Aisne), 100ᵉ de ligne. — Coup de feu à l'épaule gauche, Solférino. — Gêne dans les mouvements du bras et surtout ceux d'abduction. — Gratification renouvelable.

Le Bourhis, Jean-Marie, né le 28 décembre 1830, à Louargat (Côtes-du-Nord), zouaves, garde. — Coup de feu à l'épaule gauche ; fracture de l'omoplate ; perte de deux doigts de la main gauche ; éclats d'obus, Magenta. — 3 mars 1860.

Le Breton, Yves, né le 8 mai 1827, à Fouesnaut (Finistère), 2e grenadiers, garde. — Coup de feu, séton à l'épaule droite, fracture de l'omoplate, Magenta. —Atrophie du membre supérieur droit avec gêne dans les mouvements de l'épaule. — 4 juin 1862.

Lefebvre, Joseph-Henri, né le 13 janvier 1836, à Paris (Seine), 15e de ligne. — Coup de feu à l'épaule droite, Solférino.—Le projectile entre à la partie moyenne de la clavicule, qu'il fracture, et sort au bord externe de l'omoplate, qu'il fracture aussi. Esquilles nombreuses de la clavicule et de l'omoplate. Consolidation avec chevauchement ; cal volumineux ; amaigrissement notable du membre, semi-ankylose de l'épaule. — 14 mars 1860.

Lefeuvre, Louis, né le 29 juillet 1833, à Fraigné (Maine-et-Loire), 30e de ligne.—Coup de feu à l'épaule gauche, Solférino. — Le projectile traverse d'avant en arrière au-dessous de la clavicule gauche, sort vers l'angle inférieur de l'omoplate du même côté, et exfolie la deuxième côte. — Gratification renouvelable.

Lefève, Henry-Joseph, né le 3 août 1833, à Reims (Marne), 15e de ligne.—Coup de feu à l'épaule droite, fracture comminutive de la clavicule et de l'omoplate, Solférino. — Gêne considérable dans les mouvements de l'épaule droite ; les mouvements d'élévation et d'extension du bras sont très-limités. — 6 mars 1861.

Lefort, Désiré-Germain, né le 19 juillet 1835, à Campigny (Eure), 91e de ligne.—Coup de feu à l'épaule gauche, Solférino. — Gêne dans les mouvements du bras. — Gratification renouvelable.

Le Guénan, Louis, né le 2 mai 1834, à Theix (Morbihan), 33e de ligne. — Coup de feu à l'épaule droite, fracture comminutive de l'omoplate et du col de l'humérus, Magenta. — Ankylose incomplète de l'articulation scapulo-humérale droite. — Cicatrices adhérentes aux ouvertures d'entrée et de sortie. L'omoplate se trouve fixée aux côtes. — 4 mai 1861.

Le Lostec, Pierre-Marie, né le 31 mars 1832, à Saint-Nicolas (Côtes-du-Nord), 37e de ligne. — Coup de feu à l'épaule gauche, Solférino. — Paralysie du bras et de la main, qui est atrophiée. — 14 mars 1860.

Lepiffle, Edouard-Louis-Isidore, né le 18 avril 1832, à Montauban (Tarn-et-Garonne), 1er zouaves. — Coup de feu à l'épaule gauche, Mélégnano. — Ankylose complète de l'articulation scapulo-humérale gauche avec plaie fistuleuse persistante au bord de l'aisselle et atrophie de l'épaule. — 6 mai 1860.

Leprête, Jean-Baptiste-Ambroise, né le 24 janvier 1835, à Bertry (Nord), 8e de ligne. — Coup de feu à l'épaule et au bras droit, Solférino. — Gratification renouvelable.

Leroy, Jean-Louis, né le 30 janvier 1837, aux Aivelles (Ardennes), 1er zouaves.—Plaie déchirée à l'épaule gauche, fracture de la tête de l'humérus, biscaïen, Magenta. —Esquilles nombreuses ; hôpital San Ambrogio, Milan, phlegmons, érysipèle. — Ankylose complète de l'articulation scapulo-humérale gauche. — 16 janvier 1861.

Le Roy, Jules-Vincent, né le 2 octobre 1829, à Saint-Lô (Manche), 34e de ligne. —Plaie contuse à la partie postérieure de l'épaule droite, fracture de l'omoplate ; plaie contuse à la partie postérieure de la même épaule, un pouce au-dessous de la précédente ; la balle est sortie dans l'aisselle, 2 coups de feu, Solférino. — Gratification renouvelable.

Letellier, Hyppolite, né le 10 avril 1836, à Saint-Etienne-de-Rouvray (Seine-Inférieure), 91e de ligne. — Coup de feu à l'épaule gauche, Solférino. — Ankylose de l'articulation scapulo-humérale gauche ; atrophie et paralysie du membre. Le projectile a fracturé comminutivement l'épine de l'omoplate et la tête de l'humérus. Les mouvements de l'avant-bras et de la main ne sont possibles que quand le bras est fortement rapproché du tronc. — 10 août 1861.

LOUIS, Henri, né le 8 février 1836, à Roanne (Loire), 52e de ligne. — Coup de feu à l'épaule droite, fracture comminutive de la tête de l'humérus, Magenta.—Ankylose de l'articulation scapulo-humérale droite, avec atrophie et paralysie incomplète du membre, esquilles nombreuses. — 4 juin 1860.

MABILLE, Louis-Célestin, né le 2 février 1832, à Montblainville (Meuse), sergent, 73e de ligne. — Coup de feu à l'épaule droite, Magenta. — La balle pénètre à la face postérieure de l'épaule, fracture la partie supérieure de l'humérus et l'apophyse coracoïde, et vient sortir à la partie antérieure du bras. Extraction d'esquilles par incision. Atrophie et déformation de l'épaule. — 30 mai 1860.

MANIÈRE, Jean-Baptiste, né le 14 octobre 1836, à Bouillaud (Côte-d'Or), 55e de ligne.— Plaie contuse à la partie supérieure de l'épaule gauche, coup de feu, Solférino. — Gêne considérable dans les mouvements du bras. — Gratification renouvelable.

MARLIER, Laurent-Charles, né le 18 mai 1809, à Raon-l'Étape (Vosges), capitaine, zouaves, garde. — Plaie contuse à l'épaule gauche, Solférino. — Paralysie intermittente du bras gauche. — 8 janvier 1862.

MAROTTE, Auguste-Philibert, né le 27 décembre 1820, à Hesbécourt (Somme), 1er zouaves. — Coup de feu à l'épaule gauche et au côté gauche de la poitrine, Solférino. — Fracture comminutive non consolidée de la clavicule gauche, avec ankylose de l'articulation scapulo-humérale. Perte de la 2e phalange du pouce droit. — 16 mai 1860.

MARTIN, Auguste-Alfred, né le 1er janvier 1839, à Pontavert (Aisne), 2e de ligne. — Coup de feu à l'épaule gauche, Solférino. — L'épaule a été labourée de gauche à droite. Cicatrice adhérente. — Gratification renouvelable.

MASMEJEAN, Joseph-Grégoire, né le 17 juin 1835, à Bonnevaux (Gard), 21e de ligne. — Coup de feu à la face et à l'épaule gauche, Solférino. — Perte de deux dents (incisive et canine) de la mâchoire supérieure gauche, fracture de la clavicule et de l'angle inférieur de l'omoplate. Gêne dans les mouvements de l'articulation scapulo-humérale. — Gratification renouvelable.

MASSON, Pierre, né le 4 août 1836, à la Rouvière (Lozère), 85e de ligne. — Coup de feu à l'épaule droite, Magenta. — Deux plaies ; l'une d'entrée à l'épaule, l'autre de sortie à la région cervicale. — Gratification renouvelable.

MATTÉ, Denis-Eugène, né le 14 novembre 1827, à ? sergent, 91e de ligne. — Coup de feu à l'épaule gauche, Solférino. — Paralysie et atrophie incomplètes du membre. — 4 juin 1860.

MAUBEC, Mathurin, né le 10 mars 1836, à Caro (Morbihan), caporal, 91e de ligne. — Coup de feu à l'épaule droite, Solférino. — La balle est entrée à l'épaule et est sortie à la partie moyenne et externe du bras. — Gratification renouvelable.

MAUCUER, Louis-Adrien, né le 14 avril 1834, à Hablachère (Ardèche), 72e de ligne. — Deux coups de feu à l'épaule gauche et à la main droite, Solférino. — Ankylose incomplète de l'articulation scapulo-humérale gauche avec rétraction des muscles de l'épaule et atrophie du membre ; le projectile a traversé le grand pectoral et les muscles de l'extrémité supérieure du bras. Gêne dans les mouvements du poignet droit par un second coup de feu qui a intéressé la main. — 25 octobre 1862.

MÉGARDON, Jean, né le 1er février 1836, à Portel d'Aspect (Haute-Garonne), 45e de ligne. — Coup de feu à l'épaule gauche, Solférino. — Paralysie incomplète et atrophie du membre supérieur gauche ; le projectile a pénétré au-dessous de la clavicule, d'où il n'a pu être extrait. Lésion du plexus brachial. — 6 mars 1861.

MÉRER, Pierre, né le 23 mai 1836, à Plouégat-Moysan (Finistère), 1er zouaves. — Fracture comminutive de la tête de l'humérus. — Coup de feu, Solférino. — Ankylose complète de l'articulation scapulo-humérale droite. Atrophie du membre, qui reste pendant le long du tronc. — 6 mars 1861.

MEURANT, Alphonse-Isidore-François, né le 9 mai 1833, à Bailleul (Nord), 30e de ligne.

— Coup de feu à l'épaule, fracture de l'acromion, Solférino. — Cicatrices profondes et adhérentes à l'épaule avec atrophie du deltoïde. — 26 juillet 1861.

MEYER, Martin, né le 28 février 1832, à Sept-Fontaines (duché de Luxembourg), caporal, 2e étranger. — Coup de feu à l'épaule gauche, fracture comminutive de la tête de l'humérus et de l'acromion, Magenta.—Ankylose complète de l'articulation scapulo-humérale gauche, atrophie du membre. — 17 novembre 1861.

MEYZONNET, Jean-Pierre-Augustin, né le 12 juin 1835, à Le Puy (Haute-Loire), sergent, 100e de ligne. — Coup de feu à l'épaule droite, Solférino. — La balle a pénétré au-dessous de la clavicule, glissé sur l'humérus, et a été extraite à l'extrémité inférieure du bras au niveau de l'épitrochlée. Perte absolue de l'usage du membre. — 14 mars 1860.

MOHAMED-BEL-AGOUM, né en 1834, au Sig (Oran), 2e tirailleurs algériens. — Coup de feu à l'épaule gauche et à la poitrine, Solférino. — Ankylose complète de l'articulation scapulo-humérale gauche, carie des surfaces articulaires et trajets fistuleux. — 10 août 1861.

MOHAMED-BEN-DOUAÏA, né en 1831, à Oudel-bel-Abbès (Oran), 2e tirailleurs algériens.— Coup de feu à l'épaule droite, Solférino. — Perte partielle des mouvements du bras. Le projectile a traversé, de dedans en dehors, l'articulation scapulo-humérale droite. — Gratification renouvelable.

MONNIER, Étienne, né le 27 mars 1832, à Bouvières (Drôme), caporal, 21e de ligne. — Coup de feu à l'épaule gauche, fracture de la tête de l'humérus, Solférino. — Ankylose de l'articulation scapulo-humérale. — 6 octobre 1825.

MOREAU, Wolcy, né le 30 mai 1831, à Nantes (Loire-Inférieure), 1er zouaves. — Coup de feu à l'épaule gauche, fracture de l'omoplate, Mélégnano. — Atrophie du membre thoracique gauche et ankylose de l'articulation scapulo-humérale. — 1er octobre 1861.

MOULIN, Pierre, né le 12 juillet 1822, à Bourdeau (Drôme), 1er zouaves. — Coup de feu à l'épaule gauche, Mélégnano. — Le projectile, entré à l'épaule gauche, sort au côté droit du cou. Cicatrices et gêne dans les mouvements de l'épaule gauche. — Gratification renouvelable.

MOULINOUX, Antoine, né le 15 avril 1833, à Saint-Fréjoux-le-Majeur (Corrèze), 91e de ligne. — Coup de feu à l'épaule droite, fracture de l'humérus, Solférino. — Gêne dans les mouvements de l'articulation scapulo-humérale. — Gratification renouvelable.

MOUTON, Joseph, né le 5 juin 1819, à Cheminas-et-Ceintre (Ardèche), 85e de ligne.—Coup de feu à l'épaule gauche, fracture de la clavicule, Magenta. — Atrophie et gêne des mouvements du bras. Rétraction du masséter par suite d'abcès consécutifs au cou et à la face. — 26 juin 1861.

MULLER, Auguste, né le 8 avril 1829, à Phalsbourg (Meurthe), 98e de ligne. — Coup de feu à la partie supérieure de l'épaule droite, Solférino. — La balle est entrée au niveau de l'articulation sterno-claviculaire et est sortie à la partie postérieure de l'épaule. Ankylose incomplète. — Gratification renouvelable.

ORCEAU, Jean-Louis, né le 7 mars 1836, à Maché (Vendée), 98e de ligne. — Coup de feu à la partie postérieure de l'épaule gauche et au tiers supérieur du bras, Solférino. — Amaigrissement notable du membre. — Gratification renouvelable.

PANNEROT, Alfred-Xavier, né le 24 septembre 1835, à Zuvigny (Marne), caporal, 91e de ligne. — Coup de feu à l'épaule droite, Solférino. — Gêne dans les mouvements de l'épaule. — 4 juin 1860.

PORTIER, Jean-Baptiste, né le 4 août 1838, à Limoges (Haute-Vienne), 1er zouaves. — Coup de feu à l'épaule gauche, fracture comminutive de la partie supérieure de l'humérus, Mélégnano. — Paralysie du bras gauche, dont les mouvements d'élévation sont impossibles et qui reste accolé au corps. — 4 août 1860.

PÊCHEUR, Thomas-Achel, né le 12 octobre 1828, à Void (Meuse), 1er zouaves. — Coup de feu à l'épaule gauche, fracture de la clavicule, Solférino. — Consolidation vicieuse. — Gratification renouvelable.

Pedezert, Jean, né le 22 janvier 1831, à Saliès (Hautes-Pyrénées), 74e de ligne.—Coup de feu à l'épaule gauche, Solférino. — Affaiblissement considérable du bras gauche avec perte des mouvements d'élévation et de circumduction de l'épaule. Le projectile a fracturé l'extrémité externe de la clavicule, l'apophyse coracoïde et l'acromion. — 6 mars 1861.

Pellonais, Joseph, né le 20 septembre 1822, à Saint-Ouen (Ille-et-Vilaine), 3e voltigeurs, garde. — Coup de feu à l'épaule droite, lésion du plexus brachial, Solférino. — Gêne dans les mouvements de rotation et d'élévation du bras droit et amaigrissement du membre. — 6 mars 1861.

Penable, Jean-Joseph-Toussaint, né le 1er novembre 1834, à Valréas (Vaucluse), caporal, 65e de ligne. — Coup de feu à l'épaule gauche, fracture, Magenta. — Extraction de cinq esquilles. Paralysie incomplète du bras. — 31 mars 1860.

Perret, Pierre, né le 22 mars 1839, à Châlons-sur-Saône (Saône-et-Loire), 1er zouaves. — Coup de feu à l'épaule gauche, fracture de l'omoplate, Solférino. — Gêne dans les mouvements de l'articulation scapulo-humérale gauche, avec atrophie du deltoïde. — 30 mai 1860.

Perret, Jean, né le 15 mai 1833, à Albon (Drôme), caporal, 90e de ligne. — Coup de feu à la partie antérieure de l'articulation scapulo-humérale droite, Magenta. — La balle est sortie à la partie postérieure et moyenne du bras, qu'elle a fracturé. — Gratification renouvelable.

Perrin, Georges, né le 20 mars 1834, à Firming (Loire), 37e de ligne. — Coup de feu à l'épaule gauche, fracture, Solférino. — Rétraction de l'avant-bras, émaciation et paralysie incomplète du membre. — 14 mars 1860.

Perrin, Hypolite, né le 22 mai 1825, à Colombe (Isère), chasseurs à pied, garde. — Coup de feu à l'épaule gauche, Solférino. — Ankylose incomplète de l'articulation scapulo-humérale gauche, avec atrophie du deltoïde et rétraction de la longue portion du biceps. Le projectile, entré au-dessus de l'apophyse coracoïde, est venu se loger près du bord spinal de l'omoplate, après avoir fracturé l'épine de cet os. — 4 juin 1862.

Peter, Fortuné, né le 2 mai 1836, à Bisel (Haut-Rhin), 98e de ligne. — Coup de feu à la poitrine et à l'épaule, fracture de la clavicule, Solférino. — Gêne considérable dans les mouvements de l'épaule droite avec difficulté dans les fonctions respiratoires. — 16 janvier 1861.

Petit, Jean, né le 21 décembre 1837, à Chérizet (Saône-et-Loire), 49e de ligne. — Coup de feu à l'épaule droite, fracture de l'acromion, Solférino. — Ankylose de l'articulation scapulo-humérale. — 4 juin 1860.

Piaud, Célestin, né le 14 janvier 1827, à Fay (Oise), 1er zouaves. — Coup de feu à l'épaule gauche, lésion du plexus brachial, Solférino. — Ankylose complète et plaie fistuleuse de l'articulation scapulo-humérale gauche, atrophie du bras, qui reste pendant le long du corps. — 6 octobre 1860.

Pichereau, Louis, né le 11 juillet 1837, à Brux (Vienne), 90e de ligne. — Coup de feu à l'épaule droite, Magenta. — Le projectile a traversé l'articulation scapulo-humérale droite en lésant légèrement les os. — Gratification renouvelable.

Pied, Sébastien, né le 22 janvier 1829, à Bitche (Moselle), sergent, chasseurs à pied, garde. — Coup de feu à l'épaule gauche, lésion du plexus brachial, Solférino. — Ankylose complète de l'articulation scapulo-humérale, atrophie du bras, qui reste appuyé au corps.— 11 juillet 1860.

Planques, Jean, né le 8 août 1837, à Saint-Beauzel (Tarn-et-Garonne), 3e zouaves. — Coup de feu à l'épaule droite, fracture; Palestro. — Ankylose de l'articulation scapulo-humérale droite; le projectile a traversé l'articulation; sortie de plusieurs esquilles. — Trajets fistuleux. — 26 janvier 1862.

Poitou, Jean, né le 29 mars 1833, à Libourne (Gironde), sergent, 1er zouaves. — Coup de feu à l'épaule gauche, fracture de la tête de l'humérus, Mélégnano. — La balle se divise en deux portions : l'une, déviée, sort à l'angle inférieur de l'omoplate; l'autre se loge dans la cavité glénoïde et chasse en avant la tête de l'humérus. Ankylose complète de l'articulation scapulo-humérale. — 6 octobre 1860.

PONCET, Michel, né le 20 octobre 1837, à Cormatui (Saône-et-Loire), 49e de ligne. — Coup de feu en arrière de l'épaule gauche, Solférino. — La balle a traversé au-dessous de l'acromion, cicatrices adhérentes. — Gratification renouvelable.

POURTIER, Alfred, né le 4 mars 1836, à Paris (Seine), 86e de ligne. — Coup de feu à l'épaule, Solférino. — Fracture de l'omoplate. La balle, sous la clavicule, au tiers externe, a été extraite le même jour en dehors de l'omoplate, après avoir traversé l'épaule d'avant en arrière. Gêne considérable dans les mouvements du membre. — Gratification renouvelable.

RAISSAC, Benjamin-Charles-Frédéric, né le 11 octobre 1831, à Lafeuillade (Charente), sous-lieutenant, 45e de ligne. — Coup de feu à l'épaule gauche, Solférino. — Ankylose complète de l'articulation scapulo-humérale gauche, avec atrophie du membre. La balle a fracturé partiellement la tête de l'humérus; esquilles assez nombreuses. — 5 janvier 1864.

RAYNAUD, Pierre, né le 4 mai 1835, à Nechers (Puy-de-Dôme), 23e de ligne. — Coup de feu à l'épaule droite, Magenta. — La balle pénètre au niveau de l'apophyse coracoïde; elle a été extraite de la tête de l'humérus, le 11 août, à l'hôpital Saint-Mandrier, Toulon. — Gratification renouvelable.

REGEL, Antoine, né le 25 juin 1836, à Wasselonne (Bas-Rhin), 85e de ligne. — Coup de feu à l'épaule droite, fracture comminutive de l'omoplate, Magenta. — Ankylose complète de l'articulation scapulo-humérale droite. Le projectile pénètre sous la clavicule et sort près de la fosse sous-épineuse. Esquilles nombreuses de l'omoplate. Cicatrice alhérente. — 26 juin 1861.

REY, Augustin, né le 31 mars 1833, à Linsdorff (Haut-Rhin), 30e de ligne. — Large plaie contuse à l'épaule droite, coup de feu, Solférino. — Une cicatrice étendue et adhérente rend les mouvements difficiles. — Gratification renouvelable.

REYGROBELLET, Jean-Pierre, né le 27 avril 1832, à Montanges (Ain), 74e de ligne. — Coup de feu à l'angle inférieur de l'omoplate gauche, Solférino. — Gêne dans les mouvements de l'épaule. — Gratification renouvelable.

RIEU, Jean, né le 17 mai 1830, à Seix (Ariége), 1er zouaves. — Coup de feu à l'épaule gauche, fracture comminutive de la clavicule, Solférino. — Perte de substance osseuse, ankylose incomplète de l'articulation scapulo-humérale. — 16 janvier 1861.

RIVALS, Jean-Baptiste, né le 27 décembre 1836, à Puivert (Aude), 72e de ligne. — Coup de feu à l'épaule gauche, Solférino. — 14 mars 1860.

RIVIÈRE, Jean, né le 29 septembre 1829, à Ginela (Aude), sergent de grenadiers, 100e de ligne. — Coups de feu à l'épaule gauche et à la jambe droite, fracture de la clavicule et de l'omoplate, Solférino. — Ankylose de l'articulation scapulo-humérale gauche. — 6 mars 1861.

RODIÈRE, Vital-Paul, né le 17 septembre 1835, à Paris (Seine), sergent, 10e bataillon de chasseurs. — Coup de feu à l'épaule gauche, Solférino. — Perte absolue de l'usage du bras. — 31 mars 1860.

RODIÈRE, Pierre-Célestin-Numa, né le 14 septembre 1837, à Alban (Tarn), 72e de ligne. — Coup de feu à l'épaule droite, Solférino. — Le projectile a traversé l'épaule droite, sans lésion osseuse; gêne dans l'articulation scapulo-humérale. — Gratification renouvelable.

ROGER, François, né le 28 août 1835, à Lunay (Loir-et-Cher), caporal, 37e de ligne. — Coup de feu à l'épaule gauche, fracture comminutive de la clavicule, Solférino. — Déviation des fragments considérablement écartés, cal volumineux. — 6 mars 1861.

RONAIN, Casimir, né le 22 juin 1836, à Lyon (Rhône), 72e de ligne. — Coup de feu à l'épaule droite, Solférino. — Ankylose complète de l'articulation scapulo-humérale droite. Le projectile entre au-dessous de l'acromion et sort au-dessous de la clavicule. — 26 juillet 1861.

ROUNDEAU, Marie-François-Jean-Baptiste, né le 27 avril 1834, à Ardelay (Vendée), 30e de ligne. — Plaie contuse à l'épaule gauche, Solférino. — Fracture de l'épine de l'omoplate. Cicatrices adhérentes, gêne dans les mouvements de l'épaule droite. — Gratification renouvelable.

ROSTAING, Louis-Paul, né le 12 janvier 1840, à Fontaine (Isère), 74e de ligne. — Plaie déchirée à l'épaule, coup de feu, Solférino. — Large cicatrice adhérente à l'épaule, gêne dans les mouvements du membre. — Gratification renouvelable.

ROUCH, Raymond, né le 30 mai 1836, à Faujeaux (Aude), 34e de ligne. — Coup de feu et coup de baïonnette à l'épaule gauche, Solférino. — Le projectile, entré à la face postérieure des 8e et 9e côtes gauches, est sorti au-dessous de la clavicule, entre le grand pectoral et le deltoïde. —Le coup de baïonnette pénètre à l'angle inférieur de l'omoplate. —1er juillet 1860.

ROUGET, Déodat-Gustave-Eugène, né le 21 septembre 1835, à La Chapelle-Vieilleforêt (Yonne), 1er zouaves. — Coup de feu à l'épaule droite, fracture de l'omoplate, Solférino. — Gêne considérable dans les mouvements de l'épaule droite. L'extraction du projectile a été très-difficile, et les accidents développés secondairement ont amené des désordres sérieux. —16 janvier 1861.

ROUSSEL, Théophile, né le 15 mai 1835, à Gonvillars (Haute-Saône), 90e de ligne. — Coup de feu à l'épaule droite, fracture comminutive de la tête de l'humérus, Magenta. — Ankylose complète de l'articulation scapulo-humérale droite. — 16 mai 1860.

ROYER, Charles-Narcisse, né le 4 octobre 1834, à Tours (Indre-et-Loire), caporal, 43e de ligne. — Coup de feu à l'épaule gauche, fracture des surfaces articulaires, Solférino. — Ankylose complète de l'articulation scapulo-humérale. — 24 avril 1861.

SACHÉ, Al? né le 4 février 1835, à Villarzel-Cabarolès (Aude), 49e de ligne. — Coup de feu à la face et à l'épaule droite, Solférino. — Gratification renouvelable.

SALLOT, Edme-Frédéric, né le 13 février 1832, à Saint-Florentin (Yonne), 17e bataillon de chasseurs. — Coup de feu à la partie postérieure et supérieure de l'épaule gauche, Montebello. — Gêne dans les mouvements du bras. — Gratification renouvelable.

SÉLARIÈS, Jacques-Philippe, né le 22 octobre 1835, à Teyssodes (Tarn), 74e de ligne. — Coup de feu à l'épaule gauche, Solférino. — Perforation de l'omoplate, cicatrice adhérente, gêne dans les mouvements d'extension du bras sur l'épaule. — Gratification renouvelable.

SÉNAC, Célestin, né le 12 octobre 1834, à Montégut (Gers), 21e de ligne. — Fracture double de la clavicule gauche. Coup de feu, Solférino. — Cal vicieux. — Gratification renouvelable.

SIAT, Joseph, né le 11 octobre 1835, à Stillé (Bas-Rhin), 70e de ligne. — Coup de feu à l'épaule droite, Magenta. — Ankylose incomplète de l'articulation scapulo-humérale droite. Le projectile a traversé l'épaule d'avant en arrière. La balle, entrée au-dessous de la clavicule à son extrémité externe, est sortie en arrière au-dessous de l'omoplate. — 4 juin 1862.

SIGAUD, Louis-Félix, né le 9 septembre 1835, à Sauze (Alpes-Maritimes), caporal, 100e de ligne. — Coup de feu à l'épaule, Palestro. — Cicatrice adhérente au bord supérieur de l'épine de l'omoplate, douleur et gêne dans les mouvements du bras droit. — Gratification renouvelable.

SOL, Jean, dit Daguet, né le 13 janvier 1837, à Montalzat (Tarn-et-Garonne), 45e de ligne. — Coup de feu à l'épaule gauche, Solférino. — Le projectile a pénétré au bord dorsal de l'omoplate pour sortir près de l'articulation sterno-claviculaire; gêne dans les mouvements du bras gauche. — Gratification renouvelable.

SOUBEYRE, Jean-François, né le 22 juin 1834, à Monlet (Haute-Loire), 98e de ligne. — Coup de feu à l'épaule droite, Montebello. — Gêne considérable et douleur dans les mouvements du bras droit; le projectile a fracturé comminutivement l'épine de l'omoplate. Cicatrice profonde et adhérente. — 26 juin 1861.

SOULIÈS, Jean, né le 15 novembre 1834, à Montaut (Lot-et-Garonne), 90e de ligne. —

Coup de feu à l'épaule droite, Magenta. — Hôpital de Novare. Ankylose complète de l'articulation scapulo-humérale droite, avec émaciation du membre; le projectile a traversé l'articulation. — 16 mai 1860.

STREIF, François, né le 18 mai 1839, à Mirecourt (Vosges), caporal, 52e de ligne. — Coup de feu à l'épaule droite. Lésion du plexus brachial, Magenta. — Paralysie des trois premiers doigts de la main droite. — 25 juin 1860.

SUBRINI, André, né le 13 décembre 1833, à Piaux (Corse), 1er zouaves. — Deux coups de feu à l'épaule et au cou, Mélégnano. — Ankylose complète de l'articulation scapulo-humérale droite, avec atrophie et paralysie incomplète du membre. Cicatrice adhérente au maxillaire inférieur et au cou, contusion grave du larynx. — 6 octobre 1860,

TARDIEU, Jacques-Elzéar-Clément-Auguste, né le 28 avril 1835, à Maubeuge (Nord), caporal, 8e bataillon, chasseurs. — Coup de feu à l'épaule droite, fracture de la clavicule et de l'articulation scapulo-humérale, Magenta. — Atrophie et paralysie du bras. — 31 mars 1860.

TESTUT, Antoine, né le 4 décembre 1834, à Doudrac (Lot-et-Garonne), 91e de ligne. — Coup de feu à l'épaule et au bras droit, Solférino. — Atrophie du bras et gêne dans les mouvements de l'articulation scapulo-humérale. — Gratification renouvelable.

TEULIER, Jean-François, né le 8 novembre 1836, à Saint-Parthens (Aveyron), 37e de ligne. — Coup de feu à l'aisselle droite, Solférino. — Atrophie du membre correspondant. — Gratification renouvelable.

TISSOT, Emmanuel-Vincent, né le 22 janvier 1841, à Cosges (Jura), 53e de ligne. — Deux coups de feu à l'épaule et à la face, Solférino. — La balle est entrée entre la clavicule et le muscle trapèze et est sortie à l'angle inférieur de l'omoplate. Cicatrice à la fosse temporale. — Gratification renouvelable.

TOUTAIN, Eugène-Alexandre, né le 25 août 1835, à Ménil-de-Briouze (Orne), 23e de ligne. — Coup de feu à l'épaule droite, Magenta. — Gêne dans les mouvements de l'épaule. — Gratification renouvelable.

TREYSSOL, Antoine, né le 4 mai 1832, à Solzuit (Haute-Loire), 3e voltigeurs, garde. — Coup de feu à l'épaule gauche, fracture de la tête de l'humérus, Solférino. — Balle extraite le 17 octobre à l'hôpital du Gros-Caillou. Ankylose complète de l'articulation scapulo-humérale avec amaigrissement du membre. — 16 mai 1860.

VERGNOL, Jean, né le 28 janvier 1834, à Saint-Donat (Puy-de-Dôme), 91e de ligne. — Coup de feu à travers l'aisselle gauche, Solférino. — Atrophie de la main. — Gratification renouvelable.

VERNHET, Antoine, né le 16 juillet 1831, à Pomayrols (Aveyron), 71e de ligne. — Coup de feu au bras et à l'épaule, Solférino. — Cicatrice circulaire à la partie postérieure et moyenne du bras gauche; une autre cicatrice vers le milieu de l'omoplate et une troisième vers le milieu du bord spinal du même os. La balle a traversé la fosse sous-épineuse du scapulum. — Gratification renouvelable.

VÉROLLET, Antoine, né le 22 novembre 1835, à Rotherens (Savoie), 103e de ligne. — Coup de feu à l'épaule droite, Solférino. — Douleurs névralgiques à l'épaule et atrophie du membre supérieur. — Gratification renouvelable.

VIGUIER, Louis-Etienne-Marius, né le 1er juillet 1837, à Auriac (Haute-Garonne), 7e chasseurs à cheval. — Coup de feu à l'épaule droite, fracture, Magenta. — Paralysie des muscles de l'épaule droite. Le projectile, pénétrant à droite de l'apophyse épineuse de la 2e vertèbre dorsale, est sorti à la face antérieure du deltoïde. Mouvements d'élévation du bras impossibles. — 6 mars 1861.

DÉSARTICULATIONS SCAPULO-HUMÉRALES.

« Nous avons déjà remarqué que la cicatrice consécutive à l'amputation scapulo-humérale, d'après le procédé de Larrey, présentait la forme d'un Y renversé. Nous attribuions ce résultat à la nécessité, pour les opérateurs, de remédier à des pertes de substance des téguments en cherchant à donner une plus grande longueur au lambeau dans lequel se trouvaient les vaisseaux et les nerfs. Pour éviter cet inconvénient, plusieurs de nos collègues, en Italie, comprirent dans les lambeaux l'ouverture d'entrée des projectiles; la guérison n'en fut pas entravée. A moins de désordres très-graves des parties molles, ce procédé est préférable à celui qui, pour éliminer les portions de téguments lésées par la balle, donnerait des lambeaux trop courts. » Dr CUVELLIER, médecin principal.

Voir tome Ier, pages 297 et 302, observation d'une désarticulation scapulo-humérale, général AUGER.

Plusieurs désarticulations de l'épaule ont été faites après amputation du bras : parmi les survivants, nous citerons CLAVÈRE, GAUDOT, CRESSIN et M. VERGUIN; d'autres ont été nécessitées après résection de l'humérus : BEC et BUQUET. Enfin, nous voyons que neuf désarticulations scapulo-humérales secondaires ou tardives ont du être faites à l'hôpital Saint-Mandrier pour ostéomyélite. Voir ANDRIEU, BONNEAU, BOUTIERS, BRIETTA, COLLIN, DAMVILLE, FIEUX, LEGOUIC et RUCH.

Parmi les Autrichiens guéris, nous ne trouvons que les indications suivantes :

STEFAN-TALO, Hongrois, régiment Wilhem, 23 ans, bonne constitution.—Deux coups de feu au bras gauche, Magenta. Une balle fracture l'humérus à sa partie moyenne; l'autre pénètre dans l'articulation scapulo-humérale et brise en éclats la tête de l'humérus. — Évacué sur Milan, il entre à l'hôpital du Monastère majeur. — 7 juin, désarticulation scapulo-humérale, procédé Larrey; opération bien supportée; l'amputé, resté dans de bonnes conditions, n'a pas cessé de conserver tout son appétit. —21 juillet, moignon presque entièrement cicatrisé; il reste une plaie presque linéaire, un peu ovalaire, à pointe supérieure, tendant à la cicatrisation.—État général excellent; l'amputé demande à rentrer en Autriche; il est désigné pour l'évacuation la plus prochaine. Dr BINTOT, médecin aide-major.

BATELKA. — Fracture de la tête de l'humérus, 24 juin. Évacué. — Entré à l'hôpital du Collége national, Gênes. Désarticulé le 18 juillet. Sorti guéri et évacué le 2 septembre.

TABLEAU DES DÉSARTICULATIONS SCAPULO-HUMÉRALES.

GENRES DE BLESSURES.	PROJECTILES, ARMES, ETC., QUI ONT PRODUIT LES BLESSURES. BALLE.			BOULET.			ÉCLATS DE PROJECTILES, BISCAÏENS.			SABRE, BAÏONNETTE, LANCE.			DIVERSES.			TOTAL.		
	Pensionnés.	Sortis guéris ou évacués.	Morts.	Pensionnés.	Sortis guéris ou évacués.	Morts.	Pensionnés.	Sortis guéris ou évacués.	Morts.	Pensionnés.	Sortis guéris ou évacués.	Morts.	Pensionnés.	Sortis guéris ou évacués.	Morts.	Pensionnés.	Sortis guéris ou évacués.	Morts.
Fractures de l'humérus. . .	34	1	25	»	»	2	1	»	»	»	»	»	»	»	»	35	1	27
Diverses.	»	»	»	»	»	»	»	»	»	»	»	»	»	»	1	»	»	1
Sans indications.	»	»	»	»	»	»	»	»	»	»	»	»	»	»	11	»	»	11
	34	1	25	»	»	2	1	»	»	»	»	»	»	»	12	35	1	39
TOTAUX.	60			2			1			»			12			75		

La date terminale de chaque observation sommaire est celle du décret accordant la pension de retraite.

FRANÇAIS.	Pensionnés.	Évacués.	Morts.	TOTAL.
Primitives.	6	1	5	12
Secondaires.	18	»	16	34
Sans indications.	11	»	18	29
	35	1	39	75
AUTRICHIENS.				
?.	»	2	14	16
Total général.	35	3	53	91

DÉSARTICULATIONS SCAPULO-HUMÉRALES.

ANDRIEU, Joseph, né le 23 juillet 1837, à Luc (Aveyron), 30e de ligne. Fracture comminutive de l'extrémité supérieure de l'humérus gauche, coup de feu, Solférino. — La balle, entrée au niveau de l'insertion deltoïdienne, fracture l'humérus et sort au niveau du bord antérieur de l'aisselle après s'être divisée; deux mois plus tard, à Milan, abcès volumineux à la partie postérieure du bras; incision; extraction de deux esquilles et de deux fragments de plomb; phlegmon du bras, large incision, issue de beaucoup de pus. — Admis à Saint-Mandrier, le 4 novembre 1859. Il ne reste plus en suppuration que la plaie d'entrée et celle de la dernière incision ; présence d'esquilles mobiles au fond du trajet fistuleux de l'épaule; état général bon, mais la lésion est considérée comme très-grave. — 6. Agrandissement de la plaie d'entrée ; extraction de dix-sept esquilles, dont trois volumineuses; injections; bandage spiral du membre; une inflammation vive s'étend du pourtour de la plaie à tout le bras, douleurs, fièvre, agitation. — 17. Deux drains sont passés par la plaie de l'épaule et vont sortir, l'un par une contre-ouverture au milieu de la face interne du bras, l'autre à la face externe, par l'incision restée fistuleuse ; injections chlorurées; le bras est mis sur une planchette horizontale ; la position ne peut être supportée. — Malgré le drainage, l'inflammation et les douleurs persistent ; les plaies deviennent grises, leurs bords se boursouflent et se renversent; induration, suppuration abondante et fétide. Le malade a parfois des frissons et des sueurs profuses; insomnie, inappétence. — La désarticulation est jugée indispensable, malgré la pourriture d'hôpital et le grand épuisement des forces. — 25. Le malade étant anesthésié, l'épaule est désarticulée par le procédé Larrey, commandé par les plaies atteintes de phagédénisme qu'on veut faire disparaître ; hémorrhagie ; neuf ligatures; introduction d'un linge cératé jusqu'à la cavité glénoïde ; suture entortillée.

Anatomie pathologique du membre. — Induration étendue des parties molles. La consolidation de la fracture n'a eu lieu que dans le tiers externe de la diaphyse ; sur le reste existe une vaste cavité recouverte de bourgeons blafards, suppurante; nombreux ostéophytes à l'extrémité supérieure du fragment inférieur surtout. L'orifice du canal médullaire est agrandi ; plaques, sillons, points, stries rouges sur la surface externe de l'os; moelle rouge-brun, ramollie, ainsi que le tissu spongieux de la tête de l'humérus, que le bistouri traverse avec une extrême facilité.

— L'opéré dort un peu pendant la seconde nuit; la fièvre traumatique est modérée; douleurs dans le moignon et le bras pendant quelques jours. La mèche et les épingles sont retirées les 27 et 28; la suppuration est établie; injections chlorurées à chaque pansement. — 2 décembre. Chute de la ligature principale, les autres tombent le 4; suppuration abondante ; la plaie est rouge; la réunion de l'incision verticale est presque complète; état satisfaisant, constipation, lavements laxatifs. — 7. Un abcès sous-pectoral profond s'est ouvert à la partie supérieure de la plaie verticale; l'issue du pus est facilitée par un drain qui va sortir à la partie inférieure. La cicatrice s'ouvre bientôt, et le 10, la plaie est envahie par la pourriture d'hôpital; fièvre, douleurs très-intenses, langue saburrale, inappétence, insomnie. — 15. Le haut de la plaie se déterge; suppuration abondante et de mauvaise nature; décollement sous le grand pectoral ; ulcération profonde à l'angle inférieur. L'état général s'est cependant un peu amélioré, les douleurs sont moins vives; la partie supérieure de la plaie est réunie à l'aide de bandelettes de diachylon. — 18. Au pansement du soir, première hémorrhagie ; elle est arrêtée par des lotions d'eau froide ; plaie de position au sacrum. — 19 au matin. Nouvelle hémorrhagie plus abondante, venant de la partie inférieure et profonde de la plaie ; elle nécessite un tamponnement assez fort. — 20 au soir. L'appareil est subitement inondé de sang; on l'enlève; un jet très-fort, qu'on suppose venir de l'axillaire elle-même, sort de la plaie. Compression directe avec le doigt; l'hémorrhagie s'arrête. La ligature, même médiate, est impraticable, l'orifice du vaisseau étant très-profondément situé et les parties molles trop friables. — La sous-clavière est comprimée sur la première côte, et le malade, quoique très-faible, est chloroformisé. Une incision met à découvert le fond d'une cavité anfractueuse pleine de caillots; trois vaisseaux sont liés sur de petits rouleaux de diachylon; l'hémorrhagie est définitivement arrêtée; la plaie est laissée ouverte; pansement à plat. Ces pertes de sang ont affaibli le malade, son état est inquiétant. — Les jours suivants, la plaie reprend un mauvais aspect. Suppuration abondante et fétide. On ajoute au pansement de la poudre de camphre et de quinquina. L'état général s'améliore sous l'influence du fer et des toniques.

10 janvier 1860. La plaie devient rose; des bourgeons charnus se montrent vers le 15. Tentative de réunion; les ligatures tiennent solidement; leur traction cause de vives douleurs. L'état général reste stationnaire; fièvre tous les soirs, râle muqueux dans le poumon droit, quelques doses de sulfate de quinine coupent la fièvre, mais les symptômes thoraciques assez graves persistent. — Huile de foie de morue; juleps morphinés. — 20. Chute d'une ligature; l'autre est retirée le 22 avec quelque douleur. L'issue des rouleaux du diachylon a été difficile, parce qu'ils s'étaient déployés. — La plaie marche vers la cicatrisation, il faut réprimer les bourgeons charnus, le décollement sous-pectoral se réunit. — Cependant Andrieux a de la peine à reprendre son embonpoint, quoiqu'il tousse moins et que la plaie soit guérie. — Guérison complète et sortie le 20 février 1860. — J. Roux, médecin en chef de la marine. — *Retraité.* — 23 juin 1860.

Bec, Adolphe, né le 9 avril 1830, à Marseille (Bouches-du-Rhône), 43e de ligne. — Fracture comminutive de l'extrémité supérieure de l'humérus droit; coup de feu, Solférino. Evacué sur France, sur *le Grégeois.* — Entré le 29 septembre à l'hôpital de Saint-Mandrier, Toulon. Résection de la tête de l'humérus le 31 octobre; amputation du bras, le 9 janvier. — Sorti le 15 février 1860. — La balle pénètre à 0m02 au-dessous de l'apophyse coracoïde, et sort au niveau du bord axillaire de l'omoplate, à 0m03 au-dessous de l'épine de cet os, pas d'hémorrhagie. — Le blessé reçoit les premiers soins dans une ambulance, et deux jours après il est dirigé sur Brescia, où il fait un séjour de deux mois. Pendant cette période, des phénomènes inflammatoires très-intenses surviennent à plusieurs reprises, et, par deux fois, s'étendent à tout le membre. Ces accidents s'étant enfin dissipés et l'état général étant satisfaisant, le malade est évacué sur France, et arrive à l'hôpital Saint-Mandrier. — A cette époque, l'exploration de la plaie d'entrée permet de constater que la tête de l'humérus a été traversée par la balle; toutefois, le stylet ne touche pas le tissu osseux à nu. — La plaie de sortie est cicatrisée depuis le quarantième jour de la blessure, tous les tissus entourant l'articulation sont fortement indurés. La suppuration est médiocrement abondante; le membre n'est pas douloureux, mais les mouvements du bras sur l'épaule sont impossibles. — La main, constamment moite, est le siége d'une sensation de chaleur très-prononcée; pansement simple, bandage roulé autour du bras, une écharpe soutient le membre. — 28 octobre. Aucune amélioration ne s'étant manifestée, la tête de l'humérus est mise à découvert par un lambeau deltoïdien et réséquée pendant que le malade est anesthésié par le chloroforme.—L'opération est pratiquée par M. le Dr Jules Roux, médecin en chef de la marine à Toulon, en présence de M. Cambay, médecin principal de l'armée. — La désarticulation de la tête humérale est rendue difficile par l'induration des parties molles, par les stalactites qui entourent l'os et par le flot de pus qui s'échappe du pourtour de l'articulation. — L'os étant évidemment altéré à sa surface de section, une rondelle de 0m02 de hauteur en est de nouveau séparée avec la scie à chaînette. — Pas de ligatures d'artères. — La plaie est réunie par six épingles. — Les tissus sur lesquels a agi le bistouri sont très-indurés; la tête de l'humérus, traversée par la balle, est le siége d'une altération profonde. Des ostéophytes volumineux entourent le trajet qu'a parcouru le projectile. La vaste cavité creusée sous la tête de l'os est remplie par des bourgeons grisâtres et fétides, par un pus grumeleux, et enfin par quelques esquilles. L'aspect de la virole enlevée permet de douter que la section ait été faite sur une partie entièrement saine de l'os. — 25 novembre. Un clapier considérable ayant été reconnu en arrière du moignon de l'épaule, on pratique une large incision vers le bord postérieur du creux axillaire, et l'on introduit par cette plaie un drain qui, traversant d'arrière en avant et de bas en haut tout le vide laissé par la tête humérale, vient sortir par un point fistuleux qui existe encore au niveau de l'angle antéro-supérieur de la cicatrice. — L'extrémité postérieure de ce tube, en raison de sa déclivité, donne au pus une issue facile : aussi, dans les pansements qui suivent, la pression n'en fait-elle sortir qu'une faible quantité. — 9 janvier 1860. Cet état ne s'améliorant pas et l'épuisement du malade étant très-prononcé, l'amputation du bras est décidée après consultation et pratiquée par le même opérateur à la visite du matin, dans l'anesthésie chloroformique. — Deux lambeaux cutanés sont taillés au-dessous de la cicatrice de la résection et disséqués à une hauteur de 0^m03 ; ils sont ensuite relevés, et, au niveau de leur base, on coupe circulairement les parties molles. — Huit ligatures ; celle de la circonflexe postérieure offre de la difficulté et ne peut être faite que médiatement à l'aide d'une aiguille courbe. — Trois épingles réunissent la partie antérieure de la plaie ; une mèche pénétrant jusque dans la cavité glénoïde du scapulum est laissée à demeure.

Anatomie pathologique du membre.—Amaigrissement considérable du bras et de l'avant-bras ; légère induration des parties molles en dehors. — Les muscles, un peu atrophiés, sont pâles et décolorés. — Le bout de l'os, réséqué quatre-vingts jours auparavant, est gonflé, rouge, déchiré, à peine recouvert d'un peu de tissu fibreux, présentant quelques esquilles et des traces presque insignifiantes de stalactites osseuses ; par le canal médullaire demeuré ouvert, et dont l'orifice est même notablement agrandi, la sonde pénètre jusqu'à l'extrémité inférieure de l'os. —Le périoste, sur la face postérieure de l'humérus, est si peu adhérent qu'il s'enlève avec les muscles. A la face interne, il se détache moins facilement, bien que n'offrant pas son adhésion normale ; un léger raclage l'enlève à la face externe ; il n'est que médiocrement épaissi. — La surface de l'os est rouge dans presque toute son étendue. Cette rougeur, examinée aux faces postérieure et interne, est disposée par larges plaques que séparent des intervalles d'un blanc terne. La face interne offre à sa partie supérieure une plaque triangulaire d'un rouge foncé, et dans le reste de son étendue un piqueté rouge uniforme. —L'extrémité inférieure de l'os est d'une teinte plus foncée, presque lie de vin, au niveau de l'épicondyle et de l'épitrochlée, sur lesquels le périoste adhère à peine. — Au-dessus des cartilages articulaires le tissu osseux présente cette même coloration caractéristique de l'ostéite. — L'humérus étant scié selon son axe, on constate le ramollissement pultacé de la moelle dans toute sa longueur, mais surtout au voisinage du lieu de la résection. Elle est rouge, si ce n'est vers la partie moyenne du canal médullaire, où existe un îlot blanc de 0^m05 d'étendue. — A ce niveau, la moelle est pulpeuse, molle, diffluente, recouverte d'un liquide puriforme, dû à une transformation de la substance médullaire, sans toutefois qu'il existe de véritable pus. — La moelle étant enlevée par un courant d'eau, on remarque que le tissu réticulaire a été détruit, laissant à nu le tissu compacte ; la disparition des lamelles aréolaires est moins complète en regard de la portion de moelle qui est restée pâle. — Le tissu compacte du canal médullaire est diminué d'épaisseur et remplacé par une quantité presque égale d'un tissu rouge à larges mailles spongieuses, représentant une trame grossière qui n'existe jamais dans l'état normal. Au niveau des taches rouges de la surface extérieure de l'os, le tissu compacte est rouge lui-même dans toute son épaisseur, et il est probable qu'il eût fini par disparaître et passer tout entier à l'état réticulaire. — Il y a absence complète de pus. En promenant un stylet dans le fond du canal médullaire, on soulève des débris du réseau vasculaire, mais seulement dans les points où la moelle est le moins altérée et où ses tractus se démontrent encore. — Partout ailleurs, ce réseau manque complétement. — Dans l'intérieur du moignon de l'épaule, on constate des indurations étendues et des productions vasculaires fongoïdes. Les os de l'avant-bras offrent à peine quelques taches rouges vers le coude ; le périoste y adhère moins qu'à l'état normal. — Sciés longitudinalement, ces os sont à l'intérieur parfaitement sains ; leur moelle est blanc-rosé, consistante, mais huileuse, ne se détachant pas en grumeaux ; elle ressemble à la substance cérébrale et contraste avec la portion de la moelle restée d'un blanc jaunâtre dans le milieu de l'humérus.

— Après l'amputation, l'état du blessé s'améliore de jour en jour ; il se lève fréquemment, ses aliments sont augmentés.—Enfin, la guérison est complète le 15 février, et Bec sort de l'hôpital pour rejoindre le dépôt de son régiment. — J. ROUX, médecin en chef de la marine, Toulon. — *Retraité*. — 6 mars 1861.

BECHTEL, François-Antoine, né le 8 juillet 1828, à Mittelbergheim (Bas-Rhin), 1er grenadiers, garde. — Fracture comminutive de la tête de l'humérus droit; coup de feu, Magenta. — Entré le 5 juin à l'hôpital de Novare. Désarticulation scapulo-humérale. Évacué le 6 août. — Entré le 19 août à l'hôpital de Saint-Mandrier, Toulon. Sorti le 1er septembre. — 16 mai 1860.

BEL-KACEM-BEL-HADJ-AHMED, né en 1828 à Médéah, sergent, 2e tirailleurs algériens. — Fracture comminutive au tiers supérieur du bras droit, coup de feu, Solférino. — Désarticulation de l'épaule droite. — 16 mai 1860.

BELLINI, Saint-Michel-François, né le 24 mars 1826, à Rieti (États pontificaux), 1er étranger. — Fracture comminutive de l'extrémité supérieure de l'humérus droit; coup de feu, Magenta. — Entré à l'hôpital Maggiore, Milan. — Désarticulation scapulo-humérale. — Évacué sur France. — Entré le 19 août à l'hôpital Saint-Mandrier, Toulon; sorti le 21 août. — 11 avril 1860.

BEVAN, Constant-Marie-Nicolas-Vérégond, né le 9 novembre 1829, à Guémené (Morbihan), 1er zouaves. — Fracture comminutive de la partie supérieure du bras droit; coup de feu, Solférino. — Désarticulation scapulo-humérale, le 24 juin. — Hôpital de Crémone (?). Entré le 1er septembre à l'hôpital Saint-Mandrier, Toulon ; sorti le 17 septembre 1859. — 14 mars 1860.

BONNEAU, Jean, né le 1er mai 1837, à Plaisance (Gers), 65e de ligne. — Fracture de l'extrémité supérieure de l'humérus droit; coup de feu, Solférino. — Entré le 7 août à l'hôpital de Saint-Mandrier, Toulon. Désarticulation scapulo-humérale le 16 janvier 1860. — Sorti le 25 février. — La balle pénètre vers la partie moyenne du tendon du grand pectoral et va se loger dans le col chirurgical de l'humérus, traversé de part en part. Quarante-cinq jours en Italie. — Le projectile n'est pas rencontré ; inflammations phlegmoneuses répétées du moignon de l'épaule, s'étendant parfois à tout le membre; suppuration abondante par la plaie d'entrée. — Arrivé à l'hôpital Saint-Mandrier, le 7 août 1859. — Au fond d'un trajet profond, on touche une surface osseuse inégale ; abaissement de l'épaule; sillon sous-acromial; état général satisfaisant. Bande roulée autour du membre. — 11 octobre. Un projectile enclavé est reconnu au fond du trajet de la balle; le malade chloroformisé, une incision permet d'introduire un doigt; le projectile est saisi par un davier, et un aide facilite l'extraction en pressant sur le point opposé du bras. Balle cylindro-conique non déformée, fragments de vêtements; quelques petites esquilles. Le col a été complétement traversé. — Cette opération a été pratiquée par M. VÉRON-LACROIX, chirurgien de 1re classe au port de Rochefort. — Après l'opération, rien de particulier, sinon des douleurs profondes s'irradiant jusque dans l'avant-bras. — Les 16 et 20. Accès de fièvre. Sulfate de quinine. Suppression des accès; pus épais, fétide. — 29. Injection avec une solution de perchlorure de fer étendue. — 30. Épaule tuméfiée; douleurs intenses; pus abondant, fétide; ulcération de la plaie ; fièvre le soir. — Diminution rapide des accidents sous l'influence d'injections chlorurées et d'applications émollientes narcotiques. — 2 novembre. Cessation de l'état phlegmoneux. — Du 15 novembre au 16 janvier 1860. Inflammations successives de l'épaule et affaiblissement progressif du malade. — 16 janvier. Le diagnostic de l'ostéomyélite de l'humérus étant établi et le malade demandant à être opéré, il est anesthésié et la désarticulation de l'épaule est pratiquée par le procédé Fleury modifié. L'incision antérieure passe par la plaie d'entrée de la balle; onze ligatures; drain jusqu'à la cavité glénoïde; quatre épingles et bandelettes agglutinatives.

Anatomie pathologique du membre. — Émaciation du membre; induration des parties molles jusqu'à l'empreinte deltoïdienne; pâleur des muscles; état lardacé dans le tiers supérieur du bras; le trou de la balle est tapissé de bourgeons fétides et contient une esquille volumineuse; le périoste ne se détache pas facilement ; rougeur de l'os très-prononcée dans la tête humérale, par plaques, au-dessus du col, piquetée et marquée de stries rouges dans le reste de son étendue ; le canal médullaire, rétréci au niveau de la plaque osseuse, communique cependant encore avec le foyer purulent ; moelle d'un rouge caractéristique, ramollie ; le tissu lamelleux existe encore en divers points ; pas de pus.

— 17. Vives douleurs dans le moignon, rapportées au membre amputé ; réaction assez forte ; pas de sommeil ; vomissements anesthésiques ; rougeur du moignon. — 18. Enlèvement des épingles ; injections par le drain ; amélioration ; appétit ; constipation. — Réunion presque complète, excepté en bas et en arrière par où le pus s'écoule facilement ; le drain servant à pousser des injections est retiré le vingtième jour. Chute des ligatures les 27 et 28. — 4 février. Vaste abcès sous le lambeau et le grand pectoral ; petites incisions ; injections iodées ; le foyer s'oblitère ; trajet fistuleux persistant. — Le 25, le malade sort complétement guéri. — *Retraité* le 6 octobre 1860. — J. Roux, médecin en chef de la marine.

Boutier, Joseph, né le 20 novembre 1823, à Bitche (Moselle), trompette, 1er cuirassiers, garde. — Fracture de la tête de l'humérus droit ; coup de feu, Solférino. — Tentatives immédiates et infructueuses d'extraction de la balle, logée à l'angle inférieur de l'omoplate. Extraction deux mois après à Brescia. — Évacué sur Gênes, et de là sur France sur *l'Eldorado.* — Entré le 19 septembre à l'hôpital de Saint-Mandrier, Toulon. Trajet fistuleux, gonflement du bras et de l'avant-bras, abcès multiples, douleurs vives ; désarticulation scapulo-humérale, le 9 novembre ; Dr J. Roux. — Sorti le 21 décembre. — La balle a pénétré à la partie antéro-interne du moignon de l'épaule, et est sortie à quatre centimètres en arrière de ce moignon, après avoir traversé l'articulation. Quatre-vingts jours dans les hôpitaux d'Italie ; irrigations froides ; décubitus dorsal impossible ou causant la tuméfaction de l'épaule et des douleurs intolérables ; abcès nombreux ouverts par plusieurs incisions. — Le blessé avait eu le bras fracturé seize ans auparavant. — Entré à Saint-Mandrier le 19 septembre 1859. Gonflement, induration du membre supérieur ; deux fistules au-dessus de l'apophyse coracoïde, deux en dedans et deux en dehors du bras ; douleurs gravatives profondes ; état général peu satisfaisant. — 30. Les douleurs retentissent dans tout le membre ; insomnie ; le gonflement augmente et diminue alternativement ; exploration par la fistule supérieure. On arrive sur la tête de l'humérus ; nombreuses esquilles ; vive sensibilité du malade, qui ne tolère pas le plus léger mouvement, la moindre pression, et demande l'amputation ; deux incisions pour ouvrir des abcès à la partie moyenne du bras. — 12 octobre. L'état général s'améliore ; sommeil et décubitus dorsal possible ; formation de plusieurs abcès ; ils s'ouvrent par les plaies ; douleurs déchirantes, surtout dans les mouvements du bras ; ceux de l'avant-bras sont difficiles. — De cette époque au 9 novembre, les douleurs sont devenues intolérables dans la direction de l'humérus ; elles s'étendent à l'omoplate et à l'avant-bras ; plus de sommeil ; fièvre ; plusieurs poussées inflammatoires ; occlusion partielle des fistules ; collection de pus provoquant leur réouverture ; état général inquiétant. On touche l'humérus sur plusieurs points ; le malade a la sensation de l'isolement de l'os au milieu des parties molles. — 9 novembre. Ethérisation ; la désarticulation est pratiquée par le procédé Fleury ; sept ligatures ; suture entortillée.

Anatomie pathologique du membre. — Parties molles très-indurées dans toute l'étendue du bras, abcès dans les muscles ; périoste épaissi, très-peu adhérent ; petits foyers épars entre le périoste et l'os, en regard de plaques et de stries rouges sur la surface externe de celui-ci ; vaste gouttière creusée par le projectile sur la tête de l'os ; surfaces articulaires détruites sur l'humérus comme sur l'omoplate ; ramollissement du tissu spongieux au-dessous de la blessure ; pus fétide ; moelle rougeâtre, ramollie, qu'un léger filet d'eau entraîne ; disparition des lames aréolaires ; dans le fond du canal, le tissu compacte reste blanc mat après le nettoiement ; l'os est légèrement incurvé au tiers supérieur, siége de l'ancienne fracture ; le canal médullaire est incomplétement oblitéré par le cal ; ostéomyélite générale. — 30 novembre. Abcès sous-deltoïdien s'ouvrant par la partie antérieure de la plaie. — A partir de ce moment, aucun accident n'entrave la guérison, qui est complète le 21 décembre, jour de la sortie de l'opéré. — *Retraité* le 25 avril 1860. — J. Roux, médecin en chef de la marine.

Breton, François-Antoine, né le 21 mars 1834, à Aubéguimont (Seine-Inférieure), 8e de ligne. — Fracture comminutive au tiers supérieur de l'humérus gauche ; coup de feu,

Solférino. — Entré à l'ambulance de la 1re division du 4e corps. Évacué le 25 juin. Désarticulation scapulo-humérale. — 18 janvier 1860.

Brietta, Charles-Mathieu, né le 5 novembre 1832, à Poggio (Corse), 85e de ligne. — Fracture comminutive de l'humérus gauche au tiers supérieur. Plaie contuse au côté droit de la poitrine et plaie contuse à l'avant-bras droit; coups de feu, Magenta. — Entré aux hôpitaux de Novare. Évacué sur France, sur *l'Eldorado*, entré à l'hôpital de Saint-Mandrier, Toulon. Désarticulation scapulo-humérale, le 13 décembre. — Sorti le 4 février 1860. — Trois coups de feu; deux guérirent après un mois de séjour à l'hôpital de Novare; le projectile du troisième pénétrant dans le bras gauche, près de l'insertion deltoïdienne, était sorti à 0^m^04 en dedans du bord spinal de l'omoplate, après avoir fracturé l'humérus et l'omoplate. Aux hôpitaux d'Italie, deux incisions permirent d'extraire six esquilles; plusieurs autres sortirent spontanément par les blessures. — Arrivé à l'hôpital Saint-Mandrier le 14 août 1859. Epaule tuméfiée, suppuration abondante, la fracture est consolidée, état général bon. — 20 septembre. Phlegmon de l'épaule et du bras; un abcès se forme; deux incisions donnent issue au pus; les accidents se dissipent pour reparaître le 5 octobre et s'étendent à l'avant-bras et à la main. — 25. Le membre est revenu à son état primitif; incision au-dessus de la plaie de sortie; extraction d'une grande esquille de l'omoplate; la plaie d'entrée et l'incision continuent à donner issue à de petits fragments d'os. — 1er novembre. La plaie de sortie est cicatrisée; les autres suppurent; douleurs profondes le long du bras. L'os est à nu sur plusieurs points; ostéomyélite manifeste. — Cet état persiste; le malade s'affaiblit et demande plusieurs fois l'amputation, qui est pratiquée le 13 décembre, après quatre mois des soins les plus assidus. Chloroforme, procédé Fleury; la première incision ouvre un vaste abcès sous-deltoïdien; les tissus sont fortement indurés et saignent beaucoup; la plaie d'entrée reste à la partie moyenne du lambeau; onze ligatures; huit épingles; un linge cératé est laissé dans la plaie.

Anatomie pathologique du membre. — La fracture est consolidée à sa partie antérieure; en arrière, vaste plaie osseuse pleine de bourgeons vasculaires, blafards, en suppuration et entourée d'ostéophytes; quelques esquilles. Communication avec le canal médullaire; ostéite générale; moelle rouge, pultacée; pas de pus; tissu réticulaire du canal en partie détruit. Après macération, son calibre paraît agrandi; périoste rouge, peu adhérent; sillons, points, stries, plaques rouges à la face externe de l'os.

—16 décembre. Douleurs rapportées au membre amputé; peu de fièvre; les épingles et la mèche sont retirées; réunion partout, excepté en arrière; suppuration abondante par l'angle postérieur de la plaie. Injections chlorurées; alimentation progressivement augmentée; préparations de quinquina. — 26. Les ligatures tombent; marche régulière. — 2 janvier 1860. Un peu de rougeur érysipélateuse; plaie vermeille; l'ouverture d'entrée est cicatrisée. — 10. Abcès sous la partie antéro-supérieure de la cicatrice; suppuration pendant trois jours. — Un drain plongeur, introduit d'avant en arrière, est bientôt repoussé par la cicatrisation intérieure. — Guérison complète et sortie le 4 février. — Cicatrice linéaire; insensibilité complète de presque toute la peau du moignon. — *Retraité* le 4 août 1860. — J. Roux, médecin en chef de la marine.

Brun, Victor-Antoine, né le 8 mars 1840, à Roguiny (Morbihan), sergent, 37e de ligne. — Coup de feu à l'épaule gauche, Solférino. — Désarticulation scapulo-humérale. — 8 février 1860.

* Buquet, Armand-Eugène, né le 16 avril 1837, à l'Aigle (Orne), 11e bataillon, chasseurs. — Fracture comminutive de la tête de l'humérus gauche; coup de feu, Magenta. — Le projectile, entré à la partie antérieure de l'épaule, sort à travers l'omoplate. — Évacué sur France, sur *l'Eldorado*. — Entré le 26 juillet à l'hôpital de Saint-Mandrier, Toulon. — Résection de la tête de l'humérus le 10 septembre. — Amputation du bras au-dessous du lambeau deltoïdien qui avait servi à la résection, le 25 octobre. — Sorti le 23 décembre. — La balle, entrée à la partie antérieure de la région deltoïdienne, en regard de la tête humérale, est sortie au niveau du bord interne de l'omoplate gauche, vers la partie moyenne de ce bord; le blessé entre à l'hôpital Saint-Mandrier; il souffre peu. Les plaies,

demeurées fistuleuses, fournissent un pus assez abondant et de bonne nature. Le gonflement de la partie est médiocre. Tout le membre est frappé de paralysie, accident qui fait présumer la lésion des nerfs axillaires. L'état général est satisfaisant, malgré la maigreur et un affaiblissement assez prononcé. — 8 septembre. Le malade est très-affaibli. Depuis quelques jours, la suppuration a augmenté et pris de l'odeur. Les plaies sont douloureuses; le moignon de l'épaule est tuméfié. Introduit par le trajet fistuleux antérieur, le stylet rencontre des surfaces nécrosées. L'exploration de la plaie postérieure permet aussi d'arriver sur des portions d'os dénudés. Cette dernière ouverture a plusieurs fois donné issue à quelques débris osseux. Induration considérable de tous les tissus péri-articulaires jusqu'au tiers supérieur du bras. — 10 septembre. Après une nouvelle exploration des parties à l'aide de la sonde et du doigt, et le malade étant insensibilisé par le chloroforme, on taille un lambeau deltoïdien en forme de V à sommet inférieur. Ce lambeau étant relevé, les graves désordres dont l'articulation est le siége sont aisément constatés, et l'on pratique aussitôt la résection de l'extrémité supérieure de l'humérus. Quelques vaisseaux sont liés. On réunit la plaie par suture entortillée, en laissant toutefois son angle externe librement ouvert pour l'écoulement du pus. — Faible hémorrhagie dans la journée ; le soir, légère réaction fébrile. — 25 octobre. La suppuration est de plus en plus abondante et s'étend au loin. Une incision pratiquée à la partie inférieure et postérieure du bras donne issue à une très-grande quantité de pus, et permet de constater que l'humérus, dans une étendue considérable, est décollé et frappé d'ostéite. Il existe une plaie de position au sacrum. — L'amputation du bras est aussitôt décidée ; elle est pratiquée à l'aide de lambeaux latéraux qui partent en avant du sommet du V deltoïdien cicatrisé. En raison de l'extrême faiblesse du malade, le chloroforme est employé avec ménagement, de manière à émousser seulement la sensibilité. L'artère axillaire est liée après avoir donné à peine quelques gouttes de sang. Pendant l'opération, une grande quantité de pus s'écoule de la partie profonde du moignon.

—Après la résection, l'humérus enlevé présente les désordres suivants : vaste gouttière sur la tête humérale au-dessous et au niveau de l'articulation ; esquilles nombreuses, cavité glénoïde dénudée, traversée par le projectile comme par un emporte-pièce ; rougeur, ramollissement, stalactites, stries rouges, destruction des surfaces articulaires dans la partie réséquée ; induration considérable de toutes les parties molles. — Après l'amputation, périoste non adhérent dans toute la longueur de l'os, stries rouges, extrémité sciée ouverte, entourée de bourgeons charnus et de pus fétide ; nécrose complète d'une assez grande partie de la demi-circonférence de l'os ; moelle noirâtre au sommet, rouge au-dessous, ramollie dans toute son étendue ; raréfaction du tissu compacte du côté du canal.

Après l'opération, l'état général s'améliore très-rapidement, tandis que de leur côté les plaies se cicatrisent en même temps, et le malade sort complétement guéri le 21 décembre. — *Retraité* le 6 octobre 1860. — J. Roux, médecin en chef de la marine, Toulon.

Chabrit, Pierre, né le 19 mars 1835, à Vic-le-Comte (Puy-de-Dôme), 10e bataillon de chasseurs. — Fracture de l'extrémité supérieure de l'humérus gauche. — Désarticulation scapulo-humérale. — 24 février 1860.

Clavère, Antoine, né le 5 janvier 1833, à Bordères (Hautes-Pyrénées), 10e bataillon de chasseurs. — Coup de feu au bras droit, Solférino. — Amputation du bras au 5e supérieur en Italie. — Évacué sur France sur *le Grégeois*. — Entré le 4 novembre à l'hôpital Saint-Mandrier, Toulon. Ostéomyélite. Désarticulation de l'épaule, le 7 novembre. — Arrivé à l'hôpital Saint-Mandrier le 4 novembre 1859. — État général peu satisfaisant : cicatrisation incomplète ; le moignon offrant des ulcérations grisâtres à bords renversés, à suppuration fétide. L'explorateur remonte à une assez grande hauteur et rencontre l'humérus dénudé. — Ostéomyélite évidente. — 7. Chloroformisation ; la désarticulation est pratiquée par le procédé Fleury, en comprenant dans les incisions toutes les parties molles du moignon ; neuf ligatures, et celle de l'axillaire qui n'a pu être évitée ; réunion immédiate, excepté vers l'angle postérieur. Drain à demeure.

Anatomie pathologique du membre. — Faible adhérence du périoste, plaques, stries rouges à la surface externe de l'os; moelle diffluente d'un rouge brun, contenue dans un canal complet; exfoliation d'une lame interne du tissu compacte de l'os; tissu spongieux, ramolli, rempli d'un suc rougeâtre; parties molles indurées; foyer purulent.

— 8. Fièvre traumatique modérée; peu de sommeil. — 11. Les épingles sont enlevées; suppuration de bonne nature; constipation; pansement, poudre au coaltar plâtré. — 13. Frissons prolongés, accès de fièvre, bronchite, état local satisfaisant. — 14. Plus de fièvre. Chute de trois ligatures. Injections détersives. — 16. Chute des dernières ligatures; plaies vermeilles; cicatrisation avancée; état général excellent. — 20. Il ne reste plus qu'un point non cicatrisé. Le bourgeonnement doit être réprimé; la bronchite a cessé. — L'état du malade continue à s'améliorer, et le 23 décembre, il est évacué sur l'hôpital militaire de Toulon, où un abcès s'est formé avant la cicatrisation, qui bientôt a été complète. — *Retraité* le 31 mars 1860. — J. Roux, médecin en chef de la marine.

Collin, Jules-Eugène, né le 11 juillet 1833, à Rémoville (Vosges), 8e de ligne. — Fracture comminutive de la tête de l'humérus gauche, coup de feu, Solférino. — Évacué sur France, sur *le Grégeois*. — Entré le 4 novembre à l'hôpital Saint-Mandrier. Désarticulation scapulo-humérale le 1er décembre. — La balle entre au milieu du deltoïde, fracture l'humérus et sort vers le milieu du bord spinal de l'omoplate. Séjour de quatre mois à l'hôpital de Crémone : extraction de six esquilles; invasion d'un érysipèle; la fracture se consolide; cicatrisation de la plaie de sortie. — Au mois d'août, abcès à la partie postérieure de l'épaule et du bras; incision; séton la réunissant à la plaie d'entrée. — Arrivé à l'hôpital de Saint-Mandrier, le 4 novembre 1859; gonflement de l'épaule, qui est abaissée; sillon sous-acromial; mouvements du bras impossibles; la plaie d'entrée seule reste fistuleuse; exploration; extraction d'une esquille; on suppose que la tête de l'humérus a été traversée; état général satisfaisant. — 17. Gonflement considérable de l'épaule; phagédénisme de la plaie; sortie de petites esquilles; fièvre, insomnie, inappétence. Pansement : solution argentine, poudre au coaltar. — 19. Même état, cautérisation, avec le fer rouge, de la plaie et du trajet fistuleux en ménageant l'os. — 1er décembre. Douleurs profondes dans l'humérus, signes d'ostéomyélite générale. Chloroformisation. — La désarticulation scapulo-humérale est pratiquée par le procédé Fleury, modifié par M. le professeur Beau. La plaie de l'épaule devant rester dans le lambeau a été préalablement cautérisée avec le fer incandescent; un ostéophyte volumineux, développé en dedans du col de l'humérus, a rendu plus difficile la désarticulation; onze ligatures; huit points de suture entortillée; deux sétons tubulaires en Y sont laissés dans la plaie.

Anatomie pathologique du membre. — Induration des parties molles péri-articulaires s'étendant à la partie moyenne du bras; la fracture du col est consolidée; vaste cavité osseuse inégale, blafarde, pleine d'esquilles et de pus, entourée d'ostéophytes dont un interne, très-proéminent. La tête de l'humérus est très-ramollie; son tissu est rouge; sillons, points, nombreuses plaques d'ostéite sur toute la longueur de l'os; périoste épaissi, peu adhérent, rougeur et ramollissement de la moelle.

— 2 décembre. Le malade a des vomissements, suite d'une chloroformisation profonde; pouls à 90; les pièces extérieures du pansement sont changées. — 3. Douleur légère; un peu de sommeil; pansement; injection par les drains. — 4. On retire les épingles et le drain qui passe par la plaie d'entrée; injections; sommeil; appétit. — 5. Suppuration bien établie; réunion de la partie verticale de la plaie; plus de phagédénisme. — 7. Traces d'inflammation en avant de l'épaule et du thorax; la plaie est grisâtre en bas et en arrière. Pansement : solution argentine, poudre au coaltar, camphre, styrax, cataplasme. — 9. Détersion. Même pansement. — 10 et 11. Chute des ligatures; état satisfaisant; dès ce jour, la plaie marche vers sa guérison; le dernier drain est enlevé le 20; rares injections chlorurées. — 28. La plaie redevient grise. Pansement avec emplâtre de Vigo; ferrugineux à l'intérieur. — 10 janvier 1860. La cicatrisation était très-avancée quand un abcès sous-pectoral très-volumineux s'est ouvert en haut de la cicatrice; adénite sous-axillaire. — 20. Ces derniers accidents ont disparu; l'abcès s'est oblitéré sous l'influence des injections iodées, petit trajet fistuleux au bas de la cicatrice. — 31. La plaie est entièrement cicatrisée. — Le malade sort guéri le 10 février. — *Retraité* par décret du 4 août 1860. — J. Roux, médecin en chef de la marine.

Cressin, Henri, né le 13 janvier 1830, à Villers-Bretonnau (Somme), 1er zouaves. —Fracture comminutive du bras gauche; coup de feu, Mélégnano. — Entré le 8 à l'ambulance de la 3e division du 1er corps. Évacué le 9 juin. — Amputation du bras dans la continuité. — Désarticulation scapulo-humérale secondaire. — 6 mars 1881.

Danville, Jean-Baptiste-Eugène, né le 26 janvier 1826, à Paris (Seine), lieutenant, 74e de ligne. — Fracture comminutive de l'humérus droit, coup de feu, Montebello. — Le projectile pénètre en dedans du mamelon droit, au niveau de la 5e côte, fracture l'humérus, et sort derrière l'épaule à 0m02 au-dessous de l'acromion. —Entré le 21 mai, à l'hôpital Sainte-Marthe à Alexandrie; extraction de 4 esquilles, abcès à l'épaule et sous l'aisselle, incisions. Évacué sur France, sur *le Grégeois*. — Entré le 31 août à l'hôpital de Saint-Mandrier, Toulon. Extraction de 8 esquilles et de fragments de balle.—Désarticulation scapulo-humérale. — Dr J. Roux. — Sorti le 23 décembre. — Nommé percepteur dans le département de Maine-et-Loire. — A l'arrivée à Saint-Mandrier, le 31 août, la plaie de sortie seule est encore ouverte; exploration; extraction d'une esquille; on reconnaît un cal vicieux. — 1er octobre. Le malade étant plongé dans l'éthérisme et la plaie postérieure agrandie par le bistouri, on peut extraire huit esquilles, trois fragments de plomb, et reconnaître que l'humérus est dénudé dans une assez grande étendue.—Sur le point de pratiquer la désarticulation du bras, nous nous décidons pour la temporisation, espérant encore la guérison. — 5. Etat phlegmoneux; les plaies se rouvrent; suppuration abondante; injections tantôt chlorurées, tantôt iodées, qui sortent par les fistules du bras et de l'aisselle. — 10. Gonflement de l'épaule; phagédénisme des plaies; douleurs térébrantes, fièvre, insomnie. Injections iodées, pansement avec solution argentine et poudre de coaltar.—19. Détersion; les plaies deviennent vermeilles; retour du sommeil et de l'appétit. — 21. Abcès sous-deltoïdien; issue du pus par les plaies. Injections iodées le matin, chlorurées le soir.—23. Frissons, sueurs profuses; suppuration abondante. — 27. Etat plus satisfaisant; la suppuration diminue.—3 novembre. L'état local s'aggrave; abondance de la suppuration, fétidité du pus, décollement de la peau, nouvel abcès sus-deltoïdien, phagédénisme persistant; l'état général devient inquiétant : inappétence, insomnie, fièvre continue; état muqueux qui résiste aux purgatifs.—La désarticulation scapulo-humérale s'offrant alors comme la dernière ressource, elle est pratiquée par le procédé Fleury : éthérisme profond; abondante hémorrhagie en nappe provenant des tissus indurés; douze ligatures; trois épingles et bandelettes agglutinatives; drains; vomissements anesthésiques; réaction lente à s'établir.

Anatomie pathologique du membre. — Induration considérable et très-étendue des parties molles avec des foyers purulents; périoste épaissi, adhérant peu dans les deux tiers supérieurs de l'os; fracture consolidée de l'humérus à 3 centimètres au-dessous du col chirurgical; vaste échancrure faite par la balle; ouverture d'une cavité osseuse remplie de fongosités vasculaires et de pus; stalactites accumulées autour de la fracture; sillons, points striés, plaques rouges sur la face extérieure de l'os; ramollissement, rougeur du tissu spongieux, de la moelle; le canal est incomplétement fermé sur les points traversés par le projectile. — 12. Chute des ligatures. — 18. Tendance à la cicatrisation. Alimentation substantielle; toniques. — A partir de ce moment, aucun accident ne vient entraver la guérison, et cet officier sort de l'hôpital le 23 décembre. Le moignon est resté plissé par suite du phagédénisme des plaies qui avait été laissé dans les parties molles du lambeau. — *Retraité* par décret du 8 août 1860. — J. Roux, médecin en chef de la marine.

Dieudonna, Louis-Pierre-Ernest, né le 6 juillet 1835, à Viels-Maisons (Aisne), 84e de ligne. — Fracture comminutive de la tête de l'humérus droit, coup de feu, Montebello. — Entré à Voghera, évacué sur l'hôpital de San Benigno, à Gênes. — Désarticulation scapulo-humérale le 14 juin. — 18 janvier 1860.

Fieux, Joseph-Marie, né le 10 novembre 1829, à Savigna (Jura), 52e de ligne. — Fracture comminutive de la partie supérieure de l'humérus droit; coup de feu, Magenta. — Évacué sur l'hôpital Maggiore, à Milan, et successivement sur Alexandrie, sur Gênes et sur France, sur *le Météore*. — Entré le 7 octobre à l'hôpital Saint-Mandrier, Toulon. États phlegmoneux successifs; épuisement par la continuité des douleurs et une longue suppuration. — Le 1er novembre, la désarticulation, sollicitée par le malade, fut résolue dans une consultation, et pratiquée par M. le docteur Arlaud. — Le 23 décembre, le malade sortait de l'hôpital, entièrement guéri. — *Retraité* par décret du 25 avril 1860.

Anatomie pathologique du membre. — État lardacé des parties molles; abcès inter-musculaires; cal très-volumineux formé par des stalactites osseuses; échancrure considérable de l'humérus au tiers supérieur; cavité anfractueuse remplie d'esquilles, de pus sanieux et de productions vasculaires épaisses; canal médullaire rouge; moelle brunâtre, ramollie dans presque toute son étendue; mollesse, raréfaction du tissu spongieux, dont les cellules sont remplies d'un suc rougeâtre; épaississement du périoste faiblement adhérent à l'os; rougeurs diffuses dans toute l'étendue de l'humérus. — J. Roux, médecin en chef de la marine.

Fontvieille, Benoît, né le 19 mai 1835, à Iserteaux (Puy-de-Dôme), sergent, 10e bataillon de chasseurs. — Fracture comminutive du bras droit, coup de feu, Solférino. — Désarticulation scapulo-humérale le 24 juin. Évacué le 4 août. — 6 octobre 1860.

Foutry, François-Joseph, né le 1er janvier 1823, à Bourghelles (Nord), capitaine, 3e grenadiers, garde. — Fracture comminutive au-dessous du col de l'humérus, lacération des tissus; deux coups de feu, Magenta. — Entré le 5 juin à l'hôpital Maggiore de Novare. — Désarticulation scapulo-humérale. — Évacué le 4 juillet. — 28 juillet 1860.

Gaudot, Jules-Emile, né le 9 novembre 1836, à Voiteur (Jura), 100e de ligne. — Coup de feu au bras gauche, Solférino. — Amputation du bras au tiers supérieur. — Évacué sur France, sur *le Grégeois*. Entré le 31 août à l'hôpital de Saint-Mandrier, Toulon. Ostéomyélite. Désarticulation scapulo-humérale, le 29 septembre, Dr J. Roux. — Sorti le 19 novembre 1859. — Arrivé à l'hôpital de Saint-Mandrier : Ulcération de la cicatrice à la plaie externe du moignon; trajet fistuleux conduisant à l'os, qui est dénudé. État général satisfaisant. — 27 septembre. L'ulcération s'est agrandie; aspect phagédénique des plaies; frissons et fièvre; ostéomyélite dans la portion restante de l'os. — 29. On procède à la désarticulation. Le malade est sur le bord d'un lit étroit, appuyé sur un plan incliné et soutenu par des aides; l'un d'eux est prêt à comprimer la sous-clavière dans le creux sus-claviculaire; l'épaule dépasse le bord du lit. L'éthérisme est arrivé à l'insensibilité, à la résolution complète des muscles. — *Premier temps.* On fait, avec un petit bistouri convexe, une incision courbe qui, partant du niveau de la clavicule dans l'espace coraco-acromio-claviculaire, descend verticalement jusqu'au-dessous du relief antérieur de l'aisselle, se courbe, passe sur la face antéro-externe du bras et s'arrête au relief postérieur. Cette incision comprend la peau et le tissu cellulaire, qui sont disséqués dans l'étendue de 0m02 environ. Le muscle deltoïde est coupé jusqu'à l'os, au niveau de cette dissection. — *Deuxième temps.* On divise la peau de la partie postéro-interne du bras par une incision demi-circulaire allant d'un angle à l'autre de la première, en passant un peu au-dessous du creux axillaire. — *Troisième temps.* L'humérus est désarticulé et les muscles postérieurs sont coupés, à l'aide d'un couteau passé derrière l'os, de manière à diviser en dernier lieu le paquet des vaisseaux et nerfs préalablement saisis par les doigts d'un aide. — Ce procédé à lambeau antéro-externe donne une grande facilité pour désarticuler l'humérus au milieu des tissus indurés, pour la ligature des vaisseaux et l'écoulement ultérieur du pus. Quatre ligatures. Le malade a perdu beaucoup de sang; faiblesse; pouls filiforme; état syncopal combattu par les cordiaux et les révulsifs cutanés.

Anatomie pathologique du membre. — L'os, enlevé au milieu des parties molles très-indurées et à travers des adhérences anormales, offre tous les signes de l'ostéomyélite; faible adhérence du périoste, sillons, stries rouges sur sa face extérieure; canal présentant une vaste ouverture à bords fongueux, d'où sort une sanie fétide, et fermé au point scié dans l'amputation ; moelle rouge, pultacée ; tissu spongieux ramolli. Après la dessiccation, la tête de l'os est, à l'intérieur, comme saponifiée.

—1er octobre. Retour des forces ; pus de bonne nature.—19 novembre. Aucun accident n'est survenu ; le malade sort complétement guéri. — *Retraité* par décret du 31 mars 1860. — J. Roux, médecin en chef de la marine.

Lafeuille, Baptiste-Simon, né le 10 mars 1832, à Forunguères (Pyrénées-Orientales), 2e zouaves. — Fracture comminutive de la partie supérieure de l'humérus, coup de feu, Magenta.—Entré à l'hôpital de la Casa-Correzione, à Milan. Désarticulation scapulo-humérale le 16 juin. Évacué guéri sur France.—Entré le 29 septembre à l'hôpital Saint-Mandrier, Toulon ; sorti le 30 septembre 1859. — 4 juin 1860.

Lapierre, Jean-Baptiste, né le 13 septembre 1825, à Mugron (Landes), lieutenant, 72e de ligne. — Fracture comminutive du col de l'humérus gauche, coup de feu, Solférino. — Entré à l'ambulance de la 2e division du 2e corps. — Évacué. — Désarticulation scapulo-humérale, Dr Isnard. — Évacué le 3 mars 1860, de Milan sur France. — 25 octobre 1862.

Laveille, André, né le 6 décembre 1835, à Trelin (Loire), 7e chasseurs à cheval. — Fracture de l'humérus, de l'omoplate, et plaie pénétrante de poitrine, coup de feu, Magenta. — Entré le 6 juin à l'hôpital de Novare. Désarticulation scapulo-humérale le 2 octobre. Cent vingt jours après la blessure, évacué, presque guéri, le 31 octobre 1859. —25 avril 1860.

Legouic, Louis-François, né le 26 septembre 1836, à Guidel (Morbihan), 37e de ligne. — Fracture comminutive de l'humérus droit, coup de feu, Solférino. — Évacué sur France, sur *le Grégeois ;* balle non extraite. — Entré le 4 novembre à l'hôpital de Saint-Mandrier, Toulon. Désarticulation scapulo-humérale le 5 décembre, sorti le 25 février.—La balle entre obliquement à 0m03, en dedans du bord antérieur de l'aisselle, fracture l'humérus et reste logée dans l'épaisseur de l'épaule. Quatre mois à Crémone ; extraction du projectile impossible ; quatre incisions permettent d'enlever huit esquilles ; érysipèle de tout le membre. — Entré à l'hôpital de Saint-Mandrier : trois plaies suppurent encore ; épaule tuméfiée ; douleurs ; mouvements du bras difficiles, ictère léger. Bandage spiral du membre supérieur. — Novembre s'écoule avec des alternatives de mieux et de mal ; la balle est introuvable ; la suppuration augmente ; décollement autour des plaies ; induration des chairs ; perte du sommeil et de l'appétit ; l'état général s'altère profondément. — 4 décembre. On reconnaît une dénudation étendue de l'os. La désarticulation est décidée ; elle est pratiquée le 5. Éthérisme. La plaie d'entrée est laissée en dehors du lambeau ; perte de sang assez abondante ; douze ligatures ; huit points de suture ; deux drains sont passés : l'un sort par la plaie d'entrée de la balle.

Anatomie pathologique du membre. Cal volumineux au tiers supérieur de l'humérus ; vaste cavité anfractueuse suppurante ; quatre esquilles ; nombreux ostéophytes ; ostéomyélite de tout l'os. La moelle est rouge foncée, diffluente, se détruit sous un filet d'eau ; les lambeaux du réseau se détachent facilement ; pas de pus dans le canal ; la balle, déformée et recouverte par une esquille, est enkystée un peu au-dessous d'une des plaies faites pour la chercher ; le périoste se détache facilement dans toute l'étendue de l'os.

— 6. Douleurs tolérables ; pas de vomissements ; pouls à 100. On remplace les pièces extérieures du pansement. — 8. Les épingles sont retirées ; la réunion s'est faite en avant et un peu bas ; la suppuration commence ; légère inflammation du moignon ; état général satisfaisant. — 10. Mauvais aspect de la plaie ; suppuration abondante, fétide. — 11. Mieux ; pouls à 90 ; appétit ; pas de selles depuis cinq jours. Lavement sulfaté ; angioleucite étendue. — Les jours suivants, marche régulière vers la cicatrisation ; un drain est enlevé le 15 ; chute des ligatures le 16. Aliments réparateurs. — 21. Angioleucite à la partie supérieure et postérieure du moignon ; douleurs vives, s'irradiant jusqu'au cou ; fièvre modérée. Les accidents disparaissent ; le dernier drain est retiré ; la cicatrisation marche bien. — 2 janvier 1860. Formation d'un abcès qui s'ouvre à la partie supérieure de la cicatrice ; les pressions sur le moignon font aussi couler le pus par la partie inférieure ; la plaie est grise. Pansement avec l'emplâtre de Vigo. — Après quelques jours, la plaie marche de nouveau vers la guérison ; elle est réduite à quelques petits trajets fistuleux. — 28. Abcès sous-axillaire ; adénite ; incision ; guérison. — Le malade sort guéri le 10 février. — *Retraité* par décret du 4 août 1860. — J. Roux, médecin en chef de la marine.

Lesèble, Victor-Auguste-Félix, né le 8 novembre 1806, à la Fère (Aisne), chef de bataillon, 15e de ligne. — Fracture comminutive de la tête de l'humérus droit, coup de feu, Solférino. — Entré à l'ambulance de la 1re division du 1er corps. Désarticulation scapulo-humérale immédiate. Abcès secondaire à la région dorsale, sur l'angle inférieur de l'omoplate. Incision, extraction d'une balle cylindro-conique. Nommé au dépôt du recrutement de la Côte-d'Or. — 1er avril 1864.

Mailhac, Casimir-Martin, né le 20 décembre 1836, à Fontjoncousse (Aude), 72e de ligne. — Fracture comminutive de l'humérus gauche, coup de feu, Solférino. — Désarticulation scapulo-humérale. — 8 février 1860.

Moretti, Jean-Antoine, né le 16 novembre 1834, à Lumio (Corse), brigadier, 15e artillerie. — Fracture comminutive du bras gauche, coup de feu, Solférino. — Désarticulation scapulo-humérale. — 16 mai 1860.

Pialoux, Antoine, né le 11 décembre 1821, à Montmorin (Puy-de-Dôme), 1er zouaves. — Fracture comminutive de l'humérus gauche au tiers supérieur et plaie au genou gauche, coups de feu, Solférino. — Hôpital San Bernardino, Milan. Désarticulation scapulo-humérale. Évacué sur l'hôpital Saint-Luc, Milan, le 19 juillet. — 14 mars 1860.

Ruch, Georges, né le 25 mars 1835, à Eschbourg (Bas-Rhin), bataillon de chasseurs de la garde. — Fracture comminutive au tiers inférieur de l'humérus droit et plaie contuse au cou, coup de feu, Solférino. — Évacué sur France, sur *l'Eldorado*. — Entré le 19 septembre à l'hôpital Saint-Mandrier, Toulon ; accidents divers ; suppuration abondante ; extraction de plusieurs esquilles. Désarticulation scapulo-humérale, le 31 octobre 1859. — Sorti le 26 février 1860. — La balle frappe le bord inférieur du corps de la mâchoire, sort au milieu de la face externe du cou, s'enfonce dans la partie antérieure de l'épaule et s'arrête dans les parties molles, après avoir fracturé l'humérus au tiers inférieur. La balle a été extraite ; abcès consécutifs, incisions. — Arrivé à Saint-Mandrier : abcès sous-pectoral. — 1er octobre. Épaule tuméfiée ; incision ; extraction d'une esquille longue de 0m05. — 5. Fièvre ; diarrhée ; érysipèle du bras ; zona. — 12. Incision dans la plaie externe ; extraction de sept esquilles. — 16. Plus d'érysipèle. — 19. On ouvre un petit abcès au bras. — 29. Inflammation de l'épaule ; fièvre ; douleurs profondes très-vives ; exploration ; l'os est à nu dans une grande étendue. — 1er novembre. Violentes douleurs ; pas de repos ; suppuration fétide ; l'articulation est prise d'inflammation ; état général mauvais. — Anesthésie ; la désarticulation est pratiquée, selon le procédé Fleury, par M. le docteur Arlaud. Huit ligatures ; cinq épingles, des bandelettes agglutinatives.

Anatomie pathologique du membre. — Fracture non consolidée de l'humérus à son tiers inférieur ; fongosités sur les deux bouts ; pus brunâtre, fétide ; périoste non adhérent, sillons, points, stries, plaques rouges ; canal médullaire oblitéré sur les deux fragments fracturés ; moelle très-rouge, ramollie, ainsi que le tissu spongieux ; induration, état lardacé des parties molles de tout le bras. Disparition de l'épitrochlée, ramollie et résorbée.

— 4 novembre. Fièvre traumatique modérée ; enlèvement des agglutinatifs et des épingles ; réunion presque complète du lambeau ; état général satisfaisant. — 14 et 15. Chute des ligatures. — 25. Un abcès se fait jour par la partie verticale de la plaie. — 27. Suppuration abondante ; l'ouverture de cette plaie est agrandie ; on passe un drain ; injection. — 30. L'inflammation cesse ; suppuration abondante. Quinquina. — 5 décembre. Un drain est introduit jusqu'à la cavité glénoïde ; injections chlorurées. — Jusqu'au 30, alternatives de mieux et de mal ; suppuration abondante. — Janvier 1860. Pendant tout le mois de janvier, même état. Les tubes sont repoussés par la cicatrisation intérieure ; ils doivent être introduits plusieurs fois. Il reste encore un trajet fistuleux. On continue l'usage des toniques et des analeptiques. — Pendant le mois de février, le foyer se ferme peu à peu, et l'opéré sort le 26 parfaitement guéri. — *Retraité* par décret du 4 août 1860. — Dr J. Roux, médecin en chef de la marine.

De Selve de Sarron, Joseph-Frédéric-Ferdinand, né le 3 septembre 1836, à la Tourrette (Corrèze), sous-lieutenant, 2e hussards. — Fracture comminutive de l'humérus droit, biscaïen, Solférino. — Entré à l'ambulance de la cavalerie du 3e corps. — Désarticulation scapulo-humérale. — 4 janvier 1860.

Surer, Sébastien-Charles-Eugène, né le 13 mai 1834, à Nomény (Meurthe); sergent, 3e grenadiers, garde. — Fracture comminutive de l'humérus gauche, au col chirurgical, lacération des tissus, coup de feu, Magenta. — Entré le 5 juin, à l'hôpital Majeur de Novare; désarticulation de l'épaule. — Évacué le 4 juillet 1859. — 24 février 1860.

Verguin, Marie-Louis-Alfred-Xavier, né le 16 juin 1833, à Sedan (Ardennes), lieutenant, 98e de ligne. — Fracture comminutive de l'humérus gauche à sa partie supérieure et séton à l'angle inférieur de l'omoplate, coup de feu, Solférino, en attaquant la position del Monte, à 4 heures du soir. — Entré à l'ambulance du grand quartier général et évacué successivement sur Castiglione et Brescia. — Entré à la Casa Gambera, à Brescia; reçoit les soins d'un médecin italien, saignée, sangsues. — Intervention d'un médecin militaire français, docteur Isnard. — Amputation du bras au tiers supérieur. Après l'opération, un examen plus facile permet de reconnaître la nécessité de la désarticulation scapulo-humérale, qui est pratiquée immédiatement. — Évacué sur France, où M. Verguin arrive le 5 août. Abcès consécutifs; cicatrisation complète en décembre. — 30 mai 1860. — Percepteur des contributions à Arras.

Vialatte, André-Alexandre, né le 12 mars 1831, à Ambert (Puy-de-Dôme), lieutenant, 10e bataillon de chasseurs. — Fracture comminutive de la partie supérieure de l'humérus gauche, coup de feu, Solférino. — Désarticulation scapulo-humérale. — Entré le 13 septembre à l'hôpital de Fate bene Fratelli, à Milan. — 28 juillet 1860.

TABLEAU DES BLESSURES DU BRAS.

GENRES DE BLESSURES.	PROJECTILES, ARMES, ETC., QUI ONT PRODUIT LES BLESSURES.																	
	BALLE.			BOULET.			ÉCLATS DE PROJECTILES, BISCAÏENS.			SABRE, BAÏONNETTE, LANCE.			DIVERSES.			TOTAL.		
	Pensionnés.	Sortis guéris ou évacués.	Morts.	Pensionnés.	Sortis guéris ou évacués.	Morts.	Pensionnés.	Sortis guéris ou évacués.	Morts.	Pensionnés.	Sortis guéris ou évacués.	Morts.	Pensionnés.	Sortis guéris ou évacués.	Morts.	Pensionnés.	Sortis guéris ou évacués.	Morts.
Plaies contuses.	125	262	13	»	2	»	1	6	»	»	34	»	1	8	»	127	312	13
Fractures simples.	5	7	»	»	»	»	»	»	»	»	»	»	»	1	»	5	8	»
Fractures comminutives. . .	76	81	54	»	1	2	2	6	3	1	»	»	»	3	»	79	91	59
Blessures indéterminées. . .	15	121	31	»	»	4	»	5	2	»	26	»	1	6	»	16	158	37
Contusions.	»	43	»	»	2	»	»	11	»	»	»	»	»	1	»	»	57	»
Sans indications	»	»	»	»	»	»	»	»	»	»	»	»	»	63	16	»	63	16
	221	514	98	»	5	6	3	28	5	1	60	»	2	82	16	227	689	125
TOTAUX.	833			11			36			61			100			1,041		

La date terminale de chaque observation sommaire est celle du décret accordant la pension de retraite.

BLESSURES DU BRAS.

AHMET-BEN-MOHAMED, né en 1831, à Constantine (Algérie), caporal, 3e tirailleurs algériens. — Coup de feu à la partie inférieure du bras droit, Solférino. — Amaigrissement de l'avant-bras. — Gratification renouvelable.

ALEXANDRE, Silvain-Désiré, né le 26 mars 1837, à Mont (Loir-et-Cher), 72e de ligne. — Coup de feu au bras gauche, Solférino. — Ankylose incomplète de l'articulation huméro-cubitale gauche, avec atrophie et perte des mouvements de la main. Le projectile a fracturé le condyle interne de l'humérus. — 16 mai 1860.

ALLEGRET, Joseph, né le 3 août 1823, à la Murette (Isère), 1er voltigeurs. — Coup de feu au bras gauche, Solférino. — Paralysie et atrophie complète avec extension permanente des doigts de la main. — 11 juillet 1860.

Arnal, Pierre-Jean-Lucien, né le 21 décembre 1836, à la Roque-Sainte-Marguerite (Aveyron), 71e de ligne. — Coup de feu au bras droit, fracture de l'humérus au tiers inférieur, Solférino. — Rétraction de l'avant-bras droit sur le bras. Cicatrice profonde et adhérente. — 25 juin 1860.

Auville, Edme, né le 10 septembre 1832, à Sainpuits (Yonne), 2e voltigeurs, garde. — Coup de feu à la partie supérieure externe du bras droit, fracture comminutive de l'humérus, Solférino. — Esquilles nombreuses, cicatrice longue, déprimée et adhérente. Atrophie du membre. Difficulté extrême des mouvements d'extension. — 4 août 1860.

Bac, Pierre-Clément, né le 16 décembre 1836, à Limoges (Haute-Vienne), caporal, 61e de ligne. — Coup de feu au bras droit, fracture (?), Solférino. — Ankylose complète de l'articulation huméro-cubitale. — 14 mars 1860.

Baltzinger, André, né le 25 juillet 1836, à Andolsheim (Haut-Rhin), 2e de ligne. — Coup de feu au bras gauche et à la main, Solférino. — Ankylose complète du coude. — 14 mars 1860.

Bardin, Gilbert, né le 24 août 1828, à Mayet-l'Ecole (Allier), sergent, 74e de ligne. — Coup de feu au bras droit, Solférino. — Paralysie avec engorgement du bras droit. Le projectile a traversé le membre à sa partie supérieure interne, lésions nerveuses et artérielles. — 16 mai 1860.

Bargues, Jean-Baptiste, né le 5 juin 1835, à Roquisto (Aveyron), 74e de ligne. — Coup de feu au bras gauche, Solférino. — Ankylose de l'articulation huméro-cubitale. — 4 juin 1860.

Barrois, Jacques, né le 27 mars 1834, à Coulombiers (Vienne), 85e de ligne. — Coup de feu au bras droit, Solférino. — Faiblesse dans les mouvements du bras. — Gratification renouvelable.

Barthomeuf, Vital, né le 1er novembre 1835, à Saint-Cirgues (Haute-Loire), 84e de ligne. — Fracture du bras gauche avec plaie déchirée, coup de feu, Montebello. — Amaigrissement du membre, sortie d'esquilles. — Gratification renouvelable.

Bauduin, Pierre-Guislain, né le 13 février 1827, à Ecoust-Saint-Mein (Pas-de-Calais), 21e de ligne. — Fracture comminutive de l'extrémité inférieure de l'humérus, coup de feu, Solférino. — Ankylose complète du coude droit, flexion permanente de l'avant-bras sur le bras. — 6 octobre 1860.

Bazin, Jean-Claude-Antoine, né le 19 septembre 1836, à Saint-Christo-en-Jarret (Loire), 74e de ligne. — Coup de feu à la partie supérieure et externe du bras gauche, Solférino. — Gêne dans les mouvements du membre. — Gratification renouvelable.

Becque, Louis-Joseph-Désiré, né le 22 décembre 1830, à Galametz (Pas-de-Calais), caporal, 55e de ligne. — Coup de feu au bras droit, Solférino. — Impossibilité du mouvement d'élévation du membre et rétraction de l'avant-bras. — 31 mars 1860.

Belin, Augustin, né le 29 mai 1829, à Pamproux (Deux-Sèvres), 84e de ligne. — Coup de feu au bras droit, Solférino. — Ankylose de l'articulation huméro-cubitale droite dans la demi-flexion. — 30 mai 1860.

Belleuvre, René, né le 25 janvier 1835, à Cré-sur-Loire (Sarthe), 37e de ligne. —Coup de crosse au bras gauche, Mélégnano. — Ankylose complète de l'articulation huméro-cubitale gauche. Émaciation de la main. — 14 mars 1860.

Ben-Aouda-ben-Kaddour, né le..... 1821, à Beniskhelel (Algérie), lieutenant, 1er tirailleurs algériens. — Coup de feu au bras droit, Turbigo. — Perte des mouvements d'adduction et d'élévation du bras droit avec gêne dans les mouvements du coude; le projectile a fracturé comminutivement l'humérus à son tiers supérieur et détruit en partie le muscle biceps. — 8 janvier 1860.

Berrier, Jean-Désiré, né le 5 octobre 1837, à Breugnon (Nièvre), 6e chasseurs à pied. — Coup de feu au bras gauche, Magenta. — Le projectile a fracturé l'humérus à son tiers moyen, cal vicieux et adhérences articulaires. Rétraction des muscles fléchisseurs de l'avant-bras sur le bras. — 6 octobre 1860.

Bersillon, Jean-Jacques, né le 20 novembre 1834, à Basuel (Nord), 55e de ligne. — Coup de feu à l'épaule gauche, Solférino. — Rétraction permanente à l'état de demi-flexion de l'avant-bras gauche sur le bras avec atrophie marquée du membre ; le projectile a traversé le bras à sa partie supérieure ; lésion nerveuse. — 4 juin 1862.

Bilkassem-ben-Haoussin, né en 1833, aux Beni-Meslai (Algérie), 3e tirailleurs algériens. — Coup de feu, séton au bras droit, Solférino. — Gratification renouvelable.

Bioret, Etienne, né le 8 août 1835, à Lavare (Loire-Inférieure), 49e de ligne. — Coup de feu au bras droit, Solférino. — Atrophie de l'avant-bras. — 4 juin 1860.

Bleuzé, Jean-Baptiste, né le 6 août 1832, à Landers (Nord), 6e de ligne. — Coup de feu au bras gauche, Solférino. — Ankylose incomplète du coude. — 14 mars 1860.

Boehm, Eugène, né le 7 mai 1839, à Paris (Seine), 100e de ligne. — Coup de feu au bras gauche, fracture comminutive de l'humérus, Solférino. — Paralysie complète et atrophie de l'avant-bras et de la main gauches, lésion des nerfs médian et cubital. —6 octobre 1860.

Boissy, Jean, né le 10 mai 1820, à Montpont (Saône-et-Loire), 84e de ligne. — Coup de feu au bras gauche, Solférino. — Ankylose du coude gauche dans la flexion avec émaciation du membre. — 30 mai 1860.

Bollender, Daniel-Henri, né le 6 juillet 1836, à Strasbourg (Bas-Rhin), 6e de ligne. — Coup de feu à la partie inférieure et externe du bras droit, Solférino. — Rétraction du tendon du biceps. — 3 mars 1860.

Bonneau, François-Benjamin, né le 14 avril 1836, à Niort (Deux-Sèvres), 17e chasseurs à pied. — Coup de feu au bras droit, lésion du plexus brachial, Montebello. — Paralysie de la main et de l'avant-bras droit. — 30 mai 1860.

Bonnet, Jean-Baptiste, né le 7 décembre 1832, à Balham (?) (Ardennes), 2e de ligne. — Coup de feu au bras droit, Solférino. — Ankylose de l'articulation du coude. — 14 mars 1860.

Boudet, Prosper, né le 13 septembre 1827, à Jouy-sous-Thelle (Oise), sergent, 2e grenadiers, garde. — Fracture comminutive de l'humérus au tiers supérieur, coup de feu, Magenta. — Ankylose incomplète de l'articulation scapulo-humérale droite, avec amaigrissement du membre et gêne de ses mouvements. — 6 mars 1861.

Brantmeyer, Guillaume, né le 7 janvier 1834, à Miltersheim (Meurthe), 55e de ligne. — Coup de feu à la partie moyenne et externe du bras gauche, Solférino. — Gêne dans les mouvements de flexion et d'extension de l'avant-bras sur le bras. — Gratification renouvelable.

Brengues, Gustave, né le 4 juin 1834, à la Cavalerie (Aveyron), 52e de ligne. — Coup de feu au bras gauche, fracture comminutive de l'humérus, Magenta. — Ankylose de l'articulation scapulo-humérale gauche, trajet fistuleux. — 30 mai 1860.

Breysse, Mathieu, né le 16 septembre 1835, à Mazan (Ardèche), 34e de ligne. — Plaie déchirée au tiers inférieur du bras gauche, coup de feu, Solférino. — Gêne dans les mouvements de flexion de tous les doigts. — Gratification renouvelable.

Briez, Auguste, né le 27 octobre 1837, à Fontainebleau (Seine-et-Marne), 19e chasseurs à pied. — Coup de feu au bras gauche, Magenta. — Perte des mouvements de pronation de l'avant-bras gauche ; supination permanente. — 11 juillet 1860.

Brochet, Henry, né le 13 mars 1837, à Paris (Seine), 72e de ligne. — Fracture simple de l'humérus droit, à la partie moyenne, coup de feu, Solférino. — Gratification renouvelable.

Buchin, Jean-François, né le 11 janvier 1824, à Louverot (Jura), lieutenant, 73e de ligne. — Coup de feu au bras gauche, Magenta. — La balle fracture l'humérus un peu au-dessous de sa partie moyenne, change de direction, fracture une seconde fois l'humérus à sa partie inférieure, se déforme, se divise et vient sortir au côté externe de l'avant-bras, près du coude. Suppuration abondante et prolongée, incisions à la partie interne et moyenne du bras, à la face postérieure du coude et à l'avant-bras pour extraction de fragments de balle, de vêtements et d'esquilles. — Consolidation vicieuse de la fracture, courbure à convexité postérieure, raccourcissement de trois centimètres, ankylose du coude, atrophie de l'avant-bras. — Cet officier, fait prisonnier après sa blessure, a été conduit à Pavie, où il a été retrouvé le 13 juin. — Promu capitaine le 29 décembre 1860. — 5 janvier 1864.

BUCQUOY, Jules-Xavier, né le 5 décembre 1833, à Dompierre (Nord), 1er chasseurs d'Afrique. — Coup de feu au bras gauche, Solférino. — Paralysie de la main gauche consécutivement à un coup de feu qui a traversé le bras à sa partie moyenne, lésion des nerfs. — 26 juin 1861.

CADDAU, Jean-François, né le 6 septembre 1835, à Soman (Haute-Garonne), 65e de ligne. — Coup de feu au bras gauche, Solférino. — Atrophie du bras avec paralysie; le projectile a fracturé comminutivement l'humérus et traversé l'avant-bras. Le membre est resté dans l'attitude de la pronation forcée. — 16 mai 1860.

CARON, Louis-Joseph-Emmanuel, né le 26 février 1834, à Catigny (Oise), caporal, 30e de ligne. — Coup de feu au bras droit, Solférino. — Rétraction permanente de l'avant-bras avec atrophie du membre ; le projectile a traversé la face antérieure et inférieure du bras. Cicatrices profondes et adhérentes. — 30 mai 1860.

CARON, Albert-Étienne-Joseph, né le 12 septembre 1840, à Bourges (Cher), caporal, 30e de ligne. — Fracture comminutive au tiers inférieur du bras gauche, coup de feu, Solférino. — Issue d'esquilles, gêne dans les mouvements de l'articulation huméro-cubitale. — Gratification renouvelable.

CARRÉ, Guillaume-Augustin, né le 27 août 1837, à Thugny-Trugny (Ardennes), 15e de ligne. — Deux coups de feu au bras gauche et à la région lombaire, Solférino. — Gêne dans les mouvements du bras gauche et de la région lombaire. — Gratification renouvelable.

CARRION, Charles-Ferdinand, né le 1er décembre 1837, à Belmont (Vosges), 3e zouaves. — Fracture de l'extrémité inférieure de l'humérus, coup de feu, Palestro. — Ankylose incomplète du coude. — 13 octobre 1865.

CASIER, Achille, né le 28 octobre 1834, à Lille (Nord), 86e de ligne. — Coup de feu au bras droit, Solférino. — Lésion osseuse et affaiblissement du membre. — Gratification renouvelable.

CASTAGNÉ, Jean-Joseph-Léon, né le 11 avril 1837, à Castres (Tarn), 1er zouaves. — Coup de feu à l'épaule droite, fracture comminutive de l'humérus au tiers supérieur, Mélégnano. — Ankylose complète de l'articulation scapulo-humérale droite. Trajets fistuleux au niveau de la fracture. — 26 juin 1861.

CASTILLON, Jean-Jacques, né le 13 novembre 1836, à Campan (Hautes-Pyrénées), 61e de ligne. — Coup de feu au bras droit, Solférino. — Cicatrice adhérente au tiers inférieur du bras droit avec lésion du biceps. — Gratification renouvelable.

CHAMPETIER, Jean-Louis, né le 6 mars 1828, à Chandolas (Ardèche), 2e grenadiers, garde. — Coup de feu au bras droit, Magenta. — Le projectile a traversé le membre à son tiers supérieur. Trois cicatrices adhérentes et profondes dont deux à la partie externe, une à la partie interne sur le trajet des nerfs et des vaisseaux. Flexion permanente à angle obtus de l'avant-bras sur le bras. — 15 avril 1863.

CHANUT, Joseph, né le 21 août 1832, à Diconne (Saône-et-Loire), caporal, 49e de ligne. — Plaie déchirée à la partie antérieure et inférieure du bras droit; coup de feu, Solférino. — Atrophie incomplète de l'avant-bras. — Gratification renouvelable.

CHAPUT, Jean, né le 11 septembre 1835, à Bannegon (Cher), 100e de ligne. — Coup de feu au bras gauche, Solférino. — Ankylose complète de l'articulation huméro-cubitale. — 3 mars 1860.

CHAPUT, Jean, né le 13 avril 1832, à Doutreix (Creuse), 6e de ligne. — Coup de feu au bras gauche, Solférino. — Paralysie incomplète de la main. — 3 mars 1860.

CHAVAGNAC, François, né le 3 février 1833, à Saint-Amandin (Cantal), 34e de ligne. — Coup de feu au bras droit, Solférino. Rétraction de l'avant-bras, avec amaigrissement. — 4 juin 1860.

CIRODE, Jean-Léonard-Désiré, né le 11 mars 1835, à Chaumont-sur-Tharonne (Loir-et-Cher), 56e de ligne. — Coup de feu au bras droit, fracture comminutive de l'humérus à sa partie moyenne, Magenta. — Atrophie du membre supérieur droit avec deux plaies fistuleuses. — 4 juin 1860.

CLAVÈRE, Silvain-Mathieu, né le 17 février 1827, à Lourdes (Hautes-Pyrénées), 2e grenadiers, garde. — Plaies contuses au bras droit et à la poitrine, coup de feu, Magenta. — Gratification renouvelable.

CLÉMENT, Jean-Joseph, né le 21 novembre 1836, à Saulay (Meurthe), 85e de ligne. — Coup de feu au bras gauche, partie moyenne, Magenta. — Ankylose; flexion de l'avant-bras gauche sur le bras; paralysie de la main; lésion des nerfs radial et médian. — 26 juin 1861.

CLOUVEL, Antoine, né le 31 octobre 1834, à Job (Puy-de-Dôme), 85e de ligne. — Deux coups de feu, l'un au bras droit et l'autre au côté droit de la poitrine, Solférino. — Cicatrices adhérentes, et gêne dans les mouvements généraux du corps. — Gratification renouvelable.

COLIN, Thomas, né le 4 avril 1836, à Plomodierie (Finistère), 74e de ligne. — Coup de feu au bras gauche, fracture comminutive de l'humérus au tiers inférieur, Solférino. — Paralysie de l'avant-bras et de la main gauches avec atrophie complète du coude dans la flexion. — 10 août 1861.

COMBE, Pierre, né le 11 octobre 1838, à la Terrasse (Isère), 3e zouaves. — Fracture de l'humérus gauche, éclat d'obus, Palestro. Le projectile est resté sous l'omoplate. — Atrophie du bras. — Gratification renouvelable.

COSSERAT, Charles, né le 10 janvier 1826, à Metz (Moselle), sergent, 1er zouaves. — Coup de feu, séton au bras droit, Mélégnano. — Paralysie complète de l'avant-bras et de la main avec extension permanente des doigts; le projectile a traversé le bras à sa partie moyenne et interne en lésant les nerfs de cette région. — 6 octobre 1860.

COSTES, Mathieu-Pierre-Frédéric, né le 4 septembre 1836, à Cornus (Aveyron), 55e de ligne. — Coup de feu à la partie supérieure et externe du bras gauche, Solférino. — Rétraction des doigts. — Gratification renouvelable.

COUFFIN, Philippe, né le 2 juillet 1837, à la Salvetat (Aveyron), 5e bataillon de chasseurs. — Coups de feu au bras gauche et au testicule gauche, Solférino. — Flexion permanente de l'avant-bras gauche sur le bras; cicatrice profonde et adhérente. Atrophie et perte partielle du testicule gauche. — 26 janvier 1862.

COURSE, Baptiste, né le 28 octobre 1826, à Cours (Lot), 3e grenadiers, garde. — Plaie contuse à la partie inférieure et externe du bras gauche. Coup de feu, Magenta. — Gratification renouvelable.

COUSIN, Aristobule-Hircan-Ozias, né le 28 mars 1837, à Larchant (Seine-et-Marne), 86e de ligne. — Coup de feu au tiers supérieur et externe du bras gauche, Solférino. — Ankylose de l'articulation du coude. — Gratification renouvelable.

DAVEU, Jules-Victor, né le 8 juin 1835, à Rennes (Ille-et-Vilaine), caporal, 28e de ligne. — Coup de feu au bras droit, fracture comminutive de l'humérus à son tiers inférieur, Magenta. — Paralysie du bras. — 24 avril 1861.

DEDIEU, Jean-Paul, né le 20 mars 1830 à Montfa (Ariége), 34e de ligne. — Coup de baïonnette au bras gauche et coup de feu au tiers supérieur du même bras, Solférino. — Gêne des mouvements de flexion des doigts auriculaire et annulaire de la main gauche. — Gratification renouvelable.

DELAISSE, Joseph-Claude, né le 27 mars 1833, à la Guillotière (Rhône), caporal, 3e grenadiers, garde. — Deux coups de feu à la partie moyenne et inférieure du bras droit, Magenta. — Ankylose de l'articulation huméro-cubitale avec atrophie du bras et de l'avant-bras. — 16 janvier 1861.

Delaunay, Aimable-Henry-Isidore, né le 27 avril 1833, à Rueil (Seine-et-Oise), 1er zouaves. — Coup de feu au bras gauche, Solférino. — Paralysie complète du membre, extension permanente des doigts et amaigrissement. — 25 avril 1860.

Déléris, Pierre-Jean, né le 20 août 1827, à la Salvetat (Aveyron), 5e bataillon de chasseurs. — Fracture comminutive du bras droit à sa partie supérieure, coup de feu, Solférino. — Ankylose incomplète de l'articulation scapulo-humérale, avec amaigrissement du membre. — 31 mars 1860.

Delgel, Jean-Louis, né le 7 août 1827, à Bazeilles (Ardennes), 1er zouaves. — Coup de feu au bras gauche, fracture de l'humérus, Solférino. — Paralysie complète avec atrophie du membre supérieur gauche. — 16 mai 1860.

Delichère, Louis-André, né le 8 octobre 1832, à Vernon (Ardèche), 73e de ligne. — Coup de feu à la partie supérieure du bras droit, Solférino. — Double cicatrice au bras, faiblesse et gêne dans les mouvements du membre. — Gratification renouvelable.

Delimeux, Jules-Victor-André-Emmanuel, né le 20 octobre 1829, à Bourbourg (Nord), lieutenant, 61e de ligne. — Plaie contuse à la partie inférieure et interne du bras droit, coup de feu, Solférino. — Lésion du nerf cubital. — Entré le 26 juin à l'ambulance du grand quartier général, évacué le 27. — Entré le 25 juillet à l'hôpital de Saint-Mandrier, Toulon; sorti le 4 août. — Flexion permanente des doigts annulaire et auriculaire de la main droite. — 29 avril 1862.

Delorme, François-Simon, né le 27 mars 1836, à Gemeaux (Côte-d'Or), 61e de ligne. — Plaie contuse à la partie moyenne et externe du bras gauche, coup de feu, Solférino. — Gratification renouvelable.

Demptot, Jean-Pierre, né le 25 août 1832, à Coigny (Manche), 78e de ligne. — Coup de feu au bras droit, Solférino. — Ankylose incomplète de l'articulation huméro-cubitale droite dans la flexion. Le membre est atrophié; les muscles fléchisseurs sont paralysés. — 16 mai 1860.

Deshaye, Émile, né le 6 juin 1833, à Paris (Seine), 6e de ligne. — Coup de feu à la partie moyenne et externe du bras gauche, Solférino. — 3 mars 1860.

Desille, Pierre-Marie, né le 27 juillet 1834, à Piré (Ille-et-Vilaine), 74e de ligne. — Plaie contuse à la partie supérieure externe du bras droit, coup de feu, Solférino. — Cicatrice adhérente; gêne dans les mouvements de flexion et d'extension du bras. — Gratification renouvelable.

Desprats, Paul, né le 12 janvier 1835, à Sieurac (Tarn), 74e de ligne. — Plaie contuse à la région supérieure externe du bras gauche, coup de feu, Solférino. — Gêne dans les mouvements du membre. — Gratification renouvelable.

Diais, François, né le 27 août 1836, à Rougé (Loire-Inférieure), 74e de ligne. — Coup de feu à la partie supérieure et antérieure de la poitrine, côté gauche, Montebello. — Cicatrisation rapide; sorti le 11 juin. — Coup de feu au bras gauche, Solférino. Fracture de l'humérus au tiers inférieur. — Gêne dans les mouvements de flexion et d'extension de l'avant-bras sur le bras. — Gratification renouvelable.

Domise, François-Victor, né le 9 avril 1836, à Lille (Nord), 52e de ligne. — Plaie déchirée à la partie supérieure du bras gauche et au cou, lésion du plexus brachial, coup de feu, Solférino. — Paralysie du membre supérieur gauche, rétraction de l'avant-bras sur le bras. — 4 juin 1860.

Dorliac, Jean, né le 17 avril 1836, à Lacassaigne (Aude), 34e de ligne. — Coup de feu à la partie interne du bras droit, Solférino. — Atrophie du membre supérieur droit, avec flexion permanente de la main sur l'avant-bras et de l'avant-bras sur le bras. — 6 mars 1861.

Drache, Elie, né le 17 février 1835, à Ligny (Nord), 8e de ligne. — Plaie contuse à la partie postérieure et supérieure du bras droit, coup de feu, Solférino.—Faiblesse et gêne des mouvements de ce membre. — Gratification renouvelable.

DROUIN, Charles-Louis, né le 21 août 1834, à Faulx (Meurthe), 44e de ligne.— Fracture à la partie supérieure de l'humérus gauche et plaie au poignet, coup de feu, Solférino. — Gêne dans les mouvements du bras. — Gratification renouvelable.

DUCASSE, Dominique, né le 28 mars 1831, à Lourdes (Hautes-Pyrénées), sergent, 85e de ligne. — Fracture de l'extrémité inférieure de l'humérus droit, coup de feu, Magenta.—Ankylose incomplète de l'articulation huméro-cubitale.—Gratification renouvelable.

DUCLOS, François-Victor, né le 7 août 1836, à Saint-Remy (Ain), 6e de ligne. — Deux coups de feu au bras droit et au bas-ventre, Solférino.— Demi-ankylose de l'articulation huméro-cubitale. — 3 mars 1860.

DUCOIN, Antoine-Marie, né le 27 octobre 1823, à Saint-Paul-en-Jarret (Loire), 15e de ligne.— Coup de feu au bras droit, Solférino.—Paralysie de la main et atrophie du membre. — 31 mars 1860.

DURAND, Simphorien, né le 21 avril 1834, à Lyon (Rhône), 70e de ligne. — Fracture comminutive du bras droit à sa partie moyenne, biscaïen, Magenta.— Cicatrices adhérentes au bras droit, avec ankylose incomplète de l'articulation huméro-cubitale dans le sens de la flexion et amaigrissement du membre. — 6 mars 1861.

DUTIER, Julien-François, né le 15 janvier 1834, à Saint-Cerotte (Sarthe), 73e de ligne. — Coup de feu au bras droit, Solférino.— La balle entre à la partie moyenne interne du bras, et sort à la partie externe après un trajet oblique de haut en bas. Lésion de l'artère brachiale, hémorrhagie le 8e jour. Ligature. — Gratification renouvelable.

EVAIN, Pierre, né le 18 février 1833, à Avessac (Loire-Inférieure), 74e de ligne. — Coup de feu au bras gauche, Montebello.— Cicatrice adhérente, gêne dans les mouvements de flexion et d'extension des doigts et de la main.— Gratification renouvelable.

FABRE, Sylvestre, né le 14 mai 1835, à Salvagnac-Saint-Loup (Aveyron), 90e de ligne. — Coup de feu au bras et au thorax, Magenta. — Le projectile a traversé le bras gauche et le côté gauche de la poitrine, pour sortir près des apophyses épineuses des vertèbres dorsales; cicatrices adhérentes. — Gratification renouvelable.

FABRE, Jean-Baptiste-Michel, dit Merle, né le 29 septembre 1837, à Cuges (Bouches-du-Rhône), 37e de ligne. — Fracture comminutive de l'humérus droit à sa partie moyenne, coup de feu, Solférino. Ankylose du coude et perte partielle des mouvements de la main. — Gratification renouvelable.

FAILLOFAY, François, né le 30 juillet 1837, à Chemillé-sur-Dême (Indre-et-Loire), 72e de ligne. — Deux coups de feu au bras droit, Solférino. — Rétraction de l'avant-bras sur le bras, avec atrophie de l'avant-bras et de la main. Cicatrice adhérente. — 16 janvier 1861.

FAVIER, Adrien-Victor, né le 20 février 1830, à Caylar (Hérault), 100e de ligne. — Coup de feu au tiers supérieur du bras gauche avec fracture de l'angle inférieur de l'omoplate, Solférino. —Ankylose incomplète de l'articulation scapulo-humérale gauche avec amaigrissement du membre. — 10 août 1861.

FEST, Michel, né le 18 août 1836, à Hirtsfelden (Haut-Rhin), 2e de ligne.— Coup de feu au bras droit, Solférino. — Gêne dans les mouvements du bras. — Gratification renouvelable.

FOLENPIN, Auguste, né le 17 décembre 1837, à Paris (Seine), 1er zouaves.— Coup de feu au bras gauche, Solférino. —Ankylose de l'articulation huméro-cubitale du côté gauche avec demi-flexion permanente de l'avant-bras sur le bras et impossibilité des mouvements de pronation. — 6 octobre 1860.

FRESSIER, Charles-Léon, né le 17 janvier 1834, à Péronne (Somme), 1er zouaves. — Coup de feu au bras gauche, Solférino.— Extension permanente des quatre derniers doigts. — 25 avril 1860.

FREY, Jean-Louis, né le 24 novembre 1833, à Ribeauville (Haut-Rhin), 15e chasseurs à pied. — Coup de feu au bras droit, Solférino. — Atrophie du membre supérieur droit, avec fausse ankylose de l'articulation huméro-cubitale — 11 juillet 1860.

GANDIL, Jean, né le 2 mars 1827, à Bruniquel (Tarn-et-Garonne), 63e de ligne.—Coup de feu au bras gauche, fracture de la partie inférieure de l'humérus, Solférino. — Hôpital San Ambrogio, Milan. Rétraction du bras avec paralysie. — 31 mars 1860.

GARREAU, Théodore, né le 15 août 1834, à Mouton (Loiret), 74e de ligne.—Deux coups de feu : plaies contuses à la partie inférieure du bras et au gros orteil du pied gauche, Montebello. — Paralysie du membre supérieur gauche avec atrophie; ankylose de l'articulation métatarso-phalangienne du gros orteil. — 6 octobre 1860.

GASC, Guillaume, né le 2 août 1834, à Mauriville (Haute-Garonne), 74e de ligne. — Coup de feu au bras droit, Solférino. — Ankylose de l'articulation huméro-cubitale.—4 juin 1860.

GASTALLE, Adolphe-Joseph, né le 28 août 1836, à Serques (Pas-de-Calais), 98e de ligne. — Coup de feu au bras droit, Montebello. — Amaigrissement de tout le membre thoracique et rétraction des doigts.— Gratification renouvelable.

GENOUX, Jean-Joseph, né le 27 juin 1836, à Divonne (Ain), 1er zouaves. — Coup de feu au bras droit et au cou, Mélégnano. — Paralysie complète et atrophie du bras.— 25 avril 1860.

GÉRALD, Jean, né le. . . septembre 1836, à Laval (Corrèze), 61e de ligne. — Coup de feu à la partie antérieure du bras gauche, Solférino. — Cicatrice adhérente au tendon du biceps. — Gratification renouvelable.

GÉROUDET, Jean, né le 1er octobre 1836, à Taninges (Haute-Savoie), 103e de ligne. — Coup de feu, séton au bras gauche, Solférino. — Rétraction du biceps. — Gratification renouvelable.

GERSON, François, né le 24 février 1833, à Allonne (Deux-Sèvres), 84e de ligne. — Coup de feu au bras droit et à la main, Solférino. — Rétraction de l'avant-bras, avec amaigrissement du membre. — 30 mai 1860.

GILLES, Silvain-Pierre, né le 20 février 1834, à Fontaine-en-Sologne (Loir-et-Cher), 86e de ligne. — Coup de feu au bras gauche, lésion du plexus brachial, Solférino. — Paralysie du membre supérieur gauche. — 30 mai 1860.

GINGAST, Jean-Marie-Guillaume, né le 10 octobre 1836, à Pleudihen (Côtes-du-Nord), 85e de ligne. — Fracture comminutive de l'humérus gauche, coup de feu, Solférino. — Esquilles nombreuses, atrophie du membre. — Gratification renouvelable.

GIRAUD, Pierre, né le 4 novembre 1833, à Cordelles (Loire), 90e de ligne. — Coup de feu à la partie supérieure de l'humérus gauche; fracture comminutive, Magenta. — Fausse ankylose de l'articulation scapulo-humérale gauche, atrophie du membre.—16 janvier 1861.

GOMMIER, Louis-Henri, né le 9 août 1837, à Saint-Michel (Loiret), 1er zouaves. — Coup de feu au bras droit, fracture comminutive de l'humérus, Solférino. — Ankylose complète des articulations huméro-cubitale et scapulo-humérale. Extension permanente des doigts et atrophie du membre. — 25 avril 1860.

GUELFUCCI, Charles-Louis, né le 18 décembre 1834, à Alando (Corse), caporal, 45e de ligne. — Coup de feu au bras gauche, Solférino. — Paralysie des muscles extenseurs de la main sur l'avant-bras et des muscles extenseurs des doigts. Le projectile a traversé la partie moyenne du bras en lésant le nerf médian et le nerf radial. — 6 octobre 1860.

GUELFUCCI, Joseph-Edouard-Antoine-Michel, né le 28 février 1838, à Corte (Corse), 78e de ligne. — Paralysie du bras gauche; rhumatisme. — Gratification renouvelable.

GUICHARD, François-Maximin, né le 15 août 1835, à Castellane (Basses-Alpes), 72e de ligne. — Coup de feu à l'humérus droit, fracture comminutive, Solférino. — Raccourcissement et incurvation du membre en dehors. — 14 mars 1860.

GUILLARD, Charles-Marie, né le 1er juillet 1832, à Marseille (Bouches-du-Rhône), 33e de ligne.—Fracture comminutive de l'humérus à sa partie moyenne, coup de feu, Mélégnano. —Plaies fistuleuses persistantes. — Gratification renouvelable.

GUIRAUD, Eucher-François, né le 1er avril 1834, à Montdardier (Gard), 52e de ligne. — Coup de feu au bras gauche, Solférino. — Ankylose complète de l'articulation huméro-cubitale. — 25 avril 1860.

HAEGELIN, Jean-Joseph-Edouard-Napoléon, né le 19 janvier 1840, au Muy (Var), sergent, 74e de ligne. — Coup de feu à la partie inférieure du bras gauche, Montebello. — Rétraction de l'avant-bras gauche sur le bras. — 26 juin 1861.

HAY, Joseph-François, né le 1er octobre 1835, à Saint-Symphorien (Manche), 8e de ligne. — Coup de feu à la partie moyenne du bras gauche, lésions nerveuses, Solférino. — Paralysie presque complète de tous les mouvements de la main gauche. Gêne notable dans l'extension de l'avant-bras et atrophie du membre. — 24 avril 1861.

HÉRAUD, Guillaume, né le 27 juin 1831, à Truel (Aveyron), 85e de ligne. — Coup de feu à la partie inférieure du bras droit; la balle a déchiré le biceps pour sortir en arrière du bras, Solférino. — Gratification renouvelable.

HERVO, Jean-Marie, né le 7 mars 1836, à Merléac (Côtes-du-Nord), 85e de ligne. — Fracture comminutive de l'humérus gauche, coup de feu, Magenta. — Abcès, esquilles, atrophie. — Gratification renouvelable.

HOMEHR, Jean-Nicolas, né le 27 novembre 1835, à Volmunster (Moselle), 71e de ligne. — Coup de lance à la poitrine et à l'avant-bras, coup de sabre à l'épaule droite, fracture de l'humérus, Magenta. — Gêne considérable dans les mouvements du membre; large cicatrice à l'épaule. — 1er juin 1860.

HUMBAT, Victor-Léon, né le 25 mai 1829, à Arlay (Jura), sergent, 1er zouaves. — Trois coups de feu; fracture du col de l'humérus; plaies à la nuque et à la cuisse droite, Solférino. Ankylose de l'articulation scapulo-humérale droite, avec cicatrices adhérentes. — 6 octobre 1860.

IMHOFF, Jean-Georges, né le 26 mai 1834, à Hazembourg (Moselle), 23e de ligne. — Deux coups de feu; à la face et au bras droit; fracture comminutive de l'humérus à sa partie moyenne, Magenta. — Perte des deux dernières molaires inférieures droites. — Atrophie et paralysie du bras droit; cal vicieux de l'humérus avec ankylose du coude. Rupture de l'ankylose le 19 octobre, à l'hôpital Saint-Mandrier, Toulon. Dr J. ROUX. — 24 avril 1861.

ISAAC, Jean-Louis, né le 8 mai 1825, à Huelgoat (Finistère), 3e grenadiers, garde. — Coup de feu au tiers inférieur du bras gauche; fracture comminutive de l'humérus, Magenta. — Ankylose complète de l'articulation huméro-cubitale dans la flexion; trajet fistuleux. — 11 juillet 1860.

JUNG, Nicolas, né le 3 juillet 1826, à Euchemberg (Moselle), 98e de ligne. — Coup de feu au bras droit et séton à la poitrine; fracture comminutive de l'humérus, Montebello. — Gêne considérable dans les mouvements du bras. — 10 janvier 1861.

JARDON, Alexandre, né le 3 mars 1833, à Chalonvillars (Haute-Saône), 71e de ligne. — Coup de feu au bras droit; fracture de l'humérus à son tiers inférieur, Magenta. — Ankylose complète de l'articulation huméro-cubitale gauche dans la flexion. — 4 juin 1860.

JEANCE, Bélisaire-Antoine, né le 15 juillet 1837, à Crézancy (Aisne), 98e de ligne. — Coup de feu au bras droit, Solférino. — Rétraction permanente des muscles fléchisseurs; perte des mouvements du poignet. — 25 avril 1860.

KRENTZ, Michel, né le 14 octobre 1836, à Rohrschwir (Haut-Rhin), 98e de ligne. — Coup de feu au bras gauche, Solférino. — Suppuration abondante; amaigrissement et roideur musculaire. — Gratification renouvelable.

LABBÉ, Alphonse-François-Méen, né le 15 février 1840, à Saint-Méen (Ille-et-Vilaine), caporal, 6e de ligne. — Coup de feu à la partie supérieure du bras droit, Solférino. — La balle a traversé la partie supérieure du bras, fracturé l'humérus en le contournant, et est sortie sous l'insertion inférieure du deltoïde. — Gratification renouvelable. — Ce militaire est rentré au service après la sortie d'une esquille de 6 centimètres et guérison satisfaisante.

LACUEILLE, Jean, né le 4 novembre 1837, à Razac-sur-l'Isle (Dordogne), 71e de ligne.— Coup de feu à la partie supérieure et moyenne du bras droit, Solférino.—Perte de substance et cicatrice adhérente. — Gratification renouvelable.

LALLAURIE, Barthélemy, né le 15 octobre 1828, à Larrazet (Tarn-et-Garonne), caporal, bataillon de chasseurs, garde. — Plaie contuse au bras droit, coup de feu, Solférino. — Gêne des mouvements de l'articulation scapulo-humérale. — Gratification renouvelable.

LAMBERT, Philippe, né le 1er mai 1835, à Thuiri (Charente-Inférieure), 3e grenadiers, garde. — Coup de feu au bras droit, Magenta. — Rétraction des trois derniers doigts avec diminution de la sensibilité des deux premiers. — 11 juillet 1860.

LANGLADE, Hyppolite-Constant, né le 4 avril 1830, à Bidaches (Basses-Pyrénées), lieutenant, 84e de ligne. — Fracture comminutive de l'humérus droit, coup de feu, Montebello. — Consolidation vicieuse de l'humérus à son extrémité inférieure ; ankylose incomplète du coude; amaigrissement considérable du membre. — 13 août 1865.

LAPORTE, Jean-Pierre, né le 3 février 1836, à Noirmoutier (Vendée), 98e de ligne. — Coup de feu au bras droit, Solférino.— Ankylose complète de l'articulation huméro-cubitale. — 31 mars 1860.

LASSIMOUILLAS, Antoine, né le 12 décembre 1835, à Thiviers (Dordogne), 86e de ligne.— Coup de feu au bras et à l'avant-bras gauches, Solférino.—Paralysie du membre supérieur gauche avec atrophie considérable. — 4 juin 1860.

LASSUS, Jean, né le 12 juin 1835, à Jurançon (Basses-Pyrénées), 49e de ligne. — Coups de feu au bras droit et à la cuisse droite, Solférino. — Atrophie de l'avant-bras et gêne dans la marche. — 4 juin 1860.

LAVAUD, Jean, né le 22 décembre 1835, à Aulon (Creuse), 15e de ligne. — Coup de feu au bras et à l'avant-bras droits, Solférino. — La balle pénètre à la région cubitale inférieure interne, sort à la région radiale moyenne; l'avant-bras étant fléchi sur le bras, la même balle entre à la partie inférieure externe du bras pour sortir en arrière et à la partie moyenne.— Quatre esquilles humérales ; cicatrice adhérente au bras. Rétraction du biceps ; extension et supination de l'avant-bras limitées. — 26 juillet 1861.

LAYLAVOIX, François, né le 8 avril 1816, à Saint-Junien (Haute-Vienne), sergent, 72e de ligne. — Coup de feu au bras droit, Solférino. — Rétraction de l'avant-bras sur le bras ; atrophie du membre. — 26 juillet 1861.

LE BEL, Eugène, né le 15 octobre 1837, à Tracy-sur-Mer (Calvados), 85e de ligne. — Coup de feu au bras gauche, Magenta. — Ankylose de l'articulation huméro-cubitale gauche, avec rétraction permanente de l'avant-bras sur le bras ; le pouce, le doigt indicateur et le médius sont paralysés. — 4 juin 1860.

LE BOSSÉ, Théodore-François, né le 15 mars 1837, à Saint-Julien-du-Terroux (Mayenne), 74e de ligne. — Coup de feu au tiers inférieur du bras droit, fracture de l'humérus, Solférino. — Gêne dans les mouvements de flexion et d'extension. — Gratification renouvelable.

LEFLOHIC, Louis-Marie, né le 10 avril 1833, à Plounevez-Quintin (Côtes-du-Nord), 61e de ligne. — Deux coups de feu au bras droit et à la cuisse droite, Solférino. — Cicatrices adhérentes au tiers supérieur et antérieur de la cuisse. Emaciation et gêne des mouvements du bras avec trajets fistuleux. — 30 mai 1860.

LE REBOURG, Jules-Joseph, né le 25 septembre 1830, à Caen (Calvados), 49e de ligne. — Coup de feu au bras gauche, fracture comminutive de l'humérus, Solférino. — Fausse articulation du bras gauche. — 30 mai 1860.

LEROY, Auguste-François, né le 10 juillet 1836, à Beaumont-le-Roger (Eure), 8e de ligne.

— Coup de feu au bras gauche, fracture comminutive de l'humérus au tiers supérieur, Solférino. — Atrophie incomplète du membre supérieur gauche. — 24 avril 1861.

Letourneur, François, né le 14 février 1836, à la Rochemillay (Nièvre), 65e de ligne. — Coup de feu au bras droit, Solférino. — Ankylose de l'articulation huméro-cubitale avec paralysie des doigts. — 31 mars 1860.

Ley, Jean-Baptiste, né le 24 février 1840, à Guémar (Haut-Rhin), 15e de ligne. — Coup de feu au bras gauche, Solférino. — Cicatrice adhérente à la partie supérieure du bras gauche, lésion de l'humérus. — Gratification renouvelable.

L'Huillier, Joseph, né le 24 septembre 1828, à Saint-Firmin (Meurthe), 65e de ligne. — Coup de feu à la partie inférieure et externe de l'humérus droit, Solférino. — Amaigrissement et gêne dans les mouvements de flexion du bras sur l'avant-bras. — Gratification renouvelable.

Lion, Désiré-Hulbert, né le 1er novembre 1839, à Autheuil (Eure), 1er génie. — Coup de feu au bras gauche, fracture comminutive de l'humérus, Magenta. — Ankylose angulaire du coude gauche. — 30 mai 1860.

Lions, Pierre-Louis, né le 23 mai 1836, à Faucon (Basses-Alpes), 70e de ligne. — Fracture de l'humérus gauche à sa partie supérieure, coup de feu, Magenta. — Cicatrice adhérente à la partie antérieure. Le projectile est sorti à la partie moyenne du bord externe de l'omoplate. — Fait prisonnier après sa blessure, a été conduit à Pavie. — Gratification renouvelable.

Liza, Etienne-Narcisse, né le 16 mai 1834, à Lésignan (Aude), 45e de ligne. — Coup de feu au bras gauche, Magenta. — Faiblesse et gêne dans les mouvements. — Gratification renouvelable.

Lotodé, Julien-Marie, né le 18 décembre 1835, à Pluvigner (Morbihan), 100e de ligne. — Deux coups de feu au membre supérieur droit, au bras et à l'avant-bras, Solférino. — Rétraction permanente des trois derniers doigts de la main droite ainsi que du tendon du biceps. — 1er octobre 1861.

Manaud, Jean, né à Montaner (Basses-Pyrénées), 17e bataillon, chasseurs. — Fracture de l'humérus à sa partie inférieure et fracture de la 9e côte, coup de feu, Solférino. — Ankylose de l'articulation huméro-cubitale dans la flexion; cicatrices adhérentes. — 6 octobre 1860.

Marcou, Jean, né le 22 octobre 1834, à Pennautier (Aude), 85e de ligne. — Coup de feu à la partie supérieure du bras gauche, lésion de l'humérus, Solférino. — Gratification renouvelable.

Marmier, François-Auguste, né le 29 avril 1836, à Aillevilliers (Haute-Saône), 71e de ligne. — Coup de feu au bras gauche, Magenta. — Rétraction des muscles fléchisseurs de l'avant-bras sur le bras, cicatrices profondes et adhérentes à la partie inférieure du bras. — 4 juin 1860.

Martinet, Eugène-André, né le 30 avril 1832, à Vaulnaveys-le-Bas (Isère), 3e zouaves. — Coup de feu au bras gauche, fracture de l'humérus, Palestro. — Cal vicieux, atrophie du membre et flexion permanente de la main. — 31 mars 1860.

Massigny, Jean, né le 14 janvier 1835, à Vivonne (Vienne), 34e de ligne. — Coup de feu au bras gauche, Solférino. — Ankylose de l'articulation huméro-cubitale avec engorgement du membre. — 4 juin 1860.

Massonnet, François-Joseph, né le 29 janvier 1836, à Laudun (Gard), 100e de ligne. — Coup de feu au bras gauche, Solférino. — Ankylose incomplète de l'articulation scapulo-humérale gauche. Le projectile, entré au niveau de l'insertion du deltoïde à l'humérus et dirigé obliquement de haut en bas, est sorti vers l'apophyse épineuse de la première vertèbre lombaire. — 1er octobre 1861.

Mauche, Louis-Antoine, né le 6 janvier 1834, à Aix (Bouches-du-Rhône), 98e de ligne. — Plaie déchirée au tiers inférieur du bras droit, lésion des vaisseaux et des nerfs, coup de feu, Solférino. — Inertie des muscles fléchisseurs de la main. — Gratification renouvelable.

Melet, Jean-Baptiste-François, né le 14 novembre 1831, à Mournans (Jura), 55e de ligne. — Coup de feu au bras droit, Solférino. — Paralysie et atrophie de la main. — 31 mars 1860.

Méot, François, né le 8 avril 1833, à Montsaugeon (Haute-Marne), 74e de ligne. — Coup de feu au bras gauche et au coude, fracture comminutive, Solférino. — Esquilles nombreuses. Paralysie complète de la main et de l'avant-bras. — 25 avril 1860.

Merceron, Louis, né le 28 janvier 1837, à Montcontant (Deux-Sèvres), 55e de ligne. — Coup de feu à la partie postérieure interne du bras droit. La balle entre à la partie postérieure interne du bras et contourne l'articulation (?) — Ankylose du coude, rétraction des trois derniers doigts, atrophie de l'avant-bras. — 3 juillet 1863.

Mezins, Camille-Valentin, né le 14 février 1831, à Meyrueis (Lozère), 91e de ligne. — Coup de feu au bras gauche, lésion du plexus brachial, Solférino. — Atrophie notable du bras, avec rétraction permanente de l'avant-bras sur le bras et perte de l'usage de tous les doigts. — 30 mai 1860.

Milan, Louis-Maurice, né le 4 novembre 1837, à Caromb (Vaucluse), 11e bataillon de chasseurs. — Coup de feu à la partie moyenne du bras gauche, Magenta. — Roideur dans les mouvements des doigts. — Gratification renouvelable.

Mirouse, Joseph, né le 3 avril 1833, à Excourtiech (Ariége), 86e de ligne. — Coup de feu au bras droit, Solférino. — Paralysie avec atrophie du membre supérieur droit. — 4 juin 1860.

Mohamed-ben-Aïssa, né en 1836, à Trebi (Algérie), 1er tirailleurs algériens. — Coup de feu au bras gauche, Solférino. — Paralysie complète avec atrophie du membre supérieur. — 30 mai 1860.

Mohamed-ben-Amar, né en 1832, aux Beni-Yussouf (Algérie), 1er tirailleurs algériens. — Coup de feu à la partie moyenne du bras droit, Turbigo. — Gratification renouvelable.

Moneron, Jean-Antoine-Régis, né le 18 novembre 1834, à Arlebose (Ardèche), 98e de ligne. — Coup de feu au tiers inférieur et externe du bras gauche, forte contusion de l'humérus, Solférino. — Amaigrissement considérable du membre. — Gratification renouvelable.

Monette, Étienne-Urbain, né le 25 mai 1836, à Onelle (Doubs), 44e de ligne. — Coups de feu au bras droit et au flanc droit, Magenta. — 24 février 1860.

Monmartin, Joseph, né le 19 décembre 1833, à Saint-Étienne (Loire), 49e de ligne. — Coup de feu à la partie antérieure et inférieure du bras gauche, Solférino. — Cicatrice adhérente et gêne dans les mouvements. — Gratification renouvelable.

Moos, Hilaire, né le 14 janvier 1832, à Ungersheim (Haut-Rhin), 1er voltigeurs. — Coup de feu au bras gauche, Solférino. — Ankylose de l'articulation huméro-cubitale, flexion permanente de l'avant-bras sur le bras, et paralysie incomplète des doigts. — 11 juillet 1860.

Morand, Jean, né le 11 février 1834, à Marcillac (Gironde), 85e de ligne. — Coup de feu au bras gauche et coups de baïonnette, Magenta. — La balle a détruit la peau et une partie de l'aponévrose superficielle. Plusieurs coups de baïonnette, dont l'un a fracturé la 7e côte, vers l'angle inférieur de l'omoplate et lésé le poumon. — Gratification renouvelable.

Moreau, Alexandre-Adolphe, né le 10 février 1837, à Poitiers (Vienne), 90e de ligne. — Deux coups de feu au bras droit, fracture double de l'humérus, et coup de baïonnette à la jambe, Magenta. — Ankylose incomplète des articulations scapulo-humérale et huméro-cubitale droites. Le projectile a fracturé l'humérus à son quart supérieur et à son tiers inférieur, Novare. — 38 mai 1868.

Moreau, Ferdinand-Eugène, né le 25 décembre 1836, à Gurgy (Yonne), 1er régiment du génie. — Coup de pioche au bras, Italie? — Paralysie complète du bras droit avec atrophie considérable du membre. — 31 mars 1860.

MORET, Jules-Édouard, né le 13 novembre 1835, à Guise (Aisne), 6e chasseurs à pied. — Coup de feu au bras droit, Magenta. — Paralysie avec atrophie du membre supérieur droit; le projectile, entré à la partie supérieure du bras, entre le deltoïde et le tendon du biceps, est sorti vers le bord externe de l'omoplate après avoir lésé les troncs nerveux. (Une fiche porte trois blessures, poitrine, bras et jambe.) — 6 octobre 1860.

MORIN, Ambroise-Théodule, né le 13 mars 1836, à Eslettes (Seine-Inférieure), caporal, 91e de ligne. — Coup de feu au bras gauche, fracture comminutive de l'humérus, Solférino. Atrophie du bras gauche, trajet fistuleux au niveau de l'insertion du deltoïde, esquilles nombreuses, cal vicieux. — 26 juin 1861.

MOUCA-BEN-AMRANI, né en 1829, aux Beni Amza (Algérie), sergent, 1er tirailleurs algériens. — Coup de feu au bras gauche, fracture comminutive de l'humérus au tiers inférieur, Solférino. — Ankylose complète du coude gauche, dans la flexion, trajet fistuleux au niveau de la fracture. — 30 mai 1860.

NASLIN, Auguste-Marie, né le 4 mai 1835, à Saint-Mars-la-Jaille (Loire-Inférieure), 71e de ligne. — Coup de feu au bras droit, fracture comminutive de l'humérus à son tiers inférieur, Solférino. — Ankylose complète de l'articulation huméro-cubitale droite dans la flexion, avec émaciation du membre. — 4 juin 1860.

NICLOUX, François-Balthazar, né le 3 mai 1837, à Corny (Moselle), 85e de ligne. — Coup de feu au bras droit, Solférino. — Gêne des mouvements du coude et paralysie des doigts annulaire et auriculaire. — 3 mars 1860.

OBLIN, Charles-Louis, né le 20 octobre 1835, à Tinchebrai (Orne), caporal, 91e de ligne. — Coup de feu au bras droit, Solférino. — Atrophie et paralysie du bras droite, lésion du plexus brachial. — 6 mars 1861.

PALLIET, Marie, né le 1er mars 1833, à Courmaujous (Ain), caporal, 90e de ligne. — Séton au bras et au côté droits, coup de feu, Magenta. — Atrophie du membre supérieur droit avec paralysie de la main. — 16 mai 1860.

PANISSET, Marie-Emile, né le 11 juillet 1837, à Lyon (Rhône), 3e zouaves. — Plaie déchirée au bras droit, Palestro. — Perte de substance des muscles de la partie externe du bras droit, et perte de l'usage des mouvements de flexion de la main droite, cicatrices vicieuses à la partie externe du métacarpe. — Gratification renouvelable.

PAQUIENT, Jean, né le 20 décembre 1836, à Saint-Lattier (Isère), 49e de ligne. — Coup de feu au bras gauche, Solférino. — Atrophie de la main. — 4 juin 1860.

PATENAILLE, Claude-Thomas-Hypolite, né le 24 décembre 1837, à Gray (Haute-Saône), 1er zouaves. — Coup de feu au bras gauche, fracture de l'humérus et lésion du plexus brachial, Melégnano. — La balle, entrée près de l'aisselle, est sortie près du bord externe de l'omoplate. Paralysie complète du membre supérieur gauche. — 25 avril 1860.

PENAUD, François, né le 14 janvier 1835, à Genouillé (Vienne), 76e de ligne. — Coup de feu à la partie supérieure du bras droit, Solférino. — Cicatrices adhérentes; le projectile a traversé la partie supérieure du bras droit de dehors en dedans; lésions nerveuses; rétraction de l'avant-bras et de la main. — Gratification renouvelable.

PERRIER, Joseph, né le 13 août 1832, à la Beaume-Cornillaume (Drôme), 70e de ligne. Coup de feu à la partie interne du bras gauche, Magenta. — Rétraction des doigts. — Gratification renouvelable.

PERRIN, Pierre, né le 10 août 1837, à Saint-Jeures (Haute-Loire), 43e de ligne. — Coup de feu au bras droit, lésion du plexus brachial, Solférino. — Atrophie du membre supérieur droit avec douleurs névralgiques permanentes du bras et faiblesse dans les mouvements de la main. — 24 avril 1861.

PERROD, Valentin, né le 28 novembre 1832, à Moosch (Haut-Rhin), 2e voltigeurs., garde

—Plaie déchirée au bras gauche, biscaïen, Solférino.—Ankylose complète de l'articulation du coude. — 25 avril 1860.

PICARD, Simon, né le 6 avril 1835, à Arc-sur-Tille (Côte-d'Or), 1er zouaves. — Coup de feu au bras droit, Mélégnano.—Paralysie incomplète de l'avant-bras et de la main, dont les doigts, cyanosés, restent dans la demi-extension permanente. Le projectile a pénétré à la partie interne et antérieure du bras droit à son tiers inférieur. — 6 octobre 1860.

PIQUE, Auguste, né le 20 décembre 1836, à Saint-Amand (Nord), 3e zouaves. — Coup de feu au bras gauche, fracture de l'humérus au tiers supérieur, Palestro.—Paralysie des muscles du bras gauche, surtout du deltoïde et du triceps, atrophie générale du membre, abcès survenus après la blessure, incisions profondes, cicatrices adhérentes. — 26 juillet 1861.

PLOMÉE, Jean-Chrysostôme, né le 15 avril 1832, à Metz (Moselle), sergent, 1er tirailleurs algériens. — Coup de feu à la partie supérieure interne du bras gauche et à la poitrine. Les plaies étaient cicatrisées après un traitement de cinq semaines de durée ; mais le projectile avait échappé à toutes les recherches. Des accidents survenus au moment de la blessure ont fait penser que le poumon gauche avait été atteint. Dans le cours même du traitement, des douleurs vives se déclarèrent à l'épaule droite et à la partie supérieure droite de la poitrine. Œdème phlegmoneux occupant l'épaule, mais pas de suppuration. Depuis la sortie de l'hôpital de Plaisance, en septembre 1859; Plomée a passé 18 mois en congé de convalescence il a été, en 1862, aux eaux de Bourbonne sans amélioration ; la lésion du poumon paraît incontestable. — 25 juin 1864.

POIREL, Jean-François, né le 6 décembre 1836, à Nagemont-les-Fosses (Vosges), 85e de ligne. Deux coups de feu au bras gauche, fracture de la tête de l'humérus et du corps de cet os à sa partie inférieure, Magenta. — Extraction d'une balle le 3 septembre à Saint-Mandrier, Toulon. — Ankylose incomplète de toutes les articulations du membre supérieur gauche. — 26 juin 1861.

PONDOLLE, Jean, né le 20 août 1825, à Ercé (Ariége), caporal, 1er bataillon de chasseurs. — Coup de feu au bras droit, Solférino. — Ankylose incomplète du coude droit. Atrophie et paralysie du bras. — 31 mars 1861.

POUDREL, Joseph-Ferdinand, né le 24 septembre 1834, à Luc-en-Diois (Drôme), 52e de ligne. —Coup de feu au bras gauche et à la partie postérieure du thorax. Plaie contuse à la région occipitale, Magenta. — Gratification renouvelable.

POUJADE, Pierre, né le 16 octobre 1833, à Montflanquin (Tarn-et-Garonne), 74e de ligne. — Coup de feu au bras gauche, Solférino. — Ankylose du poignet et perte des mouvements du pouce. — 25 avril 1860.

PRIGENT, François-Marie, né le 18 avril 1829, à Squiffier (Côtes-du-Nord), 100e de ligne. — Coup de feu au bras droit, Solférino.— Rétraction de l'avant-bras, qui est paralysé et atrophié. —25 avril 1860.

QUEYRANE, Louis-Ferdinand, né le 1er juin 1836, à Lirac (Gard), 100e de ligne.— Coup de feu au bras droit, fracture du col de l'humérus, Solférino. — Ankylose incomplète de l'articulation scapulo-humérale droite, avec atrophie considérable du membre ; trajet fistuleux en avant du moignon de l'épaule. — 10 août 1861.

RAPHEL, Antoine, né le 16 avril 1835, à Verdun (Tarn-et-Garonne), 45e de ligne. — Coup de feu, séton au bras gauche, lésions nerveuses, Magenta. — Paralysie du bras gauche. — 26 juin 1861.

REMANDE, Jean-Arsène, né le 23 novembre 1837, à Pas (Mayenne), 74e de ligne.— Séton à la partie supérieure et antérieure du bras gauche, coup de feu, Montebello. — Cicatrice adhérente, gêne dans les mouvements de flexion et d'extension de ce membre. — Gratification renouvelable.

REY, Thomas, né le 19 janvier 1830, à Montfrin (Gard), 1er zouaves. — Coup de feu au bras droit ; fracture comminutive de l'humérus, Mélégnano. — Cal vicieux; ankylose incomplète de l'articulation huméro-cubitale. — 16 mai 1860.

RIGAULT, Jacques, né le 28 juillet 1835, à Villedomer (Indre-et-Loire), caporal, 84e de ligne. — Coup de feu à la partie inférieure du bras gauche ; fracture comminutive de l'humérus, Solférino. — Esquilles extraites. — Gratification renouvelable.

RITTER, Joseph, né le 3 décembre 1821, à Reffenach (Bas-Rhin), 1er voltigeurs, garde. — Coup de feu au bras gauche, Solférino. — Ankylose incomplète de l'articulation huméro-cubitale gauche. Le projectile a intéressé les parties molles et le tendon du biceps. L'avant-bras atrophié forme angle droit avec le bras ; le pouce et l'indicateur de la main gauche ne se meuvent qu'avec difficulté. — 4 août 1860.

ROBERT, Martial, né le 3 juillet 1834, à Saint-Hilaire (Haute-Vienne), 1er zouaves. — Coup de feu au bras gauche, Méléguano. — Paralysie de l'avant-bras et de la main gauche. — 25 avril 1860.

ROBIGEON, Étienne-Xavier, né le 4 février 1837, à Gentilly (Seine), 33e de ligne.— Fracture comminutive de l'humérus droit, coup de feu, Mélégnano. — Esquilles, raccourcissement, carie. — Gratification renouvelable.

ROBINET, Félix, né le 9 octobre 1836, à Sainte-Luce (Loire-Inférieure), 74e de ligne. — Fracture du bras, coup de feu, Solférino. — Fracture vicieusement consolidée; ankylose incomplète de l'articulation du coude. — Gratification renouvelable.

ROCH-TOURNON, né le 7 octobre 1834, à Angoulême (Charente), 1er grenadiers, garde.— Coup de feu au bras gauche, fracture de l'humérus, Magenta. — Cal vicieux; rétraction de l'avant-bras sur le bras; perte des mouvements d'élévation de l'épaule; amaigrissement du membre et cicatrices adhérentes. Le projectile, entré à la partie moyenne et supérieure du bras, est sorti au-dessous du bord externe de l'omoplate. — 25 juin 1860.

RODIER, Joseph, né le 8 avril 1829, à Auriac (Cantal), caporal, 34e de ligne. — Trois coups de feu, Solférino ; un à la cuisse gauche, séton; un au bras gauche et un à la main gauche, du 3e métacarpien à l'articulation du pouce. —Marchait en avant à la baïonnette.— Fractures de la tête de l'humérus et du 2e métacarpien. Amaigrissement du membre supérieur; gêne dans les mouvements de la cuisse.— 4 juin 1860.

ROLET, François, né le 16 mars 1837, à Saint-Martin-d'Estraux (Loire), 71e de ligne. — Coup de feu au bras gauche, fracture de l'humérus au tiers supérieur, Solférino. — Rétraction permanente des muscles fléchisseurs de l'avant-bras, avec émaciation considérable du membre. Trois trajets fistuleux entretenus par des esquilles, au niveau de la fracture. — 4 juin 1868.

ROMY, Alphonse-Joseph-Bienaimé, né le 13 août 1835, à Cherbourg (Manche), sergent, 2e de ligne. — Coup de feu au bras droit, près du coude, Solférino. — Amaigrissement du membre supérieur droit avec diminution notable de la motilité et de la sensibilité de l'avant-bras et de la main. — 4 juin 1862.

ROUSSET, Louis-Bernard, né le 20 décembre 1832, à la Mure (Isère), 52e de ligne. — Coup de feu au bras gauche, fracture (?), Solférino (?). — Ankylose incomplète de l'articulation du coude, avec paralysie des muscles fléchisseurs des doigts. — 25 avril 1860.

ROUX, François, né le 16 août 1836, à Menessaire (Côte-d'Or), 45e de ligne. — Séton au bras droit, coup de feu, Magenta. — Deux cicatrices, l'une au niveau du tiers inférieur et externe du biceps, l'autre à la même hauteur, en arrière des vaisseaux et des nerfs. — Gratification renouvelable.

RUDE, Benoît, né le 10 octobre 1826, à Cruville (Ain), 1er grenadiers, garde. — Coup de feu au bras gauche, Magenta. — Paralysie incomplète avec atrophie. — 11 juillet 1860.

SAAD-BEN-BELKASSEM, né en 1838, à Le Hamma (Constantine), 3e tirailleurs algériens.— Coup de feu au tiers supérieur de l'humérus, Magenta. — Faiblesse du bras gauche. — Gratification renouvelable.

SABATHIER, François-André, né le 8 septembre 1836, à Saint-Christie (Gers), 49e de ligne. — Coup de feu au bras droit, Solférino. — Atrophie des membres supérieurs et vastes cicatrices adhérentes à la partie moyenne du bras, dont les parties molles ont été déchirées par le projectile. — 6 octobre 1860.

SABATIER, Pierre-Auguste, né le 13 novembre 1836, à Sanilhac (Ardèche), 30e de ligne. — Coup de feu à la partie supérieure du bras et au poignet droit; fracture comminutive de l'humérus, Solférino. — Extraction de 14 esquilles; drain pendant 24 jours. — Atrophie du bras droit et plaies fistuleuses entretenues par un séquestre enclavé dans le cal de l'humérus à son tiers moyen. — 6 mars 1861.

SALAH-BEN-AHMED-ZOUDJ, né en 1836, à Constantine (Algérie), 3e tirailleurs algériens. — Plaie contuse à la partie moyenne du bras gauche, coup de feu, Solférino. — Atrophie du membre. — Gratification renouvelable.

SALLAS, Claude, né le 8 mars 1835, à Saint-Gênes-Champanelle (Puy-de-Dôme), 43e de ligne. — Coup de feu au bras gauche; fracture comminutive de l'humérus au tiers supérieur, Solférino. — Ankylose incomplète de l'articulation scapulo-humérale gauche. — Cicatrices adhérentes. — 24 avril 1861.

SALLE, Jean, né le 14 février 1833, à Saint-Jean-Soleymieux (Loire), 49e de ligne. — Coup de feu à la partie interne et moyenne du bras droit, Solférino. — Gêne dans les mouvements du membre et des trois derniers doigts de la main droite. — Gratification renouvelable.

SALVIGNOL, Pierre, né le 5 février 1833, à Saint-Salvy-de-Carcavès (Tarn), 49e de ligne. — Coup de feu au bras droit, séton à la partie moyenne, Solférino. — Cicatrice adhérente; amaigrissement du membre. — 6 mars 1861.

SANTUCCI, Jules-François, né le 13 décembre 1837, à Tralonca (Corse), 34e de ligne. — Coup de feu à la partie supérieure du bras gauche, Mélégnano. — Gêne et amaigrissement du membre. — Gratification renouvelable.

SCHLINGER, Charles-Joseph-Aimé, né le 12 mars 1829, à Nancy (Meurthe), sergent, 21e de ligne. — Coup de feu au coude gauche, fracture de l'articulation, Solférino. — Ankylose complète de l'articulation huméro-cubitale. — 4 juin 1860.

SCHOPP, Jean, né le 10 octobre 1818, à Bernolsheim (Bas-Rhin), 1er chasseurs d'Afrique. — Deux coups de feu au bras et à l'épaule gauches, Solférino. — Extension permanente de tous les doigts de la main gauche, avec flexion de l'avant-bras sur le bras et atrophie du membre. — 26 juin 1861.

SÉGUIN, Marcel, né le 23 septembre 1835, à Saint-Marcel (Indre), caporal, 43e de ligne. — Coup de feu au bras gauche; fracture comminutive de l'humérus au tiers inférieur, Magenta. — Ankylose du coude gauche dans la demi-flexion. — 4 mai 1861.

SIRDEY, Arthur, né le 25 août 1834, à Urville (Côte-d'Or), 61e de ligne. — Coup de feu au bras droit, Solférino. — Atrophie de l'avant-bras et de la main. — 4 juin 1860.

SOULIÉ, Pierre, né le 1er avril 1825, à Montauban (Tarn-et-Garonne), 17e bataillon de chasseurs. — Coup de feu à la partie moyenne et externe du bras gauche; fracture comminutive de l'humérus, Solférino. — Gratification renouvelable.

SUBRA, Marc, dit Mauron, né le 25 septembre 1837, à Siguer (Ariége), 49e de ligne. — Coup de feu au bras droit, Solférino. — La balle, pénétrant à la partie inférieure et externe du bras, a lésé l'humérus. Ostéite avec exfoliation osseuse. Cicatrice adhérente. — Gratification renouvelable.

THÉODORE, Jean-Marie-Auguste, né le 14 décembre 1836, à Montgiscard (Haute-Garonne), 76e de ligne. — Coup de feu à la face antérieure du bras droit, Solférino. — Le projectile a traversé de haut en bas et obliquement, de dedans en dehors, les parties molles, est sorti à la partie interne, a atteint l'humérus et lésé le nerf cubital. — Rétraction de l'avant-bras et de la main dans le sens de la flexion. — Gratification renouvelable.

TISSERAND, Jacques, né le 16 janvier 1833, à Gérardmer (Vosges), 52e de ligne. — Coup de feu au bras droit et à la main, fracture comminutive de l'humérus au tiers moyen, Magenta. — Rétraction des muscles fléchisseurs de l'avant-bras droit sur le bras. Cicatrice adhérente. Perte des deux dernières phalanges du médius droit. — 25 juin 1860.

TOSTEN, Aignan, né le 8 février 1837, à Plumergat (Morbihan), 70e de ligne. — Coup de feu au bras gauche, près du coude, Magenta. — Ankylose presque complète du coude gauche dans le sens de la flexion, avec atrophie commençante du membre. — 11 juillet 1860.

VANSON, Jean-Constantin, né le 11 janvier 1835, à Hadol (Vosges), 52e de ligne. — Coup de feu au bras droit, lésion du plexus brachial, Magenta. — Paralysie incomplète de l'avant-bras et de la main droite avec ankylose de l'articulation huméro-cubitale dans la flexion. — 4 juin 1860.

VANWASCAPPEL, Adolphe-Émile, né le 7 octobre 1836, à Hazebrouck (Nord), 6e de ligne. — Coup de feu au bras gauche, Solférino. — Rétraction de l'avant-bras. — 14 mars 1860.

VAUTIER, Louis-Aimable, né le 20 novembre 1836, à Graignes (Manche) 98e de ligne. — Fracture comminutive de l'humérus gauche à sa partie supérieure, coup de feu, Solférino. — Esquilles. — Gêne dans les mouvements. — Gratification renouvelable.

VERLHAC, Jean, né le 7 décembre 1833, à Pazayac (Dordogne), 85e de ligne. — Coup de feu au bras droit, Solférino. — 14 mars 1860.

VETZEL, Jean, né le 20 avril 1825, à Grosrederching-et-Singling (Moselle), 1er chasseurs d'Afrique. — Coup de feu au bras droit, fracture de l'humérus, Solférino. — Paralysie et atrophie du bras avec flexion permanente sur le bras. — 25 avril 1860.

VUILLAUME, François-Maurice, né le 6 mars 1826, à Achatel (Moselle), 15e de ligne. — Coup de feu au bras gauche, fracture de la tête de l'humérus, Solférino. — Ankylose incomplète de l'articulation scapulo-humérale, atrophie des muscles de l'épaule et du bras. Gêne de l'extension de l'avant-bras, paralysie incomplète de la main gauche. — 31 mars 1861.

WALTER, Mathias, né le 19 janvier 1827, à Kirtzel (duché de Bade), 72e de ligne. — Coup de feu au bras droit, Solférino. — Cicatrice adhérente à la face interne et au tiers inférieur du bras. — Gratification renouvelable.

AMPUTATIONS DU BRAS.

« Le principe est d'amputer le plus bas possible, le moignon devant être d'autant plus utile qu'il aura plus de longueur. On pourrait ajouter que, plus on s'éloigne de l'épaule, moins les parties à sectionner ont d'épaisseur et de vascularité, et, dès lors, moins de chances d'inflammation, de suppuration, de phlébite et de résorption purulente. Voici un cas où le principe a été poussé aussi loin que possible.

Un zouave a été amputé, il y a deux mois et demi, dans un des hospices de la Lombardie, pour coup de feu au bras, répondant à l'empreinte deltoïdienne. Il est guéri depuis trois semaines environ. Il ne reste guère du moignon de l'épaule que les deux tiers de sa hauteur. Une cicatrice longue de 6 à 7 centimètres, large de 1 centimètre, occupe la partie inférieure du moignon; elle se dirige quelque peu obliquement de haut en bas vers le bord antérieur de l'aisselle, à un travers de doigt au-dessous duquel elle se termine. Le moignon est bien d'aplomb et souple. A aucune époque du traitement, au dire du malade, il ne s'était roidi et convulsé au point de le gêner, et moins encore de le faire souffrir. Je me demandai, à première vue, ce qui avait pu être fait là, lorsqu'au toucher je reconnus au centre du moignon un corps dur et résistant. Ce n'était autre chose que la partie supérieure de l'humérus, laquelle, du côté de la cicatrice, était recouverte par un tissu inodulaire dont l'épaisseur était tout au plus celle d'une petite pièce de monnaie. On avait donc sectionné l'humérus entre l'empreinte deltoïdienne et le trochiter et le trochin, en un point, à en croire les apparences, tout aussi rapproché de ceux-ci que de la première.

« Celui qui avait opéré de la sorte, et très-certainement au milieu de quelques difficultés que tout le monde comprend, était un moine, des mains duquel la même évacuation nous apportait des œuvres beaucoup moins bien réussies : aussi, dans deux coups de feu de la jambe avec bris osseux, il s'était contenté d'enlever les esquilles qui se présentaient d'elles-mêmes, en quelque sorte, aux doigts ou aux pinces du chirurgien, laissant les moins mobiles en place et dans la situation que leur a faite le projectile. La plaie était bourrée de charpie, et, sans qu'on se fût autrement préoccupé des écarts de direction, de forme et de longueur du membre, on avait jeté autour de celui-ci deux ou trois attelles et quelques tours de bandes. Le pansement était renouvelé intégralement chaque jour, et, de la sorte, les manœuvres de chaque jour détruisaient une partie du bénéfice obtenu dans l'intervalle, sans rien corriger. Livrée ainsi aux seuls efforts de la nature, la guérison était devenue ce qu'elle avait pu, c'est-à-dire des plus irrégulières, des plus défectueuses, outre qu'elle était loin d'être complète quand les deux blessés furent placés sous nos yeux. Pour le dire en passant, il est difficile de se faire une idée de la multiplicité des cas de ce genre, dont nous avons été témoin dans l'espace de trois mois. A ne parler que des blessures des membres, combien de coups de feu avec fracture qui, traités de cette façon, et sans autre opposition aux déviations ou raccourcissements pouvant naître de la blessure, que celle qui résulte de l'emboîtement tel quel des parties dans un appareil solide quelconque ; combien de coups de feu, dis-je, ont abouti à de véritables infirmités irrémédiables ! Avec un respect moins religieux des dégâts occasionnés par le projectile, avec plus d'intelligence de la situation et de ses besoins, avec des rectifications ou des retranchements limités et faits à propos et avec ménagement, en un mot, avec des soins moins naïfs, la plupart de ces infirmités pouvaient être conjurées. On n'eût pas été çà et là entraîné ultérieurement à des sacrifices plus graves. Eh bien ! c'est l'un de ces praticiens ayant généralement plus de bon vouloir que d'expérience, qui, sans le savoir sans doute, venait de prouver que l'amputation du bras faite au-dessus de la ligne qui répond à l'insertion du grand pectoral, du grand dorsal et du deltoïde peut réussir, et donner, avec une cicatrice solide, à l'abri des pressions et des excoriations, un moignon régulier et bien posé. Que n'a-t-on pas objecté à une telle amputation ! Tiraillement pénible et douloureux du moignon dans tel ou tel sens, et, partant, cicatrice devant dégénérer fatalement en ulcère fistuleux ; formation d'abcès dans le tissu cellulaire connectif du deltoïde à l'humérus ; propagation de ces abcès jusqu'à l'articulation scapulo-humérale, menacée elle-même déjà d'inflammation par suite de l'ouverture de la gaîne tendineuse de la longue portion du biceps ; chances plus grandes de phlébite et d'infection purulente ; d'autre part, impossibilité de toujours bien déterminer, par ce qu'on voit à l'extérieur, l'étendue des désordres profonds : ce sont là, sans doute, autant de raisons que la théorie ne désavoue pas, mais qui, pour être décisives au point de toujours faire préférer la désarticulation de l'épaule à l'amputation du bras à son extrémité supérieure, ont besoin de s'appuyer sur l'expérience. Or, le fait précité, si l'on pouvait arguer d'un seul fait, les tiendrait sensiblement en échec. A l'objection que, dans une amputation du bras à son extrémité supérieure, il se pourrait que les désordres osseux dépassassent les présomptions du chirurgien et s'étendissent jusqu'à l'articulation elle-même, on pourrait répondre que, le fait une fois constaté, après l'incision circulaire du membre, il suffirait d'abaisser sur celle-ci une incision partant de l'acromion, et de transformer ainsi l'amputation du bras en une désarticulation de l'épaule par la double incision circulaire et longitudinale, méthode de désarticulation que notre camarade Lacauchie avait cherché à généraliser.

« En septembre, nous recevons deux amputations du bras à double lambeau, la base des lambeaux, dans les deux cas, répondant à la partie moyenne du membre. Les amputations ont été faites quinze jours après la bataille de Magenta, et la cicatrisation n'est point encore achevée. Il est vrai de dire que la pourriture d'hôpital est passée sur les deux plaies. Je prends note, non de la lenteur de la guérison, mais de la méthode opératoire employée dans ces circonstances pour arriver à ceci. Le degré d'utilité du moignon, pour le bras, est essentiellement subordonné à sa longueur; on pourrait dire la même chose de l'avant-bras, avec cette clause que la constitution anatomique de celui-ci, à son extrémité inférieure, impose au chirurgien une réserve dont nous parlerons ailleurs. Qu'à l'occasion donc, pour le bras, on prenne ce que le projectile a respecté des parties molles pour en faire un lambeau, au lieu de remonter plus ou moins au-dessus de la blessure, dans le but d'amputer circulairement, je le comprends. On veut conserver du membre tout ce qu'il est possible d'en sauver, et, quand il n'y a que ce moyen d'arriver là, on l'accepte. Mais à quoi bon, quand l'état des chairs n'est pas de nature à embarrasser votre détermination, et que l'amputation circulaire vous donnera le moignon le plus long, préférer à une méthode simple, facile, qui vous conduit sans effort à des résultats qui satisferont tout le monde, celle qui, n'eût-elle que le désavantage de vous faire perdre gratuitement du terrain, vaut déjà moins que l'autre?

14 amputations du bras, avons-nous dit, ont été faites à San Benigno, 8 sur des Autrichiens, 6 sur des Français, 12 ont réussi; 2 se sont terminées par la mort.

Premier cas. — A Solférino, un coup de feu a fracturé comminutivement les deux os de l'avant-bras à sa partie moyenne. Le blessé est évacué successivement de Brescia et de Milan sur Gênes, où il arrive le treizième jour de sa blessure. Il a été pansé simplement jusque-là. Quatre esquilles sont extraites d'une plaie fétide et inondée d'un pus sanieux. Le haut de l'avant-bras, considérablement tuméfié, est disséqué par la suppuration. Il y a beaucoup de fièvre et de la diarrhée; le malade ne cesse de se plaindre; le bras est amputé à son tiers inférieur; les conditions sont médiocrement favorables, sans doute, au succès de l'opération; mais elle seule paraît laisser quelques chances de salut au malade. — La cicatrisation, néanmoins, se fait d'abord d'une façon passablement régulière. Vers le quinzième jour de l'opération, le moignon devient tout à coup douloureux. Il se tuméfie, et le gonflement s'étend à tout ce qui reste du bras. Une suppuration mal liée inonde l'appareil à pansement; elle s'échappe par flots, à la moindre pression, de tous les interstices musculaires, et l'humérus est disséqué par elle jusque dans le voisinage de l'épaule. Songer à désarticuler celle-ci eût été perdre de vue la prédisposition à la purulence qui venait de se révéler deux fois, et d'une manière si accusée chez le même malade, et, de la sorte, compromettre l'opération elle-même. Le blessé succomba cinq semaines après l'amputation du bras, à la douleur, et surtout à la suppuration.

Deuxième cas. — Le 24 juin, une balle, après avoir fracturé en éclats le condyle interne de l'humérus, passe au-devant de l'articulation huméro-cubitale, ouvre l'humérale au moment où elle se subdivise, entame le nerf médian, et sort au côté externe de la partie supérieure de l'avant-bras. — Hémorrhagie abondante sur le champ de bataille; elle se renouvelle deux fois à Milan, où le malade est évacué; on se contente de comprimer. — Lorsque, le 9 juillet, le malade arrive à Gênes, l'avant-bras, énormément gonflé, est froid; un pus sanieux s'échappe de la plaie. A peine le blessé est-il déposé dans l'une de nos salles, que l'hémorrhagie se reproduit. Le bras est amputé immédiatement à son tiers inférieur; le lendemain, survient la diarrhée. Le malade, anémié et très-amaigri, va s'affaiblissant chaque jour; il s'éteint le 25 juillet. Jusque-là, la plaie, blafarde et mollasse, donne un pus séreux : pas la moindre tendance à la cicatrisation.

Ces deux morts ont été données par deux Autrichiens. Bien que le chiffre des Autrichiens opérés à San Benigno ait été inférieur à celui de nos soldats, la plus grande partie des morts par suite d'amputation revient aux premiers. A en juger par l'ensemble des évacuations que nous avons reçues, il était évident que les blessés ennemis, pour lesquels la campagne avait commencé bien avant la nôtre, avaient plus souffert que nous. Ils étaient prisonniers, on ne pouvait, le plus généralement, se mettre en communication d'idées avec eux qu'à l'aide d'interprètes, et, de la sorte, ils se laissaient d'autant moins facilement convaincre de la nécessité du sacrifice qui leur était demandé, qu'en Autriche, l'avenir du soldat mutilé, ou mis dans l'impossibilité, par suite de ses blessures, de suffire à ses propres besoins, n'est pas, à beaucoup près, aussi bien et aussi largement assuré que celui de nos soldats dans la même situation. J'ajouterai que, pour des raisons que je ne connais pas ou que je n'ai pas à apprécier, un temps déjà long était passé sur un certain nombre de blessures graves qui nous étaient envoyées, et que deux ou trois déplacements étaient venus ajouter leur malaise à celui de ces lésions.

Les douze amputations du bras qui ont réussi ont été faites à une distance moyenne de vingt jours de la blessure, de huit jours pour la plus rapprochée de celle-ci, de quarante-quatre jours pour la plus éloignée.

Chez un amputé dont la constitution avait été notablement détériorée par une blessure du coude qui datait de sept semaines, la pourriture d'hôpital survient le trente-deuxième jour de l'opération. En moins d'un jour, elle dévore tout ce qui s'est fait de cicatrices. L'acide sulfurique l'enraye d'emblée. A la chute de l'escarre, la cicatrisation, qui, antérieurement, avait marché avec lenteur, se fait et se complète rapidement cette fois.

Dans un cas où le bras avait été amputé pour fracture comminutive de l'extrémité inférieure de l'humérus, et de l'articulation du coude, le moignon, le septième jour de l'opération, devient douloureux et se gonfle. Les lèvres de la plaie s'écartent et laissent voir à nu l'extrémité sectionnée de l'humérus. Elle est dénudée de son périoste à une hauteur d'un centimètre environ. La moelle, rougeâtre et tuméfiée, proémine à travers le canal médullaire, et commence à former bouchon. A la chute du séquestre, qui ne se laisse détacher que dans la septième semaine, et qui représente une sorte d'entonnoir, dont le sommet répond au canal médullaire, la cicatrisation se fait vite.

Je suis tout naturellement amené à reproduire sommairement les faits qui, à San Benigno, m'ont paru nettement en désaccord avec la théorie, qui ne tendrait à rien moins, en matière d'amputations pratiquées consécutivement aux fractures des membres par armes à feu, qu'à supprimer, en principe, celles faites dans la continuité, pour leur substituer la désarticulation.

Ainsi que je l'ai dit déjà, 14 amputations du bras, toutes consécutives, ont donné 2 morts et 12 guérisons. Or, sept fois il s'est agi de fracture de l'extrémité inférieure de l'humérus, ou de fracas de l'articulation auquel l'humérus prenait part, et six fois sur sept on a réussi. Chez le mutilé de cette série qui succombe, outre que l'humérus a été broyé dans un de ses condyles, l'artère humérale elle-même avait été entamée. Quatre hémorrhagies avaient précédé l'amputation, et c'est sous la pression de la quatrième hémorrhagie que l'opération est pratiquée. Le malade anémié s'éteint, le moignon restant flétri jusqu'au bout. — L'amputation, dans ces sept cas, ainsi que nous l'avons rappelé, a été pratiquée à une distance moyenne de vingt jours de la blessure, les phénomènes d'inflammation et de suppuration étant en pleine acuité, et des symptômes généraux ayant paru, qui témoignaient d'un péril sérieux pour le malade. Ajoutons qu'en vue de conserver au moignon tout ce qu'on pourra de longueur, on se tient éloigné du foyer de la blessure, juste ce qu'il paraît convenable pour rester également en dehors de la lésion osseuse. Une fois, il est vrai, l'ostéomyélite vient retarder la guérison; mais alors, comme elle ne s'indique que le septième jour de l'opération, on est tout aussi autorisé à l'attribuer à l'opération seule qu'à voir en elle le résultat bien tardif d'un coup de fouet imprimé par la scie de l'instrument à ce qui pouvait préexister de cette complication à l'amputation. Dr Maupin, médecin principal.

TABLEAU DES AMPUTATIONS DU BRAS.

GENRES DE BLESSURES	PROJECTILES, ARMES, ETC., QUI ONT PRODUIT LES BLESSURES.																	
	BALLE.			BOULET.			ÉCLATS DE PROJECTILES, BISCAÏENS.			SABRE, BAÏONNETTE, LANCE.			DIVERSES.			TOTAL.		
	Pensionnés.	Sortis guéris ou évacués.	Morts.	Pensionnés.	Sortis guéris ou évacués.	Morts.	Pensionnés.	Sortis guéris ou évacués.	Morts.	Pensionnés.	Sortis guéris ou évacués.	Morts.	Pensionnés.	Sortis guéris ou évacués.	Morts.	Pensionnés.	Sortis guéris ou évacués.	Morts.
Fractures de l'humérus. . .	102	1	96	1	»	1	4	»	1	»	»	»	»	»	»	107	1	98
Id. du coude.	16	»	15	»	»	»	2	»	2	»	»	»	»	»	1	18	»	18
Id. de l'avant-bras. .	9	»	11	2	»	1	»	»	2	»	»	»	»	»	»	11	»	17
Id. de la main. . . .	2	»	4	»	»	»	»	»	3	»	»	»	»	»	»	2	»	7
Après amputation de l'avant-bras.	»	»	3	»	»	»	»	»	»	»	»	»	»	»	»	»	»	3
Sans indications.	»	»	»	»	»	»	»	»	»	»	»	»	»	»	32	»	»	32
	129	1	132	3	»	2	6	»	8	»	»	»	»	»	33	138	1	175
TOTAUX.	262			5			14			»			33			314		

La date terminale de chaque observation sommaire est celle du décret accordant la pension de retraite.

Autrichiens. . . . . 64 amputés ; 41 morts.

Il nous serait bien difficile d'établir le nombre des amputations primitives ou secondaires, la plupart des notes ne donnent aucun renseignement à ce sujet; aussi le tableau que nous pourrions produire serait-il insignifiant. Nous ne pouvons en effet constater que 7 amputations primitives, 17 secondaires ; les 290 autres nous laissent dans l'incertitude.

Nous comptons 64 Autrichiens amputés du bras et 41 morts ; nos chiffres sont-ils exacts ?

Nous ne nous expliquerions pas la mortalité énorme parmi les amputés du bras, si les rapports de divers médecins ne signalaient de déplorables insuccès; nous ne citerons qu'un de ces rapports :

« J'ai été frappé à Bergame, comme à Novare, de la mortalité excessive des amputés du bras : à Novare, elle a été d'un tiers; à Bergame, elle a dépassé la moitié chez les Français, et, chez les Italiens, sur dix amputés, un seul a survécu. » Dr BAIZEAU, médecin-major.

Plusieurs amputés de l'avant-bras ont dû être ultérieurement amputés du bras. Quatre amputés du bras ont dû subir ultérieurement aussi la désarticulation de l'épaule, ce sont :

GAUDOT, Jules-Émile, du 100e de ligne.
CLAVÈRE, Antoine, du 10e bataillon de chasseurs.
CRESSIN, Henri, du 1er zouaves.
M. VERGUIN, Marie, lieutenant au 98e de ligne.

M. FALCON, Pierre-Charles-Théodore, né le 22 février 1807, à Bressel (Italie), chef de bataillon au 86e de ligne. — Fracture comminutive de l'humérus au tiers moyen, coup de feu, Magenta. — Ambulance du quartier général de la garde. — Entré le 5 juin à l'hôpital Majeur de Novare. — Amputation du bras au tiers supérieur. — Évacué le 18 juillet. — Entré à l'hôpital Saint-Maurice et Saint-Lazare, à Turin. — Sorti le 3 août 1859. — En activité, lieutenant-colonel commandant de place à Belfort.

AMPUTATIONS DU BRAS.

ALEXANDRE, Joseph, né le 7 juillet 1837, à Saverne (Bas-Rhin), 12e artillerie. — Fracture comminutive du coude droit, coup de feu, Solférino. — Entré à l'ambulance de la 1re division du 4e corps. — Amputation du bras droit. — 24 février 1860.

ALLAIN, Yves, né le 3 juin 1829, à Bourbriac (Côtes-du-Nord), 3e grenadiers, garde. — Fracture comminutive du coude gauche, coup de feu, Magenta. — Entré le 5 juin à l'hôpital de Novare, amputation du bras le 3 juillet. Évacué le 30 juillet. — Entré le 16 août à l'hôpital de Saint-Mandrier, Toulon. Sorti le 19 août. — 24 février 1860.

AOUSIN-OULD-BRAHIM, né en 1838, à Ekserber (Maroc), 2e tirailleurs algériens. — Fracture comminutive du bras gauche, coup de feu, Magenta. — Amputation du bras. — 16 mai 1860.

ARNAUD, Jean-Baptiste, né le 12 janvier 1836, à Langogne (Isère), 61e de ligne. — Fracture comminutive de l'articulation huméro-cubitale droite, coup de feu, Solférino. — Amputation du bras. — Entré successivement aux hôpitaux de San Bernardino et de Saint-Luc, à Milan. — 18 janvier 1860.

AUBRY, André-Modeste, né le 29 novembre 1829, à Ambrière (Mayenne), 1er voltigeurs, garde. — Fracture comminutive du bras gauche, coup de feu, Solférino. — Amputation du bras. — Avait été blessé à la jambe droite par un éclat d'obus, en Crimée. — 18 janvier 1860.

AUCHARLES, Silvain, né le 5 février 1835, à Cromac (Haute-Vienne), 2e chasseurs à cheval. — Fracture comminutive du bras droit, coup de feu, Solférino. — Amputation du bras. — Hôpital de Carpenedolo. — 25 avril 1860.

BARBIER, Adrien-Étienne-Magloire, né le 27 avril 1839, à Paris (Seine), 55e de ligne. —

Fracture comminutive du bras gauche, coup de feu, Solférino. — Amputation du bras au tiers supérieur. — 3 mars 1860.

Baudinet, Jean-Baptiste-Joseph, né le 31 août 1833, à Nuits (Côte-d'Or), sergent, 86e de ligne. — Fracture comminutive du bras droit, coup de feu, Solférino. — Amputation du bras. — Entré le 19 août à l'hôpital de Saint-Mandrier, Toulon; sorti le 26 août 1859. — 31 mars 1860.

Baumann, Charles-Auguste, né le 16 novembre 1840, à Caen (Calvados), caporal, 55e de ligne. — Coup de feu au bras droit, Solférino. — Amputation du bras. — 3 mars 1860.

Bazalje, Camille, né le 14 novembre 1834, à Thoiras (Gard), 52e de ligne. — Fracture comminutive de l'avant-bras gauche au tiers supérieur, coup de feu, Magenta. — Entré le 5 juin à l'hôpital de Novare. — Amputation du bras, le 3 juillet, au tiers inférieur; évacué le 30 juillet. — Entré le 16 août à l'hôpital de Saint-Mandrier, à Toulon. — Sorti le 10 septembre 1859. — 3 mars 1860.

Benoit, Jean-Baptiste-Joseph, né le 13 juillet 1834, à Roquigny (Pas-de-Calais), 34e de ligne. — Fracture comminutive du bras gauche, coup de feu, Solférino. — Entré à l'ambulance de la 1re division du 1er corps. — Amputation du bras au-dessus du coude, à l'hôpital de Crémone, le 17 juillet. — Entré le 28 octobre à l'hôpital de Saint-Mandrier, Toulon; sorti le 30 octobre 1859. — 25 avril 1860.

Berne, Jean-Antoine, né le 27 octobre 1835, à Anneyron (Drôme), caporal, 100e de ligne. — Fracture comminutive de l'humérus gauche, coup de feu, Solférino. — Amputation au tiers supérieur. — 18 janvier 1860.

Bertrand, Léonard-Antoine, né le 1er mai 1826, à Liége (Belgique), 2e étranger. — Fracture comminutive de l'humérus droit, coup de feu, Magenta. — Entré à l'hôpital de la casa Correzione, à Milan, amputation du bras au tiers supérieur le 21 juin. — Entré le 8 août à l'hôpital Saint-Mandrier, Toulon; sorti le 10 août 1859. — 16 janvier 1860.

Bizien, Jean-Marie, né le 17 juillet 1829, à Pleibert-Christ ou Felangoat (Finistère), 2e voltigeurs, garde. — Fracture comminutive du bras gauche, coup de feu, Solférino. — Amputation du bras à la partie moyenne, le 17 juillet, hôpital de la casa Correzione, Milan. — Entré à l'hôpital de Saint-Mandrier, Toulon, le 19 septembre, sorti le 21 septembre 1859. — 3 mars 1860.

Bonaventure, Democlès, né le ? 1815, à Lyon (Rhône), sapeurs, 91e de ligne. — Fracture comminutive de l'articulation huméro-cubitale, coup de feu, Solférino. — Amputation du bras au tiers inférieur. — 31 mars 1860.

Bostmembrun, Pierre-Annet-Félix, né le 7 mars 1835, à Thiers (Puy-de-Dôme), lieutenant, artillerie à cheval de la garde. — Fracture comminutive du bras droit, coup de feu, Solférino. — Entré à l'ambulance de la 2e division de la garde, évacué sur Castiglione. — Amputation du bras au tiers supérieur. — Entré à l'hôpital de San Benigno, à Gênes, le 4 août, évacué le 5 août. — Entré le 5 août à l'hôpital de Saint-Mandrier, Toulon; sorti le 8 août. — 20 octobre 1860.

Bouchardon, Joseph, né le 18 décembre 1834, à Saint-Vallier (Drôme), bataillon de chasseurs de la garde. — Fracture comminutive de l'humérus gauche, coup de feu, Solférino. — Amputation du bras au tiers supérieur. — 18 janvier 1860.

Bourrust, Bertrand-Augustin, né le 26 octobre 1835, à Boulaur (Gers), 3e zouaves. — Fracture comminutive de l'humérus gauche, coup de feu, Palestro. — Amputation du bras. — 18 janvier 1860.

Bousquet, Jean, né le 24 août 1837, à Vaillac (Lot), 86e de ligne. — Fracture comminutive du bras droit, coup de feu, Solférino. — Amputation du bras. — Entré le 19 août à l'hôpital de Saint-Mandrier, Toulon; sorti le 21 août 1869. — 31 mars 1860.

Bouvet, Louis, né le 5 juillet 1832, au Cheylas (Isère), 15e chasseurs à pied. — Coup de feu à la main droite, Solférino. — Amputation du bras droit. — 16 mai 1860.

Branens, Jean, né le 29 mai 1833, à Uziste (Gironde), sergent, 17e bataillon de chasseurs à pied. — Fracture comminutive de l'avant-bras droit et plaie à la cuisse gauche, coups de feu, Solférino. — Amputation du bras. — 18 janvier 1860.

Brochard, Paul-Jean-Pierre, né le 12 mars 1836, à Saint-Nicolas de Pierrepons (Manche), 1er zouaves. — Coup de feu au bras gauche, Solférino. — Entré à l'ambulance du quartier général du 1er corps. — Amputation du bras à la partie moyenne. — Entré le 19 août à l'hôpital de Saint-Mandrier, Toulon, sorti le 2 septembre. — 4 août 1860.

Cassanac, Antoine-Auguste, né le 10 août 1817, à Dourgne (Tarn), capitaine, 6e bataillon de chasseurs. — Fracture comminutive de l'humérus gauche, coup de feu, Solférino. — Entré à l'ambulance de la 1re division du 4e corps. — Amputation du bras. — Entré le 26 juillet à l'hôpital de Saint-Mandrier, Toulon ; sorti le 4 août. — 8 février 1860.

Chambfort, Etienne, né le 25 octobre 1837, à Molède (Cantal), 41e de ligne. — Coup de feu à la main gauche, Magenta. — Amputation à la partie moyenne du bras. — 24 février 1860.

Chimier, André, né le 26 novembre 1837, à Reterre (Creuse), 41e de ligne. — Coup de feu au bras gauche, Magenta. — Amputation à la partie moyenne. — 24 février 1860.

Clergé, Paul-Marie-Joseph, né le ? 1830, Belgique, 2e zouaves. — Fracture comminutive du bras gauche, coup de feu, Magenta. — Entré à l'hôpital de Fate bene Fratelli, à Milan. — Amputé du bras au tiers supérieur, le 8 juin. — Entré le 19 août à l'hôpital de Saint-Mandrier, Toulon; sorti le 21 août. — 3 mars 1860.

Cochez, Marie-Louis-Victor, né le 13 mars 1830, à Paris (Seine), caporal, 21e de ligne. — Fracture comminutive des deux os de l'avant-bras gauche, coup de feu, Solférino. — Entré à l'hôpital San Ambrogio, Milan. — Amputation du bras. — 8 février 1860.

Colasse, Louis, né le 9 mars 1827, à Cuiry-House (Aisne), sergent, 45e de ligne. — Fracture comminutive de l'humérus gauche, coup de feu, Solférino. La balle pénètre près de l'articulation du coude ; tentative de conservation, deux hémorrhagies peu importantes, arrêtées par le perchlorure de fer. — 11 août, l'articulation se tuméfie, abcès, suppuration abondante, fièvre, délire. — 14 août, hémorrhagie artérielle qui détermine l'amputation. — Amputation du bras au tiers moyen le 14 août à l'hôpital de Crémone. — 19 août, hémorrhagie séro-sanguinolente ; perchlorure. — 20 août, deux hémorrhagies ; anémie profonde, débilité extrême, respiration anxieuse. — 21 août, état très-inquiétant, perchlorure presque pur. Formation d'un caillot obturateur, évacué le 18 octobre. — Entré le 28 octobre à l'hôpital de Saint-Mandrier, Toulon ; sorti le 14 novembre 1859. — 31 mars 1860. — Voir aux Hémorrhagies consécutives, page 353.

Colin, Jean-Marie, né le 11 février 1830, à Plouhinec (Finistère), 85e de ligne. — Coup de feu au coude droit, Magenta. — Amputation du bras. — 31 mars 1860.

Collet, Calixte, né le 11 juin 1833, à Brezins (Isère), 55e de ligne. — Coup de feu au bras droit, Solférino. — Amputation du bras. — 24 février 1860.

Conté, Jean, né le 14 mars 1835, à Prendeignes (Lot), 74e de ligne. — Coup de feu au bras droit, Montebello. — Amputation du bras. — Évacué sur France, *le Météore ;* entré à l'hôpital Saint-Mandrier, le 7 octobre 1859, sorti le 16 octobre. — 14 mars 1860.

Cormier, Auguste-Jean, né le 14 juin 1833, à Sillé-le-Philippe (Sarthe), 100e de ligne. — Coup de feu au bras droit, Solférino. — Amputation à la partie moyenne du bras. — 24 février 1860.

Curnier, Jean-Joseph, né le 9 février 1836, à Limons (Hautes-Alpes), 70e de ligne. — Coup de feu, Magenta. — Amputation du bras. — Entré le 19 août à l'hôpital Saint-Mandrier, Toulon ; sorti le 1er septembre. — 31 mars 1860.

Dautun, Thomas, né le 25 août, à Châteauneuf (Côte-d'Or), capitaine, 3e zouaves. — Fracture comminutive du bras droit, Palestro. — Entré à l'hôpital de Verceil. — Amputation du bras droit à la partie moyenne. — 28 juillet 1860.

Debaude, Louis-Jacques, né le 28 mars 1817, à Rouen (Seine-Inférieure), caporal,

1er zouaves. — Fracture comminutive du bras gauche, coup de feu. Mélégnano. — Amputation du bras. — 14 mars 1860.

DELAUNAY, Louis, né le 19 février 1834, à Neuilly-le-Brignon (Indre-et-Loire), 85e de ligne. — L'avant-bras gauche emporté par un boulet, Magenta. Entré le 5 juin, à l'hôpital de Novare, amputé du bras. — Évacué le 16 juillet. — Cet homme, après sa blessure, se dirigea sur l'ambulance, suivant la route de Magenta à Buffalora. L'avant-bras déchiré en lambeaux laissait voir les chairs pendantes comme une frange, lorsqu'il rencontra l'Empereur accompagné de quelques officiers et du médecin en chef, baron Larrey. Élevant alors son bras mutilé, il cria deux fois : Vive l'Empereur! Le médecin en chef a conservé le souvenir de cette scène, et nous dit que l'Empereur a été vivement ému et a fait prendre le nom de ce brave soldat. — 31 mars 1860.

DELBOVE, Louis-Hubert, né le 18 juillet 1833, à Préséau (Nord), 30e de ligne. — Fracture comminutive du bras gauche à sa partie inférieure, coup de feu, Solférino. — Entré à l'hôpital San Bernardino, à Milan, amputé du bras; évacué le 19 juillet. — Entré le 7 août à l'hôpital de Saint-Mandrier, Toulon; sorti le 14 mars 1830.

DENAIS, Jean-Pierre, né le 18 août 1820, à Noirterre (Deux-Sèvres), 91e de ligne. — Coup de feu au bras gauche, Solférino. — Amputation du bras. — 31 mars 1860.

DERROUET, Eugène-Alexis, né le 19 décembre 1825, à Contest (Mayenne), 90e de ligne. — Coup de feu au bras droit, Magenta. — Amputation du bras. — 31 mars 1860.

D'HIVERS, Edouard-Eugène, né le 21 octobre 1835, à Bobigny (Seine), sergent, 8e de ligne. — Coup de feu au coude droit, Solférino. — Amputation du bras. — 18 janvier 1860.

DISSER, Antoine, né le 7 juillet 1838, à Gettenhausen (Bas-Rhin); 55e de ligne. — Coup de feu au bras gauche et à la cuisse droite, Solférino. Amputation du bras. — 14 mars 1860.

DROUHAUD, Pierre, né le 31 janvier 1834, à Villejésus (Charente), caporal, 30e de ligne. — Coup de feu au bras droit, Solférino. — Amputation du bras. — 14 mars 1860.

DUCOS, Jean-Bazile, né le 16 novembre 1832, à Pouyastruc (Hautes-Pyrénées), sergent, 19e bataillon de chasseurs. — Fracture comminutive du bras droit, coup de feu, Magenta. — Amputation du bras. — 18 janvier 1860.

DUMOULIN, Albert, Joseph, né le 18 mars 1836, à Ruches (Nord), 52e de ligne. — Fracture comminutive du bras, lacération des tissus. — Coup de feu, Magenta. — Amputation du bras. — 3 mars 1860.

DURIEU, Antoine, né le 12 juillet 1834, à Bourust (Lot-et-Garonne), 91e de ligne. — Fracture comminutive du bras. — Coup de feu, Solférino. — Amputation du bras. — 31 mars 1860.

ELLIEN, Yves, né le 22 mars 1836, au Merzer (Côtes-du-Nord), 85e de ligne. — Fracture comminutive de bras droit, coup de feu, Magenta. — Amputation du bras au tiers supérieur, — 30 mai 1860.

FACHE, Charles, né le 4 juillet 1835, à Montbrison (Loire), caporal, 3e zouaves. — Le bras droit emporté par un boulet, Palestro. — Amputation du bras. — 8 février 1860.

FAGES, Bazile, né le 27 octobre 1836, à Lacapelle (Lozère), 86e de ligne. — Fracture du bras gauche, lacération des tissus; coup de feu, Solférino. — Amputation du bras. — 31 mars 1860.

FAUVELLIÈRE, François-Désiré, né le 14 décembre 1827, à la Chapelle-Montligeon, (Orne), 1er voltigeurs, garde. — Fracture comminutive de l'humérus droit, coup de feu, Solférino. — Amputation du bras. — 25 juin 1860.

FÉLIX, Louis, né le 14 octobre 1831, à Chamilly (Saône-et-Loire), 3e zouaves. — Fracture comminutive du bras gauche, coup de feu, Palestro. — Entré à l'hôpital de Verceil le 1er juin. — Amputation du bras. — Sorti le 4 juillet 1859. — 18 janvier 1860.

FRANQUEVILLE, Jean-Baptiste-Apollinaire, né le 16 février 1837, à Mesnil-Brautel (Somme), 70e de ligne. — Fracture comminutive du bras; coup de feu, Mélégnano. — Entré successivement aux hôpitaux de San Ambrogio et Sainte-Prassède, à Milan. — Amputation du bras au tiers supérieur. — 31 mars 1860.

GIRARD, Auguste, né le 17 juin 1834, à Paris (Seine), sous-lieutenant, 70e de ligne. — Fracture comminutive de l'humérus gauche, coup de feu, Magenta. — Entré à l'ambulance du quartier général du 2e corps. — Hôpital Saint-Philippe, Milan. — Amputation du bras au tiers moyen. — 12 décembre 1860.

GOFFINEY, Claude-François, né le 19 juillet 1837, à Pomoy (Haute-Saône), 71e de ligne. — Fracture comminutive du membre supérieur gauche, coup de feu, Solférino. — Amputation du bras. — 25 avril 1860.

GRIMAL, Louis, né le 27 février 1835, au Bastit (Lot), 74e de ligne. — Coup de feu au bras droit, Montebello. — Amputation du bras. — 3 mars 1860.

GROSDEMANGE, Jean-Joseph, né le 23 juin 1821, à Petite-Raon (Vosges), sergent, 1er voltigeurs, garde. — Le bras droit mutilé par mitraille, Solférino. — Amputation immédiate du bras. — 3 mars 1860.

GUERRINI, Ours-Mathieu, né le 24 décembre 1816, à Pumo (Corse), capitaine, 72e de ligne. — Fracture comminutive de l'humérus gauche, coup de feu, Solférino. — Entré à l'ambulance de la 2e division du 2e corps. — Amputation du bras à la partie supérieure. — Entré à l'hospice civil de Castiglione. — 5 décembre 1861.

GUNTHER, Clément, né le 11 novembre 1833, à Lizenhausen (grand-duché de Bade), 2e étranger. — Fracture comminutive de l'humérus droit, coup de feu, Magenta. — Amputation du bras droit. — Entré le 31 juillet à l'hôpital de Saint-Mandrier, Toulon ; sorti le 7 août. — 16 mai 1860.

HABRAM, Alexis, né le 5 juin 1835, à Criste (Drôme), 100e de ligne. — Fracture comminutive de l'humérus droit, biscaïen, Solférino. — Amputation du bras au quart supérieur. — 18 janvier 1860.

HACHET, Jean-François, né le 31 décembre 1835, à Herbignac (Loire-Inférieure), 49e de ligne. — Fracture comminutive de l'humérus gauche avec lacération des tissus, coup de feu, Solférino. — Amputation du bras. — Évacué sur France, sur *l'Ulloa ;* entré le 19 août à l'hôpital Saint-Mandrier, sorti le 27 août 1859. — 31 mars 1860.

HAMEL, Pierre, né le 4 mars 1835, à Jusques (Calvados), 37e de ligne. — Fracture comminutive de l'humérus gauche, coup de feu, Mélégnano. — Entré à l'ambulance du quartier général du 1er corps. Évacué sur Milan, hôpital Maggiore. — Amputation du bras. — Évacué sur France, sur *l'Ulloa.* — Entré le 8 août 1859, à l'hôpital Saint-Mandrier, Toulon; sorti le 10 août. — 8 février 1860.

HÉBERT, Achille, né le 31 mai 1841, à Brie-Comte-Robert (Seine-et-Marne), 45e de ligne. — Coup de feu au bras gauche, Magenta. — Amputation du bras. — 31 mars 1860.

HENRY, Hippolyte-Gustave-Ernest, né le 30 septembre 1835, à Rochefort (Charente-Inférieure), sous-lieutenant, 2e tirailleurs algériens. — Fracture comminutive du bras droit, coup de feu, Solférino. — Amputation du bras au tiers supérieur. — 13 août 1865.

HILDEVERT. — *Voir* à Pierre-Hildevert.

HUMBERT, Jean-Louis, né le 29 mars 1834, à Saint-Gorgon (Vosges), 1er zouaves. — Fracture comminutive du coude, coup de feu, Solférino. — Amputation du bras droit. — 14 mars 1860.

JAGOUDEL, François-Marie, né le 11 avril 1834, à Brehan-Landéac (Morbihan), 53e de ligne. — Coup de feu au bras gauche, Solférino. — Amputation du bras. — 18 janvier 1860.

JEAN LHERMITE, né le 9 août 1831, à Saint-Yrieix (Haute-Vienne), 49e de ligne. — Coup de feu au bras droit, Solférino. — Amputation du bras. — 31 mars 1860.

JUHEL, Jean-Marie, né le 3 août 1834, à Lagarilly (Morbihan), 30e de ligne. — Coup de feu au bras droit, Solférino. — Amputation du bras. — 14 mars 1860.

KEISSER, Vidais-Hyppolite, né le 21 octobre 1834, à Pontavert (Aisne), 8e de ligne. —

1° fracture comminutive de l'humérus; 2° deux plaies contuses au thorax et à la main, coups de feu, Solférino. — Amputation du bras. — 24 février 1860.

KNIVINEN, Pierre, né le 21 janvier 1826, à Bégard (Côtes-du-Nord), 98° de ligne. — Fracture comminutive du bras droit par deux coups de feu, Montebello. — Amputation du bras. — Cet homme avait été blessé devant Sébastopol, par un éclat d'obus à l'épaule gauche et un éclat de pierre au côté gauche de la poitrine. — 18 janvier 1860.

LABROCHE, Pierre-Joseph, né le 28 juin 1837, à Briancourt (Haute-Saône), 65° de ligne. — Coups de feu au bras droit et à la cuisse droite, Solférino. — Amputation du bras. — 14 mars 1860.

LACAZE, Jean-Louis-Simon, né le 26 juillet 1825, à Saint-Béat (Haute-Garonne), capitaine, 2° zouaves. — Fracture comminutive du bras droit, coup de feu, Solférino. — Amputation à la partie moyenne. — 8 janvier 1862.

LAFFOUT, Jean, né le 19 novembre 1834, à Fleurance (Gers), 10° bataillon, chasseurs. —Coup de feu au bras gauche, Solférino.—Amputation au tiers inférieur.—24 février 1860.

LAJUS, Jean, né le 9 novembre 1837, à Estang (Gers), 65° de ligne. —Fracture comminutive du bras droit, coup de feu, Magenta. — Entré le 12 juin à l'hôpital de Fate bene Fratelli, Milan. — Amputation du bras au tiers supérieur le 17 juin. — Entré le 8 août à l'hôpital de Saint-Mandrier, Toulon ; sorti le 10 août pour rejoindre. — 14 mars 1860.

LAQUERBE, Antoine-Paul, né le 30 juin 1834, à Montredon (Tarn), 3° grenadiers. — Fracture comminutive au tiers supérieur de l'avant-bras gauche, coup de feu, Magenta. — Entré le 5 juin à l'hôpital de Novare ; hémorrhagie grave; amputation du bras le 3 juillet. — Évacué le 18 juillet. — Entré le 7 août à l'hôpital Saint-Mandrier, Toulon ; sorti le 25 août. — 24 février 1860.

LARAGÉ, Jean-Louis, né le 13 juin 1837, à Saint-Vallier (Saône-et-Loire), 49° de ligne. — Coup de feu au bras gauche, Solférino. — Amputation du bras. — Entré le 19 septembre à l'hôpital Saint-Mandrier, Toulon ; sorti le 21 septembre. — 31 mars 1860.

LAROCHE, Pierre, né le 26 avril 1834, à Mortiers (Charente-Inférieure), 37° de ligne. — Fracture comminutive du coude droit, Solférino. — Amputation du bras, le 13 juillet, Crémone. — 6 octobre 1860.

LECLECH, Frédéric-Marie, né le 13 août 1831, à Paimbeuf (Loire-Inférieure), 21° de ligne. — Fracture comminutive de l'extrémité inférieure du bras gauche, biscaïen, Solférino. — Amputation du bras. — 8 février 1860.

LEJEUNE, François-Marie, né le 8 avril 1832, à Trégastel (Côtes-du-Nord), 56° de ligne. — Fracture comminutive du bras gauche, coup de feu, Magenta. — Amputation du bras. — 16 mai 1860.

LELOUP, Edmond-Etienne, né le 14 août 1819, à Laroué (Meurthe), capitaine, 19° bataillon, chasseurs. — Fracture comminutive du coude droit, coup de feu, sa compagnie étant déployée en tirailleurs, Solférino. — La balle frappe le coude et sort au milieu de l'avant-bras. — « Au moment du coup, le bruit a été tellement fort, que mon sergent-major, qui se trouvait à cinquante pas de moi, a entendu un bruit analogue à celui que ferait une balle tirée sur une planche à distance rapprochée. » — Entré à l'ambulance de la 2° division du 4° corps, à Médole, et évacué. — Le blessé a le soin de tenir son bras entouré de compresses mouillées et fraîches.—Amputé du bras, au-dessus du coude le 28 juin, à Brescia par M. Isnard. Douze jours après l'opération, le malade se lève environ deux heures par jour. « Du moment où la cicatrisation a été avancée, j'ai éprouvé, dit le malade, dans la main droite un sentiment de chaleur brûlante et des douleurs absolument comme si cette main était encore attachée à mon bras. Les doigts me font mal, je sens que je les fais agir, comme pour les mettre dans une position moins douloureuse soit en ouvrant, soit en fermant la main, mais je sens bien que ces mouvements ne sont pas complets, et ma main me semble toujours à demi-fermée. Ce qu'il y a d'extraordinaire, c'est que je ne souffre pas du moignon, mais uniquement de la main et des doigts qui ne sont plus ; l'avant-bras ne me donne aucune sensation. » — Nommé à une perception. — 25 juin 1860.

Le Pabic, François-Marie, né le 25 mai 1835, à Baud (Morbihan), 100e de ligne.— Coup de feu à l'humérus droit, Solférino. — Amputation au tiers supérieur. — 18 janvier 1860.

Lépine, Pierre-Claudius-Népomucène, né le 11 février 1837, à Evaux (Creuse), sergent-fourrier, 15e de ligne. — Fracture du coude gauche, éclat d'obus. Plaies déchirées aux cuisses, coups de feu, l'un au-dessus de l'arcade crurale, cuisse gauche, l'autre traversant la cuisse droite à sa partie moyenne, Solférino. — Hôpital Majeur, Milan — Amputation du bras gauche. — 18 janvier 1860.

Levret, Nicolas, né le 14 décembre 1834, à Frotey-les-Vesoul (Haute-Saône), 61e de ligne.— Coup de feu au bras gauche, Solférino.— Amputation du bras. — 18 janvier 1860.

Lhermitte, Henri-Joseph, né le 28 novembre 1812, à Séclin (Nord), capitaine, 84e de ligne. Deux coups de feu au bras droit, fracture comminutive, Solférino. — Entré à l'ambulance du grand quartier général, évacué le même jour.—Amputation du bras.—14 décembre 1859.

Liégeois, Jules-Joseph, né le 24 janvier 1837, à Legéville (Vosges), 5e hussards. — L'avant-bras gauche emporté par un boulet, Solférino. — Hôpital San Ambrogio, Milan.— Amputation du bras. — 3 mars 1860.

Lucas, Joseph, né le 28 mars 1835, à Vaux (Vienne), 84e de ligne. — Fracture de l'avant-bras gauche, coup de feu, Montebello. — Entré à l'hôpital du collége national, Alexandrie; amputation du bras au tiers supérieur.—Évacué sur l'hôpital Sainte-Marthe et de là sur Gênes. Entré le 31 août à l'hôpital de Saint-Mandrier, Toulon; sorti le 2 septembre 1859. — 18 janvier 1860.

Malhautier, Louis-Laurent, né le 14 octobre 1834, à Saint-Martin-de-Lansuscle (Lozère), 10e bataillon de chasseurs. — Fracture comminutive de l'avant-bras au tiers supérieur; vaste plaie, coup de feu, Magenta.— Entré le 5 juin à l'hôpital de Novare; amputation du bras au tiers inférieur.— Evacué le 30 juillet. — 24 février 1860.

Mangin, Eugène, né le 10 avril 1834, à Saint-Remy (Vosges), 1er zouaves. — Coup de feu au bras gauche, Mélégnano.—Amputation du bras, évacué sur France, sur *l'Ulloa;* entré à l'hôpital Saint-Mandrier, le 19 août 1859, sorti le 26 du même mois.—14 mars 1860.

Manry, Guillaume, né le 19 janvier 1834, à Lavèze (Puy-de-Dôme), 91e de ligne. — Fracture comminutive de l'humérus, bras droit, coup de feu, Solférino. — Amputation immédiate du bras le 25 juin, hôpitaux de Crémone. — Avait été blessé au bras gauche par un éclat de bombe, devant Sébastopol.— 18 janvier 1860.

Marc Gramont, né le 28 avril 1833, à Angoulême (Charente), 5e bataillon de chasseurs. — Coup de feu au bras gauche, Solférino. —Amputation du bras. — 14 mars 1860.

Maréchal, Marcel-Xavier, né le 9 avril 1820, à Barraux (Isère), capitaine, 1er zouaves. —Fracture comminutive de l'avant-bras gauche, coup de feu, Mélégnano. —Entré à l'hôpital de la Casa Confalonieri, à Milan; amputation du bras à la partie moyenne. Évacué le 5 août. — Rentré en Afrique. — 28 juillet 1860.

Mathot, Pierre-Joseph, né le 21 mars 1821, à Rizet (Belgique), 2e étranger.—Fracture comminutive du bras gauche, coup de feu, Magenta.—Amputation du bras.—16 mai 1860.

Mazure, Jean, né le 20 mars 1833, à Vœuil-et-Giget (Charente), 74e de ligne. — Coup de feu au bras gauche, Solférino. — Amputation du bras. — 3 mars 1860.

Méranger, Jean, né le 20 novembre 1837, à Lombreuil (Loiret), 45e de ligne.—Fracture comminutive du coude droit, coup de feu, Solférino. — Amputation immédiate du bras à l'ambulance. Entré à l'hôpital San Bernardino, Milan.— 31 mars 1860.

Mestrot, Paul, né le 8 novembre 1833, à Meilhan (Lot-et-Garonne), 21e de ligne.— Coup de feu au bras droit, Solférino. — Amputation du bras, le 14 août, à Lodi. —Évacué sur France, sur *le Grégeois*. Entré à l'hôpital Saint-Mandrier, le 16 octobre, sorti le 30 du même mois. — 25 avril 1860.

Méteyé, Pierre-Marie, né le 17 mars 1829, à Redon (Ille-et-Vilaine), sous-lieutenant, 74e de ligne.—Coup de feu au bras droit, Solférino.—Amputation du bras.—28 avril 1860.

MEYER, Jacques, né le 11 septembre 1827, à Ormerswiller (Moselle), 3e grenadiers, garde. —Fracture comminutive du coude gauche, biscaïen, Magenta.—Entré le 5 juin à l'hôpital Majeur de Novare ; amputation du bras à la partie moyenne. — Evacué le 4 juillet. — 28 juillet 1860.

MIDAVAINE, Alexandre, né le 24 mai 1832, à Saint-Amand (Nord), 91e de ligne. — Coup de feu au bras droit, Solférino. — Amputation du bras. — 31 mars 1860.

MILLANVOY, Pierre-Louis, né le 6 mars 1829, à la Rochelle (Charente-Inférieure), sous-lieutenant, 90e de ligne. — Fracture comminutive du coude gauche, coup de feu, Magenta. — Entré le 5 juin à l'hôpital de Novare; amputé du bras le 7 juin; évacué le 30 juillet. — Entré le même jour à l'hôpital de Saint-Maurice et Saint-Lazare à Turin; sorti le 5 août. — 12 décembre 1860.

MINICONI, Jean-François, né le 20 septembre 1837, à Sarrola (Corse), 61e de ligne. — Fracture comminutive du bras droit, coup de feu, Solférino. — Amputation du bras. — 4 août 1860.

MOHAMED-BEN-ABDALLAH, né en 1838, à Tlemcen, province d'Oran, 2e tirailleurs algériens. — Fracture comminutive de l'humérus et du cubitus, bras droit, coups de feu, Robechetto; entré à l'hôpital de Novare; amputation du bras au tiers inférieur. — Évacué le 4 juillet. — 20 octobre 1860.

MOIROUD, Claude, né le 17 décembre 1835, à Brangues (Isère), 52e de ligne.— Fracture du coude droit, coup de feu, Solférino. — Amputation du bras. — 3 mars 1860.

MOIZAN, François-Louis, né le 24 mars 1831, à Favuet (Morbihan), 52e de ligne.— Fracture de l'humérus gauche, coup de feu, Magenta. —Entré à l'hôpital San Ambrogio, Milan. — Amputation du bras. — 3 mars 1860.

MONPAS, Jérôme, né le 1er mars 1833, à Ploerdut (Morbihan), 72e de ligne. — Fracture comminutive du bras droit, coup de feu, Solférino. — Amputation du bras. — 14 mars 1860.

MOUGIN, Alexis, né le 26 mai 1821, à Fèche-l'Eglise (Haut-Rhin), bataillon de chasseurs, garde.—Fracture du bras droit, coup de feu, Solférino.—Amputation du bras.—3 mars 1860.

MURAZZINI, Paul-Vincent, né le 20 octobre 1831, à Mottifao (Corse), sergent, 49e de ligne. — Coup de feu au bras droit, Solférino.—Amputation du bras. — 31 mars 1860.

NEFF, Charles-Adolphe, né le 1er avril 1840, à Bischheim (Bas-Rhin), 91e de ligne. — Coup de feu au bras droit, Solférino.—Entré à l'hôpital Sainte-Prassède, Milan. — Amputation du bras au tiers moyen. — 18 janvier 1860.

NEUVILLE, Antoine, né le 21 janvier 1834, à Mérignac (Corrèze), 15e de ligne. — Fracture comminutive du bras droit, coup de feu, Solférino. — Amputation du bras droit à la partie inférieure. — 18 janvier 1860.

NODENOT, Hyacinthe, né le 26 février 1834, à Bassoues (Gers), caporal, 21e de ligne. — Coup de feu au bras droit, Solférino. — Amputation du bras. — 25 avril 1860.

NOEL, Louis, né le 3 avril 1834, à Saint-Remy (Bouches-du-Rhône), 52e de ligne. — Coup de feu au bras droit, Solférino. — Amputation du bras. — 25 avril 1860.

PAGÈS, Jacques, né le 9 décembre 1835, à Ayguatébia (Pyrénées-Orientales), 65e de ligne. — Coup de feu à l'avant-bras droit et à la cuisse gauche, Magenta. — Hôpital Fate bene Fratelli. — Amputation du bras au tiers supérieur le 21 juin. — 14 mars 1860.

PARROT, Jean, né le 1er août 1835, à Saint-Sylvain-le-Roc (Creuse), 90e de ligne. — Fracture comminutive du coude, coup de feu, Magenta. — Entré le 5 juin à l'hôpital de Novare; amputation du bras le 15 juin. — Évacué le 8 juillet. — 31 mars 1860.

PARTHEL, Auguste, né le 23 octobre 1834, à Minsberg (Prusse), 2e étranger. — Fracture comminutive du bras droit, Magenta. —Amputation du bras, hôpital San Ambrogio, Milan. —Évacué sur France, sur *le Grégeois;* entré le 31 août 1859 à l'hôpital Saint-Mandrier, Toulon; sorti le 18 septembre. — 16 mai 1860.

PEDURAN, Gabriel, né le 4 juin 1835, à Saint-Sulpice (Tarn), 74e de ligne. — Fracture de l'articulation huméro-cubitale, coup de feu, Montebello. — Amputé du bras à Voghera.

Entré le 16 juin à l'hôpital Sainte-Marthe, Alexandrie; évacué le 13 août sur Gênes. — 3 mars 1860.

PÉLISSIER, Jean, né le 3 août 1829, à Léobard (Lot), 6ᵉ bataillon de chasseurs. — Coup de feu au bras droit, Solférino. — Amputation du bras. — 18 janvier 1860.

PELLETIER, Jules-Pierre, né le 7 décembre 1837, à Vitry-le-Français (Marne), 8ᵉ de ligne. — Coup de feu au coude droit, Solférino. — Amputation du bras au tiers inférieur, hôpital Sainte-Prassède, Milan. — 18 janvier 1860.

PEYRE, Blaise, né le 16 juillet 1828, à Sauliac (Lot), 1ᵉʳ voltigeurs, garde. — Fracture comminutive du coude gauche, coup de feu, Solférino.—Amputation du bras.—3 mars 1860.

PICHOT, Emmanuel-Stanislas, né le 29 septembre 1823, à Dun-le-Palleteau (Creuse), sergent, 45ᵉ de ligne. — Fracture comminutive du bras gauche, coup de feu, Solférino. — Amputation du bras. — 4 juin 1860.

PIERRE-HILDEVERT, né le 27 mai 1836, à Albi (Tarn), 21ᵉ de ligne.— Fracture du coude gauche, coup de feu, Solférino. — Amputation du bras. — 8 février 1860.

QUINTLÉ, Jacques, né le 23 juin 1826, à Gueberschwiler (Haut-Rhin), 23ᵉ de ligne. — Coup de feu au bras gauche, Magenta. — Amputation du bras. — 31 mars 1860.

RABOUILLE, Firmin, né le 10 août 1836, à Dury (Somme), 3ᵉ zouaves.—Coup de feu au bras gauche, Palestro.—Entré le 1ᵉʳ juin à l'hôpital Majeur de Verceil; amputation du bras. — Sorti le 20 août. — 18 janvier 1860.

RAFARRA, Marie-Alfred, né le 29 octobre 1831, à Barr (Bas-Rhin), sergent, 6ᵉ bataillon de chasseurs. — Fracture comminutive de l'avant-bras droit, coup de feu, Solférino. — Amputation immédiate du bras le 25 juin, Crémone. — 18 janvier 1860.

RAGOT, Aristide-Pierre, né le 7 janvier 1842, à Nantes (Loire-Inférieure), 49ᵉ de ligne.— Coup de feu au bras droit, Solférino. — Amputation du bras. — 31 mars 1860.

RENAUD, Joseph, né le 19 mars 1836, à Goudrelle (Charente-Inférieure), 98ᵉ de ligne. — Coup de feu à l'avant-bras droit, Solférino. — Amputation du bras au tiers inférieur. — 24 février 1860.

RONSIER, Jean, né le 25 février 1834, à Lentigny (Loire), 3ᵉ grenadiers, garde. — Fracture comminutive du bras droit, coup de feu, Magenta. — Amputation du bras au tiers inférieur. — 1860. Saillie du moignon, nécrose. — 9 février, extraction d'une esquille de 6 centimètres. — 12 février, nouvelle esquille. — 23 mars, nouvelle esquille, guérison. — 16 mai 1860.

RUFFY, François, né le 10 juin 1825, à Rouffange (Jura), sergent, 98ᵉ de ligne. — Fracture comminutive du bras gauche, coup de feu, Montebello. — Entré le 16 juin à l'hôpital Sainte-Marthe d'Alexandrie; amputé du bras gauche. — Évacué le 21 juin sur Gênes. — 18 janvier 1860.

SALERNE, Ignace, né le 19 novembre 1836, à Digne (Basses-Alpes), caporal, bataillon de chasseurs à pied, garde. — Fracture comminutive du bras droit, coup de feu, Solférino. — Amputation du bras au tiers supérieur. — 25 juin 1860.

SARHY, Pierre, né le 11 août 1835, à Amorote Succos (Basses-Pyrénées), 71ᵉ de ligne. — Coup de feu au bras gauche, Solférino. — Amputation du bras. — 25 avril 1860.

SIGU, Jean-Marie, né le 16 mars 1834, à Lézat (Ariége), 10ᵉ bataillon de chasseurs. — Coup de feu au bras gauche, Solférino. — Amputation au tiers inférieur.— 24 février 1860.

STRABONI, Jean-Paul, né le 20 février 1836, à Piétra (Corse), 55ᵉ de ligne.—Coup de feu au bras droit, Solférino. — Amputation du bras. — 31 mars 1860.

THEVENY, Jules-François, né à Palais (Morbihan), caporal, 84ᵉ de ligne. — Fracture comminutive du bras gauche, éclat d'obus, Solférino.—Amputation du bras.—16 mai 1860.

TORRENTI, Horace, né le 25 mars 1827, à Castifao (Corse), 84ᵉ de ligne.—Fracture comminutive du bras gauche, coup de feu, Montebello. — Amputation à la partie moyenne. — 18 janvier 1860.

Vachez, Louis, né le 28 décembre 1823, à Aigueperse (Puy-de-Dôme), 1er zouaves. — Coup de feu au bras gauche, Solférino. — Amputation du bras. — 14 mars 1860.

Vezier, Pierre-Guillaume, né le 26 juin 1827, à Baons-le-Comte (Seine-Inférieure), 3e zouaves. — Coup de feu au bras droit, Palestro. — Amputation du bras. — 18 janvier 1860.

Viennet, Charles-Léopold, né le 9 août 1833, à Flanchebouche (Doubs), caporal, 49e de ligne. — Coup de feu au bras droit, Solférino. — Amputation du bras. — 31 mars 1860.

Vrignaud, Léon-Louis, né le 1er novembre 1823, à Luçon (Vendée), lieutenant, 43e de ligne. — Fracture du bras droit, coup de feu, Solférino. — Amputation du bras. — 17 mars 1860.

Walter, Léopold-Louis, né le 25 mars 1819, à Benfeld (Bas-Rhin), zouaves, garde. — Fracture comminutive du coude, biscaïen, Magenta. — Entré le 5 juin à l'hôpital de Novare ; amputation du bras le 9 juin au tiers inférieur ; évacué le 11 juillet. — 18 janvier 1860.

Willey, Laurent-Casimir, né le 24 mai 1835, à Villedieu (Vaucluse), 100e de ligne. — Fracture comminutive du bras droit, coup de feu, Solférino. — Amputation du bras au tiers supérieur. — 18 janvier 1860.

Wurth, Gaspard, né le 18 septembre 1835, à Galfingen (Haut-Rhin), 43e de ligne. — Fracture comminutive du coude gauche, coup de feu, Magenta. — Entré le 5 juin à l'hôpital de Novare ; amputation du bras ; évacué le 4 juillet. — 31 mars 1860.

Zwingelstein, Xavier, né le 19 février 1836, à Colmar (Haut-Rhin), 2e de ligne. — Coup de feu au bras droit, Solférino. — Amputation du bras à la partie supérieure près de l'acticulation. — 18 janvier 1860.

RÉSECTIONS DE L'HUMÉRUS.

Hôpitaux de Gênes. — « Pour ne parler que de la division de blessés dont je suis chargé, cinq résections de l'humérus à la partie supérieure y sont passées venant des hôpitaux ou hospices du Piémont et de la Lombardie. Dans deux cas, incision longitudinale de l'acromion à l'empreinte deltoïdienne ; dans un troisième cas, lambeau semi-lunaire, à convexité inférieure, comprenant la plus grande partie de l'épaisseur et de la hauteur du deltoïde; dans les deux autres cas, enfin, lambeau allongé coupant en V, par le milieu, le moignon de l'épaule. Dans les trois derniers cas seuls, la cicatrisation est complète. Il ne s'agit probablement ici que d'une éventualité. En constatant le fait, je suis loin de dire que la différence de la méthode ou du procédé employés a fait celle des résultats, et je fais d'autant plus volontiers cette réserve que, dans les résections de la partie supérieure de l'humérus à la suite de coups de feu, la préférence à accorder aux incisions simples, aux boutonnières comme moyen d'attaque de l'articulation est des plus contestables, à mon avis, en admettant même, ce qui n'est pas la règle, que le choix du procédé opératoire soit laissé au chirurgien. Que de cas, en effet, où la lésion ne se borne pas à l'humérus ; où la cavité glénoïde et l'extrémité acromiale de la clavicule y sont comprises ; où la capsule articulaire, les tendons ou prolongements tendineux qui l'entrecoupent, la protégent et la renforcent, sont eux-mêmes labourés et déchirés soit par le projectile, soit par les fragments osseux que celui-ci aura dispersés autour de lui, ou poussés devant lui ! Dans tous ces cas, il importe de débarrasser la plaie non-seulement de la portion humérale fracturée, mais encore de tout ce qui, plus tard, pourrait contrarier indéfiniment sa guérison. D'autre part, de pareilles blessures, ainsi que les opérations en vue desquelles elles sont faites, comportent fatalement une inflammation plus ou moins vive, et, avec celle-ci, une suppuration dont l'abondance et la durée ne sauraient être évaluées qu'approximativement. De là, donc, deux indications essentielles : 1° se donner, en opérant, toute liberté d'action; 2° laisser au pus une issue toujours facile. Or, les boutonnières, en thèse générale, ne répondent pas à ces indications aussi bien qu'il conviendrait. Quelque part qu'on les place, — et chaque jour voit se produire de nouveaux essais à cet endroit, — on n'arrive, dans beaucoup de circonstances, au but qu'en froissant, qu'en tiraillant, qu'en violentant les parties au milieu desquelles on agit. Vainement ajoute-t-on à la boutonnière le débridement sous-cutané latéral : ce qui peut suffire sur le cadavre, là où les parties ont conservé leur normalité de texture et de rapports, ne suffit plus aussi bien alors que l'inflammation survenue a ajouté sa douleur, sa tuméfaction, sa tension. Or, il ne faut jamais le perdre de vue, ce sont là les conditions dans lesquelles on opère généralement dans nos hôpitaux en campagne ; les malades ne nous y arrivent d'habitude qu'un certain nombre de jours après leurs blessures. — Dans les cinq cas de résection de l'extrémité supérieure de l'humérus dont nous donnons ici le résumé, on a, volontairement ou non, laissé les parties se cicatriser aux lieu et place où l'opération les avait mises. Là où l'on a opéré à l'aide d'un lambeau, nous le répétons, la cicatrisation est complète. Dans les deux autres cas, non-seulement la plaie longitudinale faite par l'instrument tranchant n'est point guérie, mais encore, à côté d'elle, de nombreux pertuis fistuleux donnent issue à un pus abondant et de mauvaise qualité. — Sans vouloir violenter l'interprétation ou exagérer la portée de quelques faits particuliers, nous en prenons note volontiers quand la pratique y trouve son profit. — Dans les cinq observations en question, et c'est à cela surtout que nous nous attachons, il existe entre la cavité glénoïde et le point sectionné de l'humérus toute la hauteur de ce qui a été enlevé de celui-ci. Chez les trois malades qui sont guéris de l'opération, là même où la perte de substance n'a guère dépassé le col anatomique de l'os, tout mouvement spontané d'élévation du bras est perdu ; les mouvements en avant et en arrière, les seuls possibles, sont des plus limités, et ils n'ont lieu qu'à la condition que le coude et l'avant-bras, à demi fléchi, seront soutenus, et que, de la sorte, ils deviendront eux-mêmes le véritable point de départ de ces déplacements. A cet effet, les deux malades opérés à l'aide du lambeau en V de Sabatier sont munis d'un appareil composé de trois pièces ; l'une d'elles supporte le coude et l'avant-bras en flexion, une autre embrasse l'épaule et une troisième le bras opéré ; ces deux dernières pièces se lient entre elles, de manière que, dans les quelques mouvements qui lui sont alors permis, le bras trouve dans l'appareil qui l'emboîte avec l'épaule l'appui qui lui manque du côté de l'humérus. De quelque façon qu'on ait adouci les résultats de l'opération, ces résultats n'en sont pas moins des plus regrettables. On a, faute de pansements méthodiques ou continués un temps suffisamment long, compromis le véritable but de l'opération, qui n'est pas seulement de conserver le membre, mais encore de le mettre en rapports tels avec le scapulum que, plus tard, il puisse recouvrer une partie de son action et suffire lui-même à ses propres mouvements. En un mot, quand on pouvait faire mieux, on a substitué à une blessure grave une infirmité réelle, sérieuse et irrémédiable. « Avec le temps, « me disait un de ces blessés, les choses s'arrangeront, le médecin italien qui nous « a opérés a laissé dans la plaie de quoi faire repousser l'os. » Je pensai tout naturellement aux résections sous-périostées et à l'opuscule si remarquable de M. Sédillot sur l'évidement des os, où les faits concernant ces résections ont été si bien disséqués et appréciés. La promesse faite à nos derniers blessés me paraissait d'autant plus irréalisable qu'ils avaient été opérés tous deux pour fracture comminutive de la tête humérale, et qu'alors la conservation du périoste, dilacéré lui-même, avait été chose impossible, au moins pour la portion de l'humérus enlevé, d'autant plus impossible que l'os sous-jacent n'était malade que depuis quelques heures, ou quelques jours à peine. Le moignon de l'épaule, réduit à ses parties molles amaigries, était d'un examen facile. Je le palpai de nouveau avec soin et je ne trouvai rien, absolument rien qui indiquât qu'il se préparât là le plus petit travail de régénération osseuse. On s'était évidemment laissé aller une fois de plus à l'illusion, au lieu de compter sur la bonne position du membre après l'opération pour lui faire retrouver, dans un temps plus ou moins éloigné, une partie de son utilité. Dans le cas qui suit, les choses ont été bien autrement fâcheuses : un intervalle de plus de trois travers de doigt sépare la cavité glénoïde du point où l'humérus a été amputé. C'est un véritable cloaque, dont les téguments et les parties molles sous-jacentes, émaciées et flétries, forment la coque, et de la périphérie duquel un pus de mauvaise nature s'échappe incessamment. Les parties avoisinantes du thorax et le coude sont ulcérés. Il y a près de deux mois que la résection a été pratiquée. L'abondance de la suppuration, la douleur et une diarrhée colliquative ont mis le blessé, officier jeune encore, à deux doigts de sa perte ; on estime que le sacrifice du membre est son unique chance de salut; il le repousse, et, à quelques semaines de là, il succombe en France. « Dans les premiers pansements qui ont suivi l'opération, me disait-il, « on remontait bien mon bras ; mais, dans l'établissement où j'étais, les chirurgiens « se sont succédé les uns aux autres, et nos pansements ont été faits tantôt d'une « façon, tantôt d'une autre. » Ne cessons donc de répéter aux jeunes élèves imposés par la nécessité, que, dans beaucoup de circonstances, en chirurgie, le pansement est tout ou presque tout. Mal fait, ou fait négligemment, il compromet les résultats des meilleures opérations ; fait méthodiquement et avec soin, il peut arriver à corriger ce que ces opérations ont eu d'imparfait. Le cinquième réséqué de l'épaule a été opéré de la même manière que l'officier dont je viens de parler, c'est-à-dire par l'incision longitudinale du deltoïde. L'humérus est écarté de la cavité glénoïde de toute la hauteur de la perte de substance qu'il a subie, c'est-à-dire d'au moins 6 centimètres. Par la plaie de l'opération et les ouvertures fistuleuses qui l'avoisinent s'écoule abondamment un pus mal lié, fétide ; le malade souffre beaucoup, et sa vigoureuse constitution est sensiblement altérée. Je refais dans toute sa longueur la plaie deltoïdienne, présentant çà et là un commencement de cicatrisation, et, avec le doigt, je détruis les tractus celluleux dont est entrecoupée en divers sens la poche qui tient la place de l'humérus enlevé. Je rapproche le bras du scapulum ; mes premiers efforts sont sensiblement contrariés, attendu que les parties molles du moignon de l'épaule à travers lesquelles l'humérus doit arriver à la cavité glénoïde se sont, en quelque sorte, immobilisées sur place pendant deux mois de souffrance et d'inaction. J'insiste, néanmoins, et, six semaines après, le blessé quittait San Benigno, l'humérus en contact avec la cavité glénoïde, et assujetti, dans ses nouveaux rapports, par un appareil inamovible qui rendait le pansement aussi facile qu'inoffensif. La suppuration avait diminué graduellement et la santé était revenue. En un mot, cette fois, les véritables conditions d'une bonne guérison étaient posées. » Dr MAUPIN, médecin principal.

Hôpitaux de Milan. — « Dans la résection de la tête de l'humérus d'après le procédé de Baudens, la conservation de la longue portion du biceps semble possible en raison de la direction de l'incision faite aux parties molles qui permet d'arriver droit sur la gouttière bicipitale. Le tendon doit être dégagé de la gouttière, en quelque sorte énucléé, et tenu à l'écart pendant que la résection s'achève. — Dans l'exécution, cette conservation du tendon du biceps sur un humérus dont la tête est lésée est d'une assez grande difficulté. Un des grands mérites du procédé de Baudens consiste à conserver intacte l'insertion inférieure du deltoïde. On doit pressentir que la longue portion du biceps préservée facilite les mouvements qu'il est si difficile de voir recouvrer aux bras qui ont subi cette opération au delà du lieu d'élection. Mais, tout en reconnaissant l'excellence du procédé de Baudens, il ne faut donc pas en exagérer les avantages consécutifs. » Dr CUVELLIER, médecin principal.

Hôpitaux de Verceil. — GHILORDI, Etienne, Sarde, bersaglier. Fracture comminutive de la diaphyse de l'humérus gauche, coup de feu, Palestro. — Entré le 30 mai aux hôpitaux de Verceil. — Résection sous-périostée de l'humérus le 21 juin, par M. Larghi? — Perte de substance osseuse de 7 centimètres. — Consolidation, avec ankylose de l'articulation scapulo-humérale ; l'avant-bras mobile, guéri le 3 décembre.

ZARNAI, Joseph, Sarde, bersaglier. — Fracture comminutive de la diaphyse de l'humérus, coup de feu, Palestro. — Entré le 30 mai aux hôpitaux de Verceil. — Résection de 4 centimètres de l'humérus. — Consolidation promptement obtenue.

BENESECH, François, Autrichien, régiment Wimpfen. — Fracture comminutive de l'humérus et blessures multiples. — Entré aux hôpitaux de Verceil le 31 mai. — Résection de 5 centimètres de l'humérus (diaphyse), le 8 juillet. — Mort le 26 juillet. — Dr BIMA, médecin divisionnaire de l'armée sarde.

Hôpitaux d'Alexandrie. — Nous citerons de suite deux observations de résection de l'humérus, à l'appui de ce que nous avons déjà dit depuis longtemps au sujet des opérations en général. On se hâte trop d'annoncer des succès ; et, comme beaucoup d'opérateurs ne donnent pas le nom et la situation des opérés, détail cependant si important, non-seulement ils se trompent, mais ils fournissent des éléments faux aux statisticiens consciencieux qui ne peuvent toujours contrôler l'exactitude des résultats annoncés et qui sont exposés à de nombreuses erreurs.

Ces observations concernent le capitaine BOUILLIER, du 43e de ligne, et le fusilier SIAUD, du 90e.

M. BOUILLIER, Jacques-Clément, âgé de 47 ans, capitaine au 43e de ligne, reçoit, le 5 juin au matin, lendemain de la bataille de Magenta, un coup de feu à l'épaule gauche. Après avoir fait de sa cravate une écharpe pour soutenir le membre, le blessé se rend à pied à l'ambulance, pour réclamer des soins. On se contente de suspendre le bras, et le blessé est dirigé immédiatement sur l'hôpital de Novare. Application continue de glace.—Le 11 juin. Il est évacué sur Alexandrie; à son arrivée il se refuse à toute espèce d'investigation, déclarant qu'il se trouve dans un état très-satisfaisant, et qu'il veut continuer le traitement commencé. On souscrit à ses exigences, et le traitement par la glace est continué jusqu'au 15. — Le 15, à la visite du matin, l'épaule est le siége d'un gonflement énorme, le bras est fortement œdématié, et des flots de pus s'échappent par les ouvertures de la balle. Les résistances du malade cèdent devant l'urgence d'établir un diagnostic rigoureux, et l'état suivant est constaté : — L'épaule est traversée horizontalement d'avant en arrière; l'orifice antérieur se trouve au-dessous de l'insertion du grand pectoral, l'orifice postérieur à 2 centimètres en arrière et au-dessus de la base de l'acromion. Les mouvements spontanés sont absolument impossibles, les mouvements communiqués semblent se passer dans le centre de l'articulation et donnent lieu à cette sorte de crépitation sourde et saccadée qui indique des fragments nombreux et volumineux; le doigt indicateur, introduit par la plaie antérieure, pénètre dans un foyer purulent rempli d'esquilles considérables. En explorant plus profondément pour rechercher le fragment supérieur, on arrive sur la tête de l'os, que l'on peut faire basculer dans l'articulation.— La tête de l'os, brisée au niveau du col chirurgical, n'offre pas assez de vitalité pour qu'il soit permis d'espérer une consolidation, rendue d'ailleurs impossible par une perte de substance osseuse de 3 centimètres au moins. — Après s'être assuré de l'état des parties molles et avoir constaté que la lésion porte uniquement sur la tête de l'humérus et le quart supérieur de cet os, on se détermine à pratiquer sur-le-champ la résection du fragment, à enlever la tête de l'humérus et à débarrasser la plaie des esquilles. — Le 17 juin, le malade étant chloroformé, on pratique une incision verticale, de 8 centimètres d'étendue, commençant un peu en dehors de l'apophyse coracoïde, et l'on arrive d'un seul coup de couteau au centre du foyer purulent. Après avoir ponctionné l'articulation à sa partie supérieure interne, on pénètre avec un bistouri boutonné et l'on incise circulairement la capsule articulaire; la tête de l'humérus est extraite; la partie du trajet de la balle, située en arrière de l'os, est nettoyée avec soin et débarrassée de toutes les esquilles. — Manquant de scie à chaînette, pour faire sur place la résection du fragment inférieur, on relève fortement le bras pour faire saillir ce fragment à travers la plaie, on le place dans une encoche préalablement pratiquée à l'extrémité d'une attelle pour refouler et préserver les parties molles, et, d'un trait de scie, l'extrémité irrégulière du fragment inférieur est enlevée, en laissant à l'humérus le plus de longueur possible. — Après avoir nettoyé la plaie et lié quelques petites artères, on applique un appareil méthodique et le malade est reporté dans son lit. La cicatrisation n'a offert dans sa marche aucune particularité digne d'être notée. — Le 5 juillet, la situation du blessé est bonne, l'orifice d'entrée de la balle est cicatrisé. Il reste une plaie linéaire qui donne une suppuration modérée, et le malade, plein de confiance, demande à rentrer en France. — Le 17 juillet, l'état du blessé permet son évacuation sur les hôpitaux de France, moins encombrés que ceux d'Italie. A son départ, la cicatrice est très-avancée; la plaie est réduite à 5 millimètres de largeur. Il reste deux points qui laissent échapper une petite quantité de pus de bonne nature : l'un de ces points correspond à l'ouverture de sortie de la balle; l'autre à la partie moyenne de l'incision. Il y a au coude quelques petites ulcérations qui ont été produites par la pression de l'appareil et qui sont en voie de cicatrisation. L'immobilité prolongée du membre a occasionné un amaigrissement très-sensible, surtout à l'avant-bras et à la main. Cependant les doigts jouissent d'une mobilité parfaite et l'on peut espérer qu'avec du temps et un exercice sagement gradué, *tout le membre finira par reprendre à peu près ses fonctions.* — Évacué sur *l'Eldorado*, entré à l'hôpital Saint-Mandrier, le 26 juillet. — *Mort* à cet hôpital, le 1er août, résorption purulente.

Siaud, Casimir, âgé de 26 ans, fusilier au 90e régiment de ligne, reçoit, le 4 juin, à la bataille de Magenta, un coup de feu qui traverse l'épaule gauche d'avant en arrière; le blessé dit avoir perdu une assez grande quantité de sang; la douleur et l'épuisement le forcent à rester sur le champ de bataille. Il est relevé quelque temps après et transporté à l'ambulance. On fait un pansement provisoire, et Siaud est laissé dans une maison particulière. Il est évacué le 11 sur Alexandrie; le 12, à la visite du matin, on le trouve dans l'état suivant : — Le blessé, d'un tempérament bilieux sanguin, est de petite taille et fortement musclé. L'état général est bon, la douleur très-supportable; le bras est médiocrement gonflé, la suppuration est abondante et de bonne nature. Les mouvements spontanés sont impossibles, le bras est très-mobile; Siaud le soutient avec sa main droite; les mouvements communiqués ont leur centre au-dessous de l'articulation de l'épaule et donnent lieu à une crépitation considérable; en pressant le bras à la partie supérieure on sent les esquilles chevaucher les unes sur les autres en produisant ce bruit particulier qui indique qu'elles sont nombreuses et très-mobiles. La balle a traversé l'épaule presque horizontalement d'avant en arrière, l'ouverture d'entrée se trouve à 2 centimètres au-dessous de l'apophyse coracoïde et l'ouverture de sortie dans la fosse sous-épineuse à la partie moyenne de l'épine de l'omoplate. — Le doigt indicateur introduit par l'orifice antérieur pénètre dans le foyer purulent rempli d'esquilles assez volumineuses. En explorant plus profondément du côté de l'articulation, le doigt déplace des esquilles sans rencontrer de fragment supérieur, qui est représenté par une quantité considérable de fragments adhérents plus ou moins fortement aux parties voisines. L'extrémité supérieure du fragment inférieur est terminée par des pointes rugueuses et des esquilles en éclats dont il est impossible d'apprécier la longueur. — La consolidation étant impossible, — il est urgent de débarrasser l'articulation de toutes les esquilles et de réséquer l'extrémité supérieure du fragment inférieur. — Le 15 juin, pendant l'anesthésie, une incision verticale de 10 centimètres est pratiquée à la partie antérieure de l'épaule. On débarrasse l'articulation en extrayant toutes les esquilles provenant de la fracture de la tête de l'humérus; manquant de scie à chaînette, l'extrémité du corps de l'os est régularisée par un trait de scie et quelques ligatures sont faites avec le plus grand soin. —Le 20 juin, survient, sans motifs appréciables, une hémorrhagie en nappe, très-considérable, et qui affaiblit beaucoup le malade.— Nouvelle hémorrhagie dans la nuit du 21 au 22. Perchlorure de fer. — L'hémorrhagie se renouvelle dans les journées du 22 au 23, et chaque fois avec une intensité de plus en plus inquiétante. — Les muqueuses sont décolorées, le malade est d'une faiblesse extrême, au point de faire concevoir les inquiétudes les plus sérieuses. Après avoir enlevé l'appareil, on visite avec le plus grand soin l'intérieur de la plaie et l'on n'y découvre aucun vaisseau important. Pour se mettre à l'abri d'une nouvelle hémorrhagie qui pouvait emporter le malade, on se décide, non-seulement à enlever les caillots qui existent dans la plaie, mais encore à détruire le commencement d'adhérence qui s'y est formé pour enfoncer un tampon de charpie imbibée de perchlorure de fer dans les cavités les plus profondes de la blessure. L'hémorrhagie ne reparaît pas. —La plaie s'est très-vite détergée et s'est recouverte de bourgeons charnus. La cicatrisation, commencée deux ou trois jours après, a marché avec une rapidité remarquable et régulièrement jusqu'au 15 juillet. A cette époque, un phlegmon se déclare à la partie moyenne et externe de la plaie. Le 19, l'abcès phlegmoneux est ouvert et donne à peu près 150 grammes de pus. Le 23, tout est rentré dans l'ordre, la plaie résultant de l'opération est presque fermée. Le malade conserve une teinte jaunâtre très-foncée, et la décoloration des muqueuses persiste. Cependant les forces reviennent de jour en jour; il y a beaucoup d'appétit, et la *guérison n'est plus qu'une affaire de temps.* — *Mort* le 15 septembre 1859, à Alexandrie.

TABLEAU DES RÉSECTIONS DE L'HUMÉRUS.

GENRES DE BLESSURES.	PROJECTILES, ARMES, ETC., QUI ONT PRODUIT LES BLESSURES.																	
	BALLE.			BOULET.			ÉCLATS DE PROJECTILES, BISCAÏENS.			SABRE, BAÏONNETTE, LANCE.			DIVERSES.			TOTAL.		
	Pensionnés.	Sortis guéris ou évacués.	Morts.	Pensionnés.	Sortis guéris ou évacués.	Morts.	Pensionnés.	Sortis guéris ou évacués.	Morts.	Pensionnés.	Sortis guéris ou évacués.	Morts.	Pensionnés.	Sortis guéris ou évacués.	Morts.	Pensionnés.	Sortis guéris ou évacués.	Morts.
Fractures de la tête de l'humérus.	10	»	9	»	»	»	»	»	»	»	»	»	»	»	»	10	»	9
Fractures de l'humérus. . .	2	»	8	»	»	»	»	»	»	»	»	»	»	»	»	2	»	8
	12	»	17	»	»	»	»	»	»	»	»	»	»	»	»	12	»	17
TOTAUX.	29			»			»			»			»			29		

La date terminale de chaque observation sommaire est celle du décret accordant la pension de retraite.

RÉSECTIONS.	Pensionnés.	Sortis ou évacués.	Morts.	TOTAL.
Primitives.	»	»	»	»
Secondaires.	8	»	4	12
Sans indications.	4	»	13	17
	12	»	17	29

Deux résections secondaires de la tête de l'humérus ont nécessité l'amputation ultérieure. (Voir BEC et BUQUET, aux amputations du bras.)

9 Autrichiens ont été opérés, 4 sont morts, 2 ont été évacués sur l'Autriche, 3 échappent à nos recherches.

RÉSECTIONS DE L'HUMÉRUS.

AHMED-BEL-HADJ, né en 1835, à Tebessa (Constantine), 3e tirailleurs algériens.—Fracture de la tête de l'humérus gauche, coup de feu, Solférino. — Résection de la tête de l'humérus. — 4 août 1860.

ASTIER, Gilbert, né le 19 mai 1834, à Chap-des-Beaufort (Puy-de-Dôme), 52e de ligne. — Fracture comminutive de l'humérus, coup de feu, Solférino. — Résection d'une partie de l'humérus à sa partie moyenne : raccourcissement du membre, atrophie et paralysie consécutive du bras, de l'avant-bras et de la main. — 4 août 1860.

BETBÉDER, Louis, né le 5 octobre 1832, à Serres-Sainte-Marie (Basses-Pyrénées), 74e de ligne. — Coup de feu au bras droit, Solférino. — Résection de la tête de l'humérus. — 30 mai 1860.

FERREN, Joseph, né le 10 mai 1834, à Carpentras (Vaucluse), 100e de ligne. — Coup de feu au bras droit, Solférino. — Résection de la tête de l'humérus. — Entré le 28 octobre à l'hôpital Saint-Mandrier, Toulon ; sorti le 9 novembre. — 25 avril 1860.

FORNET, Louis-Joseph-Dominique, né le 14 août 1832, à Louvres (Seine-et-Oise), sergent, 3e grenadiers, garde. — Coup de feu à l'épaule gauche, Magenta, vers 4 heures du soir. — Pansement simple immédiat, se rend à pied à l'ambulance, syncope. — Évacué le soir sur une charrette, il entre dans un des hôpitaux de Novare ; extraction de la balle par l'ouverture d'entrée. — Évacué le 9 ; entré le 11 juillet à l'hôpital San Stephano, Alexandrie. Vaste phlegmon érysipélateux, suppuration très-abondante, faiblesse extrême, syncopes, exploration : foyer rempli d'esquilles ; articulation largement ouverte. — Résection de la tête de l'humérus le 13 juin. — 26 juillet, cicatrisation avancée, il ne reste qu'une petite plaie de 5 millimètres ; bonnes conditions générales. — Évacué sur France. — Entré le 28 août à l'hôpital Saint-Mandrier, Toulon ; sorti le 14 novembre. — A son arrivée à Alexandrie le 11, on constata l'état suivant : — La partie supérieure du bras est le siége d'un vaste phlegmon érysipélateux ; tout le membre est très-engorgé ; la suppuration extrêmement abondante ; le malade est très-faible ; à peine le fait-on asseoir sur son lit pour explorer la blessure, qu'il tombe en syncope ; le même accident s'est reproduit plusieurs fois. Les mouvements spontanés sont impossibles ; les mouvements communiqués se passent dans l'articulation scapulo-humérale. En pressant le bras à la partie supérieure on éprouve la sensation d'un froissement d'esquilles. L'orifice d'entrée de la balle se trouve à la partie moyenne du deltoïde : la balle, après avoir fracturé l'humérus, est restée dans la plaie et a été extraite à Novare par l'ouverture d'entrée.—Le doigt indicateur, introduit dans la plaie, pénètre dans un foyer rempli d'esquilles. Cependant l'exploration, poussée aussi loin que possible, ne donne pas la sensation d'une solution de continuité du corps de l'humérus ; il est urgent d'extraire les esquilles volumineuses qui s'opposent à la consolidation ; d'explorer directement l'étendue et la gravité des lésions ; de pratiquer, séance tenante, une résection si elle semble indiquée. — Le malade étant chloroformé, on pratique une incision verticale de 10 centimètres, partant de l'acromion et passant par l'orifice même de la balle. Après avoir extrait les esquilles, qui remplissent le foyer, on trouve l'os éclaté à partir du point où la balle avait pénétré, c'est-à-dire depuis l'insertion du grand pectoral jusqu'à l'extrémité de la tête de l'humérus. Il reste seulement à la partie interne une lame mince de tissu osseux continue avec le corps de l'os. La plaie osseuse pénètre dans l'articulation, qui se trouve largement ouverte ; les parties molles sont intactes, à part le phlegmon qui existe à la partie supérieure du bras. — La consolidation jugée impossible, on se décide à réséquer immédiatement l'humérus. Après avoir terminé l'opération, fait la ligature de quelques vaisseaux peu volumineux et tamponné la plaie avec de la charpie imbibée de persulfate de fer, afin de conjurer une hémorrhagie en nappe qui menace de devenir sérieuse, on soutient le bras avec une écharpe et l'on applique un bandage roulé pour fixer le bras sur le thorax. — La cicatrisation marche sans présenter d'autres particularités que le retard nécessaire pour l'élimination des escarres du sel de fer. Pendant plusieurs jours, on aperçoit la cavité glénoïde parfaitement intacte et qui, à aucune époque, n'a présenté de tendance à l'exfoliation. Les bourgeons charnus se développant sur les parties profondes, on place des bandelettes de diachylon sur la partie supérieure du membre, afin de maintenir les surfaces en contact. — A partir de ce moment la cicatrisation marche rapidement. — 26 juillet, il reste une plaie de 5 millimètres de largeur, et le blessé est dans les meilleures conditions de santé. — L'avant-bras et la main du côté malade ont subi un certain degré d'atrophie ; il existe au coude une ulcération de la grandeur d'une pièce de un franc. — *Pensionné*, décret du 25 juin 1860. — Dr MAUDUIT, médecin-major.

JEAN, Narcisse-Xavier, né le 13 avril 1836, à Boinvilliers (Seine-et-Oise), 1er zouaves. — Fracture de la tête de l'humérus gauche, coup de feu, Solférino. — Résection de la tête de l'humérus le 31 juillet ; la main et les doigts ont conservé leurs mouvements. — Entré le 4 novembre à l'hôpital de Saint-Mandrier, Toulon ; sorti le 14 novembre. — 4 août 1860.

LASPARET, Jean, né le 25 octobre 1828, à Gens (Basses-Pyrénées), 1er zouaves. — Fracture de la tête de l'humérus gauche et plaie pénétrante à la partie supérieure droite de la poitrine, sortie du projectile à l'angle inférieur de l'omoplate, coups de feu, Mélégnano. — Entré à l'hôpital San Ambrogio, Milan ; résection de la tête de l'humérus, le 25 juin. — Entré le 4 novembre à l'hôpital de Saint-Mandrier, Toulon ; extraction de parties osseuses nécrosées ; sorti le 6 novembre 1859. — 6 octobre 1860.

PARADIS, Hippolyte-Marie, né le 8 septembre 1835, à Lyon (Rhône), sergent, 100e de ligne. — Coup de feu à l'épaule droite, fracture comminutive, Solférino. — Résection de l'humérus, fausse articulation. — 6 octobre 1860.

PERNOT, Jean-Baptiste-Ferjeux, né le 30 janvier 1833, à Servance (Haute-Saône), 71e de ligne. — Fracture comminutive de la tête de l'humérus droit, coup de feu, Solférino. — Évacué sur France, sur *le Grégeois*. — Entré le 29 septembre à l'hôpital de Saint-Mandrier, Toulon. Résection de la tête de l'humérus le 7 octobre ; sorti le 28 janvier, bonnes conditions. — La balle, entrée à 0m03 au-dessous de l'extrémité externe de la clavicule, immédiatement en dehors de la saillie de l'apophyse coracoïde, est sortie un peu au-dessus de l'empreinte deltoïdienne. — Pendant un long séjour du blessé à l'hôpital de Plaisance, trois esquilles provenant de l'apophyse coracoïde ont été successivement extraites ; un abcès volumineux, développé dans l'épaisseur du bras, a été ouvert au niveau de la partie moyenne du membre et à sa face externe ; il a fourni une grande quantité de pus phlegmoneux ; la suppuration a persisté. — 7 octobre. La suppuration augmentant et la constitution du malade s'altérant d'une manière inquiétante, la résection de l'extrémité supérieure de l'humérus est jugée nécessaire. Elle est pratiquée dans l'anesthésie chloroformique, à l'aide d'un lambeau deltoïdien à sommet inférieur. Cinq ligatures sont posées ; la plaie est réunie par six points de suture entortillée. Un bandage spiral ascendant entoure tout le bras et le coude maintenus par une écharpe. — L'examen du segment osseux enlevé, dont la longueur est de 0m07, montre une gouttière profonde creusée par le projectile sur la portion articulaire de la tête humérale ; elle est obliquement dirigée de haut en bas et de dedans en dehors et masquée par des productions vasculaires grisâtres et du pus fétide. — Cette extrémité rouge, ramollie, présente tous les caractères de l'ostéomyélite. — Au point de la section, les surfaces osseuses sont rouges, friables, et font craindre à un certain degré la même altération au-dessous. — 8 octobre. Nuit tranquille, pas de fièvre. — 2 novembre. Un abcès se forme à l'angle interne de la cicatrice, vers la plaie d'entrée de la balle. On l'incise et il fournit du pus pendant deux ou trois jours seulement. — 13 novembre. Accès de fièvre, non précédé de frissons. — Le sulfate de quinine est administré pendant quelques jours ; la fièvre ne reparaît plus. — 10 janvier 1860. Après de nombreuses péripéties, qui ont parfois inspiré de vives inquiétudes, la guérison paraît complète. — Plus de douleurs ni de gonflement dans l'os. La bande roulée est retirée, et le malade commence à se servir de son membre. Les mouvements du bras sont encore assez difficiles, mais ceux de l'avant-bras et de la main s'exécutent très-bien. — 28 janvier. Pernot sort de l'hôpital et est dirigé sur le dépôt de son régiment. — *Retraité*, décret du 6 octobre 1860. — J. Roux, médecin en chef de la marine, Toulon.

Pouch, François, né le 29 novembre 1826, à Allossac (Corrèze), 11e bataillon de chasseurs. — Coup de feu à l'épaule droite, Magenta. — La balle, après avoir fracturé la tête de l'humérus, est allée se fixer sous l'omoplate. — Hôpitaux de Milan, Casa Correzzione. Le 6 juin, débridement, sortie de morceaux de vêtements. — Résection de la tête de l'humérus le 10 juillet, par M. Fropo, médecin-major, appelé par le Dr Alfieri. — Esquille détachée du bord supérieur de la cavité glénoïde. Balle extraite par incision au bord supérieur de l'omoplate. — Entré à l'hôpital Saint-Mandrier le 19 septembre 1859 ; guérison complète ; mouvements du bras impossibles, mouvements de l'avant-bras et de la main un peu gênés ; douleurs légères et intermittentes ; sort le 21 septembre pour rejoindre son bataillon. — 14 mars 1860.

Rey, Sébastien, né le 29 juin 1827, à Sermerieu (Isère), 2e voltigeurs, garde. — Fracture comminutive de l'humérus droit, lésion de l'omoplate, coup de feu, Solférino. — Résection de la tête de l'humérus par M. Leuret, médecin principal, vingt jours après la blessure. — Entré le 20 juin 1860 à l'hôpital du Gros-Caillou à Paris, trajets fistuleux sur le bord de l'omoplate ; sorti le 16 octobre 1860. — 6 octobre 1860.

Tribillac, Antoine, né le 24 décembre 1833, à Escouloubre (Aude), 86e de ligne. — Fracture comminutive de l'humérus droit, coup de feu, Solférino. — Résection de la tête de l'humérus par le Dr Ciniselli, directeur de l'hôpital de Santa Chiara. — 6 mars 1861.

BLESSURES DE LA RÉGION HUMÉRO-CUBITALE.

Hôpitaux de Milan. — Les blessures graves de la région huméro-cubitale, les fractures comminutives compliquées de lésions s'étendant jusqu'à l'articulation, sont de celles qui ont retiré le plus d'avantages de la temporisation. A moins de désordres tellement étendus que l'amputation fût exigible sur le champ de bataille, il nous fut permis pour cette région d'attendre plus longtemps qu'on ne le pense en général.

Les faits suivants, pris au hasard parmi de nombreux cas analogues, viennent à l'appui de cette opinion. (Voir GIRARD, Louis, du 70e, et RANCILIAC, Jean, sergent au même régiment.) — Dr CUVELLIER, médecin principal.

Hôpitaux de Montechiaro. — « Un soldat de la ligne avait reçu à la face antérieure du pli du bras, un peu en dehors de la ligne médiane, une balle qui, après avoir brisé la tête du radius, traversa l'articulation du coude d'avant en arrière et de dehors en dedans. Je crus pouvoir me dispenser de toute opération et opérer la guérison en comptant sur une ankylose. Cependant il survint une arthrite intense qui se compliqua de fusées purulentes du côté du bras et de l'avant-bras; la tête du radius fut éliminée tout entière vers le vingtième jour; néanmoins, lorsque je quittai Montechiaro, cette blessure marchait évidemment vers la guérison; les foyers étaient détergés, et la suppuration beaucoup moins abondante. J'ai eu bien soin de faire tenir l'avant-bras fléchi sur le bras, et la main en pronation, pour laisser le membre, après l'ankylose, dans la position la plus favorable aux usages qu'il pourra encore remplir. » — Dr GAUJOT, médecin aide-major.

« Une plaie du coude, suivie de l'amputation du bras, chez le nommé M***, caporal au 74e de ligne, mérite d'être rapportée, en raison de la singularité du projectile qui a causé les désordres. Ce jeune militaire a eu, en effet, l'articulation huméro-cubitale traversée d'outre en outre par la baguette quadrilatère (longue de plus d'un mètre sur deux centimètres de côté) d'une fusée. Ce qu'il y a de plus extraordinaire, c'est que cette javeline était restée implantée dans le coude, d'où elle a été arrachée par le blessé lui-même, qui s'en est ensuite servi comme d'une canne pour gagner l'ambulance. A l'autopsie de l'article, après l'amputation, j'ai montré aux assistants une grande quantité de débris ligneux solidement fixés dans les cartilages articulaires entre les fragments osseux de l'humérus. » — BERTHERAND, médecin principal.

TABLEAU DES BLESSURES DE LA RÉGION HUMÉRO-CUBITALE.

GENRES DE BLESSURES.	PROJECTILES, ARMES, ETC., QUI ONT PRODUIT LES BLESSURES.																	
	BALLE.			BOULET.			ÉCLATS DE PROJECTILES, BISCAÏENS.			SABRE, BAÏONNETTE, LANCE.			DIVERSES.			TOTAL.		
	Pensionnés.	Sortis guéris ou évacués.	Morts.	Pensionnés.	Sortis guéris ou évacués.	Morts.	Pensionnés.	Sortis guéris ou évacués.	Morts.	Pensionnés.	Sortis guéris ou évacués.	Morts.	Pensionnés.	Sortis guéris ou évacués.	Morts.	Pensionnés.	Sortis guéris ou évacués.	Morts.
Plaies contuses.	2	23	»	»	»	»	1	»	»	1	7	»	»	»	»	4	30	»
Plaies compliquées.	41	8	9	»	»	»	»	3	»	»	1	»	1	»	»	42	12	9
Coups de feu.	33	28	8	»	»	»	»	»	»	»	»	»	»	»	»	33	28	8
Luxations.	»	»	»	»	»	»	»	»	»	»	»	»	2	»	»	2	»	»
Contusions.	»	3	»	»	»	»	»	1	»	»	»	»	»	3	»	»	7	»
Sans indications	»	»	»	»	»	»	»	2	»	»	»	»	»	14	»	»	16	»
	76	62	17	»	»	»	1	6	»	1	8	»	3	17	»	81	93	17
TOTAUX.	155			»			7			9			20			191		

La date terminale de chaque observation sommaire est celle du décret accordant la pension de retraite.

BLESSURES DE LA RÉGION HUMÉRO-CUBITALE.

ALLARD, François, né le 12 juillet 1832, à Chouville (Meuse), 3e chasseurs d'Afrique. — Coup de feu et coup de baïonnette au coude droit, Solférino. — Ankylose de l'articulation huméro-cubitale droite dans la demi-flexion ; le projectile a traversé la partie supérieure de l'avant-bras, et la baïonnette a pénétré au pli du coude. — 26 janvier 1862.

Amar-ben-Mohamed, né le..... 1829 (Constantine), 2e tirailleurs algériens. — Coup de feu au coude droit, Solférino. — Ankylose complète de l'articulation huméro-cubitale droite, dans la flexion ; le projectile a traversé cette articulation et fracturé l'olécrane. — 30 mai 1860.

Aveline, Pierre-François, né le 20 octobre 1835, à Plénée-Jugon (Côtes-du-Nord), 91e de ligne. — Coup de feu au coude droit, Mélégnano. — Rétraction permanente de l'avant-bras, impossibilité des mouvements de pronation et de supination. — 4 juin 1860.

Baconier, Jean-Louis, né le 22 octobre 1834, à Vals (Ardèche), bataillon de chasseurs, garde. — Coup de feu au coude gauche, Solférino. — Ankylose de l'articulation huméro-cubitale avec flexion de l'avant-bras sur le bras et atrophie. — 26 janvier 1862.

Badillé, Louis, né le 21 mai 1833, à Saint-Benoît (Indre-et-Loire), 3e grenadiers, garde. — Coup de feu au coude droit, Magenta. — Ankylose incomplète de l'articulation huméro-cubitale droite, avec rétraction permanente des deux derniers doigts de la main correspondante et gêne dans les mouvements du médius. — 6 mars 1861.

Baud, Jules-Clovis, né le 4 février 1837, à Châtillon (Jura), 85e de ligne. — Coup de feu au coude droit, fracture de l'olécrane et de l'extrémité inférieure de l'humérus, Magenta. — Ankylose complète de l'articulation huméro-cubitale, avec flexion permanente et à angle droit de l'avant-bras sur le bras. Atrophie du membre, qui est dans la pronation, et gêne des mouvements des doigts; nombreuses cicatrices. — 6 octobre 1860.

Beaurain, Pierre-Gondrand, né le 6 mars 1833, à Valines (Somme), 8e de ligne. — Coup de feu au coude gauche, Solférino. — Ankylose incomplète de l'articulation huméro-cubitale gauche, atrophie du bras. — Gratification renouvelable.

Berthelot, Henri-Anatole, né le 3 juillet 1837, à Sully-sur-Loire (Loiret), 1er zouaves. — Coup de feu au coude gauche, Solférino. — Ankylose complète de l'articulation huméro-cubitale gauche, avec demi-flexion de l'avant bras sur le bras et extension permanente des doigts ; le projectile a traversé l'articulation. — 4 août 1860.

Besseau, Louis, né le 29 novembre 1834, à Notre-Dame-du-Mont (Vendée), 70e de ligne. — Coup de feu au coude gauche, Magenta. — Ankylose complète du coude gauche dans la flexion, avec atrophie du membre. — 25 juin 1860.

Bilkassem-ben-Ahmed, né le..... 1828, à Constantine (Algérie), sergent, 3e tirailleurs algériens. — Coup de feu au coude droit, fracture de l'articulation, Solférino. — Ankylose du coude et atrophie de tout le membre. Extraction d'esquilles et ouverture de nombreux abcès. — 8 mars 1862.

Bodin, Charles-François, né le 21 janvier 1836, à Saint-Christophe (Indre), 73e de ligne. — Plaie déchirée au coude et fracture de l'extrémité supérieure du cubitus; coup de feu, Solférino. — Ankylose complète de l'articulation huméro-cubitale gauche dans la flexion, avec engorgement et amaigrissement du membre. — 30 mai 1860.

Bodin, Auguste-Sylvain, né le 13 mai 1835, à Levrou (Indre), artillerie, garde. — Arthrite chronique du coude gauche, plaie fistuleuse ; anémie. — Gratification renouvelable.

Bouillant, Pierre, né le 10 mai 1834, à Guérande (Loire-Inférieure), 70e de ligne. — Coup de feu au coude gauche, Magenta. Ankylose de l'articulation huméro-cubitale gauche et atrophie du membre. — 30 mai 1860.

Boussard, Victor-Clément, né le 14 août 1836, à Paris (Seine), 15e de ligne. — Coup de feu au coude droit et coup de baïonnette à l'avant-bras, Mélégnano. — 1° Plaie compliquée à la partie antérieure interne du coude; esquilles; coup de feu; 2° coup de baïonnette à la partie supérieure externe de l'avant-bras, à travers la masse musculaire externe. — Atrophie incomplète de l'avant-bras droit, avec gêne dans la flexion des doigts, motamment du pouce. — 25 juin 1860.

Brégeot, Michel, né le 5 février 1834, à Denœuvre (Meurthe), 1er chasseurs d'Afrique. — Coup de feu au coude gauche, Solférino. — Ankylose complète du coude gauche dans la flexion à angle droit ; le projectile a ouvert l'articulation huméro-cubitale et fracturé comminutivement le cubitus, à sa partie supérieure. — 4 juin 1862.

Calvayrac, Germain, né le 20 février 1836, à Belput (Aude), 34e de ligne. — Coup de feu au coude gauche, Solférino. — Ankylose de l'articulation huméro-cubitale. — 4 juin 1860.

Calvet, Antoine, né le 22 avril 1824, à Belcastel (Aveyron), 84e de ligne. — Coup de feu au coude droit, Montebello. — Ankylose complète du coude droit dans la flexion, avec amaigrissement du membre. — 30 mai 1860.

Carron, Louis-Victor, né le 30 avril 1837, à Boissy-Fresnoy (Oise), 70e de ligne. — Plaie contuse à l'articulation huméro-cubitale droite; coup de feu, Magenta. — Gêne dans les mouvements. — Gratification renouvelable.

Chanat, Jean-Baptiste, né le 4 décembre 1823, à Beaucaire (Gard), 3e grenadiers, garde. — Coup de feu au coude gauche, fracture de l'olécrane, Magenta. — Ankylose de l'articulation huméro-cubitale. — 11 juillet 1860.

Chaussigaud, Jean, né le 1er juin 1835, à Oradour-Saint-Genest (Haute-Vienne), 6e de ligne. — Coup de feu au coude gauche, fracture de l'articulation, Solférino. — Ankylose de l'articulation huméro-cubitale gauche, dans le sens de la flexion. — 14 mars 1860.

Chevalier, Louis, né le 27 mars 1834, à Nalliers (Vendée), 15e de ligne. — Coup de feu au coude gauche, Solférino. — Ankylose complète de l'articulation huméro-cubitale, dans la flexion. — 3 mars 1860.

Chipeaux, Joseph, né le 20 mars 1832, à Auxelle-Bas (Haut-Rhin), 2e grenadiers, garde. — Séton au pli du bras gauche; fracture? et séton au flanc droit, coup de feu, Magenta. — Ankylose complète de l'articulation huméro-cubitale du côté gauche, avec extension permanente de l'avant-bras sur le bras, plaies fistuleuses, paralysie des doigts. — 4 août 1860.

Clanet, François, né 20 août 1834, à Villefort (Aude), 52e de ligne. — Coup de feu au coude gauche, Magenta. — Ankylose incomplète du coude, flexion permanente des doigts et du pouce. — Gratification renouvelable.

Collet, Pierre, né le 13 janvier 1834, à Champagné (Sarthe), 2e zouaves. — Coup de feu à l'articulation huméro-cubitale droite, fracture de l'extrémité supérieure du cubitus, Magenta. — Gêne dans les mouvements de l'avant-bras. — Gratification renouvelable.

Compagnet, Jean-Bernard, né le 6 janvier 1836, à Ancizan (Hautes-Pyrénées), 61e de ligne. — Coups de feu au coude gauche et à la cuisse droite, Solférino. — Gêne dans les mouvements de l'avant-bras et de la main. — Gratification renouvelable.

Cousin, Auguste-Nicolas, né le 28 août 1829, à Loches (Aube), 70e de ligne. — Coup de feu au coude droit, Magenta. — Ankylose du coude droit dans la flexion; atrophie de l'avant-bras et de la main. — 25 juin 1860.

Cros, Étienne, né le 8 janvier 1834, à Fraisse (Hérault), 74e de ligne. — Coup de feu, séton à la poitrine et au coude gauche, Solférino. — Paralysie de l'avant-bras et de la main, avec ankylose de l'articulation huméro-cubitale. Le projectile, entré au niveau du tiers inférieur du radius, est sorti vers l'épitrochlée, après avoir traversé l'article. — 30 mai 1860.

Dany, Henri, né le 15 septembre 1837, à Monteux (Vaucluse) 45e de ligne. — Coup de feu au pli du bras gauche; lésion du tendon du biceps, Magenta. — Ankylose de l'articulation huméro-cubitale. — Gratification renouvelable.

Débaine, Benoit, né le 23 juillet 1836, à Sallèdes (Puy-de-Dôme), 72e de ligne. — Coup de feu au coude droit, Solférino. — Ankylose, émaciation et gêne des mouvements. — 3 mars 1860.

Dessez, Jean-Louis, né le 23 septembre 1826, à Vergaville (Meurthe), sergent, 1er voltigeurs, garde. — Coup de feu au coude droit, Solférino. — Ankylose complète de l'articulation huméro-cubitale. Le projectile a traversé l'article et fracturé les surfaces articulaires. — 16 janvier 1861.

Djeloul-ben-Alia, né le..... 1822, à Médionna (Alger), 2e tirailleurs algériens. — Coup de feu au coude gauche, Solférino. — Perte de l'usage du bras gauche, qui est atrophié. Le projectile a traversé l'articulation. — 16 janvier 1861.

DOUÉRY, Hugues, né le 9 mars 1832, à Clermont-Ferrand (Puy-de-Dôme), 15e de ligne.— Coup de feu au bras et au coude gauches, Solférino.—Ankylose complète, atrophie et paralysie du membre. — 31 mars 1860.

DURAND, Jean-Martin, né le 13 septembre 1834, à Bollène (Vaucluse), 73e de ligne. — Coup de feu au coude gauche, fracture comminutive du cubitus, Magenta. — Ankylose complète de l'articulation huméro-cubitale gauche, dans la flexion ; le projectile a traversé l'articulation d'avant en arrière. — 30 mai 1860.

ESTÈBE, Pierre, né le 2 février 1834, à Villeneuve-du-Bosc (Ariége), 52e de ligne. — Coup de feu au coude droit, Solférino. — Ankylose de l'articulation huméro-cubitale droite, avec paralysie de l'avant-bras et de la main. La balle a traversé l'article et fracturé comminutivement la partie inférieure de l'humérus. — 4 juin 1860.

FEUILLERAT, Jacques, né le 19 février 1837, à Taurignan-Vieux (Ariége), 65e de ligne. — Coup de feu à l'avant-bras droit, Magenta. — La balle entre à la partie moyenne de l'avant-bras et sort derrière l'olécrane, lésion de l'articulation. — Hôpital San Ambrogio, Milan. — Paralysie et atrophie de l'avant-bras et de la main, avec flexion permanente et très-prononcée des dernières phalanges des doigts. — 24 juillet 1861.

FREY, Xavier, né le 11 février 1836, à Ossenbach (Haut-Rhin), 55e de ligne. — Coup de feu au coude droit, Solférino. — Accidents inflammatoires, hôpital San Ambrogio, Milan.— Ankylose complète de l'articulation huméro-cubitale. — 4 juin 1860.

FRIDERICH, Émile, né le 25 août 1834, à Mulhouse (Haut-Rhin), 73e de ligne. — Coup de feu à la cuisse gauche ; coup de baïonnette au poignet gauche; coup de crosse au coude gauche, Solférino. — Lésion des parties molles de la cuisse, balle extraite par l'ouverture d'entrée; lésion des parties molles de l'avant-bras, la baïonnette a traversé le membre sous les tendons fléchisseurs; plaie contuse au coude, écrasement des surfaces articulaires, tumeur blanche du coude, avec ankylose complète. — 6 mars 1861.

GIRARD, Louis-Lubin, né le 14 mars 1829, à Caugey (Indre-et-Loire), sergent-major, 70e de ligne. — Coup de feu à l'avant-bras droit, près du coude, fracture, Magenta. — La balle entre à la partie moyenne du pli du bras, traverse l'articulation et sort en fracturant l'olécrane. — Entré le 6 juin à l'hôpital San Ambrogio, Milan. — Arthrite purulente du coude; deux mois d'un traitement antiphlogistique énergique. Érysipèles phlegmoneux nécessitant de larges et profondes incisions autour du coude. Extraction de nombreuses esquilles par les deux ouvertures. — 4 août, les douleurs cessent, le sommeil revient; le coude est ankylosé. — Ankylose complète de l'articulation huméro-cubitale, avec flexion permanente de l'avant-bras sur le bras. — 4 août 1860.

GOUDOU, Jean-Prosper, né le 4 janvier 1835, à Saint-Martin (Hérault), 17e bataillon de chasseurs. — Coup de feu au coude droit, fracture du cubitus, Montebello. — Gêne dans les mouvements. — 24 février 1860.

GUÉRIN-DELAMARCHE, Charles-Victor, né le 15 août 1834, à Montcornet (Aisne), sergent-fourrier, 8e de ligne. — Coup de feu au coude gauche, Solférino. — Paralysie des quatre premiers doigts de la main gauche ; la balle a traversé le pli du coude. — 4 mai 1861.

GUERRINI, Ange-Joseph, né le 25 août 1834, à Rospigliani (Corse), sergent, 85e de ligne. — Coup de feu au coude droit, fracture comminutive de l'olécrane et de l'apophyse coronoïde, Solférino. — Ankylose de l'articulation huméro-cubitale droite, l'avant-bras restant fléchi et dans la pronation. — Atrophie de l'avant-bras avec paralysie des muscles fléchisseurs des doigts. — 4 juin 1860.

GUILLOT, François-Théodore, né le 9 janvier 1836, à Feux (Cher), 2e de ligne. — Chute sur le coude, Solférino. — Fausse ankylose de l'articulation. — Gratification renouvelable.

HEYRIÈS, Jean-Baptiste-Valentin, né le 30 mars 1832, à Pinmichel (Basses-Alpes), 45e de ligne. — Coup de feu au coude droit, Magenta. — Ankylose complète du coude droit; le projectile a traversé l'articulation de dedans en dehors. — 11 juillet 1860.

LACOSTE, Jean, né le 5 septembre 1837, à Momas (Basses-Pyrénées), 61e de ligne. — Coups de feu au coude gauche et à la région inguinale gauche, Solférino. — 3 mars 1860.

LANGLET, Adolphe, né le 21 janvier 1834, à Reims (Marne), caporal, 43e de ligne. — Arthrite chronique du coude droit, fausse ankylose ? — Gratification renouvelable.

LARRIEU, Dominique, né le 27 mars 1834, à Encausse (Haute-Garonne), 1er grenadiers, garde. — Coup de feu au coude gauche, Magenta. — Ankylose du coude avec émaciation du membre et paralysie partielle des doigts. — 11 juillet 1860.

LATAPIE, Jean, né le 23 mai 1827, à Bourg (Lot), sergent, 43e de ligne. — Coup de feu au coude droit, Magenta. — Flexion permanente de l'avant-bras sur le bras. — 4 mai 1861.

LAVEAU, Philibert, né le 20 septembre 1834, à Cortevaix (Saône-et-Loire), 15e de ligne. — Coup de feu au coude gauche, Solférino. — La balle pénètre entre la tête du radius et l'olécrane, traverse de dehors en dedans l'articulation huméro-cubitale et va se loger en avant et en dedans de l'épitrochlée, dans la partie inférieure de l'humérus, d'où elle a été extraite le 3 octobre à Saint-Mandrier, Toulon.—Ankylose complète de l'articulation huméro-cubitale, dans la flexion, avec amaigrissement du membre et gêne dans les mouvements de la main. — 25 juin 1860.

LAVIT, Jean-Antoine, né le 22 février 1829, à Avezac (Hautes-Pyrénées), bataillon de chasseurs, garde. — Coup de feu au pli du bras droit, Solférino. — Ankylose complète de l'articulation huméro-cubitale, avec extension permanente du bras et des doigts; le projectile a traversé l'articulation. — 4 août 1860.

LEDUC, Eugène-Auguste, né le 13 octobre 1836, à Les Trois Pierres (Seine-Inférieure), 70e de ligne. — Coup de feu à l'articulation huméro-cubitale droite, Magenta. Rétraction du biceps. — Gratification renouvelable.

LE GRAS, Léopold, né le 1er avril 1837, à Maisons (Calvados), 41e de ligne. — Coup de feu au coude droit, fracture comminutive de l'extrémité supérieure du radius, Magenta. — Atrophie de l'avant-bras droit et ankylose presque complète de l'articulation radio-carpienne; les mouvements de pronation de l'avant-bras sont impossibles, la main est dans l'extension permanente, et les mouvements des doigts sont tellement bornés que la préhension des objets est presque nulle. — 6 octobre 1860.

LE POGAM, Michel-Marie, né le 29 octobre 1835, à Guidel (Morbihan), 98e de ligne. — Coup de feu dans l'articulation du coude gauche, fracture du cubitus, Solférino. — Difficulté dans les mouvements. — Gratification renouvelable.

LHOMME, Charles-Joseph, né le 27 décembre 1833, à Blangy (Pas-de-Calais), 2e grenadiers, garde. —Coup de feu au coude gauche, Magenta. — Ankylose de l'articulation huméro-cubitale. — 31 mars 1860.

MARTIN, Louis-Félix, né le 30 mai 1834, à Terves (Deux-Sèvres), 30e de ligne. — Coup de feu au coude droit, Solférino. — Ankylose complète de l'articulation huméro-cubitale, avec flexion permanente de l'avant-bras sur le bras, et atrophie du membre; le projectile a traversé le coude. — 11 juillet 1860.

MARTINI, Georges, né le 3 août 1828, à Kurtzenhausen (Bas-Rhin), 2e de ligne. — Coup de feu à l'avant-bras gauche, Solférino. — La balle entre à la partie moyenne de l'avant-bras et sort à la partie externe de l'olécrane qu'elle fracture; hôpital San Ambrogio, Milan. — 14 mars 1860.

MÉÇAOUD-BEN-BRICK, né le ..... 1836, à Boukached (Algérie), 1er tirailleurs algériens.— Coup de feu au coude gauche, Magenta. La balle pénètre au-dessus de l'épitrochlée pour sortir en avant de l'articulation huméro-cubitale en fracturant la tête du radius et détachant des esquilles du cubitus. — Hôpitaux de Milan, Casa Correzzione. — Ankylose complète de l'articulation huméro-cubitale gauche, à angle trop ouvert, avec émaciation de l'avant-bras.

L'amputation a pu être évitée, mais l'indocilité du blessé était telle qu'il enlevait chaque jour les pièces du bandage. Dr Fropo. — 30 mai 1860.

MESTRE, Nicolas, né le 11 octobre 1837, à Toulouse (Haute-Garonne), brigadier, 5e hussards. — Coup de sabre au coude gauche, Solférino. — Ankylose du coude gauche dans la demi-flexion, avec atrophie du membre et flexion permanente des deux derniers doigts de la main gauche. — 26 janvier 1862.

MILET, Jean, né le 26 juin 1837, à Blain (Loire-Inférieure), 53e de ligne. — Coup de feu au coude droit, Solférino. — Ankylose du coude. — 1er avril 1864.

MOHAMED-BOU-KAÏBICH, né le ..... 1833, à Ouled-Melef (Oran), 2e tirailleurs algériens. — Coup de feu au coude droit, Magenta. — Ankylose complète de l'articulation huméro-cubitale, dans la flexion; le projectile a traversé cette articulation. — 30 mai 1860.

MOLLARD, Claude, né le 15 octobre 1832, à Rignoux-le-Franc, 72e de ligne. — Coup de feu au coude gauche, fracture des surfaces articulaires, Solférino. — Ankylose complète de l'articulation huméro-cubitale; l'avant-bras incomplétement atrophié formant angle droit sur le bras. — 6 octobre 1860.

MONESTIER, Albert-Hyppolite-Joseph, né le 7 avril 1838, à Entraigues (Vaucluse), caporal, 74e de ligne. — Plaie contuse à la région externe du coude droit, fracture partielle de l'épicondyle; coup de feu, Solférino. — Gratification renouvelable.

MONGEL, Victor, né le 24 octobre 1829, à Villoncourt (Vosges), sergent, 21e de ligne. — Coup de feu au coude gauche, Solférino. — Ankylose de l'articulation huméro-cubitale gauche, avec extension permanente de l'avant-bras sur le bras; le projectile a fracturé comminutivement l'extrémité supérieure du cubitus. — 6 octobre 1860.

MONIN, Charles-François, né le 30 janvier 1828, à Xertigny (Vosges), 1er zouaves. — Coup de feu au coude gauche, fracture comminutive, Mélégnano. — Esquilles multiples; ankylose complète de l'articulation huméro-cubitale gauche; le projectile a traversé l'articulation du dehors en dedans. — 30 mai 1860.

MONTAGNIER, Claude, né le 16 décembre 1836, à la Brugne (Allier), 52e de ligne. — Fracture du coude et fracture de l'humérus au tiers supérieur, coup de feu, Magenta. — Ankylose de l'articulation huméro-cubitale gauche, dans la flexion, avec raccourcissement du bras de 2 centimètres. — 25 juin 1860.

MOREAU, Étienne-Hyppolyte, né le 8 décembre 1835, à Jaulney (Vienne), 91e de ligne. — Coups de feu au coude droit et à l'épaule, Solférino. — Ankylose complète du coude droit, dans la demi-flexion. Cicatrice profonde et adhérente au pli du bras; cicatrice adhérente entre l'épicondyle et l'olécrane; deux cicatrices superficielles à l'épaule. — 30 mai 1860.

MORICE, Yves-Marie, né le 25 octobre 1836, à Saint-Brandon (Côtes-du-Nord), 74e de ligne. — Coup de feu au coude droit, Solférino. — Le projectile a traversé l'article; ankylose huméro-cubitale, avec paralysie de l'avant-bras et de la main. — 30 mai 1860.

MULLER, Louis-Léger, né le 19 juin 1821, aux Essarts (Vendée), lieutenant, 7e chasseurs à cheval. — Fracture de l'olécrane, coup de feu, Solférino. La balle pénètre à la partie postérieure et inférieure du bras, et sort à la partie supérieure externe de l'avant-bras. Ankylose incomplète. — 5 juillet 1865.

NOAILLES, Jean, né le 19 août 1833, à Lagarde (Tarn), 85e de ligne. — Coup de feu au coude gauche, Solférino. — Gêne dans les mouvements du membre. — Gratification renouvelable.

PACQUELET, Charles-Adolphe, né le 12 septembre 1837, à Reims (Marne), 53e de ligne. — Coup de feu à travers le coude droit, Solférino. — Ankylose du coude. — 24 février 1860.

PAILHAS, Jean, né le 27 juillet 1836, à Sentenac (Ariége), 61e de ligne. — Coup de feu au coude gauche, Solférino. — Cicatrice adhérente au pli du bras; lésion du tendon du biceps. — Gratification renouvelable.

PHILIBERT, Jacques, né le 6 avril 1823, à Nadaillac (Dordogne), zouaves, garde. — Séton du tiers inférieur du bras au tiers moyen de l'avant-bras; séton au tiers supérieur de la cuisse; plaie déchirée à la région temporale; mitraille, Magenta. — Ankylose incomplète du coude gauche, avec paralysie partielle de la main. Double cicatrice à la cuisse droite et cicatrice adhérente à la région temporale droite. — 25 juin 1860.

RABUSSIER, Achille-Lubin, né le 15 mars 1838, à Saulx-Marchais (Seine-et-Oise), 3e chasseurs d'Afrique. — Coup de feu au coude gauche, Solférino. — Ankylose incomplète de l'articulation du coude gauche et rétraction du biceps. — Gratification renouvelable.

RANCILIAC, Jean, né le 22 juillet 1834, à Saint-Flour (Cantal), sergent, 70e de ligne. — Coup de feu au coude droit, fracture du cubitus et lésion de l'articulation, Solférino. — La balle entre à deux travers de doigt au-dessous de la tête du radius et sort au sommet de l'olécrane, en fracturant le cubitus et une forte portion de l'olécrane. — Entré à l'hôpital San Ambrogio, Milan. — Accidents locaux et généraux redoutables. Le bras et l'avant-bras envahis par des érysipèles phlegmoneux; incisions profondes pour faciliter l'extraction des esquilles. — Ankylose de l'articulation huméro-cubitale dans la flexion; atrophie du membre. — 25 juin 1860.

REDON, Jean, né le 7 mai 1835, à Chauvigny (Allier), 73e de ligne. — Coup de feu au coude gauche, fracture de l'extrémité articulaire du cubitus, Magenta. — Ankylose presque complète de l'articulation huméro-cubitale. — 30 mai 1860.

SÉVERIN, Alphonse, né le 12 janvier 1835, à Saint-Firmin (Oise), 3e zouaves. — Coup de feu au coude droit, fracture comminutive, Palestro. — Issue d'esquilles; demi-flexion permanente de l'avant-bras droit sur le bras. La balle a traversé l'articulation huméro-cubitale à sa partie postérieure; atrophie du membre. — 26 janvier 1862.

SOULÉ, Dominique, né le 30 janvier 1837, à Sireix (Hautes-Pyrénées), 37e de ligne. — Coup de feu au coude gauche, Solférino. — Ankylose incomplète. — Gratification renouvelable.

THIÉBAUT, François-Désiré-Pascal, né le 13 avril 1832, à Beaulieu (Oise), ouvrier d'administration. — Luxation incomplète latérale du coude gauche. Accidents? — Gratification renouvelable.

TINAT, Joseph-Auguste, né le 8 août 1834, à Henrichemont (Cher), 5e bataillon de chasseurs. — Coup de feu au coude droit, Solférino. — Ankylose incomplète de l'articulation huméro-cubitale, avec atrophie du membre et paralysie de la main. — 1er octobre 1861.

VACHE, Joseph-Henri, né le 18 janvier 1835, à Richerenche (Vaucluse), sergent, 17e bataillon de chasseurs. — Coup de feu au coude droit, Solférino. — Paralysie de la main avec demi-flexion permanente de l'avant-bras. — 4 juin 1860.

VALLANET DE FERNŒL, Antoine-Jean-Baptiste-Adrien, né le 24 juin 1838, à Dontreix (Creuse), caporal, 86e de ligne. — Coup de feu au coude droit et séton à la poitrine, Magenta. — Ankylose complète de l'articulation huméro-cubitale, avec atrophie de l'avant-bras; le projectile a fracturé les surfaces articulaires. — 6 octobre 1860.

VALTERSBERG, Nicolas, né le 29 juillet 1829, à Hartzviller (Meurthe), 2e chasseurs à cheval. — Luxation mal réduite et aujourd'hui irréductible du coude. — 26 juin 1861.

VAYSSE, Léger, né le 20 mars, à Chaveroche (Corrèze), 86e de ligne. — Coups de feu au coude gauche et à la hanche gauche, Solférino. — Ankylose complète de l'articulation huméro-cubitale gauche, dans le sens de la demi-flexion; la balle a fracturé les surfaces articulaires. — La balle, entrée à la hanche, a été extraite le 14 septembre, à Saint-Mandrier, Toulon. — 6 octobre 1860.

VIGUERIE, Jean-Marie, né le 30 octobre 1836, à Hôches (Hautes-Pyrénées), 61e de ligne. — Coup de feu au coude gauche, Solférino. — Ankylose complète du coude. — Gratification renouvelable.

VIVIER, Léonard, né le 19 mai 1837, à Limoges (Haute-Vienne), 1er zouaves. — Arthrite rhumatismale. Ankylose complète de l'articulation du coude? — Gratification renouvelable.

WEINGAERTHNER, Adolphe, né le 14 septembre 1830, à Haguenau (Bas-Rhin), sergent-major, 61e de ligne. — Coup de feu au tiers inférieur du bras et au coude gauche, Solférino. — Ankylose incomplète de l'articulation huméro-cubitale. — Gratification renouvelable.

TABLEAU DES DÉSARTICULATIONS HUMÉRO-CUBITALES.

GENRES DE BLESSURES.	PROJECTILES, ARMES, ETC., QUI ONT PRODUIT LES BLESSURES.																	
	BALLE.			BOULET.			ÉCLATS DE PROJECTILES, BISCAÏENS.			SABRE, BAÏONNETTE, LANCE.			DIVERSES.			TOTAL.		
	Pensionnés.	Sortis guéris ou évacués.	Morts.	Pensionnés.	Sortis guéris ou évacués.	Morts.	Pensionnés.	Sortis guéris ou évacués.	Morts	Pensionnés.	Sortis guéris ou évacués.	Morts.	Pensionnés.	Sortis guéris ou évacués.	Morts.	Pensionnés.	Sortis guéris ou évacués.	Morts.
Fractures de l'avant-bras. .	1	»	5	»	»	»	»	»	»	»	»	»	»	»	»	1	»	5
	1	»	5	»	»	»	»	»	»	»	»	»	»	»	»	1	»	5
TOTAUX.	6			»			»			»			»			6		

La date terminale de chaque observation sommaire est celle du décret accordant la pension de retraite.

DÉSARTICULATIONS HUMÉRO-CUBITALES.

GÉRARD, François-Marie, né le 16 février 1836, à Cherrueix (Finistère), 73e de ligne. — Coup de feu à l'avant-bras droit, Magenta. — La balle frappe le bord postérieur et inférieur de l'avant-bras, fracture les os et sort au tiers supérieur et antérieur. Hémorrhagie consécutive, vingt jours après ; nouvelle hémorrhagie le vingt-quatrième jour. — Désarticulation du coude. — 14 mars 1860.

BLESSURES DE L'AVANT-BRAS.

Parmi les blessures de l'avant-bras, nous ne citerons qu'une plaie par morsure de mulet et trois fractures graves guéries sans amputation.

Morsure de mulet. — L'avant-bras est saisi par un mulet, à sa partie supérieure, entre le rond pronateur en dedans, les muscles externes et le cubitus en dehors et en arrière. La masse musculaire épicondylienne, soulevée, attirée en dehors et violemment serrée, présente en avant de nombreuses déchirures. En arrière existent un certain nombre de plaies irrégulières répondant aux dents du mulet. Dépôt sanguin considérable dans l'épaisseur même du relief musculaire épicondylien. Le malade arrive à l'hôpital San Benigno, Gênes, le troisième jour de l'accident. Un peu de tuméfaction, mais nulle trace sensible encore de réaction. Une large incision pratiquée au centre du dépôt sanguin permet de le vider en entier. Pansements simples : lotions froides pendant six jours. La douleur, peu accusée d'abord, devient aiguë. Toute la partie supérieure de l'avant-bras se tuméfie et se tend. Saignée du bras et pansements avec cataplasme émollient. A l'aide de cette simple modification apportée au traitement la douleur s'apaise, et l'inflammation se contient. Ses limites deviennent bientôt celles de la morsure et du dépôt sanguin. La détersion de ce dernier ainsi que celle des autres points du membre entamés par la dent de l'animal se font sans encombre, et j'ajouterai sans excision, pour ceux qui, doutant encore de ce que peut la puissance réparatrice de la nature, et sous le prétexte de l'aider en régularisant les plaies, ont toujours, dans les cas de ce genre, les ciseaux à la main. La cicatrisation, enfin, se complète dans un temps bien plus court que ne devaient le faire supposer l'étendue de la morsure et sa violence. Nul doute, à mon avis, qu'un résultat aussi heureux n'ait été préparé, d'une part, par l'ouverture immédiate du dépôt sanguin, et de l'autre, par l'emploi fait de prime abord des lotions froides. Dr Maupin, médecin principal.

M. Senault, Albert, lieutenant d'état-major au 2e grenadiers de la garde. — Fracture comminutive du radius et du cubitus, coup de feu, Magenta. — La balle, dirigée de bas en haut, a contourné et parcouru toute la longueur du membre. On suppose que le cubitus doit être fracturé longitudinalement jusqu'au coude, et l'amputation du bras est proposée par un médecin italien. — Refus. — Le blessé est évacué sur les hôpitaux de Turin ; il entre à Saint-Maurice et Lazare le 7 juin et quitte cet hôpital le 4 août. — Rentré à Paris, une esquille tertiaire est éliminée ; deux plaies fistuleuses sont encore ouvertes en septembre. Le membre est conservé. — Le blessé, promu capitaine, est attaché au Dépôt de la guerre.

M. Blot, Alfred, sous-lieutenant au 91e de ligne. — Atteint de plusieurs blessures le 24 juin. — Contusion à la cuisse droite, mitraille, plaie déchirée à la partie supérieure du bras gauche, coup de feu ; plaie compliquée à l'avant-bras, fracture comminutive du radius. — Reçu aux ambulances de Castiglione, évacué le 25 sur Brescia, où il est admis dans une maison particulière. — Évacué le 20 juillet sur Gênes et sur l'hôpital de Marseille, où il entre le 23. Congé de convalescence. — Entré depuis au Val-de-Grâce. Passé dans la garde.

M. Fissot, Henri, sous-lieutenant au 73e de ligne. — Plaie compliquée à l'avant-bras droit, fracture du cubitus, coup de feu, Solférino. — La balle pénètre à la partie moyenne et antérieure de l'avant-bras, se dirige obliquement de bas en haut, brise le cubitus et sort en arrière au tiers supérieur. — En activité.

Hôpitaux de Gênes. — Fractures de l'avant-bras. — « Les deux faits qui suivent m'ont paru n'être pas sans intérêt : deux coups de feu ont été reçus le même jour, et dans les mêmes circonstances, au combat de Montebello, au moment où les hommes chargeaient à la baïonnette. L'avant-bras, traversé du bord radial au bord cubital, a été brisé à la même hauteur, à la partie moyenne. Entre les ouvertures d'entrée et de sortie du projectile existe, sur les deux faces du membre, un pont qui comprend toute l'épaisseur des parties molles à travers lesquelles la balle est passée. — Dans un cas, le radius et le cubitus ont été également endommagés, et, de plus, les mouvements de flexion des quatre derniers doigts sont abolis. La main n'est qu'engourdie chez l'autre blessé, dont le radius a plus souffert que le cubitus. — Ces deux malades arrivent à San Benigno le 6e jour de leur blessure. Ils ont perdu beaucoup de sang sur le champ de bataille. Chez l'un l'hémorrhagie ne reparaîtra pas ; elle se renouvellera chez l'autre, ainsi que nous le dirons plus bas. — Quelques esquilles avaient bien été extraites des deux blessures à l'ambulance et à l'hospice de Voghéra ; mais la plus grande partie est restée dans la plaie. Tout l'avant-bras est tuméfié, et la suppuration est déjà abondante. Les ouvertures d'entrée et de sortie du projectile sont, néanmoins, largement agrandies, haut et bas. Les plaies une fois débarrassées des esquilles et de fragments de vêtements, voici ce que l'on constate. Là où le radius et le cubitus ont été fracturés au même niveau et dans la même étendue, ou à peu près, l'extrémité des fragments osseux, surtout celle du cubitus, considérablement amincie, ne présente plus que quelques points en saillie. Il n'y a pas à compter, de ce côté, sur un cal suffisamment résistant, alors même que ces fragments pourraient être amenés au contact. Quatre traits de scie, en même temps qu'elles les régularisent élargissent, les surfaces de contact. Le membre, il est vrai, a subi une perte de longueur de près de trois centimètres ; mais, après guérison, pour le dire à l'avance, il aura conservé sa forme et la généralité de ses mouvements, l'impuissance seule de la main restant ce que l'a faite d'emblée la déchirure du médian par la balle.

Chez l'autre blessé, plus de trois centimètres, en hauteur, du radius ont disparu ; mais les deux fragments du cubitus, bien qu'évidés aussi, conservent encore assez de largeur à leur extrémité pour que de leur contact puisse naître un cal ayant une solidité convenable. On se borne donc à régulariser avec la scie les saillies des fragments du radius, et, dans le pansement, à infléchir la main sur le bord cubital de l'avant-bras. Dans les deux cas, il n'est point interposé de compresses graduées à double degré entre les deux os de l'avant-bras, et cela dans le but de conserver, avec l'espace interosseux, la rotation du radius sur le cubitus. Il s'agit ici, en effet, de fractures avec plaies, avec déchirures, ayant déjà donné lieu à une vive inflammation. Les opérations régularisatrices précitées ajouteront, probablement, leur appoint à celle-ci. Or, si, dans l'espoir de maintenir la normalité de largeur de l'espace interosseux, on pèse fortement sur le membre, la compression ne sera pas longtemps supportée. Instinctivement, sous l'appareil, auront lieu des mouvements à l'aide desquels le malade cherchera à échapper à l'étreinte dont il souffre. D'autre part, une compression médiocre sera sans effet. Ce que nous disons là peut s'appliquer à la généralité des brisures de l'avant-bras, quelle qu'en soit la cause. Que de praticiens, en effet, se contentent aujourd'hui, dans ces cas, de placer l'avant-bras et la main, si intimement liés d'action, entre la pronation et la supination, d'appliquer en avant et en arrière de l'avant-bras une première compresse longuette doublée simplement et qui ne dépasse pas le membre, de superposer à celle-ci une deuxième compresse qui, cette fois, comprend toute la longueur de la main, de mettre sur le tout des attelles un peu plus larges que le membre fracturé, de l'assujettir, de l'immobiliser à l'aide de quelques jets de bandes dextrinées, amidonnées ou gommées, et de le soutenir à l'aide d'une écharpe! Ces praticiens réussissent tout aussi bien que ceux qui s'obstinent à enfoncer traditionnellement un coin de compresses dans l'espace interosseux, et à garrotter le membre, et ils n'imposent pas de douleur au malade. Ainsi faisait Bégin, qui avait horreur des moyens de force dans les pansements, et je n'ai pas vu qu'il fût moins heureux pour cela. Personne n'ignore qu'à la suite de l'amputation de l'avant-bras les deux os se rapprochent, que l'espace interosseux s'efface de la sorte, que le moignon devient conique, et que les mouvements de pronation et de supination de ce qui reste du membre sont entravés. Est-ce là un grand malheur? Ainsi l'ont pensé, sans doute, ceux qui ont donné le conseil de recourir, dans le pansement du moignon, aux compresses graduées placées en avant et en arrière de celui-ci. J'ai cédé une fois à cette idée : tout d'abord les compresses, ou, mieux, la compression, qui fait toute la valeur de celles-ci, ne fut pas supportée. Il fallut attendre, pour y revenir, l'abaissement du mouvement fluxionnaire et le dégorgement du moignon. Quand, plus tard, la cicatrisation fut achevée, le léger écartement qui s'était maintenu entre les deux os ne tarda pas à disparaître. Le moignon devint conique. C'est qu'au fond il n'y avait rien d'assez fixe dans son squelette pour empêcher un pareil résultat. — Le blessé, dont les deux os de l'avant-bras ont été réséqués au lieu de la fracture, est pansé ainsi qu'il suit. L'avant-bras et la main sont mis entre la pronation et la supination. Deux compresses longuettes pliées simplement, et placées en avant et en arrière d'eux, s'arrêtent aux niveau des trois derniers espaces interdigitaux. On les recouvre de deux attelles en carton qui ne descendent pas au delà du point précédemment indiqué, présentent un peu plus de largeur que l'avant-bras, et sont, au niveau des deux plaies, échancrées sur leurs bords de manière à ne point gêner le pansement. Puis, trois petites bandes pliées en deux sont placées par le milieu, entre chaque espace interdigital, à partir du deuxième, et ramenées de bas en haut sur les attelles en carton, de manière à rendre suffisamment exact l'affrontement des quatre fragments osseux. Le tout est assujetti à l'aide de quelques circulaires d'une bande dextrinée. Après quoi une deuxième attelle, découpée comme la première, et qui comprend cette fois l'avant-bras et la main, est surajoutée à l'appareil, qu'elle complète. Celui-ci n'est renouvelé qu'une seule fois, alors qu'il commence à jouer sur le membre détuméfié. Pendant tout le traitement, qui a duré deux mois et demi, les pansements ont pu se faire en quelques minutes et sans secousse. J'ai indiqué plus haut les résultats obtenus.

Chez l'autre blessé, on se contente de deux fortes attelles en carton échancrées sur leurs bords comme les précédentes, et emboîtant, avec l'avant-bras, toute la longueur de la main, qui est fortement infléchie en dedans. Le onzième jour de la blessure, une forte hémorrhagie a lieu par la plaie radiale. En écartant les bords de celle-ci, un premier jet provient manifestement du bout supérieur de la radiale ouverte par la balle. Ce bout est lié, plus d'hémorrhagie; mais, à quelques minutes de là, elle se reproduit par le bout inférieur de l'artère, lequel est lié à son tour. A partir de ce moment, rien n'est plus venu contrarier une guérison qui a demandé près de trois mois de traitement. Une cicatrice déprimée et solide répond à la perte de substance éprouvée par le radius. La main, par rapport à l'avant-bras, a sa direction normale. La conservera-t-elle? Les mouvements de pronation et de supination du membre sont roides et incomplets : deviendront-ils plus faciles et plus larges avec le temps? Le temps et l'exercice gradué des parties sont, en pareil cas, de bien puissants modificateurs. » Dr MAUPIN, médecin principal.

TABLEAU DES BLESSURES DE L'AVANT-BRAS.

GENRES DE BLESSURES	PROJECTILES, ARMES, ETC., QUI ONT PRODUIT LES BLESSURES.																	
	BALLE.			BOULET.			ÉCLATS DE PROJECTILES, BISCAÏENS.			SABRE, BAÏONNETTE, LANCE.			DIVERSES.			TOTAL.		
	Pensionnés.	Sortis guéris ou évacués.	Morts.	Pensionnés.	Sortis guéris ou évacués.	Morts.	Pensionnés.	Sortis guéris ou évacués.	Morts.	Pensionnés.	Sortis guéris ou évacués.	Morts.	Pensionnés.	Sortis guéris ou évacués.	Morts.	Pensionnés.	Sortis guéris ou évacués.	Morts.
Plaies contuses.	22	207	6	»	»	»	2	12	»	1	26	»	»	3	»	25	248	6
Fractures des deux os. . .	35	18	17	»	»	»	»	»	1	»	»	»	»	2	»	35	20	18
Id. du radius.	40	26	5	»	»	»	»	»	»	»	»	»	»	»	»	40	26	5
Id. du cubitus. . . .	43	31	4	»	»	»	»	»	»	»	»	»	»	1	»	43	32	4
Id. indéterminées. .	42	119	13	»	»	»	»	3	2	»	»	»	»	»	»	42	122	15
Contusions.	»	22	»	»	»	»	»	»	»	»	»	»	1	4	»	1	26	»
Sans indications.	»	»	»	»	»	»	»	»	»	»	»	»	»	76	»	»	76	»
	182	423	45	»	»	»	2	15	3	1	26	»	1	86	»	186	550	48
TOTAUX.	650			»			20			27			87			784		

La date terminale de chaque observation sommaire est celle du décret accordant la pension de retraite.

BLESSURES DE L'AVANT-BRAS.

ALTIER, Jean, né le 10 octobre 1830, à Ispagnac (Lozère), 6e bataillon de chasseurs, garde. — Coup de feu à l'avant-bras droit, fracture du radius au tiers moyen, Solférino. — Rétraction de l'avant-bras droit sur le bras avec perte des mouvements de supination et amaigrissement du membre. — 26 janvier 1862.

AMIGUES, Pierre-Jules-Léopold, né le 5 février 1839, à Carcassonne (Aude), caporal, 1er zouaves. — Coup de feu à l'avant-bras gauche, Mélégnano. — Fracture comminutive du radius et du cubitus. Cicatrices profondes et adhérentes à l'avant-bras. Demi-flexion permanente de la main sur l'avant-bras et extension permanente des doigts. — 6 octobre 1860.

ARRIGHI, Paul-Marie, né le 9 mars 1839, à Noceto (Corse), caporal, 85e de ligne. —

Coup de feu à l'avant-bras droit, fracture, Solférino. — Perte absolue de l'usage de ce membre. — 14 mars 1860.

AUGER, François-Julien, né le 28 janvier 1828, à l'Hermenault (Vendée), 61e de ligne. — Coup de feu à l'avant-bras gauche, fracture comminutive du radius, Solférino. — Paralysie de la main gauche, avec perte des mouvements de l'avant-bras. — 16 janvier 1861.

AZÉMA, Jean, dit Ménusé, né le 5 août 1834, à Sombrun (Hautes-Pyrénées), 6e de ligne. — Fracture comminutive du cubitus gauche, coup de feu, Solférino. — Ankylose presque complète de l'articulation huméro-cubitale gauche avec extension permanente de quatre doigts. Perte de substance osseuse. — Amputation du doigt médius (main gauche), pour phlegmon survenu pendant le traitement. — 16 janvier 1861.

BABISE, Pierre-Jean-Louis, né le 27 janvier 1835, à Ciez (Nièvre), 10e chasseurs à pied. — Coup de feu à l'avant-bras droit, fracture du cubitus, Solférino. — Paralysie complète de la main droite ; le projectile a labouré la face dorsale de la main. — 30 mai 1860.

BANWART, Joseph-Luc, né le 13 octobre 1826, à Obermorschviller (Haut-Rhin), sergent, 70e de ligne. — Coup de feu à l'avant-bras droit, fracture comminutive du radius, Magenta. — Perte partielle des mouvements de l'avant-bras droit, fausse articulation. — 30 mai 1860.

BAUDICHON, Jules-Maurice, né le 6 novembre 1834, à Sainte-Maure (Indre-et-Loire), caporal, 73e de ligne. — Coup de feu à l'avant-bras gauche et à l'épigastre, 24 juin, Solférino. — 1° La balle entre à la partie moyenne postérieure de l'avant-bras, plié à angle ouvert, se dirige obliquement d'avant en arrière et de bas en haut, fracture le radius à sa partie moyenne, divise l'artère radiale (hémorrhagie quinze jours après) et sort à la partie supérieure et antérieure. — Extraction d'esquilles et de plomb le huitième jour. Une autre balle entre à l'épigastre et sort à l'hypochondre droit, après un trajet en séton non pénétrant de 5 centimètres. Extension permanente des doigts indicateur et médius de la main gauche, supination forcée et atrophie de l'avant-bras. — 10 août 1860.

BEAUVALLET, Maxime-Florent, né le 30 janvier 1832, à Grignéville (Loiret), 19e bataillon de chasseurs. — Coup de feu à l'avant-bras droit, fracture, Magenta. — Ankylose du coude droit. — 24 février 1860.

BELBENOIT, Abel-Auguste, né le 1er décembre 1835, à Saint-Vitte (Doubs), caporal, 15e de ligne. — Coup de feu à l'avant-bras droit, fracture du radius et du cubitus, Solférino. — Cal vicieux des os de l'avant-bras avec paralysie et amaigrissement du membre. — 14 mars 1860.

BEN-DIAF-BEN-EMBARK, né en 1834, à Bousaada (Constantine), 3e tirailleurs algériens. — Fracture comminutive du radius au tiers inférieur, coup de feu, Solférino. — Nécrose du radius. — Gratification renouvelable.

BÉRANGER, Charles, né le 30 avril 1829, à Charroux (Allier), caporal, zouaves, garde. — Coup de feu à l'avant-bras droit et à la face, Magenta. — Rétraction permanente des doigts de la main droite avec ankylose incomplète du poignet, amaigrissement de l'avant-bras. Cicatrices nombreuses et adhérentes. — 25 juin 1860.

BESSOU, Charles, né le 30 janvier 1836, à Varen (Tarn-et-Garonne), 90e de ligne. — Coup de feu à la partie supérieure et externe de l'avant-bras gauche au-dessous de l'articulation, Magenta. — Gêne des mouvements de flexion et d'extension des doigts. — Gratification renouvelable.

BEYNAGUET, Clément-François-Achille, né le 7 novembre 1837, à la Tour-de-Carol (Pyrénées-Orientales), 1er zouaves. — Fracture du radius droit, coup de feu, Mélégnano. — Gêne dans les mouvements du membre. — Gratification renouvelable.

BORGOMANI, Paul-François, né le 20 novembre 1835, à Sari (Corse), 21e de ligne. — Coup de feu à l'avant-bras gauche, Solférino. — Gêne dans les mouvements de la main. — Gratification renouvelable.

BOTTE, Jean, né le 4 février 1834, à Saint-Alvard (Creuse), caporal, 23e de ligne. — Coup de feu à l'avant-bras gauche, fracture des deux os, Magenta. — Cicatrice adhérente à la partie supérieure et antérieure de l'avant-bras gauche. Perte des mouvements de pronation et de supination. — Fausse ankylose de l'articulation du coude ; la balle a fracturé comminutivement le radius et le cubitus, qui restent soudés par le cal. — 26 juin 1861.

BOUÉ, Jean-Louis, né le 2 avril 1829, à Manc (Haute-Garonne), 85e de ligne. — Fracture des deux os de l'avant-bras droit, et plaie à la partie supérieure de la cuisse, coups de feu, Magenta. — 14 mars 1860.

BOUGOUIN, François, né le 8 janvier 1833, à Chey (Deux-Sèvres), 84e de ligne. — Fracture du radius et plaie contuse à la cuisse droite, deux coups de feu, Solférino. — Gêne et faiblesse dans les mouvements de la main. — Gratification renouvelable.

BOURCIER, Auguste, né le 13 octobre 1835, à Châteauroux (Indre), 8e de ligne. — Coup de feu à l'avant-bras gauche, fracture comminutive ? — Flexion forcée du poignet et rétraction des doigts. Lésion nerveuse et tendineuse. Perte de substance osseuse des deux os. — 6 mars 1861.

BOUTERIGE, Annet, né le 25 avril 1837, à Escontoux (Puy-de-Dôme), 72e de ligne. — Coup de feu à la partie interne de l'avant-bras gauche, près du coude, Solférino. — Rétraction musculaire permanente et atrophie. — D'abord admis à la gratification renouvelable, pensionné le 16 janvier 1861.

BOUYSSOU, Dominique, né le 12 mars 1834, à Portet (Haute-Garonne), 1er zouaves. — Coup de feu à l'avant-bras gauche, fracture comminutive, Mélégnano. — Flexion permanente des doigts et fausse articulation au cubitus. — 25 avril 1860.

BRAHIM-BEN-MOHAMED, né en 1837, à Djlëiel (Constantine), 3e tirailleurs algériens. — Coup de feu à la partie supérieure du cubitus gauche, Magenta. — Gêne dans les mouvements de l'avant-bras. — Gratification renouvelable.

BROS, Jean, né le 23 juin 1836, à Lamijols (Lozère), 1er zouaves. — Coup de feu à l'avant-bras droit, fracture comminutive des deux os, Solférino. — Plaie fistuleuse au quart inférieur de l'avant-bras ; ankylose incomplète du poignet avec amaigrissement de la main et gêne considérable des mouvements des doigts. — 4 août 1860.

BRUTSCHÉ, François-Joseph, né le 15 septembre 1822, à Ebersheim (Bas-Rhin), 1er zouaves. — Coup de feu au bras et à l'avant-bras gauche, Mélégnano. — Demi-flexion permanente de l'avant-bras et extension permanente du poignet, de la main et des doigts. — 25 avril 1860.

BUFFET, Jean-Pierre, né le 29 juillet 1835, à Bourg (Ain), 100e de ligne. — Fracture du radius, coup de feu, Solférino. — Trajet fistuleux au tiers inférieur et externe de l'avant-bras droit. — Gratification renouvelable.

BUISSON, Jean, né le 28 mai 1837, à Saint-Just-sur-Loire (Loire), 45e de ligne. — Séton à l'avant-bras gauche, partie inférieure, entre le cubitus et le radius, coup de feu, Solférino. — Gratification renouvelable.

BURGDORFER, Jean-Jacob, né le 23 octobre 1835, à Vinelz (Suisse), 1er étranger. — Coup de feu à l'avant-bras gauche, fracture comminutive du radius et du cubitus près du poignet, Magenta. — Ankylose de l'articulation radio-carpienne gauche, avec paralysie de la main. — 16 mai 1860.

CALVET, Prosper-Hippolyte-Alfred, né le 26 mai 1834, à Toulouse (Haute-Garonne), sergent, 21e de ligne. — Fracture comminutive du radius près du coude, coup de feu en marchant à la baïonnette, Mélégnano. — Ankylose complète de l'articulation huméro-cubitale gauche dans le sens de la flexion avec déviation du membre maintenu dans la pronation forcée. Émaciation consécutive du membre. Cicatrices multiples. — 4 août 1860.

CAMBONIE, Jean, né le 7 janvier 1835, à Carlucet (Lot), 74e de ligne. — Fracture du cubitus droit à son tiers supérieur, coup de feu, Montebello. — Consolidation vicieuse, gêne dans les mouvements de flexion et d'extension de l'avant-bras sur le bras. — Gratification renouvelable.

CAPÈLE, Léon-François, né le 9 décembre 1835, au Bustit (Lot), 74e de ligne.— Coup de feu à l'avant-bras gauche, fracture comminutive, Solférino. — Cal vicieux avec raccourcissement du radius. Ankylose de l'articulation radio-carpienne. Extension des trois premiers doigts. — 25 avril 1860.

CARPENTIER, Jean-Baptiste-Joseph-Guillain, né le 11 mai 1832, à Prisches (Nord), train des équipages. — Rigidité complète des doigts de la main droite; atrophie du bras (?). — 24 juillet 1861.

CHABOT, Martinien-Constantin, né le 26 octobre 1828, à Vieille-Chapelle (Pas-de-Calais), bataillon de chasseurs, garde. — Plaie contuse à la face antérieure de l'avant-bras gauche; lésion superficielle du radius à son tiers inférieur, coup de feu, Solférino. — Gratification renouvelable.

CHAMPION, François-Rufin, né le 1er juin 1829, à Arrigny (Marne), sergent, 86e de ligne. —Fracture du radius, coup de feu, Solférino. — Amaigrissement, avec perte partielle des mouvements de la main gauche et paralysie du pouce et de l'indicateur. — 25 juin 1864.

CHASSING, François, né le 12 octobre 1833, à Saint-Yrieix (Corrèze), 91e de ligne. — Plaie déchirée au bras droit; le projectile entre au-dessus de l'épitrochlée et sort à la partie moyenne et interne de l'avant-bras; coup de feu, Solférino. — Gratification renouvelable.

CHATELAIN, Jacques-Henri, né le 13 novembre 1832, à Chévry (Yonne), 37e de ligne.— Coup de feu à l'avant-bras gauche; fracture du radius; lésion nerveuse, Solférino. — Paralysie avec atrophie de l'avant-bras et de la main gauche. — 26 juin 1861.

CHÉROT, Achille-Théophile-Gustave, né le 4 avril 1828, à Paris (Seine), caporal, 65e de ligne.—Coup de feu à la partie moyenne et externe de l'avant-bras gauche; la balle est sortie à la partie externe et inférieure du bras, Magenta.— Gratification renouvelable.

CHERRIER, Émile, né le 24 mars 1837, à Gerbéville (Meurthe), 1er zouaves. — Coup de feu à l'avant-bras droit, Mélégnano. — Ankylose complète de l'articulation radio-carpienne; extension permanente des doigts et ankylose incomplète de l'articulation huméro-cubitale. — 25 avril 1860.

CHEVALIER, Joseph-Georges-Victor, né le 29 mars 1837, à Homblières (Aisne), 45e de ligne. — Coup de feu à la partie moyenne de l'avant-bras gauche, fracture du radius, Solférino. — Cicatrice adhérente; amaigrissement du membre et gêne dans les mouvements de la main. — Gratification renouvelable.

CHEVALLIER, Léon-Joseph, né le 22 août 1837, à Belléme (Orne), 11e bataillon de chasseurs. — Coup de feu à l'avant-bras droit, partie moyenne, lésion musculaire étendue, Magenta. — Gratification renouvelable.

CHEVRY, Jacques-Henri, né le 23 avril 1837, à Busy (Doubs), 72e de ligne.—Coup de feu à l'avant-bras droit, Solférino. — Ankylose complète de l'articulation radio-carpienne, atrophie de l'avant-bras et perte des mouvements des doigts. — 25 avril 1860.

CHOVIN, Émile-Auguste, né le 20 juin 1832, à Barraux (Isère), sergent, 3e grenadiers, garde. — Coup de feu à l'avant-bras droit, fracture comminutive du cubitus, Magenta. — Rétraction permanente des doigts de la main droite, avec perte des mouvements de l'avant-bras. — 16 janvier 1861.

CHRISTOFOUL, Léon-Paul, né le 5 avril 1835, à Rivezac (Aveyron), 90e de ligne. — Coup de feu à la face externe de l'avant-bras droit, près de l'articulation du coude, Magenta. — Gêne dans les mouvements d'extension de l'avant-bras. — Gratification renouvelable.

CLAUDE, Jean-Baptiste, né le 15 juin 1829, à Lahaye-des-Allemands (Meurthe), 86e de ligne. — Coup de feu à l'avant-bras droit, Solférino. — Fausse articulation du radius, avec déformation du membre et ankylose de l'articulation radio-cubitale. — 4 juin 1860.

COEUILLE, Charles-Honoré, né le 19 septembre 1828, au Quesnoy (Nord), sergent, 3e grenadiers, garde. — Coup de feu à l'avant-bras gauche, Magenta. — Ankylose incomplète de l'articulation huméro-cubitale gauche, avec perte des mouvements de l'avant-bras et extension des doigts. — 16 janvier 1861.

COIROUN, Jean, né le 15 février 1837, à Bordeaux (Gironde), 1er zouaves. — Coup de feu à l'avant-bras gauche; fracture comminutive du cubitus, Mélégnano. — Ankylose complète de l'articulation radio-carpienne gauche, avec cal vicieux du cubitus à son tiers supérieur. — 30 mai 1860.

COLLIOT, Jean-Louis, né le 10 novembre 1827, à Autainville (Loir-et-Cher), 1er zouaves. — Deux coups de feu et deux coups de baïonnette. Fracture du cubitus droit à sa partie moyenne ; plaie pénétrante à l'hypochondre droit, fracture de deux côtes ; coups de feu ; plaie à la face et à la cuisse droite, coups de baïonnette, Mélégnano. — Hôpital du monastère majeur, Milan. — Cicatrice adhérente au niveau du tiers inférieur du cubitus droit, fracturé comminutivement ; flexion permanente des quatre derniers doigts de la main droite. Plaie fistuleuse adhérente au niveau des trois dernières fausses côtes droites, fracturées comminutivement. Cicatrices profondes et adhérentes à la joue gauche et à la partie supérieure de la cuisse. — 6 octobre 1860.

COQUAIRE, Joseph, né le 11 mai 1837, à Pleban (Ille-et-Vilaine), 71e de ligne. — Coup de feu à la partie moyenne et interne de l'avant-bras gauche; fracture comminutive du cubitus, Solférino. — Gratification renouvelable.

CORBIER, Claude, né le 3 février 1822, à Lathenay-Uxeloup (Nièvre), 1er zouaves. — Coup de feu à l'avant-bras droit, fracture comminutive des deux os, Mélégnano. — Demi-flexion permanente des doigts de la main droite, avec amaigrissement et déformation de la main. — 16 mai 1860.

CORNEC, Yves, né le 17 mars 1835, à Saint-Nic (Finistère), 53e de ligne. — Coup de feu à l'avant-bras droit, fracture comminutive, Solférino. — Paralysie de la main et faiblesse extrême du membre. — 24 février 1860.

DANCAUSSE, Jean-Basile, né le 24 novembre 1836, à Marsoulas (Haute-Garonne), 71e de ligne. — Coup de feu à l'avant-bras gauche, fracture comminutive du cubitus au tiers supérieur, Solférino. — Ankylose incomplète de l'articulation huméro-cubitale gauche dans la flexion, avec émaciation considérable du membre. — 4 juin 1860.

DANIEL, Charles-Antoine-Félix, né le 18 juillet 1833, à Monnerville (Seine-et-Oise), sergent, 77e de ligne. — Fracture des deux os de l'avant-bras droit, coup de feu, Magenta. — Gêne dans les mouvements de pronation et de supination. — Gratification renouvelable.

DÉBETTE, Auguste-André, né le 28 mai 1835, à Samer (Pas-de-Calais), caporal, 1er génie. — Coup de feu à l'avant-bras droit; fracture comminutive de la partie inférieure du cubitus, Solférino. — Paralysie de la main droite. — 30 mai 1860.

DEBRAYE, Louis-Alexandre, né le 26 mai 1835, à Ciry-Salsogne (Aisne), caporal, 9e de ligne.—Coup de feu à l'avant-bras droit ; fracture du radius, et coup de feu non pénétrant, à la partie antérieure de la poitrine, Montebello. — Gratification renouvelable.

DECKERT, Étienne, né le 29 septembre 1819, à Münster (Hesse-Darmstadt), grenadier, 2e étranger. — Coup de feu à l'avant-bras gauche, partie antérieure et supérieure, Magenta. — Extension permanente de tous les doigts de la main gauche et atrophie de l'avant-bras. — 6 mars 1861.

DEDEBANT, Jean-Auguste-Victor, né le 20 décembre 1831, à Saint-Germé (Gers), 1er zouaves. — Fracture comminutive des deux os de l'avant-bras gauche au tiers inférieur, Solférino. — Hôpital San-Ambrogio, Milan. — Ankylose de l'articulation huméro-cubitale gauche, avec flexion permanente de l'avant-bras sur le bras. Ankylose de l'articulation radio-carpienne du même côté, avec extension permanente des doigts. — Plaie fistuleuse et adhérente. — 6 octobre 1860.

DELAFOLIE, Pierre-Prosper, né le 6 février 1824, à Sotteville-les-Rouen (Seine-Inférieure), 6e de ligne. — Fracture comminutive du radius à son tiers inférieur, coup de feu, Solférino. — Ankylose incomplète de l'articulation huméro-cubitale droite, avec paralysie incomplète du pouce et gêne dans les autres doigts. — 3 mars 1860.

DELMOURE, Antoine, né le 4 avril 1833, à Sourzac (Corrèze), 53e de ligne. — Coup de feu au bras et à l'avant-bras gauches, Solférino. — Flexion permanente des doigts annulaire et auriculaire de la main gauche, avec faiblesse et émaciation du membre ; lésion du nerf cubital. — 16 janvier 1861.

DEMARÇAY, Jean, né le 25 décembre 1836, à Venesme (Cher), 98e de ligne. — Coup de feu à l'avant-bras droit, Montebello. — Difficulté dans les mouvements du poignet et de la main. — Gratification renouvelable.

DERET, François, né le 9 novembre 1834, à Bessac (Charente-Inférieure), 3e zouaves. — Coup de feu à l'avant-bras gauche, fracture, Palestro. — Ankylose incomplète du poignet, cal vicieux ; atrophie. — 31 mars 1860.

DEROLAND, Jean-François, né le 19 février 1834, à Marillac (Haute-Savoie), sergent, 3e voltigeurs, garde. — Coup de feu à l'avant-bras gauche ; fracture comminutive du radius, lésion du nerf médian ? (?) — Cicatrice profonde et adhérente au tiers inférieur de la face antérieure de l'avant-bras gauche, avec insensibilité et gêne dans la flexion des doigts indicateur, médius et annulaire. — 6 mars 1861.

DESPAGNE, Jean, dit Théron-Véran, né le 13 août 1833, à Saint-André-de-Cubzac (Gironde), 74e de ligne. — Fracture du radius gauche, coup de feu, Solférino. — Consolidation vicieuse, gêne dans les mouvements de pronation et de supination de l'avant-bras. — Gratification renouvelable.

DESSEREY, Jean-Pierre, né le 11 janvier 1835, à Roche-en-Breuil (Côte-d'Or), 76e de ligne. — Coup de feu à l'avant-bras gauche, Solférino. — Le projectile a labouré les parties molles et les muscles extenseurs de la main, dans un trajet oblique de haut en bas. Gêne considérable dans les mouvements d'extension et paralysie de la main gauche. — Gratification renouvelable.

DEVAUX, Louis-Vincent, né le 30 mars 1821, à Paris (Seine), 1er grenadiers. — Coup de feu à l'avant-bras droit, Solférino. — Cal vicieux du cubitus avec cicatrice adhérente ; émaciation du membre et gêne considérable dans les mouvements des doigts. — 11 juillet 1860.

DEVILLE, Jean-Louis-Jules, né le 28 janvier 1834, à Grand-Lup (Aisne), 8e de ligne. — Coup de feu au tiers inférieur de l'avant-bras droit, lésion du cubitus, Solférino. — Gratification renouvelable.

DUBOST, Gabriel, né le 21 octobre 1833, à Arbresse (Rhône), caporal, 52e de ligne. — Coup de feu à l'avant-bras gauche, fracture comminutive du radius, Solférino. — Perte de la moitié supérieure du radius gauche, déviation de la main. — 25 octobre 1862.

DUNOUHAUD, Léonard, né le 13 mars 1833, à Jussac (Haute-Vienne), 49e de ligne. — Coup de feu à l'avant-bras gauche, partie moyenne, Solférino. — Atrophie de l'avant-bras. — 4 juin 1860.

DUPUYS, Louis, né le 26 décembre 1835, à Vervans (Charente), 6e de ligne. — Coup de feu à la partie inférieure de l'avant-bras droit, fracture comminutive du radius, Solférino. — Atrophie du membre. — 3 mars 1860.

FABREGOULE, Basile-Pierre, né le 15 novembre 1836, à Lausac (Ardèche), 34e de ligne. — Coup de feu à l'avant-bras gauche, Solférino. — Cal vicieux du radius avec amaigrissement et perte des mouvements de pronation et de supination. — 4 juin 1860.

FAUCHARD, Jean-Baptiste, né le 20 mars 1829, à Châteaugiron (Ille-et-Vilaine) 1er zouaves. — Plaie compliquée à l'avant-bras, biscaïen ; et plaie à la cuisse, coup de feu, Solférino. — Ankylose complète de l'articulation huméro-cubitale droite, avec flexion de l'avant-bras sur le bras. Atrophie et paralysie de la main, et extension permanente des doigts. — 4 août 1860.

FAURE, Jean-Pierre, né le 17 avril 1831, à Nozac (Lot), zouaves, garde. — Coup de feu à l'avant-bras droit, fracture comminutive du cubitus au tiers moyen, Magenta. — Fausse articulation du cubitus, avec extension permanente des doigts et ankylose du poignet. — 6 octobre 1860.

FILLOUX, François, né le 21 février 1833, à Saint-Pardoux (Haute-Vienne), 85e de ligne.

— Plaie déchirée à l'avant-bras gauche, fracture comminutive du cubitus; coup de feu, Solférino. — Issue d'esquilles. — Gratification renouvelable.

FINQUENEISEL, Pierre, né le 16 septembre 1837, à Nancy (Meurthe), 6e chasseurs à pied. — Coup de feu à l'avant-bras gauche, Magenta. — Paralysie de la main et de l'avant-bras. La balle a traversé l'avant-bras d'arrière en avant et divisé, suivant toute probabilité, le nerf médian. — 6 octobre 1860.

GAGNIEUX, Pierre, né le 14 octobre 1836, à Avenières (Isère), 49e de ligne. — Coup de feu à l'avant-bras gauche, fracture, Solférino. — Atrophie complète de la main. — 4 juin 1860.

GAILLARD, Pierre-Désiré, né le 26 janvier 1823, à Largeasse (Deux-Sèvres), 1er voltigeurs, garde. — Coup de feu à l'avant-bras droit, fracture? (?) Solférino. — Paralysie de la main et de l'avant-bras. — 31 mars 1860.

GARLENC, Pierre-Jean, né le 15 mai 1834, à Vérières (Aveyron), tambour, 65e de ligne. — Coup de feu à l'avant-bras droit, partie supérieure et interne, Magenta. — Flexion permanente des doigts annulaire et auriculaire de la main droite avec faiblesse et amaigrissement du membre. — 21 août 1861.

GARNIER, Pierre-Auguste, né le 11 août 1831, à Burcin (Isère), 52e de ligne. — Coup de feu à l'avant-bras gauche, fracture comminutive, Magenta. — Ankylose de l'articulation radio-carpienne dans l'extension, avec cicatrices adhérentes, cal difforme, atrophie de l'avant-bras et extension permanente des doigts. — 4 août 1860.

GÉRAUD, Pierre, né le 31 octobre 1834, à Oust (Ariége), 100e de ligne. — Coup de feu à l'avant-bras gauche, fracture comminutive du cubitus, lésion des nerfs, lacération des muscles, Solférino. — Larges cicatrices profondément adhérentes aux faces antérieure et postérieure de l'avant-bras gauche. — Atrophie et paralysie de la main, dont les doigts sont en rétraction permanente. — 6 octobre 1860.

GERDOULET, Joseph, né le 25 juillet 1834, à Anthon (Isère), caporal, 72e de ligne. — Fracture du cubitus, coup de feu, Solférino. — Cicatrice adhérente à la partie inférieure et interne de l'avant-bras droit; la balle a fracturé le cubitus et intéressé les tendons extenseurs et fléchisseurs des doigts. — Gratification renouvelable.

GIRAUD, Pierre-François, né le 2 janvier 1828, à Saint-Pierre-du-Chemin (Vendée), 100e de ligne. — Coup de baïonnette à la partie moyenne de l'avant-bras gauche, Solférino. — Paralysie des muscles fléchisseurs de l'avant-bras avec rétraction des trois derniers doigts et insensibilité de la paume de la main. — 6 mars 1861.

GLORGET, Claude-François-Félix, né le 9 mars 1837, à Soing (Haute-Saône), 49e de ligne. — Coup de feu à l'avant-bras gauche, fracture comminutive du radius, Solférino. — Rétraction des doigts, émaciation de l'avant-bras. — 4 juin 1860.

GOLL, Frédéric, né le 7 avril 1829, à Brognard (Doubs), 3e grenadiers, garde. — Coup de feu à l'avant-bras droit, fracture du cubitus, Magenta. — Rétraction complète des trois derniers doigts de la main droite, rétraction incomplète du pouce et de l'indicateur de la même main, avec émaciation du membre; le projectile a traversé l'avant-bras à son tiers inférieur. — 6 mars 1861.

GOSME, Jean, né le 16 juillet 1835, à Pontaumur (Puy-de-Dôme), 53e de ligne. — Fracture de l'avant-bras gauche et plaie contuse à la hanche gauche; coup de feu, Solférino. — Ankylose du poignet. — 30 mars 1860.

GOSSET, Aimé-Armand-Étienne, né le 2 août 1836, à Bucy-les-Pierre-Pont (Aisne), 21e de ligne. — Fracture du cubitus gauche, coup de feu, Solférino. — Perte des mouvements de pronation et de supination. — Gratification renouvelable.

GRANGE, Paul, né le 16 novembre 1835, à Poncins (Loire), 73e de ligne. — Plaie au bras et à l'avant-bras droit avec fracture comminutive du radius, Magenta. — La balle frappe ce militaire au moment où, chargeant son arme, il avait l'avant-bras fléchi sur le bras. Extraction d'esquilles du radius, demi-flexion de l'avant-bras sur le bras. Renversement du poignet. Atrophie. — 25 avril 1860.

Gras, André, né le 17 novembre 1836, à Marseille (Bouches-du-Rhône), 61e de ligne.— Coup de feu à l'avant-bras gauche, face palmaire, Solférino. — Rétraction permanente des trois derniers doigts de la main gauche. Atrophie incomplète. Cicatrices adhérentes à la partie antérieure moyenne de l'avant-bras gauche. — 6 octobre 1859.

Gras, Auguste-Louis, né le 10 août 1834, à Broquiès (Aveyron), 72e de ligne. — Coup de feu à l'avant-bras gauche, Solférino. — Cal vicieux. Perte absolue des mouvements de pronation et de supination. — 14 mars 1860.

Guermond, Noël-Jean, né le 20 avril 1836, au Ferré (Ille-et-Vilaine), 52e de ligne. — Coup de feu à l'avant-bras gauche; fracture comminutive du radius à son tiers inférieur, Magenta. — Paralysie presque complète de la main gauche. — 30 mai 1860.

Guieu, Denis-Antoine. né le 11 février 1836, à Dourbes (Basses-Alpes), 70e de ligne. — — Coup de feu à l'avant-bras gauche; fracture comminutive des deux os au tiers moyen, Magenta. — Hôpital San Ambrogio, Milan. — Esquilles; fausse articulation, atrophie du membre; cicatrices adhérentes. — 21 août 1861.

Guillaume, Louis, né le 3 décembre 1832, à Châtillon-en-Vendelais (Ille-et-Vilaine), 3e grenadiers, garde.—Plaie déchirée à l'avant-bras droit, coup de feu, Magenta. — Pas de lésion osseuse; flexion des doigts et cicatrices adhérentes à l'avant-bras. — 11 juillet 1860.

Guiraud, Pierre-Augustin, né le 6 juillet 1835, à Dermiotte (Tarn), 3e grenadiers, garde. — Coup de feu à l'avant-bras gauche et séton au thorax; lésion du nerf radial, Magenta. — Paralysie complète de la main. — 11 juillet 1860.

Guy, Valentin, né le 22 avril 1826, à Saint-Remy-du-Plein (Ille-et-Vilaine), 1er zouaves. — Coup de feu à l'avant-bras gauche, Mélégnano. — Cal difforme des deux os de l'avant-bras avec paralysie complète de la main. — 25 avril 1860.

Habert, Louis, né le 2 juillet 1818, à Châteauroux (Indre), sergent, bataillon de chasseurs à pied, garde. — Coup de feu à l'avant-bras gauche, fracture comminutive du cubitus, Solférino. — Consolidation vicieuse, perte de substance osseuse, atrophie de l'avant-bras et de la main, avec rétraction des doigts annulaire et auriculaire. — 4 juin 1862.

Hadj-Mohamed, né en 1830, aux Beni-Achacha (Oran), 1er tirailleurs algériens. — Coup de feu à la partie moyenne de l'avant-bras droit, Magenta. — Gêne dans les mouvements du membre. — Gratification renouvelable.

Hautot, Jean-Baptiste-Jules, né le 1er octobre 1835, à Sainte-Marguerite (Seine-Inférieure), 55e de ligne. — Coup de feu à l'avant-bras gauche; fracture comminutive, Solférino. — Cal vicieux du radius, gêne considérable dans les mouvements de pronation et de supination. — 31 mars 1860.

Hermant, Léopold-Alfred, né le 23 avril 1824, à Arras (Pas-de-Calais), 2e zouaves. — Coup de feu à l'avant-bras droit, fracture du cubitus au tiers supérieur, Magenta. — Ankylose incomplète de l'articulation huméro-cubitale droite, avec atrophie du membre et gêne notable dans les mouvements des doigts, qui ne peuvent se fléchir au delà de l'angle droit. 10 octobre 1861.

Heuillet, Pierre, né le 20 août 1823, à Montbrun (Haute-Garonne), bataillon de chasseurs à pied, garde. — Coup de feu à l'avant-bras droit, fracture comminutive du radius, Solférino. — Gêne dans les mouvements de pronation et de supination de l'avant-bras droit, avec ankylose incomplète de l'articulation huméro-cubitale et rigidité des doigts.—4 juin 1862.

Hippolyte-Tavel, né le 10 juin 1828, à Grenoble (Isère), chasseurs à pied, garde. — Coup de feu à l'avant-bras droit, Solférino. — Rétraction des trois derniers doigts de la main droite, avec amaigrissement de la main. Le projectile a traversé la partie inférieure de l'avant-bras. — 26 janvier 1862.

Jung, Jacques, né le 26 juillet 1836, à Bernolsheim (Bas-Rhin), 6e de ligne. — Coup de feu à la partie supérieure et antérieure du cou et à l'avant-bras gauche, Solférino. — Ankylose du poignet. — 3 mars 1860.

Jacobi, Amable, né le 30 octobre 1837, à Mirecourt (Vosges), 1er zouaves. — Coup de feu à l'avant-bras gauche, Mélégnano. — Demi-flexion permanente des doigts de la main gauche; lésion des muscles fléchisseurs; le projectile a traversé l'avant-bras à 4 centimètres au-dessus de l'articulation radio-carpienne. — 30 mai 1860.

JACQUOT, Jean-Baptiste, né le 6 décembre 1836, à la Bourgonce (Vosges), 72e de ligne. — Coup de feu à l'avant-bras gauche, Solférino. — Flexion permanente des derniers doigts de la main gauche. — 25 juin 1864.

JAUDON, Adrien, né le 8 décembre 1836, à Vibal (Aveyron), 55e de ligne. — Coup de feu à l'avant-bras droit; fracture comminutive des deux os au tiers moyen, Solférino. — Paralysie incomplète avec atrophie de l'avant-bras et de la main gauches. Cicatrices déprimées et adhérentes. — 4 juin 1862.

JAUDOUIN, Jean, né le 21 mai 1836, à Pons (Charente-Inférieure), 98e de ligne. — Coup de feu à l'avant-bras gauche; fracture comminutive du radius au tiers supérieur, Solférino. — Perte des mouvements d'extension des doigts de la main gauche et des mouvements de pronation et de supination de l'avant-bras. — 6 octobre 1860.

KLEIN, Martin, né à Goldbach (Haut-Rhin), 5e bataillon de chasseurs à pied. — Coup de feu à la partie supérieure de l'avant-bras gauche, Solférino. — Ankylose de l'articulation radio-cubitale supérieure. — 16 janvier 1864.

LABROY, Auguste-Alphonse-Polydor, né le 22 août 1838, à Bergues (Nord), 44e de ligne. — Fracture comminutive des deux os de l'avant-bras près de l'articulation huméro-cubitale; coup de feu, Solférino. — Atrophie de l'avant-bras droit, avec cal difforme. — 24 février 1860.

LAFARGUE, Vincent, né le 3 octobre 1834, à Saugnac (Landes), 3e grenadiers, garde. — Coup de feu à l'avant-bras gauche; fracture comminutive du cubitus au tiers supérieur, Magenta. — Perte des mouvements de pronation et de supination de l'avant-bras gauche. — Cicatrices profondes et adhérentes. — 24 juillet 1861.

LALAURIE, Jean, né le 19 juin 1837, à Tours (Indre-et-Loire), 70e de ligne. — Coup de feu à l'avant-bras droit; fracture comminutive du cubitus, Magenta. — Consolidation vicieuse. Perte partielle de l'usage de l'avant-bras droit. — 30 mai 1860.

LAMPARTER, Guillaume, né le 12 avril 1832 (?) (Wurtemberg), sergent, 65e de ligne. — Coup de feu à l'avant-bras gauche, Magenta. — Gêne et faiblesse dans les mouvements du membre. — Gratification renouvelable.

LARGETEAU, André, né le 23 novembre 1825, à Maransin (Gironde), sergent, 3e grenadiers, garde. — Coup de feu à l'avant-bras gauche, fracture comminutive du cubitus au tiers moyen, Magenta. — Flexion incomplète des trois derniers doigts de la main. — Gratification renouvelable.

LAUNAY, Yves-Marie, né le 9 mars 1832, à Canihuel (Côtes-du-Nord), 49e de ligne. — Coup de feu à l'avant-bras droit; fracture comminutive des deux os, Solférino. — Atrophie de la main. — 4 juin 1860.

LAURANS, Jean-Louis, né le 12 janvier 1836, à Kersaint-Plabénec (Finistère), 15e de ligne. — Coup de feu à l'avant-bras droit; fracture comminutive du radius près du poignet, Solférino. — Ankylose complète de l'articulation radio-carpienne, demi-flexion de la main sur l'avant-bras et extension de tous les doigts. — 31 mars 1860.

LAURIOL, Adrien, né le 19 juillet 1837, à Pompédon (Lozère), 55e de ligne. — Coup de feu à la partie moyenne de l'avant-bras gauche, Solférino. — Rétraction permanente des muscles fléchisseurs. — Gratification renouvelable.

LE BARBIER, Louis, né le 1er mai 1834, à Plufur (Côtes-du-Nord), 1er grenadiers, garde. — Fracture du radius à son tiers supérieur, coup de feu, Magenta. — Gêne dans les mouvements de pronation et de supination de l'avant-bras gauche. — Gratification renouvelable.

LE BATTEUX, Pierre-Alexandre-Sylvestre, né le 31 décembre 1835, à Engranville (Calvados), 37e de ligne. — Coup de feu à l'avant-bras gauche; fracture comminutive, Solférino. — Cal vicieux avec atrophie et paralysie partielle de la main. — 14 mars 1860.

LEGAYE, Nicolas-Félicien, né le 4 février 1834, à Jonval (Ardennes), sergent, 98e de ligne. — Coup de feu à l'avant-bras droit, Montebello. — Atrophie de l'avant-bras et de la main, rétraction des tendons fléchisseurs des doigts, deux cicatrices adhérentes aux parties supérieure et inférieure de l'avant-bras. — 4 août 1860.

Legras, Alfred-Eugène, né le 19 juin 1826, à Paris (Seine), 1er zouaves. — Coup de feu à l'avant-bras gauche, fracture comminutive, Mélégnano. — Gêne très-prononcée des mouvements du coude et du poignet, avec perte absolue des mouvements des doigts et atrophie de l'avant-bras. — 16 janvier 1861.

Lemery, François, né le 27 avril 1837, à Dalstein (Moselle), 53e de ligne. — Coup de feu au tiers supérieur de l'avant-bras gauche, Solférino. — Ankylose incomplète de l'articulation huméro-cubitale et paralysie de la main. — 24 février 1860.

Léon, Jean, né le 17 avril 1830, à Saint-Jean-de-Côle (Dordogne), 85e de ligne. — Coup de feu à l'avant-bras gauche au-dessous de l'articulation huméro-cubitale; la balle est entrée à la partie antérieure et interne de l'avant-bras pour sortir en arrière et en dedans, Magenta. — Une note indique un coup de baïonnette (?) — Gratification renouvelable.

Lorre, Henry-Pierre, né le 12 novembre 1830, à Saint-Servan (Ille-et-Vilaine), 86e de ligne. — Coup de feu à l'avant-bras droit; fracture comminutive du cubitus près du poignet, Solférino. — Paralysie de la main avec atrophie du membre. Perte de substance et lésion des nerfs cubital et médian. — 4 juin 1860.

Mac, Jean-Baptiste, né le 25 décembre 1834, à Bourrepeaux (Hautes-Pyrénées), 74e de ligne. — Coup de feu à la partie supérieure externe de l'avant-bras, Solférino. — Ankylose de l'articulation huméro-cubitale gauche dans la flexion, avec perte des mouvements de pronation et de supination de l'avant-bras, de flexion et d'extension du pouce et de l'indicateur. — 30 mai 1860.

Marchand, Jules-Félix, né le 30 novembre 1832, à la Chapelle-en-Serval (Oise), 2e voltigeurs, garde. — Fracture de l'avant-bras et de l'articulation radio-carpienne, coup de feu, Solférino. — Flexion permanente de la main droite. — 3 mars 1860.

Margaillam, Ange-Bery, né le 28 janvier 1838, à la Bréole (Basses-Alpes), 21e de ligne. — Coup de feu à l'avant-bras gauche, lésion du cubitus, Solférino. — Fausse ankylose de l'articulation du coude. — Gratification renouvelable.

Marion, Adrien-Ferdinand, né le 3 juin 1830, à Saint-André-de-Laucize (Lozère), 8e bataillon de chasseurs à pied. — Coup de feu à l'avant-bras droit, face externe et postérieure, Magenta. — Cicatrices profondes et adhérentes; flexion permanente des doigts médius, annulaire et auriculaire. — 24 avril 1861.

Marvier, François, né le 28 mai 1833, à Lacelle (Corrèze), 72e de ligne. — Fracture du cubitus gauche à la partie moyenne, coup de feu, Solférino. — Gêne dans les mouvements de pronation et de supination. — Gratification renouvelable.

Michel, Jean-Baptiste, né le 22 décembre 1835, à Moussey (Vosges), 55e de ligne. — Coup de feu à l'avant-bras, Solférino. — Esquilles. Gêne considérable dans les mouvements de l'avant-bras gauche, avec rétraction permanente des tendons fléchisseurs des doigts annulaire et auriculaire. Émaciation du membre. — Gratification renouvelable.

Milloux, Philibert, né le 8 septembre 1836, à Pleure (Jura), 21e de ligne. — Coup de feu à l'avant-bras gauche; fracture de l'extrémité supérieure du cubitus, Solférino. — Ankylose de l'articulation huméro-cubitale, avec impossibilité des mouvements de pronation et de supination; rétraction permanente des trois derniers doigts. — 6 octobre 1860.

Molières, Étienne, né le 12 octobre 1835, à Saint-Vincent (Hérault), 17e bataillon de chasseurs. — Fracture du cubitus gauche, coup de feu, Solférino. — Consolidation vicieuse. Gratification renouvelable.

Moreau, Jacques, né le 20 mai 1834. à Mouzon (Charente) 49e de ligne. — Coup de feu à l'avant-bras droit, Solférino. — Ankylose incomplète de l'articulation huméro-cubitale, avec paralysie de la main. — 30 mai 1860.

Moreau, Célestin-Augustin, né le 3 mars 1835, à Guerche (Ille-et-Vilaine), 23e de ligne.

— Fracture de l'extrémité humérale du radius, coup de feu, Magenta. — Faiblesse et amaigrissement du bras droit. — Gratification renouvelable.

MOREL, Jacques-Nicolas, né le 5 mars 1835, à Flers (Orne), 23e de ligne. — Coup de feu à l'avant-bras droit, fracture comminutive du radius au tiers inférieur, Magenta. — Flexion permanente des doigts et du poignet avec atrophie du membre ; cicatrices adhérentes. — 21 mai 1861.

MOURGUES, Pierre, né le 12 mars 1832, à Sérignac (Lot), 100e de ligne. — Coups de feu aux deux mains et à l'avant-bras gauche étant en joue; fracture du radius et du cubitus, Solférino. — Une balle traverse obliquement, d'avant en arrière, le bord interne de la main droite, en partant de l'apophyse styloïde du cubitus, pour sortir sur le cinquième métacarpien fracturé. L'autre brise le cinquième métacarpien de la main gauche, traverse l'articulation, et sort en arrière du radius, dont l'extrémité est fracturée. — 14 mars 1860.

MUGUET, Geoffroy, né le 25 février 1832, à Monsteroux (Isère), 45e de ligne. — Coup de feu au bras et à l'avant-bras droits, Magenta. — Ankylose incomplète de l'articulation huméro-cubitale ; le projectile, entré à un centimètre au-dessus de l'olécrane, est sorti au quart supérieur et à la face dorsale de l'avant-bras. — 11 juillet 1860.

NONOTTE, Charles, né le 10 octobre 1835, à Favernay (Haute-Saône), clairon, 72e de ligne. — Coup de feu à l'avant-bras droit, Solférino. — Atrophie de l'avant-bras et de la main. — 14 mars 1860.

ORCEL, François, né le 3 juillet 1820, à Tuellins (Isère), 52e de ligne. — Coup de feu à l'avant-bras gauche, fracture comminutive, Solférino. — Esquilles, paralysie complète de l'avant-bras et de la main. — 25 avril 1860.

PARISOT, Jean-Baptiste, né le 30 octobre 1829, à Sommelonne (Meuse), 3e zouaves. — Deux coups de feu au cou et à l'avant-bras gauche, près du poignet; plaie à la cuisse, mitraille, Palestro. — Flexion permanente des trois derniers doigts de la main gauche; difficulté dans les mouvements du pouce et de l'indicateur. Ankylose incomplète du poignet; faiblesse du membre inférieur gauche. — 6 mars 1861.

PÉCHAL, Pierre, né le 27 septembre 1832, à Lavaur (Dordogne), 100e de ligne. — Coup de feu à l'avant-bras droit, Solférino. — Rétraction permanente des quatre derniers doigts de la main droite. — 3 mars 1860.

PENNABAIRÉ, François, né le 14 octobre 1837, à Belpech (Aude), 90e de ligne. — Coup de feu à la partie interne de l'avant-bras gauche, fracture du radius, Magenta. — Cicatrice adhérente aux tendons extenseurs du pouce. — Gratification renouvelable.

PENNAFORTE, François-Xavier, né le 13 novembre 1829, à Castiglione (Corse), sergent, 6e de ligne. — Coup de feu à la partie supérieure de l'avant-bras gauche; coup de feu à la partie moyenne de la jambe gauche; contusion médullaire dans une lutte corps à corps avec un officier autrichien, Solférino. — Hemiplégie du côté gauche. — 1er avril 1864.

PERRAIN, Constant, né le 3 novembre 1834, à Chizi (Deux-Sèvres), sergent, 17e bataillon de chasseurs. — Coup de feu à l'avant-bras droit; fracture comminutive, Solférino. — Perte absolue de l'usage du membre. — 14 mars 1860.

PETIT-COLIN, Jean-Baptiste, né le 25 janvier 1834, à Bourg-Blanche (Vosges), 73e de ligne. — Coup de feu à l'avant-bras gauche ; fracture comminutive du cubitus au tiers moyen, Solférino. — Esquilles nombreuses; flexion permanente des trois derniers doigts de la main gauche. — 30 mai 1860.

PHILIP, Louis-Benjamin-Joseph, né le 12 octobre 1837, à la Roque-d'Autheron (Bouches-du-Rhône), 11e chasseurs à pied. — Coup de feu à l'avant-bras gauche, Magenta. — Rétraction permanente de tous les doigts de la main gauche, avec atrophie considérable du membre. — 26 juin 1861.

PIERROT, Achille-Jean, né le 19 juin 1831, à Metz (Moselle), lieutenant, 53e de ligne. — Coup de feu à l'avant-bras droit; fracture du cubitus, Solférino. — Ankylose du poignet droit; extension permanente des doigts, cicatrice adhérente. — 10 août 1861.

Plum, Laurent, né le 29 avril 1833, à Wissembach (Vosges), 52ᵉ de ligne. — Coup de feu à l'avant-bras gauche, fracture du cubitus, lacération des parties molles, Magenta. — Rétraction complète des doigts médius, annulaire et auriculaire de la main gauche. — 25 juin 1860.

Poggionovo, Jean-Baptiste, né le 18 mars 1836, à Sollacara (Corse), sergent-fourrier, 52ᵉ de ligne. — Coup de feu à l'avant-bras gauche, fracture comminutive, Magenta. — Élimination de nombreuses esquilles, raccourcissement du membre. Les mouvements de rotation de l'avant-bras sont impossibles et les adhérences des muscles fléchisseurs au niveau de la fracture empêchent l'extension du poignet; les doigts médius, annulaire et auriculaire sont fléchis dans la paume de la main. — 6 mars 1864.

Poivre, Philibert, né le 14 juillet 1836, à Lyon (Rhône), 11ᵉ bataillon de chasseurs. — Coup de feu à l'avant-bras gauche, Magenta. — Affaiblissement de la main. — Gratification renouvelable.

Ponère, Alix-Marie, né le 28 juillet 1836, à Bouguenais (Loire-Inférieure), 74ᵉ de ligne. — Coup de feu à l'avant-bras droit, Solférino. — Perte de substance musculaire. — Gratification renouvelable.

Priez, Jules, né le 31 octobre 1833, à Maroilles (Nord), 74ᵉ de ligne. — Coup de feu à l'avant-bras gauche, fracture comminutive, Solférino. — Cal vicieux du radius et du cubitus, avec perte des mouvements du pouce et de l'indicateur. — 25 avril 1860.

Raimbault, Julien, né le 6 avril 1832, à Grand-Fougeray (Ille-et-Vilaine), 74ᵉ de ligne. — Coup de feu à l'avant-bras gauche, fracture, Solférino. — Ankylose incomplète de l'articulation huméro-cubitale gauche, avec demi-flexion de l'avant-bras sur le bras, résultant d'une double fracture du radius à la partie moyenne et du cubitus à son extrémité supérieure. — 11 juillet 1860.

Renou, Ernest-Émile-Marcel, né le 1ᵉʳ octobre 1823, à Nantes (Loire-Inférieure), sergent, 98ᵉ de ligne. — Coup de feu à l'avant-bras gauche, fracture du cubitus, Montebello. — Ankylose complète du coude gauche, avec atrophie du membre et paralysie de tous les doigts. — 24 février 1860.

Ressegaire, Paul, né le 3 juin 1829, à Trescléoux (Hautes-Alpes), 1ᵉʳ voltigeurs, garde. — Plaie compliquée à l'avant-bras droit, fracture du radius, Solférino. — Paralysie incomplète et extension permanente de tous les doigts de la main droite. — 25 juin 1860.

Rey, Joseph, né le 23 septembre 1836, à Mousteroux (Isère), 1ᵉʳ chasseurs d'Afrique. — Coup de feu à l'avant-bras gauche, fracture du cubitus à sa partie moyenne, Solférino. — Paralysie incomplète du membre supérieur droit. — 10 août 1861.

Rhamdam-ben-Ali, né en 1832, province de Constantine, 3ᵉ tirailleurs algériens. — Coup de feu à l'avant-bras gauche, Solférino. — Fausse articulation à la partie moyenne du cubitus gauche, avec cicatrice adhérente, dans une étendue de six travers de doigt, et paralysie incomplète de trois doigts. — 6 mars 1861.

Robert, François-Marie-Henri, né le 22 février 1834, à Vannes (Morbihan), sergent, 23ᵉ de ligne. — Coup de feu à l'avant-bras droit; fracture du radius au tiers inférieur. Plaie (séton) à la région pelvi-trochantérienne gauche, coup de feu. Plaie (séton) à la région sacro-iliaque, coup de feu, Magenta. — Hémorrhagies consécutives; hôpital de Novare. Ligature de l'artère radiale, puis, après, de l'artère humérale. Atrophie de l'avant-bras et de la main. Cicatrices adhérentes. Claudication légère. — 24 avril 1861.

Rohpacher, Henri-Désiré, né le 17 avril 1836, à Paris (Seine), 17ᵉ bataillon de chasseurs. — Coup de feu à l'avant-bras, étant en joue, Solférino. — Fracture du radius; ankylose incomplète de l'articulation huméro-cubitale droite avec deux cicatrices adhérentes à la partie supérieure de l'avant-bras. — 24 février 1860.

Romanet, Joseph-Aimé, né le 14 novembre 1832, à Saint-Nazaire (Drôme), 100ᵉ de ligne. — Coup de feu à l'avant-bras gauche, Solférino. — Ankylose de l'articulation radio-carpienne. — 25 avril 1860.

ROPERT, Jean-Marie, né le 9 septembre 1835, à Flormeur (Morbihan), 84e de ligne. — Coup de feu traversant l'avant-bras gauche à la réunion du tiers inférieur au tiers moyen. Fracture comminutive des deux os, Montebello. — Cal volumineux irrégulier; lésions profondes des tendons fléchisseurs de la main et des doigts. Courbure très-prononcée de l'avant-bras sur son bord externe. Amaigrissement considérable de l'avant-bras et de la main. Perte des mouvements de l'avant-bras et de la main. — 31 juillet 1863.

ROUHIER, Jules, né le 18 mai 1834, à Gruey-les-Surance (Vosges), 30e de ligne. — Coup de feu du milieu de l'avant-bras gauche à la partie externe du métacarpe, Solférino. — Atrophie du membre. — Gratification renouvelable.

ROUVRAIS, Jean-François, né le 10 janvier 1835, à Plenée-Jugon (Côtes-du-Nord), 84e de ligne. — Coup de feu à la partie postérieure et supérieure de l'avant-bras droit; fracture comminutive du cubitus, Solférino. — Esquilles, cicatrices adhérentes. — Gratification renouvelable.

ROYER, Étienne, né le 19 avril 1832, à Broye-les-Loups (Haute-Saône), 98e de ligne. — Deux coups de feu, l'un à la partie antérieure de la tête, l'autre à l'avant-bras droit, avec fracture du cubitus, Solférino. — Troubles de la vision. Gêne dans les mouvements de l'avant-bras. — Gratification renouvelable.

RULQUIN, Jean-Baptiste, né le 7 mars 1836, à Belrupt (Meuse), 5e bataillon de chasseurs. — Coup de feu à la partie antérieure et inférieure de l'avant-bras gauche, Solférino. — Gêne dans les mouvements du poignet et flexion des doigts annulaire et auriculaire. — Gratification renouvelable.

SAINT-LÉGER, Louis, dit Champagne, né le 22 mars 1836, à Saint-Symphorien (Lozère), 86e de ligne. — Coup de feu à l'avant-bras droit, Solférino. — Cicatrices profondes, gêne dans les mouvements de la main. — Gratification renouvelable.

SCHEHR, François-Antoine, né le 11 décembre 1822, à Kaltenhausen (Bas-Rhin), chasseurs à pied, garde. — Coup de feu à l'avant-bras et à la jambe, Solférino. — Ankylose incomplète de l'articulation du coude avec atrophie de l'avant-bras. Le projectile a fracturé l'extrémité inférieure du cubitus. — 4 août 1860.

SCHNEIDER, Henri, né le 23 décembre 1836, à Rexingen (Bas-Rhin), 74e de ligne. — Coup de feu à l'avant-bras droit et à la partie moyenne du bras gauche, Solférino. — Gratification renouvelable.

SERAFFINI, Charles-Mathieu, né le 16 novembre 1832, à San Nicolas (Corse), 1er zouaves. — Coup de feu à l'avant-bras gauche, Melégnano. — Ankylose complète de l'articulation huméro-cubitale gauche dans la flexion, avec extension permanente des doigts et atrophie de la main. — 16 mai 1860.

SERONDE, Joseph, né le 12 janvier 1820, à Roche-Charles (Puy-de-Dôme), 3e voltigeurs, garde. — Coup de feu à l'avant-bras droit, fracture comminutive du radius au tiers moyen, Magenta. — Perte de substance osseuse et musculaire. Paralysie incomplète de la main et de l'avant-bras. — 24 juillet 1861.

SERRES, Jean-François, né le 2 mars 1829, à Verrières (Aveyron), 2e grenadiers, garde. — Coup de feu à l'avant-bras gauche, Magenta. — Perte des mouvements de la main, avec ankylose complète du coude et amaigrissement du membre. — 11 juillet 1860.

SICARD, Louis-Auguste, né le 16 juillet 1837, à Paris (Seine), 2e zouaves. — Coup de feu à l'avant-bras gauche, fracture comminutive de l'extrémité supérieure du radius, Magenta. — Atrophie de l'avant-bras gauche et perte des mouvements de rotation. — 6 octobre 1860.

SOREL, Pierre-Jules, né le 3 octobre 1832, à Saint-Pierre-Benonville (Seine-Inférieure), 6e bataillon de chasseurs. — Coup de feu à l'avant-bras droit, Solférino. — Atrophie incomplète de l'avant-bras, paralysie de deux doigts. — Gratification renouvelable.

SPECK, Auguste, né le 19 juin 1837, à Strasbourg (Bas-Rhin), caporal, 37e de ligne. — Coup de feu à l'avant-bras gauche; fracture comminutive du cubitus au tiers supérieur,

Solférino. — Lésion du nerf cubital, atrophie et rétraction permanente de l'avant-bras et de la main. — 4 août 1860.

STEPHAN, Pierre, né le 28 juillet 1830, à Oberseebach (Bas-Rhin), 98e de ligne. — Coup de feu à l'avant-bras droit, Solférino. — Ankylose complète du poignet avec rétraction des doigts. — 31 mars 1860.

TARNIER, Joseph, né le 16 juin 1837, à Fauverney (Côte-d'Or), 90e de ligne. — Coup de feu à la partie postérieure de l'avant-bras droit, fracture du radius, Magenta. — Gêne dans les mouvements de pronation et de supination. — Gratification renouvelable.

TAVEL, Hippolite. *Voir* Hippolyte-Tavel.

TEFFRA, Joseph, né le 13 août 1830, à Thann (Haut-Rhin), 2e zouaves. — Coup de feu à l'avant-bras droit, Magenta. — Ankylose du poignet; le projectile a traversé la partie inférieure de l'avant-bras. Le pouce est dans une extension permanente et la flexion des autres doigts ne s'exerce que d'une manière très-imparfaite. — 1er octobre 1861.

THÉBAULT, André-Armand, né le 8 mai 1830, à Vouillé (Deux-Sèvres), 21e de ligne. — Coup de feu à l'avant-bras droit, fracture comminutive des deux os, au tiers moyen, Solférino. — Extension permanente des doigts; cicatrice adhérente. — 6 mars 1861.

TIROLLE, Jean-Claude-Alexandre, né le 20 octobre 1837, à Fruze (Vosges), 6e chasseurs à pied. — Coup de feu à l'avant-bras gauche; fracture, Magenta. — Rétraction de trois doigts (pouce, indicateur et médius); le projectile a fracturé le radius à 3 centimètres au-dessus de l'articulation du poignet. — 6 octobre 1860.

TOULOUZE, Blaise, né le 26 avril 1835, à Larrazet (Tarn-et-Garonne), 45e de ligne. — Coup de feu à l'avant-bras droit; fracture du cubitus au tiers supérieur, Solférino. — Paralysie de la main droite, atrophie de cet organe et de l'avant-bras. — 24 avril 1861.

TRÈCHE, Sébastien, né le 16 avril 1836, à Morville-sur-Nied (Meurthe), 74e de ligne. — Coup de feu à l'avant-bras droit, Solférino. — Paralysie de l'avant-bras et de la main, ankylose du coude. — 25 avril 1860.

TULO, Jean-Baptiste, né le 20 mars 1836, à Lannac (Haute-Garonne), 1er zouaves. — Coup de feu à l'avant-bras gauche, fracture comminutive du radius, Solférino. — Consolidation vicieuse, avec amaigrissement de la main. Gêne marquée des mouvements des doigts. — 4 août 1860.

UFFLER, Michel, né le 6 février 1827, à Dorlisheim (Bas-Rhin), sergent, 55e de ligne. — Coup de feu à l'avant-bras gauche, fracture comminutive, Solférino. — Cal vicieux du radius, mouvements de pronation et de supination impossibles. — 31 mars 1860.

VANDEVIRE, Ferdinand-François, né le 4 septembre 1835, à Saint-Lô (Manche), zouaves, garde. — Coup de feu à l'avant-bras gauche; fracture comminutive du cubitus à son extrémité inférieure, Magenta. — Fausse articulation du cubitus; ankylose incomplète du poignet, perte des mouvements de pronation et de supination. — 25 juin 1860.

VERHÉE, Henri-Alexandre, né le 4 août 1832, à Morbecque (Nord), 86e de ligne. — Coups de feu à l'avant-bras droit et à la fesse gauche, Solférino. — Fracture comminutive du cubitus droit à sa partie moyenne; lésion du nerf cubital; cicatrices profondes et adhérentes. Paralysie complète de la main et des doigts. Le projectile, entré dans la fesse, n'a pas été retrouvé. — 6 octobre 1860.

VIGNE, Jean-Baptiste, né le 7 novembre 1833, à Septème (Isère), 61e de ligne. — Coup de feu à l'avant-bras gauche, fracture, Solférino. — Cicatrice adhérente au tiers inférieur de l'avant-bras. — Gratification renouvelable.

VIGUIER, Caprais, né le 13 juin 1829, à Cahors (Lot), 71e de ligne. — Coup de feu à l'avant-bras droit; fracture comminutive des deux os au tiers supérieur, Solférino. — Ankylose complète de l'articulation radio-carpienne, avec déformation et émaciation du membre. — 4 juin 1860.

VINZANT, Jean, né le 8 mars 1835, à Peyrelevade (Corrèze), 17e chasseurs à pied. — Coup de feu à l'avant-bras gauche; fracture comminutive des deux os, Solférino. — Paralysie de la main. — 30 mai 1860.

WARIN, Léonce-Alexandre, né le 22 février 1838, à Dunkerque (Nord), sergent, 74e de ligne. — Coup de feu à l'avant-bras droit; fracture comminutive du cubitus, Solférino. — Plaies fistuleuses et cicatrices adhérentes et nombreuses à l'avant-bras, atrophie du membre. — 6 octobre 1860.

WILHELM, Charles, né le 18 septembre 1831, à Gotha (Saxe), régiment étranger. — Fracture comminutive du radius et du cubitus à leur extrémité inférieure, coup de feu, Magenta. — Gêne des mouvements de la main droite. — Gratification renouvelable.

AMPUTATIONS DE L'AVANT-BRAS.

Hôpitaux de Gênes. — « Quelque bornée que soit la lésion de l'extrémité inférieure de l'avant-bras qui nécessite son amputation, Larrey veut que l'on remonte toujours au centre de la portion charnue du membre, parce que, dit-il, la section faite dans la partie grêle et tendineuse de celui-ci a plus de chance d'insuccès. Il est incontestable que, dans les coups de feu à l'avant-bras, alors même que les os n'ont pas été lésés, ou qu'ils n'ont que médiocrement souffert, la réaction y est ordinairement plus vive qu'au bras. La disposition à la purulence, et, surtout, la tendance du pus à fuser, à infiltrer le membre y sont généralement aussi plus accusées. Ces faits s'expliquent tout naturellement par la constitution anatomique des parties; c'est-à-dire par la multiplicité des muscles qui s'y trouvent, celles de leurs gaînes aponévrotiques, et l'interposition entre ces gaînes et les muscles ou les tendons qui les terminent d'un tissu cellulaire lâche. Or, c'est plus particulièrement sur la fréquence des fusées purulentes à la suite de l'amputation de l'avant-bras à sa partie inférieure que Larrey se fonde pour la rejeter. Il s'appuie en cela sur son expérience, et c'est également au nom de l'expérience que la généralité des chirurgiens d'aujourd'hui proteste contre sa formule. « Puisqu'on coupe avec succès le « poignet dans l'article, a-t-on dit, pourquoi n'en serait-il pas de même en opérant « sur les parties voisines? » Et tous de répéter qu'il n'y a de lieu d'élection pour l'amputation de l'avant-bras que le point où s'arrête la lésion en vue de laquelle on opère. Il peut bien se faire que l'amputation de ce membre à sa partie inférieure pour altérations chroniques de la main ou du poignet dans lesquelles l'avant-bras lui-même participe jusqu'à une certaine hauteur au tassement morbide général des tissus environnants, que cette amputation pathologique, comme on le dit, ait plus de chances de succès que celle pratiquée à l'occasion de coups de feu plus ou moins récents; mais toujours est-il que, dans le dernier cas, les craintes exprimées par Larrey ne sont pas aussi chimériques qu'on a bien voulu le dire. Je n'en veux pour preuves que les faits qui suivent, empruntés à la dernière campagne d'Italie.

A la fin du mois d'août, les évacuations de la Lombardie sur Gênes se multiplient. Les mutilés y figurent en grand nombre. Six amputations de l'avant-bras sont, dans la même semaine, admises dans mon service. Deux ont été pratiquées le jour même de Solférino, et les autres dans les trois ou quatre jours qui ont suivi ; une à deux ou trois travers de doigt au plus de l'articulation huméro-cubitale, deux dans la portion charnue du membre, et les autres à trois centimètres environ des apophyses radiales et cubitales. Plus de deux mois se sont écoulés depuis l'opération. Eh bien ! deux seules sont arrivées, et sans encombre au dire des malades, à la guérison, ce sont celles pratiquées au centre même du membre. Là où l'on s'est rapproché du coude autant que nous l'avons dit, le moignon, considérablement tuméfié, est encore bien douloureux. Il s'en écoule une suppuration abondante, de mauvais aspect, et à odeur forte. Ce qui a été conservé du radius est frappé de mort et ne s'élimine que dans le courant de septembre. C'est alors seulement que le moignon diminue de volume et que la cicatrisation se fait. — Autre exemple à ajouter à ceux sur lesquels je me suis appuyé, il y a quelques années, pour protester contre une opération qui ne me paraît d'aucun avantage réel pour le mutilé. Aucune des amputations faites à la partie inférieure de l'avant-bras n'est encore guérie. Dans un premier cas, les accidents inflammatoires et suppuratifs qui ont suivi de près l'opération ont été assez graves pour nécessiter trois ouvertures d'abcès et les deux os nécrosés font saillie à travers la plaie d'amputation. Dans les deux autres cas, la réaction n'a pas été aussi vive, et le pus n'a pas remonté le moignon aussi haut que dans le premier. Mais la suppuration est restée mi-sanieuse, et, les lèvres de la plaie, épaissies et béantes, laissent voir l'extrémité sectionnée du radius et du cubitus également frappée de mort. — Ces trois derniers cas, pris isolément, n'ont, sans doute, qu'une signification relative ; néanmoins, jusqu'à ce que la statistique des amputations faites pendant la campagne d'Italie nous ait mieux édifié à leur endroit, ils doivent nous mettre en garde contre les affirmations de ceux qui repoussent, comme non justifié, le principe établi par Larrey. » — Dr Maupin, médecin principal.

TABLEAU DES AMPUTATIONS DE L'AVANT-BRAS.

GENRES DE BLESSURES.	PROJECTILES, ARMES, ETC., QUI ONT PRODUIT LES BLESSURES.																	
	BALLE.			BOULET.			ÉCLATS DE PROJECTILES, BISCAÏENS.			SABRE, BAÏONNETTE, LANCE.			DIVERSES.			TOTAL.		
	Pensionnés.	Sortis guéris ou évacués.	Morts.	Pensionnés.	Sortis guéris ou évacués.	Morts.	Pensionnés.	Sortis guéris ou évacués.	Morts.	Pensionnés.	Sortis guéris ou évacués.	Morts.	Pensionnés.	Sortis guéris ou évacués.	Morts.	Pensionnés.	Sortis guéris ou évacués.	Morts.
Fractures de l'avant-bras. .	18	»	8	»	»	2	3	»	1	»	»	»	»	»	»	21	»	11
Id. du poignet. . . .	23	»	5	»	»	1	»	»	2	»	»	»	»	»	»	23	»	8
Id. de la main. . . .	5	»	3	»	»	»	1	»	2	»	»	»	»	»	»	6	»	5
Sans indications	»	»	»	»	»	»	»	»	1	»	»	»	2	»	14	2	»	15
	46	»	16	»	»	3	4	»	6	»	»	»	2	»	14	52	»	39
TOTAUX.	62			3			10			»			16			91		

La date terminale de chaque observation sommaire est celle du décret accordant la pension de retraite.

AMPUTATIONS DE L'AVANT-BRAS.

ABBES, Hypolite-César, né le 21 février 1836, à Rougon (Basses-Alpes), 72e de ligne.— Fracture comminutive du cubitus gauche au tiers supérieur, coup de feu, Solférino. — Amputation de l'avant-bras.— 8 février 1860.

AMAR-BEN-AÏSSA, né en 1836, aux Beni-Aïchem (Contantine), 3e tirailleurs algériens. — — Fracture de la main gauche, biscaïen, Magenta. — Amputation de l'avant-bras au tiers inférieur. — 16 mai 1860.

AMOUREUX, François, né le 16 février 1835, à Champsac (Haute-Vienne), 17e bataillon de chasseurs. — Fracture comminutive de l'avant-bras gauche, coup de feu, Solférino. — Amputation de l'avant-bras. — 24 février 1860.

ANÈRE, Joseph-Paul-Albert, né le 21 mars 1830, à Chalabre (Aude), caporal, 2e zouaves. — Fracture comminutive de l'avant-bras gauche, coup de feu, Solférino. — Amputation de l'avant-bras. —3 mars 1860.

AUBRET, Joseph, né le 7 octobre 1836, à Parigny (Loire), 1er zouaves. — Fracture comminutive de l'avant-bras gauche, biscaïen, Mélégnano.— Hôpital Saint-Philippe, Milan. — Amputation de l'avant-bras. — 14 mars 1860.

AUDRAIN, Pierre, né le 14 juin 1834, à Saint-Aignan (Morbihan), 70e de ligne. —Fracture comminutive du poignet et de l'avant-bras gauches, coup de feu, Magenta. — Amputation de l'avant-bras. — 31 mars 1860.

BERDONNEAU, Charles, né le 13 juillet 1837, à Donzy (Nièvre), 6e de ligne. — Fracture comminutive de l'avant-bras gauche, coup de feu, Solférino. — Amputation de l'avant-bras au quart inférieur. — 14 mars 1860.

BERNARD, Camille-Michel, né le 3 avril 1837, à Mont-de-Lans (Isère), 21e de ligne. — Fracture comminutive du poignet gauche, coup de feu, Solférino. — Amputation de l'avant-bras au quart inférieur. — 18 janvier 1860.

BOUDJEMAH BEN ACHOUR, né le 19 août 1840, aux Beni Aïdel (Constantine), 3e tirailleurs algériens. — Fracture comminutive de l'avant-bras gauche, coup de feu, Solférino. — Amputation au tiers supérieur à Brescia. — Entré à l'hôpital Fate bene Fratelli, Milan. — 16 mai 1860.

BOURCIER, Joseph, né le 18 août 1831, à Cuville (Meuse), 6e bataillon de chasseurs. — Fracture du poignet gauche, coup de feu, Solférino. — Amputation de l'avant-bras. — 18 janvier 1860.

BROCAS, Étienne, né le 7 mai 1836, à Mongauzy (Gers), 61e de ligne. — Fracture du poignet gauche, coup de feu, Solférino, — Amputation de l'avant-bras.—18 janvier 1860.

BUISSON, Jean, né le 2 décembre 1837, à Ligneux (Dordogne), 72e de ligne. — Fracture du poignet gauche, coup de feu, Solférino.—Hôpital San Ambrogio, Milan. Amputation de l'avant-bras. — 18 janvier 1860.

CABERGH, Gérard-Michel, né le 9 mars 1838, à Tongres (Belgique), 2e étranger.—Fracture comminutive de l'avant-bras gauche, coup de feu, Magenta.— Amputation de l'avant-bras. Hôpital San Filippo, Milan.—16 mai 1860.—*Une note porte amputation du coude?*

CATALA, Jean-Barthélemy-Martin, né le 15 février 1834, à Mazane (Pyrénées-Orientales), 15e de ligne.— Fracture comminutive du poignet gauche, coup de feu, Solférino. — Amputation de l'avant-bras. — 18 janvier 1860.

CHAUVET, Antoine, né 19 décembre 1837, à Bernis (Gard), caporal, 78e de ligne. — Pas d'indication de blessure. — Amputation de l'avant-bras gauche à l'union du tiers moyen avec le tiers inférieur. — 31 juillet 1863.

COLOMBIER, Jean-Victor-Dominique, né le 30 juin 1839, à Mareilly-Ogny (Côte-d'Or), 8e bataillon de chasseurs. — Fracture du poignet gauche, coup de feu, Magenta. — Amputation de l'avant-bras. — 14 mars 1860.

CONDAMINAS, Jean, né le 14 juillet 1835, à Clermont (Dordogne), 55e de ligne.—Fracture comminutive du poignet gauche, coup de feu, Solférino.— Amputation de l'avant-bras à Brescia. — Évacué sur Milan, hôpital San Ambrogio. — 24 février 1860.

DUPONT, Jean, né le 26 juillet 1831, à Arbas (Haute-Garonne), 86e de ligne. —Fracture comminutive de l'avant-bras gauche, coup de feu, Solférino.— Amputation de l'avant-bras. —31 mars 1860.

EDERIG, Jean, né le 13 avril 1833, à Neunkirch (Moselle), 2e génie. — Fracture comminutive de l'avant-bras droit, éclat d'obus, Solférino. — Hôpital Saint-Philippe, Milan. — Amputation de l'avant-bras.—18 janvier 1860.

FALLON, Amand-Alfred, né le 22 mars 1827, à Cauroy (Ardennes), 1er lanciers. — Fracture du poignet gauche, coup de feu, Solférino. — Amputation de l'avant-bras. — 18 janvier 1860.

FRANÇOIS, François-Nicolas, né le 24 septembre 1836, à Rémonville (Ardennes), 55e de ligne. — Coup de feu à la main gauche, Solférino. — Amputation de l'avant-bras. — 14 mars 1860.

GADOUR-BEN-DAMAN, né en 1835, aux Ouled-Zéneb (Oran), 2e tirailleurs algériens. — Fracture comminutive de l'avant-bras droit, coup de feu, Solférino.—Amputation de l'avant-bras. — 16 mai 1860.

GERBAULT, Jacques, né le 6 mars 1837, à Giroux (Indre), 65e de ligne. — Fracture du poignet droit, plaie à la joue droite et au cou, coup de feu, Magenta. — Amputation de l'avant-bras. — 16 mai 1860.

GIROARD, Joseph, né le 7 juin 1834, à Trélazé (Maine-et-Loire), 85e de ligne.— Fracture du poignet gauche, coup de feu, Solférino.— Amputation de l'avant-bras.— 30 mai 1860.

GIROS, Thomas, né le 23 août 1837, à Broiturier (Allier), 59e de ligne. — Amputation de l'avant-bras droit, nécessitée par un vaste phlegmon de la main droite.—27 février 1864.

GIROUSSE, Victor-Louis, né le 14 novembre 1822 à Sainte-Marie (Hautes-Alpes), 2e grenadiers, garde. — Fracture comminutive de l'avant-bras, coup de feu, Magenta. — Amputation de l'avant-bras. — 24 février 1860.

GOETTELFINGER, Nicolas, né le 21 février 1830, à Petit-Landau (Haut-Rhin), sergent, 65e de ligne. — Coup de feu au poignet droit, Magenta. — Hôpital Saint-Philippe, Milan.— Amputation de l'avant-bras. — 3 mars 1860.

GRANGER, Romain-Jean, né le 18 novembre 1834, à Laleu (Orne), 15e de ligne. — Fracture du poignet gauche, coup de feu, Solférino. — Amputation de l'avant-bras. — 18 janvier 1860.

GUERVAIN, Nicolas, né le 8 mars 1840, à Paris (Seine), caporal, 61e de ligne.—Fracture du poignet gauche, coup de feu, Solférino. — Amputation de l'avant-bras.—18 janvier 1860.

GUILHOU, Louis-Laurent, né le 11 août 1838, à Bollène (Vaucluse), 61e de ligne.—Fracture comminutive du carpe et du métacarpe, main gauche, coup de feu, Solférino. — Amputation de l'avant-bras. — 18 janvier 1860.

JOUZEAU, Louis, né le 18 octobre 1837, à Mairé (Vienne), 86e de ligne. — Coup de feu à l'avant-bras gauche, Solférino. — Amputation de l'avant-bras. — 31 mars 1860.

JUSTAMON, Joseph, né le 9 janvier 1830, à Montségur (Drôme), tambour, 61e de ligne. —Fracture comminutive de l'avant-bras droit, coup de feu, Solférino. — Amputation de l'avant-bras. — 8 février 1860.

LAURENT, Jacques-Marie, né le 11 février 1834, à Lannefret (Finistère), sergent, 72e de ligne. — Coup de feu à l'avant-bras droit, Solférino. — Amputation de l'avant-bras. — 3 mars 1860.

LEDOUX, Charles-Eugène, né le 6 avril 1837, à Rocques (Calvados), 72e de ligne. — Fracture comminutive de l'avant-bras droit, coup de feu, Solférino. — Amputation de l'avant-bras. — 14 mars 1860.

LEMAIRE, Maurice-Joseph, né le 1er juin 1837, à Boulogne-sur-Mer (Pas-de-Calais), 65e de ligne.— Fracture comminutive de l'avant-bras gauche, biscaïen, Magenta.—Amputation de l'avant-bras. — 14 mars 1860.

LOUVEMONT, Christophe, né le 1er avril 1837, à Vézelise (Meurthe), 1er zouaves.— Fracture de l'avant-bras gauche, coup de feu, Mélégnano. — Amputation de l'avant-bras à l'hôpital San Philippo, Milan, le 9 juin. — Demande d'une main artificielle.—14 mars 1860.

MARCHAL, Joseph, né le 22 février 1836, à Nancy (Meurthe), 33e de ligne. — Coup de feu à la main droite, Mélégnano. Amputation de l'avant-bras au tiers inférieur à l'hôpital Sainte-Prassède, Milan. — 24 février 1860.

PATOU, Victor-François, né le 3 décembre 1837, à Château-Gontier (Mayenne), 86e de ligne. — Fracture du poignet gauche, coup de feu, Solférino. — Amputation de l'avant-bras.—31 mars 1860. — Décédé le 16 février 1860 avant la signature du décret.

Pigeron, Appolinaire, né le 1er septembre 1835, à Nibelle (Loiret), 100e de ligne.—Fracture du poignet gauche, coup de feu, Solférino.—Amputation de l'avant-bras au tiers supérieur. — 25 juin 1860.

Pinault, Jean-Augustin, né le 14 novembre 1835, à Culan (Cher), 2e zouaves. — Fracture comminutive du poignet gauche étant en joue, coup de feu, Magenta.—Amputation de l'avant-bras à l'hôpital Saint-Luc, Milan. — 16 mai 1860.

Pochon, André-Marie, né le 24 janvier 1837, à Rerpert (Côtes-du-Nord), 1er zouaves. — Coup de feu à la main gauche, Mélégnano.— Amputation de l'avant-bras à l'hôpital Saint-Philippe, Milan. — 14 mars 1860.

Raviot, Joseph, né le 20 janvier 1823, à Besançon (Doubs), caporal, zouaves, garde. — Fracture comminutive de l'avant-bras gauche au quart inférieur. Plaie pénétrante au thorax coups de feu. Plaie au côté droit de la poitrine, coup de baïonnette. — Entré le 5 juin à l'hôpital de Novare. Amputation de l'avant-bras le 6 juin. — Évacué le 3 juillet. — 18 janvier 1860.

Riche, Claude, né le 2 mai 1834, à Fresnes (Meurthe), 55e de ligne. — Coup de feu à la main droite, Solférino. — Amputation de l'avant-bras. — 3 mars 1860.

Rivière, Jean-Baptiste, né le 8 octobre 1835, à Castelewary (Aveyron), 74e de ligne. — Coup de feu au poignet gauche, Montébello. — Entré le 21 mai à l'hôpital Sainte-Marthe, Alexandrie ; évacué le 27 août sur Gênes. — Évacué sur France, sur *le Grégeois*. — Entré le 31 août à l'hôpital Saint-Mandrier, Toulon. Amputation de l'avant-bras au tiers inférieur, le 18 septembre, sorti le 8 octobre. — 31 mars 1860.

Roudil, Jean-Ferdinand, né le 6 novembre 1834, à Lablachère (Ardèche), 72e de ligne. — Fracture de l'avant-bras gauche, coup de feu, Solférino. — Amputation de l'avant-bras. — 8 février 1860.

Roux, Pierre, né le 12 mai 1833, à Saint-Amandier (Cantal), 34e de ligne. — Fracture du poignet droit, coup de feu, Solférino. — Amputation de l'avant-bras. — Hôpital Majeur, Milan. — 4 juin 1860.

Rouzade, Charles, né le 30 juillet 1834, à Simeyrols (Dordogne), 23e de ligne. — Coup de feu à la partie inférieure gauche du thorax et à l'avant-bras gauche, Magenta. — Entré le 5 juin à l'hôpital de Novare. — Amputation de l'avant-bras. — Évacué le 4 juillet. — 16 mars 1860.

Sales, Philippe-Jean-Jacques, né le 13 octobre 1835, à Laroque (Pyrénées-Orientales), zouaves, garde. — Fracture du poignet droit, coup de feu, Magenta. — Amputation de l'avant-bras au tiers supérieur. — 18 janvier 1860.

Serpe, Victor, né le 11 avril 1834, à Montgé (Seine-et-Marne), 2e zouaves. — Fracture du poignet droit, coup de feu, Magenta. — Entré à l'hôtal Saint-Luc, Milan. — Amputation de l'avant-bras au tiers moyen. — 16 mai 1860.

Ticier, Pierre-Camille-Célestin, né le 19 mai 1828, à Brignemond (Haute-Garonne), sergent, 11e bataillon de chasseurs. — Coup de feu à la main gauche, Magenta.— Amputation de l'avant-bras. Hôpital Saint-Luc, Milan.—18 janvier 1860.

Trebenaud, Claude, né le 28 août 1837, à Boyer (Saône-et-Loire), 6e bataillon de chasseurs. — Coup de feu à l'avant-bras droit, Magenta. — Amputation de l'avant-bras. — 18 janvier 1860.

Vigneron, François-Joseph, né le 10 octobre 1820, à Lucey (Meurthe), sergent, zouaves, garde. — Coup de feu au poignet gauche, broiement de la première rangée du carpe et fracture de l'extrémité inférieure du radius, Magenta. — Amputation de l'avant-bras, le 15 juin. Hôpitaux d'Alexandrie.—18 janvier 1860.

Yan, Jean, né le 11 septembre 1840, à Plaguffen (Finistère), 30e de ligne. — Fracture du poignet, coup de feu, Solférino. — Amputation de l'avant-bras. — 14 mars 1860.

RÉSECTIONS DES OS DE L'AVANT-BRAS.

Le nombre des résections des os de l'avant-bras serait beaucoup plus considérable si nous comprenions parmi ces opérations la régularisation des fragments du radius et du cubitus à la suite des fractures comminutives de l'avant-bras. Les rapports des médecins des hôpitaux ne donnent, à ce sujet que des renseignements très-incomplets, nous citerons :

M. Lechesne, Alphonse-Casimir, chef de bataillon au 6e de ligne. — Fracture du cubitus au tiers inférieur, avant-bras gauche et plaie au flanc gauche, coup de feu, Solférino. — Entré à l'ambulance de la 1re division du 4e corps, évacué.—Entré à l'hôpital San Paolo, de Brescia. — Résection du cubitus dans une étendue de 6 centimètres.—En activité, lieutenant-colonel au 67e de ligne.

TABLEAU DES RÉSECTIONS DES OS DE L'AVANT-BRAS.

GENRES DE BLESSURES.	PROJECTILES, ARMES, ETC., QUI ONT PRODUIT LES BLESSURES.																	
	BALLE.			BOULET.			ÉCLATS DE PROJECTILES, BISCAÏENS.			SABRE, BAÏONNETTE, LANCE.			DIVERSES.			TOTAL.		
	Pensionnés.	Sortis guéris ou évacués.	Morts.	Pensionnés.	Sortis guéris ou évacués.	Morts.	Pensionnés.	Sortis guéris ou évacués.	Morts.	Pensionnés.	Sortis guéris ou évacués.	Morts.	Pensionnés.	Sortis guéris ou évacués.	Morts.	Pensionnés.	Sortis guéris ou évacués.	Morts.
Fractures comminutives. .	3	3	2	»	»	»	1	»	»	»	»	»	»	»	»	4	3	2
Diverses.	»	»	»	»	»	»	»	»	»	»	»	»	1	»	»	1	»	»
	3	3	2	»	»	»	1	»	»	»	»	»	1	»	»	5	3	2
Totaux.	8			»			1			»			1			10		

La date terminale de chaque observation sommaire est celle du décret accordant la pension de retraite.

RÉSECTIONS DES OS DE L'AVANT-BRAS.

BILLAN, Fortuné, né le 31 mai 1830, à Greutzingen (Haut-Rhin), 1er chasseurs d'Afrique. — Coup de feu à l'avant-bras droit et au poignet, Solférino. — La balle entre à la face palmaire et au milieu du carpe, sort vers le quart inférieur du cubitus, à la face dorsale de l'avant-bras. — Entré à l'hôpital Fate bene Fratelli, Milan. Les os du carpe sont en partie broyés; le cubitus et l'extrémité supérieure du 5e métacarpien sont fracturés très-irrégulièrement. La fracture du cubitus s'étend à quatre travers de doigt au-dessus de la ligne articulaire. — Résection du cubitus par M. Cuvelier, médecin en chef des hôpitaux de Milan, extraction des os du carpe broyés et de l'extrémité du 5e métacarpien ; plusieurs ligatures. — La plaie résultant de la résection est très-grande, ses bords sont soutenus, mais non réunis. Applications de glace continuées jusqu'à la période de suppuration, pansements simples exclusivement employés. — Un mois après, la plaie est cicatrisée ; les mouvements sont conservés dans les trois premiers doigts. A la place de la blessure existe une dépression considérable. Le blessé ne se plaint que d'une grande rigidité dans les fléchisseurs et les extenseurs. — Ankylose de l'articulation radio-carpienne, perte presque absolue des mouvements de tous les doigts. — 31 mars 1860.

KLEINLOGEL, Joseph, né le 2 octobre 1833, à Orschwiller (Bas-Rhin), 70e de ligne. — Fracture comminutive du cubitus au tiers moyen, coup de feu, Magenta. — Hôpitaux de Milan, Fate bene Fratelli. Résection (5 centimètres) du cubitus au tiers moyen le 18 juin, par M. Isnard, médecin principal. — 21 août 1861.

SALA-BEN-OAR, tirailleurs algériens. — Fracture comminutive du cubitus au tiers supérieur, lacération des téguments avec perte de substance osseuse, éclat d'obus. — Résection du cubitus dans une étendue de 4 centimètres, 15 juin, San Stephano, Alexandrie. — 12 janvier 1860.

SIBEND, Jean-Joseph, né le 2 mai 1837, à Rocheminand (Drôme), 75e de ligne. — Résection de l'olécrane, bras droit. Opération faite pour cause étrangère à une blessure de guerre. — 16 mars 1862.

THOURET, Guillaume, né le 6 janvier 1835, à Civray (Cher), 44e de ligne. — Carie et nécrose du cubitus droit. Évacué sur *le Météore*. — Entré le 7 octobre à l'hôpital de Saint-Mandrier, Toulon. — Résection de la moitié inférieure du cubitus le 10 octobre ; sorti le 16 décembre 1859. — Réformé le 12 janvier 1860.

TABLEAU DES BLESSURES DU POIGNET.

GENRES DE BLESSURES	PROJECTILES, ARMES, ETC., QUI ONT PRODUIT LES BLESSURES.																	
	BALLE			BOULET.			ÉCLATS DE PROJECTILES, BISCAÏENS.			SABRE, BAÏONNETTE, LANCE.			DIVERSES.			TOTAL.		
	Pensionnés.	Sortis guéris ou évacués.	Morts.	Pensionnés.	Sortis guéris ou évacués.	Morts.	Pensionnés.	Sortis guéris ou évacués.	Morts.	Pensionnés.	Sortis guéris ou évacués.	Morts.	Pensionnés.	Sortis guéris ou évacués.	Morts.	Pensionnés.	Sortis guéris ou évacués.	Morts.
Plaies contuses.	»	26	»	»	»	»	»	5	»	1	18	»	»	3	»	1	52	»
Fractures.	14	8	5	»	»	»	»	»	»	1	3	»	»	2	»	15	13	5
Coups de feu.	27	38	9	»	»	»	»	»	»	»	»	»	»	»	»	27	38	9
Luxations.	»	»	»	»	»	»	»	»	»	»	»	»	3	5	»	3	5	»
Contusions.	»	5	»	»	»	»	»	»	»	»	»	»	»	»	»	»	5	»
Diverses.	»	»	»	»	»	»	»	»	»	»	»	»	4	»	»	4	»	»
	41	77	14	»	»	»	»	5	»	2	21	»	7	10	»	50	113	14
TOTAUX.	132			»			5			23			17			177		

La date terminale de chaque observation sommaire est celle du décret accordant la pension de retraite.

BLESSURES DU POIGNET.

AHMED-BEN-GRIBI, né en 1829, à El Arib (Algérie), 1er tirailleurs algériens. — Coup de feu au poignet droit, Solférino. — Paralysie incomplète de la main. — Gratification renouvelable.

ARCHIMBAUD, Jean-Joseph, né le 12 septembre 1830, à Saint-Quentin (Gard), sergent, 10e bataillon de chasseurs. — Coup de feu au poignet gauche, Solférino. — Fracture du carpe et du radius, esquilles. Hôpital San Ambrogio, Milan. — Extension permanente des quatre doigts. — 25 avril 1860.

ARNAL, Jean, né le 1er janvier 1836, à Sarrazac (Lot), 10e bataillon de chasseurs. — Coup de feu au poignet gauche, Mélégnano. — Ankylose complète de l'articulation radio-carpienne avec paralysie de la main. — 31 mars 1860.

Benoit, Joseph, né le 1er novembre 1828, à Condax (Hérault), 17e bataillon de chasseurs. — Coup de feu au poignet gauche, Solférino. — Ankylose de l'articulation radio-carpienne. — 3 mars 1860.

Blanc, Antoine-Félix, né le 19 février 1836, à Plaisance (Aveyron), 55e de ligne. — Coup de feu au poignet gauche et à la hanche gauche, Solférino. — Ankylose de l'articulation radio-carpienne avec atrophie et difformité de la main. Cicatrices adhérentes et profondes à la hanche. — 2 avril 1860.

Boudon, Jean-Baptiste, né le 28 juin 1835, à Saint-Germain-du-Teil (Lozère), 17e bataillon de chasseurs. — Coup de feu au poignet droit et à l'auriculaire de la main droite, Solférino. — Ankylose complète du poignet. — 24 février 1860.

Callet, Claude, né le 30 septembre 1832, à Saint-Victor-de-Morestel (Isère), 55e de ligne. — Coup de feu au poignet droit, Solférino. — Gêne considérable avec douleur dans les mouvements du poignet. — Gratification renouvelable.

Cannard, Claude, né le 22 septembre 1834, à Saint-Just-en-Chevalet (Loire), 52e de ligne. — Coup de feu au poignet droit. Fracture du cubitus et de deux os de la première rangée du carpe, Magenta. — Ankylose de l'articulation radio-carpienne avec flexion de la main sur l'avant-bras. — 4 juin 1860.

Chamisso (de), Paul-Marie-Dieudonné, né le 25 janvier 1831, à Sainte-Menehould (Marne), sergent, 23e de ligne. — Trois blessures par le même projectile, Magenta. — La balle, après avoir fracturé la phalange de l'indicateur de la main droite, déchiré les tissus de la face palmaire, a fracturé la phalangette du médius, et le radius, près du poignet gauche. — Ankylose du poignet gauche; gêne dans les mouvements des doigts; ankylose des articulations métacarpo-phalangiennes de l'indicateur, main droite, et de la dernière articulation du médius. — 4 mai 1861.

Chantouin, Auguste, né le 19 janvier 1835, à Sainte-Maure (Indre-et-Loire), 8e de ligne. — Coup de feu au poignet droit et fracture de l'annulaire. Blessé en chargeant son arme, Solférino. — Ankylose. — 3 mars 1860.

Chartrau, Louis-François, né le 9 mai 1818, à Albi (Tarn), lieutenant, 3e chasseurs d'Afrique. — Coup de sabre au poignet droit et à la tête. Fracture du cubitus, lésion de l'articulation radio-carpienne et des tendons fléchisseurs, Solférino. — Flexion des doigts très-bornée; usages de la main presque complétement abolis. Nommé capitaine au 8e dragons. — 5 janvier 1864.

Chenuet, Jean, né le 23 octobre 1835, à Sury-en-Vaux (Cher), 2e chasseurs à cheval. — Luxation de l'articulation radio-carpienne; chute de cheval, engorgement chronique du poignet. — Gratification renouvelable.

Chevry, Jacques-Henry, né le 23 avril 1837, à Busy (Doubs), 72e de ligne. — Coup de feu au poignet droit, Solférino. — Ankylose complète de l'articulation radio-carpienne, avec atrophie de l'avant-bras et de la main. Perte des mouvements de tous les doigts. — 25 avril 1860.

Collardeau, Jean, né le 10 décembre 1833, à Léoville (Charente-Inférieure), 52e de ligne. — Coup de feu au poignet gauche, fracture articulaire, Solférino. — Ankylose du poignet avec atrophie de l'avant-bras, rigidité et empatement de la main et des doigts. — 16 janvier 1861.

Crespeau, Aubin, né le 16 juin 1835, à Ligny-le-Ribault (Loiret), 56e de ligne. — Arthrite chronique du poignet gauche ? — Gratification renouvelable.

Desfours, Pierre, né le 28 mai 1835, à Béziers (Hérault), 90e de ligne. — Coup de feu au poignet droit. Fracture du carpe et du métacarpe, Magenta. — Ankylose complète de l'articulation radio-carpienne droite avec perte absolue de l'usage des doigts. — 16 mai 1860.

Desnos, Joseph-Ferdinand, né le 8 août 1836, à Saint-Paul-sur-Risle (Eure), 82e de ligne. — Fausse ankylose du poignet, atrophie du bras; affection rhumatismale. — Gratification renouvelable.

Djelloul-bel-Hadj, né en 1829, aux Beni-Zoug-Zoug. — Coup de feu au poignet droit, Magenta. — Ankylose complète de l'articulation radio-carpienne droite avec trajet fistuleux ; demi-flexion de la main et extension des doigts. — 30 mai 1860.

Dubroca, Bernard, né le 4 octobre 1825, à Sarraziet (Landes), génie de la garde. — Chute accidentelle au passage du Tessin. — Déformation du poignet gauche avec fausse ankylose de cette articulation et rigidité des doigts qui ne peuvent fléchir au delà de l'angle droit. — 24 juillet 1861.

Dugès, Jean-Pierre, né le 26 juin 1836, à Lacapelle-Livron (Tarn-et-Garonne), 90e de ligne. — Coup de feu au poignet gauche. Fracture des deux os de l'avant-bras et du poignet, Magenta. — Ankylose complète de l'articulation radio-carpienne gauche avec rigidité absolue des doigts. — 16 mai 1860.

Fournerat, François, né le 28 août 1837, à Varzy (Nièvre), 6e de ligne. — Coup de feu au poignet droit, Solférino. — Ankylose de l'articulation radio-carpienne. — 25 avril 1860.

Fournier, Etienne, né le 14 février 1837, à Loches (Indre-et-Loire), 98e de ligne. — Coup de feu au poignet gauche, Solférino. — Rétraction permanente de tous les doigts de la main gauche. — 25 février 1860.

Foutrein, Isidore-Victor, né le 26 septembre 1832, à Steenwerk (Nord), 2e zouaves. — Coup de feu au poignet gauche, Magenta. — Hypertrophie des os du carpe et gêne dans les mouvements de l'articulation radio-carpienne. — Gratification renouvelable.

Gerbeaud, Jacques, né le 1er novembre 1836, à Miramont (Lot-et-Garonne), 65e de ligne. — Trois coups de feu au poignet droit, à la joue droite et au cou, Magenta. — Perte des mouvements de la main. — 31 mars 1860.

Julien, Hervé-Jean, né le 5 juillet 1834, à Tréméoc (Finistère), 15e de ligne. — Coup de feu au poignet droit. Fracture des surfaces articulaires, lésion de l'artère radiale, hémorrhagie, compression immédiate, Solférino. — Ankylose incomplète du poignet droit, avec rétraction légère des doigts et émaciation de l'avant-bras. — 25 juin 1860.

Lamour, Joseph-Marie, né le 4 mars 1834, à Lanoué (Morbihan), 53e de ligne. — Coup de feu au poignet gauche, Solférino. — Ankylose de l'articulation. — 31 mars 1860.

Langonet, Auguste-Charles, né le 8 juin 1832, au Mans (Sarthe), 72e de ligne. — Coup de feu à la face palmaire du poignet droit, Solférino. — Extension permanente des doigts auriculaire et annulaire de la main droite. Adhérence des tendons fléchisseurs de ces doigts. — 6 mars 1861.

Lemarquer, Jean-Louis, né le 17 février 1830, à Laniscat (Côtes-du-Nord). — Coup de feu au poignet gauche, Solférino. — Ankylose presque complète de l'articulation radio-carpienne. Paralysie des mouvements des doigts. Section des tendons. — 4 juin 1860.

Le Touzé, Guillaume, né le 30 septembre 1826, à Ploubazlanec (Côtes-du-Nord), 1er chasseurs d'Afrique. — Trois coups de sabre, étant en reconnaissance aux environs de Goïto : deux à la tête, sans gravité ; un à la base du pouce de la main gauche, et pénétrant largement dans l'articulation radio-carpienne. — Division des tendons extenseurs du pouce. Ankylose complète du poignet ; paralysie de la main. — 26 juin 1861.

Maar, Joseph, né le 5 octobre 1835, à Gunsbach (Haut-Rhin), 1er zouaves. — Coup de feu au poignet, Solférino. — Flexion permanente des doigts de la main droite, avec émaciation du membre, 30 mai 1860.

Marrel, François, né le 6 novembre 1834, à Avenières (Isère), 100e de ligne. — Coup de feu au poignet droit, Solférino. Ankylose de l'articulation radio-carpienne, avec flexion permanente de la main sur le bras. — 10 août 1861.

Mattei, Don Louis, né le 2 octobre 1834, à Bisinchi (Corse), 65e de ligne. — Coup de feu au poignet gauche, Magenta. — Atrophie et paralysie de la main. — 30 mai 1860.

Menneveau, Jean, né le 12 mars 1836, à Brazey-en-Morvan (Côte-d'Or), 55e de ligne. — Coup de feu au poignet gauche, Solférino. — Atrophie et paralysie de la main. — 4 juin 1860.

Mohamed-bel-Ghelissi, né en 1841, aux Nassen-ben-Ali, 1er tirailleurs algériens. — Coup de feu au poignet gauche. Fracture du carpe, Magenta. — Ankylose complète de l'articulation radio-carpienne, extension des doigts, adduction du pouce, atrophie de la main. — 30 mai 1860.

Petitjean, Lucien, né le 11 février 1832, à Tarcenay (Doubs), 21e de ligne. — Tumeur blanche du poignet. Accident à Castel-Novo. — Gratification renouvelable.

Plaine, Eugène-Thomas-Marie, né le 31 août 1837, à Irodouer (Ille-et-Vilaine), 65e de ligne. — Coup de feu au poignet gauche, Solférino. — Division des tendons extenseurs. Rétraction complète des doigts de la main gauche, avec ankylose incomplète du poignet. — 6 octobre 1860.

Planchard, Antoine, né le 16 avril 1835, à Sully-la-Tour (Gard), 10e bataillon de chasseurs. — Coup de feu au poignet droit, fracture, Solférino. — Ankylose du poignet et atrophie de la main. — 31 mars 1860.

Quénard, Charles, né le 3 novembre 1834, à Rouvres-les-Bois (Indre), caporal, 86e de ligne. — Coup de feu au poignet droit; fracture des surfaces articulaires, Solférino. — Ankylose complète de l'articulation radio-carpienne. Cicatrices adhérentes. Paralysie complète de la main et des doigts; impossibilité des mouvements de pronation et supination de l'avant-bras. — 6 octobre 1860.

Rivière, François-Siméon, né le 18 février 1834, à Vendemies (Aude), 19e de ligne. — Ankylose du poignet gauche. Chute à Milan. — Gratification renouvelable.

Roux, Auguste-Amédée, né le 24 août 1837, à Sortosville (Manche), 23e de ligne. — Coup de feu au poignet droit, Magenta. — Flexion permanente des doigts et de l'articulation radio-carpienne. Atrophie du membre. — 26 juin 1861.

Ruty, Joseph-Léon, né le 12 avril 1825, à Paris (Seine), sergent, 8e bataillon de chasseurs. — Coup de feu au poignet gauche, Magenta. — Ankylose incomplète du poignet, avec légère adduction de la main, fracture du 4e métacarpien, avec extension permanente du doigt correspondant; le projectile est entré entre les 3e et 4e métacarpiens, et sorti à la face antérieure de l'avant-bras, après avoir traversé le poignet. — 6 octobre 1860.

Salem-ben-Mohamed, né en 1834, aux Zouaves, Constantine, 3e tirailleurs algériens. — Coup de feu au poignet gauche. Fracture, Solférino. — Ankylose du poignet, avec atrophie et paralysie de la main. — 4 août 1860.

Sallot, Louis-Paul, né le 25 avril 1826, à Coulommiers (Seine-et-Marne), 1er cuirassiers, garde. — Tumeur blanche du poignet gauche, suite de luxation; plaies fistuleuses. — 24 juillet 1861.

Schaeffer, Louis-Charles, né à Strasbourg (Bas-Rhin), le 24 juillet 1837, sergent-major, 1er étranger. — Coup de feu au poignet droit, Magenta. — Ankylose complète du poignet, avec impossibilité de fléchir les doigts; atrophie de l'extrémité inférieure du membre. — 4 février 1865.

Schoulet, Jean-Baptiste, né le 21 mars 1838, à Lutzelhausen (Bas-Rhin), 15e bataillon de chasseurs. — Coup de feu au poignet gauche; fracture de l'extrémité inférieure du cubitus et lésion articulaire, Solférino. — Ankylose du poignet, avec extension permanente de tous les doigts. — 16 mai 1860.

Seville, Pierre, né le 10 février 1837, à Idron (Basses-Pyrénées), 2e de ligne. — Coup de feu au poignet droit, Solférino. — Ankylose complète de l'articulation radio-carpienne, avec atrophie de la main. — 14 mars 1860.

Ulrich, Georges, né le 23 décembre 1836, à Volgesheim (Haut-Rhin), 2e de ligne. — Coup de feu au poignet gauche, Solférino. — Le projectile a traversé le poignet. Ankylose du poignet et atrophie de la main et de l'avant-bras. — 14 mars 1860.

Vieux, Jean-Baptiste, né le 26 décembre 1834, à Mizoën (Isère), 85e de ligne. — Coup de feu à la cuisse droite et au poignet gauche, Solférino. — Ankylose du poignet et rigidité absolue des doigts; atrophie du membre. — 26 juin 1861.

VILARD, Eugène-Léon, né le 24 août 1831, à Saint-Drézéry (Hérault), 1er zouaves. — Coup de feu au poignet droit, Mélégnano. — Ankylose complète de l'articulation radio-carpienne, avec atrophie de la main et extension permanente des doigts. — 4 août 1860.

DE WAILLY, Adolphe-Henri, né le 2 novembre 1835, à Lille (Nord), 76e de ligne. — Coup de feu au poignet droit, Solférino. — Gêne dans les mouvements; lésion des tendons. — Gratification renouvelable.

TABLEAU DES DÉSARTICULATIONS DU POIGNET.

GENRES DE BLESSURES.	PROJECTILES, ARMES, ETC., QUI ONT PRODUIT LES BLESSURES.																	
	BALLE.			BOULET.			ÉCLATS DE PROJECTILES, BISCAÏENS.			SABRE, BAÏONNETTE, LANCE.			DIVERSES.			TOTAL.		
	Pensionnés.	Sortis guéris ou évacués.	Morts.	Pensionnés.	Sortis guéris ou évacués.	Morts.	Pensionnés.	Sortis guéris ou évacués.	Morts.	Pensionnés.	Sortis guéris ou évacués.	Morts.	Pensionnés.	Sortis guéris ou évacués.	Morts.	Pensionnés.	Sortis guéris ou évacués.	Morts.
Fractures de la main. . . .	5	»	5	»	»	»	2	»	1	»	»	»	»	»	»	7	»	6
	5	»	5	»	»	»	2	»	1	»	»	»	»	»	»	7	»	6
TOTAUX.	10			»			3			»			»			13		

La date terminale de chaque observation sommaire est celle du décret accordant la pension de retraite.

DÉSARTICULATIONS DU POIGNET.

BRETTE, Auguste-Eugène, né le 21 juillet 1832, à Thays (Isère), 3e zouaves. — Fracture du carpe et du métacarpe de la main gauche, coup de feu, Palestro. — Amputation du poignet, à Turin. — 31 mars 1860.

Dessalles, Jean, né le 3 novembre 1832, à Tample (Gironde), 61e de ligne. — La main gauche traversée par une balle, fracture comminutive, Solférino. — Amputation du poignet. — 18 janvier 1860.

Héritier, Jacques, né le 24 mars 1833, à Arles (Bouches-du-Rhône), 73e de ligne. — fracture de la main droite, biscaïen, Solférino.—Amputation radio-carpienne.—14 mars 1860.

Salomon, Jean, né le 25 avril 1834, à Nieul-sur-Mer (Charente-Inférieure), 6e de ligne. — Fracture du 3e métacarpien, main gauche, coup de feu, Solférino. — Hôpital de la Correction, Milan. Amputation radio-carpienne, le 11 juillet. — 18 juillet 1860.

Sicard, Guillaume, né le 19 mai 1835, à Mons (Puy-de-Dôme), 74e de ligne. — Fracture de la main gauche, coup de feu, Solférino. — Amputation radio-carpienne, à Brescia. — 3 mars 1860.

Soulier, Jean-Pierre-Montain, né le 8 mai 1830, à Assy-sur-Serre (Aisne), caporal, 1er voltigeurs, garde. — Fracture comminutive de la main gauche, biscaïen, Solférino. — Amputation du poignet. — 18 janvier 1860.

Vittori, Laurent, né le 18 septembre 1837, à Piedicorte-de-Gaggio (Corse), bataillon de chasseurs, garde. — Coup de feu à la main gauche, Solférino. — Amputation radio-carpienne. — 18 janvier 1860.

BLESSURES, AMPUTATIONS, DÉSARTICULATIONS ET RÉSECTIONS DES MÉTACARPIENS ET DES DOIGTS.

Hôpitaux de Gênes. — « Les quelques opérations faites sur la main ont toutes réussi. Cinq désarticulations du doigt seul; trois désarticulations du doigt avec le métacarpien correspondant; cinq amputations d'un métacarpien dans sa continuité et deux amputations de deux métacarpiens simultanément dans leur continuité. Pour ne parler que des sept dernières opérations, trois fois le doigt était fracturé en même temps que son métacarpien; constamment l'articulation métacarpo-phalangienne était entamée, et, dans quatre cas, le projectile avait traversé la main de part en part, ajoutant ainsi le plus souvent aux désordres dont je viens de parler la lésion de tendons. » Dr Maupin, médecin principal.

Nous pourrions citer beaucoup d'officiers, de sous-officiers et même quelques soldats qui sont restés à l'activité malgré la perte d'un ou de deux doigts, ou malgré des lésions plus ou moins graves de la main; nous ne donnerons, comme exemple, que les suivants, pris parmi les blessés du début de la campagne :

Le sous-lieutenant Couturier, Georges-Gustave, du 3e zouaves. — Coup de feu à la main gauche, Palestro. — Entré à l'hôpital de Verceil, amputation de l'annulaire et du petit doigt. — Évacué sur Turin; entré le 3 juin à l'hôpital de Saint-Maurice et Saint-Lazare; sorti le 20 juillet. — Aujourd'hui capitaine adjudant-major au même régiment.

Droulin, Stanislas, maréchal des logis au 2e régiment de chasseurs à cheval. — Doigt de la main droite emporté par une balle devant Novare. — Promu sous-lieutenant; actuellement au régiment de chasseurs à cheval de la garde.

TABLEAU DES BLESSURES DE LA MAIN,

AMPUTATIONS, DÉSARTICULATIONS ET RÉSECTIONS DES MÉTACARPIENS ET DES DOIGTS.

GENRES DE BLESSURES.	PROJECTILES, ARMES, ETC., QUI ONT PRODUIT LES BLESSURES.																	
	BALLE.			BOULET.			ÉCLATS DE PROJECTILES, BISCAÏENS.			SABRE, BAÏONNETTE, LANCE.			DIVERSES.			TOTAL.		
	Pensionnés.	Sortis guéris ou évacués.	Morts.	Pensionnés.	Sortis guéris ou évacués.	Morts.	Pensionnés.	Sortis guéris ou évacués.	Morts.	Pensionnés.	Sortis guéris ou évacués.	Morts.	Pensionnés.	Sortis guéris ou évacués.	Morts.	Pensionnés.	Sortis guéris ou évacués.	Morts.
Plaies contuses	16	526	9	»	»	»	4	28	2	»	38	»	»	11	1	20	603	12
Fractures de métacarpiens	87	112	8	»	»	»	2	5	2	4	»	»	4	4	1	97	121	11
Id. de doigts	6	95	2	»	»	»	1	»	»	»	»	»	»	2	»	7	97	2
Amputat. de métacarpiens	7	14	5	»	»	»	»	»	3	»	»	»	»	»	»	7	14	8
Id. de doigts	56	28	4	»	»	»	»	2	»	»	»	»	1	»	»	57	30	4
Id. du pouce	13	2	4	»	»	»	»	»	1	1	»	»	1	»	»	15	2	5
Perte de doigts	147	11	2	»	»	»	1	»	»	»	2	»	»	»	»	148	13	2
— de phalanges	239	296	»	»	»	»	3	10	»	»	11	»	»	»	»	242	317	»
Coups de feu	109	345	21	»	»	»	»	»	»	»	»	»	1	»	4	110	345	25
Luxations	»	»	»	1	»	»	»	»	»	»	»	»	»	9	»	1	9	»
Contusions	1	63	»	1	»	»	»	6	»	»	»	»	»	12	»	2	81	»
Diverses	»	»	»	»	»	»	»	»	»	»	»	»	9	734	12	9	734	12
	681	1492	55	2	»	»	11	51	8	5	51	»	16	772	18	715	2366	81
TOTAUX	2,228			2			70			56			806			3,162		

La date terminale de chaque observation sommaire est celle du décret accordant la pension de retraite.

BLESSURES, AMPUTATIONS, DÉSARTICULATIONS ET RÉSECTIONS

DES MÉTACARPIENS ET DES DOIGTS.

Abd-el-Kader-ben-Kteb, né en 1824, à Oulab-Abbès, caporal, 1er tirailleurs algériens. — Coup de feu à la main droite, Solférino. — Flexion permanente des doigts annulaire et auriculaire, avec demi-flexion du médius et cicatrice adhérente dans la paume de la main. — 30 mai 1860.

Ahmed-ben-Harats, né en 1838, à Hadata (Oran), 2e tirailleurs algériens. — Coup de feu à la main gauche, Magenta. — Amputation du doigt médius gauche. L'immobilité dans laquelle le membre a été tenu pendant un temps très-long, après l'amputation, a déterminé son atrophie progressive, la rétraction des muscles fléchisseurs de l'avant-bras et la flexion permanente du poignet. — 25 avril 1863.

Ahmed-ben-Mohamed-Smirly, né en 1822, à El-Arrouch (Constantine), sergent, 3e tirailleurs algériens. — Coup de feu à la main droite, Solférino. — Perte du doigt annulaire avec paralysie de l'auriculaire. — Gratification renouvelable.

Albertini, François, né le 27 octobre 1833, à Corté (Corse), 21e de ligne. — Perte des 2e et 3e phalanges de l'annulaire de la main gauche, coup de feu, Solférino. — Gratification renouvelable.

Ali-ben-Mohamed, né en 1821, à Djidjelly (Constantine), 3e tirailleurs algériens. — Fracture du 3e métacarpien, main gauche. — Coup de feu, Solférino. — Rétraction de l'indicateur et flexion permanente des doigts médius, annulaire et auriculaire. — Gratification renouvelable.

Ali-ben-Mohamed-ben-Abdallah, né en 1830, à Bou-Musquet (Constantine), 3e tirailleurs algériens.—Coup de feu à la main gauche., Solférino.—Perte des doigts indicateur et médius, avec gêne dans le mouvement des autres doigts. — 4 août 1860.

Ali-ben-Saïdani, né en 1833, aux Beni-Hadjoutes (Algérie), 1er tirailleurs algériens. — Perte du médius de la main gauche, gêne dans les mouvements de la main, coup de feu, Solférino. — Gratification renouvelable.

Aliot, Laurent, né le 6 décembre 1833, à Ax (Ariége), 49e de ligne. — Perte de la 1re phalange du médius de la main gauche et deux blessures à l'avant-bras droit; coup de feu, Solférino. — Gratification renouvelable.

Allibert, Jean, né le 24 mars 1833, à Yssengeaux (Haute-Loire), 6e de ligne. — Perte des deux dernières phalanges du doigt médius de la main gauche, coup de feu, Solférino. — Gratification renouvelable.

Amalric, Jean, né le 20 décembre 1837, à Aujols (Lot), 45e de ligne. — Perte des deux dernières phalanges de l'indicateur de la main droite. — Coup de feu, Magenta. — Gratification renouvelable.

Amar-ben-Saïd, né le ..... 1828, Zouavas (Algérie), 3e tirailleurs algériens. — Perte du doigt annulaire de la main gauche, coup de feu, Solférino. — Gratification renouvelable.

André, Janvier, né le 17 janvier 1825, à Vence (Var), 72e de ligne. — Coup de feu à la main droite, Solférino. — Perte du doigt auriculaire, extension permanente des autres doigts et atrophie de la main. — 14 mars 1860.

Andrieu, Pierre, né le 12 janvier 1835, à Salles (Tarn), 90e de ligne. — Coup de feu à la main droite, Magenta. — Perte du pouce droit, désarticulation carpo-métacarpienne. — 30 mai 1860.

Antoine, Étienne, né le 24 octobre 1835, à Valleroy (Moselle), 8e de ligne. — Mutilation de la main droite. Perte de plusieurs phalanges, biscaïen, Solférino. — 3 mars 1860.

Antoine, Joseph, né le 8 janvier 1837, à Poligny (Jura), 98e de ligne. — Fracture des doigts indicateur et médius, éclat d'obus, Solférino. — Ankylose des doigts indicateur et médius, atrophie complète de la main. — 4 juin 1860.

Antras, Jean-Pierre, né le 22 février 1821, à Arbas (Haute-Garonne), caporal, 2e voltigeurs, garde. — Perte des deux premières phalanges de l'indicateur de la main gauche. Coup de feu, Solférino. — Gratification renouvelable.

Arnold, Jean-Joseph, né le 23 juillet 1836, à Mothern (Bas-Rhin), 100e de ligne. — La main droite traversée par une balle, Solférino. — Extension permanente des trois derniers doigts. — 10 août 1861.

Artus, Joseph, né le 18 juillet 1837, à Rodez (Aveyron), 71e de ligne. — Perte des 2e et 3e phalanges de l'indicateur droit, coup de feu, Magenta. — Gratification renouvelable.

Assémat, Pierre, né le 12 décembre 1832, à Bez (Tarn), 49e de ligne. — Coups de feu aux deux mains, à la poitrine et à la jambe, Solférino. — Perte complète de l'auriculaire;

rétraction du médius gauche ; cicatrice adhérente au côté gauche du thorax ; cicatrice profonde au mollet droit. — 4 juillet 1860.

Audric, Victor-André, né le 5 février 1836, à Marseille (Bouches-du-Rhône), 61e de ligne. — Perte de l'indicateur de la main droite, coup de feu, Solférino. — Gratification renouvelable.

Auger, Louis, né le 13 mai 1832, à Thouars (Deux-Sèvres), 2e voltigeurs, garde. — Perte des deux dernières phalanges du médius de la main droite avec ankylose de l'articulation métacarpo-phalangienne de ce doigt, coup de feu, Solférino. — Gratification renouvelable.

Augros, Jean-Baptiste, né le 26 janvier 1834, à Noth (Creuse), 8e de ligne. — Perte complète de l'auriculaire de la main gauche, coup de feu, Solférino. — Gratification renouvelable.

Aupetit, Antoine, né le 1er janvier 1835, à Montluçon (Allier), 2e de ligne. — Fracture des deux premiers métacarpiens de la main droite, coup de feu, Solférino. — 14 mars 1860.

Auriol, Jacques-Joseph, né le 2 juillet 1822, à Lautrée (Tarn), 85e de ligne. — Perte des deux dernières phalanges de l'annulaire de la main gauche et rétraction de l'auriculaire, coup de feu, Solférino. — Gratification renouvelable.

Autechaud, Antoine, né le 21 juillet 1836, à Palisse (Corrèze), 61e de ligne. — Perte de l'indicateur de la main droite. — Coup de feu, Solférino. — Gratification renouvelable.

Avenet, Jean, né le 15 décembre 1832, à Truyes (Indre-et-Loire), 86e de ligne. — Perte des deux dernières phalanges de l'indicateur de la main gauche, coup de feu, Solférino. — Gratification renouvelable.

Avit, Jean, né le 3 mai 1834, à Valroufié (Lot), 91e de ligne. — Amputation, à Voghera, des doigts indicateur et médius de la main gauche, coup de feu, Montébello. — 24 février 1860.

Avoine, Léopold-Ladislas, né le 27 juin 1835, à Caudry (Nord), 8e de ligne. — Coups de feu à la main gauche et à la cuisse gauche, Solférino. — Extension permanente de tous les doigts de la main gauche avec déformation du carpe et cicatrice adhérente. — 16 mai 1860.

Ayrault, Louis, né le 4 janvier 1834, à Chiri (Vienne), 15e de ligne. — Coup de feu à la main gauche, Solférino. — Perte des doigts indicateur et médius avec extension de l'annulaire et de l'auriculaire. — 3 mars 1860.

Babolat, Anthelme, né le 13 février 1835, à Ordonnaz (Ain), 65e de ligne. — Perte de deux phalanges de l'annulaire de la main gauche et gêne dans les mouvements des autres doigts, coup de feu, Magenta. — Gratification renouvelable.

Bach, Antoine, né le 13 juin 1832, à Varaire (Lot), 34e de ligne. — Perte de l'annulaire et de l'auriculaire de la main gauche, coup de feu, Solférino. — Gratification renouvelable.

Bachelier, François, né le 26 novembre 1835, à Montils (Charente-Inférieure), 70e de ligne. — Fracture du 4e métacarpien, coup de feu, Magenta. — Perte de l'usage du doigt correspondant. — Gratification renouvelable.

Baconnier, Baptiste, né le 11 janvier 1833, à Jusinas (Ardèche), 90e de ligne. — Amputation de l'indicateur de la main droite et gêne des mouvements du médius, coup de feu, Magenta. — Gratification renouvelable.

Bailloeuil, Juste-Augustin-Joseph, né le 22 février 1836, à Marquillier (Nord), 52e de ligne. — Coup de feu à la main droite, Solférino. — Gêne considérable dans les mouvements du doigt indicateur de la main droite. Cicatrice adhérente et profonde à la face palmaire. Flexion permanente du médius, ankylosé obliquement, de manière à empêcher les mouvements des doigts annulaire et auriculaire. — 6 octobre 1860.

Ballay, Marie-Émile, né le 5 septembre 1836, à Plancher-Bas (Haute-Saône), 100e de ligne. — Perte de la dernière phalange et de la moitié de la 2e du doigt indicateur de la main gauche, avec gêne et faiblesse dans les mouvements des autres doigts, coup de feu, Solférino. — Gratification renouvelable.

Baraduc, Louis, né le 24 septembre 1840, à Saint-Amand-Talleude (Puy-de-Dôme), sergent, 8e de ligne. — Coup de feu à la main gauche, Solférino. — Amputation du pouce. — 4 mai 1861.

Baraillier, Blaise-Antoine, né le 25 novembre 1833, à Lyon (Rhône), 90e de ligne. — Perte de l'indicateur de la main droite, coup de feu, Magenta. — Gratification renouvelable.

Barbey, Pierre-Médéric, né le 26 novembre 1833, à Bos-Robert (Eure), 55e de ligne. — Amputation de l'auriculaire de la main gauche et rétraction permanente de l'annulaire, coup de feu, Solférino. — Gratification renouvelable.

Barget, Pierre, né le 31 octobre 1837, à Coussac (Haute-Vienne), 10e bataillon de chasseurs. — Perte des deux dernières phalanges de l'indicateur de la main droite, éclat d'obus, Solférino. — Gratification renouvelable.

Barriat, Jean-Louis, né le 3 novembre 1833, à Gramat (Lot), 84e de ligne. — Coup de feu à la main gauche, Solférino. — Amputation du pouce. — 30 mai 1860.

Barruol, Numa-Camille-Étienne, né le 21 août 1840, à Viviers (Ardèche), caporal, 15e de ligne. — Coup de feu à la main droite, Solférino. — Ankylose incomplète du poignet, avec extension permanente des 2e, 3e et 4e doigts, et gêne dans les mouvements des deux autres. — 31 mars 1860.

Barthe, Jean, né le 30 mars 1836, à Saint-Léon (Lot-et-Garonne), 86e de ligne. — Perte des deux dernières phalanges et d'une partie de la première de l'indicateur de la main droite, coup de feu, Solférino. — Gratification renouvelable.

Bascoulergues, François, né le 7 février 1834, à Messex (Puy-de-Dôme), 91e de ligne. — Perte des deux dernières phalanges de l'indicateur droit, coup de feu, Solférino. — Gratification renouvelable.

Basten, Jean, né le 5 janvier 1837, à Clèves (Prusse), 2e étranger. — Fracture du petit doigt de la main droite et plaie à la cuisse gauche, deux coups de feu, Magenta. — Gratification renouvelable.

Bastide, Placide-Odilon, né le 6 novembre 1827, à Montselgues (Ardèche), 70e de ligne. — Perte de l'usage de l'indicateur de la main gauche, coup de feu, Magenta. — Gratification renouvelable.

Baudoin, Antoine, né le 6 juin 1834, à Vic (Meurthe), 55e de ligne. — Perte des deux dernières phalanges de l'indicateur de la main gauche. Gêne dans les mouvements des autres doigts, coup de feu, Solférino. — Gratification renouvelable.

Baulande, Eugène-Ludovic, né le 22 septembre 1838, à Gien (Loiret), 86e de ligne. — Perte des deux dernières phalanges du médius de la main gauche ; gêne et affaiblissement des mouvements des autres doigts, coup de feu, Solférino. — Gratification renouvelable.

Bayard, Jean, né le..... 1837, à Molompize (Cantal), 41e de ligne. — Perte des deux premières phalanges de l'indicateur de la main gauche. Gêne dans les mouvements de la main, coup de feu, Magenta. — Gratification renouvelable.

Bayeurthe, Pierre, né le 5 août 1837, à Vénès (Tarn), 71e de ligne. — Amputation de l'indicateur de la main droite ; résection de la tête articulaire du métacarpien correspondant, et gêne dans les mouvements de flexion du médius, coup de feu, Solférino. — Gratification renouvelable.

Bayourte, Joseph-Hippolyte, né le 28 avril 1837, à Saint-Genest-de-Contest (Tarn), 71e de ligne. — Perte de l'auriculaire de la main gauche. Amputation dans l'articulation de la 1re avec la 2e phalange, coup de feu, Solférino. — Gratification renouvelable.

Beaulieu, Jean-Baptiste, né le 14 avril 1837, à Lessac (Charente), 43e de ligne. — Coup de feu à la main gauche, Ponte di Magenta. — Perte du doigt indicateur, avec flexion permanente du médius et gêne dans les mouvements des deux derniers doigts. — 30 mai 1860.

Beauménil, Réné-Pierre, né le 9 février 1822, à Saint-Quentin (Mayenne), 74e de ligne. — Perte du médius de la main gauche, plaie à la partie supérieure et antérieure du bras droit. Cicatrice adhérente. Gêne dans les mouvements de flexion et d'extension de l'avant-bras sur le bras, coup de feu, Solférino. — Gratification renouvelable.

BÉCHUT, François, né le 23 décembre 1824, à Saint-Phalies (Indre), 4e voltigeurs, garde. — Perte de l'indicateur de la main droite, à la suite d'un panaris occasionné par une piqûre d'insecte à Valeggio. — Gratification renouvelable.

BECOUZE, Nicolas, né le 7 août 1836, à Saint-Clément (Allier), 52e de ligne. — Fracture comminutive des 4e et 5e métacarpiens, coup de feu à la main droite, Magenta. — Rétraction, avec ankylose des trois derniers doigts. — 25 juin 1860.

BECQUAERT, Élie-Henri, né le 16 mars 1835, à Steenwoorde (Nord), 84e de ligne. — Perte de l'annulaire de la main droite, coup de feu, Montébello. — Gratification renouvelable.

BELLANGER, Julien-Victor, né le 17 avril 1837, à Torcé (Sarthe), 86e de ligne. — Perte de l'indicateur de la main gauche, coup de feu, Solférino. — Gratification renouvelable.

BELLE, Antoine, né le 2 septembre 1833, à Chanas (Isère), caporal, 55e de ligne. — Perte des deux dernières phalanges du médius de la main gauche et de la dernière phalange de l'indicateur de la même main, coup de feu, Solférino. — Gratification renouvelable.

BEN-ALI-BEN-AHMED, né en 1830, à Alger (Algérie), 3e tirailleurs algériens. — Fracture du médius et de l'indicateur de la main gauche, coup de feu, Magenta. — Amputation du médius. — Gratification renouvelable.

BENNET, Guillaume, né le 25 juillet 1837, à Saint-Geniès (Dordogne), 72e de ligne. — Coup de feu à la main gauche, Solférino. — Perte partielle du pouce et du doigt indicateur de la main gauche. — 16 janvier 1861.

BENOIT, Auguste-Philémon-Médard, né le 30 mai 1828, à Castres (Tarn), caporal, zouaves, garde. — Coup de feu à la main gauche, Magenta. — Rigidité des trois derniers doigts, avec difformité et atrophie. — 11 juillet 1860.

BERGER, Jean, né le 24 août 1837, à Châteaugay (Puy-de-Dôme), 1er zouaves. — Perte de la 1re phalange de l'indicateur et et des deux dernières phalanges de l'annulaire de la main gauche, coup de feu, Mélégnano. — Gratification renouvelable.

BERNARD, Pierre, né le 4 juillet 1835, à Cezac (Gironde), 15e bataillon de chasseurs. — Coup de feu à la main gauche, Solférino. — Le projectile a labouré la face dorsale, sans lésion osseuse. Perte de l'usage des quatre derniers doigts ankylosés. — 4 août 1860.

BERNARD, Pierre-Eugène, né le 14 novembre 1833, à Pioussey (Deux-Sèvres), 84e de ligne. — Perte des deux dernières phalanges du petit doigt de la main gauche, coup de feu, Solférino. — Gratification renouvelable.

BERNARD, Louis-François, né le 19 février 1833, à Saint-Juvat (Côtes-du-Nord), 85e de ligne. — Perte de l'indicateur de la main gauche; désarticulation métacarpo-phalangienne, coup de feu, Magenta. — Gratification renouvelable.

BERNARD, Pierre, dit Colombat, né le 10 novembre 1834, à Oyeu (Isère), 91e de ligne. — Rétraction de l'indicateur gauche, avec ankylose de la 2e phalange sur la 1re, coup de feu, Solférino. — Gratification renouvelable.

BERNÈDE, Joseph, né le 30 mai 1834, à Nondieu (Lot-et-Garonne), 65e de ligne. — Ankylose partielle du doigt indicateur de la main droite, avec flexion de la 3e phalange sur la 2e, coup de feu, Solférino. — Gratification renouvelable.

BERTHELET, Joseph-Gaspard-Andelosia, né le 10 février 1836, à Bellot (Seine-et-Marne), 1er zouaves. — Perte des deux dernières phalanges de l'indicateur de la main droite, coup de feu, Solférino. — Gratification renouvelable.

BERTHIÉ, François, né le 24 septembre 1834, à Aujols (Lot), 6e de ligne. — Amputation du doigt indicateur de la main gauche, coup de feu, Solférino. — Gratification renouvelable.

BERTHO, Jean-François, né le 11 mars 1836, à Plumelse (Morbihan), 91e de ligne. — Perte des deux doigts médius et annulaire de la main gauche, avec rétraction de l'auriculaire et atrophie de la main, coup de feu, Solférino. — 24 février 1860.

BERTIN, Jean-Baptiste, né le 8 février 1832, à Azay-le-Ferron (Indre), 91e de ligne. — Amputation du doigt auriculaire gauche et gêne de l'annulaire, coup de feu, Solférino. — Gratification renouvelable.

BERTONNEAU, Pierre, né le 17 mars 1836, à Saint-Martin-de-Lerm (Gironde), 76ᵉ de ligne. — Perte de la dernière phalange du médius de la main droite, coup de feu, Solférino. — Blessé pendant qu'il mettait la main dans la poche à capsules. — Gratification renouvelable.

BÉTRA, Clair, né le 8 mai 1835, à Bordeaux (Gironde), 86ᵉ de ligne. — Perte des deux dernières phalanges de l'annulaire de la main gauche ; gêne et affaiblissement de cette main, coup de feu, Solférino. — Gratification renouvelable.

BEZIN, Pierre, né le 15 mars 1832, à Hasparren (Basses-Pyrénées), 85ᵉ de ligne. — Coup de feu à la 1ʳᵉ phalange de l'indicateur gauche ; la balle est sortie derrière le 4ᵉ métacarpien, en fracturant les os, Magenta. — Gratification renouvelable.

BIAUJAUD, Jean, né le 22 novembre 1834, à Saint-Yrieix (Haute-Vienne), 15ᵉ de ligne. — Perte de la dernière phalange de l'indicateur gauche, avec gêne dans les mouvements, coup de feu, Solférino. — Gratification renouvelable.

BIDAUD, Réné, né le 26 mai 1832, à Saint-Marcel (Indre), 86ᵉ de ligne. — Perte des deux dernières phalanges de l'indicateur de la main gauche, coup de feu, Magenta. — Gratification renouvelable.

BIERRY, Pierre, né le 1ᵉʳ novembre 1832, à Chagny (Saône-et-Loire), 55ᵉ de ligne. — Coup de feu à la main gauche, Solférino. — Perte des doigts annulaire et auriculaire, avec gêne des mouvements des autres doigts. — 16 janvier 1861.

BIJARD, Julien, né le 7 mars 1837, à Parey-Saint-Cesaire (Meurthe), 43ᵉ de ligne. — Fracture du médius et de l'annulaire de la main droite ; coup de feu pendant qu'il chargeait son arme, Solférino. — Amputation des doigts médius et annulaire et des deux métacarpiens correspondants. — 30 mai 1860.

BILKASSEM-BEN-MERZOUG, né en 1834, à Ouled-si-Yaya, Constantine, 3ᵉ tirailleurs algériens. — Perte des deux dernières phalanges des médius et annulaire de la main gauche, coup de feu, Solférino. — Gratification renouvelable.

BINDER, Jean-Pierre, né le 17 décembre 1836, à Blanche-Église (Meurthe), 65ᵉ de ligne. — Perte de la 3ᵉ phalange du médius de la main gauche, coup de feu, Solférino. — Gratification renouvelable.

BIRGEL, Nicolas, né le 28 novembre 1825, à Gingsheim (Bas-Rhin), 1ᵉʳ voltigeurs, garde. — Fracture des deux dernières phalanges des doigts médius et annulaire de la main gauche, et trois blessures à diverses parties du corps; mitraille, Solférino. — Admis d'abord à la gratification renouvelable. — Admis à la retraite le 16 janvier 1861.

BLANC, Claude-Joseph, né le 14 février 1836, à Montcet (Ain), 33ᵉ de ligne. — Morsure d'un mulet au pouce gauche, fracture comminutive des deux phalanges. — Désarticulation métacarpo-phalangienne consécutive; paralysie du médius gauche. — 26 juillet 1861.

BLANC, Antoine-Félix, né le 19 février 1836, à Plaisance (Aveyron), 55ᵉ de ligne. — Coup de feu à la hanche et à la main gauche, Solférino. — Ankylose de l'articulation radio-carpienne, avec atrophie et difformité de la main, cicatrice adhérente et profonde à la hanche. — 25 avril 1860.

BLANC, Henry-Philippe, né le 24 mai 1829, à Cessy (Ain), 65ᵉ ligne. — Fracture du 1ᵉʳ métacarpien de la main gauche, coup de feu, Magenta. — Perte du doigt annulaire, rétraction des autres doigts et atrophie de la main. — 4 août 1860.

BLANC, Napoléon-François, né le 27 juillet 1835, au Poët (Hautes-Alpes), 65ᵉ de ligne. — Fracture du 2ᵉ métacarpien de la main gauche, coup de feu, Solférino. — Atrophie, déformation du doigt indicateur ; gêne dans les mouvements des autres doigts. — 30 mai 1860.

BLANCHARD, Paul, né le 20 septembre 1837, à Moulins (Indre), 45ᵉ de ligne. — Perte de l'annulaire gauche, et gêne dans les mouvements du petit doigt et du médius, coup de feu, Solférino. — Gratification renouvelable.

BLANCHE, Édouard-Almire, né le 20 août 1837, à la Ferté-Bernard (Sarthe), 1ᵉʳ zouaves. — Perte des deux dernières phalanges de l'indicateur de la main gauche, coup de feu, Solférino. — Gratification renouvelable.

BLANCHET, Jacques, né le 15 novembre 1835, à Lignières (Cher), 71e de ligne. — Fracture des deux derniers métacarpiens de la main droite, coup de feu, Solférino. — Plaie fistuleuse à la partie dorsale et cicatrice à l'éminence hypothénar — Gratification renouvelable.

BLANCHET, Louis, né le 9 décembre 1836, à Melle (Deux-Sèvres), 1er zouaves. — Amputation de l'auriculaire droit; gêne des mouvements de l'annulaire, et cicatrice à la hanche droite, coup de feu, Mélégnano. — Gratification renouvelable.

BLAU, Xavier, né le 8 avril 1820, à Lautenbach (Haut-Rhin), 65e de ligne. — Coup de feu à la main gauche, Solférino. — Extension permanente des doigts. — 31 mars 1860.

BLEIN, Pierre, né le 28 juillet 1837, à Diebling (Moselle), 85e de ligne. — Fracture du 5e métacarpien, lésion de l'extenseur de l'annulaire, ankylose de l'auriculaire de la main droite, et rétraction de l'annulaire, coup de feu, Magenta. — Gratification renouvelable.

BLIN, Louis-Édouard, né le 5 septembre 1839, à Saint-Germain-en-Laye (Seine-et-Oise), 90e de ligne. — Coup de feu à la main gauche, Magenta. — Ankylose complète de l'articulation radio-carpienne avec rigidité absolue des doigts. — 16 mai 1860.

BLOCH, Chervé-Marie, né le 18 septembre 1836, à Plounéour-Menez (Finistère), 74e de ligne. — Fracture du 4e métacarpien, coup de feu, Montebello. — Ankylose de l'articulation métacarpo-phalangienne de l'annulaire gauche. — Gratification renouvelable.

BODIN, Pierre, né le 26 juin 1834, à Villefagnan (Charente), caporal, 86e de ligne. — Cicatrice adhérente à la face dorsale de la main gauche, coup de feu, Solférino. — Gratification renouvelable.

BOGE, Jean-Pierre, né le 21 février 1836, à Chatonnay (Isère), 49e de ligne. — Fracture de l'indicateur de la main droite. Fracture de la base de l'orbite droit. Plaie déchirée au bras droit et plaie contuse à la poitrine. Coups de feu, Solférino. — Amputation de l'indicateur; troubles de la vision de l'œil droit. Cicatrices au bras et à la poitrine. — 30 mai 1860.

BOIDOT, Marcel, né le 19 avril 1833, à Leffonds (Haute-Marne), 2e de ligne. — Perte de l'usage de la main gauche, coup de feu, Solférino. La balle a traversé l'éminence thénar, brisé le 2e métacarpien, et est sortie sur le dos de la main, au niveau du 3e métacarpien. — Gratification renouvelable.

BOISSON, Jean-Baptiste, né le 25 septembre 1834, à Cuisery (Saône-et-Loire), 15e de ligne. — Perte des deux dernières phalanges de l'annulaire de la main gauche, coup de feu, Solférino. — Gratification renouvelable.

BOLZE, Louis, né le 10 mars 1832, à les Assions (Ardèche), caporal, 72e de ligne. — Fracture des os de la main gauche, adhérences entre les tendons fléchisseurs des doigts annulaire et médius, coup de feu, Solférino. — Gratification renouvelable.

BONHOMME, Jérôme, né le 2 juin 1837, à Entrevaux (Basses-Alpes), 45e de ligne. — Coup de feu, Magenta. — Hôpital Saint-Ambrogio, Milan; amputation de la dernière phalange du pouce droit. — Gratification renouvelable.

BONNAIRE, Victor, né le 24 août 1834, à Etrœungt (Nord), 15e de ligne. — Perte des deux dernières phalanges de l'indicateur de la main gauche, coup de feu, Solférino. — Gratification renouvelable.

BORNE, Antoine, né le 14 octobre 1834, à Lédenon (Gard), 52e de ligne. — Perte des 2e et 3e phalanges de l'indicateur de la main droite, coup de feu, Magenta. — Gratification renouvelable.

BOUCHARD, Grégoire-François, né le 16 août 1837, à Frotonnas (Isère), 6e de ligne. — Rétraction des tendons fléchisseurs du doigt auriculaire de la main droite, coup de feu, Solférino. — Gratification renouvelable.

BOUCHARD, Michel, né le 28 septembre 1837, à Moras (Isère), 6e de ligne. — Perte de la 3e phalange du doigt indicateur de la main droite, coup de feu, Solférino. — Gratification renouvelable.

BOUCHE, André, né le 7 mars 1830, à Champetières (Puy-de-Dôme), caporal, 2e grenadiers, garde. — Perte de l'indicateur de la main droite, coup de feu, Magenta. — Gratification renouvelable.

Boucheton, Gabriel, né le 27 décembre 1834, à Sassay (Loir-et-Cher), 86e de ligne. — Perte de la dernière phalange du pouce de la main gauche, coup de feu, Solférino. — Gratification renouvelable.

Bouju, Aimé-François, né le 16 novembre 1837, à Vallères (Indre-et-Loire), 41e de ligne. — Perte de l'annulaire de la main droite, coup de feu, Magenta. — Gratification renouvelable.

Boulet, Etienne-Eugène-Joseph, né le 2 septembre 1834, à Bailleul-les-Pernes (Pas-de-Calais), 55e de ligne. — Ankylose complète de l'articulation des 3e et 2e phalanges du médius gauche. Gêne dans les mouvements de l'articulation métacarpo-phalangienne, coup de feu, Solférino. — Gratification renouvelable.

Boureau, Joseph, né le 14 mars 1835, à Rozoy (Seine-et-Marne), 1er régiment, génie. — Perte de la phalangette et de la moitié de la première phalange du pouce droit, coup de feu, Solférino. — Gratification renouvelable.

Bourel, François, né le 7 juillet 1837, à Conffoulens (Aude), 55e de ligne. — Perte des deux dernières phalanges de l'indicateur gauche et gêne dans les mouvements des autres doigts, coup de feu, Solférino. — Gratification renouvelable.

Bourgeois, Jean-Baptiste-Adolphe, né le 20 novembre 1837, à Liebvillers (Doubs), 85e de ligne. — Perte de la 2e phalange du pouce droit, coup de feu, Magenta. — Gratification renouvelable.

Bourguignon, Jean-Baptiste, né le 21 mars 1835, à Sedan (Ardennes), 1er zouaves. — Fracture de quatre métacarpiens, coup de feu à la main gauche, Solférino. — Atrophie complète avec flexion permanente et chevauchement de tous les doigts l'un sur l'autre. — 4 août 1860.

Boursain, Armand-Guislain-Joseph, né le 8 mai 1834, à Barastre (Pas-de-Calais), 86e de ligne. — Rétraction permanente de l'indicateur de la main gauche, coup de feu, Solférino. — Gratification renouvelable.

Boursin, Victor, né le 16 juillet 1837, à Paris (Seine), 45e de ligne. — Coup de feu à la face palmaire de la main gauche, perte de la dernière phalange du petit doigt, gêne dans les mouvements de la main, Magenta. — Gratification renouvelable.

Bouscasse, Jean, né le 15 septembre 1837, à Dégagnac (Lot), 86e de ligne. — Perte de l'annulaire de la main droite, coup de feu, Solférino. — Gratification renouvelable.

Bousquet, Jacques, né le 6 septembre 1834, à Cabanes-et-Barre (Tarn), 100e de ligne. — Perte des deux dernières phalanges du doigt annulaire gauche. Gêne et faiblesse des mouvements des autres doigts, coup de feu, Solférino. — Gratification renouvelable.

Boussant, Jean-Augustin, né le 28 février 1833, à Issoire (Puy-de-Dôme), caporal, 1er zouaves. — Perte des doigts annulaire et auriculaire de la main gauche ; plaie à l'épaule gauche, coup de feu, Mélégnano. — Gratification renouvelable.

Boussuge, Pierre, né le 18 août 1836, à la Chaze (Lozère), 61e de ligne. — Perte du petit doigt de la main droite, amaigrissement de la main, coup de feu, Solférino. — Gratification renouvelable.

Boutier, Louis-Mathurin, né le 18 juillet 1835, à Marigné-Penton (Mayenne), caporal, 100e de ligne. — Perte du doigt indicateur de la main gauche, coup de feu, Solférino. — Gratification renouvelable.

Boyaval, Alfred-Aimable-Joseph, né le 16 février 1837, à Calonne-Ricouart (Pas-de-Calais), 17e bataillon de chasseurs. — Désarticulation de l'indicateur de la main gauche, coup de feu, Magenta. — Gratification renouvelable.

Braud, Jean, né le 1er décembre 1835, à Saint-Girons (Gironde), 86e de ligne. — Perte des deux dernières phalanges des doigts médius et annulaire de la main gauche, coup de feu, Magenta. — Gratification renouvelable.

BRAVAIS, Ferdinand, né le 18 avril 1836, à Livron (Drôme), 34e de ligne. — Perte de la phalangette de l'indicateur de la main gauche, coup de feu, Solférino. — Gratification renouvelable.

BRÉANT, Augustin-Théophile, né le 13 septembre 1836, à Ecquetos (Eure), 2e zouaves. — Ankylose de la 2e articulation de l'indicateur de la main droite, demi-flexion de ce doigt, coup de feu, Solférino. — Gratification renouvelable.

BREUNIG, Charles, né le 14 septembre 1833, à Lauterbach (Bavière), 2e étranger. — Fracture du 2e métacarpien, coup de feu, Magenta. — Ankylose de l'articulation métacarpo-phalangienne de l'indicateur gauche. — Gratification renouvelable.

BRIAND, Edouard-Emmanuel, né le 9 septembre 1837, à Saint-Domineuc (Ille-et-Vilaine), 8e de ligne. — Perte de la première phalange du pouce de la main droite, coup de feu, Solférino.—Gratification renouvelable.

BRICHET, Louis, né le 30 octobre 1837, à la Chapelle-d'Aligné (Sarthe), 71e de ligne. — Coup de feu, Mélégnano. — Hôpital San Ambrogio, Milan; amputation de l'indicateur de la main droite. — Gratification renouvelable.

BROCHENIN, Philippe-Augustin, né le 10 octobre 1829, à Valrias (Vaucluse), zouaves, garde. — Coup de feu à la main droite, Magenta. — Rétraction permanente des doigts; ankylose incomplète du poignet. — 11 juillet 1860.

BROCHIER, Félix, né le 14 juillet 1837, à Moras (Drôme), 65e de ligne. —Perte des deux dernières phalanges du doigt annulaire de la main droite, coup de feu, Solférino. — Gratification renouvelable.

BROQUET, Joseph, né le 19 octobre 1833, à Archettes (Vosges), 6e bataillon de chasseurs. — Perte de l'usage du doigt indicateur de la main droite, coup de feu, Solférino. — Gratification renouvelable.

BROUGIDOU, Baptiste, né le 10 février 1837, à Saint-Remy (Aveyron), 21e de ligne. — Perte de la 2e phalange du pouce de la main droite, coup de feu, Solférino. — Gratification renouvelable.

BRUGIÈRES, Jean, né le 15 août 1834, à Laforce (Dordogne), 30e de ligne. — Perte de l'usage de l'indicateur de la main droite, coup de feu, Solférino. — Gratification renouvelable.

BRUN, Jean-Claude, né le 5 avril 1834, à Gières (Isère), 15e de ligne. — Perte des deux dernières phalanges de l'indicateur droit, plaie au mollet droit, coups de feu, Solférino. — Gratification renouvelable.

BRUN, Jacques, né le 16 janvier 1837, à Annot (Basses-Alpes), 45e de ligne. — Coup de feu à la main droite, Solférino. — Perte du doigt indicateur; ankylose du médius. — 4 juin 1860.

BRUN, Christophe, né le 17 mars 1832, à Chastet (Haute-Loire), 85e de ligne.—Coup de sabre qui a enlevé le pouce de la main gauche, Solférino. — 3 mars 1860.

BRUNEAU, Israël-Auguste, né le 19 juillet 1835, à Martizay (Indre), 8e de ligne. — Fracture comminutive du 3e métacarpien de la main gauche, paralysie du médius, coup de feu, Solférino. — Gratification renouvelable.

BRUNET, Grégoire, né le 6 avril 1834, à Pechluna (Aude), 85e de ligne. — Perte de l'indicateur de la main gauche, coup de feu, Magenta. — Gratification renouvelable.

BURLOT, Jean, né le 9 avril 1834, à Ploumagoar (Côtes-du-Nord), 86e de ligne. — Forte contusion à la main droite, choc d'un boulet à fin de course, Solférino. — Luxation complète et irréductible des quatre derniers métacarpiens sur le carpe. Atrophie et paralysie de la main. — 30 mai 1860.

BUTELLE, Pierre-Augustin, né le 25 août 1836, à Pévy (Marne), 85e de ligne. — Fracture du 2e métacarpien de la main droite. Paralysie des doigts annulaire et auriculaire, coup de feu, Solférino. — Gratification renouvelable.

CABOT, Pierre, né le 6 juin 1826, à Valence (Tarn), caporal, 98e de ligne. — Coup de feu à la main gauche. La balle a enlevé le médius à sa partie moyenne et fracturé l'indicateur et l'annulaire. Perte complète des mouvements des doigts. Séton à l'épaule gauche, coup de baïonnette; séton à l'avant-bras, coup de feu, Solférino. — Gratification renouvelable.

Caillet, Louis, dit Duc, né le 8 juillet 1832, à Louhans (Saône-et-Loire), 11e bataillon de chasseurs. — Atrophie du pouce et d'une partie de la main gauche, blessure accidentelle, panaris. — Gratification renouvelable.

Calmel, Léopold-Henri-Marie-Joseph, né le 30 janvier 1836, à Vannes (Morbihan), 52e de ligne. — Coup de feu à la main droite, Magenta. — Hôpital S. Philippe, Milan. — Amputation des doigts médius et annulaire et des deux dernières phalanges de l'indicateur de la main gauche ; extension permanente de l'auriculaire. — 30 mai 1860.

Camizole, Louis, né le 27 septembre 1825, à Allègre (Haute-Loire), zouaves, garde. — Coup de feu à la main droite ; ankylose du poignet et section des extenseurs, Magenta. — 3 mars 1860.

Carton, Charles-Athanase, né le 15 mai 1834, à Ville (Oise), 30e de ligne. — Perte de l'indicateur de la main droite. Gêne considérable des mouvements de la main, coup de feu, Solférino. — Gratification renouvelable.

Carton, Eugène-Napoléon, né le 6 octobre 1835, à Saint-Léonard (Oise), 85e de ligne. — Coup de feu à l'indicateur gauche, Solférino. — Régularisation de la plaie par la désarticulation. — Gratification renouvelable.

Cataly, Henri-Michel, né le 29 septembre 1834, à Saint-Julien-Saint-Alban (Ardèche), 55e de ligne. — Perte de la dernière phalange de l'indicateur gauche, atrophie du doigt, coup de feu, Solférino. — Gratification renouvelable.

Cathérine, François, né le 25 février 1836, à Betchat (Ariége), 61e de ligne. — Perte de l'annulaire droit, coup de feu, Solférino. — Gratification renouvelable.

Causse, Gabriel-Auguste-Joseph, né le 13 avril 1836, à Castres (Tarn), 55e de ligne. — Amputation de l'annulaire de la main gauche, plaie à la cuisse; coup de feu, Solférino. — Gratification renouvelable.

Caval, Pierre-François-Ephrem, né le 25 juillet 1837, à Bernière (Seine-Inférieure), 71e de ligne. — Perte des 2e et 3e phalanges de l'indicateur droit, coup de feu, Solférino. — Gratification renouvelable.

Caysselier, Pierre, né le 3 juillet 1837, à Gavaudun (Lot-et-Garonne), 70e de ligne. — Coup de feu à la main droite, Solférino. — Perte du médius ; ankylose du doigt indicateur et rétraction permanente des autres doigts. — 30 mai 1860.

Cazanbon, Pierre, né le 16 octobre 1835, à Saint-Sever (Landes), 86e de ligne. — Perte de la 3e phalange du médius gauche, coup de feu, Solférino. — Gratification renouvelable.

Cazeneuve, Alexandre-Victor, né le 11 mars 1834, à Seclin (Nord), 100e de ligne. — Perte des deux dernières phalanges de l'auriculaire de la main gauche, coup de feu, Solférino. — Gratification renouvelable.

Ceronetti, Jules-Hyppolyte, né le 8 juin 1833, à Versailles (Seine-et-Oise), 15e de ligne. — Perte d'une phalange de l'indicateur gauche et flexion permanente de l'auriculaire gauche, coup de feu, Solférino. — Gratification renouvelable.

Chabbert, Jean-Pierre, né le 10 août 1837, à Saint-Remy (Aveyron), 71e de ligne. — Coup de feu à la main gauche, fracture des 2e et 3e métacarpiens, Magenta. — Perte des doigts indicateur et médius. — 25 juin 1860.

Chabenet, Isidore, né le 26 juin 1833, à Paris (Seine), 1er zouaves. — Coup de feu à la main droite et à l'avant-bras, Mélégnano. — Hôpital San Ambrogio, Milan; amputation du doigt indicateur ; extension permanente des autres doigts; émaciation de la main. — 16 mai 1860.

Chabenet, Joseph, né le 11 novembre 1836, à Paris (Seine), 52e de ligne. — Perte des deux dernières phalanges de l'indicateur de la main gauche, lésion des parties molles de la jambe gauche, deux coups de feu, Solférino. — Gratification renouvelable.

CHAILLOU, Pierre-François-Benoni, né le 2 février 1828, à Alençon (Orne), caporal, 1er voltigeurs, garde. — Coup de feu à la main gauche ; la balle a traversé le métacarpe en brisant le 4e métacarpien. Cicatrices adhérentes, rétraction des deux derniers doigts et atrophie du bras, Magenta. — 3 mars 1860.

CHAIX, Louis-Pierre, né le 24 juillet 1834, à Taulignan (Drôme), 6e de ligne. — Perte des deux dernières phalanges du doigt indicateur de la main droite, coup de feu, Solférino. — Gratification renouvelable.

CHAMBON, Antoine, né le 5 septembre 1834, à Saint-Paul-de-Salers (Cantal), 15e de ligne. — Perte des 2e et 3e phalanges de l'auriculaire et demi-flexion de l'annulaire de la main gauche, coup de feu, Solférino. — Gratification renouvelable.

CHAMPION, Louis-Armant-Henri, né le 17 novembre 1837, à Courcy (Loiret), 4e artillerie. — Paralysie de la main gauche avec atrophie des muscles de l'éminence thénar et rétraction des doigts. Pas d'indication de blessure. — 24 avril 1861.

CHANUT, Joseph, né le 3 janvier 1836, à Ratenelle (Saône-et-Loire), 2e de ligne. — Ablation complète du doigt médius de la main droite, coup de feu, Solférino. — Gratification renouvelable.

CHARAIX, Jacques, né le 5 février 1836, à les Assions (Ardèche), 34e de ligne. — Gêne dans les mouvements de l'indicateur et du médius de la main droite, coup de feu, Solférino. — Gratification renouvelable.

CHARBONNEAU, François-Marie, né le 8 juin 1834, à le Burneau (Vendée), 15e de ligne. — Cinq coups de feu et un coup de baïonnette, Méléguano. — 1° coup de feu à la main gauche avec perte complète du médius, extension permanente de l'annulaire, flexion permanente de l'auriculaire, gêne dans les mouvements du pouce et de l'indicateur, cicatrice adhérente dans la paume de la main, déformation complète et perte de l'usage de cette main ; — 2° coup de feu du bord postérieur de l'aisselle droite à la partie externe de l'épaule du même côté, lésion de l'humérus, extraction de plusieurs esquilles ; — 3° coup de feu à la partie inférieure du bras droit, paralysie complète de la main droite ; — 4° coup de feu du coude à la région cubitale moyenne, avant-bras gauche ; — 5° coup de feu à la région scapulaire postérieure et à la région thoracique droite avec lésion de l'omoplate, extraction de plusieurs esquilles, cicatrices adhérentes et déprimées gênant l'expansion des parois thoraciques ; — 6° coup de baïonnette à l'avant-bras droit. — 31 mars 1860.

CHARBONNEL, Antoine, dit Gaulhier, né le 2 août 1834, à Allasac (Corrèze), 3e grenadiers, garde. — Coup de feu à la main gauche, Magenta. — Perte du doigt indicateur de la main gauche, flexion permanente et déviation des autres doigts, atrophie de la main. — 6 mars 1861.

CHARON, Eugène-Hippolyte, né le 3 juillet 1834, à Cheverny (Loir-et-Cher), 86e de ligne. — Perte de deux phalanges du doigt indicateur de la main gauche, coup de feu, Magenta. — Gratification renouvelable.

CHARTOIRE, Pierre, né le 7 mai 1832, à Saint-Amant-Roche-Sabine (Puy-de-Dôme), 74e de ligne. — Fracture du 3e métacarpien gauche, ankylose complète du médius, éclat d'obus, Solférino. — Gratification renouvelable.

CHARTON, Jean-Baptiste, né le 8 juillet 1837, à Lentille (Aube), 43e de ligne. — Perte des deux premières phalanges du médius gauche, rétraction des deux derniers doigts, coup de feu, Solférino. — Gratification renouvelable.

CHAUSSET, Pierre, né le 10 novembre 1835, à Issoudun (Indre), 8e bataillon de chasseurs. — Amputation de l'annulaire de la main droite et gêne dans les mouvements des autres doigts, coup de feu, Magenta. — Gratification renouvelable.

CHAZELET, Jean, né le 5 mars 1835, à Vielle-Brioude (Haute-Loire), 61e de ligne. — Perte complète du médius de la main gauche, coup de feu, Solférino. — Gratification renouvelable.

Cheneau, Auguste-Théophile, né le 27 mars 1836, à la Chapelle-sur-Creuse (Yonne), 13e artillerie. — Fracture des 2e et 3e métacarpiens de la main droite, plaie à l'épaule droite, coups de feu, Solférino. — Paralysie et atrophie de la main et des doigts. Ankylose incomplète de l'articulation scapulo-humérale. — 24 avril 1861.

Chennevière, Pierre, né le 22 janvier 1834, à Pontoise (Seine-et-Oise), caporal, 6e de ligne. — Perte de la dernière phalange du pouce de la main gauche, coup de feu, Solférino. — Gratification renouvelable.

Chevaillier, Jean, né le 8 juin 1836, à Saint-Vincent (Cantal), 1er zouaves. — Perte de l'annulaire gauche, gêne des mouvements des doigts médius et auriculaire, coup de feu, Solférino. — Gratification renouvelable.

Chevalier, Jean, né le 1er février 1834, à Yssingeaux (Haute-Loire), 37e de ligne. — Perte de l'indicateur droit, engorgement de la main, coup de feu, Mélégnano. — Gratification renouvelable.

Chevauchée, Jules-Charles, né le 6 février 1835, à Saint-Martin (Orne), 100e de ligne. — Coup de feu à la main gauche, Solférino. — Ankylose complète de l'articulation radio-carpienne et rigidité des doigts. — 14 mars 1860.

Cheveaux, François, né le 23 octobre 1835, à Saint-Bonnet (Saône-et-Loire), caporal, 21e de ligne. — Cicatrice adhérente à la paume de la main gauche, flexion permanente des doigts annulaire et médius, coup de feu, Solférino. — Gratification renouvelable.

Chilt, Louis, né le 19 janvier 1836, à Meudon (Seine-et-Oise), 15e de ligne. — Coup de feu à la main gauche, Solférino. — Hôpital San Ambrogio, Milan. Amputation des 2e et 3e phalanges du petit doigt de la main gauche. Flexion de l'annulaire de la même main, contusion au pied gauche; éclat d'obus. — Gratification renouvelable.

Chiron, François-Amédée, né le 14 janvier 1837, à Condorcet (Drôme), 34e de ligne. — Ankylose de l'indicateur de la main droite, panaris. — Gratification renouvelable.

Claisse, Isidore, né le 27 janvier 1833, à Valenciennes (Nord), 6e de ligne. — Perte des deux dernières phalanges du doigt médius de la main gauche, coup de feu, Solférino. — Gratification renouvelable.

Claret, Joseph-Antoine, né le 20 mai 1835, à Chambéry (Savoie), 2e étranger. — Perte des 1re et 2e phalanges des 3e et 4e doigts de la main gauche, coup de feu, Solférino. — Gratification renouvelable.

Coing, Joseph-Théophile, né le 14 avril 1835, à Lanarce (Ardèche), 1er voltigeurs, garde. — Perte de l'indicateur gauche, coup de feu, Solférino. — Gratification renouvelable.

Collet, Joseph-Marie, né le 1er décembre 1832, à Nantua (Ain), 100e de ligne. — Perte des deux dernières phalanges de l'annulaire gauche, cicatrice adhérente et gêne dans les mouvements, coup de feu, Solférino. — Gratification renouvelable.

Collignon, Claude-Alphonse, né le 11 septembre 1835, à Buzancy (Ardennes), caporal, 44e de ligne. — Désarticulation de l'indicateur de la main gauche, coup de feu (Médole). — Gratification renouvelable.

Colombié, Pierre-Jean, né le 25 juin 1835, à Castelnau-Peyralès (Aveyron), 52e de ligne. — Flexion permanente des deux derniers doigts de la main droite, à la suite d'abcès après piqûre d'insecte. — Gratification renouvelable.

Colombier, Jean-François, né le 9 février 1834, à Communay (Isère), 85e de ligne. — Perte de la 2e phalange du pouce droit, coup de feu, Solférino. — Gratification renouvelable.

Comby, Louis, né le 4 mars 1830, à Bretigney (Doubs), 3e tirailleurs algériens. — Coup de feu à la main gauche, premier espace interosseux traversé, Palestro. — Paralysie du pouce et de l'indicateur, amaigrissement notable de cette main, cicatrice adhérente difforme. — 6 mars 1861.

Commaud, Jean, né le 1er avril 1829, à Charbonnat (Saône-et-Loire), 55e de ligne. — Coup de feu à la main droite, Solférino. — Ankylose de l'articulation radio-carpienne, cal vicieux, atrophie de la main. — 25 avril 1860.

Constantin, François, né le 7 septembre 1834, à la Terrasse (Isère), 85e de ligne. — Fracture de l'extrémité inférieure du 3e métacarpien de la main gauche, rétraction permanente de l'annulaire, gêne dans l'extension de la main, coup de feu, Solférino. — Gratification renouvelable.

Cordy, Bernard, né le 10 juin 1830, à Beblenheim (Haut-Rhin), 1er zouaves. — Coup de feu à la main gauche, fracture du 2e métacarpien, Mélégnano. — Flexion permanente de tous les doigts. — 16 mai 1860.

Cormier, Jean-Marie, né le 5 décembre 1837, à Guignen (Ille-et-Vilaine), 8e bataillon de chasseurs à pied. — Coup de feu à la main gauche, Magenta. — Perte complète des doigts médius et annulaire; gêne des mouvements des autres doigts. — 4 août 1860.

Coron, Pierre, né le 8 décembre 1833, à Saint-Serin-du-Bois (Saône-et-Loire), 52e de ligne. — Fracture comminutive de la 1re phalange du médius droit; rétraction des 2e et 3e phalanges, coup de feu, Magenta. — Gratification renouvelable.

Corre, Claude, né le 4 février 1860, à Mons (Puy-de-Dôme), 1er voltigeurs, garde. — Coup de feu aux mains, Solférino. — Perte partielle de l'indicateur de la main droite, et rétraction de tous les doigts de la main gauche. — Blessé étant en joue. — 25 avril 1860.

Costesèque, Gabriel, né le 1er août 1827, à Leran (Ariége), 49e de ligne. — Coup de feu à la main droite, Solférino. — Perte partielle du médius et ankylose de l'annulaire. — 4 juin 1860.

Coudert, Michel, né le 22 septembre 1834, à Vernine (Puy-de-Dôme), 85e de ligne. — Amputation de la 2e phalange du doigt indicateur de la main droite ; ankylose du doigt. — coup de feu, Solférino. — Gratification renouvelable.

Couléon, André-Lambert, né le 14 décembre 1834, à Varennes (Maine-et-Loire), 85e de ligne. — Perte des deux dernières phalanges du doigt indicateur de la main gauche; gêne dans les mouvements de la phalange, coup de feu, Solférino. — Gratification renouvelable.

Coulouarn, Jean-Marie, né le 14 juillet 1834, à Plourache (Côtes-du-Nord), 72e de ligne. — Coup de feu à l'articulation métacarpo-phalangienne du pouce gauche, Solférino. — 14 mars 1860.

Coustal, Laurent, né le 7 juin 1836, à Lompaut (Tarn), 55e de ligne. — Coups de feu à la main et au bras droit, Solférino. — Perte des deux dernières phalanges du doigt annulaire de la main droite. Gêne des mouvements du poignet et du bras. — 3 mars 1860.

Couverd, Jean, né le 13 août 1835, à Saint-Martin-d'Olliers (Puy-de-Dôme), 56e de ligne. — Coup de feu à la main gauche, fracture du poignet, Magenta. — Perte du médius, rigidité des autres doigts et atrophie de l'avant-bras. — 4 juin 1860.

Crolotte, Joseph, né le 13 février 1836, à Hambsheim (Haut-Rhin), 74e de ligne. — Perte de la phalangette de l'indicateur droit, coup de feu, Solférino. — Gratification renouvelable.

Crouzy, Pierre, né le 8 mars 1833, à Saint-Saturnin (Cantal), 34e de ligne. — Coup de feu à la main gauche, mouvements de flexion de l'indicateur et du médius impossibles, Solférino. — Gratification renouvelable.

Crovisier, Victor-Jean-Baptiste, né le 18 mai 1834, à Saales (Vosges), 73e de ligne. — Mutilation de l'indicateur de la main droite, coup de feu, Solférino. — Gratification renouvelable.

Crublé, Joseph-Marie, né le 19 août 1837, à Plélan (Ille-et-Vilaine), 71e de ligne. — Perte des 2e et 3e phalanges de l'indicateur droit, coup de feu, Magenta. — Gratification renouvelable.

Cyr, Jean-Baptiste-Pierre, né le 28 janvier 1836, à Villyen-Auxois (Côte-d'Or), 1er zouaves. — Coup de feu à la main droite; l'annulaire emporté, lésion du médius et de l'auriculaire, Mélégnano. — Perte de l'annulaire, flexion permanente des doigts médius et auriculaire ; gêne dans les mouvements de l'indicateur. — 14 juillet 1862.

Dabadie, Pierre, né le 16 juin 1836, à Montaut (Landes), 100e de ligne. — Perte des deux dernières phalanges du doigt indicateur de la main gauche, coup de feu, Solférino. — Gratification renouvelable.

Danis, Antoine, né le 21 juillet 1833, à Rivas (Loire), 49e de ligne.—Perte de la 1re phalange de l'indicateur de la main droite, coup de feu, Solférino.— Gratification renouvelable.

Dansauville, Louis, né le 23 août 1813, à Thiaucourt (Meurthe), sergent, 63e de ligne. — Fracture comminutive du 2e métacarpien, main droite, coup de pied de cheval. — Déformation de la main et du poignet. — 26 janvier 1862.

Dassigny, César-Léopold, né le 10 avril 1837, à Marly (Aisne), 15e de ligne.— Perte de la 2e phalange du pouce de la main gauche, coup de feu, Solférino. — Gratification renouvelable.

Daste, Dominique, né le 19 février 1832, à Soustons (Landes), 91e de ligne. — Perte des deux dernières phalanges de l'indicateur de la main gauche, coup de feu, Solférino. — Gratification renouvelable.

David, Louis, né le 9 mars 1833, à Sanxay (Vienne), 85e de ligne.—Fracture du 2e métacarpien; ankylose et paralysie des doigts indicateur et médius de la main gauche, coup de feu, Solférino. — Gratification renouvelable.

Déchavanne, François-Marie, né le 20 février 1827, à Lagresle (Loire), 73e de ligne. — Perte de l'usage du pouce de la main gauche, coup de feu, Solférino.— Gratification renouvelable.

Decombe, Joseph-François, né le 3 juillet 1839, à Orgon (Bouches-du-Rhône), 55e de ligne. — Coup de feu à la main droite, Solférino. — Difformité de la main, avec atrophie et paralysie du doigt indicateur; ankylose de la plupart des doigts. — 31 mars 1860.

Decornet, Nicolas-Élisée, né le 23 décembre 1833, à Colombé-la-Fosse (Aube), caporal, 6e bataillon de chasseurs. — Coup de feu à la main gauche, Solférino. — Atrophie et paralysie partielle de la main. — 31 mars 1860.

Defosse, François-Aimé, né le 15 novembre 1836, à Sailly-aux-Bois (Pas-de-Calais), 52e de ligne. — Perte de la 3e phalange de l'indicateur de la main droite. Gêne dans les mouvements du membre, coup de feu, Magenta. — Gratification renouvelable.

Defosse, Jean, né le 4 avril 1834, à Ourouer (Cher), 61e de ligne.— Perte complète du médius droit, coup de feu, Solférino. — Gratification renouvelable.

Delagarde, Olivier, né le 27 mai 1837, à Lezay (Deux-Sèvres), 90e de ligne. — Amputation du pouce gauche dans l'articulation, coup de feu, Magenta. — Gratification renouvelable.

Delangle, Victor-François, né le 27 décembre 1837, à Flers (Orne), 74e de ligne. — Perte de la phalangette du doigt indicateur de la main gauche, coup de feu, Solférino. — Gratification renouvelable.

Delaporte, Jacques-Adolphe, né le 26 août 1834, à Rouen (Seine-Inférieure), 64e de ligne.—Rétraction permanente de l'annulaire droit; gêne dans les mouvements du médius; cicatrices multiples. Accident, Italie. — Gratification renouvelable.

Deligano, Louis-François, né le 4 octobre 1837, à Braunay (Yonne), 90e de ligne. — Perte de l'indicateur de la main droite, coup de feu, Magenta.— Gratification renouvelable.

Demesme, Antoine, né le 17 décembre 1833, à Charenton (Cher), 15e de ligne. — Perte des deux dernières phalanges de l'indicateur droit, coup de feu, Solférino. — Gratification renouvelable.

Demoisson, Désiré-Pierre, né le 27 juillet 1833, à Seraumont (Vosges), 8e de ligne. — Perte de l'indicateur de la main gauche et fracture de la 1re phalange du pouce de la même main, coup de feu, Solférino. — Gratification renouvelable.

Denèze, Louis-Auguste-Gilbert, né le 19 août 1835, à Saint-Tricat (Pas-de-Calais), 91e de ligne. — Amputation immédiate de l'indicateur gauche, coup de feu, Solférino. — Gratification renouvelable.

DENIS, Joseph-Pierre, né le 16 septembre 1835, à Benonces (Ain), 65e de ligne. — Plaie déchirée à l'annulaire de la main gauche, rétraction du tendon fléchisseur et section de l'extenseur, coup de feu, Solférino. — Gratification renouvelable.

DÉRENTY, Pierre-François-Ovide, né le 9 juin 1830, à Vaux-Audigny (Aisne), 2e voltigeurs, garde. — Perte des deux premières phalanges de l'indicateur de la main gauche, coup de feu, Solférino. — Gratification renouvelable.

DEROCHE, Michel-Frédéric, né le 12 novembre 1834, à Mardore (Rhône), 1re artillerie. — Amputation du doigt indicateur de la main droite, blessure par écrasement, à Milan. Ankylose et atrophie du doigt médius, gêne très-prononcée dans les mouvements de la main. — 16 janvier 1861.

DERRIEN, Jean-François, né le 5 décembre 1828, à Bégard (Côtes-du-Nord), 2e voltigeurs, garde. — Fracture comminutive du médius de la main gauche, coup de feu, Solférino. — Désarticulation du doigt. — Blessé en arrivant à la baïonnette sur une batterie. — Érysipèle phlegmoneux, incisions à la face dorsale de la main.—Gratification renouvelable.

DESCAMPS, Louis-Joseph, né le 6 novembre 1820, à Linselles (Nord), 53e de ligne. — Perte des deux dernières phalanges du médius droit et gêne dans les mouvements des autres doigts, coup de feu, Solférino. — Gratification renouvelable.

DESTIEUX, Barthélemy-Joseph, né le 7 avril 1835, à Barran (Gers), 86e de ligne. — Flexion permanente de l'indicateur gauche et ankylose incomplète du pouce de la même main. Coup de feu, Magenta. — Gratification renouvelable.

DEVILLE, Jean-Pierre, né le 8 février 1834, à Saint-Féréol-d'Auroure (Haute-Loire), 34e de ligne. — Perte du médius de la main gauche, coup de feu, Solférino. — Gratification renouvelable.

DEYGAS, Adrien, né le ..... 1837, à Desaignes (Ardèche), 72e de ligne. — Perte du doigt médius gauche, coup de feu, Solférino. — Gratification renouvelable.

DIGNAC, Antoine, né le 5 février 1835, à Pierrefitte (Corrèze), 84e de ligne. — Coup de feu à la main gauche, Montebello. — Désarticulation du pouce à l'hôpital San Benigno, Gênes, le 31 mai. — 3 mars 1860.

DIOULOUFET, Denis-Gustave-Alexandre, né le 18 décembre 1836, à Rognes (Bouches-du-Rhône), 53e de ligne. — Perte de deux phalanges du doigt indicateur de la main gauche, coup de feu, Solférino. — Gratification renouvelable.

DIRRINGER, François-Xavier, né le 16 novembre 1833, à Soultzbach (Haut-Rhin), 6e de ligne. — Éclat d'obus à la main droite, Solférino. — Perte des deux dernières phalanges des doigts indicateur, médius et annulaire. — 6 octobre 1860.

DOLLÉ, Jules-Joseph, né le 16 octobre 1835, à Créquy (Pas-de-Calais), 91e de ligne. — Gêne très-grande des mouvements des deux derniers doigts de la main gauche, suite d'un coup de feu qui a lésé les articulations métacarpo-phalagiennes, Solférino. — Gratification renouvelable.

DONASI, Antoine, né le 19 décembre 1836, à Roppenviller (Moselle), 6e bataillon de chasseurs. — 1° Coup de feu qui a enlevé l'indicateur de la main gauche et une portion du métacarpien correspondant; — 2° coup de feu à l'épaule gauche, séton dans le muscle deltoïde, Magenta. — 3 mars 1860.

DONNARIEIX, Léonard, né le 23 août 1833, à Treignac (Corrèze), 53e de ligne. — Perte de deux phalanges du doigt auriculaire de la main gauche, coup de feu, Solférino. — Gratification renouvelable.

DROUILLARD, Charles-François, né le 6 octobre 1836, à Bourbon-Vendée (Vendée), caporal, 23e de ligne. — Perte de l'indicateur de la main gauche, coup de feu, Magenta. — Gratification renouvelable.

DRUHON, Henry-François, né le 25 décembre 1836, à Arras (Pas-de-Calais), 52e de ligne. — Perte du médius de la main gauche; gêne considérable, coup de feu, Solférino. — Gratification renouvelable.

DUBOIS, Louis, né le 30 avril 1831, à Marsaneix (Dordogne), 61e de ligne. — Coup de feu à la main gauche, Solférino. Perte du pouce de la main gauche. — 16 janvier 1861.

DUBOS, Raymond, né le 1er juin 1836, à Léognan (Gironde), 55e de ligne. — Perte des deux dernières phalanges du médius de la main droite. Cicatrice adhérente à la région palmaire, gêne considérable dans la flexion des autres doigts, coup de feu, Solférino. — Gratification renouvelable.

DUCHESNAY, Constant, né le 2 novembre 1835, à Gorron (Mayenne), 37e de ligne. — Cicatrices adhérentes aux tendons extenseurs des doigts de la main droite, coup de feu, Solférino. — Gratification renouvelable.

DUCHESNE, Gustave-Adolphe, né le 15 octobre 1836, à Breteuil (Eure), 8e de ligne. — Perte du médius et des deux premières phalanges de l'indicateur de la main droite, coup de feu, Solférino. — Gratification renouvelable.

DUCLOS, Casimir, né le 13 juillet 1834, à Melun (Seine-et-Marne), 1er zouaves. — Coup de feu à la main gauche, Solférino. — Perte des doigts médius et annulaire avec flexion de l'auriculaire. — 30 mai 1860.

DUCREUX, Célestin, né le 26 juin 1834, à Treffort (Ain), 1er zouaves. — Coup de feu à la main droite, Mélégnano. — Perte de la 3e phalange des doigts médius et auriculaire de la main gauche, ankylose de la 3e phalange de l'annulaire. — 30 mai 1860.

DUCROT, Jean-Baptiste, né le 25 mai 1837, à Sologny (Saône-et-Loire), 15e chasseurs à pied. — Coup de feu à la main droite, Solférino. — Large cicatrice adhérente et difforme occupant toute la face palmaire de la main, et consolidation vicieuse d'une fracture comminutive de deux métacarpiens, suivie de rétraction permanente des quatre derniers doigts. — 16 mai 1860.

DUFOUR, Jacques-Adolphe, né le 23 mai 1833, à Billy (Yonne), 15e de ligne. — Fracture des 4e et 5e métacarpiens, coup de feu à la main gauche, perte des doigts annulaire et auriculaire et des métacarpiens correspondants, Solférino. — 3 mars 1860.

DUFOUR, Eustache-Norbert, né le 20 mai 1834, à Henneveux (Pas-de-Calais), 61e de ligne.—Perte de l'annulaire de la main droite, coup de feu, Solférino.—Gratification renouvelable.

DULAY, Pierre, né le 3 avril 1836, à Puyoo (Basses-Pyrénées), 30e de ligne. — Perte des deux dernières phalanges de l'indicateur, main droite, coup de feu, Solférino.—Gratification renouvelable.

DUPARD, Etienne, né le 13 février 1837, à Autun (Saône-et-Loire), 30e de ligne.—Perte des deux dernières phalanges de l'indicateur, main gauche, avec gêne des mouvements de la main, coup de feu, Solférino. — Gratification renouvelable.

DUQUENNE, Léopold-Charles, né le 1er août 1836, à Lille (Nord), sergent, 84e de ligne. — Coup de feu au pouce droit ; perte de la phalangette, Solférino. — Gratification renouvelable.

DURAND, Claude, né le 21 juillet 1832, à Virieux-le-Petit (Ain), 74e de ligne. — Perte des deux dernières phalanges du médius de la main gauche, avec ankylose de la troisième, coup de feu, Solférino. — Gratification renouvelable.

DURICHE, Jean, né le 16 août 1837, à Ossages (Landes), 71e de ligne. — Perte des 2e et 3e phalanges du médius, main gauche, et rétraction des tendons fléchisseurs des deux derniers doigts, coup de feu, Solférino. — Gratification renouvelable.

DURIN, Louis, né le 20 février 1836, à Saint-Priet-en-Murat (Allier), 6e de ligne.—Perte des deux dernières phalanges du doigt indicateur de la main droite, coup de feu, Solférino. — Gratification renouvelable.

DUSSERCLE, Antoine-Victor, né le 8 octobre 1833, à Beaumont (Tarn-et-Garonne), caporal, 3e zouaves. — Perte de l'annulaire de la main droite, coup de feu, Palestro. — Gratification renouvelable.

DUSSERT, Jean-Claude-Romain, né le 24 novembre 1839, à Bourg-d'Oisans (Isère),

10e bataillon de chasseurs. — Coup de feu à la main gauche, Solférino. — La balle a fracturé la tête du 3e métacarpien et est sortie à la paume de la main ; ankylose de l'articulation métacarpo-phalangienne ; rétraction du médius dans la main. — Gratification renouvelable.

DUTAILLY, Joseph-Edmond, né le 5 décembre 1837, à Hazebrouck (Nord), 73e de ligne. — Coup de pistolet à la main droite, Magenta. — Perte de deux phalanges du doigt médius, gêne des fonctions de la main. — Gratification renouvelable.

DUTHEIL, Barthélemy, né le 9 janvier 1835, à Bougheat (Puy-de-Dôme), 23e de ligne. —Perte de l'indicateur de la main droite, coup de feu, Magenta.—Gratification renouvelable.

EBERT, Jean-Frédéric, né le 26 mars 1829, à Francfort (Ville libre), 2e étranger. — Perte de l'annulaire de la main gauche ; gêne et douleurs dans les mouvements des autres doigts, coup de feu, Magenta.—Gratification renouvelable.

EICHHOLTZER, Xavier, né le 24 octobre 1836, à Balgau (Haut-Rhin), 2e de ligne. — Gêne considérable dans l'usage de la main droite, désarticulation du doigt indicateur, coup de feu, Solférino. — Gratification renouvelable.

ENAULT, Charles-Théophile, né le 24 janvier 1826, à Elbeuf (Seine-Inférieure), 8e de ligne. — Perte de la 1re phalange de l'indicateur de la main droite. Plaies contuses à la jambe droite, coups de feu, Solférino. — Gratification renouvelable.

EQUIPART, Félix-Eugène, né le 6 mai 1837, à Châtillon-sur-Loire (Loiret), bataillon de chasseurs, garde. — Perte du doigt indicateur de la main gauche, coup de feu, Solférino. — Gratification renouvelable.

ESCALÉ, Lucien, né le 8 janvier 1836, à Coarraze (Basses-Pyrénées), 2e zouaves.—Coup de feu à la main gauche, Solférino. — Perte du doigt médius de la main gauche et d'une partie du métacarpien correspondant ; atrophie de la main dont les mouvements sont très-restreints. — 16 janvier 1860.

ESCUDIER, François, né le 2 février 1835, à Blan (Tarn), 74e de ligne. — Fracture des trois premiers métacarpiens, coup de feu à la main droite, Solférino. — Extension permanente des 3 premiers doigts. Les métacarpiens sont vicieusement consolidés.—30 mai 1860.

EUSTORGE, Jules-Alfred, né le 26 mars 1837, à Saint-Quentin (Aisne), 45e de ligne. — Coup de feu à la main droite, Solférino.— Perte du pouce et de 2 phalanges de l'indicateur. —4 juin 1860.

FABRE, Antoine, né le 21 novembre 1836, à Rieutort (Lozère), 10e bataillon de chasseurs. — Coup de feu à la main gauche; la balle a brisé les 3e et 4e métacarpiens. Paralysie des 3 derniers doigts, Solférino. — Gratification renouvelable.

FABRE, Martin, né le 4 mars 1837, à Saint-Bonnet (Lozère), 55e de ligne.— Coup de feu à la main gauche, Solférino. — Perte du pouce. — 31 mars 1860.

FABRE, Joseph, né le 10 décembre 1835, à Boisezon (Tarn), 61e de ligne. — Perte des deux dernières phalanges de l'indicateur de la main droite, coup de feu, Solférino. — Gratification renouvelable.

FAGUET, Victor, né le 28 octobre 1833, à Saint-Sorlin (Ain), 6e de ligne. — Perte des deux dernières phalanges de l'indicateur de la main gauche, coup de feu, Solférino. —Gratification renouvelable.

FAILLE, Maurice, né le 25 février 1834, à la Souterraine (Creuse), 8e de ligne. — Perte des deux dernières phalanges de l'indicateur, main droite, coup de feu, Solférino. — Gratification renouvelable.

FANAGE, Pierre, né le 3 juillet 1835, à Saint-Gaudens (Haute-Garonne), 65e de ligne. — Perte des deux dernières phalanges des doigts médius et annulaire, main droite, et de la dernière phalange de l'auriculaire, coup de feu, Magenta. — Gratification renouvelable.

FANTOU, Jean, né le 16 mai 1837, à Allassac (Corrèze), 90e de ligne. — Perte de l'annulaire gauche, amputé dans l'articulation phalango-phalangienne, coup de feu, Magenta. — Gratification renouvelable.

Faynot, Jean-Baptiste, né le 6 mars 1837, à Étion (Ardennes), 1er zouaves. — Coups de feu à la main droite et à la face, Solférino. — Fracture des deux premiers métacarpiens, extension permanente du pouce et de l'indicateur de la main droite. Perte des trois premières molaires supérieures droites, avec fracture du bord alvéolaire correspondant. Le projectile, entré par la région parotidienne gauche, est sorti au niveau de la commissure droite des lèvres.—4 août 1860.

Fèbre, Jean-Désiré, né le 27 décembre 1836, à Barbey-Seroux (Vosges), 85e de ligne.— Coup de feu à la main gauche, Magenta.—Perte partielle de l'usage de la main.—3 mars 1860.

Féraud, Fortuné-Joseph, né le 15 mars 1837, à Oraison (Basses-Alpes), 45e de ligne. — Perte des deux dernières phalanges des doigts indicateur et médius de la main droite, coup de feu, Solférino. — Gratification renouvelable.

Filleau, Pierre, né le 18 juillet 1834, à Poitiers (Vienne), 85e de ligne. — Amputation de la dernière phalange de l'indicateur de la main gauche, coup de feu, Solférino. — Gratification renouvelable.

Flamant, Alphonse-Adolphe, né le 10 mars 1834, à Roussoy (Somme), 6e de ligne.— Perte du doigt indicateur de la main droite, coup de feu, Solférino. — Gratification renouvelable.

Flochlay, Yves, né le 1er novembre 1833, à Pleyben (Finistère), 30e de ligne. — Perte des deux dernières phalanges du médius, main gauche ; gêne dans les mouvements de la main, coup de feu, Solférino.— Gratification renouvelable.

Fontany, Casimir-Sébastien, né le 3 mars 1835, à Châteauneuf-de-Mazene (Drôme), 10e bataillon de chasseurs.— Paralysie complète de l'auriculaire, main droite, et paralysie incomplète de l'annulaire, coup de feu, Solférino. — Gratification renouvelable.

Forans, François, né le 28 mars 1837, à Hiesse (Charente), 43e de ligne. — Perte partielle du médius gauche; douleur et gonflement permanents de la main, coup de feu, Solférino. — Gratification renouvelable.

Foucault, Jean-Frédéric, né le 30 mars 1837, à Toulouse (Haute-Garonne), 70e de ligne. — Perte des deux dernières phalanges de l'indicateur de la main droite, coup de feu, Magenta. — Gratification renouvelable.

Fougeron, Sylvain, né le 13 mars 1834, à Saint-Martin-le-Beau (Indre-et-Loire,) 43e de ligne. — Perte de l'auriculaire gauche et paralysie du doigt annulaire, flexion permanente de ce dernier, coup de feu, Solférino. — Gratification renouvelable.

Fournet, François, né le 30 août 1833, à Eymoutiers (Haute-Vienne), 49e de ligne. — Fracture du 4e métacarpien de la main gauche, rétraction et atrophie du doigt correspondant, coup de feu, Solférino. — Gratification renouvelable.

Fournier, Jean-Barthélemy, né le 30 mai 1836, à Causse-et-Veycan (Hérault), 65e de ligne. — Perte des deux dernières phalanges du doigt indicateur de la main droite, coup de feu, Solférino. — Gratification renouvelable.

Francès, Bernard, né le 3 mai 1837, à la Bastide-l'Évêque (Aveyron), 30e de ligne. — Perte de la dernière phalange de l'indicateur, main gauche, avec gêne des mouvements de la main, coup de feu, Solférino. — Gratification renouvelable.

Friant, Yves-Marie, né le 25 octobre 1835, à Esquibien (Finistère), 91e de ligne. — Perte du médius de la main gauche et plaie à la malléole externe, pied gauche, coups de feu, Solférino. — Gratification renouvelable.

Fursy, François, né le 21 juin 1828, à Saint-Julien-de-Civry (Saône-et-Loire), artillerie à cheval, garde. — Coups de feu, Solférino.—A la main gauche, perte des doigts annulaire et auriculaire. Cicatrices adhérentes au tiers inférieur du cubitus gauche et au tiers supérieur de la cuisse gauche. — 16 janvier 1861.

Gaboyer, Alexandre-Réné, né le 23 juillet 1837, à Beaumont-sur-Sarthe (Sarthe), 3e de ligne. — Perte de la 3e phalange et d'une partie de la seconde de l'indicateur de la main gauche, coup de feu, Mélégnano. — Gratification renouvelable.

Gabrielli, Jean-Baptiste, né le 24 février 1835, à Piana (Corse), 17e bataillon de chasseurs. — Plaie déchirée à la partie interne de la main droite, cicatrice adhérente et rétraction incomplète des deux derniers doigts, coup de feu, Montebello. — Gratification renouvelable.

Gaillard, Jean, né le 14 octobre 1833, à Ardentes (Indre), 86e de ligne. — Perte presque complète du médius de la main gauche et des deux dernières phalanges de l'annulaire, coup de feu, Solférino. — Gratification renouvelable.

Gaillard, Laurent, né le 31 octobre 1835, à Grand-Serre (Drôme), 100e de ligne. — Amputation du doigt médius de la main droite, coup de feu, Solférino. — Gratification renouvelable.

Gamard, Marie-Paul-Émile, né le 24 janvier 1839, à Amiens (Somme), sergent, 73e de ligne. — Coup de feu à la main gauche, le 24 juin, Solférino. — La balle pénètre à la face dorsale, traverse la main, fracture un métacarpien et sort à la paume. Tendons déchirés, extraction d'esquilles. — Cicatrices à la main gauche, extension des doigts annulaire et auriculaire, et insensibilité. — Gratification renouvelable.

Gandon, Jean, né le 15 janvier 1828, à Genestelle (Ardèche), 3e zouaves. — Coup de feu à la main droite, Palestro. — Amputation du pouce droit, gêne dans les mouvements des autres doigts. — 16 mai 1860.

Gardette, Jean, né le 24 janvier 1837, à Royat (Puy-de-Dôme), 65e de ligne. — Coup de feu au pouce de la main gauche. Fracture comminutive de la 1re phalange, Magenta. — Gêne dans les mouvements. — Gratification renouvelable.

Gardon, Dominique-Victor, né le 28 novembre 1834, à Pexonne (Meurthe), 98e de ligne. — Perte des deux premières phalanges du doigt médius gauche, coup de feu, Solférino. — Gratification renouvelable.

Gatille, Pierre-Marie-Aimé, né le 24 août 1836, à Abergement-le-Petit (Jura), 100e de ligne. — Perte des deux dernières phalanges du doigt annulaire de la main gauche, ankylose des articulations du doigt médius, coup de feu, Solférino. — Gratification renouvelable.

Gaudin, Jacques-Joseph, né le 12 janvier 1836, à Bourg-sous-Bourbon (Vendée), 23e de ligne. — Amputation de l'indicateur de la main droite, coup de feu, Magenta. — Gratification renouvelable.

Gauthier, Jean, né le 7 février 1837, à Mussy-Saint-Dun (Saône-et-Loire), 8e de ligne. — Perte partielle du doigt annulaire de la main gauche, coup de feu, Solférino. — Gratification renouvelable.

Gauthier, Charles-Grégoire, né le 4 mai 1836, à Sermoyer (Ain), 23e de ligne, — Difformité de la main droite, fracture des 2e et 3e métacarpiens, désarticulation de l'indicateur, coup de feu, Magenta. — Gratification renouvelable.

Gauthier, Charles-Jean-Baptiste, né le 27 janvier 1833, à Gerbéviller (Meurthe), 53e de ligne. — Flexion permanente des doigts médius et annulaire de la main gauche, coup de sabre, Solférino. — Gratification renouvelable.

Gavoille, Joseph-Ferjeuse, né le 1er novembre 1834, à Servance (Haute-Saône), 85e de ligne. — Perte des deux premières phalanges de l'indicateur de la main gauche, coup de feu, Solférino. — Gratification renouvelable.

Gay, Claude, né le 25 novembre 1836, à Saint-Nicolas-de-Biefs (Allier), 6e de ligne. — Perte des deux dernières phalanges de l'indicateur et du médius, main droite, coup de feu, Solférino. — Gratification renouvelable.

Gendrin, Auguste-Florentin, né le 25 septembre 1834, à Villebaudon (Manche), caporal, 100e de ligne. — Amputation de l'annulaire de la main droite, coup de feu, Solférino. — Gratification renouvelable.

Genevey, Joseph, né le 29 décembre 1817, à Dolomieu (Isère), caporal, 65e de ligne. — Coup de feu à la main droite, Magenta. — Fracture comminutive du 5e métacarpien, destruction des tendons extenseurs des doigts auriculaire et annulaire. — 4 juin 1862.

GEORGEAULT, Jean-Marie-Baptiste, né le 20 décembre 1834, à Bais (Ille-et-Vilaine), 61e de ligne. — Plaie déchirée à la face palmaire de la main gauche, section du tendon fléchisseur de l'indicateur, ankylose complète de ce doigt, coup de feu, Solférino. — Gratification renouvelable.

GENOSTE, Jean-Baptiste-Noël, né le 25 décembre 1835, à Horgnies (Ardennes), 21e de ligne. — Coup de feu à la main gauche, Solférino. — Ankylose avec extension des doigts indicateur et médius. — 4 juin 1860.

GIACOMOMI, Dominique-Antoine, né le 8 avril 1835, à Sainte-Marie-d'Olmeto (Corse), 45e de ligne. — Perte des deux dernières phalanges de l'indicateur de la main droite, coup de feu, Solférino. — Gratification renouvelable.

GIGNAC, Siméon, né le 18 février 1835, à Auch (Gers), 1er voltigeurs, garde. — Extension permanente du doigt indicateur de la main droite, cicatrice adhérente à la face externe de la première phalange de ce même doigt, coup de feu, Solférino.—Gratification renouvelable.

GILLES, Séraphin-Adonis, né le 19 mai 1837, à Crécy-sur-Serre (Aisne), 45e de ligne. — Perte des deux dernières phalanges de l'indicateur de la main droite, coup de feu, Solférino. — Gratification renouvelable.

GIRARD, Jean-Pierre, né le 19 octobre 1833, à Saint-Ouen (Charente-Inférieure), 2e zouaves. — Rétraction permanente de l'indicateur de la main gauche, lésion des tendons fléchisseurs de ce doigt, coup de feu, Magenta. — Gratification renouvelable.

GIRARDIN, Philippe, né le 8 juin 1836, à Lixheim (Meurthe), 65e de ligne. — Plaie déchirée à la paume de la main droite, cicatrice vicieuse; faiblesse dans les mouvements de flexion de la main, plaie à la partie externe du genou gauche, coup de feu, Magenta. — Gratification renouvelable.

GIRARDOT, Victor-Amédée, né le 6 janvier 1837, à Arbecey (Haute-Saône), 33e de ligne. — Coup de feu à la main gauche, Mélégnano. — Ankylose des articulations métacarpo-phalangiennes des doigts indicateur et médius qui sont fortement déviés dans l'adduction. Cicatrices profondes et adhérentes aux faces palmaire et dorsale de la main.—30 mai 1860.

GIROUD, Merchier, né le 12 janvier 1836, à Saint-Geoire (Isère), 70e de ligne. — Perte de la 2e phalange du médius, main droite, coup de feu, Magenta. — Gratification renouvelable.

GIROUX, Jean-Baptiste, né le 12 septembre 1836, à Joinville (Marne), 61e de ligne. — Fracture du 4e métacarpien, coup de feu à la main gauche, Solférino. — Rétraction permanente des 2 derniers doigts. Cicatrices adhérentes aux faces dorsale et palmaire de la main. — 30 mai 1860.

GIRY, Joseph, né le 3 novembre 1832, à Saint-Nazaire-le-Désert (Drôme), 53e de ligne. — Perte de la 1re phalange du doigt médius de la main gauche. Ankylose des doigts annulaire et auriculaire, coup de feu, Solférino. — Gratification renouvelable.

GLÉ, Jean-Dominique, né le 3 août 1835, à Nagemont-les-Fosses, caporal, 61e de ligne. — Coup de feu à la main droite, Mélégnano. — Ankylose complète de l'articulation métacarpo-phalangienne du pouce; cicatrice adhérente; le tendon fléchisseur détruit, le pouce reste dans l'extension parmanente, et gêne les mouvements de l'indicateur auquel sa rigidité le tient accolé. — 4 août 1860.

GLORIES, Bernard-Benoit, né le 9 juin 1837, à Cuxac-Cabardès (Aude), 76e de ligne. — Fracture des 2e et 3e métacarpiens, coup de feu à la main gauche, Solférino. — Rétraction permanente des doigts, résultant d'une cicatrice adhérente et profonde. — 11 juillet 1860.

GODEFROY, Jean, né le 15 avril 1835, à la Chapelle-Saint-Florent (Maine-et-Loire), 34e de ligne.— Perte de l'annulaire gauche, coup de feu, Solférino.—Gratification renouvelable.

GOUDARD, Hilaire, né le 24 février 1836, à Cette (Hérault), 49e de ligne.— Coup de feu à la main gauche, Solférino. — Perte des deux dernières phalanges des doigts indicateur et médius avec fausse articulation de la dernière phalange de l'annulaire. — 4 juin 1860.

GRAND, Jean-Baptiste-Barthélemy, né le 24 août 1832, à Vallabrègues (Gard), caporal,

78e de ligne.—Coup de feu à la main droite, Solférino. — Désarticulation du pouce et du 1er métacarpien de la main droite. — 14 mars 1860.

GRANGER, Jean-Auguste, né le 18 avril 1834, à Saint-Nizier-d'Azergues (Rhône), 61e de ligne. — Perte de l'annulaire de la main gauche. Coup de feu, Solférino. — Gratification renouvelable.

GRANIER, Pierre-Antoine, né le 13 octobre 1834, à Bac (Drôme), 1er zouaves. — Coup de feu à la main gauche, Mélégnano. — Perte du pouce, flexion permanente des deux derniers doigts. Extension de l'indicateur et du médius. Cal difforme. — 16 mai 1860.

GRANTÉ, Guillaume, né le 2 avril 1835, à Calan (Morbihan), 3e grenadiers, garde.—Coup de feu à la main gauche, Magenta. — Ankylose des articulations métacarpo-phalangiennes des doigts médius et annulaire avec rétraction des deux dernières phalanges de ces doigts. — 11 juillet 1860.

GRAPPIN, Etienne, né le 6 novembre 1837, à la Barre (Jura), 85e de ligne. — Perte de la dernière phalange du pouce droit, coup de feu, Magenta. — Gratification renouvelable.

GRASSEAU, Laurent, né le 23 novembre 1834, à Saint-Savin (Gironde), 6e de ligne. — Perte des deux dernières phalanges du doigt indicateur de la main gauche, coup de feu, Solférino. — Gratification renouvelable.

GRATEAU, Auguste, né le 8 août 1837, à la Rocheposay (Vienne), 90e de ligne.—Fracture des deux derniers doigts de la main droite, coup de feu, Magenta.—La balle a brisé les premières phalanges et intéressé les tendons extenseurs. — Gratification renouvelable.

GRAULIÈRES, Antoine, né le 25 février 1834, à Cassiac (Lot), 91e de ligne. — Perte de la 3e phalange de l'indicateur, main droite, coup de feu, Solférino. — Gratification renouvelable.

GRENAUD, Emmanuel-Antoine, né le 21 octobre 1832, à Salins (Jura), caporal, 6e bataillon de chasseurs. — Coup de feu à la main droite, Solférino. — Perte de l'usage de la main. — 14 mars 1860.

GRIPON, Pierre-Armand-Constant, né le 1er juillet 1837, à Saint-Bomer (Orne), 1er zouaves. — Perte des deux dernières phalanges de l'auriculaire de la main gauche, coup de feu, Solférino. — Gratification renouvelable.

GROLEAU, Pierre, né le 9 janvier 1830, à la Plaine (Maine-et-Loire), 30e de ligne. — Perte complète de l'annulaire gauche, gêne considérable des mouvements de la main, coup de feu, Solférino. — Gratification renouvelable.

GROSZ, Jacques, né le 13 août 1827, à Brumath (Bas-Rhin), 6e bataillon de chasseurs.— Perte de deux phalanges de l'annulaire de la main droite et d'une partie de la dernière phalange du petit doigt, coup de feu, Solférino. — Gratification renouvelable.

GUENIER, Charles-Thomas, né le 21 décembre 1834, à Viré (Sarthe), 85e de ligne. — Cicatrice adhérente et profonde à la région métacarpienne de la main droite, difficulté d'extension et de flexion des deux premiers doigts, coup de feu, Solférino. — Gratification renouvelable.

GUENIER, Charles, né le 27 juin 1833, à Maron (Indre), 86e de ligne. — Perte du doigt annulaire de la main gauche avec affaiblissement et gêne des mouvements de la main, coup de feu, Magenta. — Gratification renouvelable.

GUERPILLON, Antoine, né le 19 novembre 1835, à Lyon (Rhône), 1er zouaves. — Coups de feu au coude droit et à la main droite, Mélégnano. — Hôpital Saint-Philippe, Milan. — Amputation des doigts annulaire et auriculaire; roideur et gêne des mouvements de flexion des doigts indicateur et médius. — 6 octobre 1860.

GUERRIER, Adolphe-Zaïr, né le 13 septembre 1836, à Rétonval (Seine-Inférieure), 1er chasseurs d'Afrique. — Perte des deux dernières phalanges de l'annulaire de la main gauche, lésion du médius, coup de feu, Solférino. — Gratification renouvelable.

GUESTON, Pierre-Dérosée, né le 17 octobre 1834, à Valpuizeaux (Seine-et-Oise), 74e de ligne. — Perte de la phalangette de l'indicateur de la main droite, coup de feu, Solférino. — Gratification renouvelable.

GUEULIN, Prosper, né le 6 mai 1836, à Esseygney (Vosges), 91e de ligne. — Ankylose complète de l'articulation métacarpo-phalangienne de l'auriculaire de la main droite, cicatrice à la partie moyenne de l'avant-bras droit, cicatrice à la partie interne du coude gauche, coups de feu, Solférino. — Gratification renouvelable.

GUILLERMIN, Jean-Pierre, né le 25 octobre 1833, à Saint-Didier (Rhône), 55e de ligne.— Perte du doigt indicateur de la main droite, gêne dans les mouvements des autres doigts, coup de feu, Solférino. — Gratification renouvelable.

GUILLEUX, Henry-Alexandre, né le 29 novembre 1837, à Audigné (Maine-et-Loire), 23e de ligne. — Coup de feu à la main gauche, Magenta. — Perte absolue de l'usage de la main qui a été traversée par le projectile. — 31 mars 1860.

GUILLÔME, Mathurin, né le 13 février 1835, à Grandchamp (Morbihan), 2e de ligne. — Ankylose de l'articulation de la 2e phalange du doigt médius de la main droite et atrophie complète de ce doigt, coup de feu, Solférino. — Gratification renouvelable.

GUILLOT, Antoine, né le 30 juillet 1821, à Sallèves (Puy-de-Dôme), caporal, 43e de ligne. — Coup de feu à la main gauche, Solférino.— Perte du doigt médius, résection partielle du 3e métacarpien. — 30 mai 1860.

GUILLOT, Louis, né le 12 mars 1837, à Vienne (Isère), 72e de ligne. — Perte des 2e et 3e phalanges des doigts indicateur et médius de la main droite, coup de feu, Solférino. — Gratification renouvelable.

GUINOT, Jean, né le 28 septembre 1833, à Mesvres (Saône-et-Loire), 52e de ligne. — Perte du médius de la main gauche, coup de feu, Solférino. — Gratification renouvelable.

GUY, Édouard-Jules, né le 1er octobre 1834, à Nogent-le-Rotrou (Eure-et-Loir), 85e de ligne. — Paralysie de l'auriculaire et de l'annulaire de la main droite, fracture du 5e métacarpien et déchirure des tendons et nerfs de ces doigts, coup de feu, Magenta. — Gratification renouvelable.

GUYOT, Claude, né le 11 février 1837, à Mangonville (Meurthe), 43e de ligne. — Perte des deux premières phalanges de l'indicateur de la main gauche, coup de feu, Magenta. — Gratification renouvelable.

HADERER, Émile, né le 1er avril 1837, à Rouffach (Haut-Rhin), 100e de ligne. — Perte de la 3e phalange du doigt indicateur droit, coup de feu, Solférino.—Ankylose de l'articulation. — Gratification renouvelable.

HANNEQUIN, Jean, né le 10 septembre 1835, à Chattancourt (Meuse), clairon, 30e de ligne. — Perte des deux dernières phalanges du médius, main droite, coup de feu, Solférino. — Gratification renouvelable.

HAUDIQUET, Pierre-François, né le 25 septembre 1835, à Cremarest (Pas-de-Calais), 91e de ligne. — Perte des deux dernières phalanges de l'annulaire gauche, coup de feu, Solférino. — Gratification renouvelable.

HÉNON, Jean-Louis-Alcide, né le 28 août 1837, à Mazures (Ardennes), 8e de ligne. — Perte des deux premières phalanges de l'indicateur de la main gauche, coup de feu, Solférino. — Gratification renouvelable.

HERMET, Barthélemy, né le 14 février 1832, à Saint-Clément (Cantal), 71e de ligne. — Coup de feu à la main gauche, fracture des 3e et 4e métacarpiens, Solférino. — Déformation de la main avec ankylose des articulations métacarpo-phalangiennes des 4 derniers doigts. — 4 juin 1860.

HERVÉ, Jean-Marie, né le 14 avril 1837, à Inzinzac (Morbihan), 70e de ligne. — Fracture de l'indicateur gauche, perte de ce doigt, coup de feu, Magenta. — Gratification renouvelable.

HERVO, Joseph, né le 14 mai 1833, à Seglien (Morbihan), 72e de ligne. — Coup de feu à la main droite, fracture du métacarpe et consolidation vicieuse, Solférino. — Gratification renouvelable.

Hesdin, Paul-Eugène, né le 14 mars 1837, à Friancourt (Somme), 82e de ligne. — Perte des deux dernières phalanges du médius de la main gauche, coup de feu, Magenta. — Gratification renouvelable.

Heuzé, Pierre-Louis, né le 28 mars 1829, à Beaufay (Sarthe), 3e chasseurs d'Afrique. — Coup de feu à la main gauche; fracture des deux derniers métacarpiens, Solférino. — Flexion permanente des trois derniers doigts, atrophie et difformité de la main. Issue de nombreuses esquilles. — 26 janvier 1862.

Hispa, Jean, dit Madalet, né le 20 août 1835, à Lescure (Ariége), 45e de ligne. — Perte de l'indicateur de la main droite, coup de feu, Solférino. — Gratification renouvelable.

Hugeat, Alphonse-Julien, né le 4 octobre 1834, à Ramerupt (Aube), caporal, 91e de ligne. — Perte des deux dernières phalanges de l'indicateur, main gauche, coup de feu, Solférino. — Gratification renouvelable.

Humbert, Louis, né le 17 septembre 1836, à Paris (Seine), 6e de ligne. — Perte du doigt médius de la main droite, cicatrices à l'indicateur et au pouce, coup de feu, Solférino. — Entré aux hôpitaux de San Bernadino et de San Lucca, Milan. Phlegmons, complications graves. — Gratification renouvelable.

Humbert, Jean-Étienne, né le 24 novembre 1837, à Cramans (Jura), 98e de ligne. — Perte de l'indicateur de la main droite, coup de feu, Solférino. — Gratification renouvelable.

Icard, Bernard, né le 15 septembre 1837, à Mauvezin (Haute-Garonne), 90e de ligne. — Coup de feu à la paume de la main droite, adhérences de la peau, de l'aponévrose et des tendons fléchisseurs, Magenta. — Gratification renouvelable.

Icher, Louis, né le 18 janvier 1835, à Castelnau-de-Brassac (Tarn), 17e bataillon de chasseurs. — Rétraction des doigts annulaire et auriculaire de la main gauche, coup de feu, Solférino. — Gratification renouvelable.

Januel, Joseph, né le 6 novembre 1833, à Burdignes (Loire), 15e de ligne. — Perte de la 3e phalange de l'indicateur de la main droite et gêne dans les mouvements des autres phalanges, coup de feu, Solférino. — Gratification renouvelable.

Jarrige, Pierre, né le 27 octobre 1835, à Lapleau (Corrèze), 84e de ligne. — Perte de la 1re phalange de l'indicateur de la main droite, coup de feu, Solférino. — Gratification renouvelable.

Jaussaud, Auguste-Victor, né le 30 janvier 1833, à Sénéchas (Gard), 3e grenadiers, garde. — Coup de feu à la main droite, Magenta. — Amputation du doigt médius; rétraction et flexion permanente des autres doigts. — 11 juillet 1860.

Jeudi, Paschal, né le 7 mars 1834, à Courbeveille (Mayenne), 15e de ligne. — Perte des deux dernières phalanges du doigt médius de la main gauche, coup de feu, Solférino. — Gratification renouvelable.

Jézéquel, Jean-François, né le 12 août 1836, à Bour-Blanc (Finistère) 15e de ligne. — Perte des deux dernières phalanges de l'indicateur de la main droite, coup de feu, Solférino. — Gratification renouvelable.

Joly, Jean-Pierre-Urbain, né le 24 mai 1833, à Fresse (Vosges), 52e de ligne. — Perte de la dernière phalange de l'annulaire de la main gauche, gêne dans l'usage de la main, coup de feu, Solférino. — Gratification renouvelable.

Jordaens, Fidèle-Frédéric-Charles, né le 7 septembre 1837, à Rexpoëde (Nord), 33e de ligne. — Perte du doigt indicateur de la main gauche, coup de feu, Magenta. — Gratification renouvelable.

Jouan, Jean-Baptiste-Marie, né le 3 octobre 1826, à Saint-Cavadec (Côtes-du-Nord), 73e de ligne. — Plaie déchirée au bras et perte d'une partie du pouce gauche, coup de feu, Magenta. — Gratification renouvelable.

Jourdan, Pierre-Joseph, né le 7 décembre 1834, à Ambel (Isère), 6e de ligne. — Perte des deux dernières phalanges du doigt annulaire de la main gauche, coup de feu, Solférino. — Gratification renouvelable.

JOUY, Jean-Baptiste, né le 25 juillet 1837, à Castans (Aude), 71e de ligne. — Amputation du doigt annulaire de la main gauche au milieu de la phalange, coup de feu, Solférino. — Gratification renouvelable.

KELLER, Georges, né le 31 août 1834, à Bischheim (Bas-Rhin), 33e de ligne. — Désarticulation des deux dernières phalanges de l'indicateur de la main droite, coup de feu, Mélégnano. — Gratification renouvelable.

KERN, Georges, né le 18 septembre 1818, à Vienne (Autriche), 23e de ligne. — La main gauche labourée d'un bord à l'autre par une balle; fracture de deux métacarpiens, Magenta. — Ankylose incomplète du poignet, paralysie des doigts. Cicatrice adhérente, comprenant les tendons extenseurs. — 4 juin 1862.

KLEIN, Baruch, né le 14 juillet 1836, à Fégersheim (Bas-Rhin), 85e de ligne. — Amputation de la 2e phalange de l'indicateur gauche, coup de feu, Magenta. — Gratification renouvelable.

KOCH, François, né le 5 octobre 1832, à Blanckenbern (Bavière), 2e étranger. — Coup de feu à la main droite, Magenta. — Perte du doigt annulaire, paralysie des autres doigts. — 16 janvier 1861.

KOPP, Jean, né le 11 juin 1836, à Fortschwihr (Haut-Rhin), 2e de ligne. — Désarticulation du doigt indicateur de la main droite, gêne dans l'usage de la main, coup de feu, Solférino. — Gratification renouvelable.

LABATUT, Guillaume, né le 14 décembre 1833, à Tamniès (Dordogne), 73e de ligne. — Fracture du doigt indicateur droit, coup de feu, Solférino. — En même temps que cette blessure, Labatut était violemment contusionné à l'aine droite et au scrotum par des éclats de pierre lancés par un boulet. — Ankylose des articulations des 2e et 3e phalanges de l'indicateur droit. — Gratification renouvelable.

LABERCHE, Pierre, né le 5 février 1834, à Roullet (Charente), 73e de ligne. — Perte du doigt indicateur de la main gauche, coup de feu, Solférino. — Gratification renouvelable.

LABOUESSE, Antoine, né le 13 octobre 1833, à Sainte-Thérence (Allier), 86e de ligne. — Perte de la dernière et d'une partie de la 2e phalange de l'indicateur de la main gauche, coup de feu, Solférino. — Gratification renouvelable.

LABOUREYRAS, Pierre, né le 28 octobre 1831, à Église-Neuve (Puy-de-Dôme), 1er zouaves. — Coup de feu à la main gauche, Mélégnano. — Perte du doigt médius, avec ankylose du pouce et demi-flexion permanente des autres doigts. — 25 avril 1860.

LACORNE, Jean, né le 20 avril 1837, à Genouilly (Saône-et-Loire), 49e de ligne. — Perte du petit doigt de la main gauche. — Coup de feu, Solférino. — Gratification renouvelable.

LACOURCELLE, Jacques, dit Ramuch, né le 7 mars 1835, à Marçay (Vienne), 84e de ligne. — Ankylose des deux derniers doigts de la main gauche, coup de feu, Solférino. — Gratification renouvelable.

LACOUR, Isidore, né le 3 février 1834, à Pranles (Ardèche), 91e de ligne. — Perte de la 3e phalange de l'indicateur, main gauche, coup de feu, Solférino. — Gratification renouvelable.

LAFOND, Louis-Pierre, né le 9 juillet 1837, à Besançon (Doubs), 11e bataillon de chasseurs. — Ankylose de la 1re phalange du médius de la main gauche, gêne dans les mouvements des autres doigts, coup de feu, Solférino. — Gratification renouvelable.

LAFONT, Jean-Marie, né le 14 août 1836, à l'Isle-Arné (Gers), 49e de ligne. — Perte de la 1re phalange du pouce droit, coup de feu, Solférino. — Gratification renouvelable.

LAGACHE, Joseph-Charlemagne, né le 17 décembre 1835, à Chérienne (Pas-de-Calais), 84e de ligne. — Fracture de l'annulaire de la main gauche; ankylose et difformité, coup de feu, Montebello. — Gratification renouvelable.

LAIGRE, Benoît, né le 11 août 1837, à Frontonas (Isère), 6e de ligne. — Perte de la dernière phalange du doigt médius de la main gauche, coup de feu, Solférino. — Gratification renouvelable.

LAINÉ, Eugène-Henri, né le 25 juillet 1834, à Marbeuf (Eure), 71e de ligne. — Cicatrice adhérente à la main gauche; flexion permanente de l'auriculaire; ankylose incomplète de l'articulation métacarpo-phalangienne du médius, coup de baïonnette, Solférino. — Gratification renouvelable.

LALEEUW, Armand-Ferdinand-Vincent, né le 16 octobre 1834, à Millam (Nord), 91e de ligne. — Coup de feu, Solférino. — Hôpital San Ambrogio, Milan. Amputation de la dernière phalange de l'indicateur, main droite. — Gratification renouvelable.

LAMBERT, Louis, né le 8 octobre 1836, à Chantrezac (Charente), 30e de ligne. — Perte de la 3e phalange de l'indicateur, main gauche, coup de feu, Solférino. — Gratification renouvelable.

LANARET, Jean, né le 20 mars 1839, à Ambert (Puy-de-Dôme), 45e de ligne. — Coup de feu à la main gauche, Solférino. — Perte de l'annulaire; rétraction des doigts médius et auriculaire. — 6 mars 1861.

LANDIOT, Jean-Charles, né le 9 août 1836, à Saint-Usage (Côte-d'Or), 8e de ligne. — Coup de feu à la main gauche; perte des deux premières phalanges du médius, coup de baïonnette à l'avant-bras gauche, Solférino. — Gratification renouvelable.

LANOIX, François-Xavier, né le 6 août 1833, à Luxiol (Doubs), 98e de ligne. — Coup de feu à la main gauche, Solférino.—Perte partielle du doigt médius ; ankylose.—Gratification renouvelable.

LARDANT, Pierre, né le 19 février 1832, à Benest (Charente), 34e de ligne. — Perte de la phalangette du médius droit; lésion de l'annulaire, coup de feu, Solférino. — Gratification renouvelable.

LARDILLIER, Laurent-Hillaire, né le 11 août 1837, à Acquian (Nièvre), 6e bataillon de chasseurs. — Désarticulation du doigt médius de la main gauche, coup de feu, Magenta. — Gratification renouvelable.

LARRIEU, Jean-Jacques, né le 21 mars 1833, à Molas (Haute-Garonne), 84e de ligne. — Perte du médius de la main gauche, coup de feu, Solférino. — Gratification renouvelable.

LASNE, Isidore-Armand, né le 12 janvier 1837, à Gault-Saint-Denis (Eure-et-Loir), 65e de ligne. — Perte de la première phalange du doigt médius, main gauche, avec ankylose de ce doigt, coup de feu, Magenta. — Gratification renouvelable.

LASSERRE, François-Justin, né le 8 août 1836, à Roquepine (Gers), 49e de ligne. — Perte partielle du doigt annulaire de la main droite, coup de feu, Solférino. — Gratification renouvelable.

LAUPRÊTRE, Jean, né le 17 mars 1837, à Saint-Maurice-des-Champs (Saône-et-Loire), 49e de ligne. — Coup de feu à la main droite, Solférino. — Amputation du 3e métacarpien et perte de l'usage des doigts indicateur et annulaire. — 4 mars 1860.

LAURANT, Michel-Joseph, né le 26 septembre 1835, à Allevard (Isère), 3e zouaves. — Coup de feu à travers la main droite, Palestro. — Extension permanente ; paralysie et atrophie des doigts. — 26 juillet 1861.

LAURENT, Amand, né le 26 octobre 1836, à Ochey (Meurthe), 8e de ligne. — Perte du doigt médius de la main gauche, coup de feu, Solférino. — Gratification renouvelable.

LAURENT, Jean, né le 20 mars 1836, à Saint-Paul (Corrèze), 61e de ligne. — Perte des deux dernières phalanges de l'indicateur de la main droite, coup de feu, Solférino. — Gratification renouvelable.

LAVEDAN, Antoine-Célestin, né le 13 février 1835, à Willenbits (Hautes-Pyrénées), caporal, 8e bataillon de chasseurs. — Plaie déchirée à la main gauche ; la balle a traversé les parties molles entre les deux premiers métacarpiens, coup de feu, Magenta. — Douleurs rhumatismales chroniques, et amaigrissement des membres inférieurs. — Gratification renouvelable.

LAVERNHE, Antoine, né le 5 septembre 1835, à Flavin (Aveyron), 90e de ligne. — Coup de feu à la main droite, Magenta.— Amputation du pouce de la main droite.—30 mai 1860.

LAVIGNE, Nicolas, né le 25 mars 1833, à Montzéville (Meuse), 19e bataillon de chasseurs. —Ankylose du pouce de la main droite et atrophie, coup de feu, Solférino. — Gratification renouvelable.

LE BATARD, Désiré-Pierre-Armand, né le 20 mai 1833, à Vieuville (Calvados), 6e de ligne. — Perte du médius et de l'annulaire de la main gauche, coup de feu, Solférino. — Gratification renouvelable.

LEBIGRE, Alphonse-Albert, né le 14 septembre 1839, à Rugles (Eure), 3e chasseurs d'Afrique. — 15 coups de sabre, 6 à la tête, 6 à la main droite, 2 à la main gauche et 1 au cou, Solférino. — Fait prisonnier, entré à l'ambulance autrichienne n° 2. — Perte de l'usage du doigt annulaire de la main droite. — Gratification renouvelable.

LE BOUCHER, Louis-Auguste, né le 15 octobre 1832, à Rueil (Seine-et-Oise), 85e de ligne. —Perte de la phalangette de l'indicateur gauche, lésion du médius, coup de feu, Solférino. — Gratification renouvelable.

LÈBRE, Paul, né le 7 novembre 1835, à Jausiers (Basses-Alpes), caporal, 17e bataillon de chasseurs. — Coup de feu à la main gauche, Montebello. — Entré le 24 mai à l'hôpital San Benigno, Gênes. — Amputation du doigt indicateur et résection du 2e métacarpien de la main gauche le 31 mai ; cicatrice et rétraction des extenseurs. — Gratification renouvelable.

LECA, Joseph, né le 5 mars 1829, à Guagno (Corse), 1er zouaves.—Flexion permanente du pouce, main gauche ; ankylose de l'indicateur, coup de feu, Solférino. — Gratification renouvelable.

LE CLANCHE, Joseph-Marie, né le 29 mai 1835, à Guidel (Morbihan), 98e de ligne. — Perte de l'indicateur de la main droite, coup de feu, Solférino. —Gratification renouvelable.

LECOMTE, Henri-Jean-Baptiste, né le 11 juillet 1834, à Merville (Nord), 91e de ligne. — Perte de la 3e phalange de l'indicateur droit, coup de feu, Solférino. — Gratification renouvelable.

LEDEZ, Ferdinand-Victor, né le 13 juin 1837, à Boulogne-sur-Mer (Pas-de-Calais), caporal, 1er zouaves. — 2 coups de feu, Solférino. — 1° Perte partielle du pouce, du doigt indicateur et du médius de la main gauche ; 2° plaie contuse au bras gauche ; 3° plaie contuse à la poitrine. — 30 mai 1860.

LEDOUX, Henry-Eugène-Étienne, né le 20 décembre 1834, à Volloreville (Puy-de-Dôme), 61e de ligne. — Perte des deux dernières phalanges de l'indicateur de la main droite, coup de feu, Solférino. — Gratification renouvelable.

LEDOUX, Maxime-Emmanuel-Florentin, né le 18 juin 1837, à Villers-Carbonnel (Somme), 70e de ligne. — Coup de feu à la main droite, fracture des 4e et 5e métacarpiens, Magenta. — Perte absolue de l'usage des trois derniers doigts, avec gêne considérable des mouvements des deux autres. Cicatrices profondément adhérentes et atrophie de la main. — 4 août 1860.

LE DRET, Louis, né le 16 octobre 1836, à Rospez (Côtes-du-Nord), 85e de ligne. —Perte de l'indicateur de la main droite, coup de feu, Magenta. — Gratification renouvelable.

LEDUCQ, Adolphe-Joseph, né le 16 février 1837, à Wismes (Pas-de-Calais), 15e de ligne. — Flexion permanente de l'auriculaire de la main gauche et plaies au pied droit et aux mains, mitraille, Solférino. — Gratification renouvelable.

LEFEBVRE, Joseph-Henri, né le 13 janvier 1836, à Paris (Seine), 15e de ligne. — Coup de feu à la main droite, Solférino. — Flexion permanente des trois derniers doigts et gêne dans les mouvements de l'indicateur. — 14 mars 1860.

LEFRANÇOIS, Frésidor-Alphonse, né le 23 juin 1833, à Cresserons (Calvados), 8e de ligne. — Désarticulation de l'annulaire de la main droite, coup de feu, Solférino. — Gratification renouvelable.

LEGAUD, Pierre-Marie, né le 25 juillet 1835, à Bourg-des-Comptes (Ille-et-Vilaine), 53e de ligne. — Perte de la phalangette du doigt médius de la main droite avec ankylose du doigt, coup de feu, Solférino. — Gratification renouvelable.

LEGAVE, Martin, né le 2 décembre 1832, à la Croix (Indre-et-Loire), 86e de ligne. — Perte de la dernière phalange du pouce de la main gauche, coup de feu, Solférino. — Gratification renouvelable.

LEGRAND, Constant-Isaïe, né le 12 janvier 1836, à Fieulaine (Aisne), 8e bataillon de chasseurs. — Perte de la 3e phalange du doigt indicateur de la main droite, coup de feu, Magenta. — Gratification renouvelable.

LE GUILLERMIC, Nicolas, né le 17 septembre 1826, à Louargat (Côtes-du-Nord), 84e de ligne. — Coup de feu à la main gauche, fracture du 2e métacarpien, Montebello. — Gratification renouvelable.

LEMARIÉ, Augustin, né le 4 novembre 1836, à Incarville (Eure), 8e de ligne. — Coup de feu à la main droite, Solférino. — Fracture des 3e et 4e métacarpiens, section des tendons extenseurs de l'indicateur du médius et de l'annulaire; rétraction permanente de ces doigts. — 4 juin 1862.

LEMEUNIER, Pierre, né le 1er août 1837, à Fillé-Guécelard (Sarthe), 84e de ligne. — Perte de la phalangette de l'indicateur, main gauche, coup de feu, Solférino. — Gratification renouvelable.

LEMOINE, Nicolas, né le 23 août 1837, à Herniéville (Meuse), 91e de ligne. — Coup de feu à la main gauche, Solférino. — Perte du pouce et du premier métacarpien, double cicatrice adhérente à la partie dorsale de la main. — 30 mai 1860.

LE NOIR, Auguste, né le 26 juin 1834, à Jouy-en-Josas (Seine-et-Oise), caporal, 6e de ligne. — Perte de la 3e phalange de l'indicateur de la main droite, coup de feu, Solférino. — Gratification renouvelable.

LE PAGE, Jean-Pierre, né le 26 janvier 1834, à Percy (Manche), 100e de ligne. — Perte partielle de l'indicateur de la main droite, gêne dans les mouvements des autres doigts, coup de feu, Solférino. — Gratification renouvelable.

LE PRÊTRE, Julien-Marie, né le 1er octobre 1821, à Loudéac (Côtes-du-Nord), 1er voltigeurs, garde. — Perte des deux dernières phalanges des doigts indicateur et médius de la main gauche, coup de feu, Solférino. — Gratification renouvelable.

LEROY, Henry-François-Émile, né le 29 août 1834, à Ingouville (Seine-Inférieure), 1er zouaves. — Fracture comminutive du métacarpe, coup de feu à la main gauche, Solférino. — Ankylose incomplète de l'articulation radio-carpienne avec demi-flexion permanente et chevauchement des quatre derniers doigts qui sont atrophiés. — 25 avril 1860.

LE ROY, Pierre-Aimable, né le 6 juin 1837, à Pierres (Calvados), 56e de ligne. — Coup de feu à la main droite, Magenta. — Le tendon fléchisseur de l'indicateur détruit par la suppuration; extension permanente. — Gratification renouvelable.

LÉTOILE, Simon-Charles, né le 7 mars 1833, à Châtillon (Seine), 72e de ligne. — Coup de feu à travers la paume de la main droite, rétraction permanente de la main, Solférino. — Gratification renouvelable.

LEULIETTE, Louis-Marie-Silvestre, né le 31 décembre 1836, à Beuvrequen (Pas-de-Calais), 100e de ligne. — Perte des doigts annulaire et auriculaire de la main gauche; gêne dans les mouvements des autres doigts, coup de feu, Solférino. — Gratification renouvelable.

LÉVÊQUE, Yves-Marie, né le 23 avril 1833, à Brehan-Loudéac (Morbihan), 43e de ligne. — Amputation de la 2e phalange de l'indicateur de la main droite, coup de feu, Solférino. — Gratification renouvelable.

LEYGONIE, Joseph, né le 4 mai 1834, à Saint-Pantaléon (Corrèze), 15e de ligne. — Perte de la 3e phalange du médius de la main gauche, extension du doigt, coup de feu, Solférino. — Gratification renouvelable.

LHEZ, Jean-Paul, né le 13 mars 1830, à Tournay (Hautes-Pyrénées), 84e de ligne. —

Perte de la phalangette du pouce gauche, coup de feu, Montebello. — Gratification renouvelable.

LIÈVRE, Etienne-Charles, né le 18 juin 1840, à Tarare (Rhône), 8e bataillon de chasseurs. — Perte du doigt auriculaire de la main gauche et cicatrices adhérentes à l'avant-bras et à la paume de la main, coup de feu, Magenta. — Gratification renouvelable.

LIMONNET, François, né le 26 janvier 1835, à Azay-le-Ferrou (Indre), 15e de ligne. — Perte des deux dernières phalanges du doigt annulaire de la main gauche, coup de feu, Solférino. — Gratification renouvelable.

LIOT, Léon-Pierre, né le 8 septembre 1837, à Angers (Maine-et-Loire), 1er génie. — Perte de deux phalanges du doigt indicateur de la main gauche, coup de feu, Solférino. — Gratification renouvelable.

LISÉ, Jean-Baptiste, né le 23 février 1832, à Lion-d'Angers (Maine-et-Loire), 86e de ligne. — Paralysie et rétraction permanente du médius de la main droite, coup de feu, Solférino. — Gratification renouvelable.

LOBY, Léopold, né le 24 avril 1824, à Ferrette (Haut-Rhin), 7e artillerie. — Coup de feu à la main droite, Solférino. — Perte complète de l'usage de la main. — 4 juin 1860.

LORIN, Augustin-Félicien, né le 21 janvier 1836, à Etalan (Doubs), 49e de ligne. — Fracture du 5e métacarpien, coup de feu à la main gauche, Solférino. — Résection du 5e métacarpien ; rétraction permanente des doigts. — 30 mai 1860.

LORRAINE, Charles-Joseph, né le 20 octobre 1833, à Auxelles-Haut (Haut-Rhin), caporal, 55e de ligne. — Perte des deux dernières phalanges de l'indicateur de la main droite ; gêne dans les mouvements, coup de feu, Solférino. — Gratification renouvelable.

LOUIS, Nicolas, né le 27 juin 1835, à Ornes (Meuse), sergent, 2e grenadiers, garde. — Plaie déchirée à la main droite, coup de feu, Magenta. — Perte de l'usage de l'indicateur de la main droite. — Gratification renouvelable.

LOUIS, Jean-Napoléon, né le 6 juillet 1834, à Iurménil (Vosges), 53e de ligne. — Coup de feu, Solférino. — Hôpital San Ambrogio, Milan. Amputation du pouce et du 1er métacarpien de la main droite. — 24 février 1860.

LOUIS, Pierre, né le 23 avril 1837, à Tournon (Ardèche), 72e de ligne. — Coup de feu à la main gauche, Solférino. — Ankylose partielle du médius. — Gratification renouvelable.

LOUIS, Henri-Jean, dit Lacombe, né le 3 octobre 1832, à Paris (Seine), 2e chasseurs d'Afrique. — Fracture des 4e et 5e métacarpiens de la main gauche ; extension permanente des trois derniers doigts. Chute de cheval, Italie. — Gratification renouvelable.

MAILLARD, Isidore, né le 21 août 1833, à Varennes (Haute-Marne), 2e de ligne. — Perte du doigt indicateur de la main droite, coup de feu, Solférino. — Gratification renouvelable.

MAILLET, Dominique, né le 26 mai 1829, à Nevers (Nièvre), tambour, 1er grenadiers, garde. — Ankylose de l'indicateur droit ; piqûre d'insecte, Magenta. — Gratification renouvelable.

MALAPTIAS, Benoît, né le 25 décembre 1837, à Vollore-Montagne (Puy-de-Dôme), 8e bataillon de chasseurs. — Perte des deux dernières phalanges du petit doigt de la main gauche, coup de feu, Magenta. — Gratification renouvelable.

MALIÉ, Jean, né le 27 mai 1834, à Saint-Paul-en-Born (Landes), 73e de ligne. — Plaies multiples à la main droite, sept coups de sabre, Magenta. — Flexion permanente des doigts médius, annulaire et auriculaire ; division des tendons extenseurs de ces doigts. — 30 mai 1860.

MANCHEZ, François-Louis, né le 17 juin 1821, à Merville (Nord), 2e grenadiers, garde. — Coup de feu à la main gauche, Magenta. — Perte de l'indicateur et du médius ; gêne des mouvements des autres doigts. — 11 juillet 1860.

MANEVAL, Claude, né le 15 mars 1835, à Chambon (Haute-Loire), 55e de ligne. — Perte des deux premières phalanges de l'indicateur de la main droite, coup de feu, Solférino. — Gratification renouvelable.

MARCHAND, Alexandre-Clément-Honoré, né le 27 mars 1833, à Thignonville (Loire), caporal, 8e de ligne. — Plaie déchirée à la main gauche ; atrophie de l'avant-bras, coup de feu, Solférino. — Gratification renouvelable.

MARÉCHAL, Joseph-Marie, né le 12 novembre 1837, à Saint-Julien-sur-Reyssouze (Ain), 52e de ligne. — Perte des deux dernières phalanges de l'indicateur de la main droite, coup de feu, Solférino. — Gratification renouvelable.

MARLOT, Charles-Frédéric, né le 31 octobre 1836, à Entrains (Nièvre), 1er grenadiers, garde. — Perte de la 1re phalange de l'indicateur de la main droite, coup de feu, Solférino. — Gratification renouvelable.

MARONNE, Antoine, né le 8 décembre 1835, à Cheylade (Cantal), 45e de ligne. — Perte de l'indicateur de la main gauche, coup de feu, Magenta. — Gratification renouvelable.

MARQUET, François, né le 1er septembre 1837, aux Rosiers (Maine-et-Loire), 6e bataillon de chasseurs. — Amputation des deux dernières phalanges de l'indicateur de la main droite, coup de feu, Solférino. — Gratification renouvelable.

MARRE, Jacques, né le 29 juillet 1833, à Serandon (Corrèze), 91e de ligne. — Coup de feu à la main droite, Solférino. — Amputation des deux dernières phalanges de l'indicateur. — Hôpital San Ambrogio, Milan. — Gratification renouvelable.

MARROUCH, Jean, né le 23 juin 1829, à Saint-Chamarand (Lot), 1er grenadiers, garde. — Coup de feu à la main droite, Magenta. — Perte des doigts médius et annulaire ; rétraction de l'auriculaire. — 11 juillet 1860.

MARTIN, Pierre-Eugène, né le 27 novembre 1837, à Reims (Marne), 8e bataillon de chasseurs. — Flexion permanente des doigts annulaire et auriculaire de la main droite, coup de feu, Magenta. — Gratification renouvelable.

MARTIN, Pierre, né le 8 mars 1837, à Venose (Isère), 2e de ligne. — Gêne considérable dans l'usage de la main droite. Ankylose et atrophie d'un doigt, coup de feu, Solférino. — Gratification renouvelable.

MARTIN, Joseph-Ulysse, né le 24 janvier 1834, à Labergemont-Sainte-Marie (Doubs), 52e de ligne. — Coup de feu à la main gauche et à la face, Magenta. — Hôpital Fate bene Fratelli, Milan. — Amputation des trois derniers doigts. Cicatrices adhérentes à la face. — 25 avril 1860.

MARTIN, Toussaint-Philippe, né le 14 juin 1834, à Boulogne-sur-Mer (Pas-de-Calais), 55e de ligne. — Perte des deux dernières phalanges de la main droite ; gêne dans les mouvements des autres doigts, coup de feu, Solférino. — Gratification renouvelable.

MARTIN, Méty-Marcellin, né le 7 octobre 1836, à Vernoy (Doubs), 85e de ligne. — Coup de feu à la main droite, Solférino. — Rétraction permanente des doigts médius et annulaire. — 3 mars 1860.

MARTIN, Louis, né le 29 février 1837, à Saint-Secondin (Vienne), 90e de ligne. — Fracture comminutive des 3e et 4e métacarpiens, — coup de feu, Magenta. — Gratification renouvelable.

MARTIN, Maurice, né le 7 mars 1835, à Les Marches (Savoie), ? chasseurs à cheval. — Rétraction des deux derniers doigts de la main droite, coup de pied de cheval, Italie. — Gratification renouvelable.

MARTINET, Louis, né le 2 septembre 1837, à Pougny (Nièvre), 6e de ligne. — Perte des doigts annulaire et auriculaire de la main droite, coup de feu, Solférino. — Gratification renouvelable.

MARTY, Jean-Baptiste, né le 5 avril 1834, à Rieupéroux (Aveyron), 10e bataillon de chasseurs. — Perte des deux dernières phalanges de l'indicateur, main gauche, coup de feu, Solférino. — Gratification renouvelable.

MASSIS, Antoine, né le 8 mars 1837, à Gannat (Allier), 70e de ligne. — Perte de la 2e phalange du pouce de la main droite, coup de feu, Magenta. — Gratification renouvelable.

MASSON, Charles-François, né le 13 février 1837, à Sexey-aux-Forges (Meurthe), 74e de ligne. — Perte des doigts annulaire et auriculaire de la main gauche, coup de feu, Solférino. — Gratification renouvelable.

MATHIEU, Jean-Pierre, né le 5 octobre 1836, à Collombe (Isère), 11e bataillon de chasseurs. — Fracture du 1er métacarpien de la main gauche, coup de feu le 2 juillet. — Extension permanente du pouce et du médius, avec gêne dans les mouvements des autres doigts. — 24 juillet 1861.

MATTEÏ, Ange-Michel, né en 1829, à Croci (Corse), 2e grenadiers, garde. — Fracture des 2e et 3e métacarpiens, coup de feu à la main gauche, Magenta. — Perte des mouvements des doigts indicateur et médius; gêne des mouvements des autres doigts. — 16 janvier 1861.

MAUGIN, Étienne, né le 12 décembre 1836, à Saint-Germain-des-Prés (Maine-et-Loire), 1er régiment, zouaves. — Perte de l'indicateur de la main droite, coup de feu, Mélégnano. — Gratification renouvelable.

MAUGUIÈRE, Louis-Emmanuel, né le 20 février 1833, à Fontenoy-la-Ville (Haute-Saône), 2e de ligne. — Perte partielle de l'indicateur de la main droite, coup de feu, Solférino. — Gratification renouvelable.

MENÉ, Innocent, dit Labrit, né le 14 mai 1827, à Azet (Hautes-Pyrénées), sergent, 15e bataillon de chasseurs. — Perte des deux premières phalanges du médius gauche et ankylose incomplète des deux premières phalanges de l'indicateur, coup de feu, Solférino. — Gratification renouvelable.

MÉNIGOZ, Claude-François, né le 11 septembre 1837, à les Aynans (Haute-Saône), 2e zouaves. — Perte de la 2e phalange du pouce de la main droite, coup de feu, Magenta. — Gratification renouvelable.

MERLE, Étienne, né le 30 novembre 1837, à Saint-Ours (Puy-de-Dôme), 1er zouaves. — Coup de feu à la main droite, Solférino. — Perte partielle des doigts médius et indicateur; gêne considérable dans les mouvements des autres doigts et atrophie de l'avant-bras. — 16 janvier 1861.

MEURISSE, Achille-Joseph, né le 25 mars 1834, à Roubaix (Nord), 86e de ligne. — Coup de feu à la main gauche, Solférino. — Perte de l'annulaire, luxation irréductible de l'auriculaire et paralysie du médius. — 4 juin 1860.

MEYER (Philippe), né le 15 juin 1834, à Sundhausen (Bas-Rhin), 86e de ligne. — Perte presque complète des deux dernières phalanges de l'indicateur de la main gauche, coup de feu, Solférino. — Gratification renouvelable.

MICHEL, Léopold, né le 7 septembre 1833, à Bischheim (Bas-Rhin), 2e grenadiers, garde. — Coup de feu à la main droite, Magenta. — Déformation du métacarpe, rétraction de l'indicateur, et gêne dans les mouvements du pouce et du médius. — 11 juillet 1860.

MICHEL, Louis, né le 6 avril 1836, à Lunel (Hérault), 52e de ligne. — Perte de l'annulaire de la main gauche, coup de feu, Magenta. — Gratification renouvelable.

MICHELON, Jean de Mauhourat, né le 16 juillet 1836, à Civrac (Gironde), 55e de ligne. Perte des deux dernières phalanges de l'indicateur, main droite, et gêne dans les mouvements des autres doigts, coup de feu, Solférino. — Gratification renouvelable.

MILLER, Antoine-Alexis, né le 2 mars 1837, à Vesoul (Haute-Saône), 2e section d'ouvriers d'administration. — Section du tendon extenseur, perte des mouvements de l'indicateur de la main gauche. — Coupure accidentelle, Italie. — Gratification renouvelable.

MILLOTTE, Pierre-François, né le 21 octobre 1826, à Froide-Couche (Haute-Saône), 2e de ligne. — Coup de feu à la main droite, Solférino. — Amputation du doigt auriculaire et de son métacarpien. — Ankylose du doigt annulaire. — 4 mai 1861.

MOGEOT, Jules-François, né le 4 juillet 1836, à Hoéricourt (Haute-Marne), 61e de ligne. — Perte de la 2e phalange de l'indicateur de la main droite, coup de feu, Solférino. — Gratification renouvelable.

MOHAMED-BEN-ABDALLAH, né en 1835, à Ouled-Benkeir, Constantine, 3e tirailleurs algériens.—Fracture des 3e et 4e métacarpiens, coup de feu à la main gauche, Solférino.—Flexion permanente des doitgs médius et annulaire ; paralysie incomplète de l'indicateur et de l'auriculaire ; atrophie notable de la main, cicatrice difforme et adhérente sur les deux faces de la main. — 6 mars 1861.

MOHAMED-BEL-HADJ, né en 1833, à Brochna, 1er tirailleurs algériens. — Coup de feu à la main gauche, Solférino. — Perte du doigt indicateur, avec extension des autres doigts et cicatrice adhérente au 2e métacarpien. — 30 mai 1860.

MOHAMED-BEN-KRELIFA, né en 1830, à Mesbeah, Oran, 2e tirailleurs algériens. — Perte des deux dernières phalanges de l'indicateur de la main droite, coup de feu, Solférino. — Gratification renouvelable.

MOISSAT, Jean, né le 5 mai 1835, à Martres-de-Veyre (Puy-de-Dôme), 3e voltigeurs, garde.—Perte de l'auriculaire et de la dernière phalange de l'indicateur de la main droite, coup de feu, Solférino. — Gratification renouvelable.

MOITON, Alexis-René, né le 6 février 1834, à Paris (Seine), 5e bataillon de chasseurs.— Perte de la 1re phalange du pouce de la main droite ; gêne dans les mouvements, coup de feu, Solférino. — Gratification renouvelable.

MOLINIER, Alexis-Antoine, né le 11 février 1836, à Salles-Curau (Aveyron), 1er zouaves. — Coup de feu à la main droite, Mélégnano. — Perte du doigt indicateur, flexion permanente de la 2e phalange du pouce. — 30 mai 1860.

MONDOVI, César, né le 21 août 1836, à Lyon (Rhône), 6e de ligne. — Perte des deux dernières phalanges du doigt indicateur de la main gauche, coup de feu, Solférino. — Gratification renouvelable.

MONERAU, Jean, né le 12 janvier 1834, à Saint-Quire (Ariége), 10e bataillon de chasseurs. — Coup de feu à la main gauche, Solférino. — Extension permanente de tous les doigts. — 31 mars 1860.

MONNIER, Claude-François, né le 11 décembre 1833, à Saint-Martin-du-Mont (Ain) 6e de ligne.—Coup de feu à la main, étant en joue, Solférino. — Hôpital de San Bernardino, Milan. Amputation du médius de la main gauche, phlegmons, accidents graves. Évacué à l'hôpital Saint-Luc. — Gêne dans les mouvements des autres doigts. — Gratification renouvelable.

MONTIGNY, Louis-Antoine, né le 9 mai 1833, à Crépy (Aisne), 7e artillerie. — Ankylose de la main droite, à la suite d'un panaris, chute. — Gratification renouvelable.

MORAND, Joseph-Ferdinand, né le 5 décembre 1832, à Gennes (Doubs), 6e de ligne. — Amputation des deux dernières phalanges du doigt indicateur de la main gauche, coup de feu, Solférino. — Gratification renouvelable.

MOREAU, Nazaire, né le 19 mars 1835, à Obterre (Indre), 15e de ligne.—Coups de feu à la main droite et à la jambe droite, mitraille, Solférino.—Extension permanente des doigts médius et annulaire, gêne dans les mouvements du membre inférieur droit.—31 mars 1860.

MOREAU, Pierre, né le 13 février 1835, à Chalies (Haute-Vienne), 53e de ligne. —Ankylose et flexion permanente de la 3e phalange du doigt indicateur droit, coup de feu, Solférino, blessé en marchant à la baïonnette. — Gratification renouvelable.

MORTAIGNE, Henri-Charles-Joseph, né le 10 août 1833, à Cuinchy (Pas-de-Calais), maréchal des logis, artillerie à cheval, garde. — Coup de feu à la main gauche, Solférino. — Ankylose incomplète des quatre derniers doigts de la main gauche. — 7 octobre 1863.

MORVILLE, Edmond, né le 11 décembre 1827, à Verdun (Meuse), caporal, 45e de ligne. — Fracture des deux premiers métacarpiens, coup de feu à la main droite, Solférino. — Ankylose de l'articulation métacarpo-plalangienne du pouce; difformité de la main; gêne des mouvements des autres doigts.— 6 octobre 1860.

MOSNIER, Marieu, né le 17 décembre 1835, à Davayat (Puy-de-Dôme), 43e de ligne. — Perte de l'indicateur de la main gauche, coup de feu, Magenta.— Gratification renouvelable.

MOUCHOT, Jean-Pierre-Houbre, né le 25 août 1826, à Desseling (Meurthe), 71e de ligne.

— Cicatrice de deux centimètres d'étendue sur la face dorsale des 3ᵉ et 4ᵉ métacarpiens de la main droite. Adhérence aux tendons. Séton à la partie interne et moyenne de la cuisse gauche, deux coups de feu, Solférino. — Gratification renouvelable.

MOUCHOUX, François-Marie, né le 15 mars 1837, à Dingé (Ille-et-Vilaine), 8ᵉ de ligne. — Perte des deux premières phalanges de l'indicateur de la main droite, coup de feu, Solférino. — Gratification renouvelable.

MOULET, Justin-Hyppolite, né le 26 février 1835, à Verdalle (Tarn), caporal, 61ᵉ de ligne. — Fracture du pouce de la main gauche; ankylose complète de toutes les articulations de ce doigt, coup de feu, Solférino. — Gratification renouvelable.

MOULIER, Pierre, né le 13 février 1836, à Trizac (Cantal), 43ᵉ de ligne. — Perte partielle du pouce et de l'indicateur de la main droite, coup de feu, Solférino. — Gratification renouvelable.

MOULIS, Jean-Baptiste, né le 4 mai 1837, à Fréjairolles (Tarn), 72ᵉ de ligne. — Ankylose presque complète de l'annulaire et de l'auriculaire droit, coup de feu, Solférino. — Gratification renouvelable.

MOUSSARD, François-Auguste, né le 24 septembre 1835, à Paris (Seine), 1ᵉʳ zouaves. — Coup de feu à la main droite, Solférino. — Ankylose complète de l'articulation radio-carpienne, avec perte de deux phalanges de l'annulaire et rétraction des trois derniers doigts. — 25 avril 1860.

MOUSSET, Gilbert, né le 26 janvier 1834, à Taxat-Senat (Allier), 91ᵉ de ligne. — Ankylose avec rétraction du doigt annulaire de la main gauche. Plaies au thorax et au menton, coups de feu, Solférino. — Gratification renouvelable.

MOUTTE, Joseph-Nicolas, né le 24 mai 1832, à Pourrières (Var), 72ᵉ de ligne. — Perte de l'indicateur de la main droite, coup de feu, Solférino. — Gratification renouvelable.

MOYON, Isaac, né le 14 juillet 1831, à Crossac (Loire-Inférieure), sergent, 84ᵉ de ligne. — Coup de feu à la main gauche, Montebello. — Perte du pouce et du doigt indicateur. — 14 mars 1860.

MULLER, Auguste-Frédéric, né le 18 octobre 1824, à Kraka (duché de Mecklembourg), 2ᵉ étrangers. Deux coups de feu, Magenta. — 1° Perte complète du doigt médius et des deux dernières phalanges de l'indicateur de la main droite; 2° cicatrice adhérente à la partie antérieure du côté gauche du thorax, ouverture d'entrée d'un coup de feu dont le projectile est sorti en arrière de l'articulation scapulo-humérale, après avoir contourné la poitrine, sans y pénétrer. — 7 octobre 1863.

MUSSLIN, François-Antoine, né le 17 décembre 1836, à Rixheim (Haut-Rhin), 6ᵉ bataillon de chasseurs. — Perte de l'usage du 4ᵉ doigt de la main droite; la balle a frappé sur l'angle formé par l'articulation du 4ᵉ métacarpien avec la 1ʳᵉ phalange de l'annulaire, coup de feu, Solférino. — Gratification renouvelable.

NABAN, Bernard, né le 1ᵉʳ mars 1832, à Rouen (Seine-Inférieure), 100ᵉ de ligne. — Perte de la dernière phalange de l'indicateur de la main droite, coup de feu, Solférino. — Gratification renouvelable.

NICOLAS, Victor-Nicolas, né le 8 janvier 1821, à Lupcourt (Meurthe), sergent, 1ᵉʳ zouaves. — Coup de feu à la main droite, Magenta. — Amputation du pouce de la main droite. — 15 avril 1860.

NICOLET, François, né le 29 mai 1833, à Hièvre-Paroisse (Doubs), 78ᵉ de ligne. — Coup de feu à la main gauche, Solférino. — Perte de l'usage du membre supérieur gauche, à la suite d'une amputation partielle du pouce ; accidents phlegmoneux qui ont nécessité plusieurs incisions, suivies de cicatrices larges, profondes et adhérentes à l'avant-bras et à l'articulation radio-carpienne. — 16 mai 1860.

NIVOIT, Sébastien, né le 1ᵉʳ février 1834, à Montville (Haute-Saône), 61ᵉ de ligne. — Perte de l'annulaire de la main droite, avec chevauchement des doigts médius et auriculaire, coup de feu, Solférino. — Gratification renouvelable.

NOBLET, Ernest-Gustave, né le 29 mars 1827, à Paris (Seine), sergent-major, 11e bataillon de chasseurs à pied. — Fracture des 2e et 3e métacarpiens, coup de feu à la main gauche, Magenta. — Rigidité et atrophie des quatre derniers doigts; douleurs persistantes; consolidation vicieuse. — 14 juillet 1862.

NOEL, Julien-Frédéric, né le 15 mars 1837, à Les Assions (Ardèche), 70e de ligne. — Perte de l'indicateur de la main droite, coup de feu, Magenta. — Gratification renouvelable.

NOUVEL, Louis-Frédéric, né le 23 octobre 1835, à Grâne (Drôme), caporal, 73e de ligne. — Amputation de deux phalanges du médius de la main gauche; gêne dans les mouvements du membre, coup de feu, Solférino. — Gratification renouvelable.

NOUVELLE, Antoine-Augustin, né le 25 mars 1836, à Germiney (Cher), 15e de ligne. — Coup de feu à l'articulation métacarpo-phalangienne de l'indicateur de la main droite, Solférino. — Extension permanente et difficulté dans les mouvements de l'indicateur. — Gratification renouvelable.

OCTAVE-ROBERT, dit Belard, né le 17 août 1830, à Paris (Seine), 61e de ligne. — Coup de feu à la main gauche, Solférino. — Perte du pouce de la main gauche. — 11 juillet 1860.

OGOR, Guillaume, né le 14 juillet 1834, à Plouguerneau (Finistère). — Fracture du 3e métacarpien, coup de feu à la main gauche, Solférino. — Perte du doigt médius; rétraction de l'indicateur et de l'annulaire. — 4 juin 1860.

OJAME, Jules, né le 7 mars 1833, à Lyon (Rhône), 52e de ligne. — Perte de l'indicateur de la main droite, coup de feu, Magenta. — Gratification renouvelable.

OLIVE, Pierre-Germain, né le 29 juillet 1835, à Sampigny (Oise), 85e de ligne. — Perte de l'indicateur de la main droite, coup de feu, Solférino. — Gratification renouvelable.

OLIVIER, Jean-Baptiste, né le 20 mars 1833, à Sénenjols (Haute-Loire), 8e de ligne. — Coup de feu à la main gauche, Solférino. — Perte du médius; paralysie de l'indicateur et de l'annulaire, avec ankylose de ces deux doigts dans la demi-flexion. — 25 juin 1860.

OLIVIER, Pierre, né le 27 décembre 1834, à Jussac (Cantal), 74e de ligne. — Perte des deux dernières phalanges de l'annulaire et de l'auriculaire de la main gauche, coup de feu, Solférino. — Gratification renouvelable.

OLIVIER, Jean-Julien, né le 24 juin 1837, à Montrouge (Seine), 90e de ligne. Perte de la dernière phalange de l'indicateur de la main droite, coup de feu, Magenta. — Gratification renouvelable.

OMMÈS, Pierre, né le 15 septembre 1836, à Tréglamus (Côtes-du-Nord), 85e de ligne. — Coup de feu à main droite, Magenta. — Perte du médius et de l'extrémité du 3e métacarpien; paralysie de la main. — 3 mars 1860.

ORESTÉ, Séverin, né le 11 février 1836, à Carpentras (Vaucluse), 43e de ligne. — Perte partielle du doigt médius de la main gauche, avec extension permanente de l'annulaire et de l'auriculaire, coup de feu, Solférino. — Gratification renouvelable.

ORADOU, Jean-Louis, né le 29 juin 1833, à Moulayres (Tarn), 85e de ligne. — Perte des deux dernières phalanges de l'indicateur de la main droite, et gêne des mouvements des autres doigts, coup de feu, Solférino. — Gratification renouvelable.

PAILLOUX, Jean-Louis, né le 17 mars 1837, à Morlac (Cher), 8e de ligne. — Coup de feu à la main droite; perte de l'extrémité du 4e métacarpien et du doigt correspondant, Solférino. — 3 mars 1860.

PANARD, François, né le 8 septembre 1837, à Saint-Remy (Saône-et-Loire), 49e de ligne. — Coup de feu à la main droite, Solférino. — Ankylose du médius. — Gratification renouvelable.

PANCHAUD, Jean-François, né le 10 décembre 1836, à Saint-Loup (Haute-Garonne), caporal, 49e de ligne. — Fracture du 5e métacarpien, main gauche; perte de substance osseuse; cicatrice adhérente et flexion permanente de l'auriculaire, coup de feu, Solférino. — Gratification renouvelable.

PANOUILLOT, Claude-Louis, né le 27 novembre 1838, à Bouchaud (Jura), 34e de ligne. —

Coup de feu à la main droite, entre le 1er et le 2e métacarpien et au niveau des articulations métacarpo-phalangiennes de l'annulaire et de l'auriculaire, Solférino.— Gratification renouvelable.

Papavoine, Benjamin, né le 8 novembre 1835, à Louviers (Eure), 52e de ligne. — Coup de feu à la main gauche, Magenta. — Perte de l'annulaire ; rétraction complète du médius et de l'annulaire. — 25 juin 1860.

Papot, André, né le 14 février 1826, à Souvigné (Deux-Sèvres), sergent, 30e de ligne. — Coup de feu à la main droite, Solférino. — Amputation des doigts indicateur, médius et annulaire de la main droite. — 16 mai 1860.

Parent, Pierre-François-Victor, né le 10 décembre 1834, à Chiché (Deux-Sèvres), 86e de ligne. — Perte des deux dernières phalanges de l'indicateur de la main droite, coup de feu, Solférino. — Gratification renouvelable.

Pasquet, François, né le 19 janvier 1834, à Limalonges (Deux-Sèvres), 30e de ligne. — Perte complète de l'annulaire gauche ; gêne considérable des mouvements de la main, coup de feu, Solférino. — Gratification renouvelable.

Patouillez, Pierre-François-Alexandre, né le 13 avril 1833, à Marbéville (Haute-Marne), 71e de ligne. — Perte des 2e et 3e phalanges de l'indicateur de la main gauche, coup de feu, Solférino. — Gratification renouvelable.

Patris, Jean-Charles, né le 26 décembre 1829, à Sainte-Croix-aux-Mines (Haut-Rhin), sergent, 52e de ligne. — Coup de feu à la main gauche, Solférino. — Perte des deux dernières phalanges de l'indicateur de la main gauche, avec déviation du moignon, qui, se plaçant sous le médius, en gêne considérablement les mouvements. Difficulté des mouvements d'extension du pouce de la même main, bridé par une cicatrice adhérente qui empêche ses mouvements d'opposition. — 6 octobre 1860.

Paul, Jacques, né le 18 février 1837, à Gourdan (Haute-Garonne), 90e de ligne. — Coup de feu à la main droite, Magenta. — Amputation de la seconde plalange de l'indicateur. — Gratification renouvelable.

Paulmier, Jean, né le 16 mai 1837, à Faverolles (Indre), 65e de ligne. — Ankylose de l'articulation métacarpo-phalangienne de l'annulaire, main droite, avec flexion permanente des 2e et 3e phalanges de ce doigt, coup de feu, Solférino. — Gratification renouvelable.

Payan, Antoine, né le 15 avril 1837, à Manesque (Basses-Alpes), 45e de ligne. — Perte de deux phalanges de l'indicateur de la main droite, coup de feu, Solférino. — Gratification renouvelable.

Payet-Burin, Jean-Pierre, né le 21 février 1834, à Saint-Priest (Isère), 85e de ligne. — Fracture de l'indicateur de la main gauche, atrophie des deux dernières phalanges de ce doigt, coup de feu, Solférino. — Gratification renouvelable.

Pegeot, Joseph-Élizé, né le 11 novembre 1836, à Soye (Doubs), 49e de ligne. — Perte de l'indicateur de la main droite, coup de feu, Solférino.— Gratification renouvelable.

Pelegrin, Louis-Antoine, né le 10 octobre 1836, à Mirande (Gers), 61e de ligne. — Perte complète de l'annulaire de la main gauche, coup de feu, Solférino. — Gratification renouvelable.

Pellet, François-Joseph, né le 19 mars 1836, à Poncharra (Isère), 61e de ligne. — Perte des deux dernières phalanges de l'indicateur droit, coup de feu, Solférino. — Gratification renouvelable.

Pelouze, Joseph-Clément, né le 27 juin 1833, à Foix (Ariége), sergent-major, 21e de ligne. — Perte de la 3e phalange du doigt médius de la main droite ; cicatrice dans toute l'étendue de la paume de la main, biscaïen, Solférino. — Gratification renouvelable.

Pénotis, Fulcrand, né le 8 mai 1836, à Verdier (Tarn), 21e de ligne. — Perte de l'indicateur de la main gauche, coup de feu, Solférino. — Gratification renouvelable.

Périgaud, Jean, né le 13 mai 1835, à Darnac (Haute-Vienne), 84e de ligne.— Ankylose des articulations du pouce gauche, coup de feu, Montebello. — Gratification renouvelable.

PERRAUD, Philibert, né le 14 janvier 1835, à Jullié (Rhône), 65e de ligne. — Perte du médius de la main droite et des deux dernières phalanges de l'indicateur de la même main, coup de feu, Magenta. — Gratification renouvelable.

PERRIER, Jean-Marie, né le 8 novembre 1835, à Poule (Rhône), 2e zouaves. — Perte partielle des doigts indicateur et médius de la main gauche, coup de feu, Solférino. — Gratification renouvelable.

PERRUCHON, Jean, né le 20 décembre 1835, à Saint-Hilaire-de-Gondilly (Cher), 100e de ligne. — Perte des deux dernières phalanges du doigt médius de la main gauche, coup de feu, Solférino. — Gratification renouvelable.

PERSONNE, Joseph, né le 17 janvier 1835, à Thenon (Dordogne), caporal, 86e de ligne. — Perte de deux phalanges du doigt annulaire de la main droite, coup de feu, Solférino. — Gratification renouvelable.

PESTEL, Jean-Ferdinand, né le 23 juin 1840, à Saint-Mandé (Seine), 17e bataillon de chasseurs. — Fracture du 2e métacarpien de la main droite; consolidation vicieuse, coup de feu, Solférino. — Gratification renouvelable.

PETIT, Pierre-François, né le 3 décembre 1836, à Les Avenières (Isère), 17e bataillon de chasseurs. — Ankylose des articulations du doigt indicateur de la main droite, coup de feu, Solférino. — Gratification renouvelable.

PETIT, Pierre, né le 8 janvier 1834, à Marigny-le-Cahouet (Côte-d'Or), 52e de ligne. — Perte de la 3e phalange de l'indicateur droit. Gêne considérable de l'usage du membre, coup de feu, Magenta. — Gratification renouvelable.

PETIT, Armand-François, né le 1er novembre 1837, à Vialas (Lozère), 55e de ligne. — Perte des deux dernières phalanges de l'indicateur droit, coup de feu, Solférino. — Gratification renouvelable.

PETIT, Henry-Alexandre, né le 13 janvier 1835, à Menneval (Eure), 55e de ligne. — Coup de feu à la main droite, Solférino. — Perte des deux phalanges de l'annulaire, rétraction considérable et ankylose des articulations des doigts. — 25 avril 1860.

PEYREPLANE, Alexis-Vincent, né le 8 janvier 1837, à Gras (Ardèche), 1er zouaves. — Fracture du 1er métacarpien de la main gauche, flexion permanente du pouce, coup de feu, Solférino. — Gratification renouvelable.

PEYRI, Antoine, né le 3 septembre 1827, à Saint-Chamant (Corrèze), 2e voltigeurs, garde. — Coup de feu, Solférino. — Hôpital San Ambrogio, Milan. — Amputation du médius de la main gauche. — Gratification renouvelable.

PEYTHIEU, Antoine, né le 12 mai 1835, à Trizac (Cantal), caporal, 85e de ligne. — Perte de la phalangette du pouce gauche, roideur et impossibilité des mouvements de ce doigt, coup de feu, Solférino. — Gratification renouvelable.

PICCART, Pierre-Joachim, né le 8 mars 1834, à Wirvignes (Pas-de-Calais), 61e de ligne. — Perte des deux dernières phalanges de l'indicateur, main gauche, coup de feu, Solférino. — Gratification renouvelable.

PICHOT, Antoine, né le 13 décembre 1833, à Chavagnac (Cantal), caporal, 61e de ligne. — Perte de la dernière phalange du pouce gauche, coup de feu, Solférino. — Gratification renouvelable.

PICQ, Jean, né le 14 mai 1832, à Vernet (Puy-de-Dôme), 53e de ligne. — Perte du pouce de la main droite, coup de feu, Solférino. — 24 février 1860.

PINEL, Étienne-Julien, né le 14 juillet 1836, à Nort (Loire-Inférieure), 74e de ligne. — Amputation des deux dernières phalanges de l'indicateur de la main droite. Blessé au moment où il prenait une cartouche, coup de feu, Solférino. — Gratification renouvelable.

PIQUEMAL, Paul, dit Baron, né le 30 mai 1833, à Boussenac (Ariége), 73e de ligne. — Fracture du 4e métacarpien, main gauche. Cicatrice adhérente, flexion forcée du doigt annulaire, lésion du tendon du fléchisseur. Cicatrice au côté gauche de la poitrine, coup de feu, Solférino. — Gratification renouvelable.

PITAUT, Louis, né le 8 avril 1836, à Saint-Pierre-d'Entremont (Isère), 49e de ligne. — Amputation du médius de la main gauche, coup de feu, Solférino. — Gratification renouvelable.

PITON, Zacharie, né le 27 février 1837, à Epierre (Savoie), 103e de ligne. — Perte des deux dernières phalanges du médius de la main droite, coup de feu, Solférino. — Gratification renouvelable.

PLAZANET, Pierre, né le 3 janvier 1835, à Saint-Hilaire-les-Courbes (Corrèze), 17e bataillon de chasseurs. — Coup de feu à la main gauche, Solférino. — Paralysie de la main. — 4 juin 1860.

POINSOT, Claude-Hilaire, né le 27 novembre 1837, à Beauvois (Aube), 72e de ligne. — Ankylose de l'articulation de la 1re phalange du médius gauche, avec la 2e, coup de feu, Solférino. — Gratification renouvelable.

POIROT, Joseph-Félicien, né le 18 novembre 1834, à Jésonville (Vosges), 1er zouaves.— Coup de feu à la main droite, Mélégnano. — Perte du doigt médius ; rétraction permanente des doigts annulaire et auriculaire. — 30 mai 1860.

POIX, Ferdinand-Athanase, né le 9 avril 1836, à Remies (Aisne), 21e de ligne. — Perte de l'indicateur de la main gauche, coup de feu, Solférino. — Gratification renouvelable.

POLLART, Jean, né le 1er novembre 1829, à Mons (Belgique), caporal, 72e de ligne. — Fracture des métacarpiens, coup de feu à la main droite, Solférino. — Atrophie de la main et rigidité des doigts. — 11 juillet 1860.

PONS, Ferdinand, né le 8 octobre 1833, à Mayres (Ardèche), 55e de ligne. — Coup de feu à la main gauche, Solférino. — Atrophie de la main, flexion permanente de l'annulaire, extension du médius. — 31 mars 1860.

PONSCARME, Joseph-Napoléon-Louis, né le 12 décembre 1830, à Sérécourt (Vosges), 33e de ligne. — Panaris aux deux mains, médius gauche et indicateur droit. Gêne dans les mouvements. — Gratification renouvelable.

PONTONNIER, Paul, né le 29 septembre 1837, à Château-la-Vallière (Indre-et-Loire), 72e de ligne. — Perte des 2e et 3e phalanges de l'annulaire de la main gauche, coup de feu, Solférino. — Gratification renouvelable.

PORTALIER, Joseph, né le 2 mai 1836, à Saint-Bauzille (Lozère), 61e de ligne. — Ankylose de la 2e phalange de l'indicateur de la main droite, coup de feu, Solférino. — Gratification renouvelable.

POUGET, Jean-Pierre, né le 9 octobre 1837, à Lalbenque (Lot), 45e de ligne. — Perte des deux dernières phalanges de l'indicateur de la main droite, coup de feu, Solférino. — Gratification renouvelable.

POULAIN, Jean-Baptiste, né le 9 mars 1835, à Montbray (Manche), 100e de ligne. — Perte des deux dernières phalanges de l'indicateur de la main droite, coup de feu, Solférino. — Gratification renouvelable.

POURNIN, Jacques-Henry, né le 8 juin 1836, à Graçay (Cher), 45e de ligne. — Perte de la dernière phalange de l'indicateur de la main droite, coup de feu, Solférino. — Gratification renouvelable.

POUSSAC, Antoine-Joseph, né le 22 août 1836, à Puy-Laurens (Tarn), 55e de ligne. — Ankylose des deux dernières articulations de l'indicateur, main droite. Amaigrissement, gêne dans les mouvements des autres doigts, éclat d'obus, Solférino. — Gratification renouvelable.

PRADIÉ, Jean-Pierre, né le 3 mai 1859, à Pontcircq (Lot), sergent, 91e de ligne. —Coup de feu à la main droite, Solférino. — Ankylose presque complète de l'articulation radio-carpienne, déformation de la main ; double cicatrice adhérente. — 30 mai 1860.

PRÉJENT, Jean-Baptiste, né le 23 janvier 1836, à Gréez (Sarthe), 2e zouaves. —Fracture des 4e et 5e métacarpiens, gêne dans les mouvements de flexion des trois derniers doigts de la main droite, coup de feu, Magenta. — Gratification renouvelable.

PRÉNAT, Antoine, né le 18 avril 1835, à Palogneuf (Loire), 34e de ligne. — Perte de l'auriculaire de la main gauche et gêne dans les mouvements de flexion de l'annulaire, coup de feu, Solférino. — Gratification renouvelable.

PUISSANT, Étienne, né le 7 janvier 1834, à Neulize (Loire), 55e de ligne. — Perte des deux dernières phalanges de l'indicateur droit ; difficulté dans les mouvements des autres doigts. Contusion à la hanche, gêne dans les mouvements du tronc, éclat d'obus et coup de feu, Solférino. — Gratification renouvelable.

PY, Georges, né le 1er août 1833, à Noroy-le-Bourg (Haute-Saône), 3e grenadiers, garde. — Amputation du doigt médius gauche, coup de feu, Magenta. — Gratification renouvelable.

QUINEBÊCHE, Joseph-Louis, né le 15 novembre 1833, à Gesnes (Sarthe), 61e de ligne. — Perte des deux dernières phalanges du médius et de l'annulaire de la main gauche, coup de feu, Solférino. — Gratification renouvelable.

QUINSSAC, Joseph, né le 20 octobre 1834, à Garrigues (Gard), 85e de ligne. — Coup de feu et coup de baïonnette à la main droite, Magenta. — Hôpital San Ambrogio, Milan. — Perte partielle et flexion permanente du doigt médius. Perte de l'usage du doigt indicateur et de l'annulaire de la même main. — 4 juin 1860.

RACAUD, Louis-Philippe-Pierre, né le 9 mars 1834, à la Reorthe (Vendée), 15e de ligne. — Perte de la 3e phalange de l'indicateur de la main gauche, extension permanente de ce doigt, coup de feu, Mélégnano. — Gratification renouvelable.

RAOUX, Jean-Auguste, dit Granjon, né le 10 octobre 1836, à Saint-Etienne-de-Fontbellon (Ardèche), 34e de ligne. — Coup de feu à la main gauche, Solférino. — Perte d'une phalange du médius. — Gratification renouvelable.

RAYMOND, Jean, né le 21 août 1833, à Saint-Germain-Lherne (Puy-de-Dôme), 15e de ligne. — Gêne dans les mouvements du pouce de la main droite, coup de feu, Solférino. — Gratification renouvelable.

RÉAL, Antoine, né le 3 mars 1835, à Saint-Martin-Valmeroux (Cantal), 86e de ligne. — Fracture du 3e métacarpien de la main droite, coup de feu, Solférino. — Gratification renouvelable.

RÉFRÉGÉ, Antoine-Jacques, né le 27 septembre 1837, à Albi (Tarn), 72e de ligne. — Fracture du 4e métacarpien et du médius, coup de feu à la main gauche, Solférino. — Atrophie complète et paralysie des doigts de la main gauche. Ankylose et cicatrices adhérentes des tendons fléchisseurs. — 11 juillet 1860.

RÉFRÉGÉS, Marius-Alfred, né le 6 juillet 1832, à Saint-Georges (Aveyron), caporal, 100e de ligne. — Coup de feu à la main droite, Solférino. — Flexion permanente des 4 derniers doigts, atrophie. — 26 juillet 1861.

REGNIER, Dominique, né le 2 août 1837, à Neuville-sur-Moselle (Meurthe), 43e de ligne. — Coup de feu à la main droite, fracture du 3e métacarpien, Magenta. — Gratification renouvelable.

RELET, Pierre-Noël, né le 25 décembre 1835, à Saint-Paul-Mont-Penit (Vendée), 2e hussards. — Coup de feu à la main droite, Solférino. — Ankylose incomplète de la main. — 25 avril 1860.

REMY, Auguste-Nicolas, né le 28 août 1836, à Larsicourt (Marne), 8e de ligne. — Perte complète du doigt annulaire de la main gauche, coup de feu, Solférino. — Gratification renouvelable.

RENARD, Constant, né le 6 mai 1837, à Saint-Loup-du-Gast (Mayenne), 74e de ligne. — Perte de l'annulaire de la main droite. Ankylose de l'articulation métacarpo-phalangienne de l'auriculaire, coup de feu, Mélégnano. — Gratification renouvelable.

RENAUD, Jean, né le 10 avril 1835, à Baraize (Indre), caporal, 8e de ligne. — Perte de la 1re phalange du pouce de la main gauche; affaiblissement et gêne dans les mouvements de la main, coup de feu, Solférino. — Gratification renouvelable.

Renier, Jean, né le 24 juin 1823, à Monfort (Gers), sergent, 100e de ligne. — Perte du doigt médius de la main gauche, coup de feu, Solférino. — Gratification renouvelable.

Renty, Stanislas, né le 7 mai 1834, à Evreux (Eure), 30e de ligne. — Perte complète de l'auriculaire, main droite ; gêne des mouvements de la main, coup de feu, Solférino. — Gratification renouvelable.

Rey, François, né le 18 novembre 1837, à Aubignan (Vaucluse), 1er zouaves. — Perte de la 1re phalange de l'indicateur, main gauche, coup de feu, Mélégnano. — Gratification renouvelable.

Rey, Louis, né le 10 décembre 1832, à Saint-Pierreville (Ardèche), 8e de ligne. — Perte des deux premières phalanges du doigt auriculaire, main gauche, coup de feu, Solférino. — Gratification renouvelable.

Rey, Joseph, né le 27 novembre 1837, à Robions (Vaucluse), 45e de ligne. — Rétraction du pouce de la main droite ; la balle a labouré la face palmaire de ce doigt, coup de feu, Solférino. — Gratification renouvelable.

Reymond, Louis, né le 8 juin 1834, à Luc-en-Diois (Drôme), 52e de ligne. — Perte des deux dernières phalanges du médius et de la dernière de l'annulaire de la main droite, coup de feu, Solférino. — Marchait en tirailleur ; fusil brisé près de la sous-garde. — Gratification renouvelable.

Richard, Berland-François, né le 20 novembre 1833, à Domessan (Savoie), caporal, 2e étranger. — Coup de feu à la main gauche, Magenta. — Perte du médius ; rétraction de l'indicateur et de l'annulaire. — 11 avril 1862.

Richard, Joseph, né le 23 septembre 1836, à Lays-sur-le-Doubs (Saône-et-Loire), 34e de ligne. — Perte partielle du pouce de la main gauche, coup de feu, Solférino. — Gratification renouvelable.

Richardot, Jean, né le 24 juin 1834, à Cortambert (Saône-et-Loire), 72e de ligne. — Perte du doigt annulaire de la main gauche, coup de feu, Solférino. — Gratification renouvelable.

Rideau, Alexandre, né le 22 novembre 1826, à Saint-Michel-en-Brenne (Indre), 2e voltigeurs, garde. — Perte des deux dernières phalanges de l'indicateur de la main gauche, coup de feu, Solférino. — Gratification renouvelable.

Bigoulot, Émile-Louis, né le 10 décembre 1837, à Montbéliard (Doubs), 85e de ligne. — Rétraction permanente des deux dernières phalanges de l'annulaire et de l'auriculaire de la main gauche, coup de feu, Solférino. — Gratification renouvelable.

Riolon, Ferdinand-Aimé, né le 14 octobre 1835, à Saint-Jenin (Deux-Sèvres), 33e de ligne. — Perte de l'usage du doigt indicateur de la main droite, coup de feu, Mélégnano. — Gratification renouvelable.

Ripard, Lazare, né le 13 octobre 1826, à Conches (Saône-et-Loire), 1er voltigeurs, garde. — Fracture du 1er métacarpien, main gauche, coup de feu, Solférino. — Gratification renouvelable.

Rivens, Jean, né le 6 août 1835, à Bruniquel (Tarn-et-Garonne), sergent, 100e de ligne. — Perte des deux dernières phalanges du doigt médius de la main gauche. Gêne considérable dans les mouvements des autres doigts, coup de feu, Solférino. — Gratification renouvelable.

Robert, Louis-Anatole, né le 27 août 1837, à Essonnes (Seine-et-Oise), 21e de ligne. — Perte des doigts indicateur et médius de la main gauche, éclat d'obus, Solférino. — Gratification renouvelable.

Roche, Martin, né le 2 février 1835, à Auroux (Lozère), 49e de ligne. — Coup de feu à la main gauche, et la cuisse gauche traversée par un second coup de feu, Solférino. — Atrophie de la main, gêne dans la marche. — 30 mai 1860.

Roche, Germain, né le 1er juin 1834, à Villeneuve-les-Cerfs (Puy-de-Dôme), 52e de ligne. — Fracture du 3e métacarpien, coup de feu à la main droite, Magenta. — Rétraction complète des doigts médius et annulaire. — 11 juillet 1860.

ROCHE, Jean-Louis, né le 26 juin 1835, à la Chaudière (Drôme), 76e de ligne. — Coup de feu à la main droite, Solférino. — Hôpital San Ambrogio, Milan. — Amputation des deux dernières phalanges du médius, perte de l'usage de la main. — Gratification renouvelable.

ROCHE, Pierre, né le 21 décembre 1830, à Vals (Ardèche), 98e de ligne.— Perte du médius de la main gauche, coup de feu, Solférino. — Gratification renouvelable.

ROCHER, François-Marie, né le 22 septembre 1836, à Ploërmel (Morbihan), 71e de ligne. — Fracture du 1er métacarpien, coup de feu à la main droite, Magenta. — Perte du doigt indicateur, cal vicieux du 1er métacarpien, difformité de la main et gêne dans les mouvements des doigts. — 4 juin 1860.

ROGÉ, Charles-Pierre-Léon, né le 14 avril 1833, à Trémentines (Maine-et-Loire), 74e de ligne. — Perte de la phalangette du pouce de la main gauche, coup de feu, Solférino. — Gratification renouvelable.

ROIG, Pierre-Jean-Paul, né le 16 mai 1834, à Arles-sur-Tech (Pyrénées-Orientales), 74e de ligne. — Coup de feu à la main gauche, Solférino. — Perte des doigts indicateur et médius et des deux dernières phalanges de l'annulaire ; atrophie et impossibilité des mouvements du reste de la main. — 4 août 1860.

ROJOT, Gustave-Thomas, né le 27 mars 1835, à Saint-Bris (Yonne), 15e de ligne.—Perte des 2e et 3e phalanges du médius de la main gauche, coup de feu, Solférino.—Gratification renouvelable.

ROLLAND, François-Marie, né le 8 juillet 1836, à Plonéour-Ménès (Finistère), 74e de ligne. — Perte de l'indicateur de la main droite et gêne dans les mouvements de la main, coup de feu, Montebello. — Gratification renouvelable.

ROLLET, Pierre, né le 18 janvier 1835, à Cruzilles (Ain), 21e de ligne. — Fracture du 2e métacarpien de la main gauche, atrophie du doigt, coup de feu, Solférino. — Gratification renouvelable.

ROUGER, Antoine-Jules, né le 3 juillet 1835, à la Paroisse-du-Vigon (Gard), caporal, 72e de ligne. — Coup de feu à la main gauche, Solférino. — Paralysie. — 14 mars 1860.

ROUMIEUX, Guillaume, né le 5 décembre 1833, à Montfaucon (Lot), 3e grenadiers, garde. — Coup de feu à la main droite, Magenta. — Perte du médius, des mouvements du pouce et gêne considérable des mouvements des autres doigts. — 11 juillet 1860.

ROUSSEL, Joseph, né le 9 avril 1827, à Coraimont (Vosges), 1er zouaves. —Coups de feu à la main gauche, au cuir chevelu et à l'épaule droite, Mélégnano. —Amputation du pouce gauche. — 16 mai 1860.

ROUSSELOT, Antoine-Charles, né le 18 octobre 1834, à Sainte-Sabine (Côte-d'Or), 15e de ligne. — Flexion de l'auriculaire et gêne dans les mouvements de l'annulaire de la main gauche, coup de feu, Solférino.—Gratification renouvelable.

ROUSTAN, Jean-Baptiste, né le 11 avril 1833, à Condom (Aveyron), 52e de ligne. — Ankylose complète de l'indicateur de la main droite ; panaris. — Gratification renouvelable.

ROUX, Joseph, né le 23 février 1837, à Lyon (Rhône), 45e de ligne. — Perte de la 2e phalange du médius de la main gauche, coup de feu, Magenta. — Gratification renouvelable.

ROUX, Auguste-Philippe, né le 31 octobre 1837, à Banne (Ardèche), 70e de ligne. — Perte des deux dernières phalanges du médius de la main gauche, coup de feu, Magenta.— Gratification renouvelable.

ROY, Jean-Baptiste, né le 25 juillet 1837, à Neuvy-Bouin (Deux-Sèvres), 55e de ligne.— Amputation du médius de la main droite et gêne dans les mouvements des autres doigts, coup de feu, Solférino. — Gratification renouvelable.

RUELLE, Jean-Baptiste-François, né le 24 février 1837, à Saint-Barthélemy (Isère), 10e bataillon de chasseurs. — Perte de la 1re phalange de l'indicateur, main droite, coup de feu, Solférino. — Gratification renouvelable.

SABATIER, Alexandre, né le 2 décembre 1833, à Durfort (Gard), 45e de ligne. — Fracture de la tête du 2e métacarpien de la main gauche, coup de feu, Magenta. — Une note porte coup de sabre à la tête ? — Gratification renouvelable.

SAÏD-EL-HAOUSSIN, né en 1828, aux Beni-Meslai (Algérie), 3e tirailleurs algériens. — Coup de feu à la main gauche, Magenta. — Flexion permanente du médius et gêne dans les mouvements de l'indicateur. — Gratification renouvelable.

SAINT-BELLIE, François-Constant, né le 21 août 1837, à Montmartre (Seine), 1er zouaves. — Fracture des trois derniers métacarpiens, coup de feu à la main droite, Mélégnano. — Extension permanente des trois derniers doigts. — 30 mai 1860.

SAINT-JEAN-BAPTISTE, né le 15 mars 1828, à Monlerun (Gers), bataillon de chasseurs, garde. — Fracture du 4e métacarpien, coup de feu à la main droite, Solférino. — La balle s'est déformée sur la carabine avant de toucher la main. Large cicatrice adhérente à la face dorsale; atrophie complète de l'avant-bras et de la main; extension permanente de tous les doigts. — 11 juillet 1860.

SALAUN, François-Marie, né le 25 avril 1837, à Penhars (Finistère), 6e de ligne. — Perte de la dernière phalange du doigt médius de la main droite, coup de feu, Solférino. — Gratification renouvelable.

SALLE, Jean, né le 23 janvier 1834, à Ours-Bellile (Hautes-Pyrénées), caporal, 85e de ligne. — Perte de l'extrémité de l'indicateur gauche, coup de feu, Magenta. — Gratification renouvelable.

SANSON, dit Sansonnet, Pascal, né le 4 juin 1837, à Melles (Haute-Garonne), 19e bataillon de chasseurs à pied. — Coup de feu à la main gauche, Solférino. — Perte partielle de l'indicateur; extension permanente du moignon et atrophie accompagnée de gêne dans les mouvements de l'annulaire et de l'auriculaire. — 16 janvier 1861.

SANTELLI, Blaise-François, né le 30 novembre 1834, à Corté (Corse), caporal, 72e de ligne. — Coup de feu à la main droite, Solférino. — Ankylose complète de l'articulation radio-carpienne. — 14 mars 1860.

SARAZIN, Jean-Baptiste-Ponce, né le 28 mars 1834, à Remilly (Ardennes), 85e de ligne. — Ankylose de l'articulation du 4e métacarpien avec la 1re phalange de l'indicateur de la main gauche ; plaie à la tête et plaie au cordon spermatique gauche. — Une note porte coup de baïonnette à la racine du nez ? — Éclat d'obus et deux coups de feu, Magenta. — Gratification renouvelable.

SARRAN, Joseph, né le 14 juin 1822, à Castelnau (Gers), 11e artillerie. — Coup de feu à la main gauche, Solférino. — Désarticulation du doigt médius; adhérences rendant impossible la flexion complète des autres doigts ; atrophie. — 4 mai 1861.

SAUBIN, Pierre, né le 25 avril 1835, à Creis-et-Pusigneux (Isère), 52e de ligne. — Perte des deux dernières phalanges de l'annulaire de la main gauche, coup de feu, Solférino. — Gratification renouvelable.

SAULNIER, Louis-Théophile, né le 9 avril 1836, à Baugy (Cher), 2e zouaves. — Coup de feu à la main gauche, Solférino. — Fracture de trois métacarpiens; la main traversée, de la face dorsale à la face palmaire. — Gratification renouvelable.

SAUTÉDÉ, Joseph, né le 3 juillet 1833, à Lugant (Landes), 49e de ligne. — Perte de la 1re phalange du pouce gauche, coup de feu, Solférino. — Gratification renouvelable.

SAUTEL, Jacques, né le 2 mars 1836, à Lablachère (Ardèche), 30e de ligne. — Coup de feu à la main droite, Solférino. — Perte des deux derniers doigts; gêne dans les mouvements des autres doigts. — 30 mai 1860.

SAUVIGNET, Pierre, né le 17 février 1836, à Saint-Sauveur (Loire), 45e de ligne. — Fracture de la tête des deux derniers métacarpiens, coup de feu à la main gauche, Solférino. — Rétraction permanente de l'auriculaire; ankylose de l'articulation métacarpo-phalangienne de l'annulaire. — 6 mars 1861.

SCHEBATH, Pierre, né le 7 octobre 1826, à Dirlinsdorff (Haut-Rhin), 2e zouaves. — Fracture des 2e, 3e et 4e métacarpiens, coup de feu à la main droite, Magenta. — Rétraction des doigts indicateur, médius et annulaire. — 4 juin 1860.

SCHMITT, François-Antoine, né le 26 décembre 1833, à Bettendorff (Haut-Rhin), 98e de ligne. — Perte partielle des doigts annulaire et auriculaire de la main droite, coup de feu, Solférino. — Gratification renouvelable.

SCHNEBELIN, Joseph, né le 16 février 1821, à Bautzenheim (Haut-Rhin), 3e voltigeurs, garde. — Perte de l'indicateur de la main droite ; gêne dans les mouvements de la main, coup de feu, Cavriana. — Gratification renouvelable.

SÉGUIN, François, né le 20 avril 1836, à Rieutort (Lozère), 86e de ligne. — Perte des deux dernières phalanges de l'indicateur de la main gauche; affaiblissement et gêne des mouvements de la main, coup de feu, Solférino. — Gratification renouvelable.

SCHIER, Zacharie-François, né le 19 août 1833, à Varenguebec (Manche), 30e de ligne. — Amputation des deux dernières phalanges de l'indicateur, main gauche; gêne considérable dans les mouvements de la main, coup de feu, Solférino. — Gratification renouvelable.

SEIGLE-VATTE, Antoine, né le 6 octobre 1835, à Montferra (Isère), 55e de ligne. — Amputation de l'annulaire de la main droite et gêne dans les mouvements des autres doigts, coup de feu, Solférino. — Gratification renouvelable.

SEILLER, Benoît, né le 10 mars 1837, à Saint-Maurice (Saône-et-Loire), 8e de ligne. — Perte des deux premières phalanges de l'indicateur gauche, coup de feu, Solférino. — Gratification renouvelable.

SERRE, Jean, né le 17 mai 1834, à Anglards (Cantal), 15e de ligne. — Perte des 2e et 3e phalanges du petit doigt de la main gauche, coup de feu, Solférino. — Gratification renouvelable.

SERVOLLE, Gilbert, né le 11 septembre 1833, à Vernengheol (Puy-de-Dôme), 61e de ligne. — Amputation du petit doigt de la main droite et cicatrice adhérente au poignet, coup de feu, Solférino. — Gratification renouvelable.

SIGNOT, Auguste-Aimable, né le 10 juillet 1837, à Nevers (Nièvre), 15e de ligne. — Perte des deux dernières phalanges de l'indicateur, main gauche, coup de feu, Solférino. — Gratification renouvelable.

SIMIAN, Joseph-André, né le 1er avril 1835, à Thorame-Basse (Basses-Alpes), 72e de ligne. — Flexion du doigt auriculaire gauche; le projectile a divisé le tendon extenseur, coup de feu, Solférino. — Gratification renouvelable.

SIMON, Jean-Joseph, né le 12 janvier 1835, à Saint-Léonard (Vosges), 61e de ligne. — Perte de la dernière phalange du pouce de la main gauche, coup de feu, Solférino. — Gratification renouvelable.

SIMON, Antoine, né le 27 avril 1816, à Morlange (Moselle), 91e de ligne. — Fracture des métacarpiens, coup de feu à la main droite, Solférino. — Ankylose de l'indicateur dans l'extension; flexion incomplète du pouce; flexion permanente des autres doigts. — 6 octobre 1860.

SIMONIN, Antoine, né le 22 avril 1832, à Neuvy (Allier), 49e de ligne. — Fausse ankylose et déviation du doigt indicateur de la main droite, coup de feu, Solférino. — Gratification renouvelable.

SIRIEIX, Léonard, né le 15 octobre 1834, à Chamberet (Corrèze), 34e de ligne. — Perte de l'indicateur de la main droite, coup de feu, Solférino. — Gratification renouvelable.

SOULIGNAC, François, né le 20 mars 1832, à Martel (Lot), 30e de ligne. — Coup de feu à la main gauche, Solférino. — Perte du pouce et de l'indicateur. — 30 mai 1860.

SOYEZ, Henri, né le 30 juin 1823, à Lille (Nord), train des équipages, garde. — Coup de feu à la main droite, Solférino. — Perte du pouce et de l'indicateur. — 4 juin 1860.

SUGIN, Louis, né le 27 novembre 1837, à Druy-Parigny (Nièvre), 72e de ligne. — Perte du doigt indicateur de la main gauche, coup de feu, Solférino. — Gratification renouvelable.

TENNEAU, Jean-Alfred, né le 12 décembre 1834, à Martes (Loire-Inférieure), 85e de ligne.

— Coup de feu à la main droite, Solférino. — Perte du pouce de la main droite, amputé avec son métacarpien ; rétraction des doigts indicateur et médius. — 26 juin 1861.

TEYSSIÉ, Louis, né le 25 janvier 1836, à Aurelle (Aveyron), 70e de ligne. — Fracture du 3e métacarpien ; perte de l'usage du médius de la main gauche, coup de feu, Magenta. — Gratification renouvelable.

THAUDIÈRE, Sylvain, né le 14 avril 1832, à Quéaux (Vienne), 86e de ligne. — Coup de feu à la main droite, Solférino. — Perte complète du pouce droit. — 4 juin 1860.

THÉRON, Pierre-André-Dominique, né le 7 juin 1834, à Roquebrun (Hérault), 15e bataillon de chasseurs. — Perte de l'usage des deux derniers doigts de la main gauche, coup de feu, Solférino. — Gratification renouvelable.

THÉVENET, Pierre, né le 2 septembre 1836, à Cusset (Allier), 15e bataillon de chasseurs. —Perte des deux dernières phalanges de l'annulaire de la main gauche, coup de feu, Solférino. — Gratification renouvelable.

THÉVENIN, Jean, né le 13 janvier 1833, à Saint-Valentin (Indre), 3e grenadiers, garde. — Perte partielle du doigt médius de la main droite. — Coup de feu, Magenta. — Gratification renouvelable.

THIBAUT, Jean-Baptiste-Joseph, né le 18 mars 1834, à Mons-en-Pévèle (Nord), 86e de ligne. — Perte du médius de la main gauche, coup de feu, Solférino. — Gratification renouvelable.

THIÉFRY, Léon-Ferdinand-Benjamin, né le 13 décembre 1828, à Lille (Nord), sergent, 55e de ligne. — Écrasement de la main gauche, accident, Magenta. — Ankylose et extension permanente de l'indicateur. — Gratification renouvelable.

THION, Eugène-François, né le 30 juillet 1835, à Saint-Eman (Eure-et-Loir), 71e de ligne. — Coup de feu à la main droite, Solférino. — Fracture du 1er métacarpien et cicatrice adhérente à la face dorsale, ainsi qu'au tendon du long extenseur du pouce. — Gratification renouvelable.

THIRIOT, Alexis, né le 5 octobre 1836, à Reims (Marne), 85e de ligne. — Forte contusion au pouce de la main gauche, coup de feu, Solférino. — Gratification renouvelable.

THOMAS, Louis-Gustave, né le 22 juin 1837, à Avignon (Vaucluse), 86e de ligne. — Perte de l'usage des deux derniers doigts de la main droite, coup de feu, Solférino. — Gratification renouvelable.

THOMAS, Usmar, né le 19 août 1834, à Ardres (Pas-de-Calais), 100e de ligne. — Perte partielle de l'indicateur de la main gauche, coup de feu, Solférino. — Gratification renouvelable.

THUILLIER, Joseph-Orial-Alfred, né le 26 mai 1837, à Vignacourt (Somme), 52e de ligne. — Perte des deux dernières phalanges de l'annulaire gauche, rétraction des autres doigts, coup de feu, Solférino. — Gratification renouvelable.

THURIET, Jean-Adrien, né le 27 novembre 1833, à Lomont (Doubs), caporal, 6e de ligne. — Perte de la 3e phalange du doigt indicateur de la main droite, coup de feu, Solférino. — Gratification renouvelable.

TOUCHAIN, Charles-François, né le 12 juillet 1835, à Courcheverny (Loir-et-Cher), 100e de ligne. — Amputation du doigt médius de la main gauche, coup de feu, Solférino. — Gratification renouvelable.

TOULOUMET, Auguste, né le 9 mars 1830, à Rompon (Ardèche), 44e de ligne. — Perte des doigts indicateur et médius avec lésion du pouce droit, coup de feu, Solférino. — 24 février 1860.

TOURNET, Antoine, né le 25 février 1837, à Ussac (Corrèze), 90e de ligne. — Perte des deux premières phalanges de l'indicateur de la main gauche, coup de feu, Magenta. — Gratification renouvelable.

TRIBOULLIARD, Jacques-Victor, né le 24 mai 1829, à Familly (Calvados), sergent, 55e de ligne. — Coup de feu à la main gauche, Solférino. — Ankylose complète de l'articulation du poignet et difformité de la main. — 31 mars 1860.

TRIVIÉ, Guillaume, né le 7 avril 1834, à Domme (Dordogne), 30e de ligne. — Perte des deux dernières phalanges de l'indicateur gauche, gêne dans les mouvements de la main, coup de feu, Solférino. — Gratification renouvelable.

TRUPIN, Floride-Léon-Bruno, né le 11 avril 1834, à Neuville (Pas-de-Calais), 61e de ligne. — Perte de la 2e phalange du médius gauche, avec ankylose métacarpo-phalangienne, coup de feu, Solférino. — Gratification renouvelable.

TUEL, Jean, né le 8 septembre 1835, à Cunlhat (Puy-de-Dôme), 53e de ligne. — Perte partielle du doigt indicateur de la main droite, coup de feu, Solférino. — Gratification renouvelable.

TURQUET, Édouard-Théodore, né le 22 novembre 1837, à Bray-sur-Somme (Somme), 85e de ligne. — Fracture du pouce de la main droite; issue d'esquilles; ankylose de la 1re phalange, coup de feu, Solférino. — Gratification renouvelable.

VANHOVE, Henri-Louis-Frédéric, né le 4 décembre 1828, à Saint-Silvestre-Cappel (Nord), 8e de ligne. — Perte des deux dernières phalanges de l'indicateur gauche, coup de feu, Solférino. — Gratification renouvelable.

VASSART, Jean-Baptiste-Honoré, né le 8 septembre 1831, à Saint-Juvin (Ardennes). — Coup de feu à la main gauche, au tir à la cible, Italie. — Perte des doigts médius, annulaire et auriculaire et de la phalangette de l'indicateur. — 6 mars 1861.

VASSEUR, Victor-Célestin, né le 27 août 1836, à Arras (Pas-de-Calais), caporal, 65e de ligne. — Fracture du 3e métacarpien, coup de feu, Magenta. — Gratification renouvelable.

VAYSSIÈRE, Antoine, né le 3 avril 1835, à Saint-Lieu (Tarn), 74e de ligne. — Perte de l'indicateur de la main gauche, gêne dans les mouvements d'extension et de flexion du médius et de l'annulaire, coup de feu, Montebello. — Gratification renouvelable.

VÉLIOT, Jean-Pierre-Isidore, né le 3 avril 1835, à Piépape (Haute-Marne), 55e de ligne. — Perte des deux dernières phalanges du médius de la main droite, gêne dans les mouvements des autres doigts, coup de feu, Solférino. — Gratification renouvelable.

VERGNERIE, François, né le 12 mai 1836, à Saint-Exupery (Corrèze), 61e de ligne. — Fracture des 3e et 4e métacarpiens, coup de feu à la main gauche, Solférino. — Atrophie de la main avec flexion permanente des doigts médius et annulaire. — Admis d'abord à la gratification renouvelable, puis à la retraite. — 25 octobre 1862.

VERNET, Jean, né le 19 décembre 1836, à Saint-Sauves (Puy-de-Dôme), 72e de ligne. — Perte des 2e et 3e phalanges de l'indicateur, main droite, coup de feu, Solférino. — Gratification renouvelable.

VIALA, Jean-Pierre-Célestin, né le 22 juillet 1835, à Fraissines (Tarn), 90e de ligne. — Perte de l'annulaire de la main gauche et lésion de l'articulation métacarpo-phalangienne du médius, coup de feu, Magenta. — Gratification renouvelable.

VIALET, Louis, né le 12 novembre 1825, à Paris (Seine), 2e zouaves. — Plaie déchirée à la main gauche, division du tendon de l'extenseur du pouce au niveau de l'articulation radio-carpienne, coup de feu, Magenta. — Gratification renouvelable.

VIALOLE, Guillaume, né le 15 juillet 1837, à Cahors (Lot), 45e de ligne. — Perte de la 2e et de la 3e phalange de l'indicateur de la main droite, coup de feu, Solférino. — Gratification renouvelable.

VIARD, Joseph-Grégoire, né le 9 août 1834, à Malaucourt (Meuse), 86e de ligne. — Coup de feu à la main gauche, Solférino. — Fracture du 5e métacarpien, lésion des tendons extenseurs de l'annulaire et de l'auriculaire ; rétraction permanente de ces deux doigts dans la paume de la main ; gêne des mouvements des autres doigts. Cicatrices adhérentes au niveau de la fracture. — 6 octobre 1860.

VIAUD, Julien, né le 20 septembre 1836, à Saint-Étienne-du-Mont-Luc (Loire-Inférieure),

30e de ligne. — Perte des 2e et 3e phalanges de l'indicateur de la main droite, coup de feu, Solférino. — Gratification renouvelable.

Vicam, Antoine, né le 19 avril 1834, à Castelnau (Lot), 17e bataillon de chasseurs. — Ankylose de la 2e phalange du pouce, main droite ; rétraction des tendons extenseurs et fléchisseurs, coup de feu, Solférino. — Gratification renouvelable.

Vidal, Pierre-Benjamin-Raymond, né le 6 avril 1834, à Chalabre (Aude), 52e de ligne. — Perte partielle du doigt médius de la main droite ; ankylose à angle droit de son articulation métacarpo-phalangienne, coup de feu, Solférino.—Gratification renouvelable.

Villette, Auguste-Désiré, né le 3 mars 1837, à Saint-Maurice-sur-Fessart (Loiret), 15e de ligne. — Perte des 2e et 3e phalanges de la main gauche, coup de feu, Solférino. — Gratification renouvelable.

Vincent, Jean-Louis, né le 8 mars 1833, à Labastide-de-Virac (Ardèche), 52e de ligne. — Fracture des 4e et 5e métacarpiens, coup de feu à la main droite, Solférino. — Rétraction des trois derniers doigts ; cicatrice adhérente. — 25 juin 1860.

Vincent, Marie-Balthazar, né le 18 août 1835, à Saint-Martin-de-Barel (Ain), 65e de ligne. — Coup de feu à la main droite, Magenta. — Extension permanente des quatre derniers doigts ; gêne dans les mouvements du pouce. — 31 mars 1860.

Vincent, Joseph-Léon, né le 8 octobre 1835, à Thervay (Jura), 65e de ligne. — Plaie déchirée à la paume de la main droite ; le projectile a traversé l'éminence thénar. Gêne dans les mouvements du pouce, coup de feu, Magenta. — Gratification renouvelable.

Vinçonneau, Louis, né le 2 mai 1834, à l'Ile-d'Elle (Vendée), 15e de ligne. — Perte des 2e et 3e phalanges de l'indicateur de la main gauche, coup de feu, Solférino.— Gratification renouvelable.

Vintimila, Joseph, né le 8 novembre 1836, à Carbuccia (Corse), 55e de ligne. — Coup de feu à la main gauche, Solférino. — Perte de deux phalanges de l'annulaire ; flexion permanente de l'auriculaire; extension de l'indicateur et du médius. — 31 mars 1860.

Viola, Jean-Baptiste, né le 29 avril 1834, à Muro (Corse), 65e de ligne. — Perte de la dernière phalange du pouce gauche; cicatrice à la hanche gauche, coup de feu, Magenta.— Gratification renouvelable.

Viovi, Réné, né le 3 septembre 1836, à Douadic (Indre), 23e de ligne. — Perte de deux phalanges de l'indicateur de la main gauche, coup de feu, Magenta. — Gratification renouvelable.

Vicard, Pierre, né le 9 février 1834, à Châteauroux (Indre), 86e de ligne. — Perte de la dernière et d'une partie de la seconde phalange de l'indicateur de la main droite, coup de feu, Solférino. — Gratification renouvelable.

Virat, Jacques, né le 31 août 1835, à Brioude (Haute-Loire), caporal, 61e de ligne. — Perte des deux dernières phalanges du médius gauche, coup de feu, Solférino. — Gratification renouvelable.

Virvaux, Maxime-Émile, né le 23 avril 1834, à Guerbaville (Seine-Inférieure), 8e de ligne. — Perte partielle de l'usage du pouce de la main droite, coup de feu au moment où il armait son fusil, Solférino. — Gratification renouvelable.

Vivenot, Pierre-Adolphe, né le 1er mai 1836, à Choloy (Meurthe), 8e de ligne. —Perte de la phalangette de l'indicateur de la main droite, coup de feu, Solférino. — Gratification renouvelable.

Vochelet, Jean-Hippolyte, né le 10 juillet 1835, à Brionne (Eure), caporal, 55e de ligne. — Coup feu à la main gauche, Solférino. — Gêne dans les mouvements et rétraction des deux derniers doigts. — 14 mars 1860.

Voinchet, François-Xavier, né le 27 juillet 1829, à Franois (Haute-Saône), 1er voltigeurs, garde. — Perte des deux dernières phalanges du médius de la main gauche et gonflement de la 3e phalange de l'annulaire de la même main, coup de feu, Solférino.— Gratification renouvelable.

VOLKEY, Hypolite, né le 7 mars 1837, à Bezé (Côte-d'Or), 4e chasseurs à cheval. — Coup de feu à la main gauche, Mélégnano. — Ankylose de l'indicateur du médius et de l'annulaire de la main gauche, avec flexion du premier dans la paume de la main et rigidité des deux autres. — 4 juin 1860.

WALLET, François-Théodore, né le 23 octobre 1837, à Paris (Seine), 70e de ligne. — Plaies déchirées à la main gauche et au poignet; cicatrices adhérentes, coup de feu, Magenta. — Gratification renouvelable.

WENDLING, François-Joseph, né le 8 novembre 1836, à Grussenheim (Haut-Rhin), 2e de ligne. — Perte des deux dernières phalanges des doigts médius et annulaire de la main gauche, coup de feu, Solférino. — Gratification renouvelable.

WIBERT, Jean-Baptiste, né le 11 septembre 1834, à Eguisheim (Haut-Rhin), 55e de ligne. — Perte des deux dernières phalanges du médius de la main droite; gêne dans les mouvements des autres doigts, coup de feu, Solférino. — Gratification renouvelable.

WILMIN, Auguste-François-Jean, né le 17 juin 1832, à Verneville (Moselle), brigadier, guides, garde. — Douleurs rhumatismales goutteuses, étant en escorte près de l'Empereur, à Novare, le 3 juin 1859. — Concrétions calcaires sur plusieurs doigts. — 27 février 1864.

ZILIEN, Jacob, né le 9 mars 1829, à Baden (Prusse), 2e étranger. — Fracture comminutive des deux premiers métacarpiens de la main gauche; atrophie de l'avant-bras et de la main; perte des mouvements du pouce et de l'indicateur, coup de feu, Magenta. — Gratification renouvelable.

BLESSURES DE LA RÉGION COXO-FÉMORALE.

Les rapports souvent peu détaillés et les indications incomplètes nous laissent supposer que d'autres blessures de la région coxo-fémorale sont comprises parmi les blessures de la cuisse ou de la région iliaque et fessière ; de même que nous classons peut-être parmi les lésions de l'articulation des fractures de l'extrémité supérieure du fémur.

Hôpitaux de Milan. — « Un grand nombre de blessures de la région coxo-fémorale ont guéri, tandis que l'amputation coxo-fémorale, pratiquée quatre fois à Milan, a eu quatre fois un résultat funeste. Il en a été de même des amputations de cuisse pratiquées très-haut.

Il faut bien reconnaître qu'en comparant des résultats presque toujours mortels avec de nombreuses guérisons, même dans des conditions peu favorables, on sera souvent tenté d'opter pour la chirurgie conservatrice. — Dans cette région, l'élimination des parties osseuses s'opère plus facilement qu'à la diaphyse du fémur ; les fractures sont là généralement sans gros éclats, la vitalité est très-grande, les nécroses et les séquestres sont généralement peu étendus, et les fractures du milieu ou du tiers inférieur du fémur, avec grands éclats, sont, à notre avis, plus fréquemment des cas d'amputation. — En résumé, on peut dire que les tentatives de conservation ont souvent réussi à la suite des fractures de la région coxo-fémorale aussi bien qu'à la région scapulo-humérale. » Dr CUVELLIER, médecin principal.

TABLEAU DES BLESSURES DE LA RÉGION COXO-FÉMORALE.

GENRES DE BLESSURES.	PROJECTILES, ARMES, ETC., QUI ONT PRODUIT LES BLESSURES.																	
	BALLE.			BOULET.			ÉCLATS DE PROJECTILES, BISCAÏENS.			SABRE, BAÏONNETTE, LANCE.			DIVERSES.			TOTAL.		
	Pensionnés.	Sortis guéris ou évacués.	Morts.	Pensionnés.	Sortis guéris ou évacués.	Morts.	Pensionnés.	Sortis guéris ou évacués.	Morts.	Pensionnés.	Sortis guéris ou évacués.	Morts.	Pensionnés.	Sortis guéris ou évacués.	Morts.	Pensionnés.	Sortis guéris ou évacués.	Morts.
Plaies contuses........	»	26	»	»	»	»	1	4	»	»	5	»	»	»	»	1	35	»
Fractures...........	6	»	21	»	»	4	1	»	9	»	»	»	»	»	»	7	»	34
Coups de feu........	5	21	10	»	»	»	»	»	»	»	»	»	»	»	»	5	21	10
Luxations..........	»	»	»	»	»	»	»	»	»	»	»	»	2	»	»	2	»	»
	11	47	31	»	»	4	2	4	9	»	5	»	2	»	»	15	56	44
TOTAUX.....	89			4			15			5			2			115		

La date terminale de chaque observation sommaire est celle du décret accordant la pension de retraite.

BLESSURES DE LA RÉGION COXO-FÉMORALE.

BERNEKER, Joseph, né le 8 août 1832, à Lembach (Bas-Rhin), 2e voltigeurs, garde. — Coup de feu? à l'articulation coxo-fémorale droite, Solférino. — Atrophie du membre inférieur droit, raccourcissement et claudication. — Gratification renouvelable.

BERTHUIN, Joseph-Étienne, né le 18 février 1833, à Auberives-en-Royan (Isère), 55e de ligne. — Plaie contuse à l'articulation coxo-fémorale, côté gauche, éclat d'obus, Solférino. — Arthrite traumatique, gêne considérable dans les mouvements de l'articulation. — Gratification renouvelable.

CUINAT, Louis-Philippe, né le 17 septembre 1830, à Lunéville (Meurthe), sergent, 3e grenadiers, garde.—Fracture du fémur et du rebord supérieur de la cavité cotyloïde, coup de feu à l'articulation coxo-fémorale gauche, Magenta. — Ankylose de l'articulation coxo-fémorale, ulcère fistuleux à la région trochantérienne gauche. —. Atrophie de tout le membre; hernie inguinale de cause traumatique, coup de crosse de fusil à l'abdomen. — 6 mars 1861.

Ducrot, Jean-Baptiste, né le 17 septembre 1834, à Cravant (Yonne), sergent, 55e de ligne. — Coup de feu à la cuisse gauche, fracture comminutive du fémur au grand trochanter et lésion de la cavité cotyloïde, Solférino. — Ankylose complète de l'articulation coxo-fémorale gauche avec atrophie et raccourcissement de trois centimètres. — 4 juin 1862.

Dulau, Jacques, né le 14 janvier 1832, à Castelsarrazin (Landes), 93e de ligne. — Coup de pied de mulet, en Italie. — Luxation irréductible de l'articulation coxo-fémorale; la tête du fémur est portée en haut et en arrière. Raccourcissement notable du membre. — 10 août 1861.

Dumaine, Gustave-Joseph, né le 14 juillet 1840, à Cholet (Maine-et-Loire), 14e de ligne. — Luxation non réduite de l'articulation coxo-fémorale? Raccourcissement du membre. — 31 juillet 1863.

Durand, François, né le 28 mars 1833, à Ceaulmont (Indre), 6e de ligne. — Coup de feu à la partie supérieure de la cuisse droite, lésion de l'articulation, Solférino. — Rétraction de la cuisse et engorgement de l'articulation coxo-fémorale. — 14 mars 1860.

Frémery, Henri-Jérôme-Joseph, né le 14 juillet 1832, à Ronchin (Nord), 1er voltigeurs, garde. — Coup de feu à la cuisse droite; fracture du fémur au grand trochanter, lésion de l'articulation coxo-fémorale, Solférino. — Ankylose complète des articulations coxo-fémorale et fémoro-tibiale droites, avec raccourcissement du membre (5 centimètres). — 4 juin 1862.

Girel, Bernard-Anthelme, né le 1er juin 1835, à Virieu-le-Petit (Ain), 65e de ligne. — Fracture comminutive du col du fémur gauche, coup de feu, Magenta. — La balle entre au milieu du pli de l'aine, à peu de distance de l'artère, fracture le col du fémur et sort en arrière du grand trochanter. Le blessé, amené à Milan, est resté pendant trois jours oublié et sans pansement, dans une maison où il avait été déposé. Il entre le 7 juin à l'hôpital San Filippo, service du Dr Gherini, médecin italien. Arthrite purulente; les plaies sont suffisamment larges pour ne pas nécessiter de débridement et donnent passage à des esquilles peu volumineuses. — L'indocilité de Girel est extrême, on ne peut employer que des appareils provisoires. Néanmoins, trois mois et demi après la blessure, le cal est solide, il forme un coude au-dessus du grand trochanter; l'ankylose est incomplète, et le blessé est évacué présentant un raccourcissement de quelques centimètres. — 6 mars 1861.

Guillemelle, Victor-Joseph, né le 4 février 1833, à Équeurdreville (Manche), 2e grenadiers, garde. — Fracture comminutive du fémur, région trochantérienne, coup de feu, Magenta. La balle entre en avant de la base du grand trochanter et brise le fémur. — Entré à l'hôpital San Filippo, Milan, service du Dr Gherini, médecin italien. La blessure présentait un cas peu douteux de désarticulation coxo-fémorale; cependant l'état général du blessé fit différer l'opération. Pendant le traitement, de vastes abcès, avec suppuration abondante, esquilles petites, mais nombreuses, extraites ou éliminées. Guérison après trois mois et demi. — Consolidation vicieuse; atrophie et raccourcissement considérable. — 16 janvier 1861.

Lamadieu, Joseph-Auguste, né le 19 mai 1832, à Roquemaure (Gard), 1er zouaves. — Fracture comminutive du fémur à la partie supérieure, mitraille, Melégnano. — Le projectile entre à la partie externe et inférieure de la cuisse gauche, et, après un trajet de bas en haut, fracture comminutivement le fémur au quart supérieur et sort en arrière au-dessous du trochanter, arthrite grave. Entré à l'hôpital du grand séminaire à Milan, service du Dr Semenza, médecin italien. — Plusieurs abcès, esquilles multiples; cal vicieux, volumineux, avec raccourcissement du membre et ankylose complète du genou. — 16 mai 1860.

Lespine, Jean, né le 10 juin 1835, à Ronsenac (Charente), 6e de ligne. — Coup de feu à la cuisse gauche, Solférino. — L'articulation coxo-fémorale a été traversée; des esquilles ont été extraites; difficulté dans les mouvements de flexion et d'extension de la cuisse. — Gratification renouvelable.

Mohamed-ben-Daoud, né le ..... 1836, au douar de Mohamed-ben-Reha (Oran), 2e tirailleurs algériens. — Coup de feu à la cuisse droite, lésion de l'articulation coxo-fémorale, Solférino. — Claudication. — 16 janvier 1861.

MONTMARTIN, Jean-Baptiste, né le 29 mars 1834, à Unieux (Loire), 37e de ligne. — Coup de feu à la cuisse gauche, lésion de l'articulation coxo-fémorale et du nerf sciatique, Solférino. — Paralysie et atrophie du membre pelvien gauche. — 4 juin 1862.

QUEYRIAUX, Antoine-Louis-Gustave, né le 24 mars 1832, à Paris (Seine), sergent, 1er grenadiers, garde. — Coup de feu à la partie supérieure de la cuisse droite, lésion de l'articulation coxo-fémorale, Magenta. — Ankylose incomplète de l'articulation coxo-fémorale droite, avec amaigrissement du membre correspondant. Le projectile, entré au grand trochanter, est allé se loger dans le bassin et n'a pu être extrait. Claudication prononcée. Déformation de la fesse, dont le pli est effacé. Douleurs persistantes. — 26 janvier 1862.

DÉSARTICULATIONS COXO-FÉMORALES.

Dans un travail statistique d'ensemble sur les guerres depuis 1854, nous publierons prochainement un assez grand nombre de faits à l'appui des appréciations généralement admises sur la désarticulation coxo-fémorale. Nous nous bornons aujourd'hui à présenter les observations recueillies pendant la campagne d'Italie. Elles comprennent dix opérations et trois succès. Sept Français ont été opérés, trois sont retraités; les trois Autrichiens opérés sont morts.

« Le 6 juin, surlendemain de la bataille de Magenta, l'ambulance du grand quartier général impérial, établie dans les bâtiments de la gare de San Martino du Tessin, après avoir évacué ses blessés sur Novare, prenait ses dispositions pour marcher en avant, lorsque le médecin en chef, M. Bertherand, reconnut la nécessité de procéder à une désarticulation de la cuisse dans les circonstances suivantes : un soldat autrichien, blessé le 4 et oublié jusque-là, présentait une fracture comminutive à la partie supérieure de la cuisse gauche au-dessous du grand trochanter. La gangrène avait envahi le membre, l'état était des plus graves.—La désarticulation, décidée, est pratiquée par M. Bertherand, ayant pour aides MM. Lecomte et Jacquemain, médecins-majors, et Gaujot, médecin aide-major.—Procédé à lambeau anterieur; bien que la gangrène remontât très-haut, on put cependant tailler un lambeau suffisant. Le blessé avait été chloroformé; il perdit peu de sang pendant l'opération. — Après le pansement, il fut déposé sur un lit improvisé dans la gare, et vécut environ une heure et demie. Dr LECOMTE, médecin-major.

« Le 25 juin, un Autrichien, blessé la veille, est apporté à l'ambulance de la division de cavalerie de la garde. Toute la partie latérale de la cuisse est déchirée par un éclat d'obus; le col du fémur et le rebord de la cavité cotyloïde sont fracturés comminutivement. La partie inférieure du membre est dans un état de putréfaction très-avancée et exhale une odeur infecte. — Désarticulation coxo-fémorale, par M. Erhmann. L'opéré n'a vécu que deux heures. » Dr DE POTOR, médecin aide-major.

D'après le rapport de M. le Dr Cuvellier, médecin en chef des hôpitaux de Milan, il a été fait quatre désarticulations coxo-fémorales suivies de mort :

Un Français, hôpital majeur, M. G. Tassani, chirurgien en chef.
Un id., hôpital San Philippo, M. Gherini, id.
Un Autrichien, hôpital San Francesco.
Un Français, hôpital d'Incoronata.

TABLEAU DES DÉSARTICULATIONS COXO-FÉMORALES.

GENRES DE BLESSURES.	PROJECTILES, ARMES, ETC., QUI ONT PRODUIT LES BLESSURES.																	
	BALLE.			BOULET.			ÉCLATS DE PROJECTILES, BISCAÏENS.			SABRE, BAÏONNETTE, LANCE.			DIVERSES.			TOTAL.		
	Pensionnés.	Sortis guéris ou évacués.	Morts.	Pensionnés.	Sortis guéris ou évacués.	Morts.	Pensionnés.	Sortis guéris ou évacués.	Morts.	Pensionnés.	Sortis guéris ou évacués.	Morts.	Pensionnés.	Sortis guéris ou évacués.	Morts.	Pensionnés.	Sortis guéris ou évacués.	Morts.
FRANÇAIS.																		
Fractures.	3	»	4	»	»	»	»	»	»	»	»	»	»	»	»	3	»	4
	3	»	4	»	»	»	»	»	»	»	»	»	»	»	»	3	»	4
TOTAUX.	7			»			»			»			»			7		

La date terminale de chaque observation sommaire est celle du décret accordant la pension de retraite.

DÉSARTICULATIONS COXO-FÉMORALES.

DESHAYES, Jean-Henri, né le 4 novembre 1819, à Paris (Seine), capitaine au 73e de ligne. — Fracture comminutive du fémur gauche à sa partie supérieure et séton à la cuisse droite par le même projectile, coup de feu, Solférino. — Porté à l'ambulance de la 2e division du 4e corps; de là, à Carpenedolo et, le 26, à Brescia, où il a été reçu d'abord dans une maison particulière (casa Fenarolli) et à l'hôpital San Paolo. Les premiers soins ont été donnés par un médecin italien et, plus tard, par le Dr Thierry de Maugras, médecin-major du 33e de ligne.

Cet officier a reçu une balle qui a pénétré par la face externe de la cuisse gauche, à la jonction du tiers moyen avec le tiers supérieur, a fracturé le fémur comminutivement et est venue sortir à la face interne du membre, au point diamétralement opposé à celui de l'entrée. — Pendant vingt jours environ ce blessé a été placé dans une immobilité complète et son membre a été maintenu par un appareil à fracture ordinaire (bandage de Scultet, attelles, etc.); un peu plus tard, le membre ne pouvant être assujetti d'une manière suffisante et les deux fragments du fémur chevauchant sans cesse et se déplaçant dans un sens ou dans l'autre, il s'est établi un vaste foyer fournissant une suppuration très-abondante et bientôt fétide; à cette époque, c'est-à-dire vers la fin de juillet, la cuisse fut placée et maintenue dans une boîte Baudens, elle y resta jusqu'au 21 août, jour où je fis une visite au malade avec M. Thierry de Maugras. Je trouvai le blessé tellement épuisé par la douleur, fatigué de ses souffrances et à bout de courage qu'il nous sollicita lui-même avec instance pour qu'on le débarrassât au plus vite de sa cuisse; je le fis transporter à l'hôpital San Paolo, où, après avoir attentivement examiné la cuisse et constaté que les extrémités des deux fragments baignaient dans un vaste clapier de pus au milieu de muscles décollés, je pensai que l'amputation était indispensable. Afin de bien me rendre compte de la hauteur à laquelle la section devrait être faite, je traçai sur la peau, à l'aide d'une plume, la disposition exacte des fragments osseux et je reconnus que le fragment supérieur fort court, cassé en escalier, faisait saillie en dehors, soulevant la peau, et qu'il ne pouvait être maintenu dans sa rectitude normale par aucun moyen contentif. Le fragment inférieur, au contraire, faisait saillie au côté interne de la cuisse et chevauchait de 6 centimètres sur le supérieur; il fallait, dans cet état des choses, renoncer à l'espoir d'obtenir la consolidation de l'os et se décider promptement à l'amputation; décision conforme aux désirs les plus pressants du malade. — Le lendemain, avec l'assistance de MM. Leuret, médecin principal, Thierry de Maugras, médecin-major, et Leroy, aide-major attaché au service de San Paolo, et en présence de M. Gualla, médecin civil des hôpitaux de Brescia, et de plusieurs autres médecins italiens, je procédai à l'opération de la manière suivante : — Je traçai, à l'encre, la circonférence d'un lambeau antérieur très-étendu, ne sachant au juste à quel niveau pourrait être pratiquée la section osseuse, et, donnant la préférence à ce procédé sur tous les autres, parce qu'il me fournissait le moyen de reconnaître les désordres occasionnés par le projectile et de varier à volonté la hauteur de la section. Je taillai donc le lambeau antérieur en traçant d'abord l'incision circulaire de la peau et de dehors en dedans, à pleine lame de couteau, je coupai les muscles jusqu'à l'os. Le doigt me fit reconnaître que je n'étais pas arrivé jusqu'au niveau de l'extrémité inférieure du fragment supérieur. J'agrandis aussitôt la base du lambeau au moyen du couteau placé transversalement sans pouvoir arriver jusqu'au-dessus du point fracturé. On sentait sur l'os plusieurs stalactites osseuses jusqu'au voisinage du grand trochanter. Il fallait prendre immédiatement un parti : un pus fétide s'échappait de toutes parts et le foyer remontait au delà de la section des chairs de l'articulation. Je me décidai sur-le-champ à pratiquer la désarticulation de la cuisse, que je fis après avoir complété la section des muscles au moyen d'une incision circulaire postérieure dont les deux extrémités aboutissaient aux deux angles du lambeau antérieur, afin de me débarrasser de la cuisse. L'artère crurale fut liée; je retranchai une partie du lambeau devenu trop long et l'opération fut terminée. Des points de suture furent appliqués; le pansement fait aussitôt et le malade, replacé dans son lit, ne se réveilla que 8 à 10 minutes après. J'avais eu une peine énorme à l'endormir, chose qui m'est toujours arrivée toutes les fois que j'ai employé le chloroforme chez des malades nerveux et impressionnables, tandis que les hommes robustes et à constitution athlétique, mais surtout les Autrichiens, tombaient instantanément dans l'anesthésie et comme foudroyés par de petites doses de chloroforme. Le blessé, très-faible, fut réchauffé; il prit de l'infusion de tilleul, et la réaction commença à se faire après quelques vomissements; elle ne fut complète que le lendemain, quoique le malade n'eût perdu qu'une très-petite quantité de sang. — Le lendemain 22 août, potion calmante, infusion de tilleul, et eau de fleurs d'oranger. Le soir, un décigramme de sulfate de quinine. Pendant toute la journée, bouillons fréquents et peu abondants, limonade vineuse, fragments de glace à sucer. — Le mardi 23 août, le blessé va un peu mieux, il y a du hoquet; le pouls s'est relevé, et quoique faible encore, il donne 120 pulsations. Un décigramme de sulfate de quinine dans une cuillerée de café; vermicelle, bouillons. — Le 24, pouls à 120, un peu plus fort, le malade a un léger strabisme. — Le 25, pouls à 90, plus de strabisme; il a bien dormi, est content, il espère. Le pouls oscille jusqu'à 110 jusqu'au 4 septembre, il redescend le 5 à 96. Le malade mange avec appétit, il est extrêmement faible, surtout pendant le pansement, qui se fait sur un autre lit.—

Le 6 septembre, il a des frissons, et un peu de chaleur succède à cet état. La constipation a jusqu'à présent été combattue par quelques lavements. Le malade a constamment pris deux décigrammes de sulfate de quinine, et le 7 septembre, je le retrouve dans un état assez satisfaisant : pouls à 110, langue très-bonne, pas de soif, le moignon est très-beau et la suppuration de bonne nature. Les quatre cinquièmes du pourtour de la plaie sont cicatrisés. Cependant le moignon est douloureux. Le malade est mis à l'usage du vin de Bordeaux vieux, de préférence à celui qu'il a bu jusqu'à présent. — 8 septembre. Je renonce à transporter le malade sur un autre lit pour faire son pansement ; le moignon est douloureux, et quelque soin que l'on prenne d'éviter toute secousse, les divers mouvements qu'on est obligé d'imprimer au tronc pour assujettir les tours de bande fatiguent beaucoup le malade, qui hier a été sur le point d'avoir une syncope. Le pus est plus liquide qu'hier. Cependant le pouls est à 96 ; le blessé a eu très-chaud pendant la nuit ; la sueur a été abondante ; il mange toujours bien et prend toujours du sulfate de quinine le matin. Quelques points des lèvres de la plaie sont un peu plus écartés. — Le 9, même état, pouls petit à 108 ; visage contracté et effilé ; j'enlève la dernière épingle. Le malade ne veut plus être pansé dans son lit, parce qu'en y séjournant pendant 24 heures, le bassin s'enfonce dans les matelas, et le sommeil est dérangé. — Le 10, chute des ligatures, moignon très-beau, pus lié en certains endroits, liquide à l'angle supérieur et externe de la plaie ; pouls à 108. — Le 11, je savonne le moignon, puis je le lave avec de l'eau-de-vie camphrée, je replace des bandelettes agglutinatives. Pus de bonne nature, pouls petit, 108 ; le malade a eu trois selles solides coup sur coup, ce qu'il attribue à une grappe de raisin qu'il a mangée. — Le 13, le malade va mieux qu'hier, quoiqu'il ait encore quelques coliques pour lesquelles je lui ai fait appliquer hier de la flanelle sur le ventre. La suppuration est plus abondante sans l'être trop ; mais elle est de bonne nature. Le moignon est très-beau, pouls à 104 ; le malade mange bien, dort bien, est content, et ne met pas en doute sa guérison. — Pendant toute la deuxième partie du mois de septembre, le malade a été de mieux en mieux, il mange avec appétit ; les coliques, qui nous avaient inquiété un moment, ont complétement disparu. Les selles sont régulières et naturelles. Le pouls a constamment donné 96 ou 100, sans chaleur à la peau. Comme la température s'est abaissée, j'ai fait envelopper la jambe droite, qui est amaigrie, d'un bas de flanelle qui remonte jusqu'à l'aine. Cela n'empêche pas de faire tous les jours au malade une friction avec de l'eau-de-vie camphrée. Cette friction, je la fais moi-même sur la fesse et autour du moignon pendant le pansement. Ce moyen m'a paru agir sur la peau et activer ses fonctions. Le moignon, très-régulier d'ailleurs, est entretenu dans le plus grand état de propreté. Je remplace les bandes, qu'il est difficile de maintenir et qu'on est obligé d'enrouler autour du bassin, par un bonnet de toile, fixé par deux chefs de bande autour des hanches. Le pansement est ainsi plus court, plus facile et fatigue moins le malade. J'ai depuis quelques jours fait suspendre l'emploi du sulfate de quinine et je l'ai remplacé par une potion contenant 5 décigrammes d'iodure de potassium que le malade prend chaque matin et qui a favorisé, ce me semble, l'assimilation des aliments ; car depuis qu'il en fait usage, il me paraît engraisser. Je le vois tous les jours, et je ne peux m'apercevoir aussi bien du changement qui s'est opéré chez lui, que les personnes qui le voient de loin en loin, et les médecins italiens qui le visitent avec l'opinion préconçue qu'il ne peut guérir. On ne saurait par conséquent les soupçonner de partialité ; mais ils trahissent leur étonnement en voyant un amputé qui mange, qui a toujours mangé et qui guérit. — Il reste cependant toujours à l'angle supérieur et externe de la plaie, complétement cicatrisée partout, excepté dans ce point, un écoulement de pus de bonne nature, il est vrai, mais qui ne diminue pas sensiblement. Il n'en reste pas beaucoup au moment du pansement, car il s'écoule au fur et à mesure qu'il se produit. J'injecte, au moyen d'une petite seringue, du vin aromatique par cette ouverture et j'applique depuis le 13 septembre deux compresses graduées dans le but de ramener les deux surfaces profondes au contact ; c'est depuis cette époque que le pus ne séjourne plus. — Aujourd'hui 3 octobre, le malade a engraissé, la figure est rayonnante, l'appétit parfait, les digestions faciles, le caractère gai ; il fume son cigare depuis plusieurs jours, et depuis plusieurs jours aussi je le fais porter sur un brancard dans la cour pour le baigner dans un air pur, pendant une heure ou deux. Il dort toute la nuit, s'endort de bonne heure et se réveille tard. — 4 octobre, je l'ai fait asseoir sur son lit, et il est resté à peu près 5 minutes dans cette position, il en est tout heureux.

Enfin, tout en le soutenant sous le bras, je lui ai fait appuyer le pied sur le sol, et il s'est tenu debout pendant quelques minutes. Je continuerai cet exercice en le prolongeant chaque jour davantage, et j'ai l'espoir que cela contribuera à hâter la cicatrisation de la petite ouverture dont nous avons parlé et qui permet à peine l'introduction d'une sonde cannelée. Dr Isnard, médecin principal. — Évacué sur Milan le 22 janvier, sur France le 8 mars, où il débarque le 10. Entré au Val-de-Grâce. — *Retraité* par décret du 20 octobre 1860.

Legallo, Louis, né le 6 juin 1835, à Saint-Tugdual (Morbihan), 84e de ligne. — Fracture comminutive du fémur, avec plaie déchirée à la cuisse droite, coup de feu, Montebello. — Entré le 27 mai à l'hôpital Sainte-Marthe à Alexandrie, venant de Voghéra. — Évacué le 16 octobre sur Gênes ; évacué sur France, sur *le Météore*, il entre à l'hôpital de Saint-Mandrier, Toulon, le 27 octobre. — Une moitié seulement du projectile a été extraite immédiatement. Le blessé a fait un séjour de cinq mois à Alexandrie. La plaie d'entrée de la balle a été cicatrisée au bout de quinze jours, et ce n'est qu'après trois mois de traitement, la fracture étant déjà consolidée, que l'exploration de la plaie par l'ouverture de sortie permit de reconnaître et d'extraire quatre esquilles et deux fragments de plomb, dont l'un représentait à peu près la moitié d'une balle. Les quatre esquilles étaient très-volumineuses, et comprenaient toute l'épaisseur du demi-cylindre osseux, de telle sorte qu'à leur face intérieure on voyait la concavité du canal médullaire. L'une d'elles, en raison de ses grandes dimensions, ne put être extraite que par une incision pratiquée sur le côté externe de la cuisse, où se trouvait d'ailleurs une accumulation de pus assez considérable. Plus tard, sur cette même partie de la cuisse, et un peu plus haut, se forma un nouvel abcès, qui nécessita une nouvelle incision. Legallo arriva, avons-nous dit, à l'hôpital de Saint-Mandrier, le 27 octobre. Le cal était volumineux, le raccourcissement du membre très-prononcé. Les quatre plaies étaient encore ouvertes et suppuraient abondamment, surtout la postérieure, par laquelle on pénétrait jusqu'à l'os, sans pouvoir reconnaître aucune esquille mobile. Le blessé, d'un tempérament lymphatique, avec quelques antécédents scrofuleux dans sa jeunesse, était très-affaibli. Il avait eu de la diarrhée en Italie ; il en eut encore pendant plusieurs jours vers la fin de novembre. Jusqu'au 6 décembre, des pansements simples fréquemment renouvelés, une bonne alimentation et des médicaments toniques constituèrent tout le traitement. — De nouveaux abcès, l'abondance, la chronicité de la suppuration épuisèrent tellement les forces du malade, qu'il était dans un état de marasme des plus pénibles. — La désarticulation de la cuisse, pratiquée dans ma salle et en ma présence par M. le docteur Arlaud, eut lieu le 7 décembre, et fut suivie des accidents inséparables d'une longue suppuration, et le 3 février 1860, la cicatrisation était entièrement achevée.

L'examen de la pièce pathologique fait constater, dans une grande incision faite la veille, la présence d'un caillot de sang assez volumineux dans les chairs de la moitié inférieure de la cuisse. La fracture est consolidée ; le cal, très-volumineux, présente une vaste cavité intermédiaire aux deux fragments, qui ont chevauché l'un sur l'autre ; le supérieur étant en avant et en dedans. Autour de lui existent quelques esquilles et des ostéophytes. Toutes ces parties sont baignées par le pus, qui est d'une insupportable fétidité. L'os présente, dans ses deux fragments, des plaques très-étendues d'ostéite ; le périoste se détache avec une très-grande facilité. La section longitudinale de l'os montre les caractères évidents de l'ostéomyélite ; la moelle est très-rouge, très-ramollie, le tissu aréolaire est presque entièrement détruit ; dans l'épaisseur de l'os, les traces de l'ostéite sont moins prononcées. J. Roux, médecin en chef de la marine à Toulon. — *Retraité* par décret du 4 juillet 1861.

Vitarel, Joseph, né le 9 janvier 1836, à Nancy (Meurthe), caporal, 65e de ligne. — Coup de feu au tiers supérieur de la cuisse gauche avec fracture comminutive du fémur, Magenta. — Évacué de l'ambulance sur l'hôpital civil majeur de Milan, il a été évacué ultérieurement sur l'hôpital San Ambrogio de la même ville. De Milan, il a été évacué sur Gênes et de là sur France, sur *le Grégeois*. — Il est entré le 4 novembre à l'hôpital de Saint-Mandrier à Toulon, où, le 26 du même mois, il a été opéré par le Dr J. Roux, chirurgien en chef de la marine. — La balle pénètre à la face antérieure et un peu interne du tiers supérieur de la cuisse, fracture le fémur et sort en arrière et un peu en dehors. Le blessé, tombé immédiatement sur le champ de bataille, fut ramassé quelques heures après; il reçut à l'ambulance les premiers soins et fut évacué sur les hôpitaux de Milan, où il est resté près de cinq mois. Il raconte ce qui suit : Pendant les trois premiers mois qui suivirent sa blessure, du 6 juin au 6 septembre, le membre fut maintenu à demeure dans un appareil. Les accidents inflammatoires furent combattus d'abord par des applications froides, puis par des cataplasmes. Plus tard, on ne fit plus que des pansements simples. Le lendemain de son arrivée à l'hôpital civil majeur, service de M. Masnini, treize esquilles, dont plusieurs assez volumineuses, furent extraites. Quelques jours après, sept autres furent encore retirées de la plaie de sortie de la balle. Il ne s'est formé, pendant tout le temps qu'a mis la fracture à se consolider, qu'un seul abcès à la partie inférieure et externe de la cuisse, abcès qui a été ouvert à l'aide du caustique de Vienne. Il y a eu, dans les premiers temps de son arrivée à Milan, des accidents du côté du ventre, et notamment de la diarrhée assez difficile à combattre. — A son arrivée à Saint-Mandrier, le 4 novembre, les deux plaies d'entrée et de sortie de la balle et celle résultant du caustique sont encore ouvertes; toutes les trois, grisâtres, donnent issue à une suppuration abondante et d'assez mauvaise nature. Il y a des décollements assez étendus autour de ces plaies, qui sont douloureuses; le genou est ankylosé. La fracture est consolidée, le cal paraît très-volumineux. Le malade, pâle, très-amaigri, toussant beaucoup, est mis à un régime tonique.—Le 6 novembre, extraction de six nouvelles esquilles par la plaie externe; emphysème autour de la plaie interne. — Le 26, le malade est très-épuisé, il y a de la fièvre le soir, insomnie, inappétence, plaies de position. La désarticulation coxo-fémorale, décidée après une consultation, est pratiquée par moi le même jour. Le malade, chloroformisé, a été opéré par le procédé à lambeau antérieur. Il a perdu peu de sang; vingt ligatures. Plusieurs points donnant un peu de sang sont touchés avec le nitrate d'argent. Adaptation parfaite du lambeau, maintenu par huit points de suture entortillés, après avoir laissé dans la plaie et jusqu'au fond de la cavité cotyloïde une bandelette de linge cératé. Un peu au-dessous de la partie moyenne du lambeau, vers le milieu de son axe transverse, existe une plaie, qui est celle de l'entrée de la balle.

Examen de la pièce pathologique. — Avant d'arriver à l'os, on reconnaît l'existence de vastes clapiers purulents et un décollement considérable des muscles expliquant la grande quantité de pus sorti par les diverses plaies pendant la chloroformisation. La fracture du fémur à son tiers supérieur est consolidée; les deux fragments séparés sont réunis à l'aide d'une espèce d'arcade osseuse, ostéophyte irrégulière, mais très-solide. Le fragment supérieur a chevauché un peu en arrière et en dedans. Une esquille détachée du fragment inférieur se trouve enclavée dans les parties environnantes. Le fémur présente, dans toute son étendue, de larges plaques rouges d'ostéite très-avancée. Scié longitudinalement, de son extrémité inférieure au cal de la fracture, l'os montre ce qui suit : moelle rouge, réduite en bouillie, le canal médullaire privé de membranes, ayant son calibre agrandi; tissu aréolaire en partie détruit, tissu compacte, semé de vacuoles profondes.

Après l'opération, on a noté : vomissements opiniâtres, effets consécutifs du chloroforme, réaction lente, peu de sommeil, etc. — Après une suppuration longue, irrégulière, des abcès formés autour et dans l'intérieur du moignon, des accès fébriles, des troubles dans la digestion, inappétence, diarrhée, etc., etc. La cicatrisation a marché d'une manière régulière, et le 22 janvier 1860, elle était complète. Déjà Vitarel avait repris son embonpoint ordinaire. J. Roux, médecin en chef de la marine à Toulon. — *Retraité* par décret du 16 janvier 1861.

BLESSURES DE LA CUISSE.

Hôpitaux de Montechiaro. — « A côté et en regard du résultat peu brillant de nos amputations de la cuisse (amputés 26, morts 17, dont 11 Français et 6 Autrichiens), nous sommes heureux d'avoir à signaler un assez bon nombre de fractures comminutives des membres supérieurs, mais surtout de la cuisse, qui ont pu échapper à la nécessité de l'amputation et ont été guéries avec conservation du membre. — Ces tentatives de conservation ont été rarement malheureuses et ont donné proportionnellement des résultats bien supérieurs à nos opérations : elles témoignent en faveur de la chirurgie conservatrice et nous ont laissé la conviction que, sans les difficultés de toutes sortes du transport des blessés atteints de fractures, et les soins consécutifs que ne peut donner un personnel insuffisant, bon nombre de membres qui sont sacrifiés sur le champ de bataille pourraient être respectés, souvent avec succès. Pour arriver sous ce rapport à de grands résultats, il faudrait éviter les longs transports aux blessés qui ont des fractures, et pouvoir les conserver, jusqu'à une époque assez avancée de leur traitement, dans le premier lieu d'évacuation : telles étaient les conditions dans lesquelles nous nous sommes trouvés à Montechiaro. Quoique les blessés aient eu à supporter un transport de trois à quatre lieues pour y arriver, nous n'avons pas hésité cependant à essayer de conserver tout ce qui ne réclamait pas l'amputation immédiate ; en un mot, dans les cas qui inspiraient le doute, au lieu d'amputer, nous avons attendu, et nous n'avons eu qu'à nous féliciter de cette réserve.

Les plus beaux résultats sont pour les fractures de la cuisse : vingt-quatre fois nous avons tenté la conservation ; deux fois nous avons dû recourir à l'amputation pour les motifs suivants :

1° Chez l'un, Français, le fragment supérieur fit après quelques jours, à travers la plaie située à la partie moyenne et externe du membre, une saillie qui, dévenant chaque jour plus considérable et irréductible malgré ses efforts, ulcérait les parties molles et occasionnait de graves désordres.

2° Chez le second, Autrichien, parce que la gangrène s'empara de tout le membre vers le deuxième jour. Chez ce dernier, il fallut faire l'amputation au-dessus du tiers supérieur. Je taillai de dehors en dedans un grand lambeau antérieur comme pour la désarticulation, et je sciai le fémur immédiatement au-dessous du grand trochanter ; mais l'opéré mourut quatre heures après, bien qu'il n'eût perdu que très-peu de sang ; il est vrai qu'il était dans de mauvaises conditions avant l'opération, puisqu'il était sous l'influence de la fièvre traumatique et surtout des phénomènes généraux graves déterminés par la gangrène.

J'ai cru devoir signaler ce fait, parce qu'il montre une fois de plus que l'amputation de la cuisse au tiers supérieur, et à plus forte raison la désarticulation coxo-fémorale, n'ont que des chances de succès tout à fait exceptionnelles, tandis que les fractures, dans ces régions, sont loin d'être toutes mortelles, ainsi que j'en ai vu des exemples.

En laissant de côté les 2 blessés qui ont été amputés, les 22 autres fractures se répartissent de la manière suivante jusqu'au jour de mon départ :

	Nombre.	Vivants.	Morts.
Français..	12	8	4
Autrichiens.	9	6	3
Italiens.	1	1	»
Total.	22	15	7

La cause de la mort a été :

Parmi les Français.. .
- 1, la prostration au troisième jour par suite du délabrement considérable des parties;
- 1, la gangrène;
- 2, l'infection purulente.

Parmi les Autrichiens.
- 1, la gangrène;
- 1, l'infection purulente;
- 1, une hémorrhagie foudroyante vers le vingtième jour.

A propos des fractures du fémur, je crois devoir rapporter les deux faits suivants :

Un adjudant sous-officier d'un régiment de ligne avait reçu un éclat d'obus à la partie antérieure de la cuisse droite, au niveau du grand trochanter. Le projectile, après avoir fait une plaie large de trois travers de doigt environ, avait entraîné le tissu même du grand trochanter et de la base du col du fémur, en faisant éclater la moitié antérieure de sa circonférence en nombreux fragments, sans cependant fracturer l'os dans toute son épaisseur, car le membre n'était ni raccourci ni dévié. — Pendant les premiers jours, il n'y eut aucun accident; j'enlevais plusieurs esquilles à mesure que je parvenais à les rendre mobiles; la suppuration avait un écoulement facile, etc. Malgré cela, il survint, vers le vingtième jour, une ostéite du tissu spongieux de l'extrémité supérieure du fémur, et bientôt après l'infection purulente.

Il est important de faire observer que le projectile n'était pas sorti, et que malgré de nombreuses explorations, je ne pus arriver à le découvrir, parce qu'il était probablement engagé dans quelque point de l'épaisseur de l'os iliaque.

Le second fait est à peu près semblable à celui-ci :

Un tirailleur algérien avait été frappé par une balle qui avait pénétré à la face externe de la région trochantérienne du côté gauche et avait été se loger au centre de la base du grand trochanter sans fracturer l'os : elle était si enfoncée que je ne pus parvenir à l'extraire, n'ayant pas de tire-fonds à ma disposition. J'espérais que la suppuration finirait par la détacher ; mais au bout de quelques jours, le tissu osseux se gonfla d'une manière extraordinaire; le grand trochanter prit un volume considérable, toute la région devint rouge, chaude et très-douloureuse. Je fis un débridement qui n'amena point d'amélioration sensible, et ce blessé succomba à l'infection purulente vers le quinzième jour.

Je puis citer plusieurs fractures du fémur qui montrent que, quelle que soit la hauteur à laquelle l'os est atteint, quel que soit le nombre des esquilles et le délabrement des parties molles environnantes, la guérison n'est cependant pas toujours impossible :

Un soldat de la ligne reçut dans la hanche gauche une balle qui traversa la base du col du fémur en le fracturant complétement, et vint s'arrêter sous la peau de la région périnéale du côté droit, près du sillon génito-crural, d'où je pus l'extraire facilement, à l'aide d'une simple incision. La fracture s'accompagnait de raccourcissement et de déviation considérable du membre. Malgré la gravité de cette blessure, il ne survint aucun accident inquiétant soit local, soit général ; plusieurs esquilles furent éliminées secondairement ; et lorsque je quittai Montechiaro, c'est-à-dire plus d'un mois après la blessure, les deux plaies étaient cicatrisées, le cal commençait à prendre de la consistance, et la guérison paraissait assurée.

Un caporal autrichien reçoit à la face externe et moyenne de la cuisse gauche une balle qui, après avoir brisé le fémur en nombreuses et larges esquilles, resta dans le fond de la plaie. Il survient pendant les jours suivants une inflammation intense et une suppuration abondante; je maintiens la plaie largement accessible aux moyens d'investigation. Vers le dixième jour, je parviens à enlever trois esquilles volumineuses, et derrière elles, je trouvai la balle déformée, aplatie, ayant presque le diamètre d'une pièce de cinq francs. Pendant les jours suivants, plusieurs autres esquilles, plus petites, furent encore extraites ; dès lors, l'inflammation s'éteignit; le fond du foyer, qui formait une excavation large à y loger le poing, se détergea, la suppuration devint chaque jour moins abondante ; elle était réduite à peu de chose lorsque je quittai Montechiaro, et le cal commençait à se former, mais avec un raccourcissement considérable.

Deux autres fractures étaient situées immédiatement au-dessous du grand trochanter : l'une, chez un soldat autrichien, ne donna lieu à aucun accident consécutif; l'autre, chez un Français, se compliqua d'inflammation phlegmoneuse, avec fusées purulentes, etc. Lors de mon départ, ces deux fractures étaient en voie de guérison. Dans les autres cas, la fracture était située à la partie moyenne ou inférieure du fémur.

Parmi ces dernières, plusieurs étaient assez peu compliquées et exemptes d'accidents locaux ou généraux; aussi, après un mois, les esquilles étant extraites ou éliminées, les plaies se trouvaient en voie de cicatrisation plus ou moins avancée, et le cal présentait déjà un certain degré de solidité. Six blessés, trois Français et trois Autrichiens, en étaient arrivés à ce degré rapproché de leur guérison, lorsque je quittai Montechiaro. Je suis cependant loin d'avancer que tous les blessés dont je viens de parler doivent être considérés comme guéris ; je suppose même que ceux qui étaient dans la situation la plus avancée vers la guérison lorsque je les ai quittés n'étaient pas complétement à l'abri d'accidents consécutifs éloignés ; car, chez tous, le cal était volumineux, sensible à la moindre pression, et très-certainement le siége d'un travail inflammatoire susceptible de se réveiller à un moment donné.

Qu'il me soit permis d'ajouter quelques remarques sur le mode de traitement que j'ai employé pour les fractures de la cuisse par coup de feu.

Ces sortes de lésions présentent de grandes difficultés quant aux moyens chirurgicaux. Soigner les plaies sans mettre un appareil contentif, c'est permettre à la fracture de se consolider avec un raccourcissement et une déviation tels, parfois, que le membre devient difforme et presque incapable de servir. D'un autre côté, l'application d'un appareil exige certaines conditions ; il faut que les pansements journaliers puissent être faits sans déplacement du membre, que le point où siége la fracture reste libre, afin de permettre l'emploi des topiques, et de rendre la surveillance des accidents plus faciles, enfin, que la réduction soit maintenue sans que le membre soit serré et totalement enveloppé, etc. Cette dernière indication est d'autant plus nécessaire et difficile à remplir, que ces sortes de fractures par coup de feu s'accompagnent presque toujours d'un déplacement des fragments plus considérables que dans les cas de fractures ordinaires, différence qu'on doit attribuer : 1° au grand délabrement causé par le projectile, qui toujours fait éclater l'os en plusieurs esquilles volumineuses, et, en outre, déchire largement les parties molles voisines adhérentes aux fragments, qui, ne pouvant pas s'arc-bouter les uns contre les autres, permettent un déplacement plus étendu ; 2° à la contraction musculaire, qui est plus énergique, et persiste pendant plus longtemps que dans les cas de fractures simples, par suite de l'irritation violente déterminée par la présence d'esquilles projetées dans tous les sens.

Aussi, je crains qu'aucune des fractures que nous avons pu conserver ne guérisse sans un raccourcissement notable, qui aurait lieu d'étonner, si l'on ne tenait compte des conditions particulières dont ce raccourcissement est l'effet, et qui sont la perte de substance osseuse, à la suite de l'issue d'esquilles volumineuses, la rétraction musculaire plus forte et plus tenace, et enfin la difficulté de maintenir la réduction, et surtout d'employer une extension permanente assez énergique.

Les gouttières métalliques satisfont assez bien à toutes ces conditions, mais je n'en possédais point : j'ai abandonné bientôt les gouttières en carton, qui se ramollissent du jour au lendemain par l'imprégnation des liquides. J'essayai, pendant les premiers jours, les appareils ordinaires, avec le drap fanon et les attelles ; mais je ne tardai pas à m'apercevoir qu'ils étaient non-seulement insuffisants, mais nuisibles ; plusieurs fois, la pression des coussins a déterminé un érysipèle ou un phlegmon : mollement appliqués, ils ne remédient en rien au déplacement en tous sens ; ils rendent les pansements longs et compliqués, et, enfin, exigent beaucoup de linge et l'assistance de plusieurs aides, ce qui rend le service impossible dans des circonstances comme celles où nous nous trouvions. Je renonçai donc à l'usage des appareils, et je les remplaçai par le double plan incliné, fait simplement avec un coussin plus ou moins volumineux, suivant que cela était nécessaire pour obtenir la meilleure réduction, dans les cas où la fracture avait son siége au col du fémur, à la partie moyenne ou inférieure, et avec la précaution, en outre, de bien fixer le pied à une planchette verticale clouée au bas du lit et dans la direction normale du membre.

Avec ce mode de traitement, les pansements devinrent simples et faciles à renouveler, sans douleurs et sans mouvements : une compresse, de la charpie, un cataplasme suffisaient ; il permettait en outre de tenir le membre à découvert et de surveiller la marche des accidents par un coup d'œil jeté rapidement chaque jour ; ce qui est un avantage précieux dans de telles circonstancees. Le plan incliné fut maintenu en général pendant vingt-cinq ou trente jours, jusqu'à cessation des accidents inflammatoires et commencement de cicatrisation, puis remplacé par l'appareil de Desault, auquel on aurait pu encore, plus tard, substituer un bandage inamovible. Dans la situation où nous nous trouvions, le traitement par le double plan incliné nous paraît être véritablement le seul qu'on puisse mettre en usage, et nous pensons en avoir obtenu les meilleurs résultats. Je n'ai pas fait de débridements primitifs ; mais j'ai eu soin de faire tenir les plaies, qui en général sont assez larges pour permettre l'introduction du doigt, suffisamment dilatées, de manière à faciliter le libre écoulement de la suppuration. Cependant, comme pendant les quatre ou cinq premiers jours, le gonflement inflammatoire des bords des plaies fait séjourner les liquides dans le fond du foyer, j'ai été plusieurs fois dans la nécessité d'agrandir les ouvertures par une incision.

Après réflexion sur les faits que j'ai observés, je crois qu'une pratique plus hardie que celle que j'ai suivie aurait de grands avantages : l'accident le plus dangereux dans la fracture du fémur par coup de feu consiste précisément dans le séjour prolongé d'esquilles nombreuses et volumineuses, projetées dant tous les sens et déterminant une inflammation violente suivie d'une suppuration abondante qui, en stagnant dans le foyer, épuise les blessés et les expose à l'infection purulente. Au lieu d'attendre l'élimination naturelle des esquilles, élimination toujours longue et périlleuse, il serait bien préférable de débrider dès le premier jour, et d'enlever promptement les esquilles qui doivent se détacher secondairement.

L'opération est moins difficile qu'elle ne le paraît ; on peut toujours atteindre le foyer de la fracture avec le bout du doigt ; il est donc possible d'aller couper, à l'aide des ciseaux ou du bistouri boutonné, les brides que retiennent les fragments osseux, et de nettoyer ainsi de prime abord le foyer de la fracture. Je l'ai fait trois fois pour des esquilles volumineuses qui tardaient trop à se détacher et piquaient les chairs, et je n'ai éprouvé aucune difficulté ni aucun accident. Cette pratique me semble rationnelle et susceptible, en soustrayant la plaie aux principales causes d'inflammation, de diminuer beaucoup la gravité des accidents consécutifs et d'augmenter ainsi les chances de succès dans le traitement de ces fractures. » Dr GAUJOT, médecin aide-major.

Hôpitaux de Brescia.— « Les fractures de cuisse, pour lesquelles nous avons cru devoir rejeter, ou du moins ajourner l'amputation, justifiaient, par les conditions suivantes, nos tentatives de chirurgie conservatrice : 1° brisures simples ou peu comminutives du fémur, à surfaces de coaptation plus ou moins irrégulières, mais sans déviation prononcée des extrémités hors de l'axe de l'os, ainsi qu'on l'observe, quand il y a éclat ou fêlure des diaphyses ; 2° extraction immédiatement réalisable des esquilles libres, peu adhérentes, pas trop considérables ; 3° absence de complications graves, d'hémorrhagie, de corps étrangers perdus au milieu des chairs, etc. ; 4° possibilité de transporter le blessé, à faible distance du lieu du combat, pour appliquer promptement, sans déplacement ultérieur, les moyens de traitement locaux et généraux que réclame son état.

Telle était la situation, pour M. le colonel Servier, chef d'état-major du génie du 1er corps, atteint, au côté externe et au tiers supérieur de la cuisse gauche, par un fragment de balle (ricochet), qui fut extrait, sur le moment même de la blessure, sous forme d'un petit disque métallique. M'étant assuré, par le toucher digital, que la fracture du fémur était très-simple, j'appliquai, aidé de M. le médecin-major Jacquemin, un appareil de Scultet, et le colonel Servier fut incontinent transporté à Brescia, sur sa voiture, dans laquelle j'avais fait disposer un brancard en hamac. Tous les rapports parvenus jusqu'à ce jour promettent une consolidation heureuse. — Je n'ai pas encore de renseignements sur cinq autres blessés de la même catégorie.

Les correspondances officielles de MM. les médecins des hôpitaux à l'intérieur de l'Italie annoncent, dit-on, au chef du service médical de l'armée une proportion tout à fait inespérée de guérisons probables de fractures de cuisse, soustraites au dur précepte de l'amputation. Nous faisons des vœux pour que ces faits, bien vérifiés, bien contrôlés, se montrent nombreux et authentiques, tels enfin qu'on en puisse tirer des inductions précises sous le double point de vue : 1° de la curabilité absolue des fractures comminutives du fémur aux armées ; 2° des chances relatives de la conservation des blessés, après ou sans l'amputation. » BERTHERAND, médecin principal.

VALAT, Guillaume, du 8e d'artillerie. Fracture comminutive du col du fémur droit, coup de feu, Solférino. — Le projectile pénètre en avant du grand trochanter, se dirige en dedans et en arrière et fracture le col du fémur à sa base. Le blessé plongeait l'écouvillon dans la pièce qu'il servait, le poids du corps portant sur le membre gauche fléchi. Il ressent un choc violent produit par la balle, mais il n'a pas tout d'abord conscience de sa blessure. Ce n'est qu'en voulant se redresser qu'il chancelle et évite une chute en s'appuyant à un arbre. Les premiers soins lui sont donnés sur place par un médecin de la division. Évacué sur Brescia, où se trouvent déjà un grand nombre de blessés, il y arrive le lendemain, après trente heures de route, transporté sur un cacolet d'abord, puis sur une charrette ; il eut à souffrir des secousses violentes, fréquentes et très-douloureuses, il est reçu dans une église transformée en hôpital. Inflammation considérable, mais localisée heureusement au voisinage de la blessure; la plaie est sondée par un médecin italien qui ne peut réussir à trouver le projectile. — 30 juin. Incision pour agrandir la plaie dont les bords tuméfiés sont en contact. Issue d'une grande quantité de pus sanguinolent; soulagement immédiat et sommeil. Jours suivants, suppuration très-abondante, mais état général assez satisfaisant.—4 au 7 juillet. Frissons d'une heure de durée chaque soir; saignée de 300 grammes; suppuration toujours très-abondante, tendance de la plaie à se fermer. — 15 août. Extraction d'une esquille mobile. — 18. Foyer purulent ouvert à l'aide d'un stylet mousse introduit par l'ouverture de la plaie. Chaque jour introduction du stylet, évacuation du pus et de petits morceaux de drap du pantalon et de toile; compression méthodique. — 20. Évacué sur Milan par voie ferrée, il fait le voyage assis, le grand nombre de blessés ne permettant pas le décubitus. — 23. Évacué sur Alexandrie dans les mêmes conditions. — Inflammation locale intense. — 31. Évacué sur Gênes; entré à l'hôpital du grand séminaire, service d'un médecin-major français, M. Renard. Gonflement considérable de toute la cuisse, grandes douleurs. Foyer purulent, incision; pus mal lié, sanguinolent : toujours tendance de la plaie à s'oblitérer. Introduction d'une éponge préparée. Le lendemain, issue d'une grande quantité de pus, soulagement considérable. Exploration nouvelle, minutieuse, de la plaie, sans découverte de corps étrangers. — 6 septembre. Fusées purulentes jusque vers la partie moyenne de la cuisse. Emploi du double plan incliné. —11. Extraction d'une esquille de 2 centimètres carrés.—25. Extraction d'une nouvelle esquille.—Suppuration moins abondante. —3 octobre. Évacué sur Marseille et de là sur Rennes, où se trouve sa batterie.—12. Arrivée à Rennes. Entré à l'infirmerie du corps. Le blessé n'a pas trop souffert de ce dernier voyage, mais il est épuisé par la suppuration. Régime fortifiant : vin de quinquina. Marche à l'aide de béquilles. Pendant le séjour du blessé à l'infirmerie, rien à noter. — Avril 1860. Le cal prend plus de consistance; la situation s'améliore, et le 10 mai le blessé marche sans béquilles. — Juin. Eaux de Baréges, accidents inflammatoires, abcès, incision. Rentré à Rennes, à la fin de juillet, sans avoir retiré aucun bénéfice de l'usage des eaux. Plaie toujours ouverte et suppuration abondante; marche sans grandes douleurs. — 4 octobre. Pendant une promenade, douleurs vives qui nécessitent un repos de quelques jours, ouverture spontanée de la plaie pendant la nuit, et suppuration séreuse et abondante. — Entré à l'hôpital de Rennes, injections iodées. Suppuration moins abondante. — 15 décembre. Cicatrisation complète.—Juillet 1861. Eaux de Baréges. Les mouvements du membre s'exécutent dans tous les sens, mais l'extension prolongée de la cuisse reste difficile, douloureuse. Un corps dur, mobile, fuyant sous la pression et que le blessé suppose être la balle qui l'a frappé, se rencontre à la partie interne et supérieure de la cuisse. La forme et la dureté de ce corps étranger rendent cette supposition probable.—Deux cicatrices à la partie supérieure externe de la cuisse droite. L'une, sur le bord antérieur du grand trochanter, auquel elle est adhérente, présente une étendue de 4 centimètres dans tous les sens et permet de constater des aspérités assez saillantes et un glissement de la base du col sur le trochanter. L'autre, sur la même ligne verticale que la précédente et à 5 centimètres au-dessous, est ellipsoïde et a 3 centimètres d'étendue. Il y a lieu de s'étonner qu'une fracture aussi grave, soumise à trois reprises différentes à des déplacements douloureux, ait pu se consolider aussi rapidement, en traversant deux périodes inflammatoires, et se consolider sans autre difformité qu'un raccourcissement de 4 centimètres, raccourcissement qui s'observe généralement dans les fractures les plus simples du fémur par armes à feu. — Etat général satisfaisant. — *Retraité*. — Dr GOINARD, médecin aide-major au 8e régiment d'artillerie.

Hôpitaux de Gênes. — « Beaucoup de coups de feu à la cuisse avec fracture comminutive du fémur et plaie en communication avec le foyer de la fracture, à toutes les hauteurs du membre, sans en excepter le grand trochanter lui-même, ont été guéris sans opération. Je ne puis dire de combien d'essais de ce genre, moins bien réussis, ces guérisons sont le résumé. Elles ont été, toutefois, assez multipliées, et, d'après l'examen du membre blessé, il faut reconnaître que beaucoup étaient entourées d'assez grandes difficultés pour que l'on prenne en sérieuse considération ces nouvelles et heureuses protestations contre un principe dont il ne faut cependant pas méconnaître la prudence. — Deux hommes avaient conservé les esquilles extraites de leurs cuisses. En rassemblant ces esquilles, de grosseur et de longueur variables, il devenait incontestable que le fémur avait subi une déperdition considérable de substance. La guérison, on le comprend sans peine, s'était effectuée à travers les accidents les plus graves. En prenant acte de pareils faits, je suis loin de les proposer quand même à titre d'encouragement. Je ne saurais oublier que si, dans quelques cas, on avait sauvegardé le membre, c'était au prix d'une difformité ou d'une impuissance faisant regretter qu'il n'eût pas été sacrifié. Je veux seulement faire observer que, dans ces cas exceptionnels, et malgré l'énormité de la blessure, il y avait eu guérison, et que, dès lors, dans des circonstances moins graves, où néanmoins beaucoup de praticiens n'hésitent pas encore à amputer, le même résultat peut être espéré. Ici, la détermination du chirurgien ne s'inspire pas seulement de la blessure et de l'état général de l'individu, mais encore de l'éloignement où se trouve le blessé des lieux où il recevra des soins autrement méthodiques et complets que ceux du champ de bataille ou de l'ambulance, et du surcroît de gravité pour la blessure, pouvant résulter du transport aux hôpitaux et des conditions hygiéniques de ceux-ci. Au moment de notre dernière lutte en Italie, — Solférino, — les fatigues et les privations de la campagne ne comptaient guère encore que quarante-cinq à cinquante jours. Quelque pénible qu'elles aient été jusque-là, la santé générale de l'armée était restée bonne. Après chaque affaire, les hôpitaux ou hospices s'offraient d'eux-mêmes à nos blessés, et à proximité du champ de bataille. Ces établissements ont toujours été assez multipliés pour qu'on ait pu éviter des accumulations de quelque durée. Avec de pareilles conditions, on a donc pu faire et répéter heureusement des tentatives de conservation qui, avec des circonstances opposées, eussent été, probablement, une faute. Ces tentatives, toutefois, ne sauraient être encouragées qu'à cette condition capitale que la cuisse conservée ne sera par un objet incessant de souffrance ou de gêne pour le blessé. — De toutes les fractures compliquées de la cuisse que j'ai rencontrées dans mon service, non-seulement aucune n'avait guéri sans raccourcissement, — je le crois inévitable, mais dans certaines proportions seulement, à la suite de toute fracture oblique du fémur; — mais encore ce raccourcissement, chez beaucoup de malades, variait de 5 jusqu'à 7 et 8 centimètres. Dans trois cas, où la fracture siégeait au-dessus de la partie moyenne du fémur, ce raccourcissement dépassait 11 centimètres. Ce qui n'était pas moins regrettable, la consolidation s'était faite à angle, de sorte que le fémur présentait une fâcheuse irrégularité, et que la cuisse, dans la marche, flottait suspendue à côté de l'autre. — Dans d'autres cas, où le raccourcissement était moindre, mais notable encore, c'était souvent en penchant fortement le corps du côté blessé, ou avec bien des efforts, qu'il réussissait à atteindre le sol du bout du pied. C'est que, dans ces différents cas, le membre n'était pas seulement raccourci, mais qu'il était encore sensiblement dévié de sa direction normale. L'expérience nous dit bien que, dans les fractures par contre-coup du fémur, ainsi que dans celles qui succèdent à l'action des corps contondants ordinaires, le déplacement se fait, et, jusqu'à concurrence d'opposition, se maintient plus souvent dans un sens, moins souvent dans un autre ; la raison principale du fait se trouvant dans la simplicité plus générale des fractures ordinaires de la cuisse, dans la fréquence plus grande de telle ou telle obliquité des fragments, et, enfin, dans l'intégrité ordinaire des cordes musculaires qui, de près ou de loin, peuvent avoir action sur ces fragments. Que de raisons pour qu'à la suite des coups de feu il n'en soit plus communément ainsi, et que nous retrouvions là, comme partout ailleurs, avec l'imprévu et le caprice des lésions, l'exceptionnalité des résultats! En effet, le choc subi par le fémur est des plus violents : la fracture peut bien s'étendre plus ou moins loin au delà du point frappé par le projectile; mais c'est toujours là, d'abord, que sont les principaux dégâts; c'est là, du moins, que la fracture est presque toujours multiple. Le rapport des fragments entre eux est d'autant plus variable qu'en brisant le fémur, le projectile en jette les éclats sur les côtés ou les pousse devant lui. Les muscles qui se trouvent sur son passage sont souvent, à leur tour, violemment froissés, labourés et déchirés. Leur action directe ou indirecte sur les fragments, plus ou moins amoindrie, ne peut plus être donnée comme règle, lorsque l'intégrité des muscles n'a point souffert, ou qu'elle n'y a été que médiocrement compromise. Or, par cela même que, dans les brisures du fémur par coups de feu, les conditions d'état ou de déplacement des fragments cessent fréquemment d'être celles de ces mêmes lésions, effectuées dans les circonstances ordinaires, on comprend très-bien, eu égard surtout à la brutalité de la cause fracturante, les variations infinies dans le déplacement.

En vue de résultats dont le dernier mot pouvait être l'infirmité à divers degrés, si ce n'est l'abolition du fonctionnement du membre, qu'avait-on fait, sinon pour les prévenir d'une manière absolue, du moins pour les réduire aux proportions d'une guérison qui ne fût pas tout à la fois, dans les cas graves, une sorte d'impuissance du membre et une cause perpétuelle de douleur? Ici, flexion limitée à la cuisse fracturée ; là, flexion double du membre inférieur, avec ou sans appareil contentif de la fracture, avec ou sans tractions exercées sur le membre ; ailleurs, soit appareil de Scultet, avec attelles, qui tantôt ne dépassent pas la cuisse, tantôt, au contraire, longent tout le membre inférieur mis dans l'extension, soit appareil de Desault, modifié, ou tel que l'employait ce chirurgien ; d'autres fois, enfin, on se contente de placer le membre en supination dans la gouttière métallique. En résumé, les uns ont demandé à la flexion ce que les autres ont espéré obtenir de l'extension, deux méthodes de traitement des fractures de la cuisse, encore diversement appréciées aujourd'hui. Je ne donne pas, comme termes de comparaison entre ces deux méthodes, les résultats précédemment indiqués et auxquels leur emploi a concouru, attendu que je n'ai sur leur application, ainsi que sur les blessures en vue desquelles elles ont été utilisées, que des renseignements incomplets; je ne les juge que d'après la pratique générale. Il est incontestable que, la position demi-fléchie, simple ou double, tend plutôt à augmenter qu'à diminuer le chevauchement. Le poids de la jambe et les tractions exercées sur elle ne contrebalancent que médiocrement cet inconvénient. La position en ligne droite, l'extension, au contraire, diminue par elle-même le croisement des fragments, et, en relâchant à demi les muscles qui tendent à rapprocher du bassin le fragment inférieur, elle facilite l'action des moyens à l'aide desquels on peut espérer obtenir ce décroisement. Elle est, il est vrai, moins commode et moins bien supportée par le malade; mais, en résumé, elle donne plus sûrement de meilleures guérisons. Le tout est d'en user comme il convient. Pour arriver à obtenir les consolidations les moins vicieuses, il ne suffit pas que cette extension soit pratiquée suivant tels ou tels principes sur lesquels tout le monde est d'accord, il faut encore qu'elle le soit d'une façon invariable, chaque halte dans l'extension devenant, surtout quand le cal n'est encore qu'à l'état d'ébauche, un pas vers le raccourcissement. Toute méthode de traitement dans laquelle il n'est pas fait aux efforts musculaires qui tendent incessamment à raccourcir le membre une opposition véritable et de tous les instants, ne peut aboutir qu'à des résultats biens imparfaits, si ce n'est à de très-mauvais résultats, ainsi que nous l'avons si souvent regretté dans la dernière campagne. L'appareil de Scultet n'a pu produire évidemment ici que ce que tout appareil simplement contentif, quelles que soient la matière et la façon dont il est fait, peut donner en pareil cas. Il peut maintenir plus ou moins bien les fragments dans la direction de l'os; mais il ne les empêche pas de chevaucher. Je dis à dessein plus ou moins bien; car si, dans l'espoir de contrarier sensiblement l'action des muscles, qui tendent toujours à porter en haut le fragment inférieur, on serre fortement l'appareil contentif, ce surcroît de pression présente le double inconvénient d'être difficilement supporté par le malade et d'étrangler les cordes musculaires contre la cuisse; il les fatigue, et prête ainsi appui au chevauchement. L'appareil de Desault, ainsi que tout appareil à extension permanente, n'a de valeur réelle qu'autant qu'il supplée véritablement l'os fracturé, c'est-à-dire qu'agissant incessamment en sens inverse du déplacement, il maintient jusqu'à solidification complète des fragments osseux en bons rapports. On n'a cessé de le dire, l'appareil de Desault se relâche avec une facilité désespérente, et, en admettant que, par une modification quelconque dudit appareil, on puisse obtenir que la tension qu'il imprime au membre fracturé s'éloigne moins de la direction de celui-ci et de la courbure naturelle de la cuisse, resteront toujours, comme inconvénient grave, la variabilité et l'incertitude de cette tension. A ce dernier point de vue, les guérisons tentées à l'aide du moyen suivant, probablement par un médecin italien, sur deux malades évacués sur San Benigno, ne pouvaient être que défectueuses. Un bandage en cuir, avec sous-cuisses et bretelles bouclées, emboîtait solidement le bassin. Deux autres courroies s'attachaient latéralement au lit. Deux autres, croisées en arrière, étaient nouées aux montants de la tête du lit. Deux autres enfin, fixaient la jambe du membre fracturé aux pieds dudit lit. Or, il est incontestable que, dans des appareils de ce genre, il n'y a, soit dans l'immobilisation du bassin, soit dans la tension du membre inférieur qui s'en détache, que des *apparences* de régularité, de solidité et de fixité; et, en admettant que les malades supportent jusqu'au bout une position dont les victimes sur lesquelles l'essai a été fait n'ont pas tardé à se fatiguer, il ne peut résulter qu'une guérison telle quelle.

N'oublions pas, et cette considération est des plus importantes en pratique, que les fractures de la cuisse par coup de feu sont, sauf de très-rares exceptions, toujours compliquées de plaies, qui fournissent chaque jour une quantité variable de pus. Ces plaies ne constituent pas seulement un danger dans l'espèce ; elles sont une difficulté de plus pour le traitement. Leur pansement doit se faire à un intervalle plus ou moins rapproché, surtout dans les premiers temps de l'accident. Pansements rares et fractures en esquilles avec plaies communicantes, sont deux choses qui sonnent mal en pratique. Que d'utopies et de tristes essais à ce sujet ! En 1841, à l'occasion du baptême du comte de Paris, une pièce d'artifice éclate et blesse bon nombre d'artilleurs. Bégin, alors chirurgien en chef du Val-de-Grâce, se laisse aller un moment aux rêveries du jour, il les a bientôt jugées. L'art ne peut pas faire que, dans des lésions de la nature de celles dont il s'agit, il n'y ait pas profusion de pus, aussi longtemps que le travail de réparation de la fracture en particulier ne sera pas arrivé à un certain point, et que ce pus soit chose tout à fait inoffensive pour les surfaces osseuses en voie de cicatrisation. La difficulté est là, et il faut en subir les conséquences aussi longtemps qu'il plaira à la nature de les imposer.

Il ne suffit donc pas, dans les fractures de la cuisse avec plaies, de faire choix du mode de traitement qui offre les chances de la cicatrisation osseuse la moins défectueuse. Il faut, de plus, que l'appareil utilisé dans ce but ne contrarie pas le pansement des plaies, et que, pendant toute la durée du traitement, le membre fracturé soit garanti de ces oscillations et de ces ébranlements qui sont la cause de tant de lenteurs et d'imperfection dans la formation du cal. J'ai fait pressentir, ailleurs, à quel appareil, dans ces cas, j'accorde plus volontiers la préférence. La boîte à extension permanente de Baudens m'avait donné le moyen de redresser assez bien quelques cals vicieux de la cuisse : je devais être tout naturellement amené à croire qu'elle doit suffire à prévenir ce qu'elle a aidé à corriger. Aussi bien suis-je surpris qu'il n'en soit pas fait mention dans quelques travaux chirurgicaux d'assez fraîche date et justement estimés, où sont préconisés d'autres appareils qui, à n'en pas douter, se prêtent moins bien que la boîte à fracture de Baudens aux difficultés de traitement des fractures du membre inférieur, et qui, j'en suis sûr, en triomphent moins bien. Les éléments de cette boîte se trouvent partout, et son installation est des plus simples. Elle est née dans une ambulance, et d'une caisse à biscuits. On battait en retraite, suivi de près par l'ennemi. Pour soustraire les fractures du membre inférieur à une partie des tortures du transport par les caissons d'ambulance, on les empaqueta tant bien que mal dans lesdites caisses à biscuits, dont on avait enlevé la partie supérieure et l'un des côtés. C'était une inspiration du moment : l'expérience apprit bientôt tout le parti qu'on pouvait en tirer. Ce qui n'avait été d'abord qu'un moyen de contention, devint un élément puissant d'extension. Contrairement à ce qu'on lui a fait dire, Baudens n'a eu d'autre prétention que d'avoir par hasard trouvé un moyen de pratiquer plus commodément, et, on peut le dire d'une manière générale, plus fructueusement l'une des méthodes de traitement des fractures du membre inférieur.— Trois planchettes, trouées de distance en distance, et quelques liens ou bandes donnent tous les moyens d'une extension qu'on peut graduer ou modérer à volonté, et qui, surtout, se soutient pendant et après le pansement. — Le pansement peut se renouveler facilement sans mouvements sensibles pour le membre fracturé. Le chirurgien a sous les yeux les moindres changements qui surviennent dans la plaie, les moindres écarts des fragments, et il peut y pourvoir. Il est maître du membre et de ses diverses parties. — L'appareil une fois appliqué, le reste n'est plus qu'une affaire de surveillance. Cet appareil, ingénieux et simple, constitue une ressource d'autant plus précieuse qu'il économise du temps, et, en campagne, avec un personnel aussi réduit que le nôtre, la question de temps est une bien grosse affaire. Le fonctionnement mixte, inventé pendant la guerre d'Italie, n'a pas donné d'heureux résultats. — Dr Maupin, médecin principal.

Hôpitaux d'Alexandrie. — Extraction d'une balle dans la région inguino-crurale gauche par la dilatation progressive à l'aide d'une éponge préparée, suivie d'une contre-ouverture externe.

M. Joly, Jean-Araze, capitaine au 98e de ligne, âgé de 45 ans, d'une constitution robuste, fut atteint le 20 mai, au combat de Montebello (attaque d'une ferme), de deux coups de feu, l'un au côté gauche du bas-ventre, l'autre à la partie supérieure de la cuisse gauche, près de l'aine. Une balle traverse les téguments en forme de séton, immédiatement au-dessus de l'arcade crurale gauche, à peu près au niveau de la jonction du tiers externe avec le tiers moyen du ligament de Fallope, vient s'implanter à 4 ou 5 travers de doigt au-dessous du pli de l'aine, dans la masse musculaire formée d'abord en avant par le droit antérieur de la cuisse, sur le même plan, mais un peu en dedans, par le bord externe du couturier, puis en arrière et comme couche profonde par le muscle crural ou portion moyenne du triceps. Voilà quelles furent pour moi les parties traversées par la balle, du moins autant que je pus en juger par l'entrée du projectile et la simple inspection du membre. Pansé immédiatement après l'action, aucune tentative ne fut faite, soit pour extraire la balle, soit pour retirer les débris de bourre et de drap, qui, au dire du capitaine, se trouvaient dans la plaie. — Perte de sang assez considérable, n'offrant pourtant rien d'anormal, rien d'inquiétant. Le lendemain, le blessé est transporté à Voghera (collége), de là à Alexandrie, à l'hôpital du petit séminaire, où le service était fait par des médecins piémontais. — Dans la nuit du 28 mai, forte hémorrhagie : on se contente d'appliquer un épais gâteau de charpie. — 2 juin. Nouvelle hémorrhagie, qui se renouvelle six jours après. Au dire du capitaine, on chercha alors à faire une ligature ; compression immédiate, perchlorure de fer (sur la plaie) sans interruption pendant 17 jours, opium à l'intérieur, d'après les souvenirs du blessé. — Le 26 juin, 4e hémorrhagie plus forte encore que les précédentes, portée jusqu'à la syncope. Les forces du blessé sont anéanties, c'est à peine s'il peut parler et se faire entendre. — M. le médecin principal Cazalas, qui avait déjà vu plusieurs fois le blessé, vint lui faire une nouvelle visite le lendemain de la dernière hémorrhagie. Le capitaine lui demanda son évacuation sur l'hôpital français San Stephano, ce qui lui fut accordé le lendemain 28 juin 1859. — Le service chirurgical dans cet hôpital était alors dirigé par M. Castano, médecin principal français. Voici ce qui fut fait : — Application d'un bandage roulé sur tout le membre pelvien gauche considérablement tuméfié ; compression permanente à l'aide d'une compresse pliée en plusieurs doubles sur l'artère fémorale à son passage sur la branche horizontale du pubis ; à l'intérieur, extrait de ratanhia 1 gramme dans 60 grammes de vin de quinquina — (cette potion fut continuée pendant longtemps), pansements quotidiens de la plaie sans toucher au spica de l'aine, frictions quotidiennes sur tout le membre avec l'alcool et l'huile camphrés. A l'aide de ce traitement, établi par M. Castano et continué par son successeur M. Mauduit, médecin aide-major, le gonflement disparut presque en entier, et il n'y eut qu'une petite hémorrhagie sans importance. — Le 27 août, arrivé de Milan, je prends la direction du service et je constate ce qui suit : quoique d'une nature énergique, le blessé est un peu découragé ; pas la moindre trace de fièvre, toutes les fonctions s'exécutent régulièrement, et l'appétit du malade, ses digestions, sont aussi bons que peuvent le permettre trois mois de séjour dans les hôpitaux. La plaie du bas-ventre est cicatrisée depuis longtemps. Déjà, depuis quelques jours, la cuisse, débarrassée de tout appareil, repose dans une simple gouttière faite à l'aide de draps de lit roulés de chaque côté du membre. Sa rectitude est parfaite, la cuisse est un peu tuméfiée, douloureuse surtout au pourtour de la blessure. Les mouvements de l'articulation du genou sont presque abolis, le membre se soulève presque tout d'une pièce, mais non sans occasionner de grandes douleurs dans la cuisse et l'articulation coxo-fémorale qui pourtant est encore assez mobile. — Les réponses du blessé ne m'apprennent rien sur le point présumé où repose la balle. Mes doigts, promenés sur toute la périphérie de la cuisse et dans tous les sens, ne donnent la sensation d'aucune douleur, d'aucune sensibilité qui auraient pu me mettre sur la trace du projectile. La plaie de la cuisse, dont le diamètre est d'un peu plus de celui d'une pièce de 1 franc, est remplie d'un pus sanieux qui ne s'écoule que par regorgements. Mon indicateur droit, introduit dans l'ouverture, ne peut pénétrer au delà de 2 à 3 centimètres; la plaie s'est resserrée de dedans en dehors, mais je peux pourtant juger à cette simple inspection qu'elle se dirige de la racine de la cuisse vers le genou. J'introduis alors une sonde de femme, en ayant soin toutefois de suivre la direction d'arrière en avant. Je pénètre cette fois bien plus loin, mais je suis arrêté par une petite bande musculaire, qui n'était autre chose probablement qu'un faisceau de fibres déchirées du crural. Cette seconde tentative me confirma dans la direction oblique de la balle ; la difficulté que j'éprouve à l'introduction de la sonde me démontre de nouveau l'oblitération du passage, et une petite hémorrhagie survenue brusquement me fit suspendre toutes mes recherches. L'obliquité du trajet, sa profondeur, son oblitération, surtout l'apparition instantanée du petit écoulement sanguin, me suggérèrent immédiatement l'idée de recourir à la dilatation progressive au moyen de l'éponge préparée.— Sur-le-champ, j'introduis un morceau d'éponge de 5 à 6 centimètres de longueur et dont le calibre égale à peu près la moitié de celui de la sonde. —Les douleurs sont très-supportables, et le 28 au matin, je retire lentement le morceau d'éponge par des mouvements de latéralité en tous les sens en ayant soin de comprimer et maintenir autant que possible le pourtour de la plaie avec les doigts de la main gauche. L'introduction de l'éponge fut continuée et progressivement augmentée ; ce ne fut que le 3 septembre que ma sonde put arriver jusqu'au fémur et venir frapper sur un corps dur qui me donna la sensation assez distincte d'un son métallique. La dilatation obtenue m'ayant permis l'introduction de l'indicateur, je pus, avec l'ongle, constater la sensation perçue avec la sonde. — La découverte de la balle, je ne pouvais en douter, fut un petit événement pour notre hôpital : tout le courage, la résignation de M. Joly, avaient intéressé en sa faveur. Je fis part sur-le-champ de mon heureuse découverte à M. Cazalas, et le jour même, à midi, je résolus d'opérer. — La balle était-elle libre, maintenue seulement par quelques fibres musculaires, par une enveloppe fibreuse de récente formation, ou bien était-elle enclavée dans l'épaisseur du fémur ? Tel fut le problème qui naturellement vint tout d'abord se poser à mon esprit. Son ancienneté de séjour, son immobilité constante, la forme cylindrique du fémur et sa grosseur étaient autant de raisons qui militaient en faveur de cette dernière hypothèse : mais la marche du projectile d'arrière en avant à travers la profondeur considérable de la masse musculaire pouvait aussi faire supposer qu'il avait pu venir s'implanter sur la face antérieure du fémur, malgré la forme cylindrique de cet os. Quoi qu'il en fût, dans l'un ou l'autre cas, l'expectation n'était plus permise, il fallait enlever la balle ! devais-je maintenant me borner à agrandir la plaie et chercher à extraire le projectile ? Je n'étais nullement fixé sur son mode d'adhérence : les commémoratifs de la blessure, des considérations anatomiques dont je devais tenir compte, me firent rejeter cette manière de faire, et j'eus recours à une contre-ouverture externe. — Le blessé ayant été chloroformé sur sa demande, car il me répugnait de recourir à l'anesthésie, je pratiquai une incision de 7 à 8 centimètres qui, partant en avant de la base du grand trochanter, se continua sur le côté externe de la cuisse, en ayant soin de raser le fémur autant que possible. Mon indicateur gauche introduit dans la plaie repoussait en dehors la masse musculaire et me servait de point de repère. Au bout de quelques secondes, les muscles furent divisés, mon bistouri tomba dans le vide, j'étais sur la balle. Mon indicateur droit introduit dans la plaie par l'incision nouvelle en fit tomber sans effort une balle cylindro-conique fortement aplatie. Cette petite opération sans effusion de sang ne dura que quelques secondes. Mon doigt promené sur le fémur ne me fit rien remarquer qui pût désormais entraver la guérison, et la plaie nouvelle fut réunie à l'aide de bandelettes agglutinatives. 8 jours après, la plaie primitive était en voie de cicatrisation très-avancée. — Au 1er octobre, jour de mon départ pour rentrer en France, le blessé était complétement métamorphosé. Au découragement avait succédé la joie et l'espérance, les forces avec le sommeil étaient revenus, le membre avait repris sa forme, la roideur du genou avait disparu, les mouvements de l'articulation coxo-fémorale ne provoquaient presque plus de douleur et la plaie externe était cicatrisée aux trois quarts. Déjà plusieurs fois le blessé avait été levé, placé sur un fauteuil et roulé au soleil ; le pied pouvait déjà s'appuyer sur le sol ; en un mot, M. Joly était en pleine voie de guérison. — J'ai tenu à savoir où en était M. Joly, je lui ai écrit, et voici ce qu'il m'a répondu de Caen à la date du 25 février 1861. Je copie textuellement : — « Je marche parfaitement et je fais tout le service, moins les marches militaires, n'étant pas encore assez fort, mais avec une nouvelle saison des eaux thermales, j'espère être parfaitement rétabli. » — D'où provenaient les hémorrhagies ? pourquoi ai-je employé la dilatation ? n'était-il pas plus simple d'agrandir la plaie que de recourir à une contre-ouverture ? — Les hémorrhagies ne pouvaient provenir ni de la crurale, ni de la musculaire profonde : l'intermittence des hémorrhagies, l'éloignement de ces deux vaisseaux de l'entrée de la balle, ne permettent pas, je pense, de s'arrêter à cette idée. D'abord, le couturier ne m'a paru atteint, et faiblement encore, que par son bord externe ; or, le couturier forme seulement le côté externe du triangle de Scarpa : les vaisseaux fémoraux occupent le centre de ce triangle, donc le projectile ayant porté en dehors de lui ne pouvait atteindre ni la crurale, ni sa division la musculaire profonde. Les hémorrhagies pourraient-elles être attribuées aux perforantes, continuation de la musculaire profonde ? Mais ces artères sont encore bien plus éloignées, puisqu'elles descendent d'abord entre le vaste interne et les adducteurs auxquels elles donnent des rameaux, pour gagner ensuite la partie postérieure de la cuisse après avoir traversé le 3e adducteur et se ramifier dans les muscles biceps, demi-tendineux et demi-membraneux, muscles séparés de la couche antérieure par le fémur. — Je pense donc que la principale source de l'hémorrhagie ne provenait que de la musculaire superficielle prenant son origine à un pouce et demi de l'arcade crurale, se dirigeant transversalement en dehors, entre le couturier et le droit antérieur, et se divisant principalement en nombreux rameaux dans l'épaisseur de ces deux muscles et du fascia lata. J'incline en outre à penser, pour mieux expliquer l'abondance des hémorrhagies, qu'il faut aussi faire entrer en ligne de compte la lésion des rameaux nombreux des deux circonflexes qui se distribuent au couturier et droit antérieur. — *Dilatation*. Les moyens anesthésiques, les points de repère aujourd'hui plus nombreux, mieux tracés, mieux définis, ont rendu les chirurgiens moins temporisateurs, plus hardis ! mais en cette circonstance, la dilatation était le seul moyen raisonnable, praticable pour arriver à la découverte de la balle ; l'obliquité de son trajet, son occlusion, le voisinage des vaisseaux en faisaient même une loi. Débrider avant la dilatation, c'était agir à l'aventure, car j'ignorais où était la balle ! était-elle sur la face antérieure du fémur ? l'avait-elle contourné ? s'était-elle enfoncée dans la profondeur de la cuisse, comme pouvait le faire supposer la direction de son trajet d'arrière en avant ? Par la dilatation, j'étais sûr d'arriver jusqu'au fémur, et si je n'y trouvais rien, je n'avais du moins rien compromis. Par la dilatation j'éloignais les fibres musculaires sans les diviser, je comprimais les vaisseaux sans m'exposer à les ouvrir et j'éloignais par là tout danger d'hémorrhagie. — *Contre-ouverture*. Une fois fixé sur le point occupé par le projectile, je ne pouvais songer à l'extraire au moyen du tire-balle sans débrider. La dilatation obtenue me permettait bien d'arriver jusqu'au fémur, d'y percevoir un corps étranger, mais l'espace n'était pas assez grand pour pouvoir y introduire et y faire jouer à l'aise les branches de l'instrument. J'ignorais en outre le degré de force qu'il serait nécessaire d'employer. Je n'étais nullement fixé sur le mode d'adhérence du projectile. Je ne pouvais ne pas tenir compte des hémorrhagies antérieures ; quoique arrêtées depuis longtemps, elles devaient pourtant m'inspirer des craintes sérieuses. Bien mieux, le petit écoulement sanguin qu'avait produit l'introduction de mon doigt, si minime qu'il fût, ne devait-il pas être pour moi un avertissement de chercher ailleurs une route pour ne pas compromettre une cicatrisation si difficilement, si laborieusement obtenue ? — Inciser la cuisse par sa face antérieure en me servant de la dilatation obtenue, c'était attaquer le membre dans sa partie la plus musculeuse, la plus charnue, au voisinage des vaisseaux, à la source même des hémorrhagies ! par l'émission externe, au contraire, je n'avais que peu ou pas de muscles à inciser ; je m'éloignais des vaisseaux, je me donnais la faculté de pouvoir prolonger sans danger mon incision selon les besoins, car j'ignorais encore les manœuvres auxquelles je devais recourir. Enfin, comme dernier avantage, après avoir éloigné tout danger d'hémorrhagie, m'être donné de l'espace pour manœuvrer, je procurais une issue facile aux liquides et je n'étais plus exposé à les voir séjourner dans la plaie et à ne s'en échapper que par regorgement. Dr Boudier, médecin-major. — M. Joly a été nommé depuis à l'état-major des places, citadelle de Doullens.

Hôpitaux de Milan. — M. Cailly-Duverger, Édouard, né le 1er octobre 1814, à Paris (Seine), capitaine au 71e de ligne. — Fracture comminutive du fémur, Solférino. — Entré à l'ambulance de la 1re division du 2e corps. — Évacué sur Castiglione, entré à l'hôpital Saint-Ambroise, à Milan. — *Lacune dans les renseignements*. — Décembre 1859. Plaie à la partie moyenne externe et un peu postérieure de la cuisse droite. Dénudation des os au fond d'un trajet oblique. — Phénomènes locaux et généraux de la nécrose et de l'ostéomyélite. — Suppuration abondante et fétide ; fièvre hectique ; un peu de diarrhée, reste d'une dyssenterie assez grave pour avoir obligé les médecins italiens à différer une amputation qu'ils jugeaient nécessaire. — Ankylose presque complète des articulations de la hanche, du genou, du cou-de-pied, douleurs vives dans le foyer de la fracture et dans tout le membre au moindre mouvement communiqué ; sensibilité extrême des saillies osseuses et du talon. — Escarres au sacrum. — Raccourcissement considérable du membre, qui est d'ailleurs en bonne position. — Le blessé, couché sur le dos, ne pouvait pas même redresser le tronc, en raison des douleurs que le moindre mouvement du bassin déterminait. Ouate ; appareil inamovible. — Expectation ; pansement simple. — L'amputation, à cette époque lointaine, était nettement indiquée, et on l'eût pratiquée dans les meilleures conditions, sur un malade plus déterminé, sans illusion, et résolu à tout supporter pour guérir. — J'ai quitté San Ambrogio et mon malade, à la fin de mars 1860. Je l'ai retrouvé au Val-de-Grâce en 1861. Ses forces, son embonpoint étaient revenus, son moral avait faibli ; sa constitution ne permettait déjà plus de tenter une opération que la lésion locale rendait encore peut-être nécessaire. Dr Beaumetz, médecin sous-aide. — 28 février 1866. — Le malade est rentré au Val-de-Grâce depuis une dizaine de jours. Ankylose complète du genou. Gêne des mouvements de la hanche et de l'articulation tibio-tarsienne. Raccourcissement de 17 centimètres. Le malade marche péniblement avec une chaussure à haut talon ; et, à l'aide de deux béquilles, il peut faire un peu plus d'un kilomètre sans se reposer. Les deux tiers inférieurs du fémur, qu'on sent parfaitement à travers le peu d'épaisseur des parties molles de la cuisse amaigrie, présentent un volume environ trois fois plus considérable qu'à l'état normal. — La cicatrice de la partie interne de la cuisse (ouverture d'entrée) s'ouvre de temps en temps et donne issue à des quantités considérables de pus ; pas d'esquilles. Chacune de ces poussées est précédée de phénomènes inflammatoires d'une certaine intensité. La cicatrice externe (ouverture de sortie) est presque constamment restée ouverte et a donné passage à un grand nombre d'esquilles. En ce moment même une portion d'os complétement détachée et mobile, dont je ne saurais préciser le volume, se trouve à cinq ou six centimètres de la plaie extérieure et sera bientôt éliminée ou extraite. On sent avec l'extrémité du stylet, derrière l'esquille détachée, une partie du fémur tout à fait dénudée et rugueuse. Dr PAULET, médecin-major.

M. CAILLY-DUVERGER, promu chef de bataillon, a été mis à la retraite, par décret du 25 avril 1863.

MOHAMMED-BEL-ABBÈS, tirailleur algérien. — Fracture comminutive de la cuisse droite au tiers supérieur et plaie contuse à la cuisse gauche par le même projectile. Le blessé est insoumis, il dérange sans cesse son appareil ; néanmoins, la consolidation s'opère, et il sort le 8 septembre assez bien guéri pour qu'après son retour en Algérie, il n'ait été proposé ni pour la retraite, ni même pour une gratification renouvelable, et qu'on se soit arrêté à la réforme par décision du 1er janvier 1861.

LODANI-WRANZEL, Autrichien, 11e régiment, d'une constitution affaiblie, lymphatique, reçoit, à Magenta, un coup de feu à la cuisse. — La balle pénètre à la partie moyenne et antérieure du membre, fracture comminutivement le fémur et est extraite par incision en arrière et au même niveau. — Le blessé entre aux hôpitaux de Milan le 8 juin ; un appareil en plâtre, procédé Pirogoff, est immédiatement appliqué. Le membre fracturé se trouve parfaitement contenu, sans douleur pour le blessé ; la suppuration s'écoule librement par les ouvertures ménagées sur l'appareil, le pus est de bonne nature et charrie un assez grand nombre de petites esquilles. L'état général est bon ; le malade a peu de réaction et continue à supporter très-bien l'enveloppe solide qui maintient son membre dans l'immobilité. — 3 juillet. Le stylet fait constater la présence d'esquilles nombreuses qui sont immédiatement extraites. A la suite de cette extraction un peu douloureuse, un abcès survient à la partie postérieure de la plaie ; une incision donne issue à une assez grande quantité de matières sanieuses, d'une odeur fétide. Les accidents généraux qui avaient accompagné la formation de cet abcès disparaissent peu à peu et la suppuration tend chaque jour à diminuer. — 23 août. La fracture est parfaitement consolidée, le cal est volumineux et présente de nombreuses inégalités. Les plaies sont bientôt cicatrisées ; il y a un raccourcissement d'un ou deux centimètres. — Le malade est évacué sur Vérone.

M. le Dr OURADOU, médecin aide-major au 6e bataillon de chasseurs à pied, a été atteint, à Solférino, par un éclat d'obus, pendant qu'il pansait un blessé. Forte contusion à la face externe de la cuisse gauche ; lésion assez étendue.

M. le Dr VERDIER, médecin aide-major au 8e de ligne, a aussi été blessé à Solférino. Plaie contuse à la partie supérieure externe de la cuisse droite ; pas d'accidents graves.

Parmi les blessures de la cuisse, il y a un grand nombre de plaies en séton, fréquemment aux deux cuisses. Parfois aussi les deux cuisses sont atteintes par deux balles différentes. Il y a eu une fracture sans plaie par boulet à fin de course. Les renseignements nous ont quelquefois manqué pour établir exactement le siége d'une fracture de la cuisse ; nous avons dû réunir toutes ces fractures indéterminées sous le titre vague de fractures du fémur.

TABLEAU DES BLESSURES DE LA CUISSE.

GENRES DE BLESSURES.	PROJECTILES, ARMES, ETC., QUI ONT PRODUIT LES BLESSURES.																	
	BALLE.			BOULET.			ÉCLATS DE PROJECTILES, BISCAÏENS.			SABRE, BAÏONNETTE, LANCE.			DIVERSES.			TOTAL.		
	Pensionnés.	Sortis guéris ou évacués.	Morts.	Pensionnés.	Sortis guéris ou évacués.	Morts.	Pensionnés.	Sortis guéris ou évacués.	Morts.	Pensionnés.	Sortis guéris ou évacués.	Morts.	Pensionnés.	Sortis guéris ou évacués.	Morts.	Pensionnés.	Sortis guéris ou évacués.	Morts.
Plaies contuses	92	733	46	»	»	2	9	14	4	»	42	»	»	»	»	101	789	22
Id. avec lésion du fémur.	27	62	13	»	»	»	1	»	»	»	»	»	»	»	»	28	62	13
Fractures du col du fémur..	6	»	17	»	»	»	»	»	»	»	»	»	»	»	»	6	»	17
Id. du gr^d trochanter.	6	»	22	»	»	»	»	»	3	»	»	»	»	»	»	6	»	25
Id. du fémur, 1/4 sup.	6	»	21	»	»	»	»	»	3	»	»	»	»	»	»	6	»	24
Id. id. 1/3 sup.	21	1	33	»	»	»	»	»	4	»	»	»	»	»	»	21	1	37
Id. id. 1/3 moy.	15	4	16	»	»	»	»	»	»	»	»	»	»	»	»	15	4	16
Id. id. 1/3 inf.	13	3	9	»	»	»	»	»	2	»	»	»	»	»	»	13	3	11
Id. id. 1/4 inf.	3	1	7	»	»	»	»	»	2	»	»	»	»	»	»	3	1	9
Id. id. aux condyles.	4	2	7	»	»	»	»	»	»	»	»	»	»	»	»	4	2	7
Id. du fémur (?). . .	28	»	31	1	»	7	2	2	6	»	»	»	»	»	»	31	2	44
Fractures simples	1	3	»	»	»	»	»	»	»	»	»	»	»	»	»	1	3	»
Coups de feu.	143	526	35	»	»	»	»	»	»	»	»	»	»	»	»	143	526	35
Contusions.	»	18	»	»	4	2	»	10	»	»	»	»	»	»	»	»	32	2
Diverses.	»	»	»	»	»	2	»	»	»	»	»	»	2	»	»	2	»	2
Sans indications	»	»	»	»	»	»	»	»	»	»	»	»	»	149	129	»	149	129
	365	1353	227	1	4	13	12	26	24	»	42	»	2	149	129	380	1574	393
TOTAUX.	1,945			18			62			42			280			2,347		

La date terminale de chaque observation sommaire est celle du décret accordant la pension de retraite.

BLESSURES DE LA CUISSE.

ABDELKADER-BEN-FERKA, né en 1835, à Bab-Oli (Oran), 2e tirailleurs algériens. — Coup de feu à la cuisse gauche, Solférino. — Le projectile a traversé la cuisse au tiers inférieur; cicatrices profondes; rétraction musculaire; émaciation du membre. — 2 avril 1863.

AGULHON, Léon, né le 23 février 1835, à la Salle-Prunet (Lozère), 49e de ligne. — Coup de feu à la cuisse gauche, Solférino. — Cicatrice longue et adhérente à la partie moyenne et externe de la cuisse. — Gratification renouvelable.

Ahmed-ben-Abbès, né en 1838, à Oued-Améniah (Constantine), 3e tirailleurs algériens. — Fracture comminutive du fémur droit, coup de feu, Solférino. — Raccourcissement considérable du membre inférieur droit; consolidation vicieuse. — 26 décembre 1860.

Ahmed-ben-Mohamed, né en 1834, à Cherfa (Constantine), 1er tirailleurs algériens. — Coup de feu traversant d'avant en arrière la partie supérieure de la cuisse droite, Magenta. — Gêne dans les mouvements du membre. — Gratification renouvelable.

Aiguier, Jean-Louis-François, né le 27 janvier 1830, à Solliès-Farbède (Var), sergent, 91e de ligne. — Fracture comminutive du fémur droit au tiers moyen, coup de feu, Solférino. — Évacué sur Crémone. Extraction de nombreuses esquilles et d'une balle aplatie. Consolidation vicieuse. Raccourcissement considérable et déviation en dehors. — 30 mai 1860.

Alcouffe, Jean-Baptiste, né le 22 janvier 1835, à Prévinquières (Aveyron), 74e de ligne. — Séton traversant la cuisse gauche à sa partie inférieure et postérieure, coup de feu, Montebello. — Lésion des tendons des muscles fléchisseurs, gêne dans les mouvements de progression. — Gratification renouvelable.

Ali-ben-bel-Kassem, né en 1836, Ouledyaya-ben-Salem (Constantine), 3e tirailleurs algériens. — Fracture comminutive du fémur droit à son tiers supérieur, coup de feu, Solférino. — Consolidation vicieuse; raccourcissement de 5 centimètres du membre inférieur droit, avec extension permanente du pied sur la jambe. — 26 décembre 1860.

Allignet, François, né le 14 juin 1835, à Parnac (Indre), 45e de ligne. — Coup de feu à la cuisse gauche, Magenta. — Cicatrice adhérente au tiers inférieur de la cuisse gauche et varice à la jambe. — 26 juillet 1861.

Amarguin, Jean-Claude, né le 20 avril 1835, à Courtenay (Isère), 52e de ligne. — Coup de feu aux deux cuisses, Magenta. — Lésion du nerf sciatique. Atrophie du membre inférieur droit, avec paralysie du pied. — 11 juillet 1860.

Ambert, Jean, né le 19 mai 1829, à Saint-Léon (Haute-Garonne), 1er voltigeurs, garde. — Fracture comminutive du fémur gauche au tiers supérieur, coup de feu, Solférino. — Cal difforme. Claudication. — 6 mars 1861.

Angeli, Dominique-Félix, né le 21 octobre 1835, à Saint-Nicolas (Corse), caporal, 6e de ligne. — Coup de feu à la cuisse droite, Solférino. — Rétraction de la jambe sur la cuisse, avec émaciation du membre. — 31 mars 1860.

Antoine, Louis-Antoine, né le 20 février 1835, à Montmartre (Seine), 85e de ligne. — Coup de feu à la cuisse gauche, près du genou, Magenta. — Gêne dans les mouvements de la rotule, engourdissement et douleur dans le membre. — 3 mars 1860.

Arnaud, Joseph-Philippe, né le 26 mai 1836, à Salazac (Gard), 100e de ligne. — Fracture comminutive du fémur gauche au-dessous du grand trochanter, coup de feu, Solférino. — Raccourcissement notable du membre inférieur gauche (5 centimètres), avec atrophie, cal volumineux et cicatrices adhérentes. — 10 août 1861.

Arnaud, Louis, né le 21 mars 1835, à Valdrôme (Drôme), 76e de ligne. — Fracture comminutive du fémur droit, coup de feu, Solférino. — Consolidation vicieuse; déformation et raccourcissement du fémur. — 11 juillet 1860.

Astier, Étienne, né le 26 février 1834, à Étables (Ardèche), 55e de ligne. — Coup de feu à la partie supérieure et interne de la cuisse droite, Solférino. — Gêne dans les mouvements du membre; cicatrices profondes; issue du projectile à la région fessière droite. — Gratification renouvelable.

Audevi, Pierre, dit la Liberté, né le 10 novembre 1835, à Cause-de-Clérans (Dordogne), 55e de ligne. — Coup de feu à la partie supérieure interne de la cuisse droite, Solférino. — Cicatrices adhérentes et profondes; gêne dans les mouvements de la jambe. — Gratification renouvelable.

Audouin, Louis, né le 25 juin 1835, à Le Pin (Loire-Inférieure), 71e de ligne. — Coup de feu qui a traversé les deux cuisses à leur partie antérieure, Solférino. — Légère rétraction des muscles fléchisseurs de la jambe sur la cuisse. — Gratification renouvelable.

Auteroche, Priest, né le 14 juin 1827, à Volvic (Puy-de-Dôme), 1er zouaves. — Fracture du fémur droit, coup de feu, Solférino. — Raccourcissement du fémur. — 1er octobre 1861.

Baillet, Jules-Narcisse, né le 25 octobre 1834, à Avremesnil (Seine-Inférieure), 15e de ligne. — Coup de feu à la partie inférieure de la cuisse droite, Solférino. — Gratification renouvelable.

Bailly, Pierre-Joseph, né le 19 mars 1836, à Saint-Germain (Haut-Rhin), 85e de ligne. — Coup de feu à la cuisse droite, Solférino. — Ankylose incomplète de l'articulation fémoro-tibiale droite et rétraction musculaire par suite d'un coup de feu qui a traversé les condyles du fémur. Suppuration abondante et issue d'esquilles. — 1er octobre 1861.

Barnaud, Joseph, né le 15 août 1837, à Mazille (Saône-et-Loire), 49e de ligne. — Coup de feu qui a pénétré par la partie postérieure de la cuisse gauche, au pli de la fesse, et est sorti à la partie supérieure et interne dans le triangle de Scarpa. — Solférino. — Gratification renouvelable.

Baroux, Jean-Baptiste, né le 6 août 1836, à Saint-Bonnet-le-Château (Loire), 56e de ligne. — Coup de feu au tiers inférieur de la cuisse gauche, Magenta. — Séton; lésions profondes. — Gratification renouvelable.

Barrelle, François-Xavier, né le 25 décembre 1836, à le Monétier-de-Briançon (Hautes-Alpes), 65e de ligne. — Coup de feu à la cuisse droite, Magenta. — Paralysie des mouvements de la jambe ; atrophie, etc. — 31 mars 1860.

Barrère, Jean, né le 25 juin 1830, à Oloron (Basses-Pyrénées), 65e de ligne. — Coup de feu à la partie supérieure de la cuisse droite, Magenta. — Gêne dans les mouvements. — Gratification renouvelable.

Bastié, Prosper-Charles, né le 24 juillet 1835, à Puybegon (Tarn), 74e de ligne. — Coup de feu à la hanche et à la cuisse droite; contusion violente à la cuisse gauche, Montebello. — Gêne considérable dans les mouvements de progression. — Gratification renouvelable.

Baudry, Louis-Constant, né le 14 janvier 1837, à Saint-Amand-sur-Sèvre (Deux-Sèvres), 55e de ligne. — Coup de feu à la cuisse droite, Solférino. — Deux cicatrices profondes et adhérentes, l'une au côté externe du tiers moyen de la cuisse droite, l'autre à sa face externe. Le projectile a traversé le membre de bas en haut, et d'avant en arrière, en contournant le fémur, dont il a détaché deux petites esquilles. La deuxième cicatrice s'ouvre encore de temps à autre et donne passage à du pus. — 7 octobre 1863.

Bauvais, Pierre, né le 18 septembre 1835, à Grand-Castangt (Dordogne), 55e de ligne. — Coup de feu à l'extrémité inférieure de la cuisse droite, Solférino. — Engorgement du genou; cicatrices adhérentes. — Gratification renouvelable.

Bayard, Jean-Baptiste, né le 11 février 1830, à Guéret (Creuse), 1er zouaves. — Trois coups de feu : 1° à la partie inférieure de la cuisse gauche ; sortie de la balle à la marge de l'anus; 2° séton à la jambe droite ; 3° plaie contuse à la fesse droite, Solférino. — Atrophie et paralysie incomplète de la cuisse ; lésion du nerf sciatique ; cicatrices à la jambe et à la fesse. — 6 octobre 1860.

Beaumet, Jean, né le 17 octobre 1837, à Lacelles (Puy-de-Dôme), 45e de ligne. — Coup de feu à la cuisse gauche, Solférino. — Ankylose complète de l'articulation fémoro-tibiale, avec atrophie du membre. — 30 mai 1860.

Beaurain, Honoré-Hector-Alphonse, né le 18 novembre 1837, à Rouen (Seine-Inférieure), sergent, 1er zouaves. — Fracture du fémur droit, biscaïen, Mélégnano. — Cal vicieux; raccourcissement du membre. — 30 mai 1860.

Bellivier, Jacques, né le 21 août 1837, à Vouillé (Deux-Sèvres), 55e de ligne. — Coup de feu à la partie supérieure et interne de la cuisse droite, Solférino. — Cicatrices adhérentes ; gêne des mouvements. — Gratification renouvelable.

Bénédict, Louis, né le 14 juin 1835, à Andlau (Bas-Rhin), 73e de ligne. — Plaie déchirée à la cuisse droite, coup de feu, Magenta. — La balle entre à la partie postérieure et moyenne de la cuisse, se dirige en avant et en bas, contourne le fémur, qu'elle éraille, et sort au tiers inférieur et externe. Lésion du nerf sciatique. Atrophie de la jambe. — 6 mars 1861.

Berny, Jean, né le 26 mai 1834, à Nontron (Dordogne), 49e de ligne. — Coup de feu à la cuisse gauche; la balle traverse le membre de dehors en dedans à la partie moyenne et fracture le fémur, Solférino. — Gratification renouvelable.

Berton, Guillaume, né le 23 mars 1836, à Saintes (Charente-Inférieure), 98e de ligne. — Coup de feu à la partie interne et supérieure de la cuisse gauche, issue de la balle à la région trochantérienne, Montebello. — Gêne dans les mouvements. — Gratification renouvelable.

Bethon, Joseph-Augustin, né le 31 janvier 1834, à Préaux (Ardèche), 6e de ligne. — Fracture comminutive du fémur droit, coup de feu, Solférino. — Raccourcissement du membre; engorgement considérable de l'articulation fémoro-tibiale. — 31 mars 1860.

Betin, Étienne-Frédéric, né le 18 mars 1834, à Sainte-Pezenne (Deux-Sèvres), 17e bataillon de chasseurs. — Coup de feu à la cuisse droite, Solférino. — Amaigrissement de la cuisse avec gêne dans les mouvements. — Gratification renouvelable.

Bez, Charles-Hippolyte, né le 3 novembre 1837, à Mondragon (Vaucluse), 45e de ligne. — Plaie contuse à la région supérieure et externe de la cuisse gauche. Éclat d'obus, Magenta. — Cicatrice adhérente, gêne dans la marche. — Gratification renouvelable.

Bichet, Claude-Félix, né le 21 janvier 1831, à Fontenois-la-Ville (Haute-Saône) 98e de ligne. — Coup de feu à la partie antérieure de la cuisse droite, Montebello. — Cicatrice douloureuse. — Gratification renouvelable.

Bigaret, Hippolyte-Pierre, né le 5 février 1837, à Daon (Mayenne), 53e de ligne. — Coup de feu ayant traversé les parties molles des deux cuisses au-dessus des genoux, Mélégnano. — Faiblesse des deux membres inférieurs. — Gratification renouvelable.

Bilkassem-ben-Lamarani, né en 1830, à Constantine (Algérie), 3e tirailleurs algériens. — Plaie déchirée à la partie interne de la cuisse gauche, coup de feu, Solférino. — Vaste cicatrice et gêne dans la marche. — Gratification renouvelable.

Bilon, Jean-Baptiste, né le 27 septembre 1827, à Conches (Vosges), sergent, 53e de ligne. — Fracture comminutive au tiers inférieur du fémur gauche, coup de feu, Solférino. — Raccourcissement considérable du membre avec ankylose du genou et cicatrices adhérentes. Hôpital Saint-Mandrier, à Toulon, service du Dr Duval. — 24 juillet 1861.

Blanc, Jean-Hyacinthe, né le 18 novembre 1835, à Barcelonnette (Basses-Alpes), caporal, 21e de ligne. — Fracture comminutive du fémur droit au tiers inférieur, coup de feu, Solférino. — Cal volumineux et difforme, raccourcissement et amaigrissement de la jambe. — — Gratification renouvelable d'abord et pension, 6 mars 1861.

Blanche, Henri-Charles-Octave, né le 28 octobre 1829, à Châlons-sur-Saône (Saône-et-Loire), maréchal des logis, 1er chasseurs d'Afrique. — Coup de feu aux cuisses, Solférino. — Faiblesse des extrémités inférieures; le projectile a traversé les deux cuisses. Déformation du pied droit, consécutivement à l'écrasement de la voûte plantaire par la chute de son cheval. — 26 janvier 1862.

Blandin, Jacques-Philogène, né le 8 septembre 1835, à Chattencourt (Meuse), sergent, 55e de ligne. — Coups de feu à la cuisse gauche, Solférino. — Cicatrices profondes; engorgement chronique et déformation du genou. — 31 mars 1860.

Bonnelli, Jean, né le 16 août 1833, à Ajat (Dordogne), 30e de ligne. — Coup de feu à la cuisse gauche, Solférino. — Vaste et profonde cicatrice adhérente à la cuisse gauche, gêne considérable dans les mouvements de ce membre. — Gratification renouvelable.

Bonnet, Louis-Maximilien, né le 9 janvier 1834, à Lusigny (Aube), 45e de ligne. — Coup de feu à la cuisse gauche, lésion du fémur, Magenta. — Claudication. — Gratification renouvelable.

BONNET, Jules-Émile, né le 4 mars 1827, à Tourville (Eure), 15e de ligne. — Fracture comminutive du fémur, Solférino. — Coup de feu dirigé de la partie moyenne et antérieure à la partie supérieure interne de la cuisse droite. Extraction de douze esquilles, consolidation vicieuse avec raccourcissement. Ankylose du genou avec rétraction musculaire et flexion permanente de la jambe droite. — 14 mars 1860.

BONVALOT, Pierre-Désiré-Amédée, né le 26 septembre 1839, à Saint-Germain-en-Laye (Seine-et-Oise), 90e de ligne. — Coup de feu à la partie antérieure et supérieure de la cuisse gauche, Magenta. — Gêne dans les mouvements du membre. — Gratification renouvelable.

BORDESSOULE, Barthélemy, né le 4 février 1837, à Lagant (Landes), 23e de ligne. — Coup de feu à la cuisse droite, séton, Magenta. — Rigidité dans les mouvements de la cuisse et de l'articulation coxo-fémorale droite. Le projectile a traversé la partie supérieure interne de la cuisse et lésé la tubérosité sciatique. — 26 juin 1861.

BOUBE, Jean-Pierre, né le 17 octobre 1836, à Martres (Haute-Garonne), 43e de ligne. — Coup de feu à la partie externe et inférieure de la cuisse gauche, Magenta. — Gratification renouvelable.

BOUDRY, Alexandre-Gustave, né le 13 décembre 1838, à Limoges (Haute-Vienne), sergent, 61e de ligne. — Coup de feu à la partie moyenne et externe de la cuisse droite, Solférino. — Cicatrice adhérente. — Gratification renouvelable. — (*Voir* Observation détaillée, page 389.)

BOUGAUD, Jean-Claude, né le 27 décembre 1837, à Champdivers (Jura), 85e de ligne. — Séton profond au quart antérieur et inférieur de la cuisse droite, coup de feu, Magenta. — Gratification renouvelable.

BOULAY, Jean-Baptiste, né le 15 mai 1834, à Paris (Seine), 34e de ligne. — Fracture comminutive du fémur droit à sa partie inférieure, coup de feu, Solférino. — Élimination de plusieurs esquilles. Ankylose de l'articulation fémoro-tibiale droite, avec raccourcissement du membre. — 6 mars 1861.

BOUSQUET, Jean-Pierre-Siméon, né le 13 juillet 1836, à Belpech (Aude), 34e de ligne. — Trois coups de feu : 1° plaie à la partie supérieure de la cuisse droite ; 2° plaie transversale non pénétrante à la région ombilicale ; 3° plaie contuse à l'avant-bras droit, Solférino. — — Gratification renouvelable.

BOUTONNET, Guillaume, né le 20 décembre 1832, à Moulins (Allier), 45e de ligne. — Coup de feu à la cuisse droite, Solférino. — Fracture ? raccourcissement de la cuisse. Claudication. — 4 juin 1860.

BOYVEAU (DE), François-Gabriel, né le 6 mai 1827, à Toulon-sur-Arroux (Saône-et-Loire), capitaine, 74e de ligne. — Coup de feu à la partie moyenne de la cuisse gauche, Solférino. — Lésions profondes musculaires et nerveuses, atrophie du membre. — 13 août 1865.

BRAND, Joseph, né le 9 mars 1834, à Staletz (Autriche), 23e de ligne. — Fracture comminutive au quart supérieur de la cuisse droite, coup de feu et coup de baïonnette, Magenta. — Déformation et raccourcissement considérable de la cuisse droite (15 centimètres). — 26 juin 1861.

BRENDEL, Louis, né le 20 janvier 1840, à Ribeauvillé (Haut-Rhin), 15e de ligne. — Plaie déchirée à la partie interne de la cuisse gauche, éclat d'obus, Solférino. — Atrophie de la cuisse. — 31 mars 1860.

BRIAS, François, né le 18 mars 1833, à Meaux (Seine-et-Marne), tambour, 2e de ligne. — Fracture de l'extrémité inférieure du fémur droit, coup de feu, Solférino. — Ankylose presque complète de l'articulation fémoro-tibiale droite, avec extension de la jambe sur la cuisse ; cicatrices adhérentes. — 6 octobre 1860.

BRIGNONEN, Guillaume-Marie, né le 2 décembre 1831, à Saint-Quay-Perros (Côtes-du-Nord), 49e de ligne. — Trois plaies contuses à la cuisse droite. Balle et biscaïens, lésion du fémur, Solférino. — Cicatrices larges et adhérentes à la cuisse droite. Claudication. — 26 janvier 1862.

BROCHON, Jean, né le 17 juillet 1835, à Saint-Disant-du-Gua (Charente-Inférieure), 3e zouaves. — Coup de feu à la cuisse droite, Palestro. — Perte de substance des muscles antérieurs de la cuisse droite. — Gratification renouvelable.

BRUGOT, Pierre-Jude, né le 6 janvier 1836, à Beaumont-le-Hareng (Seine-Inférieure), 91e de ligne. — Coup de feu à la partie moyenne et externe de la cuisse droite, Solférino. — Gratification renouvelable.

BRUILLOT, François-Joseph, né le 26 juillet 1834, à Crouzet (Doubs), 1er zouaves. — Fracture du fémur gauche à sa partie supérieure, coup de feu, Solférino. — Esquilles nombreuses. Atrophie incomplète du membre pelvien gauche. Cicatrices adhérentes, claudication. — 4 juin 1832.

CAILLAT, Adolphe, né le 27 novembre 1834, à Andryes (Yonne), clairon, 74e de ligne. — Coup de feu à la cuisse gauche, Solférino. — Cicatrice adhérente à la région trochantérienne. Gêne dans les mouvements de flexion et d'extension de la cuisse sur la bassin. — Gratification renouvelable.

CAM, Jean-Christophe, né le 27 février 1835, à Spézet (Finistère), 23e de ligne. —Séton à la cuisse gauche, coup de feu, Magenta. — Rétraction de la jambe gauche sur la cuisse. — Le projectile a traversé la cuisse gauche à son quart inférieur et lacéré les muscles. — 4 mars 1861.

CARMAN, Jean-Nicolas, né le 24 juin 1828, à Saint-Jean-Rorbach (Moselle), 3e grenadiers, garde. — Fracture du fémur gauche au tiers inférieur, coup de feu, Magenta. — Vaste cicatrice qui s'étend au-dessous du genou ; ankylose incomplète ; atrophie. — 24 juillet 1861.

CARON, François-Albert, né le 20 novembre 1834, à Guiseniers (Eure), 1er zouaves. — Fracture du fémur au tiers supérieur, coup de feu, Mélégnano. — Gêne dans les mouvements de la main droite. Cicatrice adhérente. — Gratification renouvelable.

CARRIÈRE, Philippe, né le 24 juillet 1836, à Salars (Aveyron), 55e de ligne. — Coup de feu à la cuisse droite, Solférino. — Le projectile a traversé les muscles de la région postérieure. Atrophie de ce membre. — Gratification renouvelable.

CASSO, Damien-Joseph-Pierre, né le 23 septembre 1819, à Prats-de-Mollo (Pyrénées-Orientales), sergent, zouaves de la garde. — Coup de feu à la cuisse droite, Magenta. — Le projectile a divisé les muscles extenseurs. Rétraction, atrophie et paralysie de la jambe. — 3 mars 1860.

CASTANDET, Jean, né le 20 juin 1832, à Bassercles (Landes), 6e de ligne. — Coup de feu à la cuisse droite, Solférino. — Angioleucite chronique de la jambe droite, qui a pris un volume énorme. — 27 février 1864.

CAZARD, Jean, né le 29 octobre 1834, à Gourdon (Lot), 85e de ligne. — Coup de feu aux deux cuisses, à leur partie postérieure et moyenne, Magenta.—Gratification renouvelable.

CAZENAVE, Jean, né le 21 novembre 1819, à Benejacq (Hautes-Pyrénées), 1er voltigeurs, garde. — Fracture du fémur droit, coup de feu, Solférino. — Cal vicieux et raccourcissement du membre. — 25 avril 1860.

CAZENOVE, François, né le 30 juillet 1836, à Gimbrède (Gers), 61e de ligne. — Coup de feu à la cuisse droite, Solférino. — Lésion du nerf sciatique ; engorgement du pied. — 4 juin 1860.

CHABEAU, Jean, né le 28 août 1835, à Saint-Illide (Cantal), 45e de ligne. — Coup de feu traversant les deux cuisses, Magenta. — Gêne dans la marche. — Gratification renouvelable.

CHABROL, Jean, né le 5 juillet 1837, à Saint-Jean-des-Ollières (Puy-de-Dôme), 65e de ligne. — Coup de feu à la partie inférieure de la cuisse gauche, Magenta. — Claudication. — Gratification renouvelable.

CHAINTREUIL, Jacques, né le 11 avril 1830, à Mâcon (Saône-et-Loire), 21e de ligne. — Coup de feu à la cuisse gauche. Fracture comminutive du fémur au tiers supérieur, Solférino. — Évacué sur les hôpitaux de Crémone. — A cause d'une tuméfaction considérable, l'appareil de Desault n'a pu être placé que le 16 juillet. — 17 juillet. Le blessé souffre peu, le membre a recouvré une partie de sa longueur, suppuration abondante, d'assez mauvaise nature qui nécessite deux pansements par jour. Injections chlorurées et iodées dans le trajet parcouru par le projectile. État général médiocre, pâleur anémique, pas de diarrhée, quelques accès fébriles de peu de durée, infection putride; régime tonique. — 31 juillet. On remplace l'appareil par celui de Boyer, et le malade supporte assez bien ce nouveau mode d'extension qui permet par une graduation lente de faire atteindre au membre presque toute sa longueur. — 10 août. Consolidation progressive, malgré une déviation invincible de la cuisse en dehors. A travers une tuméfaction des parties molles qui persiste, on sent un cal volumineux ou peut-être des esquilles qui donnent toujours lieu à une suppuration abondante. — 20 novembre. La consolidation, qui paraissait certaine le 27 août, s'est maintenue. La suppuration persiste toujours malgré l'extraction de très-grosses esquilles et nous fait supposer qu'il en existe encore d'autres. — 20 janvier. Évacué sur France, dans un état satisfaisant, ayant encore deux ouvertures fistuleuses qui ont donné passage à de petites esquilles. Dr Sonrier, et Dr Ciniselli. — Raccourcissement de 6 centimètres. Ankylose complète de l'articulation tibio-tarsienne dans l'extension permanente.—6 octobre 1860.

Chamoin, Étienne, né le 17 mai 1836, à Vautoux (Côte-d'Or), caporal, 6e de ligne. — Coup de feu à la cuisse gauche, Solférino. — Le projectile est entré au tiers inférieur et antérieur du membre pour sortir au pli de la fesse en contournant le fémur. — Gratification renouvelable.

Chapelle, Étienne, né le 9 mars 1835, à Arlanc (Puy-de-Dôme), 23e de ligne. — Fracture du fémur droit au quart inférieur, coup de feu, plaie à la fesse droite, éclat d'obus, Magenta. — Flexion de la jambe sur la cuisse. Cicatrices adhérentes. — 4 mai 1861.

Charrier, Pierre, né le 24 mai 1829, à Machecoul (Loire-Inférieure), 10e bataillon de chasseurs. — Fracture de la cuisse à sa partie supérieure, coup de feu, Magenta.— Rigidité de l'articulation coxo-fémorale gauche et atrophie du membre. Cicatrice adhérente et trajet fistuleux aboutissant à l'ischion. — 10 août 1861.

Charvy, Denis-Paul, né le 24 novembre 1837, à Couleuvre (Allier), 33e de ligne.— Fracture comminutive du fémur droit au quart supérieur, coup de feu, Magenta. — Consolidation vicieuse ; claudication. Le projectile a pénétré à la partie interne près de l'aine. — 6 mars 1861.

Chauvel, Jean-Baptiste, né le 1er juillet 1837, à Castans (Aude), 71e de ligne. — Coup de feu à la partie supérieure et interne de la cuisse gauche, Solférino. — Atrophie du membre. — Gratification renouvelable.

Chauzi, François, né le 15 octobre 1829, à Cassagnes-Comtaux (Aveyron), passé aux zouaves de la garde. — 6 blessures : 1° fracture comminutive du cubitus gauche au tiers moyen, la balle a traversé l'avant-bras obliquement d'avant en arrière ; 2° coup de feu au côté droit de la poitrine, la balle a contourné, en frappant la dernière fausse côte ; 3° coup de feu, séton à la partie moyenne externe de la cuisse gauche ; 4° coup de feu, séton à la partie moyenne interne de la cuisse droite ; 5° deux coups de baïonnette à la partie externe de la cuisse gauche, Mélégnano. — Cicatrice adhérente à l'avant-bras. — 7 octobre 1863.

Chevalier, Simon, né le 22 mars 1835, à Cerzat (Haute-Loire), 84e de ligne. — Séton à la cuisse gauche, coup de feu, Montebello. — Atrophie du membre inférieur gauche, avec flexion permanente de la jambe sur la cuisse. Le projectile a traversé la cuisse à son tiers inférieur et interne. — 4 août 1860.

Chevallier, Nicolas, né le 5 août 1830, à Châtenay (Seine-et-Marne), bataillon de chasseurs, garde. — Plaie en séton à la partie interne et supérieure de la cuisse droite, coup de feu, Solférino. — Cicatrices adhérentes, claudication. — Gratification renouvelable.

Chevré, Théodore, né le 24 juillet 1819, à Saumur (Maine-et-Loire), 72e de ligne. — Coup de feu au tiers inférieur de la cuisse gauche, Solférino. — Rétraction de la jambe. — 14 mars 1860.

Chevreau, Baptiste-Honoré, né le 3 juin 1836, à Taugon (Charente-Inférieure), 90e de ligne. — Coup de feu à la cuisse gauche. Fracture comminutive du fémur près du grand trochanter, Magenta. — Atrophie du membre inférieur gauche avec raccourcissement de 15 centimètres. — 6 octobre 1860.

Chinlaud, Joseph, né le 22 octobre 1836, à Chatain (Vienne), 43e de ligne. — Coup de feu traversant les parties molles de la cuisse gauche, Solférino. — Gratification renouvelable.

Chirol, Antoine, né le 19 février 1833, à Mirmande (Drôme), 86e de ligne. — Plaie contuse au tiers supérieur et antérieur de la cuisse gauche, coup de feu, Solférino. — Gêne dans les mouvements des extenseurs et atrophie du membre. — Gratification renouvelable.

Chivas, François-Régis, né le 10 septembre 1830, à Chatte (Isère), 1er voltigeurs, garde. — Plaie déchirée à la face antérieure interne du tiers moyen de la cuisse gauche, coup de feu, Magenta.—Gêne dans les mouvements de progression.—Gratification renouvelable.

Collombat, Pierre-Isidore, né le 2 juin 1826, à Vinay (Isère), brigadier, 13e d'artillerie. — Coup de feu à la cuisse droite. Fracture comminutive du fémur au tiers inférieur, Solférino. — Atrophie du membre inférieur gauche et rétraction de la jambe sur la cuisse. Suppuration abondante et issue de nombreuses esquilles. — 26 janvier 1862.

Combes, Jean, né le 6 décembre 1833, à Saint-Ybars (Ariége), 34e de ligne. — Coup de feu ayant traversé les muscles de la partie moyenne et postérieure des deux cuisses, Solférino. — Gratification renouvelable.

Commerçon, Benoît, né le 16 juillet 1837, à Douzy-le-Royal (Saône-et-Loire), 49e de ligne. — Coup de feu à la partie moyenne interne de la cuisse droite, Solférino. — Paralysie incomplète du membre inférieur droit, avec rétraction permanente de la jambe et du pied. — 6 octobre 1860.

Conchard, Pierre, né le 24 mai 1836, à Paris (Seine), 74e de ligne. — Coup de feu à la cuisse gauche, région trochantérienne, Solférino. — Lésion osseuse, cicatrice adhérente. — Gratification renouvelable.

Constant, Jean-François, né le 16 février 1836, à Moustiers-Sainte-Marie (Basses-Alpes), 10e bataillon de chasseurs. — Coups de feu aux cuisses, Solférino. — Paralysie complète suivie d'atrophie progressive du membre inférieur droit. Le projectile a traversé la partie supérieure des cuisses en lésant le nerf sciatique, cuisse droite.— 6 mars 1861.

Courbier, Arsène, né le 4 mars 1833, à Saint-Alban-sous-Sampzon (Ardèche), 100e de ligne. — Coup de feu à la cuisse droite, Solférino. — Paralysie du membre inférieur droit avec rétraction de la jambe sur la cuisse et amaigrissement de tout le membre. Le projectile a intéressé le fémur et lésé le nerf sciatique. — 6 mars 1861.

Courechelongue, Pierre, né le 8 décembre 1822, à Planjagnes (Gironde), capitaine, 21e de ligne. — Deux coups de feu à la cuisse droite; fracture comminutive du fémur, Solférino. — Évacué sur Brescia, hôpital San Paolo. Raccourcissement considérable du membre inférieur droit (6 centimètres) avec cicatrice adhérente au fémur, engorgement de l'articulation fémoro-tibiale et atrophie du membre. — 10 août 1861.

Cournou, Jean-Baptiste, né le 16 août 1837, à Flaugnac (Lot), 45e de ligne.—Plaie contuse à la partie médiane et antérieure de la cuisse droite, coup de feu, Solférino. — Gratification renouvelable.

Courreng, Bernard-Pierre, né le 7 décembre 1823, à Saint-Étienne-en-Devolin (Hautes-Alpes), 8e de ligne. — Plaie déchirée à la cuisse droite, coup de feu, Solférino. — Large cicatrice à la partie interne de la cuisse. — 4 mai 1861.

Coustillas, Bertrand, né le 25 août 1837, à Blis (Dordogne), 74e de ligne. — Plaie à la partie inférieure et latérale gauche de la poitrine; séton à la cuisse droite, coup de feu, Solférino. — La balle a traversé les muscles de la partie interne de la cuisse. Gêne dans les mouvements de flexion de la jambe sur la cuisse et de la cuisse sur le bassin. — Gratification renouvelable.

Crosnier, Jules-Louis-Alcide, né le 7 mars 1830, à Lorient (Morbihan), sergent, 1er zouaves. — Coup de feu au tiers inférieur de la cuisse gauche, Mélégnano. — Cicatrice adhérente. — Gratification renouvelable.

Crumière, Isaac, né le 7 juillet 1834, à Pouzin (Ardèche), 72e de ligne. — Fracture comminutive du fémur droit à son tiers supérieur, coup de feu, Solférino. — Raccourcissement considérable (12 centimètres) du membre inférieur droit avec ankylose des articulations du genou et du pied. — 10 août 1861.

Dardy, Louis, né le 3 octobre 1837, à Cressat (Creuse), 8e bataillon de chasseurs. — Coup de feu à la cuisse droite, Magenta. — Paralysie complète du membre avec atrophie et rétraction de la jambe sur la cuisse. — 25 avril 1860.

Debretagne, Eugène, né le 24 septembre 1829, à Montargis (Loiret), 1er zouaves. — Plaie contuse à la partie supérieure et externe de la cuisse gauche; lésion du fémur, coup de feu, Mélégnano. — Atrophie d'une partie des muscles de la jambe — Gratification renouvelable.

Debruine, Philippe-Jacques, né le 25 décembre 1833, à Lille (Nord), 23e de ligne. — Cinq coups de feu et de sabre : 1° fracture du col du fémur gauche, coup de feu; 2° trois coups de sabre à la tête, à la face et à l'épaule gauche; 3° plaie déchirée à la main gauche, coup de feu, Magenta.—Déformation et raccourcissement considérable de la cuisse gauche. Cal volumineux au col du fémur. Le projectile pénétrant à la région trochantérienne a traversé le bassin et s'est arrêté à l'aine droite, où il a été extrait par incision. Quatre cicatrices de coups de feu ou d'armes blanches à la tête, à la face et au bras droit. — 24 avril 1861.

Dechêne, Jean-Joseph, né le 4 octobre 1833, à Ruaux (Vosges), 61e de ligne. — Coup de feu. Séton profond à la cuisse gauche, Solférino. — Faiblesse et gêne dans les fonctions du membre inférieur. — Gratification renouvelable.

Delage, Pierre, né le 13 juin 1837, à Périgueux (Dordogne), 72e de ligne. — Coup de feu à la face antérieure de la cuisse gauche, Solférino. — Gêne dans les mouvements d'extension. — Gratification renouvelable.

Delarue, Alfred-Alexandre, né le 18 septembre 1837, à Amiens (Somme), 85e de ligne. — Séton au tiers supérieur de la cuisse droite. La balle a traversé le membre, lésé le scrotum et la cuisse gauche, coup de feu, Magenta. — Difficulté des mouvements de la cuisse. —Gratification renouvelable.

Deleuze, Louis-Casimir, né le 2 octobre 1834, à Laurac (Ardèche), 2e grenadiers, garde. — Plaie déchirée à la partie supérieure externe de la cuisse gauche, éclat d'obus, Magenta. — Carie du grand trochanter gauche avec cicatrices adhérentes, amaigrissement de la cuisse. — 4 mai 1861.

Dellac, Antoine, né le 3 août 1834, à Marminiac (Lot), 23e de ligne. — Séton profond à la cuisse droite, coup de feu, Magenta. — Cicatrice adhérente. — Gratification renouvelable.

Delobel, Charles-Alfred, né le 13 janvier 1827, à Lille (Nord), 1er zouaves. — Fracture comminutive du fémur droit, coup de feu, Mélégnano. — Cicatrice adhérente et profonde, perte de substance. — Gratification renouvelable.

Delpierre, Adolphe-Florimond, né le 28 avril 1834, à Boulogne-sur-Mer (Pas-de-Calais), 86e de ligne. — Plaie contuse à la partie supérieure de la cuisse droite, coup de feu, Solférino. — Gratification renouvelable.

Denorus, Jean, né le 27 mars 1828, à Bordeaux (Gironde), caporal, 55e de ligne. — Fracture du fémur gauche à sa partie moyenne, coup de feu, Solférino. — Raccourcissement du membre inférieur gauche. — Gratification renouvelable.

Depeyre, Antoine-Charles, né le 26 février 1835, à Montpeyat (Tarn-et-Garonne), caporal, 17e bataillon de chasseurs. — Coup de feu à la cuisse droite, Solférino. — Cicatrice adhérente. La balle entre au 1/4 inférieur de la cuisse au niveau du bord du couturier et sort en arrière. — 4 juin 1862.

DEROUAULT, Pierre-Isidore, né le 21 décembre 1834, à Niort (Mayenne), 39e de ligne. — Séton à la partie supérieure des deux cuisses et à la fesse gauche, coup de feu, Magenta. — Gratification renouvelable.

DEFARGES, Pierre, né le 23 février 1837, à Tourtoirac (Dordogne), 1er zouaves. — Coup de feu à la cuisse gauche. Fracture comminutive du fémur, Mélégnano. — Esquilles, plaie fistuleuse; fausse articulation du fémur gauche. Atrophie du membre. — 25 avril 1860.

DESLORIEUX, Jean-Pierre, né le 22 mars 1837, à Charmoy (Saône-et-Loire), 30e de ligne. — Coup de feu à la cuisse gauche, Solférino. — La balle a pénétré à la partie supérieure et interne pour sortir à la partie externe; fracture comminutive du fémur. Cicatrice adhérente à l'os. — Gratification renouvelable.

DESTRÉ, Jean-Auguste, né le 26 octobre 1837, à Gien (Loiret), 45e de ligne. — Coup de feu à la partie inférieure de la cuisse droite, Solférino. — Gêne extrême dans la marche. — Gratification renouvelable.

DEVASLLE, Pierre, né le 29 mars 1837, à Saint-Varent (Deux-Sèvres), 90e de ligne. — Coup de feu, Magenta. — Le projectile pénètre dans le tissu spongieux du condyle externe du fémur. Gêne dans les mouvements du genou droit. — Gratification renouvelable.

DEVAUX, François-Camile-Eugène, né le 26 juin 1837, à Bonnieux (Vaucluse), 71e de ligne. — Coup de feu à la cuisse droite, Magenta. — Claudication légère et amaigrissement du membre. — Gratification renouvelable.

DJELALI-BEN-AHMED, né en 1833, à Tebessa (Constantine), 3e tirailleurs algériens. — Fracture simple de la cuisse gauche au-dessus du genou, suite d'une chute; accident pendant la campagne. — Gratification renouvelable.

DJEMAA-BEN-YAYA, né en 1828, à Berho (Algérie), 1er tirailleurs algériens. — Coup de feu à la cuisse, Solférino. — Paralysie incomplète du membre inférieur droit. Flexion de la jambe sur la cuisse. Élévation du talon. La balle a traversé la partie supérieure de la cuisse et lésé le nerf crural. — 10 août 1861.

DOMBLIDES, Jean, né le 13 mai 1837, à Saint-Boës (Basses-Pyrénées), 71e de ligne. — Plaie à la partie antérieure et moyenne de la cuisse droite, coup de baïonnette, Magenta. — Claudication et douleurs. — Gratification renouvelable.

DOMECQ, Raymond, né le 3 janvier 1836, à Doazit (Landes), 70e de ligne. — Coup de feu à la cuisse droite. Fracture comminutive du fémur, région sous-trochantérienne, Magenta. — Hôpital Fate bene Sorelle, de Milan. Phlegmon diffus. Consolidation vicieuse. Raccourcissement et affaiblissement du membre inférieur, avec gêne des mouvements de l'articulation coxo-fémorale. — 6 mars 1861.

DOMONT, Pierre-Joseph, né le 28 juin 1837, à Hardecourt-aux-Bois (Somme), 10e bataillon de chasseurs. — Séton aux deux cuisses, coup de feu, Solférino. — La balle, après avoir traversé obliquement la cuisse gauche de bas en haut et d'avant en arrière, est entrée à la partie interne de la cuisse droite, qu'elle a traversée dans les parties molles postérieures. — Gratification renouvelable.

DOUNNET, Jean-Pierre, né à Saint-Amans-Soult (Tarn), 71e de ligne. — Fracture du fémur gauche; lésion du scrotum et fracture du 5e métatarsien, coup de feu, Solférino. — Raccourcissement et atrophie du membre inférieur droit. Balle non extraite. — 10 août 1861.

DUBIEN, Antoine, né le 13 mai 1837, à Olliergues (Puy-de-Dôme), 49e de ligne. — Deux coups de feu à la cuisse gauche. Fracture du fémur à son tiers moyen, Solférino. — Atrophie et gêne des mouvements du membre inférieur gauche. Cicatrices adhérentes. — 6 octobre 1860.

DUBROCA, Étienne, né le 22 mars 1819, à Eyres (Landes), sergent, 72e de ligne. — Fracture comminutive du fémur gauche au tiers moyen, coup de feu, Magenta. — Extraction de quatre esquilles. Raccourcissement du fémur, avec incurvation antéro-externe. — 31 mars 1860.

Dudognon, Pierre, né le 19 novembre 1835, à Pageas (Haute-Vienne), 53e de ligne. — La cuisse droite traversée par une balle, coup de feu, Solférino. — Flexion permanente et atrophie de ce membre. — Gratification renouvelable.

Dugué, Louis, né le 12 décembre 1834, à Anché (Vienne), 85e de ligne.—Plaie contuse à la partie externe et interne de la cuisse droite, coup de feu, Solférino. — Gratification renouvelable.

Dumont, François, né le 1er octobre 1836, à Sciez (Haute-Savoie), artillerie de la garde. Plaie contuse à la partie exerne de la cuisse droite, coup de feu. — La balle est restée dans les tissus. — Gratification renouvelable.

Dupont, Antoine, né le 11 avril 1837, à Luzinay (Isère), 72e de ligne. — Coup de feu à la cuisse droite, Solférino. — Cicatrice profonde et adhérente à la partie externe et antérieure de la cuisse droite, tiers inférieur. La jambe est étendue sur la cuisse et se trouve gênée dans ses mouvements de flexion. — 6 mars 1861.

Dupui, Bernard, né le 6 novembre 1834, à Lafitole (Hautes-Pyrénées), 6e de ligne. — Coup de feu à la cuisse droite, Solférino. — Paralysie du pied. — 14 mars 1860.

Dupuy, Jean-Marie, né le 21 décembre 1836, à Puy-le-Bon (Gers), 49e de ligne. — Coup de feu à la cuisse droite; lésion du testicule droit, Solférino. — Gêne considérable dans la progression et perte d'un testicule. — 4 juin 1860.

Durand, Auguste-Antoine, né le 27 octobre 1834, à Prades (Tarn), 74e de ligne. — Coup de feu à la cuisse gauche. Fracture partielle du fémur au tiers supérieur, Solférino. — Phlegmon diffus; flexion permanente de la jambe sur la cuisse, avec œdème de la jambe et du pied, et engorgement de la région poplitée. Le projectile est resté dans les tissus. — 25 octobre 1862.

Durand, François, né le 28 mars 1833, à Céaulmont (Indre), 6e de ligne. — Coup de feu à la partie supérieure interne de la cuisse droite; le projectile sort en arrière, au pli de la fesse.— Rétraction musculaire; gêne dans les mouvements de l'articulation coxo-fémorale. — 14 mars 1860.

Dussaugey, Just, né le 12 avril 1835, à Brenod (Ain), caporal, 86e de ligne. — Séton à la partie inférieure de la cuisse, coup de feu, Magenta. — Atrophie du membre inférieur gauche. Claudication. — Gratification renouvelable.

Élie, Édouard-Paul-Marcel, né le 12 septembre 1840, à Orléans (Loiret), caporal, 1er zouaves. — Coup de feu traversant la cuisse gauche à son tiers supérieur, du côté interne à la face externe, au-dessous du grand trochanter, Mélégnano.— Gratification renouvelable.

Embark-ben-si-Brahim, né en 1835, à Haraclas (Constantine), 3e tirailleurs algériens. — Coup de feu à la cuisse gauche. Séton profond; lésion du nerf sciatique, Solférino. — Paralysie et atrophie du membre inférieur gauche, avec flexion permanente de la jambe et du pied, dont le gros orteil porte par son extrémité sur le sol. — 6 mars 1861.

Espitalier, Louis-Joseph, né le 2 avril 1837, à Vachères (Basses-Alpes), 45e de ligne.— Séton à la partie moyenne, cuisse gauche, coup de feu, Magenta.—Gratification renouvelable.

Etchevers, Pierre, né le 12 avril 1835, à Bergoucy (Basses-Pyrénées), 71e de ligne.— Coup de feu à la partie moyenne et postérieure de la cuisse gauche, Solférino.—Rétraction des muscles fléchisseurs de la jambe sur la cuisse. Paralysie des muscles extenseurs et fléchisseurs du pied sur la jambe. Pied violacé, œdémateux et insensible. — 6 mars 1861.

Fanjat, Joseph-Isidore, né le 9 novembre 1829, à Vif (Isère), 74e de ligne. — Coup de feu à la cuisse droite, Solférino. — Cicatrice adhérente à la cuisse. Gêne dans les mouvements d'extension de la jambe sur la cuisse. Gratification renouvelable.

Faulier, Gabriel-Théophile, né le 16 février 1838, à Issoudun (Indre), 74e de ligne. — Coup de feu à la cuisse droite, Solférino. — Flexion permanente de la jambe droite sur la cuisse et de gêne dans les mouvements de la cuisse sur le bassin. Le projectile a intéressé les muscles de la face antérieure de la cuisse à leur tiers moyen et laissé une cicatrice longue et adhérente. — 21 août 1861.

FAURE, Jean-Joseph, né le 21 octobre 1835, à Saint-Jeures (Haute-Loire), 55e de ligne. — Coup de feu à la partie moyenne de la cuisse droite, Solférino. — Rétraction permanente et atrophie du membre. — 31 mars 1860.

FAURE, Pierre-Paul, né le 29 juin 1837, à Doranges (Puy-de-Dôme), 2e de ligne. — Coup de feu à travers les deux cuisses, Solférino. — Quatre cicatrices adhérentes au tiers supérieur des deux cuisses. Gêne notable dans les mouvements. — Gratification renouvelable.

FAUVERTE, Jean, dit Beysson, né le 7 juillet 1837, à Nojals-et-Clottes (Dordogne), 71e de ligne. — Séton à la partie postérieure et moyenne des deux cuisses, coup de feu, Magenta. — La cuisse gauche a été traversée dans sa plus grande épaisseur, le séton de la cuisse droite est moins étendu. — Gratification renouvelable.

FAVEROUL, François, né le 15 septembre 1834, à Poiré (Vendée), 86e de ligne. — Séton à la partie supérieure et externe de la cuisse gauche, coup de feu, Solférino. — La balle est sortie vers le bord externe de la fesse gauche, en traversant les muscles. — Gratification renouvelable.

FÉRAT, Jean-Pierre, né le 17 avril 1834, à Romans (Drôme), 72e de ligne. — Coup de feu à la cuisse droite, fracture partielle du fémur au grand trochanter, Solférino. — Ostéite de la partie supérieure et externe du fémur. Gonflement considérable de l'os; cicatrice adhérente et engorgement œdémateux du membre. — 26 juillet 1861.

FERRAND, Michel-Pierre-Julien, né le 13 mai 1830, à Landéau (Ille-et-Vilaine), sergent, 72e de ligne. — Fracture comminutive du fémur gauche au tiers moyen, coup de feu, Solférino. — Raccourcissement considérable (10 centimètres) et atrophie du membre inférieur gauche. — 26 juillet 1861.

FERRAND, Jean-Baptiste, né le 26 mars 1834, à Blot-l'Église (Puy-de-Dôme), 1er zouaves. — Fracture comminutive du col du fémur gauche, coup de feu, Mélégnano. — Plaies fistuleuses à la hanche et à la cuisse; extension permanente, atrophie du membre inférieur gauche, avec déviation permanente du pied en dedans. — 1er octobre 1861.

FEURSTEIN, né le 9 juin 1836, à Lantenbachzelle (Haut-Rhin), 85e de ligne. — Coup de feu à la partie moyenne et postérieure de la cuisse droite, avec exfoliation du fémur, Magenta. — La balle est restée dans la plaie, sortie d'esquilles. — Gratification renouvelable.

FIRMIN, André-Henry-Lueder, né le 30 novembre 1837, à Chépy (Somme), 30e de ligne. — Fracture comminutive du fémur gauche à son tiers moyen, coup de feu, Solférino. — Raccourcissement considérable du membre inférieur gauche (12 centimètres) et ankylose du genou. — 26 juin 1861.

FLACHARD, Jacques, né le 11 juin 1833, à Rive-de-Gier (Loire), 49e de ligne. — Cinq coups de feu à la cuisse gauche : 1° fracture comminutive du fémur gauche; 2° plaie contuse à la partie supérieure de la cuisse; 3° trois plaies contuses à la partie inférieure de la cuisse, Solférino. — Ankylose incomplète de l'articulation fémoro-tibiale gauche. Déviation du fémur avec tuméfaction considérable de la cuisse. Deux cicatrices adhérentes et profondes à la partie supérieure de la cuisse; trois autres cicatrices adhérentes près du genou. — 18 janvier 1861.

FLAMANT, Xavier, né le 31 décembre 1836, à Magneux (Marne), 85e de ligne. — Plaie profonde à la partie supérieure antérieure et interne de la cuisse gauche. Déchirement des muscles et de leurs tendons, coup de feu, Solférino. — Gratification renouvelable.

FOARE, Charles-François, né le 11 janvier 1827, à Paris (Seine), 1er zouaves. — Fracture comminutive du fémur droit au tiers inférieur, coup de feu, Mélégnano. — Cal vicieux, raccourcissement et incurvation de la cuisse. — 16 mai 1860.

FONTENOIS, Jean-Pierre, né le 23 décembre 1837, à Beaumotte (Haute-Saône), 49e de ligne. — Coup de feu au tiers moyen de la cuisse gauche, lésion du fémur, Solférino. —

Nécrose du fémur entretenant un trajet fistuleux, gêne considérable dans les mouvements du genou. — 26 janvier 1862.

Fornel, Eugène-Alexandre, né le 6 novembre 1831, à Louans (Saône-et-Loire), adjudant sous-officier, promu sous-lieutenant, 7e hussards. — Coup de feu à la région supérieure et postérieure de la cuisse droite, Solférino. — La balle a lésé le nerf sciatique. Paralysie incomplète des muscles de la région profonde et postérieure de la jambe et de la région plantaire avec atrophie du pied. Marche difficile et mal assurée. — 18 mars 1865.

Fortier, Alphonse-Hippolyte, né le 29 octobre 1835, à Rouen (Seine-Inférieure), caporal, 55e de ligne. — Coup de feu à la partie inférieure de la cuisse, Solférino. — Exfoliation de l'extrémité inférieure du fémur, gêne dans les mouvements. — Gratification renouvelable.

Foulcher, Antoine-Étienne, né le 29 juillet 1824, à Villefranche (Tarn), 1er voltigeurs, garde. — Coup de feu à la cuisse gauche, Solférino. — Claudication et perte partielle de la sensibilité et de la caloricité du membre inférieur gauche. — 11 juillet 1860.

Fouque, Jérôme-Gustave-Jean, né le 13 juin 1834, à Marseille (Bouches-du-Rhône), sergent, 72e de ligne. — Plaie contuse à la partie supérieure de la cuisse gauche, coup de feu, Solférino. — La balle, après avoir labouré les chairs, est sortie à la partie moyenne et externe de la cuisse. —Gratification renouvelable.

François, Claude, né le 5 février 1835, à Ancerville (Meuse), 55e de ligne. — Coup de feu à la cuisse gauche, fracture comminutive du fémur au grand trochanter, Solférino. — Ankylose complète des articulations de la hanche et du genou gauche. Raccourcissement de 6 centimètres. Atrophie du membre et rétraction des orteils. — 26 janvier 1862.

Frénier, Humbert, né le 31 mai 1837, à Maizières (Haute-Saône), 49e de ligne. — Plaie compliquée à la cuisse gauche, issue d'esquilles, coup de feu, Solférino. — Claudication. —Gratification renouvelable.

Fromain, Isidore, né le 14 juillet 1827, à Saint-Trivier-de-Courtes (Ain), 2e chasseurs d'Afrique. — Fracture comminutive du fémur droit, coup de feu, Solférino. — Cal difforme, gêne dans les mouvements, avec faiblesse du membre inférieur droit. — 26 janvier 1862.

Gaffard, Joseph, né le 14 novembre 1837, à Rieupeyroux (Aveyron), 30e de ligne. — Coup de feu aux deux cuisses et à la fesse, Solférino. — Atrophie du membre pelvien droit. — 6 octobre 1860.

Galiègue, Henri-Adolphe, né le 15 novembre 1836, à Villers-Outréaux (Nord), 86e de ligne. — Plaie contuse à la partie externe et moyenne de la cuisse gauche, coup de feu, Solférino. — Gêne dans la marche. — Gratification renouvelable.

Gallais, Louis-François, né le 21 mai 1835, à Champrépus (Manche), 100e de ligne. — Coup de feu à la partie moyenne de la cuisse droite, Solférino. — Le projectile n'a pu être extrait; rétraction des muscles postérieurs de la cuisse droite, avec amaigrissement du membre. — 10 août 1861.

Gandon, Baptiste, né le 26 décembre 1826, à Lachamp-Raphaël (Ardèche), chasseurs à pied, garde. — Fracture du condyle interne du fémur, coup de feu, Solférino. — Balle extraite à l'hôpital du Gros-Caillou. — Rétraction de la jambe droite sur la cuisse, avec ankylose incomplète du genou et amaigrissement du membre. — 4 juin 1862.

Garès, Baptiste, né le...? à la Bastide-l'Évêque (Aveyron), sergent, 71e de ligne. — Coup de feu à la cuisse droite, lésion du fémur, Solférino. — Gratification renouvelable.

Gaucher, Paul-Auguste-Frédéric, né le 4 janvier 1834, à Dammartin (Seine-et-Marne), 1er zouaves. — Coup de feu à la cuisse gauche, fracture comminutive du fémur au tiers supérieur, Solférino. — La balle est entrée à la partie supérieure et externe de la cuisse et n'a pu être extraite. Consolidation vicieuse. Raccourcissement considérable. Incurvation et atrophie du membre. — 6 octobre 1860.

Gaussens, Bernard, né le 6 août 1834, à Saint-Michel (Ariége), 85e de ligne. — Coup de feu à la partie supérieure antérieure et interne de la cuisse droite, Magenta. — Gratification renouvelable.

GAUTIER, Félix-Eugène, né le 13 septembre 1833, à Laignolet (Ille-et-Vilaine), 6e de ligne. — Coup de feu à la partie moyenne et antérieure de la cuisse droite, Solférino. — Atrophie du membre et demi-ankylose du genou. — 3 mars 1860.

GAVALDA, Antoine-Victor, né le 27 avril 1823, à Boulouysses (Aveyron), sapeur, 74e de ligne. — Coup de feu à la partie interne et postérieure de la cuisse droite, Solférino. — Gêne dans les mouvements de flexion et d'extension de la jambe sur la cuisse. — Gratification renouvelable.

GAVET, Narcisse-Florimond, né le 7 novembre 1828, à Lavergie (Aisne), 61e de ligne. — Coup de feu au tiers supérieur de la cuisse gauche, Solférino. — Amaigrissement considérable du membre. — Gratification renouvelable.

GENTY, Germain-Honoré, né le 20 novembre 1836, à Dampierre-sur-Bouhy (Nièvre), 8e de ligne. — Séton à la partie moyenne de la cuisse gauche, coup de feu, Solférino. — Gratification renouvelable.

GEORGET, Joseph, né le 8 mars 1835, à Paulmy (Indre-et-Loire), 8e de ligne. — Coup de feu à la cuisse gauche, Solférino. — Gratification renouvelable.

GÉRARD, Gustave-Paul, né le 3 novembre 1838, à Paris (Seine), 86e de ligne. — Coup de feu à la cuisse gauche, Solférino. — Plaie fistuleuse et adhérente à la partie antérieure et moyenne de la cuisse. Ankylose du genou. — 6 octobre 1860.

GIGOGNE, Jules-Albert, né le 30 décembre 1829, à Citers (Haute-Saône), 23e de ligne. — Coup de feu à la cuisse droite. Fracture comminutive du col du fémur, Magenta. — Dépression de la région trochantérienne. Claudication et atrophie du membre inférieur droit. Mouvements d'adduction de la cuisse très-restreints. — 26 juin 1861.

GILARD, Henri-Clément, né le 23 décembre 1834, à Venansault (Vendée), caporal, 86e de ligne. — Coup de feu au tiers supérieur et postérieur de la cuisse gauche; lésion du nerf sciatique, Solférino. — Atrophie et paralysie complète du membre, rétraction permanente de la jambe sur la cuisse. Extension forcée du pied sur la jambe. — 6 octobre 1860.

GIRAULT, Silvain-François, né le 14 juillet 1834, à Cernoy (Loiret), 53e de ligne. — Deux coups de feu, l'un à la cuisse droite, l'autre à la main gauche, coup de baïonnette à l'aisselle droite, Solférino. — Mouvements douloureux. — Gratification renouvelable.

GIRBES, Jean, né le 2 février 1834, à Ledignan (Gard), 52e de ligne. — Fracture du fémur gauche, coup de feu, Solférino. — Gratification renouvelable.

GIROUD, Claude-François, né le 11 juillet 1835, à Priay (Ain), 15e de ligne. — Plaies compliquées aux fesses et à la cuisse, trois coups de feu, Solférino. — Le projectile pénètre à la partie antéro-supérieure et sort à la partie externe et supérieure. — Fracture du fémur à trois travers de doigt au-dessous du grand trochanter; fausse articulation et raccourcissement de 3 centimètres; déviation du pied en dedans; sortie de trois esquilles de petite dimension. Cicatrices aux fesses. — 25 avril 1860.

GOINEAU, Marie-Jacques-Joseph, né le 16 février 1840, à Longeville (Vendée), caporal, 74e de ligne. — Coup de feu à la région supérieure interne de la cuisse droite, Solférino. — Gêne dans les mouvements de flexion et d'extension de la cuisse sur le bassin. — Gratification renouvelable.

GRALL, Charles, né le 13 août 1836, à Plouneventer (Finistère), 74e de ligne. — Coup de feu à la cuisse gauche, Montebello. — Le balle est entrée à la fesse gauche, a contourné le fémur et a été extraite avec des morceaux de drap, au tiers moyen et interne de la cuisse gauche. Rétraction musculaire. — Gratification renouvelable.

GRANDIN, Louis-Augustin, né le 25 février 1837, à Champion (Mayenne), 74e de ligne. — Coup de feu à la cuisse droite, partie inférieure et externe, Montebello. — Cicatrice adhérente comprenant le tendon du biceps. Gêne dans les mouvements de flexion de la jambe. — Gratification renouvelable.

GRANGE, Pierre-Marie, né le 19 septembre 1833, à Chevrières (Loire), sergent, 49e de ligne. — Coup de feu au tiers inférieur de la cuisse droite, Solférino. — La balle a traversé les parties molles en contournant le fémur. Ankylose incomplète de l'articulation fémoro-tibiale droite. — 25 juin 1860.

GRANGE, Étienne, né le 12 novembre 1832, à Fouxnols (Puy-de-Dôme), 2e voltigeurs, garde. — Coup de feu à la partie inférieure de la cuisse gauche, Solférino. — Impossibilité de l'extension de la jambe. — 3 mars 1860.

GRANGÉ, Louis, né le 25 avril 1833, à Chalabre (Aude), 70e de ligne. — Coup de feu à la partie supérieure de la cuisse droite, Magenta. — Gêne considérable des mouvements. — Gratification renouvelable.

GRANGER, Claude-Auguste, né le 12 février 1832, à Saint-Bonnet-le-Troncy (Rhône), 2e grenadiers, garde. — Coup de feu à la partie supérieure et antérieure de la cuisse droite, Magenta. — Claudication. — Gratification renouvelable.

GRAVIER, Augustin-Hippolyte, né le 12 mars 1831, au Havre (Seine-Inférieure), sergent, 85e de ligne. — Coup de feu à la cuisse droite, fracture partielle du fémur à sa partie moyenne, Magenta. — Balle extraite le 11 août 1859, à Saint-Mandrier, Toulon. — Ankylose incomplète du genou droit avec atrophie du membre. Il existe encore plusieurs trajets fistuleux. — 10 août 1861.

GRAZIANI, Giovan-Pietro, né le 15 décembre 1831, à Santa-Reparata-de-Mariani (Corse), 2e grenadiers, garde. — Coup de feu à la cuisse droite, fracture, Magenta. — Raccourcissement et claudication. — 31 mars 1860.

GRIL, Charles, né le 18 novembre 1827, à Niort (Deux-Sèvres), 1er zouaves. — Fracture du col du fémur gauche et des 3e et 4e métacarpiens de la main gauche, coups de feu, Mélégnano. — Ankylose complète de l'articulation coxo-fémorale gauche avec atrophie du membre. Raccourcissement de 4 centimètres, et paralysie du gros orteil. Flexion permanente du doigt médius et gêne des mouvements de l'indicateur de la main gauche. — 6 octobre 1860.

DE GRIVEL, Marie-Anatole-Léonore, né le 10 février 1831, à Saulzet (Allier), caporal, zouaves, garde. — Coup de feu à la cuisse gauche. Fracture comminutive du fémur au quart supérieur, Magenta. — Claudication avec gêne extrême dans la marche. Les articulations coxo-fémorale et fémoro-tibiale sont ankylosées. — 16 janvier 1861.

GRONDIN, Jean-Marie, né le 13 août 1834, à Chollans (Vendée), 85e de ligne. — Coup de feu à la cuisse droite, Magenta. — Cicatrice vaste, profonde et adhérente à la partie postérieure de la cuisse droite avec atrophie du membre et légère flexion de la jambe sur la cuisse. — 4 juin 1862.

GROSSET-MAGAGNE, Joseph-Victor, né le 10 mai 1835, à Lachapelle (Seine), 103e de ligne. — Coup de feu à la cuisse gauche, lésion du nerf sciatique, Solférino. — Engourdissement du membre. — Gratification renouvelable.

GUILLAUT, Jean-Anselme, né le 15 février 1834, à Beaugency (Loiret), 86e de ligne. — Coup de feu à la partie supérieure de la cuisse gauche, Solférino. — Gêne notable dans les mouvements du membre pelvien. — Gratification renouvelable.

HAEMMERLIN, Jean-Frédéric, né le 22 mars 1812, à Andolsheim (Haut-Rhin), capitaine, 74e de ligne. — Fracture comminutive du fémur, coup de feu à la cuisse gauche, Solférino. — Entré à l'ambulance du grand quartier général et à l'hôpital de Castiglione; consolidation vicieuse et atrophie. — 8 août 1860.

HAILLECOURT, Charles-Anselme, né le 22 mai 1835, à Tomblaine (Meurthe), 2e zouaves. — Coup de feu ayant traversé les deux cuisses à leur tiers moyen, Magenta. — Cicatrice adhérente à la partie interne de la cuisse droite. — Gratification renouvelable.

HARDUIN, Théodore-François-Joseph, né le 19 octobre 1830, à Noyelles (Nord), 6e de ligne. — Coup de feu à la cuisse droite. Fracture comminutive du fémur à sa partie moyenne, Solférino. — Esquilles nombreuses. Ankylose de l'articulation fémoro-tibiale dans le sens de l'extension, raccourcissement du membre de 6 centimètres; le projectile, entré à la partie externe, est sorti à la face postérieure. — 4 août 1860.

HEITZMANN, François, né le 20 septembre 1835, à Lemberg (Moselle), 11e bataillon de chasseurs. — Coup de feu à la partie externe et supérieure de la cuisse gauche, Magenta. — Cicatrices adhérentes. — Gratification renouvelable.

HELLERINGER, Nicolas, né le 12 août 1821, à Maxstaat (Moselle), bataillon de chasseurs, garde. — Coup de feu à la cuisse droite, Solférino. — Rétraction considérable de la jambe, avec atrophie du membre. — 25 avril 1860.

HÉRISSÉ, Jacques-Augustin, né le 28 août 1837, à Saint-Sauveur (Deux-Sèvres), 55e de ligne. — Deux coups de feu à la partie inférieure et interne des deux cuisses, près du genou et à la main gauche, Solférino. — Gêne considérable des mouvements; ankylose des deux dernières phalanges du doigt indicateur. — Gratification renouvelable.

HERR, François-Louis-Auguste, né le 21 décembre 1823, à Bourgfeldon (Haut-Rhin), 85e de ligne. — Coup de feu à la cuisse droite; fracture comminutive du fémur au tiers supérieur, Magenta. — Esquilles, cal vicieux, raccourcissement peu considérable. — 4 juin 1860.

HEYLANDT, Georges-Frédéric, né le 17 juin 1838, à Munster (Haut-Rhin), 2e zouaves. — Coup de feu à la cuisse droite; fracture comminutive du fémur au tiers supérieur, Magenta. — Raccourcissement du membre inférieur droit avec ankylose incomplète de l'articulation coxo-fémorale et atrophie prononcée de la cuisse. — 4 juin 1862.

HILDEBRAND, Jean-Pierre, né le 12 juin 1834, à Champneuville (Meuse), 61e de ligne. — Fracture du fémur gauche au tiers inférieur, coup de feu, Solférino. — Gratification renouvelable.

HOFF, Nicolas, né le 14 juillet 1826, à Willerwals (Moselle), caporal, 6e de ligne. — Coup de feu à la cuisse droite, Solférino. — Claudication. — 31 mars 1860.

HOUARD, Jean-Marie, né le 13 mars 1834, à Plélo (Côtes-du-Nord), 74e de ligne. — Coup de feu à la partie supérieure externe de la cuisse droite, Solférino. — Gêne des mouvements de flexion et d'extension de la cuisse sur le bassin. — Gratification renouvelable

HUAULT, Pierre-Aimable, né le 12 mai 1835, à Bretteville (Manche), caporal, 8e de ligne. — Plaie contuse à la partie antéro-inférieure de la cuisse gauche, coup de feu, Solférino. — Gêne dans les mouvements. — Gratification renouvelable.

HUMBLET, Jean-Baptiste-Victor, né le 3 mars 1834, à Paris (Seine), 72e de ligne. — Coup de feu à la cuisse droite, Solférino. — Ankylose incomplète de l'articulation fémoro-tibiale. — 14 mars 1860.

ILLARTHEIM, Charles, né le 4 novembre 1833, à Prat-Bonrepaux (Ariége), 73e de ligne. — Deux coups de feu : l'un à la cuisse gauche et l'autre au poignet gauche, Solférino. — La plaie de la cuisse est au 1/4 inférieur et antérieur, sortie à la face postérieure sans lésion osseuse; la plaie du poignet est légère. — Gratification renouvelable.

HILLIAS, Yves, né le 1er décembre 1836, à Louargat (Côtes-du-Nord), 85e de ligne. — Séton transversal aux deux cuisses, coup de feu, Solférino. — La balle, entrée au milieu de la partie externe et antérieure de la cuisse gauche, est sortie à la même hauteur et à la face antérieure de l'autre cuisse. — Gratification renouvelable.

JACOB, Pierre, né le 1er février 1835, à Sussey (Côte-d'Or), 76e de ligne. — Coup de feu à la cuisse gauche; fracture comminutive du grand trochanter, Solférino. — Gêne considérable dans la marche; cicatrices adhérentes. — 26 janvier 1862.

JAMBON, Philibert, né le 14 septembre 1836, à Durette (Rhône), 72e de ligne. — Coup de feu à la partie supérieure et postérieure de la cuisse droite, Solférino. — Balle extraite le 29 octobre 1859 à l'hôpital de Saint-Mandrier. Toulon, Dr J. Roux. — Gratification renouvelable.

JANIN, Philippe, né le 23 décembre 1835, à Chatonnay (Isère), 55e de ligne. — Coup de feu à la cuisse, lésion du nerf sciatique, Solférino. — Paralysie et atrophie du membre inférieur gauche. — 6 mars 1861.

JARRI, François, né le 3 juin 1833, à Ernée (Mayenne), 85e de ligne. — Luxation de l'épaule droite et fracture comminutive du col du fémur gauche, coups de feu, Solférino. — Consolidation vicieuse. Claudication. Paralysie partielle et atrophie du membre thoracique. Luxation scapulo-humérale non réduite. Le projectile a traversé l'épaule. — 4 juin 1860.

JARRIER, Jean, né le 29 juin 1837, à Ausuy-Saint-Galmier (Puy-de-Dôme). — Coup de feu à la cuisse droite; fracture comminutive du fémur au tiers inférieur, Solférino. — Raccourcissement considérable du fémur. Atrophie du membre, ankylose du genou dans l'extension. — 26 juillet 1861.

JEAN, Antoine, né le 21 juin 1832, à Saint-André-de-Vésines (Aveyron), 71e de ligne. — Plaie compliquée à la cuisse gauche, coup de feu, Magenta. — Cicatrice adhérente et profonde et trajet fistuleux persistant. — Gratification renouvelable.

JEANPIERRE, Maurice-Cyprien, né le 26 septembre 1835, à Saint-Maurice (Vosges), 55e de ligne. — Coup de feu à la partie supérieure de la cuisse droite et perte du testicule du même côté, Solférino. — Gratification renouvelable.

JONQUET, Jean, né le 12 février 1834, à Angoulême (Charente), 73e de ligne. — Coup de feu à la cuisse droite, lésion du fémur, Solférino. — Trajet fistuleux à la partie antéro-inférieure de la cuisse. — Gratification renouvelable.

JOST, François, né le 18 décembre 1836, à Littaud-Clocher (Meurthe), 2e zouaves. — Coup de feu à la cuisse droite. Fracture comminutive du fémur au tiers supérieur, Magenta. — Hôpitaux de Milan, Fate bene Sorelle. — Consolidation vicieuse, raccourcissement et déformation du membre. Trajet fistuleux au niveau de la fracture. L'articulation fémoro-tibiale légèrement ankylosée. — 26 juin 1861.

JOUÉO, Joseph-Marie, né le 26 février 1829, à Trévé (Côtes-du-Nord), 85e de ligne. — Coup de feu à la cuisse droite, Magenta. — La balle est entrée au-dessous de l'aine droite pour sortir à la partie interne et postérieure de la fesse du même côté. — Gratification renouvelable.

JUGE, Jean, né le 24 septembre 1834, à Lamothe-Cassel (Lot), 91e de ligne. — Coups de feu, sétons aux cuisses, Solférino. — Gonflement et claudication. — Gratification renouvelable.

JUIN, Joseph, né le 31 août 1831, à Besançon (Doubs), sergent, 74e de ligne. — Coup de feu à la partie externe de la cuisse droite avec lésion du fémur, Montebello. — Gratification renouvelable.

KAUFFMANN, Charles, né le 16 novembre 1824, à Strasbourg (Bas-Rhin), 34e de ligne. — Coups de feu à la partie supérieure de la cuisse et à la jambe gauche, Solférino. — Gêne dans la marche. — Gratification renouvelable.

KIRSCH, Jean, né le 1er juillet 1837, à Lengelsheim (Moselle), 52e de ligne. — Séton profond à la cuisse gauche, coup de feu, Solférino. — Rétraction et amaigrissement du membre. Le projectile a traversé la cuisse à sa partie postérieure et inférieure. — 26 janvier 1862.

KNIBIHLER, Blaise, né le 18 décembre 1834, à Hausgunen (Haut-Rhin), 1er zouaves. — Coup de feu à la partie moyenne interne de la cuisse droite, Mélégnano. — La balle est sortie du côté opposé, cicatrice adhérente et lésion osseuse. — Gratification renouvelable.

KRALIFA-BEN-ABDELKADER, né en 1831, aux Ouba-ben-Adi, Algérie, 1er tirailleurs algériens. — Coup de feu à la cuisse gauche, Magenta. — Paralysie du pied gauche avec atrophie du membre. — 30 mars 1860.

LABAN, Pierre-Firmin, né le 16 octobre 1830, à Saint-Martin-de-Caston (Lot-et-Garonne), sergent, 90e de ligne. — Coup de feu à la cuisse droite, lésion du nerf sciatique, Magenta, — Paralysie incomplète et atrophie du membre. Fausse ankylose des articulations fémoro-tibiale et tibio-tarsienne. — Marche impossible sans béquilles. — 26 janvier 1862.

LABATUT, Prosper, né le 29 décembre 1837, à Montauban (Tarn-et-Garonne), 72e de ligne. — Coup de feu à la cuisse gauche, Solférino. — Flexion permanente de la jambe et atrophie du membre. — 14 mars 1860.

LABESQUE, André, né le 25 mars 1837, à Lucman (Gironde), 23e de ligne. — Coup de feu à la cuisse droite; fracture comminutive du fémur au tiers supérieur, Magenta. — Raccourcissement du membre. — 4 mai 1861.

LABETOULLE, Jean, né le 5 mai 1836, à Bussières (Creuse), 15e de ligne. — Coup de feu à la cuisse gauche. Fracture comminutive du fémur au tiers moyen, Solférino. — Raccourcissement considérable du membre (8 centimètres), rétraction du tendon d'Achille, extension permanente du pied sur la jambe. — Le cal offre peu de solidité et s'est déjà rompu une première fois. — 4 mai 1861.

LABRUIÈRE, Paul-Jean-François, né le 18 juillet 1835, à Saint-Laures (Deux-Sèvres), 3e zouaves. — Plaie déchirée à la partie inférieure de la cuisse gauche, biscaïen, Palestro. — Gratification renouvelable.

LABRUNE, Jean, né le 1er septembre 1834, à Eymoutiers (Haute-Vienne), 44e de ligne. — Coup de feu à la cuisse gauche ; lésion du nerf sciatique, Solférino, Médole. — Phlegmons pendant le traitement. Atrophie et gêne des mouvements du membre inférieur gauche. Cicatrices profondes et adhérentes, dont deux à la partie supérieure et interne de la cuisse, et au creux poplité. — 4 août 1860.

LAGAT, Gaspard, né le 1er mars 1837, à Cimblat (Puy-de-Dôme), 65e de ligne. — Coup de feu à la cuisse droite, Solférino. — Rétraction de la jambe. — 31 mars 1860.

LAMAZE, Joseph, né le 10 mai 1836, à Ban-sur-Meurthe (Vosges), 85e de ligne. —Coup de feu à la cuisse droite. Fracture comminutive du fémur au quart supérieur, Magenta. — Cal vicieux, incurvation en dehors, raccourcissement et atrophie du membre. —4 juin 1861.

LANÇON, Théophile-Désiré, né le 27 septembre 1834, à Septmoncel (Jura), 15e de ligne. — Coup de feu au-dessus du genou droit, Solférino. — Engorgement du pied et gêne dans la marche. — Gratification renouvelable.

LARDEAU, Silvain-Jean-Baptiste, né le 29 septembre 1834, à Luzeret (Indre), 30e de ligne. — Séton traversant la partie moyenne de la cuisse droite, coup de feu, Solférino. — Gêne dans les mouvements du membre pelvien du même côté.—Gratification renouvelable.

LARDIN, Pierre, né le 28 août 1835, à Laugeois (Indre-et-Loire), 10e d'artillerie. — Coups de feu, séton au tiers inférieur de la cuisse gauche et à l'avant-bras, partie moyenne, Solférino.—Rétraction permanente des 4e et 5e doigts de la main droite. Rétraction permanente de la jambe gauche sur la cuisse avec affaiblissement du membre. — 16 mai 1860.

LATHERRADE, Jean, né le 28 février 1836, à Lit-et-Mixe (Landes), 37e de ligne. — Coups de feu à la cuisse gauche, Solférino. — Deux cicatrices à la cuisse gauche. Le projectile a traversé la partie supérieure de la cuisse et intéressé la tubérosité ischiatique. — 14 juillet 1862.

LE BIAN, Pierre, né le 20 mai 1832, à Lannilis (Finistère), 30e de ligne. — Coup de feu à la cuisse droite. Fracture du fémur au tiers supérieur, Solférino. — Cal vicieux, raccourcissement de 5 centimètres ; déviation de la pointe du pied en dehors. — 30 mai 1860.

LEBLANC, Jean, né le 16 juin 1834, à la Souterraine (Creuse), 43e de ligne. — Coup de feu à la cuisse droite, Solférino. — Extraction de la balle le 29 octobre à Saint-Mandrier, Toulon. Atrophie incomplète du membre inférieur droit et cicatrices adhérentes à la cuisse. — 24 avril 1861.

LEFÈVRE, Nicolas-Martin-Pierre, né le 20 septembre 1834, à Reville (Manche), 86e de ligne. — Coup de feu à la cuisse droite, fracture du fémur au tiers supérieur, Solférino. — Atrophie et raccourcissement considérable du membre. Cal volumineux. Consolidation vicieuse avec chevauchement des fragments. — 6 octobre 1860.

LEFEBVRE, Augustin-Hilaire, né le 12 septembre 1836, à Paris (Seine), 15e de ligne. — Fracture du fémur au grand trochanter, coup de feu, Solférino. — Gêne dans la marche.— Gratification renouvelable.

LEGUEL, Yves-Marie, né le 2 août 1827, à Lannion (Côtes-du-Nord), 8e de ligne. —Coup de feu à la cuisse droite, Solférino. — Amaigrissement de ce membre.— Gratification renouvelable.

LEMAIRE, Édouard-Nicolas, né le 4 octobre 1839, à Paris (Seine), 1er zouaves. — Coup de feu à la cuisse droite. Fracture comminutive du fémur, Mélégnano. — Consolidation vicieuse et raccourcissement. — 11 juillet 1860.

LEMAIRE, Louis, né le 28 janvier 1835, à Bredon (Cantal), 45e de ligne. — Coup de feu à la hanche droite et éclat d'obus à la cuisse gauche, Magenta. — Fracture comminutive du fémur gauche, à sa partie supérieure, sans plaie, éclat d'obus. Esquilles mobiles dans les chairs. Raccourcissement de 5 centimètres. A la hanche droite, la balle n'a qu'une ouverture d'entrée, et il est présumable qu'elle est restée dans les tissus. Quelques esquilles de l'os iliaque ont été retirées à l'hôpital de Saint-Mandrier, Toulon. — Gratification renouvelable.

LEMIGNON, Nicolas, né le 4 juin 1832, à Laperse (Finistère), 6e de ligne. — Coup de feu à la cuisse droite, Solférino. — Paralysie du pied droit. — 14 mars 1860.

LEMONNIER, Étienne-Louis-Pierre, né le 15 février 1835, à Mantilly (Orne), 33e de ligne. — Coup de feu traversant de gauche à droite et de haut en bas les muscles de la région antérieure et supérieure de la cuisse gauche, Solférino. — Gratification renouvelable.

LENFANT, Jules-Ferdinand, né le 16 juin 1835, à Mareuil-en-Dôle (Aisne), 84e de ligne. — Coup de feu au tiers inférieur de la cuisse droite, Montebello. — Paralysie de la jambe et du pied droit. — 26 janvier 1862.

LE PAUTREMAT, Jean-Julien, né le 21 janvier 1829, à Arradoü (Morbihan), 55e de ligne. — Coup de feu au tiers supérieur et externe de la cuisse gauche, Solférino. — Gêne dans les mouvements du membre. — Gratification renouvelable.

LEPROVOST, Jean, né le 5 mars 1814, à Laurivain (Côtes-du-Nord), 86e de ligne. — Coup de feu à la cuisse gauche. Fracture du fémur au tiers inférieur, Solférino. — Ankylose de l'articulation fémoro-tibiale gauche. — Consolidation vicieuse avec chevauchement des fragments et raccourcissement du membre. — 6 octobre 1860.

LEROY, François, né le 18 août 1831, à Montreuil (Mayenne), 43e de ligne. — Coup de feu, séton à la cuisse droite, Magenta. — Rétraction des muscles antérieurs. — Gratification renouvelable.

LE RUYET, Joseph, né le 8 mars 1835, à Quistinic (Morbihan), 84e de ligne. — Plaies contuses à la partie moyenne de la cuisse droite et à la partie inférieure de la cuisse gauche, coup de feu, Montebello. — Gratification renouvelable.

LESOURD, Louis-Marie, né le 26 mai 1836, à Plumelec (Morbihan), 91e de ligne. — Coup de feu, séton à la cuisse droite, Solférino. — Gratification renouvelable.

LHUILLIER, Nicolas-Hubert-Martin, né le 3 novembre 1833, à Nonhigny (Meurthe), 91e de ligne. — Coup de feu à la cuisse droite, Solférino. — Cicatrice adhérente et profonde ; gêne dans les mouvements. — Gratification renouvelable.

LIZION, Julien-François, né le 17 novembre 1837, à Lachapelle-aux-Filzméens (Ille-et-Vilaine), 8e de ligne. — Coup de feu à la cuisse gauche, Solférino. — Désorganisation complète de l'œil droit, par suite de variole. — 16 janvier 1861.

LUCAS, Pierre, né le 4 mars 1832, à Domalain (Ille-et-Vilaine), 3e grenadiers, garde. — Coup de feu à la cuisse gauche. Fracture comminutive du fémur à sa partie moyenne, Magenta. — Esquilles nombreuses, assez volumineuses, ulcère fistuleux sur un cal difforme : raccourcissement considérable. — La balle entre à la partie moyenne antéro-externe de la cuisse et sort au tiers supérieur de la face interne en fracturant comminutivement le fémur. — Évacué sur Novare. — Tuméfaction occupant toute la cuisse. — L'amputation n'est pas jugée possible. — Suppuration abondante et de longue durée. — Quatre trajets fistuleux. — Érysipèles ; issue de 7 esquilles. — Évacué sur Marseille, dès que la consolidation est obtenue et la suppuration à peu près terminée. — Entré à l'hôpital du Gros-Caillou, le 4 août 1860. — État général assez satisfaisant, mais l'excitation du voyage est suivie d'un cinquième érysipèle qui envahit tout le membre. Réapparition des quatre orifices fistuleux, issue d'une assez large lame de substance compacte détachée de la surface de l'os. — Les complications cessèrent comme précédemment. — État actuel, 26 décembre 1860 : jambe et pied un peu œdématiés, cuisse amaigrie et raccourcie de 8 centimètres, avec convexité très-prononcée en dehors, où la peau est soulevée par une pointe qui termine le fragment supérieur. — MALAPERT, médecin principal. — 6 mars 1861.

MACHON, Joseph-Vincent, né le 2 novembre 1835, à Lens-Létang (Drôme), caporal, 100e de ligne. — Coup de feu à la cuisse droite, Solférino. — Atrophie et gêne dans les mouvements, claudication. — Gratification renouvelable.

MAGUIN, Nicolas, né le 21 juin 1827, à Ancerville (Moselle), 15e de ligne. — Deux coups de feu à la cuisse et au mollet droits, Solférino. — 1° Plaie contuse à la partie moyenne et postérieure de la cuisse droite. Le projectile se dirige vers la partie interne du pli de l'aine, où il est resté profondément engagé. 2° Plaie contuse à la partie moyenne et postérieure de la jambe droite. Cicatrices adhérentes à la jambe. — Gratification renouvelable.

MANDRILLON, François-Marie, né le 13 octobre 1823, à Saint-Martin-du-Fresne (Ain), 72e de ligne. — Plaie contuse à la face postérieure et supérieure de la cuisse gauche, coup de feu, Solférino. — Cicatrice adhérente. — Gratification renouvelable.

MANIFACIER, Joseph, né le 4 février 1835, à Montelus (Gard), 90e de ligne. — Coup de feu à la partie inférieure externe de la cuisse, Magenta. — Les tendons fléchisseurs déchirés dans le creux poplité, rétraction et gêne considérable des mouvements de la jambe. — Gratification renouvelable.

MARILLON, Natal-Joseph, né le 15 août 1836, à Wavrans (Pas-de-Calais), 98e de ligne. — Coup de feu à la cuisse droite; plaie compliquée, Solférino. — Affaiblissement général et claudication. — Gratification renouvelable.

MARQUET, Antoine, né le 23 août 1835, à Théroudels (Aveyron), sergent, 52e de ligne. — Coup de feu à la partie supérieure de la cuisse gauche, Solférino. — Le projectile a divisé les muscles de la partie inférieure et interne de la cuisse. Cicatrice profonde et adhérente. — 26 janvier 1862.

MARSAT, Pierre, né le 23 février 1834, à Chamboret (Haute-Vienne), 1er zouaves. — Coup de feu à la cuisse gauche; fracture comminutive du fémur, lésion du nerf crural, Mélégnano. — Paralysie complète du membre inférieur gauche, avec rétraction musculaire empêchant le pied de poser sur le sol. — 4 août 1860.

MARTIN, Joseph, né le 6 septembre 1835, à Saint-Usuge (Saône-et-Loire), 21e de ligne. — Coup de feu traversant les deux cuisses à leur tiers supérieur, Solférino. — Gêne dans les mouvements. — Gratification renouvelable.

MARTY, Pierre-Joseph, né le 3 octobre 1837, à Murat (Tarn), 71e de ligne. — Séton à la cuisse droite, coup de feu, Solférino. — Gratification renouvelable.

MASSÉ, Édouard-Marie-Ferdinand, né le 14 avril 1833, à Maulevrier (Maine-et-Loire), 74e de ligne. — Coup de feu à la partie externe, tiers inférieur de la cuisse gauche; fracture du fémur, Solférino. — Cicatrice adhérente, gêne dans les mouvements de flexion de la cuisse sur le bassin. — Gratification renouvelable.

MASSON, Auguste, né le 8 septembre 1836, à Envezin (Meurthe), 74e de ligne. — Coup de feu à la cuisse droite, Solférino. — Le projectile, entré au tiers moyen et antérieur de la cuisse, est sorti par la grande échancrure ischiatique du même côté. Le fémur et la tubérosité ischiatique ont été partiellement fracturés. — Cicatrice adhérente au niveau de l'ouverture d'entrée. Ankylose incomplète du genou droit, avec flexion permanente de la jambe sur la cuisse et amaigrissement du membre. — 7 février 1863.

MATHÉ, Jules-Alban, né le 12 octobre 1838, à Lormes (Nièvre), sergent, 61e de ligne. — Coup de feu à la cuisse gauche, fracture comminutive du fémur au tiers inférieur, Solférino. — Consolidation vicieuse. Engorgement du genou et de la jambe avec atrophie du membre. — 6 mars 1861.

MEÇAOUD-BEL-ARBY, né en 1824, aux Bénizougzoug (Algérie), 1er tirailleurs algériens. — Coup de feu à la cuisse droite, fracture comminutive du fémur au tiers moyen, Magenta. — Ankylose incomplète de l'articulation fémoro-tibiale droite, avec amaigrissement notable du membre. Trajet fistuleux au niveau de la fracture. — 30 mai 1860.

MESSAGEON, Claude, né le 27 février 1833, à Saulzais (Cher), 74e de ligne. — Coup de feu à la partie moyenne de la cuisse gauche, Solférino. — Gêne dans les mouvements de flexion de la cuisse sur la jambe. — Gratification renouvelable.

MEUNIER, Joseph, né le 10 janvier 1837, à Amplepuy (Rhône), 1er zouaves. — Coup de feu à la cuisse droite, fracture du fémur au tiers inférieur, Solférino. — Ankylose complète de l'articulation fémoro-tibiale droite dans la demi-flexion. Plaie fistuleuse. — 1er octobre 1861.

MEUNIER, Thomas-Théodule, né le 3 juin 1833, à la Bussière (Loiret), 74e de ligne. — Plaie déchirée à la partie antérieure et supérieure de la cuisse droite, coup de feu, Solférino. — Gêne dans les mouvements de flexion de la cuisse sur le bassin. — Gratification renouvelable.

MICH, Nicolas, né le 21 juillet 1825, à Wirviller (Moselle), 1er zouaves. — Coup de feu à la cuisse gauche, Mélégnano. — Fracture comminutive du fémur au tiers supérieur. — Passe la nuit sur le champ de bataille sans avoir pu être pansé. — Évacué sur Milan, hôpital du grand séminaire, service du Dr Francesco Semenza. La balle entre à la partie interne de la cuisse, brise le fémur et se perd dans les muscles de la partie externe. Appareil de Scultet. — Esquilles multiples. Cal difforme avec raccourcissement (4 centimètres) du membre. — 3 mai 1860.

MIGAT, Junius, né le 19 mars 1815, à Thiers (Puy-de-Dôme), capitaine, 74e de ligne. — Deux coups de feu aux cuisses, Montebello. — Fracture du fémur droit et plaie contuse à la cuisse gauche ; passé successivement à Voghera, à Sainte-Marthe, Alexandrie ; évacué sur Gênes le 24 septembre, entré à Saint-Mandrier, Toulon, le 29 septembre, évacué sur l'hôpital militaire de la même ville le 24 décembre 1859, entré à l'hôpital du Gros-Caillou, Paris, le 24 juin 1860, sorti le 17 juillet. — 12 mars 1862.

MILTENBERGER, Martin, né le 19 septembre 1833, à Erstein (Bas-Rhin), 3e voltigeurs, garde. — Coup de feu au tiers moyen de la cuisse gauche, Solférino. — Claudication et gêne dans les mouvements. — Gratification renouvelable.

MINAULT, Henri, né le 11 mai 1837, à Orange (Vaucluse), 53e de ligne. — Coup de feu à la cuisse droite, Solférino. — Fracture comminutive du fémur. Raccourcissement considérable du membre (8 centimètres), avec ankylose du genou dans l'extension. — 24 juillet 1861.

MOHAMED-BEN-BAGHDAD, né en 1830, Briquefet (Oran), 2e tirailleurs algériens. — Coup de feu à la cuisse gauche, Solférino. — Le projectile traverse la cuisse gauche d'avant en arrière à la partie supérieure interne. — Gratification renouvelable.

MOHAMED-BEN-SAHIAH, né en 1839, à Draouat (Algérie), 1er tirailleurs algériens. — Plaie contuse à la partie supérieure de la cuisse droite ; plaie contuse à la partie moyenne antérieure de la cuisse gauche. — Deux coups de feu, Solférino. — Gratification renouvelable.

MOHAMED-BEN-TAAR, né en 1830, à Smoula (Constantine) 3e tirailleurs algériens. — Coup de feu à la cuisse gauche, Magenta. — Perte de l'usage du membre pelvien gauche. Le projectile pénètre au-dessus du grand trochanter gauche, traverse tout le bassin et sort au point diamétralement opposé. Atrophie et paralysie incomplète, avec rétraction permanente de la jambe gauche sur la cuisse. — 4 août 1860.

MOHAMED-BEN-TAÏEB, né en 1831, à Hiac (Algérie), 1er tirailleurs algériens. — Coup de feu traversant les deux cuisses, lésion de la vessie et du nerf sciatique, Solférino. — Écoulement de l'urine par les plaies, pendant vingt-quatre jours. Sonde à demeure. Paralysie presque complète du membre inférieur gauche, atrophie considérable du membre pelvien droit, vaste plaie fistuleuse au niveau du grand trochanter. — 17 novembre 1861.

MOHAMED-BEN-YAHIA, né en 1834, à Héa (Algérie), 1er tirailleurs algériens. — Coup de feu à la partie supérieure externe de la cuisse droite, région trochantérienne, Solférino. — Paralysie incomplète et atrophie du membre inférieur droit. — 10 août 1861.

MOILEAU, Jean-Louis-Yves, né le 2 avril 1835, à Indre (Loire-Inférieure), 84e de ligne. — Coup de feu à la cuisse gauche, Solférino. — Amaigrissement du membre. — Gratification renouvelable.

MOIROUD, Jean-Baptiste, né le 26 novembre 1836, à Chatonnay (Isère), 70e de ligne. — Coup de feu à la partie interne et postérieure de la cuisse gauche, Magenta. — Cicatrices adhérentes. — Gratification renouvelable.

MOLES, Louis-Jean-Jacques, né le 30 avril 1837, à Neffiac (Pyrénées-Orientales), 72e de ligne. — Plaie déchirée au tiers moyen de la face antérieure de la cuisse gauche, coup de feu, Solférino. — Cicatrice adhérente ; engorgement du membre. — Gratification renouvelable.

MONNIER, Jean-Marie, né le 17 juillet 1836, à Sion (Loire-Inférieure), 15e artillerie. — Deux coups de feu à la partie moyenne de la cuisse, Solférino. — Rétraction considérable de la jambe gauche, avec émaciation du membre. — 24 avril 1861.

MONTARIOL, Jean-Pierre, né le 28 juin 1833, à Fabas (Ariége), 86e de ligne. — Coup de feu à la cuisse droite; lésion du fémur, Solférino. — Ostéite avec hypérostose du fémur. — 4 juin 1860.

MOREAU, Lucien, né le 16 août 1836, à Vatan (Indre), 1er zouaves. — Fracture du fémur droit, coup de feu traversant la cuisse d'avant en arrière, Mélégnano. — Gêne dans les mouvements. — Gratification renouvelable.

MORIZOT, Jean, né le 28 janvier 1837, à Biches (Nièvre), 72e de ligne. — Coup de feu au tiers supérieur de la cuisse gauche, Solférino. — Cicatrice adhérente ; atrophie du membre pelvien. — Gratification renouvelable.

MOUILLEROIS, Pierre, né le 4 novembre 1834, à Luneau (Allier), 72e de ligne. — Séton de la partie supérieure interne de la cuisse à la partie moyenne de la fesse, coup de feu, Solférino. — Contraction musculaire douloureuse. — Gratification renouvelable.

MOULIN, Edouard, né le 12 décembre 1836, à Paris (Seine), 85e de ligne. — Coup de feu au-dessus du genou gauche; la balle est entrée à la partie interne de la cuisse, s'est enfoncée dans les masses musculaires, et a entamé la face postérieure du fémur, Solférino. — Gêne dans les mouvements du membre. — Gratification renouvelable.

MOUREY, Claude-François-Xavier, né le 31 décembre 1834, à Lomont (Haute-Saône), caporal, 85e de ligne. — Coup de feu aux deux cuisses, Solférino. — Le projectile traverse les deux cuisses, sans lésion osseuse. — Gratification renouvelable.

MULLER, Laurent, né le 10 mai 1824, à Balbronn (Bas-Rhin), 2e grenadiers, garde. — Séton au tiers moyen de la cuisse gauche, coup de feu, Magenta. — Gratification renouvelable.

MUNSCH, Jean, né le 6 mars 1836, à Zimmersheim (Hautes-Alpes), 45e de ligne. — Coup de feu à la partie supérieure de la cuisse ; fracture comminutive du fémur, Solférino. — Cal vicieux. Raccourcissement de 7 centimètres. Atrophie de la jambe. — 4 juin 1860.

MUNIER, Pierre, né le 13 août 1823, à Gy (Haute-Saône), caporal, bataillon de chasseurs, garde. — Coup de feu à la cuisse droite ; érosion du fémur, Solférino. — Gêne des mouvements du genou droit et claudication résultant de brides cicatricielles adhérentes. Le projectile a traversé la cuisse à sa partie moyenne et interne. Esquilles. — 25 juin 1860.

NAZ, Pierre-Amé, né le 29 juin 1835, à Evian (Haute-Savoie), sergent, 103e de ligne. — Plaie contuse à la partie interne et inférieure de la cuisse droite, et au tiers inférieur de la jambe gauche, coup de feu, Solférino. — Cicatrices adhérentes. — Gratification renouvelable.

NEUVILLE, Pierre, caporal, 71e de ligne, né le 20 juin 1835, à Treignac (Corrèze). — Coup de feu à la cuisse gauche ; fracture du col du fémur, Solférino. — Cal vicieux ; raccourcissement de 2 centimètres et atrophie considérable du membre. Le projectile, logé dans l'épaisseur des muscles de la cuisse, n'a pas été extrait. — 4 juin 1860.

NICE, Constant-Auguste, né le 14 novembre 1827, à Leuze (Aisne), sergent, 15e bataillon de chasseurs. — Coup de feu à la cuisse gauche, Solférino. — Larges cicatrices à la cuisse gauche, suite d'incisions nécessitées par les complications survenues pendant le traitement. — Gratification renouvelable.

NORMAND, Germain-Henri, né le 27 septembre 1836, à Montmorillon (Vienne), sergent,

2e tirailleurs algériens. — Coup de feu à la partie postérieure de la cuisse droite, Magenta. — Rétraction de la jambe droite sur la cuisse, avec ankylose incomplète du genou et atrophie du membre. — 1er octobre 1861.

NURDIN, Louis-Philippe, né le 1er mai 1836, à Puix (Haut-Rhin), 49e de ligne. — Séton à la cuisse droite, Solférino. — La balle est entrée au tiers moyen et externe, pour sortir à la partie supérieure et interne. — Gratification renouvelable.

OLLIER, Jean, né le 1er novembre 1833, à Saint-Jean-d'Ardières (Rhône), 55e de ligne. — Fracture sans plaie du fémur gauche ; boulet à fin de course ; coup de feu au flanc gauche ; coup de feu à la fesse droite, Solférino. — Raccourcissement considérable de la cuisse. — 31 mars 1860.

OMAR-BEN-MOHAMED, né en 1825, à Alger, 1er tirailleurs algériens. — Coup de feu à la cuisse gauche. Lésion du nerf crural, Magenta. — Paralysie complète et émaciation considérable du membre gauche, avec engorgement œdémateux du pied. — 30 mai 1860.

OSTERTAG, Jacques, né le 29 mai 1830, à Stattmatten (Bas-Rhin), bataillon de chasseurs, garde. — Plaie déchirée à la cuisse droite (éclat d'obus), Solférino. — Cicatrices larges, profondes et adhérentes à la face antérieure et moyenne. Grande difficulté dans la progression. — 11 juillet 1860.

PASQUIER, Constant-Marie, né le 18 mars 1835, à Pont-Leroy (Loir-et-Cher), 3e grenagiers, garde. — Coup de feu à la cuisse gauche, Magenta. — Rétraction du membre ; cicatrice adhérente et profonde à la partie postérieure. — 11 juillet 1860.

PATAUX, Alexandre-Séraphin, né le 12 septembre 1830, à Arcey (Doubs), 6e bataillon de chasseurs. — Coup de feu à la cuisse droite ; lésion du fémur, Solférino. — Fistules multiples ; rétraction légère de la jambe. — 25 octobre 1862.

PAULIER, Gabriel-Théophile, né le 16 février 1838, à Issoudun (Indre), caporal, 74e de ligne. — Coup de feu à la partie antérieure moyenne de la cuisse droite, balle perdue ? — Tumeur volumineuse, indolente occupant la partie interne de la cuisse, au niveau d'une large cicatrice adhérente ; gêne dans les mouvements de flexion et d'extension de la cuisse sur le bassin. Flexion permanente de la jambe sur la cuisse, sous un angle de 75°, produite par la déchirure des muscles de la partie antérieure de la cuisse et a des adhérences cicatricielles à la face antérieure du fémur. Gêne dans les mouvements de progression. — 10 août 1861.

PÉCHÉ, Hubert-Léon, né le 30 avril 1838, à Vaulecourt (Meuse), zouaves, garde. — Plaie contuse à la cuisse, éclat d'obus, Palestro. — Tumeur à la partie supérieure et externe de la cuisse gauche. — 1er février 1865.

PENNETIER, François-Louis, né le 19 février 1834, à Geay (Deux-Sèvres), 86e de ligne. — Plaie contuse à la cuisse gauche, Solférino. — La balle a pénétré au tiers interne et moyen de la cuisse, a contourné le fémur et est sortie en dessous du bord inférieur du muscle grand fessier. Le nerf sciatique a été contusionné ; claudication ; engorgement du pied. — Gratification renouvelable.

PERGIER, Paul-Alexis, né le 10 décembre 1836, à Crassonne (Haute-Loire), 2e zouaves. — Coup de feu à la cuisse gauche, Magenta. — Cicatrice adhérente au tiers moyen de la cuisse ; amaigrissement de ce membre. — Gratification renouvelable.

PERRÉE, Jean-Louis-Aimé, né le 9 octobre 1837, à Surrain (Calvados), 85e de ligne. — Coup de feu à la cuisse gauche, Magenta. — Gratification renouvelable.

PERRIN, Nicolas-Eugène, né le 12 décembre 1840, à Leuchey (Haute-Marne), 8e de ligne. — Plaies contuses à la cuisse gauche ? coup de feu, Solférino. — Une note porte plaie à la jambe. — Gratification renouvelable.

PERRIN, René, né le 18 novembre 1836, à Marigny-Chémereau (Vienne), 98e de ligne. — Coup de feu à la cuisse gauche, Montebello. — Faiblesse musculaire et engourdissement du membre. — Gratification renouvelable.

PERROT, René-Marie, né le 8 août 1836, à Ploumoguer (Finistère), 15e de ligne. — Coup de feu à la partie moyenne externe de la cuisse droite, Solférino. — Gratification renouvelable.

Perrot, Victor-Isidore, né le 25 septembre 1834, à Pary-sous-Montfort (Vosges), tambour, 73e de ligne. — Plaie déchirée et profonde à la cuisse gauche, coup de feu, Solférino. — Claudication, large cicatrice à la partie supérieure et antérieure de la cuisse. — 10 août 1861.

Peyrard, Raimond-Louis, né le 18 mars 1837, à Lamastre (Ardèche), 72e de ligne. — Coup de feu à la partie supérieure et externe de la cuisse droite, Solférino. — Rétraction légère des muscles fléchisseurs. — Gratification renouvelable.

Picaut, Paul, né le 12 avril 1837, à Fresne-en-Saulnois (Meurthe), 73e de ligne.—Plaie contuse et profonde à la partie moyenne et antérieure de la cuisse gauche, coup de feu, Solférino. — Gratification renouvelable.

Picque, Hippolyte-Pierre-François, né le 26 avril 1833, à Gravelines (Nord), 37e de ligne. — Coup de feu à la partie inférieure de la cuisse droite, Solférino. — Engorgement du membre et gêne dans les mouvements. — Gratification renouvelable.

Pierrez, Emile-Bienaimé, né le 14 janvier 1837, à Lille (Nord), caporal, 84e de ligne.— Coup de feu à la partie antérieure et inférieure de la cuisse droite, Montebello.— Faiblesse du membre. — Gratification renouvelable.

Piget, Gilbert, né le 10 février 1835, à Bord (Creuse), 84e de ligne. — Plaie contuse à la cuisse droite, Montebello. — Amaigrissement du membre. Extraction de la balle 53 jours après la blessure. — Gratification renouvelable.

Pigny, François, né le 20 février 1835, à Fillinges (Haute-Savoie), 103e de ligne. — Coup de feu à la cuisse gauche, Solférino. — Claudication. — Gratification renouvelable.

Pilliot, Jean, né le 27 février 1835, à Saint-Priest (Cher), 84e de ligne. — Coup de feu à la face externe du condyle du fémur gauche, Solférino. — La balle est sortie à la face postérieure et inférieure de la cuisse. — Gratification renouvelable.

Podevin, Jules-Joseph, né le 9 septembre 1837, à Hulluch (Pas-de-Calais), 19e bataillon de chasseurs. — Coup de feu à la partie inférieure de la cuisse gauche, Magenta. — Gratification renouvelable.

Policard, François, né le 19 décembre 1834, à Charantonnay (Cher), 53e de ligne.— Séton traversant horizontalement les muscles antérieurs de la cuisse gauche, coup de feu, Solférino. — Gratification renouvelable.

Porcheret, Jean, né le 15 mars 1832, à Jours-en-Vaux (Côte-d'Or), zouaves de la garde. — Coup de feu à la cuisse droite, lésion du nerf sciatique, Magenta. — Paralysie du pied droit avec rétraction de la jambe sur la cuisse et douleurs névralgiques intenses. — 2 juin 1860.

Pouchain, François-Charles-Louis, né le 12 février 1834, à Armentières (Nord), 91e de ligne. — Coup de feu à la cuisse gauche et coup de baïonnette au flanc droit, Solférino. — Claudication. — 4 juin 1860.

Pount, Laurent-Marie, né le 23 avril 1826, à Saint-Pol-de-Léon (Finistère), sergent-major, 98e de ligne. — Blessures multiples, Montebello. — Séton à la partie supérieure de la cuisse gauche. Séton à la partie moyenne de la cuisse droite, coups de feu. Séton à la partie supérieure de la même cuisse. Plaie contuse au côté droit de l'abdomen, coups de feu; coups de baïonnette à l'épaule droite, au bras, au coude et à la région lombaire. — 4 juin 1862.

Pradier, Antoine, né le 10 mai 1833, à la Chapelle-Agnou (Puy-de-Dôme), 33e de ligne. — Paralysie du membre pelvien droit, suite de sciatique, fatigue et humidité. — Gratification renouvelable.

Prévilliat, François, né le 9 juin 1812, à Nîmes (Gard), capitaine, 30e de ligne. — Fracture comminutive au tiers supérieur du fémur gauche, coup de feu, Solférino. — Entré à l'ambulance de la 1re division du 4e corps. — Évacué, entré à l'hôpital San Paolo de

Brescia, le 22 juillet, et de là aux hôpitaux de Milan. — Esquilles, cal vicieux, raccourcissement, ankylose du genou. — 5 décembre 1861. — Percepteur à Rodez (Aveyron).

Pujo, Jean-Baptiste, né le 20 septembre 1836, à Lahitte (Hautes-Pyrénées), 61e de ligne. — Coup de feu à la partie moyenne de la cuisse droite, Solférino. — Atrophie du membre pelvien droit. — Gratification renouvelable.

Quidet, Louis, né le 4 juin 1833, à Jouars-Pontchartrain (Seine-et-Oise), 56e de ligne.— Coup de feu à la cuisse gauche, Magenta. — Plaie fistuleuse à la partie supérieure de la cuisse gauche. Gonflement du membre et claudication permanente. — Gratification renouvelable.

Ramel, Achille, né le 30 avril 1834, à Paris (Seine), sergent, 71e de ligne. — Coup de feu à la cuisse gauche, lésion du fémur au tiers moyen, Magenta. — Cicatrice adhérente au fémur, dans une étendue de 8 centimètres, avec atrophie considérable du membre et gêne dans les mouvements. — 25 juin 1860. (*Pl.* 114, *fig.* 6.)

Rault, Louis-Marie, né le 17 novembre 1835, à Plœuc (Côtes-du-Nord), 84e de ligne. — Coup de feu à la cuisse gauche, Montebello. — Flexion permanente de la jambe sur la cuisse gauche, cicatrices profondément adhérentes. Le projectile a désorganisé les muscles postérieurs de la cuisse. — 6 octobre 1860.

Rebach-ben-Abdallah, né en 1833, aux Beni-Salah (Constantine), 3e tirailleurs algériens. — Coup de feu à la partie moyenne et externe de la cuisse gauche, Magenta. — Gratification renouvelable.

Regnier, Michel, né le 23 octobre 1828, à Seurre (Côte-d'Or), sergent, 30e de ligne. — Coup de feu aux deux cuisses, fracture comminutive du fémur à sa partie trochantérienne, Solférino. — Cal vicieux. Raccourcissement du membre et déviation du pied en dehors. Le projectile, entré par la région fessière droite, est venu se loger dans la cuisse gauche en fracturant le fémur au grand trochanter. — 30 mai 1860.

Rennesson, Jean-Baptiste-Victor, né le 14 mai 1837, à Frénois (Ardennes), 86e de ligne. — Coup de feu aux deux cuisses, lésion du nerf sciatique, Solférino. — Paralysie suivie d'atrophie du membre inférieur gauche. — 6 mars 1861.

Revol, Aphraat-Émile-Zozime, né le 8 avril 1834, à Marsas (Drôme), 3e grenadiers, garde. — Coup de feu à la cuisse, fracture comminutive du fémur, Magenta. — Cal vicieux et raccourcissement considérable du membre. — 31 mars 1860.

Richard, Léonor-Joseph, né le 18 septembre 1835, à Baix (Ardèche), 52e de ligne. — Plaie déchirée transversale et profonde à la partie inférieure interne de la cuisse droite, biscaïen, Magenta. — Cicatrice large, déprimée, profonde, adhérente. — Admis d'abord à une gratification renouvelable et ensuite à la pension de retraite le 16 janvier 1864.

Roc, Antoine, né le 31 décembre 1835, à Champagnac (Cantal), 90e de ligne. — Coup de feu à la partie postérieure et supérieure de la cuisse droite, Magenta. — Gêne dans les mouvements du membre. La balle a été extraite 50 jours après la blessure. — Gratification renouvelable.

Roche, André, né le 10 avril 1828, à Saint-Nizier-le-Désert (Aisne), zouaves, garde. — Deux coups de feu à la cuisse droite, fracture comminutive du fémur, Magenta.—Ankylose complète de l'articulation fémoro-tibiale droite dans le sens de la flexion. — 16 janvier 1861.

Rogard, Yves, né le 12 août 1825, à Trezeny (Côtes-du-Nord), 30e de ligne. — Coup de feu à la cuisse gauche, Solférino. — Rétraction de la jambe gauche sur la cuisse avec amaigrissement du membre. Le projectile a traversé les muscles postérieurs de la cuisse au tiers inférieur. Cicatrices adhérentes. — 30 mai 1860.

Rogier, Antoine-Séraphin, dit Brunet, né le 4 octobre 1833, à Mazan (Vaucluse), 5e bataillon de chasseurs. — Séton traversant la cuisse gauche d'avant en arrière au tiers inférieur, coup de feu, Solférino, Medole. — Gratification renouvelable.

Rolin, Henri, né le 30 octobre 1835, à Paris (Seine), caporal, 72e de ligne.—Coup de feu à la cuisse droite, fracture du fémur au tiers inférieur, Solférino.—Ankylose incomplète de l'articulation fémoro-tibiale droite avec raccourcissement (6 centimètres) et déviation du membre, 30 mai 1860.

ROMAND, Joseph-Alphonse, né le 15 novembre 1822, à Condes (Jura), 2e zouaves. — Coup de feu à la cuisse droite, fracture comminutive du fémur au tiers inférieur, Magenta. — La balle entre au tiers inférieur externe de la cuisse et sort au côté opposé, service du Dr Masnini; extraction d'esquilles, débridement de l'ouverture de sortie; érysipèle phlegmoneux; quantité considérable de pus exigeant des pansements fréquents; extraction de nouvelles esquilles et d'un fragment de balle le 18 août à l'hôpital majeur de Milan; consolidation complète le 15 septembre.— Cal volumineux. Raccourcissement notable du membre (4 centimètres) avec semi-ankylose de l'articulation du genou. — 26 janvier 1862.

ROSSIGNOL, Charles-Joachim, né le 17 mars 1834, à Roissy (Seine-et-Marne,) 6e de ligne. — Coup de feu à la cuisse gauche, fracture du fémur, Solférino. — Balle non extraite. Raccourcissement. — 31 mars 1860.

ROUSSEAUX, Jean-Baptiste, né le 22 février 1838, à Carignan (Ardennes), caporal, 52e de ligne.—Coup de feu à la cuisse droite, fracture comminutive du col du fémur, Solférino. — Cal vicieux avec atrophie du membre et raccourcissement de 7 centimètres. — 23 juin 1860.

ROUX-PARIS, Joseph-Eugène, né le 5 novembre 1837, à Sainte-Luce (Isère), 6e de ligne. — Plaie déchirée à la cuisse gauche, biscaïen, Solférino. — Perte absolue de l'usage du membre inférieur gauche; rétraction de la jambe. — 25 avril 1860.

SALAH-BEN-MOHAMED, né en 1825, à Tunis, 3e tirailleurs algériens. — Plaie déchirée au tiers inférieur et postérieur de la cuisse gauche, biscaïen, Solférino.—Rétraction des muscles de la cuisse. — 6 mars 1861.

SALAUN, Jean-Marie, né le 11 mai 1832, à Lannilis (Finistère), 84e de ligne. — Coup de feu traversant les deux cuisses, Montebello. — 4 plaies. Claudication et rétraction. — Gratification renouvelable.

SAVOYE, Narcisse-Aristide, né le 28 octobre 1833, à Brest (Finistère), caporal, 30e de ligne. — Coup de feu à la partie inférieure externe de la cuisse gauche, Solférino. — Cicatrices profondes et adhérentes au jarret, rétraction permanente de la jambe sur la cuisse. — 6 mars 1851.

SCHANTÉ, Jean-Georges, né le 25 février 1837, à Lichtenberg, 61e de ligne. — Coup de feu à la cuisse droite, Solférino. — Difficulté dans la progression. — Gratification renouvelable.

SCHMELTZ, Xavier, né le 2 septembre 1824, à Matzenheim (Bas-Rhin), 2e voltigeurs, garde. — Plaies déchirées à la partie supérieure de la cuisse gauche, à la main gauche et au scrotum, biscaïens, Solférino. — Cicatrices à la cuisse, claudication. Perte presque complète du doigt indicateur de la main gauche. — 30 mai 1860.

SENÈS, Joseph-Alexandre, né le 27 février 1833, à Soliès-Ville (Var), caporal, 85e de ligne. — Coup de feu à la partie antérieure et supérieure de la cuisse droite, Solférino. — La balle est sortie à la partie postérieure et supérieure externe de la fesse gauche. — Gratification renouvelable.

SERDET, Charles, né le 11 novembre 1829, à Darnay (Haute-Marne), 74e de ligne. — Coup de feu au tiers supérieur de la cuisse droite. Fracture comminutive du fémur, Solférino.— Cal vicieux. Raccourcissement de 8 centimètres, déformation de la cuisse. Perte des mouvements du membre. — 4 juin 1860.

SIMON, Jean, né le 2 février 1834, à Cuisery (Saône-et-Loire), 3e voltigeurs, garde. — Coup de feu à la partie antérieure et inférieure de la cuisse gauche, Solférino. — Gêne dans les mouvements du membre. — Gratification renouvelable.

SPINNER, Georges, né le 15 mars 1834, à Altkirch (Haut-Rhin), clairon, 6e bataillon de chasseurs. — Coup de feu à la cuisse gauche. Fracture comminutive du fémur au tiers inférieur, Solférino. — Évacué sur Crémone ; — nombreuses esquilles dont trois sont extraites au mois de juillet; fragments de balle divisés, tordus, retirés à diverses époques. Tuméfaction considérable et douloureuse du membre ; suppuration abondante et de mauvaise nature, maigreur et anémie, pas de diarrhée, accès fébriles erratiques ; infection putride. Ce n'est que le 16 août que l'on essaye de placer l'appareil de Desault, mais il est mal supporté : jusqu'alors le membre était maintenu par des coussins solides : commencement de consolidation. — 20 août. Appareil à extension continue de Boyer, qui facilite les pansements et est bien supporté. — 21 août. État général assez satisfaisant, bon sommeil, appétit, suppuration abondante, tuméfaction persistante, même à la jambe. Régime tonique. — 29 août. Érysipèle très-grave, envahissant tout le membre, l'appareil est enlevé, le chevauchement devient considérable ; suppuration abondante ; on agite la question de l'amputation, lorsque l'inflammation se calme. — 3 octobre. L'appareil à extension permanente est replacé ; suppuration abondante, extraction de nouvelles esquilles. — 7 novembre. Consolidation définitive. — Janvier 1860. — Après l'application, pendant 50 jours, du bandage amidonné, la consolidation se maintient, malgré une suppuration qui persiste par quatre fistules. Dr Sonrier et Dr Ciniselli. — Raccourcissement considérable du membre (7 centimètres) et ankylose complète des articulations fémoro-tibiale et tibio-tarsienne. — 6 mars 1861.

Tabo, Ange-François-Marie, né le 17 octobre 1836, à Péaule (Morbihan), caporal, 49e de ligne. — Coup de feu à la cuisse droite. Fracture comminutive du fémur à la partie moyenne, Solférino. — Esquilles volumineuses, raccourcissement de 7 centimètres. — 4 juin 1860.

Taïeb-ben-Mohamed, né en 1835, aux Beni-Aoua (Algérie), 1er tirailleurs algériens. — Coup de feu à la partie supérieure interne de la cuisse droite, Magenta. — Gratification renouvelable.

Taravelier, Marcelin-Isidore-Théophile, né le 29 juin 1834, à la Salle (Hautes-Alpes), 85e de ligne. — Coup de feu au tiers supérieur de la cuisse droite, Solférino. — Gêne dans les mouvements de progression. — Gratification renouvelable.

Ténégal, Jean-François, né le 27 avril 1837, à Albi (Tarn), 72e de ligne. — Coup de feu au tiers supérieur interne de la cuisse droite, Solférino. — Cicatrice adhérente. — Gratification renouvelable.

Teste, Joseph, né le 25 mars 1837, à Nyons (Drôme), 34e ou 64e de ligne. — Coup de feu à la cuisse droite, fracture du fémur, Solférino. — Trajet fistuleux donnant issue à des esquilles. Ankylose incomplète de l'articulation fémoro-tibiale droite, avec cicatrice adhérente à la partie interne de la cuisse. — 25 juin 1860.

Théron, Félicien-Bernard, né le 7 juillet 1828, à Murviel (Hérault), sergent-major, 2e voltigeurs, garde. — Coup de feu à la partie supérieure de la cuisse droite, Magenta. — La balle a traversé d'avant en arrière. — Gratification renouvelable.

Thévenet, Jean, né le 23 décembre 1837, à Saint-Léger-sous-la-Bussière (Saône-et-Loire), 8e de ligne. — Coup de feu à la cuisse gauche, Solférino. — Le projectile a traversé les muscles de la partie interne et inférieure. — Gratification renouvelable.

Thinlot, Jean-Paul, né le 12 mars 1834, à Paris (Seine), 2e de ligne. — Coup de feu à la cuisse gauche, Solférino. — La balle a traversé la masse charnue de la partie postérieure de la cuisse. — Atrophie et faiblesse de la jambe gauche. — Gratification renouvelable.

Thonnon, François, né le 10 janvier 1834, à Dain-en-Saulnois (Moselle), 91e de ligne. — Coup de feu à la partie inférieure et interne de la cuisse droite, Solférino. — Gratification renouvelable.

Thumereau, Édouard, né le 7 février 1835, à Paris (Seine), 78e de ligne. — Coup de feu au tiers inférieur de la cuisse gauche, Solférino. — Cicatrice adhérente. — Gratification renouvelable.

Tournois, Léonard-Joseph, né le 2 janvier 1831, à Roussac (Haute-Vienne), lieutenant, 85e de ligne. — Coup de feu à la cuisse droite. Fracture comminutive du fémur, Magenta.

— Esquilles nombreuses. Raccourcissement considérable du membre inférieur droit, (9 centimètres) ; ankylose de l'articulation fémoro-tibiale. — 8 janvier 1862.

TRABAUD, Joseph-Félicien, né le 15 juin 1835, à Briançonnet (Var), 72e de ligne. — Coup de feu à la partie inférieure de la cuisse droite, Solférino. — Cicatrice adhérente au niveau du condyle externe du fémur droit, légère tuméfaction du genou. — Gratification renouvelable.

TRIBOULLOT, Charles-Antoine-Eugène, né le 3 janvier 1834, à Sur-Fontaine (Aisne), 86e de ligne. — Coup de feu à la cuisse droite, fracture du fémur, Solférino. — Consolidation vicieuse ; raccourcissement considérable du membre ; déviation du pied en dedans. — 21 août 1861.

TRICHEREAU, Louis-Pierre, né le 11 janvier 1829, à Saint-Michel-en-l'Herm (Vendée), caporal, 1er zouaves. — Coup de feu à la cuisse gauche. Fracture du fémur au tiers supérieur, Mélégnano. — Hôpital du Monastère Majeur, Milan. — Cal vicieux avec courbure externe et raccourcissement du membre. — 30 mai 1860.

TROCHEL, Louis-Ange, né le 28 mai 1830, à Vern (Ille-et-Vilaine), 85e de ligne. — Coup de feu au tiers inférieur et antérieur de la cuisse droite, Solférino. — Gratification renouvelable.

VABRE, Antoine, né le 1er octobre 1837, à Siran (Cantal), 65e de ligne. — Sciatique rhumatismale chronique, humidité. — Gratification renouvelable.

VACHER, Isidore-Michel, né le 6 février 1839, à Malemort (Corrèze), 34e de ligne.—Coup de feu à la partie supérieure de la cuisse gauche, Solférino. — Faiblesse et amaigrissement du membre. — Gratification renouvelable.

VAGOST, Jean, né le 26 mars 1834, à Hilbersheim (Meurthe), 55e de ligne. — Coup de feu à la partie moyenne de la cuisse. Fracture du fémur gauche, Solférino. — Claudication. — Gratification renouvelable.

VALAT, Guillaume, né le 14 janvier 1833, à Estaing (Aveyron), 8e d'artillerie. — Fracture comminutive du col du fémur droit, coup de feu, Solférino. — 4 juin 1862. — (*Voir l'observation, page 704*).

VALENTIN, Henri, né le 17 octobre 1831, à Belmont (Bas-Rhin), 37e de ligne.— Coup de feu à la partie antérieure et interne de la cuisse gauche, Solférino. — Perte de substance considérable ; plaie énorme. Hôpitaux de Brescia, Milan et Gênes. Cicatrice très-étendue, profonde et adhérente, avec rétraction. Les mouvements de l'articulation fémoro-tibiale sont difficiles et douloureux, la marche n'est possible qu'à l'aide d'un bâton. La partie inférieure du membre, à partir de la cicatrice, est couverte d'un eczéma chronique très-douloureux, avec œdème de la jambe. — 31 juillet 1863.

VALENTIN, Joseph-Julien, né le 22 décembre 1838, à Champ-le-Duc (Vosges), sergent, 74e de ligne. — Coup de feu à la cuisse droite. Fracture du condyle du fémur, Solférino. — Ankylose incomplète du genou droit, avec flexion permanente de la jambe sur la cuisse, sous un angle de 70°. — 4 mai 1861.

VANDERSTAPPEN, Pierre-Auguste, né le 1er novembre 1831, à Anvers (Belgique), 2e étrangers. — Coup de feu à la cuisse gauche au-dessus du genou, Magenta. — Ankylose du genou dans la flexion ; nécrose du fémur au quart inférieur. — 10 août 1861.

VARLET, François-Marie, né le 1er avril 1828, Bainethun (Pas-de-Calais), 13e d'artillerie. — Séton à la partie moyenne de la cuisse gauche au-dessous du grand trochanter. — Coup de feu, Solférino. — Gratification renouvelable.

VASSEUR, Jacques-Hubert-Silvain, né le 16 février 1834, à Halinghem (Pas-de-Calais), 61e de ligne. — Coup de feu à la cuisse gauche ? Solférino. — Raccourcissement du membre. — 3 mars 1860.

VERCHÈRE, Jean, né le 24 février 1836, à Chauffailles (Saône-et-Loire), 84e de ligne. — Fracture comminutive du fémur droit, coup de feu, Montebello. — Raccourcissement. — Gratification renouvelable.

VERGONZANE, Pierre, né le 27 mars 1832, à Treignac (Corrèze), 2e grenadiers, garde. — Séton transversal, avec lésion du fémur, à la partie antérieure et au tiers inférieur de la cuisse droite, biscaïen, Magenta. — Rétraction de la jambe sur la cuisse; atrophie de tout le membre. — Gratification renouvelable.

VERSSET, Louis, né le 30 novembre 1835, à Chomérac (Ardèche), caporal, 52e de ligne. — Coup de feu à la partie supérieure de la cuisse gauche, Magenta. — Claudication. Engorgement du membre et rétraction des muscles fléchisseurs. — 26 janvier 1862.

VICTOR, Auguste-Tancrède, dit Miron, né le 29 octobre 1833, à Toulouse (Haute-Garonne), 3e grenadiers, garde. — Coup de feu à la cuisse gauche, Magenta. — Paralysie du pied gauche, avec rétraction de la jambe. — 11 juillet 1860.

VIGIER, Jean, né le 18 août 1820, à Saint-Adjutoy (Charente), sergent, 2e zouaves. — Fracture du fémur, le 3 juin 1859. Chute. — Raccourcissement de 10 centimètres; incurvation du fémur à convexité en dehors; cal volumineux et saillant. Semi-ankylose de l'articulation fémoro-tibiale. — 4 juin 1862.

WAROQUIER, Victor, né le 27 décembre 1835, à Anor (Nord), 8e de ligne. — Coup de feu à la partie supérieure externe de la cuisse droite, Solférino. — Gêne dans la marche. — Gratification renouvelable.

WATTIEZ, Louis, né le 16 avril 1829, à Tournay (Belgique), 2e étrangers. — Coup de feu à la partie supérieure et antérieure de la cuisse droite, Magenta. — Gêne dans les mouvements d'extension. — Gratification renouvelable.

XAVIER, Pierre, né le 26 février 1837, à Châteauroux (Indre), 45e de ligne. — Coup de feu à la cuisse droite, Solférino. — La balle a pénétré à la partie postérieure et supérieure du membre, en lésant le scrotum. — Gratification renouvelable.

ZEROUKI-BEN-DJILLALI, né en 1831, aux Beni-Zerouels (Oran), 2e tirailleurs algériens. — Coup de feu au tiers inférieur de la cuisse gauche, d'avant en arrière, Magenta. — Rétraction musculaire. — Gratification renouvelable.

AMPUTATIONS DE LA CUISSE.

Hôpitaux de Gênes. — « Six amputations secondaires de la cuisse, faites du huitième au trentième jour de la blessure, ont donné deux morts et quatre guérisons. Trois de ces amputations ont été pratiquées pour blessure grave du genou ou de l'extrémité inférieure de la cuisse.

1er *cas.* — La balle, cylindro-conique, enveloppée de drap, est restée pendant dix jours incrustée transversalement dans le condyle interne du fémur. Le pus, passé du genou à la cuisse, a disséqué celle-ci et le fémur à une certaine hauteur. — Guérison.

2e *cas.* — Indépendamment d'une échancrure profonde du condyle interne du fémur par le projectile, il existe une fracture en long de cet os. L'esquille, qui comprend toute l'épaisseur de celui-ci et dont le condyle taraudé par la balle forme la base, s'étend de l'espace intercondylien à 12 centimètres de hauteur. Le pus baigne la base de la fracture ; il s'est infiltré dans la partie antérieure de la cuisse. — Guérison.

3e *cas.* — Autre fracture comminutive du condyle interne du fémur. Arthrite suppurée des plus considérables; pus fétide envahissant tout le tiers inférieur de la cuisse. Le blessé, amputé le neuvième jour de sa blessure, commençait à marcher à l'aide de béquilles, lorsqu'il fit une chute sur son moignon ; celui-ci s'enflamma, l'os fit saillie et, le vingt-septième jour après l'opération, le malade mourut par suite d'infection purulente. — Il y a tout lieu de croire que, sans cet accident, trois amputations consécutives de la cuisse, pratiquées pour lésion du fémur et dans les conditions les plus désavantageuses, auraient réussi.

A la cuisse, amputer le plus bas possible, afin d'avoir, avec une cicatrice plus petite, un moignon plus long; ne pas descendre, toutefois, à plus de cinq travers de doigt au-dessus de la rotule, afin que l'os scié, moins volumineux sur ce point, puisse être suffisamment recouvert par les chairs : tel a été longtemps le principe. Point d'embarras pour son application, toutes les fois qu'il y a intégrité des parties du reste de la cuisse. Mais, à l'armée, il peut se rencontrer bien des circonstances où l'on n'a plus la même latitude d'action et où l'on doit même négliger le principe, à moins de laisser courir au malade les chances d'une guérison toujours des plus risquées, quand il s'agit de coups de feu avec bris osseux et plaie en communication avec celui-ci, ou bien encore, ce qui est autrement grave, d'amputer dans l'articulation coxo-fémorale. Or, à cet endroit, la dernière campagne d'Italie vient de prouver de nouveau, et cela dans des proportions inaccoutumées, que, d'une part, maintes blessures graves de la cuisse, de la nature de celles dont il a été précédemment question, ont pu, néanmoins, guérir sans amputation, et que, de l'autre, bien des amputations, placées entre le lieu dit d'élection et l'articulation coxo-fémorale, ont été également suivies de succès. Les deux amputations qui suivent ont droit à une mention particulière :

La première a été pratiquée immédiatement au-dessous du petit trochanter, ainsi qu'on peut le constater à travers un moignon peu volumineux. Le projectile, reçu de flanc, avait dilacéré la partie antérieure de la cuisse, en même temps que broyé le fémur au-dessus de sa partie moyenne. Une double incision demi-circulaire antérieure et postérieure, pratiquée à une hauteur différente, et une double incision latérale ont donné deux lambeaux dont le postérieur, de beaucoup plus long que l'antérieur, pour lequel l'étoffe manquait, a été ramené d'arrière en avant à la rencontre de ce dernier et maintenu en place à l'aide de quatre points de suture sur épingles. La cicatrice se trouve, de la sorte, en avant de la cuisse, sur le contour d'un moignon constitué principalement, si ce n'est uniquement, par le lambeau postérieur.

Dans le deuxième cas, la section du fémur a eu lieu entre le grand et le petit trochanter, à l'aide d'une méthode mixte qui m'a rappelé celle que Lacauchie voulait substituer, pour les désarticulations, aux méthodes circulaire, ovalaire et à lambeau : 1° section circulaire de la cuisse à six bons travers de doigt du pli fessier et de la réunion de la cuisse au scrotum; 2° incision latérale externe venant tomber sur la première, à partir du sommet du grand trochanter; 3° dissection des deux angles de l'incision latérale et formation de deux lambeaux réunis, du côté interne de la cuisse, par toute l'épaisseur des parties molles, et qui, après la section du fémur, ont dû naturellement s'appliquer de tout point l'un à l'autre. La cicatrisation, au dire du malade qui, comme le premier, nous venait des hôpitaux de la Lombardie, s'est faite solidement en moins de quarante jours. Elle a donné un moignon régulier, épais, au centre duquel ce qui reste du fémur est convenablement abrité.

Il est évident que, sur un grand nombre d'amputés qui nous sont venus du dehors, on n'a pas eu le choix de la méthode ou du procédé, et que, pour ne pas remonter trop haut en amputant, on s'est inspiré de l'état de la blessure. C'est le plus ordinairement, dans ce cas, un ou deux lambeaux pris là où le projectile n'est point passé, ou bien encore là où il n'a déterminé que des dégâts insignifiants. Aussi, parfois, le moignon n'a-t-il pas toute la régularité désirable. Ailleurs, et le plus généralement, on a donné la préférence à la méthode circulaire. Il est vrai de dire, enfin, que les moignons les plus réguliers et les mieux disposés sont fournis par le lambeau antérieur semi-lunaire.

Il n'a été fait à San Benigno, avons-nous dit, que six amputations de cuisse. Nous étions éloignés du théâtre de la guerre et les coups de feu pouvant nécessiter une pareille mutilation ne nous arrivaient que de loin en loin ; d'autre part, à une certaine époque, les évacuations sur Gênes étaient tellement nombreuses et répétées qu'il fallait à tout prix, à moins de s'exposer à tous les désastres de l'encombrement, se créer de la place, et tout ce qui était transportable sur France y était évacué. — Les amputations de la cuisse, venues par évacuation des autres hôpitaux, étaient toutes en état de cicatrisation complète ou très-avancée. J'ignore à quel nombre d'opérations elles répondent. — En campagne, il est peu de blessés qui, guéris, morts ou évacués sur France, ne soient passés par un certain nombre d'hôpitaux. Toute statistique les concernant ne peut donc être établie, pour les amputés, avec une régularité et une précision suffisantes qu'après la campagne et sur toute la série des renseignements venus des différents points où ils ont séjourné à partir du jour où ils ont été opérés. Ces renseignements font complétement défaut au médecin d'un hôpital : aussi, tout ce que je puis affirmer pour San Benigno, c'est que le nombre des amputations de cuisse, venues de l'intérieur, guéries ou pouvant être considérées comme guéries, a été considérable. » Dr MAUPIN, médecin principal.

Hôpitaux en général. — Parmi les Français morts après amputation de la cuisse, nous citerons :

GEORGES, du 94e de ligne, amputé de la cuisse, le 25 mai, à Alexandrie; il a été atteint de pourriture d'hôpital et, un mois après l'opération, d'hémorrhagies graves qui ont nécessité la ligature de l'artère crurale et, quelque temps après, la ligature de l'iliaque externe sans succès.

COHIN, du 6e de ligne, dont les deux jambes ont été emportées par un boulet et qui a été amputé des deux cuisses.

PAGÈS, du 65e de ligne, qui a subi une amputation de la cuisse gauche au tiers moyen et une amputation du bras au tiers supérieur.

Parmi les Autrichiens :

POTUCZEK, du 3e régiment, qui, amputé de la cuisse au tiers moyen, le 22 mai, à Voghera, a été réamputé, le 20 octobre, à Alexandrie, au quart supérieur. — Hémorrhagie de la fémorale, ligature de l'iliaque externe et, plus tard, de l'iliaque primitive. Il est mort, le 18 novembre, d'infection purulente.

ROSCHOLCH, infanterie Rosback, qui, atteint de plusieurs blessures à la main, au cou et à la cuisse, a été amputé de la cuisse à Voghera et a succombé le 28 juillet, à la suite d'une opération grave, nécessitée par une lésion du larynx.

Et parmi les Autrichiens survivants :

MITABIK, Michel, du 49e régiment, qui, après avoir été amputé de la cuisse à Voghera, pour une fracture du genou, a présenté une énorme conicité du moignon; il a été réamputé, le 20 septembre, à Sainte-Marthe, Alexandrie, à la base du col du fémur, et a été évacué, le 18 novembre, sur Milan et de là sur Vérone.

Nous avons donné, pages 214 à 216 de ce volume, l'état nominatif des amputés aux hôpitaux de Novare, et pages 105 à 110, un même état numérique pour les hôpitaux de Crémone; nous croyons devoir donner ici ce dernier état nominatif et plus détaillé, et nous nous bornerons à citer aussi les hôpitaux d'Alexandrie comme troisième exemple des résultats obtenus après amputation de la cuisse. Nous supposons que les résultats indiqués pour les Autrichiens amputés ne sont pas complétement exacts; la proportion de la mortalité pendant et après l'évacuation de ces derniers doit être aussi forte que pour les Français évacués aussi d'un hôpital sur un autre. Nous avons pu contrôler les résultats définitifs pour les Français, et le contrôle nous fait complétement défaut pour les Autrichiens.

Hôpitaux d'Alexandrie. — « Sur trente-neuf amputations de la cuisse faites dans le mois de juin, on a observé quinze fois la conicité du moignon avec saillie plus ou moins considérable du fémur. Cette conicité peut être attribuée à l'insuffisance des parties molles, à la tendance des plaies à dégénérer, mais surtout aux pansements peu intelligents, laissant beaucoup à désirer, et trop souvent faits par des mains peu exercées. » Dr Restelli, médecin civil piémontais, directeur de l'hôpital Sainte-Marthe.

Français amputés de la cuisse à Alexandrie après le combat de Montebello (3 guérisons, 10 morts).

Genty, Joseph,	84e de ligne.	Fracture	du genou droit.	— Retraité.
Rocher, Jean-Antoine,	98e id.	Id.	du genou gauche.	— Retraité.
Renoud, Hilaire,	90e id.	Id.	id.	— Mort le 30 juin.
Verdiais, Eugène,	84e id.	Id.	du genou droit.	— Mort le 24 juin.
Graine, Prosper,	84e id.	Id.	de la jambe gauche.	— Mort le 27 juin.
Croquet, Pierre,	74e id.	Id.	de la jambe droite.	— Mort le 21 juin.
Pierre, Antoine,	98e id.	Id.	du genou gauche.	— Mort le 5 juillet.
Georges, François,	84e id.	Id.	de la jambe droite.	— Mort le 30 juillet.
Grandis, Jean,	84e id.	Id.	du genou gauche.	— Mort le 14 juin.
Despaud, François,	98e id.	Id.	du genou droit.	— Mort le 26 mai.
Chabot, Jean,	98e id.	Id.	de la cuisse gauche.	— Mort le 5 juin.
Bronne, Dominique,	17e bat. chass.	Id.	du genou droit.	— Mort le 31 mai.
Lascoux, Alexandre,	84e de ligne.	Id.	de la jambe gauche.	— Retraité.

Autrichiens amputés de la cuisse à Alexandrie après le combat de Montebello (9 guérisons non contrôlées, 17 morts, 1 douteux).

Steiner, Paul,	3e régiment.	Fracture	du genou gauche.	— Mort le 7 juin.
Koslh, Joseph,	3e id.	Id.	id.	— Mort le 23 juillet.
Gitkouwitz, Georges,	49e id.	Id.	du genou droit.	— Mort le 14 juin.
Kelner, Michel,	3e id.	Id.	de la cuisse droite.	— Mort le 19 juin.
Majer, Mathias,	?	Id.	id.	— Mort le 12 juillet.
Koch, Joseph,	Chasseur.	Id.	de la jambe droite.	— Mort le 27 juin.
Katz, Joseph,	40e régiment.	Id.	du genou droit.	— Mort le 19 juin.
Ladicz, Venceslas,	?	Id.	de la jambe gauche.	— Mort le 22 juin.
Forker, Georges,	49e régiment.	Id.	id.	— Mort le 6 octobre.
Forcher, Michel,	49e id.	Id.	du genou droit.	— Mort le 6 juillet.
Wiczanetz, Joseph,	3e id.	Id.	du genou gauche.	— Mort le 6 juillet.
Felber, Jean,	49e id.	Id.	du genou droit.	— Mort le 16 juillet.
Goldmann, Georges,	49e id.	Id.	id.	— Mort le 23 août.

Callot, Jean,	49e régiment.	Fracture	du genou gauche.	— Mort le 7 juin.
Offlenser, Léopold,	49e id.	Id.	du genou droit.	— Mort le 13 juin.
Praver-Pecas, ?,	3e id.	Id.	de la cuisse droite.	— Mort le 27 mai.
Waloscheck, Jean,	49e id.	Id.	du genou gauche.	— Évacué sur Brescia.
Walostix, David,	?	Id.	de la cuisse gauche.	— Évacué sur Milan.
Ehrard, François,	3e régiment.	Id.	du genou droit.	— Mort le 23 août.
Michalu, Thomas,	3e id.	Id.	id.	— Évacué sur Brescia.
Pribula, Georges,	40e id.	Id.	de la jambe gauche.	— Évacué sur Milan.
Mitabik, Michel,	49e id.	Id.	du genou gauche.	— Idem.
Hetmayer, Joseph,	59e id.	Id.	de la jambe droite.	— Pas de renseignem.
For, Michel,	39e id.	Id.	du genou gauche.	— Évacué sur Milan.
Righel, Jean,	25e id.	Id.	de la jambe droite.	— Évacué sur Brescia.
Pandrok, Jean,	3e id.	Id.	de la cuisse gauche.	— Évacué sur ?
Patwiser, Jean,	?	Id.	de la cuisse droite.	— Évacué sur Brescia.
Potuczek, François,	3e régiment.	Id.	du genou gauche.	— Mort le 18 novembre.
Roschoch, Jean,	40e id.	Id.	id.	— Mort le 28 juillet.
Sineinger, Pierre,	?	Id.	id.	— Évacué le 16 octobre.

42 amputations de la cuisse dans le mois de juin donnent 28 morts certaines, 11 évacués sur lesquels nous ne pouvons donner de renseignements définitifs et seulement 3 guérisons certaines, les amputés ayant été retraités.

Hôpitaux de Crémone. — « Deux fois, la désarticulation coxo-fémorale nous a paru indiquée ; mais comment se décider à une mutilation aussi grave, connaissant les insuccès, à peu d'exceptions près constants, en Algérie comme en Crimée, et dernièrement même en Italie? — Au 32e, au 56e jour de la lésion, les progrès toujours croissants d'un mal sans remède nous ont décidé à amputer les deux blessés au-dessous du petit trochanter, malgré la statistique décourageante de l'hôtel des Invalides. Notre premier opéré a guéri; le second est mort d'hémorrhagie consécutive après deux mois de traitement. »

Français amputés de la cuisse à Crémone (1 guérison, 7 morts).

Kantel, Constant, 52e de ligne.—Coup de feu au genou.—Amputé le 25 juin, lambeau. — Guéri le 3 août. — *Cet homme, porté guéri, n'est pas pensionné; il est mort sans doute et son nom ne figure pas sur les matricules du 52e : aussi ne pouvons-nous donner la date de la mort.*

Bonhomme, Hyppolite, 86e de ligne. — Fracture du genou. — Amputé le 1er juillet, circulaire. — Conicité du moignon; infection purulente. — Mort le 9 août.

Henry, Jean, 86e de ligne. — Fracture de la cuisse. — Amputé le 6 juillet, circulaire. — Infection purulente. — Mort le 9 juillet.

Julien, Denis, 94e de ligne. — Fracture de la jambe. — Amputé le 18 juillet au tiers inférieur, circulaire. — Infection purulente, sphacèle, hémorrhagie. — Mort le 20 juillet.

Artot, Pierre, 49e de ligne. — Fracture de la jambe. — Amputé le 19 juillet au tiers inférieur, circulaire. — Infection purulente. — Mort le 30 juillet.

Ehrman, Antoine, 91e de ligne. — Fracture de la cuisse. — Amputé le 26 juillet au quart supérieur, lambeau. — Infection purulente, hémorrhagie. — Mort le 24 septembre.

Magloire, Jean, 86e de ligne. — Fracture du genou. — Amputé le 29 juillet au tiers moyen, lambeau. — Infection purulente, hémorrhagie. — Mort le 30 juillet.

ARMAGNAC, Jean, 86e de ligne. — Fracture de la cuisse. — Amputé le 20 août au quart supérieur, lambeau. — Hémorrhagie grave. — Guéri le 24 octobre. — Retraité par décret du 4 août 1860.

Ce dernier des huit amputés de la cuisse est le seul survivant.

Autrichiens amputés de la cuisse à Crémone (3 guérisons *non contrôlées*, 9 morts).

MAK, Christophe. — Renseignements insuffisants. — Amputé le 26 juin, lambeau. — Guéri le 16 août.

TÉMOVIC, ? — Fracture du genou. — Amputé au tiers inférieur le 1er juillet, circulaire. — Infection purulente, conicité du moignon. — Mort le 26 juillet.

POPA, Matic. — Fracture de la jambe. — Amputé au tiers moyen le 2 juillet, lambeau. — Infection purulente. — Mort le 19 juillet.

RAVATTI, Gianni. — Fracture de la jambe. — Amputé au tiers inférieur le 2 juillet, circulaire. — Ostéomyélite. — Guéri le 25 septembre.

PILTZ, Jéhan. — Coup de feu au genou. — Amputé au tiers inférieur le 7 juillet, circulaire. — Infection purulente, conicité du moignon. — Mort le 2 septembre.

ZANGERER, Stinocuo. — Fracture de la cuisse. — Amputé au tiers moyen le 9 juillet, lambeau. — Conicité du moignon. — Guéri le 26 novembre.

SCHEIKER, Antonio. — Fracture de la cuisse. — Amputé au tiers inférieur le 9 juillet, circulaire. — Conicité du moignon, hémorrhagie. — Mort le 25 juillet.

BUTTEOVICH, Mario. — Fracture du genou. — Amputé au tiers moyen le 15 juillet, circulaire. — Infection purulente, conicité, hémorrhagie. — Mort le 6 août.

KORN, Francessi. — Fracture du genou. — Amputé au tiers moyen le 16 juillet, circulaire. — Infection purulente, gangrène. — Mort le 18 juillet.

HAJEK, Vinceslas. — Fracture du genou. — Amputé au tiers inférieur le 24 juillet, circulaire. — Infection purulente, conicité du moignon. — Mort le 20 août.

LIPOSSCHAK, Carles. — Fracture du fémur. — Amputé au tiers moyen le 31 juillet, circulaire. — Infection purulente, hémorrhagie. — Mort le 4 août.

FOLD, Michel. — Fracture de la cuisse. — Amputé au tiers moyen le 17 août, lambeau. — Hémorrhagies graves. — Mort le 24 août.

Observations d'amputations de la cuisse suivies de mort.

Hôpital Saint-Mandrier, Toulon. — Coup de feu dans les condyles du fémur droit. — Amputation secondaire de la cuisse au tiers inférieur. — Ostéomyélite. — Mort. — BERTHUY, Pierre, fusilier au 43e de ligne, âgé de 23 ans, blessé, à Solférino, d'un coup de feu au genou droit, entre à l'hôpital Saint-Mandrier le 1er septembre 1859. Le blessé marche à l'aide de béquilles, la jambe fléchie à angle obtus sur la cuisse, la pointe du pied rasant le sol. Sauf un peu d'émaciation, l'état général est assez bon, l'appétit conservé. Deux plaies à bords tuméfiés, rouges, enflammés, à fond grisâtre et fournissant une suppuration sanguinolente assez fétide, existent au niveau de l'articulation. L'ouverture d'entrée du projectile, à 2 centimètres du bord externe et de l'extrémité supérieure de la rotule; l'ouverture de sortie, au milieu même du creux poplité. — L'exploration du trajet suivi par le projectile permet de constater la présence d'esquilles multiples, mobiles, friables, profondément situées. La direction parcourue par l'instrument explorateur et la profondeur à laquelle il pénètre conduisent à établir, sans crainte d'erreur, que l'épaisseur du condyle interne du fémur a été traversée. Les tentatives pour vaincre la flexion de la jambe sur la cuisse sont très-douloureuses, les mouvements sont bornés, il existe un notable degré d'ankylose. — Du 1er au 10 septembre, pas de changement remarquable. — Le 11, auréole érysipélateuse autour de la plaie antérieure. Sensation de picotement pendant la nuit, exploration, extraction d'une première esquille rugueuse, noirâtre, friable, appartenant au tissu spongieux. — 12. Amélioration dans l'état local. — 21. Extraction d'une deuxième esquille plus volumineuse que la première et de même nature. — 23. Le malade accuse une douleur continue, profonde, au creux poplité; une exploration poussée vers ce point douloureux fait reconnaître une surface rugueuse, entièrement dénudée, non mobile (esquille adhérente ou ostéophyte). — 26. Plaies saignantes, douloureuses; suppuration ichoreuse; mouvements fébriles le soir, suivis de sueurs assez abondantes, langue sèche, facies altéré. — 27. L'état général est meilleur, trois selles par un purgatif, langue humide.—Du 27 septembre au 1er octobre. Un peu d'amélioration locale et générale. — 11 octobre. Tuméfaction considérable du genou; érysipèle remontant jusqu'au tiers inférieur de la cuisse; traînées rouges d'angioleucite superficielle remontant aux ganglions inguinaux engorgés et douloureux; fièvre précédée de frissons; langue rouge, sèche; céphalalgie; vomissements de quelques aliments. — Du 22 au 24, les accès de fièvre deviennent et plus intenses et plus rapprochés; les forces diminuent; perte d'appétit, de sommeil; l'état du sujet inspire des inquiétudes fondées, et l'amputation du membre est reconnue nécessaire. — 25. Amputation à la partie moyenne de la cuisse, par M. le Dr Arlaud (méthode circulaire), sommeil anesthésique complet; très-faible perte de sang pendant l'opération; lambeaux suffisants; ligatures solides; section de l'os nette, sans éclat. La substance compacte présentant une teinte légèrement rosée et le tissu médullaire étant plus rouge, plus ramolli que dans l'état normal, une rondelle fémorale de 2 centimètres est enlevée rapidement par un second trait de scie et laisse voir la section de l'os d'une teinte plus naturelle, quoique douteuse encore. — Réunion mixte; bandelette cératée et ligatures passant par le centre de la plaie; bandelettes de diachylon; pansement simple; bandage contentif de Mayor.

Pièce pathologique. — Traces d'arthrite fémoro-tibiale; vaste caverne dans l'épaisseur du condyle interne; esquille adhérente, rugueuse, saillante en arrière du côté du creux poplité, vers les vaisseaux et nerfs; parties molles indurées, infiltration gélatiniforme, jaunâtre; décollement étendu des téguments autour de la plaie antérieure; fragments osseux de petit volume, nombreux, flottant en arrière dans un clapier purulent étendu vers la partie supérieure de la jambe.

Du 25 au 30 octobre. L'état général devient très-remarquablement meilleur; une suppuration de bonne nature s'établit; les pansements sont peu douloureux; deux ligatures tombent. — 5 novembre. Chute de la ligature principale. — 8. Chute des deux dernières ligatures; la cicatrice de la plaie marche régulièrement et rapidement. — 10. Perte d'appétit; nuit agitée; frisson prolongé; sueurs profuses; plaie sèche. — Du 10 au 20 l'état général s'aggrave encore. — 23, sept heures du soir. Agonie tranquille et mort calme, sans souffrances.

Autopsie. — Habitude extérieure : émaciation avancée; teinte ictérique de la peau et des conjonctives. — *Cavité thoracique.* Engouement du poumon gauche dans une grande étendue; commencement d'hépatisation en arrière; pas de traces de foyer purulent; engouement moins étendu au poumon droit. — *Cavités pleurales.* Adhérences anciennes et récentes; dépôts pseudo-membraneux mous; notable quantité de sérosité purulente; cœur flasque; le ventricule droit rempli par un caillot fibrineux polypiforme. — *Cavité abdominale.* Foie volumineux, tissu à gros grains, pas de foyers purulents; rate petite, tissu normal; intestin grêle fortement enflammé dans une étendue de 40 centimètres avant le cœcum. — *Moignon.* Parties molles : abcès multiples circonscrits, sous-cutanés, intermusculaires; foyers le long des vaisseaux; angioleucite profonde; ganglions inguinaux, ramollis, tuméfiés; petits dépôts purulents sus et sous-périostiques, particulièrement à la face externe du col du fémur; couche gélatiniforme, épaisse entre le périoste et l'os dans toute son étendue; décollement facile du périoste; taches brunes, d'un rouge vineux, sur la face externe de l'os; vers la partie inférieure, deux dépôts calcaires avoisinent le bout de la section osseuse. Malgré l'état demi-lardacé des parties molles, on remarque que la cicatrice a marché très-régulièrement. — *Cavité médullaire.* L'os scié suivant sa longueur et suivant l'axe du col du fémur, fait voir le tissu réticulaire de la tête et des trochanters de couleur verdâtre, sans beaucoup de ramollissement; infiltration purulente qui devient remarquable dans le reste de l'os; des cavités multiples par destruction du tissu réticulaire sont remplies de pus de même couleur et d'une grande fétidité. — Après le lavage et l'arrachement facile de la pulpe médullaire, la face interne du canal osseux paraît parsemée de taches brunes et de points érodés. — Vers l'extrémité inférieure, dans l'épaisseur du tissu compacte, les canalicules osseux, détruits linéairement, circonscrivent un fragment volumi neux en voie de mortification et de nécrose.—La veine fémorale est remplie de pus et de grumeaux caséiformes; la suppuration (phlébite traumatique) remonte sur les veines iliaque externe, interne, primitive, et s'arrête au commencement de la veine cave inférieure. — Dr J. Roux, médecin en chef de la marine.

Coup de feu au tiers inférieur du fémur droit. — Amputation secondaire de la cuisse au tiers supérieur. — Ostéomyélite. — Mort. — Claude (Fréderic-Albert), voltigeur au 52e de ligne, âgé de trente ans, reçoit à la bataille de Solferino un coup de feu dans la cuisse droite. La balle, entrée à la partie externe et inférieure de la cuisse au-dessus des condyles, fracture comminutivement le fémur et vient sortir à la face interne du membre après en avoir traversé horizontalement toute l'épaisseur. Pendant le temps qui s'est écoulé entre le 24 juin, date de la blessure, et le 29 septembre, jour de l'entrée de ce malade à l'hôpital Saint-Mandrier, divers accidents inflammatoires se sont produits; plusieurs esquilles ont été extraites. — 13 novembre. Le malade est pris de frissons, bientôt suivis de chaleur âcre à la peau, avec fréquence du pouls, céphalalgie. — Le 22, cet état continuant à s'aggraver, l'amputation est jugée nécessaire, et je la pratique moi-même. Le malade étant chloroformé, je taille d'abord un lambeau cutané antérieur que je dissèque dans l'étendue de quelques centimètres; puis, avec un couteau interosseux plongé d'un côté à l'autre du membre, rasant la face antérieure du fémur, je coupe un lambeau musculaire de même dimension. L'artère crurale est aussitôt liée. La peau et les muscles de la région postérieure sont ensuite divisés semi-circulairement dans deux temps successifs au niveau de la base du lambeau antérieur. L'os est disséqué dans une petite étendue au-dessus du niveau des chairs et scié à son tiers supérieur. Pour ne laisser que des portions saines, je me décide à en séparer par un deuxième trait de scie une virole de quelques centimètres de hauteur. Malgré cette section, la moelle paraît malade sur la partie d'os restée en place. Sur quelques points, elle a sa blancheur ordinaire, mais dans sa moitié supérieure, elle est rouge, ramollie et laisse échapper une grande quantité de sang noir. L'adhérence du périoste et l'apparence normale du tissu compacte m'arrêtent dans l'idée de désarticuler l'os. On lie ensuite sept ou huit artères musculaires. La plaie est réunie au moyen d'épingles et pansée. Le malade a perdu peu de sang.

L'examen de la *pièce pathologique* montre les plus graves désordres dans les parties molles et dans l'os. Ce dernier est manifestement atteint d'ostéomyélite dans toute son étendue. — La moelle ramollie offre sur divers points une coloration rouge-brun très-remarquable.—L'os présente, au milieu de stalactites considérables, une vaste cavité creusée par la balle, remplie d'esquilles, de pus, et recouverte d'une membrane vasculaire grisâtre pultacée. La portion d'os retranchée est atteinte d'ostéomyélite à la deuxième période. Le périoste est rouge, très-peu adhérent. — Le fémur a été fracturé au-dessus des condyles, et le fragment supérieur est fortement dévié en dehors.

Trois vomissements dus à l'influence du chloroforme ont lieu dans la journée. Le soir, le malade peut garder son bouillon. — 27. Pas de suppuration; la plaie reste sèche; un violent frisson se déclare. Pansement avec la poudre de cantharides. — 29. La plaie s'est rouverte, elle est toujours sèche; sur la lèvre supérieure se forme une plaque gangréneuse. Le pouls est très-fréquent et très-faible. État soporeux voisin du coma. — Cet état empire les jours suivants; il survient du hoquet, du délire, et le malade succombe le 3 décembre, à huit heures du matin.

L'*autopsie* montre la portion du fémur noirâtre près de la section, une bouillie fétide remplaçant la moelle, les cellules de l'os remplies de pus. Des foyers purulents au-dessous du du périoste ramolli, non adhérent. Du pus en dehors de l'articulation, sur les tissus fibreux, dans l'interstice des muscles, sous la peau, dans les veines crurale et iliaque externe. On n'en trouve pas de traces dans le poumon et le foie. — Dr J. Roux, médecin en chef de la marine.

Coup de feu au genou droit. — Amputation secondaire de la cuisse à la partie moyenne. — Ostéomyélite. — Mort. — Hainselin, Charles, sergent-major au 2e étranger, âgé de vingt-cinq ans, entré à l'hôpital Saint-Mandrier le 4 novembre 1859. Ce sous-officier a reçu à la bataille de Magenta un coup de feu dans le genou droit. Après de graves accidents d'inflammation et de suppuration pour lesquels le blessé a reçu les soins prolongés dans les hôpitaux d'Italie, l'articulation s'est ankylosée. La jambe est demi-fléchie sur la cuisse (fracture comminutive du tibia, jambe droite, près de l'articulation du genou. Hôpitaux de Milan, Fate bene Sorelle, — phlegmon diffus, nombreuses incisions, arthrite consécutive. L'état du blessé est devenu tellement grave qu'il faut renoncer à l'amputation de la cuisse. — Malgré l'amélioration sensible survenue d'une façon inespérée, on ne peut encore trop compter sur une guérison qui ne serait obtenue qu'avec une ankylose du genou et la rétraction de la jambe sur la cuisse. Note de M. Fropo, médecin-major). — Le pied est fortement dévié en dehors. Deux plaies, situées l'une au niveau de la tête du péroné, l'autre à la face interne du genou, fournissent une suppuration médiocrement abondante. Un stylet introduit dans l'une de ces plaies arrive à 5 centimètres de profondeur sur une esquille à peine mobile. Il existe un peu de gonflement de la partie. L'état général est assez bon. L'émaciation est peu prononcée, l'appétit est conservé. — Du 9 au 21 novembre. Phénomènes inflammatoires locaux qui se terminent par un abcès et l'extraction d'une petite esquille. — 22. L'état local s'est encore aggravé. Les plaies prennent un aspect grisâtre; les douleurs deviennent intolérables : anxiété, privation de sommeil, épuisement des forces ; le malade réclame l'amputation. Pouls plein et un peu fréquent ; langue blanche ; abdomen tendu et douloureux. — 23. L'amputation de la cuisse à son tiers moyen est pratiquée par M. Arlaud, après la visite du matin, dans une anesthésie complète obtenue par le chloroforme. Deux lambeaux, l'un antérieur, l'autre postérieur, sont taillés successivement, et dans des temps distincts, d'abord à la peau qui est légèrement disséquée, puis aux muscles. Dès que le lambeau antérieur est achevé, on le relève pour lier l'artère crurale. L'os est scié en dernier lieu. Le malade a perdu peu de sang. Réunion par des bandelettes agglutinatives ; pansement.

L'examen de la *pièce pathologique* a démontré l'existence de graves désordres au niveau de l'articulation. La tête du péroné a été traversée par la balle, ainsi que l'articulation fémoro-tibiale. Les surfaces articulaires, dont les cartilages sont en partie détruits, sont tapissées par une membrane vasculaire grisâtre, remplie d'une sanie fétide. Le fémur et le tibia sont séparés en dehors par un intervalle de 0m,03. Adhérence solide en dedans entre le condyle interne et le tibia. La rotule déplacée a glissé sur le condyle externe. L'extrémité supérieure du tibia offre tous les caractères de l'ostéomyélite avancée qu'on trouve encore dans l'extrémité correspondante du fémur.

26 au 28 novembre. Accès de fièvre et de diarrhée, suivis d'une grande amélioration. — Les jours suivants, cette amélioration momentanée est remplacée par l'apparition des symptômes les plus graves, et le malade succombe, le 4 décembre, à quatre heures du soir. — Vingt-quatre heures après la mort, la dissection du moignon décelait la présence de l'ostéomyélite avec ramollissement et suppuration.

L'*autopsie* est faite le 6 décembre, trente-six heures après la mort. — *Poitrine.* Poumons crépitants, un peu engoués, surtout celui de droite. Les plèvres renferment du pus en abondance. — *Abdomen.* Le foie est volumineux, gorgé de sang. Rien de remarquable dans l'intestin. — *Moignon.* Les chairs du moignon sont parfaitement saines. On rencontre du pus dans l'intérieur de la veine crurale, et en poursuivant ce vaisseau du côté de l'abdomen, on le trouve complétement obturé par un cylindre fibrineux d'une certaine longueur. L'artère est saine et présente, au niveau de sa ligature, le bouchon ordinaire de lymphe plastique dont le sommet, dirigé du côté du cœur, est encore rouge, tandis que la base, répondant à la ligature, offre une couleur jaunâtre. L'examen de l'os fait constater les altérations suivantes : périoste moins adhérent; surface osseuse parsemée de petites taches d'un rouge terne, en général allongées suivant l'axe de la diaphyse. L'extrémité inférieure de l'os présente, dans une hauteur d'un centimètre et sur toute sa circonférence, une surface nécrosée noirâtre. Une section longitudinale du cylindre osseux permet de reconnaître que la moelle offre une coloration rouge-brun dans toute l'étendue du canal médullaire. — Dr J. Roux, médecin en chef de la marine.

Coup de feu au genou gauche. — Amputation secondaire de la cuisse au tiers inférieur. — Plus tard résection de 20 centimètres du corps du fémur. — Ostéomyélite. — Mort. — Borrbck, Johann, fusilier au 4e régiment autrichien, blessé à la bataille de Magenta d'un coup de feu au genou gauche, entre à l'hôpital Saint-Mandrier, le 10 juillet 1859. Le trajet de la balle a été oblique de haut en bas et d'avant en arrière, et a croisé presque transversalement la direction du ligament latéral externe de l'articulation fémoro-tibiale. Entre autres accidents survenus pendant le séjour du malade dans les hôpitaux d'Italie, un abcès considérable s'est formé dans le creux poplité et a été ouvert avec le bistouri. La plaie résultant de cette incision fournit encore une certaine quantité de pus, ainsi que les ouvertures d'entrée et de sortie du projectile. On s'abstient, au début, d'explorer ces divers trajets. Le genou est enflé, un peu douloureux; la jambe est assez fortement fléchie sur la cuisse; les mouvements de l'articulation sont impossibles. L'état général du blessé est du reste satisfaisant. — Le 15, une rougeur érysipélateuse apparaît par plaques irrégulières sur le cou-de-pied et la partie inférieure de la jambe, et le lendemain des traînées d'angioleucite accompagnées de rougeurs diffuses se dessinent sur tout le membre, depuis le pied jusqu'à l'aine. Les plaies sont vivement enflammées et très-douloureuses. L'état général est peu modifié; la fièvre est à peu près nulle. — 19. L'angioleucite est limitée à la face externe de la jambe et à la partie supérieure et interne de la cuisse. Le gonflement circum-rotulien a diminué. L'une des plaies postérieures fournit une grande quantité de pus bien lié. — 21. Les plaies se recouvrent d'une couche blanchâtre, pseudo-membraneuse. On les touche avec de la teinture d'iode; pansement avec des plumasseaux de baume d'Arcéus. — 26. Les plaies conservent le même aspect; la peau du genou, uniformément rosée, douloureuse à la pression, est le siége d'un engorgement œdémateux très-prononcé. Des rougeurs irrégulières, accompagnées de tension et de douleur, persistent le long du trajet des lymphatiques jusqu'au milieu de la face interne de la cuisse; les plaies du creux poplité fournissent une suppuration abondante. — 1er août. Depuis quelques jours l'état général s'altère notablement. Il y a constamment de la fièvre; l'appétit a disparu ainsi que le sommeil; le malade accuse des douleurs vives dans tout le membre, dont le volume a beaucoup augmenté. Le pied est fortement œdématié. — 2. La fièvre, l'insomnie et les douleurs ne se calment point, la suppuration est toujours très-abondante et fétide; enfin de la toux étant survenue, l'amputation de la cuisse au tiers inférieur est jugée nécessaire. M. Nielly la pratique le même jour à dix heures du matin, d'après le procédé oblique-elliptique de M. Duval, et dans une anesthésie complète obtenue à l'aide du chloroforme. La perte de sang est médiocre; la plaie est réunie par des points de suture. Après quelques heures d'un état demi-syncopal, le pouls reprend de l'ampleur. Le malade se trouve bien et s'endort à 9 heures du soir. — 3. État général satisfaisant. Suintement séro-sanguinolent traversant les pièces d'appareil. — 6. La suppuration est bien établie. Le malade souffre peu; la fièvre est modérée. Il n'y a pas eu de selles depuis plusieurs jours. Huile de ricin, 40 grammes. — 12. Le pus est très-abondant et mal lié; la plaie prend une teinte grisâtre, et l'extrémité de l'os fait une saillie prononcée dans sa partie centrale, Cependant l'état général n'empire pas. Il y a un peu d'appétit. — 1er septembre. La plaie s'est un peu détergée; mais la suppuration, toujours très-abondante, épuise le malade. La saillie de l'os a augmenté. — 7. Fièvre continuelle, insomnie, faiblesse considérable. On se décide à réséquer la portion osseuse qui fait saillie au dehors. Le malade étant chloroformisé, M. le docteur Arlaud, en l'absence de M. Nielly, pratique sur le moignon, parallèlement à l'os, deux longues incisions, l'une interne, l'autre externe, de manière à déterminer un lambeau antérieur et un autre postérieur. Ces lambeaux étant relevés, l'os est disséqué de bas en haut. On constate à ce moment que la diaphyse est malade dans une grande partie de sa longueur et que de nombreux ostéophytes existent à sa périphérie. En raison de ces circonstances, la dissection de l'os remonte plus haut qu'on ne l'avait prévu, et on en sépare un cylindre de 20 centimètres de longueur par un trait de scie un peu oblique, de haut en bas et d'avant en arrière. Dans l'intérieur de ce cylindre la moelle est rouge et très-ramollie, l'épaisseur du tissu compacte diminue. Un long séquestre est en voie d'élimination; on peut craindre que la partie restante de l'os ne soit affectée d'ostéomyélite. L'opération se termine par l'excision de plusieurs ostéophytes adhérents aux tissus charnus et par la ligature de cinq artérioles. Une bandelette de linge est introduite dans la plaie pour empêcher sa réunion et provoquer le dégorgement du moignon. On panse mollement avec un linge fenêtré et cératé, de la charpie et un bandage peu serré. — Dans la soirée, agitation, délire, fièvre intense. — 9. L'état général s'améliore un peu; la plaie offre un assez bon aspect. — Les jours suivants, on alimente un peu le malade ; café au lait, soupe de vermicelle. On ajoute à la décoction de quinquina 0,60 de sulfate de quinine et l'on prescrit une potion avec 1 gramme d'alcoolature d'aconit. — 13. La plaie offre sur plusieurs points des plaques gangréneuses. La suppuration est très-abondante et fétide ; des fusées purulentes remontent à une grande hauteur autour de l'os. On saupoudre le moignon avec de la poudre de cantharides. — 14. L'état du blessé s'aggrave rapidement. Des abcès multiples se forment autour de la racine du membre. Le pouls faiblit et devient très-fréquent. Dyspnée excessive ; râles muqueux à larges bulles dans toute la poitrine.—Enfin, le 15, surviennent le délire et des hallucinations ; la respiration s'embarrasse de plus en plus et le malade expire à sept heures et demie du soir. — Entre autres lésions démontrées par l'autopsie, on trouve : l'ostéomyélite suppurée dans le canal médullaire et l'extrémité supérieure du fémur ; des abcès sous le périoste, en dehors de l'articulation, entre les muscles ; du pus dans la veine crurale et les grosses veines du bassin. — Dr J. Roux, médecin en chef de la marine.

TABLEAU DES AMPUTATIONS DE LA CUISSE.

GENRES DE BLESSURES.	PROJECTILES, ARMES, ETC., QUI ONT PRODUIT LES BLESSURES.																	
	BALLE.			BOULET.			ÉCLATS DE PROJECTILES, BISCAÏENS.			SABRE, BAÏONNETTE, LANCE.			DIVERSES.			TOTAL.		
	Pensionnés.	Sortis guéris ou évacués.	Morts.	Pensionnés.	Sortis guéris ou évacués.	Morts.	Pensionnés.	Sortis guéris ou évacués.	Morts.	Pensionnés.	Sortis guéris ou évacués.	Morts.	Pensionnés.	Sortis guéris ou évacués.	Morts.	Pensionnés.	Sortis guéris ou évacués.	Morts.
Fractures du fémur.. . . .	29	»	57	»	»	1	3	»	»	»	»	»	»	»	»	32	»	58
Id. du genou.. . . .	11	»	34	»	»	»	2	»	1	»	»	»	»	»	»	13	»	35
Id. de la jambe. . .	6	»	21	2	»	»	1	»	»	»	»	»	»	»	»	9	»	21
Coups de feu.	18	»	49	»	»	»	»	»	»	»	»	»	»	»	»	18	»	49
Jambes emportées.	»	»	»	»	»	8	»	»	»	»	»	»	»	»	»	»	»	8
Diverses.	»	»	»	»	»	5	»	»	»	»	»	»	7	»	»	7	»	5
Sans renseignements. . . .	»	»	»	»	»	»	»	»	»	»	»	»	»	»	81	»	»	81
	64	»	161	2	»	14	6	»	1	»	»	»	7	»	81	79	»	257
TOTAUX.	225			16			7			»			88			336		

La date terminale de chaque observation sommaire est celle du décret accordant la pension de retraite.

Nous avons cherché à établir le nombre des amputations immédiates et secondaires; mais, malgré un dépouillement minutieux d'indications trop souvent vagues, incomplètes ou nulles, nous n'arrivons qu'aux résultats suivants, en laissant de côté les suppositions même probables. (1)

AMPUTATIONS.		FRANÇAIS.		AUTRICHIENS.	
		Pensionnés.	Morts.	Guéris ou évacués.	Morts.
Immédiates.	Partie supérieure.	»	4		
	Tiers supérieur.	»	16		
	Tiers moyen.	2	9	16	27
	Tiers inférieur.	2	4		
	Sans indication de hauteur.	4	25		
Secondaires.	Partie supérieure.	1	2		
	Tiers supérieur.	3	22		
	Tiers moyen.	5	16	5	34
	Tiers inférieur.	2	14		
	Sans indication de hauteur.	5	19		
Sans indication de date.	Partie supérieure.	»	»		
	Tiers supérieur.	5	5		
	Tiers moyen.	3	17	5	66
	Tiers inférieur.	3	18		
	Sans indication de hauteur.	37	86		
Par cause étrangère au feu de l'ennemi. .		7	»	»	»
		79	257	26	127
		336		153	

AMPUTATIONS DE LA CUISSE.

AISSA-BEN-M'HAMED, né en 1828, à Haudena (Constantine), 3e tirailleurs algériens. — La jambe gauche brisée par un boulet, Solférino. — Amputation de la cuisse gauche à la partie inférieure. — 11 avril 1862.

ARMAGNAC, Jean, né le 28 août 1830, à Nérac (Lot-et-Garonne), 86e de ligne. — Fracture comminutive de la cuisse, coup de feu? Solférino. — Amputation secondaire de la cuisse gauche au quart supérieur, le 20 août, à Crémone. — Évacué sur *le Grégeois;* entré le 4 novembre 1859 à l'hôpital de Saint-Mandrier, Toulon; sorti le 8 novembre 1859. — 4 août 1860.

---

(1) Dans le premier tableau, les amputations sans renseignements, au nombre de 81, sont celles pour lesquelles nous ne connaissons exactement ni la lésion, ni la cause vulnérante. Dans le second, nous indiquons les amputations de cuisse sans indication de lieu ou de hauteur, ainsi que celles sans indication de date.

Barbier, Armand, né le 13 janvier 1835, à Paris (Seine), sous-lieutenant, tirailleurs algériens. — Fracture comminutive du fémur au quart inférieur, coup de feu, Solférino. — Amputé de la cuisse droite au tiers moyen, à Castiglione, le 25 juin. — Transporté à Crémone, accidents inflammatoires localisés au moignon, ulcération du lambeau; saillie du moignon; le 25 juillet, résection de la partie saillante. Plus tard, le périoste décollé s'ossifia et on put constater un os plus que doublé de volume. — 10 octobre, un séquestre étendu invaginé dans cet os nouveau. —17 octobre, extraction d'un séquestre de 15 centimètres de long. — 28 juillet 1860.

Barbier, Antoine-Scolastique, né le 9 juillet 1836, à la Croix-Rousse, Lyon (Rhône), 2e voltigeurs, garde. — Coup de feu à la cuisse droite, Solférino. — Amputation de la cuisse; évacué sur *l'Eldorado;* entré le 28 octobre à l'hôpital de Saint-Mandrier, Toulon; sorti le 30 octobre. — 31 mars 1860.

Battesti, Jean-Joseph-Romoaldo, né le 27 novembre 1838, à Canale (Corse), 74e de ligne. — Amputation de la cuisse gauche, nécessitée par une tumeur blanche du genou, fatigues, en Italie. — 2 novembre 1863.

Becker, Louis, né le 3 février 1839, à Londrefing (Meurthe), 3e zouaves. — Coup de feu à la jambe gauche, Palestro. — Amputation de la cuisse. Évacué sur *l'Amérique;* entré à l'hôpital Saint-Mandrier le 30 juillet 1859; sorti le 16 août. — 8 février 1860.

Becker, Jean, né le 6 décembre 1834, à Valmont (Moselle), 6e bataillon de chasseurs. — Coup de feu à la cuisse gauche, Solférino. — Amputation de la cuisse au tiers supérieur. — Évacué sur *le Météore;* entré à l'hôpital Saint-Mandrier le 27 octobre 1859; sorti le 29 octobre. — 24 février 1860.

Berhaut, Mathurin, né le 22 avril 1837, à Plélan (Ille-et-Vilaine), 71e de ligne. — Abcès nombreux au-dessus du genou, carie de l'extrémité inférieure du fémur, fatigues en Italie. — Amputation au tiers supérieur. — 1862.

Biguet, Joseph-César, né le 23 décembre 1836, à Lyon (Rhône), 1er zouaves. — Coup de feu à la cuisse droite, Mélégnano. — Ambulance de la 3e division du 1er corps. — Amputation de la cuisse, hôpital San Filippo, Milan. Évacué sur *le Grégeois;* entré à l'hôpital Saint-Mandrier le 29 septembre 1859; sorti le 4 octobre, pour rejoindre à Alger. — 14 mars 1860.

Blanchard, Antoine, né le 12 décembre 1837, à Blanzy (Saône-et-Loire), 30e de ligne. — Coup de feu à la cuisse gauche, Solférino. — Amputation de la cuisse au tiers moyen, le 5 juillet. — 16 janvier 1861.

Blanchon, Claude, né le 1er novembre 1835, à la Celle-Barmontoise (Creuse), 76e de ligne. — Fracture comminutive du fémur au-dessus du genou, biscaïen, Solférino. — Amputation de la cuisse. — Évacué sur *le Météore;* entré à l'hôpital Saint-Mandrier le 27 octobre 1859; sorti le 29 octobre. — 30 mai 1860.

Bodin, Étienne, né le 21 mars 1824, à Saint-Pierre-de-Lanys (Indre), zouaves, garde. — Les condyles du tibia traversés par une balle, Magenta. — Hôpitaux de Turin. — Amputé de la cuisse le 25 juin. — 6 octobre 1860.

Bollot, Jules-Victor, né le 8 février 1830, à Broyes (Marne), sergent-major, 30e de ligne. — Fracture comminutive de la cuisse droite, coup de feu, Solférino. — Amputation de la cuisse. — 14 mars 1860. — Une note porte deux coups de feu aux cuisses.

Bonhomme, Marcelin, né le 25 octobre 1835, à Retournac (Haute-Loire), sergent, 3e zouaves. — Fracture comminutive de la cuisse gauche, coup de feu, Palestro. — Amputé de la cuisse à l'hôpital Majeur de Verceil; sorti guéri le 6 août. — Évacué sur *l'Eldorado;* entré, le 14 août 1859, à l'hôpital Saint-Mandrier; sorti le 25 août suivant. — 16 mai 1860.

Bonnet, Hippolyte-Alfred, né le 10 mars 1835, à Dreux (Eure-et-Loir), caporal, 98e de ligne. — Fracture comminutive de la cuisse droite, coup de feu, Solférino. — Amputation de la cuisse. — Evacué sur *le Grégeois;* entré, le 4 novembre 1859, à l'hôpital Saint-Mandrier; sorti le 26 du même mois. — 31 mars 1860.

BONNOT, Régis, né le 7 janvier 1832, à Monségur (Drôme), 8e bataillon de chasseurs. — Coup de feu à la cuisse gauche, Magenta. — Amputation de la cuisse, hôpital San Filippo, Milan. — 3 mars 1860.

BORDE, Jean, né le 27 septembre 1834, à Meyrals (Dordogne), 23e de ligne. — Tumeur blanche au genou, à la suite de fatigues. — Amputation de la cuisse. — 7 février 1863.

CARL, Antoine, né le 10 février 1837, à Dieffenthal (Bas-Rhin), caporal, 6e chasseurs à pied. — Fracture comminutive du fémur, coup de feu, Solférino. — Amputation de la cuisse droite le 25 juin. — Entré, le 6 avril 1860, à l'hôpital de Saint-Mandrier, Toulon ; fait une chute sur le moignon, guérison retardée ; sorti le 17 juin 1860. — 16 janvier 1860.

CARON, François-Auguste-Iréné, né le 4 octobre 1836, à Hallu (Somme), 86e de ligne. — Coup de feu à la cuisse gauche, Solférino. — Amputation de la cuisse à la partie moyenne, à Crémone ? — 4 août 1860.

CAYZAC, Antoine, né le 13 octobre 1836, à Campagnac (Aveyron), 70e de ligne. — Coup de feu à la cuisse droite, Magenta. — Amputation de la cuisse. — 31 mars 1860.

CHARPENTIER, Victor-Théodore-Arsène, né le 14 janvier 1833, à Châteauneuf (Eure-et-Loir), sergent, 3e zouaves. — Coup de feu à la jambe droite, Palestro. — Amputation de la cuisse. — 3 mars 1860.

COLETTE, Joseph-Jules, né le 26 septembre 1829, à Toulon (Var), capitaine, 1er zouaves. — Fracture comminutive de la cuisse gauche, coup de feu, Mélégnano. — Hôpital Majeur, Milan. — Amputation de la cuisse au tiers supérieur. — 8 février 1860.

COLIN, Jules, né le 14 février 1839, à Benfeld (Bas-Rhin), sergent, 6e bataillon de chasseurs. — Fracture comminutive de la cuisse gauche, coup de feu, Solférino. — Amputation de la cuisse. — Evacué sur *le Grégeois;* entré à l'hôpital Saint-Mandrier le 4 novembre 1859 ; sorti le 7 novembre. — 24 février 1860.

COLOMBAT, Henry-Alexandre, né le 6 octobre 1837, à Latronche (Isère), 1er zouaves. — Fracture comminutive de la cuisse droite, coup de feu, Mélégnano. — Amputation de la cuisse à la partie moyenne. — 4 août 1860.

COMTE, Jean, né le 19 juin 1836, à Amanzé (Saône-et-Loire), 84e de ligne. — Fracture du genou gauche, coup de feu, Montebello. — Entré, le 30 mai, à l'hôpital San Benigno, Gênes. Amputation de la cuisse gauche au tiers inférieur, le 30 mai, Dr Negrotto. — Chute sur le moignon, suivie de pourriture d'hôpital. — Evacué sur *le Grégeois;* entré à l'hôpital Saint-Mandrier, le 16 octobre 1859 ; sorti le 10 décembre 1859. — 31 mars 1860.

DAMVILLE, Jules-Joseph, né le 19 mai 1832, à Sugy (Seine-et-Oise), 74e de ligne. — Coup de feu à la cuisse droite, Solférino. — Amputation de la cuisse. — 3 mars 1860.

DAVOUST, Jean-Léon, né le 1er novembre 1832, à Fontaine-en-Bray (Seine-Inférieure), 19e bataillon de chasseurs. — Fracture comminutive au tiers inférieur du fémur, coup de feu, Magenta. — Entré le 5 juin à l'hôpital de Novare. — Amputation de la cuisse. — Évacué le 20 août. — 25 avril 1860.

DELACÔTE, Joseph, né le 15 août 1827, à Orbey (Haut-Rhin), 3e zouaves. — Fracture comminutive de la cuisse gauche, coup de feu, Palestro. — Amputation de la cuisse. — 8 février 1860.

DENIS, François-Adolphe, né le 16 mai 1831, à Rambouillet (Seine-et-Oise), 98e de ligne. — Fracture comminutive du genou droit, coup de feu, Montebello. — Amputation de la cuisse. — 18 janvier 1860.

DENISET, Henri-Élizabeth-Évariste, né le 29 avril 1835, à Dijon (Côte-d'Or), sergent, 30e de ligne. — Fracture comminutive de la cuisse droite, coup de feu, Solférino. — Amputation de la cuisse. — 14 mars 1860.

DESTAIS, Jules-François, né le 13 juillet 1835, à Paris (Seine), 8e de ligne. — Coup de feu à la cuisse droite, Solférino. — Amputation de la cuisse. — 14 février 1860.

DREHER, Bartholomé, né le 3 novembre 1820, à Triehtingen (Wurtemberg), 72e de ligne. — Fracture comminutive du fémur à sa partie moyenne, coup de feu, Solférino. — Amputation de la cuisse gauche. — 11 juillet 1862.

Drevet, Philippe, né le 20 novembre 1832, à Veracieux (Isère), zouaves, garde. — Fracture comminutive sus-rotulienne, cuisse droite, coup de feu, Magenta. — Entré le 5 juin à l'hôpital de Novare. — Amputation de la cuisse au tiers supérieur, 9 juin. — Évacué le 8 juillet. — 18 janvier 1860.

Duprat, Yves-Jean-Adolphe, né le 13 novembre 1819, à Toulouse (Haute-Garonne), sergent-major, 10e bataillon de chasseurs. — Fracture comminutive de la cuisse gauche, coup de feu, Solférino. — Amputation de la cuisse au tiers inférieur. — 6 octobre 1860.

Esch, Jean, né le 30 juin 1831, à Croetwiller (Bas-Rhin), 2e grenadiers, garde. — Fracture comminutive de la jambe gauche, près du genou, coup de feu, Magenta. — Amputation de la cuisse gauche, le 11 juin. — 16 mai 1860.

Faulcon, Ferdinand-Louis-Eugène, né le 14 novembre 1835, à Bourgoin (Isère), sous-lieutenant, 45e de ligne. — La jambe droite emportée par un boulet, Solférino. — Amputation de la cuisse sur le champ de bataille. — 25 juin 1860.

Fouret, Jean, né le 9 juillet 1837, à Serilliac (Corrèze), 90e de ligne. — Coup de feu au genou gauche, Magenta. — Amputation de la cuisse à Turin. — 31 mars 1860.

Gamond, Pierre, né le 23 juin, au Pertuis (Haute-Loire), 44e de ligne. — Fracture comminutive du genou gauche, coup de feu, Magenta. — Entré le 5 juin à l'hôpital de Novare. Amputation de la cuisse le 10 juin. — Évacué le 8 juillet. — 18 janvier 1860.

Genty, Joseph, né le 6 mars 1835, à Chefboutonne (Deux-Sèvres), 84e de ligne. — Fracture du genou droit, coup de feu, Montebello. — Amputé à la cuisse, à Voghera ? Entré le 23 mai à l'hôpital de Sainte-Marthe, Alexandrie ; évacué le 16 octobre sur Gênes. — Évacué sur *le Météore ;* entré le 27 octobre à l'hôpital de Saint-Mandrier, Toulon ; sorti le 29 octobre. — 31 mars 1860.

Girard, César-Benjamin-Marie, né le 17 juin 1818, à Quimper (Finistère), lieutenant, 52e de ligne. — Coup de feu à la cuisse gauche, Magenta. — Amputation de la cuisse au tiers inférieur. — 25 juin 1860.

Giroux, Aimé, né le 11 novembre 1834, à Cuiseaux (Saône-et-Loire), 13e artillerie. — Fracture comminutive du fémur droit, coup de feu, Solférino. — Amputation de la cuisse droite au tiers moyen. — 25 juin 1860.

Gremmel, Jacques, né le 28 juillet 1831, à Bischoffsheim (Bas-Rhin), 2e grenadiers, garde. — Fracture comminutive du fémur gauche, coup de feu, Magenta. — Amputation de la cuisse. — 16 mai 1860.

Grevet, Louis-Mathias-Augustin, né le 25 février 1832, à Gouy (Pas-de-Calais), caporal, 2e grenadiers, garde. — Fracture comminutive du fémur, coup de feu, Magenta. — Hôpital de la Correction, Milan. — Amputation de la cuisse gauche au tiers moyen, le 18 juin. — 16 mai 1860.

Guitton, Jules-Gustave-Adolphe, né le 3 février 1835, à Saint-Étienne (Marne), 7e hussards. — Arthrite du genou ; fièvre rebelle. — Tumeur considérable du genou. — Entré à l'hôpital de Casal-Maggiore ; évacué sur France ; entré à l'hôpital de Saint-Mandrier, Toulon. — Envoyé en congé de convalescence dans son pays, où il a subi l'amputation de la cuisse, par suite de l'aggravation de l'affection articulaire. — 25 octobre 1862.

Hadj-Mzian, né en 1828, aux Beni-han-Ghah (Algérie), 1er tirailleurs algériens. — Coup de feu à la cuisse droite, Magenta. — Amputation de la cuisse. — 11 avril 1860.

Heng, Jacques-Ignace, né le 29 juillet 1835, à Markolsheim (Bas-Rhin), 70e de ligne. — Coup de feu à la cuisse, Magenta. — Amputation de la cuisse à Brescia. — Hôpital de la Correction, Milan. — 31 mars 1860.

Henry, Auguste, né le 27 mars 1830, à Versailles (Seine-et-Oise), lieutenant, 3e zouaves. — Fracture du genou gauche, éclat d'obus, Palestro. — Amputation de la cuisse gauche. — 28 juillet 1860.

HEPPLY, François, né le 1er mai 1820, à Voyer (Meurthe), 98e de ligne. — Coup de feu à la cuisse droite, Solférino. — Amputation de la cuisse. — 24 février 1860.

JOUANI, Robert, né le 15 novembre 1833, à Lamagistère (Tarn-et-Garonne), 70e de ligne. — Fracture comminutive de la cuisse gauche, coup de feu, Magenta. — Hôpital Saint-Philippe, Milan. — Amputation de la cuisse gauche. — 4 août 1860.

KÉPFER, Jean-Baptiste, né le 8 janvier 1834, à Lubène (Vosges), 73e de ligne. — Fracture comminutive de la cuisse gauche, coup de feu, Solférino. — La balle entre à la partie moyenne et externe de la cuisse; fracture le fémur à sa partie moyenne et à son extrémité inférieure, et s'engage dans l'articulation du genou. — Amputation le 15e jour seulement, par suite du refus du blessé. — Évacué le 24 octobre, rentré au corps le 12 novembre. — 14 mars 1860.

LASCOUX, Alexandre, né le 19 mai 1836, à Crocq (Creuse), 84e de ligne. — Fracture de la cuisse droite, éclat d'obus, Montebello. — Amputation de la cuisse. — 31 mars 1860.

LECOMPTE, Léon-Ernest, né le 5 avril 1835, à Bolbec (Seine-Inférieure), 2e zouaves. — Fracture comminutive du fémur, coup de feu, Magenta. — Entré le 5 juin à l'hôpital de Novare. — Amputation de la cuisse. — Évacué le 4 juillet. — 16 mai 1860.

LESTEL, Bernard, né le 17 juillet 1834, à Burret (Ariége), caporal, 52e de ligne. — Fracture comminutive de la cuisse gauche, mitraille, Magenta. — Hôpital Fate bene Fratelli, Milan. — Amputation de la cuisse à la partie moyenne, le 23 juin. — 4 juin 1860.

LIÉVIN, Henri-Auguste, né le 14 juin 1832, à Paris (Seine), 3e zouaves. — Coup de feu à la cuisse gauche, Palestro. — Amputation de la cuisse. — 18 janvier 1860.

LOSSENT, Jacques-Joseph-Élie, né le 27 mars 1834, à Bossingens-les-Ardres (Pas-de-Calais), chasseurs à pied, garde. — Fracture comminutive de la jambe droite, coup de feu, Solférino. — Amputation de la cuisse droite au tiers supérieur. — Entré le 28 août à l'hôpital militaire de Marseille. Légère saillie du fémur; chute sur le moignon; fracture de l'extrémité osseuse en saillie; rupture de la cicatrice dans une étendue de 4 centimètres. Sphacèle de la peau; vaste plaie ayant pour diamètre l'aire du moignon; pourriture d'hôpital; transporté le 2 octobre dans une salle spéciale; cautérisation énergique; chute de l'escarre les 6e et 8e jours. Amélioration sensible. — 25 avril 1860.

MARATUECH, Étienne, né le 22 janvier 1835, à Cahors (Lot), 2e zouaves. — Coup de feu à la cuisse gauche, Magenta. — Hôpital San Filippo, Milan. — Amputation de la cuisse. — 4 août 1860.

MARÇAIS, Adolphe-Théodore, né le 23 avril 1829, à Avesse (Sarthe), 6e chasseurs à pied. — Coup de feu à la cuisse gauche, Solférino. — Amputation de la cuisse. — 16 janvier 1861.

MARTIN, Louis, né le 29 novembre 1835, à Mazerier (Allier), 2e de ligne. — Fracture comminutive de la cuisse droite, coup de feu, Novare. — Amputation de la cuisse au tiers inférieur, le 1er juin, à Novare. — 8 février 1860.

MAZEAS, Olivier-Joseph, né le 8 février à Brest (Finistère), 70e de ligne. — Plaie pénétrante du genou, coup de feu, Magenta. — La balle pénètre par le jarret, perfore le condyle interne, et reste perdue dans l'épaisseur de l'os. — Entré à l'hôpital du Monastère-majeur de Milan le 7 juin. Gonflement énorme, douleurs vives, application de la glace pendant 35 jours, suppuration abondante, tentatives d'extraction par contre-ouverture. Erysipèle, phlegmon diffus; suppuration toujours très-abondante. Œdème de toute la cuisse, fièvre. — 25 octobre, amputation de la cuisse au quart inférieur. La balle s'est trouvée incrustée dans l'articulation. — 28 octobre, amélioration sensible générale. — Pourriture d'hôpital; guérison. Moignon un peu conique mais bien cicatrisé. — 26 juin 1861.

MÉNAGE, Victor-Louis-Marie, né le 26 novembre 1823, à Melestroy (Morbihan), capitaine, 72e de ligne. — Blessures multiples; fracture du bras gauche, séton à la jambe gauche, plaies à la face et au cou, fracture comminutive du fémur droit, 4 coups de feu, Solférino. — Entré à l'ambulance de la 2e division du 2e corps, évacué le 25 sur l'ambulance de Castiglione. — Entré le 29 à l'hôpital civil de Castiglione. — Évacué sur Brescia le

10 septembre ; amputé de la cuisse au tiers supérieur, le 22 septembre, par M. Isnard. — Évacué sur Milan le 26 novembre. Cicatrisation à peu près complète. — Évacué le 3 mars sur France, entré au Val-de-Grâce, mars 1860. — Cicatrices au côté gauche de la tête et du cou; cal volumineux du bras gauche et cicatrices à la cuisse gauche. — 8 août 1860.

MILHOUA, Pierre, né le 2 décembre 1832, à Dax (Landes), lieutenant, 55e de ligne. — Fracture du fémur droit, coup de feu, Solférino. — Amputation de la cuisse droite. — 8 août 1860.

MORIS, Léon-Daniel, né le 17 décembre 1840, à Thivier (Dordogne), 3e zouaves. — Coups de feu à la cuisse et à la jambe gauche, Palestro. — Amputation de la cuisse. — 18 janvier 1860.

MORTELETTE, Henry-Charles-Ferdinand, né le 22 octobre 1835, à Faumond (Nord), 76e de ligne. — Fracture comminutive de la jambe droite, coup de feu, Solférino. — Amputation de la cuisse droite. — 30 mai 1860.

MOUSTY, Jean, né le 30 août 1834, à Gailhac-Toulza (Haute-Garonne), 100e de ligne. — Coup de feu à la jambe gauche, Solférino. — Amputation de la cuisse. — 31 mars 1860.

PERRIN, Constant, né le 17 septembre 1837, à Laneuville-les-Raon (Vosges), 99e de ligne. — Arthrite chronique contractée à la caserne de San Francesco, Milan. Humidité et froid. — Amputation de la cuisse droite longtemps après sa rentrée en France. — 1er avril 1864.

PHILIPPOTAIN, Auguste-Alphonse, né le 5 août 1834, à Villiers-sur-Marne (Seine-et-Marne), 98e de ligne. — Coup de feu à la cuisse droite, Montebello. — Amputation de la cuisse. — 18 janvier 1860.

PORTHIER, ou PONTHIER, Guillaume, né le 10 mars 1828, à Saint-Solve (Corrèze), chasseurs à pied, garde. — Coup de feu au genou, Solférino. — Amputation de la cuisse gauche. — 25 juin 1860.

RIGUET, Jacques, né le 15 mars 1836, à Orchaise (Loir-et-Cher), caporal, 30e de ligne. — Fracture comminutive de la jambe droite, biscaïen et séton à la jambe gauche, coup de feu, Solférino. — Amputation de la cuisse. — 14 mars 1860.

ROCHER, Jean-Antoine, né le 11 mars 1833, à Montregard (Haute-Loire), 98e de ligne. — Coup de feu à la jambe gauche, près du genou, Montebello. — Amputation de la cuisse. — 24 février 1860.

ROZAIRE, Louis-Alexandre, né le 18 juin 1825, à Troyes (Aube), sergent, 17e bataillon de chasseurs. — Coup de feu à la jambe droite, Solférino. — Fracture comminutive du tibia ; anévrisme diffus. — Amputation de la cuisse. — 25 avril 1860.

SADI-BEN-RAMDHAM, né en 1825, aux Beni-Ahmot (Algérie), 1er tirailleurs algériens. — Fracture du genou droit, coup de feu, Magenta. — Amputation la cuisse droite un peu au-dessous de la partie moyenne, le 5 juin, à Novare. — 24 avril 1861.

SCHAAL, François-Joseph, né le 20 septembre 1836, à Holtzheim (Bas-Rhin), 85e de ligne. — Fracture du genou droit, coup de feu, Solférino. — Amputation de la cuisse gauche à sa partie moyenne. — 4 août 1860.

SERPOUL, Claude-Adrien, né le 12 novembre 1838, à Langogne (Lozère), 46e de ligne. Tumeur blanche du genou; ulcération; désordres profonds. — Amputation de la cuisse. — 1862.

SERRURIER, Auguste, né le 29 novembre 1836, à Mâcon (Saône-et-Loire), 8e bataillon de chasseurs. — Fracture du genou gauche, coup de feu, Magenta. — Amputation de la cuisse gauche au tiers inférieur, à Novare. — 14 mars 1860.

STEINEL, Alexandre-Édouard, né le 8 juillet 1832, à Pontarlier (Doubs), 72e de ligne. — Fracture comminutive du fémur gauche, coup de feu, Solférino. — Amputation de la cuisse. — 14 mars 1860.

TAILLEFER, Antoine, né le 25 décembre 1835, à Penne (Tarn), 90e de ligne. — Fracture comminutive du genou, éclat d'obus, Magenta. — Entré le 5 juin à l'hôpital de Novare ; amputation de la cuisse droite. — Évacué le 18 juillet. — 31 mars 1860.

TRANOY, Jules-Constant, né le 1er avril 1834, à Sauchy-Cauchy (Pas-de-Calais), 86e de ligne. — Fracture du genou, coup de feu, Solférino. — Amputation de la cuisse droite. — 4 août 1860.

VERGER, Léonard, né le 27 février 1824, à Saint-Laurent-sur-Gorre (Haute-Vienne), 2e génie. — Tumeur blanche du genou ; fatigues de la campagne. — Amputation de la cuisse droite au tiers inférieur. — 3 juin 1865.

VIDAL, Théophile-Joseph, né le 21 avril 1834, à Paris (Seine), caporal, 1er zouaves. — Fracture comminutive de la cuisse gauche, coup de feu, Solférino. — Amputation au tiers supérieur. — 3 novembre 1860.

RÉSECTIONS DU FÉMUR.

Hôpitaux de Vercelli. — « Cinq résections du fémur ont été faites dans mon hôpital, par la méthode sous-périostée, qui n'a encore été employée, je crois, dans aucun autre hôpital. Les opérés ont vécu assez longtemps pour prouver que l'opération peut avoir des chances de succès. Cependant quatre des opérés ont succombé, atteints de l'infection purulente ; nous ne pouvons donc rien conclure. Il est certain que cette opération ne présente pas de grandes difficultés, puisqu'elle a été pratiquée par un médecin qui n'avait pas une grande habitude des opérations. Comme chirurgien militaire, j'hésiterais à tenter cette opération, à moins de circonstances plus favorables que celles où nous nous trouvions. Le fait du nommé PASCHIT prouve que l'on peut obtenir une vraie consolidation. » Dr BIMA, médecin divisionnaire de l'armée sarde.

PASCHIT, André, du régiment Archiduc-Léopold, entré le 31 mai. — Fracture comminutive du fémur, coup de feu. — Résection du fémur le 5 juin, après extraction du projectile. Bandage amidonné. — Évacué sur Vérone, le 4 août, marchant soutenu seulement par un bâton.

RIGOVICH, Emé, du régiment Archiduc-Léopold, entré le 31 mai. — Fracture comminutive du fémur au tiers inférieur, coup de feu. — Résection du fémur le 18 juin. Deux disques nécrosés se détachent ultérieurement des extrémités réséquées. L'état du blessé était satisfaisant, lorsqu'une complication gastro-intestinale survenue l'affaiblit considérablement, et il mourut le 13 septembre. A l'autopsie, on trouva le projectile, qu'on croyait sorti, dans le fragment supérieur ; la réunion des bouts réséqués était assez avancée.

OPODOPIC, Étienne, du régiment Archiduc-Léopold, entré le 31 mai. — Fracture comminutive du fémur au-dessous du tiers moyen. — Résection du fémur (3 centimètres) le 22 juin. — Mort le 6 juillet, infection purulente.

GERBITZ, Lorenz, Autrichien, entré le 31 mai. — Fracture comminutive du fémur au-dessous du tiers moyen ; les esquilles enlevées laissent deux extrémités taillées en bec de clarinette. — Résection des extrémités, rapprochement, le 23 juin. — Mort le 23 juillet.

GOLDSCHMITT, Martin, du régiment Wimpfen, entré le 31 mai. — Fracture comminutive du fémur au tiers moyen, coup de feu. — Résection du fémur le 4 juin. — Mort le 17 juillet, infection purulente.

Parmi les Français morts, nous citerons :

M. DE MALEVILLE, Louis-Charles, né le 16 juin 1813, à Paris (Seine), colonel du 55e de ligne. — Résection immédiate du fémur. — Mort le 28 juin 1859.

TABLEAU DES RÉSECTIONS DU FÉMUR.

GENRES DE BLESSURES.	PROJECTILES, ARMES, ETC., QUI ONT PRODUIT LES BLESSURES.																	
	BALLE.			BOULET.			ÉCLATS DE PROJECTILES, BISCAÏENS.			SABRE, BAÏONNETTE, LANCE.			DIVERSES.			TOTAL.		
	Pensionnés.	Sortis guéris ou évacués.	Morts.	Pensionnés.	Sortis guéris ou évacués.	Morts.	Pensionnés.	Sortis guéris ou évacués.	Morts.	Pensionnés.	Sortis guéris ou évacués.	Morts.	Pensionnés.	Sortis guéris ou évacués.	Morts.	Pensionnés.	Sortis guéris ou évacués.	Morts.
Fractures du fémur.	1	»	5	»	»	»	»	»	»	»	»	»	»	»	»	1	»	5
	1	»	5	»	»	»	»	»	»	»	»	»	»	»	»	1	»	5
TOTAUX.	6			»			»			»			»			6		

La date terminale de chaque observation sommaire est celle du décret accordant la pension de retraite.

RÉSECTIONS DU FÉMUR.

FRANÇOIS, Charles, né le 7 mai 1834, à Metz (Moselle), sergent, 1er zouaves.— Fracture comminutive du fémur gauche au tiers moyen, Solférino. — Résection des extrémités fracturées dans une étendue de 7 centimètres; réunion des fragments; cal volumineux. — Raccourcissement et atrophie du membre, ankylose incomplète des articulations du genou et du pied, point fistuleux persistant. — Ce sergent a été blessé précédemment d'un coup de feu à la jambe à la bataille de l'Alma; d'un coup de feu à la tête à l'assaut de Malakoff, le 8 septembre; d'un coup de feu à la main gauche et d'un autre coup de feu au côté droit du cou, le 8 juin, à Mélégnano. — 1er octobre 1861.

BLESSURES DE LA RÉGION FÉMORO-TIBIALE.

Hôpitaux de Milan. — Les blessures par armes à feu de l'articulation fémoro-tibiale, compliquées de fractures ou aggravées par la présence de corps étrangers, sont avec raison considérées par la plupart des chirurgiens comme nécessitant l'amputation immédiate sur le champ de bataille. — Nous avons cependant vu, dans les hôpitaux de Milan, quelques exemples de blessures pénétrantes de cette articulation non suivies d'amputation et qui ont résisté à tous les accidents consécutifs; mais ces cas sont rares. — Les fistules intarissables, les abcès consécutifs, les nécroses, les retours fréquents à la période inflammatoire épuisent et découragent les blessés et leur font courir des dangers que l'amputation trop retardée ne saurait combattre; je ne parle pas des difformités consécutives qui n'aboutissent qu'à l'impotence. Dr CUVELLIER, médecin principal.

Hôpital du Grand Séminaire. — Service de M. Semenza.—MERMET-PERROTIN, Jean-Victor-Cyprien, sergent-fourrier au 1er zouaves, blessé à Mélégnano, le 8 juin.—Il a été frappé par une balle qui, entrée au sommet de la rotule, est sortie au bord interne de l'articulation du genou, côté droit; fracture comminutive de l'articulation, du condyle et de la tubérosité correspondante. — De nombreuses esquilles sont extraites; l'arthrite consécutive a été des plus graves. — Quatre mois après la blessure : ankylose incomplète, la jambe est un peu fléchie sur la cuisse, la rectitude des mouvements est difficile à espérer. — Depuis, nommé sous-lieutenant; le 7 juin 1865, en activité au 1er zouaves.

TRAVAILLEUR, Édouard-Yves, lieutenant au 33e de ligne. — Plaie pénétrante de l'articulation du genou, coup de feu, Mélégnano. — La balle pénètre un peu au-dessus de la rotule, en debors du tendon droit antérieur, et sort au côté interne de la tubérosité du tibia. Fracture, accidents nerveux très-graves; guérison; eaux de Bourbonne. Resté à l'activité; capitaine adjudant-major au 33e.

TSCHIEMBER, Louis, du 2e régiment de zouaves, blessé à Magenta, est conduit, le 6 juin, à l'hôpital San Angelo. — Le projectile entre au sommet du creux poplité et va se loger au côté externe de la rotule, après avoir traversé l'articulation.—7 juin, extraction du biscaïen. De nombreuses et petites esquilles sont extraites les jours suivants; la forme de ces esquilles permet de reconnaître que le fémur a été fracturé de haut en bas et que la tubérosité externe du tibia a aussi été fracturée. —Des accidents locaux et généraux très-graves font ajourner l'amputation décidée.—28 juin, l'articulation présente un gonflement considérable, un cal volumineux projette en dedans la rotule, qui est en quelque sorte luxée.—Ankylose incomplète, déviation du pied. — Retraité.

Hôpitaux de Montechiaro. — « Dans tous les cas de plaies intéressant cette articulation, que la pénétration ait été large ou étroite, elle a provoqué une arthrite aiguë, tellement intense, qu'il a fallu se décider au sacrifice du membre sans plus attendre; et il ne nous reste pas le moindre doute que toutes les fois que la synoviale tibio-fémorale est ouverte, l'amputation immédiate est indispensable. Bon nombre des amputations de la cuisse que nous avons faites ont dû être pratiquées à cause de lésions de ce genre. Nous avons plusieurs exemples de communication très-étroite de la plaie avec la cavité articulaire ayant suffi pour déterminer l'arthrite aiguë.

Un soldat de la ligne est atteint par une balle qui frappe la rotule en l'écrasant pour ainsi dire, sans cependant la traverser, et qui reste implantée au centre de cet os. Pendant les premiers jours, il n'y eut aucun symptôme inflammatoire dans la cavité articulaire ; le troisième jour, je pus ébranler le projectile et l'extraire. Deux jours après, une arthrite des plus intenses se déclara, et il fallut amputer. La face postérieure de la rotule n'était pas percée, mais seulement fendue en tous sens en formant un grand nombre de petits éclats. La synoviale était pleine de liquide purulo-sanguin.

Un autre soldat de la ligne avait reçu immédiatement au-dessous de l'épine antérieure du tibia, une balle qui, après avoir traversé la base du ligament rotulien, se dirigea en dehors et sortit à la face externe du membre en brisant la tête du péroné. On pouvait espérer que la synoviale articulaire n'avait pas été ouverte, et, en effet, pendant les huit premiers jours, il n'y eut aucun symptôme grave; mais à partir de ce moment, les symptômes de l'arthrite aiguë se déclarèrent et décidèrent l'amputation. — L'articulation du genou était pleine de sang et de pus et la synoviale entamée dans un point très-étroit au-dessus de la tête du péroné. » Dr GAUJOT, médecin aide-major.

TABLEAU DES BLESSURES DE LA RÉGION FÉMORO-TIBIALE.

GENRES DE BLESSURES.	PROJECTILES, ARMES, ETC., QUI ONT PRODUIT LES BLESSURES.																	
	BALLE.			BOULET.			ÉCLATS DE PROJECTILES, BISCAÏENS.			SABRE, BAÏONNETTE, LANCE.			DIVERSES.			TOTAL.		
	Pensionnés.	Sortis guéris ou évacués.	Morts.	Pensionnés.	Sortis guéris ou évacués.	Morts.	Pensionnés.	Sortis guéris ou évacués.	Morts.	Pensionnés.	Sortis guéris ou évacués.	Morts.	Pensionnés.	Sortis guéris ou évacués.	Morts.	Pensionnés.	Sortis guéris ou évacués.	Morts.
Plaies contuses	19	143	2	»	»	»	»	4	1	1	4	»	1	2	»	21	153	3
Plaies pénétrantes	35	6	19	»	»	»	1	3	3	»	»	»	»	»	»	36	9	22
Coups de feu	38	12	26	»	»	»	»	»	»	»	»	»	»	»	»	38	12	26
Contusions	2	7	3	»	3	1	»	5	»	»	»	»	1	2	»	3	17	4
Diverses	»	»	»	»	»	»	»	»	»	»	»	»	15	5	»	15	5	»
	94	168	50	»	3	1	1	12	4	1	4	»	17	9	»	113	196	55
TOTAUX	312			4			17			5			26			364		

La date terminale de chaque observation sommaire est celle du décret accordant la pension de retraite.

BLESSURES DE LA RÉGION FÉMORO-TIBIALE.

AHMET-BEL-ADJ-TAHAR, né le..... 1829, à Constantine (Algérie), caporal, 3e tirailleurs algériens. — Coup de feu qui a traversé le genou droit, Solférino. — Gêne dans la marche. — Gratification renouvelable.

ANCELET, Augustin, né le 19 novembre 1836, à Paris (Seine), 55e de ligne. — Coup de feu au genou gauche, Solférino. — Rétraction de la jambe sur la cuisse, avec gonflement et déformation de l'articulation. — 25 avril 1860.

ANCELME, Jules, né le 8 février 1836, à Voisvres (Vosges), 1er grenadiers, garde. — Arthrite chronique du genou droit, hydarthrose, fatigues ? — Gratification renouvelable.

ANDRÉ, Pierre-Marcelin, né le 1er mars 1836, à Saint-Jean-de-Fer (Hérault), 49e de ligne.

— Coup de feu au genou gauche, Solférino. — Ankylose complète de l'articulation fémoro-tibiale gauche, dans l'extension. — 25 juin 1860.

ARBOGAST, Boniface, né le 24 septembre 1836, à Diébolsheim (Bas-Rhin), 85e de ligne. — Coup de feu à l'articulation fémoro-tibiale gauche, Solférino. — La balle a frappé la rotule. — Gratification renouvelable.

ARNOULD, Joseph, né le 24 novembre 1833, à Vaxy (Meurthe), 49e de ligne. — Coup de feu au creux poplité, jambe gauche, Solférino. — Cicatrices adhérentes, gêne dans la marche. — Gratification renouvelable.

BAR, Félix-Guillaume, né le 19 juillet 1837, à Douchy (Nord), 5e bataillon de chasseurs. — Coup de feu au genou gauche, Solférino, Médole. — Ankylose incomplète de l'articulation fémoro-tibiale et atrophie légère de la jambe; la balle a traversé le genou d'avant en arrière. — 26 janvier 1862.

BARBÉ, Pierre, né le 7 mars 1834, à Bordères (Hautes-Pyrénées), 85e de ligne. — Fracture des deux extrémités articulaires fémoro-tibiale, genou droit, biscaïen, Magenta. — Ankylose du genou. — 14 mars 1860.

BASTIDE, Antoine, né le 17 octobre 1835, à Saint-Gervazy (Puy-de-Dôme), 53e de ligne. — Coup de feu au genou droit, Solférino. — Ankylose. — 24 février 1860.

BATAN, Jean, né le 7 novembre 1832, à Cauterets (Hautes-Pyrénées), 1er lanciers. — Ankylose complète du genou gauche, et atrophie de tout le membre inférieur, accident de cheval, Solférino. — Marche laborieuse, l'usage du membre inférieur gauche presque impossible ? — 1862.

BERNARD, Toussaint, né le 27 avril 1836, à Premières (Côte-d'Or), sergent, 3e zouaves. — Coup de feu au genou, Palestro. — Le projectile a pénétré au-dessus de la rotule droite et est sorti en arrière au-dessus du creux poplité. — Gratification renouvelable.

BLANC, Martin, né le 12 septembre 1837, à Saint-Clément-de-Reignad (Puy-de-Dôme), 72e de ligne. — Hydarthrose du genou gauche, fatigues ? — Gratification renouvelable.

BOUCHER, Jean-Baptiste, né le 18 juin 1833, à Saint-Apolinard (Loire), 15e de ligne. — Plaie au genou droit; le tendon du triceps a été divisé partiellement par un coup de serpe, accident, Italie. — Arthrite traumatique, léger engorgement du genou. — Gratification renouvelable.

BOUILLON, Louis-Edmond-Victor, né le 11 juillet 1836, à Joinville-le-Pont (Seine), 74e de ligne. — Coup de feu à la partie antérieure du genou droit, tumeur à la partie externe au-dessus de la tête du péroné, Solférino. — Ankylose incomplète de l'articulation du genou. — Gratification renouvelable.

BUCH, Joseph, né le 22 septembre 1833, à Haguenau (Bas-Rhin), 6e de ligne. — Coup de baïonnette au genou gauche, et coup de crosse à la région lombaire, Solférino. — Ankylose du genou. — 3 mars 1860.

CANTALOUBE, Marcellin, né le 14 mai 1833, à Flagnac (Aveyron), 73e de ligne. — Coup de feu au genou gauche, Magenta. — La balle laboure le côté externe du genou. Gêne dans les mouvements. — Gratification renouvelable.

CAPION, Henri, né le 25 septembre 1837, à Montpellier (Hérault), 3e du génie. — Arthrite généralisée, plus prononcée aux genoux et aux poignets, fatigue, humidité. — 8 avril 1865.

CARESMEL, Jean-Marie, né le 3 novembre 1835, à Plouasne (Côtes-du-Nord), 91e de ligne. — Coup de feu à travers la partie inférieure du jarret droit, Solférino. — Gratification renouvelable.

CERBELAUD, Noël-Remi, né le 26 mars 1830, à Paris (Seine), caporal, 3e tirailleurs algériens. — Coup de feu au creux poplité, Solférino. — Cicatrice profonde et adhérente aux muscles du bord interne du creux poplité. — 6 mars 1861.

CHABERT, Jean-Louis, né le 8 janvier 1832, à Villard-de-Lans (Isère), 74e de ligne. —

Contusion violente au côté externe du genou droit, coup de feu, Solférino. — Hydarthrose consécutive, engorgement et douleurs dans le genou. — Gratification renouvelable.

CHAMBON, Benoît, né le 27 septembre 1836, à Volvic (Puy-de-Dôme), 68e de ligne. — Arthrite généralisée, plus prononcée aux membres inférieurs, fatigue, humidité. — 27 février 1864.

CHAMOUILLÉ, Jean-Dominique, né le 26 janvier 1831, à Autun (Saône-et-Loire), 9e d'artillerie. — Coup de feu à la jambe gauche près du genou, Solférino. — Ankylose complète du genou, atrophie du membre. — 31 mars 1860.

CHAPUYS, Antoine, né le 12 octobre 1836, à Sainte-Foy-lès-Lyon (Rhône), 72e de ligne. — Coup de feu à la partie interne du genou gauche, Solférino. — Cicatrices adhérentes au niveau de la face interne de l'articulation du genou gauche, roideur dans les mouvements de flexion et d'extension du genou. — Gratification renouvelable.

CHERRIÈRE, Adolphe, né le 12 juin 1837, à Thezey (Meurthe), 13 d'artillerie. — Coup de feu au genou gauche, Solférino. — La balle a pénétré au niveau de la rotule pour sortir à la partie moyenne et externe de la cuisse, roideur de l'articulation. — Gratification renouvelable.

CHOBLET, François-Alphonse, né le 17 décembre 1836 à la Chevrolière, (Loire-Inférieure), 74e de ligne. — Coups de feu au genou droit et à l'épaule gauche, Solférino. — Ankylose complète du genou droit, avec extension de la jambe; le projectile a traversé l'articulation de dedans en dehors. — Gêne dans les mouvements du bras gauche; le projectile, entré en avant et en dedans de l'épaule, est sorti à 4 centimètres à gauche de la 6e apophyse épineuse dorsale; hémoptysie immédiate et pendant 15 jours après la blessure. — 30 mai 1860.

COULEAU, Joseph-Auguste, né le 27 juillet 1836, à Carquefou (Loire-Inférieure), 74e de ligne. — Coup de feu au genou droit, Solférino. — Ankylose incomplète du genou, gêne dans les mouvements de flexion et d'extension de la jambe. — Gratification renouvelable.

CUNIN, Joseph, né le 20 octobre 1836, à Lusse (Vosges), 91e de ligne. — Coup de feu au genou gauche, Solférino. — La balle est entrée à la face antérieure au-dessous de l'angle interne de la rotule, pour sortir à la face postérieure de la cuisse. — Gratification renouvelable.

CURTELIN, Hugues, né le 30 octobre 1834, à Brison-Saint-Innocent (Savoie), 103e de ligne. — Coups de feu à la face interne du genou gauche et à la jambe droite, Solférino. — Claudication légère et douleurs persistantes dans le genou gauche. — Gratification renouvelable.

DATICHY, Victor-Auguste, né le 12 juin 1830, à Commentry (Allier), 70e de ligne. — Coup de feu au genou gauche, Magenta. — Ankylose incomplète de l'articulation fémoro-tibiale. — Gratification renouvelable.

DAUTREY, François-Philippe, né le 13 octobre 1837, à Rivière-les-Fosses (Haute-Marne), 71e de ligne. — Coup de feu à la partie externe du genou droit, Solférino. — La balle est entrée au-dessus et en dehors de la rotule, et est sortie dans le creux poplité. — Gratification renouvelable.

DAVID, Louis, né le 11 août 1837, à Biozat (Allier), 70e de ligne. — Coup de feu à la face et contusion au genou droit, Magenta. — Arthrite chronique du genou droit. — Gratification renouvelable.

DELAIR, Jacques-Alexandre, né le 6 novembre 1833, à Quincy (Seine-et-Oise), 49e de ligne. — Coup de feu à la partie antérieure du genou gauche, au-dessous de la rotule, Solférino. — Gêne dans les mouvements du genou. — Gratification renouvelable.

DERRIEN, Henri-Marie, né le 8 septembre 1837, à Ploumilliais (Côtes-du-Nord), 49e de ligne. — Coup de feu au genou droit, Solférino. — Ankylose du genou. — 26 juin 1861.

DUFIEU, Maurice, né le 12 juin 1836, à Saint-Sauveur (Isère), 49e de ligne. — Fracture de la rotule gauche, coup de feu, Solférino. — Gêne dans la marche. — Gratification renouvelable.

FAGES, Jean-Louis, né le 9 octobre 1835, à Uzès (Gard), sergent, 17e bataillon de chasseurs. — Coup de feu au genou gauche, Solférino. — Ankylose complète du genou dans le sens de l'extension, le projectile a pénétré à gauche du ligament sous-rotulien. — 25 juin 1860.

FEIG, Michel, né le 7 août 1834, à Morsbronn (Bas-Rhin), 1er cuirassiers, garde. — Entorse avec engorgement considérable du genou, accident? — Gratification renouvelable.

FILLION, Christian, né le 24 octobre 1833, à Hombourg-Haut (Moselle), 72e de ligne. — Coup de feu à la jambe gauche, Solférino. — Paralysie incomplète de la jambe et du pied gauches avec atrophie de ces parties; le projectile a traversé la région poplitée, au niveau de l'articulation du genou. — Une note semblerait indiquer que ce blessé a eu les deux jarrets traversés, et a eu un second coup de feu à l'épaule; cette note est sur une feuille de visite de l'hôpital Saint-Mandrier, Toulon. — 30 mai 1860.

FORT, Guillaume, dit Bourdalé, né le 17 août 1837, à Ustou (Ariége), 90e de ligne. — Rhumatisme généralisé, fausse ankylose du genou, fatigue, humidité. — Gratification renouvelable.

FOURNIÉ, Jean-Pierre, né le 30 janvier 1834, à Cahors (Lot), 61e de ligne. — Coup de feu au côté gauche du genou droit, Solférino. — Difficulté dans la marche. — Gratification renouvelable.

FRANÇOIS, François-Antoine, né le 29 mars 1836, à Troësnes (Aisne), 1er zouaves — Coup de feu au genou gauche, Mélégnano. — Ankylose incomplète de l'articulation fémoro-tibiale gauche, dans la flexion; le projectile a traversé l'articulation. — 30 mai 1860.

GADEY, Arsène, né le 8 mars 1835, à Lavanciat (Jura), 43e de ligne. — Coup de feu au genou gauche, Solférino. — Ankylose incomplète de l'articulation fémoro-tibiale gauche, et déformation du genou; le projectile a traversé l'articulation et fracturé la rotule. — 30 mai 1860.

GARNIER, Louis-Désiré-François, né le 30 janvier 1835, à Rennes-en-Frenouille (Mayenne), 37e de ligne. — Coup de feu au genou droit, Solférino. — Ankylose de l'articulation tibio-fémorale; le projectile a pénétré dans l'articulation de dehors en dedans et de haut en bas, et est sorti au bord interne et supérieur du tibia. — 25 octobre 1862.

GAYON, Jean, né le 15 décembre 1828, à Saint-Chabrais (Creuse), 1er zouaves. — Coup de feu au genou droit, Solférino. — Ankylose incomplète du genou droit, avec extension et atrophie de la jambe; le projectile a fracturé le bord supérieur et externe de la rotule et traversé l'articulation de haut en bas et d'avant en arrière. — 4 août 1860.

GEORGETTE, Jean-Marie, né le 22 juin 1835, à Coudau (Morbihan), 98e de ligne. — Coup de feu au genou gauche, Solférino. — Ankylose complète de l'articulation tibio-fémorale gauche; le projectile a traversé l'articulation. — 16 janvier 1861.

GIRARD, Louis-Adolphe, né le 16 février 1830, à Dieu-le-Fit (Drôme), 65e de ligne. — Coup de feu au genou gauche, Solférino. — Ankylose complète de l'articulation tibio-fémorale gauche dans le sens de l'extension; le projectile a traversé le genou d'avant en arrière. — 30 mai 1860.

GODET, Louis-François, né le 1er août 1830, à Paris (Seine), 2e zouaves. — Coup de feu au genou gauche, Magenta. — Gêne dans les mouvements de flexion et d'extension de la jambe. — Gratification renouvelable.

GRANGETTE, Jean-Marie-Ferdinand, né le 16 août 1835, à Saint-Étienne (Loire), 43e de ligne. — Coup de feu au genou droit, Solférino. — Atrophie du membre inférieur et gêne dans la flexion. — Gratification renouvelable.

GRAVELAT, Jean-Baptiste, né le 14 novembre 1830, à Berneuil (Haute-Vienne), caporal, 15e de ligne. — Coup de feu au creux du jarret droit, Solférino. — La balle pénètre dans le creux poplité et sort en dehors de la rotule; gêne dans les mouvements d'extension et de flexion. — Gratification renouvelable.

HAERELÉ, Jean-Georges, né le 8 février 1832, à Griesbach (Haut-Rhin), 55e de ligne. — Coup de feu à la partie supérieure et externe de l'articulation fémoro-tibiale gauche, Solférino. — Fausse ankylose du genou. — Gratification renouvelable.

HAMARD, Louis-Gustave, né le 12 novembre 1831, à Alleaume (Manche), caporal, 1er grenadiers, garde. — Coup de feu au genou gauche, Magenta. — Rétraction de la jambe gauche sur la cuisse, avec atrophie du membre et paralysie du pied; le projetile a traversé le creux du jarret. — 25 juin 1860.

HANZOT, Jean-Baptiste, né le 23 décembre 1833, à Fraize (Vosges), 52e de ligne. — Coup de feu au genou gauche; fracture comminutive de l'extrémité supérieure du tibia (intra-articulaire), Solférino. — Ankylose complète de l'articulation fémoro-tibiale gauche, dans la flexion à angle droit. — 25 juin 1860.

HARDUIN, Victor-François-Joseph, né le 28 octobre 1836, à Carency (Pas-de-Calais), 52e de ligne. — Coup de feu au genou droit; fractures des surfaces articulaires, Magenta. — Ankylose du genou droit, avec paralysie du pied; le projectile a traversé l'article. — 4 juin 1860.

HERMANN, Philippe, né le 31 juillet 1836, à Brumath (Bas-Rhin), 6e de ligne. — Coup de feu au genou droit, Solférino. — Gêne dans les mouvements de flexion et d'extension du genou. — Gratification renouvelable.

KIEFFER, François-Joseph, né le 14 mars 1832, à Itterswiller (Bas-Rhin), 19e bataillon de chasseurs. — Coup de feu au genou droit et à la main gauche, Solférino. — Difficulté dans la marche. — Gratification renouvelable.

KRELIL-BEN-BEKIR, né le..... 1828, à Alger, 1er tirailleurs algériens. — Coup de feu au genou gauche, Magenta. — Ankylose complète de l'articulation fémoro-tibiale gauche, dans l'extension; le projectile a traversé l'articulation en fracturant les condyles du tibia. — 10 août 1861.

LACLAVERIE, Raymond, né le 18 mai 1837, à Agen (Lot-et-Garonne), 1er zouaves. — Arthrite rhumatismale; ankylose du genou gauche. — Fatigue, humidité. — 26 janvier 1862.

LAMARQUE, André, né le 26 octobre 1833, à Saint-Angel (Allier), 3e grenadiers, garde. — Coup de feu au genou gauche; fracture de l'extrémité supérieure du tibia, surface articulaire, Magenta. — Ankylose angulaire; atrophie de la cuisse et de la jambe. — 31 mars 1860.

LANCELEVÉE, Félix-Désiré, né le 20 mars 1836, à Garches (Seine-et-Oise), génie, garde. — Coup de feu au côté externe du genou droit, Solférino. — Claudication. — Gratification renouvelable.

LANFRANCHI, Pierre-Joseph, né le 29 octobre 1834, à Tox (Corse), 74e de ligne. — Entorse du genou gauche; chute, Solférino. — Tumeur blanche. — 6 mars 1861.

LECOINTE, Jean-Baptiste, né le 18 avril 1834, à Marchais (Aisne), caporal, 98e de ligne. — Coup de feu au creux du jarret gauche, Montebello. — Flexion permanente de la jambe gauche sur la cuisse. — 21 août 1861.

LERÈDE, Charles, né le 1er février 1836, à Fœcy (Cher), 45e de ligne. — Coup de feu à la région poplitée, Solférino. — Gêne et roideur dans l'articulation fémoro-tibiale droite. — Gratification renouvelable.

LESAGE, Pierre, né le 15 juin 1835, à Fourmetot (Eure), 91e de ligne. — Coup de feu au genou gauche, Solférino. — Ankylose incomplète du genou gauche; le projectile a traversé l'articulation; il reste une plaie fistuleuse qui donne encore passage à des esquilles; nombreuses cicatrices; le membre est atrophié et la marche actuellement impossible sans point d'appui. — 6 octobre 1860.

LEVIN, Théophile, né le 10 mars 1835, à Tortequesne (Pas-de-Calais), 91e de ligne. — Coup de feu au genou droit, Solférino. — Perte incomplète des mouvements de l'articulation fémoro-tibiale droite, résultant de la destruction du tendon sous-rotulien et de la fracture de l'extrémité supérieure du tibia. La rotule remontée sur le fémur; plaies fistuleuses donnant passage à des esquilles; l'extension spontanée est impossible, la flexion s'opère dans le tiers de son étendue normale. — 6 octobre 1860.

LUCQUIAUX, Pierre, né le 17 mars 1837, à Vanzay (Deux-Sèvres), 86e de ligne. — Coup de feu au genou droit, Solférino. — Gêne dans la marche. — Gratification renouvelable.

LUNET, Louis-Auguste, né le 17 novembre 1834, à Ouzilly-Vignolles (Vienne), 15e de ligne. — Coup de feu au genou droit, Solférino. — Engorgement de l'articulation. — Gratification renouvelable.

MANAUD, Sébastien, né le 22 janvier 1833, à Estadens (Haute-Garonne), 70e de ligne. — Coup de feu au genou droit, Magenta. — Ankylose incomplète de l'articulation fémoro-tibiale droite. — Gratification renouvelable.

MARCEL, Pierre-Joseph, né le 21 avril 1830, à Montois (Moselle), sergent, 76e de ligne. — Coup de feu au genou droit, Solférino. — Ankylose du genou dans la flexion; plusieurs trajets fistuleux. — 4 mai 1861.

MATHIEU, Joseph, né le 20 décembre 1833, à Uriménil (Vosges), sergent, 72e de ligne. — Coup de feu au genou droit, Solférino. — Ankylose incomplète de l'articulation fémoro-tibiale droite; le projectile a traversé l'articulation d'avant en arrière en brisant la rotule et le condyle interne du fémur. — 6 mars 1861.

MATHIS, Michel-Hippolyte, né le 9 mai 1836, à Abaucourt (Meurthe), 74e de ligne. — Coup de feu au côté externe du genou gauche; la balle est entrée au condyle externe du fémur, pour sortir à la partie postérieure de la tête du péroné, Solférino. — Ankylose incomplète. — Gratification renouvelable.

MAZEL, Pierre, né le 24 mars 1830, à Chamboulive (Corrèze), 27e de ligne. — Rétraction du genou droit; claudication, suite d'une arthrite traumatique; chute pendant la campagne d'Italie. — Gratification renouvelable.

MERLE, Aimé-Victor, né le 17 février 1833, au Pin (Deux-Sèvres), 84e de ligne. — Coup de feu au genou gauche, Solférino. — Ankylose incomplète de l'articulation fémoro-tibiale gauche, compliquée de la présence du projectile dans l'articulation. — 30 mai 1860.

MILLET, Joseph, né le 26 février 1837, à Entraigues (Vaucluse), 21e de ligne. — Arthrite chronique du genou gauche, fatigue? — Gratification renouvelable.

MINGANT, Allain, né le 12 mars 1826, à Lesneven (Finistère), 1er génie. — Arthrite chronique généralisée, plus prononcée au genou; fatigue? — Gratification renouvelable.

MOHAMED-BEN-LARBI, né le ..... 1834, à Les Kroubs (Constantine), 3e tirailleurs algériens. Coup de feu au genou gauche, Magenta. — Le projectile a traversé l'articulation; ankylose du genou. — Gratification renouvelable.

MOLLIÈRE, Pascal, né le 10 avril 1838, à Argentré (Mayenne), caporal, 98e de ligne. — Coup de feu au genou droit, Solférino. — Ankylose complète de l'articulation fémoro-tibiale gauche, dans le sens de l'extension; le projectile a traversé le genou d'avant en arrière. — 6 mars 1861.

MOUY, Arsène-Victor, né le 12 février 1833, à Saint-Paul-aux-Bois (Aisne), 2e de ligne. — Coup de feu au genou gauche, Novare. — Hypertrophie de la jambe; gêne dans la marche. — 14 mars 1860.

MUNIER, Marie-Xavier-Prosper, né le 12 décembre 1835, à Vesoul (Haute-Saône), sergent, 55e de ligne. — Coup de feu au genou droit et à la main, Solférino. — Ankylose complète du genou gauche dans l'extension; le projectile a traversé l'articulation en fracturant la rotule et les condyles du fémur; ankylose du doigt médius, consécutivement à un deuxième coup de feu. — 6 mars 1861.

NICOLAS, Jean-Michel, né le 9 novembre 1835, à Rulosquet (Finistère), 23e de ligne. — Coup de feu au genou droit, plaie non pénétrante, Magenta. — Cicatrices adhérentes à la partie externe et antérieure du genou, empêchant l'extension complète de la jambe sur la cuisse. — 4 mai 1861.

OLLIVRO, Guillaume, né le 10 décembre 1834, à Plessala (Côtes-du-Nord), caporal, 91e de ligne. — Coup de feu au genou droit; la balle est entrée au jarret et est sortie en avant du genou au-dessous de la rotule, Solférino. — Ankylose. — Gratification renouvelable.

PÉRISSE, Jean-Baptiste, né le 10 novembre 1835, à Montmorin (Haute-Garonne), 65e de ligne. — Coup de feu au genou gauche; la balle est entrée à la partie supérieure et externe de la rotule, pour sortir à la partie supérieure du creux poplité, Solférino. — Gratification renouvelable.

Perrier, Placide, né le 15 mars 1836, à Saint-Chely-du-Tarn (Lozère), 86e de ligne. — Coup de feu au genou droit, Solférino. —Ankylose complète de l'articulation fémoro-tibiale droite, rétraction des orteils; le projectile a fracturé comminutivement les surfaces articulaires. — 6 octobre 1860.

Perriolat, Flavien-Louis, né le 3 février 1837, à Saint-Julien-Grand-Serre (Drôme), 65e de ligne. — Arthrite du genou droit, gonflement considérable, fatigue, humidité — Gratification renouvelable.

Peugeot, Pierre, né le 13 mai 1837, à Audincourt (Doubs), 85e de ligne. — Coup de feu au genou droit, Solférino. — Large cicatrice adhérente à l'articulation du genou. — Gratification renouvelable.

Pexaout, Paul-Martin, né le 30 avril 1834, à Lagrave (Tarn), 46e de ligne. — Arthrite chronique du genou droit, fatigue ? — Gratification renouvelable.

Pezet, Antoine, né le 6 juillet 1835, à Lunan (Lot), 74e de ligne. — Coup de feu au creux poplité droit, Solférino. —Ankylose incomplète du genou, gêne dans les mouvements de flexion et d'extension de la jambe sur la cuisse. — Gratification renouvelable.

Pineau, François, né le 4 février 1832, à Gesté (Maine-et-Loire), 85e de ligne. — Coup de feu au genou gauche, plaie pénétrante, Magenta. — Extraction de la balle le 5 août à l'hôpital Saint-Mandrier, Toulon. Ankylose complète. — 14 mars 1860.

Ponceblanc, Jean, né le 28 octobre 1837, à Donzy-le-Pertuis (Saône-et-Loire), 49e de ligne. — Coup de feu au genou droit, Solférino. — Gêne dans la marche. — Gratification renouvelable.

Priolet, Henri-Joseph, né le 7 mai 1832, à Juvigné (Mayenne), 21e de ligne. — Coup de feu au genou gauche, Solférino. — Fausse ankylose et gêne dans les mouvements. — Gratification renouvelable.

Privat, Joseph, né le 18 juin 1838, à Millau (Aveyron), 34e de ligne. — Coup de feu au côté interne du genou, Solférino. — Ankylose de l'articulation fémoro-tibiale gauche, avec flexion de la jambe sur la cuisse, cinq trajets fistuleux. — 6 octobre 1860.

Prudhomme, Claude-Joseph, né le 8 juillet 1833, à Saint-Meuge (Vosges), caporal, 8e de ligne. —Plaie contuse à la partie supérieure du genou gauche, coup de feu et coup de feu à la main droite, Solférino. — Cicatrice adhérente au genou; déformation de l'indicateur de la main droite. — Gratification renouvelable.

Prunier, Pierre, né le 28 mars 1837, à Tanlay (Yonne), 9e artillerie. — Hydarthrose du genou gauche, fatigue, humidité ? — Gratification renouvelable.

Puchéu, Pierre, né le 1er janvier 1836, à Gan (Basses-Pyrénées), 23e de ligne. — Coup de feu au genou droit, Magenta. — Cicatrices à la partie antérieure du genou; la balle a traversé de bas en haut les parties molles. — Gratification renouvelable.

Puech, Jean-Abel, né le 24 novembre 1835, à Verdalle (Tarn), caporal, 61e de ligne. — Coup de feu au creux poplité, jambe gauche, Solférino. — Cicatrice adhérente, gêne dans la marche. — Gratification renouvelable.

Renoult, Alexis-Thomas, né le 21 août 1825, à Montigny-le-Gannelon (Eure-et-Loir), 2e grenadiers, garde. — Engorgement chronique du genou droit et de la jambe; refroidissement au passage d'une rivière. — Gratification renouvelable.

Revirieu, Georges, né le 3 mars 1833, à Belley (Ain), 6e bataillon de chasseurs. — Coup de feu au genou gauche, Solférino. — Engorgement chronique du genou; la balle s'est incrustée à la face antérieure de la rotule, sans fracturer cet os. — Gratification renouvelable.

Richard, Élie, né le 26 février 1834, à Rétaux (Charente-Inférieure), 85e de ligne. — Coup de feu au genou droit, Magenta. — Difficulté dans les mouvements de l'articulation, gonflement et roideur des parties voisines. — Gratification renouvelable.

Riondel, Ambroise-Michel, né le 17 septembre 1841, à Valence (Drôme), 73e de ligne

— Coup de feu au creux poplité, Solférino. — Atrophie du pied droit. Émaciation de la jambe, qui reste dans la demi-flexion forcée sur la cuisse; le projectile a traversé le creux poplité. — 30 mai 1860.

Roblin, François-Ferdinand, né le 29 juillet 1834, à Laiguillon-sur-Mer (Vendée), 15e de ligne. — Coup de feu à la partie interne du genou droit, Solférino. — Une seule ouverture, balle non extraite; écoulement de synovie pendant deux mois; inflammation considérable de l'articulation; esquilles de deux centimètres provenant du tibia; engorgement et amaigrissement du membre; impossibilité de l'extension complète. — Gratification renouvelable.

Roussy, Antoine, né le 13 octobre 1834, à Orchiaz (Ain), 2e grenadiers, garde. — Hydarthrose des deux genoux, gonflement considérable, fatigue, humidité. — Gratification renouvelable.

Rouveyre, Paul, né le 3 octobre 1836, à Livron (Drôme), 15e de ligne. — Coup de feu au genou gauche, Solférino. — Le projectile entre au bord externe et supérieur de la rotule et sort au creux poplité; écoulement de synovie, esquilles; engorgement de l'articulation, gêne dans les mouvements. — Gratification renouvelable.

Rouvière, André, né le 31 décembre 1834, à la Calmette (Gard), 17e bataillon de chasseurs. — Coup de feu au genou gauche, Montebello. — Le projectile a pénétré au côté externe du genou gauche, pour sortir à la partie interne de la cuisse; gêne dans les mouvements du membre pelvien gauche. — Gratification renouvelable.

Sauvage, Alexandre, né le 12 avril 1834, à Poulaugy (Haute-Marne), caporal, 15e de ligne. — Coup de feu à la partie inférieure de la cuisse droite et au genou, Solférino. — Atrophie du membre inférieur avec perte partielle des mouvements des articulations fémoro-tibiale et tibio-tarsienne. — 6 mars 1861.

Scheffer, Jean-Georges, né le 7 janvier 1818, à Schwenau (Bavière), lieutenant, 15e de ligne. — Coup de feu à l'extrémité inférieure de la cuisse gauche et au genou, coup de feu au bras, Solférino. — Ankylose complète du genou. — 5 janvier 1864.

Seret, Constant-Cyrille, né le 30 juin 1836, à Templeux-la-Fosse (Somme), 86e de ligne. — Coup de feu au genou droit; le projectile a traversé l'articulation, Solférino. — Ankylose presque complète de l'articulation fémoro-tibiale droite, avec atrophie du membre; difficulté prononcée des mouvememts et de la marche. — 6 octobre 1860.

Souchon, Jean-Baptiste, né le 17 décembre 1834, à Villefort (Lozère), 85e de ligne. — Coup de feu à la partie interne supérieure et postérieure du genou droit, Magenta. — Gratification renouvelable.

Stoklen, Jean-Nicolas, né le 10 juin 1834, à Cornimont (Vosges), 61e de ligne. — Coup de feu au genou droit, Solférino. — Ankylose complète de l'articulation. — 3 mars 1860.

Testoris, François-Cassien, né le 22 juillet 1837, à Biot (Var), 49e de ligne. — Coup de feu au genou droit, Solférino. — Ankylose de l'articulation fémoro-tibiale droite, avec extension du membre; le projectile a traversé l'articulation. — 6 octobre 1860.

Théveny, Silvain-François, né le 18 mars 1837, à Saint-Hilaire-de-Cours (Cher), 73e de ligne. — Coup de feu au genou gauche, Solférino. — La balle, entrée à la partie externe et inférieure de la cuisse, contourne l'articulation, et après un trajet oblique et la destruction des ligaments articulaires, sort au côté interne du genou. — Gratification renouvelable.

Tourmen, Yves-Marie, né le 8 juin 1836, à Pleybers-Christ (Finistère), 74e de ligne. — Coup de feu au genou droit, Solférino. — Ankylose incomplète de l'articulation du genou; gêne des mouvements d'extension et de flexion. — Gratification renouvelable.

Tourte, Jacques, né le 19 juillet 1832, à Seix (Ariége), 74e de ligne. — Coup de feu au genou gauche, plaie pénétrante, Solférino. — Ankylose complète de l'articulation fémoro-tibiale. — 4 juin 1860.

Tschiember, Louis, né le 11 juin 1826, à Wittersdorff (Haut-Rhin), 2e zouaves. — Plaie pénétrante au genou droit, fracture du fémur (condyle) et du tibia (tubérosité externe), biscaïen, Magenta. — Raccourcissement du membre, ankylose incomplète du genou, déviation de la pointe du pied en dedans. — 26 juin 1861. — Voir page 764.

VALLANT, Alexandre-Guillaume, né le 8 mars 1835, à Rouen (Seine-Inférieure), 55e de ligne. — Coup de feu à l'articulation fémoro-tibiale gauche, Solférino. — Difficulté dans les mouvements du genou. — Gratification renouvelable.

VIGUERARD, Cyriaque-Sénateur, né le 14 septembre 1837, à Sainte-Marie-des-Champs (Seine-Inférieure), 45e de ligne. — Coup de feu au genou gauche, Solférino. — Demi-ankylose du genou et engorgement du condyle interne du fémur. — Gratification renouvelable.

DÉSARTICULATIONS DU GENOU.

Baudens a dit : la désarticulation du genou doit être préférée à l'amputation de la cuisse. Celle-ci a moins réussi que celle-là. Toutefois, la désarticulation du genou doit être faite immédiatement ; on en compromet le succès en la retardant.

Les observations recueillies pendant la campagne d'Orient ne viennent pas à l'appui de ce conseil ; la condition essentielle a-t-elle été remplie ? Le fait est que cette opération est peu en faveur parmi les médecins militaires.

TABLEAU DES DÉSARTICULATIONS DU GENOU.

GENRES DE BLESSURES.	PROJECTILES, ARMES, ETC., QUI ONT PRODUIT LES BLESSURES.																	
	BALLE.			BOULET.			ÉCLATS DE PROJECTILES, BISCAÏENS.			SABRE, BAÏONNETTE, LANCE.			DIVERSES.			TOTAL.		
	Pensionnés.	Sortis guéris ou évacués.	Morts.	Pensionnés.	Sortis guéris ou évacués.	Morts.	Pensionnés.	Sortis guéris ou évacués.	Morts.	Pensionnés.	Sortis guéris ou évacués.	Morts.	Pensionnés.	Sortis guéris ou évacués.	Morts.	Pensionnés.	Sortis guéris ou évacués.	Morts.
Fractures.	1	»	3	»	»	»	»	»	»	»	»	»	»	»	»	1	»	3
	1	»	3	»	»	»	»	»	»	»	»	»	»	»	»	1	»	3
Totaux.	4			»			»			»			»			4		

La date terminale de chaque observation sommaire est celle du décret accordant la pension de retraite.

Trois Autrichiens ont subi la désarticulation du genou, tous sont morts.

DÉSARTICULATIONS DU GENOU.

Dumas, Léon, né le 17 février 1837, à Allègre (Gard), 37e de ligne. — Fracture comminutive de la partie supérieure de la jambe gauche, coup de feu, Solférino. — Entré à l'ambulance de la 1re division du 1er corps. — Le projectile pénètre à la partie antéro-supérieure et sort à la partie postérieure moyenne de la jambe. — La conservation du membre, tentée dans les hôpitaux d'Italie, produisit une consolidation assez complète; mais le cal est très-volumineux, et les plaies faites par la balle, ainsi que quatre incisions pratiquées pour donner issue à du pus, sont restées fistuleuses et ont livré passage à de nombreuses esquilles généralement assez petites. — Évacué en France, sur *le Grégeois*. — Le 5 novembre 1859, Dumas arrive à l'hôpital Saint-Mandrier, service de M. Arlaud. — Le 7, une incision, faite à la plaie d'entrée, permet d'extraire une esquille très-volumineuse, appartenant à la substance compacte du tibia. L'état général du malade est, du reste, excellent. — Le 8, une réaction inflammatoire locale et générale assez intense se manifeste. On voit l'artère tibiale antérieure battant au fond de la plaie d'entrée. — Immobilisation sur une planchette hyponarthécique. — Le 15, les douleurs et le gonflement ont disparu, et, le 18, une nouvelle incision sur la plaie d'entrée donne encore issue à une esquille de la substance compacte du tibia. — Le 24, une autre esquille est retirée de cette même plaie; cette extraction est suivie d'un peu d'irritation locale qui disparaît deux jours après. La planchette hyponarthécique est supprimée le 26. — Le 8 décembre, se produit une nouvelle poussée inflammatoire. La suppuration sanieuse augmente; le membre s'accroît considérablement, devient le siége de douleurs profondes que le toucher et les mouvements exaspèrent. — Le 9, plusieurs petites esquilles sortent spontanément de la plaie antérieure, entraînées par la suppuration. — Le 11, un drain introduit traverse presque toute l'épaisseur du membre, suivant un trajet sinueux de dedans en arrière et en dehors. Un abcès se forme à la région postérieure de la jambe et s'ouvre dans la plaie de sortie. Injections détersives. — Le 17, la réaction locale persiste, augmente même, et aggrave l'état général. — Le 19, le membre, considérablement grossi, déformé, est le siége de douleurs très-vives et d'angioleucite. Une suppuration abondante et sanieuse s'échappe de toutes les plaies. Il n'y a pas de sommeil, pas d'appétit; le blessé, très-affaibli, est dans un état d'épuisement évident; il demande l'amputation, qui est décidée en consultation, et que M. le docteur Arlaud pratique dans l'articulation fémoro-tibiale pendant l'éthérisme chloroformique et par le procédé de Baudens. Cinq ligatures sont placées: l'opération se termine sans grande effusion de sang.

Anatomie pathologique du membre. — La balle, après avoir traversé le tiers supérieur du tibia et l'avoir complétement détaché, a fracturé le péroné comminutivement. Le périoste adhère peu; la surface extérieure des os est très-rouge et couverte de dépôts osseux; la fracture oblique du tibia et les fragments du péroné sont réunis par un cal solide; le tibia, scié dans sa longueur, est rouge dans toute son étendue; il ne reste pas de trace de la moelle; le canal, représenté par un simple sillon, est obstrué par le tissu osseux. Vers le tiers supérieur, cette production nouvelle est encore à l'état fibro-cartilagineux dans l'étendue de 4 centimètres. Au-dessus existent des bourgeons charnus, formant une membrane vasculaire d'un beau rouge. Plus haut encore se trouve une cavité anfractueuse pleine de pus sanieux, dernière portion de l'os qui restât à cicatriser; le tissu spongieux est dense, rouge, sans trace de moelle ramollie et de pus; les parties molles sont très-indurées et incrustées de parcelles osseuses. Cet os nous a paru être parvenu dans une voie avancée de guérison après l'ostéomyélite qui l'avait envahi en totalité.

Après l'opération, la réaction est modérée, et tout marche bien, quand, le 5 janvier 1860, le moignon devient douloureux, se tuméfie, et un abcès se forme à la partie antéro-inférieure de la cuisse, tandis que des frissons intenses apparaissent et que l'état général s'altère rapidement. Une incision profonde donne issue à une grande quantité de pus de mauvaise nature et très-fétide. Un drain introduit par cette incision sert à pousser des injections iodées. — Le 9 anvier, le drain donne toujours issue à du pus mal lié; le membre est douloureux; les plaies sont blafardes et atteintes du phagédénisme des hôpitaux ; l'état général est toujours peu satisfaisant ; mais, le 15, tout s'améliore ; les plaies redeviennent rosées ; le pus est de bonne nature, et la santé se rétablit. — Le 22 janvier, la plaie de l'opération, beaucoup rétrécie, est très-superficielle, et permet d'envisager la cicatrisation comme très-prochaine. — Février. La cicatrice se complète, et Dumas sort parfaitement guéri le 25, muni de son appareil de prothèse, qui lui permet de marcher avec facilité. — J. Roux, médecin en chef de la marine, à Toulon. — 4 août 1860.

BLESSURES DE LA JAMBE.

Hôpitaux de Montechiaro. — « Nous voudrions pouvoir donner sur les fractures de la jambe et des membres supérieurs des renseignements aussi précis que ceux produits pour les fractures de la cuisse, mais nos notes, à cet égard, sont insuffisantes et beaucoup trop incomplètes, par rapport au nombre des fractures observées, au nombre de celles qui ont nécessité consécutivement l'amputation, et au nombre des blessés qui ont succombé. Nous nous bornerons à dire que, dans les derniers jours de notre séjour à Montechiaro, il restait dans nos ambulances sept fractures de la jambe (cinq Français et deux Autrichiens). Nous devons ajouter que, parmi les hommes atteints de fractures de la jambe, deux Français, épuisés par la suppuration, nous paraissaient destinés à succomber inévitablement à l'infection purulente.

Il est à remarquer que, lors de notre départ, les fractures de la jambe étaient beaucoup moins avancées vers la guérison que celles de la cuisse. Dans aucun cas, il n'y avait encore trace de formation du cal, mais, au contraire, une suppuration abondante, des fusées purulentes provoquées par des esquilles nombreuses, s'éliminant difficilement. Nous n'osons avancer que les désordres occasionnés dans les cas de fracture comminutive de la jambe par coup de feu, sont plus difficiles à conjurer que ceux que présentent les fractures de la cuisse, et cependant cette remarque ressort des faits observés par nous. Le tibia est souvent fendu en éclats dans une grande partie de sa longueur; ses esquilles se détachent lentement; son tissu spongieux et le canal médullaire suppurent aisément et la réparation est extrêmement lente. Nous citerons, comme exemple, un volontaire garibaldien qui avait eu le tiers moyen du tibia emporté par un éclat d'obus ayant frappé la partie interne et moyenne de la jambe gauche : le péroné n'étant pas fracturé et les parties molles environnantes étant intactes, nous avons donné le conseil d'essayer la conservation du membre et d'enlever les esquilles aussitôt qu'elles pourraient être ébranlées; il en résulta une perte de substance d'environ 8 centimètres dans une portion de la partie moyenne du tibia; tout alla bien pendant un mois; des bourgeons charnus de bon aspect se développèrent à la place des esquilles; mais la suppuration envahit bientôt le canal médullaire de l'extrémité supérieure et détermina l'infection purulente. » Dr Gaujot, médecin aide-major.

Hôpitaux de Gênes. — « Un chasseur d'Afrique a la jambe gauche fracturée par un coup de pied de cheval. Le tibia fait, en avant, une saillie considérable à travers les téguments perforés. Après quelques vains efforts de réduction, on se contente de maintenir la jambe en position droite à l'aide d'un drap d'alèze plié en rond sur ses côtés et ligaturé en masse à celle de ses extrémités contre laquelle appuie la plante du pied. On continue de la sorte pendant vingt jours. Le malade souffre beaucoup ; ses moindres mouvements retentissent douloureusement dans la blessure; la suppuration est abondante et de mauvaise nature. De plus, la pression du talon est devenue insupportable. Il est question de réséquer la portion saillante du tibia. Prévenu à temps, je fais placer le blessé dans une autre division. La fracture du tibia a lieu à la réunion du tiers moyen avec le tiers inférieur de la jambe; le péroné est fracturé plus haut. Le fragment inférieur du tibia, oblique en haut en avant et un peu en dedans, et privé de son périoste, fait une saillie de 6 centimètres au moins. Les bords de la plaie à travers laquelle il pointe sont mollasses, fongueux ; il s'en écoule un pus mal lié. Le malade croit se rappeler qu'au moment où il descendait de cheval et posait à terre la jambe blessée, un craquement s'est produit au côté externe de la jambe. Il y a donc lieu de croire que le péroné se sera fracturé à ce moment. Si on abandonne la jambe à elle-même, le pied se porte un peu en dehors, et, surtout, en arrière et en haut, ce qui augmente la saillie en avant du fragment inférieur. La cuisse est mise en demi-flexion sur des draps d'alèze, et la jambe est placée en position droite dans la boîte à fracture de Baudens. Une fois le genou solidement assujetti, on exerce des tractions sur le pied ; on augmente l'étendue de ces tractions les jours suivants, et, dès le sixième jour, le fragment inférieur, progressivement abaissé, est couché comme il convient au-devant du supérieur. Il eût été possible, j'en suis convaincu, d'arriver un peu plus vite au même but ; mais à quoi bon user de la violence et provoquer de la douleur quand le résultat ne doit pas être meilleur au fond ? En général, la nature, qu'il faut toujours prendre pour modèle, ne procède pas ainsi. Ce n'est que progressivement qu'elle revient même de ses propres écarts. Une compresse longuette, pliée en plusieurs doubles, et assez large pour bien emboîter le talon, est assujettie à la partie supérieure du cerceau qui revêt l'appareil; cette compresse est uniquement destinée à maintenir le talon tant soit peu soulevé, et à le garantir ainsi de la douleur souvent intolérable que détermine sa pression contre le coussin de l'appareil; de plus, elle fait opposition aux muscles postérieurs de la jambe qui tendent à attirer le pied en haut et en arrière. Le malade ne se plaint plus désormais de son talon. Le pansement de la blessure, d'autant moins souvent renouvelé que la suppuration diminue, se fait avec la même facilité et en aussi peu de temps que celui de la plaie la plus simple. Le chirurgien n'a plus, en quelque sorte, qu'à suivre la marche du travail réparateur. Le soixante-quinzième jour de la blessure, il se détache du fragment inférieur du tibia un séquestre comprenant seulement les couches superficielles de ce fragment, et représentant exactement, par sa forme, celle dudit fragment au moment où commencèrent les efforts d'extension. Le cal, qui se fait en même temps que le séquestre du tibia, s'isole, se complète, et un tissu inodulaire, ayant pour résultat une cicatrice quelque peu déprimée, recouvre le tout. Dans le courant du quatrième mois, on constate la guérison de bon aloi d'une blessure assez grave pour qu'on eût pensé un moment à réséquer l'un des fragments du tibia.

En reproduisant le fait qui précède, j'ai voulu plus particulièrement prouver de nouveau jusqu'à quel point, dans un service où peuvent se trouver réunies à la fois un certain nombre de fractures compliquées de cuisse et de jambe, ce qui est de règle dans les grandes guerres, est utile un appareil qui, tout en simplifiant et abrégeant la besogne du chirurgien, n'en va pas moins droit, dans la généralité des cas, à des résultats aussi réguliers, aussi avantageux qu'on puisse l'espérer. Dans ce cas, pour l'avoir vu fréquemment, je ne crois pas que la demi-flexion double vaille mieux que l'extension faite comme il vient d'être dit. Je préfère, en principe, celle-ci à l'autre, surtout avec l'appareil Baudens. » Dr MAUPIN, médecin principal.

Coup de feu à la jambe droite, avec plaie en gouttière au tiers supérieur du tibia; ostéomyélite. — Mort. — « Au combat de Montebello, M. LHOIR, capitaine adjudant-major au 74e de ligne, reçut, à la jambe droite, une balle qui pénétra à la partie supérieure de la face interne du tibia, laboura l'os dans l'étendue de 10 centimètres environ, sans toucher au péroné, et fut extraite au bas de la jambe par une contre-ouverture. — Après de grandes souffrances causées par des inflammations successives, la sortie d'esquilles et de lambeaux de vêtements, ce brave officier arriva à Saint-Mandrier le 31 août. — Le tibia n'était pas fracturé, mais seulement labouré. L'état général était profondément altéré; cependant le malade dormait, prenait quelques aliments, et nous espérions, avec le temps, obtenir la guérison d'une blessure qui, au premier abord, ne paraissait pas très-dangereuse. — Mais cet état ne fut pas de très-longue durée, puisque, dans les premiers jours d'octobre, la scène changea : les plaies, douloureuses, grisâtres, se renversèrent; la jambe fut prise d'un gonflement considérable qui gagna le pied; des abcès se formèrent sur divers points et, s'ouvrant dans le trajet du projectile, s'écoulaient par sa plaie d'entrée. L'état général suivit l'aggravation de l'état local; des signes d'irritation des voies respiratoires se manifestèrent. A partir de cette époque, le mal ne cessa d'empirer. Un abcès énorme, formé sous la couche profonde des muscles du mollet, fut ouvert par une grande incision qui traversa les couches de cette région. Une autre incision fut faite sur le bord interne du tibia et pénétra dans un vaste décollement où le pus arrivait par la pression faite de bas en haut sur la jambe, de haut en bas sur la cuisse. — L'amputation dans l'articulation fémoro-tibiale s'était plusieurs fois présentée à mon esprit et à celui des chirurgiens appelés en consultation, mais elle avait été reconnue inopportune à cause des frissons violents et successifs qui s'étaient montrés par intervalles, à cause des douleurs vives et persistantes au côté droit de la poitrine, signes d'une pleurésie métastatique révélée par l'auscultation et qui avait résisté à des vésicatoires entretenus avec persistance sur le côté correspondant du thorax. — Le 10 novembre, la voix était éteinte, la déglutition rendue presque impossible par des exsudations pultacées adhérentes à la langue, au pharynx, la toux fréquente, l'épuisement considérable. — Le 12, une vomique abondante soulagea le malade pendant quelques heures; le pus était d'une grande fétidité, mais les symptômes de suffocation reparurent en augmentant d'intensité jusqu'au 14 novembre, où le malade expira dans les bras de son père et de sa mère, accourus pour lui prodiguer les soins les plus dévoués et les plus tendres. — On ne fit pas l'autopsie des cavités splanchniques; mais la jambe, observée avec soin, montre ce qui suit : décollement des muscles du jarret et de la jambe dans ses deux tiers supérieurs; pus noirâtre, d'une fétidité repoussante, contenu dans un vaste foyer à parois livides; deux esquilles implantées dans les chairs; gouttière profonde, creusée sur la face interne du tibia, à 0m,05 de son extrémité supérieure; des fongosités la remplissent, un fragment de plomb y est incrusté, des ostéophytes l'entourent, des lamelles osseuses s'en détachent. Moelle brunâtre, fétide, ramollie dans la moitié supérieure de l'os, et blanchâtre, graisseuse, à son tiers inférieur, dans des intervalles étroits, car le canal est presque rempli par un tissu osseux; infiltration purulente du tissu spongieux ramolli, détruit et formant un foyer rempli d'une bouillie sanieuse à la partie supérieure de l'os; faible adhérence du périoste dans toute l'étendue de l'os; plaques rouges, stries rubanées, pertuis rouges à la surface du tibia. Rien à noter sur le péroné. » — Dr J. ROUX, médecin en chef de la marine.

TABLEAU DES BLESSURES DE LA JAMBE.

GENRES DE BLESSURES.	PROJECTILES, ARMES, ETC., QUI ONT PRODUIT LES BLESSURES.																	
	BALLE.			BOULET.			ÉCLATS DE PROJECTILES, BISCAÏENS.			SABRE, BAÏONNETTE, LANCE.			DIVERSES.			TOTAL.		
	Pensionnés.	Sortis guéris ou évacués.	Morts.	Pensionnés.	Sortis guéris ou évacués.	Morts.	Pensionnés.	Sortis guéris ou évacués.	Morts.	Pensionnés.	Sortis guéris ou évacués.	Morts.	Pensionnés.	Sortis guéris ou évacués.	Morts.	Pensionnés.	Sortis guéris ou évacués.	Morts.
Plaies contuses.	22	1551	29	»	»	»	7	23	4	»	28	»	2	6	1	31	1608	34
Lésions du tibia.	32	69	8	»	»	»	»	»	»	»	»	»	»	»	»	32	69	8
Fractures de la jambe. . .	115	41	48	»	»	»	10	18	5	»	»	»	4	»	»	129	59	53
Id. du péroné. . . .	39	16	2	»	»	»	»	7	»	»	»	»	1	»	»	40	23	2
Coups de feu.	113	356	57	»	»	»	»	»	»	»	»	»	»	»	»	113	356	57
Contusions.	1	22	1	»	3	»	»	6	»	»	»	»	1	12	»	2	43	1
Diverses.	»	»	»	»	»	»	»	»	»	»	»	»	4	16	»	4	16	»
Sans indications.	»	»	»	»	»	»	»	»	»	»	»	»	»	267	32	»	267	32
	322	2055	145	»	3	»	17	54	9	»	28	»	12	301	33	351	2441	187
TOTAUX.	2,522			3			80			28			346			2,979		

La date terminale de chaque observation sommaire est celle du décret accordant la pension de retraite.

Deux médecins ont été blessés à la jambe :

Aubert, Alphonse, médecin aide-major au 3e voltigeurs de la garde. — Plaie contuse à la partie supérieure externe de la jambe gauche, gonflement considérable avec vaste ecchymose s'étendant jusqu'au pied. — Coup de feu, Magenta, en soignant un voltigeur devant le clocher de Magenta.

Besnard, médecin-major au 76e de ligne. — Violente contusion à la jambe droite, coup de feu, Solférino. — Dans le même moment, le mulet porteur de la cantine de service a été tué par un biscaïen.

Parmi les blessures de la jambe, nous citerons :

Codet, lieutenant au 72e de ligne. — Coup de feu à la partie inférieure de la jambe droite, Solférino. — Évacué sur *l'Eldorado;* entré à l'hôpital Saint-Mandrier, Toulon, le 7 août 1859. — Pied équin; extraction de la balle le 9 août. — Section du tendon d'Achille le 11 novembre. — Sorti le 22 novembre. Promu capitaine. En activité.

BLESSURES DE LA JAMBE.

ABDELKADER-BEL-HADJ, né en 1829, au Douair (Oran), 1er tirailleurs algériens. — Fracture comminutive du péroné, coup de feu, Magenta. — Ostéite chronique de la partie moyenne du péroné. — Gratification renouvelable.

ALEXANDRE, Alexis-François, né le 27 juillet 1837, à la Chapelle-Auriboul (Mayenne), 74e de ligne. — Coup de feu à la partie inférieure et externe de la jambe droite, Solférino. — Ankylose incomplète de l'articulation du pied, gêne dans les mouvements de flexion et d'extension du pied sur la jambe. — Gratification renouvelable.

ALEXANDRE, Louis, né le 28 août 1835, à Alais (Gard), 12e de ligne. — Fracture de la jambe droite au tiers inférieur, coup de feu, Solférino. — Consolidation vicieuse. — Gratification renouvelable.

ALFONSI, Félix, né le 5 mars 1836, à Calenzana (Corse), 8e de ligne. — Coup de feu à la partie supérieure de la jambe gauche près du genou, Solférino. — Cicatrice large et difforme. — Gratification renouvelable.

ALI-BEN-BILKASSEM, né en 1833, à Constantine (Algérie), 3e tirailleurs algériens. — Coup de feu à la partie postérieure de la jambe gauche, Solférino. — Atrophie du membre. — Gratification renouvelable.

ALLAMEL, Jean-Joseph-Auguste, né le 28 décembre 1837, à Dompnac (Ardèche), 70e de ligne. — Fracture comminutive du péroné, jambe droite, coup de feu, Magenta. — Cicatrice adhérente. — Gratification renouvelable.

ALLEVERT, Jean-Baptiste-Émile, né le 29 octobre 1836, à Paris (Seine), 52e de ligne. — Fracture de la jambe gauche au tiers inférieur; éclat d'obus, Magenta. — Claudication. — Gratification renouvelable.

AUSSOLLEIL, Pierre, né le 27 avril 1835, à Marillac-la-Croisille (Corrèze), 61e de ligne. — Plaie contuse au tiers inférieur de la jambe gauche; coup de feu, Solférino. — Cicatrice adhérente. — Gratification renouvelable.

AVEZARD, Vrin, né le 27 juillet 1835, à Châtenoy (Loiret), 56e de ligne. — Coup de feu à la jambe droite, fracture comminutive, lésion du tendon d'Achille, Magenta. — Fausse articulation au tiers inférieur avec trajets fistuleux à la partie postérieure de la jambe et gêne dans les mouvements d'extension du pied. — 25 juin 1860.

BACHÉ, Pierre-André, né le 17 juillet 1830, à Sarras (Ardèche), 4e voltigeurs (garde). — Coup de feu à la partie supérieure de la jambe droite, Solférino. — Cicatrice adhérente au-dessous de l'articulation du genou, gêne dans la marche. — Gratification renouvelable.

BADIN, Gabriel, né le 14 août 1838, à Châtillon-la-Palud (Ain), 15e chasseurs à pied. — Coup de feu à la jambe gauche, Solférino. — Le projectile a traversé le mollet. Atrophie de la jambe gauche avec rétraction permanente du talon et claudication très-marquée. — 30 mai 1860.

BALLIEUX, Jean, né le 13 février 1831, à Echternack (duché de Luxembourg), sergent, 1er zouaves. — Fracture comminutive de la jambe gauche au tiers moyen; mitraille, Mélégnano. — Hôpital du monastère majeur, Milan. — Consolidation vicieuse; cicatrice adhérente à un cal volumineux. — 4 août 1860.

BARANGÉ, Alexandre-Joseph, né le 10 octobre 1832, à Saint-Philibert-de-Bouaïne (Vendée), 61e de ligne. — Coup de feu à la jambe droite; fracture comminutive du tibia au tiers supérieur, Solférino. — Cicatrices multiples à la jambe droite avec atrophie complète du membre, nombreux débridements et applications du cautère actuel. — 24 avril 1861.

BARBELENET, Auguste, né le 20 avril 1833, à Petit-Noir (Jura), caporal au 30e de ligne. — Coup de feu à la jambe gauche, Solférino. — Le projectile a traversé le tiers postérieur et inférieur de la jambe ; cicatrice adhérente au tendon d'Achille, gêne dans les mouvements du pied. — Gratification renouvelable.

Barbier, Alphonse-Louis, né le 10 juillet 1828, à Covonges (Bar-le-Duc), sergent au 65e de ligne. — Fracture de la jambe gauche au tiers inférieur, section du tendon d'Achille, coup de feu, Magenta. — Ankylose de l'articulation tibio-tarsienne gauche avec raccourcissement de la jambe droite, rétraction du pied. — 26 juin 1861.

Barborin, Jean-Baptiste-Jules, né le 20 février 1834, à Verry (Meuse), caporal, zouaves de la garde. — Coup de feu à la partie moyenne de la jambe droite, lésion du tibia, Magenta. — Rétraction de la jambe droite sur la cuisse, amaigrissement du membre. — 6 janvier 1862.

Barge, Antoine-Félix, né le 16 juin 1834, à Saint-Quentin (Isère), sergent au 15e de ligne. — Deux coups de feu, Solférino. — 1° Coup de feu de la partie externe et supérieure à la partie postérieure et moyenne de la jambe gauche; fracture du péroné. Pourriture d'hôpital. Cautérisations répétées. Guérison avec atrophie considérable de la jambe. Conservation des mouvements des articulations du genou et tibio-tarsienne. Engorgement du pied. — 2° Coup de feu du tiers inférieur et postérieur à la partie supérieure externe de la cuisse gauche. Balle aplatie sur le fémur près du grand trochanter. — 7 février 1863.

Barillot, Augustin, né le 28 août 1836, à Besançon (Doubs), 45e de ligne. — Coup de feu au tiers supérieur de la jambe gauche, Solférino. — Perte de substance des muscles extenseurs et fléchisseurs. Claudication très-prononcée. — Gratification renouvelable.

Barrau-Couloumette, Pierre, né le 26 mai 1836, à Seix (Ariége), 61e de ligne. — Coup de feu au-dessus des malléoles, Solférino. — Cicatrice adhérente et engorgement de l'articulation tibo-tarsienne droite. — Gratification renouvelable.

Barrot, Pierre, né le 24 octobre 1835, à Granges (Dordogne), caporal, 55e de ligne. — Coup de feu à la partie moyenne et externe de la jambe gauche, Solférino. — Cicatrices adhérentes et gêne dans les mouvements. — Gratification renouvelable.

Baudat, Louis, né le 21 janvier 1836, à Nevers (Nièvre), 44e de ligne. — Fracture comminutive de la jambe droite, coup de feu, Magenta. — Atrophie du membre et ankylose de l'articulation tibio-tarsienne. — Retraité 5e classe, à la date du.....?

Baudet, Guignes-Marie, né le 24 septembre 1835, à Pluvigner (Morbihan), 100e de ligne. — Coup de feu à la jambe gauche, fracture comminutive du tibia au-dessus de la malléole interne, Solférino. — Paralysie et atrophie du pied; vaste cicatrice adhérente à la face postérieure et inférieure de la jambe. Le projectile a lésé le nerf tibial postérieur, détruit les tendons fléchisseurs et déterminé un abcès volumineux. Élimination de nombreuses esquilles. — 6 octobre 1860.

Beaussart, Philippe-Auguste, né le 1er juillet 1837, à Saint-Austerberte (Pas-de-Calais), 17e bataillon de chasseurs. — Coups de feu à la jambe gauche, Solférino. — L'un au tiers supérieur externe de la jambe, l'autre sous la rotule. — Gratification renouvelable.

Benelli, Dominique, né le 28 septembre 1835, à Cervione (Corse), 1er grenadiers (garde). — Coup de feu à la jambe droite, Magenta. — Cicatrice adhérente à la partie antérieure du tibia avec émaciation du membre et gêne considérable dans les mouvements du genou. — 11 juillet 1860.

Berrillon, Casimir-Désiré, né le 26 avril 1835, à Béville-le-Comte (Eure-et-Loir), brigadier, 1er chasseurs d'Afrique. — Fracture comminutive de la jambe gauche ; écrasement de la jambe par une roue de voiture, à Gênes. — Raccourcissement de la jambe, perte de substance du tibia et du péroné de plusieurs centimètres d'étendue. Dépression profonde et cicatrice adhérente à la face antérieure de la jambe. — 4 juin 1860.

Berthon, Jean-Marie, né le 14 janvier 1837, à Saint-Étienne (Loire), 1er zouaves. — Coup de feu à la jambe gauche, Melégnano. — Rétraction de la jambe gauche, lésion du tendon d'Achille à sa partie moyenne et plusieurs cicatrices adhérentes. Raccourcissement de la jambe. — 4 juin 1862.

BERTRAND, Joseph, né le 6 avril 1834, à Erstein (Bas-Rhin), caporal, 15e de ligne. — Coup de feu à la jambe gauche, fracture comminutive du péroné, Mélégnano. — Plaie fistuleuse, nécrose du péroné; atrophie du membre, induration et rétraction des muscles du mollet et renversement du pied la pointe en bas. — 4 août 1860.

BERTRAND, Léon, né le 20 mars 1834, à Azerat (Dordogne), 86e de ligne. — Coup de feu à la jambe gauche, fracture comminutive au tiers moyen, Magenta. — Esquilles nombreuses. Atrophie de la jambe gauche; ankylose complète de l'articulation tibio-tarsienne dans l'extension, nécrose du tibia, trajets fistuleux. — 16 janvier 1861.

BETOULE, Léonard, né le 5 septembre 1832, à Vicq (Haute-Vienne), 15e de ligne. — Coup de feu à la partie inférieure externe de la jambe droite, fracture du péroné, Mélégnano. — Gêne considérable dans la marche. — Gratification renouvelable.

BEZARD, Paul-Émile, né le 6 avril 1837, à Chalabre (Aude), sergent, 1er tirailleurs algériens. — Fracture comminutive de la jambe gauche à sa partie moyenne, éclat d'obus, Solférino. — Paralysie incomplète de la jambe et du pied, lésions nerveuses, cicatrice adhérente. — 26 juin 1861.

BIEDERMANN, André, né le 11 septembre 1826, à Schelfenberg (Autriche), régiment étranger. — Coup de feu à la jambe droite; fracture comminutive du péroné au tiers inférieur, Magenta. — Ankylose presque complète de l'articulation tibio-tarsienne; plaies fistuleuses à la jambe et larges cicatrices adhérentes. — 25 avril 1863.

BIROT, Joseph-Baptiste-Célestin, né le 5 août 1827, à Carcassonne (Aude), lieutenant, 72e de ligne. — Coup de feu à la jambe droite; fracture du tibia à sa partie supérieure, Solférino. — Le projectile a traversé l'extrémité supérieure du tibia sans léser l'articulation du genou. Engorgement de la cuisse; gêne dans les mouvements; claudication. — 11 août 1862.

BIZET, François-Alexandre, né le 22 mars 1834, à Bouy-sous-Napoléon (Vendée), 3e grenadiers, garde. — Deux coups de feu, Magenta. — 1° séton sous-rotulien; 2° fracture comminutive du tibia au tiers supérieur. Perte de substance osseuse. Déformation de la jambe gauche avec cicatrice adhérente à la partie antérieure et interne. — 24 juillet 1861.

BLANC, Auguste-Hippolyte-Séraphin, né le 9 janvier 1837, à Vizille (Isère), 76e de ligne. — Fracture du tibia gauche, coup de feu, Solférino. — Gratification renouvelable.

BLION, Etienne-Onésime, né le 26 août 1836, à Thibié (Marne), 8e de ligne. — Fracture comminutive de la jambe gauche au tiers supérieur; lacération des parties molles, coup de feu, Solférino. — Déformation et atrophie de la jambe. — 24 avril 1861.

BLONDEL, Jules-François, né le 27 juin 1834, à Reffuveille (Manche), 52e de ligne. — Coup de feu à la jambe gauche, Solférino. — Fracture comminutive des deux os de la jambe gauche; esquilles nombreuses; consolidation vicieuse; trajet fistuleux et claudication. — 4 août 1860.

BOINON, Pierre, né le 7 juillet 1835, à Panissière (Loire), 34e de ligne. — Coup de feu à la partie externe et supérieure de la jambe gauche; fracture partielle du tibia, Solférino. — Atrophie et claudication. — Gratification renouvelable.

BOISANTÉ, Justin, né le 21 février 1834, à Mailly-le-Château (Yonne), 74e de ligne. — Coup de feu à la partie supérieure de la jambe gauche; fracture partielle du tibia, Solférino. — Hydarthrose consécutive du genou gauche; gêne dans les mouvements de flexion et d'extension de la jambe sur la cuisse — Gratification renouvelable.

BOISSON, Louis, né le 3 décembre 1835, à Menetou-Couture (Cher), 100e de ligne. — Fracture comminutive du tibia et du péroné, jambe gauche, biscaïen, Solférino. — Atrophie de la jambe gauche, avec rétraction du pied en dehors. — 30 mai 1860.

BOIVIN, Louis-Alfred, né le 20 septembre 1838, à Paris (Seine), 1er zouaves. — Deux coups de feu aux jambes; fracture comminutive du péroné au quart inférieur, jambe droite, Solférino. — Cal difforme; raccourcissement de la jambe; cicatrice adhérente au tendon d'Achille. — 6 octobre 1860.

BONNEFOY, Étienne, né le 27 décembre 1878, à Outrefurens (Loire), 1er chasseurs d'Afrique.—Coup de feu à la jambe gauche; fracture comminutive des deux os au tiers supérieur, Solférino. — Déformation de la jambe gauche; incurvation en dedans, avec raccourcissement notable du membre. — 16 mai 1860.

BORDE, André, né le 18 juin 1834, à Paris (Seine), caporal, 1er zouaves. — Coup de feu à la jambe gauche; fracture comminutive du tibia au tiers inférieur, Solférino. — Ankylose complète de l'articulation tibio-tarsienne du côté gauche, avec cal vicieux; cicatrice profonde et adhérente. — 6 octobre 1860.

BOUDIN, Toussaint-Adolphe, né le 20 juin 1835, à Caudebec (Seine-Inférieure), 55e de ligne. — Fracture partielle du tibia à sa partie antérieure et supérieure, coup de feu, Solférino. — Cicatrices adhérentes et profondes; gêne considérable, avec douleur dans les mouvements de la jambe gauche. — Gratification renouvelable.

BOURNOT, Pierre-Isidore, né le 15 mai 1832, à Paris (Seine), 6e de ligne. — Coup de feu à la jambe gauche, Solférino. — Cicatrice adhéronte à la partie antérieure de la jambe. — Gratification renouvelable.

BOYER, Antoine, né le 31 mai 1836, à la Salvetat (Aveyron), 55e de ligne. — Fracture comminutive de l'extrémité inférieure du péroné, jambe droite, coup de feu, Solférino. — Engorgement de la jambe. — Gratification renouvelable.

BOYER, Michel-Paul, né le 23 août 1834, à Clermont-Ferrand (Puy-de-Dôme), 1er zouaves. — Coup de feu à la jambe gauche; fracture comminutive du péroné, Solférino. —Atrophie considérable du membre; large cicatrice adhérente au tiers inférieur et externe de la jambe. — 26 juin 1861.

BOYER, Gilbert, né le 23 juillet 1834, à Raudan (Puy-de-Dôme), 52e de ligne. — Coup de feu à la jambe gauche; fracture de la crête du tibia et de la tête du péroné, Magenta. — Esquilles du tibia. Cicatrice adhérente au tiers supérieur et antérieur de la jambe. — 25 juin 1860.

BRETHOMEAU, Jean-Anatole-Henri, né le 19 septembre 1831, à Challans (Vendée), 2e chasseurs d'Afrique. — Plaie compliquée à la partie supérieure externe de la jambe gauche, coup de feu, Solférino. — La balle a pénétré au-dessous de la rotule, labouré la face externe et supérieure du tibia, où elle a creusé un sillon, en faisant éclater le tissu compacte de l'os. Esquilles nombreuses; ankylose incomplète du genou. — 9 août 1864.

BRUGEL, Jean, né le 18 août 1834, à Privezac (Aveyron), 45e de ligne. — Coup de feu à la jambe gauche, avec ankylose incomplète des articulations du genou et du cou-de-pied et cicatrices adhérentes. — 6 mars 1861.

BRUNIN, Henri-Ferdinand, né le 2 février 1833, à Paris (Seine), caporal, 85e de ligne. — Coup de feu à la jambe droite, Magenta. — Gratification renouvelable.

BUISSON, Jean, né le 2 septembre 1835, à Limon (Nièvre), 1er zouaves. — Coup de feu à la jambe gauche, Mélégnano. — Perte de substance et amaigrissement du membre. — Une note porte aussi coup de feu à la tête? — Gratification renouvelable.

BURÉ, Jean-Baptiste-Joseph, né le 16 juillet 1834, à Is-en-Bassigny (Haute-Marne), 6e de ligne. — Fracture du péroné au tiers inférieur; chute pendant le combat, Solférino. — 3 mars 1860.

CABARET, Louis-Prosper, né le 24 décembre 1835, à Alençon (Orne), 85e de ligne. — Coup de feu à la jambe gauche; fracture comminutive du tibia au tiers inférieur, Solférino. — Ankylose de l'articulation tibio-tarsienne, avec atrophie du membre. Deux cicatrices profondes et adhérentes. — 4 juin 1862.

CADOUR-BEN-CHOUKA, né en 1831, aux Medjers (Oran), 2e tirailleurs algériens. — Coup de feu à la jambe gauche; fracture comminutive, Magenta. — Esquilles volumineuses. Perte de l'usage de la jambe. Large cicatrice adhérente. — 16 janvier 1861.

CAHON, Eugène-Alphonse, né le 22 avril 1837, à Varvannes (Seine-Inférieure), 17e bataillon de chasseurs. — Coup de feu à la partie moyenne de la jambe droite, Montebello. — Atrophie. — Gratification renouvelable.

CALVAYRAC, Antoine, né le 22 juin 1834, à Castelnaudary (Aude), 85e de ligne. — Contusion violente à la partie postérieure et inférieure de la jambe droite sur le tendon d'Achille, Solférino. — Gêne dans la marche. — Gratification renouvelable.

CANAL, Jean-Gabriel, né le 12 août 1835, à Thégra (Lot), 74e de ligne. — Coup de feu à la main droite et à la jambe gauche ; fracture comminutive du tibia et du péroné, Montebello. — Cal vicieux des deux os ; perte du mouvement du gros orteil et de la phalangette du médius. — 4 juin 1860.

CANÉVET, Jean, né le 7 juin 1830, à Pouldreuzic (Finistère), 53e de ligne. — Coup de feu à la jambe gauche, Solférino. — Périostite du tibia, trajet fistuleux et engorgement du membre. — Gratification renouvelable.

CAUDAL, Joachim, né le 22 mai 1832, à Grandchamp (Morbihan), 98e de ligne. — Coup de feu à la jambe droite ; fracture comminutive des deux os de la jambe à la partie inférieure, Solférino. — 24 février 1860.

CAZENAVE, Jean, né le 10 avril 1827, à Lasserre (Basses-Pyrénées), bataillon de chasseurs, garde. — Coup de feu à la jambe droite, Solférino. — Rétraction de la jambe résultant d'une cicatrice profonde et adhérente au mollet. — 11 juillet 1860.

CHABROL, Casimir, né le 3 février 1837, à Laval (Gard), 43e de ligne. — Coup de feu à la jambe gauche, Magenta. — Cicatrices adhérentes à la jambe ; gêne des mouvements. — Gratification renouvelable.

CHALAGNÉ, Bernard, né le 10 mars 1836, à Willemur (Haute-Garonne), 30e de ligne. — Coup de feu à la jambe gauche ; la balle a traversé la jambe d'avant en arrière à sa partie moyenne, Solférino. — Gratification renouvelable.

CHARTON, François-Marie, né le 21 mars 1835, à Guidel (Morbihan), 98e de ligne. — Coup de feu à la jambe droite, section du tendon d'Achille, Solférino. — Extraction de la balle, déformée, le 13 septembre, à l'hôpital de Saint-Mandrier, Toulon. — Cicatrice large, profonde et adhérente, envahissant la partie inférieure et postérieure de la jambe droite. — 30 mai 1860.

CHARUEL, Eugène, né le 24 mai 1831, à Châteaudun (Eure-et-Loir), 21e de ligne. — Coup de feu à la jambe droite, Solférino. — Fracture du péroné ; plaie fistuleuse à la partie supérieure externe de la jambe; gêne dans l'articulation du genou. — Gratification renouvelable.

CHASSAN-DE-PATRON, Joseph, né le 15 septembre 1837, à Saint-Vincent-de-Mereuze (Isère), 72e de ligne. — Plaie déchirée à la partie moyenne interne de la jambe droite; lésion du tibia, coup de feu, Solférino. — Cicatrices adhérentes à la partie moyenne interne du tibia, avec engorgement et déformation du membre. — 30 mai 1860. — *Voir l'observation détaillée*, pourriture d'hôpital, page 388.

CHENU, Victor, né le 10 mars 1836, à Saint-Père (Nièvre), 8e de ligne. — Coup de feu à la jambe gauche, fracture comminutive du tibia et du péroné au tiers moyen, Solférino. — Raccourcissement de la jambe gauche et gêne dans la flexion du pied. Cicatrices adhérentes. — 4 mai 1861.

CHÉREL, Raymond-Jean, né le 19 mars 1827, à Bourg-des-Comptes (Ille-et-Vilaine), 71e de ligne. — Coup de feu à la jambe droite, fracture comminutive au tiers inférieur, Solférino. — Esquilles volumineuses. Ankylose complète de l'articulation tibio-tarsienne droite avec cal vicieux du tibia. — 4 juin 1860.

CHESNAY, Jean-Marie-Constant, né le 1er février 1837, à Saint-Brice-en-Cogles (Ille-et-Vilaine), 72e de ligne. — Coup de feu à la jambe gauche, Solférino. — Large cicatrice à la partie supérieure de la jambe. — Gratification renouvelable.

CHIGOT, Jean-Isidore, né le 24 juin 1836, à Barlieu-de-Vailly (Cher), 15e de ligne. — Sept blessures : cinq par mitraille et deux par coups de feu, Solférino. — 1° Fracture simple du tibia, jambe gauche, au tiers supérieur et antérieur; fracture comminutive du même os, au tiers moyen interne; fracture du péroné au tiers inférieur; — 2° Plaies contuses aux parties supérieure et moyenne du bras droit et au tiers inférieur de la cuisse droite. — Extraction d'esquilles du tibia, atrophie de la jambe gauche, cicatrices adhérentes; semi-ankylose des articulations fémoro-tibiale et tibio-tarsienne; rétraction du tendon d'Achille. — 16 janvier 1861.

CLAIRFOND, Joseph-Antoine, né le 4 septembre 1834, à Bourg-de-Péage (Drôme), 26e de ligne. — Périostite du tibia gauche, avec tumeur enkystée à la partie antérieure et moyenne de la jambe. Accident? — Gratification renouvelable.

CLÉMENT, Jean-Baptiste, né le 1er septembre 1836, à Orange (Vaucluse), 76e de ligne. — Coup de feu à la partie supérieure externe de la jambe gauche, Solférino. — Gêne dans les mouvements de progression. — Gratification renouvelable.

CLÉRO, Charles-Marie, né le 23 janvier 1836, à Quimper (Finistère), 74e de ligne. — Coup de feu à la partie inférieure externe de la jambe gauche, fracture incomplète du tibia, déchirure des tendons extenseurs, Solférino. — Gêne dans les mouvements de flexion et d'extension du pied sur la jambe. — Gratification renouvelable.

CLISSON, Jacques-Sylvain, né le 15 juin 1835, à Luynes (Indre-et-Loire), 2e de ligne. — Coup de feu à la jambe droite; le projectile traverse le tendon d'Achille, Solférino. — Gratification renouvelable.

COATHALEM, René, né le 7 mars 1822, à Brice (Finistère), 30e de ligne. — Coup de feu au tiers moyen de la jambe droite, Solférino. — Contraction des muscles péroniers latéraux, claudication. La balle a intéressé le péroné. — Gratification renouvelable.

COLLIGNON, Léon-Marie, né le 26 août 1840, à Paris (Seine), 55e de ligne. — Coup de feu aux deux jambes et au coude gauche, Solférino. — Cicatrices profondes à la partie moyenne des deux jambes, gêne dans les mouvements de locomotion et contusion au coude. — Gratification renouvelable.

COMBES, Jean-Barthélemy, né le 28 avril 1835, à Lacaze (Tarn), 17e bataillon de chasseurs. — Plaie compliquée à la jambe droite, lésion du tibia, coup de feu, Montebello. — Cicatrice à la partie supérieure de la jambe droite avec perte de substance du tibia. Extraction de la balle le 6 septembre, à l'hôpital de Saint-Mandrier, Toulon. — Gratification renouvelable.

CONANEC, Jean-Marie, né le 10 décembre 1837, à Bieuzy (Morbihan), 10e d'artillerie. — Fracture comminutive de la jambe droite à sa partie supérieure; passage d'une roue de caisson, Montebello. — Cicatrice adhérente à la jambe droite, atrophie de ce membre et perte de substance osseuse. — 30 mai 1860.

CONDON, Jean, né le 8 septembre 1834, à Saint-Alban (Lozère), 72e de ligne. — Fracture comminutive de la jambe droite, coup de feu. Solférino. — Cal vicieux, raccourcissement du membre. — 14 mars 1860.

CONDOUMEZ, Jean-Pierre, né le 20 septembre 1829, à Toulouse (Haute-Garonne), sergent-major au 1er zouaves. — Fracture comminutive de la jambe gauche au tiers inférieur, coup de feu, Mélégnano. — Ambulance du quartier général du 1er corps. — Atrophie considérable du membre inférieur gauche. Le projectile a traversé la jambe, de la partie externe à la partie interne. — 5 janvier 1864.

CORVÉ, François-Marie, né le 25 septembre 1836, à Plounéventer (Finistère), 74e de ligne. — Coup de feu à la partie supérieure de la jambe gauche, Montebello. — Cicatrice adhérente, gêne des mouvements de flexion et d'extension du pied sur la jambe. — Gratification renouvelable.

COTTAREL, Benoît-Charles, né le 29 septembre 1836, à la Guillotière (Rhône), 15e de ligne. — Deux coups de feu à la jambe droite, Solférino. — Fracture double et complète de la jambe. Un projectile frappe la partie antérieure et moyenne du tibia, qu'il fracture comminutivement; l'autre frappe la partie inférieure externe et fracture le péroné. Vingt-deux esquilles extraites. Consolidation vicieuse, atrophie, raccourcissement, semi-ankylose de l'articulation tibio-tarsienne. — 6 mars 1861.

COUDRET, Jacques, né le 13 septembre 1834, à Sainte-Saline (Deux-Sèvres), 30e de ligne. — Coup de feu pénétrant à la partie supérieure et antérieure de la jambe gauche, sortant à la partie postérieure externe; fracture de la crête du tibia, Solférino. — Cicatrice adhérente. — Gratification renouvelable.

CRAPART, Amant, né le 15 février 1835, à Boissy-le-Repos (Marne), 72e de ligne. — Coup de feu à la partie supérieure et externe de la jambe droite, Solférino. — Gêne dans les mouvements de l'articulation tibio-fémorale. — Gratification renouvelable.

CROGUENNEC, Hervé, né le 16 octobre 1835, à Saint-Sauveur (Finistère), 3e grenadiers, garde. — Coup de feu au tiers inférieur de la jambe droite, Magenta. — Gêne dans les mouvements d'extension et de flexion. — Gratification renouvelable.

CUILLIÈRE, Marie-Isidore, né le 12 février 1837, à Toulouse (Haute-Garonne), sergent, 85e de ligne. — Fracture partielle du tibia gauche à sa partie inférieure, coup de feu, Solférino. — Œdème persistant et gêne des mouvements de l'articulation tibio-tarsienne. — Gratification renouvelable.

DALHEN, François-Joseph, né le 11 juin 1828, à Wolxheim (Bas-Rhin), 2e voltigeurs, garde. — Coup de feu à la jambe gauche, fracture comminutive du péroné au tiers moyen, Solférino. — Cicatrice profonde et adhérente à la jambe gauche. Déformation notable et inflammation chronique de l'os entretenant un foyer purulent. — 24 juillet 1861.

DARU, André-Augustin, né le 16 janvier 1837, à Colombier-le-Jeune (Ardèche), 33e de ligne. — Coup de feu à la partie supérieure et externe de la jambe gauche; fracture de la tête du péroné, Melégnano. — Gratification renouvelable.

DAUMARIE, Jean, né le 16 mars 1834, à Compreignac (Haute-Vienne), 44e de ligne. — Plaie à la jambe gauche, coup de feu, Magenta.—La balle a traversé la jambe obliquement de haut en bas. — Gratification renouvelable.

DAUNIS, Auguste, né le 6 mars 1836, à Bollène (Vaucluse), 65e de ligne. — Coup de feu à la jambe gauche; fracture comminutive des deux os au-dessus des malléoles, Magenta. — Consolidation vicieuse; ankylose de l'articulation tibio-tarsienne gauche, avec engorgement de la jambe et du pied, trajet fistuleux. — 21 août 1861.

DEBAR, Jean-Antoine, né le 19 octobre 1827, à Penne (Tarn), 3e grenadiers, garde. — Coup de feu à la jambe droite, Magenta.—Le projectile a intéressé le tibia à sa partie supérieure. — Gratification renouvelable.

DEBRAY, Charles-Alexandre, né le 18 novembre 1837, à Favril (Eure-et-Loir), 65e de ligne. — Coup de feu à la partie moyenne et externe de la jambe droite, lésion du péroné, Magenta. — Gratification renouvelable.

DECOCK, Alexandre, né le 22 novembre 1834, à Wazemmes (Nord), 1er zouaves. — Coup de feu à la jambe droite, fracture comminutive, Solférino.—Cal difforme; gêne considérable de la locomotion. — 16 janvier 1861.

DEDIEU, Bernard, né le 2 mars 1835, à Montjoie (Ariége), 21e de ligne. —Fracture comminutive du tibia gauche à son tiers inférieur, coup de feu, Solférino. — Plaie fistuleuse et sortie d'esquilles. — Gratification renouvelable.

DELEZAY, François, né le 9 décembre 1834, à Loizé (Deux-Sèvres), 30e de ligne. — Coup de feu à la jambe gauche, fracture comminutive au tiers moyen, Solférino. — Consolidation vicieuse, cicatrices adhérentes, trajets fistuleux, rétraction des tendons des muscles postérieurs, et atrophie du membre. — 11 juillet 1860.

DÉROBERT, Jean-Claude, né le 18 janvier 1837, à Marliez (Haute-Savoie), 3e bataillon de chasseurs.— Coup de feu à la jambe droite. La balle est entrée à la partie postérieure et moyenne pour sortir au tiers supérieur et antérieur en intéressant la crête du tibia, Solférino. — Gratification renouvelable.

DERVAUX, Alexis-Célestin, né le 7 juin 1831, à Valenciennes (Nord), 55e de ligne. —

Plaie contuse à la jambe droite, éclat d'obus, Solférino. — Gêne considérable avec douleur dans les mouvements de la jambe. Cicatrice adhérente et exfoliation du tibia. — Gratification renouvelable.

Deschamps, Durand, né le 24 novembre 1833, à Bassillac (Dordogne), 74e de ligne. — Coup de feu traversant la jambe droite, Solférino. — Gêne dans les mouvements de flexion et d'extension du pied sur la jambe, plaie fistuleuse. — Gratification renouvelable.

Desclaux, Martial, né le 25 novembre 1833, à Marseilly (Gironde), 74e de ligne. — Coup de feu à la partie inférieure de la jambe gauche, Solférino. — Lésion du tendon d'Achille, gêne dans les mouvements de flexion et d'extension du pied. — Gratification renouvelable.

Desvignes, Philibert, né le 5 juin 1835, à Rive-de-Gier (Loire), 23e de ligne. — Coup de feu à la partie moyenne de la jambe droite, Magenta. — La balle a traversé le mollet de dehors en dedans. — Gratification renouvelable.

Devisme, Jean-Baptiste-Marcellin, né le 5 février 1837, à Amiens (Somme), 85e de ligne. — Coups de feu aux deux jambes, fracture comminutive des deux os de la jambe gauche au tiers inférieur, Magenta. — Déformation et atrophie de la jambe gauche avec roideur de l'articulation tibio-tarsienne. — 26 juin 1861.

Dieterlen, Sébastien, né le 1er décembre 1830, à Bennewhir (Haut-Rhin), 1er régiment de chasseurs d'Afrique. — Fracture partielle de la partie supérieure et antérieure du tibia, jambe gauche, coup de feu, Solférino. — Sortie de plusieurs esquilles, cicatrice adhérente. — Gratification renouvelable.

Dolques, Pierre-Frédéric, né le 13 septembre 1833, au Poujol (Hérault), 85e de ligne. — Coup de feu à la jambe droite, fracture du tibia à sa partie supérieure, Solférino. — Claudication et atrophie. Le projectile a traversé la tubérosité interne du tibia. — 26 juin 1861.

Dormoy, Didier, né le 7 novembre 1833, à Rolumpont (Haute-Marne), 2e de ligne. — Coup de feu à la partie supérieure de la jambe droite et contusion à l'omoplate droite par un coup de crosse, Solférino. — Ankylose incomplète de l'articulation fémoro-tibiale. — 14 mars 1860.

Doucet, Antoine, né le 23 février 1830, à Saint-Geniès (Dordogne), 71e de ligne. — Coup de feu à la jambe gauche, Magenta. — La balle a pénétré au tiers moyen en lésant la crête du tibia et a traversé les muscles d'avant en arrière et de haut en bas. — Gratification renouvelable.

Dubois, Pierre, né le 28 janvier 1829, à Montpoul (Saône-et-Loire), 2e voltigeurs, garde. — Coup de feu à la jambe gauche, lacération considérable des muscles du mollet, Solférino. — Extension forcée, pied équin, cicatrice adhérente et profonde. — 24 juillet 1861.

Dubois, Pierre-Auguste, né le 10 décembre 1833, à Vou (Indre-et-Loire), 44e de ligne. — Coup de feu à la jambe gauche, Solférino. — Atrophie incomplète de la jambe gauche; le projectile a traversé les parties molles; gêne dans les mouvements. — Gratification renouvelable.

Ducros, Jules, né le 23 août 1835, à Marsillargues (Hérault), 34e de ligne. — Coup de feu à la jambe gauche, fracture comminutive des deux os au tiers moyen, Solférino. — Cal vicieux du tibia et du péroné, avec cicatrice et amaigrissement. — 4 juin 1860.

Dufour, Paul-Léon, né le 2 mars 1838, à Treloup (Aisne), 1er zouaves. — Coup de feu à la jambe gauche, fracture comminutive des deux os au tiers inférieur, Mélégnano. — Consolidation vicieuse. Gêne notable de la locomotion; le projectile a fracturé le péroné et entamé largement le tibia. Cicatrice adhérente et déformation du pied, dont la pointe est relevée en dedans. — 4 août 1860.

Duhamel, Denis-Victor, né le 30 novembre 1836, à Champigny-sur-Marne (Seine), 74e de ligne. — Coup de feu traversant la jambe gauche de haut en bas et d'avant en arrière, Solférino. — Gratification renouvelable.

Dumontant, Julien, né le 17 février 1833, à Saint-Moreil (Creuse), 49e de ligne. — Trois coups de feu, Solférino. — Plaie contuse à la cuisse et au mollet gauche; plaie déchirée à la main droite. — Gratification renouvelable.

Duprat, Michel, né le 11 septembre 1834, à Magnan (Gers), 85e de ligne. — Coup de feu, séton à la partie supérieure et interne de la jambe gauche; forte contusion des os et des tendons, Solférino. — Gratification renouvelable.

Durand, Jean-François-Eugène, né le 26 décembre 1835, à Juvigny-sur-Andaine (Orne), 23e de ligne. — Fracture partielle du tibia, jambe droite, plaie contuse au mollet gauche, coup de feu et éclat d'obus, Magenta. — Gratification renouvelable.

Dusseau, Joseph, né le 9 mars 1827, à Carcassonne (Aude), 8e bataillon de chasseurs. —Coup de feu à la jambe droite, lacération du mollet, Magenta. —Extension forcée du pied droit sur la jambe; ankylose incomplète de l'articulation tibio-tarsienne; cicatrice profonde et adhérente. — 26 juin 1861.

El-Abib-ben-Sardoui, né en 1836, à Ouled-el-Abbès (Oran), 2e tirailleurs algériens. — Coup de feu à la jambe droite, fracture comminutive des deux os au tiers moyen, Solférino. —Raccourcissement considérable; déviation de la jambe. — 10 août 1861.

El-Adj-Mohamed, né en 1832, à Bel-Assel (Oran), 2e tirailleurs algériens. — Coup de feu à la jambe droite, Mélégnano. —Cicatrice adhérente à la partie postérieure de la jambe, claudication. — Gratification renouvelable.

El-Adj-ben-Abdallah, né en 1837, aux Medjers (Oran), 2e tirailleurs algériens. — Coup de feu à la jambe gauche, fracture comminutive, Magenta. — Consolidation vicieuse. — 16 janvier 1861.

Enjalzam, Jean-Baptiste, né le 31 mars 1834, à Saint-Just (Aveyron), 85e de ligne. — Coup de feu à la partie inférieure du mollet gauche, Magenta. —Gratification renouvelable.

Evanno, Pierre, né le 28 février 1837, à Lauguidic (Morbihan), 70e de ligne. — Coup de feu à la jambe droite; fracture comminutive du tibia et du péroné, Magenta.—Esquilles volumineuses, emprisonnées dans le périoste et causes permanentes d'inflammation locale. Plusieurs érysipèles (huit) qui compromettent l'existence du blessé et font délibérer sur la nécessité de l'amputation. Abcès multiples; fusées purulentes, décollements étendus, suppuration exagérée. Chaque phlegmasie dépose dans le membre de nouveaux résidus, c'est-à-dire des éléments fibro-plastiques qui s'indurent, forment une gangue organique hétérogène, ou des ostéophytes jetés comme des éclisses autour des fragments. Le malade, qui s'épuise, demande l'amputation comme une faveur spéciale, toujours vainement sollicitée. Dr Sonrier. — Rétraction de la jambe sur la cuisse, avec demi-ankylose de l'articulation du genou et atrophie du membre. — 26 janvier 1862.

Fabré, Jean-Antoine, né le 30 juillet 1836, à Castelnau (Aveyron), 91e de ligne.—Coup de feu à la partie interne et au tiers inférieur de la jambe; lésion du tibia, Solférino. — Gratification renouvelable.

Faussemoine, Pierre, né le 4 novembre 1833, à Riom (Puy-de-Dôme), 86e de ligne. — Coup de feu à la jambe droite; fracture comminutive du tibia, Solférino.— Nécrose du tibia, avec trajet fistuleux donnant issue à de nombreuses esquilles; perte d'une grande partie de la diaphyse de l'os et atrophie complète du membre. — 6 octobre 1860.

Faussurier, François-Alexandre, né le 1er septembre 1836, à Cormoz (Ain), 73e de ligne. — Coup de feu à la jambe droite, Magenta. — Raccourcissement de tout le membre; gêne considérable dans la marche. — Gratification renouvelable.

Ferbeyre, Jean, né le 5 août 1837, à Montauban (Tarn-et-Garonne), 10e régiment d'artillerie. — Plaie contuse à l'extrémité supérieure et interne de la jambe gauche; lésion du tibia, coup de feu, Montebello. — Carie du tibia. — Gratification renouvelable.

Ferrier, Léonard, né le 8 avril 1835, à Uzerche (Corrèze), caporal, 72e de ligne. — Coup de feu à la partie supérieure de la jambe droite; lésion du tibia, Solférino.—Atrophie incomplète de la jambe et du pied droit, avec ostéite de l'extrémité supérieure du tibia et gêne des mouvements de l'articulation du genou. — 30 mai 1860.

Feuillet, Nicolas-Jules, né le 11 avril 1837, à Dargies (Oise), 15e de ligne. — Coup de feu à la jambe droite, Solférino. — La balle, dirigée d'avant en arrière et de haut en bas, a glissé sur le péroné sans le fracturer, et s'est enfoncée dans la masse musculaire du mollet à une profondeur de 5 à 6 centimètres, d'où elle a été extraite au premier pansement. Cicatrice adhérente au péroné; amaigrissement du membre. — Gratification renouvelable.

Figuierre, Louis-Paulin, né le 6 octobre 1833, à Sainte-Croix (Lozère), 3e grenadiers, garde.—Coup de feu à la jambe droite; fracture de la malléole externe, Magenta.—Ankylose incomplète du pied droit, avec déformation et amaigrissement du membre.—25 octobre 1862.

Folloppe, Honoré-Édouard, né le 15 mars 1832, à Jumièges (Seine-Inférieure), 3e grenadiers, garde. — Coup de feu à la jambe gauche, Magenta. — Lésion du tibia; cicatrice non adhérente à la partie inférieure de la jambe gauche. — Gratification renouvelable.

Fontaine, François, né le 30 mai 1835, à Valeures (Saône-et-Loire), 90e de ligne. —Plaie contuse à la partie interne de la jambe droite; fracture partielle du tibia, coup de feu, Magenta. — Cicatrices larges et adhérentes ; gêne dans les mouvements. — Gratification renouvelable.

Fouchard, Michel, né le 14 février 1835, à Morand (Indre-et-Loire), trompette, 2e hussards. — Coup de feu à la jambe gauche, Solférino. — Rétraction permanente, avec gêne dans la marche. — 31 mars 1860.

Fourment, Raymond, né le 28 décembre 1834, à Lagardelle (Haute-Garonne), 21e de ligne. — Coup de feu à la jambe gauche ? fracture au tiers inférieur, Solférino. — Une note dit coup feu à la cuisse, et une autre note de l'hôpital de Saint-Mandrier, Toulon, semble indiquer que la blessure, encore ouverte, est à la jambe. — Gratification renouvelable.

Fournier, Pierre-François, né le 10 mars 1835, aux Attaques (Pas-de-Calais), 72e de ligne.— Coup de feu à la partie externe de la jambe gauche, Solférino.— Gêne et douleurs. — Gratification renouvelable.

Frugier, Léonard, né le 10 juin 1828, à Limoges (Haute-Vienne), 72e de ligne.— Plaies à la cuisse et à la jambe gauches, mitraille, Solférino. — Cicatrice adhérente à la partie inférieure de la jambe. — Gratification renouvelable.

Gaillard, Joseph, né le 1er janvier 1837, à Tullins (Isère), 72e de ligne. — Coup de feu à la jambe gauche, Solférino. — Cicatrices adhérentes à la partie supérieure et à la partie moyenne interne de la jambe gauche. — Gratification renouvelable.

Gaillardon, Jean, né le 19 avril 1837, à Flacé (Saône-et-Loire), 55e de ligne. — Coup de feu au tiers inférieur de la jambe droite, Solférino. — Gêne dans les mouvements. — Gratification renouvelable.

Gardel, François, né le 5 mai 1834, à Pennautier (Aude), 85e de ligne.— Fracture comminutive de la jambe gauche à sa partie moyenne, coup de feu, Solférino.—Issue de plusieurs esquilles ; cicatrice adhérente à la face antérieure du tibia. — Gratification renouvelable.

Garigue, Géraud, né le 10 juin 1835, à Beaulieu (Vosges), caporal, 73e de ligne. — Coup de feu à la jambe gauche, Solférino. — La balle pénètre à la partie moyenne externe de la jambe, se dirige obliquement de haut en bas, d'avant en arrière, et sort à la partie postérieure en lésant le péroné. — Gratification renouvelable.

Garin, Nicolas-Célestin, né le 26 mai 1829, à Bramans (Savoie), caporal, 54e de ligne. — Coup de feu à la jambe gauche, Solférino. — Cicatrices à la partie supérieure du mollet gauche et à la naissance du tendon d'Achille. — Gratification renouvelable.

Garnier, François-Jean, né le 28 décembre 1832, à Moulay (Mayenne), 73e de ligne. — Coup de feu à la jambe gauche, Solférino. — La balle entre à la partie moyenne interne de la jambe et se loge dans le tibia, d'où elle a été extraite avec assez de difficultés, quatre jours après la blessure. Paralysie et atrophie du membre inférieur gauche. —10 août 1861.

Garnier, Ennemond, né le 24 septembre 1834, à Pollionay (Rhône), 72e de ligne. — Fracture du péroné à sa partie moyenne, coup de feu, Solférino. — Cicatrice adhérente à la jambe gauche. — Gratification renouvelable.

Gaultiel, Charles, né le 19 décembre 1834, à Roiffé (Vienne), 6e de ligne. — Coup de feu à la jambe droite, Solférino. — Atrophie partielle du membre et gêne extrême dans la marche. — 14 mars 1860.

GAUTHIER, Alcide-Daniel, né le 13 février 1835, à Gallargues (Gard), 72e de ligne. — Coup de feu à la jambe gauche; fracture du tibia à sa partie supérieure, Solférino. — Cicatrice adhérente à la partie supérieure interne du tibia gauche, avec ankylose incomplète du genou et émaciation de la jambe. — 30 mai 1860.

GAUTHIER, Louis-Dominique, né le 4 mai 1834, aux Sept-Vents (Calvados), bataillon de chasseurs, garde.— Fracture comminutive du péroné, jambe droite, coup de feu, Solférino. Extraction d'esquilles. — Cicatrice adhérente. — Gratification renouvelable.

GÉRARDIN, Nicolas, né le 6 octobre 1832, à Marinvillers (Meurthe), 19e bataillon de chasseurs. — Fracture du tibia, jambe droite, coup de feu, Magenta. — Hôpital du monastère majeur, Milan. — Cicatrices à la partie supérieure de la jambe; faiblesse et gêne dans les mouvements de ce membre. — Gratification renouvelable.

GIRARDIN, Jean-Baptiste-Édouard, né le 26 avril 1821, à Grand-Gourd (Suisse), sous-lieutenant au 33e de ligne. — Coup de feu à la partie inférieure de la jambe gauche; séton dans l'espace inter-osseux; lésion du péroné, Mélégnano. — Trajet fistuleux au tiers inférieur et externe de la jambe gauche. — 29 avril 1862.

GIRARDON, Louis-Jules, né le 19 mai 1829, à Arbois (Jura), brigadier, 9e artillerie. — Coup de feu à la jambe droite; fracture de la tête du péroné, Magenta.—Ankylose du genou droit, avec flexion de la jambe sur la cuisse et paralysie complète du pied et des orteils. Le talon reste éloigné du sol d'environ 10 centimètres.—26 janvier 1862.

GIRAUD, Louis, né le 28 juillet 1835, à Gouzougnat (Creuse), 22e de ligne. — Fracture du tibia, jambe gauche, coup de feu. — Déformation et atrophie de la jambe gauche, avec large cicatrice adhérente au tibia. Dans la moitié inférieure de ce membre un séquestre considérable du tibia, entouré de productions osseuses, avec ouvertures fistuleuses multiples, est enlevé sur une étendue de 7 centimètres, après une longue et large incision des parties molles et à l'aide de la gouge et du maillet; en même temps, extraction d'une portion d'os nécrosé, de 15 centimètres de longueur, comprenant les deux tiers environ de la circonférence du tibia.— Cicatrice déprimée et adhérente. Atrophie des muscles de la jambe, bridés profondément par des tissus cicatriciels. — 11 juin 1860.

GIROUD, Joseph-Louis, né le 16 juillet 1836, à Violay (Loire), 74e de ligne. — Coup de feu à la jambe gauche, Montebello. — Cicatrice adhérente, gêne dans les mouvements de flexion et d'extension du pied sur la jambe. — Gratification renouvelable.

GIRY, Philibert, né le 13 janvier 1826, à Dournazac (Haute-Vienne), 15e de ligne. — Coup de feu à la partie moyenne de la jambe droite, avec érosion du tibia, et plaie contuse à la tête, Mélégnano. — Gratification renouvelable.

GOINGUENEZ, Jean-Baptiste, né le 22 mai 1832, à Maroué (Côtes-du-Nord), 91e de ligne. — Coup de feu à la partie supérieure et antérieure de la jambe gauche et contusion à la cuisse droite, Solférino. — Gratification renouvelable.

GOURDON, Jean, né le 29 août 1833, à Argentat (Corrèze), caporal, 98e de ligne. — Coup de feu à la jambe droite; fracture comminutive des deux os au tiers moyen, Solférino. — Consolidation vicieuse; rétraction des orteils et cicatrices profondes et adhérentes qui ont succédé à la gangrène des parties molles. — 25 juin 1860.

GRIMOIN, Antoine, né le 14 mars 1837, à Bussy (Cher), 8e de ligne. — Coup de feu à la partie supérieure de la jambe droite; fracture comminutive du tibia, Solférino. — Ankylose incomplète du genou. — Gratification renouvelable.

GUENOUST, Frédéric-Charles, né le 4 août 1835, à Saint-Cyr-en-Pail (Mayenne), 8e de ligne.— Deux coups de feu à la cuisse et à la jambe gauches, Solférino.—Extension du pied gauche sur la jambe et faiblesse générale du membre. Les projectiles ont traversé, l'un la partie postérieure de la cuisse, l'autre la jambe d'avant en arrière. — 4 mai 1861.

GUILLEBASTRE, Jean-Baptiste-Napoléon, né le 22 juillet 1835, à Flagnac (Aveyron),

90e de ligne. — Coup de feu à la jambe gauche ; fracture comminutive du tibia, Magenta. — Atrophie et gêne considérable dans la marche, qui ne peut s'effectuer sans un support. — 16 janvier 1861.

Guillermet, Joseph, né le 19 novembre 1835, à Besigny (Rhône), caporal, 55e de ligne. — Coup de feu à la jambe droite, Solférino. — Ankylose de l'articulation fémoro-tibiale, avec raccourcissement de 3 centimètres. — 4 juin 1860.

Guillier, Célestin-Joseph, né le 2 novembre 1832, à Pouancé (Maine-et-Loire), 73e de ligne. — Plaie déchirée à la partie moyenne externe de la jambe droite, coup de feu, Solférino. — Cicatrice à la jambe droite ; gêne dans les mouvements du membre. — Gratification renouvelable.

Guinon, Auguste, né le 10 mars 1836, à Trucy-Largueilleux (Nièvre), 8e de ligne. — Coup de feu à la jambe gauche, Solférino. — Extension permanente du pied gauche sur la jambe. Le projectile a déchiré les muscles de la partie postérieure de la jambe. Adhérence du tendon d'Achille au tibia. — 4 mai 1861.

Guy, Désiré-Louis-Arthur, né le 18 décembre 1838, à Strasbourg (Bas-Rhin), sergent, 6e bataillon de chasseurs. — Coup de feu à la jambe gauche, Magenta. — Cicatrice adhérente ; une partie des muscles du mollet a été détruite. — Gratification renouvelable.

Guyot, Étienne, né le 29 juillet 1836, à Maligny (Côte-d'Or), 55e de ligne. — Coups de feu à la main et à la jambe gauches, Solférino. — Perte des deux dernières phalanges de la main ; émaciation de la jambe et gêne dans ses mouvements. — 31 mars 1860.

Hadj-ben-Attman, né en 1837, à Bab-Ali (Oran), 2e tirailleurs algériens. — Coup de feu au tiers inférieur de la jambe droite ; lésion du tendon d'Achille, Solférino. — Gratification renouvelable.

Hamayon, Ange-Marie, né le 4 juillet 1834, à Lamotte (Côtes-du-Nord), 2e voltigeurs, garde. — Coup de feu à la jambe gauche ; fracture comminutive du tibia au tiers supérieur, Solférino. — Atrophie de la jambe gauche, avec cicatrice adhérente. — 30 mai 1860.

Hamou-ben-Zatouch, né en 1834, à Constantine (Algérie), 3e tirailleurs algériens. — Fracture comminutive des deux os de la jambe droite ; coup de feu, Solférino. — Extraction d'esquilles. — Gratification renouvelable.

Hayotte, Nicolas, né le 11 février 1833, à Hombourg-Haute (Moselle), 72e de ligne. — Fracture comminutive de la partie supérieure du péroné, jambe droite, coup de feu, Solférino. — Carie profonde de la tête du péroné, avec issue de nombreuses esquilles ; trajets fistuleux et suppuration abondante, ankylose incomplète du genou ; atrophie et faiblesse de la jambe. — 1er février 1865.

Hervé, Louis, né le 4 décembre 1834, à Vouvray-sur-Loire (Sarthe), 86e de ligne. — Coup de feu à la jambe gauche ; lésion du tibia, Solférino. — Légère hyperostose ; cicatrices adhérentes. — Gratification renouvelable.

Hervieux, Théodore-Rustique, né le 9 novembre 1834, à Tilleul-Othon (Eure), 30e de ligne. — Coup de feu à la jambe gauche. La balle a traversé les muscles du mollet, Solférino. — Gratification renouvelable.

Holin, Aimable-Joseph, né le 10 juillet 1835, à Eswars (Nord), 1er grenadiers, garde. — Coup de feu à la jambe gauche, Magenta. — Gratification renouvelable.

Hubert, Joseph-Marie, né le 22 août 1835, à Breteil (Ille-et-Vilaine), 23e de ligne. — Coup de feu à la jambe droite ; fracture comminutive au tiers inférieur, Magenta. — Raccourcissement et déformation de la jambe droite. — 4 mai 1861.

Ivonnet, Michel, né le 18 juin 1836, à Saint-Symphorien (Charente-Inférieure), 98e de ligne. — Coup de feu longitudinal, de haut en bas, à la partie postérieure de la jambe droite, Solférino. — Contraction permanente des muscles postérieurs de la jambe, avec amaigrissement notable du membre. Le projectile n'a pas été extrait. — 21 août 1861.

Jacquet, Jean-Marie, né le 19 janvier 1832, à Claveisolles (Rhône), 100e de ligne. — Coup de feu à la jambe droite, Solférino. — Ankylose incomplète de l'articulation tibio-tarsienne droite, avec extension des orteils et rétraction du talon en arrière. Le projectile a traversé la jambe droite et déchiré les parties molles. — 26 janvier 1862.

Jamet, Mathieu-Baptiste-Anselme, né le 5 mai 1834, à Beaume-de-Transit (Drôme), 98e de ligne. — Coup de feu transversal à la partie supérieure de la jambe droite, Solférino. — Atrophie de la jambe droite, qui est le siége de douleurs névralgiques.—Admis d'abord à la gratification renouvelable, ce blessé a été pensionné le 16 janvier 1861.

Janneau, Jean, né le 13 janvier 1836, à Rezé (Loire-Inférieure), 74e de ligne. — Fracture comminutive des deux os de la jambe gauche, coup de feu, Montebello. — Courbure de la jambe sur sa face interne ; gêne dans les mouvements de l'articulation tibio-tarsienne. — Gratification renouvelable.

Jardin, Nicolas-Auguste-Eugène, né le 22 février 1835, à Souain (Marne), caporal, 6e chasseurs à pied. — Coup de feu à la jambe droite, fracture comminutive des deux os au tiers moyen, Solférino. — Cal vicieux, raccourcissement de 3 centimètres 1/2 et atrophie de ce membre. — 6 octobre 1860.

Jeanne, Isidore-Alexandre, né le 24 mars 1835, à Saint-Manvieux (Calvados), 30e de ligne.— Coup de feu à la partie supérieure de la jambe gauche, fracture du tibia, Solférino. — Sortie d'esquilles nombreuses. — Gratification renouvelable.

Jeanne, Charles-Eugène, né le 18 mars 1837, à Le Désert (Calvados), 65e de ligne. — Fracture de la jambe droite, chute de cheval, accident. — Gratification renouvelable.

Joseph, Brunet, né le 13 décembre 1833, à Nantes (Loire-Inférieure), 3e zouaves.—Coup de feu à la jambe droite, fracture comminutive du tibia à sa partie moyenne, Palestro. — Issue de plusieurs esquilles ; cicatrice adhérente avec gonflement considérable du tibia. — 16 janvier 1864.

Jourlin, Barthélemy, né le 14 octobre 1836, à Cordelle (Loire), 74e de ligne.—Coup de feu à la jambe droite, Montebello. — Gêne dans les mouvements de flexion et d'extension du pied sur la jambe. — Gratification renouvelable.

Jousselin, Pierre-Jean, né le 13 mai 1831, à Châteaubriant (Loire-Inférieure), 74e de ligne. — Fracture comminutive au tiers inférieur de la jambe gauche, coup de feu, Solférino. — Consolidation vicieuse, gêne dans les mouvements de progression. — Gratification renouvelable.

Keck, Joseph, né le 26 mars 1820, à Strasbourg (Bas-Rhin), sergent, 6e chasseurs à pied. — Coup de feu à la jambe gauche, fracture au tiers inférieur, Magenta. — Consolidation vicieuse. — 25 juin 1860.

Labat, Jean, né le 14 mai 1829, à Pondeux (Landes), 2e voltigeurs, garde. — Plaie déchirée au mollet gauche, éclat d'obus, Solférino. — Atrophie considérable et claudication. Le projectile a détruit en partie le mollet. — 25 avril 1860.

Laborier, Louis, né le 7 décembre 1836, à Chissey (Saône-et-Loire), 8e bataillon de chasseurs. — Coup de feu à la jambe droite au niveau de la tête du péroné, Magenta. — Cicatrice adhérente. — Gratification renouvelable.

Labrousse, Bertrand, né le 12 avril 1827, à Saint-Solve (Corrèze), 2e voltigeurs. — Coup de feu à la jambe gauche, Solférino. — Atrophie de la jambe, ankylose incomplète de l'articulation tibio-tarsienne, gêne dans la marche. — 25 avril 1860.

Labure, Silvain, né le 15 novembre 1837, à Bussière-Dunoise (Creuse), 44e de ligne. — Fracture de la jambe gauche, coup de feu, Solférino, Médole. — Ankylose complète de l'articulation tibio-tarsienne gauche ; atrophie. — 24 février 1860.

Lacan, François, né le 12 mars 1834, à Villefranche (Aveyron), brigadier, 10e régiment d'artillerie.— Fracture de la jambe droite au tiers supérieur, chute de cheval. — Un peu de raccourcissement. — Gratification renouvelable.

Lacour, Philibert, né le 5 août 1834, à Lormes (Nièvre), 74e de ligne. — Coup de feu traversant horizontalement les muscles du mollet droit de dehors en dedans, Solférino. — Gratification renouvelable.

LAFFARGUE, Jean, né le 18 novembre 1836, à Saumon (Lot-et-Garonne), 86e de ligne.— Coup de feu à la jambe gauche, lésion des parties molles, Solférino. — Gratification renouvelable.

LAFON, Léonard, né le 22 août 1835, à Varennes (Dordogne), 55e de ligne. — Coup de feu à la jambe droite, fracture comminutive du péroné au tiers inférieur, Solférino. — Atrophie du membre, ankylose incomplète de l'articulation tibio-tarsienne et cicatrice adhérente au niveau du tendon d'Achille. — 1er octobre 1861.

LAFON, Jean, né le 9 mars 1830, à Concorès (Lot), 91e de ligne.—Coup de feu à la jambe gauche, fracture comminutive du péroné au tiers moyen, lacération des muscles du mollet, Solférino. — Cicatrice profonde et adhérente à la jambe gauche. — 26 juin 1861.

LALLET, Pierre, né le 12 octobre 1837, à Eyliac (Dordogne), 72e de ligne. — Coup de feu à la jambe gauche, Solférino. — Cicatrice adhérente au tendon d'Achille; gêne des mouvements de flexion et d'extension du pied sur la jambe. — Gratification renouvelable.

LAMOUROUX, Pierre, né le 4 février 1834, à Gourdon (Lot), 85e de ligne. — Coup de feu et coup de baïonnette, fracture comminutive de la jambe au tiers moyen, Magenta.—Ankylose complète de l'articulation tibio-tarsienne et flexion permanente des orteils. Cicatrices adhérentes et rétraction des muscles de la jambe. — 1er octobre 1861.

LAPORTE, Louis, né le 12 août 1836, à Neufmanil (Ardennes), caporal, 98e de ligne. — Coup de feu à la jambe droite ; le projectile a traversé la partie postérieure de la jambe, Solférino. — Cicatrice large, profonde et adhérente à la partie postérieure de la jambe, qui est atrophiée. — 25 avril 1860.

LAROCHE, Jean, né le 6 janvier 1840, à Riom (Puy-de-Dôme), 100e de ligne. — Coup de feu à la jambe droite, fracture comminutive du tibia, Solférino. — Destruction d'une partie du tibia et des parties molles de la jambe. — 16 janvier 1861.

LARRÉ, Pierre, né le 14 mars 1836, à Cabanac (Hautes-Pyrénées), 61e de ligne. — Coup de feu à la jambe gauche, fracture comminutive du tibia et du péroné au tiers inférieur, Solférino.—Extraction de nombreuses esquilles; raccourcissement de la jambe et large cicatrice adhérente au tibia. — 6 mars 1861.

LEBON, Alpinien, né le 14 janvier 1832, à Isle (Haute-Vienne), 1er voltigeurs, garde. — Coup de feu à la jambe gauche, fracture comminutive du tibia au tiers inférieur, Solférino. —Nécrose du tibia; trajets fistuleux.—25 avril 1860.

LEBREIL, Guillaume, dit Frises, né le 22 novembre 1832, à la Bastide-de-Penne (Tarn-et-Garonne), 17e bataillon de chasseurs. — Coup de feu à la jambe gauche, Solférino. — Atrophie de ce membre et gêne dans les mouvements du pied. — Gratification renouvelable.

LE GARREC, Louis, né le 13 juillet 1835, à Inguiniel (Morbihan), 84e de ligne.—Fracture comminutive de la jambe droite, biscaïen, Montebello. — Gratification renouvelable.

LÉGLISE, Jules-Auguste-Benoni, né le 20 avril 1836, à Bertancourt (Aisne), 21e de ligne. —Coup de feu à la jambe gauche, fracture comminutive du tibia et du péroné au tiers moyen, Solférino. — Consolidation vicieuse, avec chevauchement, saillie des fragments et raccourcissement de cinq centimètres. — 6 octobre 1860.

LELEU, Omer-Fidèle, né le 14 mai 1835, à Herbeller (Pas-de-Calais), 84e de ligne. — Fracture comminutive de la jambe gauche, près de l'articulation tibio-tarsienne, coup de feu, Montebello. — Extraction d'esquilles. — Gratification renouvelable.

LE LIRZIN, René, né le 9 janvier 1828, à Loguivy (Côtes-du-Nord), 86e de ligne.—Coup de feu à la partie externe de la jambe gauche, Solférino. — Gratification renouvelable.

LEMÉ, Jules-Adolphe, né le 25 octobre 1836, à Saint-Julien-de-Courcelles (Loire-Inférieure), 74e de ligne. — Coup de feu à la partie antérieure et moyenne de la jambe gauche et à la partie postérieure et inférieure de la jambe droite, biscaïen, Solférino.—Gratification renouvelable.

LEROY, Charles-Jean-Baptiste, né le 29 décembre 1833, à Gérardmer (Vosges), 15e chasseurs à pied. — Coup de feu à la jambe; le mollet traversé, Solférino. — Rétraction des muscles extenseurs du pied sur la jambe avec atrophie du membre. Élévation du talon, marche sur la pointe du pied. — 30 mai 1860.

LEROY, Narcisse-Théodore, né le 29 octobre 1835, à Neufbose (Seine-Inférieure), 84e de ligne. — Coup de feu au tiers inférieur et antérieur de la jambe gauche, Montebello. — Cicatrice adhérente. — Gratification renouvelable.

LE TERTRE, Jean, né le 17 novembre 1837, à Plouvévez-Moëdec (Côtes-du-Nord), 46e de ligne. — Vaste cicatrice à la jambe droite avec adhérence au péroné, suite de phlegmon diffus, campagne d'Italie. — Gratification renouvelable.

LEVY, Moïse, né le 4 août 1833, à Westhausen (Bas-Rhin), 1er grenadiers, garde. — Séton à la partie moyenne de la jambe gauche, coup de feu, Magenta. — Gêne dans la marche. — Gratification renouvelable.

LIOGIER, Jules-Louis, né le 15 août 1833, à Paris (Seine), caporal, 91e de ligne. — Coup de feu au mollet droit, Solférino. — Extension forcée du pied droit sur la jambe ; le projectile a traversé les muscles du mollet, lésion du tendon d'Achille. — 21 août 1861.

LOBEROT, Jean-Baptiste, né le 28 décembre 1834, à Biesles (Haute-Marne), 76e de ligne. — Fracture comminutive des deux os de la jambe gauche, biscaïen, Solférino. — Atrophie et contraction permanente du membre ; le biscaïen a traversé obliquement de bas en haut et de dehors en dedans le tiers supérieur de la jambe. — 16 janvier 1861.

LOMBARD, Antoine, né le 11 novembre 1830, à Gorrerod (Ain), bataillon de chasseurs, garde. — Fracture comminutive de la jambe gauche, coup de feu, Solférino. — Cal vicieux, raccourcissement de la jambe. — 25 avril 1860.

LONG, François-Antoine, né le 4 novembre 1837, à Montréal (Drôme), 34e de ligne. — Coup de feu traversant la jambe gauche entre le tendon d'Achille et les malléoles, Solférino. — Gratification renouvelable.

LONGUET, Cyrien-François, né le 16 juin 1837, à Bussiares (Aisne), 98e de ligne. — Fracture comminutive du tibia et du péroné au tiers supérieur, coup de feu à la jambe droite, Solférino. — Consolidation vicieuse, cicatrices adhérentes, chevauchement et saillie des fragments. Section du tendon d'Achille à l'hôpital Saint-Mandrier, Toulon. — 11 juillet 1860.

LUTRAN, François, né le 13 août 1835, à Curières (Aveyron), 5e artillerie. — Varices volumineuses, fatigues. — Gratification renouvelable.

MAHANT, Félix-Antoine, né le 17 mai 1834, à Veurdre (Allier), 55e de ligne. — Coup de feu à la jambe gauche, Solférino. — Ankylose de l'articulation tibio-tarsienne avec engorgement considérable de la jambe et plaies fistuleuses. — 25 avril 1860.

MAHIEU, Jean-Louis-François, né le 3 juillet 1836, à Coudekerque-Branche (Nord), 6e de ligne. — La jambe gauche traversée par une baguette de fusée, Solférino. — Rétraction des muscles fléchisseurs. — 3 mars 1860.

MAILLEY, Alexis, né le 23 août 1837, à Chaux-les-Boults (Haute-Saône), 49e de ligne. — Fracture du tibia à son tiers inférieur, jambe droite, coup de feu, Solférino. — Gratification renouvelable.

MAILLIER, Protais-Paul, né le 28 juin 1833, à Tavaux (Jura), 5e bataillon de chasseurs. — Coup de feu à la jambe gauche, Solférino. — Cicatrices et raccourcissement. — 31 mars 1860. *Voir l'observation détaillée*. Tétanos, page 400.

MALLEQ, Joseph, né le 7 mai 1835, à Foussergues (Tarn), 90e de ligne. — Coup de feu à la jambe droite, fracture comminutive au tiers supérieur, Magenta. — Esquilles nombreuses Gêne des mouvements du membre inférieur droit, cicatrices nombreuses. — 6 octobre 1860.

MANIN, Jean-Baptiste, né le 16 avril 1834, à Grenoble (Isère), 15e de ligne. — Coup de feu à la jambe droite ; fracture comminutive du tibia, Solférino. — Extraction d'un long séquestre ; atrophie du membre inférieur droit, avec demi-ankylose de l'articulation tibio-tarsienne ; déviation du pied en dedans et cicatrice adhérente au tibia. — 6 mars 1861.

MARATUECH, Pierre-Léon, né le 12 mars 1832, à Duravel (Lot), 100e de ligne. — Coup de feu à la jambe gauche, fracture du tibia, Solférino. — Ankylose incomplète de l'articulation tibio-tarsienne droite.—Le projectile, pénétrant derrière la malléole externe, a traversé la partie inférieure de la jambe en lésant le tibia, dont plusieurs fragments ont été éliminés. — 30 mai 1860.

MARCHAND, Henri-Victor, né le 10 juillet 1838, à Dammartin (Seine-et-Marne), 2e de ligne. — Section du tendon d'Achille, coup de feu, Solférino. — Gratification renouvelable.

MARROT-CACHY, Jean, né le 10 novembre 1822, à Saurat (Ariége), 34e de ligne. — Coup de feu à la jambe gauche; fracture comminutive à la partie moyenne, Mélégnano. — Hôpital du monastère majeur, Milan; esquilles, cal vicieux et engorgement du membre. — 4 juin 1860. — Pl. 113, fig. 8.

MARTIN, François, né le 17 avril 1833, à Charolles (Saône-et-Loire), caporal, 33e de ligne. — Coup de feu à la jambe gauche; fracture comminutive au tiers inférieur, Magenta. — Consolidation vicieuse. — 30 mai 1860.

MARTIN, Jean, né le 10 mai 1835, à Montagny (Saône-et-Loire), sergent, 21e de ligne. — Fracture de l'extrémité supérieure du péroné, coup de feu, Solférino.— Cal difforme.— Gratification renouvelable.

MARTIN, Victor-Jules-Simon, né le 14 décembre 1832, à Paris (Seine), 98e de ligne. — Fracture comminutive des deux os de la jambe au tiers supérieur, coup de feu, Montebello. — Raccourcissement de 8 centimètres; rétraction de la jambe sur la cuisse. — 30 août 1866.

MARTINET, Cyrille, né le 27 mai 1836, à Saint-Antoine (Isère), 70e de ligne. — Coup de feu à la jambe gauche, Magenta. — Cicatrice adhérente à la jambe gauche. — Gratification renouvelable.

MARTININCHE, Émile, né le 15 mars 1832, à Rochegude (Gard), 45e de ligne. — Coup de feu à la partie moyenne de la jambe droite; fracture du tibia, Solférino. — Gratification renouvelable.

MASSÉ, Hippolyte, né le 14 octobre 1835, à Aigaliers (Gard), 34e de ligne. — Coup de feu à la partie moyenne antérieure de la jambe gauche, Solférino. — Cicatrice adhérente au tibia. — Gratification renouvelable.

MATHAS, Jean-Baptiste, né le 30 décembre 1834, à Marnay (Haute-Saône), 8e de ligne. — Coup de feu à la jambe droite; fracture comminutive au tiers moyen, Solférino. — Cal vicieux; raccourcissement; cicatrice adhérente, profonde et étendue à la partie interne de la jambe. — 25 juin 1860.

MAURAIN, Jean, né le 1er décembre 1823, à Courbillac (Charente), sergent, 45e de ligne. — Fracture comminutive du péroné, coup de feu, Solférino. — Rétraction des muscles péroniers latéraux et du tendon d'Achille, avec cicatrice adhérente et ankylose incomplète de l'articulation tibio-tarsienne. — 6 mars 1861.

MAZARS, Jacques-Antoine, né le 26 décembre 1834, à Calmont (Aveyron), 2e grenadiers, garde. — Séton à la jambe droite; le projectile a pénétré à la partie interne du tiers inférieur et a traversé le membre de part en part, coup de feu, Magenta. — Gratification renouvelable.

MÉLICHET, Charles-Louis, né le 11 juillet 1838, à Paris (Seine), caporal, 10e bataillon de chasseurs. — Coup de feu aux deux jambes; la balle a traversé obliquement, d'avant en arrière, la partie supérieure de la jambe gauche, lésé le tibia, a pénétré dans le tiers moyen de la jambe droite et a été retirée dans le mollet, Solférino. — Gratification renouvelable.

MENOUILLARD, François-Prosper, né le 29 janvier 1827, à Plaisia (Jura), caporal, 2e grenadiers, garde. — Carie de la malléole externe, jambe gauche, suite d'entorse à Cavriana. — 4 juin 1862.

MERCIER, Jean, né le 6 février 1837, à à Eudouffielle (Gers), 56e de ligne. — Coup de feu à la jambe droite; fracture comminutive au tiers inférieur, Magenta. — Esquilles volumineuses. Difficulté considérable dans la marche, résultant d'un cal vicieux du tibia. Double cicatrice rayonnée au-dessus du tendon d'Achille. — 16 janvier 1861.

Mercier, Louis, né le 10 mars 1835, à Bouresse (Vienne), 70e de ligne. — Coup de feu à la partie postérieure et inférieure de la jambe droite, Magenta. — Gratification renouvelable.

Mesmin, François, né le 15 janvier 1832, à Vigeau (Vienne), 34e de ligne. — Plaie déchirée à la jambe gauche, coup de feu, Solférino. — Cicatrice adhérente à la partie postérieure et moyenne de la jambe gauche, avec perte de substance musculaire. — Gratification renouvelable.

Métayer, Louis, né le 8 avril 1835, à Sillars (Vienne), 2e grenadiers, garde. — Coup de feu à la jambe droite ; lésion grave des tendons, Magenta. — 24 juillet 1861.

Meunier, Jean-Baptiste, né le 18 juillet 1820, à Bauluz (Aisne), tambour, 2e grenadiers, garde. — Coup de feu à la partie moyenne de la jambe gauche, Magenta. — Rétraction des muscles extenseurs du pied sur la jambe. — 11 juillet 1860.

Meunier, Jean-Baptiste, né le 29 janvier 1829, à Saint-Sixte (Loire), 100e de ligne. — Coup de feu à la jambe droite; le mollet traversé, Solférino. — Rétraction des muscles jumeaux ; pied équin. — 10 août 1861.

Michaud, Jules-Joseph, né le 30 mai 1835, à Foncine-le-Haut (Jura), caporal, 65e de ligne. — Coup de feu à la partie postérieure de la jambe droite, Magenta. — Cicatrice adhérente au mollet, avec perte de substance musculaire. — Gratification renouvelable.

Mignot, Auguste-Frédéric, né le 15 février 1834, à Blosseville (Seine-Inférieure), 74e de ligne. — Coup de feu à la jambe gauche, Solférino. — Gêne dans les mouvements de flexion et d'extension de la jambe sur la cuisse. — Gratification renouvelable.

Millot, Jacques, né le 5 juillet 1833, à Rouy (Nièvre), 3e voltigeurs, garde. — Fracture du tibia droit; chute à Voltaggio. — Cal difforme. — Gratification renouvelable.

Minnig, Christian, né le 13 janvier 1828, à Baerenthal (Moselle), 3e grenadiers, garde. — Coup de feu à la jambe droite, Magenta. — Atrophie et rétraction de la jambe. — 31 mars 1860.

Miraillet, Antoine-Ferdinand, né le 16 janvier 1832, à Lancrans (Ain), 74e de ligne. — Fracture comminutive de la jambe droite, éclat d'obus, Solférino. — Cal vicieux et ankylose incomplète. — 4 juin 1860.

Misery, François, né le 4 juin 1834, à Lyon (Rhône), caporal, 6e de ligne. — Fracture partielle du tibia, coup de feu, Solférino. — Cicatrice adhérente à la partie antérieure de la jambe gauche ; sortie de quelques esquilles. — Gratification renouvelable.

Mittet, Pierre, né le 28 avril 1837, à Morestel (Isère), 76e de ligne. — Coup de feu à la partie inférieure et externe de la jambe gauche ; fracture du tibia, Solférino. — Gratification renouvelable.

Mohamed-ben-Amar, né en 1838, à Cherchell (Algérie), 1er tirailleurs algériens. — Coup de feu à la jambe gauche ; fracture comminutive du péroné, Solférino. — Cicatrice adhérente à la partie moyenne de la jambe gauche, avec demi-ankylose de l'articulation tibio-tarsienne et atrophie du membre. — 16 janvier 1861.

Mohamed-ben-Djaber, né en 1833, à Fraéliah (Alger), 1er tirailleurs algériens. — Coup de feu à la partie moyenne de la jambe droite, Magenta. — Gratification renouvelable

Mongin, Jean, né le 28 février 1837, à Samery (Côte-d'Or), 85e de ligne. — Coup de feu à la partie postérieure de la jambe, à 3 centimètres au-dessus de la malléole interne; la balle est sortie au même niveau au côté opposé, Solférino. — Gratification renouvelable.

Moreau, René, né le 21 avril 1834, à Barrou (Indre-et-Loire), 85e de ligne. — Coup de feu, séton à la jambe gauche, Solférino. — Paralysie partielle des muscles de la jambe gauche; impossibilité d'extension du pied ; le projectile a traversé la partie supérieure du membre. — 4 juin 1860.

Morel, Louis-Vincent-Auguste-Henri, né le 12 septembre 1836, à Bœufs (Somme), 86e de ligne. — Coup de feu à la jambe droite, Solférino. — Couronne de trépan ; extraction de la balle déformée, à Saint-Mandrier, Toulon, le 21 septembre. — Cicatrice adhérente à la partie supérieure et antérieure du tibia, avec ankylose incomplète du genou. — Gratification renouvelable.

Morin, Arsène-Michel-Félix, né le 21 novembre 1834, à Notre-Dame-de-Touchet (Manche), 73e de ligne. — Plaie déchirée à la jambe gauche, coup de feu, Solférino. — Fracture du bord postérieur du tibia ; la balle a traversé le mollet. Esquilles secondaires. — Gratification renouvelable.

Moumen-ben-Amadi, né en 1835, à Arzew (Oran), 2e tirailleurs algériens. — Coup de feu traversant la partie interne de la jambe gauche vers son tiers inférieur ; lésion du tendon d'Achille, Solférino. Gratification renouvelable.

Moussu, Louis-Auguste, né le 19 janvier 1833, à Tilly (Seine-et-Oise), 53e de ligne. — Coup de feu traversant la jambe gauche à son tiers inférieur, entre le tibia et le péroné, Solférino. — Paralysie du pied. — 24 février 1860.

Moutel, Pierre-Julien, né le 17 mai 1837, à Exé (Ille-et-Vilaine), 9e artillerie. — Coup de feu à la jambe gauche, fracture comminutive du tibia, Solférino. — Esquilles nombreuses. Atrophie et paralysie incomplète de la jambe et du pied gauches. — 4 août 1860.

Navelet, Jean-Joseph, né le 31 octobre 1829, à Briare (Loiret), sergent, 2e zouaves. — Coup de feu à la jambe droite ; fracture comminutive, Solférino. — Raccourcissement de la jambe, avec déviation de la pointe du pied en dehors. — 26 juin 1861.

Nicollet, Jean, né le 6 février 1836, à Saussuies (Hérault), 49e de ligne. — Coup de feu à la jambe gauche ; fracture comminutive du péroné au tiers supérieur, Solférino. — Atrophie de la jambe et du pied gauches. — 6 octobre 1860.

Olagnier, Guillaume, né le 28 juin 1834, à Olliergues (Puy-de-Dôme), 86e de ligne. — Coup de feu à la jambe gauche, fracture comminutive du tibia, Solférino. — Nécrose de la moitié supérieure du tibia, avec trajet fistuleux. Éliminations successives de nombreuses esquilles. Atrophie du membre et paralysie du pied. — 6 octobre 1860.

Olivier, Bruno-Célestin, né le 1er février 1835, à Cogolin (Var), 45e de ligne. — Coup de feu ; séton à la partie postérieure et supérieure des deux jambes, Magenta. — Gratification renouvelable.

Orsoni, Jean-Ambroise, né le 5 novembre 1836, à Corbara (Corse), 55e de ligne. — Coup de feu à travers le mollet droit, Solférino. — Difficulté dans la marche. — Gratification renouvelable.

Ottin, Méry, né le 28 août 1830, à Saint-Jean-de-Bournay (Isère), 98e de ligne. — Plaie déchirée à la partie supérieure de la jambe gauche, éclat d'obus, Solférino. — Cicatrice adhérente ; atrophie du membre ; gêne dans la marche. — Gratification renouvelable.

Papot, François, né le 20 mars 1836, à Tillon (Deux-Sèvres), 21e de ligne. — Coup de feu à la partie supérieure de la jambe gauche ; fracture comminutive du tibia et du péroné, Solférino. — Cicatrices adhérentes au tiers supérieur de la jambe gauche ; l'une à sa partie antérieure, l'autre au creux poplité, avec atrophie considérable du membre et douleurs vives. — 6 mars 1861.

Paquier, André, né le 30 avril 1822, à Loubes (Lot-et-Garonne), 52e de ligne. — Coup de feu et éclat d'obus à la fesse et à la jambe gauches, Solférino. — 1° Cicatrice longue de 10 centimètres, croisant obliquement l'articulation sacro-iliaque gauche ; 2° cicatrice longue de 3 centimètres à la pointe de la fesse droite, consécutive à l'ouverture d'un abcès survenu à la suite de la blessure précédente ; 3° cicatrice à la face interne et au tiers inférieur de la jambe ; 4° large cicatrice adhérente et ulcérée à la jambe droite, sur la tête du péroné. L'os ne paraît pas avoir été fracturé ? — 8 avril 1865.

Parent, Pierre, né le 20 janvier 1832, à Calzau (Ariége), 19e bataillon de chasseurs. — Plaie ; séton au mollet gauche, biscaïen, Solférino. — Paralysie complète des orteils du pied gauche ; ankylose incomplète de l'articulation tibio-tarsienne et amaigrissement notable de la jambe. — 4 juin 1862.

Payer, Pierre-François-Xavier, né le 7 août 1835, à Rappe (Haut-Rhin), caporal, 53e de ligne.—Coup de feu à la jambe gauche; fracture comminutive du tibia, Solférino.—Ankylose complète de l'articulation tibio-tarsienne gauche, avec atrophie de la jambe. —25 juin 1860.

PÉCHAUD, Jacques, né le 25 octobre 1836, à Thiezac (Cantal), 43e de ligne. — Coup de feu à la jambe droite ; lésion du tibia, Magenta. — Cicatrice profonde et adhérente au tiers supérieur de la crête du tibia, avec atrophie des muscles du mollet. — 24 avril 1861.

PELAZ, Jean-Marie, né le 10 février 1837, à Chanay (Ain), 3e bataillon de chasseurs.— Coup de feu à la partie supérieure de la jambe droite, Solférino.—Claudication et amaigrissement du membre. — Gratification renouvelable.

PERRAUDIN, Benoît, né le 11 mars 1836, à Saint-Eugène (Saône-et-Loire), 65e de ligne.— Coup de feu à la partie supérieure et externe de la jambe gauche, Magenta. —Le péroné a été légèrement atteint. Claudication. — Gratification renouvelable.

PERRON, Gilbert, né le 25 avril 1837, à Bègues (Allier), 70e de ligne. —Fracture comminutive du péroné, coup de feu, Magenta. — Cicatrices adhérentes aux parties postérieure et interne de la jambe droite. — Gratification renouvelable.

PESROUT, Charles, né le 5 avril 1833, à Prunoy (Yonne), 5e chasseurs à pied. — Coup de feu à la jambe droite; fracture comminutive du tibia et du péroné, Solférino. — Consolidation vicieuse. Cicatrices profondes et adhérentes à la jambe droite. Atrophie du membre et déviation du pied en dedans. — 24 juillet 1861.

PERETTI, Antoine-Sébastien, né le 24 mai 1837, à Levie (Corse), 61e de ligne. — Coup de feu à la partie postérieure et supérieure de la jambe gauche, Solférino. — Rétraction du genou gauche, avec flexion permanente de la jambe sur la cuisse. Cicatrice adhérente à la région poplitée. — 6 octobre 1860.

PÉROT, Louis, né le 29 novembre 1837, à Condé-les-Aubry (Ardennes), zouaves, garde. — Coup de feu à la jambe droite ; fracture comminutive, Solférino. — Cal vicieux, avec raccourcissement de 4 centimètres et déviation du pied. — 11 juillet 1860.

PICOT, Jean, né le 17 juin 1837, à Boulogne (Haute-Garonne), 45e de ligne. — Coup de feu à la partie externe de la jambe droite ; lésion du péroné, Magenta. — Gratification renouvelable.

PINAUD, Jean, né le 15 février 1836, à Céré (Indre-et-Loire), 1er zouaves.—Coup de feu à la jambe droite; fracture comminutive, Magenta. — Esquilles ; raccourcissement de la jambe. —16 janvier 1861.

PINVIDIC, Isidore-Edmond-Marie, né le 11 juillet 1837, à Quimper (Finistère), sergent, 23e de ligne. — Deux coups de feu à la jambe gauche, fracture comminutive des deux os au tiers supérieur, Magenta. — Raccourcissement et atrophie de la jambe. — 4 mai 1861.

POMPON, Victor, né le 27 septembre 1833, à Saint-Valérien (Yonne), 98e de ligne.—Coup de feu au tiers supérieur des deux jambes; la balle a écrasé la partie postérieure des deux os de la jambe droite, Montebello. — Gratification renouvelable.

POTAUX, Alexandre, né le 19 avril 1836, à Trith-Saint-Léger (Nord), 15e de ligne.—Deux coups de feu à la cuisse et à la jambe gauches, Solférino. — 1° Du tiers inférieur et postérieur de la cuisse à la partie supérieure interne de la fesse.—2° Du tiers supérieur antérieur interne de la jambe à la partie postérieure interne; la balle a traversé le tibia à quatre travers de doigt au-dessous du genou. Atrophie de la jambe, rétraction musculaire, engorgement du pied, gêne des mouvements du genou. — 16 janvier 1861.

POURCET, Jean, né le 4 juillet 1837, à Compolibat (Aveyron), 71e de ligne.—Coup de feu à la partie antérieure et inférieure de la jambe gauche, Magenta. — Adhérence aux tendons de l'extenseur commun des orteils. — Gratification renouvelable.

POWER, Charles-Benoît-Gustave, né le 13 octobre 1824, à Dunkerque (Nord), lieutenant, 71e de ligne.—Coup de feu à la jambe droite, fracture comminutive du tibia au tiers moyen, Solférino. — Déformation de la jambe droite. — 8 janvier 1862.

PRADELS, Alexandre, né le 1er avril 1834, à Espeyrac (Aveyron), 74e de ligne. — Coup de feu à la jambe droite, fracture comminutive, Solférino. — Cal vicieux. — 4 juin 1860.

Prud'homme, Jean, né le 10 janvier 1836, à Prat (Côtes-du-Nord), 85e de ligne. — Coup de feu à la jambe gauche, partie antérieure et externe, Solférino. — Difficulté de la marche. — Gratification renouvelable.

Puisségur, Jean-Daniel, né le 12 décembre 1832, à Esbareich (Hautes-Pyrénées), 74e de ligne. — Coup de feu à la jambe gauche, fracture comminutive au tiers inférieur, Solférino. — Extraction d'un petit fragment de balle le 6 avril 1860 à l'hôpital Saint-Mandrier, Toulon. Raccourcissement de 3 centimètres et déformation de la jambe gauche. Cicatrice adhérente au niveau du cal. — 6 mars 1861.

Quertain, Omer-Joseph, né le 22 mars 1837, à Boussigniès (Nord), 1er zouaves. — Coup de feu à la jambe droite, Solférino. — Atrophie et ankylose complète de l'articulation fémoro-tibiale droite avec demi-flexion de la jambe sur la cuisse. — 4 août 1860.

Raimont, Théodore-Zéphirin, né le 10 novembre 1836, à Wiége-Faty (Aisne), 55e de ligne. — Coup de feu à la partie inférieure du mollet gauche, Solférino. — Gratification renouvelable.

Ranger, Louis, né le 13 avril 1835, à Bouresse (Vienne), 70e de ligne. — Coup de feu à la jambe gauche, fracture comminutive au tiers inférieur, Magenta. — Consolidation vicieuse, atrophie, incurvation et raccourcissement de la jambe gauche. — 6 mars 1861.

Ravillard, Victor, né le 2 mai 1836, à Courlaoux (Jura), 72e de ligne. — Coup de feu à la partie moyenne postérieure de la jambe droite, Solférino. — Perte de substance par gangrène consécutive. — Gratification renouvelable.

Raynard, Antoine, né le 14 juillet 1835, à Cunlhat (Puy-de-Dôme), 53e de ligne. — Coup de feu à la partie inférieure de la jambe gauche, lésion des os, Solférino. — Ankylose complète de l'articulation tibio-tarsienne avec ostéite chronique des extrémités inférieures du tibia et du péroné. — 31 mars 1860.

Recouvreur, Louis-Alphonse, né le 8 janvier 1835, à Noisy-le-Sec (Seine), caporal, 74e de ligne. — Coup de feu à la jambe gauche, Solférino. — Cicatrice adhérente et gêne des mouvements de la jambe. — Gratification renouvelable.

Regny, Jean-Marie, né le 18 avril 1835, à Grammond (Loire), 3e zouaves. — Coup de feu à la partie inférieure de la jambe droite, Palestro. — Adhérences des muscles du mollet. — Gratification renouvelable.

Reilhes, Louis, né le 7 mai 1837, à Monestier (Tarn), 72e de ligne. — Coup de feu à la jambe gauche, fracture du péroné, Solférino. — Rétraction des muscles extenseurs du pied et des fléchisseurs des orteils. Le projectile a traversé la jambe à sa partie moyenne et fracturé le péroné. La pointe du pied est abaissée et tous les orteils sont dans une flexion forcée. — 30 mai 1860.

Rey, Jean-Pierre, né le 23 mars 1832, à Gumiane (Drôme), 21e de ligne. — Coup de feu à la jambe droite, Solférino. — Gêne dans les mouvements. — Gratification renouvelable.

Reyrolle, Martial, né le 10 mars 1834, à Vigeois (Corrèze), 15e de ligne. — Coup de feu à la jambe gauche, fracture comminutive du tibia et du péroné au tiers supérieur, Solférino. — Vingt esquilles. Carie du tibia; engorgement variqueux du membre. — 26 juillet 1861.

Ribière, Jean-Jacques, né le 23 janvier 1827, à Saint-Alpinien (Creuse), 3e zouaves. — Plaie en séton au tiers moyen de la jambe, coup de feu, Palestro. — Le projectile pénètre au bord interne et sort à la partie postérieure et inférieure. — 30 août 1866.

Richard, Louis-Joseph, né le 3 mars 1834, au Vicq (Nord), caporal, 23e de ligne. — Coup de feu à la jambe droite, fracture comminutive des deux os, Magenta. — Déformation et raccourcissement de la jambe, cicatrice adhérente. — 4 mai 1861.

Richard, Charles-Jean, né le 22 décembre 1832, à Paris (Seine), 10e chasseurs à pied. — Coup de feu à la jambe gauche, fracture du tibia, Solférino. — Esquilles nombreuses. Atrophie incomplète de la jambe avec gêne dans les mouvements de l'articulation fémoro-tibiale. — 6 octobre 1860.

Richard, Pierre-Eugène, né le 5 novembre 1835, à Coulommes (Marne), 55e de ligne.

— Coup de feu à la partie moyenne et externe de la jambe gauche, Solférino. — Gêne dans les mouvements du membre. — Gratification renouvelable.

Rimbert, Antoine, né le 10 octobre 1835, à Lyon (Rhône), 76e de ligne. — Fracture superficielle de la crête du tibia droit, coup de feu, Solférino.—Cicatrice adhérente et profonde. — Gratification renouvelable.

Riols, Jean-Antoine, né le 30 mars 1835, à Ceutres (Aveyron), 52e de ligne.—Fracture du péroné, jambe gauche, coup de feu, Magenta. — Plaie fistuleuse à la jambe gauche et cicatrices adhérentes à la partie externe et supérieure (entrée) et l'autre à la partie interne et supérieure du membre (sortie). — Gratification renouvelable.

Ripert, Joseph, né le 31 janvier 1835, à Maussane (Bouches-du-Rhône), 72e de ligne.— Coup de feu aux deux jambes, fracture comminutive de la jambe gauche, Solférino. — Consolidation vicieuse, raccourcissement et incurvation de la jambe en dehors ; le projectile, après avoir traversé la jambe gauche, est allé se loger dans l'autre jambe en enfonçant le pantalon sans le déchirer. La balle tombe en tirant le pantalon de la plaie.—6 mars 1861.

Rivaud, Jean, né le 20 août 1837, à Vendenesse-les-Charolles (Saône-et-Loire), 8e de ligne.—Deux coups de feu aux deux jambes, fracture du tibia, jambe droite ; lésion du tibia, jambe gauche, Solférino. — Cicatrices adhérentes à la jambe droite. Hypérostose du tibia, jambe gauche. — 14 juillet 1862.

Rivollet, Jean, né le 23 avril 1836, à Saint-Pierre-d'Albigny (Savoie), guides, garde. — Enchondrome à la malléole externe, jambe droite, suite de chute de cheval, Italie. — 4 juin 1862.

Robinet, André, né le 30 avril 1835, à Charenton (Cher), 84e de ligne. — Coup de feu au tiers supérieur et interne de la jambe droite avec sortie du projectile à la partie moyenne et postérieure du membre, Solférino. — Gratification renouvelable.

Rochefort, Charles-Nicolas, né le 5 décembre 1825, à Gerbeviller (Meurthe), caporal, 1er voltigeurs. — Coup de feu à la jambe gauche, fracture comminutive, Solférino.—Difformité, atrophie et raccourcissement du membre. — 31 mars 1860.

Roi, Jean-Baptiste-Adonis, né le 22 octobre 1837, à Surmont (Doubs), 6e chasseurs à pied. — Coup de feu à jambe gauche, fracture comminutive du péroné, Solférino. — Ankylose de l'articulation tibio-tarsienne gauche avec extension du pied. — 30 mai 1860.

Rose, Jean-Antoine, né le 8 mai 1834, à Hautes-Rives (Drôme), 72e de ligne. — Coup de feu à la jambe gauche, Solférino.—Extraction du projectile le 28 septembre. Rétraction de la jambe gauche. — 14 mars 1860.

Roumieu, Pierre, né le 1er juin 1824, à Serres (Ariége), bataillon de chasseurs à pied, garde. — Coup de feu à la jambe gauche, fracture du péroné au tiers inférieur, Solférino. — Douleur et gêne dans les mouvements de l'articulation tibio-tarsienne. — 4 août 1860.

Rous, Jean-Auguste, né le 20 novembre 1836, à Viala-du-Tarn (Aveyron), 55e de ligne. —Coup de feu à la partie antérieure et moyenne de la jambe gauche, Solférino. — Perte de substance du tibia, rétraction musculaire. — Gratification renouvelable.

Roussinet, Maxime-Benjamin, né le 18 mars 1836, à Lisse (Marne), 6e de ligne. — Coup de feu à la partie moyenne de la jambe droite ; fracture du péroné, Solférino. — Gratification renouvelable.

Roustère, François-Joseph, né le 19 mars 1836, à Rennauville (Meurthe), 33e de ligne. — Coup de feu aux parties molles de la jambe droite, Mélégnano. — Rétraction du tendon d'Achille. — Gratification renouvelable.

Roux, François-Xavier, né le 19 mai 1833, à Roybon (Isère), 55e de ligne. — Coup de feu à la partie inférieure de la jambe droite, Solférino. — Ankylose de l'articulation tibio-tarsienne et ostéite des os du tarse. — 4 juin 1860.

Royer, Alexandre, né le 15 décembre 1836, à Paris (Seine), 15e de ligne. — Coup de feu au mollet gauche, Solférino. — Gêne dans les mouvements d'extension de la jambe gauche ; amaigrissement du membre. — Gratification renouvelable.

RUSSAOUEN, Jean-Marie, né le 11 avril 1834, à Plouarzel (Morbihan), 71e de ligne. — Deux coups de feu : 1° à la partie interne de la cuisse droite ; 2° à la partie supérieure et interne de la jambe droite, avec fracture du tibia, Solférino. — Cicatrice adhérente. — Gratification renouvelable.

SABIN-MACAIRE, né le 17 juin 1836, à Bordeaux (Gironde), 8e chasseurs à pied. — Coup de feu à la jambe gauche; fracture comminutive du tibia au-dessus des malléoles, Magenta. — Cal vicieux, avec amaigrissement de la jambe et ankylose incomplète de l'articulation tibio-tarsienne. — 30 mai 1860.

SAFI-BEN-SAFI, né en 1840, aux Beni-Zerouels (Oran), 2e tirailleurs algériens. — Coup de feu oblique d'avant en arrière à la partie inférieure et externe de la jambe gauche ; lésion du tendon d'Achille, Solférino. — Gratification renouvelable.

SAHUC, Philippe-Casimir, né le 3 mars 1836, à Marambat (Gers), 49e de ligne. — Coup de feu à la partie supérieure et inférieure de la jambe gauche et au tiers moyen de la jambe droite, Solférino. — Gratification renouvelable.

SAILHAN, Joseph, dit Mengine, né le 2 avril 1828, à Beyrède-Jumet (Hautes-Pyrénées), 2e voltigeurs, garde. — Plaie contuse à la jambe droite, éclat d'obus, Solférino. — Fracture du tibia. Atrophie et faiblesse du membre inférieur droit, avec claudication ; large cicatrice adhérente et perte de substance considérable à la face antérieure et supérieure du tibia. — 6 octobre 1860.

SALAMITE, Honoré, né le 16 janvier 1837, à Antibes (Var), 49e de ligne. — Coup de feu à la jambe gauche ; fracture du tibia, Solférino. — Cicatrice adhérente et profonde. — 30 mai 1860.

SALEZ, Pierre-Joseph, né le 20 juin 1836, à Fontaine-au-Pire (Nord), 86e de ligne. — Coup de feu au tiers supérieur et postérieur de la jambe droite, Solférino. — Cicatrice profonde et gêne dans la marche. — Gratification renouvelable.

SALLES, Isidore, né le 3 mai 1836, à Saint-Martial (Gard), 34e de ligne. — Coup de feu à la jambe gauche; fracture comminutive, Solférino. — Cal vicieux. — 4 juin 1860.

SANTERRE, Charles-Hubert-Joseph, né le 20 décembre 1835, à Boralon (Pas-de-Calais), 23e de ligne. — Coup de feu à la jambe gauche; la balle a traversé ce membre d'avant en arrière en effleurant le tibia; sortie de quelques esquilles, Magenta. — Gratification renouvelable.

SAROUL, Jean-Antoine, né le 7 juillet 1832, à Saint-Jean-Roure (Ardèche), 3e grenadiers, garde. — Coup de feu à la jambe droite, Magenta. — Extension du pied sur la jambe, produite par une cicatrice adhérente à la face postérieure du membre. — 11 juillet 1860.

SARRAPI, François, né le 6 novembre 1834, à Saint-Avit (Tarn), 15e de ligne. — Coup de feu à la partie moyenne externe de la jambe gauche; fracture du péroné, Solférino. — Huit esquilles. Atrophie incomplète de la jambe gauche et extension du pied, dont le talon ne porte point sur le sol. Extraction d'un écrou en cuivre avec sa vis, à l'hôpital de San Gaetano, de Brescia, le 1er octobre, par M. ISNARD, médecin principal. — 6 mars 1861.

SAVOYT, Eugène-Pierre, né le 7 juin 1838, à Perut (Lot), sergent-fourrier, 91e de ligne. — Coup de feu à la jambe gauche; séton transversal au mollet, Solférino. — Rétraction des muscles du mollet gauche, ne permettant la marche que sur la pointe du pied. — 10 août 1861.

SCHARFF, Pierre-Joseph-Alexandre, né le 20 septembre 1836, à Paris (Seine), 1er chasseurs d'Afrique. — Coup de feu à la jambe gauche, Solférino. — Deux cicatrices adhérentes au tiers supérieur de la jambe; perte de substance du péroné, avec lésion du nerf poplitée externe. — Paralysie incomplète des muscles de la région antérieure de la jambe, avec atrophie du membre, notamment du pied, qui est renversé en dedans. — 16 janvier 1861.

SCHLEISS, Georges, né le 14 avril 1841, à Grendelbruch (Bas-Rhin), 15e chasseurs à pied. — Coup de feu à la jambe droite ; fracture comminutive du tibia et du péroné, Solférino. — Esquilles nombreuses ; consolidation vicieuse; paralysie et atrophie de la jambe droite. L'extraction des esquilles a nécessité plusieurs ouvertures qui ont laissé des cicatrices adhérentes. — 6 mars 1861.

SÉGERAL, François, né le 13 mai 1836, à Brignac (Corrèze), 72e de ligne. — Coup de feu au tiers inférieur de la jambe droite ; fracture du péroné à sa partie inférieure. Ankylose presque complète de l'articulation tibio-tarsienne droite ; extension permanente du pied. — 31 juillet 1863.

SEGHIR-BEN-DAHMAN, né en 1834, à Constantine (Algérie), 3e tirailleurs algériens. — Fracture au tiers supérieur du tibia droit, coup de feu, Solférino. — Gratification renouvelable.

SELIGMANN, Georges, né le 25 mai 1824, à Reimersweiler (Bas-Rhin), 2e voltigeurs, garde. — Coup de feu à la jambe droite, Solférino. — Gêne dans la progression. — 25 avril 1860.

SEWENIER, Joseph-Eugène, né le 8 janvier 1834, à le Beaume (Ardèche), 72e de ligne. — Coup de feu à la jambe gauche; fracture comminutive au tiers inférieur, Solférino. — Extraction d'esquilles. — Raccourcissement; faiblesse et gêne des mouvements de l'articulation tibio-tarsienne gauche. — La balle pénètre en dehors du membre en arrière du péroné, entre la malléole externe et le tendon d'Achille, et sort au-dessus et à 4 centimètres de la malléole interne, après avoir brisé comminutivement la partie inférieure et interne du tibia et du péroné. — La conservation du membre, tentée à l'hôpital de Crémone, avait produit la consolidation des fractures, et, le 25 octobre, à son entrée à Saint-Mandrier, Sewenier est dans l'état suivant : les deux plaies sont en voie de guérison, le gonflement du pied a diminué et les mouvements redeviennent possibles; mais une longue suppuration a grandement affaibli l'organisme du malade. — 1er novembre. Une exploration laisse pénétrer profondément dans le tibia un stylet délié, et fait sentir une esquille mobile au milieu du cal difforme et volumineux, très-voisin de l'articulation. — 6 novembre. On extrait, par la plaie de sortie agrandie, trois esquilles du tibia. — 11. Une esquille volumineuse, appartenant à l'épiphyse inférieure du péroné, est amenée en dehors à l'aide de pinces introduites dans la plaie d'entrée de la balle. Le membre est immobilisé sur une planchette hyponarthécique. — 13. Le volume de la partie inférieure du membre augmente, l'ostéite fait des progrès, la suppuration devient plus abondante, mais s'écoule difficilement; les plaies se renversent en dehors et sont très-douloureuses. On introduit, par la plaie de sortie, un drain qui sert à pousser des injections détersives. — L'immobilité est toujours observée. — Des frissons, ressentis par le malade, sont combattus par le sulfate de quinine, que l'on répète les deux jours suivants, purgatif. — Bientôt une amélioration notable se prononce : le gonflement, la suppuration diminuent; un second drain, introduit par la plaie d'entrée, le 15, parcourt un trajet fistuleux courbe, à concavité externe, et sort par la plaie de la face interne de la jambe, après avoir traversé l'os, dont la consolidation est incomplète et vicieuse. Injections détersives ; décoction de quinquina, 60 grammes. — 18. Nouvelle scène inflammatoire, moindre que la précédente, et se terminant le 26. — 29. Les plaies ont repris un bon aspect, le gonflement a diminué ; la suppuration est moins abondante, en un mot, la guérison, paraît, sinon prochaine, au moins assurée ; l'état général s'améliore ; l'appétit renaît. — 7 décembre. Suppression du drain. — 13. La tuméfaction et les douleurs se reproduisent, la suppuration ne s'écoule pas facilement ; nouveau drain suivant le même trajet. — 15. L'inflammation a diminué, mais le 18, un peu de phagédénisme s'empare des plaies et retentit sur l'organisme encore affaibli. — Cautérisation avec le nitrate d'argent; pansement avec la poudre de coaltar; eau de Sedlitz. — 25. Réapparition de l'inflammation et d'un abcès qui s'ouvre dans le trajet de la blessure ; un nouveau drain est introduit et facilite l'écoulement du pus. — 28. Tout gonflement a disparu. La suppuration est peu abondante et de bonne nature. — Janvier 1860. Le mieux persiste ; les chairs sont rouges, donnent du pus bien lié, sans odeur ; toute trace d'inflammation a disparu aux trois quarts supérieurs de la jambe, ainsi qu'au pied ; pas de douleur profonde sur le trajet des os. — La maladie est entièrement locale. — Les jours suivants, le membre a repris sa gracilité normale ; au-dessus des malléoles seulement, son volume est plus grand et présente une dureté considérable, due à la présence d'un cal volumineux. La peau qui le recouvre est cependant encore bleuâtre dans le voisinage des plaies ; ces dernières, peu profondes, d'une bonne coloration, donnent issue à du pus de bonne nature ; les bords s'aplatissent. — L'articulation tibio-tarsienne peut exercer des mouvements assez étendus, auxquels la roideur du tendon d'Achille n'apporte qu'un obstacle, que le temps ne manquera pas de faire cesser. — 18 février. Un petit abcès s'est formé à la partie interne de la jambe, un peu au-dessus de la malléole tibiale. Une incision donne issue au pus. — La cicatrisation, un moment retardée, est cependant complète le 8 mars ; alors le tissu inodulaire forme une tache d'un rose blanc, contrastant avec la coloration encore foncée de la peau environnante. En sortant de l'hôpital, Sewenier a pu se servir de son membre, aidé d'un bâton. Service de M. Arlaud. — J. Roux, médecin en chef de la marine, à Toulon. — 6 octobre 1860.

Simonet, Louis-Onésime, né le 24 juin 1835, à Champigny (Seine), 72e de ligne. — Coup de feu à la jambe droite, Solférino. — Le projectile traverse la jambe d'avant en arrière à sa partie supérieure; accidents inflammatoires; cicatrices adhérentes. — Atrophie et rétraction de la jambe sur la cuisse. — 31 mars 1860.

Stachlé, Jean-Jacques, né le 11 mars 1835, à Wintzenheim (Haut-Rhin), 6e bataillon de chasseurs. — Coup de feu à la jambe droite, Solférino. — Rétraction et atrophie. — 31 mars 1860.

Tadéi, Ferdinand, né le 3 février 1831, à Modène (Italie), 2e régiment étranger. — Coup de feu à la partie supérieure de la jambe gauche; fracture, Magenta. — Gêne dans les mouvements de flexion et d'extension. — Gratification renouvelable.

Taverne, Louis-Marc, né le 16 mars 1835, à Fiennes (Pas-de-Calais), 72e de ligne. — Coup de feu à la face interne supérieure de la jambe gauche, Solférino. — Cicatrices adhérentes. — Gratification renouvelable.

Teilloux, Joseph, né le 29 mars 1834, à Gerzat (Puy-de-Dôme), 2e zouaves. — Coup de feu à la malléole externe droite ; perte de substance, Magenta. — Gratification renouvelable.

Teyssier, Jean-Baptiste, né le 4 septembre 1822, à Concouron (Ardèche), 1er voltigeurs, garde. — Coup de feu à la jambe droite ; fracture comminutive, Solférino. — Raccourcissement, atrophie et incurvation de la jambe. — 31 mars 1860.

Thépaut, Gabriel-Marie, né le 29 mai 1836, à Kernilès (Finistère), 15e de ligne. — Cinq coups de feu, Mélégnano. — 1° Fracture comminutive des deux os de la jambe gauche à la partie moyenne; — 2° plaie en séton à la partie supérieure de la même jambe; — 3° plaie en séton au mollet droit ; — 4° plaie en séton à la cuisse droite ; — 5° plaie contuse au talon droit. — Cal vicieux de la jambe gauche; raccourcissement de 4 centimètres. Gêne dans les mouvements de la jambe. — 4 juin 1860.

Toussaint, Joseph, né le 23 mai 1832, à Hampont (Meurthe), caporal, zouaves, garde. — Coup de feu à la partie supérieure et interne de la jambe droite ; le tibia a été intéressé, Magenta. — Gratification renouvelable.

Trény, Léonard, né le 29 novembre 1837, à Saint-Saud (Dordogne), 52e de ligne. — Coup de feu aux jambes ; fracture de la jambe gauche, Solférino. — Atrophie de cette jambe. Le projectile a traversé la jambe gauche et a pénétré dans la jambe droite, d'où il a été extrait. — 31 mars 1860.

Tressens, Alexis, né le 17 juillet 1834, à Pujo (Hautes-Pyrénées), 6e de ligne. — Coup de feu à la jambe gauche ; fracture de la tête du péroné, Solférino. — Ankylose complète du genou gauche dans la demi-flexion. — 24 avril 1861.

Trollié, Jean-Baptiste, né le 29 juillet 1828, à Saint-Christophe-entre-deux-Guiers (Isère), 5e bataillon de chasseurs. — Coup de feu à la jambe gauche; lésion du tendon d'Achille, Solférino. — Cicatrices adhérentes à la face postérieure de la jambe gauche. — 4 juin 1862.

Tuloup, Henri, né le 14 août 1836, à Saint-Léon (Allier), 6e de ligne. — Coup de feu à la jambe droite ; fracture comminutive des deux os au tiers moyen, Solférino. — Cal vicieux, avec raccourcissement de 6 centimètres et déformation du membre. — 25 juin 1860.

Turbide, Aimé-Romain, né le 7 décembre 1840, à Paris (Seine), 41e de ligne. — Fracture comminutive des deux os de la jambe droite, près de l'articulation tibio-tarsienne, avec atrophie de la jambe; déviation en dedans du pied, qui porte sur le bord externe. — 6 octobre 1860.

VALAYER, François-Célestin, né le 17 novembre 1835, à la Salvetat (Aveyron), 74e de ligne. — Contusion violente à la partie inférieure externe de la jambe droite, coup de feu, Solférino. — Gêne dans mouvements du pied sur la jambe. — Gratification renouvelable.

VALIÈRE, Jean, né le 18 décembre 1835, à Rieupeyrou (Aveyron), 74e de ligne. — Coup de feu à la jambe droite, Montébello. — Cicatrice adhérente au tendon d'Achille; gêne dans les mouvements de flexion du pied. — Gratification renouvelable.

VALLET, Jacques, né le 16 juin 1836, à Gannat (Allier), 6e de ligne. — Coup de feu à la jambe droite, Solférino. — Double cicatrice adhérente, avec rétraction du membre. — 31 mars 1860.

VALLET, Louis, né le 4 novembre 1837, à la Côte-Sainte-André (Isère), 7e artillerie. — Fracture de la jambe gauche, accident. — Raccourcissement peu sensible de la jambe. — Gratification renouvelable.

VAUTHEY, Jean-Baptiste-Léon, né le 21 avril 1837, à Tichey (Côte-d'Or), 84e de ligne. — Coup de feu à la partie inférieure de la jambe gauche; fracture comminutive du péroné, Solférino. — Gratification renouvelable.

VENARD, Pierre-Louis-Loth, né le 13 juin 1836, à Brechamps (Eure-et-Loir), 33e de ligne. — Fracture comminutive au tiers inférieur de la jambe droite, coup de feu, Mélégnano. — Gratification renouvelable.

VERGER, Louis-Julien, né le 10 juillet 1834, à Saint-Porchaire (Deux-Sèvres), 86e de ligne. — Coup de feu à la jambe droite; fracture comminutive du tibia, Solférino. — Extraction d'esquilles. — Larges cicatrices adhérentes dans toute l'étendue, avec perte de substance des parties molles. — Atrophie très-prononcée. — En Italie, la fracture se consolida, et le malade arriva à l'hôpital de Saint-Mandrier, le 4 novembre 1859, dans un état satisfaisant. — La plaie de sortie est cicatrisée; l'autre, restée fistuleuse, suppure encore, et a fourni, il y a peu de temps, quelques esquilles. — Le 7. On extrait huit esquilles par la plaie d'entrée agrandie. — Le 14. Un gonflement phlegmoneux s'empare du mollet et réagit sur l'état général; un abcès se forme, est ouvert le 16, et, quelques jours après, la jambe reprend son volume ordinaire; mais la plaie d'entrée et l'incision de l'abcès n'ont pas de tendance à la cicatrisation. — Le 7 décembre. L'exploration fait constater un décollement étendu au-dessous de l'incision de l'abcès; des injections iodées y sont poussées. — Le 13, la douleur et le gonflement reparaissent, s'accompagnant de mouvement fébrile. Purgatif. — Le 15. Les plaies présentent tous les caractères du phagédénisme des hôpitaux, avec décollements étendus, abcès isolés ; la jambe est gonflée, dure, très-douloureuse. — Le 17. Le malade, étant soumis à l'action du chloroforme, on pratique 4 longues incisions qui, pénétrant jusqu'à la couche musculaire superficielle, donnent issue à du pus grisâtre, mal lié et fétide. — Le cautère actuel est promené sur toutes les plaies, jusque dans les profondeurs des décollements; un drain est passé dans le trajet sinueux de la balle et sert à pousser des injections détersives. — 25. Amélioration sensible, locale et générale ; les plaies, pansées avec la poudre de camphre et de charbon, sont bien moins douloureuses, perdent de leur enduit pultacé et de leur coloration blafarde. — 4 janvier 1860. Les plaies sont vermeilles dans toute leur étendue, suppurent moins; leurs bords commencent à s'affaisser; en un mot, elles marchent activement vers la cicatrisation. — 12 janvier. La plaie d'entrée du projectile et celle de l'incision externe ne sont pas cicatrisées; les bords sont affaissés et elles se couvrent de bourgeons charnus de bonne nature, qu'il faut réprimer avec le nitrate d'argent. — L'état général s'est aussi amélioré sensiblement. — 18. Nouvel abcès à la partie inféro-externe de la jambe; incision. — 22. Le malade, très-affaibli, a de la fièvre, de l'inappétence, un état muqueux, et bientôt après, est atteint d'une varioloïde confluente. — Les plaies sont redevenues grisâtres et douloureuses. Un abcès s'est formé à la partie interne de la jambe ; incision. — Le 30 janvier, cette incision est cicatrisée; les pustules sont desséchées; les plaies, qui ont repris leur aspect vermeil, marchent, désormais, vers une prochaine cicatrisation.— 8 février. Les plaies sont bien rétrécies, mais elles sont profondes et donnent encore passage à du pus sanieux qui vient de la plaie osseuse; les injections, poussées par la plaie d'entrée, sortent encore par la plaie externe. — L'état général est très-bon. — 25. Les plaies se rétrécissent de jour en jour et se comblent; elles n'arrivent plus jusqu'à l'os. — 10 mars. La plaie d'entrée est cicatrisée; la plaie externe est très-superficielle. — Verger se lève et peut faire quelques pas, à l'aide de béquilles. — 25 mars. Cette grave blessure n'est pas encore guérie; il ne reste plus à la partie moyenne et externe de la jambe qu'une plaie de 4 centimètres de diamètre, dont la cicatrisation marche lentement, au sein du tissu inodulaire qui l'entoure. — Verger restera encore quelque temps à l'hôpital, en attendant sa guérison. J. Roux, médecin en chef de la marine, à Toulon. — 16 janvier 1861.

Verne, Claude, né le 7 août 1833, à Saint-Étienne (Loire), 49e de ligne. — Coup de feu à la jambe gauche; fracture comminutive des deux os au tiers supérieur, Solférino. — Cal vicieux. Atrophie et gêne des mouvements du membre. — 6 octobre 1860.

Verny, Pierre, né le 11 mars 1834, à Tourmes (Saône-et-Loire), 1er zouaves. — Coup de feu à la jambe droite; fracture du péroné au tiers inférieur, Mélégnano. — Ankylose incomplète de l'articulation tibio-tarsienne droite, avec renversement de la plante du pied en dedans, et adhérences cicatricielles profondes. — 6 octobre 1860.

Viel, Jean-Antoine, né le 16 novembre 1834, à Chirassimon (Loire), 55e de ligne. — Coup de feu à la jambe gauche; fracture comminutive des deux os au tiers supérieur, Solférino. — Raccourcissement (6 centimètres) et atrophie de la jambe, avec large cicatrice adhérente et engorgement de l'articulation tibio-tarsienne. — 6 mars 1861.

Villain, Louis-Clément, né le 26 août 1827, à Nogent-les-Vierges (Oise), 2e grenadiers, garde. — Coup de feu à la jambe droite; lésion du tibia au-dessus de la malléole, Magenta. — Ankylose de l'articulation tibio-tarsienne, avec cicatrices adhérentes et déformation du pied. — 11 juillet 1860.

Vincent, Louis-Léon-Théophile, né le 12 avril 1829, à Neuvicq (Charente-Inférieure), sergent-major, 1er zouaves, nommé sous-lieutenant.—Fracture comminutive du tibia, jambe droite, à sa partie moyenne, coup de feu, Mélégnano. — Consolidation, avec raccourcissement et saillie du fragment supérieur, en avant sur le fragment inférieur. — Adhérence sur le cal. — 5 octobre 1864.

Vuilleret, Claude-François, né le 30 janvier 1834, à Mollans (Haute-Saône), 61e de ligne. — Coup de feu au tiers inférieur de la jambe gauche, Solférino. — Fracture du tibia; cicatrice adhérente au tiers supérieur de la jambe droite. — Gratification renouvelable.

Wendel, Chrétien, né le 8 août 1836, à Sainte-Marie-aux-Mines (Haut-Rhin), 49e de ligne. — Coup de feu à la jambe gauche, Solférino. — Paralysie du pied. — 4 juin 1860.

Zagala, Rheinhard, né le 24 juillet 1825, à Scherwiller (Bas-Rhin), bataillon de chasseurs, garde. — Fracture du péroné, jambe droite, à son tiers inférieur, coup de feu, Solférino. — Douleur et gonflement du membre. — Gratification renouvelable.

AMPUTATIONS DE LA JAMBE.

Hôpitaux de Gênes, San Benigno. — « 8 amputations de jambe ont été pratiquées à une distance moyenne de 21 jours après la blessure. 6 guérisons, 2 morts.

4 pour coups de feu au pied. 3 guérisons, 1 mort.

2 pour coups de feu à la jambe. } 3 guérisons, 1 mort.
2 pour coups de feu à la jambe et au pied. }

Parmi ces 4 derniers, nous comptons :

1er *cas.* — Broiement de l'extrémité malléolaire du tibia; plaie pénétrante de l'articulation tibio-tarsienne; vaste suppuration de l'articulation. Blessure du 20 mai, amputation le 24 juin; mort le 17 juillet. Résorption purulente. Le blessé avait séjourné un mois à l'hospice de Voghéra.

2e *cas.* — Fracture comminutive des deux os de la jambe au-dessus des malléoles. — Pourriture d'hôpital survenant au moment où le moignon est à demi cicatrisé; elle n'est que momentanée. Blessure du 4 juin, amputation le 15 du même mois. Guérison.

3e *cas.* — Coup de feu ayant fracturé en esquilles la malléole tibiale et l'astragale, et ouvert l'articulation tibio-tarsienne. Suppuration des plus abondantes, dans laquelle la parite inférieure de la jambe est compromise. — Blessure du 4 juin. — Amputation du 14 juillet. Guérison.

4e *cas.* — Coup de feu dans lequel la malléole péronéale et l'astragale sont également broyés, et l'articulation tibio-tarsienne largement ouverte. — Blessure du 20 mai. — Amputation du 31. Guérison.

En résumé, 3 guérisons et 1 mort. Même proportion de succès et de revers que dans les amputations de la jambe faites à l'occasion des blessures du pied seulement. » Dr MAUPIN, médecin principal.

Hôpitaux de Crémone. — SCHOFFAR, Joseph, caporal-sapeur au 45e de ligne, a la jambe emportée par un boulet, Solférino.—Amputation immédiate, à l'ambulance, le 24 juin, au lieu d'élection. Évacué sur Crémone, où il arrive, le 27, dans d'excellentes conditions, malgré la fatigue et les secousses d'un voyage de 12 à 15 lieues.— Réaction modérée; suppuration peu abondante, de bonne nature, pas de tuméfaction du moignon, pas de douleurs; commencement de cicatrisation. Tout annonce une solution heureuse, et le blessé partage notre conviction, avec d'autant plus de plaisir, que déjà il parle de sa rentrée en France avec la *médaille militaire,* qu'on doit lui donner en échange de sa jambe perdue. — Vers le milieu de juillet, les récompenses accordées aux blessés de Solférino sont connues, et le nom de Schoffar n'a pas paru au *Moniteur.* A dater de ce jour, il devient sombre et taciturne, s'enferme dans une tristesse concentrée, résignée, et veut rester seul avec sa cruelle déception. — Embarras gastrique, constipation, céphalalgie, peau brûlante, pouls fréquent, développé. — Purgatif léger, sinapismes à la jambe saine. — 15 juillet. Accablement profond, indifférence complète sur son état; il répond à peine aux questions qu'on lui adresse; insomnie; inappétence; douleurs obtuses dans le moignon. — 17 juillet. État plus grave; insomnie opiniâtres malgré d'assez fortes doses d'opium; inquiétudes; sueurs très-abondantes. — 22 juillet. Frissons suivis de sueurs profuses. Purgatif; sulfate de quinine 0,5. — 24 juillet. Accès intermittents bien caractérisés; sulfate de quinine, 0,5. — 25 juillet. Mélancolie concentrée, indéfinissable; réponses lentes et difficiles; stupeur; regard fixe et égaré; céphalalgie frontale; pouls fréquent, dur, dévoloppé; sueurs fréquentes. Même prescription. — 26 juillet. État plus alarmant; délire calme, tranquille, craintes; désire changer de lit, insomnie. Sangsues aux apophyses mastoïdes; purgatif; glace sur la tête; silence absolu. — 27 juillet. Même état; saignée de 400 grammes; limonade purgative; glace sur la tête. — 28 juillet. État désespéré; la méningite fait des progrès rapides; dans l'incohérence d'un délire belliqueux, il parle encore de sa médaille, et meurt à 6 heures du soir. — Dr SONRIER. *Campagne d'Italie.*

TABLEAU DES AMPUTATIONS DE LA JAMBE.

GENRES DE BLESSURES.	PROJECTILES, ARMES, ETC., QUI ONT PRODUIT LES BLESSURES.																	
	BALLE.			BOULET.			ÉCLATS DE PROJECTILES, BISCAÏENS.			SABRE, BAÏONNETTE, LANCE.			DIVERSES.			TOTAL.		
	Pensionnés.	Sortis guéris ou évacués.	Morts.	Pensionnés.	Sortis guéris ou évacués.	Morts.	Pensionnés.	Sortis guéris ou évacués.	Morts.	Pensionnés.	Sortis guéris ou évacués.	Morts.	Pensionnés.	Sortis guéris ou évacués.	Morts.	Pensionnés.	Sortis guéris ou évacués.	Morts.
Fractures de la jambe.. . .	75	»	94	4	»	7	8	»	5	»	»	»	1	»	»	88	»	106
Id. de l'articulation tibio-tarsienne.	9	»	17	»	»	3	»	»	»	»	»	»	»	»	»	9	»	20
Id. du pied.	15	»	9	3	»	7	»	»	»	»	»	»	»	»	»	18	»	16
Diverses.	»	»	»	»	»	»	»	»	»	»	»	»	1	»	»	1	»	»
Sans indications	»	»	12	»	»	»	»	»	»	»	»	»	»	»	77	»	»	89
	99	»	132	7	»	17	8	»	5	»	»	»	2	»	77	116	»	231
TOTAUX.	231			24			13			»			79			347		

La date terminale de chaque observation sommaire est celle du décret accordant la pension de retraite.

Parmi les morts, une amputation des deux jambes à Bergame.

AMPUTATIONS.		FRANÇAIS.		AUTRICHIENS.	
		Pensionnés.	Morts.	Évacués.	Morts.
Immédiates. . . .	Tiers supérieur.	4	6	»	3
	Tiers inférieur.	1	2	»	5
	Sans indication. . . .	»	5	»	11
Secondaires. . . .	Tiers supérieur. . . .	19	16	3	8
	Tiers inférieur.	1	6	»	»
	Sans indication. . . .	5	36	13	2
Sans indication. .	Tiers supérieur. . . .	30	34	8	2
	Tiers moyen.	1	»	2	»
	Tiers inférieur.	8	4	4	»
	Sans indication. . . .	47	122	3	64
		116	231	33	95
		347		128	

AMPUTATIONS DE LA JAMBE.

ABDERAMAN-OULD-CADA-BEN-KALIFA, né en 1831, à Sidi-Djilali-ben-Amar (Oran), 2e tirailleurs algériens. — Fracture comminutive de la jambe, coup de feu, Solférino. — Amputation de la jambe droite au lieu d'élection. — 16 mai 1860.

AHMED-BEN-ALI, né en 1824, Bouzaizia (Alger), sergent, 1er tirailleurs algériens.—Fracture comminutive de la jambe au tiers inférieur, coup de feu, Magenta. — Entré le 5 juin à l'hôpital de Novare. Amputation de la jambe au lieu d'élection le 15 juin. — Évacué le 30 juillet. — 11 avril 1860.

ALMIN, Auguste, né le 18 mai 1826, à Saint-Hilaire-de-Harcourt (Manche), sergent, 34e de ligne. — Fracture comminutive de la jambe droite et plaie compliquée à l'avant-bras gauche, coups de feu, Solférino. — Amputation de la jambe au lieu d'élection, ankylose du coude. — 4 juin 1860.

AMERIO, Charles, né le 12 septembre 1817, à Fenestrello (Piémont), tambour, 3e zouaves. — Deux coups de feu à la jambe gauche, Palestro. — Amputation de la jambe. — 18 janvier 1860.

ANTOINE, François, né le 28 février 1828, à Gorze (Moselle), sergent, 5e bataillon de chasseurs. — Coup de feu à la partie moyenne de la jambe droite, Solférino. — Amputation de la jambe. — 3 mars 1860.

AVICH, Claude-Alphonse, né le 3 juillet 1834, à Cuiseaux (Saône-et-Loire), 93e de ligne. —Coup de feu à la jambe droite, Solférino.—Amputation au tiers supérieur.—24 février 1860.

BAQUET, Raoul, né le 17 octobre 1832, à Ernée (Mayenne), sergent-major, 1er zouaves. — Fracture comminutive de la jambe droite, biscaïen et coup de feu à la cuisse, Solférino. — Amputation de la jambe. — 31 mars 1860.

BARAT, François, né le ..... 1837, à Soulan (Ariége), 1er zouaves. —Fracture comminutive de la jambe droite, coup de feu, Solférino. — Amputation de la jambe. —30 mai 1860.

BATAILLE, Louis-Victor, né le 21 octobre 1837, à Paris (Seine), 10e bataillon de chasseurs. — Coup de feu à la jambe gauche, Solférino. — Amputation de la jambe. — 14 mars 1860.

BECKER-BEN-CHIKER, né en 1830, à Melzalia (Oran), 2e tirailleurs algériens. — Fracture comminutive du pied gauche, coup de feu, Solférino. — Amputation de la jambe gauche au tiers moyen. — 16 mai 1860.

BELLEFONDS (DE), Philippe-Théodore-Marie-Pissonnet, né le 14 janvier 1827, à Muret (Haute-Garonne), capitaine, 5e hussards. — La jambe gauche emportée par un boulet, Solférino. — Amputation de la jambe gauche. — 15 mars 1860.

BEL-KASSEM-BEN-DJUDI, né en 1839, aux Beni-Ameurs, 3e tirailleurs algériens. — Fracture comminutive de la jambe droite, coup de feu, Solférino. — Amputation de la jambe droite, au lieu d'élection. — 16 mai 1860.

BERIER, Hilaire, né le 28 janvier 1830, à Domarin (Isère), bataillon de chasseurs, garde. — Coup de feu à la jambe gauche, Solférino. — Amputation de la jambe. — 3 mars 1860.

BERNICAT, Joseph, né le 21 novembre 1840, à Lyon (Rhône), 17e bataillon de chasseurs. — Fracture du pied droit, coup de feu, Montebello. — Entré à l'hôpital San-Benigno, Gênes le 24 mai. Amputation de la jambe droite le 31 mai. — Dr Negrotto. — 18 janvier 1860.

BESSÈDE, Pierre, né le 20 mai 1837, à Monclar (Tarn-et-Garonne), 61e de ligne. — Coup de feu à la jambe gauche, Solférino. — Amputation de la jambe. — 18 janvier 1860.

BEYLIER, Édouard-Noël, né le 17 octobre 1836, à Grenoble (Isère), caporal, 15e de ligne. — Fracture comminutive de l'articulation tibio-tarsienne, coup de feu, Solférino. — Amputation de la jambe droite au lieu d'élection. — 3 mars 1860.

BLONDEL, Jules-François, né le 19 mai 1836, à Arras (Pas-de-Calais), 52e de ligne. — Coup de feu à la jambe gauche, Magenta. — Amputation de la jambe gauche au lieu d'élection le 19 juin. — 3 mars 1860.

BONNIN, François-Paul, né le 12 novembre 1834, à Grand-Landes (Vendée), 86e de ligne. — Coup de feu à la jambe droite, Solférino. — Amputation de la jambe droite au lieu d'élection. — 31 mars 1860,

BOUCHILLOUX, Pierre, né le 25 juin 1836, à Ribagnac (Dordogne), 84e de ligne. — Fracture comminutive de la jambe droite, coup de feu, Montebello. — Amputation de la jambe droite le 18 juin à l'hôpital Sainte-Marthe, Alexandrie. — 31 mars 1860.

BOUHOT, Pierre, né le 13 janvier 1834, à Arbeost (Hautes-Pyrénées), 2e voltigeurs. — Fracture comminutive de la jambe droite, biscaïen, Solférino. — Amputation de la jambe. — 3 mars 1860.

BOURGON, Michel, né le 20 octobre 1835, à Paris (Seine), 1er zouaves. — Coup de feu à la jambe gauche, Solférino. — Amputation de la jambe. — 14 mars 1860.

BRIENT, Julien, né le 11 mai 1832, à Noyal-Pontivy (Morbihan), 3e grenadiers, garde. — Fracture comminutive de la jambe droite, coup de feu, Magenta. — Amputation de la jambe au lieu d'élection. — 16 mai 1860.

BRUNET, François, né le 18 avril 1823, à Moulins (Allier), 72e de ligne. — Coup de feu à la jambe droite, Solférino. — Amputation de la jambe. — 14 mars 1860.

BUFFET, Claude-Marie-Philippe, né le 27 novembre 1823, à Plaisir-et-Ecrilles (Jura), zouaves, garde. — Fracture au tiers inférieur de la jambe droite, coup de feu, Magenta. — Amputation de la jambe droite au lieu d'élection le 15 juin à l'hôpital de Novare. — Évacué le 1er juillet. — 16 mai 1860.

BURGET, Michel-Hippolyte, né le 28 septembre 1829, à Tigy (Loiret), 61e de ligne. — Le pied gauche brisé par une balle. Solférino. — Amputation de la jambe au tiers inférieur. — 24 février 1860.

CANAC, Aman-Honoré, né le 30 décembre 1834, à Saint-Izaire (Aveyron), 72e de ligne. — Fracture comminutive de la jambe gauche au-dessus de l'articulation tibio-tarsienne, Solférino. — Hôpital Sainte-Prassède. Amputation de la jambe au lieu d'élection. — 14 mars 1860.

CANCÉ, Jean, né le 25 décembre 1833, à Fons (Lot), 1er zouaves. — Fracture comminutive du pied droit, coup de feu, Solférino. — Amputation de la jambe au lieu d'élection le 9 juillet, à Crémone. Évacué le 4 août. — 14 mars 1860.

CASANOVA, Pierre-Félix, né le 21 juillet 1834, à Corté (Corse), 72e de ligne. — Coup de feu au pied droit, Solférino. — Amputation de la jambe au-dessus des malléoles. — 14 mars 1860.

Chabot, Édouard-François-Émile, né le 20 janvier 1834, à Rennes (Ille-et-Vilaine), sergent, 55e de ligne. — Coup de feu à la jambe droite; fracture comminutive, Solférino. — Amputation de la jambe au lieu d'élection, le 25 juillet. — 24 février 1860.

Chantrel, Julien-François, né le 10 octobre 1833, à Chantepic (Ille-et-Vilaine), 6e de ligne. — Fracture de l'articulation tibio-tarsienne, coup de feu, Solférino. — Amputation de la jambe gauche. — 14 mars 1860.

Chappoton, François, né le 27 novembre 1836, à Saint-Laurent-du-Pont (Isère), tambour, 70e de ligne. — Coup de feu à la jambe droite, Magenta. — Hôpital de la correction, Milan. — Amputation de la jambe au lieu d'élection, le 13 juin. — 31 mars 1860.

Charlet, Auguste-Joseph, né le 12 mars 1835, à Maing (Nord), 5e bataillon de chasseurs. — Fracture comminutive de l'articulation tibio-tarsienne, jambe droite, coup de feu, Solférino. — Amputation au tiers inférieur. — 14 mars 1860.

Chervet, François, né le 31 mars 1837, à Cenves (Rhône), 2e zouaves. — Fracture comminutive de la jambe gauche, coup de feu, Magenta. — Hôpital de la correction, Milan. — Amputation au lieu d'élection, le 8 juin. — 31 mars 1860.

Christol, Joseph-Augustin, né le 27 février 1837, à Pégairolles (Hérault), 21e de ligne. — Coup de feu à la jambe gauche, Solférino. — Amputation de la jambe au lieu d'élection. — 25 avril 1860.

Collin, Jean-Baptiste-Michel, né le 22 juillet 1828, à Saulancourt (Haute-Marne), sergent-major, 2e tirailleurs algériens. — Coup de feu à la jambe gauche, Solférino. — Amputation de la jambe gauche au lieu d'élection. — 16 janvier 1861.

Delval, Alfred, né le 13 août 1835, à Saint-Quentin (Aisne), 98e de ligne. — Fracture de la jambe gauche au tiers inférieur, biscaïen, Montebello. — Entré le 16 juin à l'hôpital Sainte-Marthe, Alexandrie. — Amputation de la jambe. — Évacué le 13 août sur Gênes. — 18 janvier 1860.

Destarac, Pierre, né le 4 mars 1830, à Ordizan (Hautes-Pyrénées), bataillon de chasseurs, garde. — Coup de feu à l'articulation tibio-tarsienne, jambe droite, Solférino. — Amputation de la jambe. — Hôpital San Bernardino, Milan. — 3 mars 1860.

Diétrich, Macaire, né le 5 janvier 1832, à Bourbach-le-Bas (Haut-Rhin), 55e de ligne. — Coup de feu à la partie inférieure des deux jambes, fracture comminutive de la jambe gauche, Solférino. — Amputation de la jambe gauche. — 3 mars 1860.

Donju, François, né le 8 novembre 1836, à Mimbaste (Landes), 41e de ligne. — Coup de feu au pied droit, Magenta. — Amputation de la jambe. — 24 février 1860.

Dosch, Pierre-Paul, né le 24 octobre 1823, à Riquewihr (Haut-Rhin), 1er voltigeurs, garde. — Coup de feu à l'extrémité inférieure interne de la jambe droite, Solférino. — Amputation de la jambe au lieu d'élection. — 3 mars 1860.

Dumas, Pierre, né le 14 août 1836, à la Guillotière (Rhône), 1er zouaves. — Coup de feu à la jambe gauche, Mélégnano. — Hôpital du Séminaire Majeur, Milan. — Amputation de la jambe gauche. — 14 mars 1860.

Dupont, Jean-Rustique, né le 19 août 1833, à Chaumont (Ardennes), 72e de ligne. — Fracture au pied gauche, coup de feu, Solférino. — Amputation de la jambe gauche au lieu d'élection le 2 août, à Crémone ; évacué le 10 novembre. — 4 juin 1860.

Emonet, Jean-Baptiste, né le 3 avril 1834, à Villevieux (Jura), caporal, 15e de ligne. — Deux coups de feu : 1° séton à l'avant-bras droit ; 2° fracture comminutive du pied droit, Solférino. — Amputation immédiate de la jambe droite au lieu d'élection. — 31 mars 1860.

Escoffier, Jean-François-Régis, né le 20 mars 1834, à Saint-Hilaire-du-Rosier (Isère), 1er zouaves. — Coup de feu à la jambe gauche, Mélégnano. — Hôpital San Ambrogio, Milan. — Amputation de la jambe au lieu d'élection. — 14 mars 1860.

Estienne, Benjamin-Vincent, né le 18 octobre 1835, à Saint-Chamans (Bouches-du-

Rhône), sergent, 17ᵉ bataillon de chasseurs. — Fracture comminutive de la jambe droite, coup de feu, Solférino. — Amputation immédiate (24 juin) de la jambe au lieu d'élection; évacué le ? août. — 25 avril 1860.

Evrard, Jean-Nicolas, né le 23 juillet 1836, à Rozelieures (Meurthe), 33ᵉ de ligne. — Fracture comminutive de la jambe gauche, coup de feu, Mélégnano. — Hôpital Majeur, Milan. — Amputation au lieu d'élection. — 24 février 1860.

Foret, Philibert, né le 22 janvier 1835, à Saint-Igny-de-Vers (Rhône), 65ᵉ de ligne. — Fracture comminutive du tibia, coup de feu, Magenta. — Hôpital de la Correction, Milan. — Amputation de la jambe droite au lieu d'élection, le 16 juin. — 6 octobre 1860.

Foucher, Prosper-Aimé, né le 28 janvier 1837, à Pooté (Mayenne), 2ᵉ zouaves. — Fracture comminutive de la jambe, coup de feu, Magenta. — Amputation de la jambe droite au lieu d'élection, le 23 juin. — 16 mai 1860.

Gagnière, Jean-Barthélemy-Martin, né le 23 août 1834, à Courence (Loire), 2ᵉ chasseurs à cheval. — La moitié du pied gauche (talon et partie du tarse) emportés par un boulet, Solférino. — Amputation de la jambe. — 25 avril 1860.

Gamel, Joseph-Louis, né le 25 août 1826, à Puyjourdes (Lot), caporal, 84ᵉ de ligne. — Coup de feu à la jambe gauche, Solférino. — Amputation au lieu d'élection. — 31 mars 1860.

Gavez, François-Zacharie, né le 11 septembre 1825, à Lomont (Haute-Saône), 1ᵉʳ chasseurs d'Afrique. — Fracture par écrasement de la jambe gauche, en arrêtant une voiture lancée. — Amputation de la jambe. — 3 mars 1860.

Gineste, Charles-François, né le 22 mars 1837, à Viala-du-Tarn (Aveyron), 90ᵉ de ligne. — Fracture comminutive de la jambe droite au tiers inférieur, coup de feu, Magenta. — Amputation au lieu d'élection, à Novare. — 31 mars 1860.

Godier, André, né le 6 avril 1833, à Saint-Seine (Nièvre), 55ᵉ de ligne. — Coup de feu au pied droit, Solférino. — Amputation de la jambe. — 14 mars 1860.

Goux, Edouard-Auguste, né le 28 février 1837, à Paris (Seine), 1ᵉʳ zouaves. — Coup de feu au pied gauche, Mélégnano. — Hôpital San Philippe, Milan. — Amputation de la jambe. — 14 mars 1860.

Guienne, Jean, né le 2 août 1835, à Couture-d'Argenson (Deux-Sèvres), 84ᵉ de ligne. — Coup de feu à la jambe gauche, Solférino. — Amputation de la jambe. — 31 mars 1860.

Guillemois, François-Pierre, né le 28 mars 1829, à Vezise (Ille-et-Vilaine), 3ᵉ zouaves. — Coup de feu à la jambe droite, Palestro. — Amputation de la jambe. — 8 février 1860.

Hemart, Constant-Auguste, né le 17 septembre 1829, à Vertus (Marne), sergent-major, 73ᵉ de ligne. — Deux coups de feu à la jambe gauche, Magenta. — Amputation de la jambe. — 25 avril 1860.

Hervé, Joseph-Marie, né le 22 février 1828, à Quimper (Finistère), 3ᵉ zouaves. — Coup de feu à la jambe droite, Palestro. — Amputation de la jambe. — 14 mars 1860.

Houbron, Adolphe, né le 13 juin 1836, à Candas (Somme), 44ᵉ de ligne. — Coup de feu à la jambe gauche, Solférino. — Amputation de la jambe. — 8 février 1860.

Janeau, Louis-Marie, né le 6 mars 1836, à Rézé (Loire-Inférieure), 84ᵉ de ligne. — Fracture du pied droit, coup de feu, Montebello. — Entré à l'hôpital San Benigno, Gênes, le 27 mai. Amputation de la jambe au tiers supérieur, le 30 mai. Dʳ Negrotto. — 18 janvier 1860.

Jardin, Philippe, né le 30 décembre 1833, à Sarilly (Côte-d'Or), 6ᵉ bataillon de chasseurs. — Fracture de la jambe gauche, biscaïen, Solférino. — Amputation au tiers inférieur. — 24 février 1860.

Jayet, Pierre, né le 8 septembre 1833, à Saint-Martin-d'Uriage (Isère). — Contusion à l'épaule gauche et fracture à la jambe droite, coups de feu, Solférino. — Amputation de la jambe droite, au lieu d'élection. — 3 mars 1860.

Jobey, Pierre-Abel, né le 27 février 1830, à Champagnole (Jura), 3ᵉ voltigeurs, garde.

— Fracture comminutive de la jambe gauche, Solférino. — Amputation au lieu d'élection. — 3 mars 1860.

Jouin, Théophile, né le 16 novembre 1834, à Nantes (Loire-Inférieure), caporal, 30e de ligne. — Fracture comminutive de la jambe droite, biscaïen, Solférino. — Amputation de la jambe au lieu d'élection. — 25 juin 1860.

Jourda, Louis, né le 31 octobre 1834, à Neuvie (Dordogne), 3e grenadiers, garde. — Fracture comminutive de la jambe droite, coup de feu, Magenta.— Amputation de la jambe droite au lieu d'élection le 3 septembre à Turin. — 16 mai 1860.

Karoubi-ben-Djelloul, né en 1833, à Maachia (Algérie).—Coup de feu à la jambe droite, Turbigo. — Amputation de la jambe. — 11 avril 1860.

Kruch, Mathias, né le 22 mai 1826, à Schlestadt (Bas-Rhin), caporal, zouaves, garde. — Attrition de la jambe gauche, boulet, Magenta.— Amputation au tiers inférieur le 4 juin, à Novare. — Entré à l'hôpital du Gros-Caillou, Paris, 10 août, sorti le 22 octobre 1859. — 30 mai 1860.

Lamorte, Camille-Guillaume-Marie, né le 13 février 1824, à Gap (Hautes-Alpes), capitaine, 85e de ligne. — La jambe gauche broyée par un boulet, Solférino. — Amputation de la jambe gauche au lieu d'élection. — 17 mars 1860.

Lartigue, Jean-Louis, né le 5 mai 1828, à Puymaurin (Haute-Garonne), caporal, 5e bataillon de chasseurs. — Fracture comminutive de la jambe droite, biscaïen, Solférino. — Amputation au tiers supérieur. — 3 mars 1860.

Layrac, Jean-Baptiste-Justin, né le 12 octobre 1836, à Saint-Amancet (Tarn), 55e de ligne. — Coup de feu à la jambe gauche, Solférino. — Amputation de la jambe. — 3 mars 1860.

Lefrançois, Auguste, né le 14 août 1837, au Theil (Calvados), 56e de ligne. — Fracture comminutive sus-malléolaire, coup de feu, Magenta. — Entré le 5 juin à l'hôpital de Novare. — Amputation de la jambe le 5 juillet. — Évacué le 28 août. — 4 août 1860.

Le Guedart, Augustin-Marie, né le 4 avril 1833, à Allineuc (Côtes-du-Nord), 74e de ligne. — Fracture du pied, coup de feu, Solférino. — Amputation de la jambe droite au lieu d'élection. — 4 août 1860.

Le Guen, Roland-Marie, né le 30 janvier 1832, à Plouzévidé (Finistère), caporal, zouaves, garde. — Fracture comminutive sus-malléolaire, mitraille, Magenta. — Entré le 5 juin à l'hôpital de Novare; amputation de la jambe gauche au lieu d'élection le 3 juillet.— Évacué le 18 juillet. — 18 janvier 1860.

Lemardelé, Irénée-Auguste, né le 28 août 1833, à Saint-Valery-en-Caux (Seine-Inférieure), 56e de ligne. — Fracture de l'articulation tibio-tarsienne, coup de feu, Magenta. — Hôpital Majeur, Milan. — Amputation de la jambe droite au lieu d'élection. —16 mai 1860.

Léonardou, Barthélemy, né le 15 novembre 1835, à Prigourieux (Dordogne), 55e de ligne. — Coup de feu à la jambe gauche, Solférino. — Amputation de la jambe. — 16 janvier 1861.

Lepaul, François-Cyprien, né le 23 avril 1828, à Servance (Haute-Saône), 100e de ligne. — Fracture comminutive de la jambe droite, Solférino. — Amputation de la jambe au tiers supérieur. — 18 janvier 1860.

Lioret, Eugène, né le 16 janvier 1831, à Château-Landon, 86e de ligne. — Coup de feu à la jambe gauche et à l'avant-bras gauche, Solférino. — Amputation de la jambe au lieu d'élection. Gêne dans les mouvements du bras gauche. — 16 janvier 1861.

Louyat, Joseph, né le 21 mars 1833, à Metz (Moselle), caporal, 100e de ligne. — Fracture comminutive de la jambe droite, coup de feu, Solférino. — Amputation de la jambe au tiers inférieur. — 18 janvier 1860.

Malapeyre, Jean, né le 24 novembre 1837, à Goulier-et-Olbier (Ariége), 49e de ligne. — Fracture comminutive de la jambe droite, coup de feu, Solférino. — Amputation de la jambe. — 31 mars 1860.

MARREQUESTE, Marc, né le 2 novembre 1835, à Alan (Haute-Garonne), 49e de ligne. — Fracture comminutive de la jambe gauche, Solférino. — Amputation de la jambe. — 31 mars 1860.

MONTEIL, Antoine, né le 15 octobre 1835, à Gros-Chastang (Corrèze), 71e de ligne. — Fracture de l'articulation tibio-tarsienne, jambe droite, coup de feu, Magenta. — Hôpital Saint Philippe, Milan. — Amputation au tiers inférieur. Le même projectile a traversé les muscles du mollet gauche et déterminé la rétraction des fléchisseurs, des orteils et l'amaigrissement du membre. — 4 mai 1861.

MURACCIOLE, Antoine-François, né le 27 mai 1827, à Muracciole (Corse), 1er zouaves.— Le pied gauche emporté par un boulet, Mélégnano.—Hôpital du Séminaire majeur, Milan. Amputation de la jambe gauche au lieu d'élection. — 4 août 1860.

PAGÈS, Jean-Antoine, né le 27 décembre 1836, à Rieutort (Lozère), 86e de ligne. — Fracture de la jambe gauche, coup de feu, Solférino. — Amputation de la jambe gauche à Brescia. — 3 novembre 1860.

PAILLOUX, Pierre-Thomas, né le 28 janvier 1835, à Saint-Maurice (Vienne), 84e de ligne. — Fracture comminutive de la jambe au tiers inférieur, biscaïen, Montebello. — Amputé à Voghera. — Entré le 16 juin à l'hôpital Sainte-Marthe, Alexandrie; évacué sur Gênes. — 18 janvier 1860.

PARIZOT, Jean, né le 9 novembre 1836, à Saint-Saulge (Nièvre), 63e de ligne. — Fracture de la jambe gauche, boulet, Magenta. — Hôpital de la Correction, Milan. — Amputation au lieu d'élection le 15 juin. — 31 mars 1860.

PASCAL, Alfred, né le 17 mai 1835, à Passy (Seine), 85e de ligne. — Coup de feu à la jambe gauche, Solférino. — Amputation de la jambe. — 4 juin 1860.

PAULEAU, Louis-Fortuné, né le 23 septembre 1837, à Orange (Vaucluse), 71e de ligne.— Coup de feu à la jambe droite, Magenta.— Amputation de la jambe à l'hôpital de la Correction, Milan, le 19 juin, un peu au-dessous du lieu d'élection. — 25 avril 1860.

PAULUS, Chrétien, né le 31 juillet 1833, à Krautergersheim (Bas-Rhin), 44e de ligne. — Fracture de la jambe gauche, coup de feu, Solférino. — Amputation de la jambe gauche. — 6 octobre 1860.

PELLETIER, Claude-Hyppolite, né le 24 décembre 1836, à Foussais (Vendée), 1er zouaves. — Coup de feu à la partie inférieure de la jambe droite; un second coup de feu au pied gauche, Mélégnano. — Évacué sur France. — *Le Grégeois*. — Entré le 4 novembre à l'hôpital Saint-Mandrier, Toulon. — Amputation de la jambe le 16 décembre.

Une balle pénètre entre la malléole externe et l'astragale, et sort à la face postérieure du pied. — Pendant le séjour du blessé aux hôpitaux de Milan, quinze esquilles sont extraites, quatorze par la plaie d'entrée et une par la plaie de sortie. — A deux reprises différentes, des érysipèles phlegmoneux envahissent toute la jambe; à la seconde, une incision pratiquée à la partie inférieure de la face externe du membre donne issue à une grande quantité de pus. Plus tard encore, quatre incisions sont pratiquées pour des abcès successifs à la partie interne de la jambe et du pied. — Le malade arrive à l'hôpital Saint-Mandrier. — Il existe encore trois plaies en suppuration. La faiblesse et l'émaciation sont très-prononcées. — 17 décembre. L'amputation de la jambe est jugée nécessaire. Mais cette opération étant décidée, il y eut grande hésitation à fixer le lieu où il fallait la pratiquer. — Des insuccès trop nombreux avaient montré le danger de l'amputation dans la continuité, sur un os frappé d'ostéomyélite traumatique et les avantages de la désarticulation en pareil cas. Mais les deux tiers supérieurs de la jambe étaient dans une intégrité si parfaite; le péroné est si grêle, si long, qu'on pouvait croire à une marche moins rapide de l'inflammation, de manière à espérer qu'elle n'avait pas envahi l'extrémité supérieure ou qu'elle n'y existait qu'à un degré susceptible de résolution. — On renonça donc à la désarticulation de la jambe pour pratiquer l'amputation au lieu d'élection, en se rapprochant toutefois du genou plus qu'on ne le fait ordinairement, voulant ménager la ressource de désarticuler si l'on trouvait les os trop malades.—L'opération, faite par la méthode circulaire, ne présente rien de particulier.

L'examen de la pièce pathologique démontre que la malléole externe a été fracturée. Entre ses deux fragments, antérieur et postérieur, existe un grand vide. Cette extrémité du péroné est le siége d'une hypérostose assez considérable. — Le côté externe de l'astragale et du calcanéum a été labouré par le projectile, et ces os tout entiers sont frappés d'ostéite. L'articulation tibio-tarsienne est fortement enkylosée. —Les deux os de la jambe présentent de l'ostéïte à leur partie inférieure. La surface de section du tibia est évidemment saine. Il n'en est pas entièrement de même du péroné; car le canal médullaire de cet os étant ouvert, présente les traces de l'ostéomyélite à la première période. — L'os est rouge, la moelle rosée, les lamelles aréolaires sont intactes, le périoste adhérent. Au tiers inférieur de l'os, la moelle est ramollie.

Les premiers jours se passent sans accidents. Une suppuration louable s'établit. — Le 25 décembre, une hémorrhagie se produit dans le moignon. On l'arrête à l'aide de tampons de charpie imbibés d'une solution de perchlorure de fer que l'on porte dans l'intérieur de la plaie, et par une compression exercée sur l'artère crurale.— 4 janvier 1860. Les deux lèvres de la plaie sont rapprochées à l'aide de bandelettes agglutinatives, et tout marche bien jusqu'à la cicatrisation complète qui a lieu le 1er février. — Enfin, le malade quitte l'hôpital le 25 février, lorsque son appareil de prothèse, fait sur mesure, peut lui être livré. — Il est à remarquer que non-seulement les craintes qu'on pouvait concevoir du côté du péroné ne se sont pas réalisées, mais encore que la réunion s'est opérée sur ce point plus rapidement que sur les autres. — J. Roux, médecin en chef de la marine, à Toulon. — 4 août 1860.

Pilo, Pantaléon, dit Titou, né le 25 août 1837, à Lasserre (Basses-Pyrénées), 2e de ligne. — A été amputé de la jambe droite pour carie du pied, survenue à la suite d'une marche prolongée. — Amputation de la jambe droite au lieu d'élection. — ? 1862.

Pissonet de Bellefonds. — *Voir* Bellefonds.

Plisson, Pierre, né le 2 août 1836, à Pruniers (Indre), 98e de ligne. — Coup de feu au pied gauche, Solférino. — Amputation de la jambe, le 19 juillet, au lieu d'élection, à Crémone; évacué le 20 octobre. — 31 mars 1860.

Poulgaire, Dominique, né le 20 novembre 1825, à Vaux (Moselle), sergent, 30e de ligne. — Fracture comminutive du pied et de l'extrémité inférieure de la jambe gauche, coup de feu, Solférino. — Amputation de la jambe au lieu d'élection, le 17 août, à Crémone; évacué le 1er octobre. — 14 mars 1860.

Pucelle, Jules-Nicolas, né le 31 juillet 1855, à Longchamp (Vosges), 8e bataillon de chasseurs. — Fracture comminutive sus-malléolaire, coup de feu, Magenta. — Entré le 5 juin à l'hôpital de Novare. — Amputation de la jambe, le 15 juin, au lieu d'élection. — Évacué le 1er juillet. — 3 mars 1860.

Quidu, Pierre-Marie, né le 19 juin 1835, à Plouray (Morbihan), 84e de ligne. — Coup de feu à la jambe gauche, Soférino. — Amputation de la jambe. — 16 janvier 1861.

Quillon, Augustin, né le 14 novembre 1834, à Belmont (Isère), caporal, 91e de ligne.— Fracture du pied droit, coup de feu, Solférino.— Amputation de la jambe. —31 mars 1860.

Raou, Jean-Marie, né le 17 août 1835, à Malvezic (Haute-Garonne), 23e de ligne. — Coup de feu à la jambe gauche, Magenta. — Amputation de la jambe au lieu d'élection, le 5 juin. — 31 mars 1860.

Ravaut, Gabriel, né le 8 juillet 1834, à Lucenoy-le-Duc (Côte-d'Or), 100e de ligne. — Fracture comminutive de la jambe droite, Solférino. — Amputation au tiers supérieur. — 18 janvier 1860.

Renard, Louis, né le 2 décembre 1836, à Chitry-les-Mines (Nièvre), 65e de ligne. — Coup de feu à la jambe droite, Magenta. — Amputation de la jambe. — 31 mars 1860.

Reynier, Claude-Lablache, né le 15 juin 1819, à Loriol (Drôme), capitaine, 6e de ligne. — Fracture comminutive de l'extrémité inférieure de la jambe gauche, coup de feu, Solférino. — Amputation de la jambe au lieu d'élection, le 26 juin 1859. — 26 juillet 1860.

Richard, Jean-Joseph, né le 5 décembre 1835, à Plancher-Bas (Haute-Saône), 5e bataillon de chasseurs. — Coup de feu à la jambe droite, Solférino. — Amputation de la jambe. — 14 mars 1860.

RICHAUD, Hypolite, né le 24 juillet 1835, à Miscone (Drôme), 10e bataillon de chasseurs. Coup de feu à la jambe gauche, Solférino. — Amputation secondaire de la jambe. — 3 mars 1860.

ROBINET, Jean-Baptiste, né le 27 décembre 1837, à Fumay (Ardennes), 8e de ligne. — Fracture comminutive de la jambe droite, coup de feu, Solférino. — Amputation au lieu d'élection. — 24 février 1860.

ROYBIER, Louis-Alphonse, né le 10 octobre 1832, à Belleydoux (Ain), caporal, 72e de ligne. — Coup de feu aux deux jambes; fracture comminutive de la jambe droite, Solférino. — Amputation de la jambe droite au lieu d'élection. — 16 janvier 1861.

SABARDAN, Jean-Joseph-Ernest, né le 26 janvier 1836, à Millau (Aveyron), sergent-major, 91e de ligne. — Le pied gauche brisé par un boulet, Solférino. — Amputation de la jambe. — 31 mars 1860.

SABATIER, Jean-Baptiste, né le 11 mai 1835, à Sanguat (Haute-Loire), 84e de ligne. — Fracture comminutive de la jambe droite, coup de feu, Montebello. — Amputation de la jambe à Voghera. — 31 mars 1860.

SAÏD-BEN-SAÏD, né en 1826, aux Ouled-Dris (Algérie), 1er tirailleurs algériens. — Coup de feu à la jambe droite, Magenta. — Amputation de la jambe, le 14 juin, à l'hôpital Fate bene Sorelle, Milan. — 11 avril 1860.

SEEL, Jacques, né le 7 février 1834, à Fénétrange (Meurthe), 33e de ligne. — Séton à la partie supérieure de la cuisse droite, au niveau du grand trochanter; coup de baïonnette dans la fesse gauche; fracture de l'articulation tibio-tarsienne, coup de feu, Mélégnano. — Hôpital San Ambrogio, Milan. Amputation de la jambe droite. — 24 février 1860.

SERAIS, Joseph-Isidore, né le 14 janvier 1835, à Menil-du-Briouze (Orne), 23e de ligne. — Coup de feu à la jambe droite, Magenta. — Hôpital de la Correction, Milan. — Amputation de la jambe au lieu d'élection, le 10 juin. — 31 mars 1860.

SOULAT, François, né le 24 août 1834, à Exideuil (Dordogne), 49e de ligne. — Coup de feu à la jambe droite, Solférino. — Amputation de la jambe. — 31 mars 1860.

TAHAR-BEN-MUSTAPHA, né le ..... 1831, à Fekrailia (Algérie), 1er tirailleurs algériens. — Coup de feu à la jambe droite, Solférino. — Amputation de la jambe à la partie inférieure. — 24 avril 1861.

THOMAS, Jean-Jules, né le 4 janvier 1836, à Walscheids (Meurthe), caporal, 84e de ligne. — Fracture de l'extrémité inférieure de la jambe droite, Solférino. — Amputation de la jambe. — 31 mars 1860.

TIXIER, Louis, né le 7 février 1832, à Bourges (Cher), 72e de ligne. — Coup de feu à l'articulation tibio-tarsienne gauche, Solférino. — Amputation de la jambe gauche. — 8 février 1860.

TOULON, Laurent, né le 28 avril 1835, à Tinville (Meurthe), 1er zouaves. — Coup de feu à la jambe droite, Solférino. — Amputation de la jambe au lieu d'élection. — 14 mars 1860.

TRICOTTET, Claude-Thomas-Martial, né le 13 juin 1833, à Thiers (Puy-de-Dôme), sergent, 44e de ligne. — Fracture du calcanéum et de l'astragale; lésion du tendon d'Achille, coup de feu, Solférino. — Hôpital Sainte-Prassede, Milan. Extraction du projectile. — Amputation de la jambe droite. — 18 janvier 1860.

VIGNAUX, Jacques-Pascal, né le 20 mars 1837, à Bu (Eure-et-Loir), 70e de ligne. — Fracture de l'articulation tibio-tarsienne, coup de feu, Magenta. — Amputation secondaire (après refus du blessé) au lieu d'élection. — 31 mars 1860.

VIRET, Jacques-Prosper, né le 1er juin 1833, à Cuisia (Jura), clairon, 6e de ligne. — Fracture de la jambe gauche, biscaïen, Solférino. — Amputation de la jambe. — 31 mars 1860.

Weïss, Auguste, né le 7 août 1833, à Plastatt (Haut-Rhin), 55e de ligne. — Coup de feu à la jambe droite, Solférino. — Amputation de la jambe. — 14 mars 1860.

Zinsius, Nicolas-Léon, né le 5 décembre 1828, à Thionville (Moselle), capitaine, bataillon de chasseurs, garde. — Fracture comminutive de la jambe droite, coup de feu, Solférino. — Amputé de la jambe. Entré aux hôpitaux de Castiglione et à la Casa Confalonieri, Milan. — 28 avril 1860.

RÉSECTIONS DES OS DE LA JAMBE.

Nous pouvons constater plusieurs résections du péroné chez des Français, mais les renseignements sont tellement vagues que nous devons nous abstenir. Nous pouvons dire aussi que trois résections du tibia ont été tentées et qu'elles ont été suivies de mort.

Une résection des deux os de la jambe sur un volontaire garibaldien a été faite à Brescia, avec succès par M. A. Bertani, médecin en chef du corps des volontaires de Garibaldi.

Coup de feu à la jambe droite avec lésion du péroné. — Résection secondaire du tiers supérieur de l'os. — Résorption purulente. — Ostéomyélite. — Mort. — Godin, Pierre, du 76e de ligne, reçut (Solférino) à la jambe droite, un coup de feu qui brisa en éclats le péroné vers son extrémité supérieure. Le blessé, âgé de 24 ans, arriva à Saint-Mandrier le 19 août, dans l'état suivant : — Plaie d'entrée au-dessous de la rotule; plaie de sortie à la face postérieure et moyenne de la jambe; gonflement considérable; suppuration abondante, phlegmoneuse; appétit, sommeil, pas de fièvre. — En septembre, phénomènes inflammatoires qui se terminent par l'issue d'esquilles et de lambeaux de vêtements; l'état général devient mauvais; fièvre continue. — Le 14 octobre, la résection du tiers supérieur du péroné est pratiquée, après consultation, par M. le docteur Buisson, chirurgien principal de la marine. Une incision longitudinale de 15 centimètres permet de désarticuler la tête du péroné et de scier l'os à son tiers supérieur environ. — Le canal médullaire, dans la portion d'os enlevée, est d'un rouge foncé, la moelle ramollie, le périoste peu adhérent. — Cette opération, pratiquée dans l'éthérisme, est bien supportée. Afin d'arrêter une hémorrhagie en nappe, on fait des lotions de perchlorure de fer étendu d'eau sur les surfaces traumatiques. — Dès le lendemain, une inflammation vive se déclara; la plaie, grisâtre, fournit une sanie fétide; de fâcheux frissons se succédèrent, et la mort survint le 18. — L'autopsie ne put être faite; mais la partie inférieure du péroné sciée révéla l'existence de l'ostéomyélite, à la période d'hypérémie seulement, car on observait : coloration rouge du canal et de la moelle; intégrité du tissu osseux aréolaire; adhérence du périoste; stries rouges sur la face externe de l'os. — Les symptômes observés et la rapidité de leur marche portent à croire que l'infection purulente a été déterminée ici autant par l'altération des parties molles que par celle de l'os. — Dr J. Roux, médecin en chef de la marine.

TABLEAU DES RÉSECTIONS DES OS DE LA JAMBE.

GENRES DE BLESSURES.	PROJECTILES, ARMES, ETC., QUI ONT PRODUIT LES BLESSURES.																	
	BALLE.			BOULET.			ÉCLATS DE PROJECTILES, BISCAÏENS.			SABRE, BAÏONNETTE, LANCE.			DIVERSES.			TOTAL.		
	Pensionnés.	Sortis guéris ou évacués.	Morts.	Pensionnés.	Sortis guéris ou évacués.	Morts.	Pensionnés.	Sortis guéris ou évacués.	Morts.	Pensionnés.	Sortis guéris ou évacués.	Morts.	Pensionnés.	Sortis guéris ou évacués.	Morts.	Pensionnés.	Sortis guéris ou évacués.	Morts.
Fractures..........	1	»	7	»	»	»	»	»	»	»	»	»	»	»	»	1	»	7
	1	»	7	»	»	»	»	»	»	»	»	»	»	»	»	1	»	7
TOTAUX.....	8			»			»			»			»			8		

La date terminale de chaque observation sommaire est celle du décret accordant la pension de retraite.

RÉSECTIONS DES OS DE LA JAMBE.

CAMBOULIVES, Joseph, né le 25 octobre 1835, à Requista (Aveyron), 74e de ligne.—Coup de feu à la partie inférieure externe de la jambe, Montebello. — Résection du péroné dans une étendue de 5 centimètres.—Ankylose de l'articulation tibio-tarsienne gauche avec rigidité absolue des orteils. Cicatrice profonde et adhérente.— Une note porte coup de feu aux deux jambes. — 30 mai 1860.

TABLEAU DES BLESSURES DE LA RÉGION TIBIO-TARSIENNE.

GENRES DE BLESSURES.	PROJECTILES, ARMES, ETC., QUI ONT PRODUIT LES BLESSURES.																	
	BALLE.			BOULET.			ÉCLATS DE PROJECTILES, BISCAÏENS.			SABRE, BAÏONNETTE, LANCE.			DIVERSES.			TOTAL.		
	Pensionnés.	Sortis guéris ou évacués.	Morts.	Pensionnés.	Sortis guéris ou évacués.	Morts.	Pensionnés.	Sortis guéris ou évacués.	Morts.	Pensionnés.	Sortis guéris ou évacués.	Morts.	Pensionnés.	Sortis guéris ou évacués.	Morts.	Pensionnés.	Sortis guéris ou évacués.	Morts.
Plaies contuses.	2	128	2	»	»	»	»	2	»	»	»	»	»	»	»	2	130	2
Plaies pénétrantes.	8	6	4	»	»	»	»	»	»	»	»	»	»	»	»	8	6	4
Coups de feu.	5	29	11	»	»	»	»	»	»	»	»	»	»	»	»	5	29	11
Contusions.	»	3	»	»	2	»	»	»	»	»	»	»	»	»	»	»	5	»
Entorses.	»	»	»	»	»	»	»	»	»	»	»	»	1	»	»	1	»	»
Diverses.	»	»	»	»	»	»	»	»	»	»	»	»	»	»	3	»	»	3
Sans indications.	»	»	»	»	»	»	»	»	»	»	»	»	»	»	18	»	»	18
	15	166	17	»	2	»	»	2	»	»	»	»	1	»	21	16	170	38
TOTAUX.	198			2			2			»			22			224		

La date terminale de chaque observation sommaire est celle du décret accordant la pension de retraite.

Il y a un assez grand nombre d'entorses et de plaies de l'articulation tibio-tarsienne portées aux blessures du pied, parce qu'il ne nous a pas été possible de distinguer les limites et la gravité de la lésion.

BLESSURES DE LA RÉGION TIBIO-TARSIENNE.

APPÉRÉ, Yves, né le 4 décembre 1833, à Guisseny (Finistère), 71e de ligne. — Coup de feu au pied droit, Solférino. — La balle contourne la partie interne de l'articulation tibio-tarsienne et déchire les parties molles et fibreuses. — Gratification renouvelable.

ARGENSON, Jean-François-Régis, né le 16 juin 1829, à Payzac (Ardèche), 72e de ligne. — Carie de la malléole interne gauche, plaie pénétrante de l'articulation, coup de feu, Solférino. — 10 août 1861.

Barka-bel-Arbi, né au Soudan (Afrique), tirailleurs algériens. — Plaie pénétrante de l'articulation tibio-tarsienne, jambe droite, coup de feu, Magenta. — Carie des os du tarse. — 10 août 1860.

Bruel, Jean-Baptiste, né le 4 octobre 1824, à Ledergues (Aveyron), 85e de ligne. — Fracture comminutive de la malléole externe, plaie pénétrante de l'articulation, lésion de l'astragale, coup de feu, Magenta. — 4 juin 1860.

Bruniaux, Charles-Liboire, né le 28 janvier 1835, à Poix (Nord), 5e bataillon de chasseurs. — Coup de feu en arrière et au-dessous des malléoles, Solférino. — Extension permanente du pied. — Gratification renouvelable.

Cadène, Jean-Antoine, né le 20 avril 1837, à Saint-Salvadou (Aveyron), 30e de ligne. — Fracture comminutive de la malléole interne, jambe gauche, coup de feu, Solférino. — Gratification renouvelable.

Frébillot, Nicolas-Arsène, né le 4 juillet 1835, à Dollaincourt (Vosges), 1er voltigeurs, garde. — Plaie contuse en arrière de la malléole interne, jambe droite, coup de feu, Solférino. — Gratification renouvelable.

Garandeau, Paul, né le 1er mars 1836, à Saint-Pierre-le-Moutier (Nièvre), caporal, 6e de ligne. — Fracture de la malléole interne, jambe droite, coup de feu, Solférino. — 3 mars 1860.

Glath, Georges, né le 7 janvier 1829, à Ebérach (Bas-Rhin), zouaves, garde. — Plaie pénétrante de l'articulation ; fracture comminutive du péroné, jambe droite, coup de feu, Magenta. — 24 juillet 1861.

Messerlé, Georges, né le 9 décembre 1825, à Strasbourg (Bas-Rhin), 17e bataillon de chasseurs. — Plaie pénétrante de l'articulation tibio-tarsienne gauche, coup de feu, Solférino. — Gratification renouvelable.

Mouloud-ben-Ramdham, né en 1822, aux Beni-Menasser (Algérie), tirailleurs algériens. — Plaie pénétrante de l'articulation tibio-tarsienne droite, fracture des malléoles, coup de feu, Turbigo. — 30 mai 1860.

Poisson, Urbain, né le 17 mai 1836, à Aulnay (Vienne), 71e de ligne. — Plaie pénétrante de l'articulation, fracture des malléoles et de l'astragale, coup de feu, Solférino. — Ankylose de l'articulation, rétraction du tendon d'Achille. — 4 juin 1860.

Revoux, Louis-Bruno, né le 28 avril 1830, à Romans (Drôme), 6e bataillon de chasseurs. — Entorse tibio-tarsienne avec plaie. Accident ; engorgement considérable des tissus péri-articulaires. — Gratification renouvelable.

Soumis, Jean-Pierre, né le 1er octobre 1828, à la Croix-Rousse (Rhône), 56e de ligne. — Plaie pénétrante de l'articulation tibio-tarsienne, coup de feu. Plaie contuse à la main gauche, coup de baïonnette. Fracture du médius, main gauche, coup de feu. Fracture du temporal gauche avec perte de substance osseuse et cicatrice adhérente, coup de feu, Magenta. — Gratification renouvelable d'abord et admis à la pension de retraite le 28 juin 1865.

Tronchon, Jean-Marie, né le 14 septembre 1833, à Leyssard (Ain), 6e de ligne. — Plaie pénétrante de l'articulation tibio-tarsienne, coup de feu, Solférino. — Large cicatrice adhérente au tibia, engorgement de l'articulation. — 3 mars 1860.

Valtier, Pierre-François, né le 8 mai 1835, à Saint-Angel (Allier), 2e de ligne. — Plaie pénétrante de l'articulation tibio-tarsienne droite, coup de feu, Solférino. — Fausse ankylose. — Gratification renouvelable.

DÉSARTICULATIONS TIBIO-TARSIENNES.

Deux désarticulations tibio-tarsiennes ont nécessité ultérieurement l'amputation de la jambe au lieu d'élection; ces deux amputés sont morts et sont compris dans le tableau des amputations de la jambe.

TABLEAU DES DÉSARTICULATIONS TIBIO-TARSIENNES.

GENRES DE BLESSURES.	PROJECTILES, ARMES, ETC., QUI ONT PRODUIT LES BLESSURES.																	
	BALLE.			BOULET.			ÉCLATS DE PROJECTILES, BISCAÏENS.			SABRE, BAÏONNETTE, LANCE.			DIVERSES.			TOTAL.		
	Pensionnés.	Sortis guéris ou évacués.	Morts.	Pensionnés.	Sortis guéris ou évacués.	Morts.	Pensionnés.	Sortis guéris ou évacués.	Morts.	Pensionnés.	Sortis guéris ou évacués.	Morts.	Pensionnés.	Sortis guéris ou évacués.	Morts.	Pensionnés.	Sortis guéris ou évacués.	Morts.
Fractures du pied.	3	»	5	1	»	»	»	»	»	»	»	»	»	»	»	4	»	5
	3	»	5	1	»	»	»	»	»	»	»	»	»	»	»	4	»	5
TOTAUX.	8			1			»			»			»			9		

La date terminale de chaque observation sommaire est celle du décret accordant la pension de retraite.

DÉSARTICULATIONS TIBIO-TARSIENNES.

BOYER, Louis-Jean-Baptiste, né le 2 décembre 1835, à Langres (Haute-Marne), sergent-fourrier, 55e de ligne. — Coup de feu au pied droit; le métatarse est brisé de dedans en dehors, Solférino. — Entré le 28 septembre 1859, à l'hôpital de Saint-Mandrier, Toulon ; désarticulation tibio-tarsienne ; résection des malléoles le 8 octobre — Dr ARLAUD. — Sorti le 10 décembre. — 3 mars 1860.

GROS, Joseph, né le 8 décembre 1833, à Saint-Rémy (Bouches-du-Rhône), 86e de ligne.

— Fracture des métatarsiens et des os du tarse, coup de feu au pied gauche, Solférino. — Évacué sur France, sur l'*Eldorado*. — Entré le 15 août à l'hôpital Saint-Mandrier, Toulon. — Désarticulation tibio-tarsienne le 18 août, par le Dr J. Roux. — Évacué le 24 décembre. — La balle entre à la face dorsale du pied gauche, au niveau des extrémités postérieures des deuxième et troisième métatarsiens et sort au-dessous et en arrière de la malléole interne au voisinage du tendon d'Achille. — La conservation du pied est tentée dans les hôpitaux d'Italie, mais un gonflement considérable et profond s'empara de tout ce segment du membre. — Des abcès se formèrent sur divers points de sa surface, et les plaies d'entrée et de sortie, qui suppuraient et n'avaient aucune tendance à la cicatrisation, donnèrent à plusieurs reprises passage à des esquilles nombreuses. — Reçu le 15 août 1859 à l'hôpital Saint-Mandrier. On constate que le blessé, d'ailleurs d'une bonne constitution, est amaigri par les souffrances et l'abondance de la suppuration.—Le pied est le siége d'un gonflement assez considérable. Un abcès au-dessous de la malléole externe, incisé depuis quelques jours, donne issue à beaucoup de pus. Les deux ouvertures d'entrée et de sortie de la balle sont fongueuses, grises, à bords renversés en dehors; tout mouvement volontaire des orteils est aboli, et les mouvements de flexion et d'extension du pied sur la jambe, quoique possibles, sont très-douloureux. — 18. Le pied a un volume énorme; la peau, pâle, est œdématiée; la fièvre est continue; le sommeil et l'appétit sont nuls; l'affaiblissement des forces est très-grand. — 19. L'amputation tibio-tarsienne est décidée dans une consultation et pratiquée dans l'éthérisme le plus complet par le procédé de J. Roux. (Lambeau plantaire latéral interne). — L'opération est faite presque sans effusion de sang. Quatre ligatures au milieu des tissus épais et très-indurés. Le lambeau, formé de tissus lardacés, n'est pas réuni par première intention, et est maintenu écarté par un linge cératé et un gâteau de charpie.

Anatomie pathologique du pied. — La balle, entrée au niveau de l'articulation tarsienne des deuxième et troisième métatarsiens, a broyé la tête de ces deux os, détruit complétement le deuxième cunéiforme, la plus grande partie du troisième, toute la face inférieure du scaphoïde, fracturé la moitié antérieure de la face interne du calcanéum, ainsi que le côté interne de l'astragale: les articulations correspondantes de ces divers os entre eux, labourées par le projectile, sont ankylosées; tous les os du tarse, rouges, friables, présentent les caractères de l'ostéomyélite.

— 20. Dans la journée, une petite artère du lambeau dorsal donne du sang, et est aussitôt liée. — Le 22, accès de fièvre; sulfate de quinine. — 24. Troisième et dernier accès; sulfate de quinine.— 25. Les ligatures sont détachées par la suppuration; le lambeau, grisâtre à l'intérieur, est lavé avec de l'eau chlorurée et pansé avec la poudre de coaltar plâtrée, le styrax, le camphre. — 9 septembre. Fusée purulente qui se vide dans la plaie, dont toutes les surfaces sont d'un rouge vermeil et fournissent un pus de bonne nature. Le lambeau adapté contre la jambe est maintenu par des bandelettes agglutinatives. — 20. L'adhésion du lambeau est très-avancée. —20 octobre. Le moignon, très-épais, d'un rouge vif, s'ulcère sur quelques points de la cicatrice. — 4 novembre. Abcès au côté interne du moignon, qui s'est de nouveau ulcéré. — 7. Incision qui donne issue à beaucoup de pus; la suppuration continue pendant quelques jours. — 22. Le moignon est presque cicatrisé; il a beaucoup perdu des dimensions qu'il devait aux tissus indurés. — 24 décembre. Gros est évacué sur l'hôpital militaire, où j'ai appris qu'un nouvel abcès s'était formé dans l'épaisseur des chairs avant sa guérison complète, qui n'a pas tardé à s'effectuer. Dès ce moment, le blessé a commencé à marcher avec la bottine qu'il avait emportée de Saint-Mandrier. —Dr Roux, médecin en chef de la marine à Toulon. — 16 mai 1860.

Hecht, Xavier, né le 25 novembre 1837, à Rouffach (Haut-Rhin), 9e artillerie.—Fracture du pied droit, boulet, Solférino. — Désarticulation tibio-tarsienne. — 14 mars 1860.

Paviot, Louis-Joseph, né le 20 mars 1835, à Gevireissiat (Ain), 86e de ligne. — Coup de feu au pied droit, fracture du calcanéum, Solférino. — Désarticulation tibio-tarsienne. — 21 juillet 1861.

BLESSURES DU PIED.

Hôpitaux de Gênes. — « Nous sommes partisan de la chirurgie conservatrice, mais à la condition qu'elle conservera le membre et que ce membre conservé ne sera pas un sujet continuel d'embarras ou de malaise pour le mutilé. Ces réflexions s'appliquent tout particulièrement aux fractures du pied. Combien, en effet, à San Benigno, n'avons-nous pas vu de pieds, du salut desquels on n'avait, sans doute, pas désespéré jusque-là, et qui, néanmoins, après de longs mois de douleur et de suppuration, devront, pour la plupart, être sacrifiés! Et le sacrifice, s'il eût eu lieu au moment de l'accident, n'eût, probablement, pas dépassé le pied! Dans un certain nombre de cas, même, il y avait lieu de croire qu'une portion de cet organe eût pu être sauvée. Fait après coup, à la suite de secousses et de tâtonnements de tout genre, dans des conditions générales de santé d'autant moins bonnes que le malade aura souffert plus longtemps, le sacrifice du pied entraînera presque à coup sûr celui de la jambe. Chez l'officier en particulier, qui se résout d'autant plus difficilement aux mutilations que celles-ci tuent son avenir, la désillusion ajoutera ses chances défavorables à celles du mal. De loin en loin, il peut arriver, sans doute, que la suppuration se tarisse et que la blessure se cicatrise; mais presque toujours alors la guérison, pendant un temps indéterminé, sera mal assise. A la moindre cause, et souvent sans cause connue, la douleur se réveillera, l'irritation se reproduira, et, avec elle, la suppuration, la rupture des cicatrices, l'issue de parcelles osseuses, ligamenteuses, etc., et, en fin de compte, le pied, tassé sur lui-même, déformé, ankylosé avec la jambe, supportera mal le poids du corps et se prêtera plus mal encore à la marche.

La main est fracassée par un projectile. Ici, en général, les efforts pour la conserver sont d'autant mieux autorisés que, très-probablement, cette main, après guérison, et malgré les changements qui se seront opérés en elle, pourra être encore de quelque utilité, soit comme organe du toucher, soit comme instrument de préhension. Le malade, après tout, en sera quitte pour condamner sa main à l'inaction. S'agit-il, au contraire, du pied? L'alternative n'est plus la même. Il faut que la guérison le laisse tel qu'il puisse encore servir d'une façon quelconque à la station, à la locomotion, et cela sans qu'il s'éveille en lui de la douleur; autrement, sa conservation est exposée à être remise en question du jour au lendemain. Le malade est-il obligé de le traîner suspendu à côté de l'autre? Mieux vaut, évidemment alors, la bottine ou le pilon qu'une pareille incommodité. Or, pour arriver à une guérison des blessures du pied telle que nous devons toujours la vouloir, il faut non-seulement beaucoup de temps, mais encore une immobilité qui devra se prolonger jusqu'à bonne terminaison. Un repos d'aussi longue durée ne favorisera pas seulement l'ankylose du pied dans ses diverses articulations ou avec la jambe; il ajoutera encore une inclinaison vicieuse du pied en dedans, à toutes les déformations pouvant résulter soit de la blessure elle-même, soit des accidents variés et presque inévitables d'inflammation, de suppuration et d'élimination.

Il est, dans les fractures du pied par coup de feu, ou, pour mieux préciser le but de ces observations, dans les fractures du tarse par coup de feu, une circonstance qui doit tenir plus particulièrement en éveil contre ces guérisons lentes, laborieuses, souvent incertaines ou sans profit réel pour la station et la marche, et qui aboutissent le plus souvent à l'amputation. Le projectile peut n'avoir entamé le squelette du tarse qu'à sa surface, et, dans ce cas, la lésion osseuse ne dépassant pas celle-ci, le danger n'est pas bien grand ; on a, en quelque sorte, sous l'œil et le doigt toute la blessure : rien ne contrarie sérieusement l'expansion de l'inflammation, et, s'il en est autrement, l'obstacle est facile à écarter. Le pus, les corps étrangers introduits dans la plaie ou pouvant provenir de la blessure elle-même, les parcelles ligamenteuses, cartilagineuses ou osseuses, ont une issue facile. La cicatrisation de la plaie, une fois obtenue, il y a lieu de croire qu'elle se maintiendra définitivement, ou, du moins, sans retours compromettants. Il n'en est plus de même, et pour des raisons tout à fait opposées, lorsque le projectile a creusé sa voie à travers tout ou la plus grande partie de l'épaisseur du tarse; que plusieurs osselets, superposés ou adossés, ont été labourés et brisés; qu'un certain nombre d'articulations ont été ébranlées, déchirées et entr'ouvertes du même coup. C'est dans ces cas, toujours d'autant plus fâcheux que la lésion se rapproche du cou-de-pied, qu'on voit surgir les accidents inflammatoires les plus graves, et, plus tard, quand ces accidents ont faibli au point de faire croire que le véritable danger est conjuré, la suppuration s'éternise et multiplie ses issues; le pied, toujours empâté et douloureux à la pression et au moindre mouvement, prend des inflexions vicieuses, se tasse, s'immobilise sur lui-même ou sur la jambe, et le plus communément, enfin, la nécessité de l'amputation se reproduit impérieusement. Chez deux Autrichiens, morts dans nos salles, à la suite de blessures du tarse, j'ai pu me faire une idée du fracas incroyable auquel pouvaient aboutir nos nouvelles balles, et comprendre combien la réparation de pareils désordres devait être difficultueuse, si tant est qu'on y arrive. Quelques rares succès, que chacun de nous retrouvera dans sa pratique, et dont le bénéfice n'est pas toujours resté incontestable, ne doivent donc pas nous faire perdre de vue la gravité générale des lésions du tarse par les projectiles. Dans les derniers temps de mon séjour à Gênes, j'ai vu quelques blessés dont le cou-de-pied avait été traversé par des balles, soit d'avant en arrière, soit obliquement, soit transversalement. Ces plaies étaient cicatrisées depuis deux mois au moins, et, cependant, le malade osait à peine poser le pied sur le sol bituminé de nos salles et de nos corridors, et encore après un certain nombre de pas, le pied devenait-il pesant et douloureux. Je ne conteste pas qu'avec le temps, de la prudence et l'usage des eaux sulfureuses naturelles en particulier, le pied ne puisse retrouver une aptitude suffisante à supporter le poids du corps ; mais, pour l'avoir vu également, j'inclinerais à penser que le contraire n'aura pas lieu moins souvent, eu égard, surtout, aux perfectionnements apportés dans nos armes de guerre. Depuis ma rentrée d'Italie, j'ai pu voir, sur trois blessés, les résultats de coups de feu dans l'épaisseur du tarse, reçus, l'un à Magenta, les deux autres à Solférino. Il s'était écoulé depuis lors de dix mois à un an. Lorsque ces trois blessés quittèrent l'Italie, leurs plaies étaient cicatrisées; or, la blessure, chez l'un d'eux, s'était rouverte plusieurs fois, et, en dernier lieu, il s'était établi plusieurs trajets fistuleux conduisant à des portions d'os cariées. Une véritable tumeur blanche du pied, dans les deux autres cas, avait succédé au réveil de l'inflammation ; le pied, ankylosé avec la jambe, était très-sensible ; la marche, embarrassée, était des plus pénibles. Ces trois malades regrettaient qu'on ne les eût pas amputés tout d'abord. — A San Benigno, ce sont principalement les officiers qui m'ont suggéré les réflexions qui précèdent. Bien plus souvent que le soldat, l'officier, à l'endroit de ses blessures, se prépare de bien douloureuses déceptions. » Dr Maupin, médecin principal.

Hôpitaux de Montechiaro. — « Je dois signaler trois tentatives de conservation du pied, dans des cas où le projectile avait traversé l'articulation tibio-astragalienne.

Un officier supérieur du 72e de ligne reçut une balle qui, étant entrée derrière la malléole externe, avait fracturé celle-ci, traversé le cou-de-pied, et était sortie en avant de la malléole interne. Il survint une arthrite grave avec symptômes généraux, fièvre, délire, douleurs vives, abcès, fusées purulentes dans les gaînes tendineuses ; ostéite de l'astragale ; issues d'esquilles, petites mais nombreuses, etc. ; l'irrigation froide fut employée pendant les quinze premiers jours ; au bout d'un mois, les symptômes inflammatoires commencèrent à s'apaiser, et lorsque je partis, je laissai le blessé en voie de guérison.

Le second fait que nous avons observé sur un lieutenant indigène de tirailleurs algériens est absolument semblable à celui-ci, si ce n'est que chez ce dernier, la balle avait traversé le pied d'une malléole à l'autre, d'où il était résulté des fusées purulentes des deux côtés, des esquilles plus nombreuses, et surtout une destruction plus étendue des ligaments tibio-tarsiens, en sorte que le pied était devenu mobile dans tous les sens. Malgré de tels désordres, l'inflammation était en grande partie dissipée lorsque je suis parti, et cette blessure marchait évidemment vers la guérison.

Le troisième fait nous est fourni par un tirailleur algérien : il est atteint par une balle entrée en avant de la malléole interne du pied gauche et restée dans la plaie ; il survint un gonflement inflammatoire considérable et très-douloureux de la région tibio-tarsienne ; je sentais le projectile enfoncé au centre du tissu spongieux de l'astragale, mais je ne parvins à l'ébranler et à l'extraire que vers le quinzième jour. Une arthrite aiguë s'était immédiatement développée et le stylet pénétrait à travers l'astragale jusqu'à la malléole externe. Après l'extraction de la balle, il y eut une recrudescence dans les symptômes inflammatoires, et bientôt une amélioration notable qui permettait l'espoir de la guérison au moment de mon départ.

Pour ces trois blessés, j'ai eu soin de placer le membre dans des gouttières métalliques, que j'ai dû faire fabriquer. Ces gouttières, en maintenant le pied fixe et immobile, diminuèrent beaucoup les douleurs et favorisèrent le contact des surfaces suppurantes, et, par suite, l'ankylose. Ces faits, relatifs à des plaies pénétrantes de diverses articulations, peuvent être regardés comme exceptionnels. »
Dr GAUJOT, médecin aide-major.

« Le 24 juin, à la bataille de Solférino, le général Douay fut atteint d'un coup de feu au pied gauche. Le projectile frappa au niveau de l'articulation tarso-métatarsienne en face du 4e article. La direction générale de la blessure était oblique de dehors en dedans. Au moment où il fut frappé, le général était à cheval et, par conséquent, à hauteur de l'arme qui le visait. La blessure n'offrait qu'une seule ouverture. — Vers 2 heures, passant devant une maison du village de Médole, j'entendis des plaintes; j'entrai, et trouvai le général qu'on venait d'amener. Il était très-agité, souffrant beaucoup; déjà une très-grande tension se produisait dans tout le pied, quoique la blessure ne datât que de 1 heure environ. Je ne fis aucune recherche dans la plaie, parce que le général allait être transporté dans une des ambulances du 4e corps, auquel il appartenait; je me bornai à prescrire des affusions froides. Je ne revis plus le général.

Les quelques détails qui vont suivre ont été écrits sous sa dictée, d'après les notes qu'il a conservées. Je les rapporte sommairement pour faire un historique complet de sa blessure, reconnaissant toutefois qu'ils n'ont pas un grand intérêt au point de vue de l'extraction récente du projectile, mais ils pourront donner lieu à quelques réflexions relatives au diagnostic dans des circonstances analogues.

« Le 24 juin, la blessure est examinée à plusieurs reprises; elle est sondée avec les instruments et même avec le doigt. On sent le fond de la plaie, on n'aperçoit aucun sillon, aucune fissure par lesquels la balle a pu s'insinuer, soit en se déformant, soit en écartant les os. On en conclut que le projectile n'est pas resté. Surviennent des crampes violentes, insupportables. Usage constant d'eau froide. — Du 24 au 27, séjour à Médole. — Le 27, transport à Brescia. Ce même jour, la blessure est examinée et sondée; on établit de nouveau l'opinion que le projectile n'est pas resté dans la plaie. On croit de plus pouvoir affirmer que les métatarsiens ont été rabottés sur une étendue de 7 à 8 centimètres (1). Usage constant d'eau froide. — Le 1er juillet, transport à Milan. — Dans la journée du 2, de vives douleurs se font sentir dans l'articulation (tibio-tarsienne); il n'y a pas de fièvre, mais une grande excitation, des angoisses; des changements incessants de position. Examen minutieux de la blessure; mêmes conclusions que précédemment. Le pied est mis dans la glace. — Dans la soirée, transport de l'hôtel à la casa Trivulzio. Le mouvement est fort pénible. Il n'y a pas de fièvre; la nuit est assez calme, quoique sans sommeil. Le pied reste dans la glace jusqu'au 14 juillet, toute sensibilité a disparu. — Le 15, des douleurs vives se font sentir dans l'articulation tibio-tarsienne. On suppose qu'elles sont rhumatismales. Cataplasmes laudanisés pendant trois jours. Les douleurs deviennent moins lancinantes. Application d'un appareil fixe, ouaté. — Les douleurs persistent. Au bout de quatre jours, l'appareil devient insupportable, on l'enlève. La malléole est tuméfiée, sur la face interne se montre une tache bleuâtre de 3 à 4 centimètres de diamètre; sur la face externe, même tache, d'une moindre étendue, mais se prolongeant assez haut sur la jambe; cataplasmes laudanisés. Deux jours après, une incision est pratiquée au-dessous de

(1) Je ne signale cette circonstance que parce qu'elle est notée par le général; mais je doute que la pensée d'un chirurgien ait été ainsi formulée, car il aurait été facile de constater ce passage de la balle sur la surface des os du pied. Les tendons des extenseurs auraient été déchirés, la peau aurait conservé un sillon au moins bleuâtre, et certainement une balle qui aurait ainsi contourné le dos du pied serait sortie en un point opposé à son entrée, ou serait restée sous la peau. Dans aucun cas, elle ne serait revenue sur ses pas pour sortir par son ouverture d'entrée.

la malléole externe, il en sort une grande quantité de pus qui amène un soulagement local; mais l'insomnie persiste malgré les potions calmantes; laudanum, eau de laurier-cerise, lactucarium. Pas de fièvre, mais sécheresse de la peau; absence d'appétit, dégoût des aliments et surtout du vin et du café. Tous les soirs, quintes de toux très-fatigantes. A partir des quatre ou cinq premiers jours qui ont suivi la blessure, la suppuration entraînait chaque jour des esquilles très-divisées. Elles ont continué jusqu'au moment de la cicatrisation de la plaie. — Le général n'a pas connaissance qu'il soit sorti par la plaie aucun fragment de chaussure. — Le 2 août, départ de Milan pour Lyon, où le général arrive le 5, s'étant assez bien trouvé du voyage, quoiqu'il fût long et difficile. — A la tache noirâtre développée un peu au-dessous de la malléole interne a succédé un abcès qui s'est développé lentement; le 10, la fluctuation est manifeste. On pratique une ponction avec la lancette. Il sort un peu de sérosité roussâtre et quelques bulles d'air. — La blessure tend à se cicatriser; l'incision externe est toujours douloureuse; elle fournit encore de la suppuration qui vient de la partie moyenne de la jambe, au moyen de pressions exercées de haut en bas; on continue les cataplasmes. L'appétit revient, l'état général est meilleur. — Septembre. La blessure et l'incision externe se ferment peu à peu; la suppuration est presque tarie. Le pied est fortement fléchi, le tendon d'Achille très-rétracté. On met le pied dans une gouttière munie d'une semelle pour le relever. Il y reste quinze jours en permanence. La jambe est extrêmement amaigrie. — A la fin de septembre, la blessure et l'incision externe sont cicatrisées, l'abcès de la face interne tend à guérir; il ne reste plus qu'une faible suppuration. Usage de béquilles. — Au commencement d'octobre, le général se rend à Paris. Sa marche avec des béquilles est continuée pendant tout novembre. En décembre, elles sont remplacées par une canne. — 1860. Mois de janvier. Emploi des injections d'eau et de teinture d'iode poussées dans le trajet fistuleux qui succède à l'abcès de la face interne. Amélioration générale. — L'année s'écoule avec des alternatives de bien et de mal. Souvent, l'abcès interne se ferme et se rouvre sans motif appréciable. Usage de cataplasmes, de compresses d'eau et d'iode, d'eau blanche, de teinture d'arnica, suivant la situation. — 1861. Envoi aux eaux de Baréges, 30 bains, 26 douches. — L'articulation tibio-tarsienne, qui avait toujours offert de la roideur, fonctionne beaucoup mieux; la jambe reprend de la force. Les bords de l'abcès ont une coloration normale. mais l'empâtement persiste, surtout au-dessous de la malléole interne et dans un espace qui s'étend sur le bord interne du pied, depuis la partie moyenne jusqu'au talon. — 1862. Alternatives de bien et de mal. En octobre, une grande irritation se montre autour de la fistule après deux nuits passées en chemin de fer. »

Tels sont les renseignements que m'a fournis le général; il les termine en ajoutant que « la pensée que le projectile n'avait pas pénétré lui a toujours été exprimée, que les abcès ont été considérés comme des accidents consécutifs, dépendant d'une maladie des os et annonçant la présence d'esquilles à éliminer. » — Cette assurance déterminait le général à vivre avec cette infirmité, et il ne réclamait aucun conseil. — Lorsque je fus chargé du service sanitaire de la place de Lyon, à la fin de l'année 1862, je fus frappé de la difficulté que le général éprouvait dans la marche, et lui persuadai de se soigner. Il me permit alors un examen dont voici l'exposé. Le pied offre dans sa forme générale un développement d'un quart à peu près plus considérable que le pied sain. La région tarso-métatarsienne est le siége d'une tumeur dure qui comprend, sur le dos du pied, la longueur des 2e, 3e et 4e métatarsiens. C'est le cal qui paraît avoir compris dans une même masse la première rangée du tarse et les métatarsiens au niveau de la fracture. Cependant avec le doigt on suit le bord interne et supérieur du 1er métatarsien et le bord externe du 5e. Dans ces parties, il n'y a pas de gonflement. Le tendon de l'extenseur propre du gros orteil se dessine sous la peau dans les mouvements d'extension; les tendons de l'extenseur commun fonctionnent mal, et, dans leurs mouvements, entraînent la cicatrice adhérente, large comme une pièce de 50 centimes, qui siége en face du 4e métatarsien, — c'est le point d'entrée de la balle. — La pointe du pied est un peu fléchie. Quand on la relève, la roideur de l'articulation tibio-tarsienne devient douloureuse, surtout le long du tendon d'Achille, que l'on sent manifestement rétracté. Le côté externe du pied est sain dans sa moitié antérieure; postérieurement, il offre un gonflement au-dessous de la malléole externe, mais pas d'empâtement. On y remarque la cicatrice d'une incision faite pour ouvrir un vaste abcès. L'habitude qu'a contractée le général de peser beaucoup, en marchant, sur le bord externe du pied, pour éviter la douleur au côté interne, a amené une saillie un peu plus prononcée de la malléole externe. La voûte plantaire est presque effacée; l'empâtement y est considérable, il se continue jusqu'au talon en remontant jusqu'à la malléole interne, qui n'est plus visible. C'est à un centimètre et demi au-dessous de celle-ci, sur une ligne qui irait de sa pointe au talon, que se montre un petit orifice, très-étroit, bordé par un bourrelet rouge fongueux, autour duquel s'étend une rougeur erythémateuse accidentelle survenue à la suite d'un voyage fatigant en octobre. — La palpation autour de l'ouverture fistuleuse ne fournit que la sensation d'une induration très-prononcée et profonde; néanmoins, à chaque pression, le général éprouve une douleur plus aiguë et a conscience d'un corps dur dont il pourrait suivre le contour. — Le trajet fistuleux est fort étroit, direct, dans une longueur de 2 centimètres où il s'incline d'arrière en avant jusqu'à 1 centimètre environ. A ce point, le stylet rencontre un corps dur, un peu rugueux, non sonore, mais donnant cependant une sensation particulière qui ne peut se confondre ni avec une portion d'os nécrosé, ni avec une portion de tissu spongieux carié. Une pression exercée avec le stylet donne au patient la perception d'un mouvement de bascule un peu en avant du point comprimé. — Cette exploration plusieurs fois répétée me donnait la conviction que j'avais rencontré un corps étranger; j'étais même persuadé que ce n'était pas une portion osseuse, mais bien une balle. Néanmoins, pour éclairer davantage mon diagnostic et me donner une certitude, je pratiquai la dilatation du trajet fistuleux au moyen d'éponge préparée. En quelques jours, j'eus un trajet assez large pour introduire un trois-quarts explorateur dont la pointe était rentrée préalablement dans la canule. Dès qu'elle fut au contact du corps dur, je poussai le trois-quarts; pas de douleur; j'avais de plus la sensation d'un corps qui se laisse entamer. Puis, par quelques mouvements de rotation, je cherchai à détacher quelques petits fragments de plomb que j'espérais trouver le lendemain dans la suppuration. C'est en effet ce qui arriva. Ayant examiné à la loupe les morceaux d'éponge, je trouvai avec le pus deux petites parcelles de plomb. Dès ce moment, j'eus la certitude que mon diagnostic était fondé. Le lendemain je pus introduire de petites pinces à disséquer jusque sur le projectile et je parvins à saisir entre les mors une parcelle de plomb noire d'un côté, brillante de l'autre. Dès lors il fut arrêté que l'extraction serait pratiquée.

Je priai mon collègue, M. Martenot, de me prêter son concours, et après avoir soumis le général au chloroforme, je fis une incision de 4 centimètres parallèle au bord interne du pied, un peu au-dessous de l'artère plantaire interne.—Les tissus que j'eus à traverser étaient extrêmement indurés, lardacés, difficiles à couper, la balle y adhérait par toutes ses aspérités, et je fus obligé d'agir avec énergie pour la faire basculer afin de l'extraire. Elle était logée dans la dépression de la face interne du calcanéum, la pointe en avant, direction qu'elle avait à sa sortie de l'arme. — Le doigt promené au fond de la plaie ne me fit découvrir aucune lésion osseuse, pas une partie d'os n'était à découvert. Autour de la balle, les tissus étaient partout très-indurés. Je n'ai senti non plus aucun autre corps étranger, bien que le général affirme que sa botte et sa fausse botte ont eu un disque enlevé comme par un emporte-pièce. — Je n'ai pas vu la chaussure.

Le pansement a été fait avec du styrax dans le but de favoriser la fonte des tissus indurés; le travail de cicatrisation a marché lentement, mais d'une façon uniforme, et vingt jours après l'opération, le général reprenait ses fonctions actives.—L'immobilisation du pied avait amené de la roideur dans l'articulation tibio-tarsienne, qui n'a jamais fonctionné librement depuis la blessure; mais l'exercice rend progressivement plus de souplesse à cette articulation. — Il n'est pas possible que le pied reprenne jamais sa forme primitive, ni l'intégrité de ses fonctions; mais déjà, dans la marche, le général n'éprouve plus cette douleur souvent vive produite par la pression exercée sur la botte chaque fois que la voûte du pied se surbaisse.

Le projectile est une balle cylindro-conique; elle est creusée de sillons et couverte d'aspérités qui résultent, ou de son passage à travers les os, ou de la compression produite dans l'arme. Dans les anfractuosités sont logés des dépôts de substance calcaire déposés lors de la formation du cal. — Le lieu d'extraction de la balle nous permet de déterminer la direction qu'elle a suivie en traversant le pied. Nous avons dit que la blessure paraissait être oblique de dehors en dedans. C'est en effet ce que l'extraction du projectile a démontré, et il est plus que probable que les 3e et 4e métatarsiens ont été fracturés à leur extrémité postérieure ainsi que le

3e cunéiforme et le cuboïde. Le calcanéum n'a pas dû être touché, à en juger par la position de la balle relativement à la face interne de cet os.

Cette observation peut donner lieu à bien des réflexions, ne fût-ce que pour constater une fois de plus combien il est souvent difficile de poser un diagnostic sûr quand il s'agit de lésions osseuses par plaies d'armes à feu, et combien il est important de bien arrêter son opinion avant de se prononcer sur la pénétration ou la non-pénétration des balles dans les régions où les moyens d'investigation sont difficiles. Le pied est une de celles qui offrent le plus de difficultés, à cause de la multiplicité des os, de leur tissu spongieux, de l'élasticité des métatarsiens, toutes circonstances qui doivent changer la position respective des parties au moment de la blessure et amener quelquefois l'impossibilité de suivre le trajet des balles avec les instruments explorateurs.

Sans entrer ici dans toutes les particularités qui peuvent signaler la lésion du pied, nous nous bornerons à faire ressortir, pour le cas qui nous occupe, les raisons qui ont probablement influé sur les décisions des premiers explorateurs. — Qu'ont-ils trouvé dans la blessure du général? Une seule ouverture. Aucune partie du pied n'offre de tumeur, d'ecchymose qui puissent mettre sur la voie de la présence d'une balle arrêtée sous la peau, soit en un point diamétralement opposé à la blessure, soit dans son voisinage. La palpation extérieure ne fait rien découvrir qui puisse déceler la présence, même profonde, d'un projectile, et cette palpation n'a été négligée ni pour la face inférieure du pied, ni pour sa partie postérieure, seuls endroits qui, par l'épaisseur de leur couche adipeuse, auraient pu loger facilement une balle.

L'exploration directe par la plaie, soit avec le doigt, soit avec les instruments, à une profondeur de 4 à 5 centimètres, ne décèle rien non plus. Le doigt, la sonde, sont arrêtés dans un cul-de-sac, au fond duquel on ne découvre aucun trajet sinueux, étroit, incliné dans un sens ou dans un autre, par lequel l'instrument peut être conduit. On ne rencontre que des esquilles menues, un canal hérissé de petites pointes osseuses comme il en existe dans le tissu spongieux des os divisés. — Ces recherches ont été faites quelques heures après la blessure, alors que le travail inflammatoire n'avait encore rendu les parties ni gonflées, ni douloureuses; elles ont été renouvelées plusieurs fois par différents chirurgiens. L'opinion a dû alors être formulée que le projectile n'était pas resté dans la plaie. — Ici la méprise ne peut résulter que de la région sur laquelle on opère. En effet, les éléments qui entrent dans sa composition sont multipliés; ils offrent dans leurs rapports des irrégularités de forme, et leur consistance est telle qu'ils se laissent facilement entamer. De là, peuvent résulter entre eux des changements de rapports qui déroutent les recherches les plus minutieuses. Certainement il est arrivé souvent que des balles, surtout des balles sphériques, qui rencontrent un os dur placé près de la peau, comme les os du crâne, le tibia, le sternum, sont réfléchies à la surface de ces os, en vertu d'une sorte d'élasticité particulière qui tient autant à la forme de l'os qu'à sa dureté propre; une balle peut même briser un os et sortir encore par son ouverture d'entrée, comme on en trouve des exemples. Mais quand il s'agit d'os courts, spongieux, le même phénomène est moins possible, car ces os ne sont élastiques, ni par leur forme, ni par leur texture; il se laissent facilement entamer par un choc et percer par une force même modérée. Aussi voit-on moins d'éclats, moins d'esquilles dans les blessures des os spongieux. Le projectile s'y creuse un canal en triturant les parties osseuses qu'il rencontre, mais en usant toutefois une plus grande somme de force que pour fracturer un os long ou un os compacte. Aussi trouve-t-on beaucoup plus d'exemples de balles logées dans les extrémités spongieuses des os longs que dans leur diaphyse. Cependant, dans ce cas, d'autres considérations auraient pu exercer sur le diagnostic une grande influence. Nous voulons parler de la manière dont se comportent ordinairement les balles cylindro-coniques généralement adoptées aujourd'hui. — Ces balles se meuvent autour de leur plus grand axe; elles ont une force de pénétration plus grande et leur forme conique les fait cheminer à la manière d'un coin. Les déviations sur les surfaces courbes des os sont donc beaucoup plus rares qu'avec les balles sphériques, et une fois les os entamés, il est infiniment probable que la balle y est engagée. — Il faut, en effet, pour qu'une balle qui frappe un os ressorte par son ouverture d'entrée, qu'elle obéisse à une réflexion, résultant de l'élasticité du corps frappant et du corps frappé; il faut de plus que sa puissance agisse perpendiculairement sur le corps frappé. Si cette puissance agit obliquement, l'angle de réflexion sera égal à l'angle d'incidence, et alors pas de sortie possible par l'ouverture d'entrée. — Cette théorie était vraie pour les balles sphériques; mais elle cesse de l'être pour les balles cylindro-coniques. Celles-ci n'ont pas de centre, elles ont un axe antéro-postérieur, autour duquel elles se meuvent, et quand elles frappent un corps dur, elles le brisent ordinairement, ou, si la résistance épuise une partie de leur force, elles basculent et se présentent alors par le travers; dans cette position il est à peine possible qu'elles sortent par leur ouverture d'entrée.

Les balles cylindro-coniques emportent donc beaucoup plus de probabilités de pénétration que les balles sphériques, et dans le cas où elles se réfléchiraient sur des surfaces osseuses, ce ne serait certainement pas sur des surfaces peu résistantes, comme celles qu'offrent les os du tarse, dépourvues de l'élasticité nécessaire pour produire la réflexion du corps contondant. — De ceci il résulte qu'il est plus rationnel, dans des circonstances analogues, d'opter pour la pénétration, même quand il n'existe qu'une seule ouverture aux téguments, et que les moyens d'exploration conduits jusqu'au fond apparent de la blessure n'ont rien fait découvrir. Je dis fond apparent, parce qu'il est, en effet, bien difficile de préciser quel est le fond réel d'une lésion osseuse par armes à feu. On trouve des exemples multipliés de balles qui s'insinuent par des fissures, en se laminant, en se torturant de mille manières jusqu'à dissimuler complétement leur présence. Ces faits sont, il est vrai, plus fréquents dans les os durs que dans les os spongieux et courts comme au pied, mais il faut reconnaître que dans ceux-ci leur friabilité peut permettre à une portion détachée de s'interposer entre la sonde exploratrice et le projectile et en masquer complétement la présence.

Dans ces cas douteux la science n'a pas dit son dernier mot, et les débridements explorateurs peuvent être d'un immense secours pour le diagnostic; mais peuvent-ils et doivent-ils toujours être pratiqués? — Tous les chirurgiens anciens ont adopté la pratique des débridements explorateurs, et presque tous les chirurgiens modernes ont suivi leur exemple, surtout quand il s'agit d'une plaie par arme à feu dans une partie abondamment pourvue de tissu musculaire où les toiles aponévrotiques sont résistantes, et surtout quand il s'agit d'extraire des esquilles de la diaphyse des os. Les incisions ont, en effet, dans ces cas, l'immense avantage de prévenir le développement du gonflement inflammatoire, de s'opposer à l'étranglement, de favoriser la sortie des corps étrangers, dont la présence est une cause incessante d'irritation, et de donner à la suppuration une issue large et facile. Ces incisions sont encore utiles dans le voisinage des extrémités articulaires bien fournies de muscles; mais elles sont beaucoup moins nécessaires quand la partie lésée est constituée presque exclusivement par des os, qu'elle n'est recouverte que de tendons et qu'il s'y trouve des gaînes aponévrotiques dans lesquelles le travail inflammatoire et la suppuration se propagent avec facilité, comme au pied. Dans cette région, des incisions seraient commandées pour extraire un projectile ou des esquilles dont la présence serait constatée ; mais il serait, à notre avis, peu prudent de n'inciser que pour faire des recherches sans aucune indication préalable de lieu et de direction. — Il y a unanimité pour insister sur la nécessité d'extraire tous les corps étrangers, surtout dans le tissu des os, quand leur présence est manifeste, que leur siége est déterminé; mais on n'hésite pas à établir que si les corps étrangers qui compliquent les plaies d'armes à feu sont si cachés qu'ils échappent aux recherches les plus exactes, il faut attendre que des circonstances plus heureuses fassent connaître le lieu qu'elles occupent (Boyer). — Parmi ces circonstances heureuses, la plus favorable est celle qui amène le déplacement du corps étranger par la destruction successive de toutes les parties osseuses en contact avec lui. Il peut venir, alors, se manifester dans la plaie ou former dans le voisinage un abcès au centre duquel il se trouvera. C'est ce qu'a offert heureusement le cas dont nous rapportons l'observation. — La balle aurait échappé à toutes les recherches qu'il était possible de tenter, mais elle n'a pas tardé à produire des complications qui pouvaient être attribuées à sa présence. Deux abcès se sont produits, l'un au côté externe, l'autre au côté interne du pied. Restait à déterminer quelle était la cause réelle de leur formation. Étaient-ils dus à l'extension de l'inflammation dans le voisinage de la blessure, à la présence d'esquilles ou de corps étrangers provenant de la chaussure, ou enfin à la présence de la balle ? Quelle que fût la cause, il était prescrit de la chercher, et c'est ici qu'il nous paraît y avoir une lacune. La persuasion dans laquelle on restait de la non-pénétration du projectile a fait négliger l'exploration du foyer des abcès, car le général déclare que jamais un stylet n'a été introduit dans l'un ou l'autre trajet suppurant. — L'abcès externe pouvait, à la rigueur, être rangé parmi les accidents consécutifs dus à l'extension du travail inflammatoire ; il offrait un vaste foyer avec fusées purulentes remontant dans les gaînes tendineuses des muscles de la partie postérieure de la jambe ; et, comme l'abcès interne, développé en même temps que l'externe, ne prenait pas de développement, on était conduit à penser qu'une communication entre les deux foyers leur permettait de se vider par une seule ouverture. Mais plus tard l'abcès interne persiste seul, on le ponctionne, un trajet fistuleux s'établit, et pendant trois ans il persiste, se fermant en apparence pendant quelques jours pour s'ouvrir de nouveau. N'est-ce pas dans ce cas surtout qu'une exploration faite au moment de l'ouverture de l'abcès en aurait fait découvrir la cause ? Cette exploration était commandée, soit qu'il s'agît de corps étrangers, d'esquilles ou de la balle elle-même. — C'est dans cette situation que je trouvai le général ; mon premier soin fut de sonder le trajet fistuleux, et, comme je l'ai dit, je perçus facilement un corps dur, ne rendant, en réalité, aucun son sous les percussions répétées du stylet, mais fournissant une sensation qui me semblait ne pouvoir être que celle d'une balle. Ce pouvait cependant être une esquille, et j'avoue que les divergences d'opinion qui venaient de se produire à propos de la blessure du général Garibaldi me donnaient une certaine perplexité. Avant ces débats chirurgicaux et sur un militaire confié à mes soins dans une salle d'hôpital, j'aurais probablement pratiqué de suite une incision exploratrice en suivant les règles prescrites par la disposition anatomique des parties ; mais, dans la circonstance, je voulais ne négliger aucun des renseignements propres à éclairer mon diagnostic. — Et d'abord je ne croyais pas à la présence d'une esquille. En effet, dans le lieu où se trouvait le corps étranger, il n'y a pas d'os ; la face interne du calcanéum, fortement déprimée en gouttière, est plus profondément située, le corps dur se trouvait à 25 millimètres de la peau et celle-ci était très-épaissie, très-indurée. — Une esquille aurait pu être détachée des os du tarse et poussée au fond de la fistule ; mais elle aurait été volumineuse, puisque le général sentait un mouvement de bascule jusqu'à plus d'un centimètre en avant à chaque pression du stylet, et une esquille de ce volume aurait infailliblement amené depuis longtemps un travail inflammatoire accompagné d'une suppuration abondante, ce qui n'existe pas. De plus, le général marchait sans autre douleur que celle qui était occasionnée par la pression des tissus sur la balle, et une grosse esquille détachée des os du tarse aurait amené des désordres qui eussent rendu la marche impossible. Ce n'étaient cependant pas des motifs certains pour faire croire plutôt à la présence d'une balle qu'à celle d'une esquille ; bien des méprises de ce genre ont été faites ; M. Leconte, professeur agrégé au Val-de-Grâce, dans un récent mémoire sur l'exploration des balles, en signale plusieurs exemples auxquels je pourrais en ajouter deux dont j'ai été témoin. Dans ces observations, il est vrai, il s'agit de blessures récentes dans lesquelles il n'était pas donné aux chirurgiens de s'appuyer sur des circonstances aussi favorables que celles qui m'étaient fournies, car j'avais affaire à une blessure ancienne ; le membre avait repris tant bien que mal ses fonctions, et je pouvais penser que ces fonctions eussent été impossibles avec des désordres osseux tels que les comporte la présence d'une grosse esquille ou même une carie de l'un des os. Indépendamment de ces signes rationnels, j'en avais un sensible, celui de la perception d'un corps dur, sensation difficile à définir, mais qui est différente de celle que fournirait un os nécrosé ou carié. — Néanmoins, comme il n'y avait pas péril imminent, que l'extraction du corps étranger n'était pas immédiatement commandée pour prévenir ou combattre des complications sérieuses, puisque cet état de choses durait depuis plus de trois ans, j'ai jugé prudent de chercher une preuve matérielle de la présence de la balle, et j'ai dilaté la fistule au moyen de l'éponge préparée. J'ai obtenu en quelques jours une dilatation suffisante pour introduire de petites pinces à disséquer et enlever une parcelle de plomb noire sur une face et brillante sur l'autre. Je n'ai employé ce moyen qu'à défaut du stylet à boule de porcelaine, de M. Nélaton, que j'aurais été bien aise d'expérimenter. Si j'avais eu connaissance à ce moment du stylet-pince dont M. Leconte nous a donné la description et la figure dans son mémoire inséré dans le 9e volume du *Recueil des mémoires de médecine et de chirurgie militaires*, je lui aurais donné la préférence sur le stylet Nélaton. Ce stylet-pince aurait agi à la manière des pinces à disséquer dont je me suis servi, avec cet avantage que, construit pour trancher par les bords de ses petites cuvettes terminales, il aurait atteint plus sûrement le but que je me proposais. J'ai été frappé de la simplicité du mécanisme de ce stylet-pince qui peut avoir action, même à une grande profondeur, dans les chairs, et je n'hésiterais pas à l'employer, surtout après l'expérience que je viens de faire d'un moyen analogue, mais bien moins parfait.

Je ne veux pas passer sous silence, avant de terminer, une remarque que j'ai faite sur la manière dont l'éponge préparée se comporte par rapport aux tissus avec lesquels elle est en contact. Son action dilatante ne peut être niée quand elle s'exerce sur des tissus mous jouissant à peu près de leur élasticité normale ; mais il n'en est pas de même quand elle s'exerce sur des tissus profondément indurés, dont la densité a considérablement augmenté et qui, par suite, ont perdu toute leur élasticité. Alors l'éponge use, ulcère les tissus plutôt qu'elle ne les dilate ; elle y adhère fortement, et chaque fois qu'il s'agit de l'enlever, on déchire les parties qui font corps avec elle, on provoque un écoulement de sang, et c'est toujours au prix d'une douleur vive. J'hésiterais à y recourir encore ; du reste, avec le stylet-pince proposé par M. Leconte, cette opération préalable n'est plus nécessaire ; on peut au fond des fistules étroites reconnaître la nature du corps étranger et procéder de suite à un débridement que les dilatations par l'éponge ne peuvent jamais éviter quand on opère sur des tissus indurés par le voisinage longtemps prolongé d'un projectile. — Dr Quesnoy, médecin-major.

TABLEAU DES BLESSURES DU PIED,

AMPUTATIONS, DÉSARTICULATIONS, RÉSECTIONS DU PIED, DES MÉTATARSIENS ET DES ORTEILS.

GENRES DE BLESSURES.	PROJECTILES, ARMES, ETC., QUI ONT PRODUIT LES BLESSURES.																	
	BALLE.			BOULET.			ÉCLATS DE PROJECTILES, BISCAÏENS.			SABRE, BAÏONNETTE, LANCE.			DIVERSES.			TOTAL.		
	Pensionnés.	Sortis guéris ou évacués.	Morts.	Pensionnés.	Sortis guéris ou évacués.	Morts.	Pensionnés.	Sortis guéris ou évacués.	Morts.	Pensionnés.	Sortis guéris ou évacués.	Morts.	Pensionnés.	Sortis guéris ou évacués.	Morts.	Pensionnés.	Sortis guéris ou évacués.	Morts.
Plaies contuses.	9	56	2	»	»	»	»	5	1	»	3	»	1	27	»	10	91	3
Plaies compliquées.	20	43	9	»	»	»	»	4	1	»	»	»	»	»	»	20	47	10
Fractures du tarse.	24	5	9	»	»	»	»	»	»	»	»	»	»	»	»	24	5	9
Id. du métatarse.	35	31	16	2	»	2	1	3	1	»	»	»	2	»	»	40	34	19
Id. des orteils.	13	37	3	»	»	»	1	5	1	»	»	»	»	4	»	14	46	4
Coups de feu.	28	33	17	»	»	»	»	»	»	»	»	»	»	»	»	28	33	17
Luxations, entorses.	»	»	»	»	»	»	»	»	»	»	»	»	2	54	»	2	54	»
Contusions.	»	»	»	»	»	»	»	4	»	»	»	»	»	6	»	»	10	»
Plaies de marche.	»	»	»	»	»	»	»	»	»	»	»	»	5	223	8	5	223	8
Sans indications	»	»	»	»	»	»	»	»	»	»	»	»	»	164	38	»	164	38
	129	205	56	2	»	2	2	21	4	»	3	»	10	478	46	143	707	108
Totaux.	390			4			27			3			534			958		

La date terminale de chaque observation sommaire est celle du décret accordant la pension de retraite.

Il conviendrait d'ajouter aux blessures du pied, plaies du soldat en marche, 2,743 autres blessures qui ont nécessité l'entrée aux hôpitaux.

AMPUTATIONS, DÉSARTICULATIONS, RÉSECTIONS.

	FRANÇAIS.			AUTRICHIENS.	
	Pensionnés.	Sortis ou évacués.	Morts.	Évacués.	Morts.
Partielle du pied.	3	»	8	1	6
Idem de métatarsiens. .	2	»	5	2	1
Idem d'orteils.	5	51	6	2	1
	10	51	19	5	8

Les blessures qui ont nécessité ces opérations sur les Français sont comprises dans le tableau des blessures du pied.

1 amputation tarso-métatarsienne a nécessité ultérieurement l'amputation de la jambe.

1 amputation du gros orteil a été faite à la suite d'une blessure par imprudence : Guerdie, fusilier au 75e de ligne, s'est blessé en nettoyant son arme chargée à balle.

BLESSURES DU PIED.

Abderrahman-ben-Soliman-Krodja, né à Alger, 1835, lieutenant, tirailleurs algériens. — Fracture du calcanéum, pied droit ; plaie compliquée à la cuisse et à la fesse ; lésion du nerf sciatique, coups de feu, Magenta. — Paralysie, atrophie et extension permanente du membre inférieur droit, rétraction du tendon d'Achille, pied équin. — 10 janvier 1863.

Agu, Pierre-Louis, né le 30 juin 1829, à Saint-Vincent (Morbihan), 65e de ligne.—Fracture du calcanéum, coup de feu, Magenta. — Gratification renouvelable.

Agulhon, Pierre-Adolphe, né le 20 février 1836, à Les Rousses (Lozère), 10e bataillon de chasseurs. — Fracture comminutive de deux métatarsiens, coup de feu, Mélégnano. — Gratification renouvelable.

Ahmed-ben-Magouri, né le ..... 1834, à Frélia (Algérie), tirailleurs algériens.—Fracture du 2e métatarsien, coup de feu au pied droit, Solférino.—Rétraction des tendons extenseurs du pied, avec chevauchement des 2e et 4e orteils sur les 3e et 5e. — 16 janvier 1861.

Alais, René-François-Landrin, né le 16 juillet 1833, à la Mesnières (Orne), 8e de ligne. — Fracture des 2e et 3e métatarsiens, coup de feu, Solférino. — Cicatrice adhérente à la face dorsale du pied droit. — Gratification renouvelable.

Aleysson, Régis, né le 16 octobre 1829, à Aizac (Ardèche), 1er voltigeurs, garde. — Coup de feu aux pieds, Solférino. — Ankylose incomplète de l'articulation tibio-tarsienne droite et gêne des mouvements du pied gauche. — 11 juillet 1860.

Ali-ben-Amar, né le ..... 1830, à Heloulus (Constantine), 3e tirailleurs algériens.—Plaie compliquée au pied gauche (tarse), coup de feu, Magenta. — Gratification renouvelable.

Ali-ben-Embark, né le ..... 1835, à Ourdis (Constantine), 3e tirailleurs algériens.—Plaie compliquée à la partie externe du pied gauche, coup de feu, Solférino. — Gratification renouvelable.

Allet, Jean-Louis-Eugène, né le 16 mai 1836, à Charnècles (Isère), 44e de ligne.—Coup de feu au pied gauche, Solférino. — Ankylose. — 14 mars 1860.

ALTHAUSER, Joseph, né le 29 décembre 1828, à Katzenthal (Haut-Rhin), 74e de ligne.— Plaie compliquée à la partie interne du pied droit, contusion violente des tendons fléchisseurs des orteils, coup de feu, Montebello. — Gêne dans les mouvements du pied. — Gratification renouvelable.

ARNAUDON, Pierre, né le 26 août 1837, à Arlix (Ardèche), 80e de ligne. — Carie des 1er et 2e métatarsiens; trajets fistuleux, atrophie du pied, phlegmon, pression de la chaussure. — 31 juillet 1863.

AUDIFFREN, Marius-Augustin, né le 14 avril 1837, à Roquefort (Bouches-du-Rhône), 23e de ligne.—Plaie compliquée au pied gauche, lésion de deux métatarsiens, coup de feu, Magenta. — Gratification renouvelable.

AUDIN, Tibulle, né le 23 avril 1827, à Avesnes (Nord), 45e de ligne. — Coup de feu au pied gauche, Magenta. — Ankylose de l'articulation tibio-tarsienne. — 4 juin 1860.

AVÉZOU, Antoine, né le 15 mai 1826, à Degnagna (Lot), 1er voltigeurs, garde.—Coup de feu au pied droit, lésion du calcanéum, Solférino. — Engorgement chronique de l'articulation tibio-tarsienne droite avec saillie et difformité de la malléole interne; rétraction des orteils. Claudication. — 6 mars 1861.

BACOU, Joseph, né le 14 avril 1836, à Bédarieux (Hérault), 72e de ligne. — Coup de feu au pied droit, Solférino. — Carie des os et déformation du pied. — 31 mars 1860.

BAILLEUL, Casimir-Henri, né le 1er janvier 1835, à Vieux-Berquin (Nord), 84e de ligne.— Plaie compliquée au pied droit, fracture du métatarse, coup de feu, Montebello.—Extraction d'esquilles, cicatrice adhérente. — Gratification renouvelable.

BARTHE, Jean-Baptiste-Joseph, né le 11 janvier 1831, à Issards (Ariége), 70e de ligne.— Coup de feu au pied droit, fracture des métatarsiens, Magenta. — Chevauchement des derniers orteils, atrophie et déviation de la plante du pied en dedans. Le projectile a fracturé comminutivement les 1er, 4e et 5e métatarsiens. — 10 août 1861.

BAVEUX, Jean-Baptiste-Eugène, né le 21 juin 1835, à Daillaucourt (Haute-Marne), 7e de ligne. — Carie des os du pied droit, métatarse; excoriation par la chaussure, devra probablement être amputé. — 31 juillet 1863.

BAZIRE, Victor-Paul, né le 24 mai 1834, à Isigny (Calvados), 100e de ligne. — Fracture du talon gauche, Solférino. — Rétraction du tendon d'Achille, amaigrissement du membre. — 10 août 1861.

BEDEL, André, né le 16 juillet 1830, à Montauban (Tarn-et-Garonne), 1er zouaves.—Fracture des os du tarse, coup de feu au pied droit, Mélégnano. — Ankylose complète de l'articulation tibio-tarsienne et de toutes les articulations du pied. — 4 août 1860.

BELERT, Louis, né le 24 décembre 1832, à Ladignac (Haute-Vienne), 61e de ligne.—Le pied droit traversé par une balle, coup de feu, Solférino. — Cicatrices adhérentes. — Gratification renouvelable.

BELLAIGUES, François, né le 28 avril 1837, à Taures (Puy-de-Dôme), 49e de ligne.—Écrasement du gros orteil du pied gauche, éclat d'obus, Solférino. — Désarticulation du gros orteil. — 4 juin 1860.

BELLUTEAU, Jean, né le 5 juin 1833, à Burie (Charente-Inférieure), 84e de ligne.—Plaie compliquée à la partie interne du pied droit, coup de feu, Solférino.—Extraction d'esquilles. Claudication. — Gratification renouvelable.

BENET, Jean, né le 9 octobre 1835, à Escosse (Ariége), 45e de ligne. — Coup de feu au pied gauche, Solférino. — La balle pénètre à la face dorsale entre les 2e et 3e métatarsiens et sort à la face plantaire; fausse ankylose de l'articulation tibio-tarsienne; atrophie du pied et de la jambe. — 6 mars 1861.

BERJAUD, Alexis-Pierre-Raymond, né le 6 novembre 1834, à Toulouse (Haute-Garonne), caporal, 49e de ligne. — Coup de feu au talon gauche, Solférino. — Ankylose complète du pied avec déformation. — 4 juin 1860.

BERLAIN, Nicolas, né le 23 décembre 1837, à Verneuil (Nièvre), 72e de ligne.—Coup de feu au pied gauche, Solférino. — La balle entre au niveau de la face plantaire de la tête du 5e métatarsien, sort à la face dorsale de l'articulation métatarso-phalangienne du gros orteil, et fracture comminutivement l'extrémité antérieure des 2e et 3e métatarsiens. — Ankylose des articulations métatarso-phalangiennes des quatre derniers orteils, avec engorgement du pied. — 14 mars 1860.

BERN, Paul, né le 6 mai 1828, à Hildsheim (Hanovre), sergent au régiment étranger.— Fracture des os du tarse, coup de feu au pied droit, Magenta. — Ankylose incomplète de l'articulation tibio-tarsienne; flexion permanente, à angle droit, des quatre derniers orteils du pied droit et déformation de celui-ci, dévié en dehors. — 25 avril 1863.

BERNARD, Edmond-Pierre-André, né le 20 novembre 1835, à Lahaycourt (Meuse), caporal, 55e de ligne. — Coup de feu au pied droit, Solférino. — Deux cicatrices adhérentes et profondes au tiers inférieur et postérieur de la jambe, avec fausse ankylose de l'articulation tibio-tarsienne. — 31 mars 1860.

BETSCHY, Joseph, né le 28 janvier 1836, à Andlau (Bas-Rhin), 90e de ligne. — Coup de feu au pied gauche, Magenta. — Ankylose des articulations; le projectile a traversé le tarse de dedans en dehors, au niveau de l'articulation calcanéo-astragalienne.—30 mai 1860.

BILKASSEM-BEN-THALEB, né le ..... 1825, à Constantine (Algérie), 3e tirailleurs algériens.— Plaie compliquée au pied droit, coup de feu, Magenta. — Le projectile a traversé le tarse; issue de plusieurs esquilles; atrophie de l'extrémité du pied. — Gratification renouvelable.

BLANCHARD, Lucien, né le 1er octobre 1835, à Malzéville (Meurthe), 61e de ligne. — Coup de feu au pied gauche, Solférino. — Ankylose des articulations métatarso-phalangiennes; déviation des orteils; le projectile a fracturé comminutivement la tête des trois premiers métatarsiens. — 6 mars 1861.

BOUCLEY, François, né le 18 septembre 1831, à Torpes (Saône-et-Loire), caporal, 43e de ligne. — Plaie compliquée à la partie postérieure de la jambe gauche et fracture du 3e métatarsien. — Coup de feu, Magenta. — Gratification renouvelable.

CAILLON, François-Marie, né le 16 novembre 1835, à Campbon (Loire-Inférieure), 49e de ligne. — Coup de feu au pied droit, Solférino. — Ankylose des articulations tarso-métatarsiennes. — 4 juin 1860.

CALET, Ambroise-Victor, né le 2 février 1837, à Blanzy (Pas-de-Calais), 2e zouaves. — Coup de feu au pied gauche, Magenta. — Lésion du scaphoïde et des cunéiformes; renversement du pied en dehors. — 6 mars 1861.

CALLARD, Louis-Auguste, né le 2 août 1835, à Vannes (Loiret), 56e de ligne. — Coup de feu au pied droit, Magenta.— Le projectile traverse le pied droit, de la face dorsale à la face plantaire. — Gratification renouvelable.

CALOT, Jean-Baptiste, né le 14 octobre 1829, à Bülh (Meurthe), 2e grenadiers, garde. — Plaie compliquée au pied gauche, coup de feu, Magenta. — La balle traverse le dos du pied en séton oblique et fracture les 4e et 5e métatarsiens. Extraction d'esquilles. Déformation et gonflement du pied. — 6 mars 1861.

CAPELLIER, Louis-Firmin, né le 28 août 1833, à Herleville (Somme), 72e de ligne. — Coup de feu au pied gauche, Solférino. — Amputation du gros orteil. — Gratification renouvelable.

CATOIS, Louis-Martial, né le 9 mai 1833, à Chammes (Mayenne), 85e de ligne. — Plaie déchirée au pied gauche, près de la malléole externe, coup de feu, Solférino. — Gratification renouvelable.

CAZELOU, Baptiste, né le 1er avril 1831, à Uzech (Lot), 65e de ligne. — Fracture du 4e métatarsien gauche, coup de feu, Magenta. — Gratification renouvelable.

CHABERT, Joseph, né le 14 octobre 1836, à Rochepaule (Ardèche), 59e de ligne. — Résection de la tête du 1er métatarsien et perte du gros orteil. — Blessure par la chaussure. Gratification renouvelable.

CHALAYE, Jean-Augustin, né le 10 novembre 1835, à Saint-Agrève (Ardèche), 55e de ligne. — Coup de feu au pied droit, Solférino. — Ankylose de l'articulation tibio-tarsienne et atrophie du membre. — 31 mars 1860.

Chambron, Auguste-Théodore, né le 31 juillet 1837, à Tence (Haute-Loire), 43e de ligne. — Plaie compliquée à la partie postérieure du pied gauche; lésion du calcanéum, coup de feu, Magenta. — Cicatrices adhérentes et profondes. — Gratification renouvelable.

Chardin, Nicolas, né le 14 septembre 1837, à Autreville (Meurthe), 43e de ligne. — Plaie compliquée au talon gauche, perte de substance osseuse, coup de feu, Solférino. — Gratification renouvelable.

Charretton, Antoine-Sylvain, né le 19 août 1837, à Vouvray (Indre-et-Loire), 52e de ligne. — Désarticulation métatarso-phalangienne des 4e et 5e orteils du pied gauche, coup de feu, Magenta. — Gratification renouvelable.

Chassagnes, Jean-Louis, né le 19 novembre 1835, aux Billanges (Haute-Vienne), 6e de ligne. — Fracture de l'articulation métatarso-phalangienne du gros orteil, coup de feu, Solférino. — 3 mars 1860.

Chauffaille, Jean, né le 23 août 1835, à Fraysse (Dordogne), 55e de ligne. — Plaie déchirée à la plante du pied gauche, partie moyenne, coup de feu, Solférino. — Cicatrice adhérente et gêne des mouvements. — Gratification renouvelable.

Chevrier, Joseph-Émile, né le 16 août 1834, à Frène (Vosges), 61e de ligne. — Fracture comminutive du 1er métatarsien, coup de feu au pied gauche, Solférino. — Cicatrices adhérentes aux faces dorsale et plantaire du pied gauche, avec ankylose incomplète de l'articulation tibio-tarsienne. — 30 mai 1860.

Chevrier, Clément, né le 27 juillet 1834, à Meuil (Vosges), 61e de ligne. — Perte de la dernière phalange du gros orteil, pied gauche, coup de feu, Solférino. — Gratification renouvelable.

Colladant, Louis-Dominique, né le 20 septembre 1837, à Tassenière (Jura), 93e de ligne — Luxation de trois métatarsiens; chute d'un corps lourd sur le pied. Atrophie du pied. — Gratification renouvelable.

Cologne, Jean-Baptiste-Léopold, né le 2 janvier 1837, à Pont-Arcis (Aisne), 100e de ligne. — Plaie déchirée à la hanche gauche et fracture du 1er métatarsien, pied gauche, coup de feu, Solférino — Amaigrissement du membre. — 6 mars 1861.

Crose, Félix, né le 11 juin 1833, à Saint-Clément (Ardèche), 65e de ligne. — Coup de feu au pied droit, Solférino. — Ankylose et déformation du pied droit; le projectile a traversé les os du tarse. — 16 mai 1860.

Courtot, Claude-Jules, né le 1er février 1836, à Amagney (Doubs), 15e de ligne. — Coup de feu au pied, Solférino. — Fracture du 1er métatarsien. Fracture de l'astragale. Petites esquilles extraites des deux plaies. Paralysie du pied. Ostéite chronique des os du tarse. — Gratification renouvelable.

Cuerq, Jean-Jacques, né le 16 décembre 1833, aux Vastres (Haute-Loire), 49e de ligne. — Plaie déchirée au niveau des articulations métatarso-phalangiennes des 2e et 3e orteils du pied gauche, coup de feu, Solférino. — Gratification renouvelable.

David, Nicolas, né le 9 février 1832, à Spizet (Finistère), 49e de ligne. — Coup de feu au pied droit, Solférino. — Ankylose incomplète. — 4 juin 1860.

Deaujard, Adolphe-Honoré, né le 8 octobre 1835, à Assé-le-Bérenger (Mayenne), 8e de ligne. Plaie à la fesse et à la face plantaire du pied droit. Fracture du calcanéum, coup de feu, Solférino. — Gratification renouvelable.

Debord, Jean-Antoine-Cyprien, né le 20 mars 1837, à Aubin (Aveyron), 71e de ligne. — Tumeur blanche au pied gauche; plaie fistuleuse conduisant sur l'astragale; déformation et déviation en dedans. Fatigue. — Gratification renouvelable.

Delachair, Oscar, né le 24 juin 1836, à Louviers (Eure), 1er zouaves. — Coup de feu au pied droit, Mélégnano. — Ankylose complète des articulations du pied. — 30 mai 1860.

Dérogy, Napoléon-Joseph-Eugène, né le 8 décembre 1836, à Songeons (Oise), 15e de ligne. — Coup de feu au pied gauche, avec fracture du 4e métatarsien, Solférino. — Gratification renouvelable.

DUBAR, Désiré-Louis-Joseph, né le 13 octobre 1832, à Roubaix (Nord), 91e de ligne. — Coup de feu au pied droit, Solférino. — Ankylose complète de l'articulation tibio-tarsienne; déformation. — Avait reçu un coup de feu au bras en Crimée. — 4 juin 1860.

DUHAUT, Louis, né le 27 septembre 1834, à Vergaville (Meurthe), 86e de ligne. — Plaie contuse au pied gauche, coup de feu, Solférino. — Gratification renouvelable.

DUMONT, Jean-Claude, né le 18 novembre 1832, à Aroz (Haute-Saône), 49e de ligne. — Coup de feu au pied gauche, Solférino. — Ankylose et déformation. — 4 juin 1860.

DURAND, Jean-Baptiste, né le 28 septembre 1835, à Clessy (Vosges), 61e de ligne. — Coup de feu au pied gauche, Solférino. — Ankylose complète de l'articulation métatarso-phalangienne du gros orteil gauche, avec perte de la dernière phalange de cet orteil. — Gratification renouvelable.

ERHEL, Jean-Marie-Jacques, né le 22 mars 1835, à Maroné (Côtes-du-Nord), 91e de ligne. — Coup de feu au pied droit, Solférino. — Ankylose complète de l'articulation tibio-tarsienne; déformation du pied et cicatrice adhérente au-dessus de la malléole. — 24 juin 1861.

EYRAUD, Jacques, né le 11 mars 1837, à Regagnac (Dordogne), 71e de ligne. — Coup de feu au pied gauche; fracture du 1er métatarsien, Solférino. — 16 janvier 1861.

FAIVRE, Félicien, né le 1er janvier 1829, à Beurs (Doubs), caporal, 3e grenadiers, garde. — Coup de feu au pied gauche, Magenta. — La balle a traversé le pied au niveau des 4e et 5e métatarsiens. Cicatrice adhérente. — Gratification renouvelable.

FARJONS, Joseph, né le 30 avril 1832, à Juvinas (Ardèche), 70e de ligne. — Coup de feu au pied gauche; fracture du 5e métatarsien, Magenta. — Atrophie de la jambe et du pied gauche, avec gêne considérable des mouvements. — 30 mai 1860.

FEUILLADE, Léon-Alfred, né le 16 mars 1830, à Paris (Seine), 5e bataillon de chasseurs. — Fracture du 1er métatarsien, coup de feu, Solférino. — Ankylose de l'articulation métatarso-phalangienne du gros orteil droit, avec déviation de cet orteil. — Gratification renouvelable.

FILLOD, Joseph-Léonard, né le 20 janvier 1838, à Montfleur (Jura), 53e de ligne. — Plaie compliquée au pied droit, coup de feu, Solférino. — Ankylose complète du pied. — 14 mars 1860.

FOUGERAY, Joseph-Henri, né le 19 mars 1837, à Bonnemain (Ille-et-Vilaine), 8e de ligne. — Plaie déchirée au pied gauche, coup de feu, Solférino. — Gratification renouvelable.

FRITZ, François-Joseph, né le 13 novembre 1836, à Dalhemden (Bas-Rhin), 72e de ligne. — Coup de feu au pied gauche, fracture du calcanéum, Solférino. — Carie du calcanéum, du cuboïde et du 4e métatarsien, œdème du pied. Le projectile a traversé le pied d'arrière en avant, sans léser l'articulation tibio-tarsienne. — 6 octobre 1860.

GAILLARD, Charles, né le 9 août 1837, à Louis (Deux-Sèvres), 90e de ligne. — Coup de feu à la face dorsale du pied gauche, Magenta. — Gratification renouvelable.

GARREAU, Théodore, né le 25 août 1834, à Moulon (Loiret), 74e de ligne. — Plaie déchirée au bras gauche; fracture du 1er métatarsien, pied gauche, coups de feu, Montebello. — Paralysie incomplète du bras. Ankylose métatarso-phalangienne du gros orteil. — Gratification renouvelable.

GARRIGUE, Jean, né le 28 février 1837, à Saint-Vincent-Lespaluel (Dordogne), 86e de ligne. — Coup de feu au pied gauche, Solférino. — Amputation partielle du pied gauche. — 16 janvier 1861.

GAUTHIER, Louis, né le 30 octobre 1835, à Montopas (Nièvre), 56e de ligne. — Fracture des os du tarse, coup de feu, Magenta. — Gêne considérable dans la marche; cicatrice adhérente et profonde à la partie interne du pied droit. — 16 janvier 1861.

GAUTIER, Daniel, né le 12 mai 1825, à Celles (Deux-Sèvres), caporal, 45e de ligne. — Coup de feu au pied gauche, fracture du tarse, Solférino.—Atrophie du pied gauche, trajets fistuleux sur la face dorsale du pied; ankylose incomplète de l'articulation tibio-tarsienne. — 24 avril 1861.

GAYRAUD, Antoine-Amans-Hippolyte, né le 28 novembre 1837, à le Truel (Aveyron), 26e de ligne. — Carie du 1er métatarsien et du calcanéum, pied droit; abcès froid; fatigue. — Gratification renouvelable.

GILBERT, Jean-Nicolas, né le 14 avril 1834, à Heuilley-le-Grand (Haute-Marne), sergent, 32e de ligne. — Fracture du gros orteil, pied droit, coup de feu, Magenta. — Amputation du gros orteil. — Cet homme fait prisonnier a été conduit à Pavie, où il a été trouvé à l'hôpital civil, après le départ des Autrichiens. — 30 mai 1860.

GÉRARD, Louis-Julien, né le 27 janvier 1837, à Bourgueil (Indre-et-Loire), 41e de ligne. — Attrition de la partie interne du pied droit, éclat d'obus, Magenta. — Amputation du 1er métatarsien et du gros orteil, le 10 juin à Novare. — 31 mars 1860.

GROENEN, Lambert, né le 18 septembre 1828, à Achœl (Belgique), régiment étranger.— Coup de feu au pied gauche, Magenta. — Le projectile pénètre de dedans en dehors au niveau de la 1re articulation tarso-métatarsienne, et sort au niveau de la 5e en fracturant comminutivement les extrémités supérieures des 5 métatarsiens. Abcès fréquents qui ont donné issue à 19 esquilles. — Douleurs vives qui ont fait craindre le tétanos, et qui ont cessé après débridement et extraction d'esquilles du 5e métatarsien. — 1er avril 1864.

GUINEL, François, né le 19 février 1834, à Puceul (Loire-Inférieure), 85e de ligne.—Plaie déchirée au pied droit, coup de feu, Solférino. — Gratification renouvelable.

GUITARD, Jean, né le 13 août 1835, à Villars (Charente), artillerie, garde. — Ankylose incomplète de l'articulation tarso-métatarsienne du pied droit; chute de cheval, Magenta. — Gratification renouvelable.

HOUNSELL, Auguste-Émile, né le 3 novembre 1837, à Paris (Seine), 85e de ligne. — Le pied droit broyé par un boulet, Solférino.—Amputation partielle du pied dans l'articulation. — 14 mars 1860.

HUMARQUE, Pierre-Joseph, né le 14 décembre 1832, à Rambervillers (Vosges), 6e bataillon de chasseurs. — Coup de feu au pied, Solférino.—Amputation du 4e orteil du pied gauche. — Gratification renouvelable.

JOLY, François, né le 21 avril 1833, à Meymac (Corrèze), 91e de ligne. — Coup de feu au pied gauche, Solférino. — Gonflement œdémateux du pied qui reste froid et douloureux à la pression. — 26 juin 1861.

LABRIT, Laurent, né le 19 septembre 1822, à Monein (Basses-Pyrénées), 74e de ligne.— Coup de feu au pied droit, région dorsale interne, Solférino. — Hernie inguinale double, difficile à maintenir. — Gratification renouvelable.

LAFONT, Régis, né le 20 août 1831, à Beaumont (Ardèche), 3e grenadiers, garde.—Coup de feu au pied gauche, Magenta.—Paralysie des 3 derniers orteils, ankylose incomplète de l'articulation tibio-tarsienne et déviation de la plante. — 11 juillet 1860.

LAMMURE, François, né le 22 mai 1834, à Chauffailles (Saône-et-Loire), 61e de ligne. — Coup de feu au pied droit, fracture des têtes articulaires des 3 premiers métatarsiens, Solférino. — Ankylose des articulations métatarso-phalangiennes. — 30 mai 1860.

LARROUY, Pierre, né le 5 janvier 1825, à Arrodets (Hautes-Pyrénées), 1er voltigeurs, garde. — Coup de feu au pied droit, Solférino. — Séjour prolongé de la balle entre les 3e et 4e métatarsiens. — Gratification renouvelable.

LE BERRE, Michel, né le 5 juin 1834, à Saint-Jean-du-Doigt (Finistère), 61e de ligne. — Coup de feu au pied droit, Solférino.—Ankylose incomplète du pied; cicatrices adhérentes; le projectile a fracturé l'os cuboïde et les 3 derniers métatarsiens. — 30 mai 1860.

LE BOULCH, Mathieu, né le 24 novembre 1832, à Lacam (Côtes-du-Nord), 100e de ligne. — Plaie compliquée à la région dorsale du pied droit, coup de feu, Solférino. — Cicatrice adhérente et gêne dans la marche. — Gratification renouvelable.

LE COZLER, Pierre, né le 8 juillet 1829, à Bourbriac (Côtes-du-Nord), 2e voltigeurs, garde. — Plaie compliquée à la région tarsienne, pied gauche, coup de feu, Solférino. — Claudication avec atrophie de la jambe et du pied. — Gratification renouvelable.

LEFRANC, François-Désiré, né le 7 septembre 1834, à Paris (Seine), zouaves, garde. — Plaie compliquée au pied, coup de feu, Magenta. — Le projectile a traversé le pied droit de son bord interne à son bord externe en fracturant les métatarsiens. Claudication. — Gratification renouvelable.

LEQUEUX, César-Henri, né le 31 octobre 1833, au Câteau (Nord), caporal, 61e de ligne.— Le pied droit traversé par une balle, Solférino. — Le projectile entre par la face dorsale à 1 centimètre et demi de l'articulation des 2e et 3e métatarsiens avec leurs phalanges, et sort à la face plantaire, au niveau de l'extrémité supérieure du 1er métatarsien.—Entré, 26 juin, hôpital de Brescia, 4 esquilles extraites ; 5 juillet, évacué sur Milan, 3 esquilles extraites ; évacué sur Gênes; embarqué le 8 août pour France, arrivée à Orléans, infirmerie régimentaire, 5 esquilles; 1er novembre, cicatrisation des plaies, réformé; 7 novembre, étant à Paris, les plaies s'ouvrent, il entre à l'hôpital Saint-Louis, service du Dr Denonvilliers, 1 esquille ; 19 novembre, envoyé à l'asile de Vincennes, plaie fistuleuse aux deux faces plantaire et dorsale; 2 décembre, 1 esquille; 14 décembre, plaie plantaire cicatrisée, un petit point fistuleux à la face dorsale. Service de M. Laborie.—Avait été blessé en Crimée, 1 coup de baïonnette, séton au flanc droit; 1 coup de feu à la cuisse droite. — 3 mars 1860.

LOUIS, Jean, né le 3 novembre 1834, à Bérig (Moselle), 76e de ligne. — Coup de feu au pied gauche, Solférino. — Le projectile a labouré le pied de dehors en dedans en suivant la direction des têtes des métatarsiens. Gêne dans les mouvements, claudication. — Gratification renouvelable.

MANDINE, Pierre-Alexandre, né le 18 mars 1837, à Entrevaux (Basses-Alpes), 65e de ligne. —Coup de feu au pied droit, Magenta. Paralysie de la jambe et déformation du pied. — 31 mars 1860.

MANINET, Louis-Hyppolite, né le 13 mars 1836, à Saint-Peray (Ardèche), 34e de ligne. Coup de feu au pied droit, Solférino. — Rétraction des orteils, engorgement du pied. — 4 juin 1860.

MARGERIT, Pierre, né le 15 janvier 1829, à Yssingeaux (Haute-Loire), 43e de ligne. — Arthrite chronique des pieds et des mains, déformation des articulations, humidité. — Gratification renouvelable.

MARREC, Corentin, né le 24 octobre 1837, à Riec (Finistère), 6e de ligne. — Coup de feu au pied gauche, au niveau de l'articulation du 3e cunéïforme avec le 5e métatarsien, Solférino. — Gratification renouvelable.

MAUDUIT, Louis, né le 15 avril 1836, à Vicq (Vienne), 44e de ligne. — Fracture du pied gauche, coup de feu, Magenta. — Cal difforme, atrophie et faiblesse du membre. — 3 mars 1860.

MAURY, Jean-Baptiste-Omer, né le 14 septembre 1834, à Saurat (Ariége), 52e de ligne.— Coup de feu au pied droit, fracture des trois premiers métatarsiens, Magenta. — Atrophie partielle et raccourcissement du pied. — 26 janvier 1862.

MESPLÉ, Bernard, né le 22 janvier 1834, à la Tour (Haute-Garonne), 86e de ligne. — Coup de feu au pied droit, Solférino. — Cicatrice adhérente à la face dorsale du tarse. — Gratification renouvelable.

MEZESCAZES, Basile, né le 8 février 1834, à Creysse (Lot), 70e de ligne. — Perte de la phalangette du gros orteil gauche, coup de feu, Magenta. — Gratification renouvelable.

MIGOT, François, né le 3 février 1824, à Sainte-Eulalie (Dordogne), sergent, 91e de ligne. — Coup de feu au pied gauche, Solférino. —Ankylose partielle du pied et 3 cicatrices adhérentes. — 4 juin 1860.

MOHAMED-BEL-ADJ, né le ..... 1834, à Amirance (Algérie), 1er tirailleurs algériens.—Coup de feu au pied, Solférino. — Ankylose de l'articulation tibio-tarsienne, déformation du pied. — 10 août 1861.

MORON, René, né le 10 février 1836, à Angers (Maine-et-Loire), 3e zouaves. — Plaie déchirée à la partie supérieure du tarse gauche ; l'extenseur du pouce détruit, coup de feu, Palestro. — Gratification renouvelable.

MOSSAT, Jacques, né le 27 janvier 1830, à Contamine (Savoie), 90e de ligne. — Plaie compliquée à la face dorsale du pied gauche en avant de l'articulation tibio-tarsienne, coup de feu, Magenta. — Gratification renouvelable.

MOULIS, Jean, né le 21 octobre 1835, à Montauban (Tarn-et-Garonne), 2e zouaves. — Fracture du 4e métatarsien, coup de feu, Solférino. — Gêne dans les mouvements des trois derniers orteils du pied gauche, atrophie du membre. — Gratification renouvelable.

MOULOT, Charles-Auguste, né le 31 décembre 1833, à la Grande-Fosse (Vosges), 73e de ligne. — Coup de feu au pied droit, Magenta. — A été atteint pendant qu'il transportait un blessé. La balle frappe le côté externe du pied près de l'articulation tibio-tarsienne, qu'elle traverse en fracturant l'astragale et reste sous la peau du côté interne, d'où elle est extraite par incision, en même temps qu'un éclat de pierre entré avec elle et plusieurs esquilles. Tuméfaction considérable de la jambe et du pied. — 30 mai 1860.

NAVARRE, Pierre-Célestin, né le 30 août 1835, à Bernac (Charente), caporal, 84e de ligne. — Coup de feu au talon gauche, fracture du calcanéum, Solférino. — Atrophie du membre inférieur gauche. — 30 mai 1860.

NOGRIE, Pierre-Julien, né le 8 mai 1837, à Vendel (Ille-et-Vilaine), 10e bataillon de chasseurs. — Coup de feu au pied gauche, Solférino. — Amputation du 4e orteil. Engorgement œdémateux du pied. — 26 janvier 1862.

ODDIN, Joachim, né le 14 février 1834, à Menglon (Drôme), 52e de ligne. — Coup de feu au pied gauche, fracture des deux premiers métatarsiens, Magenta. — Cicatrice adhérente et profonde à la face antérieure du pied gauche, avec ankylose des articulations métatarso-phalangiennes des deux premiers orteils. — 25 juin 1860.

OLIVIER, François, né le 2 mai 1834, à Combraud (Deux-Sèvres), 86e de ligne. — Coup de feu au talon droit, fracture du calcanéum, Solférino. — Cicatrice adhérente au talon droit. — 4 juin 1860.

PILLER, Louis-Hyppolite, né le 20 février 1834, à Mézières (Ardennes), 1er zouaves. — Coup de feu au pied gauche, fracture du tarse, Mélégnano. — Difficulté dans la marche, douleurs et gonflement du pied gauche. Le projectile a fracturé la 2e rangée des os du tarse et les quatre premiers métatarsiens ; consolidation avec cal difforme et cicatrice adhérente au niveau du scaphoïde. — 4 août 1860.

PIQUEMAL, Thomas, dit Lagorre, né le 6 septembre 1834, à Biert (Ariége), 93e de ligne. — Chute d'une cantine sur le pied. — Nécrose de la tête et du corps des 4e et 5e métatarsiens. Trajets fistuleux. Atrophie du pied et de la jambe. — 31 juillet 1863.

PIQUEMAL, Pierre, né le 22 janvier 1837, à Aleu (Ariége), 90e de ligne. — Coup de feu à l'articulation métatarso-phalangienne du gros orteil gauche, Magenta. — Ankylose des deux premiers orteils. — Gratification renouvelable.

POCHEVILLE, Henri, né le 11 août 1825, à Longlestang (Drôme), 37e de ligne. — Deux coups de feu, Solférino. — 1° Plaie en séton au bras droit, au niveau de l'insertion inférieure du deltoïde, sans lésion osseuse. 2° Fracture du calcanéum à sa face interne ; extraction d'esquilles et de débris de la chaussure ; hémorrhagie considérable ; vaste ecchymose qui s'étend au pied et à la jambe, gonflement énorme du membre. L'amputation au lieu d'élection est proposée et refusée par le blessé. Continuation des accidents, complications, fièvre intermittente, pourriture d'hôpital réprimée par le fer rouge. — L'amputation de nouveau proposée est formellement refusée. Évacué sur Pavie et successivement sur Alexandrie, Gênes et Toulon où il entre à l'hôpital le 18 octobre 1859. — Marasme complet; œdème de la jambe, accès de fièvre. Ouverture d'entrée presque cicatrisée, ouverture de sortie fournissant toujours une abondante suppuration; pus sanieux, mal élaboré, régime tonique.—Exploration, carie de l'os.—16 janvier 1860, la face externe du calcanéum est mise à découvert par deux incisions; ablation, à l'aide de la gouge, de toutes les parties cariées jusqu'à la surface articulaire du calcanéum avec l'astragale; cautérisation avec fer rougi à blanc. Suppuration de bonne nature, cicatrisation marchant assez bien. — Pourriture d'hôpital, qui cède assez promptement; 16 mai, cicatrisation complète, sortie de l'hôpital, marche à l'aide d'une béquille, le pied et la jambe sont atrophiés, le pied est presque immobile. —26 juillet 1861.

PONTET, Claude, né le 19 juillet 1837, à Melay (Saône-et-Loire), 8e de ligne.—Perte des phalangettes des trois premiers orteils du pied droit, coup de feu, Solférino.— Gratification renouvelable.

PORCHER, Henri-Napoléon, né le 8 décembre 1835, à Orléans (Loiret), 1er zouaves. — Fracture des 2e, 3e et 4e orteils du pied droit, coup de feu, Solférino.—Soudure de ces orteils entre eux. Cicatrices adhérentes. — Gratification renouvelable.

PORTOIS, Louis-Joseph, né le 25 juillet 1833, à Brunemont (Nord), 5e bataillon de chasseurs.—Fracture des métatarsiens, pied droit, coup de feu, Solférino.—Cicatrice adhérente. — Gratification renouvelable.

PRUNET, Jean, né le 29 avril 1836, à Pailherol (Cantal), 43e de ligne. — Fracture de l'extrémité des 1er et 2e métatarsiens du pied gauche, coup de feu, Magenta. — Gratification renouvelable.

QUAINDRY, Pierre-Victor, né le 7 octobre 1831, à Cléry (Calvados), 55e de ligne. —Coup de feu au pied gauche, Solférino. — Difformité du pied; carie de plusieurs os du tarse. — 31 mars 1860.

QUÉGUINER, Louis, né le 8 mars 1832, à Saint-Martin-des-Champs (Finistère), 3e zouaves. — Coup de feu au pied gauche, fracture du tarse, Palestro. — Ankylose complète de l'articulation tibio-tarsienne; cicatrices adhérentes. — 4 juin 1860.

RAFFÉ, Mathieu, né le 18 novembre 1837, à Saint-Aignan (Morbihan), 86e de ligne. — Plaie déchirée au pied droit, coup de feu, Solférino. — Gratification renouvelable.

RENAULT, Alexandre-Gabriel, né le 23 mars 1835, à Gilocourt (Oise), 91e de ligne.—Coup de feu au pied droit, Solférino. — Déformation du pied et amaigrissement du membre inférieur. Le projectile a traversé le pied, de l'extrémité postérieure du 1er métatarsien à la malléole externe. — 21 août 1861.

ROBERT, Antoine-Pierre-Ernest, né le 1er novembre 1827, à Paris (Seine), lieutenant, 84e de ligne. — Le pied gauche broyé par un boulet, Solférino. — Amputation partielle du pied gauche par M. le Dr Menuau, médecin-major. — 30 mai 1860.

ROCHET, César-Ferdinand, né le 9 janvier 1839, à Lains (Jura), 85e de ligne. —Fracture de la phalangette du gros orteil gauche, coup de feu, Bagnolo.—Gratification renouvelable.

ROUELLE, François, né le 6 mars 1837, à Lanasse (Puy-de-Dôme), 1er zouaves. — Coup de feu au pied gauche, fracture comminutive des quatre premiers métatarsiens, Mélégnano. —Gêne considérable; le pied est tuméfié et déformé, la marche est difficile.—16 janvier 1861.

ROUVEYROL, Joseph-Marcellin, né le 5 mai 1834, à Berrias (Ardèche), 72e de ligne. — Perte des 2e et 3e orteils du pied gauche, coup de feu, Solférino.—Gratification renouvelable.

ROUX, Joseph, né le 7 février 1834, à Chandieu (Isère), caporal, 15e de ligne.—Fracture du calcanéum, coup de feu, Mélégnano. — Extraction de plusieurs esquilles.—Gratification renouvelable.

ROZIER, Jean-Claude, né le 17 décembre 1833, à Lyon (Rhône), 52e de ligne.—Coup de feu au pied droit, Magenta. — Rétraction des orteils et atrophie du pied. Le projectile a détruit une partie des muscles de la région plantaire et fracturé le 1er métatarsien; abcès nombreux. — 26 janvier 1862.

SCHERRER, Joseph, né le 28 mars 1819, à Traubach-le-Haut (Haut-Rhin), train des équipages. — Luxation des os du tarse, pied gauche, non réduite, chute de cheval en Italie. — 10 août 1861.

Siaux, François, né le 22 février 1831, à Cholonge (Isère), sergent, 85e de ligne.—Coup de feu au pied gauche, Solférino. — Cicatrice profonde et adhérente à la face inférieure du calcanéum, avec perte de substance de cet os; aplatissement du talon. —4 mai 1861.

Stéquer, Jean-Baptiste, né le 26 février 1832, à Saulcy (Vosges), 8e bataillon de chasseurs. — Coup de feu au pied droit, fracture, Magenta. — Cal vicieux, impossibilité des mouvements d'extension des 3 derniers orteils. — 31 mars 1860.

Stiégler, Jacques-Pierre, né le 28 juillet 1836, à Belfort (Haut-Rhin), caporal, 34e de ligne. — Coup de feu au pied droit, Solférino. — Perte du gros orteil. — 4 juin 1860.

Taffin, Louis, né le 12 avril 1835, à Bains (Haute-Loire), 3e zouaves. — Fracture de l'extrémité antérieure du 1er métatarsien gauche, coup de feu, Palestro. — Ankylose complète du gros orteil. — Gratification renouvelable.

Téqui, Claude, né le 19 février 1839, à Andouque (Tarn), 72e de ligne. — Coup de feu au pied droit, fracture, Solférino.—Ankylose complète, atrophie de la jambe.—31 mars 1860.

Vaillat, Honoré-Onésime, né le 20 août 1829, à Saint-Lupicin (Jura), caporal au 55e de ligne. — Écrasement du pied par une roue de voiture. Gêne avec douleurs dans les mouvements de l'articulation tibio-tarsienne droite. — Gratification renouvelable.

Verbecq, Claude-Nicolas, né le 18 avril 1837, à Maizières-sur-Amance (Haute-Marne), 10e bataillon de chasseurs. — Plaie contuse à la partie antérieure du pied droit, au niveau de l'articulation métatarso-phalangienne du 3e orteil, coup de feu, Solférino. — Gratification renouvelable.

Vernet, Auguste, né le 16 août 1834, à Livron (Drôme), caporal, 52e de ligne. — Coup de feu au pied droit et fracture du péroné, Magenta. — Flexion permanente du pied droit, lésion profonde des tendons extenseurs des orteils. — 30 mai 1860.

Vincent, Jean-Baptiste, né le 3 septembre 1833, à Vineuil (Indre), 86e de ligne.—Coup de feu au pied droit, fracture de trois métatarsiens, Solférino. —Hypérostose des 2e, 4e et 5e métatarsiens. Trajets fistuleux multiples. Le pied est déformé et ne peut appuyer sur le sol que par le talon, la jambe est atrophiée. — 6 mars 1861.

Vincent, Gilbert, né le 23 novembre 1834, à Clagnat (Creuse), 11e bataillon de chasseurs. — 1° Fracture comminutive des métatarsiens des deux pieds, coup de feu, Magenta. — La balle, après avoir fracturé le 4e métatarsien du pied gauche, traverse la voûte plantaire, sort du pied, va fracturer le 1er métatarsien du pied droit et se fixe entre les têtes des 4e et 5e métatarsiens qu'elle fracture aussi. L'amputation médio-tarsienne, paraissait inévitable. — 2° Cataracte traumatique de l'œil droit (contusion violente). — 24 février 1860.

Ziégler, Louis-Joseph, né le 20 décembre 1833, à Fénétrange (Meurthe), caporal, 21e de ligne. — Fracture du calcanéum, pied gauche, coup de feu, Solférino. — Perte de substance osseuse. — Gratification renouvelable.

Zwiebel, Jean-Georges, né le 22 décembre 1834, à Liechtemberg (Bas-Rhin), caporal, 73e de ligne. — Coup de feu au pied droit, Magenta. — Cicatrice adhérente à la face dorsale du pied droit. La balle frappe la plante du pied à sa partie antérieure (le militaire courait en retraite), brise le 2e métatarsien et se fixe dans la fracture. Extraction par incision à la face dorsale; esquilles. — 21 août 1861.

ÉTATS RÉCAPITULATIFS.

Nota. — Quatre ou cinq blessés en traitement pendant l'impression de notre travail, ne sont pas indiqués nominativement. Nous citerons, comme exemple, le sergent-major La Barcerie (zouaves), atteint d'un coup de feu à l'épaule gauche à Solférino, de fracture du poignet gauche, de fracture de deux côtes (côté gauche), de séton au genou et de plaie déchirée à l'oreille gauche. Ce sous-officier a été évacué sur Castiglione, où le Dr Isnard lui a enlevé la moitié de l'omoplate et une partie de la tête humérale. — Après quatre années de traitement, La Barcerie a obtenu une pension de retraite. — État actuel, 24 octobre 1868 : état général assez satisfaisant ; le blessé a une existence assez active ; l'état du membre supérieur, si gravement lésé, s'est amélioré depuis deux ans. La Barcerie a eu des retours inflammatoires suivis d'abcès avec état phlegmoneux du bras ; extraction de nombreuses esquilles. Cette année encore, il a fallu intervenir pour vider plusieurs foyers purulents dus aux lésions osseuses. Les fonctions actives de l'épaule sont abolies et le bras, dont l'extrémité supérieure est déviée sous la clavicule, pend inerte le long du tronc ; la main ne peut être relevée au delà de la fourchette sternale. Compression du plexus brachial ; parfois douleurs vives à l'épaule et au coude ; atrophie de la partie inférieure du membre ; doigts inertes, fléchis, mais non absolument immobiles ; en somme, main inutile. (*Note communiquée par M. le* Dr Maréchal, *médecin de la marine impériale.*)

État récapitulatif des blessures et des amputations, et proportions pour 100 des guéris, des retraités, des pensionnés temporairement (gratifications renouvelables) et des décédés aux ambulances et aux hôpitaux.

RÉGIONS ANATOMIQUES ET OPÉRATIONS.	NOMBRE.	GUÉRIS.	PROPORTION p. 100.	RETRAITÉS.	PROPORTION p. 100.	PENSIONNÉS temporairement.	PROPORTION p. 100.	MORTS.	PROPORTION p. 100.
TÊTE ET TRONC.									
Blessures de la tête	779	566	72,65	36	4,62	21	2,70	156	20,03
Idem de la face	955	607	63,56	178	18,64	56	5,86	114	11,94
Idem de la région cervicale	203	139	68,47	14	6,90	7	3,45	43	21,18
Idem du thorax	1,052	663	63,02	102	9,70	88	8,36	199	18,92
Idem de l'abdomen	917	642	70,01	18	1,97	8	0,87	249	27,15
Idem de la région sacro-lombaire	95	8	8,42	21	22,11	16	16,84	50	52,63
Idem de la région iliaque et fessière	266	95	35,71	43	16,17	56	21,05	72	27,07
Idem de la région inguinale	96	55	57,30	13	13,54	14	14,58	14	14,58
Idem de la région génitale	87	54	62,07	11	12,64	9	10,35	13	14,94
Idem de la région anale	19	9	47,37	2	10,53	1	5,26	7	36,84
Total	4,469	2,838	63,51	438	9,80	276	6,17	917	20,52
MEMBRES SUPÉRIEURS.									
Blessures de la région scapulo-humérale	828	523	63,16	131	15,82	83	10,02	91	11,00
Désarticulations scapulo-humérales	75	1	1,33	35	46,67	»	»	39	52,00
Blessures du bras	1,041	689	66,12	150	14,40	77	7,40	125	12,08
Amputations du bras	314	1	0,32	138	43,95	»	»	175	55,73
Résections de l'humérus	29	»	»	12	41,38	»	»	17	58,62
Blessures de la région huméro-cubitale	191	93	48,69	65	34,03	16	8,38	17	8,90
Désarticulations du coude	6	»	»	1	16,66	»	»	5	83,34
Blessures de l'avant-bras	784	550	70,15	135	17,22	51	6,50	48	6,13
Amputations de l'avant-bras	91	»	»	52	57,14	»	»	39	42,86
Résections de l'avant-bras	10	3	30,00	5	50,00	»	»	2	20,00
Blessures du poignet	177	113	63,84	41	23,16	9	5,09	14	7,91
Désarticulations du poignet	13	»	»	7	53,84	»	»	6	46,16
Blessures de la main, amputations, désarticulations et résections des métacarpiens et des doigts	3,162	2,366	74,83	186	5,88	529	16,73	81	2,56
Total	6,721	4,339	64,56	958	14,26	765	11,38	659	9,80

RÉGIONS ANATOMIQUES ET OPÉRATIONS. — MEMBRES INFÉRIEURS.	NOMBRE	GUÉRIS.	PROPORTION p. 100.	RETRAITÉS.	PROPORTION p. 100.	PENSIONNÉS temporairement.	PROPORTION p. 100.	MORTS.	PROPORTION p. 100.
Blessures de la région coxo-fémorale.	115	56	48,69	12	10,44	3	2,61	44	38,26
Désarticulations coxo-fémorales.	7	»	»	3	42,86	»	»	4	57,14
Blessures de la cuisse.	2,347	1,574	67,06	194	8,27	186	7,93	393	16,74
Amputations de la cuisse.	336	»	»	79	23,51	»	»	257	76,49
Résections du fémur.	6	»	»	1	16,66	»	»	5	83,34
Blessures de la région fémoro-tibiale.	364	196	53,85	49	13,46	64	17,58	55	15,11
Désarticulations du genou.	4	»	»	1	25,00	»	»	3	75,00
Blessures de la jambe.	2,979	2,441	81,94	182	6,11	169	5,67	187	6,27
Amputations de la jambe.	347	»	»	116	33,43	»	»	231	66,57
Résections de la jambe.	8	»	»	1	12,50	»	»	7	87,50
Blessures de la région tibio-tarsienne.	224	170	75,89	9	4,02	7	3,18	38	16,96
Désarticulations tibio-tarsiennes.	9	»	»	4	44,44	»	»	5	55,56
Blessures du pied, amputations du pied, désarticulations et résections des métatarsiens et des orteils.	958	707	73,80	77	8,04	66	6,89	108	11,27
Total.	7,704	5,144	66,77	728	9,45	495	6,43	1,337	17,35
BLESSURES ET AMPUTATIONS INDÉTERMINÉES.									
Blessures indéterminées.	755	729	96,55	»	»	»	»	26	3,45
Amputations indéterminées.	23	»	»	»	»	»	»	23	100,00
Total général.	19,672	13,050	66,30	2,124	10,79	1,536	7,80	2,962	15,11

Effectifs combattants des armées en présence, d'après le rapport du ministre de la guerre.

FRANÇAIS.			PIÉMONTAIS.			TOTAL.		AUTRICHIENS.			TOTAL GÉNÉRAL.	
Infanterie.	Chevaux	Pièces.	Infanterie.	Chevaux	Pièces.	Infanterie.	Pièces.	Infanterie.	Chevaux	Pièces.	Troupes.	Pièces.
LE 20 MAI.												
107,656	9,008	312	55,648	3,984	90	163,304	402	92,420	10,551	352	266,275	754
LE 4 JUIN.												
117,028	10,425	330	56,609	4,039	90	188,101	420	142,320	15,470	552	345,891	972
LE 24 JUIN.												
118,019	10,206	432	55,584	4,147	90	187,956	522	198,035	19,289	688	405,280	1,210

Pertes de l'armée française.

	EFFECTIF combattant	TUÉS. Offi-ciers.	TUÉS. Trou-pes.	TUÉS. TOTAL.	BLESSÉS. Offi-ciers.	BLESSÉS. Trou-pes.	BLESSÉS. TOTAL.	DIS-PARUS.	OBSERVATIONS.
Montebello.	6,933	11	94	105	26	712	738	69	Voir p. 854, la liste nominative des officiers tués ou morts à la suite de blessures du 20 mai aux premiers jours d'août 1859.
Palestro.	2,480	2	44	46	7	226	233	8	
Turbigo-Robecchetto. .	2,853	1	12	13	»	43	43	»	
Magenta.	46,883	56	521	577	194	3,795	3,989	735	
Mélégnano	6,069	12	140	152	55	723	778	64	
Solférino.	124,472	114	1,520	1,634	581	10,604	11,185	1,768	
Divers	»	»	9	9	»	88	88	»	
Total. . . .	. . . . .	196	2,340	2,536	863	16,191	17,054	2,664	

Parmi les officiers blessés se trouvent 22 officiers du corps d'état-major, 1 colonel, 3 chefs d'escadrons, 11 capitaines et 7 lieutenants.

Après rectification du nombre des blessés et rentrée de 287 prisonniers blessés ou non, les uns et les autres portés d'abord disparus, le chiffre des disparus dont la mort ou la situation n'ont pu être constatées se réduit à 1,128, à la date du 31 décembre 1864; mais le nombre total des blessés par le feu de l'ennemi et accidentellement s'élève à 19,672; il convient donc de rétablir ainsi qu'il suit les totaux du tableau ci-dessus :

	TUÉS. Officiers.	TUÉS. Troupes.	TUÉS. TOTAL.	BLESSÉS. Officiers.	BLESSÉS. Troupes.	BLESSÉS. TOTAL.	DISPARUS.	OBSERVATIONS.
Blessés retrouvés aux hôpitaux italiens ou autrichiens et portés d'abord disparus.	»	»	»	»	1,516	»	»	
Blessés reçus d'urgence aux hôpitaux italiens pendant les marches.	»	»	»	»	1,102	»	»	
Disparus.	»	»	»	»	»	»	1,128	
Totaux rectifiés. . . .	196	2,340	2,536	863	18,809	19,672	1,128	

Enfin sur le nombre 19,672 blessés, il faut déduire 2,618 blessés par causes accidentelles indépendantes du feu ou du fer de l'ennemi; ce qui réduit à 17,054 le total des blessés par l'ennemi.

Récapitulation des pertes des armées française et sarde.

Tués..	2,536	8,674 (1)
Disparus (mort non constatée)..	1,128	
Blessés morts aux ambulances..	325	
Blessés et malades morts aux hôpitaux..	4,677	
Morts subitement, suicidés ou retrouvés ultérieurement.. . .	8	

Plusieurs officiers sont morts sans compter dans les services hospitaliers; nous citerons :

Le général de division Bouat, mort subitement à Suze, le 30 avril 1859;

Le général de division de Cotte, mort d'apoplexie, le 23 juin;

Le chef de bataillon Groslambert, du 78e, mort d'apoplexie, insolation, le 5 juillet;

Le sous-intendant adjoint Baudry, suicidé à Alexandrie, le 9 octobre;

Un chef de bataillon et deux capitaines, suicidés.

Parmi les officiers blessés, plusieurs sont morts après leur rentrée en France, notamment le général Dieu, mort le 8 avril 1860; tous sont compris dans nos tableaux des blessures par régions.

Quelques officiers sont morts en Italie à la suite de maladies graves :

Le colonel Roguin, de l'artillerie de la garde, fièvre typhoïde, le 24 juillet;

Le chef d'escadrons Ganivet, du 2e d'artillerie, fièvre typhoïde, le 25 juillet;

Le capitaine Martin, du 75e; les lieutenants Loriot de Rouvray, de l'artillerie à pied de la garde; Castelbon, du 43e; Lecq, du 90e; Dessaignes, du 1er du génie; Niel, du train des équipages; le sous-lieutenant Labeyrie, du 10e chasseurs à cheval, morts de fièvre typhoïde ou de dyssenterie.

Le nombre total des officiers tués ou morts à la suite de blessures ou de maladies est de 326.

Pertes indiquées de l'armée sarde.

		Tués ou morts immédiatement.		Blessés.		Disparus.		Blessés morts aux hôpitaux.
	Effectif.	Officiers.	Troupe.	Officiers.	Troupe.	Offic.	Troupe.	
Montebello.		?	27		396	»	10	
Palestro-Confienza.	21,839	?	78	233	437	»	?	523
Solférino.		49?	856		3,856	»	1,258	
		49?	961	233	4,689	»	1,268	523

(1) En comprenant 62 hommes morts aux hôpitaux de Marseille et 72 à l'hôpital Saint-Mandrier à Toulon. Il faut aussi faire observer que parmi les morts aux hôpitaux nous comptons environ 200 hommes dont l'identité n'ayant pas été constatée dans les petits hôpitaux italiens, figurent parmi les disparus; mais nous ignorons le nombre d'hommes morts dans les hôpitaux ou en congé dans leurs foyers après le retour en France.

Cette situation des pertes de l'armée sarde ne comprend pas le corps des chasseurs volontaires sous le commandement de Garibaldi, ni les pertes par maladies.

Pertes approximatives de l'armée autrichienne.

	Tués.		Blessés.		Disparus ou prisonniers.	Blessés morts aux hôpitaux.
Effectif.	Officiers.	Troupe.	Officiers.	Troupe.		
Montebello, 25,688.	14	308	?	836	387	?
Palestro-Confienza. .	?	546	?	1,048	795	?
Robecchetto.	?	28	?	103	48	?
Magenta.	64	1,365	226	5,694	4,876	?
Mélégnano.	8	276	33	1,086	1,200 ?	?
Solférino	97	2,724	685	16,438	10,000 ?	?
	169	5,247	944	25,205	17,306	?

Cette situation n'est pas exacte ; nous ne pouvons en effet connaître le nombre des Autrichiens blessés, entrés et morts aux ambulances et aux hôpitaux de l'Autriche. On dit que le Dr Crans, inspecteur du service de santé de l'armée autrichienne, porte à 40,000 le nombre des blessés et malades évacués de l'Italie sur l'Autriche pendant les hostilités. Le nombre des disparus doit subir évidemment une réduction que nous ne pouvons apprécier.

Tableau récapitulatif des pertes (par le feu) des armées en présence.

	Tués.		Blessés.		Disparus ou prisonniers.	Blessés morts aux ambulances et aux hôpitaux.
	Officiers.	Troupe.	Officiers.	Troupe.		
Français. . .	196	2,340	863	16,191	1,128	2,962
Sardes. . . .	49 ?	961	233	4,689	1,268	523
Autrichiens. .	169 ?	5,247	944	25,205	17,306	?
	414	8,548	2,040	46,085	19,702	3,485 ?

Plus 2,040 Français morts de maladie en Italie.

ÉTAT NOMINATIF

DES OFFICIERS TUÉS OU BLESSÉS MORTELLEMENT ET MORTS DU 21 MAI AU 1er AOUT 1859.

			TUÉS.	MORTS DE BLESSURES	
				DATE de la blessure.	DATE de la mort.
ESPINASSE, Esprit-Charles,	général de division.		Magenta.	»	»
BEURET, Georges,	id. de brigade.		Montebello.	»	»
CLER, Jean-Joseph-Gustave,	id. id.		Magenta.	»	»
AUGER, Charles,	id. id.		»	Solférino.	30 juin.
DENIS DE SENNEVILLE,	colonel d'état-major.		Magenta.	»	»
DE WAUBERT DE GENLIS,	id.	8e de ligne.	»	Solférino.	19 juillet.
LACROIX, Jean-Baptiste,	id.	30e id.	»	Solférino.	25 juin.
BROUTTA, L.-Charles,	id.	43e id.	»	Solférino.	2 juillet.
CAPIN, André,	id.	53e id.	Solférino.	»	»
DE MALEVILLE, Louis,	id.	55e id.	»	Solférino.	28 juin.
DROUHOT, Pierre,	id.	65e id.	Magenta.	»	»
DOUAY, Gustave,	id.	70e id.	Solférino.	»	»
CHARLIER, Gabriel,	id.	90e id.	Magenta.	»	»
MÉRIC DE BELLEFON,	id.	91e id.	»	Montebello.	22 mai.
PAULZE D'IVOY,	id.	1er zouaves.	Mélégnano.	»	»
DE CHABRIÈRE, Marie,	id.	2e étranger.	Magenta.	»	»
LAURE, Hippolyte,	id.	Tirailleurs algér.	Solférino.	»	»
JOURJON, Charles,	id.	1er génie.	Solférino.	»	»
DE LA BONNINIÈRE DE BEAUMONT,	lieutenant-colonel d'état-major.		»	Magenta.	1er juillet.
D'ABRANTÈS, Adolphe,	id.	id.	»	Solférino.	19 juillet.
VALLET, Joseph,	id.	3e voltig. (garde).	»	Solférino.	2 juillet.
COMPAGNON, Guillaume,	id.	2e de ligne.	»	Solférino.	25 juin.
DE NEUCHÈZE, Claude,	id.	8e id.	Solférino.	»	»
REY, Victor,	id.	33e id.	»	Mélégnano.	5 juillet.
DUCOIN, Abel,	id.	37e id.	Solférino.	»	»
HÉMARD, Louis,	id.	61e id.	Solférino.	»	»
MENNESSIER, Justin,	id.	70e id.	»	Magenta.	6 juin.
BIGOT, Claude,	id.	85e id.	»	Solférino.	3 juillet.
HERMENT, François,	id.	Tirailleurs algér.	Solférino.	»	»
LAURANS DES ONDES,	id.	5e hussards.	Solférino.	»	»
MAUDHUY, Pierre,	chef de bataillon,	2e grenad. (garde).	Magenta.	»	»
DESMÉ DE LISLE,	id.	2e id.	Magenta.	»	»
DE MORÉ DE PONTGIBAUD,	id.	2e id.	»	Solférino.	25 juin.
ROLLAND, Paul-Émile,	id.	6e de ligne.	»	Solférino.	7 juillet.
GROUT DE SAINT-PAER.	id.	15e id.	Solférino.	»	»
KLEBER, Auguste,	id.	15e id.	Solférino.	»	»
DESCUBES, Joseph,	id.	33e id.	Mélégnano.	»	»
DUHAMEL, Julien,	id.	43e id.	Palestro.	»	»
HÉBERT, Edmond,	id.	53e id.	Solférino.	»	»
PISSONNET DE BELLEFONDS,	id.	zouaves (garde).	»	Solférino.	8 juillet.
TIERSONNIER, Charles,	id.	55e de ligne.	Solférino.	»	»
NICOLAS, Sébastien,	id.	55e id.	Solférino.	»	»
GUILLAUMÉ, Charles,	id.	61e id.	Solférino.	»	»
ANGEVIN, Adolphe,	id.	61e id.	Solférino.	»	»
BERTRAND, Honoré,	id.	70e id.	»	Magenta.	5 juin.
MERLIEUX, Joseph,	id.	70e id.	»	Magenta.	5 juin.
GÉRY, Louis,	id.	70e id.	Magenta.	»	»
MENNESSIER, Paul,	id.	72e id.	Solférino.	»	»

			TUÉS.	MORTS DE BLESSURES	
				DATE de la blessure.	DATE de la mort.
Boulet, Achille,	chef de bataillon,	73e de ligne,	»	Magenta.	7 juin.
Noel, Désiré,	id.	74e id.	Solférino.	»	»
Lacretelle, Nicolas,	id.	84e id.	»	Montebello.	29 mai.
Delord, Marie,	id.	85e id.	Magenta.	»	»
Mariotti, Jérôme,	id.	90e id.	»	Solférino.	3 juillet.
Duchet, Lucien,	id.	98e id.	Montebello.	»	»
Rousseau, Jules,	id.	1er zouaves.	»	Mélégnano.	10 juin.
Calignon, Soffrey,	id.	Tirailleurs algér.	»	Solférino.	6 juillet.
Baligand, P.-Alexis,	capitaine d'état-major.		Magenta.	»	»
De Saint-Balmont,	id.	id.	Solférino.	»	»
Jouan de Kervenoael,	id.	id.	Solférino.	»	»
Gaucher, C.-Charles,	id.	3e grenad. (garde).	Solférino.	»	»
Bougoz, François,	id.	3e id.	Magenta.	»	»
De Houdetot, Frédéric,	id.	3e id.	Magenta.	»	»
Lapouraille, Geoffroy,	id.	1er voltig. (garde).	Solférino.	»	»
Rémias, Nicolas,	id.	1er id.	»	Solférino.	10 juillet.
Dupont, Flavien,	id.	2e id.	Solférino.	»	»
Lenté, Pierre,	id.	3e id.	»	Magenta.	23 juillet.
Chauvet, J.-Baptiste,	id.	Ch. à pied (garde).	»	Solférino.	6 juillet.
Boissonnet, François,	id.	id.	»	Solférino.	3 juillet.
Pichoud, P.-Adolphe,	id.	Zouaves (garde).	»	Magenta.	23 juillet.
Ponté, Jacques,	id.	2e de ligne,	Solférino.	»	»
Douay, Edmond,	id.	2e id.	»	Solférino.	25 juin.
Grosjean, J.-Baptiste,	id.	2e id.	»	Solférino.	25 juin.
Devoyez, Jules,	id.	8e id.	»	Solférino.	25 juin.
Delatour, Joseph,	id.	15e id.	Solférino.	»	»
Perrier, Julien,	id.	15e id.	Solférino.	»	»
Lapouble, Jean,	id.	23e id.	Magenta.	»	»
Bicheroux, Denis,	id.	23e id.	Magenta.	»	»
Leboulenger, Pierre,	id.	23e id.	»	Magenta.	31 juillet.
Hatterer, Jules,	id.	30e id.	Solférino.	»	»
Furst, Joseph,	id.	30e id.	»	Solférino.	25 juin.
Combes, Jean,	id.	33e id.	Mélégnano.	»	»
Kiffer, Adrien,	id.	33e id.	»	Mélégnano.	13 juin.
Bonnard, Augustin,	id.	34e id.	Solférino.	»	»
Loréal, Marie,	id.	37e id.	»	Solférino.	28 juin.
Meissonnier, Jacques,	id.	43e id.	»	Solférino.	26 juin.
Desmarest, Louis,	id.	44e id.	Solférino.	»	»
Fournier, J.-Baptiste,	id.	45e id.	Magenta.	»	»
Dufour, Pierre,	id.	49e id.	»	Solférino.	26 juin.
Lefèvre, Louis,	id.	49e id.	Solférino.	»	»
Meyer, Édouard,	id.	49e id.	»	Solférino.	23 juillet.
Lega, François,	id.	52e id.	Magenta.	»	»
Boivin, Édouard,	id.	52e id.	Solférino.	»	»
Benoit, Antoine,	id.	52e id.	»	Solférino.	18 juillet.
Buron, Louis,	id.	53e id.	Solférino.	»	»
Desperriers, Rodolphe,	id.	55e id.	Solférino.	»	»
Yver, Louis,	id.	55e id.	Solférino.	»	»
Henriot, Lucien,	id.	55e id.	Solférino.	»	»
De Lailhacar, Joseph,	id.	55e id.	»	Solférino.	8 juillet.
Albouys, François,	id.	61e id.	Solférino.	»	»
Courtiol, François,	id.	61e id.	»	Solférino.	26 juin.
Hucher, Charles,	id.	61e id.	»	Solférino.	28 juin.
Dumanoir le Pelley,	id.	65e id.	Magenta.	»	»
Granier, Thimoléon,	id.	65e id.	Magenta.	»	»

			TUÉS.	MORTS DE BLESSURES DATE de la blessure.	DATE de la mort.
Wogue, Michel,	capitaine,	65e de ligne.	Magenta.	»	»
Capella, J.-Marie,	id.	65e id.	Solférino.	»	»
Daumas, Philippe,	id.	65e id.	»	Solférino.	29 juillet.
Cournet, J.-Paul,	id.	65e id.	»	Magenta.	18 juin.
Favier, Jean,	id.	71e id.	Magenta.	»	»
Lajoux, Pierre,	id.	72e id.	»	Solférino.	27 juin.
Juin, Alexandre,	id.	72e id.	»	Solférino.	6 juillet.
Pansiot, Claude,	id.	74e id.	»	Montebello.	21 mai.
Bayeux, Adolphe,	id.	74e id.	»	Solférino.	25 juin.
Gomeret, Philibert,	id.	76e id.	»	Solférino.	26 juin.
Chapt, Victor,	id.	76e id.	»	Solférino.	30 juin.
Douville, Frédéric,	id.	84e id.	Montebello.	»	»
Girard, Louis,	id.	84e id.	Montebello.	»	»
Rinieri, Antoine,	id.	84e id.	»	Montebello.	29 mai.
Berthet, François,	id.	84e id.	»	Solférino.	25 juin.
Maigne, Louis,	id.	85e id.	Magenta.	»	»
Meunier, Alphonse,	id.	85e id.	Magenta.	»	»
Chavencie, Jean,	id.	85e id.	Solférino.	»	»
Mancip, Germain,	id.	85e id.	»	Magenta.	16 juin.
Ferré, Pierre,	id.	86e id.	Solférino.	»	»
Thomas, Joseph,	id.	86e id.	»	Solférino.	20 juillet.
Ranjard, Jules,	id.	91e id.	Solférino.	»	»
Rousselet, Pierre,	id.	91e id.	Solférino.	»	»
Jobelin, Ambroise,	id.	91e id.	Solférino.	»	»
Daniel, Louis,	id.	91e id.	»	Solférino.	1er juillet.
Laffon, J.-Baptiste,	id.	98e id.	»	Montebello.	23 mai.
Richard, Édouard,	id.	100e id.	Solférino.	»	»
Girard, Antoine,	id.	100e id.	Solférino.	»	»
Tonnelier, François,	id.	6e bat. de chass.	Solférino.	»	»
Mennessier, Stanislas,	id.	8e id.	Magenta.	»	»
Breucq, Auguste,	id.	8e id.	»	Magenta.	24 juillet.
Bonneau de Beaufort,	id.	10e id.	Mélégnano.	»	»
Kléber, Émile,	id.	10e id.	»	Solférino.	21 juillet.
Marcaggi, Antoine,	id.	17e id.	Montebello.	»	»
Massenat, Jules,	id.	1er zouaves.	Mélégnano.	»	»
Brice de Ville,	id.	1er id.	Mélégnano.	»	»
De la Chevardière de la Granville,	id.	1er id.	Mélégnano.	»	»
Aubert-Armand, Pierre,	id.	1er id.	»	Solférino.	1er juillet.
Castan, Antoine,	id.	1er id.	Solférino.	»	»
Ollivier, Maxime,	id.	1er id.	»	Solférino.	4 août.
Fayout, Joseph,	id.	2e id.	Magenta.	»	»
Drut, Barthélemy,	id.	3e id.	Palestro.	»	»
D'Astis, Isidore,	id.	2e étranger.	Magenta.	»	»
Alavoine, Ernest,	id.	2e id.	Magenta.	»	»
Vanéechout, Ernest,	id.	Tirailleurs algér.	Robecchetto.	»	»
Battioni, Louis,	id.	id.	Magenta.	»	»
De Roquefeuil, Armand,	id.	1er chass. d'Afriq.	Solférino.	»	»
Guyot, Antoine,	id.	1er id.	Solférino.	»	»
Guichou, François,	id.	3e id.	»	Solférino.	25 juin.
Chastaignier de la Grange,	id.	12e d'artillerie.	»	Solférino.	29 juillet.
Manceaux, J.-Baptiste,	lieutenant d'état-major.		Solférino.	»	»
Duriez, Alphonse,	id.	id.	Solférino.	»	»
Stutel, Jacques,	id.	3e grenad. (garde).	Magenta.	»	»
Nardin, Charles,	id.	3e id.	Magenta.	»	»
Mourre, Émile,	id.	3e id.	Magenta.	»	»

			TUÉS.	MORTS DE BLESSURES DATE de la blessure.	DATE de la mort.
Chasseriaux, Camille,	lieutenant	2e voltig. (garde).	Solférino.	»	»
De Vincent, Charles,	id.	Zouaves (garde).	Magenta.	»	»
Adam, François,	id.	2e de ligne.	Solférino.	»	»
Casabianca, Alphonse,	id.	2e id.	Solférino.	»	»
Duclos, Émile,	id.	2e id.	Solférino.	»	»
Duchaillut, Jean,	id.	2e id.	»	Solférino.	25 juin.
Malafaye, Pierre,	id.	8e id.	Solférino.	»	»
Milot, J.-Théodore,	id.	8e id.	Solférino.	»	»
Galléan, Antoine,	id.	8e id.	Solférino.	»	»
Colonna Leca,	id.	8e id.	Solférino.	»	»
Beaucousin, Théophile,	id.	15e id.	»	Solférino.	16 juillet.
Rimbaud, Auguste,	id.	23e id.	Magenta.	»	»
Robin, Eugène,	id.	23e id.	Magenta.	»	»
Carbuccia, Barthélemy,	id.	33e id.	Mélégnano.	»	»
Bannerot, Louis,	id.	34e id.	Mélégnano.	»	»
Cavalier, J.-Baptiste,	id.	34e id.	Solférino.	»	»
Lardenois, J.-Joseph,	id.	34e id.	Solférino.	»	»
Grumos, Michel,	id.	43e id.	Magenta.	»	»
Suberbie-Turon,	id.	43e id.	Solférino.	»	»
Morand, Charles,	id.	45e id.	Solférino.	»	»
Brégand, François,	id.	49e id.	Solférino.	»	»
Izar, Jacques,	id.	55e id.	Solférino.	»	»
Delannoy, Alexandre,	id.	55e id.	Solférino.	»	»
Teissier, Paul,	id.	55e id.	Solférino.	»	»
Assémat, Gabriel,	id.	55e id.	»	Solférino.	11 juillet.
Viala, Ferdinand,	id.	55e id.	Solférino.	»	»
Jardin, Alphonse,	id.	61e id.	Solférino.	»	»
Mynard, François,	id.	61e id.	»	Solférino.	25 juin.
Bonneau, Jean,	id.	65e id.	Magenta.	»	»
Fraillon, Pierre,	id.	65e id.	Magenta.	»	»
Verdié, Paul,	id.	65e id.	»	Solférino.	27 juin.
Mamony, Henri,	id.	71e id.	»	Solférino ?	27 juin.
Faivre, Claude,	id.	74e id.	Montebello.	»	»
Pardon, Charles,	id.	84e id.	Solférino.	»	»
Dordet, Louis,	id.	85e id.	Magenta.	»	»
Lafond, François,	id.	85e id.	Magenta.	»	»
Meynier, Simon,	id.	90e id.	Magenta.	»	»
Farey, Alfred,	id.	90e id.	»	Magenta.	29 juin.
Poulet, Frédéric,	id.	91e id.	Solférino.	»	»
Monneret, Joseph,	id.	91e id.	Solférino.	»	»
Labbé, Hyacinthe,	id.	98e id.	Montebello.	»	»
Bruzon, J.-Baptiste,	id.	98e id.	Montebello.	»	»
Mohr, J.-Édouard,	id.	98e id.	»	Montebello.	24 mai.
Deulneau, Jacques,	id.	98e id.	Solférino.	»	»
Vialay, Victor,	id.	98e id.	Solférino.	»	»
Durand, Adolphe,	id.	98e id.	»	Montebello.	7 juin.
Simonetti, Jean,	id.	100e id.	Solférino.	»	»
Miard, Célestin,	id.	6e bat. de chass.	Magenta.	»	»
Nessle, François,	id.	6e id.	Magenta.	»	»
Cruzy, Auguste,	id.	17e id.	Solférino.	»	»
Sériot, Claude,	id.	1er zouaves.	Mélégnano.	»	»
Decencière, Éléonore,	id.	1er id.	»	Solférino.	28 juin.
Callet, Léon,	id.	1er id.	Solférino.	»	»
Bousset, Félix,	id.	1er id.	»	Mélégnano.	30 juin.
Conor, Alfred,	id.	1er id.	»	Solférino.	12 juillet.

			TUÉS.	MORTS DE BLESSURES	
				DATE de la blessure.	DATE de la mort.
André, Lucien,	lieutenant	2e étranger.	Magenta.	»	»
De Boyne, Léon,	id.	Tirailleurs algér.	Solférino.	»	»
Benjamin, Charles,	id.	Idem.	Solférino.	»	»
Ricot, Edmond,	id.	Idem.	Solférino.	»	»
Larbi ben Lagdar,	id.	Idem.	Solférino.	»	»
Ruinart de Brimont,	id.	1er lanciers.	Solférino.	»	»
Lœffler, Marie,	id.	1er chass. d'Afriq.	Solférino.	»	»
Jouve, Achille,	id.	1er id.	»	Solférino.	4 juillet.
Froidefond, André,	s.-lieut. offic. d'ord.	1er carabiniers.	Magenta.	»	»
Tortel, M.-Ernest,	sous-lieutenant	1er grenad. (garde).	»	Magenta.	9 juin.
Riandey, Jacques,	id.	3e id.	Magenta.	»	»
Bouvier, Justin,	id.	3e id.	Magenta.	»	»
Crocicchia, Pierre,	id.	3e id.	Magenta.	»	»
Martin, Pierre,	id.	3e id.	»	Magenta.	10 juin.
Cloche, Hippolyte,	id.	1er voltig. (garde).	Solférino.	»	»
Fournier, J.-François,	id.	2e id.	»	Solférino.	25 juin.
Coltelloni, François,	id.	2e id.	Magenta.	»	»
Pietri, Alexandre,	id.	8e de ligne.	Solférino.	»	»
Tomasi, Jules,	id.	15e id.	Solférino.	»	»
Godard, André,	id.	21e id.	»	Solférino.	23 juin.
Bourlier, Dominique,	id.	21e id.	»	Solférino.	24 juillet.
Delande, J.-Baptiste,	id.	21e id.	»	Solférino.	11 juillet.
Auriol, Jean,	id.	23e id.	Magenta.	»	»
Guyho, Vincent,	id.	30e id.	Solférino.	»	»
Bonnel, J.-Pierre,	id.	33e id.	Mélégnano.	»	»
André, Alphonse,	id.	33e id.	Mélégnano.	»	»
Roche, Claude,	id.	34e id.	Solférino.	»	»
Vasseur, Léon,	id.	34e id.	»	Solférino.	4 juillet.
Crouzet, Pierre,	id.	34e id.	»	Solférino.	30 juin.
Nardin, Félix,	id.	34e id.	»	Solférino.	29 juin.
Lequeux, Louis,	id.	37e id.	»	Mélégnano.	12 juillet.
Javaux, Jacques,	id.	43e id.	Solférino.	»	»
Arbelet, André,	id.	45e id.	Solférino.	»	»
De Valantin, Charles,	id.	45e id.	»	Solférino.	25 juin.
Jardinet, Julien,	id.	45e id.	»	Solférino.	7 juillet.
Schivre, Eugène,	id.	49e id.	Solférino.	»	»
Chesneau de la Haugrenière,	id.	49e id.	Solférino.	»	»
Volfrom, Léon,	id.	53e id.	Solférino.	»	»
Dulin, Marie,	id.	61e id.	Solférino.	»	»
Dineur d'Aymeries,	id.	61e id,	Solférino.	»	»
Henry, Joseph,	id.	61e id.	Solférino.	»	»
Fagny, Réné,	id.	65e id.	Magenta.	»	»
Laroubine, Jean,	id.	65e id.	Solférino.	»	»
Batteux, Louis,	id.	70e id.	Magenta.	»	»
Rouilland, Alfred,	id.	70e id.	Magenta.	»	»
Lieutaud, Camille,	id.	71e id.	Solférino,	»	»
Graslepoix, Isidore,	id.	72e id.	Solférino,	»	»
Lesèble, Victor,	id.	72e id.	Solférino.	»	»
Fornier-Duplan,	id.	72e id.	Solférino.	»	»
Riston, Léon,	id.	73e id.	»	Magenta.	15 juin.
Poirier, J.-Baptiste,	id.	74e id.	Montebello.	»	»
Noblot, J.-Marie,	id.	74e id.	»	Solférino.	12 juillet.
Gisbert, Antoine,	id.	84e id.	Montebello.	»	»
Havard, Jules,	id.	84e id.	»	Solférino.	23 juin.
Mignot, Martin,	id.	85e id.	»	Solférino.	27 juillet.

			TUÉS.	MORTS DE BLESSURES	
				DATE de la blessure.	DATE de la mort.
AUZÉPY, André,	sous-lieutenant	86e de ligne.	»	Solférino.	24 juin.
TOLLET, François,	id.	91e id.	Solférino.	»	»
BOMBLED, Albert,	id.	91e id.	Solférino.	»	»
DUCROS, Louis,	id.	98e id.	Montebello.	»	»
MAHÉ, Auguste,	id.	98e id.	Solférino.	»	»
RÉNER, Henri,	id.	98e id.	Solférino.	»	»
CATUSSE, Jean,	id.	100e id.	Solférino.	»	»
GRIMARD, Georges,	id.	5e bat. de chass.	»	Solférino.	28 juin.
BOUSSARD, Louis,	id.	6e id.	»	Solférino.	27 juillet.
MAUCOURT, Louis,	id.	17e id.	Solférino.	»	»
PILLET, Eugène,	id.	17e id.	Solférino.	»	»
AMBLET, Georges,	id.	17e id.	»	Montebello.	6 juin.
BERTHIER, Charles,	id.	1er zouaves.	Mélégnano.	»	»
LAFITTE, Édouard,	id.	1er id.	»	Mélégnano.	9 juin.
BASSET, Victor,	id.	1er id.	»	Mélégnano.	9 juin.
GRILLON DES CHAPELLES,	id.	1er id.	Solférino.	»	»
GUILLIEN, Camille,	id.	1er id.	Solférino.	»	»
MINART, Édouard,	id.	1er id.	Solférino.	»	»
SÉE, Michel,	id.	1er id.	»	Solférino.	6 juillet.
LEVIS, Édouard,	id.	2e id.	Magenta.	»	»
DE BOYAT, Jean,	id.	2e id.	»	Magenta.	28 juillet.
FERRAT, Nicolas,	id.	Tirailleurs algér.	Magenta.	»	»
MOHAMMED BEN BLIDI,	id.	Idem.	Magenta.	»	»
DE FOY, Marie,	id.	Idem.	Solférino.	»	»
DUPÉYRAT, Jean,	id.	Chass. à cheval (g.)	»	Solférino.	27 juin.
HACH, Gustave,	id.	Artill. à cheval (g.)	»	Solférino.	1er août.
DUBOUCHER, Pierre,	id.	7e chass. à cheval.	Solférino.	»	»
PREUDHOMME, Eugène,	id.	5e hussards.	»	Solférino.	2 juillet.
DE SALIGNAC-FÉNÉLON,	id.	1er chass. d'Afriq.	Solférino.	»	»
BARNADA, Édouard,	id.	3e id.	Solférino.	»	»

État récapitulatif des officiers tués, morts à la suite de blessures ou de maladies, suicidés, etc.

	TUÉS.	MORTS A LA SUITE DE				MORTS après retour en France ?
		blessures.	maladies.	suicides.	divers.	
Officiers généraux.	3	1	»	»	2	1
Colonels.	9	5	1	»	»	»
Lieutenants-colonels.	5	7	»	»	»	»
Chefs de bataillons ou d'escadrons. .	16	10	1	1	1	»
Sous-intendant adjoint.	»	»	»	1	»	»
Capitaines.	58	39	1	2	»	11
Lieutenants.	55	13	5	»	»	
Sous-lieutenants.	50	27	1	»	»	
	196	102	9	4	3	12?

MALADIES DE L'ARMÉE D'ITALIE.

Au point de vue médical comme au point de vue stratégique, chaque campagne a son génie et son enseignement particuliers, la campagne d'Italie, en 1859, ne fait pas exception à cette règle : elle consacre des points déjà connus, elle en éclaire d'autres encore douteux ou soupçonnés à peine.

Dr CAZALAS, médecin principal.

Il y aurait à faire un travail très-intéressant et surtout très-profitable, comme l'a dit un de nos honorables collègues, sur l'ensemble des maladies qui ont été observées en Lombardie. Constitution atmosphérique ; — « topographie raisonnée de chaque ville et de chaque hôpital ; — circonstances exceptionnelles dans lesquelles se sont trouvés nos malades, suivant qu'ils ont appartenu à des régiments qui ont plus ou moins fatigué pendant la campagne, suivant leur état de débilité propre ou acquise, et enfin suivant les milieux dans lesquels ils ont vécu ; — alimentation ; — vêtements ; — médication, etc., etc. — Signaler chaque ville et en faire ressortir la physionomie au point de vue de l'hygiène et de la constitution médicale habituelle. — Appréciation comparative des diverses localités : — Brescia, avec son air vif, sa situation auprès des montagnes, l'abondance et la qualité de ses eaux. — Bergame, avec la situation élevée de la ville vieille, dominant toutes les plaines de la Lombardie, et la situation basse de la ville neuve. — Milan, dans une plaine entourée de rizières, ville exceptionnelle entre toutes, sans changement de constitution atmosphérique, où les vents sont très-rares, ce qui rendrait une épidémie meurtrière et interminable, si elle y apparaissait et ne laisserait d'autre moyen d'échapper à son influence qu'un départ immédiat. — Plaisance et son voisinage fangeux, marécageux, située dans une plaine inondée périodiquement par le Pô ; ville sale, humide, à fièvres endémiques, habitée par une population étiolée, sans ressort, insuffisamment nourrie, et livrée, quand elle est malade, à la médication impitoyable des émissions sanguines. — Crémone et Pavie, villes insalubres, où l'humidité est entretenue par le voisinage du Pô et du Tessin, sans compter une énorme quantité de flaques d'eau qui résultent du débordement du Pô, et qui, dans la saison chaude, doivent transformer et transforment, en effet, ces localités en foyers pestilentiels, qui expliquent les fièvres endémiques auxquelles elles sont régulièrement soumises. Si l'on ajoute les rizières voisines de Pavie et les marais destinés à rouir le chanvre dans un pays plat, couvert de prairies alternativement submergées et à sec, on pourra se faire une idée fort juste du teint plombé des habitants, de l'infériorité de la race et de la nature des maladies qui y règnent par rapport aux villes qui se trouvent près des contre-forts des Alpes. »

Mais le médecin militaire n'a pas de loisirs, il est constamment occupé. Après avoir fonctionné aux ambulances, pendant la période de combats, et dès que les hostilités ont cessé, il est immédiatement appelé à continuer sa pénible tâche aux hôpitaux où attendent de nombreux malades. Pendant que tous les autres officiers de l'armée peuvent prendre un repos réparateur, il doit faire face à de nouvelles exigences; aussi faut-il même s'étonner des travaux qu'il produit après une campagne, car le temps qu'il consacre à recueillir des notes est prélevé sur ses heures de sommeil.

En tout temps, le médecin d'armée est appelé à faire tous ses efforts pour conserver la santé et la vie du soldat, mais il n'atteindra réellement le but de cette mission qu'autant qu'il disposera des moyens combinés de l'hygiène et de la thérapeutique, sans limites autres que celles de situations impérieuses qui peuvent par fois dégager sa responsabilité, sans cesser de stimuler toujours sa sollicitude.

Par une singularité inexplicable, tandis que l'officier d'artillerie, les officiers comptables des diverses branches de l'administration, le pharmacien même doivent un compte rigoureux, l'un, des projectiles employés, les autres, des denrées et du matériel consommés ou perdus, des médicaments livrés, pour servir de pièces à l'appui de la comptabilité présentée à la Cour des comptes, le médecin, à part des rapports numériques quelquefois demandés, n'est pas officiellement tenu à rendre compte des hommes qu'il a soignés, perdus ou sauvés, ni des circonstances qui peuvent expliquer ses revers ou ses succès, « comme si cette école des grandes, « mais tristes choses, ne devait pas servir les intérêts de l'humanité en révélant des « erreurs ou en faisant connaître de nouveaux moyens de conservation. »

Les médecins militaires doivent cependant établir des rapports d'inspection, d'après un modèle arrêté et peuvent leur donner une plus ou moins grande étendue. Mais ces rapports souvent importants gagneraient un énorme intérêt à être condensés en un rapport d'ensemble, communiqué ensuite à tous les médecins pour devenir le sujet de mémoires sur toutes les grandes questions relatives à la santé du soldat. Ce serait le complément et le commentaire indispensable de la statistique médicale établie depuis quelques années. On trouverait inévitablement l'indication de mesures à prendre, de fautes à éviter et d'améliorations à apporter dans l'organisation actuelle de bien des services.

Nous venons d'exposer les résultats du service chirurgical, pendant la campagne d'Italie, nous devons maintenant parler du service médical. Les rapports adressés au médecin en chef sont peu nombreux; le plus important et que nous reproduisons est dû à M. Cazalas, médecin en chef des hôpitaux d'Alexandrie et plus tard médecin en chef de l'armée d'occupation. Nous reproduirons aussi quelques notes intéressantes, sur certaines maladies observées pendant la campagne et immédiatement après le retour des troupes en France.

Dans ce travail, succinct et contenu dans les limites propres du sujet, M. Cazalas a cherché à résumer les faits les plus intéressants de pathologie et d'administration médicales, qu'il a pu recueillir dans les conditions diverses où il s'est trouvé pendant la dernière guerre d'Italie.

Ce travail se divise en quatre parties : *l'exposition générale des faits observés; l'étude des causes sous l'influence desquelles les maladies se sont développées; la description générale de ces maladies; leur traitement prophylactique et curatif.*

EXPOSITION GÉNÉRALE DES FAITS OBSERVÉS.

Première partie. — En arrivant à Gênes le 9 mai 1859, je trouvai déjà dans les hôpitaux de la ville des malades français soignés par les médecins italiens civils ou militaires de ces établissements. Mon savant collègue, M. Boudin, le doyen des médecins principaux attachés à l'armée, remplissait provisoirement les fonctions de médecin en chef en attendant l'arrivée de M. le baron Larrey.

Le 10, — le personnel médical affecté au service des hôpitaux manquant presque absolument,— je prenais provisoirement une division de fiévreux à la caserne de San Benigno, qu'on transformait alors en hôpital français, et le 12, je partais pour Turin avec la mission d'aller visiter, dans cette dernière ville, concurremment avec l'administration, les établissements susceptibles de nous servir d'hôpitaux pendant la durée de la campagne. — Des malades français, confiés, comme à Gênes, aux soins des médecins du pays, se trouvaient aussi dans les hôpitaux de Turin.

Déjà, à la date du 17 mai, l'armée française avait, dans les hôpitaux d'Alexandrie, plusieurs centaines de malades soignés comme à Gênes et à Turin, par les médecins de la localité.

Je fus alors nommé médecin en chef des hôpitaux d'Alexandrie, poste que j'ai occupé jusqu'à la fin d'octobre. A cette époque, je fus appelé à Milan avec le titre de médecin en chef de l'armée.

Les établissements qui ont recueilli nos malades pendant la campagne d'Italie se divisent en trois catégories : 1° *les hôpitaux sardes ou italiens*, dont le service intérieur était confié aux médecins et à l'administration du pays ; 2° *les hôpitaux français*, dont le service était fait par l'administration et les médecins français ; 3° *les hôpitaux mixtes*, où l'administration du pays et les médecins français concouraient simultanément à l'exécution du service. Mais, en outre de ces trois catégories d'hôpitaux, un grand nombre de malades français, des blessés surtout, ont été reçus dans des maisons particulières, où ils étaient soignés, quelquefois par des médecins français, mais bien plus souvent par les médecins italiens.

A Alexandrie, à Gênes et à Turin seulement, se sont trouvées réunies les trois catégories d'hôpitaux que je viens de signaler; partout ailleurs, il n'y a eu que des hôpitaux italiens ou mixtes.

A. — FAITS RELATIFS AUX HÔPITAUX D'ALEXANDRIE.

Ces faits sont les plus importants à cause de leur nombre et surtout de l'exactitude avec laquelle ils ont été recueillis. S'accomplissant pour ainsi dire sous mes yeux, ils étaient, chaque jour, soumis à mon contrôle particulier.

La plus grande partie de l'armée était réunie sur le théâtre de la guerre avant la création d'hôpitaux français; et, avant l'arrivée du personnel médical affecté aux établissements hospitaliers.

Le 18 mai, en prenant possession de mes fonctions de médecin en chef des hôpitaux d'Alexandrie, mon premier soin fut de visiter nos malades dans les hôpitaux et de connaître les ressources hospitalières de la place pour les besoins présumés de notre armée. Voir p. 26 et 33 de ce volume.

Alexandrie nous offre un exemple parfait des trois catégories d'hôpitaux dont j'ai parlé plus haut. Les hôpitaux *Divisionnaire*, du *Collége*, du *Séminaire*, de *Sainte-Marthe*, et celui de *Sainte-Claire* depuis son installation jusqu'au 12 juin, appartiennent à la catégorie des hôpitaux italiens; Saint-Etienne, et Sainte-Claire depuis le 12 juin jusqu'au 18 octobre, à la catégorie des hôpitaux français, et Sainte-Claire, depuis le 18 octobre jusqu'à la fin de la campagne, à la catégorie des hôpitaux mixtes.

Les hôpitaux italiens d'Alexandrie ont reçu des malades français, autrichiens et piémontais (1), et les hôpitaux français et mixtes, des malades français seulement.

Ce n'est qu'exceptionnellement, passagèrement et dans les cas d'urgence que les médecins français ont été introduits dans les hôpitaux italiens, pour la pratique des pansements et des opérations chirurgicales, et c'est aussi pendant quelques jours seulement,—alors que le personnel médical français était tout à fait insuffisant, — que M. Arella, directeur médical des hôpitaux italiens d'Alexandrie, voulut bien mettre à ma disposition M. Piccinini, l'un des médecins placés sous ses ordres.

Dans les hôpitaux d'Asti et d'Acqui, nos malades ont toujours été soignés par les médecins du pays, et M. le docteur Alciati, médecin en chef des hôpitaux d'Asti, s'est particulièrement acquitté de ses fonctions, en ce qui touche nos soldats, avec un zèle et un dévouement dont je ne puis me dispenser de rendre ici publiquement hommage.

C'est dans les derniers jours d'avril que nos premières troupes ont mis le pied

(1) Il ne sera question, dans ce travail, que des malades français et autrichiens.

sur le territoire piémontais, et le 15 mai suivant, presque toute l'armée française campait autour d'Alexandrie. Le 2 mai, l'hôpital *Divisionnaire sarde* recevait nos premiers malades, et, quelques jours après, le *Collége*, le *Séminaire*, *Sainte-Claire* et *Sainte-Marthe* s'ouvraient successivement et presque en même temps.

Le 20, nous comptions déjà 632 malades disséminés dans ces cinq établissements ; et le 21, après le premier convoi de blessés de Montebello, nous notions le chiffre de 1,371. A partir de ce jour, les malades arrivent jour et nuit en grand nombre ; les hôpitaux sardes se remplissent et s'encombrent, et, pour satisfaire, dans les limites du possible, aux exigences de la situation, 1,300 militaires, pris parmi les moins gravement affectés, sont évacués, du 23 au 30, sur Gênes, où des hôpitaux français étaient déjà organisés sur une vaste échelle. L'installation de l'hôpital français de Saint-Étienne marchait aussi vite que possible. Le 29, nous pouvions y faire admettre quelques blessés, et, le 10 juin suivant, il fut seulement possible d'y organiser un commencement de service régulier.

Grâce aux évacuations, presque quotidiennes, sur Gênes, l'effectif des malades baissait chaque jour à Alexandrie, de telle sorte que le 10 juin nous n'en comptions plus que 420 dans les six hôpitaux de la ville.— 500 blessés de Magenta, 300 Français et 200 Autrichiens, nous arrivent du 10 au 12. Les uns sont placés dans les hôpitaux français et les autres dans les hôpitaux sardes. Depuis cette époque, à l'exception de 129 convalescents, entrés, par suite d'erreur, dans les hôpitaux sardes, tous les malades arrivés à Alexandrie ont été reçus dans les hôpitaux français, dont l'effectif, qui a généralement flotté entre 400 et 600, n'a plus dépassé, grâce à la facilité des évacuations et malgré le nombre prodigieux des entrants, le chiffre de 983, noté les 12 et 13 août.

Le 18 mai, j'étais désigné comme médecin en chef des hôpitaux de la ville. Cent mille hommes environ étaient concentrés autour d'Alexandrie, et pas un médecin français n'était encore attaché au service de la place ; je suis resté seul du 18 au 28. Ce n'est que dans le courant du mois de juillet, c'est-à-dire plus de deux mois après le début de la campagne et plusieurs jours après la bataille de Solférino que nous avons pu réunir à Alexandrie un personnel médical en rapport avec l'importance du service. Le 28 mai, 2 aides-majors sont détachés de leur ambulance pour me venir en aide. Le 19 juin, un des internes les plus distingués des hôpitaux de Paris, M. Raynaud, accouru à Alexandrie pour y voir son frère, jeune officier blessé à Magenta, vint se mettre spontanément à notre disposition et nous prêta son concours aussi dévoué qu'intelligent, aussi longtemps que sa présence nous fut utile, et puis, du 24 juin au 27 août suivant, nous arrivent successivement : un médecin principal, un médecin-major, 6 médecins aides-majors et 19 sous-aides requis.

Après l'arrivée des blesssés de Montebello, les cinq hôpitaux sardes étaient remplis, et le 22 mai, à 11 heures du soir, il nous restait encore 100 malades à placer.

Les uns sont conduits à l'église Saint-Jacques et les autres à la caserne de Saint-Étienne, où, tous, passent, sur la paille ou par terre, le reste de la nuit. Le *Collége* et *Sainte-Marthe*, où les blessés avaient été particulièrement réunis, ont été encombrés outre mesure. Saint-Étienne n'étant pas encore en état de recevoir des malades, les évacuations sur Gênes pouvaient seules rendre possible la réduction du nombre des lits dans ces deux établissements. — Quand le désencombrement fut opéré, les hommes qui s'y trouvaient avaient déjà subi un commencement d'infection nosocomiale, dont les effets pathologiques, la pourriture d'hôpital chez les blessés, des accidents typhiques compliquant les maladies régnantes et même quelques cas de typhus chez les fiévreux, ne tardèrent pas à se manifester. — Le *Séminaire*, également encombré, mais moins que le *Collége* et *Sainte-Marthe*, présentait aussi, mais à un moindre degré, des phénomènes non douteux d'infection nosocomiale, tandis que l'hôpital *Divisionnaire*, *Sainte-Claire* et *Saint-Étienne*, toujours exempts d'encombrement, n'ont offert que très-accidentellement des cas d'intoxication typhique profonde.

Le 12 juin, après le départ du savant professeur Cortèse, chirurgien habile et chef du service médico-chirurgical sarde de la place, il ne restait plus, dans les hôpitaux piémontais d'Alexandrie, qu'un seul homme habitué à la pratique des opérations chirurgicales, M. le docteur Restelli, chargé de la direction de Sainte-Marthe; c'est, parmi tous les chirurgiens italiens que j'ai connus pendant la campagne, un des plus habiles, des plus capables et des plus dévoués à nos soldats malades.

Fiévreux. — A l'exception de 45 fiévreux placés à Saint-Étienne, tous les autres ont été reçus, en mai, dans les hôpitaux sardes. En juin ils sont partagés entre les hôpitaux sardes et les hôpitaux français. En juillet et jusqu'au 18 octobre, à l'exception de 129 convalescents admis dans les hôpitaux sardes, ils ont été placés dans les hôpitaux français, et, du 18 octobre jusqu'à la rentrée des troupes, ils ont tous été reçus à l'hôpital mixte de Sainte-Claire.

33 fiévreux, tous gravement atteints, ont été évacués des hôpitaux sardes sur les hôpitaux français, et 36 de l'hôpital français de Saint-Étienne, le jour de sa suppression, à l'hôpital mixte de Sainte-Claire.

340 ont obtenu des congés de convalescence pour se rendre dans leurs familles; tous les autres sont sortis pour rentrer directement à leurs corps, en Italie, en France ou en Algérie.

La mortalité des fiévreux a été de :

3,52 sur 100 dans les hôpitaux sardes.
0,65 sur 100 dans les hôpitaux français.
4,29 sur 100 à l'hôpital mixte.

La mortalité de 4,29 sur 100 à l'hôpital mixte s'explique par le nombre des entrants par évacuation le jour de la suppression de Saint-Étienne et parce que depuis son installation jusqu'à sa suppression, il n'y a plus eu que très-exceptionnellement des évacuations.

Blessés. — Sur les 3,733 blessés, 2,472 ont été frappés à l'ennemi et 1,261 en dehors des conditions réelles de la guerre (blessures du soldat en marche). Les premiers ont fourni 127 décès et les autres 1 décès seulement.

Sur les 2,472 blessés de guerre, 525 ont été traités dans les hôpitaux sardes, 1,935 dans les hôpitaux français et 126 à l'hôpital mixte; et, sur les 1,261 blessés ordinaires, 904 sont entrés dans les premiers, 301 dans les seconds et 56 dans le troisième.

La mortalité des blessés a été de :

7,69 sur 100 dans les hôpitaux sardes.
0,71 sur 100 dans les hôpitaux français.
3,42 sur 100 à l'hôpital mixte.

A l'exception de 29, reçus à Saint-Étienne le 29 mai, les blessés de Montebello, au nombre de 409, ont été placés dans les hôpitaux sardes, et ceux de Magenta dans les hôpitaux français, à l'exception de 176 Autrichiens envoyés dans les hôpitaux sardes.

Tous les blessés autrichiens, au nombre de 312, ont été traités dans les hôpitaux sardes.

50 blessés ont été évacués des hôpitaux sardes sur les hôpitaux français, 9 de Sainte-Marthe et 3 de Sainte-Étienne, le jour de leur suppression.

Sur les 2,472 blessés de guerre, 2,160, qui ont fourni 69 décès, étaient Français, et 312, qui ont donné 58 décès, Autrichiens.

Les blessés de Montebello, envoyés à Alexandrie presque aussitôt après le combat et après avoir reçu les premiers soins sur les lieux, étaient généralement plus gravement atteints que ceux de Magenta, lesquels ne nous arrivaient en général, les uns qu'après un séjour déjà prolongé dans d'autres hôpitaux et beaucoup d'autres qu'à l'état de convalescence.

Les 2,160 blessés français sont arrivés à Alexandrie : 278 en mai, 357 en juin, 706 en juillet, 615 en août, 184 en septembre et 20 seulement à partir de cette date.

Les 278 entrants du mois de mai et 189 du mois de juin nous ont été envoyés presque aussitôt après avoir été blessés; les autres nous arrivaient généralement guéris ou en assez bon état pour être de suite évacués sur France.

Sur les 312 Autrichiens, 136, arrivés de Montebello, étaient très-gravement blessés, et 176, venus de Magenta, n'avaient, en général, que des blessures très-légères. Il y avait 304 sous-officiers, caporaux ou soldats qui ont fourni 58 décès ou 19 sur 100, et 8 officiers, MM. Spielberger de Spilleval, lieutenant-colonel; Hutter et Petzi, capitaines; Hollub, Theewalt, lieutenants; baron Ungelter, Pauer et Scheer, sous-lieutenants, qui ont tous guéri.

Vénériens et galeux. — Les vénériens et les galeux, n'offrant aucun intérêt pratique, ne figurent ici que pour ne pas laisser de lacunes dans notre travail. Les vénériens, très-nombreux au début, rares à l'époque des combats, se sont multipliés de nouveau après la conclusion de la paix. C'est là d'ailleurs la marche habituelle des affections exceptionnelles et sans importance.

État indiquant, selon leur provenance, le mouvement général des malades dans les hôpitaux d'Alexandrie.

ENTRANTS par :	MALADES entrés dans les hôpitaux				MALADES décédés dans les hôpitaux				RAPPORT des malades aux décédés sur 100.
	Sardes.	Français.	Mixtes.	Total.	Sardes.	Français.	Mixtes.	Total.	
Billet.	2,308	1,702	419	4,429	70	18	11	99	2,23
Évacuation.	1,426	6,400	83	7,909	113	33	5	151	1,90
Totaux.	3,734	8,102	502	12,338	183	51	16	250	2,02

[Nous signalerons dans cet état deux erreurs insignifiantes qui portent sur l'hôpital divisionnaire sarde et ses succursales : le groupe des hôpitaux sardes (voir tome II, page 29) a reçu 3,914 entrants et non 3,734, — différence en plus, 180. — Le nombre des décès est de 191 et non 183, — différence en plus, 8. Ces différences s'expliquent par les changements survenus dans le service de l'hôpital Sainte-Claire, d'abord succursale de l'hôpital divisionnaire jusqu'au 12 juin, puis hôpital français jusqu'au 18 octobre et enfin hôpital mixte du 19 octobre jusqu'en mai 1860.]

Entrants par billet. — Les entrants par billet n'avaient subi aucun traitement antérieurement à leur arrivée. Ils provenaient des troupes en station ou de passage à Alexandrie. Toutes les armes en ont fourni, mais surtout l'artillerie, les infirmiers et les ouvriers d'administration.

La mortalité des entrants par billet a été de :

3,03 sur 100 dans les hôpitaux sardes.
1,05 sur 100 dans les hôpitaux français.
2,62 sur 100 à l'hôpital mixte.

C'est surtout chez les entrants de cette catégorie que nous avons pu étudier les caractères des maladies régnantes.

Jusqu'à la fin du mois de juin, tous les entrants par billet ont été reçus dans les hôpitaux sardes; pendant le mois de juillet dans les hôpitaux sardes et français;

depuis le 1er août jusqu'au 18 octobre dans les hôpitaux français, et, depuis cette époque jusqu'à la fin de la campagne, à l'hôpital mixte Sainte-Claire.

Entrants par évacuation. — La mortalité des entrants par évacuation a été de :

7,92 sur 100 dans les hôpitaux sardes.
0,51 sur 100 dans les hôpitaux français.
6,02 sur 100 à l'hôpital mixte.

Sur 7,909 malades arrivés à Alexandrie par évacuation,

5,368,	provenant	de Milan, ont fourni	14 décès.
1,016,	—	de Montebello ou de Voghera . . .	113
593,	—	de Pavie	1
262,	—	de Plaisance	1
120,	—	de Vigevano	»
478,	—	de Magenta	16
28,	—	de Vercelli	2
19,	—	de Tortone	4
2,	—	d'Asti	»
2,	—	d'Acqui	»
21,	—	de Novi	»

Les évacuations des malades d'un lieu sur un autre constituent un des points importants du service sanitaire des armées en campagne.

En Italie, pendant toute la durée de la guerre, les évacuations ne constituaient pour ainsi dire qu'une partie secondaire du service médical ; leur importance réelle n'a commencé que plus tard.

Après la conclusion de la paix, le gros de l'armée, en rentrant en France et en Algérie, laisse, dans les hôpitaux de la Lombardie et du Piémont, un grand nombre de malades en traitement. Aussitôt des ordres sont donnés pour faire diriger sur France, le plus promptement possible, tous les hommes appartenant aux corps déjà rentrés. De là s'établit un immense mouvement de convalescents et de blessés, de presque tous les points de la Lombardie et du Piémont sur Gênes, et de Gênes sur Toulon et Marseille.

Au début de cette grande opération, les militaires renvoyés en France arrivaient de tous côtés directement à Gênes, où des établissements pour les recevoir étaient organisés en conséquence et où des mesures étaient prises pour leur embarquement.

A leur passage à Alexandrie, un des médecins de la place, désigné chaque jour par le médecin en chef, était chargé de les visiter avec soin et de faire transporter dans les hôpitaux de la ville ceux qu'il jugeait trop faibles ou trop malades pour continuer la route jusqu'à Gênes. C'est tout au plus si, par convoi de 150 à 200, il y en avait un ou deux ayant besoin de stationner à Alexandrie.

Ce système fut bientôt remplacé par un autre, consistant à faire d'Alexandrie un centre d'évacuation, c'est-à-dire à diriger sur cette place tous les hommes évacués, n'importe d'où, et à les envoyer à Gênes le lendemain et le surlendemain de leur arrivée.

Pour mettre le lecteur à même de se faire une juste idée de l'importance que ces évacuations donnaient à Alexandrie, il suffira de constater que, du 16 juillet au 28 septembre, — 74 jours, — il y a eu dans les hôpitaux de cette place 5,451 entrants et 5,831 sortants par évacuation, ce qui constitue un mouvement de 152 malades ou convalescents par jour en moyenne, sans compter ni les entrants ni les sortants par billet.

En outre, 2,458 hommes sont arrivés par évacuation à Alexandrie avant le 16 juillet ou après le 28 septembre, ce qui porte à 7,909 le chiffre des entrants par évacuation ; et, 1,841 ont été évacués des hôpitaux de cette ville avant ou après les deux époques précitées, ce qui élève à 7,672 le nombre de sortants par évacuation.

Durée du séjour des malades dans les hôpitaux. — D'après nos calculs, qui se rapprochent beaucoup de la vérité, la durée moyenne du séjour des malades à l'hôpital a été de :

11 jours dans les hôpitaux sardes.
6 jours dans les hôpitaux français.
16 jours à l'hôpital mixte.

Nous devons faire remarquer ici, au sujet de la durée du séjour des malades à l'hôpital, que si les hôpitaux français et sardes se trouvaient dans des conditions analogues au point de vue des évacuations, l'hôpital mixte différait notablement d'eux, en ce sens que dans les premiers la règle était d'évacuer sur Gênes les malades aussitôt qu'ils étaient jugés en état de supporter le voyage, tandis que le dernier n'a été établi qu'à une époque où les évacuations n'étaient qu'exceptionnelles, où les malades ne quittaient généralement l'hôpital que pour aller reprendre leur service, c'est-à-dire que lorsque leur guérison était complète.

B. — FAITS RELATIFS AUX HÔPITAUX DE L'ARMÉE EN GÉNÉRAL.

Deux cent mille hommes environ ont pris une part plus ou moins directe à la guerre d'Italie.

Partout, comme je l'ai déjà dit plus haut, nos premiers malades ont été reçus dans les hôpitaux et traités par les médecins du pays. Partout aussi, si ce n'est à Alexandrie, à Gênes et à Turin, les hôpitaux italiens ou mixtes ont continué de recevoir nos malades jusqu'à la fin de la campagne.

Après l'organisation du corps d'observation, composé de 60,000 hommes environ, une partie du personnel médical est rentrée en France, et l'autre est restée pour les besoins présumés du service.

A la fin d'octobre, en prenant la direction médicale du service sanitaire de l'armée, le personnel des hôpitaux se composait de 87 médecins :

9 médecins principaux.
7 *idem* majors.
37 *idem* aides-majors.
34 *idem* sous-aides requis.

Peu de jours après, 1 médecin principal, 1 médecin-major et 4 aides-majors partaient pour la Chine et 2 autres rentraient en France ou en Algérie.

Après cette réduction du personnel, il restait encore un nombre suffisant de médecins pour assurer un service de 4,000 malades, dont le chiffre ne s'élevait, à la date du 1er novembre, qu'à 3,721 pour tous les hôpitaux.

Les hôpitaux d'Asti, de Bergame, de Côme, de Créma, de Crémone, de Lodi, de Milan, de Novi, de Plaisance et de Vercelli, offrant ensemble un effectif de 2,667 malades, étaient desservis par les médecins et l'administration du pays ; ceux de Gênes, dont l'effectif était de 402, par l'administration et les médecins français ; et ceux d'Alexandrie, de Brescia, de Casal-Maggiore, de Novare, de Pavie et de Turin, d'un effectif de 652 malades, par les médecins français et l'administration du pays.

Nous retrouvons donc encore ici les trois catégories d'hôpitaux français, italiens et mixtes ; mais comme il n'y a plus qu'à Gênes où le service soit confié à l'administration et aux médecins français, nous pouvons comprendre dans la même catégorie les hôpitaux français et mixtes, et appeler ***hôpitaux français*** ceux où le service médical est fait par les médecins français, et ***hôpitaux italiens*** ceux où le service médical est encore confié aux médecins italiens.

Après avoir pris l'avis de l'administration et m'être assuré son concours à cet égard, dans mon rapport du 21 novembre à M. le maréchal commandant en chef, j'émettais le vœu « que les médecins français fussent substitués, dans le plus bref délai possible, aux médecins italiens, comme médecins traitants, dans les hôpitaux de l'armée. »

Ce conseil promptement compris et approuvé, la substitution s'opéra bientôt partout, excepté à Asti, à Côme, à Créma, à Lodi et à Vercelli, postes peu importants sous le rapport du nombre des malades, dont l'effectif ne s'élevait, le 20 novembre, qu'au chiffre de 303, et bien partagés d'ailleurs, sous celui des résultats cliniques obtenus.

Voici quelques faits de nature à démontrer l'utilité de cette réforme.

A. *Nombre des malades et des décès dans l'armée en général.* — Sur un effectif d'environ 200,000 hommes, il y a eu, depuis le début jusqu'à la fin de la campagne, 193,186 entrées aux hôpitaux ou aux ambulances; mais un grand nombre de malades ayant été évacués d'un établissement sur un autre, le chiffre réel des entrants aux hôpitaux est d'environ 126,000, dont à peu près 100,000 fiévreux. La mortalité dans les hôpitaux est de 4,677, et dans les ambulances elle est de 325.

B. *Mortalité des hôpitaux français comparée à celle des hôpitaux italiens.* — Sur les 125,950 (1) malades, 74,324 ont été reçus dans les hôpitaux italiens et 51,626 dans les hôpitaux français.

Hôpitaux italiens.			Hôpitaux français.		
Entrés.	Morts.	Prop. p. 100.	Entrés.	Morts.	Prop. p. 100.
74,324	3,495 (2)	4,70	51,626	1,203	2,32

Du 20 octobre 1859 au 20 novembre suivant, époque à laquelle il n'y avait encore rien de changé dans le fonctionnement du service médical des hôpitaux, nous avons noté, d'après les rapports généraux des médecins en chef de ces établissements, 99 décès sur 3,086 sortants ou 3,20 sur 100 dans les hôpitaux italiens, et 52 décès sur 2,269 sortants ou 2,29 sur 100 dans les hôpitaux français.

C. *Durée du traitement dans les hôpitaux italiens et français.* — Dans le même laps de temps, du 20 octobre au 20 novembre, la durée moyenne du traitement était de 58 jours dans les hôpitaux italiens et de 24 jours dans les hôpitaux français.

Par suite de la substitution générale des médecins français aux médecins italiens, comme médecins traitants, dans les hôpitaux de l'armée, la mortalité et la durée du traitement dans les deux catégories d'hôpitaux ont cessé de suite de présenter le contraste frappant que je viens de signaler, et la durée moyenne du séjour des malades dans tous les hôpitaux réunis, qui était de 46 jours en décembre, est immédiatement tombée à 32 jours en janvier, 31 en février, 29 en mars et 19 jours en avril. Mais cet abaissement extrême noté en avril doit être attribué à la rentrée définitive des troupes et à l'évacuation sur France de tous les malades aussitôt qu'ils étaient jugés en état de supporter le voyage.

Deuxième partie. — *Étiologie.* — En Italie, point de ces influences occultes, comme en Crimée, préparant sourdement de grandes épidémies. Les conditions

---

(1) En donnant le chiffre de 125,950 entrées aux hôpitaux, déduction faite des entrées par évacuation d'un hôpital sur un autre, M. Cazalas est bien près du chiffre exact, puisque le nombre total des entrées par billet et par évacuation est de 193,186.

(2) D'après le dépouillement des décès dans les hôpitaux dont nous avons donné le mouvement, nous trouvons une différence de 21 en moins sur le chiffre de la mortalité. Cette différence insignifiante résulte probablement d'une erreur dans des rapports adressés à M. Cazalas et comprenant des décès déjà comptés dans des rapports précédents.

ordinaires de la guerre, celles de climat, de localité, de saison, celles de fatigues, d'alimentation insuffisante, trop peu variée, l'absence trop continue de pain, l'agglomération et enfin l'intoxication paludéenne, sont les influences pathogéniques auxquelles l'armée a été soumise pendant toute la durée de la campagne.

C'est à la fin d'avril 1859 que nos troupes commençaient leurs premiers mouvements de départ, et déjà le 15 mai suivant, elles étaient réunies aux environs d'Alexandrie. Une partie de ces troupes venait de France et l'autre de l'Algérie; les unes étaient arrivées par mer et les autres par terre en traversant les Alpes. A la fin de juillet, après la conclusion de la paix, l'armée rentrait en France ou en Algérie, à l'exception de soixante mille hommes restés en Lombardie et en Piémont, comme armée d'observation, jusqu'aux premiers jours du mois de mai 1860. De sorte que, au point de vue étiologique, la campagne d'Italie se divise naturellement en deux périodes : 1° *la période active* ou période de mouvements et de combats; 2° *la période passive* ou période d'observation ou de repos. (Voir les planches des positions de chaque jour, atlas, tome III.)

Les conditions de fatigue, d'alimentation insuffisante, d'intoxication palustre et d'agglomération se rencontrent dans la période active.

Nous pouvons résumer de la manière suivante la marche et les caractères des saisons, pendant la campagne d'Italie, dans les localités de la Lombardie et du Piémont occupées par nos troupes.

Printemps. — Température variable, plutôt froide que chaude; atmosphère humide; pluies froides et fréquentes.

Été. — Arrivé subitement; très-sec et excessivement chaud; chaleur continue et très-prolongée; ciel généralement serein et parfois orageux.

Automne. — Chaud et prolongé; pluies d'orage fréquentes et froides, mais généralement suivies du retour de fortes chaleurs.

Hiver. — Subit, sec, long et rigoureux; froid très-vif et d'une continuité remarquable; une grande quantité de neige tombée en novembre, mais surtout en décembre. La terre est restée couverte de neige depuis le 2 décembre jusqu'au 14 mars suivant.

Ajoutons que, pendant le mois d'avril 1859, époque du départ des troupes, le sommet des Alpes était encore couvert de neige; que la température, généralement basse, a varié entre 0,5 et 25°, moyenne 13° et la pression entre 762,03 et 735,74, moyenne 747,87; que les vents, généralement calmes et variables, soufflaient particulièrement de l'ouest et du nord-ouest; qu'il y a eu 5 jours de pluie et qu'il est tombé 45 mill. d'eau; 2° que pendant le mois de mai 1860, époque de la rentrée de nos derniers soldats, la température, généralement élevée, a oscillé entre 8 et 27°, moyenne 17°, la pression atmosphérique entre 758,71 et 748,07, moyenne 751,71 et l'humidité absolue entre 14,76 et 7,83, moyenne 11,73; qu'il y a eu

5 jours de pluie et 36 mill. d'eau tombée; qu'enfin les vents du sud et du nord ont été de beaucoup les plus fréquents.

Disons maintenant quelques mots des miasmes insaisissables altérant l'atmosphère et dont celle-ci n'était que le véhicule. Ces miasmes sont de deux sortes : les miasmes végétaux et les miasmes animaux.

Dans les plaines de la Lombardie et du Piémont, les cours d'eau, les uns mal encaissés et sujets à de fréquents débordements et presque tous admirablement disposés pour les irrigations, sont en grand nombre. Ces plaines, en outre, sont sillonnées d'innombrables canaux, de fossés, de nappes d'eau destinées à la culture du riz et des plantes fourragères; les pluies abondantes du printemps avaient notablement grossi ces divers réservoirs et les chaleurs de l'été les avaient totalement ou en partie desséchés et transformés en un vaste laboratoire d'émanations paludéennes, laboratoire auquel les pluies précoces et les chaleurs persistantes de l'automne avaient donné une nouvelle activité. C'est sur les bords du Pô et du Mincio, où nos troupes ont plus particulièrement campé aux diverses époques de la campagne, que ces foyers d'effluves palustres étaient les plus répandus et les plus actifs.

A l'influence pathogénique de la chaleur accablante du jour, contrastant souvent avec la fraîcheur humide de la nuit, à celle de ces effluves palustres saturant, pour ainsi dire, l'atmosphère, venait s'ajouter une autre cause, cause heureusement superficielle ou limitée; les miasmes résultant de l'agglomération ou de l'encombrement, de la putréfaction des cadavres et des détritus animaux de toute sorte, toujours répandus en grande quantité à la surface du sol, au voisinage des camps. Mais si, à Alexandrie, à Vigevano et dans quelques autres lieux où les malades étaient accumulés en grand nombre, on a pu redouter, par instants, l'invasion du typhus épidémique, l'intoxication miasmatique animale, assez généralisée pour faire entrer l'élément typhique, à titre de complication ou d'accident, dans la constitution sanitaire de l'armée, n'a été, grâce aux mesures prophylactiques prises de bonne heure, nulle part assez profonde pour engendrer une véritable épidémie typhique.

Le corps d'occupation, une fois dispersé dans ses cantonnements de Milan, de Brescia, d'Alexandrie, de Bergame, de Lodi, de Crémone, de Pavie, de Plaisance et de quelques autres points moins importants de la Lombardie et du Piémont, s'est trouvé, jusqu'à la fin de la campagne, à peu près dans les mêmes conditions d'alimentation, de vêtements et d'exercice qu'en France et en Algérie; mais il a toujours été soumis, à des degrés différents, selon les localités, à l'influence des conditions climatériques déjà connues, à celle des miasmes paludéens répandus partout, surtout à Crémone, Pavie et Plaisance, ainsi qu'à celle de l'agglomération dans les casernements, presque partout plus ou moins défectueux ou trop étroits.

Résumé de la deuxième partie. — L'armée, inopinément partie de ses garnisons de France et d'Afrique, est arrivée en Italie, une partie par terre et l'autre par mer, bien portante et dans d'excellentes conditions physiques et morales, à la fin d'avril et au commencement de mai 1859; les troupes venant de France étaient généralement prédisposées aux affections catarrhales ou phlegmasiques, et celles provenant d'Afrique aux affections intermittentes et bilieuses.

L'armée a été soumise, pendant la période active, à l'action simultanée ou successive des marches, des fatigues, à l'influence des privations inséparables de la guerre, à celle d'une nourriture insuffisante, trop uniforme, et pas assez tonique; à celle enfin des variations de la température et des pluies froides de la fin du printemps, de la chaleur excessive et continue de l'été; après les hostilités elle a subi l'influence des pluies et de la chaleur persévérante de l'automne; du froid rigoureux, continu et très-prolongé de l'hiver; d'une intoxication paludéenne rapide et profonde, et d'une infection miasmatique animale très-générale, mais superficielle.

Troisième partie. — Description générale des maladies. — Comme il a été dit plus haut, il ne doit être ici question que des maladies internes. Le nombre de fiévreux, traités dans les hôpitaux de l'armée, s'élève au chiffre d'environ 100,000, ce qui, pour un effectif de 200,000 hommes combattants et non combattants, donne la proportion de 50 p. 100. Ces 100,000 malades ont fourni 2,500 décès (1), ou 2,5 décès pour 100 malades; mortalité excessivement faible si on la compare à la mortalité de la plupart des campagnes, notamment de la campagne d'Orient, qui a atteint l'énorme proportion de plus de 30 p. 100. Nous ferons observer que cette faible mortalité tient, malgré un traitement parfois intempestif, à la dissémination des malades dans un grand nombre d'hôpitaux et aux évacuations fréquentes et nombreuses faites sur France, d'après les pressantes instances du médecin en chef qui a dû provoquer les ordres de l'Empereur.

Pour mieux faire comprendre la marche générale des maladies, je vais reproduire, d'après les désignations des médecins traitants : 1° le mouvement, par mois et par groupes de maladies, des fiévreux traités dans les hôpitaux français et mixtes d'Alexandrie depuis le début de la campagne ; 2° l'état, par groupes de maladies, de 15,427 fiévreux sur lesquels j'ai pu avoir des renseignements précis, et traités dans divers hôpitaux français, italiens et mixtes (Gênes, Milan, Novi et Lodi).

---

(1) Ce chiffre est approximatif et comprend sans doute des décès par suite d'affections médicales (complications), fièvre typhoïde, dyssenterie, diarrhée, etc., chez des blessés que nous avons comptés dans le tableau de la mortalité à la suite de blessures.

Malades traités à Alexandrie.

GROUPES DES MALADIES.	1859								1860					TOTAL.	DÉCÈS.	RAPPORT des décès aux malades sur 100.
	Mai.	Juin.	Juillet.	Août.	Septembre.	Octobre.	Novembre.	Décembre.	Janvier.	Février.	Mars.	Avril.	Mai.			
Fièvres gastriques ou bilieuses. . .	»	2	10	12	6	2	»	»	»	»	»	»	»	32	»	»
Idem intermittentes.	5	28	124	165	85	37	26	16	15	11	4	15	9	540	»	»
Idem typhoïdes. . .	3	13	50	10	55	5	2	1	»	»	»	»	»	139	19	13,66
Idem rémittentes. .	9	169	567	1,473	786	31	14	3	»	»	»	»	»	3,052	10	0,32
Diarrhées ou dyssenteries.	16	164	498	581	403	17	7	4	6	4	4	4	4	1,712	16	0,93
Affections diverses. . .	12	88	70	56	34	12	7	9	9	16	11	17	12	353	4	1,13
TOTAUX.	45	464	1,319	2,297	1,369	104	56	33	30	31	19	36	25	5,828	49	0,84

Comme on le voit, les fièvres gastriques simples ont été rares et bénignes; les fièvres intermittentes sans complications, peu nombreuses et peu graves ; les fièvres typhoïdes, presque rares et peu meurtrières; les fièvres rémittentes, bénignes malgré leur extrême fréquence; les diarrhées et les dyssenteries, assez fréquentes et rarement mortelles, et les autres affections, exceptionnelles et presque sans importance.—Sur les 353 cas de maladies désignés ici sous la dénomination collective d'affections diverses, j'ai noté 198 cas d'affections de l'appareil respiratoire, qui ont fourni 4 décès ; 8 de l'appareil circulatoire, 17 de l'appareil nerveux cérébro-spinal, 24 de l'appareil cutané, 100 d'affections rhumatismales et 5 d'affections scorbutiques, qui n'ont fourni aucun décès.

Malades traités dans divers hôpitaux.

Fièvres gastriques ou bilieuses.. . .	243 cas.	0 décès.	
Idem intermittentes.	1,692	8	0,47 sur 100
Idem typhoïdes ou typhus.	389	117	30
Idem rémittentes.	6,835	36	0,52
Diarrhées ou dyssenteries.	4,100	100	0,24
Affections diverses..	2,168	63	0,90
TOTAUX.	15,427	324	2,10

Les chiffres de ce tableau démontrent, comme ceux du précédent, que les fièvres rémittentes, les diarrhées et les dyssenteries ont dominé la constitution médicale pendant toute la durée de la campagne, et que toutes les autres maladies simples ne constituaient que de rares exceptions. Parmi les affections diverses, j'ai noté : maladies de l'appareil respiratoire, 996 cas et 42 décès; de l'appareil circulatoire, 55 cas et 2 décès; de l'appareil nerveux cérébro-spinal, 178 cas et 10 décès; de la peau, 458 cas et 8 décès; rhumatismes, 451 cas et un décès; scorbut, 30 cas sans décès.

En réunissant les chiffres de ces deux tableaux, et en jugeant de l'ensemble d'après ces faits particuliers, je ne m'éloigne pas beaucoup de la vérité, en disant que les maladies internes, pendant la campagne d'Italie, se sont montrées dans les proportions suivantes :

Les fièvres gastriques, intermittentes et rémittentes.	57 sur 100
Les diarrhées et les dyssenteries simples ou compliquées.	26
Le typhus ou fièvre typhoïde.	2,50
Les autres affections simples ou compliquées.	14,50

Nous verrons, plus tard, comment ces maladies s'enchaînaient et se mélangeaient entre elles.

Au début de la campagne, l'état sanitaire de l'armée était excellent et la mortalité insignifiante.

		Mortalité.
Le 15 juin, le nombre des malades s'élevait à.	4,000	2 sur 100
Le 1er juillet.	25,000	12
Le 24 août.	14,700	25 (1)
Le 9 septembre.	11,000	18
Le 25 octobre.	4,705	8
Le 1er novembre.	3,721	6
Le 1er décembre.	2,489	4
Le 1er janvier 1860.	1,657	3
Le 1er février.	1,271	2

Cette dernière proportion s'est maintenue, sans variation sensible, jusqu'à la fin de la campagne. La proportion de la fin est donc à peu près la même que celle du début.

Au point de vue pathologique, la campagne d'Italie se divise en trois périodes. La première, — période sporadique — s'étend depuis l'arrivée des troupes jusqu'au milieu du mois de juin; la deuxième, — période épidémique — de la fin de juin à

(1) A cette date, après le départ des premières troupes, il restait en Italie un grand nombre de malades appartenant aux corps rentrés en France ou en Algérie. Et, en déduisant de ces 14,700 malades ceux qui appartenaient aux corps déjà partis, on peut évaluer à 11 ou 12 sur 100 les malades de l'armée d'observation, proportion à peu près la même que celle du mois précédent. Ces malades ont été successivement évacués à mesure que leur état permettait de les faire voyager sans danger.

la fin de novembre; la troisième, — 2e période sporadique, — du commencement de décembre à la rentrée définitive des troupes. — Pendant les 1re et 3e périodes, le nombre des malades a oscillé entre 2 et 3 sur 100, et, pendant la 2e, entre 6 et 12.

Est-il besoin de dire que ces trois périodes, uniquement admises pour la facilité du travail, ne sont pas plus tranchées que ne le sont les saisons entre elles; que le commencement de l'épidémie se confondait avec la fin de la première période sporadique, comme le début de la deuxième période sporadique avec la fin de la période épidémique ?

Il serait inutile de s'étendre longuement sur les maladies de la première et de la troisième époque, parce qu'elles n'offrent rien de remarquable à noter et qu'elles ont été peu nombreuses; celles de la deuxième période, résultant directement de la guerre, et franchement épidémiques, sont les seules qui méritent une description détaillée.

Au début de la première époque, les espèces nosologiques, malgré leurs fréquentes complications entre elles, étaient généralement bien distinctes les unes des autres. C'étaient, le plus souvent: 1° *chez les militaires venant d'Afrique,* des fièvres intermittentes, quelquefois primitives, mais le plus ordinairement récidivées et presque toujours compliquées de phénomènes bilieux plus ou moins tranchés, ou bien des fièvres gastriques, des bronchites, des pleurésies, des diarrhées, affections généralement bénignes et compliquées d'accidents intermittents ; 2° *chez les hommes arrivant de France,* des bronchites, des pleurésies, des fièvres gastriques, des pneumonies, des diarrhées, maladies généralement continues, quelquefois compliquées de phénomènes typhiques plus ou moins saillants et plus rarement d'intermittence réelle.

En ne considérant toutes ces maladies que par leurs symptômes locaux, elles n'offraient rien de remarquable; mais, en les examinant d'un point de vue plus élevé, en tenant compte de leur physionomie générale, on voyait aisément qu'au fond elles variaient, les unes des autres, d'une manière notable, qu'elles constituaient deux catégories distinctes selon la provenance des malades. Un état gastrique avec disposition à l'intermittence dominait dans les maladies d'origine africaine, et un état inflammatoire avec tendance à la putridité dans celles qui remontaient au séjour des malades en France.

Ce contraste, d'ailleurs facile à prévoir quand on sait par expérience que c'est surtout dans les temps passés qu'il faut chercher la nature des maladies, ce contraste, dis-je, d'autant plus prononcé que l'on était plus rapproché de l'époque de l'arrivée des troupes, me frappa dès ma première visite dans les hôpitaux de Gênes; et, quelques jours plus tard, je le retrouvai, avec toute son évidence et en grand, à Alexandrie, où je l'ai vu successivement diminuer et s'effacer complétement vers la fin du mois de juin, pour faire place à un type unique et nouveau, quand de nouvelles causes morbifiques locales ont eu exercé assez d'influence sur l'armée pour réduire à un rôle secondaire ou effacer totalement les effets extérieurs de causes antérieures, pour soumettre à leur dépendance absolue toutes les maladies, quelle que fût la provenance des malades. Cest ainsi que les maladies conservent, en général, jusque vers le milieu de juin, plus ou moins distinct, leur type primitif, algérien ou français ; et c'est ainsi aussi qu'à partir de ce moment, ces deux types tendent de jour en jour à s'effacer, et, dès les premiers jours de juillet jusqu'à la fin de septembre, la constitution épidémique régnante était tellement dominante que toutes les maladies pour ainsi dire, sans exception, se confondaient en un seul type nouveau, type propre à l'armée d'Italie et dont le fond, malgé ses formes variées, était partout et toujours le même. C'est ce type que nous pouvons désigner sous le nom de *fièvre rémittente épidémique d'Italie*, dont nous allons donner ici la description rapide mais complète.

En se rappelant ce que nous avons dit au chapitre précédent, sur les conditions au milieu desquelles a vécu l'armée, il est facile de comprendre que deux éléments morbides, les éléments bilieux et intermittent, constituaient le fond de cette fièvre épidémique, et que toutes les autres maladies n'étaient que des accidents bien secondaires.

Toutes les espèces nosologiques observées pendant la campagne, considérées dans leur état d'isolement, sont sans doute les mêmes que celles que l'on rencontre dans les conditions ordinaires de la vie parmi les populations des villes et des campagnes ; mais elles en diffèrent notablement dans leur expression symptomatologique générale. Celles-ci sont des unités morbides simples ou simplement compliquées d'accidents secondaires, tandis que les autres étaient constituées par des états pathologiques complexes, composés de deux ou plusieurs éléments morbides réunis ensemble et à peu près également puissants.

Je dois me borner ici à tracer le plus exactement possible le tableau de ces maladies telles qu'elles se présentaient généralement ; mais pour bien faire saisir les caractères propres à l'ensemble, je vais d'abord essayer de bien déterminer la nature et l'importance des états morbides particuliers qui les constituaient.

1° *De l'état gastrique ou bilieux et de son intervention dans la fièvre épidémique.* — Pendant toute la durée de la période épidémique, je n'ai pas vu une seule maladie complétement exempte de phénomènes gastriques plus ou moins prononcés. Cet état morbide, embarras gastrique, bilieux ou gastro-bilieux des auteurs, isolé, était plutôt une prédisposition qu'une véritable maladie. Il était l'élément essentiel de la fièvre gastrique ; il entrait, toujours pour une large part, dans la composition de la fièvre épidémique et compliquait infailliblement, plus ou moins profondément, toutes les maladies accidentelles.

La fièvre gastrique d'Italie, caractérisée par les symptômes ordinaires de l'embarras gastrique et un mouvement fébrile continu, offrait, en général, une intensité moyenne et des phénomènes bilieux très-accentués. Dégagée de toute complication, elle était extrêmement rare, puisque à Alexandrie elle n'a été notée que 32 fois sur 5,827 ou 0,54 sur 100. C'est à l'époque des plus fortes chaleurs de l'été qu'on la rencontrait quelquefois. Soumise à un traitement convenable, elle était toujours bénigne et se terminait infailliblement et en quelques jours par la guérison.

2° *De l'intermittence et de son intervention dans la fièvre épidémique.* — Généralement moins profonde, mais pour ainsi dire aussi répandue que l'état bilieux, l'intermittence se présentait quelquefois sous la forme d'hypérémie ou d'hémorrhagie, assez souvent sous celle de névrose et plus souvent encore sous celle de fièvre ou de pyrexie. Presque jamais isolée ou indépendante, elle constituait avec l'état bilieux le fond de la fièvre épidémique et entrait, à des degrés divers, à titre de complication, dans la plupart des maladies intercurrentes. Et si, dans certains cas, notamment de diarrhée ou de dyssenterie, elle faisait symptomatologiquement, absolument défaut, c'est qu'elle était masquée par les phénomènes continus, ou bien enrayée en même temps qu'eux par le traitement mis en usage. La fièvre intermittente simple était peu fréquente en Italie. Dans les faits recueillis à Alexandrie, nous ne la voyons figurer que 540 fois sur 5,827, et dans ceux observés ailleurs que 1,692 fois sur 15,427 ou 10 fois environ sur 100; et encore, comme dans les statistiques qui servent de base à cette partie de mon travail, un très-grand nombre de fièvres rémittentes étant manifestement désignées sous le nom de fièvre intermittente, il s'ensuit que la fièvre intermittente sans mélange d'affection continue n'a pas dépassé, pendant toute la durée de la campagne, la faible proportion de 2 à 3 pour 100. La fièvre intermittente primitive ou de première invasion n'existait peut-être jamais sans mélange d'accidents continus, et ce n'est que parmi les fièvres anciennes et récidivées que l'on en rencontrait quelques-unes sans cette complication. C'est au début et au déclin de l'épidémie qu'il existait quelques cas de cette nature; mais au milieu de l'époque épidémique, il n'y avait pas d'affection intermittente complétement dégagée de tout accident continu. Les fièvres simples étaient généralement quotidiennes ou doubles tierces, quelquefois tierces et très-rarement quartes. Leurs accès étaient, le plus souvent, irréguliers, et cette irrégularité tenait, tantôt aux heures de leur retour, tantôt à la nature ou à l'intensité de leurs symptômes. Ils étaient rarement complets : le stade de froid manquait assez souvent; d'autres fois, ils étaient seulement caractérisés par la période de chaleur, le froid et la sueur manquant plus ou moins complétement. La fièvre intermittente n'était jamais grave d'emblée; un accès pernicieux était invariablement précédé d'un ou de plusieurs autres accès légers, réguliers ou irréguliers, complets ou incomplets; de sorte qu'il n'y avait d'accès pernicieux que lorsque déjà la maladie était rémittente ou pseudo-continue. Après plusieurs récidives, lorsque surtout elles avaient été soumises à un traitement intempestif, elles amenaient des hydropisies et un état cachectique profond, dont la mort était assez souvent la suite.

Après cet examen analytique et sommaire des deux éléments morbides constituant le fond de la fièvre épidémique de l'armée d'Italie, voyons quels étaient les principaux caractères de cette maladie complexe, toujours la même quant au fond et très-variable, comme toutes les maladies de cette nature, dans ses formes.

Fièvre rémittente épidémique. — Dégagée de toute complication étrangère importante, cette fièvre dominait déjà de beaucoup toutes les autres formes morbides; et, isolée ou combinée avec d'autres maladies, elle constituait la pathologie pour ainsi dire tout entière de l'armée d'Italie durant la période épidémique de la campagne. Étudions-la d'abord dans son type, et nous en examinerons ensuite ses principales variétés.

Fièvre simple.—Un malaise général, un frisson suivi de chaleur, de la céphalalgie frontale, quelques vertiges, de l'insomnie ou de la somnolence, de l'agitation, de la faiblesse, de l'abattement, le brisement des membres, des douleurs vagues, une grande sensibilité de la rétine, la sécheresse des lèvres, une soif vive, le désir de boissons froides et acides, de la répugnance pour les boissons chaudes, le gonflement de l'estomac, une douleur obtuse dans la région gastro-hépatique, la sécheresse et l'aridité de la peau, la force et la fréquence du pouls, l'accélération de la respiration, l'épaisseur et la coloration jaune ou verdâtre de l'urine, la constipation ou la diarrhée bilieuse, des paroxysmes réguliers ou irréguliers étaient, avec les caractères de l'embarras gastrique indiqués plus haut, les symptômes ordinaires de cette maladie. La céphalalgie et la fièvre étaient plus ou moins intenses, et depuis la forme bénigne de la fièvre rémittente de notre climat de France jusqu'à la fièvre pseudo-continue grave de l'Algérie ou de pays plus chauds, on rencontrait toutes les nuances intermédiaires. Elle débutait généralement par un frisson, de la céphalalgie et des alternatives de frisson et de chaleur; sa marche était rémittente ou pseudo-continue; ses paroxysmes presque toujours quotidiens ou doubles tierces, quelquefois seulement tierces et jamais quartes. Les accès se montraient à toute heure du jour ou de la nuit, mais de préférence entre midi et 6 heures du soir. Sur 100 cas, pris au hasard et remarquablement analysés par M. Folie-Desjardins, chargé d'un service de fiévreux, à Alexandrie, presque pendant toute la campagne, la durée a été :

	Maximum.	Minimum.	Moyenne.
1° Du début de la maladie à l'entrée du malade à l'hôpital..	30 jours.	1 jour.	7 jours.
2° Du début de la maladie au début de la convalescence..	40	5	13
3° Du début de la maladie à la sortie de l'hôpital.	49	7	18
4° De l'entrée à l'hôpital au début de la convalescence..	20	1	5
5° De l'entrée à l'hôpital à la sortie.	30	4	10

Sous l'influence d'un traitement convenable, elle se terminait, généralement, presque sans convalescence, au bout de 8 à 10 jours d'hôpital, par une guérison complète et durable. Je ne l'ai jamais vue se prolonger au delà de 12 à 15 jours que dans les cas de complication sérieuse ou à la suite d'un traitement intempestif. Elle était naturellement sans danger; elle n'était mortelle que dans les cas où elle était compliquée, mal traitée ou abandonnée aux seules ressources de la nature.

En temps de guerre, il n'est pas toujours facile au médecin de se livrer, comme il voudrait, dans l'intérêt de la science et de la pratique, à des recherches d'anatomie pathologique. Pendant toute la campagne d'Italie, je n'ai pu réunir que 23 observations complètes à la suite d'autopsies faites, à Alexandrie, par moi-même ou en ma présence, sur des sujets morts pendant l'épidémie et ayant présenté, durant la maladie, les symptômes de la fièvre épidémique compliquée d'autres affections. Voici le résumé des résultats :

Lésions gastro-intestinales.	17 fois.
Idem du cerveau ou de ses membranes. . . .	12
Idem de la moelle (symptômes de rage). . . .	1
Idem des poumons ou des plèvres..	4
Idem de la rate..	5
Idem du cœur.	1

Ces lésions, quelquefois constituées par la décoloration, l'hypérémie passive, l'infiltration ou des épanchements séreux, consistaient, le plus souvent, en des congestions actives ou des inflammations des tissus. Dans la plupart des cas, la peau conservait, après la mort, la teinte ictérique plus ou moins foncée qu'elle avait offert pendant la vie. Des ulcérations, des tubercules, des suppurations se rencontraient aussi parfois, mais exceptionnellement. Le typhus confirmé s'accompagnait toujours des lésions ordinaires de la fièvre typhoïde ; et, dans ces cas insidieux où il était impossible, pendant la vie et même après la mort, de déterminer au juste si la maladie à laquelle le malade avait succombé était une fièvre rémittente typhique ou un typhus rémittent, nous découvrions souvent, à l'autopsie, un soulèvement plus ou moins prononcé des plaques de Peyer.

Ces lésions, toujours générales et multiples, se présentaient ordinairement avec les mêmes caractères dans les divers organes. Les phénomènes de congestion active ou d'inflammation s'observaient surtout chez les sujets robustes, morts à la période aiguë de la maladie épidémique, et la décoloration, l'infiltration, les épanchements chez les sujets détériorés et morts à la suite de cachexies paludéennes ou de toute autre maladie chronique.

Cette extrême variété de lésions démontre, de même que la variété des causes et des symptômes, que l'affection épidémique de l'armée d'Italie était une maladie complexe, frappant l'organisme tout entier, n'étant généralement grave que par suite de complications étrangères, et que les affections exclusivement locales n'étaient que de très-rares exceptions.

Disons maintenant quelques mots des complications les plus habituelles de la fièvre épidémique.

1° *Complications typhiques*. — Le miasme typhique n'a jamais été ni généralisé ni assez condensé pour engendrer ce qu'on appelle une épidémie de typhus; mais il a été presque partout assez développé pour amener quelques cas de typhus proprement dit et pour faire entrer, à titre de complication, des symptômes typhiques plus ou moins profonds dans la constitution d'un grand nombre de maladies complexes. A Alexandrie, sur 5,827 fiévreux, des accidents typhiques ont été notés 996 fois ou 17 fois sur 100; et cette intervention typhique était certainement encore bien plus fréquente, car elle n'était notée que dans les cas où elle était bien évidente. L'état typhique dans la fièvre épidémique était plus ou moins prononcé, et depuis ces cas où il se distinguait à peine jusqu'au typhus le plus grave, j'ai vu, pour ainsi dire, toutes les nuances intermédiaires. Sur les 996 affections typhiques d'Alexandrie, 857 fois ou 86 fois sur 100, l'intervention de l'élément typhique n'était pas assez puissante pour modifier profondément la marche de la fièvre rémittente épidémique, tandis que 139 fois ou 14 fois sur 100, elle communiquait à la maladie une évolution toute spéciale, l'évolution normale du typhus proprement dit. Dans le premier cas, nous avions affaire à la fièvre rémittente typhique ou compliquée d'accidents typhiques, et dans le second au typhus rémittent ou compliqué d'accidents rémittents. Entre ces manifestations morbides, identiques, quant au fond, et si différentes, quant à la forme, la fièvre rémittente typhique et le typhus rémittent, la transition était insensible, et quelquefois il n'était même pas possible de dire, avec certitude, non-seulement pendant la maladie, mais encore après la guérison ou la mort, à laquelle de ces deux espèces morbides on avait eu affaire.

La distinction nosologique entre la fièvre rémittente typhique et le typhus rémittent paraît n'avoir été établie qu'à Alexandrie; partout ailleurs les fièvres rémittentes typhiques n'étant pas indiquées, toutes les maladies épidémiques étaient désignées sous les simples dénominations de typhus ou de fièvre rémittente.

La fièvre rémittente typhique offrait les mêmes symptômes et la même marche générale que la fièvre rémittente simple; mais elle s'en distinguait par de la stupeur, du délire et une prostration plus grande, quelquefois par la présence de taches rosées ou de sudamina, par une durée et une convalescence un peu plus longues et se rapprochant d'autant plus de la marche et de la durée du typhus que la typhisation ou infection typhique paraissait avoir été plus profonde.

Typhus ou fièvre typhoïde. — En pratique, aucun des médecins traitants, —

français ou italiens, — ne paraît avoir cherché à établir une distinction entre le typhus et la fièvre typhoïde; car j'ai remarqué que partout, même dans le même hôpital, on donnait indistinctement l'un ou l'autre de ces noms à la même maladie.

Autant la fièvre rémittente typhique était fréquente, autant le typhus confirmé était pour ainsi dire rare à l'armée d'Italie : 139 cas sur les 5,827 fiévreux d'Alexandrie et 389 sur les 15,427 des autres hôpitaux ou 2,50 cas de typhus sur 100 fiévreux; proportion très-faible, comparée surtout à ce que nous avons vu, en 1855 et 1856, à Constantinople et en Crimée.

Pendant toute la durée de la campagne, nous n'avons pas rencontré un seul cas de typhus sans rémittence; mais, une fois débarrassé de cette complication épidémique, il devenait aussi simple, aussi régulier que notre fièvre typhoïde classique, dont il présentait les symptômes, la marche, la durée et les lésions anatomiques.

Sur 63 cas de typhus observés à Alexandrie et analysés par M. Desjardins, 32 ont offert une forme muqueuse, 11 une forme ataxique et 20 une forme adynamique. Les symptômes, pendant le premier septénaire, étaient absolument les mêmes que ceux de la fièvre rémittente typhique, dont il était impossible de le distinguer d'abord. Mais, à la suite de l'emploi des évacuants et du sulfate de quinine, la distinction était généralement facile. La fièvre rémittente typhique tournait de suite à la convalescence, et le typhus, simplifié, prenait et poursuivait, jusqu'à la guérison ou la mort, le cours normal de la fièvre typhoïde ordinaire. La stupeur, la prostration, le délire, le décubitus dorsal, les taches rosées, les sudamina, la sécheresse de la langue, le fuligo, la dysphagie, le météorisme, le gargouillement, la diarrhée et les râles bronchiques en étaient les symptômes essentiels. L'épistaxis manquait généralement. Les taches rosées se montraient vers la fin du premier septénaire et les sudamina vers la fin du deuxième. Outre les complications bilieuse et intermittente, qui n'ont jamais fait défaut, M. Desjardins l'a trouvé compliqué : 4 fois de pneumonie, 9 fois d'escarres profondes et 7 fois de parotidites suppurées. Il n'était généralement grave que par suite de paroxysmes rémittents, lesquels avaient toujours une tendance extrême à se reproduire et qui devenaient, souvent, subitement mortels quand on négligeait de les combattre à temps. Sur ces 63 cas, la durée du typhus a été de :

	Maximum.	Minimum.	Moyenne.
1° Du début de la maladie à l'entrée du malade à l'hôpital.	30 jours.	2 jours.	9 jours.
2° Du début de la maladie au début de la convalescence	41	16	28
3° Du début de la maladie à la sortie de l'hôpital.	64	22	43
4° De l'entrée à l'hôpital au début de la convalescence	33	11	19
5° De l'entrée à l'hôpital à la sortie.	49	15	32

C'est la durée ordinaire de la fièvre typhoïde classique.

Nous ne devons pas omettre une remarque qui n'est peut-être pas sans importance, à savoir, que nous avons trouvé, avec M. Desjardins, comme durée moyenne de l'invasion, c'est-à-dire depuis l'apparition des premiers symptômes jusqu'à l'entrée du malade à l'hôpital : 7 jours pour la fièvre rémittente simple ou typhique et 9 jours pour le typhus confirmé. La même observation avait déjà été faite à Constantinople en 1855 et en 1856.

N'est-il pas possible d'induire de ces faits que la fièvre rémittente typhique tend à dégénérer en vrai typhus quand elle est négligée ou mal traitée au début, et que, par un traitement convenable et mis en usage de bonne heure, on peut, au moins dans un certain nombre de cas de fièvre rémittente typhique, empêcher le développement du typhus proprement dit? Pour nous c'est une conviction, et nous ne saurions trop recommander aux médecins des corps de troupes d'envoyer, de bonne heure, à l'hôpital les hommes présentant les phénomènes insidieux d'une fièvre rémittente.

Les 139 cas de typhus observés à Alexandrie ont fourni 19 décès ou 13,66 sur 100, les 389 cas notés ailleurs 117 décès ou 30 sur 100 et les 508 cas réunis 136 décès ou 25 sur 100. C'est la mortalité que fournit assez habituellement la fièvre typhoïde sporadique. Sur 63 cas, la mort a été la suite directe :— du météorisme, 2 fois; d'accès de fièvre, 3 fois; de parotidite, 1 fois. Elle survenait généralement vers la fin du 2ᵉ septénaire et quelquefois dans le cours du 3ᵉ, ou pendant la convalescence à la suite d'un accident particulier. Dans les cas où elle arrivait entre la fin du 2ᵉ septénaire et le commencement du 4ᵉ, on trouvait toujours à l'autopsie, outre les autres lésions ordinaires de la fièvre typhoïde, une altération plus ou moins profonde des plaques de Peyer, qui étaient dures ou molles, gaufrées, réticulées ou ulcérées, et quand le malade succombait plus tard, par suite d'accidents, il n'était pas rare de rencontrer des plaques cicatrisées ou en voie de cicatrisation.

2° *Complications inflammatoires, rhumatismales et autres.* — L'inflammation des organes était sans doute fréquente chez nos malades de l'armée d'Italie, mais cet élément morbide était généralement secondaire au point de vue du traitement. Presque toujours superficielle, elle se localisait dans les membranes plutôt que dans les parenchymes, dans les organes digestifs plutôt que dans les autres organes de l'économie. Elle se dissipait, en général, vite et facilement, en même temps que la maladie épidémique, dont elle était presque inséparable, et ce n'est, pour ainsi dire, qu'exceptionnellement qu'elle exigeait l'emploi des émissions sanguines pour la combattre. La diarrhée et la dyssenterie ont été notées dans la proportion de 5,812 sur 21,354 fiévreux ou de 27 sur 100; mais ces deux affections n'étaient jamais isolées; elles compliquaient la fièvre épidémique, plutôt qu'elles n'étaient compliquées par elle; elles en constituaient plutôt la forme que le fond. Il y a pourtant à ce sujet une remarque utile à faire : les phénomènes bilieux ne manquaient jamais dans la dyssenterie; mais cette maladie est pour ainsi dire la seule qui se présentât souvent à l'observation sans phénomènes intermittents tranchés, bien que les dyssentériques eussent été, comme tous les autres malades, soumis à l'influence d'une intoxication paludéenne; et ce contraste était généralement d'autant plus prononcé que les évacuations étaient plus copieuses et plus fréquentes. Cette rareté relative d'accès intermittents chez les dyssentériques impaludés, nous l'avions déjà constatée en Afrique; elle nous paraît tenir aux évacuations elles-mêmes, qui ont sans doute, sur l'intoxication palustre, la même action thérapeutique que les évacuations artificielles provoquées par les purgatifs; et ce qui doit donner créance à cette opinion, c'est que, en Italie comme en Afrique, nous avons vu fréquemment l'intermittence, absente pendant toute la durée de la dyssenterie, se montrer seulement après la disparition des phénomènes propres à la maladie primitive.

Les symptômes et les lésions de la diarrhée et de la dyssenterie étaient les mêmes que ceux de la diarrhée et de la dyssenterie d'Afrique, et, une fois débarrassées des éléments bilieux et intermittent qui les accompagnent infailliblement, elles en offraient aussi la marche et la durée, avec cette différence qu'elles étaient généralement plus bénignes, puisque sur 5,812 cas, il n'y a eu que 116 décès ou 2 sur 100.

Sur 20 cas de dyssenterie, pris parmi les plus graves, et observés par M. Desjardins, la durée de la maladie a été :

	Maximum.	Minimum.	Moyenne.
1° Du début de la maladie à l'entrée du malade à l'hôpital.	30 jours.	3 jours.	11 jours.
2° Du début de la maladie au début de la convalescence.	35	10	18
3° Du début de la maladie à la sortie de l'hôpital.	52	15	27
4° De l'entrée à l'hôpital au début de la convalescence.	16	3	7
5° De l'entrée à l'hôpital à la sortie.	29	7	16

Toutes les autres maladies intercurrentes, générales ou locales, phlegmasies, névroses, rhumatismes, tubercules, scorbut, etc., qui ne s'élèvent qu'à la faible proportion de 6 sur 100 chez les fiévreux traités à Alexandrie et de 14 sur 100 chez les fiévreux des autres hôpitaux, étaient, comme le typhus, la diarrhée et la dyssenterie, toujours dominées au fond par les symptômes de la fièvre épidémique. Leur caractère et leur marche étaient insidieux et incertains jusqu'à ce que, par suite d'un traitement convenable, elles en avaient été dépouillées; mais alors, chacune d'elles, reprenant son allure naturelle, se terminait, en général, rapidement par la guérison, avec ou sans le concours des moyens ordinaires indiqués pour la combattre.

De telle sorte que cette épidémie, si grande pour le nombre des hommes frappés et si peu grave quant aux résultats cliniques obtenus, se composait, à part des cas tout à fait exceptionnels et qu'il est permis de négliger, d'une maladie complexe dont les éléments bilieux et intermittent étaient toujours le fond, et à laquelle le mélange des autres entités morbides dont nous avons déjà parlé, générales ou localisées dans tel ou tel organe, tel ou tel appareil de l'économie, donnait les formes les plus diverses.

Après les premières pluies de septembre, le nombre des malades diminue subitement, et, tout en conservant le même fond, les maladies changent aussi de forme. Les phénomènes bilieux persistent, mais en s'affaiblissant ; tandis que l'intermittence, par suite des alternatives de la chaleur et des pluies de septembre et d'octobre, acquiert un nouveau degré de puissance. C'est ainsi qu'en octobre et en novembre, les fièvres et les névroses intermittentes dominent très-généralement les phénomènes bilieux, — que les récidives des affections périodiques deviennent fréquentes, rebelles, et obligent à renvoyer en France, notamment de Pavie, de Plaisance et de Crémone, pour les soustraire à une mort presque certaine, un nombre considérable d'hommes déjà infiltrés et profondément cachectiques.

En décembre et en janvier, à part des cas peu nombreux et généralement peu graves d'ailleurs, de bronchite, de pleurésie, d'angine, de fièvre typhoïde, de rhumatisme, etc., ordinairement compliqués de phénomènes intermittents et gastriques, nous n'avions plus, pour ainsi dire, dans l'armée, en fait de maladies, que des fièvres récidivées et des cachexies; et plus tard, grâce au repos, à une meilleure alimentation, à la bonne tenue des logements, à la régularité de la saison, à la mesure générale d'évacuer sur France tous les hommes cachectiques ou malingres, et malgré l'étroitesse générale des casernements, les maladies de l'hiver et du printemps ont été peu nombreuses. Elles ne différaient d'ailleurs de nos affections propres à ces deux saisons que par leur disposition générale au retour de l'intermittence et de la gastricité.

Résumé de la troisième partie. — Au point de vue pathologique, la campagne d'Italie se divise en trois périodes : première période ou *première* période sporadique; deuxième période ou période épidémique; troisième période ou *deuxième* période sporadique.

La première période correspond au début de la campagne; la deuxième s'étend de la fin de juin 1859 à la fin de septembre suivant, et la troisième du 1er octobre à la rentrée définitive et totale des troupes.

Les maladies de la première période étaient, selon la provenance des malades, les affections habituelles en Afrique et en France, à cette époque de l'année, se développant sous l'influence du voyage et des variations de la température, très-brusques et très-fréquentes alors en Piémont.

Une maladie complexe, la fièvre rémittente, simple ou compliquée de phénomènes typhiques, diarrhéiques ou dyssentériques, constituait la pathologie pour ainsi dire tout entière de l'armée pendant la deuxième période.

Les fièvres paludéennes récidivées et rebelles et les cachexies consécutives d'abord, et plus tard les affections ordinaires de l'hiver et du printemps dans nos climats tempérés, avec une disposition particulière à l'intermittence ou à la rémittence, sont les maladies qui ont caractérisé la 3e période.

Quatrième partie. — *Traitement.* — 1° *Prophylaxie.* — Prévenir, dans les limites compatibles avec les exigences de la guerre et l'initiative médicale, le développement épidémique des maladies et atténuer la gravité de celles dont il n'aura pas été possible d'éviter l'invasion, telle est, partout et toujours, la tâche la plus importante du médecin militaire en campagne.

Il est des causes occultes dont le médecin, le plus expérimenté et le plus clairvoyant, ne peut soupçonner la présence que lorsque déjà elles ont produit, sur les individus soumis à leur action, leurs effets destructeurs; elles ne se révèlent que par leurs effets pathologiques; la prévoyance ne peut rien contre leur développement. Telle est la cause du choléra, par exemple.

Il en est d'autres que la science prévoit; et parmi celles-ci l'homme est impuissant contre l'apparition spontanée des unes, mais il est souvent en son pouvoir d'éviter le développement des autres. Tous les efforts du médecin doivent tendre à soustraire l'armée à l'influence de celles contre la génération desquelles il ne peut rien et à empêcher le développement des autres.

Les chaleurs excessives de l'été, les miasmes paludéens, l'agglomération des troupes, l'encombrement des hôpitaux et des ambulances, la putréfaction de cadavres et de détritus animaux de toute sorte, telles étaient les conditions pathogéniques contre lesquelles l'armée d'Italie devait être particulièrement exposée à lutter. Il n'était pas possible de la soustraire à l'influence des chaleurs, puisque les opérations militaires commençaient à la fin du mois de mai, ni à l'action des miasmes palustres, attendu que le théâtre de la guerre devait nécessairement se trouver dans des contrées très-marécageuses; mais, par suite d'une activité et d'une vigilance qui n'ont pu échapper à personne, et heureusement secondé par le commandement, l'administration et les médecins sous ses ordres, le médecin en chef de l'armée, malgré toutes les difficultés de la situation, a pu résoudre ce grand problème, savoir : prévenir ou faire promptement disparaître, là où il n'avait pas été possible de les éviter, dans les camps, les hôpitaux et les ambulances, l'agglomération, l'encombrement et toutes les autres conditions d'infection miasmatique animale de nature à engendrer une grande épidémie typhique; de telle sorte que les maladies dont l'armée a été épidémiquement frappée, excessivement nombreuses mais réduites, pour ainsi dire, aux éléments résultant des causes qu'il était impossible d'éviter, la chaleur et les exhalaisons paludéennes, ont été d'une bénignité remarquable, bénignité à laquelle l'absence de privations et de fatigues prolongées a sans doute une large part, mais à laquelle a aussi puissamment contribué l'absence de cette typhisation générale et profonde qui a décimé si souvent les armées, et qui a particulièrement exercé de si effroyables ravages, en 1855 et en 1856, en Crimée et à Constantinople.

Que les résultats obtenus en Italie soient un exemple et un enseignement pour l'avenir! L'intoxication miasmatique animale, qui exerce généralement une si grande influence sur la mortalité des armées, est aussi la cause contre laquelle l'hygiène est pour ainsi dire toute puissante. Aussi le premier devoir du médecin militaire, en garnison comme en campagne, est de faire, quand on veut bien tenir compte de ses conseils, une guerre incessante et active aux causes susceptibles d'engendrer des épidémies typhiques, telles que l'agglomération, l'encombrement, la malpropreté, la putréfaction de toute matière animale, dans les camps, les hôpitaux, les casernes et dans leur voisinage.

2° *Thérapeutique*. — C'est surtout au point de vue du traitement qu'il est essentiel de connaître la nature, simple ou complexe, des maladies, notamment des maladies épidémiques.

En Italie, pendant la période sporadique, c'est-à-dire au début de la campagne, les maladies étaient généralement de nature bilieuse avec disposition à l'intermittence chez les hommes arrivant d'Afrique, et de nature phlegmasique ou catarrhale, avec tendance à l'état typhique, chez ceux venant de France. C'est pourquoi la même méthode thérapeutique était, en général, loin de convenir aux deux catégories de malades. En effet, tandis que les évacuants et les fébrifuges réussissaient presque toujours à merveille chez les premiers, les antiphlogistiques au début et plus tard les purgatifs et les toniques étaient plus particulièrement indiqués chez les seconds. Il fallait, en outre, dans l'un et l'autre cas, selon les indications particulières, combattre les symptômes locaux propres à chaque individualité morbide.

Pendant toute la durée de la période épidémique, un état bilieux, toujours profond, constituait le génie dominant de toutes les maladies, et l'intermittence, qui entrait aussi, à peu près constamment dans leur composition, pour une part généralement très-grande, leur imprimait une marche rémittente particulière, les prolongeait, les aggravait et les rendait souvent mortelles, quand le médecin négligeait de la combattre à temps et à propos. Tant que la fièvre épidémique conservait les caractères de généralité propres à ses deux éléments essentiels, la diète, les boissons délayantes ou acidules, les évacuants vomitifs et purgatifs et les fébrifuges suffisaient pour amener, en peu de jours, une guérison complète et généralement durable; mais, dans les cas, d'ailleurs très-nombreux, où une autre maladie, générale ou locale, se mêlait à la fièvre épidémique, les mêmes moyens étaient encore, le plus souvent, les premiers à mettre en usage; et ce n'est, en général, qu'après avoir attaqué, par les évacuants et les antipériodiques, les phénomènes intermittents et bilieux, que le moment était venu de s'occuper de l'affection intercurrente, laquelle, alors ramenée à son type élémentaire ou classique, se guérissait d'ordinaire aisément, souvent sans nouvelle médication active ou à l'aide des moyens propres à la combattre, tels que les antiphlogistiques, les toniques, les révulsifs, les sédatifs, les diurétiques, etc., selon sa nature et son siége spécial.

Les maladies de la troisième période, ne différant pas sensiblement de nos maladies habituelles de l'hiver et du printemps, si ce n'est par la fréquence de leur complication gastrique et intermittente, n'exigeaient, comme médication spéciale, que l'emploi plus généralisé du sulfate de quinine, des vomitifs et des purgatifs.

Mais, bien que cette méthode fût applicable au traitement de l'immense majorité des cas, elle devait pourtant subir, dans son application, des modifications notables, selon la forme particulière de la maladie ou la prédominance de tel ou tel élément morbide. Nous allons entrer ici dans quelques détails pratiques qui nous semblent indispensables.

Embarras gastrique et fièvre bilieuse simple. — L'embarras gastrique ou bilieux, isolé ou compliquant les maladies, exigeait impérieusement, et autant que possible avant toute autre médication, l'emploi d'un vomitif. Quand il était isolé, cette simple médication prévenait, le plus souvent, l'invasion de toute maladie réelle, et dans les cas où une maladie existait déjà, elle la disposait toujours à une solution prompte et heureuse. Dans les cas, fort rares d'ailleurs, où la fièvre gastrique était absolument vierge de tout phénomène intermittent, la diète, un vomitif, un purgatif et des boissons amères suffisaient presque toujours pour obtenir la guérison; mais, chez la plupart des malades ainsi guéris, les rechutes étaient fréquentes, ou bien des accès de fièvre intermittente ne tardaient pas à se montrer. De sorte que, pour guérir sûrement et promptement les fièvres gastriques, même sans intermittence, le meilleur moyen était de les traiter, comme les fièvres rémittentes, par les évacuants et le sulfate de quinine simultanément.

Affections intermittentes simples. — Quand une fièvre, une névrose ou toute autre affection intermittente simple, qu'elle fût double tierce ou quotidienne, tierce ou quarte, régulière ou irrégulière, complète ou incomplète, se montrait sans mélange d'accidents continus, elle cédait généralement très-vite à la suite de deux ou trois fortes doses de sulfate de quinine et à l'emploi de quelques toniques. Mais il en était, presque toujours, de la fièvre intermittente simple, seulement traitée par le sulfate de quinine, comme de la fièvre gastrique sans phénomène intermittent, traitée exclusivement par les évacuants; sa guérison n'était que momentanée, une récidive ne tardait pas à se produire, et, de récidive en récidive, le malade passait, en peu de temps, à un état cachectique qui, sans l'émigration, serait devenu nécessairement mortel. La complication gastrique n'était pas évidente dans tous les cas de fièvre intermittente, mais au fond elle existait toujours, et le sulfate de quinine n'exerçait, généralement, dans les fièvres intermittentes les plus simples en apparence, la plénitude de son action fébrifuge, qu'après l'emploi des évacuants, notamment des vomitifs.

Fièvre épidémique simple ou fièvre rémittente. — Dans les fièvres rémittentes, exemptes de tout mélange étranger, les moyens à mettre en usage étaient : un vomitif le matin du premier jour et une dose de 6 à 10 décigr. de sulfate de quinine, entre midi et 2 heures; 40 à 50 gr. de sulfate de magnésie et un deuxième fébrifuge le lendemain; une troisième dose de sulfate de quinine le troisième jour; un deuxième purgatif le quatrième jour; des toniques et des amers les jours suivants; une alimentation substantielle dès que le malade demandait à manger, et du vin aussitôt que le mouvement fébrile continu était calmé. Sous l'influence générale de ce traitement, le malade était ordinairement convalescent du quatrième au sixième jour et pouvait quitter l'hôpital pour aller reprendre son service au bout de 10 à 12 jours de traitement et de repos. Dans les cas où les accès rémittents étaient graves dès le début et menaçaient de devenir pernicieux, l'administration d'une forte dose de sulfate de quinine, 10 à 12 décigr., devait précéder la médication évacuante; mais comme alors l'antipériodique ne faisait qu'atténuer ou supprimer momentanément les accès, il était indispensable de revenir à son emploi, comme dans les cas précédents, après l'administration des vomitifs et des purgatifs.

Fièvre rémittente typhique et typhus rémittent. — La forme typhique de la fièvre épidémique ne changeait rien au fond du traitement rationnel, tel que nous venons de le décrire, de la fièvre épidémique simple; mais, comme cette complication rendait les symptômes plus graves et plus rebelles, la maladie plus longue et plus dangereuse, et le malade plus faible, il était généralement utile d'insister davantage sur l'emploi des évacuants, notamment des purgatifs, du sulfate de quinine et des toniques. Quant au typhus rémittent, comme il débutait absolument comme la fièvre épidémique, simple ou typhique, et qu'il ne pouvait jamais être distingué de cette dernière qu'après l'effet des premiers moyens thérapeutiques mis en usage, le traitement devait être d'abord identiquement le même que celui des deux formes morbides précédentes; et, une fois débarrassé, par les vomitifs, les purgatifs et le sulfate de quinine, des deux éléments épidémiques, il ne restait plus au praticien qu'à se conformer aux règles de thérapeutique applicables au traitement rationnel de notre fièvre typhoïde classique, c'est-à-dire à une sage expectation, consistant à surveiller pour les combattre les accidents ou les complications de quelque importance et à recourir, aussi tôt que possible, à une médication tonique et à une alimentation substantielle en rapport avec les forces digestives.

Fièvre rémittente épidémique avec diarrhée ou dyssenterie, et diarrhée, dyssenterie, etc., avec rémittence. — La fièvre épidémique, compliquée d'accidents diarrhéiques, dyssentériques, etc., ainsi que toutes les maladies intercurrentes, telles que diarrhées, dyssenteries, phlegmasies, névroses, rhumatismes, etc., associées aux phénomènes de la fièvre épidémique, ne se guérissaient, sûrement et promptement, qu'après l'emploi des évacuants, seuls, quand la maladie était franchement continue, des évacuants et du sulfate de quinine alors qu'elle était rémittente ou pseudo-continue.

Un vomitif, un ou deux légers purgatifs, une ou deux doses de sulfate de quinine, des boissons féculentes ou gommeuses, une alimentation peu copieuse, mais substantielle, amenaient, presque infailliblement, en peu de jours, une guérison complète et durable des diarrhées, et ce n'est que dans des cas exceptionnels qu'il était nécessaire de recourir à l'usage de l'opium, des astringents ou de toute autre médication. Sous l'influence de ce traitement, presque tous nos diarrhéiques guérissaient, et ce n'est que dans des cas très-rares que nous avons vu la diarrhée devenir chronique et rebelle.

Un vomitif et 5 à 8 décigrammes de sulfate de quinine le matin du premier jour; un purgatif léger et une deuxième dose de sulfate de quinine le deuxième jour; un deuxième purgatif le troisième jour; la diète, des boissons gommeuses et féculentes, des lavements émollients, des cataplasmes sur le ventre, des bains de siége et des potions légèrement laudanisées étaient, à peu près toujours, les moyens les plus propres à amener promptement la guérison de la dyssenterie, et, à l'aide de ce traitement, nous n'avons vu que dans un très-petit nombre de cas la maladie passer à l'état chronique.

Dans toutes les autres maladies de nature à la fois épidémique et phlegmasique, nerveuse, rhumatismale, etc., l'indication essentielle et première était d'attaquer, avant tout, comme dans les cas précédents, par les évacuants et le sulfate de quinine, les éléments épidémiques, et de traiter ensuite, d'après les règles établies, l'affection intercurrente, sans perdre de vue la disposition des phénomènes intermittents et bilieux à se reproduire, ni l'avantage d'arriver, le plus tôt possible, à l'usage des toniques et d'une alimentation substantielle.

Telle est la méthode générale à l'application de laquelle la théorie et l'expérience nous ont promptement conduit. N'ayant rien d'absolu, de même que toutes les autres méthodes, elle était modifiée selon l'état particulier de chaque malade et celui de chaque maladie. Elle a fourni, dans les hôpitaux français et mixtes d'Alexandrie, où elle était largement mise en pratique par tous les médecins français, les résultats cliniques suivants :

Fièvres gastriques et intermittentes simples	572 cas.	0 décès.
Idem rémittentes simples ou typhiques	3,052	10
Typhus ou fièvre typhoïde rémittente	139	19
Diarrhées et dyssenteries bilieuses et rémittentes.	1,712	16
Affections diverses, bilieuses et rémittentes.	352	4
TOTAL.	5,827	49

0,84 décès sur 100 malades traités.

La méthode générale de traitement adoptée par tous les médecins de l'armée, est la même que celle que nous venons de décrire, avec ces différences pourtant que plusieurs employaient plus particulièrement les vomitifs et d'autres les purgatifs; mais tous avaient reconnu, comme nous, l'efficacité de la double médication évacuante et antipériodique, l'insuffisance des évacuants seuls et du sulfate de quinine seul, ainsi que les mauvais effets des émissions sanguines en général.

La méthode généralement suivie par les médecins italiens, chargés du traitement de nos malades, est tout l'opposé de celle mise en usage par les médecins français. Considérant comme de nature inflammatoire les maladies que nous avions à combattre et réduisant à un rôle tout à fait secondaire ou nul les éléments gastrique et intermittent qui, pour nous, en constituaient le fond, ils traitaient, indistinctement, toutes les affections épidémiques par les antiphlogistiques et de légers purgatifs, tels que les saignées générales et locales, la glace et le tamarin; et ce n'est qu'exceptionnellement qu'ils avaient recours à l'emploi des vomitifs et du sulfate de quinine; c'est-à-dire que notre méthode consistait dans l'emploi très-général des évacuants vomitifs et purgatifs et du sulfate de quinine, et dans l'application exceptionnelle et très-restreinte de toute émission sanguine; tandis que la méthode italienne avait pour base l'emploi très-généralisé des émissions sanguines, et l'usage exceptionnel ou très-restreint des vomitifs et du sulfate de quinine.

Il était curieux de résumer, en les comparant après coup, les résultats cliniques obtenus par les deux méthodes; voici la partie de ces résultats relative à la mortalité et à la moyenne du traitement. Ces faits, déjà énoncés dans le cours de ce travail, et que nous ne faisons que rappeler ici, nous semblent assez significatifs pour pouvoir se passer de tout commentaire.

A. *Mortalité*. — 1° Dans les hôpitaux de l'armée en général.

a. Tous les malades réunis.

Hôpitaux français. .	51,626 malades.	1,203 décès ou	2,32 décès pour 100
Idem italiens . .	74,324	3,495	4,70

2,38 pour 100 de différence à l'avantage des hôpitaux français.

b. Sortants du 20 octobre 1859 au 21 novembre suivant.

Hôpitaux français	2,269 sortants.	52 décès ou	2,29 sur 100
Idem italiens.	3,086	99	3,20

0,91 pour 100 de différence à l'avantage des hôpitaux français.

2° Dans les hôpitaux d'Alexandrie en particulier.

a. Tous les malades réunis.

Hôpitaux français	8,604 malades.	67 décès ou	0,77 sur 100
Idem sardes.	3,734	183	4,90

4,13 pour 100 de différence à l'avantage des hôpitaux français.

b. Fiévreux.

Hôpitaux français	5,827 fiévreux.	49 décès ou	0,84 sur 100
Idem sardes.	2,073	73	3,52

2,68 pour 100 de différence à l'avantage des hôpitaux français.

c. Blessés.

Hôpitaux français	2,404 blessés.	18 décès ou	0,74 sur 100
Idem sardes.	1,429	110	7,69

6,95 pour 100 de différence à l'avantage des hôpitaux français.

d. Entrants par billet.

Hôpitaux français	2,121 entrants.	29 décès ou	1,36 sur 100
Idem sardes.	2,308	70	3,03

1,67 pour 100 de différence à l'avantage des hôpitaux français.

e. Entrants par évacuation.

Hôpitaux français	6,483 entrants.	38 décès ou	0,58 sur 100
Idem sardes.	1,426	113	7,92

7,34 pour 100 de différence à l'avantage des hôpitaux français.

B. *Durée moyenne du séjour des malades à l'hôpital*. — 1° Dans les hôpitaux de l'armée en général.

Hôpitaux français, 24 jours.
Idem italiens, 58

34 jours sur 100 de différence à l'avantage des hôpitaux français.

3° Dans les hôpitaux d'Alexandrie en particulier.

Hôpitaux français, 6 jours.
Idem sardes. . 11

46 jours sur 100 de différence à l'avantage des hôpitaux français.

2° Dans les hôpitaux en général, moins ceux qui se trouvaient dans des conditions particulières (Gênes, Turin et Côme).

Hôpitaux français, 28 jours.
Idem italiens, 38

26 jours sur 100 de différence à l'avantage des hôpitaux français.

De sorte que, tout en réservant une large part au hasard, aux coïncidences et aux conditions diverses d'établissements et de malades, il est évident que, toutes choses égales d'ailleurs, *la mortalité et la durée moyenne du traitement* ont été notablement moins élevées dans les hôpitaux où le service médical était fait par les médecins français que dans ceux où il était confié aux médecins italiens. A Alexandrie, où cette question a pu être envisagée sous toutes ses faces, la différence de mortalité a été constatée dans toutes les catégories de malades, chez les blessés comme chez les fiévreux, chez les entrants par billet comme chez les entrants par évacuation.

Est-ce à dire que la différence de mortalité et de durée du traitement observée dans les hôpitaux français et italiens tienne exclusivement à la différence des méthodes thérapeutiques employées? L'influence de la différence de méthodes me paraît incontestable; mais il y a aussi, selon moi, une autre cause qui a eu sa part dans ces résultats : c'est cette confiance, pour ainsi dire illimitée, que le médecin militaire inspire à nos soldats bien portants ou malades, confiance que le médecin étranger, quel que soit d'ailleurs son mérite personnel, ne lui inspirera jamais que très-exceptionnellement, par cette seule raison qu'il est médecin étranger, et qu'il n'est pas considéré comme faisant partie de la famille militaire.

Résumé de la quatrième partie. — Prévenir le développement général des miasmes typhiques dans l'armée, et faire disparaître ces miasmes le plus promptement possible, dans les lieux où ils s'étaient accidentellement développés, tel a été le but constant et essentiel de la prophylaxie pendant la campagne d'Italie. Ce but a été heureusement atteint; car si l'infection miasmatique animale n'a pas toujours pu être évitée, elle n'a jamais été ni assez générale, ni assez profonde pour influer, d'une manière bien notable, ni sur la marche des maladies ni sur la mortalité.

Au début de la campagne, les maladies d'origine africaine exigeaient très-généralement l'emploi des vomitifs et du sulfate de quinine, tandis que les antiphlogistiques et les purgatifs au début et plus tard les toniques et les amers réussissaient plus particulièrement chez ceux arrivant de France.

Pendant toute la durée de la période épidémique, les vomitifs, les purgatifs et le sulfate de quinine constituaient la base du traitement des maladies. Cette double médication évacuante et fébrifuge suffisait presque toujours quand la fièvre épidémique était simple ou dépouillée de toute complication importante; et ce n'est, en général, qu'après son emploi qu'il convenait d'attaquer les maladies générales ou locales, associées à la fièvre épidémique. Dans toutes ces maladies, les émissions sanguines étaient généralement plus nuisibles qu'utiles ; elles prolongeaient la convalescence, retardaient la guérison et prédisposaient le malade aux hydropisies et à la cachexie paludéenne.

Le traitement des affections de la troisième période ne devait, en général, s'éloigner du traitement ordinaire de nos maladies sporadiques que parce qu'elles réclamaient plus souvent l'usage des vomitifs et des antipériodiques.

NOTE SUR UNE ÉPIDÉMIE D'ICTÈRE ESSENTIEL.

Nous mentionnerons ici une petite épidémie d'ictère essentiel observée à Pavie, dans les mois d'août et de septembre, sur les troupes de la 3e division de l'armée d'occupation, artillerie, génie et train des équipages. Cette épidémie n'a atteint que 71 hommes, environ 14 pour 100 de l'effectif; un seul homme est mort (complication typhoïde).

On a observé aussi au camp de Castelnuovo, près Peschiera, à Plaisance et dans quelques autres localités, une éruption papulo-vésiculeuse vulgairement connue en Algérie sous le nom de gale bédouine. Cette éruption due à des transpirations prolongées (6 au 10 juillet) a atteint particulièrement les parties supérieures du tronc à l'exclusion de la face et des mains; elle n'a duré que 5 à 6 jours et a cessé à l'arrivée à Salionze, où les hommes ont pu se baigner dans le Mincio.

NOTE SUR QUELQUES CAS DE CHOLÉRA SPORADIQUE.

La 3e division du 4e corps, désignée pour faire partie de l'armée d'occupation, quitta Oliosi le 13 juillet et s'arrêta pendant quatre jours à Valeggio, occupant les anciens campements de la garde impériale et des autres troupes qui commençaient leur mouvement de retour en France. Soit que le sol fût imprégné de miasmes animaux, soit que la perspective de rester dans les camps eût atténué et épuisé l'énergie physique et morale du soldat, l'état sanitaire ne tarda pas à se ressentir de ces différentes influences. La diarrhée fit son invasion dans les régiments de la division et y fit des progrès rapides. Les évacuations sur les hôpitaux situés sur la rive droite du Mincio furent d'un grand secours pour nos malades, qui ne restaient guère que 24 heures à l'ambulance. La 3e division quitta enfin Valeggio, traversa Volta et ne s'arrêta qu'à Guidizzolo. Le lendemain, 19 juillet, elle campa autour d'Acqua-Freda et y resta le 20. — Volta, que les troupes avaient traversé le 18, Guidizzolo, où elles avaient fait étape, et Acqua-Freda, où elles faisaient séjour, font partie du champ de bataille de Solférino. Le sol saturé de miasmes animaux et l'atmosphère chargée d'émanations nauséeuses produisirent une recrudescence de flux intestinaux qui ne tardèrent pas à dégénérer en cholérine. Les malades affluèrent dans l'église du village, le 19, et, le 20, nous observâmes trois cas de choléra bien caractérisés et rapidement mortels. Cette apparition, survenant à la suite de nombreuses cholérines, ne pouvait évidemment être attribuée qu'à la sporadicité. Il est à peu près certain, cependant, qu'elle n'a été déterminée que par la voie miasmatique, et il était à craindre que le choléra ne se propageât sous forme épidémique. Mais le 21 juillet la division levait le camp et s'éloignait d'un terrain sous lequel un grand nombre de cadavres étaient accumulés dans des fosses d'une profondeur insuffisante. — Dr Bessière, médecin-major.

NOTE SUR LA GALE.

C'est pendant les routes, aux gîtes d'étapes que les soldats prennent la gale dans les bouges des logeurs. Ceux de ces établissements que nous avons eu l'occasion de visiter étaient dans un état de malpropreté et de dégradation qui accusaient l'absence complète de surveillance de l'autorité municipale. Les hommes sont entassés dans des chambres infectes, sans air, exposés à la vermine, quand ces établissements ne sont pas des centres de débauche, détestable piége que l'appât du gain tend à l'inexpérience des jeunes soldats. Il en a été de même, au retour d'Italie, aux étapes de la route parcourue par le régiment pour se rendre à Troyes, Belfort et Mulhouse. — Dr Carmouche, médecin-major, 100e de ligne.

Note sur quelques officiers, sous-officiers et soldats retraités ou pensionnés temporairement à la suite de maladies contractées pendant la campagne d'Italie.

Audureau, Arthur-François, né le 9 mars 1835, à Basse-Goulaine (Loire-Inférieure), 19e d'artillerie. — Paraplégie, suite de myélite. — 4 mai 1861.

Billaudel, Jean-Auguste, né le 15 juillet 1829, à Besançon (Doubs), capitaine, 52e de ligne. — Paralysie de la langue ; perte de la mémoire ; perte de l'usage d'un membre. — Insolation. — 23 décembre 1865.

Bonneton, François-Régis-Flavien, né le 21 février 1837, à Albere (Drôme), 65e de ligne. — Paralysie complète, myélite chronique. — 14 juillet 1863.

Carlotti, Michel, né le 10 novembre 1830, à Pietroso (Corse), caporal, 1er grenadiers, garde. — Bronchite tuberculeuse. — Gratification renouvelable.

Chaland, Antoine, né le 19 mai 1837, à Etreigny (Jura), 32e de ligne. — Bronchite chronique. — Gratification renouvelable.

Chirat, Jean-Baptiste, né le 3 juillet 1820, à Saint-Léaud (Loire), chef armurier, 74e de ligne. — Affaiblissement complet des facultés intellectuelles. — Insolation. — 18 mars 1865.

CHIROUX, Pierre, né le 22 mai 1837, à Saint-Plantaire (Indre), 53e de ligne. — Hypertrophie du cœur. — Fatigues. — Gratification renouvelable.

CHOZAT, Léonard, né le 6 septembre 1837, à Vaulry (Haute-Vienne), 93e de ligne. — Carie des 11e et 12e côtes, côté gauche, suite d'abcès, anémie profonde. — Gratification renouvelable.

CISTERNE, Jean, né le 19 février 1836, à Lapleau (Corrèze), 53e de ligne. — Affaiblissement général, suite de dyssenterie. — Gratification renouvelable.

COPPIN, Rubin-Robert, né le 25 mars 1840, à Arnèche (Nord), 85e de ligne. — Opacité de la cornée, œil droit ; cachexie paludéenne. — 8 avril 1865.

COUDÈRE, Jean, né le 18 août 1832, à Saint-Geniès (Dordogne), 72e de ligne. — Hémiplégie droite, avec perte de la parole et affaiblissement des facultés, suite de fièvre typhoïde. — 6 mars 1861.

DAVAL, Antoine, né le 12 décembre 1817, à Bordeaux (Gironde), capitaine, 26e de ligne. — Ascite avec engorgement du foie et de la rate. Cachexie paludéenne. — 5 janvier 1864.

DREUX, Louis-Mirtil, né le 22 janvier 1833, à Paris (Seine), sergent, 43e de ligne.—Péricardite chronique, fièvre paludéenne, fatigues. — Gratification renouvelable.

DOLY, Gabriel, né le 22 mai 1837, à Lavessière (Cantal), 50e de ligne. — Dyssenterie chronique, incontinence d'urines. — Gratification renouvelable.

ESPRIT, Etienne, né le 21 août 1837, à Monteux (Vaucluse), 71e de ligne. — Affaiblissement général, anémie, fatigues. — Gratification renouvelable.

FAVIER, Antoine, né le 14 décembre 1826, à Deneuille (Allier), 2e grenadiers, garde. — Pneumonie chronique, affaiblissement général. — Gratification renouvelable.

GILOT, Louis-Etienne, né le 8 mai 1831, à Germigny-sous-Colombe (Seine-et-Marne), caporal, 39e de ligne. — Emphysème pulmonaire, fatigues. — Gratification renouvelable.

HARTZ, François, né le 27 mars 1835, à Bichoffsheim (Bas-Rhin), 2e hussards. — Pleurésie avec épanchement dans les deux plèvres, fatigues. — Gratification renouvelable.

LAGALISE, Etienne-Julien, né le 22 février 1828, à Orchamps-Vennes (Doubs), 6e hussards. — Hypertrophie du cœur et asthme. — Gratification renouvelable.

LAUMONT, Jean, né le 7 mai 1820, à Yzac (Corrèze), zouaves, garde. — Asthme. — 7 février 1863.

LECLERQ, Ferdinand, né le 31 mai 1824, à Clermont (Oise), sous-lieutenant, 99e de ligne. — Ataxie locomotrice progressive, fatigues. — 8 mars 1865.

LEGRAND, Privat, né le 29 mai 1837, à Rodez (Aveyron), 71e de ligne. — Déformation du thorax, pleurésie chronique, fatigues. — Gratification renouvelable.

LELONG, Jean-Auguste, né le 27 février 1835, à Tourlaville (Manche), 2e artillerie. — Hémiplégie droite, flexion permanente des doigts, atrophie du membre inférieur, fatigues.— 15 avril 1863.

LOCARD, Clément-Auguste, né le 2 octobre 1837, à Coulommas (Ardennes), 71e de ligne. — Fièvre typhoïde, phlegmon diffus à la jambe gauche, atrophie, rétraction des muscles fléchisseurs. — 10 août 1861

MARTY, Jean-François, né le 15 novembre 1835, à Marzens (Tarn), 74e de ligne.— Pleurésie avec épanchement, fatigues. — Gratification renouvelable.

MEYRIEUX, Mathieu, né le 20 juillet 1829, à Bouthéon (Loire), sergent, grenadiers, garde. — Bronchite tuberculeuse à la suite de fièvre typhoïde. — Gratification renouvelable.

MIALET, Marc, né le 28 février 1836, à Toulouse (Haute-Garonne), 16e artillerie. — Bronchite tuberculeuse. — Gratification renouvelable.

MICHAUD, Jean-Constantin, né le 23 juin 1834, à la Meura (Jura), 7e artillerie. — Douleurs, atrophie du membre inférieur droit, perte absolue de l'usage de ce membre. — 25 octobre 1862.

Mollet, François-Joseph, né le 2 février 1835, à Neuville Saint-Remy (Nord), 53e de ligne. — Emphysème pulmonaire, fatigues. — Gratification renouvelable.

Patry, Jean-Baptiste, né le 7 septembre 1837, à Malicorne (Sarthe), 91e de ligne. — Dyssenterie chronique. — Gratification renouvelable.

Rapebach, Jean-Baptiste, né le 10 septembre 1820, à Saint-Dié (Vosges), 33e de ligne. Phthisie pulmonaire. — 1er février 1865.

Ravin, Pierre, né le 2 décembre 1835, à Saint-Gaudens (Haute-Garonne), 65e de ligne.— Phlegmon à la face, perte de l'œil. — Une note porte deux coups de feu à la face. — 6 octobre 1860.

Remy, Antoine, né le 6 avril 1840, à Sancy (Moselle), 7e de ligne. — Otorrhée double, surdité presque complète. — Gratification renouvelable.

Sauvage, Jean-Baptiste-Isidore, né le 23 juin 1827, à Pomacle (Marne), 4e voltigeurs, garde. — Hypertrophie du cœur. — Gratification renouvelable.

Schmitter, Philippe, né le 2 mai 1827, à Suffleinheim (Bas-Rhin), musicien, 65e de ligne. — Paraplégie avec paralysie du rectum et de la vessie. — 15 juin 1864.

Schwinte, Joseph-Benoît, né le 15 janvier 1836, à la Broque (Vosges), 91e de ligne. — Paraplégie complète. — 31 juillet 1863.

Simonin, Auguste-Olimpe, né le 24 avril 1837, à Linexes (Haute-Saône), 65e de ligne. — Anémie profonde, palpitations du cœur. — Gratification renouvelable.

Sinot, Jean-Pierre-Bernard, né le 6 juillet 1827, à Monestier (Tarn), maréchal des logis, 19e d'artillerie. — Epanchement pleurétique, côté gauche, avec déformation du thorax. — 16 juin 1862.

Thoral, François, né le 9 décembre 1834, à Vougy (Loire), caporal, 18e de ligne. — Paralysie incomplète de la langue. — Insolation. — Gratification renouvelable.

Vêche, Théodule-Alexandre, né le 27 décembre 1834, à Évreux (Eure), 2e escadron, train. — Dyssenterie chronique. — Gratification renouvelable.

Velleret, Antoine, né le 24 janvier 1828, à Champvert (Nièvre), chef de bataillon, sortant du 3e voltigeurs, garde. — Paralysie incomplète de la cuisse gauche avec ankylose de l'articulation tibio-tarsienne, fatigues. — 23 décembre 1863.

RECRUTEMENT DE L'ARMÉE

ET

POPULATION DE LA FRANCE

RECRUTEMENT DE L'ARMÉE

ET

POPULATION DE LA FRANCE

La résistance d'une armée, comme celle d'un édifice ou mieux encore d'un organisme vivant, dépend avant tout du bon choix, de la solidité des éléments, des matériaux dont ils sont formés. La détérioration des uns entraîne bientôt celle des autres. Il faut donc donner à l'armée, par un bon recrutement, une saine et vigoureuse constitution; on aura moins de peine à l'entretenir et à la conserver; on dépensera moins d'hommes et moins d'argent. GODELIER, médecin principal d'armée.

Au fantassin, la palme du vrai mérite! Chez ce roi de la baïonnette, aucune des petitesses de l'esprit de corps, aucune prétention de supériorité. Il se fait indifféremment artilleur ou pionnier, et excelle dans ces spécialités. La modestie de son dévouement égale son intelligence. Il y a du Décius en chacun de ces bonshommes de trois pieds. — Nulle tâche ne l'effraye; on croirait que la patrie le paye en maréchal de France.

UN ARTILLEUR, *Journal du siége de Sébastopol.*

Il faut dévoiler les vérités les plus affreuses sur une situation qui est le véritable obstacle à l'accroissement de la population.

C'est non-seulement une question d'humanité, mais encore une véritable question d'État.

HUSSON, directeur de l'Assistance publique.

Une grande nation comme la France doit-elle avoir une armée forte et permanente? Cette question a été traitée à plusieurs points de vue, avec plus ou moins d'autorité par divers écrivains, et il ne m'appartient pas de la discuter. L'armée existe, je fais partie de l'armée depuis quarante ans, et je n'ai pas à m'occuper des moyens de défense du pays. Néanmoins, si je touche à la question, c'est qu'à l'appui de leurs principes économiques, les écrivains dont je viens de parler ont considéré la permanence de l'armée comme la cause principale de la dépopulation en France. C'est donc à ce seul point de vue que je me permettrai de présenter quelques observations sur le recrutement et sur les causes qui ralentissent l'accroissement de la population.—Après avoir fait connaître les pertes imputables à la guerre et à la présence des contingents sous les drapeaux, pertes qu'il serait possible de diminuer beaucoup, j'indiquerai les pertes effrayantes, incroyables, incessantes, que le pays subit sans trop s'en préoccuper, et qui sont la véritable cause du non-accroissement de la population.

Je n'aborderai que des questions de ma compétence; et, profitant des observations et des écrits de mes confrères des hôpitaux et des régiments, je présenterai sommairement le résultat de l'expérience de tous.

La réorganisation de l'armée sur de nouvelles bases donne peut-être quelque opportunité aux considérations qui vont suivre.

Je dirai d'abord que la mortalité dans l'armée porte surtout sur les jeunes soldats trop faibles pour supporter les épreuves et les exigences du service militaire. (Pour la formation d'un contingent, on doit toujours se pénétrer de l'idée que l'armée doit entrer immédiatement en campagne). Ce n'est pas l'armée qui choisit les jeunes soldats, ce sont les conseils de révision qui les lui envoient, et dans ces conseils l'armée n'a qu'une voix sur cinq. Aussi verrons-nous bientôt les conséquences fâcheuses de décisions souvent peu réfléchies.

Le développement incomplet, la virilité équivoque chez des jeunes gens de 20 à 21 ans, doivent toujours faire supposer la faiblesse d'un ou de plusieurs organes, s'ils n'indiquent pas l'imminence de maladies qui n'attendent qu'une occasion pour se déclarer ou qu'une existence sans trouble pour n'être qu'une crise à dominer.

Aussi, désirerais-je, tout en reconnaissant l'originalité de ma proposition, que les membres des conseils de révision fussent matériellement responsables des non-valeurs qu'ils envoient sous les drapeaux, ou qu'avant d'entrer en séance, ils fissent l'essai d'une étape, tambour battant, le sac au dos, avec armes, bagages, munitions et des vivres pour cinq à six jours. Après cette épreuve, ils comprendraient la mesure des forces que doit avoir un soldat. Le pays, le trésor et l'armée y gagneraient considérablement.

Il est en effet plus avantageux à la force militaire d'un État, comme à sa population tout entière, de n'admettre au service que les hommes capables de porter immédiatement les armes, au lieu d'envoyer sous les drapeaux un si grand nombre de jeunes gens qui ne présentent que l'espoir d'un développement ultérieur, sous l'influence du régime de l'armée.

Si l'obligation du service militaire est commune à tous les citoyens, la société, en demandant à ceux que le sort désigne, de consacrer quelques années de leur jeunesse aux besoins de la patrie, n'a pas exigé d'eux le sacrifice de la vie même, si ce n'est au jour des combats. Et si, par le seul fait du métier des armes, même en temps de paix, l'existence de certains d'entre eux se trouvait compromise, serait-il juste de leur laisser courir le risque de la vie, là où les autres n'engageraient que leur temps seul? Non, le législateur, en exigeant cette dette de chacun, a voulu qu'elle portât sur tous avec égalité, et les conseils de révision sont institués pour veiller à ce que le sacrifice n'excède pas l'obligation.

Malheureusement l'appréciation repose quelquefois sur des données obscures ou douteuses, et tandis qu'elle devrait être le résultat de l'examen le plus scrupuleux, le plus attentif, on est forcé de reconnaître que les décisions des conseils sont prises parfois sur des apparences trop souvent trompeuses.

Sans doute, les conseils n'ont pas plus le devoir que le droit de ne choisir que les plus beaux hommes; tous ceux qui sont évidemment propres au service demandé doivent être acceptés; mais dans les cas de constitution insuffisante, dans tous les cas douteux qui cachent assurément une disposition morbide latente, que le diagnostic le plus prompt et le plus habile ne peut que supposer sans la définir immédiatement, le conseil doit prononcer l'exemption. Il n'en est cependant pas toujours ainsi; on a l'espoir que ces jeunes gens se fortifieront au régiment. Le régiment en effet les fortifie..... ou les tue. La vie militaire brise ces constitutions chétives beaucoup plus souvent qu'elle ne les retrempe. C'est ce que ne savent pas assez les membres civils des conseils de révision; sans cela, exposeraient-ils à cette épreuve des hommes qui, restés ouvriers, agriculteurs, à l'abri des rudes chances qu'encourt le soldat, auraient pu vivre utiles à leurs familles et à leurs concitoyens? (*Voir* Pièces justificatives, nº 1.)

Le jugement doit donc être en faveur des parties les plus intéressées : c'est-à-dire de l'individu, de l'armée et de la société.

De l'individu, pour lequel c'est une question d'existence; de l'armée, qui recevra un combattant vigoureux à la place d'un soldat débile; de la société, qui verra revenir plus robustes encore dans la vie civile, les hommes robustes qu'elle aura confiés à l'armée, au lieu de perdre au service militaire tant d'hommes qui n'étaient pas faits pour lui.

« Il ne faut pas craindre de le dire encore, car il s'agit ici d'un intérêt de premier ordre; la constatation sérieuse, approfondie, réelle, de l'aptitude physique du jeune soldat est souvent très-difficile. Tout ce qui échappe à un examen trop précipité, pour n'être pas parfois incomplet, reste évidemment inconnu, et l'on prononce trop souvent l'admission sur l'apparence bien plus que sur la réalité. A la revue de départ, les commissions spéciales, suivant à peu près les mêmes errements et déjà engagées par la décision des conseils, ne rejettent que les cas où l'erreur est flagrante. »

« Les instructions ministérielles indiquent bien les situations, infirmités ou maladies qui rendent impropre au service militaire, mais elles ne peuvent préciser le degré de vigueur que doit présenter le jeune soldat, et cette appréciation est laissée par la loi à l'intelligence et à la conscience des conseils. » GODELIER, médecin principal.

Si les conséquences de l'admission des constitutions débiles dans l'armée sont funestes en temps de paix, combien ne s'aggravent-elles pas en temps de guerre! Dès le premier mois d'une campagne, l'armée laisse derrière elle un dixième et plus de son effectif, comme nous l'avons vu en 1854, en Orient, et dès le mois de mai 1859, en Italie. Les hommes faibles, délicats, ne peuvent résister aux premières fatigues (1). L'inexorable phthisie reconnaît et marque ses victimes ; la fièvre typhoïde et les affections intestinales frappent fatalement les soldats dont les systèmes musculaire et nerveux sont trop peu résistants. Ces hommes alors se traînent jusqu'au premier hôpital, et une fois séparés du régiment, ils constatent chaque jour leur faiblesse, font une station plus ou moins longue dans chacun des hôpitaux de la route qu'ils suivent pour rejoindre, et, pendant toute la campagne, ils manquent dans le rang et finissent par la mort ou par la réforme.

Ce n'est pas tout encore, quoique ce soit déjà assez grave ; ce sont les hommes trop faibles qui, arrêtés dès le début, encombrent les hôpitaux, les infectent et font supporter aux compagnies décimées toutes les fatigues de la situation. Les journées de service, les gardes, les corvées, sont réparties sur ce qui reste de valide, et bientôt, parmi ces valides eux-mêmes, un bon nombre de ceux qui auraient résisté aux charges convenablement divisées sur l'effectif complet, s'épuisent, sont bientôt malades, viennent subir dans les hôpitaux les mauvaises conditions établies par les faibles ; les amputés et les blessés sont soumis à la dégénérescence si fatale des plaies, et un trop grand nombre des uns et des autres meurent de cette maladie invisible, mais redoutable, que nous avons appelée l'hôpital.

A l'armée d'Orient, les maladies étrangères au feu de l'ennemi, sans parler de la mortalité qui est dans les mêmes proportions, ont coûté, comme journées de traitement, en dehors des frais d'installation, 13,344,720 fr., tandis que les blessures n'ont coûté que 4,835,782 fr. — *Voir*, pour plus de détails, mon *Rapport sur la campagne d'Orient*. — Ces chiffres éclaireront-ils les membres des conseils de révision qui, tout en sauvegardant les intérêts des communes, doivent prendre aussi les intérêts de tous les contribuables?

Les pertes par maladies sont imputables évidemment à diverses causes dont nous parlerons ailleurs en traitant de l'hygiène et de la nourriture du soldat ; mais, pour le moment, nous n'avons à nous occuper que de la faiblesse d'une partie du contingent.

Au point de vue médical, comme le fait observer judicieusement notre excellent ami le docteur Godelier, professeur au Val-de-Grâce, n'est-il pas incontes-

(1) En 1854, l'armée française transportée en Orient par bateaux à vapeur comptait, avant l'invasion du choléra, 5,500 hommes aux hôpitaux qu'il fallut installer à grands frais à Gallipoli, à Nagara, à Andrinople, à Varna et à Constantinople, pour un effectif d'environ 50,000 hommes.

En 1859, au début de la campagne d'Italie, nos troupes, depuis le passage des Alpes, d'une part, et le débarquement à Gênes, de l'autre, c'est-à-dire depuis le 26 avril jusqu'au 26 mai, laissaient aux hôpitaux, sur les routes conduisant à Turin et sur celles de Gênes à Alexandrie, 9,582 malades, sur un effectif qui, à cette date, n'atteignait pas 100,000 hommes. (*Voir* Pièces justificatives, n° 4.)

table que de la différence des constitutions découlent des différences dans la nature, le caractère et la forme des maladies? Ne sont-elles pas plus soudaines, plus aiguës, plus généralement inflammatoires, dans les bonnes constitutions, reconnaissant surtout pour cause des modifications brusques, accidentelles, produites par les agents extérieurs ; orages passagers après lesquels la santé peut reparaître aussi forte et aussi belle? Par contre, n'est-ce pas surtout dans les constitutions débiles qu'apparaissent ces affections à invasion sourde et graduelle, de nature incertaine, à marche lente, mais continuelle et semblant bien plutôt dépendre de l'altération progressive imprimée aux fonctions générales par l'action persévérante des modificateurs habituels que de l'application fortuite d'un agent extérieur quelconque? (*Voir* Pièces justificatives, n° 3.)

A un autre point de vue, quand on a extrait du contingent annuel les hommes les plus aptes au service des armes spéciales, de la cavalerie, le reste, c'est l'infanterie. Elle reçoit donc tous ces hommes douteux que les conseils de révision n'envoient sous les drapeaux qu'avec l'espoir qu'ils se fortifieront au régiment.

Laissant de côté les armes spéciales, la cavalerie, les corps d'élite qui sont l'objet d'un choix particulier, ne prenons pour terme de comparaison que l'infanterie de ligne et les chasseurs à pied, qui sont eux-mêmes aussi choisis dans l'infanterie. Ces hommes de même profession, de même âge, soumis aux mêmes influences générales, au même genre de vie, mangeant le même pain ; unités humaines aussi semblables entre elles que jamais la statistique médicale puisse se flatter d'en avoir soumises à l'observation, présentent des différences considérables comme résistance aux maladies. Prenons la phthisie pour exemple. Notre savant collègue nous donne le résultat suivant de ses études statistiques sur le développement de cette fatale maladie : l'infanterie perd annuellement par la phthisie 7 pour 1,000, tandis que les chasseurs à pied ne perdent que 1,1 ; et il faut remarquer que les conditions qui créent la résistance à la tuberculisation pulmonaire s'opposent encore à l'invasion des autres maladies.

Ainsi, en définitive, tous ces jeunes soldats trop faibles sont non-seulement perdus pour l'armée, après avoir occasionné d'énormes dépenses à l'Etat; mais ils sont perdus pour le pays, pour la commune, pour la famille, qui ne les revoit plus, ou ne les revoit que munis d'un congé de convalescence ou de réforme, certificats qui équivalent le plus souvent à un faire part anticipé. Car, il ne faut pas se faire d'illusions, on est très-difficile en matière de réforme. D'ailleurs, s'il fallait chaque année, même après la première élimination faite par les commissions spéciales, renvoyer tous les faibles, et ce serait cependant le parti le plus sage, l'armée perdrait plus d'un dixième de son effectif. Repoussés tout d'abord par les conseils de révision et laissés dans leurs foyers, ces jeunes gens se seraient développés et auraient été conservés à la famille et au pays, car l'égalité de l'âge n'implique pas l'égalité de force, et tel qui est chétif encore à 20 ans peut être fort à 25, si rien ne vient troubler son développement.

Un meilleur choix du soldat, au point de vue de l'économie sociale, a une énorme importance. En effet, si le choix est bon, l'armée qui perd si peu, comme on le sait, par le feu de l'ennemi, rendra au pays tous les hommes qu'il lui a prêtés, plus forts qu'il ne les lui a prêtés et reproducteurs vigoureux et solides. Si, au contraire, la proportion des hommes faibles reste aussi considérable; si les intérêts mal entendus de la commune dominent les intérêts du pays; si l'espoir trompeur de voir rentrer par voie de réforme les hommes d'une constitution débile fait violence aux intentions de la loi, la mortalité conservera ses droits et ses proportions, l'Etat sera obligé à de grosses et *inutiles* (1) dépenses; les contingents annuels dont les demandes s'établissent proportionnellement aux besoins et aux déchets prévus seront forcément maintenus au même chiffre, et trop de non-valeurs continueront à embarrasser l'armée.

La campagne de 1854-1856 en Crimée a donné des preuves aussi concluantes que possible du peu de résistance que présentent les jeunes soldats non complétement développés. Nous ne reproduirons pas ici les résultats exposés dans notre rapport sur cette campagne; nous citerons un autre exemple dans l'armée anglaise : le duc de Newcastle, pour réparer les pertes subies par cette armée, écrivit en 1855 à lord Raglan qu'il tenait à sa disposition 2,000 jeunes soldats prêts à partir. Le général en chef répondit immédiatement que les derniers arrivés étaient si faibles et si peu formés qu'ils avaient été enlevés comme des mouches et qu'il préférait s'en passer, si l'on ne pouvait faire un meilleur choix.

En réfléchissant bien à cette situation et à la tendance avouable sans doute des conseils de révision à prétendre sauvegarder les intérêts des départements, il est facile de reconnaître que, loin d'arriver au but, on perd au lieu de gagner, puisque la mortalité indépendante du feu de l'ennemi atteint la grande partie de ces non-valeurs de l'armée, tandis que le fer et le plomb font dix fois moins de victimes parmi les soldats vigoureux qui sont restés dans le rang.

Si les instructions ministérielles ne peuvent préciser le degré de vigueur que doit avoir un jeune homme apte au service militaire, il est bien évident que sa force doit être en rapport avec les exigences des situations qu'il doit subir presque tous les jours en temps de guerre, et que tel qui pourra, par exemple, conduire sa charrue au pas plus ou moins lent de ses chevaux ou de ses bœufs, qui trouvera ses repas et son repos à heures fixes, qui ne sera pas exposé nuit et jour

(1) *Voir* Pièces justificatives, n° 2

à la pluie, au froid, à la chaleur, qui pourra s'arrêter au besoin pour reprendre haleine, qui n'aura pas, en un mot, un travail obligé excédant ses forces, ne pourra pas faire impunément trois étapes, le sac au dos, malgré le tambour qui le stimule et lui mesure inexorablement le nombre, l'étendue et la rapidité de ses pas (1), surtout si, à l'arrivée au but, de nouvelles fatigues l'attendent pour les corvées inévitables, et si, l'estomac peu lesté, il ne peut se livrer qu'à un demi-sommeil.

Citons pour exemple les marches pendant la campagne d'Italie ; rappelons en général quelles sont les précautions dont il faut s'entourer nuit et jour, les obstacles qu'il faut surmonter, les travaux qu'il faut entreprendre, nous aurons tracé le tableau le plus vrai des fatigues de l'homme de guerre.

Les marches sont plus ou moins longues, elles se font par tous les temps ; la pluie, l'orage, le vent, l'ardeur du soleil, la poussière, rien ne les arrête. Pendant les marches il faut envoyer au loin, sur le front et les flancs, des compagnies d'éclaireurs, surtout dans un pays couvert de haies, d'arbres, de vignes, coupé par des canaux, des rizières, pendant une saison où toute la végétation est déjà avancée, les blés, les maïs élevés, et sur un terrain dont les dispositions accidentées favorisent les attaques de surprise ; en un mot, un corps ne fait pas un mouvement sans se faire précéder, suivre et flanquer par des détachements plus ou moins nombreux. Que de difficultés, que d'obstacles naturels ou préparés par l'ennemi et qu'il faut surmonter ! Ce sont des fossés larges et plus ou moins profonds et remplis d'eau qu'il faut combler pour pouvoir passer ; ce sont des rivières, des canaux, dont les ponts sont détruits et sur le bord opposé desquels il faut cependant arriver ; ce sont des passages qu'il faut établir pour l'artillerie, pour les voitures de munitions et d'approvisionnements, pour les caissons d'ambulances ; ce sont des ponts de circonstance qu'il faut improviser avec les arbres qu'on abat, les pierres qu'on transporte ; ce sont des routes ou des voies ferrées coupées ou obstruées

---

(1) *Vitesse de l'infanterie en marche et portant en moyenne un poids de 33 kilogrammes*

DÉSIGNATION DU PAS.	NOMBRE DE PAS par minute.	ESPACE PARCOURU par minute.	ESPACE PARCOURU par heure.
		m.	kilomètres.
Ordinaire	76	49 40	3 000
De route	100	65 00	4 000
Accéléré	110	71 50	4 290
De charge	128	83 20	4 992

La dépense de force pendant l'étape, sans tenir compte de l'irrégularité du sol, s'exprime par le poids transporté multiplié par le nombre de mètres parcourus.

GARREAU, médecin principal d'armée.

par l'ennemi et qu'il faut rétablir ou déblayer. Que de cours d'eau n'a-t-il pas fallu franchir ainsi! Sans parler des canaux, la Scrivia, le Pô, la Sesia, le Tessin, l'Adda, le Serio, l'Oglio, la Mella, la Chiese, le Mincio ont été passés par l'armée avec les mêmes difficultés préparées par les Autrichiens en retraite.

Après la marche et à l'arrivée au point qu'une division doit occuper, de nouvelles fatigues se présentent : on envoie partout des avant-postes, des grand'-gardes, des vedettes; on pousse des reconnaissances; des patrouilles plus ou moins fortes, suivant les circonstances, se meuvent nuit et jour. On établit le bivouac, on place des sentinelles, des petits postes devant les armes, autour du drapeau. On constitue la garde du camp; on va souvent au loin aux provisions, si elles n'ont pas été distribuées avant le départ. Il faut aller chercher de l'eau, du bois, creuser des tranchées de voirie, et les feux s'allument quand on n'a pas à cacher sa position à l'ennemi; et, qu'il ait plu, ou que l'ardeur du soleil ait imbibé les vêtements par la transpiration, ou, enfin, qu'on se soit mouillé en traversant des prairies humides, des canaux d'irrigation, on se sèche si l'on peut, on mange ce que l'on a et l'on cherche à dormir, si une alerte ne force pas à rester sous les armes pendant une partie de la nuit, en se résignant à attendre le café noir du lendemain.

Tous les corps de l'armée ont leur marche souvent forcée, quelquefois d'une durée fort longue et de nombreux coups de collier à donner. Dans certains moments difficiles, surtout par les mauvais temps, lorsque les terres sont détrempées, on demande au fantassin ce qu'on ne pourrait obtenir des chevaux.

Le 5e corps, dans ses mouvements dans les duchés, a eu à franchir les Apennins, et il a rencontré de nombreuses difficultés qu'il a fallu vaincre; des chemins souvent impossibles et praticables seulement pour des chèvres; des torrents débordés, des orages ou une chaleur excessive. Aussi le nombre des malades a-t-il été proportionnellement considérable, et cependant ce corps n'a pas été en présence de l'ennemi.

Après le combat, aux mêmes obligations que nécessite l'établissement du bivouac, il faut ajouter une surveillance plus active dans la supposition d'un retour offensif, le déblayement du terrain, le nettoyage des armes, l'établissement de travaux de défense, la recherche et le transport des blessés amis et ennemis restés sur le champ de bataille, l'inhumation des morts, sans distinction de nationalité; enfin, les soins qu'exige la mise en ordre du matériel de toutes sortes abandonné par l'ennemi et présentant quelque valeur.

Mais, pendant le combat, que d'efforts, que de mouvements, que de manœuvres de force! et, il faut bien le dire, *c'est à l'infanterie qu'incombe la plus grosse part de toutes les fatigues, de toutes les corvées*. Les hommes des armes spéciales, toujours en petit nombre relativement aux travaux à exécuter ont besoin d'aides (1); le fantassin devient alors terrassier; le fusil au dos, il porte une pêle, une pioche; sous la direction de l'artillerie ou du génie, il creuse les tranchées, comble les fossés, perce, établit, élargit, répare les routes, remue la terre comme déblais ou remblais, et fournit son puissant appoint dans toutes les circonstances difficiles; c'est pour cela qu'il lui faut force musculaire et énergie morale autant qu'à l'artilleur, qu'au sapeur, qu'au cavalier. C'est dans les moments difficiles surtout qu'il faut des hommes robustes, respirant à pleins poumons. Le sort d'une armée peut dépendre de l'impuissance des faibles qui sont dans le rang, et qui, malgré la meilleure volonté, ne peuvent suivre.

« L'infanterie constitue, en effet, la plus grande partie de notre armée; c'est elle qui gagne les batailles ; mais pour arriver à ce résultat, il faut qu'elle marche, et qu'elle marche en portant tout son bagage, fusil, munitions, sabre, vêtements, linge, chaussures, tente-abri, montants et piquets de tente, hachette, gamelle particulière, bidon d'un litre, bidon de dix litres, marmite, gamelle d'escouade, enfin, des vivres pour cinq ou six jours. Le soldat porte non-seulement ce qui lui appartient, mais encore ce qui appartient à la communauté de l'escouade. Aussi voilà, réunie sur ce dos complaisant, une masse qu'on soulève à peine lorsqu'elle est à terre et dont la chute retentit comme celle d'un aérolithe, quand le soldat s'en débarrasse avec un juron de burlesque ressentiment. Beaucoup vont quand même sans doute ; mais les muscles des faibles ont beau faire effort; en vain l'estomac peu garni sollicite le courage et stimule l'ardeur sous prétexte que le déjeuner s'approche ; le soldat trop faible n'écoute bientôt plus ces incitations, ni celles de l'amour-propre ; il cherche une allégeance dans une allure plus lente; les temps d'arrêt se multiplient; les groupes de lassés se renforcent, et, après trois ou quatre jours, l'organisme surmené est au cran de repos forcé; il tombe affaissé et malade. Que de fois j'ai gémi en contemplant derrière nous ces rassemblements de traînards qui arrivent tard au camp, ne trouvent plus une soupe chaude, s'endorment échinés, allanguis dans leur vêtement souillé, ne se déchaussent que sous peine de trouver le lendemain un soulier roide et trop étroit pour leur pied gonflé, et se démoralisent ! Peu à peu le déchet des bataillons se montre

---

(1) « Sur les pièces françaises, devant Sébastopol, quatre-vingt-quatre étaient servies par nos marins; les trois cent quatre autres, par l'artillerie de terre, aidée de douze cents auxiliaires pris dans cette infanterie qui, non-seulement est l'arme essentielle des batailles rangées, mais qui se prête encore à tous les services. Que des difficultés d'exécution se présentent, on peut toujours compter sur le modeste fantassin, et l'on est souvent obligé de recourir à lui, les autres armes ne pouvant suffire à certains cas exceptionnels de guerre. C'est à l'infanterie qu'on demande des ouvriers de toute espèce et des travailleurs pour les tranchées. L'infanterie, c'est la masse inépuisable où l'on va prendre sans cesse. »

FAY, chef d'escadron d'état-major, aide de camp du général Bosquet.

et va s'accroissant jusqu'à élimination des hommes impropres a un service qui demande tout à la fois résistance, vivacité et bonne humeur. » (*Nos armées en campagne.*)

Je pourrais produire, on le comprendra, un grand nombre d'exemples qui prouvent la nécessité de cette vigueur à laquelle il faut tenir pour le fantassin, vérité méconnue et chèrement payée; mais ce serait faire l'histoire de l'infanterie, et ce n'est pas notre but. Qu'il me soit cependant permis de citer à ce sujet deux rapports officiels qui complètent nos observations : l'un est du général Vinoy, l'autre est du général de Sévelinges. Ces deux rapports ont été faits après la bataille de Solférino, et presque tous les généraux auraient certainement à faire connaître des situations semblables, si elles n'étaient pas dans les habitudes de tous les jours en campagne (1).

Rapport du général Vinoy.

On ne se ferait qu'une idée bien incomplète de l'énergie de nos soldats, ainsi que des fatigues qu'ils ont eues à supporter, si l'on ne tenait pas compte de la situation dans laquelle ils se sont trouvés pendant cette action de 18 heures, depuis 3 heures du matin, heure du départ, jusqu'à 9 heures du soir, moment de l'installation au bivouac. Avant leur départ de Carpenedolo, ils n'avaient pris que le café, et, pendant toute la journée, ils n'ont pas eu un seul instant pour prendre la moindre nourriture.

Combattant sous un soleil ardent, au milieu d'un terrain sans eau, ils ont eu à lutter non-seulement contre les Autrichiens, mais encore contre la faim, la chaleur et la soif, ennemis bien redoutables aussi. Quand on songe à l'énergie qu'il faut avoir pour se maintenir dans des conditions pareilles, on ne peut se défendre d'une grande admiration pour une armée si dévouée, si brave et si pleine d'abnégation dans les circonstances périlleuses et difficiles.

Rapport du général de Sévelinges.

Monsieur le maréchal, je suis heureux d'avoir à vous signaler l'aide fraternelle que le 1er régiment de grenadiers a portée à l'artillerie de la garde dans la journée

---

(1) Le général Bosquet écrivait, le 27 décembre 1854, en Crimée : « Le général Bouat a fait porter hier à dos d'hommes 198 bombes de 100 livres; l'essai pour les bombes de 190 livres n'a pas réussi. Le même travail doit continuer demain avec des relais établis au camp du général Vinoy, dont la brigade était employée au même travail, depuis Balaclava jusqu'au camp, et fournissait, à cet effet, deux groupes de 800 travailleurs se relayant.... La première division avait apporté 264 projectiles de Balaclava au col; la deuxième division, 1729 projectiles du col au parc du Moulin. » FAY, chef d'escadron d'état-major.

du 24 juin. L'artillerie à cheval avait plusieurs pièces en batterie sur la crête du mont Fontana devant Cavriana ; plus bas se trouvait un plateau bien situé où il était désirable de placer d'autres pièces pour appuyer le feu des précédentes, mais dont l'accès était impossible aux chevaux à cause de l'extrême roideur des pentes. Les grenadiers, à la voix de leurs officiers, s'attelèrent en grand nombre à quatre canons rayés et les hissèrent de la plaine au plateau, avec une vigueur et un entrain admirables. Pendant que ces quatre pièces faisaient feu, ils les approvisionnaient de munitions en faisant la chaîne depuis les caissons restés dans la plaine jusqu'à la batterie. Ce feu a contribué puissamment à l'expulsion de l'ennemi des positions de Cavriana. Tous les corps de l'armée se doivent appui mutuel par les armes ; mais ici les grenadiers du 1er régiment ont fait plus qu'on ne pouvait leur demander, et je leur adresse, au nom de l'artillerie de la garde, des remerciements que j'ai l'honneur de vous prier de vouloir bien transmettre à M. le général Mellinet, etc....

L'armée française, en Crimée, a établi, réparé, entretenu 100 kilomètres de routes ; elle a creusé 80 kilomètres de tranchées, 1,200 mètres de travaux de mines, construit 160 batteries, fabriqué 50,000 gabions, 20,000 fascines, 800,000 sacs à terre, élevé des fortifications devant Kamiesch, et tous ces travaux ont été exécutés par des corvées d'infanterie sous la direction de l'artillerie et du génie.

Quelles sont donc les qualités que doit présenter le soldat? M. le Dr Vincent, médecin-major, donne l'idéal des conditions à désirer, mais qu'il serait bien difficile de trouver réunies.

« Stature plus ou moins élevée, bien prise dans son ensemble ; conformation générale symétrique, sans maigreur, sans obésité; tête régulière, pourvue d'une bonne chevelure, et aisément portée sur un cou suffisamment charnu et pur de tout relief goîtreux et de souillure scrofuleuse; visage modérément coloré; sens intacts; œil intelligent; voix pleine, libre et sonore; fonctions digestives assurées par la souplesse du ventre et un embonpoint moyen ; respiration aisée et profonde; circulation calme et uniforme.

« Torse flexible et robuste, suffisamment cambré et témoignant, par l'ampleur de la poitrine, l'épaisseur des épaules, le délié de la ceinture et le développement des hanches, de l'état parfait de la charpente osseuse et des organes qu'elle protége.

« Membres bien attachés, droits, musculeux, et terminés par des extrémités vigoureuses, complètes et librement agissantes.

« Peau ferme, plus ou moins velue, sans brides cicatricielles, brune ou blanche, mais non livide, à veines assez apparentes, sans saillie variqueuse, comme sans marbrures lymphatiques. »

Virilité pleinement accusée.

L'énergie morale soutient la force physique, dira-t-on ; c'est vrai quelquefois, mais pour un temps limité seulement ; le plus souvent, c'est la confiance dans la force qui fait l'énergie. Examinez les jeunes recrues à leur arrivée au régiment : Forts et faibles sont confondus ; le départ a été plus ou moins triste, mais la route a été égayée et s'est faite sans fardeau : aussi c'est seulement à l'heure de l'arrivée que le changement d'existence va faire sentir ses rigueurs et établir d'énormes différences.

Aux faibles, la dureté des épreuves, les souvenirs, les regrets, la maladie, l'hôpital !

Aux forts, la résignation, l'espérance, la santé, le service vraiment utile au pays !

Les uns et les autres, étrangers à ceux qui les entourent, sentent que leur personnalité leur échappe et se perd dans le nombre. Les premiers s'effraient d'une situation que les seconds acceptent sans en être troublés. Pour se plier aux exigences du métier, les uns sont obligés à d'incessants efforts, tandis que les autres supportent l'épreuve sans trop de peine et *s'acclimatent*.

Voilà les débuts de l'initiation ; quelques-uns n'ont pas résisté ; mais enfin l'équilibre paraît s'établir, pour un bon nombre. La vie de garnison a ses habitudes sans privations, mais non toujours sans dangers ; une année s'est écoulée lentement et plus ou moins durement.

Mais voici de plus dures épreuves : le régiment part pour entrer en campagne ; la première étape se fait assez bien ; dès la seconde, les plus faibles s'arrêtent, et bientôt il ne reste plus que les hommes primitivement vigoureux : ce sont les seuls qui arrivent devant l'ennemi ; les autres encombrent les hôpitaux ; quelques-uns y meurent après un séjour plus ou moins long ; quelques autres, comme nous l'avons déjà dit, rejoignent pour un jour et entrent de nouveau à l'hôpital, et, parmi eux, il en est peu qui sentent l'odeur de la poudre ; mais tous ont coûté énormément à l'État, ont créé mille embarras au commandement, et beaucoup ont contracté des maladies qui les conduisent et les ramènent sans cesse aux hôpitaux jusqu'à leur libération, si elles ne nécessitent leur réforme, et nous savons ce que cela veut dire... Fâcheux exemple bien fait non-seulement pour inspirer des appréhensions et des défaillances aux jeunes gens qui vont être bientôt appelés à leur tour sous les drapeaux, mais encore de cruelles émotions et de sinistres espérances aux parents qui les voient partir. Pour ces jeunes gens revêtus de l'habit militaire, point de gloire, point de compensations ; la plus grande partie de leur congé s'est passée aux hôpitaux, et pour eux la solde régulière du soldat s'est quadruplée à chaque journée d'hôpital.

Les hommes forts supportent donc seuls toutes les privations et toutes les fatigues, « toujours gais, dispos, alertes, industrieux, toujours maîtres de leur corps, toujours les premiers au réveil, à l'appel, au café, à la soupe, au combat, fortifiés encore par une confiance mutuelle et par une touchante confraternité. Eux seuls donnent l'exemple de l'héroïsme prolongé le plus pur, le plus admirable. Jeunes hommes de nos belles provinces, obéissant aux mêmes ordres, confondus dans les mêmes rangs, participant aux mêmes labeurs, aux mêmes efforts, aux mêmes gloires, éprouvés par les mêmes fatigues et les mêmes misères, ils s'unissent dans les mêmes sentiments d'honneur militaire, de courage national, d'estime réciproque, dans une vaste amitié et un abandon qui effacent les préjugés de localité, confondent les cœurs, élèvent les âmes, allument et étendent la véritable confraternité, provoquent des exaltations faciles et font de notre soldat le premier soldat du monde, le plus dévoué à son drapeau et n'attendant que l'occasion des grandes choses ! »

Sa force de résistance aux fatigues, aux privations le relève à ses propres yeux ; il en est fier ; son abnégation est acquise et perd le caractère passif pour se relier de plus en plus à l'idée d'un devoir de premier ordre envers la commune patrie et forme sous le nom d'obéissance consentie le faisceau des vertus militaires. Le soldat sent d'instinct ou apprend que la patrie n'est pas seulement une *terre* ayant telle limite, mais une *histoire*, mais la solidarité d'hommes nombreux, anciens et nouveaux, ayant une même mission, une ligne marquée à suivre dans ce monde, un patrimoine d'institutions, de lois, de mœurs, de coutumes et de gloire.

[On entend souvent dire que certaines maladies virulentes sont plus communes dans l'armée, que dans la population civile, et que beaucoup de soldats rentrent dans leurs foyers avec des stigmates qui s'opposent à leur mariage ou rendent les mariages improductifs ; cette assertion est plus qu'exagérée, car ce n'est qu'une exception qui se retrouve au même titre et en même nombre chez les jeunes gens de toutes les classes des grandes villes. Seulement les maladies des soldats sont constatées et la statistique des hôpitaux militaires en trahit le nombre, tandis que les maladies, dites avec raison secrètes, des jeunes gens des villes, restent ignorées et l'on ne peut en apprécier la proportion, que par l'indiscrétion des milliers d'affiches qui couvrent les murs des grandes cités et font ainsi découvrir la multiplicité des victimes.

L'armée a ses dangers, sans doute, ses tentations, surtout dans les pays où la répression de la débauche n'est pas réglementée, mais il ne faut pas exagérer les situations. La jeunesse aussi ardente qu'imprudente, qu'elle porte l'habit militaire ou l'habit civil sous toutes ses formes, se laisse prendre aux piéges des passions ; la seule différence se trouve dans les soins que reçoit immédiatement et forcément le soldat, qui est l'objet d'incessantes visites des médecins des régiments, et dans ceux que la honte rend souvent tardifs chez les jeunes gens, restés dans leur famille.

Est-ce à l'adresse de l'armée qu'on a dit :

« Le pauvre, en sa cabane où le chaume le couvre,
« Est soumis à ses lois,
« Et la garde qui veille aux barrières du Louvre..... »

Soyons plus justes et plus vrais ; il est trop facile de tomber dans l'exagération, quand on ne voit qu'un des points de la question. La statistique est brutale par ses chiffres, mais les déductions qu'on en tire, pour être vraies, doivent être exemptes de passion et d'idées préconçues. Le fait est que, si le soldat, après un premier congé, rapporte parfois quelques vices au foyer, c'est qu'il les avait apportés en germes au régiment ; l'état militaire ne pervertit pas les bonnes natures, et il peut modifier les mauvaises (1). Dans tous les cas, fortifié par les dures épreuves de la vie du soldat, il rentre dans la vie civile avec ce développement d'intelligence que l'ouvrier libre recherche en faisant laborieusement son tour de France ; et les sommiers judiciaires sont là pour donner la proportion des délits attribuables aux anciens soldats comme à ceux qui n'ont pas servi !

Le vrai soldat conserve une certaine susceptibilité qui au besoin le protége.

« Mutilé, glorieux, il éveille autour de lui la tendre et respectueuse pitié et l'admiration ; raconteur original, parfois exagéré, quelquefois émouvant, il est fier de la croix qu'il a bien gagnée ; son existence lui est assurée par l'État et par la générosité de l'Empereur... il est rentier ; il propage l'esprit d'ordre et de discipline, de dévouement au pays, entretient les instincts militaires, inspire l'amour du souverain, et, loin de faire naître des craintes, il fait envie aux générations qui suivent, comme à ses compagnons d'enfance restés au pays, et, dans son village, il reste soldat, bon compagnon, dur à lui-même, compatissant aux autres et Français jusqu'à sa dernière heure. » (*Nos armées en campagne.*)

Ces considérations sont bien de nature à faire comprendre l'importance économique et morale d'un bon choix du soldat, et, pour convaincre mes lecteurs, je dois présenter les preuves officielles à l'appui de mes convictions.

Parmi les pièces justificatives (tableaux et notes) qui vont suivre, les unes comprennent une période de plus de trente années, les autres, des périodes plus courtes, non pas suivant mon caprice, mais parce que des décisions ministérielles successives ont élargi le cadre des documents officiels et que j'ai pu, pour quelques années seulement, tirer parti des nouveaux éléments produits, et enfin aussi parce que les

(1) Je ne parle ici que des premiers congés ; le vieux soldat prend trop souvent des habitudes d'ivrognerie et se place trop souvent aussi dans une fâcheuse exception.

moyennes de quatre ou cinq années suffisent pour éclairer largement certaines questions et permettre, à l'aide d'un calcul mental, une vérification facile et immédiate de nos résultats chiffrés.

Depuis 1830 jusqu'en 1865, les contingents ont eté 23 fois de 80,000 hommes, 9 fois de 100,000 hommes et 4 fois de 140,000 hommes. Nous prendrons pour point de départ des observations qui vont suivre les contingents des classes depuis 1830 jusqu'à 1865; les différences numériques de diverses sortes et proportionnelles à la force des contingents sont exprimées dans le *Tableau général du recrutement depuis* 1830 (Tableau n° 1, pages 52 et 53).

Pour former le contingent pendant les dix années de 1853 à 1862, et en prenant les *moyennes*, il a fallu examiner 214,000 jeunes gens sur 310,000 inscrits sur les listes de tirage au sort; le choix ne porte donc que sur les deux premiers tiers des inscrits. Le contingent formé (les déductions légales vont le diminuer de près d'un cinquième), 96,000 hommes ne sont pas atteints, 114,000 sont exemptés :

59,640 pour infirmités ou maladies;
14,242 pour défaut de taille;
40,350 pour les cas prévus par la loi.
114,232

Mais ces moyennes ne sont pas complétement exactes, puisque, pendant ces dix années, les contingents ont été 4 fois de 140 et 6 fois de 100,000 hommes, comme l'indique le tableau suivant :

Contingents mixtes de 100 *et de* 140,000 *hommes.*

CLASSES DE 1853 A 1862.

CLASSES.	NOMBRE des jeunes gens inscrits.	NOMBRE des jeunes gens appelés.	EXEMPTÉS pour infirmités ou maladies.	EXEMPTÉS pour défaut de taille.	EXEMPTÉS pour les cas prévus par la loi.
1853	301,295	140,000	62,376	15,329	39,780
1854	306,662	140,000	62,564	17,951	42,457
1855	317,855	140,000	65,417	18,466	46,275
1856	310,289	100,000	60,873	13,332	37,721
1857	294,761	100,000	58,514	13,393	38,406
1858	305,339	140,000	63,829	16,491	49,916
1859	306,314	100,000	55,481	12,178	38,582
1860	312,204	100,000	54,177	12,148	37,930
1861	321,455	100,000	56,524	11,710	36,758
1862	323,070	100,000	56,885	11,428	35,681
Moyennes	309,924	116,000	59,640	14,242	40,350
Moyenne générale des exemptés				114,232	
Moyenne générale des examinés				214,232	

Il faut cependant retrancher de ce chiffre 214,000 examinés, environ 1,000 hommes en moyenne générale, prévenus d'insoumission ou non fournis par les cantons par suite d'épuisement des listes. La proportion de ces deux catégories augmente très-considérablement quand les appels sont de 140,000 hommes et se font dans un court délai : ainsi, le nombre des insoumis se décuple et celui des hommes que les cantons n'ont pu fournir (1) n'est pas loin de présenter les mêmes conditions, comme on peut le voir par les chiffres qui suivent et qui donnent une moyenne de 1,885 hommes. Cette moyenne, que nous n'évaluons qu'à 1,000, s'abaisse en effet par l'arrestation ou le retour volontaire d'un certain nombre de prévenus d'insoumission.

CLASSES.	APPELÉS.	PRÉVENUS d'insoumission.	NON FOURNIS par épuisement des listes.
1853	140,000	1,366	2,035
1854	140,000	2,012	2,324
1855	140,000	1,750	2,441
1856	100,000	163	280
1857	100,000	15	415
1858	140,000	1,310	3,102
1859	100,000	171	215
1860	100,000	279	171
1861	100,000	300	126
1862	100,000	247	133
		Moyenne : 761	Moyenne : 1,124
		Moyenne générale : 1,885	

Pour faciliter la comparaison des contingents de 80,000, de 100,000 et de 140,000 hommes, sous le rapport des divers résultats, tout en négligeant les détails peu importants, nous avons établi les tableaux de la page suivante :

(1) *Levées militaires faites en France du 24 juin 1791 jusqu'à la fin de 1813.*

Levée du 24 juin 1791	150,000
Levée de septembre 1792	100,000
Levée du 24 février 1793	300,000
Levée du 16 avril 1793	30,000
Réquisition du 16 août 1793	1,050,000
Conscription du 3 vendémiaire an VII.	190,000
— du 28 germinal an VII.	150,000
— du 24 messidor an VII.	110,000
— du 28 floréal an X.	120,000
— du 5 floréal an XI.	120,000
— du 5 floréal an XII.	60,000
— du 8 nivôse an XIII	60,000
— du 27 nivôse an XIII	60,000
— du 2 vendémiaire an XIII.	80,000
— du 15 décembre 1806	80,000
A reporter.	9,999,999
Report.	9,999,999
— du 7 avril 1807	80,000
— du 21 janvier 1808	80,000
— du 10 septembre 1808	80,000
— du 12 septembre 1808	80,000
— du 1er janvier 1809	80,000
— du 25 avril 1809	40,000
— du 5 octobre 1409	36,000
— de décembre 1809	160,000
— du 1er septembre 1812	120,000
— du 11 janvier 1813	350,000
— du 3 avril 1813	180,000
— du 24 août 1813	30,000
— du 9 octobre 1813	280,000
— du 15 novembre 1813	300,000
	4,556,000

D'après M. Germain Sarrut, cité par M. Boudin, médecin principal d'armée.

CONTINGENTS DE 80,000 HOMMES. — CLASSES DE 1831 à 1840.

CLASSES.	NOMBRE DE JEUNES GENS inscrits.	appelés.	examinés.	EXEMPTÉS pour infirmités ou maladies.	pour défaut de taille.	pour les cas prévus par la loi.
1831	293,978	80,000	171,544	47,531	15,935	27,862
1832	277,477	80,000	166,305	43,908	14,262	27,810
1833	285,805	80,000	172,397	48,175	15,078	28,863
1834	326,298	80,000	171,772	48,316	14,466	28,859
1835	309,376	80,000	173,765	49,009	14,440	29,872
1836	309,516	80,000	179,317	53,788	14,843	30,551
1837	294,621	80,000	178,613	54,569	14,139	29,674
1838	287,311	80,000	174,607	51,839	13,244	29,310
1839	314,521	80.000	180,168	57,587	12,928	29,389
1840	300,717	80,000	176,778	54,066	13,865	28,556
Moyennes....	300,162		174,526	50,878	14,319	29,074

Moyenne générale des exemptés.............. 94,271
Moyenne générale des examinés 174,526

CONTINGENTS DE 100,000 HOMMES. — CLASSES DE 1859 à 1863.

CLASSES.	inscrits.	appelés.	examinés.	pour infirmités ou maladies.	pour défaut de taille.	pour les cas prévus par la loi.
1859	306,314	100,000	206,168	55,481	12,178	38,582
1860	312,204	100,000	204,216	54,177	12,148	37,930
1861	321,455	100,000	205,093	56,524	11,710	36,758
1862	323,070	100,000	204,047	56,285	11,428	35,681
1863	325,127	100,000	204,870	57,659	11,421	35,747
Moyennes....	317,625		204,878	56,145	11,778	36,938

Moyenne générale des exemptés 104,861
Moyenne générale des examinés 204,878

CONTINGENTS DE 140,000 HOMMES. — CLASSES DE 1853, 1854, 1855 et 1858.

CLASSES.	inscrits.	appelés.	examinés.	pour infirmités ou maladies.	pour défaut de taille.	pour les cas prévus par la loi.
1853	301,295	140,000	255,249	62,376	15,329	39,780
1854	306,662	140,000	261,121	62,564	17,931	42,457
1855	317,855	140,000	268,039	65,417	18,466	46,275
1858	305,339	140,000	267,333	63,829	16,491	49,916
Moyennes....	307,788		262,935	63,547	17,057	44,607

Moyenne générale des exemptés 125,211
Moyenne générale des examinés. 262,935

Malgré la précision de ces chiffres, les moyennes obtenues pour les classes des quatre années de 1853 à 1855 et 1858, ne seraient plus les mêmes aujourd'hui, puisque le nombre des inscrits s'est élevé assez sensiblement de 1860 à 1864, pour présenter une moyenne d'inscrits de 320,683 au lieu de 307,788. Cette augmentation s'explique pour plus de moitié par l'annexion des trois départements des Alpes-Maritimes, de la Savoie et de la Haute-Savoie ; mais elles resteraient exactes, si le nombre des inscrits subissait une diminution, comme cela paraît probable pour la classe de 1866, née à une époque de disette (1846).

Aussi, pour plus d'exactitude, il faut prendre la moyenne des inscrits sur les listes de 1860 à 1864, et si les conseils de révision, sans se préoccuper du nombre des appelés, n'admettent pas plus de non-valeurs que pour un contingent de 100,000 hommes, qui en comprend déjà beaucoup trop, comme nous l'avons démontré, on obtient les données proportionnelles suivantes pour les contingents gradués indiqués ci-dessous :

CONTINGENTS de	NOMBRE DES JEUNES GENS					
	INSCRITS.	EXAMINÉS.	EXEMPTÉS POUR			LIBÉRÉS par leur numéro.
			infirmités.	défaut de taille.	les cas prévus par la loi.	
100,000 hommes. . . .	320,683	204,878	56,445	11,778	36,938	115,805
110,000 —	320,683	225,365	61,759	12,955	40,631	95,318
120,000 —	320,683	245,852	67,373	14,132	44,324	74,831
130,000 —	320,683	266,339	72,987	15,309	48,017	54,344
140,000 —	320,683	286,826	78,601	16,486	51,710	33,857
150,000 —	320,683	307,313	84,215	17,663	55,403	13,370

Ces chiffres proportionnels ne sont pas d'accord, comme on le voit, avec les moyennes exprimées précédemment au tableau des contingents de 140,000 hommes, page 19, parce qu'ils résultent de la progression qui devrait être inévitable du nombre des examinés et des exemptés suivant la progression du chiffre des appelés.

Ainsi nous trouvons que pour un contingent de 140,000 hommes sur 320,683 inscrits, il faut arriver à

	EXEMPTÉS POUR		
	Infirmités.	Défaut de taille.	Les cas prévus par la loi.
286,826 examinés. . .	78,601	16,486	51,710

tandis que la moyenne des contingents des classes de 1853, 1854, 1855 et 1858 donne les résultats suivants :

	EXEMPTÉS POUR		
	Infirmités.	Défaut de taille.	Les cas prévus par la loi.
262,935 examinés. . .	63,547	17,057	44,607

Ces différences s'expliquent : plus le contingent est élevé proportionnellement au nombre des inscrits, plus les conseils se montrent disposés à accepter des hommes qu'ils n'auraient pas admis si le contingent plus restreint leur eût laissé l'espoir de conserver au foyer un plus grand nombre d'hommes libérés par leurs numéros de tirage.

Il est donc évident que, si pour former un contingent de 100,000 hommes avec 320,683 inscrits, il faut examiner en moyenne 204,878 jeunes gens, sur lesquels

56,145 sont exemptés pour infirmités,
11,778 — — pour défaut de taille,
36,938 — — pour les cas prévus par la loi,

il y aura 115,805 jeunes gens libérés par leurs numéros de tirage.

Il est évident encore que toute la série des inscrits présentant les mêmes proportions d'aptitude et d'inaptitude au service, et les mêmes proportions d'exemptions prévues par la loi, il suffirait d'augmenter ces divers chiffres d'un dixième pour chaque fraction de 10,000 hommes, demandés en plus, si les conseils de révision appréciaient de la même manière l'aptitude et l'inaptitude des appelés quelle que soit la force du contingent demandé.

Mais il n'en est pas ainsi, puisque, suivant la proportion et la progression indiquées au tableau qui précède, page 20, il faudrait, pour un contingent de 140,000 hommes, examiner 286,826 jeunes gens, tandis qu'en réalité, pour les quatre contingents de 140,000 hommes des classes de 1853, 1854, 1855 et 1858, avec une moyenne inférieure de 307,788 inscrits (page 19), le choix n'a porté que sur 262,935 jeunes gens. Les conseils ont donc admis, pour ne pas épuiser les listes, 23,891 hommes qui n'auraient pas dû être envoyés sous les drapeaux. Les conseils de révision apprécient donc différemment l'aptitude au service militaire suivant que le chiffre du contingent est plus ou moins élevé.

Nous avons signalé les fâcheux résultats de cette manière de procéder, qui ne sert ni les intérêts du pays, ni ceux de l'armée, ni ceux des contribuables.

Ces chiffres subiraient aussi quelque modification si le minimum de la taille était fixé à 1 mètre 54 au lieu de 1 mètre 56 ; le contingent pourrait trouver en effet 7 à 8,000 hommes de plus à mettre dans les rangs et ce ne seraient pas les moins résistants. A cette mesure, possible peut-être aujourd'hui par suite d'une modification dans l'armement, on oppose la difficulté de former les corps spéciaux et la cavalerie. Est-il plus avantageux d'avoir, dans ce cas, des hommes de grande taille, mais dont les forces physiques laissent souvent si fort à désirer? Nous ne le croyons pas; beaucoup de ces hommes n'ont que la taille, mais pas de vigueur ; ce sont souvent des colosses aux pieds d'argile, à poitrine étroite, sans vivacité et sans énergie.

A ce sujet nous avons souvent entendu dire que la taille tendait à baisser en France ; nous croyons que la taille, dépendant surtout des diverses races distribuées sur le sol français, ne présente aucune modification importante, qu'elle reste et doit rester à peu près la même, et nous le prouvons par le tableau nº 4, pages 64 et 65, qui comprend les années 1848 à 1864. Il est d'ailleurs facile de reconnaître qu'il suffit de quelques tailles exceptionnelles en plus ou en moins pour faire varier la moyenne de quelques millimètres.

On suppose aussi (*compte rendu du recrutement*) que le nombre des infirmités diminue ; c'est une erreur qui tient à ce que les conseils de révision n'ont pas examiné le nombre proportionnel de jeunes gens nécessaire pour faire un bon choix et que les 23,891 hommes admis à chacun des contingents de 140,000 hommes (page 19) devraient en grande partie figurer parmi les faiblesses de constitution par suite d'admissions trop faciles, et, qu'étant restés au-dessous des numéros à atteindre proportionnellement, les conseils n'ont pas rencontré les infirmités qui se trouvaient selon toutes les lois de probabilité, parmi les jeunes gens porteurs des numéros qu'il aurait fallu inexorablement atteindre : le sort désignant tous les numéros, il est incontestable, en effet, que du premier au dernier il se trouve une même proportion d'aptitudes ou d'inaptitudes. (Tableau nº 5, pages 66, 67, 68, 69.)

Il y a encore la question des déductions qui ne manque pas d'importance ; un appel de 100,000 hommes, comme contingent, ne donne en réalité qu'un peu plus de 80,000 hommes en moyenne, car sur 100,000 hommes appelés, il faut déduire :

1º 11,048 hommes (moyenne prise sur cinq classes de 1859 à 1863) qui, en vertu de l'art. 14 de la loi du 21 mars 1832, se trouvent dans les positions suivantes :

Engagés volontaires ;	Élèves de l'École normale ;
Inscrits maritimes ;	Élèves des grands séminaires ;
Charpentiers de navire ;	Élèves des autres cultes salariés par l'État ;
Voiliers et calfats immatriculés ;	Grands prix de l'Institut ;
Élèves de l'École polytechnique ;	Grands prix de l'Université.
Membres de l'instruction publique ;	

2º Les jeunes gens admis par les conseils de révision avant d'être mis en route passent au chef-lieu du département une revue de départ devant une commission spéciale. Le nombre des réformes décidées par ces commissions est de 1,503 sur une moyenne prise sur les mêmes annuités de 1859 à 1863. Ce chiffre n'est pas extraordinaire, si l'on considère que la classe n'est quelquefois appelée que six mois après la clôture des opérations des conseils de révision et que, 3,000 jeunes gens environ qui ne se sont pas présentés devant ces conseils ont été déclarés absents bons et compris dans le contingent sans avoir été examinés et que quelques-uns d'entre eux ont des infirmités qui les rendent impropres au service.

3º On prélève aussi sur les contingents 2 hommes sur 100, comme soutiens de famille, et ces hommes sont maintenus dans leurs foyers. Le nombre des soutiens de famille donne sur 5 classes, de 1859 à 1863, une moyenne de 1,605 par an.

4° Des hommes sont rayés du contingent, soit pour cause de décès depuis la clôture des opérations des conseils jusqu'à la revue de départ, soit pour condamnations entraînant l'exclusion des rangs de l'armée.

5° Enfin, il en est d'autres qui sont laissés dans leurs foyers en vertu de titres spéciaux, comme ayant été compris dans le contingent par erreur ou par suite d'une fausse interprétation de la loi. Le nombre des hommes de ces catégories, paragraphes 4 et 5, calculé sur les classes de 1859 à 1863, s'élève en moyenne à 1159.

Le tableau ci-dessous est établi d'après ce qui précède comme moyenne des déductions des classes de 1859 à 1863.

Déduits du contingent (art. 14 de la loi)	11,048
Rayés du contingent par suite de décès, condamnation, ou laissés dans leurs foyers en vertu de titres spéciaux	1,159
Réformés par les commissions à la revue de départ	1,503
Maintenus dans leurs foyers comme soutiens de famille	1,605
Non fournis par suite d'épuisement des listes	174
Insoumis	265
Reconnus s'être rendus impropres au service par mutilation et envoyés aux compagnies de discipline	24
	15,778

On dit aussi que la population de notre pays tend à diminuer; cela est vrai, mais pour deux années seulement, depuis le commencement du siècle ; néanmoins, il est certain qu'elle ne suit pas la progression qu'elle devrait suivre; ainsi, en 1801, la population de la France était de 27,349,902 individus ; en 1806, elle était de 29,107,425, et en 1821 les mêmes statistiques officielles trouvent 30,461,875 individus; enfin, d'après le dernier recensement en 1861, elle donne 37,382,225 individus et présente ainsi une différence en plus de 6,920,350 individus. (Tableau n° 3, pages 60 et 61.)

A quoi faut-il attribuer une progression si lente, dans la population de la France, tandis que dans les pays voisins et même dans l'extrême Europe, on remarque une progression beaucoup plus rapide et continue ?

Les avis ne paraissent guère partagés; il y a unanimité pour conclure que c'est l'armée qu'il faut accuser d'un pareil état de choses. Cela est-il vrai ? Examinons la question.

Nous avons déjà parlé de la solidarité de chaque vraie science et de leur convergence mutuelle vers le bien physique et moral ; nous avons signalé l'oubli des vrais principes de l'économie sociale, et nous allons en découvrir une nouvelle preuve.

Voyons d'abord la part qui revient à l'armée dans cette accusation si formelle et cependant si exagérée. Nos travaux antérieurs ont jeté quelque lumière sur les pertes subies par l'armée en temps de guerre; nous n'avons pas atténué le chiffre de ces pertes, et nous aurions gardé le silence si nous n'avions pu dire la vérité. Nous sommes dans les mêmes idées pour parler de la mortalité en temps de paix; nos chiffres ne sauraient donc être suspectés, je les ai puisés aux sources officielles. Passons au résultat de nos recherches.

L'État demande tous les ans pour la commune défense des institutions au dedans et de l'indépendance au dehors, un contingent qui varie depuis quelques années entre cent et cent quarante mille hommes sur une population recrutable de 310 à 320,000 individus dans leur vingt et unième année, et il les maintient au service pendant environ 6 ans; ce chiffre est le vrai, en moyenne, attendu que les jeunes gens ne sont généralement appelés que pendant le 2e semestre de l'année et qu'une grande partie d'entre eux est envoyée en congé ou dans la réserve, ou même libérés par anticipation dans la dernière année ou dans le 2e semestre de la dernière année. (Voir tableau n° 6.)

Pendant sept années au maximum, ces hommes ne peuvent pas se marier et ne concourent pas à la reproduction; mais il est certain que, restés dans la vie civile, beaucoup d'entre eux ne se seraient pas mariés davantage. En effet, si l'on cherche à établir l'âge moyen des plus nombreux mariages dans toute la France, on trouve, pour les garçons, l'âge de 29 ans (par conséquent après l'âge de libération du service); et si l'on veut comparer l'âge moyen des plus nombreux mariages dans les campagnes, dans les villes et particulièrement dans le département de la Seine, on arrive aux résultats suivants (Voir tableau n° 8, page 78) :

Dans le département de la Seine. . . . . . 30 ans.
Dans les villes. . . . . 29 ans.
Dans les campagnes. . . . . 28 ans.

Pendant ces sept années, l'armée, en temps de paix, perd en moyenne forte 4,000 hommes; et cette perte est, il est vrai encore, trop considérable; cependant, après avoir reconnu que la population civile de Paris seulement a perdu en 1865 par exemple, parmi les jeunes gens de 20 à 30 ans, près de 2,607 (1) individus; que cet âge, d'ailleurs critique pour tous, est aussi l'âge des passions, ne reste-t-il pas à se demander si une certaine partie des hommes qui meurent pendant leur congé, ne seraient pas aussi bien morts s'ils n'avaient pas quitté leurs foyers? Ne faut-il pas ajouter que cette mortalité dans l'armée, pourrait être certainement encore diminuée, si les hommes étaient mieux choisis et si les principes d'économie sociale et d'hygiène étaient plus largement appliqués? Ainsi, l'armée en temps de

(1) 2,176 non mariés, 407 mariés et 24 veufs.

paix subit des pertes à peine un peu au-dessus de celles de la population civile de même âge ; en temps de guerre, ces pertes sont toujours énormes, et cependant on ne les apprécie pas exactement, si on ne les compte que pendant la durée de la guerre ; c'est aussi un an et deux ans après la cessation des hostilités ou le retour en France qu'il faut encore compter les différences sur la mortalité annuelle. (Tableau n° 3, voir les décès pendant et après les années de guerre.) Nous ne saurions trop le répéter ; ce sont les hommes trop faibles pour supporter les fatigues de la guerre qui meurent en grand nombre pendant la durée des hostilités ou qui rentrent complétement épuisés et mortellement atteints.

Enfin, examinons toujours la question comme cause de dépopulation : un appel de 100,000 hommes n'en donne réellement, avons-nous dit, que 80,000 environ sous les drapeaux, et pour éviter les suppositions forcées, prenons la classe de 1864 pour exemple ; c'est la dernière comprise dans le compte rendu annuel sur le recrutement publié par ordre du ministre de la guerre.

Cette classe comptait 321,561 inscrits sur les listes du tirage, et l'appel était de 100,000 hommes ; voyons combien d'entre eux devaient de par la loi rester, pendant sept ans, célibataires, combien étaient libres de se marier immédiatement.

Ne pouvant pas se marier :

Hommes entrants sous les drapeaux après retranchement des jeunes soldats déduits en vertu de la loi	85,577

Pouvant se marier :

Libérés par leurs numéros	122,645
Membres de l'instruction publique	1,083
Élèves de l'École polytechnique	57
Grands prix de l'université	2
Soutiens de famille	2,042
Fils ou petits-fils de veuves	13,224
Fils ou petits-fils de septuagénaires ou d'aveugles	807
Puinés de frères aveugles ou impotents	74
Aînés d'orphelins	1,953
Aînés de deux frères appartenant au même tirage	65
Frères de militaires sous les drapeaux	15,110
Frères de militaires morts sous les drapeaux ou retraités par suite de blessures, etc.	2,033
Frères de militaires accomplissant un premier rengagement	1,096
Inscrits maritimes	2,225
Exemptés pour défaut de taille	10,609
	173,025

A ces jeunes gens pouvant se marier, il faut ajouter encore une partie des exemptés pour infirmités accidentelles, telles que :

Perte d'un œil ou de son usage, taie, etc.	1,490
Myopie et strabisme.	1,014
Perte de dents.	2,308
Hernies.	3,667
Varicocèles.	1,601
Mutilations de doigts..	1,486
Varices.	2,247
Pieds plats.	787
Lésions accidentelles du membre supérieur ou inférieur. .	500
Cicatrices, suite de brûlure ou de blessure.	3,000
Infirmités accidentelles diverses qui donnent lieu à l'exemption, mais qui n'ont pas altéré la constitution.	2,000
	20,000

Il y a donc en réalité sur ce contingent :

85,577	jeunes gens	qui ne peuvent se marier immédiatement.
180,000	—	qui peuvent se marier immédiatement.
46,000	—	environ, qui feraient bien de ne pas se marier.
311,577		

On voit par ces chiffres qui devraient représenter le nombre des inscrits 321,561, que je laisse de côté les élèves des grands séminaires et que je fais la part des infirmités s'opposant au mariage, et que peuvent présenter une partie des jeunes gens libérés par leurs numéros.

La présence sous les drapeaux ralentit donc évidemment le développement de la population, mais dans une proportion limitée et peu comparable à celle qui résulte de l'oubli des soins qu'on doit à l'enfance, de l'indifférence coupable qui laisse mourir inhumainement les deux cinquièmes des enfants nés viables. Voilà la vraie cause, la cause permanente, la plaie sociale qui arrête l'accroissement de la population et *enlève* en réalité, chaque année, plus de deux fois autant d'hommes que le pays n'en *prête* tous les ans à l'État pour constituer l'armée, hommes qui, en définitive, lui sont rendus avec un faible déchet en temps de paix, ou un déchet variable, et certainement beaucoup plus considérable, en temps de guerre.

Mais avant d'aborder la question capitale, disons un mot des grands centres industriels, des grands ateliers où l'on emploie les enfants des deux sexes : Pendant les séances du conseil de révision du département de la Seine, nous avons été à même de faire de nombreuses observations et de recevoir des maires de certains arrondissements de tristes confidences. Nous ne parlerons pas de l'exagération du travail par rapport aux forces, ni du nombre des heures de travail, nous ne nous arrêterons qu'à l'immoralité constatée et non réprimée chez des enfants, garçons et filles, de dix à douze ans à peine. Ces enfants non surveillés, abandonnés à eux-mêmes aux heures de repos et de sortie, subissant le mauvais exemple des ouvriers, parfois le mauvais exemple des parents, plus fatal encore, se livrent aux désordres les plus déplorables, s'épuisent solitairement ou dans le libertinage le plus précoce, le plus révoltant, le plus incroyable, à l'âge du développement, restent faibles, et préparent ainsi, l'infécondité du mariage devenu le plus souvent impossible, et plus tard indifférents pour les chétifs enfants que de pareilles mères auront le malheur d'avoir, ils les délaisseront à l'assistance publique.

Revenons maintenant à une situation plus grave encore :

Il naît annuellement en moyenne en France 500,000 garçons et 470,000 filles. Après 20 ans, la liste des inscrits pour le tirage au sort et la formation du contingent nous donne le chiffre exact des survivants pour les garçons du moins, et il est facile de constater l'incroyable énormité des pertes qui s'élèvent en moyenne à près de 40 pour 100 pour tous les jeunes gens nés depuis 1817 jusqu'en 1843.

La différence de la mortalité qui pèse sur les enfants légitimes et les enfants naturels est de nature à surprendre bien davantage encore. Nous pouvons établir cette distinction, mais seulement depuis 1832, pour les naissances qui ont fourni aux classes appelées depuis 1853 jusqu'en 1865 et pour les décès constatés pendant ces treize dernières années (V. le tableau n° 2, p. 56 et 57). Nous trouvons qu'en France, les enfants légitimes subissent une perte de plus de 35 pour 100, tandis que la perte sur les enfants naturels s'élève au chiffre effrayant de plus de 74 pour 100.

On dit avec plus ou moins de raison, que la plupart des enfants naturels, fruits de la débauche, arrivent au monde le plus souvent dans des conditions qui diminuent beaucoup pour eux les chances de la vie; cela n'est vrai qu'en partie; ces enfants nés solides et souvent très-bien portants, ne périssent que par l'absence des soins, par le refroidissement qu'ils éprouvent pendant le trajet du lieu de la naissance à l'hospice, où l'accumulation d'un grand nombre de ces enfants est une nouvelle cause de mort.

M. Bouchardat en parlant de l'hospice des enfants trouvés ou d'allaitement, dit que la mortalité des nouveau-nés est en moyenne de 1 sur 3 3/4, pendant leur séjour à l'hospice, séjour dont la durée moyenne est de 10 jours en attendant leur mise en nourrice; tandis que les décès sur les enfants naturels conservés par leurs mères, secourues par l'administration, sont en moyenne de 1 sur 14, non plus dans les premiers dix jours, mais bien dans le premier trimestre. Aussi notre honorable confrère en citant la facilité tant vantée des admissions à l'hospice, dit avec raison que cette facilité est une barbare philanthropie et conclut à ce que les mères devraient être engagées à conserver leurs enfants et qu'il serait plus utile, plus humain, de leur accorder dans ce cas, des secours suffisants, et plus charitable de leur faire comprendre qu'en remplissant leurs devoirs de mères, elles commenceraient à réparer leur faute.

Cette mortalité extraordinaire, quoique constatée et habituelle, ne peut être la mortalité normale, et cependant, s'il faut ajouter foi, comme on ne peut guère en douter, aux observations produites tout récemment à l'Académie de médecine, on ne connaît pas encore l'étendue et la profondeur du mal. (Pièces justificatives, n° 5 et tableaux n°s 2 et 3).

Cette mortalité de 200,000 jeunes garçons et d'un nombre proportionnel de jeunes filles, réduite à ce qu'elle pourrait avoir de normal, c'est-à-dire à 10 au plus pour 100, proportion déjà bien élevée, laisserait chaque année la probabilité de 150,000 ménages en plus, qui donneraient chacun en moyenne minime deux enfants, et constitueraient ainsi : 1° pour la population, une augmentation annuelle et progressive de 600,000 âmes ; 2° pour l'armée, la possibilité d'un choix meilleur de soldats ; 3° pour le pays, un nombre suffisant de bras pour l'agriculture et l'industrie.

Tel est le grand problème à résoudre par l'application des vrais principes de l'économie sociale, à une époque où notre civilisation est si avancée.

M. le docteur J. Guérin, à propos de la mortalité des enfants en nourrice, parle avec raison de l'atteinte portée à la santé de ceux qui survivent et l'attribue au mauvais régime, à la mauvaise alimentation, à l'absence de soins, de surveillance et il trouve là une des causes de la décadence de la race et du grand nombre de cas d'exemption du service militaire pour faiblesse de constitution et infirmités. L'absence de soins maternels, de sollicitude maternelle, entraîne en effet, de très-nombreux accidents, qui pèsent sur toute l'existence, quand ils ne la brisent pas. Sans parler de la malpropreté dans laquelle on laisse trop souvent croupir les nourrissons, que de brûlures, de déviations des membres, de fractures, d'affections intestinales, etc, etc. Ne cite-t-on même pas chaque année des morts affreuses : des enfants mangés au berceau par des cochons, étouffés par des chiens ou des chats ! N'est-ce pas décrire assez les lieux dans lesquels ces malheureux nourrissons sont trop souvent abandonnés !

A la demande de M. Duruy, ministre de l'instruction publique, qu'aucune difficulté n'arrête quand il s'agit d'une réforme utile, l'Académie de médecine vient de consacrer plusieurs séances à l'examen de cette question qui, depuis longtemps déjà, avait ému le corps médical et donné à plusieurs de ses membres l'occasion de dévoiler les vérités les plus affreuses sur une situation qui est le véritable obstacle à l'accroissement de la population. La question de la mortalité des enfants, comme l'a dit fort bien M. Husson, directeur de l'assistance publique, est non-seulement une question d'humanité, mais encore une véritable question d'État

Quand nous aurons reproduit quelques passages de la discussion sur l'effrayante mortalité des enfants à leur premier âge et donné les preuves (voir pièces justificatives n° 5), on ne pourra se défendre d'une profonde indignation et se demander avec un de nos savants confrères si tout cela est bien vrai, et si nous ne sommes pas sous le coup d'un affreux cauchemar. Comment croire, en effet, que dans quelques départements de la France, ou l'allaitement mercenaire est une industrie, il meurt de 58 à 90 pour 100 des enfants confiés à des nourrices? Comment croire que l'administration civile se pense désarmée devant ce système de dépopulation organisée?

Dans la séance du 23 octobre 1866, à l'Académie de médecine, M. Husson, après avoir constaté que la population, cette première richesse des pays civilisés, cette première force des nations puissantes, augmente peu en France ou y reste à peu près stationnaire, s'exprime ainsi : « Je mets sous les yeux de l'Académie ces chiffres désolants que je puise dans l'enquête ordonnée par le Gouvernement et dont le rapport a été publié en 1862 par le ministère de l'intérieur; ils sont applicables à l'année 1860, et font connaître la mortalité parmi les enfants assistés de 1 jour à 1 an (1).

Loire-Inférieure. .	90,50 p. 100.	Seine-et-Oise . . .	69,23 p. 100.
Seine-Inférieure. .	87,36 —	Côte-d'Or.	66,46 —
Eure.	78,12 —	Indre-et-Loire. . .	62,16 —
Calvados	78,09 —	Manche.	58,66 —
Aube.	70,27 —		

Dans la séance du 27 novembre de la même année, M. Boudet, considérant cette question comme la plus grave qui ait jamais été soumise aux délibérations de l'Académie, trouve d'éloquentes paroles pour présenter le tableau d'une si déplorable situation. « L'honorable directeur de l'assistance publique, dit-il, est venu, l'inexorable statistique à la main, confirmer et assombrir encore la vérité du tableau que j'avais tracé à grands traits devant vous, dans une précédente séance; il a montré l'intérêt de l'État non moins compromis que celui de l'humanité, et l'autorité de son témoignage ne laisse aucun doute sur l'effroyable réalité des faits.

M. Devilliers, dans le remarquable travail qu'il a communiqué à l'Académie, examinant la mortalité des nourrissons lyonnais, constate que pour les enfants des ouvriers tisseurs, elle est de 35 pour 100; que pour les enfants des familles aisées elle descend à 10 pour 100, et que pour ceux des cultivateurs, elle se réduit à 5 pour 100 dans la première année.

« Ainsi, dans une partie du département du Rhône, dit encore M. Boudet, la

(1) La mortalité des nourrissons, dans l'arrondissement de Nogent-le-Rotrou (Eure-et-Loir), surpasse de beaucoup la mortalité que déterminent chez les enfants les épidémies les plus meurtrières. Dr BROCHARD.

mortalité des nourrissons de 0 *jour à* 1 *an* est de 10 pour 100, pour les familles aisées, de 5 pour 100 pour les familles des cultivateurs, et ces chiffres ne sont pas sans doute l'expression du tribut inévitable que les jeunes enfants doivent à la mort. Qu'ils sont loin cependant de cette mortalité de 18 pour 100 qui est la moyenne pour la France entière; moyenne évidemment atténuée par la survivance manifeste des jeunes enfants allaités par leurs mères.

Gardons-nous d'accepter ce mot de mortalité *normale*, qui a été appliqué à cette mortalité moyenne de 18 pour 100 pour les enfants de 0 *jour à* 1 *an*. Cette prétendue mortalité normale est une immense violation des lois de la nature. S'il y a quelque part en France une mortalité normale, c'est celle des enfants des cultivateurs du département du Rhône; eh bien! que l'on compare ce chiffre de 5 pour 100 à celui de 18 pour 100 qui représente la mortalité moyenne dans toute la France, à ceux :

De 80 pour 100 des départements de l'ancienne Normandie,
De 75 pour 100 des 20,000 nourrissons de Paris,
De 90 pour 100 du département de la Loire-Inférieure,

et l'on pourra se faire une idée réelle de cette mortalité monstrueuse qui anéantit au berceau une grande partie de la population de la France; et si nous admettons ce chiffre de 5 pour 100 comme l'expression de la mortalité inévitable, de la mortalité réellement normale des enfants de 0 jour à 1 an, n'est-il pas évident qu'au mépris des lois de la nature, la mort prélève chaque année, dans toute la France, sur les enfants nouveau-nés, un excédant extraordinaire, anormal de 13 pour 100?

Sur 922,704 naissances (1), la mortalité devrait être de 46,135, tandis qu'elle est de 166,811, et ainsi 120,656 enfants sont victimes, chaque année, des systèmes barbares qui sont mis en pratique dans notre pays pour élever les enfants du premier âge. Voilà la vérité; c'est la rougeur au front et le cœur oppressé que je la constate, mais il faut avoir le courage de la proclamer. Ne craignons pas de sonder la profondeur du mal et de le découvrir à tous les regards, c'est le meilleur moyen d'en inspirer l'horreur et d'en triompher, et cependant, c'est en France, c'est dans la seconde moitié du XIXe siècle, c'est au milieu d'un mouvement inouï de progrès, alors que les conditions de la vie s'améliorent, que le bien-être général s'augmente, que l'économie politique et l'hygiène, ces sciences toutes modernes, nous protégent contre les disettes, les épidémies et les causes les plus désastreuses de mortalité, que nous sommes réduits à un si désolant aveu; c'est au milieu des splendeurs de la science, de l'industrie et des arts; c'est en face des populations exubérantes de l'Angleterre, de l'Amérique et de la Russie, que la France semble épuisée dans sa séve et prête à s'affaisser sur elle-même. Mais gardons-nous de

(1) Garçons et filles.

nous décourager; que le spectacle de tant de misères provoque nos efforts et nous passionne pour la sainte cause de notre régénération.

Quelle serait donc cette civilisation dont nous sommes si fiers, si elle ne pouvait nous conduire qu'à la dépopulation, et si nous ne devions laisser qu'à de rares et débiles héritiers les merveilleuses conquêtes du génie national?

Le temps est venu d'une révolution régénératrice ; le mal est arrivé à ce point, que la patrie est en danger et qu'il faut le vaincre à tout prix.

Depuis cinquante ans, des voix éloquentes et autorisées se sont élevées contre ces abominables sacrifices humains, qui s'accomplissent incessamment sous nos yeux, et c'est la gloire du corps médical que ces voix généreuses soient sorties de son sein !....

Il y a des mères qui perdent la vie en la donnant à leurs enfants, il y a des mères incapables de les nourrir, il est donc indispensable qu'il y ait des nourrices ; mais, s'il faut dans certaines circonstances, confier à une femme étrangère le soin de nourrir un enfant qui n'est pas le fruit de ses entrailles, il n'en est pas moins évident que cette infraction forcée aux lois de la nature entraîne les conséquences les plus déplorables pour l'enfant que sa mère sèvre avant le temps, et pour le nourrisson qu'elle lui substitue.

Le lait de la mère a pour son nouveau-né des qualités spéciales, et il ne peut pas être suppléé sans dommage. Toute femme qui, pouvant nourrir son enfant, l'abandonne à une nourrice étrangère, manque à la mission qu'elle a reçue de la Providence, et compromet tout à la fois deux existences, celle de son propre enfant et celle de cet autre enfant, non moins digne d'intérêt, dont il prend la place au sein maternel.

Combien de jeunes femmes rougiraient de leur insouciance et se réserveraient le bonheur de nourrir, si elles connaissaient les funestes conséquences de la facilité avec laquelle elles se déchargent de leurs premiers devoirs, si elles savaient que rien ne remplace le sein maternel, que rien ne supplée l'instinct, la sollicitude, le dévouement d'une mère, et qu'elles sacrifient le plus souvent les plus douces obligations de la maternité, aussi bien que la vie de leurs enfants, à de vaines considérations et à une confiance illusoire dans l'influence de l'air de la campagne, influence précieuse sans doute, mais bien secondaire, lorsqu'on la met en balance avec les autres conditions essentielles à la vie et au développement des nourrissons.

Est-il étonnant que la population de la France augmente si lentement, et n'est-il pas à craindre que cette lente progression entre bientôt dans une période décroissante, si dans nos villes, dans une partie considérable de l'empire, les trois quarts des enfants nés viables, sont voués à une mort certaine dans la première année de leur existence, et si les autres sont plus ou moins débiles et valétudinaires par suite de l'insouciance des mères, de l'incurie et de la cupidité des nourrices mercenaires auxquelles ils sont abandonnés.

Tandis qu'on prodigue des primes d'encouragement pour l'amélioration des races de nos animaux domestiques, tandis que de bonnes âmes recueillent avec ardeur des souscriptions pour les petits Chinois, n'est-il pas déplorable de voir le triste sort réservé aux enfants du peuple le plus civilisé de l'univers, et l'aveuglement avec lequel des cœurs généreux s'intéressent à des misères lointaines, au lieu de songer à ces misères si présentes et si grandes, qu'on se refuserait à y croire si les preuves n'en étaient pas irrécusables ! » BOUDET (*Académie de médecine*).

CONCLUSIONS.

Puisqu'il y a une armée, il faut qu'elle soit forte, et, pour être forte, il faut qu'elle soit composée de bons éléments. L'intérêt du pays, l'intérêt des familles, l'intérêt de l'armée sont inséparables.

L'élévation du chiffre d'un contingent étant en rapport avec les besoins immédiats de l'État, les conseils de révision ne doivent pas se montrer, dans ce cas, plus faciles pour l'admission des jeunes gens faibles, dans le but illusoire de ménager les populations. Tous ces jeunes gens faibles succombent en temps de guerre, car ils ne peuvent résister aux épreuves du service militaire. Ils ne servent qu'à encombrer les hôpitaux, ils occasionnent d'énormes dépenses et ils sont perdus pour le pays après avoir donné de grands embarras au commandement. Pour eux, en temps de paix, la mortalité comparée à celle de tout le reste de l'armée est comme 25 est à 35 ; tandis qu'en temps de guerre, elle est comme 50 est à 10.

La présence des contingents sous les drapeaux serait évidemment une cause de ralentissement pour la population générale, s'il n'était prouvé que l'immense majorité des jeunes gens qui sont restés libres ne se marient généralement pas plus tôt que ceux qui sont à l'armée. Le nombre des garçons et des filles à marier reste proportionné, parce que le nombre des naissances des filles est inférieur d'un dix-septième environ à celui des garçons ; c'est un moyen de se rendre compte des pertes de l'armée. (Voir tableau n° 8, page 78.)

La véritable cause de la dépopulation est dans l'oubli des principes de l'économie sociale ; c'est une question des plus graves, c'est une question d'humanité en même temps qu'une question d'Etat. On la trouve aussi dans l'infécondité volontaire des mariages, mais c'est une question de morale plus difficile à aborder.

PIÈCES JUSTIFICATIVES

PIÈCE JUSTIFICATIVE N° 1.

L'effectif moyen des hommes présents pendant l'année, indiqué dans la statistique médicale de l'armée pour les années 1862, 1863, 1864 et 1865, n'est pas, comme il est facile de le voir, l'effectif total de l'armée, mais il s'en rapproche assez pour donner toute autorité aux résultats présentés. La plupart des corps qui n'y figurent pas se sont, en effet, trouvés dans des conditions particulières, telles que l'état de guerre, ou un mouvement de l'intérieur à l'extérieur et réciproquement; circonstances qui, par leur spécialité même, auraient pu faire dévier le résultat normal des calculs entrepris. (Voir cette statistique pour plus amples renseignements.)

Année 1862.

Mortalité d'après le nombre d'années de service, en France, en Algérie et en Italie (Rome).

	EFFECTIF moyen présent.	MORTS PAR Maladie.	Proportion pour 1000.	Suicide.	Proportion pour 1000.	Accident, meurtre, exécution.
Officiers	16,086	90	»	5	»	»
Troupe ayant moins :						
d'un an de service . .	32,040	367	11,45	5	0,16	204
de 1 à 3 ans. . . .	78,320	1,048	13,38	25	0,32	
de 3 à 5 ans. . . .	92,560	861	9,30	39	0,42	
de 5 à 7 ans. . . .	49,840	369	7,40	43	0,86	
de 7 à 10 ans. . . .	42,720	213	4,99	42	0,98	
de 10 à 14 ans. . . .	28,480	163	5,72	32	1,12	
au-dessus de 14 ans. .	32,140	228	7,11	40	1,25	
	372,186	3,339	9,12	231	»	204

Total des morts. 3,774

Décès et réformes des jeunes soldats aux dépôts d'instruction.

Classes.	Effectif.	Décès.	Réforme n° 1.	Réforme n° 2.
1860	31,001 (2 mois de séjour.)	47	3	58
1861	34,271 (3 mois de séjour.)	101	2	181
	Total des morts.	148		

Total général des morts sur l'effectif présent et aux dépôts d'instruction. 3,922

La cause la plus fréquente de décès pour ces jeunes soldats, est la fièvre typhoïde, 17 sur 47 pour les dépôts d'instruction, classe de 1860; et, 60 sur 101, classe de 1861.

Les réformes par congé n° 1 ont généralement pour causes des accidents et sont très-peu nombreuses; il y en a eu 5 sur les portions des deux classes aux dépôts d'instruction.

Les réformes par congé n° 2 sont motivées généralement pour des maladies ou infirmités anciennes et non reconnues par les conseils de révision. Les principales sont :

Classes de :	1860	1861	Classes de :	1860	1861
Phthisie.	4	18	Perte de dents.	4	7
Hernie	2	16	Maladies des yeux. . . .	5	14
Faiblesse de constitution ou mauvaise conformation.	3	22	Scrofules.	»	5
			Varices.	»	5
			Goître.	»	3
Maladies du cœur. . . .	3	13	Cicatrices vicieuses . . .	3	4

Année 1863.

Mortalité d'après le nombre d'années de service, en France, en Algérie et en Italie (Rome).

	Effectif moyen présent.	Morts par Maladie.	Proportion pour 1000.	Suicide.	Proportion pour 1000.	Accident, meurtre, exécution.
Officiers.	16,602	100	6,02	3	0,18	»
Troupe ayant moins :						
d'un an de service. . .	27,600	366	13,26	11	0,39	
de 1 à 3 ans.	69,000	884	12,81	20	0,28	
de 3 à 5 ans.	82,800	809	9,77	29	0,35	
de 5 à 7 ans.	51,750	343	6,62	28	0,54	189
de 7 à 10 ans.	48,300	297	6,14	33	0,68	
de 10 à 14 ans.	27,600	169	6,12	17	0,61	
au-dessus de 14 ans. .	37,950	297	7,82	25	0,65	
	345,002	3,265	9,16	166	0,47	189

Total des morts. 3,620

Décès et réforme des jeunes soldats aux dépôts d'instruction.

Classes.	Effectif.	Décès.	Réforme n° 1.	Réforme n° 2.
1861.	32,705 (2 mois de séjour.)	50	4	103
1862.	32,893 (3 mois de séjour.)	105	2	207
Total des morts.		155		

Total général des morts sur l'effectif présent et aux dépôts d'instruction. 3,775

La cause la plus fréquente des décès pour ces jeunes soldats est la fièvre typhoïde, 16 décès sur 50 décès, pour les dépôts d'instruction, classe de 1861 ; et, 54 décès sur 105 décès, classe de 1862.

Il y a eu 6 réformes par congé n° 1 sur les portions des deux classes aux dépôts d'instruction.

Les réformes par congé n° 2 sont au nombre de 49 pour la classe de 1861, et de 125 pour la classe de 1862.

Classes de :	1861	1862	Classes de :	1861	1862
Phthisie.	6	10	Perte de dents.	2	16
Hernie.	23	34	Maladies des yeux. . . .	6	17
Faiblesse de constitution ou mauvaise conformation.	5	21	Scrofules.	2	8
Maladies du cœur. . . .	3	4	Varices.	1	8
			Goître.	1	7

Année 1864.

Mortalité d'après le nombre d'années de service, en France, en Algérie et en Italie (Rome).

	Effectif moyen présent.	Morts par Maladie.	Proportion pour 1,000.	Suicide.	Proportion pour 1,000.	Accident, meurtre, exécution.
Officiers	16,092	139	»	7	»	
Troupe ayant moins :						
d'un an de service. .	28,200	362	12,85	6	0,21	
de 1 à 3 ans. . . .	63,000	830	13,17	22	0,35	
de 3 à 5 ans. . . .	66,200	763	11,53	31	0,47	168
de 5 à 7 ans. . . .	63,000	552	8,76	26	0,41	
de 7 à 10 ans. . . .	46,500	352	7,57	30	0,65	
de 10 à 14 ans. . . .	31,500	235	7,46	25	0,79	
au-dessus de 14 ans. .	33,200	348	10,48	34	1,02	
		3,586	10,38	181	0,52	168

Total des morts. 3,935

A partir de cette année les indications de réformes et de mortalité aux dépôts d'instruction ne sont plus fournies.

ANNÉE 1865.

Mortalité d'après le nombre d'années de service en France, en Algérie et en Italie (Rome).

	EFFECTIF moyen.	MORTS PAR Maladie.	Proportion pour 1,000.	Suicide.	Proportion pour 1,000.	Accident.
Officiers.	?	»	»	»	»	
Troupe ayant moins :						
d'un an de service. .	29,400	420	14,28	9	0,31	118
de 1 à 3 ans. . .	63,400	924	14,57	20	0,32	
de 3 à 5 ans. . .	68,200	937	13,74	27	0,40	
de 5 à 7 ans. . .	63,400	541	8,54	30	0,47	
de 7 à 10 ans. . .	36,900	395	10,70	33	0,90	
de 10 à 14 ans. . .	34,000	271	7,97	26	0,72	
Au-dessus de 14 ans.	37,200	365	9,81	31	0,83	
	332,500	3,853	11,58	176	0,53	118

Total des décès. 4,147

PIÈCE JUSTIFICATIVE N° 2.

Chaque année, des circulaires ministérielles recommandent aux conseils de révision plus de soin et plus de scrupule dans le choix des jeunes soldats à envoyer sous les drapeaux; mais ces circulaires n'invoquant que l'intérêt du trésor et celui de l'armée et n'imposant aucune responsabilité, le nombre des jeunes gens trop faibles reste toujours à peu près le même. Autrefois, ces jeunes gens, après un certain temps de séjour dans les régiments, étaient reconnus trop faibles pour continuer à servir, et aux inspections on s'en débarrassait par un congé de renvoi.

Ainsi, pour multiplier les exemples et éloigner toute idée personnelle que l'on pourrait croire exagérée, nous citerons les chiffres du compte rendu officiel sur le recrutement. « Dans l'espace de 3 ans, les conseils de révision ont admis dans les contingents, bien qu'impropres au service, 5,700 hommes qui ayant coûté 250 fr. chacun ou à peu près, constituent une dépense *inutile* de 1,425,000 fr. » sans parler des journées d'hôpital qui augmentent encore ce chiffre. A ce sujet, écoutons le rapporteur de la commission de la Chambre des députés.

« Votre commission, pénétrée de sollicitude pour l'armée, tout en ménageant les intérêts de la population, ne saurait trop recommander aux conseils de révision une scrupuleuse attention dans l'envoi des soldats sous les drapeaux. C'est une perte pour les corps et pour le trésor, toutes les fois que des hommes impropres au service sont désignés pour partir. Ils arrivent dans les régiments pour traîner quelque temps dans les hôpitaux, y mourir ou obtenir des congés de réforme. » (*Moniteur* du 13 mars 1834.)

Consultons aussi le compte rendu du recrutement de l'armée.

« Les prescriptions de la loi relatives à la composition des conseils de révision ont été partout observées; mais, on continue de se plaindre de la facilité avec laquelle ces conseils déclarent aptes au service, des jeunes gens et surtout des remplaçants que des infirmités auraient dû en écarter : en effet, à peine arrivés au régiment, il faut les renvoyer dans leurs foyers, après avoir fait toutes les dépenses de la route, de l'habillement, de la solde. On compte annuellement, terme moyen, 2,600 hommes par classe qui reçoivent des congés de renvoi, et qui occasionnent au trésor public une perte considérable. Un tel résultat provient en partie de ce que les intérêts militaires ne sont pas assez représentés dans les conseils de révision, pour déterminer l'aptitude physique des hommes. » (1839, p. 9.)

Frappé du peu d'effet des circulaires aux préfets et pour éviter d'aussi énormes dépenses au trésor, mais sans remédier au déchet pour l'effectif, le Ministre de la guerre décide, à la date du 3 mai 1844, que : « de nouvelles précautions seront prises relativement à la réforme des hommes qui, après avoir été admis dans les contingents annuels par les conseils de révision, seront reconnus impropres au service pour des causes antérieures. Dans chaque département, une commission spéciale composée du maréchal de camp, d'un sous-intendant, de l'officier commandant la gendarmerie et du commandant du dépôt de recrutement, assistée de deux médecins militaires, est chargée de statuer définitivement sur la position de ces hommes. Une semblable commission est aussi organisée dans chacune des divisions de l'Algérie. »

Cette disposition a-t-elle amélioré la situation ? Laissons parler les chiffres.

Les commissions spéciales ont fonctionné depuis lors; et dans les années qui suivent, elles ont réformé :

CLASSES.	NOMBRE d'hommes réformés.	CLASSES.	NOMBRE d'hommes réformés.	CLASSES.	NOMBRE d'hommes réformés.
1843	3,132	1851	1,182	1859	1,825
1844	1,528	1852	1,236	1860	2,280
1845	1,654	1853	5,521	1861	1,921
1846	2,031	1854	1,579	1862	1,748
1847	5,170	1855	2,160	1863	1,740
1848	1,115	1856	504	1864	1,632
1849	1,769	1857	612	1865	1,591
1850	1,437	1858	1,125		

Tous ces hommes ont été réformés par les commissions spéciales à la revue de départ, c'est-à-dire avant l'incorporation, et n'ont par conséquent occasionné aucune forte dépense à l'État; mais c'est un déchet pour le contingent.

La même instruction du 3 mai 1844 prescrit aussi de nouvelles mesures pour les hommes incorporés et impropres au service militaire. Elle établit deux sortes de congés de réforme : congés de réforme n° 1, et congés de réforme n° **2.**

Les congés de réforme n° 1 sont accordés pour blessures reçues dans un service commandé ou pour infirmités contractées dans les armées de terre et de mer.

Les congés de réforme n° 2 sont accordés aux hommes incorporés ou non incorporés que les commissions spéciales reconnaissent impropres au service militaire pour des causes antérieures, soit à leur admission dans le contingent, soit à leur mise en activité. Les premiers seulement permettent aux titulaires de conférer l'exemption prévue par le paragraphe 7 de l'art. 13 de la loi du 21 mars 1832.

Quels sont les résultats de cette disposition nouvelle ? Le tableau suivant les donne depuis 1844, c'est-à-dire depuis 22 ans.

Congés de réforme n° 1 et n° 2 du 1er janvier de l'année au 1er janvier de l'année suivante.

ANNÉES.	CONGÉS DE RÉFORME N° 1.	CONGÉS DE RÉFORME N° 2.				TOTAL des colonnes 1, 2, 3 et 4.	Dont jeunes SOLDATS de la classe précédente.	Dans le département de la Seine seulement	OBSERVATIONS.
		INCORPORÉS		NON INCORPORÉS					
		servant pour leur compte. 1	remplaçants. 2	servant pour leur compte. 3	remplaçants. 4				
1844	»	1,432	87	1,577	36	3,132(A)	»	174	A. Ces totaux portent sur toutes les classes présentes sous les drapeaux.
1845	»	723	50	733	22	1,528	»	73	
1846	»	711	80	837	26	1,654	»	17	
1847	»	1,022	65	940	4	2,031	»	90	
1848	»	1,731	62	3,318	59	5,170	»	144	
1849	»	853	65	195	2	1,115	»	68	
1850	2,239(C)	867	57	834	11	1,769	»	59	
1851	1,822	841	62	526	8	1,437	»	48	
1852	1,782	678	48	448	8	1,182	»	37	
1853	1,591	666	51	513	6	1,236	»	34	
1854	1,495	2,387	137	2,933	60	5,521	»	210	
1855	2,012	2,143	77	643	5	2,868	1,443(B)	84	B. Ce n'est qu'à partir de cette année que la distinction des réformes pour les jeunes soldats de la classe précédente a été établie.
1856	2,610	2,430	82	726	»	3,238	1,777	139	
1857	1,869	1,288	41	531	1	1,861	529	81	
1858	1,505	1,270	26	1,239	3	2,538	521	67	
1859	2,052	2,865	110	494	»	3,469	1,000	194	
1860	2,165	1,453	27	344	1	1,825	372	106	C. Les renseignements ne sont précis que depuis cette époque.
1861	1,674	1,392	19	868	1	2,280	725	143	
1862	1,355	1,185	24	712	»	1,921	714	103	
1863	1,083	1,004	7	736	1	1,743	752	90	
1864	1,084	950	5	784	1	1,740	685	119	
1865	947	883	2	705	1	1,591	618	84	

PIÈCE JUSTIFICATIVE N° 3.

Pour donner une idée de la proportion des hommes forts, faibles ou atteints d'infirmités, admis par les conseils de révision, nous reproduirons les observations de quelques médecins-majors dans leurs rapports d'inspection.

J'aurais désiré ne pas laisser de lacune et prendre tous les régiments de toutes armes ; mais quand j'ai eu l'idée de réunir ces quelques données sûr le recrutement, je n'avais plus entre les mains qu'un petit nombre des dossiers qui m'avaient été confiés, et il était difficile de demander encore une fois ceux que j'avais rendus et qui étaient rétablis dans leurs cartons. Aussi remarquera-t-on que ces notes ne comprennent que des régiments d'infanterie du 45e au 100e de ligne et, pour comparaison, le bataillon de chasseurs à pied de la garde, composé d'hommes choisis.

Ces rapports sont à peu près de même date, puisque ce sont ceux de l'inspection de 1860, et il faut remarquer que les hommes faibles étaient encore sous l'influence des fatigues de la campagne de 1859.

45e DE LIGNE. — Du 18 août 1859 au 2 juillet 1860,

Il y a eu 59 décès, presque tous dus à des affections chroniques.

Le nombre des congés de convalescence s'est élevé à 119.

6 de ces hommes sont morts dans leurs foyers;

8 hommes proposés pour des congés sont morts pendant l'instance;

38 hommes ont été réformés et 11 autres sont encore proposés;

4 hommes des nouvelles recrues impropres au service sont envoyés devant la commission spéciale. Dr BOZERONT, médecin-major.

49e DE LIGNE. — Du 1er juillet 1859 au 1er juillet 1860.

Mouvement des malades.

	Aux hôpitaux.	Décès.	A l'infirmerie.	A la chambre.
Blessés	103	74	97	877
Fiévreux	685		178	2,427
Vénériens	18		53	»
Galeux	1		25	»
	807	74	353	3,304

Le nombre des congés de convalescence est de	187
— — de réforme n° 1 est de	26
— — — n° 2 est de	25

Quand on n'exige des hommes qu'une dépense de forces n'excédant pas la mesure de la constitution et de la réparation alimentaire, nous avons toujours remarqué l'influence salutaire des divers exercices, ménagés de façon que le repos soit en rapport avec le travail. Mais il n'en est plus de même en campagne : l'alimentation est insuffisante, la santé s'altère d'abord d'une manière insensible ; les maladies viscérales se préparent lentement pour faire explosion à un moment donné et frappent un grand nombre de soldats d'invalidité prématurée.

DIDIOT, médecin-major.

52e DE LIGNE. — Du 1er juillet 1859 au 1er juillet 1860.

Le nombre des décès est de. 64
— des congés de convalescence. 205
— des congés de réforme n° 1. 29
— des congés de réforme n° 2. 22

FORCIOLI, médecin-major.

59e DE LIGNE. — Du 1er juillet 1859 au 1er juillet 1860.

Mouvement des malades.

	Aux hôpitaux.	Décès.	A l'infirmerie.	A la chambre.	Nombre de journées d'hôpital.
Blessés.	45	»	86	1,122	1,154
Fiévreux.	665	28	573	2,482	13,723
Vénériens.	39	»	172	2	1,390
Galeux.	3	»	4	4	42
	752	28	835	3,600	15,309

Le nombre des congés de convalescence est de 79. Il n'y a pas de congé de réforme.

SOUHAUT, médecin-major.

64e DE LIGNE. — Du 1er juillet 1859 au 1er juillet 1860.

Mouvement des malades.

	Aux hôpitaux.	Décès.	A la chambre ou sous la tente.
Blessés.	137	12	1,364
Fiévreux.	724	75	2,957
Vénériens	149	»	»
Galeux.	32	»	»
	1,042	87	4,321

Le nombre des congés de convalescence est de. 112
Le nombre des congés de réforme est de. 23

Les constitutions robustes parmi les jeunes soldats sont loin d'être en majorité. Plusieurs ont dû être réformés par congé n° 2 immédiatement après leur incorporation, pour claudication, pieds plats, hypertrophie du cœur, constitution scrofuleuse, déviation de la colonne vertébrale, etc.

..... Le nouveau genre de vie, l'attrait de la nouveauté, l'attente de l'imprévu militent d'abord en faveur de la santé, parce que le soldat échappe à la monotonie de la vie de garnison. Malheureusement, cet état dure peu. Aux fatigues de l'état de guerre se joignent une nourriture non suffisamment réparatrice, et prise à des heures qui n'ont rien de fixe, la privation de sommeil, les préoccupations personnelles, l'agglomération prolongée sur un espace peu étendu, etc., etc. De là le développement de ces affections plutôt chroniques qu'inflammatoires dès le début, ces diarrhées interminables, ces dyssenteries promptement mortelles, ces fièvres qui laissent de longues traces, ces maladies, en un mot, qui détruisent peu à peu les armées les plus vaillantes. BONINO, médecin-major.

65e DE LIGNE. — Du 1er juillet 1859 au 1er juillet 1860.

Mouvement des malades.

	Aux hôpitaux.	Décès.	A l'infirmerie.	A la chambre.	Journées d'hôpital.
Blessés.	210	103	64	802	2,652
Fiévreux.	911	123	89	2,314	23,460
Vénériens.	100	»	98	»	3,483
Galeux.	3	»	11	»	12
	1,224	226	262	3,116	29,607

Il y a eu 314 congés de convalescence, 16 congés de réforme n° 1 et 9 n° 2. Si ce nombre de congés paraît considérable, il faut se rappeler que nous sommes rentrés avec des hommes profondément débilités et qui avaient fait les plus grands efforts pour se maintenir en haleine. JACQUIN, médecin-major.

68e DE LIGNE. — Sans date précise, mais de 1859.

Fièvre typhoïde.

74 hommes ont été atteints; 14 sont morts. Parmi les premiers :

14	avaient	1	mois de	service	sur un	effectif de	254
34	—	8	—	—		—	310
22	—	14	—	—		—	460
3	—	2	ans	—		—	585
1	—	6	—	—		—	171
74							

Parmi les morts :

5	avaient	1 mois	de service.
6	—	8 —	—
2	—	14 —	—
1	—	2 ans	—

La maladie qui éprouve cruellement les jeunes soldats est surtout la fièvre typhoïde, et, quand un régiment est atteint par une épidémie, ce sont toujours les plus faibles et les plus jeunes qui sont le plus sérieusement frappés, et la mortalité les atteint avec rigueur. Cette particularité n'a rien qui doive étonner, si l'on songe aux diverses phases par lesquelles passe le jeune soldat depuis son entrée dans la vie militaire jusqu'à sa complète initiation au dur métier des armes et si l'on veut examiner les troubles physiologiques qui impriment à sa constitution un cachet tout particulier et à son organisme des modifications importantes et des aptitudes morbides toutes nouvelles.

Au milieu de ces agglomérations d'hommes, la mort fait un triage parmi les faibles, *car ils ne résistent pas aux épreuves de l'acclimatement.* En effet, cette transition brusque de la vie libre à la vie de caserne ne se fait pas sans perturbations ni dangers sur des jeunes gens qui n'offrent pas assez de résistance. Ce régiment composé, en apparence, d'unités identiques, obéissant aux mêmes exigences, à la même discipline, n'est en réalité composé que d'individualités diverses qui se soumettent plus ou moins heureusement à l'uniformité. SONRIER, médecin-major.

70e DE LIGNE. — Du 1er juillet 1859 au 1er juillet 1860.

Mouvement des malades.

	Aux hôpitaux.	Décès.	A l'infirmerie.	A la chambre.	Journées d'hôpital.
Blessés.	171	104	112	1,150	3,524
Fiévreux. . . .	873		209	1,344	11,849
Vénériens . . .	62	»	63	»	1,827
Galeux.	»	»	8	»	»
	1,106	104	392	2,494	17,200

Le nombre des congés de convalescence est de. 190
Celui des congés de réforme. 32

Les maladies dominantes en campagne affectent en première ligne le tube digestif et les voies respiratoires; mais numériquement, les fièvres d'accès prennent le second rang. La prédominance des affections du tube digestif s'explique par la fatigue et l'épuisement des facultés digestives, attribuable à l'usage trop prolongé du biscuit joint à la privation de vin. FLEURY, médecin-major.

72e DE LIGNE. — Du 1er avril 1859 au 1er avril 1860.

Mouvement des malades.

	Aux hôpitaux.	Décès.	A l'infirmerie.	A la chambre ou sous tente.
Blessés.	631	57	139	822
Fiévreux.	882	46	115	1,722
Vénériens.	69	»	76	»
Galeux.	6	»	16	»
		6 sous la tente.		
	1,588	109	346	2,544

172 hommes ont été envoyés en congé de convalescence.
38 — été réformés.
29 — obtenu des gratifications renouvelables.
58 — été admis à la retraite ; ce sont :
17 amputés, 12 hommes avec des fractures vicieusement consolidées, 8 ankylosés, 21 infirmes par diverses causes.

BAZIN, médecin-major.

74e DE LIGNE. — Du 1er juillet 1859 au 1er juillet 1860.

Parmi les jeunes soldats de la classe de 1858 arrivés en 1859 au régiment, 8 avaient des infirmités qui les rendaient impropres au service; 5 ont été réformés par la commission départementale, pour déformation de la poitrine, enfoncement (ancienne fracture) des os du crâne et maladies de la peau.

Parmi les 117 soldats de la classe 1859 arrivés au corps du 1er au 15 novembre, 53 étaient bons, 49 de force moyenne, 15 faibles, et 36 des uns et des autres présentaient des infirmités qui les rendaient impropres au service.

La commission départementale n'a encore réformé que 3 de ces infirmes, l'un pour emphysème pulmonaire, le second pour goître et varicocèle volumineux, le troisième pour faiblesse de constitution.

Il reste à faire réformer :

4 hommes avec goître simple ou double;
1 épileptique.
1 bossu, avec élévation de l'épaule gauche;
2 hommes avec déformation des jambes;
1 homme avec hypospadias à la racine de la verge;
5 hommes avec varicocèle volumineux;

2 hommes porteurs de cicatrices gênantes;
17 hommes pour faiblesse de constitution, pieds plats, etc., etc.

Nota. — Les départements qui ont fourni ces infirmes sont :

Le Nord	4	Les Deux-Sèvres	8
Le Cantal	11	Le Haut-Rhin	13

EDME, médecin-major.

78e DE LIGNE. — Juillet 1860.

Depuis la dernière inspection, le régiment compte 103 décès, dont un tiers aux bataillons de guerre et les deux autres tiers au dépôt par suite de fièvre typhoïde, phthisie et diarrhée chronique.

145 hommes ont été envoyés en congé de convalescence,
29 » » eu des congés de réforme; 15 de ces congés ont été donnés pour infirmités antérieures à l'incorporation. CAMPMAS, médecin-major.

82e DE LIGNE. — Juillet 1860.

Les jeunes soldats se livrent journellement aux exercices pratiques et théoriques en prévision des besoins des bataillons de guerre; jetés brusquement en dehors de leurs habitudes, soumis à une discipline éclairée, mais sévère, ils paient leur initiation par des défaillances physiques et morales et des maladies réelles : mais ceux dont la constitution n'est pas en rapport avec les exigences du métier passent une grande partie de leur noviciat aux hôpitaux ou à l'infirmerie.

Nombre d'hommes admis aux hôpitaux, morts, réformés ou envoyés en congé de convalescence :

Blessés	357	Décès dans les hôpitaux	115
Fiévreux	987	Réformés	22
Vénériens	181	Envoyés en convalescence	156
Galeux	26		
	1,551 (Sur ce nombre le dépôt figure pour 726).		

Le recrutement a fourni. . . . . 307 hommes.

Constitution bonne	219	hommes.
— moyenne	71	—
— faible	17	—

Je n'ai pas à parler de blessés par l'ennemi, le régiment n'a assisté pendant la campagne à aucune bataille, ni combat. BESSIÈRE, médecin-major.

85e DE LIGNE. — Du 1er juillet 1859 au 1er juillet 1860.

Mouvement des malades.

		Décès.	A l'infirmerie.	A la chambre.
Blessés.	274	64	100	2,029
Fiévreux.	382		141	1,837
Vénériens	99	»	31	»
Galeux.	»	»	65	»
	755	64	337	3,866

Dans la même période : 208 hommes ont été envoyés en congé de convalescence,

75 » » réformés, dont 61 avec congé nº 1.

BASSELET, médecin-major,

86e DE LIGNE. — Du 1er juillet 1859 au 1er juillet 1860.

Beaucoup de jeunes soldats de la dernière classe (1858) sont d'une constitution faible. Il est présumable que les conseils de révision ont été moins sévères dans le choix des hommes à cause de la guerre.

205 hommes ont été envoyés en congé de convalescence,

52 » renvoyés avec des congés de réforme nº 1.

46 » » » » » nº 2, beaucoup pour affections tuberculeuses des poumons.

COURBOULIS, médecin-major.

100e DE LIGNE. — Du 1er juillet 1859 au 1er juillet 1860.

Mouvement des malades.

	Aux hôpitaux.	Morts.	A l'infirmerie.	A la chambre.
Blessés.	122	9	279	1,074
Fiévreux.	1,118	127	108	4,126
Vénériens	72	»	33	»
Galeux.	»	»	45	»
	1,312	136	465	5,200

Dans la même période : 59 hommes ont été envoyés en congé de convalescence,

16 » » réformés.

Quelques-uns des hommes (9) blessés à la bataille de Solferino ont succombé à la suite de blessures, les autres (127) sont morts de diarrhée et de dyssenterie, contractées pendant cette courte et glorieuse guerre.

Cette mortalité, cause de dépopulation pour les localités serait évitée si, au lieu de jeunes gens faibles, on n'admettait que des hommes forts et bien constitués. Les premiers en restant dans leurs foyers, s'y développeraient sous l'influence des conditions favorables de la vie civile et y seraient utilement employés. Les seconds après avoir accompli le temps de service fixé par la loi, rentreraient presque tous bien portants dans leurs communes et ils y apporteraient avec l'expérience et l'instruction acquises sous les drapeaux, l'esprit d'ordre contracté au régiment.

CARMOUCHE, médecin-major.

3e CHASSEURS D'AFRIQUE. — Inspection de 1860.

Depuis un an, ce régiment a reçu près de 400 jeunes soldats arrivés à diverses reprises, par détachements plus ou moins considérables. Ces jeunes gens n'avaient pas été bien choisis; plusieurs ont déjà été réformés, plusieurs autres le seront prochainement. Ils n'auraient certes pas été admis au corps, s'ils n'étaient arrivés pendant l'absence des médecins du régiment, qui se trouvaient aux escadrons de guerre en Italie. Parmi les autres, il en est qui ne sont pas en état de supporter le cheval, un grand nombre a été envoyé à l'hôpital, où il en est mort 31 dans le courant de l'année 1859, malgré l'envoi de 85 hommes en congé de convalescence; beaucoup à présent même, 15 juillet 1860, sont encore incapables de faire leur service et traînent au régiment ou dans les hôpitaux COCUD, médecin aide-major.

BATAILLON DE CHASSEURS A PIED DE LA GARDE. — Inspection de 1860.

Mouvement des malades.

	Aux hôpitaux.	Décès.	A l'infirmerie.	A la chambre ou sous tente.
Blessés.	51	1	44	242
Fiévreux. . . .	52	1	28	369
Vénériens. . . .	41	»	85	»
Galeux.	1	»	5	»
	145	2	162	611

Après la bataille de Solférino, et pendant le séjour du bataillon à Valeggio, peu de chasseurs ont quitté les rangs pour maladie.

Le bataillon compte :

29 tués;
152 blessés plus ou moins gravement;
15 morts à la suite de blessures;
32 retraités à la suite de blessures;
2 réformés n° 1;
0 congés de convalescence.

PIÈCE JUSTIFICATIVE N° 4.

Depuis le passage des Alpes d'une part et le débarquement à Gênes de l'autre, c'est-à-dire depuis le 26 avril jusqu'au 26 mai, 10,164 hommes sont entrés aux hôpitaux sur les routes conduisant à Turin et sur celle de Gênes à Alexandrie. Sur ces 10,164 hommes, il faut retrancher 582 blessés le 20 mai à Montebello et il reste encore 9,582 hommes malades ou écloppés, c'est donc en un mois à peu près le dixième d'un effectif dont une seule division a rencontré l'ennemi. Ajoutons que sur ces 10,164 hommes 109 sont morts avant le 26 mai, — 83 malades et 26 blessés; — 2,409 seulement ont pu reprendre leur service dans le courant du mois et 7,646 restaient en traitement dans les hôpitaux le 1er juin. Quelles sont les maladies qui ont motivé ces entrées si nombreuses aux hôpitaux? Plaies aux pieds, bronchites, pleurésies, pleuro-pneumonies, pneumonies, courbatures, fièvres, diarrhées.

Les hôpitaux dans lesquels ces malades sont entrés sont, par ordre alphabétique :

		Morts.			Morts.
Alexandrie.	3,284	44	*Report*.	7,939	89
Arquata.	2	»	Moncalieri.	2	»
Bassignana.	39	»	Montmélian.	72	3
Bobbio.	29	»	Nice.	3	»
Busella.	5	»	Novi.	134	»
Casale	269	1	Parme.	154	»
Castelnuovo di Scrivia.	85	»	Pise.	3	»
Chambéry.	134	1	Pistoja.	19	»
Cogoletto.	1	»	Pontecurone.	96	2
Empoli.	4	»	Sale.	157	1
Fort d'Exiles.	8	»	San Salvatore.	4	»
Fiesse.	8	»	Savone.	1	»
Florence.	27	»	Serravalle.	14	1
Gavi.	96	5	Suze.	329	5
Gênes.	3,344	33	Torriglia.	10	»
Lanslebourg.	63	»	Tortone.	326	1
L'Eisseillon.	187	4	Trino.	2	»
Livourne.	103	»	Turin.	91	2
Lucques.	1	»	Valenza.	214	1
San Marcello.	2	»	Varzi.	7	»
Port Maurice.	6	»	Verceil.	52	»
St-Jean-de-Maurienne.	241	1	Voghera.	502	3
Menton.	1	»	Voltaggio.	33	1
A reporter.	7,939	89	TOTAL.	10,164	109

PIÈCE JUSTIFICATIVE N° 5.

« L'humanité autant que la science ne réclame-t-elle pas impérieusement une enquête qui prouve sans réplique aux familles combien elles augmentent les chances de mort de leurs enfants en les confiant à des mains mercenaires ?

« Que la science, que la statistique médicale démontrent donc à tous les yeux que les parents qui envoient leurs enfants en nourrice, doublent eux-mêmes volontairement les chances de mort de ces enfants ; que l'administration, qui a charge de l'hygiène publique, donne une grande publicité à ces lamentables résultats, afin que personne n'en ignore. Dr BERTILLON.

« Je doute qu'en Chine, où l'on tue ostensiblement les enfants qui sont en trop grand nombre, le massacre des nouveau-nés puisse jamais être aussi complet que l'est, dans certaines communes rurales de notre France civilisée, le massacre des enfants trouvés ou celui des nourrissons.

« Est-il croyable, en effet, que, faute de leur donner quand ils viennent de naître une alimentation convenable, faute de les surveiller, l'État consente à perdre ainsi, non pas chaque année, mais chaque mois, des milliers d'enfants ? Au point de vue de la morale, au point de vue de l'humanité, au point de vue de la religion, cela n'est pas croyable, et cependant cela est vrai.

« J'ai vu des nourrices prévoyantes abandonner un petit parisien, sans soins, sans secours, sur son lit de souffrances, et aller à Paris chercher un second nourrisson avant que le premier n'eût rendu le dernier soupir, *afin de ne pas perdre leur lait.* » Dr BROCHARD.

M. le docteur Monot, de Monsauche (Nièvre), donne les résultats suivants sur la mortalité qui, dans *dix* communes du canton, a frappé sur les enfants laissés au pays et dont les mères étaient nourrices à Paris. Du 1er janvier 1858 au 31 décembre 1864, il est mort 449 de ces enfants.

Le même confrère donne le tableau suivant de la mortalité selon l'âge, dans tout le canton de Monsauche, du 1er janvier 1858 au 31 décembre 1864.

1 jour à 1 mois	236	*Report*	436
1 mois à 2 mois	45	6 mois à 7 mois	14
2 — à 3 —	56	7 — à 8 —	20
3 — à 4 —	39	8 — à 9 —	18
4 — à 5 —	37	9 — à 10 —	17
5 — à 6 —	23	10 — à 11 —	14
A reporter	436	11 — à 1 an	24
		Total	543

« J'ai pendant dix-huit ans observé un fait qui m'a toujours singulièrement frappé, et que, dans l'intérêt de la morale, je crois utile de publier. Dans certaines communes pauvres, toujours éloignées du chef-lieu judiciaire de l'arrondissement, on voit des femmes ou des filles qui ont dans toute la contrée la *réputation bien méritée d'être de très-mauvaises nourrices*. Chez elles, les nourrissons ne font que paraître et disparaître. Eh bien, ces femmes ont toujours des nourrissons, ces nourrissons sont presque toujours des enfants de filles, et ces nourrices sont toujours parfaitement et régulièrement payées. Un tel fait, se reproduisant d'une manière identique sur divers points d'un arrondissement, ne saurait être l'effet du hasard ; il est certainement le résultat d'un calcul. Il est évident pour le médecin que ces femmes, chez lesquelles les nourrissons meurent si facilement, sont connues, recherchées de certaines maisons de la capitale, que leurs services même y sont très-appréciés.

La mise en nourrice d'un nouveau-né peut donc, dans certains cas, constituer un infanticide, qui n'est pas, il est vrai, puni par le Code pénal, mais qui n'en est pas moins réel. Ce crime d'une nouvelle espèce mérite par sa fréquence de fixer l'attention du ministère public. Dr BROCHARD.

« Je ne connais qu'excessivement peu de bonnes nourrices ; j'en connais beaucoup de très-mauvaises. Il en est qui font de cela métier, depuis dix, douze, quinze ans, qui *ont toujours* des nourrissons, et qui, je crois, n'en ont jamais rendu aux parents, ce qui m'a fait dire bien souvent que je trouvais très-bêtes les filles qui donnent tête baissée dans le Code pénal, en tuant leurs enfants, quand elles pourraient éviter les sévérités de la loi en les mettant en nourrice à Montigny ou dans certaines maisons de la commune d'Illiers, Eure-et-Loir.

Ayant eu l'idée de mettre en face les uns des autres les soins donnés aux bêtes et ceux que reçoivent les petits êtres à face humaine, j'ai été stupéfait en reconnaissant que les chevaux, les moutons, les veaux, voire même les cochons, sont mieux nourris, mieux hébergés que les petits-fils d'Adam. Les étables, les bergeries, les écuries, les porcheries, excitent l'admiration du visiteur par l'ordre et la propreté qui y règnent ; que ce visiteur pénètre dans les taudis où l'on élève les nourrissons, les petits parisiens,...... qu'y trouve-t-il ? Deux ou trois babys pâles, maigres, étiolés, à la figure de cire, criant, mourant de soif et de faim ! C'est horrible ?

Dans telle localité, il meurt 6 nourrissons sur.... 6 ; dans une autre, 8 sur 9 ; ailleurs 12 sur 12 ; plus loin 23 sur 24. Dr BROCHARD.

Un vénérable curé de la Gironde a pu écrire ceci : « du reste ces décès, hélas ! trop nombreux, ne laissent pas un grand deuil dans le cœur des nourrices ; elles en retirent d'autant plus de profits, que les pauvres enfants meurent très-souvent dans la huitaine qui suit le payement du trimestre, une de ces malheureuses disait, il y a quelques jours : la femme X...., a eu joliment de chance; il lui en est mort cinq à six de rang, le mois dernier, et comme elle ne les a gardés que 7 à 8 jours, c'a été tout bénéfice pour elle. » (*Union médicale*, n° 31, 1867.)

SOMMAIRE DES TABLEAUX QUI SUIVENT

[C'est avec intention que nous n'avons pas compris, page 925, les exonérés parmi les hommes qui peuvent se marier immédiatement, parce qu'ils représentent autant d'hommes qui les remplacent sous les drapeaux.]

TABLEAU N° 4.

SITUATION GÉNÉRALE DU RECRUTEMENT DEPUIS 1830.

CLASSES.	NOMBRE DES JEUNES GENS — Inscrits.	Appelés.	Examinés.	Libérés par leur numéro.	Exemptés pour infirmités.	PROPORTION des exemptions pour 1000 examinés.	OBSERVATIONS.
1830	294,593	80,000	161,953	132,640	54,779 (A)	319,40	(A) Le chiffre 54,779 comprend les exemptés pour infirmités et les exemptés pour défaut de taille de la classe de 1830.
1831	295,978	80,000	171,544	124,437	45,534	277,10	
1832	277,477	80,000	166,305	111,172	43,908	264,00	
1833	285,805	80,000	172,397	113,408	48,175	279,40	
1834	326,298	80,000	171,772	154,526	48,316	281,30	
1835	309,376	80,000	173,765	135,611	49,009	282,00	
1836	309,516	80,000	179,317	130,199	53,788	299,90	
1837	294,621	80,000	178,613	116,008	54,569	305,50	
1838	287,344	80,000	174,607	112,704	51,829	296,90	
1839	314,521	80,000	180,168	134,353	57,587	319,60	
1840	300,717	80,000	176.778	123,939	54,066	305,80	
1841	300,822	80,000	175,541	125,281	54,878	312,60	
1842	304,222	80,000	180,409	123,813	58,262	322,90	
1843	304,998	80,000	179,327	125,671	58,622	326,90	
1844	308,900	80,000	175,462	135,438	54,565	314,60	
1845	300,775	80,000	172,288	128,487	53,891	313,40	
1846	307,091	80,000	173,910	133,181	56,013	313,50	
1847	304,965	80,000	160,460	114,445	41,884	261,00	
1848	305,124	80,000	166,994	138,130	49,217	294,70	
1849	304,023	80,000	167,548	136,475	49,775	297,20	
1850	305,712	80,000	164,405	141,307	48,433	294,60	
1851	311,218	80,000	161,077	150,141	46,838	291,40	
1852	295,762	80,000	159,939	135,823	45,944	287,60	
1853	301,295	140,000	255,749	45,546	62,376	247,80	
1854	306,662	140,000	261,121	45,501	62,564	247,80	
1855	317,855	140,000	268,039	49,816	65,417	244,10	
1856	310,289	100,000	211,620	98,669	60,673	286,70	
1857	294,761	100,000	210,019	84,742	58,514	278,60	
1858	305,339	140,000	267,333	38,006	63,829	238,80	
1859	306,314	100,000	206,168	100,146	55,481	269,20	
1860	312,204	100,000	204,216	107,988	54,177	264,80	
1861	321,455	100,000	205,093	116,362	56,524	275,60	
1862	323,070	100,000	204,047	119,023	56,885	278,80	
1863	325,127	100,000	204,870	120,257	57,659	281,40	
1864	321,561	100,000	198,916	122,645	54,926	276,20	
1865	326,095	100,000	196,185	129,910	52,875	268,80	

CLASSES.	NOMBRE DES JEUNES GENS — Exemptés pour défaut de taille.	Proportion pour 1,000 examinés.	Moyenne de la taille.	Exemptés à divers titres. 3, 4, 5, 6, 7, 8, 9.	Compris dans le contingent et déduits. Art. 14.	Maintenus dans leurs foyers, soutiens de famille.	Engagés volontaires.	Insoumis.	EFFECTIF général moyen présent au 31 décembre.	OBSERVATIONS.
1830	»	»	1,652	27,280	11,512	»	30,329	1,313	(B)	
1831	15,935	92,90	1,652	27,862	8,036	»	11,908	1,433	»	(B) Le compte rendu ne fait pas connaître la force de l'effectif au 31 décembre 1831.
1832	14,262	90,00	1,652	27,810	7,293	»	5,591	1,345	426,733	
1833	15,078	87,50	1,655	28,863	6,238	»	4,157	506	410,000	
1834	14,406	84,20	1,655	28,859	6,238	»	3,566	405	440,642	
1835	14,440	83,10	1,656	29,872	5,199	»	3,227	883	446,055	(c) C'est seulement en 1837 et applicable à la classe de 1836 que le maintien dans leurs foyers d'un certain nombre de jeunes soldats a commencé.
1836	14,843	82,80	1,670	30,551	5,096	406 (c)	3,815	815	472,739	
1837	14,139	79,20	1,655	29,674	5,132	670	4,281	992	491,404	
1838	13,244	75,80	1,655	29,310	5,651	795	5,244	1,170	469,470	
1839	12,928	71,80	1,655	29,389	6,266	837	6,527	1,009	475,579	
1840	13,865	78,40	1,655	28,556	6,625	837	5,906	754	429,490	
1841	12,754	72,70	1,654	26,723	7,318	836	6,309	604	426,292	
1842	13,348	74,00	1,659	28,643	7,953	1,414	6,046	691	379,681	
1843	12,672	70,60	1,654	27,859	7,110	1,645	8,045	281	346,257	
1844	11,800	68,00	1,654	27,009	7,275	1,643	8,791	330	355,379	
1845	11,695	67,60	1,656	26,497	7,730	1,640	9,130	322	374,706	
1846	11,203	67,60	1,656	26,508	8,711	1,638	11,696	321	379,085	
1847	13,768	85,80	1,654	24,516	8,329	1,643	20,602	996	377,128	
1848	11,791	70,60	1,653	25,731	10,439	1,636	19,904	13	465,022	
1849	11,172	66,70	1,654	26,413	8,310	1,641	9,621	4	435,207	
1850	10,256	62,30	1,654	25,556	7,445	1,646	10,436	446	406,969	
1851	9,699	59,60	1,654	24,454	7,704	1,642	12,232	244	400,579	
1852	9,889	61,80	1,656	23,947	7,788	1,620	10,175	241	376,101	
1853	15,329	56,00	1,654	39,780	16,219	2,847	19,300	1,366	358,870	
1854	17,954	56,00	1,653	42,457	22,351	1,442	25,185	2,012	555,289	
1855	18,466	68,90	1,653	46,275	20,895	1,439	20,991	1,750	577,536	
1856	13,332	63,00	1,653	37,724	10,962	2,043	7,028	163	566,801	
1857	13,393	63,80	1,652	38,406	11,080	2,042	11,948	15	538,932	
1858	16,491	61,70	1,652	49,916	15,256	1,443	17,889	1,310	537,185	
1859	12,178	58,60	1,655	38,582	12,667	1,044	15,316	171	615,465	
1860	12,148	59,50	1,653	37,930	12,159	1,046	15,882	279	467,009	
1861	11,710	57,00	1,654	36,758	11,029	2,042	12,530	300	453,669	
1862	11,423	56,00	1,654	35,681	8,649	2,044	9,072	288	430,161	
1863	11,421	55,70	1,658	35,747	10,739	2,044	11,845	289	421,411	
1864	10,609	53,30	1,658	33,268	10,898	2,042	12,304	326	410,672	
1865	10,741	54,50	1,654	32,968	10,413	2,044	10,405	280	395,564	

TABLEAU N° 2.

SITUATION DE LA POPULATION RECRUTABLE DE 1817 à 1863.

ANNÉES de la NAISSANCE.	NAISSANCES. — ENFANTS (GARÇONS)			APPEL des CLASSES correspondantes.	NOMBRE DE SURVIVANTS INSCRITS ET MAINTENUS SUR LES LISTES DU TIRAGE à vingt ans révolus.		
	Légitimes.	Naturels.	TOTAL.		Légitimes.	Naturels.	TOTAL.
1817	456,570	31,887	488,457	1838	Distinction non établie.		287,311
1818	440,972	30,216	471,188	1839	»	»	314,521
1819	475,651	33,660	509,311	1840	»	»	300,717
1820	460,463	33,915	494,378	1841	»	»	300,822
1821	463,069	34.552	497,621	1842	»	»	304,222
1822	465,274	35,820	501,094	1843	»	»	304,998
1823	460,807	35,710	496,517	1844	»	»	308,900
1824	471,490	36,280	507,770	1845	»	»	300,775
1825	468,151	35,381	503,732	1846	»	»	307,091
1826	474,837	37,061	511,898	1847	»	»	304,905
1827	469,209	36,098	505,307	1848	»	»	305,124
1828	465,745	35,924	501,669	1849	»	»	304,023
1829	460,887	35,276	496,163	1850	»	»	305,712
1830	461,757	35,229	496,986	1851	»	»	311,218
1831	472,614	36,415	509,029	1852	»	»	295,762
1832	449,096	34,422	483,518	1853	291,670	9,616	301,286
1833	464,140	36,460	500,600	1854	297,065	9,557	306,622
1834	470,958	37,760	508,718	1855	307,539	10,316	317,855
1835	474,098	38,270	512,368	1856	300,523	9,766	310,289
1836	467,002	37,436	504,438	1857	285,941	8,820	294,761
1837	450,039	35,308	485,347	1858	296,386	8,953	305,339
1838	459,513	35,350	494,863	1859	297,334	8,980	306,314
1839	456,571	36,094	492,665	1860	303,264	8,940	312,204
1840	453,559	35,815	489,374	1861	312,136	9,319	321,455
1841	467,178	35,671	502,849	1862	313,892	9,178	323,070
1842	470,894	35,415	506,309	1863	315,777	9,350	325,127
1843	470,120	35,400	505,520	1864	311,899	9,662	321,561
1844	462,182	35,366	497,548	1865	316,844	9,251	326,095
1845	475,098	35,211	510.309	1866			
1846	469,363	35,433	504,796	1867			
1847	436,807	33,287	470,094	1868			
1848	452,601	34,831	487,432	1869			
1849	475,728	35,953	511,681	1870			
1850	459,306	35,302	494,608	1871			
1851	466,335	35,755	502,090	1872			
1852	459,539	35,415	494,954	1873			
1853	447,035	35,281	482,316	1874			
1854	438,182	35,652	473,834	1875			
1855	429,454	34,792	462,246	1876			
1856	453,663	34,708	488,371	1877			
1857	446,326	36,010	482,336	1878			
1858	457,856	37,700	495,550	1879			
1859	481,321	40,795	522,116	1880			
1860	454,462	35,184	489,616	1881			
1861	475,788	38,947	514,735	1882			
1862	472,696	37,615	510,311	1883			
1863	479,487	39,094	518,581	1884			

APPEL des CLASSES correspondantes.	DÉCÈS DANS LA PÉRIODE DE VINGT ANNÉES RÉVOLUES. — ENFANTS (GARÇONS)				TOTAL des décès.	Proportion p. 0/0.	OBSERVATIONS.
	Légitimes.	Prop. p. 0/0	Naturels.	Prop. p. 0/0			
1838	Distinction non établie.				201,146	41,1	
1839	»	»	»	»	156,667	33,2	
1840	»	»	»	»	208,594	40,9	
1841	»	»	»	»	193,556	39,1	
1842	»	»	»	»	193,399	38,8	
1843	»	»	»	»	196,096	39,1	
1844	»	»	»	»	187,617	37,7	
1845	»	»	»	»	206,995	40,7	
1846	»	»	»	»	196,641	39,	
1847	»	»	»	»	206,993	40,4	
1848	»	»	»	»	200,183	39,6	
1849	»	»	»	»	197,646	39,3	
1850	»	»	»	»	190,451	38,3	
1851	»	»	»	»	185,768	37,3	
1852	»	»	»	»	213,267	37,4	
1853	157,426	35,	24,806	72,	182,232	37,7	
1854	167,075	35,9	26,903	73,7	193,978	38,7	
1855	163,419	34,7	27,444	72,6	190,863	37,5	
1856	173,575	36,6	28,504	74,4	202,079	39,4	
1857	182,061	39,4	28,616	76,4	210,677	41,7	
1858	153,653	34,1	26,355	74,6	180,008	37,1	
1859	162,179	35,3	26,370	74,6	188,549	38,1	
1860	153,307	33,5	27,154	75,2	180,461	36,6	
1861	141,423	31,2	26,496	74,	167,919	34,3	
1862	153,286	32,8	26,493	74,2	179,779	35,7	
1863	155,117	32,9	26,065	73,6	181,182	35,7	
1864	158,221	33,6	25,738	72,7	183,939	36,4	
1865	»	»	»	»	»	»	

TABLEAU N° 3.

MOUVEMENT DE LA POPULATION FÉMININE ET GÉNÉRALE DE 1817 à 1863.

ANNÉE de la NAISSANCE.	NAISSANCES. — ENFANTS (FILLES). légitimes.	naturels.	TOTAL.	MORT-NÉS des DEUX SEXES	TOTAL des NAISSANCES des DEUX SEXES.	DÉCÈS dans LA POPULATION ENTIÈRE. masculins.	féminins.	TOTAL.
1817	425,002	30,666	455,666	»	944,125	382,813	365,410	748,223
1818	414,332	28,335	442,667	»	913,835	376,412	375,495	751,907
1819	446,606	32,001	478,607	»	987,918	398,260	389,795	788,055
1820	432,121	32,434	464,122	»	958,933	389,822	380,884	770,706
1821	432,803	32,934	465,737	»	963,358	377,062	374,152	751,214
1822	437,774	33,928	471,702	»	972,796	391,443	382,719	774,162
1823	433,552	33,952	467,304	»	964,021	376,101	366,634	742,735
1824	441,488	34,894	476,382	»	984,152	385,785	377,821	763,606
1825	436,443	34,011	470,454	»	973,986	400,444	397,568	798,012
1826	445,883	35,410	481,293	»	993,191	419,613	416,045	835,658
1827	440,219	34,670	474,889	»	980,196	399,864	391,261	791,125
1828	440,098	34,780	474,878	»	976,547	421,956	415,189	837,145
1829	434,289	34,075	466,364	»	964,527	405,366	398,087	803,453
1830	436,820	34,018	470,838	»	967,824	408,545	401,285	809,830
1831	442,584	34,996	477,680	»	986,709	405,902	396,859	802,761
1832	421,413	33,255	454,668	»	938,186	466,109	467,624	933,733
1833	434,345	35,038	469,383	»	969,983	408,970	403,578	812,548
1834	441,973	35,799	477,772	»	986,490	462,158	455,670	917,828
1835	445,008	36,457	481,465	»	993,833	414,625	401,788	816,413
1836	439,316	36,066	475,382	»	979,820	390,380	381,320	771,700
1837	423,481	34,521	458,002	»	943,349	440,007	438,694	878,701
1838	431,874	34,739	466,613	»	961,476	426,899	419,300	846,199
1839	430,816	34,259	465,075	27,490	957,740	391,765	388,835	780,600
1840	428,516	34,428	462,944	29,278	952,318	410,853	405,633	816,486
1841	438,913	35,167	474,080	29,090	976,929	409,128	395,634	804,762
1842	442,074	34,513	476,587	30,666	982,896	422,999	413,153	836,152
1843	443,429	34,158	477,587	30,274	983,107	406,432	405,003	811,435
1844	435,850	33,926	469,776	31,160	967,324	388,913	387,613	776,526
1845	447,705	34,019	481,724	30,768	992,033	377,055	377,646	754,701
1846	444,477	34,200	478,496	29,874	983,473	416,656	414,842	831,498
1847	416,148	32,339	448,487	27,730	918,581	429,062	426,964	856,026
1848	428,356	32,960	461,316	29,463	948,748	422,509	421,649	844,158
1849	449,695	34,090	483,785	31,398	995,466	492,279	489,729	982,008
1850	433,712	34,652	468,364	29,073	962,972	389,506	386,147	775,653
1851	442,622	35,195	477,817	31,665	979,907	410,743	406,706	807,449
1852	435,697	34,429	470,126	37,901	965,080	406,107	404,588	810,695
1853	421,600	33,051	454,651	38,664	936,967	397,150	398,446	795,596
1854	415,182	34,445	449,627	39,778	923,461	498,265	494,514	992,779
1855	405,894	31,419	437,313	37,893	899,559	485,963	450,870	936,833
1856	430,165	33,580	463,745	40,786	952,116	425,189	411,893	837,082
1857	423,493	34,880	458,373	41,905	940,709	428,083	430,702	858,785
1858	435,405	36,933	472,338	43,752	967,894	431,436	442,587	874,023
1859	456,166	39,614	495,780	46,520	1,017,896	492,493	486,840	979,333
1860	433,116	34,113	467,229	44,298	946,875	393,381	388,254	781,635
1861	452,593	37,750	490,343	45,024	1,005,078	435,374	431,223	866,597
1862	448,552	36,304	484,856	44,915	995,167	408,558	404,420	812,978
1863	456,824	37,889	494,713	45,453	1,012,794	426,208	420,709	846,917
1864			489,720	46,641	1,005,880			860,330

ANNÉE de la NAISSANCE.	POPULATION DE LA FRANCE. augmentée.	diminuée.	générale.	OBSERVATIONS.
1817	195,902	»		
1818	161,948	»		
1819	199,863	»		
1820	188,227	»		
1821	212,144	»	30,461,875	
1822	198,634	»		
1823	221,286	»		
1824	220,546	»		
1825	175,974	»		
1826	157,533	»		
1827	189,071	»	31,876,745	
1828	139,402	»		
1829	161,074	»		
1830	157,994	»		
1831	183,948	»	32,569,223	
1832	4,463	»		Choléra.
1833	175,435	»		
1834	68,662	»		
1835	177,420	»		
1836	208,120	»	33,540,910	
1837	64,648	»		
1838	115,277	»		
1839	177,140	»		
1840	135,832	»		
1841	172,167	»	34.230,178	
1842	146,744	»		
1843	171,672	»		
1844	190,798	»		
1845	237,332	»		
1846	151,975	»	35,401,761	
1847	62,555	»		
1848	104,590	»		
1849	13,458	»		Choléra.
1850	187,319	»		
1851	162,458	»	35,783,170	
1852	154,385	»		
1853	141,371	»		Choléra.
1854	»	69,318		
1855	»	37,274		
1856	115,036	»	36,039,364	
1857	81,924	»		
1858	93,871	»		
1859	38,563	»		
1860	175,240	»		
1861	138,481	»	37,382,225	
1862	182,189	»		
1863	165,877	»		
1864	145,550	»	37,924,432	

ÉTAT DE LA POPULATION GÉNÉRALE

en 1789, d'après de Pomelles.. 25,065,883 individus.
en 1801. . . . . 27,359,902 —
en 1806. . . . . 29,407,425 —
en 1816. . . . . 29,327,388 —

TABLEAU nº 4.

ÉTAT COMPARATIF DE LA TAILLE DEPUIS 1848.

CLASSES.	APPELÉS.	NOMBRE de jeunes gens des contingents, déduction faite des non-fournis par épuisement.	NOMBRE DE JEUNES GENS AYANT LES TAILLES SUIVANTES : 1m,560 à 1m,569	1m,570 à 1m,597	1m,598 à 1m,624	1m,625 à 1m,654	1m,652 à 1m,678	1m,679 à 1m,705	1m,706 à 1m,732	1m,733 à 1m,760	1m,764 à 1m,787	1m,788 à 1m,814	1m,815 à 1m,841	1m,842 à 1m,868	1m,869 à 1m,895	1m,896 à 1m,922	1m,923 et au-dessus.	NOMBRE de jeunes gens dont la taille n'a pas été constatée.	TAILLE MOYENNE des jeunes gens portés sur les listes.	DÉPARTEMENTS QUI ONT FOURNI LE PLUS DE JEUNES GENS DE TAILLE MOYENNE de 1m,733 à 1m,760 et au-dessus.
1848	80,000	79,956	2,411	7,808	11,769	14,897	10,939	10,596	6,343	3,178	1,047	495	102	36	23	3	2	10,247	1m653	
1849	80,000	79,942	2,324	7,813	11,780	15,079	11,288	11,123	6,393	3,325	1,049	492	153	43	13	3	1	8,963	1 654	Nord, Seine, Somme, Bas-Rhin, Pas-de-Calais.
1850	80,000	79,969	2,182	8,220	11,960	15,303	11,387	11,227	6,413	3,341	1,190	551	152	42	23	4	3	7,971	1 654	Nord, Seine, Somme, Pas-de-Calais, Isère.
1851	80,000	79,989	2,124	8,102	11,926	15,222	11,146	11,337	6,436	3,322	1,196	553	155	45	9	3	1	8,502	1 654	Nord, Seine, Ain, Somme, Isère.
1852	80,000	79,970	2,037	7,958	12,347	15,175	11,062	11,152	6,491	3,307	1,127	560	165	35	13	1	2	8,538	1 656	Seine, Nord, Isère, Somme, Saône-et-Loire.
1853	140,000	137,971	4,007	13,592	20,617	25,127	18,391	18,577	11,174	6,013	2,111	939	296	66	32	8	2	17,019	1 654,42	Nord, Seine, Doubs, Isère, Pas-de-Calais.
1854	140,000	137,676	4,352	13,995	19,596	23,823	17,520	17,434	10,272	5,366	1,756	844	274	65	26	11	6	22,936	1 643,71	Seine, Nord, Seine-Inférieure, Isère, Saône-et-Loire.
1855	140,000	137,559	4,245	13,030	20,124	24,544	17,239	17,730	10,443	5,485	1,917	867	290	67	25	3	1	21,529	1 653,22	Nord, Seine, Somme, Isère, Vosges.
1856	100,000	99,720	2,815	10,086	15,327	18,274	13,143	13,675	8,037	3,796	1,463	782	223	50	19	8	2	12,020	1 651,58	Seine, Isère, Saône-et-Loire.
1857	100,000	99,585	2,835	9,990	15,209	18,010	12,984	13,646	7,904	4,086	1,300	762	256	58	23	8	3	12,421	1 652,46	Nord, Seine, Isère, Saône-et-Loire, Pas-de-Calais.
1858	140,000	136,898	3,961	13,970	21,426	24,716	17,784	18,561	10,991	5,739	1,961	1,071	312	74	28	5	2	16,297	1 652,84	Nord, Seine, Isère, Aisne, Moselle.
1859	100,000	99,795	2,975	9,711	15,620	18,135	12,808	13,356	8,116	4,026	1,382	839	263	56	18	14	1	12,465	1 655,32	Nord, Seine, Isère, Aisne, Vosges.
1860	100,000	99,829	2,829	9,956	15,570	17,907	12,420	13,411	8,193	4,133	1,503	807	249	52	25	5	3	12,766	1,653 77	Seine, Nord, Vosges, Isère, Bas-Rhin.
1861	100,000	99,874	2,744	10,065	15,661	18,275	12,553	13,905	8,187	4,194	1,417	829	262	59	27	11	1	11,684	1 654,27	Seine, Nord, Isère, Seine-Inférieure, Bas-Rhin, Vosges.
1862	100,000	99,867	2,686	10,215	16,047	18,654	13,015	14,306	8,354	4,251	1,515	864	282	65	19	9	3	9,581	1 654	Nord, Seine, Isère, Loire-Inférieure, Bas-Rhin.
1863	100,000	99,814	2,747	9,959	15,928	18,736	12,479	14,126	8,199	4,159	1,488	846	238	60	24	13	2	10,810	1 658,52 (*)	Nord, Seine, Saône-et-Loire, Pas-de-Calais, Isère, Haut-Rhin.
1864	100,000	99,919	2,719	9,686	15,643	18,583	13,002	13,910	8,344	4,146	1,380	804	292	76	32	8	»	11,294	1 654,62	Seine, Nord, Saône-et-Loire, Pas-de-Calais, Isère.

(*) Le Compte rendu du recrutement porte 1m658,05; c'est une erreur que le bureau du recrutement a bien voulu me signaler.

ÉTAT des diverses espèces de maladies et d'infirmités qui ont donné lieu à l'application des paragraphes 1 et 2 de l'art. 13 de la loi du 21 mars 1832, et du nombre de jeunes gens exemptés pour chacune de ces espèces.

(Ce Tableau indique la nature et le nombre des infirmités ou maladies pour lesquelles les jeunes gens ont été exemptés.)

TABLEAU n° 5.

	CLASSES															
	1850	1851	1852	1853	1854	1855	1856	1857	1858	1859	1860	1861	1862	1863	1864	1865
Dartres, couperose	319	335	263	396	438	443	359	304	384	288	315	259	278	278	192	332
Teigne	394	359	331	544	655	680	426	356	507	366	376	384	342	396	341	298
Calvitie et Alopicie	452	502	462	611	662	699	638	634	636	542	533	577	577	616	621	591
Lèpre et Éléphantiasis	13	17	23	41	40	31	17	24	35	32	24	30	21	31	23	27
Maladies diverses de la peau	163	255	126	198	181	231	197	195	204	149	217	169	246	274	189	266
Perte complète de la vue	73	63	58	99	124	123	92	82	111	71	93	96	101	86	90	82
Perte d'un œil ou de son usage	739	638	752	1,108	1,115	1,175	932	967	1,272	937	980	894	948	926	984	981
Strabisme	140	138	123	185	235	253	230	181	187	169	176	187	195	181	202	212
Myopie	488	455	427	641	840	828	652	674	742	689	671	751	792	814	812	743
Maladies diverses des yeux	1,233	1,190	1,108	1,577	1,699	1,841	1,435	1,454	1,733	1,418	1,342	1,465	1,425	1,544	1,410	1,322
Surdité-mutité	160	170	134	229	273	289	240	182	268	190	230	201	201	210	147	166
Surdité	202	240	232	358	422	465	332	310	390	316	325	295	326	361	348	234
Maladies diverses de l'appareil auditif	112	85	79	131	115	175	131	109	185	128	116	141	127	141	152	155
Perte des dents	1,255	1,192	1,324	1,ɛ14	1,670	1,816	1,609	1,981	2,010	1,653	1,784	1,859	2,084	2,303	2,308	2,380
Bec de lièvre, divisions congéniales	56	60	54	73	92	99	74	80	78	56	54	64	70	70	95	85
Maladies diverses de la bouche	143	173	182	186	183	198	173	187	197	263	181	223	343	221	202	193
Bégayement	538	520	494	643	742	826	637	643	755	657	723	653	635	683	682	691
Aphonie	14	17	11	23	27	13	24	19	19	21	23	30	28	21	16	21
Ozène	38	30	27	37	32	30	24	27	36	14	31	43	39	32	34	23
Maladies diverses du nez	75	66	66	88	90	93	93	73	59	55	60	76	95	81	91	72
Goître	1,118	1,067	1,156	1,420	1,356	1,619	1,353	1,565	1,429	1,375	1,708	1,588	1,486	1,680	1,537	1,513
Scrofules	1,644	1,476	1,679	2,345	2,572	2.471	2,053	2,026	2,313	1,831	1,859	1,875	1,760	1,916	1,699	1,502
Maladie organique du cœur ou des vaisseaux	369	323	300	447	524	453	471	403	513	388	470	377	454	516	522	576
Phthisie pulmonaire	102	118	106	214	197	197	125	139	164	144	182	207	186	189	194	232
A REPORTER	9,900	9,489	9,517	13,277	14,284	15,048	12,319	12,615	14,247	11,752	12,464	12,444	12,759	13,570	12,911	12,747

ÉTAT des diverses espèces de maladies et d'infirmités qui ont donné lieu à l'application des paragraphes 1 et 2 de l'art. 13 de la loi du 21 mars 1832, et du nombre de jeunes gens exemptés pour chacune de ces espèces (Suite).

TABLEAU n° 5 (*Suite*).

	1850	1851	1852	1853	1854
REPORT.	9,900	9,489	9,517	13,277	14,984
Maladies diverses des organes respiratoires	333	354	325	481	480
Tumeurs et engorgement des viscères abdominaux	169	223	262	276	272
Hernies	2,869	2,716	2,585	4,422	4,182
Vice de conformation des organes génito-urinaires	166	185	147	213	190
Varicocèle	2,370	2,266	2,084	2,296	1,584
Maladie des testicules, etc.	831	816	662	1,097	835
Maladies diverses des voies urinaires	151	190	157	209	237
Perte de l'usage des membres supérieurs	597	593	629	744	766
— — des membres inférieurs	657	550	660	876	797
Mutilation de doigts, etc.	1,054	1,114	946	1,427	1,427
Varices	1,989	2,095	2,223	2,352	1,802
Amaigrissement, Contraction	1,093	914	910	1,344	1,323
Pieds plats	593	668	772	925	957
Pieds bots, Incurvation des membres	2,943	1,906	1,921	2,578	2,866
Déviation de la colonne vertébrale	1,246	1,368	1,322	1,860	1,773
Épilepsie	233	226	199	346	384
Danse de Saint-Guy, etc.	31	26	26	58	44
Crétinisme, Idiotisme, etc.	569	602	546	830	939
Aliénation mentale	76	66	79	119	112
Paralysie des membres	83	71	88	129	137
Faiblesse de constitution	16,915	16,143	15,880	21,425	21,119
Infirmités diverses	4,251	4,255	4,104	5,092	6,054
Défaut de taille	10,256	9,699	9,889	15,329	17,954
TOTAL	59,377	56,537	55,933	77,705	80,515

CLASSES

	1855	1856	1857	1858	1859	1860	1861	1862	1863	1864	1865
REPORT.	13,048	12,319	12,615	14,247	11,752	12,464	12,444	12,759	13,570	12,911	12,747
Maladies diverses des organes respiratoires	448	415	368	457	495	349	536	567	500	338	364
Tumeurs et engorgement des viscères abdominaux	298	271	269	281	280	332	260	259	303	327	391
Hernies	4,114	3,202	3,433	3,863	3,390	3,342	3,609	3,769	3,633	3,667	3,607
Vice de conformation des organes génito-urinaires	171	242	225	184	264	212	320	279	415	341	300
Varicocèle	1,694	2,423	1,965	1,964	1,907	1,722	1,906	1,579	1,489	1,601	1,264
Maladie des testicules, etc.	1,000	1,073	952	1,284	1,090	1,070	1,189	1,097	1,002	1,203	1,216
Maladies diverses des voies urinaires	252	203	258	203	216	258	313	259	320	256	248
Perte de l'usage des membres supérieurs	853	583	534	757	710	655	677	731	632	650	727
— — des membres inférieurs	846	627	73	902	090	649	781	772	682	812	834
Mutilation de doigts, etc.	1,745	1,460	1,427	1,672	1,541	1,318	1,487	1,500	1,501	1,486	1,397
Varices	1,840	2,143	2,125	2,098	2,105	2,076	2,145	2,049	2,083	2,247	1,941
Amaigrissement, Contraction	1,371	1,347	1,205	,337	1,156	1,032	1,098	1,109	1,312	1,046	992
Pieds plats	702	895	918	719	903	819	791	857	885	787	707
Pieds bots, Incurvation des membres	3,017	2,810	2,633	2,637	2,559	2,596	2,738	3,143	3,004	2,570	2,443
Déviation de la colonne vertébrale	1,932	1,994	1,962	1,981	1,914	1,578	1,798	1,743	1,725	1,596	1,442
Épilepsie	394	274	296	328	244	292	291	318	305	295	270
Danse de Saint-Guy, etc.	56	41	45	34	30	34	32	32	28	29	37
Crétinisme, Idiotisme, etc.	1,036	762	696	934	682	685	718	755	756	664	700
Aliénation mentale	142	80	101	118	103	87	104	108	125	102	92
Paralysie des membres	155	114	118	132	86	106	117	109	147	138	139
Faiblesse de constitution	22,524	22,490	20,534	22,200	18,806	17,915	18,446	18,444	18,047	17,275	16,498
Infirmités diverses	5,777	4,894	5,100	5,477	4,558	4,709	4,723	4,647	5,195	4,579	4,522
Défaut de taille	18,466	13,332	13,393	16,591	12,178	12,025	11,710	11,428	11,421	10,615	10,741
TOTAL	83,881	73,994	74,907	80,420	67,659	66,325	68,233	68,313	69,080	65,535	63,616

EFFECTIF ENTRETENU SOUS LES DRAPEAUX EN VERTU DE DIVERSES LOIS DE FINANCES.

ET RÉSERVE AU 1er JANVIER.

TABLEAU N° 6.

Officiers, Sous-Officiers, Caporaux et Brigadiers et Soldats.

	1851	1852	1853	1854	1855	1856	1857	1858	1859	1860	1861	1862	1863	1864	1865	1866
A l'intérieur	335,266	332,242	304,864	283,871	375,231	310,347	391,614	297,094	322,228	398,559	366,933	359,717	326,103	307,006	281,609	286,690
Armée d'Afrique	71,713	68,337	71,237	74,999	64,893	64,235	82,694	75,338	73,500	83,782	66,432	70,964	57,361	61,944	83,135	69,888
	406,969	400,579	376,101	358,870												
Armée d'Orient	»	»	»	»	104,692	197,597	»	»	»	»	»	»	»	»	»	»
Division d'occupation en Italie, (Rome)	»	»	»	»	10,473	5,357	4,884	5,239	6,050	7,904	19,428	17,824	17,094	15,430	13,656	8,812
					555,289	577,536										
En congé renouvelable	»	»	»	»	»	»	87,609	161,261	135,407	7,716	»	»	»	»	»	»
							566,801	538,932	537,185							
En congé de six mois	»	»	»	»	»	»	»	»	»	56,755	»	»	»	»	»	»
Armée d'occupation en Lombardie et Piémont	»	»	»	»	»	»	»	»	»	55,281	»	»	»	»	»	»
Expédition de Chine	»	»	»	»	»	»		»	»	5,468	7,043	4,426	»	»	»	»
										615,465						
Expédition de Syrie	»	»	»	»	»	»	»	»	»	»	7,173	»	»	»	»	»
											467,009					
Expédition du Mexique	»	»	»	»		»	»	»	»	»	»	738	27,423	35,318	32,272	30,174
												453,669			410,672	395,564
Expédition de Cochinchine	»	»	»	»	»	»	»	»	»	»	»	»	2,180	1,713	»	»
													430,161	421,411		
Réserve	69,787	97,329	126,889	157,802	39,439	11,755	10,864	47,547	13,887	11,017	152,197	159,074	165,827	178,804	196,417	214,826
	476,756	497,908	502,990	516,672	594,728	589,291	577,665	586,479	551,072	626,482	619,206	612,743	595,988	600,215	607,089	610,390

TABLEAU N° 7.

DÉCÈS SELON L'AGE DANS LA VILLE DE PARIS.

Extension de la ville de Paris en 1860.

AGES.	1820	1825	1831	1837	1844	1849	1851	1855	1861	1862	1863	1864	1865
De 0 jour à 3 mois	3,058	3,944	3,561	3,255	3,357	3,187	3,507	3,978	3,715	5,271	5,242	4,908	4,968
De 3 mois à 6 mois	320	453	494	467	425	723	505	616	1,135	1,098	1,056	1,162	1,326
De 6 mois à 1 an	726	951	852	916	805	1,572	980	1,437	1,890	1,940	1,829	2,089	2,328
De 1 an à 2 ans	1,340	1,842	1,566	1,701	1,476	3,018	1,636	2,562	3,232	2,938	2,982	3,182	3,738
De 2 ans à 3 ans	594	1,144	965	986	880	1,618	1,029	1,404	1,560	1,627	1,387	1,552	1,775
De 3 ans à 4 ans	422	830	644	696	615	1,132	649	861	1,008	945	899	971	1,121
De 4 ans à 5 ans	311	572	481	484	451	790	407	573	619	645	588	675	701
De 5 ans à 6 ans	194	440	334	357	345	552	312	432	409	448	398	404	485
De 6 ans à 7 ans	174	361	291	336	259	470	253	278	350	328	274	274	359
De 7 ans à 8 ans	133	217	204	186	175	260	153	246	178	185	178	208	249
De 8 ans à 9 ans	119	167	162	142	149	278	123	185	155	144	149	134	158
De 9 ans à 10 ans	98	133	123	141	150	239	95	175	125	120	115	111	164
De 10 ans à 15 ans	395	557	479	545	597	875	408	722	588	582	587	571	667
De 15 ans à 20 ans	703	1,091	756	1,020	1,302	1,348	868	1,870	1,460	1,296	1,394	1,272	1,390
De 20 ans à 25 ans	1,339	1,621	2,048	1,767	2,051	3,370	1,474	3,106	2,266	2,201	2,218	2, 0	2,553
De 25 ans à 30 ans	905	1,469	1,370	1,406	1,589	3,559	1,441	2,186	2,060	2,149	2,207	2,261	2,888
TOTAL	10,831	14,892	14,330	14,495	14,626	22,991	13,839	20,631	20,750	21,917	21,503	21,853	24,890
Nombre des naissances	24,858	29,253	29,530	29,000	31,956	30,141	32,324	34,987	53,570	52,312	54,077	53,835	55,096

TABLEAU N° 8.

COMPOSITION DES CONTINGENTS SOUS LE RAPPORT DES PROFESSIONS.

APPEL DE 100,000 HOMMES.

CLASSES.	1860	1861	1862	1863	1864
Ouvriers en bois	6,526	6,706	6,944	6,934	7,065
Ouvriers en fer et autres métaux	4,534	4,917	4,962	5,074	4,981
Ouvriers en cuir	2,127	2,129	2,163	2,396	2,312
Ouvriers en pierre et mineurs	4,540	4,763	5,018	5,022	5,327
Employés aux travaux de la campagne	50,474	50,871	51,135	50,841	50,119
Écrivains ou commis	4.172	4,326	4,494	4,700	4,865
Tailleurs d'habits	787	741	776	695	714
Bateliers ou mariniers	2,668	2,305	2,532	2,557	2,480
Professions autres que celles spécifiées ci-dessus	20,717	20,153	19,899	18,803	19,198
Sans profession et vivant de leur revenu	3,184	2.993	1,944	2,792	2,864
Nombre d'hommes que les cantons n'ont pu fournir, attendu l'épuisement de la classe	171	126	133	186	81
	100,000	100,000	100,000	100,000	100,000

TABLEAU N° 9.

RAPPORT DES AGES A LA POPULATION GÉNÉRALE.

MOYENNE APPROXIMATIVE DE 1841 A 1861 (35,766,120).

AGES.	NOMBRES.	OBSERVATIONS.
1 jour à 10 ans	7,149,646	
11 ans à 20 »	6,409,561	Cette moyenne est prise sur les cinq derniers recensements.
21 » à 30 »	5,832,977	
31 » à 40 »	4,980,644	
41 » à 50 »	4,361,089	
51 » à 100 »	7,032,203	
	35,676,120	

TABLEAU N° 10.

MARIAGES SUIVANT L'AGE EN 1854

AGE.	ENTRE GARÇONS ET FILLES.	GARÇONS ET VEUVES.	VEUFS ET FILLES.	VEUFS ET VEUVES.	TOTAL.
Avant 20 ans.	6,042	153	291	22	6,508
De 20 à 25 ans.	72,557	1,096	1,138	141	74,932
De 25 à 30 ans.	81,311	2,442	3,355	497	87,605
De 30 à 35 ans.	40,274	2,297	5,161	1,023	48,755
De 35 à 40 ans.	15,103	1,674	4,931	1,403	23,111
De 40 à 50 ans.	7,556	1,525	6,270	2,698	18,049
De 50 à 60 ans.	1,623	655	3,548	2,658	8,484
De 60 et au-dessus.	376	200	1,312	1,564	3,452
	224,842	10,042	26,006	10,006	270,896

TABLEAU N° 11.

NOMBRE COMPARATIF DES MARIAGES DE 1817 A 1863

ET CONTINGENTS APPELÉS.

ANNÉES.	CONTINGENTS.	MARIAGES.	ANNÉES.	CONTINGENTS.	MARIAGES.
1817	40,000	205,244	1841	80,000	283,902
1818	40,000	212,979	1842	80,000	280,412
1819	40,000	215,088	1843	80,000	285,399
1820	40,000	208,893	1844	80,000	279,667
1821	40,000	221,868	1845	80,000	284,286
1822	40,000	247,495	1846	80,000	270,633
1823	40,000	262,020	1847	80,000	249,797
1824	40,000	231,680	1848	80,000	292,977
1825	60,000	243,674	1849	80,000	278,644
1826	60,000	247,194	1850	80,000	297,657
1827	60,000	255,738	1851	80,000	286,984
1828	60,000	246,839	1852	80,000	281,360
1829	60,000	248,796	1853	80,000	280,609
1830	80,000	270,900	1854	140,000	270,896
1831	80,000	246,438	1855	140,000	283,846
1832	80,000	242,041	1856	140,000	284,401
1833	80,000	264,061	1857	100,000	295,510
1834	80,000	271,222	1858	100,000	307,056
1835	80,000	275,008	1859	140,000	298,417
1836	80,000	274,145	1860	100,000	288,936
1837	80,000	266,554	1861	100,000	305,203
1838	80,000	273,174	1862	100,000	303,514
1839	80,000	266,890	1863	100,000	301,376
1840	80,000	281,998			

TABLEAU N° 12.

POPULATION DE LA FRANCE PAR AGES EN 1856.

	HOMMES.	FEMMES.	TOTAL.	OBSERVATIONS.
De 0 à 5 ans.	1,740,820	1,697,917	3,438,737	Ce tableau ne comprend pas 310,000 hommes environ qui en route ou présents en Crimée n'ont pas été compris dans le recensement. Ils peuvent être répartis suivant leur âge, mais surtout parmi les hommes de 20 à 30 ans.
De 5 à 10 ans.	1,658,121	1,619,527	3,277,648	
De 10 à 15 ans.	1,612,976	1,557,393	3,178,369	
De 15 à 20 ans.	1,535,725	1,530,077	3,065,802	
De 20 à 25 ans.	1,352,241	1,550,530	2,902,771	
De 25 à 30 ans.	1,414,705	1,487,353	2,902,058	
De 30 à 35 ans.	1,366,523	1,356,024	2,722,547	
De 35 à 40 ans.	1,317,082	1,290,480	2,607,562	
De 40 à 45 ans.	1,211,694	1,080,078	2,391,772	
De 45 à 50 ans.	1,089,164	1,081,918	2,171,082	
De 50 à 100 ans et plus.	3,511,168	3,788,147	7,362,321	
Ages non constatés. . .	57,220	15,786	73,006	
	17,857,439	18,155,230	36,012,669	

C'est avec intention que, pour la statistique des mariages et la population de la France par âges, nous avons choisi les années 1854–1856, qui sont des années de guerre. En effet, l'armée partie pour la Crimée et absente pendant deux ans et trois mois, a subi des pertes considérables (95,615 hommes), qui ont dû être cause d'une différence plus ou moins manifeste dans le nombre des mariages et dans la population générale après les deux années de campagne.

Pour se rendre compte de cette différence et la bien apprécier, il ne suffit pas de la constater seulement pendant deux ou trois années ; aussi avons-nous donné le relevé des mariages depuis 1817 jusqu'à 1863. Il devient alors plus facile de reconnaître que les pertes qui sont la conséquence de l'état de guerre ne sont pas les seules causes qui s'opposent à un nombre graduellement croissant des mariages, mais bien qu'il y a des différences souvent inexplicables.

SITUATION DE LA GARDE NATIONALE EN FRANCE

D'après une note anciennement prise, mais sans indication de date ni d'origine.

Les citoyens inscrits au contrôle du service ordinaire étaient ainsi répartis :

ARMES.	EFFECTIF dont	ARMÉS	ÉQUIPÉS	HABILLÉS.
Infanterie	3,695,031	857,504	309,897	650,975
Cavalerie	10,415	9,875	9,911	10,087
Artillerie	19,025	17,252	16,233	17,246
Sapeurs-pompiers	54,723	43,016	26,636	45,458
Marins	2,042	849	625	702
	3,781,206	928,496	437,302	724,438

sur cet effectif 1,945,899 étaient mobilisables et divisés en six classes :

1re classe.	Célibataires de	20 à 35 ans	1,231,033
2e »	Veufs sans enfants, de	20 à 30 ans	4,019
3e »	Citoyens ayant un remplaçant sous les drapeaux,	id.	55,157
4e »	Mariés sans enfants	id.	156,096
5e »	Aînés d'orphelins, fils aînés de veuves	id.	106,541
6e »	Mariés avec enfants	id.	393,053
			1,945,899

La garde nationale devait être divisée en trois groupes : le premier destiné à assurer le service intérieur; le second mobilisable, était une force additionnelle à l'armée ; le troisième était chargé de la défense des places frontières.

Cette situation donne la proportion des moyens de défense que la France pourrait attendre au besoin du patriotisme de ses habitants.

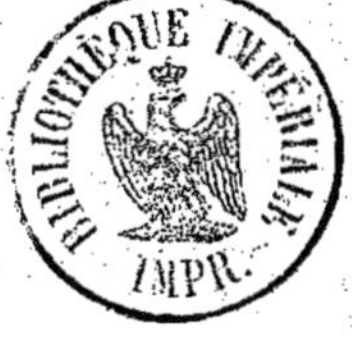

TABLE DES MATIÈRES DU DEUXIÈME VOLUME.

Paris.—Imp. de Cosse et J. Dumaine, rue Christine, 2.

www.ingramcontent.com/pod-product-compliance
Ingram Content Group UK Ltd.
Pitfield, Milton Keynes, MK11 3LW, UK
UKHW012136240726
13966UKWH00001B/15